U0866330

Rohini Nadgir | David M. Yousem

Neuroradiology

The Requisites

Fourth Edition

神经影像学

核心必读

（第4版）

主　编　〔美〕罗西尼·纳德格
大卫·M. 尤瑟姆

主　译　薛蕴菁　李相生　李　翔　张奕昭

天津出版传媒集团
天津科技翻译出版有限公司

著作权合同登记号:图字:02-2019-119

图书在版编目(CIP)数据

神经影像学:核心必读 / (美)罗西尼·纳德格(Rohini Nadgir),(美)大卫·M. 尤瑟姆(David M. Yousem)主编;薛蕴菁等主译. --天津 :天津科技翻译出版有限公司,2025.7. --ISBN 978-7-5433-4503-4

书名原文:Neuroradiology: The Requisites, 4e

Ⅰ.①R741.04

中国国家版本馆 CIP 数据核字第 20249FE795 号

Elsevier (Singapore) Pte Ltd.
3 Killiney Road, #08-01 Winslang House 1, Singapore 239519
Tel: (65)6349-0200 ; Fax: (65)6733-1817

授权单位: Elsevier (Singapore) Pte Ltd.
出　　版: 天津科技翻译出版有限公司
出 版 人: 方　艳
地　　址: 天津市和平区西康路 35 号
邮政编码: 300051
电　　话: (022)87894896 (发行科) (022) 87895660 (营销部)
网　　址: www.tsttpc.com
印　　刷: 天津新华印务有限公司
经　　销: 新华书店
版本记录: 889mm×1194mm　16 开本　40.5 印张　730 千字
2025 年 7 月第 1 版　2025 年 7 月第 1 次印刷
定价: 258.00 元

(如发现印装问题,可与出版社调换)

译者名单

主　译　薛蕴菁　李相生　李　翔　张奕昭

副主译　江少凡　方　圆　杞　敏　胡海菁

译　者　（按姓氏汉语拼音排序）

常晓霞　空军军医大学空军特色医学中心医学影像科
柴晓媛　空军军医大学空军特色医学中心医学影像科
陈　旭　华南理工大学附属第六医院神经外科
陈明宏　福建医科大学附属协和医院影像科
方　圆　空军军医大学空军特色医学中心医学影像科
冯结映　华南理工大学附属第六医院放射科
郭大鹏　华南理工大学附属第六医院放射科
胡海菁　华南理工大学附属第六医院放射科
江少凡　福建医科大学附属协和医院影像科
赖文佳　华南理工大学附属第六医院放射科
李　翔　昆明市第三人民医院医学影像科
李相生　空军军医大学空军特色医学中心医学影像科
林桂芳　福建医科大学附属协和医院影像科
林海龙　福建医科大学附属协和医院影像科
刘剑芳　福建医科大学附属协和医院影像科
浦　英　昆明市第三人民医院医学影像科
杞　敏　昆明市第三人民医院医学影像科
宋钰婷　空军军医大学空军特色医学中心医学影像科
孙　鹏　空军军医大学空军特色医学中心医学影像科
孙祎繁　福建医科大学附属协和医院影像科
魏佳璐　昆明市第三人民医院医学影像科
肖　方　昆明市第三人民医院医学影像科

薛蕴菁　福建医科大学附属协和医院影像科
张金龙　空军军医大学空军特色医学中心医学影像科
张奕昭　华南理工大学附属第六医院放射科
朱辉严　华南理工大学附属第六医院放射科

编者名单

Rohini Nadgir, MD
Assistant Professor of Radiology and Radiological Science
Johns Hopkins School of Medicine
Faculty, Division of Neuroradiology
Johns Hopkins Medical Institution
Baltimore, Maryland

Aylin Tekes-Brady, MD
Associate Professor of Radiology
Deputy Director, Division of Pediatric Radiology and Pediatric Neuroradiology
Charlotte R. Bloomberg Children's Center
Johns Hopkins Hospital
Baltimore, Maryland

David M. Yousem, MD, MBA
Associate Dean for Professional Development
Johns Hopkins School of Medicine
Director of Neuroradiology, Vice Chairman of Program Development
Johns Hopkins Medical Institution
Baltimore, Maryland

核心必读系列

系列图书总编

James H. Thrall, MD
Radiologist-in-Chief Emeritus
Massachusetts General Hospital
Distinguished Juan M. Taveras Professor of Radiology
Harvard Medical School
Boston, Massachusetts

Breast Imaging
Cardiac Imaging
Emergency Imaging
Gastrointestinal Imaging
Genitourinary Imaging
Musculoskeletal Imaging
Neuroradiology Imaging
Nuclear Medicine
Pediatric Imaging
Thoracic Imaging
Ultrasound
Vascular and Interventional Imaging

中文版前言

医学科技的发展,使神经系统疾病的诊断技术有了快速提高。磁共振成像即为体现这一技术飞速发展的一个缩影,其为神经系统疾病诊断开启了新的视角。磁共振成像技术从最初呈现病变的解剖结构关系、反映大体病理表现,到现在量化反映组织细胞与分子水平的微观功能成像;从过去的静态成像,到现在动态显示心脏搏动,极大地推动并加深了对神经系统疾病的认知与理解。其所体现的价值得到了广大医疗和科研工作者的认可和推崇,并持续成为神经科学研究的重要方向之一。研究成果的快速转化也促进了神经科疾病诊疗理念的更新,提高了疾病的精准诊疗水平。

Nadgir 和 Yousem 主编的《神经影像学:核心必读》是一部极具实用价值的神经系统疾病影像学著作。作者以典型临床病例入手,对疾病发生、影像学和诊治经过进行阐述,并对影像学表现及临床病理机制进行了较为详细的解析,举一反三,扩展并深化了对每一类神经科疾病的认识和理解。本书列举了大量临床病例,囊括1200余幅图片,涵盖癫痫、脑血管病、感染、自身免疫疾病、脱髓鞘性疾病、创伤性脑病、神经系统变性疾病和神经系统肿瘤等疾病,内容丰富而全面,对每一例病例的论述均资料翔实,条理清楚,行文流畅,图片精美,因此,该书是神经病学领域难得的一本好书,也是神经科和影像科医师进步与提高不可或缺的专业著作。本书注重实践,以临床病例入手,一步步引人入胜,无疑是临床医师学习与实践的一本必备工具书。

作为本书主译,本着忠于原著、知书达意的初衷,我们在翻译本书的过程中尽量采用规范且易于理解的语言,对一些专业术语也进行了准确的表述,以便让读者能够更好地理解和参考。在此,我们要特别感谢参与本书翻译工作的各位同仁,感谢他们在繁忙的工作之余,花费大量时间和精力对原著进行研读,并对译文进行推敲。

由于本书内容颇有深度,且涉及面广,加上中外语言、语境表达存在差异,翻译团队虽竭尽所能,但书中翻译不当之处仍难避免,敬请各位读者不吝赐教,批评指正。

希望本书能帮助读者开阔视野,从而有助于广大读者实现学术和能力上的进步和提高。

薛蕴菁　李相生　李　翔　张奕昭

序 言

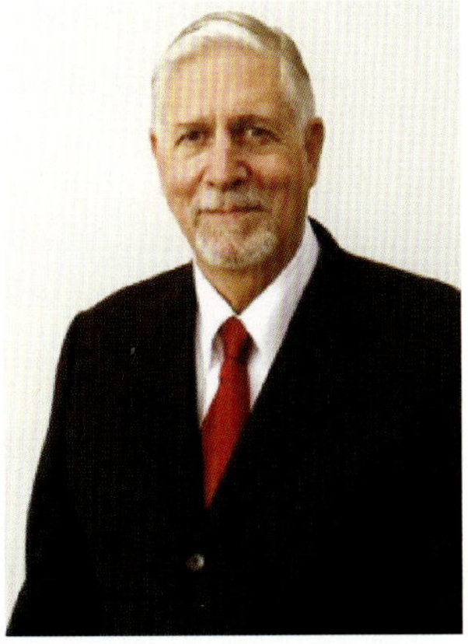

自《神经影像学:核心必读》于20世纪90年代首版问世以来,该书一直是该领域内阅读量最大的图书之一。至此,已再版至第4版,此书再次以“易读”的方式展现这一庞大的主题,同时,提供实践所需的、兼具广度和深度的临床资料,并达到了美国放射学会的标准需求。Nadgir和Yousem两位博士成功再版《神经影像学:核心必读》这一优秀作品,我向他们表示祝贺。

该书首先讲解了颅骨解剖学,之后,按照疾病和部位分别论述。此结构依照先前版本的形式,并在先前版本的基础上,提供了方便读者速查的模块。除了大量对关键节点进行特写的高清图像,本书的另一个特色就是大量的解剖学图片、表格和框。解剖图有助于读者了解放射学特征,表格可精简地总结诊断要点,框内文字重点突出病变的重要特征。

每次再版《神经影像学:核心必读》时,最大的挑战就是需要体现出此版距上一版的数年里,该领域的新进展,包括技术的进步和我们对疾病的新理解。Nadgir和Yousem在这方面就做得十分出色。此书中,有了大量新图像和系统性更新的素材,以及体现了很多方法——上一版时还是新方法而此版时已应用于临床并取得重要成果。例如,高场强MRI继续被广泛地使用,多排CT在美国已几乎普及,这些技术对我们完善脑卒中的诊断和治疗起到了巨大的作用。

我们希望,关注大脑和头颈部成像的影像学、神经学和神经外科的医师,都能对这本《神经影像学:核心必读》产生兴趣,例如,对于影像科的住院医师来说,这本书使这一颇具挑战性的主题易于操作和理解。在一个月的轮转中,应该可以阅读完整本书。如果在随后的每次轮转中都系统地做到这一点,那么,在面对委员会考试的时候,就可以得心应手一些。神经影像学和影像科医师也会发现这本书是有益的参考和良好的复习书。同样,神经内科医师和神经外科医师也会发现这本书很有用,能指导他们更好地对患者进行影像学检查,并有助于后续的阅片。

除了《神经影像学:核心必读》,我们能看到许多综合性的教科书,实际上让读者很难提炼出日常实践中用得上的实用性技术。Nadgir和Yousem两位博士,就很好地发扬了“实用性”这一精神——在书中只体现自己常常传授给自己学生的知识,以及和同事交流的技术,而没有加入很多晦涩难懂的内容(这种难懂的内容,甚至作者自己也要苦苦搜寻)。因此,本书并非详尽无遗,而是尽力介绍临床实践所需的基本概念、实际情况和信息资料。因此,尽量减少无关内容,便于读者关注神经影像学中较为关键的那些内容。另外,很多教科书常有的另一种缺陷就是,只引用素材,而没有去除过时的素材,在这方面,Nadgir和Yousem依然做得非常好。

我完全有信心,《神经影像学:核心必读》第 4 版会延续前 3 版的优秀战绩,成为深受读者欢迎和广泛阅读的图书。Nadgir 和 Yousem 做出了巨大贡献,他们不仅奉献了自身的专业知识,还乐于花费大量时间和精力,与学生和同行们共同分享这些宝贵的专业知识,这是十分值得称道的。

James H. Thrall, MD
马萨诸塞州总医院放射科名誉主任
哈佛医学院杰出 Juan M. Taveras 放射学终身教授
马萨诸塞州,波士顿

前 言

当 David Yousem 邀请我合作编写第 4 版《神经影像学:核心必读》时,我很高兴,也很庆幸我们是打电话交流的,这样他就没看到我瞪得很大的眼睛。毕竟,这部书是我的专业体现,并贯穿了我的职业生涯。至少可以说,“知名的 Yousem 和 Grossman 博士做得很好,将神经影像学的大量知识整合到一本书中是不容易的。”作为一个乐于教学,从培训医师中能获得工作满足感的人来说,我对此书在此专业医师中获得较大影响有一定的成就感。

前几年,我还很自豪地说,这本书就是医师(住院医师)要求的一本书。现在,我们将其精简至 17 章,内容与神经影像科医师密切相关。同时,保留了前几版经典的“学习应该有趣”这一模块。

在这本书的编写过程中,我很幸运能得到同事、家人和朋友的激励和支持。我要感谢 Laurie Loevner 博士多年前对我的教导,并向我介绍了神经影像学的美丽(和复杂性)。Osamu Sakai 和 Glenn Barest 医生自我接受培训以来一直是我的导师和亲密朋友,在诊疗患者和学术追求方面,他们是最优秀的。在家庭方面,我感谢我的家人,感谢他们无条件的爱,特别是我的母亲——我生命中最善良的人,以及我的兄弟,他们善于发现每件事中的乐趣。我感谢我的丈夫 Kevin 和充满活力的孩子们 Soniya 和 Dhilan,他们总是帮助我正确看待事情。当然,还要感谢我的得力助手和孩子们的保姆 Kayla,她一直在我身边,尤其是在困难的时候。

非常感谢 Aylin Tekes-Brady,对先天性大脑疾病和脊椎疾病进行了全面而简洁的回顾,这并不容易。最后,同样重要的是,我要感谢 Dave 给了我这个难得的机会,并且相信我会挺身而出,有所作为。

Rohini Nadgir, MD

《神经影像学:核心必读》于 1994 年首次出版,首版共 544 页,833 幅插图。Bob Grossman 是背后的“智囊”,也是我的导师、主任和朋友。Bob 认为,这本书的风格是关于神经放射学的“故事”,住院医师会愿意逐页阅读。书中的“情节”也反映了 Ben Felson 所著 *Principles of Chest Roentgenology* 的精神和相应的教育幽默感。

在接下来的两个版本中,Bob 迅速晋升为放射科主任,继而担任纽约大学医学院院长。《神经影像学:核心必读》也日趋成熟,部头逐渐增大,以满足神经影像学术界的需求。我留下来,高举火炬,努力成为一名好的老师。

在第 4 版中,Bob Grossman 不再为内容增色,但他的影响力和文字(甚至他的一些老笑话)

仍然充斥着本书，我仿佛仍能听到他的笑声。为了归根溯源，我们努力重现第 1 版“实用”的特性。

此第 4 版的第一作者 Rohini Nadjir 过去就是我的同事，现在也还是我在约翰斯·霍普金斯大学的项目组员。就像 Bob 那样，我把这个“孩子”全权交给了她——这位杰出的教育家。她精心整理了旧资料，并对文本进行了数字化处理，将这本书带到了问世后的第 22 年。我期待，未来也能和 Rohini 成为“默契的伙伴”，就像 Bob 在第 3 版中和我一样。感谢 Bob 和 Rohini，也感谢 Aylin Tekes-Brady，她是儿科神经放射学领域的杰出医师，她对先天性病变章节进行了润色。

我们找到了足够的素材来全面论述这一主题，而不会让读者不知所措。我们的目标是让住院医师在第一次或第二次神经影像科轮转期间，在 2~4 周内完成阅读。对影像科医生来说，书中病例可作为实践参考，因此，本书也可作为复习资料。

感谢 Elsevier 团队 Robin Carter、Rhoda Howell 和 Amy Meros 的帮助和鼓励。

享受生活、爱和学习，并留下作品。

David M. Yousem, MD, MBA

感谢我的丈夫 Kevin，你总是帮助我透过树木看见整片森林。

谢谢我的孩子 Soniya 和 Dhilan，是你们让我发现，一旦为人父母，

其他的一切(除了为人父母)都似乎变得容易起来。

献给我的母亲、先父，以及兄弟们，感谢他们无尽的爱和支持。

谨以此书献给我所有的导师和学生，

是你们让我始终保持清醒。

Rohini Nadgir

我愿将这本书献给我的妻子 Kelly，以及支持我的家人、好友和同事们。

献给我生命中所有的"缪斯"。

致 Bob Grossman，我最好的导师和合著者。

那些走到我面前的每一位，对我说："你的书帮助我通过了(a)神经影像科的轮转；

(b) 普通放射学资格考试；(c)亚专业认证测试，或是

(d) MOC 再认证测试。"每当听到这些，就不禁让我酝酿下一版。

谢谢你们那些鼓舞人心的话。

David M. Yousem

致谢

在此感谢中山大学附属第六医院放射科周智洋、曹务腾、龚佳英、郭敏翊、胡华全、胡美玉、李芳倩、邱建平、王馨华、王永晨、吴倩羽、徐健博、闫伦、叶帅、张文怡、周杰，及广州全景医学影像中心肖建敏、张水花、周凯丽为本书的顺利出版所做出的贡献。

目 录

第 1 章

颅脑解剖学

大脑的解剖结构和功能既迷人又复杂，我们对这些结构的理解还只停留于表面。然而，对大脑结构和功能的基本理解对于提供有意义且准确的大脑病理报告至关重要。第 8 章将讨论大脑的发育，但本章将先讨论与影像解读有关的正常成人解剖。

局部解剖学

大脑半球

每个大脑半球有 4 个脑叶：额叶、顶叶、枕叶和颞叶。中央沟（Rolandic 沟）将额叶与顶叶分开，顶枕沟将顶叶与枕叶分开，外侧裂将颞叶与额叶、顶叶分开（图 1-1）。

额叶的主要命名区域包括中央前回（大脑皮层的初级运动带）和运动区前部的 3 个额回：上、中和下额回。在运动皮层的前方，是前运动皮层（Brodmann 6区）。背外侧前额叶皮层（DLPFC 或 DL-PFC）是功能性磁共振成像（fMRI）专家经常提到的一个关键区域，他们认为该区域在认知/记忆/规划方面起着重要作用。它位于人类的额中回，包括 Brodmann 9 区和 46 区，位于前运动皮层的前外侧。额盖（位于外侧裂上方的额叶内）包含部分 Broca 运动性语言区。在额叶的内侧面，是紧邻胼胝体上方并包绕胼胝体的扣带回和沿前颅窝底内侧表面延伸的直回（图 1-1 和图 1-2）。

顶叶包含中央后回（躯体感觉中枢），颞叶正上方的缘上回和颞叶顶点附近的角回。值得注意的两个表层脑回是顶上小叶和顶下小叶，它们被顶间沟隔开。在其内侧，楔前叶位于顶枕沟的前方，楔回位于枕叶的后部（图 1-2）。

颞叶包含了言语、记忆、情感和听觉等大脑功能区。颞上回（听觉）、颞中回和颞下回位于大脑表面（图 1-1）。颞上回的后部为感觉性语言中枢，即 Wernicke 脑区。外侧裂深部为岛叶，或称 Reil 岛，其外侧被岛盖区包围，负责味觉功能。靠近外侧裂的岛叶下部称为岛阈。海马旁回位于颞叶下方的内侧，海马位于其上方（图 1-3）。在前方，杏仁状的杏仁核占主导地位。在冠状面中，从海马旁回下方的右侧侧副沟开始向上，首先到达内嗅皮层，然后在旁下托转折，沿着下托，继续向外到达前下托。所有的这些组成海马旁结构。然后，以螺旋状卷曲进入海马的 Ammonis 角和齿状回，其中，穹隆伞位于其上内侧，而海马槽则位于 Ammonis 角的顶部。角回的最外侧部分对缺氧损伤特别敏感，是颞叶内侧硬化的发生部位。

枕叶是最常见的与视觉功能相关的脑叶。其顶部为距状沟，上方为楔回（顶枕裂后下方），下方为距状回（图 1-2）。

间脑包含丘脑和下丘脑。丘脑有许多核团，其中最重要的是内侧和外侧膝状体核团（依照你的耳朵和眼睛），分别与听觉和视觉功能相关。丘脑位于第三脑室两侧，并借助中间块跨过中线相连，丘脑的其他功能包括运动传导、边缘输出和运动协调。丘脑的部分区域还负责疼痛、认知和情绪处理。下丘脑位于第三脑室底部、视交叉和鞍上池的上方。下丘脑通过漏斗柄与垂体后叶相连，激素信息通过它传递到垂体。下丘脑对于身体的自主神经功能至关重要。这样有头绪了吗？

脑干

从上部开始，脑干由中脑、脑桥和延髓组成。

中脑泡分化为中脑。中脑是第Ⅲ和第Ⅳ对脑神经的起源部位。此外，中脑还包含红核、黑质和导水管，或称西耳维厄斯水管（图 1-4）。传导运动和感觉指令的白质束通过中脑。中脑也被分为下部的被盖和上部的顶盖，分别指中脑导水管前部和后部的区域。顶盖由四叠

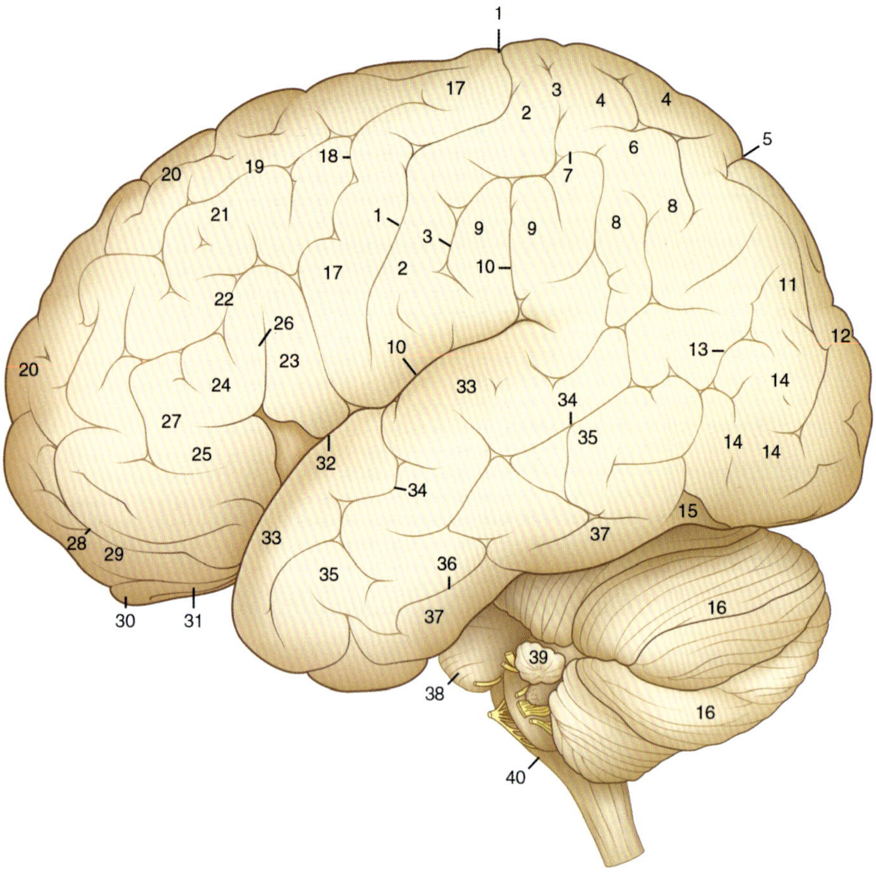

1 Central sulcus
2 Post central gyrus
3 Post central sulcus
4 Superior parietal lobule
5 Parieto-occipital sulcus
6 Inferior parietal lobule
7 Intrapparietal gyrus
8 Angular gyrus
9 Supramarginal gyrus
10 Lateral sulcus (Sylvian fissure), posterior ramus
11 Occipital gyrus
12 Semi lunar sulcus
13 Anterior occipital sulcus
14 Occipital sulcus
15 Pre-occipital incisura
16 Cerebellar hemisphere
17 Precentral gyrus
18 Precentral sulcus
19 Superior frontal sulcus
20 Superior frontal gyrus
21 Middle frontal gyrus
22 Inferior frontal sulcus
23 Opercular part } inferior frontal gyrus
24 Triangular part } inferior frontal gyrus
25 Orbital part } inferior frontal gyrus
26 Ascending ramus, laterial sulcus
27 Anterior ramus, lateral sulcus
28 Orbital sulcus
29 Orbital gyrus
30 Olfactory bulb
31 Olfactory tract
32 Lateral sulcus (Sylvian fissure)
33 Superior temporal gyrus
34 Superior temporal sulcus
35 Medial temporal gyrus
36 Inferior temporal sulcus
37 Inferior temporal gyrus
38 Pons
39 Flocculus
40 Medulla

FIGURE 1-1 Surface anatomy of the brain from a lateral view. Gyri are labeled in this figure. (From Nieuwenhuys R, Voogd J, van Huijen C. *The Human Central Nervous System: A Synopsis and Atlas.* Rev 1st ed. Berlin: Springer-Verlag; 1988.)

[注:图 1-1 涉及第三方版权,图中英文译文如下:**图 1-1** 大脑侧面观解剖图。脑回在此图中标注。1,中央沟;2,中央后回;3,中央后沟;4,顶上小叶;5,顶枕沟;6,顶下小叶;7,顶内回;8,角回;9,缘上回;10,外侧沟(外侧裂),后支;11,枕回;12,半月沟;13,枕前沟;14,枕沟;15,枕前切迹;16,小脑半球;17,中央前回;18,中央前沟;19,额上沟;20,额上回;21,额中回;22,额下沟;23,(额下回)岛盖部;24,(额下回)三角部;25,(额下回)眶部;26,升支(外侧沟);27,前支(外侧沟);28,眶沟;29,眶回;30,嗅球;31,嗅束;32,外侧沟(外侧裂);33,颞上回;34,颞上沟;35,颞中回;36,颞下沟;37,颞下回;38,脑桥;39,绒球;40,延髓。]

体板(四叠体)组成,内含上丘和下丘。被盖包含纤维束、红核、第Ⅲ和第Ⅳ对脑神经核团以及导水管周围灰质。黑质位于被盖部前缘。被盖前方为大脑脚,其形状类似“米老鼠耳朵”。记住,正如只有一只米老鼠,大脑脚也只有一对。

后脑发育为脑桥和小脑。脑桥包含第Ⅴ~Ⅷ对脑神经的核团(图 1-5 和图 1-6)。脑桥的白质束传递面部和身体的感官和运动纤维。脑桥也是网状激活系统的主要连接点,对生命功能至关重要。在矢状位扫描中,可以通过其“妊娠的腹部”外观来识别脑桥。

髓脑演变成髓质。延髓包含第Ⅸ~Ⅻ对脑神经的核团。同样,面部和大脑之间的感觉和运动纤维束通过延髓传递。延髓其他已被命名的部分包括锥体、负责传递运动功能的前旁正中纤维束,以及位于延髓中部的橄榄核(图 1-7)。

小脑

小脑位于脑干后方的幕下腔。小脑的解剖结构非常复杂,有很多命名区域。为了简化,大多数人将小脑分为上蚓部和下蚓部,并将“小脑半球”这个术语保留用于小脑其余的外侧和中央部分。

对于那些对细节感兴趣的人,上蚓部的前方可见中央小叶和小舌,而下蚓部的下表面有小结、蚓垂、蚓锥体和蚓结节(图 1-8),上表面可见上蚓部的山顶、山坡和蚓小叶。在上方外侧,有一个称为绒球的隆起,它可能延伸至桥小脑角池。这是一个潜在的“假肿瘤”,常

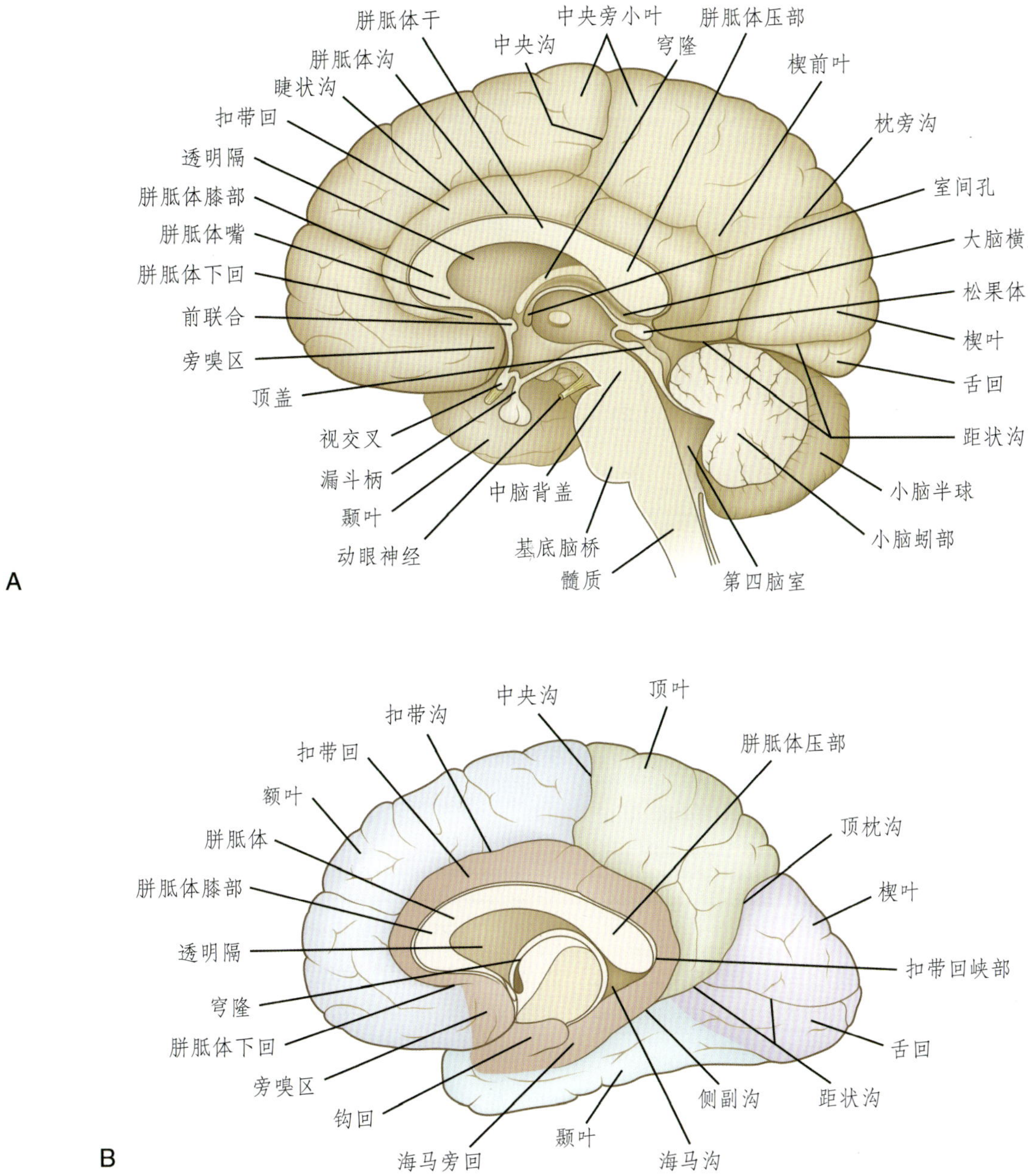

图1-2 (A)大脑正中矢状位。(B)左侧大脑半球的正中矢状位，显示主要的皮层脑叶：额叶（蓝色）、顶叶（绿色）、枕叶（紫色）、颞叶（蓝绿色）和边缘叶（粉红色）。（From Burt AM. Textbook of Neuroanatomy. Philadelphia：WB Saunders；1993：159，160.）

被误诊为前庭神经鞘瘤。扁桃体位于下方外侧，是Chiari畸形中通过枕骨大孔向下突出的结构。

小脑的灰质团块包括顶核、球状核、楔形核和齿状核；齿状核在T1加权（T1W）图像上显示良好，而顶核、球状核和楔形核则无法辨认。齿状核位于小脑白质的侧方，可以在CT图像上看到，因为它们在老年可能发生钙化。

3条主要的白质纤维束在两侧连接小脑和脑干（图1-9）。小脑上脚（结合臂）连接中脑和小脑，小脑中脚（脑桥臂）连接脑桥和小脑，小脑下脚（绳状体）连接延髓和小脑。

绒球小结叶、顶核和蚓垂接受来自前庭神经的冲动，主要参与维持平衡。小脑这部分（即古小脑）的病变，会导致宽基步态和平衡失调。

上蚓部、大部分下蚓部、球状核和楔形核接收脊髓小脑的感觉信息。这些部位和通过它们对脑干纤维、红核和前庭核的作用，似乎会影响肌张力、姿势张力及运动协调。小脑半球接收来自脑桥的信息，并帮助控制随

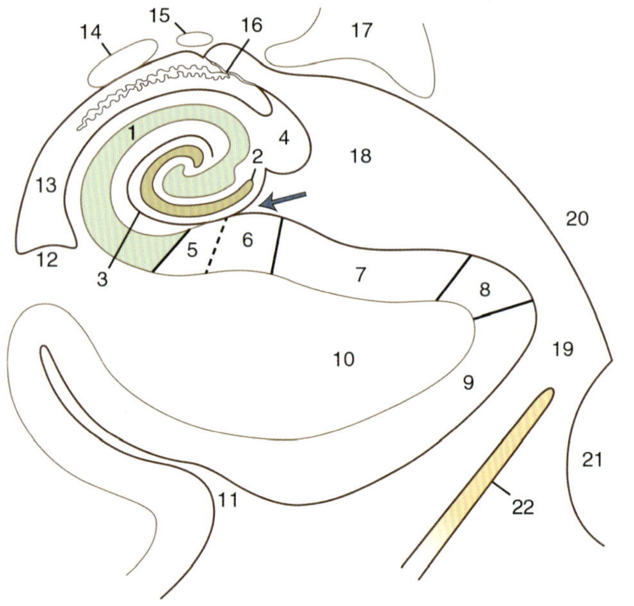

图 1-3　海马解剖,冠状面。箭头所示为海马沟(浅部)。1,海马角(Ammon角);2,齿状回;3,海马沟(深部或残留部分);4,海马伞;5,副下托;6,下托本体;7,前下托;8,旁下托;9,内嗅区;10,海马旁回;11,侧副沟;12,侧副隆起;13,侧脑室颞(下)角;14,尾状核尾;15,终纹;16,脉络膜裂和脉络丛;17,外侧膝状体;18,横裂外侧部(环池翼);19,环池;20,中脑;21,脑桥;22,小球幕。(Modified after Williams,1995. From Duvernoy HM. The Human Hippocampus. New York:Springer-Verlag;1998:18. Used with permission.)

意运动的协调。小脑半球的异常会导致辨距障碍、轮替运动障碍(比如快速念5遍"THAT"试试看!)、意向性震颤、眼球震颤和共济失调。

胼胝体

胼胝体是横跨两个大脑半球的大型中线白质束。其命名部分包括嘴部(其尖细的前下部分,位于前连合上方)、膝体(前弯部分)、体部(最上方)和压部(最后部;见图1-2)。在胼胝体后部的体部常有局限性狭窄,称为"峡部",这是一种正常的解剖变异,不应与局灶性病变混淆。

必须注意横过中线的其他白质束,包括位于终板上方、胼胝体下方的前连合和位于缰核附近、松果体前方的后连合。前连合将杏仁核和颞叶的纤维束传递至对侧。缰核和海马连合交叉连接两个半球和丘脑。

脑深部灰质核团

基底节在神经解剖学文献中有多个名称。这些灰质结构位于岛叶和中线之间。苍白球是位于内囊膝部外侧的内侧灰质结构(图1-10),其外侧是壳核。尾状核头紧贴侧脑室的额角,位于苍白球前方;尾状核体穿过苍白球,与侧脑室平行,尾状核尾终止于杏仁核附近。

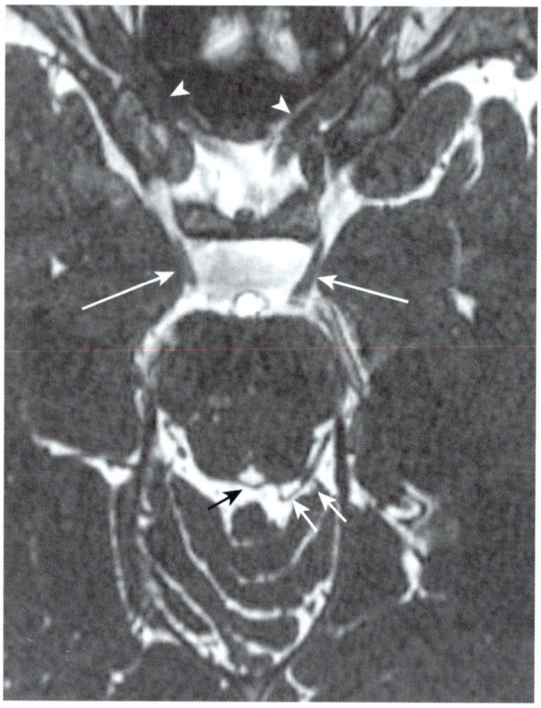

图 1-4　中脑解剖。稳态构成干扰序列(CISS)图像显示了动眼神经脑池段,通过海绵窦(白色长箭头所示),左侧滑车神经(双箭头所示)从中脑发出并绕过环池,右侧滑车神经在中线(黑色箭头所示)向后交叉到对侧。双侧视神经管内可见视神经(三角箭头所示)。

基底节区不同部位的其他术语包括纹状体(尾状核和壳核)和豆状核(苍白球和壳核)。

基底节接收来自感觉运动皮层、丘脑和黑质的纤维,以及它们自身的纤维。其传出纤维同样投射至这些位置及下丘脑。基底节的主要功能是协调平稳运动。

在幕上空间内,其他值得关注的深部灰质结构是位于第三脑室两侧的丘脑。丘脑被白质纤维细分为许多不同的核团。内侧和外侧膝状体位于丘脑的后部,作为视觉和听觉功能的中继站。丘脑枕是丘脑的后极。在丘脑枕后面是环池翼部。中间块连接左右两侧的丘脑。

在幕下空间内,齿状核是最大的深灰质结构,连接红核和丘脑。

脑室系统、脑脊液和脑脊液间隙

整个中枢神经系统(CNS)中的脑脊液(CSF)的正

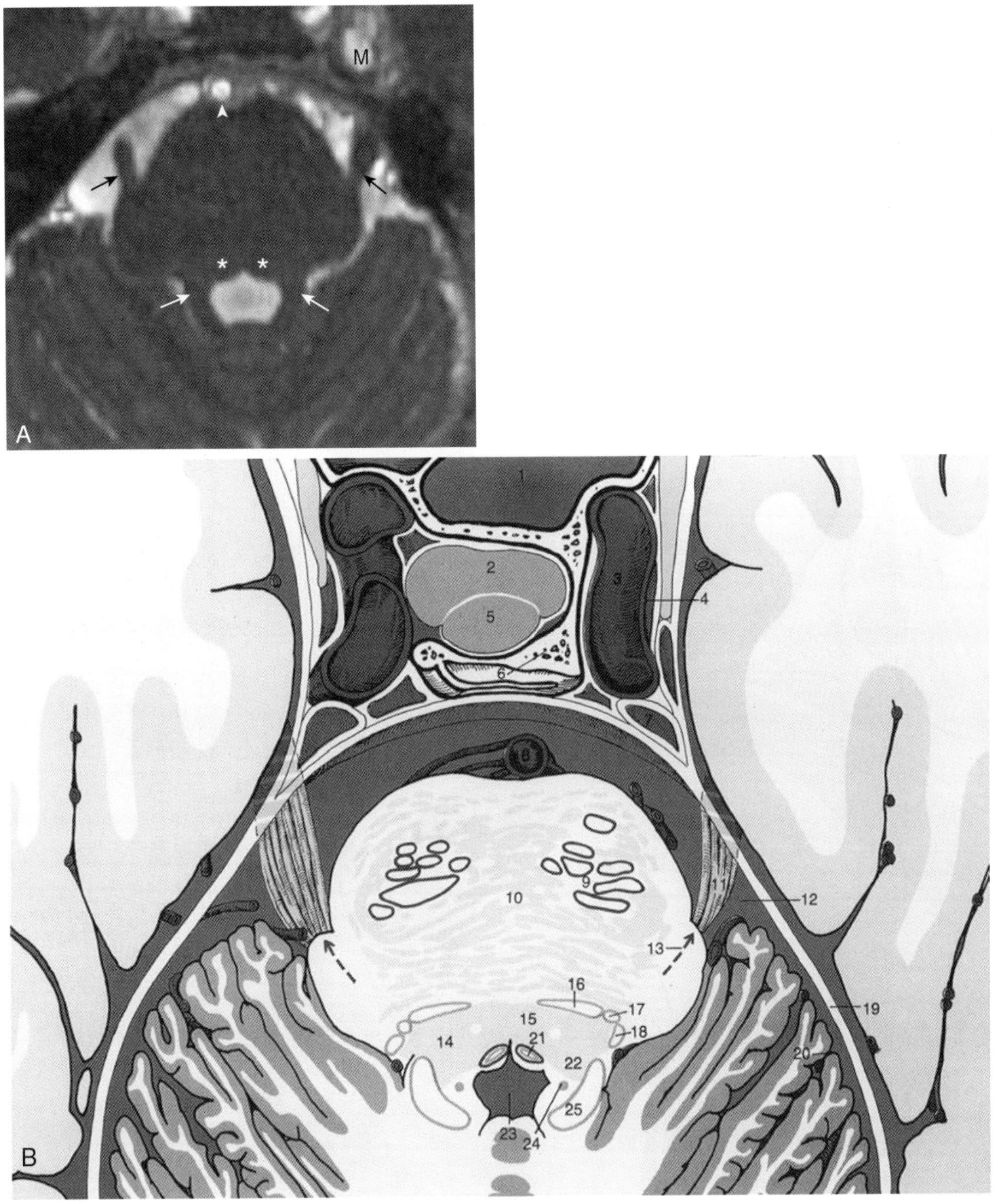

图1–5 脑桥解剖。(A)轴位T2稳态构成干扰序列(CISS)图像显示第Ⅴ对脑神经从脑桥发出(黑色箭头所示)。注意上小脑脚(白色箭头所示)、左侧Meckel腔(M)、内侧纵束(星号所示)和基底动脉(白色三角箭头所示)。(B)在小脑脚上层面的脑桥解剖显示了多个下行和上行的纤维束。(待续)

常体积约为150mL,其中75mL分布在脊髓周围,25mL在脑室系统内,50mL环绕在大脑皮层的沟回和脑底部的池中。在老年人中,颅内脑脊液体积分别从75mL增加到约150mL(女性)、约190mL(男性)。脑脊液的正常生成量估计约为每天450mL,从而每天补充2~3次脑脊液的量。每个脑室的脉络丛有助于脑脊液的产生,而脑脊液的再吸收发生于蛛网膜粒,从细胞外液进入血管系统。

脑脊液的流动始于侧脑室,通过Monro孔,进入第三脑室,从中脑导水管流出,进入第四脑室,最后通过Luschka孔(双侧)和Magendie孔(中间;图1–11)排出。随后,脑脊液流入脑池和颈段蛛网膜下隙,沿着椎管向下流动。最终,脑脊液会重新渗透回到大脑半球的凸面上,在那里通过蛛网膜粒重新被吸收回血管内。

在脑干和中线结构周围有几个命名的脑池(图1–12)。这些空间的内容物可能会因病理变化而受到影响,穿

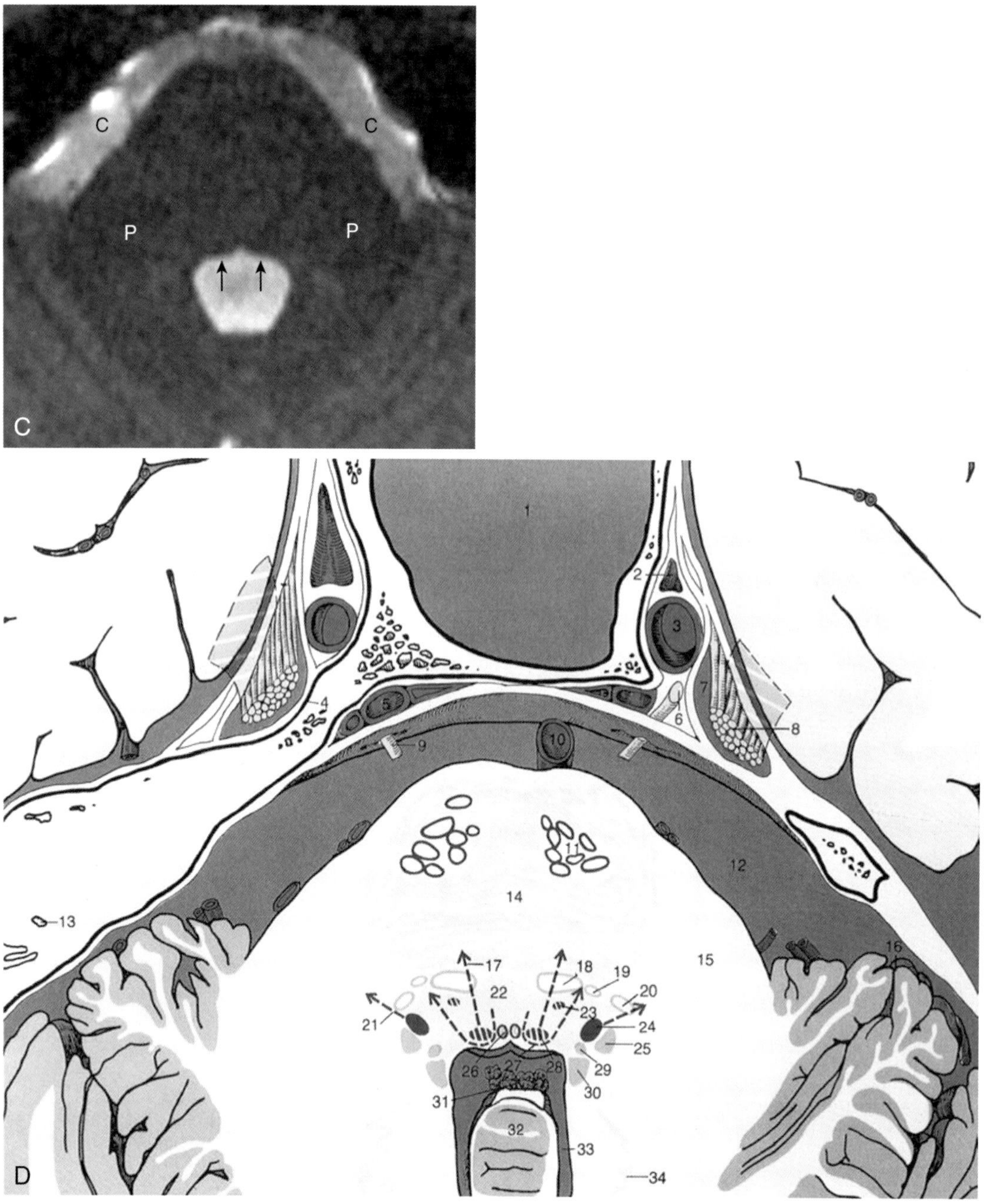

1 蝶窦
2 海绵窦
3 颈内动脉
4 三叉神经压迹
5 岩下窦
6 展神经
7 三叉神经池开口
8 三叉神经三角部
9 展神经近硬脑膜开口
10 基底动脉
11 皮质脊髓束
12 桥小脑角池
13 前半规管
14 脑桥核
15 小脑中脚
16 原裂
17 展神经(切片内)
18 内侧丘系
19 脊髓丘系
20 外侧丘系
21 三叉神经小头支(切片内)
22 网状结构
23 面神经核(切片尾部)
24 三叉神经运动核
25 三叉神经感觉(脑桥)主核
26 内侧纵束
27 面神经丘系
28 展神经核(切片内)
29 三叉神经中脑核
30 前庭上核
31 第四脑室脉络丛
32 蚓结节
33 第四脑室后隐窝
34 齿状核

图 1–5(续) (C)T2 轴位 CISS 图像可以清晰地显示面神经丘(箭头所示)。小中脑脚(P)是通往小脑的主要结构。同时还显示了小脑脑桥角池(C)。(D) 在面神经丘可以找到许多脑神经核团和穿过的丘系。(B and D from Kretschmann H–J, Weinrich W. Cranial Neuroimaging and Clinical Neuroanatomy: Magnetic Resonance Imaging and Computed Tomography. Rev 2nd ed. New York: Thieme; 1993: 139, 137, respectively.)

过这些空间的关键结构也可能会受到影响，成为患者主要症状的来源。因此，在描述不同的疝综合征及其他可以在影像学上识别的病理改变时，对这些脑池及其内容物的认识是至关重要的(表 1–1)。

脑膜和相关的潜在腔隙

大脑被 3 层保护性的组织所覆盖，即脑脊膜(或称脑膜)，它由软脑膜、蛛网膜和硬膜组成。硬膜(或称硬

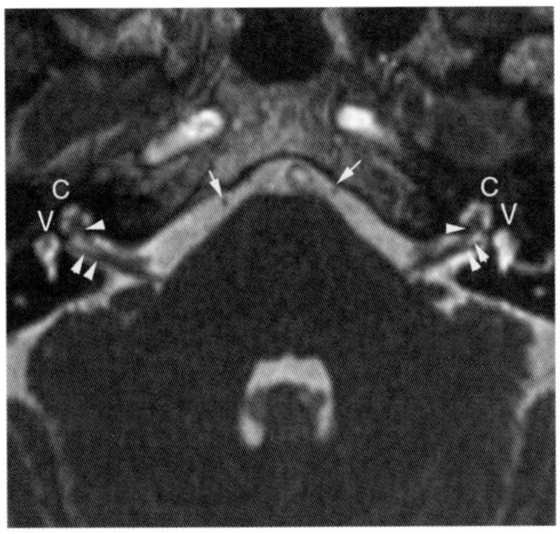

图 1–6 脑桥下部解剖。稳态构成干扰序列(CISS)图像显示了展神经(白色箭头所示),而耳蜗(靠前)和前庭蜗神经(靠后)在双侧桥小脑角池中可见(单三角箭头和双三角箭头所示)。充满液体的耳蜗(C)和前庭(V)在T2上呈高信号。

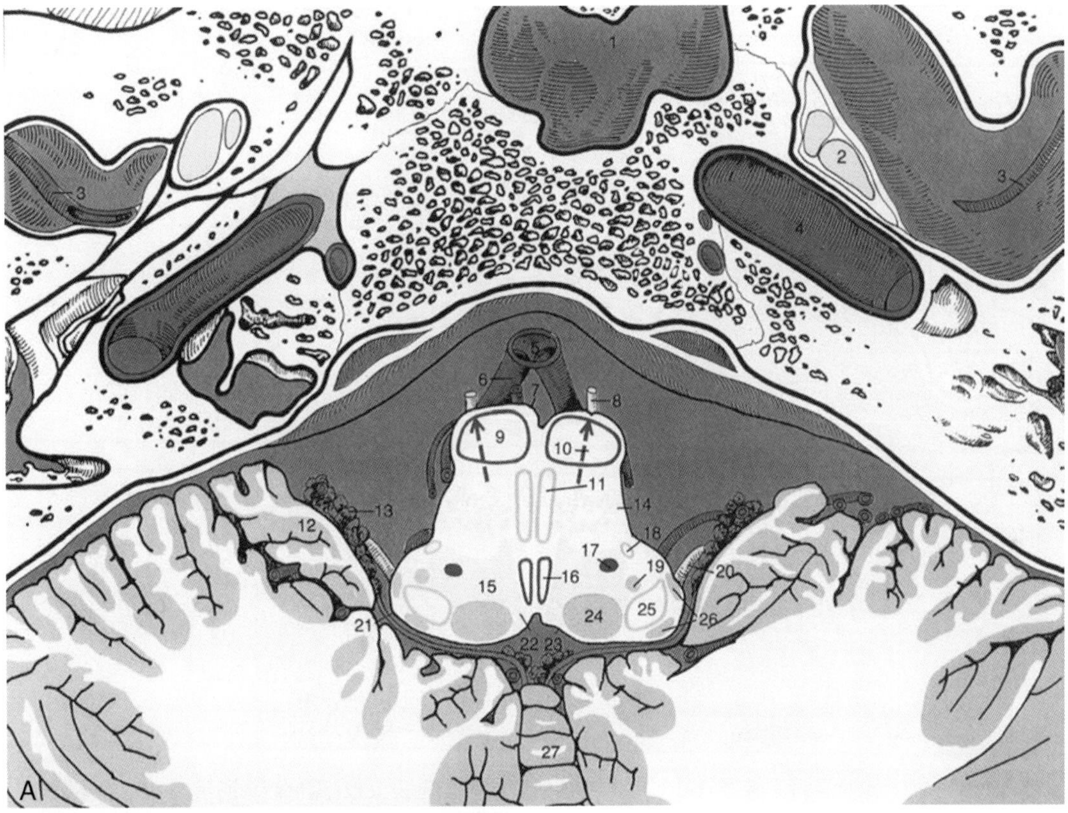

1 蝶窦
2 下颌神经
3 脑膜中动脉
4 颈内动脉
5 基底动脉
6 椎动脉
7 锥体
8 展神经
9 皮质脊髓束
10 展神经(切片内)
11 内侧丘系
12 绒球
13 脉络丛
14 下橄榄核
15 网状结构
16 内侧纵束
17 疑核
18 脊髓丘脑束
19 三叉神经脊束核近口部
20 前庭神经
21 外侧孔(Luschka孔)
22 舌下神经核
23 菱形窝底及和第四脑室
24 前庭核
25 小脑下脚
26 背侧与腹侧的耳蜗神经核
27 蚓垂

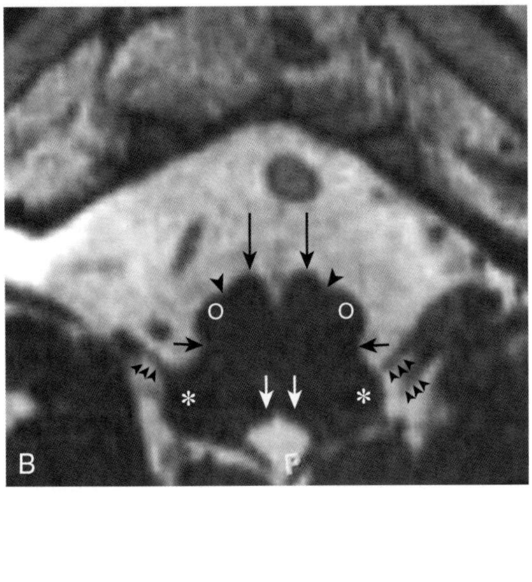

图 1–7 延髓解剖。(A)这个示意图显示椎动脉与基底动脉的交界处。展神经的根部起于延髓与脑桥的交界处。下橄榄核的上部位于延髓。(B)轴位T2稳态构成干扰序列(CISS)显示橄榄前沟(黑色短箭头所示)、橄榄沟(单三角箭头所示)、锥体束(黑色长箭头所示)、小脑下脚(星号所示)、舌下神经核(白色箭头所示)和神经复合体(第Ⅸ和Ⅹ对脑神经;三个三角箭头所示)。橄榄(圆圈所示)可见于前部。(待续)

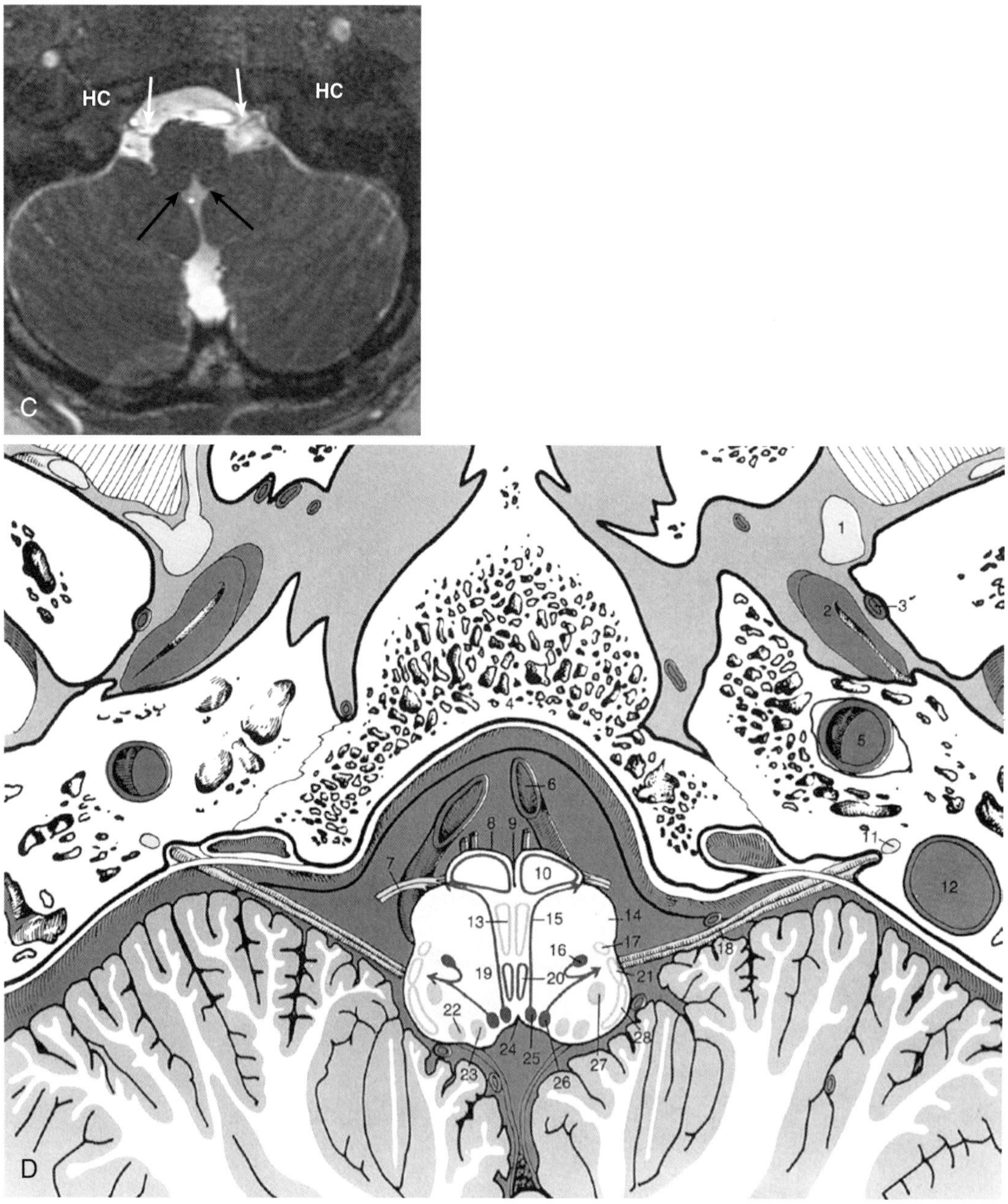

1 下颌神经
2 咽鼓管
3 脑膜中动脉
4 斜坡
5 颈内动脉
6 椎动脉
7 舌下神经
8 锥体
9 前正中裂
10 皮质脊髓束
11 舌咽神经
12 颈内静脉球
13 内侧丘系
14 下橄榄核
15 舌下神经(切面内)
16 疑核
17 脊髓丘系
18 迷走神经
19 网状结构
20 内侧纵束
21 脊髓小脑前束
22 楔束核
23 孤束核
24 正中沟
25 舌下神经核
26 迷走神经背核
27 三叉神经脊核极间部
28 小脑下脚

图 1–7(续) (C)白色箭头所示为舌下神经走行至舌下神经管(HC)。在中线后裂的两侧是薄束核(黑色箭头所示)。(D)其外侧是楔形核。该示意图显示了在延髓水平上存在的许多核和束。(待续)

脑膜)是最厚且最坚韧的一层,它紧贴在颅骨内板表面并延伸至颅缝边缘。病理状况可能发生于颅骨内板和硬脑膜之间的腔隙,即所谓的硬膜外腔,并可能导致对下方脑实质的压迫效应。硬膜外腔被颅缝隔开,当病变局限于硬膜外腔时,通常不会跨越颅缝。在硬脑膜深面、蛛网膜浅面还有一个潜在的腔隙,称为硬膜下腔。当此处存在占位性病变时,正常情况下穿过蛛网膜下隙、刚好深达硬脑膜的皮质血管会被压向脑表面,其下方的脑实质也可受压。蛛网膜下隙疾病发生于大脑表面,位于蛛网膜下方、软脑膜上方,因此,呈现出曲线形态,沿着沟回的表面延伸。如的确存在软脑膜下病变,在影像上也很难区分软脑膜和蛛网膜;因此,软脑膜和蛛网膜统称为柔脑膜。

生理性钙化

松果体随年龄增长而发生钙化。少部分(2%的 8 岁以下儿童和 10%的青少年)儿童显示松果体钙化。到 30 岁时,大多数人的松果体已经钙化。在松果体的前部,

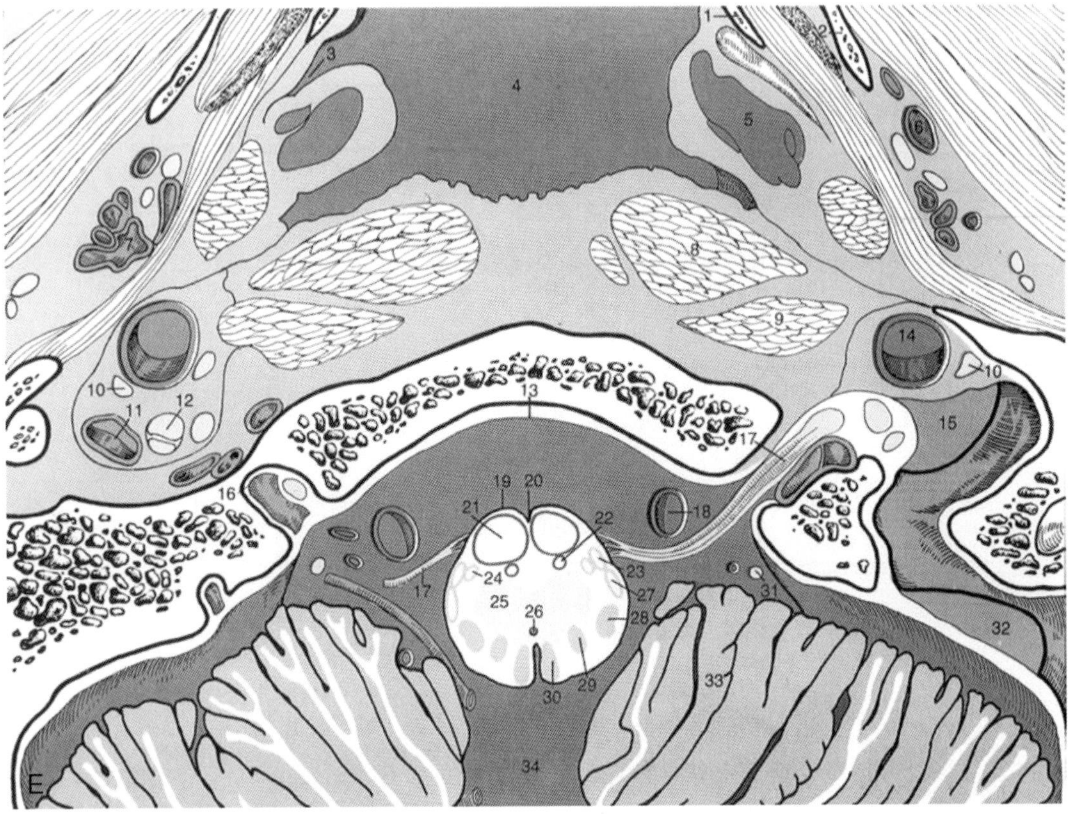

1 翼突内侧板
2 翼突外侧板
3 咽鼓管咽口
4 鼻咽
5 咽鼓管软骨
6 上颌动脉
7 翼静脉丛
8 头长肌
9 头直肌
10 舌咽神经
11 颈内静脉(左右不对称)
12 迷走神经
13 硬脑膜
14 颈内动脉
15 颈静脉球
16 舌下神经管
17 舌下神经
18 椎动脉
19 椎体
20 前正中裂
21 皮质脊髓束
22 内侧纵束
23 脊髓小脑前束
24 脊髓丘脑束
25 网状结构
26 中央管
27 脊髓小脑后束
28 三叉神经脊束尾核
29 楔束核
30 薄束核
31 脊髓神经根
32 副神经脊髓根
33 乙状窦(左右不对称)
34 小脑扁桃体
35 枕大池

图 1-7(续) (E)显示了延髓尾部、舌下神经根和舌下神经管。(A, D, and E from Kretschmann H-J, Weinrich W. Cranial Neuroimaging and Clinical Neuroanatomy: Magnetic Resonance Imaging and Computed Tomography. Rev 2nd ed. New York: Thieme;1993:133, 131, 127, respectively.)

经常可见呈曲线样的缰连合钙化。

到 15 岁时,约有 5%儿童的脉络丛会发生钙化;到 40 岁时,大多数成年人的脉络丛会发生钙化。这种钙化可见于侧脑室、第三脑室和第四脑室,以及 Luschka 孔、Magendie 孔和脉络裂。

大脑镰和(或)小脑幕的硬膜钙化几乎不会在儿童发生,如果发生应被视为基底细胞痣综合征的可疑征象。然而,在成年人中,大脑镰和小脑幕的钙化甚至骨化并不少见。在放置过引流管或接受过放射治疗的患者中,硬膜的钙化率更高。

基底节钙化也很少见于 30 岁以下的个体,如果在青少年中观察到,应该排查代谢紊乱或围生期感染的既往史。在 30 岁以上的人群中,基底节钙化非常普遍,以至于除非怀疑有真正的病理改变,否则在常规报告中不一定需要提及这些钙化。这种良性的基底节钙化通常是双侧的,尽管在某些情况下,一侧钙化可能比另一侧更明显。必须注意,不要将这些在 CT 上呈高密度的生理性钙化与同样呈高密度的出血相混淆。

功能解剖学

理解功能解剖学需要我们每个人都具备一些制图师的思维(或者是一部带有 GPS 功能的智能手机)。在了解了起点和终点之后,我们应当讨论神经元的整个传导路径。对于功能性解剖,我们现在可以使用 fMRI 来识别大脑皮层激活的位点(起点和终点;图 1-13),并利用弥散张量成像技术对白质纤维束进行追踪,作为灰质与目的地之间的“高速公路”(图 1-14)。现在,这些白质纤维束的方向性也可以被推断出来。

Brodmann 区

大脑半球的功能单元被划分为所谓的 Brodmann 区,包括 1~47 区。这些编号的区域对应于不同的脑回,承担着不同的功能。Brodmann 区是 fMRI 科学家进行

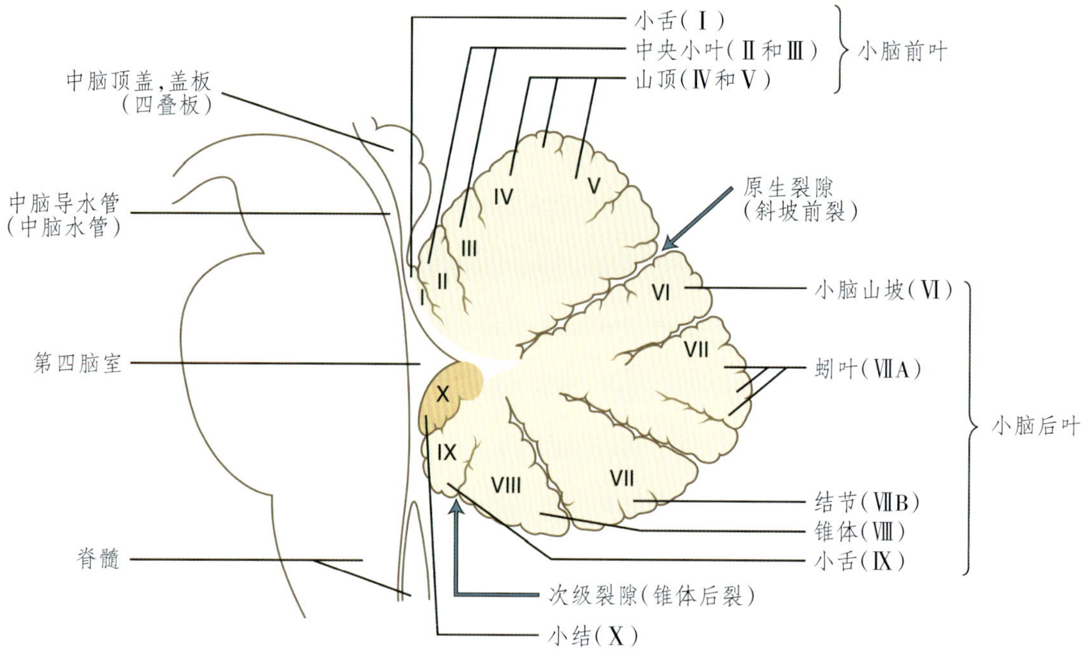

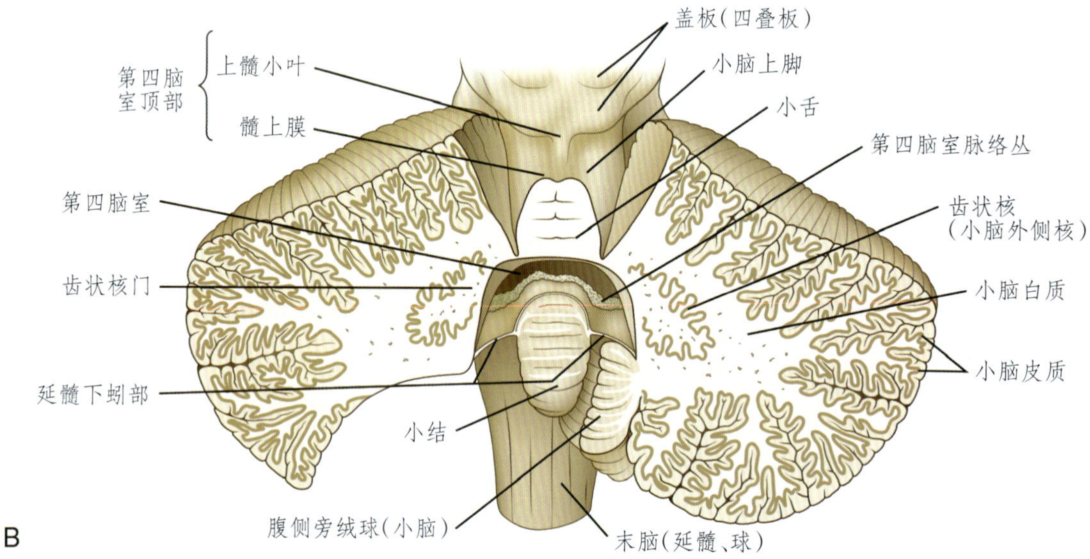

图 1–8 小脑解剖。(A)小脑蚓部、正中切面示意图。(B)小脑叶及其小叶的冠状图。(From Putz R, Pabst R, eds. Sobotta Atlas of Human Anatomy.13th ed. Philadelphia: Lippincott Williams & Wilkins; 1996:292,293.)

研究的“货币”,因此,了解它们是很重要的。此外,知道哪些脑回负责什么功能,对于识别脑卒中(简称“卒中”)患者的病变和预测缺陷至关重要。

例如,Brodmann 1 区(又称 S1 区)主要负责初级躯体感觉和位置觉,位于中央后回,即顶叶的中央旁小叶。Brodmann 2 区和 3 区也负责类似的功能,分别位于 Brodmann 1 区稍靠后(2)和稍靠前(3)的位置。Brodmann 4 区(M1)为初级运动功能区,位于额叶的中央前回。Wernicke 区由 Brodmann 21 区和 22 区组成(分别为颞中回和颞上回),分别负责高级听觉和语言处理。同样位于颞上回的 41 区和 42 区(A1–Wernicke 和 A2–Wernicke),分别负责初级听觉和听觉联想/言语识别的功能。Broca 区(Brodmann 44 区和 45 区)位于额下回的外侧,分别负责语言表达和运动性语言/舌头运动的功能。

运动系统

运动功能刺激的主要来源是额叶的中央前回,其

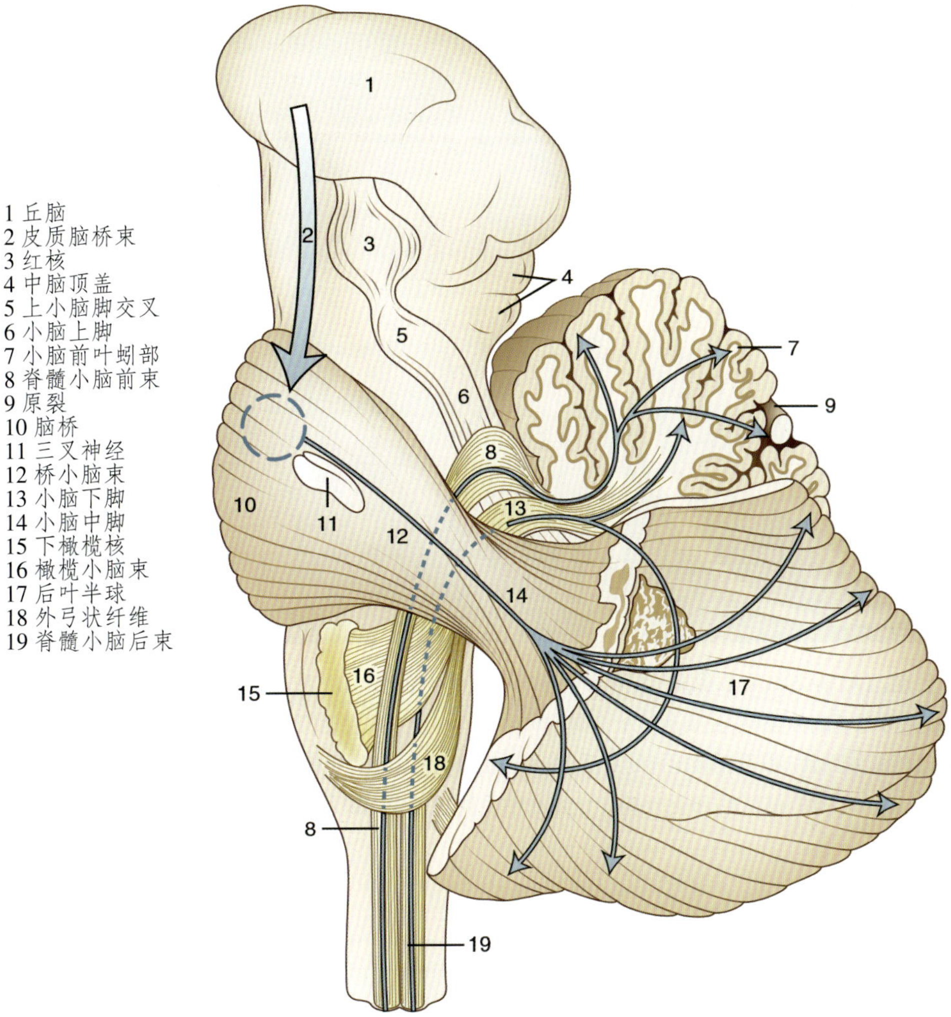

图 1-9　小脑的传入系统(侧面观)。小脑前叶的左半部分被移除。古小脑从中间小脑脚处被分离并朝尾部移除。

接收来自许多感觉区的输入(图 1-15,表 1-2)。刺激一侧中央前回的运动区会导致身体对侧的肌肉收缩。与感觉区类似,运动皮层的排列方式是下肢位于中线附近的中央旁小叶的内上侧,而上肢位于外下侧。支配臀部的细胞位于中央前沟的顶部;下肢沿着内侧横跨在两半球之间的大脑纵裂上。面部(特别是舌头和口部)在大脑表面中央前运动区的最下方,即外侧裂上方,有着巨大的运动和感觉代表区。言语运动功能位于额下回(额盖区)。

有时在影像上识别中央沟可能具有挑战性(图 1-16)。然而,这对于区分运动区和感觉区至关重要,特别是手术要考虑切除瘤周组织的范围,保留运动功能是预期目标。关于识别中央沟的一些提示见框 1-1。

白质纤维从额叶的运动皮层进入皮质脊髓束,经过半卵圆中心的白质延伸至内囊后肢。从内囊后肢的后部,皮质脊髓束继续通过中脑前部大脑脚的中央部分。这些纤维在脑桥前部延伸到延髓锥体,大部分纤维在此(锥体交叉)交叉,然后沿脊髓的皮质脊髓束外侧向下走行。15%的纤维在延髓中不交叉。这些纤维作为前皮质脊髓束,沿着脊髓前正中裂进入前索。锥体束的纤维包括皮质脊髓束的外侧束和前束,与脊髓前角细胞核团形成突触联系。

面部的运动支配从皮层发出,穿过放射冠,进入内囊膝部,通过皮质延髓束。皮质延髓束纤维位于大脑脚的前内侧,并在下行的过程中与脑干核团相连。大多数与各种脑神经核连接的是对侧的皮质延髓束,然而,也存在一些同侧纤维束。

锥体束负责自主运动,包含皮质脊髓束和皮质延髓束。锥体外系包括纹状体,它接收来自大脑皮层、丘脑和黑质的纤维,与尾状核和壳核相连接。这些纤维起

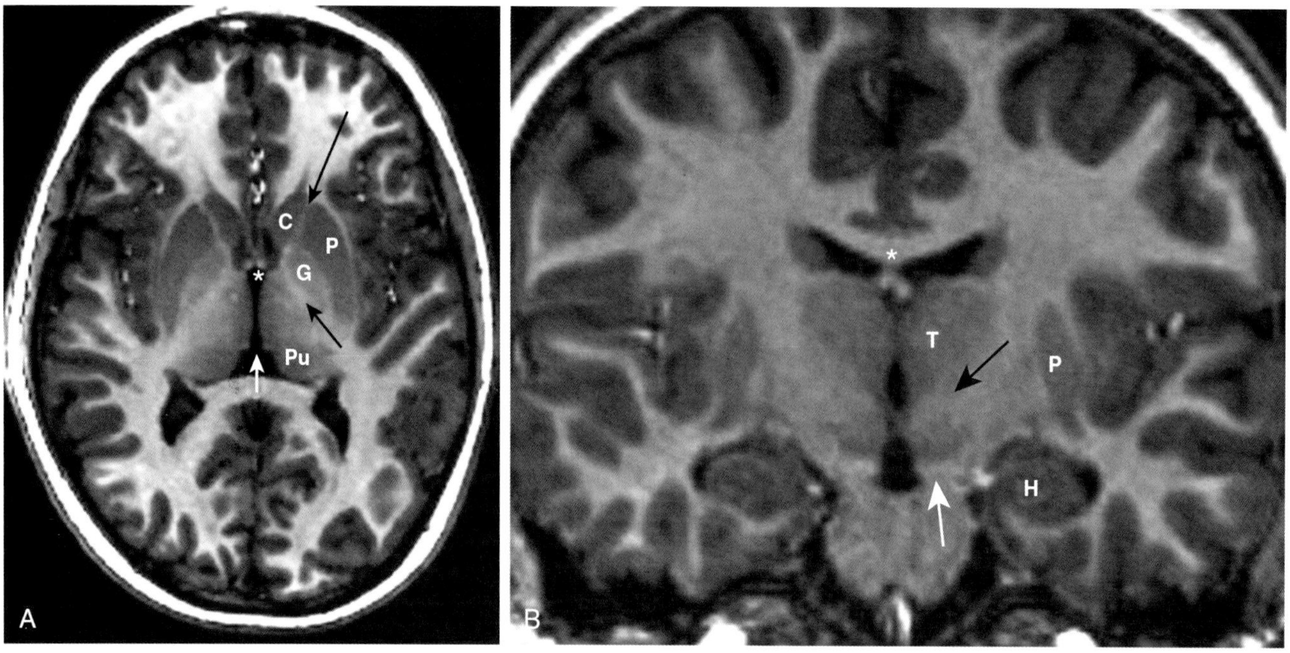

图 1-10 深部灰质解剖。(A)轴位 T1W 图像显示尾状核(C)、壳核(P)和苍白球(G),以及内囊的前肢(长黑色箭头所示)和后肢(短黑色箭头所示)。白质纤维束穿过基底神经节。丘脑和导水管周围灰质排列在第三脑室周围。前连合前面的小点状结构(星号下方的腹侧)和后连合后面的结构(白色箭头所示),以及丘脑枕部的灰质(Pu),也清晰可见。(B)冠状位 T1W 图像,在丘脑(T)下方可见黑质(黑色箭头所示)和红核(白色箭头所示)。海马(H)位于更外侧。丘脑在中线处通过中间块相连,还可以看到穹隆柱(星号下方)位于丘脑上方。

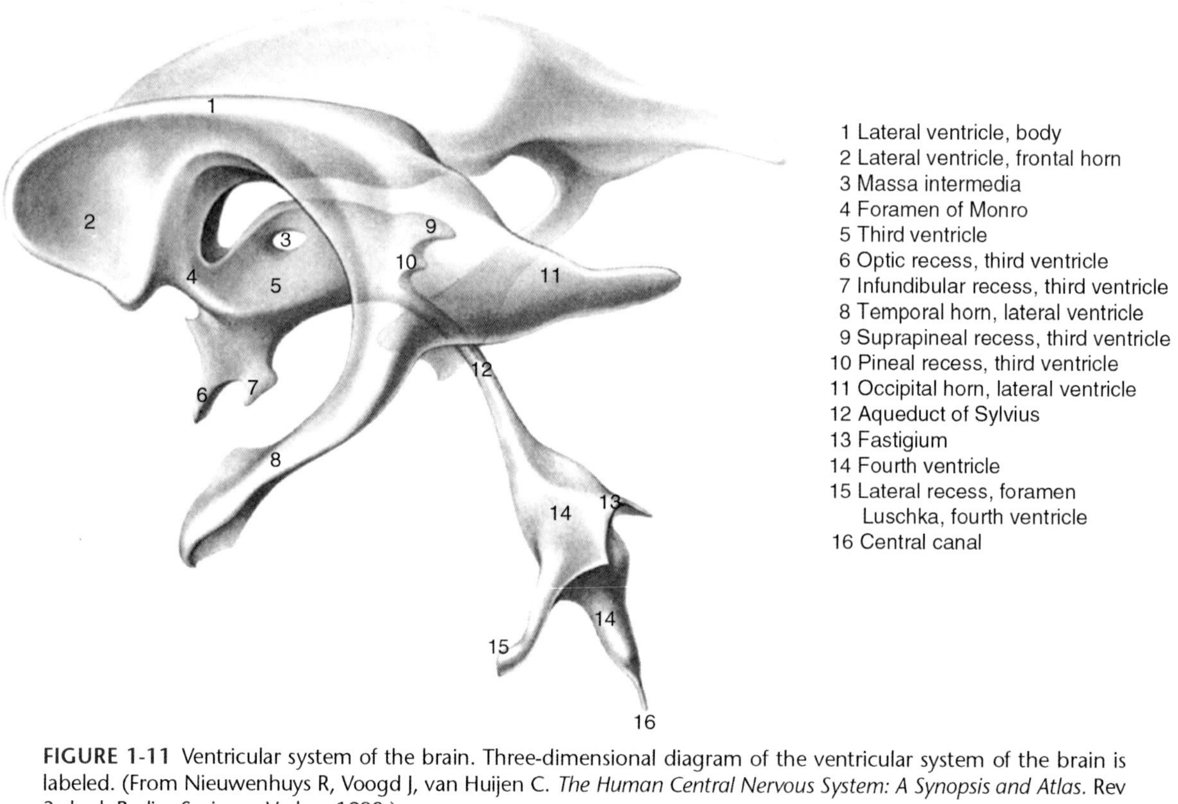

FIGURE 1-11 Ventricular system of the brain. Three-dimensional diagram of the ventricular system of the brain is labeled. (From Nieuwenhuys R, Voogd J, van Huijen C. *The Human Central Nervous System: A Synopsis and Atlas.* Rev 3rd ed. Berlin: Springer-Verlag; 1988.)

[注:图 1-11 涉及第三方版权,图中英文译文如下:**图 1-11** 脑室系统的三维图像与标记。1,侧脑室(体部);2,侧脑室(前角);3,中间块;4,Monro 孔;5,第三脑室;6,视隐窝(第三脑室);7,漏斗隐窝(第三脑室);8,颞角(侧脑室);9,松果体上隐窝(第三脑室);10,松果体隐窝(第三脑室);11,后角(侧脑室);12,中脑导水管;13,上隐窝;14,第四脑室;15,侧隐窝、Luschka 孔、第四脑室;16,中央管。]

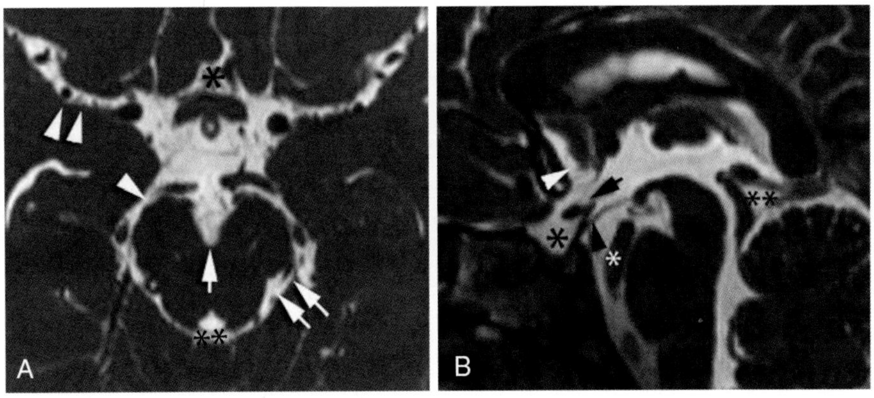

图 1-12 脑池。(A)稳态构成干扰序列(CISS)图像显示了脚间池(单箭头所示)、环池(单三角箭头所示)、中脑周围池(双箭头所示)、侧裂池(双三角箭头所示)、四叠体池(双星号所示)和终板池(单星号所示)。(B)矢状位 CISS 图像显示终板池(白色三角箭头所示)、鞍上池(单黑色星号所示)和四叠体池(双黑色星号所示)。基底动脉(白色星号所示)穿过脑桥前池。还显示了交叉隐窝(黑色箭头所示)和漏斗隐窝(黑色三角箭头所示)。注意该 Chiari 畸形 I 型患者的枕骨大孔处存在结构拥挤的情况。

表 1-1 脑池

名称	位置	经脑池结构
小脑延髓池	第四脑室后下方	非重要
环髓池	延髓周围	小脑下后动脉
小脑上池	小脑上方	基底静脉,大脑大静脉
桥前池	脑桥前部	基底动脉,脑神经Ⅴ和Ⅵ
桥小脑角池	脑桥和外耳门之间	小脑下前动脉,脑神经Ⅶ、Ⅷ
脚间池	大脑脚之间	脑神经Ⅲ
环(大脑脚)池	中脑周围	脑神经Ⅳ
四叠体池	中脑后部	非重要
鞍上池	垂体上方	视交叉,脑神经Ⅲ、Ⅵ,颈动脉,垂体柄
枕后池(环池翼)	丘脑后部	脉络膜后外侧动脉
终板池	终板前方,前连合	大脑前动脉
帆间池	第三脑室上方	大脑内静脉,大脑大静脉
ACA 池	胼胝体上方	大脑前动脉

注:ACA,大脑前动脉。

源于大脑皮层,通过内囊和外囊到达基底节。位于小脑半球的齿状核也向丘脑和额叶皮质的运动区发出纤维束。中脑的红核接收来自皮层运动区的纤维,并通过红核脊髓束将纤维传递到脊髓,同样参与运动调节。

锥体系的异常主要表现为随意运动功能的减弱、瘫痪或痉挛。锥体外系异常通常会产生不随意运动障碍,包括震颤、舞蹈病样的(抽搐)运动、手足徐动(缓慢曲折)运动、偏身痉挛(挥舞)动作、肌强直(想象一下:锥体,瘫痪;锥体外系,肢体过度)。

感觉系统

据说,人类从触觉中获得的满足感最为强烈。当然,一次好的背部按摩可以满足许多需求,但触觉不仅仅是背部的轻触。它还包括疼痛(指甲无意中划伤)、振动(脉冲按摩器)和位置觉(俯卧位)。

中枢神经系统的感觉系统被分离成传递痛温觉、位置觉、振动觉和一般精细触觉的纤维(图 1-17A;表 1-3)。来自身体的疼痛和温度初级神经纤维由外周神经纤维传导。疼痛和温度觉传递到脊髓背根神经节，纤维在终止于背角的胶状质之前可上升或下降一个或两个脊髓节段。来自背角固有核的次级神经原纤维在脊髓白质前连合处交叉到对侧，在外侧脊髓丘脑束中上行。外侧脊髓丘脑束位于延髓的外侧中部,并在脑桥中央被重新命名为脊髓丘系。脊髓丘系走行于脑桥背侧的前外侧部和中脑的外侧部。然后,纤维与丘脑腹后外侧核的三级神经元形成突触，终止于顶叶中央后沟的感觉区。

面部的疼痛和温度觉通过三叉神经(第V对脑神经)的初级神经元轴突传递,其核团位于三叉神经节。来自三叉神经节的轴突在三叉神经脊束中下行。纤维终止于三叉神经脊束的次级神经元核，该核从延髓下部延伸至脊髓的C3水平。在这个水平上,传递疼痛和温度的纤维交叉至对侧,并上升为三叉神经丘脑束,它穿过外侧脊髓丘脑束的内侧，但同样终止于丘脑腹后(外侧)核。从那里,三级神经原纤维传递到大脑皮层的躯体感觉区。

来自身体的轻触觉和压力觉通过同侧脊髓的后柱和对侧的前柱传递(见图1-17B)。上升的分支可能在脊髓上升达6~8个节段后交叉到对侧。同样,在背角固有核中存在突触。从那里,白质束形成脊髓丘脑前束,

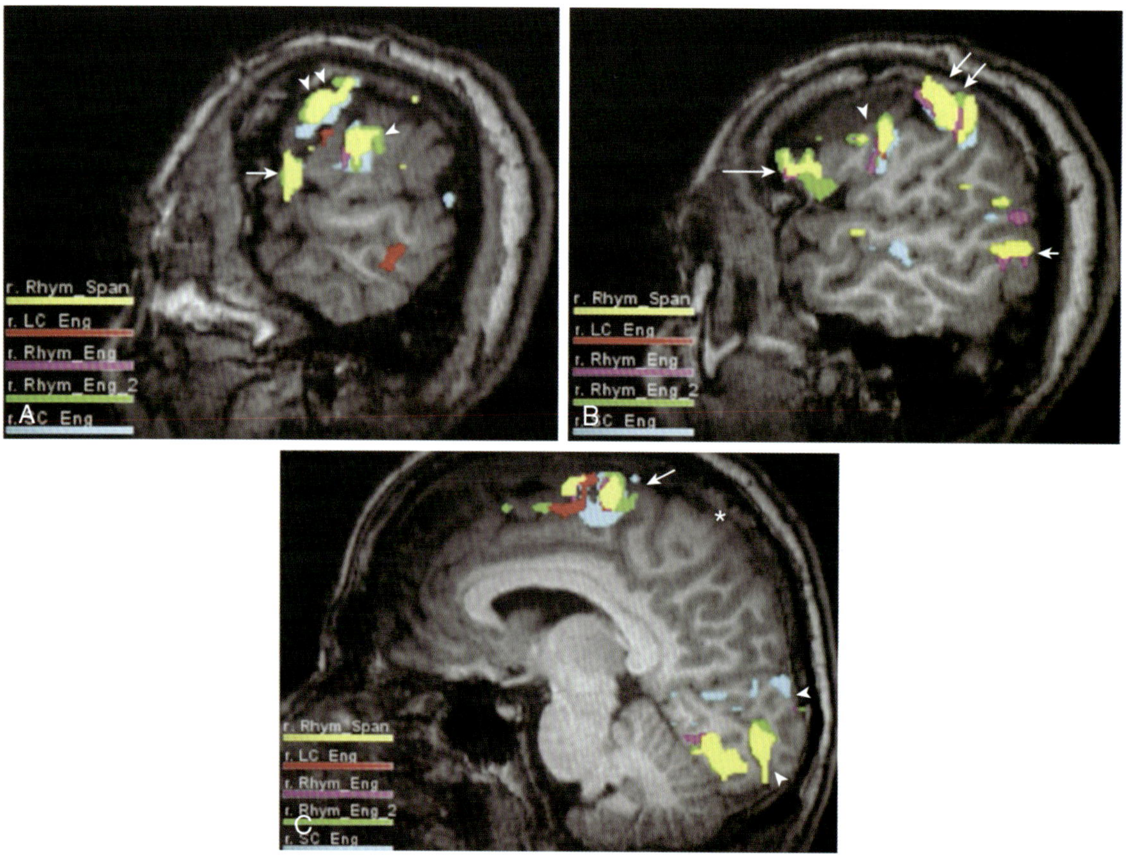

图1-13 fMRI配合语言任务。(A)在矢状位T1W图像上叠加fMRI血氧水平依赖(BOLD)激活。大脑左侧面如图所示。在Broca区(箭头所示)可见聚合激活。Broca区通常对应于额下回的岛盖部/三角部(Brodmann 44区和45区),右利手患者通常被定位到左侧大脑半球,即使没有明显的动作,与语言相关的运动区也可显示出同步激活,如代表舌/面运动区的中央下回(单三角箭头所示)的聚合激活区域。第3个聚合激活区位于腹侧前运动皮层,也常在语言任务中被激活(双三角箭头所示)。(B)在左侧额下回岛盖部/三角部,对于Brodmann 44区和45区可见到聚合激活,这与Broca激活(长箭头所示)相符。在左侧腹侧前运动皮层(三角箭头所示),以及在前中央回和后中央回边缘的语言相关运动和感觉区域(双箭头所示)也可以观察到激活。后颞叶的聚合激活代表了Wernicke激活(短箭头所示)。在上侧紧邻的缘上回中,也可以观察到较小的与语言相关的聚合激活灶。(C)聚合激活见于前辅助运动区(箭头所示),该区域在语言任务中被激活。这个区域位于辅助运动区前方,而辅助运动区本身又位于前中央回前方。中央沟(星号所示)是紧邻扣带沟边缘段之前的沟。视觉区域也显示出激活(三角箭头所示),因为这位患者使用的大多数语言任务采取了视觉语言任务形式。(Courtesy Haris Sair, M.D.)

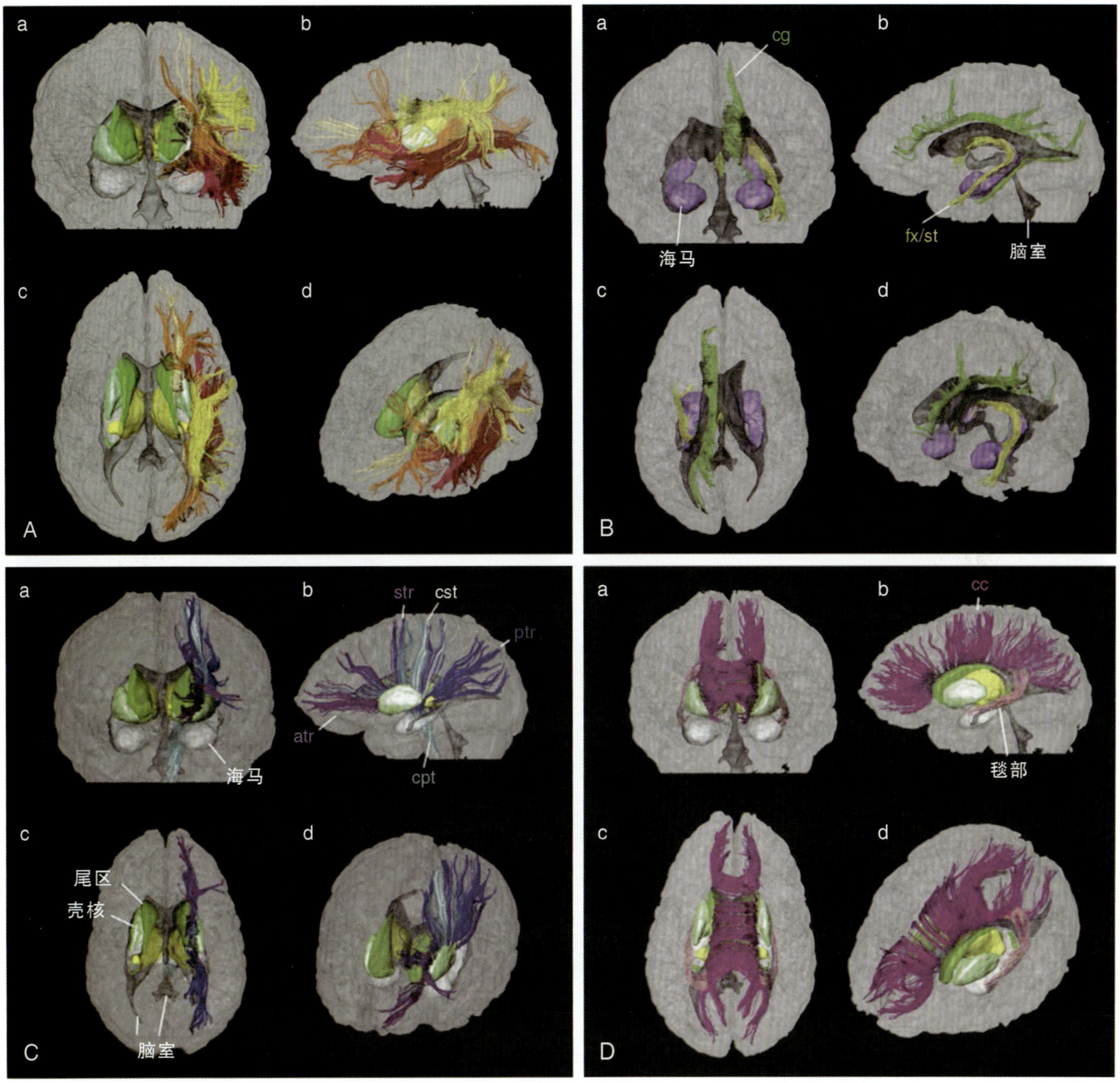

图 1-14　弥散张量成像(DTI)纤维束成像。使用 DTI 数据,可以分离出大脑中的离散纤维束,并对其进行颜色编码,以供视觉识别,展示联络纤维(连接同一大脑半球不同部分的轴突束)、投射纤维(连接大脑皮层与大脑下部和脊髓的轴突)以及连合纤维(连接两个大脑半球之间的轴突)。(A)三维重建展示了联合纤维,包括前(a)、左(b)、上(c)和斜向(左前上)(d)方位。注意,上纵束(黄色)、下额眶束(橙色)、钩束(红色)和下纵束(棕色)的颜色编码投影。丘脑为黄色,脑室为灰色,尾状核为绿色,豆状核为浅绿色。(B)三维重建展示了从前(a)、左(b)、上(c)和斜向(左前)(d)方位观察边缘系统联合纤维。海马为紫色。(C)从前(a)、左(b)、上(c)和斜向(左前上)(d)方位观察投射纤维的三维重建结果。包括丘脑前辐射(atr)、皮质脑桥束(cpt)、皮质脊髓束(cst)、丘脑后辐射(ptr)和丘上脑辐射(str)。(D)从前(a)、左(b)、上(c)和斜向(左前上)(d)方位观察连合纤维的三维重建结果。胼胝体(cc)以洋红色编码,毯部(延伸至颞叶的连合纤维)以桃色编码。(Reprinted with permission from Oishi K, Faria AV, van Zijl PCM, Mori S. MRI Atlas of Human White Matter. 2nd ed. Philadelphia: Elsevier; 2011: 18, 19, 20, 21.)

包括作为脊髓丘脑的一部分。这些轴突也终止于丘脑腹侧后(外侧)核,穿过内囊前部和半卵圆中心到体觉皮层。脊髓丘系位于脑桥后部内侧丘系的外侧。

面部轻触觉的传导路径与疼痛和温度觉的路径相同。然而,这些第Ⅴ对脑神经纤维终止于三叉神经脊束核的更上方部分。此外,这些纤维在进入脑桥时可能会

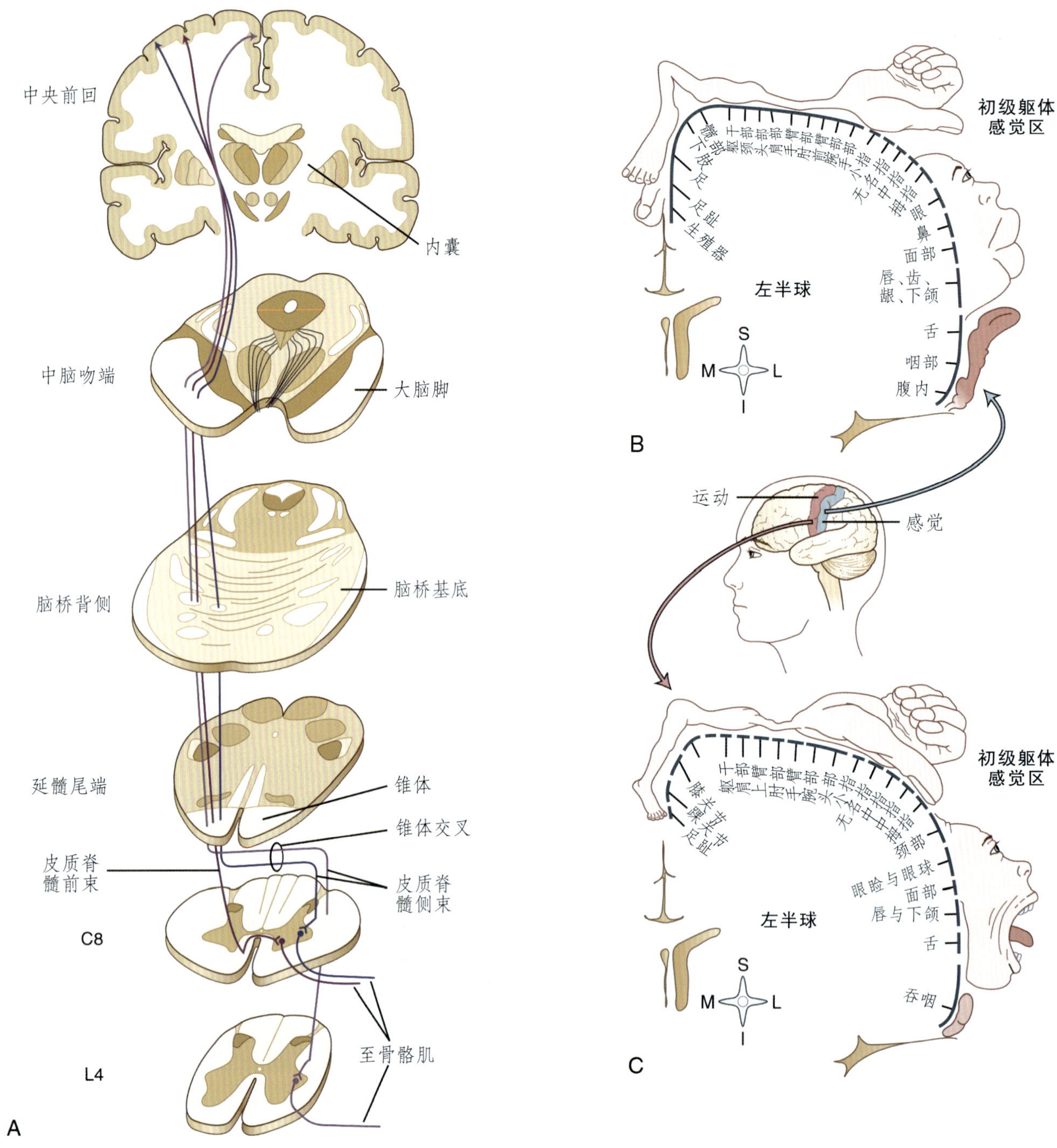

图 1–15 (A)皮质脊髓束。来自中央前回和其他附近皮质区的纤维通过大脑脚、脑桥和延髓锥体下行;大部分在锥体交叉处交叉,形成皮质脊髓侧束。那些不交叉的纤维形成皮质脊髓前束;这些纤维的大部分在前白质连合处交叉,然后终止于脊髓灰质。大多数皮质脊髓束的纤维不直接与运动神经元形成突触。此处为简化形式。初级躯体感觉区(B)和运动区(C)的皮层,冠状面。这里展示的身体部位显示了身体各部分是如何"映射"到每个皮层区域的对应部位。例如,与下肢或手臂相比,夸张的面部表明,更多的皮层区域被用于处理来自面部众多感受器和运动单元的信息。(A from Nolte J. The Human Brain:An Introduction to Its Functional Anatomy. 4th ed. St. Louis:Mosby;1999:249. B and C from Thibodeau GA,Patton KT. Anatomy and Physiology. 4th ed. St.Louis:Mosby;1999:394.)

分叉,并与脑桥内第Ⅴ对脑神经的主要感觉核形成突触。

人体的本体感觉、精细触觉和振动觉是通过在脊髓后柱分叉的本体感受器传递的。一部分纤维下行,构成纤维反射弧的传入回路。然而,上升部在薄束和楔束中向上传导,终止于延髓中各自的核团。

这些纤维仅在同侧上行。从薄束核和楔束核发出的轴突跨越延髓的中线,并在延髓和脑桥的后部作为内侧丘系延续,最后终止于丘脑的腹后外侧(VPL)核。

表 1-2　运动通路

通路	路径	功能
外侧皮质脊髓束	初级运动皮质-放射冠-内囊后肢-大脑脚-脑桥中央区-延髓-锥体交叉-脊髓后外侧白质	对侧肢体运动
皮质脊髓前束	初级运动皮质-放射冠-内囊后肢-大脑脚-脑桥中央-延髓-脊髓前索、前柱	同侧肌肉运动
红核脊髓束	红核在中脑腹侧被盖区穿过脊髓外侧索到达脊髓后外侧白质(与外侧皮质脊髓束一起)	对侧肢体的运动控制
网状脊髓束	脑桥、延髓至同侧脊髓前柱	轴向和肢体肌肉的自主运动(行走、伸展、定向行为)
前庭脊髓束	前庭核至同侧脊髓前柱	平衡、姿势调整和头颈协调

从 VPL 出发,其路径是通过内囊到达初级体感皮层。

面部的精细触觉纤维在第Ⅴ对脑神经的主体感觉核或中脑核终止。到达第Ⅴ对脑神经主体感觉核的纤维随后跨越中线,在三叉神经丘脑束(三叉神经腹侧丘系)上行,而到达第Ⅴ对脑神经的中脑核的纤维在同侧三叉神经丘脑背侧中上行。然而, 从中脑的中脑核开始,这些纤维在红核水平交叉至对侧,并上行至丘脑腹后内侧核。来自身体和面部的传导通路在穿过内囊后肢后终止于大脑皮层的躯体感觉区。

视觉通路

视网膜的视杆和视锥细胞接收到图像并传递至视网膜的次级感觉神经节细胞,然后图像信息沿着第Ⅱ对脑神经——视神经传递。视神经斜向上穿过视神经管,在视交叉处与对侧视神经的纤维汇合(图 1-18)。来自颞侧视网膜的纤维(鼻侧视野)保持不交叉,并进入同侧视束。来自鼻侧视网膜(颞侧视野)的纤维在交叉后加入来自对侧视神经的未交叉的鼻侧视野纤维,继续在视交叉后的视束中前行。然而,在它们交叉之前,一些来自下鼻侧视网膜的纤维会短距离伸入对侧视神经,这被称为 Wilbrand 膝。这解释了在压迫一侧视神经和对侧 Wilbrand 纤维的病变中发现的“交叉综合征”现象,可导致同侧眼产生中心暗点,而对侧眼产生颞上视野缺损。视交叉中 90%的纤维来自视网膜黄斑;交叉的纤维位于视交叉的上部和后部。视束环绕中脑前部,终止于丘脑外侧膝状体。

外侧膝状体位于丘脑后外侧部的丘脑枕核内。一些纤维上行至中脑顶盖前部的 Edinger-Westphal 核(第Ⅲ对脑神经),作为瞳孔反射的一部分,还有一些纤维连接到上丘,用于视追踪能力。三级神经纤维从外侧膝状体发出,进入视辐射(膝距束),穿过内囊后肢和侧脑室周围的部分区域,终止于枕叶内侧的视觉距状皮层。上视辐射(对应下视野)经过顶叶,到达顶叶的上视觉皮层。下视辐射(对应上视野)又称为 Meyers 环纤维,它

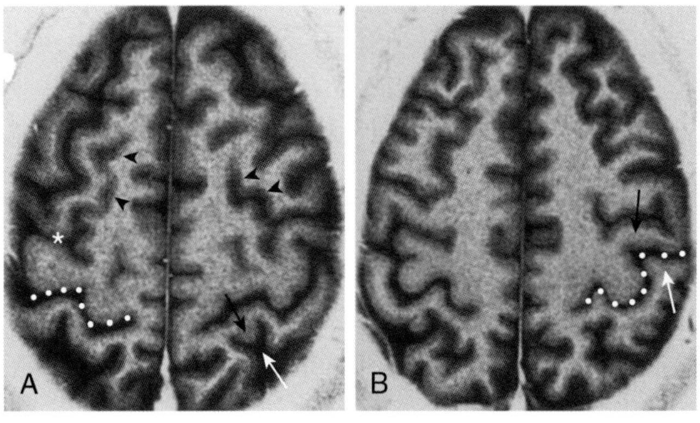

图 1-16　中央沟。(A)注意中央后沟内侧端的形状,双叉“Y”字形(白色和黑色箭头之间)以及额上沟(三角箭头所示)如何终止于中央前沟(星号所示)。(B)中央沟是位于中央前沟后的下一个沟。注意,中央前回的皮层灰质(黑色箭头所示)厚度大于中央后回(白色箭头所示)。在这两幅图像中,中央沟都用虚线表示。

框 1-1　中央沟的定位

1. 中央沟进入扣带沟边缘支前方的中央旁小叶。
2. 后中央沟的内侧端形似分叉的“Y”字形,分叉的末端围绕扣带沟的边缘支。
3. 额上沟终止于中央前沟,中央沟是中央前沟后的下一个沟。
4. 顶间沟与中央后沟相交。
5. 代表手运动区的凸起位于中央前回。
6. 中央前回的皮层灰质厚度大于中央后回。通常前后厚度比约为 1.5:1。
7. 在 FLAIR 序列上,中央沟前皮质的信号比周围皮质更低。

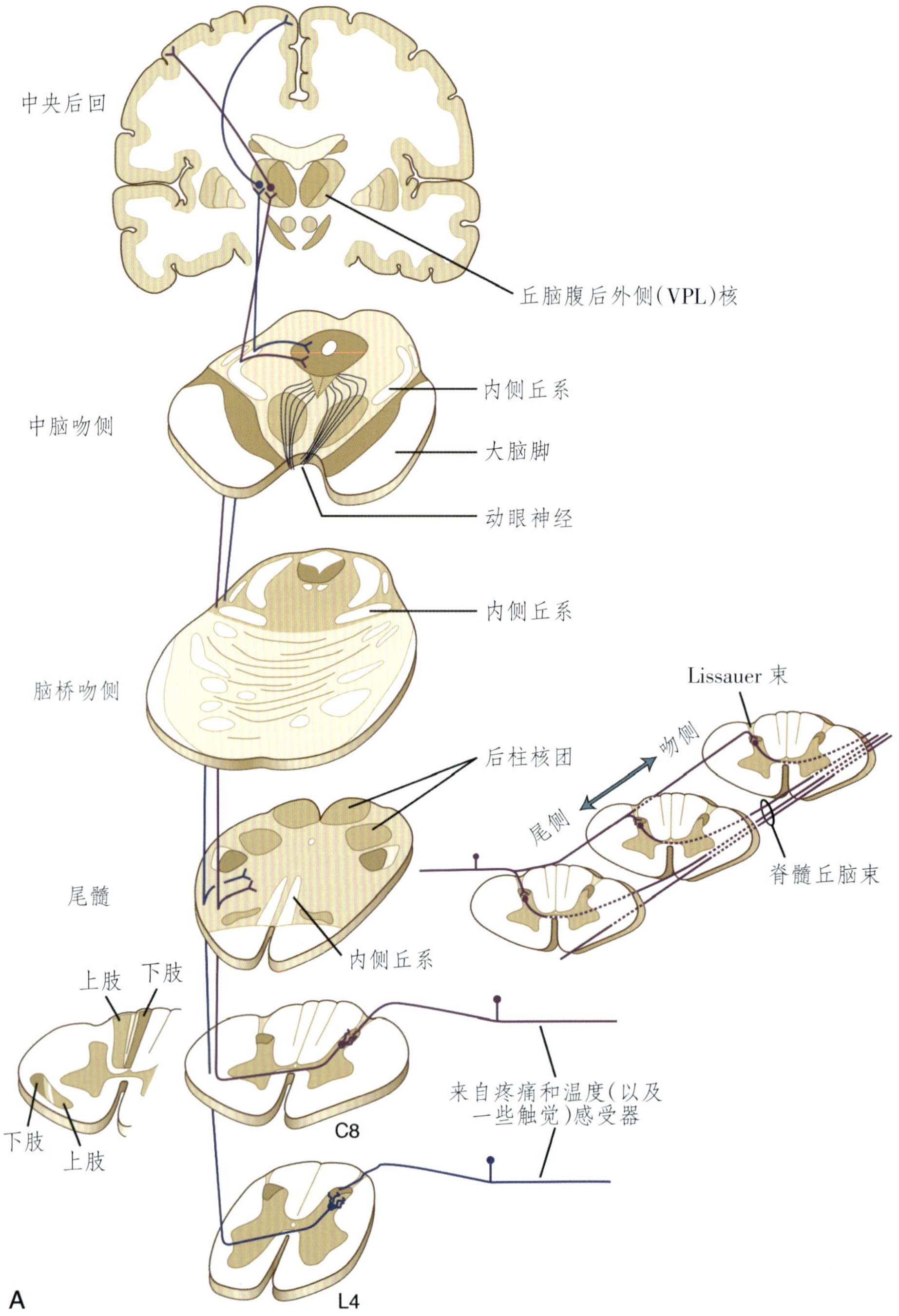

图 1-17 躯体感觉通路(A)脊髓丘脑束。疼痛、温度，以及一些触觉和压力的传入神经末梢终止于后角束。二级或更高级的纤维跨越中线，形成脊髓丘脑束，上行至丘脑腹后外侧核(VPL)(图中未标明的其他丘脑核团也是如此)。然后，丘脑细胞投射到中央后回的体感皮层和其他皮层区域(也未在此图中标明)。在穿过脑干的过程中，脊髓丘脑纤维发出许多侧支投射至网状结构。左边的插图显示后柱和脊髓丘脑束的纤维分层，按照下肢-下躯干-上躯干-上肢的顺序排列。右边的插图显示脊髓丘脑束的纵向构成。在所有的分支终止之前，初级传入神经在 Lissauer 束(背外侧束)中上行几个节段；交叉进入脊髓丘脑束的纤维以头侧倾斜的方式走行。因此，在某一特定节段进行脊髓切开术，将保留该节段从对侧脊髓传入的大部分信息，并且为了达到治疗效果，切口必须在疼痛最高皮节水平的头侧几个节段进行。(待续)

们经过侧脑室的前下部分(围绕颞角)进入颞叶，终止于距状沟的下视觉皮层。根据是否存在忽视或感觉丧失的症状(上辐射-顶叶病变)，或是否存在言语障碍和记忆丧失(Meyers 环-颞叶病变)，可以对视辐射病变进行定位。

因此，视神经的病变会导致同侧眼失明。视交叉水

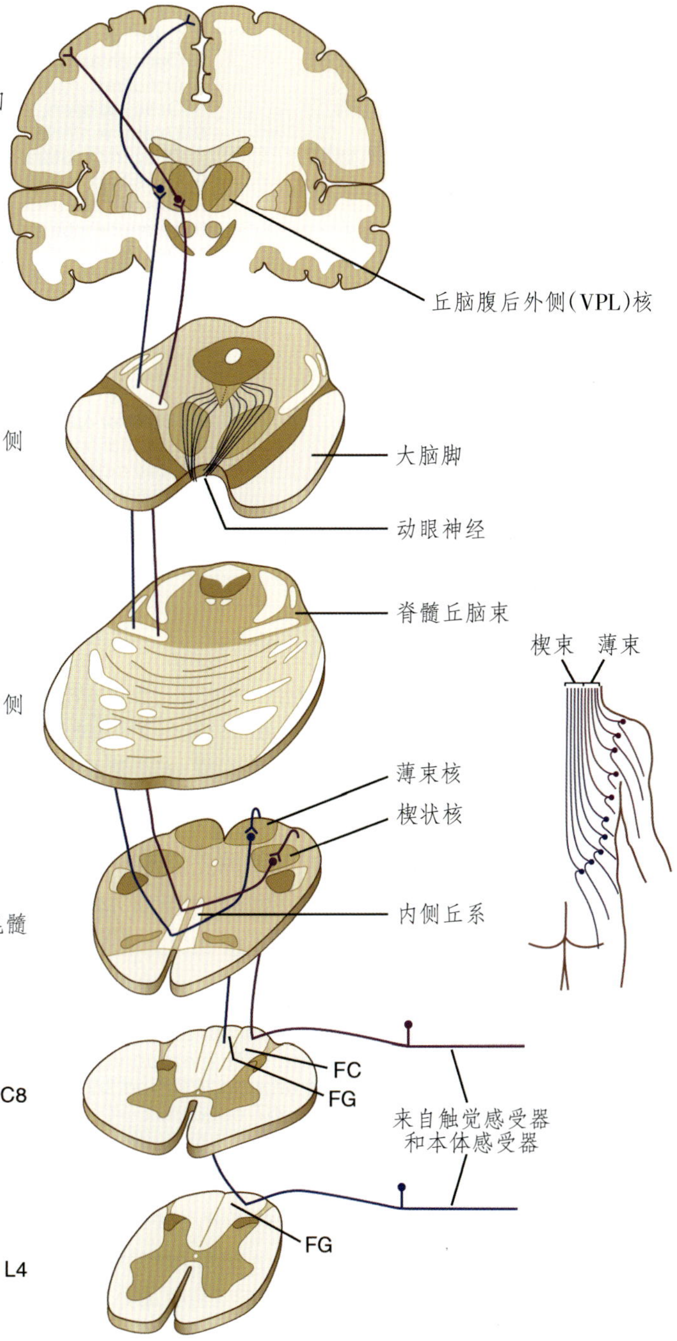

图1-17(续)　(B)后柱-内侧丘系通路。携带触觉和本体感觉信息的初级传入神经在同侧延髓的后柱核中形成突触。然后,二级神经元的轴突跨越中线,形成内侧丘系,并上行至丘脑腹后外侧核。三级纤维随后投射到中央后回的体感皮层。各级纤维均呈现躯体皮层定位排列。这种躯体皮层定位排列的起始形式,即后柱中纤维的分层情况,在右边的插图中展示。(From Nolte J. The Human Brain: An Introduction to Its Functional Anatomy. 4th ed. St. Louis:Mosby;1999:244,245.)

表1-3　感觉通路

通路	路径	功能
内侧丘系	从脊髓后部白质到延髓背核,通过交叉,到内侧丘系,到丘脑,到内囊前肢,到初级感觉皮层	触觉和肢体位置感觉
脊髓丘脑束	脊髓背角到脊髓交叉,到脊髓前外侧束,到脑桥、延髓、丘脑的网状结构	疼痛和温度
外侧丘系	从脑桥尾部的听觉纤维(无论交叉还是不交叉)到下丘,到丘脑的内侧膝状体,到初级听觉皮层	听觉

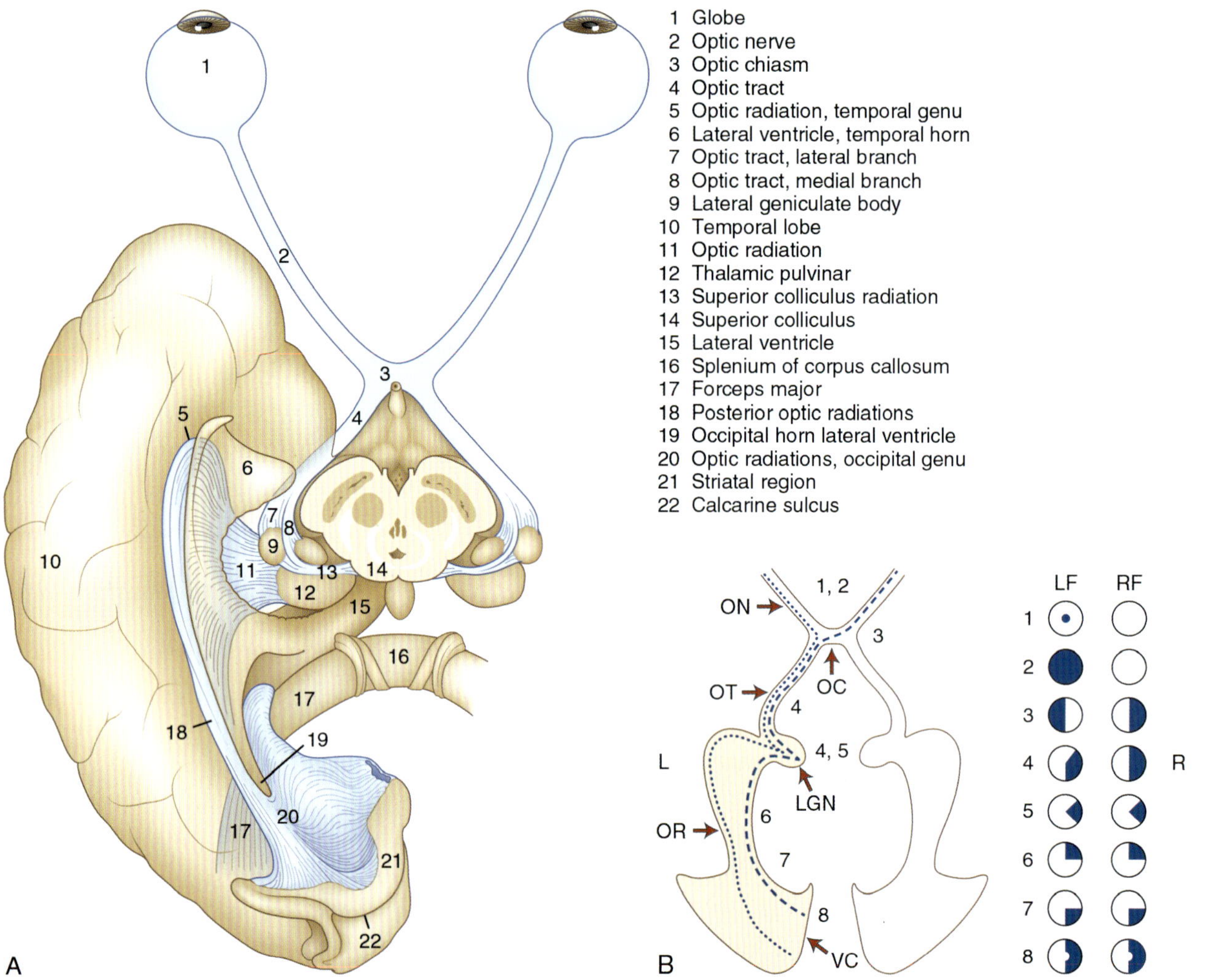

FIGURE 1-18 Visual system anatomy. **A,** The anatomy of the optic nerves, tracts, and radiations is diagrammed. **B,** Optic chiasm: correlation of lesion site and field defect. Note the most ventral nasal fibers (mostly from inferior nasal retina) temporarily travel within the fellow optic nerve in Wilbrand knee. *LGN,* Lateral geniculate nucleus; *OC,* optic chiasm; *ON,* optic nerve; *OR,* optic radiations; *OT,* optic tract; *VC,* visual cortex. (**A** from Nieuwenhuys R, Voogd J, van Huijen C. *The Human Central Nervous System: A Synopsis and Atlas.* Rev 3rd ed. Berlin: Springer-Verlag; 1988.)

[注:图 1-18 涉及第三方版权,图中英文译文如下:**图 1-18** 视觉系统解剖。(A)视神经、视束和视辐射的解剖结构。(B)视交叉:病变部位与视野缺损的对应关系。注意,最腹侧的鼻侧纤维(主要来自鼻下视网膜))在 Wilbrand 膝处会暂时走行于对侧视神经内。LGN,外侧膝状核;OC,视交叉;ON,视神经;OR,视辐射;OT,视束;VC,视皮层。1,眼球;2,视神经;3,视交叉;4,视束;5,视辐射(颞回);6,侧脑室(颞角);7,视束(侧支);8,视束(内侧支);9,外侧膝状体;10,颞叶;11,视辐射;12,丘脑枕;13,上丘辐射;14,上丘;15,侧脑室;16,胼胝体压部;17,大钳;18,后视辐射;19,侧脑室枕角;20,视放射(枕膝);21,纹状体区;22,距状沟。]

平中线处的病变会引起双侧颞侧视野缺损。压迫视交叉外侧缘的病变会导致同侧眼的鼻侧偏盲。累及外侧膝状体的视束病变,累及外侧膝状核的原发病变会引起对侧同向性偏盲。膝距束或视皮层的损害会引起对侧同向性偏盲(见图 1-18B)。视神经在脑神经中是比较独特的,因其是由中枢神经系统的白质延伸构成的,周围被硬膜鞘包裹,因此,它不像其他脑神经那样是外周神经。视神经易患大脑白质特有的疾病(如多发性硬化),鞘膜易受硬膜相关疾病的影响。

皮质卒中的黄斑回避是较常见的,有 4 种可能的解释:①黄斑纤维定位到大脑中、后动脉供应的分水岭区域,可能存在双重血供;②大脑皮层中用于中央视觉的区域非常大,这意味着小的卒中可能不会影响所有的纤维;③黄斑纤维存在一定程度的交叉:这意味着黄斑的视觉信息在大脑的两侧都有分布;④由于受试者中心注视差而产生测试伪影。

听觉系统

当手机铃声响时,你的大脑会发生什么？声音经过外耳道,通过鼓膜的振动传递到中耳听小骨。然后将其传递到耳蜗中 Corti 器的毛细胞。第Ⅷ对脑神经的耳蜗支位于内耳道的前下部。从神经管开始,神经在脑桥和延髓的交界处进入脑干。纤维终止于延髓上部背侧的耳蜗背侧和腹侧核(图 1-19)。在这一初级突触之后,听觉的次级神经会在脑桥水平上跨越中线,并在外侧丘系中上行,称为斜方体。在斜方体中可能会发生突触传递,但也有一些纤维会在同侧的上橄榄核形成突触。部分纤维会留在同侧,并在同侧上橄榄核形成突触,然后沿着同侧外侧丘系上行。外侧丘系的三级神经元穿过脑桥腹侧和中脑中部,然后在下丘(被认为在频率辨别中起作用)形成突触。从下丘出发,四级纤维传至丘脑内侧膝状体核。不过需要注意的是,纤维可能绕过某些核团,直接到达听觉通路的下一个层级。

来自内囊后肢内侧膝状体的纤维作为听觉辐射,终止于前上部的颞横回和颞上回。听觉联合皮层也位于颞叶。听觉皮层的单侧病变不会引起对侧耳的完全性聋,但由于外侧丘系的交叉纤维和外侧丘系核团与下丘之间的交叉连接,会导致听力下降。单侧听力损失的原因大多位于内耳和中耳水平。

大脑边缘系统

边缘系统的主要成分包括穹隆、乳头体、海马、杏仁核和丘脑前核。边缘系统控制对内脏刺激的情绪反应。此外,部分记忆功能也包含在边缘系统中。

嗅觉和味觉系统与边缘系统相关联。嗅球接收来自鼻腔上部的神经纤维,即睫状神经。嗅球发出的纤维形成嗅束,位于额叶嗅沟内直回区下方。嗅束在终板下方进入大脑,通过内、外侧嗅纹体将神经纤维发送到隔

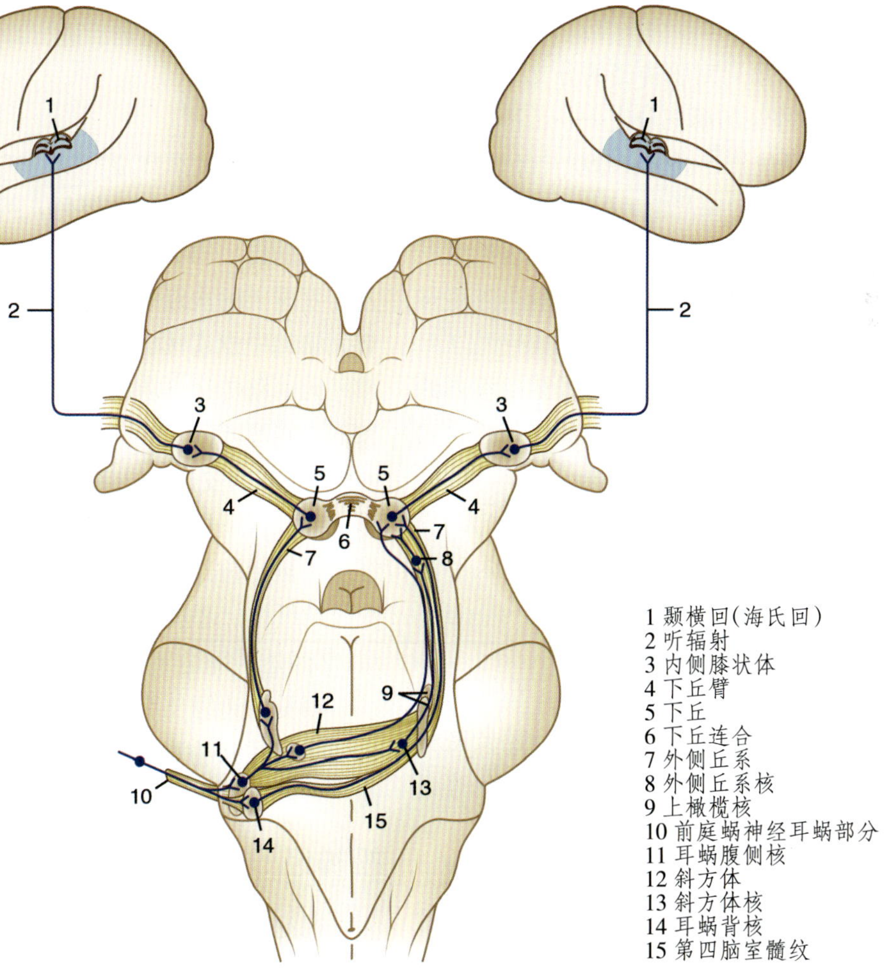

图 1-19 听觉系统在大脑的脑干和间脑(背视图),以及大脑皮层(侧视图)。(From Kretschmann H-J,Weinrich W. Cranial Neuroimaging and Clinical Neuroanatomy:Magnetic Resonance Imaging and Computed Tomography. Rev 2nd ed. New York:Thieme;1993:284.)

核、海马旁回、钩回和杏仁核。

杏仁核是情绪的主要处理中枢。除了接收来自嗅觉系统的输入外,它还接收来自丘脑和下丘脑的纤维。传出纤维从杏仁核投射至颞叶和额叶、丘脑、下丘脑,以及脑干的网状结构。杏仁核和边缘系统的其他部分的病变(或不间断地阅读本章)可能会导致快感缺失,对通常令人愉快的刺激缺乏情绪反应。

穹隆是位于胼胝体下方内侧的白质纤维束,是连接海马与下丘脑之间的主要白质中继结构。穹隆柱突入侧脑室和第三脑室,向前下方延伸并终止于乳头体。穹隆的前部与胼胝体平行,但位置更低、更居中。

海马结构包括海马(位于颞叶上方的海马旁回)、灰被(位于胼胝体和扣带回之间的一条细灰质束,连接隔核和海马旁回)和齿状回(位于海马旁回上方)。海马体位于颞叶内侧,紧邻侧脑室下角和脉络裂。海马主要参与对情绪(与下丘脑一起)的内脏反应和记忆功能,而对嗅觉的影响较少。

味觉

舌前 2/3 的味觉由第Ⅶ对脑神经的分支——鼓索传递,它与第Ⅴ对脑神经的第三分支——舌神经的纤维伴行。鼓索的纤维经过耳神经节和膝状神经节,到达孤束核的胞体。舌后 1/3 的味蕾由第Ⅸ对脑神经支配。这些纤维通过第Ⅸ对脑神经的岩神经节到达孤束核(图 1-20)的胞体。会厌的一些苦味纤维可能由迷走神经的结状神经节支配。

从孤束核发出的纤维投射到脑桥、丘脑的腹内侧核、下丘脑和杏仁核。这些边缘结构监测对某些食物(如墨西哥胡椒)的内脏反应(恶心、呕吐、出汗、潮红、流涎)和情绪反应(兴奋、厌恶、饱腹)。从丘脑发出的纤维投射到感觉皮层的两侧,其中舌头在大脑皮层感官侏儒图的身体投影中占据相当大的比例。

语言

显然,言语与之前描述的运动和听觉通路紧密相关。尽管如此,由于言语在人类中的关键作用,仍有必要对语言通路进行简要介绍。

简而言之,语言需要左侧大脑半球负责语言感觉的颞顶区和负责运动功能的额下回(Broca 区)之间的协调。弓状束的部分纤维连接这两个区域。在少数人(通常是左利手)中,语言可能定位于右侧大脑半球。颞上回和颞中回以及顶下小叶的部分控制着表意语言。

听觉联合皮层位于颞上回(Wernicke 区),负责接受性语言理解,也就是理解听到的语言,而大多数政治家在这方面可能存在不足。如果额下回受损,就会失去协调表达语言的能力,导致运动性失语症。Wernicke 区病变会导致感觉性失语症,而弓状束受损则会导致传导性失语(对语言命令的言语反应受到干扰,但自发言语不受影响,即运动性失语)。

脑神经

脑神经共有 12 对:嗅神经、视神经、动眼神经、滑车神经、三叉神经、展神经、面神经、听神经、舌咽神经、迷走神经、副神经和舌下神经。脑神经可分为 4 组:

第Ⅰ~Ⅳ对脑神经起源于中脑(动眼神经和滑车神经)或其上方(嗅神经和视神经)。第Ⅴ~Ⅷ对脑神经起源于脑桥。最后四对脑神经起源于延髓。大多数脑神经在常规 CT 平扫上不容易观察到。当怀疑脑神经病变时,通常进行 MRI 检查,特别是使用薄层成像或脊髓造影 CT(鞘内注射对比剂后进行)。

嗅神经

"嘿,那是什么味道?"第Ⅰ对脑神经,即嗅神经,由位于双侧鼻腔顶部的初级传入神经感觉细胞组成。这些细胞的传出轴突穿过筛板,至位于前颅窝内侧和下方的嗅球上的次级感觉神经元形成突触。嗅球和嗅束与大脑的中枢连接,通过内侧和外侧嗅纹进入额下区。神经元通路传递到胼胝体下内侧额叶(通过内侧嗅纹)和下内侧颞叶(通过外侧嗅纹)。具体来说,半月回和复回(构成梨状皮层)、内嗅-海马旁皮质(在杏仁核前方形成颞叶内下缘),以及杏仁核通过外侧嗅纹接收传入纤维。额叶前部的终板旁回和终板似乎接收来自内侧嗅纹的纤维。这些嗅觉投射的三级通路位于:①眶额皮层;②经透明隔达下丘脑;③海马;④边缘系统。

嗅觉的边缘反应是通过嗅觉区与下丘脑、缰核、网状结构和控制唾液、恶心和胃肠运动的脑神经的连接而产生的。

视神经

视觉通路在前面已有描述(见图 1-18)。

动眼神经

动眼神经核位于中脑红核的后方、导水管的前上

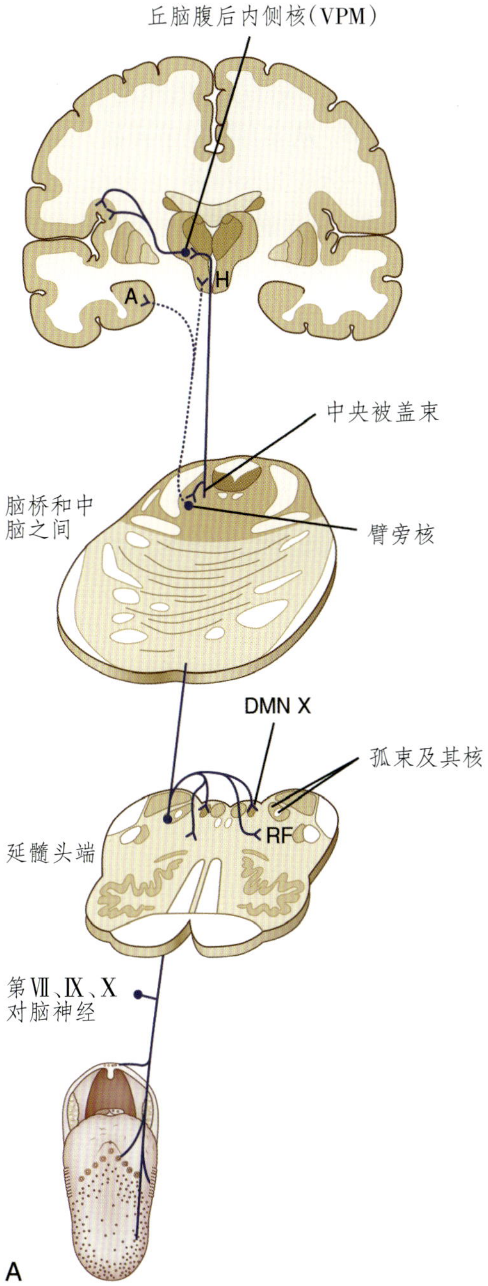

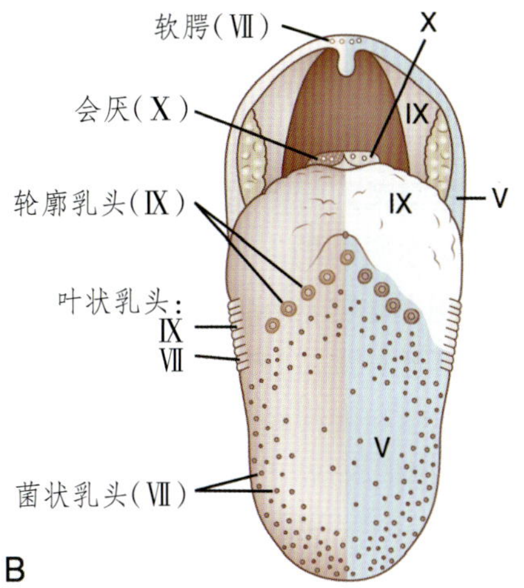

图 1-20 味觉通路。(A)二级神经元通过直接投射(例如,到邻近的迷走神经背核)及与网状结构的连接参与反射。从臂旁核到下丘脑和杏仁核的投射用虚线表示,因为其在灵长类动物中的存在尚未得到明确的证实。(B)味蕾的分布和支配以及舌上皮的神经支配。三叉神经(Ⅴ)负责舌前2/3的一般感觉,舌咽神经(Ⅸ)对舌后1/3的味觉具有类似的功能。前舌的味觉由面神经(Ⅶ)的鼓索支控制。迷走神经,背核。(A and B from Nolte J. The Human Brain:An Introduction to Its Functional Anatomy. 4th ed. St. Louis:Mosby;1999:324,320)

方,是中线旁结构。动眼神经从中发出,绕过并穿过红核,在脚间池离开中脑。动眼神经走行于大脑后动脉和小脑上动脉之间的前下方、后交通动脉(PCOM)的外侧。这种与PCOM的密切关系解释了为什么PCOM动脉瘤中常导致动眼神经麻痹。动眼神经随后进入海绵窦,位于海绵窦的外上部,正好在颈内动脉的上方和外侧。然后通过眶上裂进入眼眶。动眼神经的副交感神经核,即Edinger-Westphal核,控制眼球的瞳孔肌进行收缩和扩张。第Ⅲ对脑神经的运动部支配除了外直肌和上斜肌之外的所有眼外肌。上睑提肌也由动眼神经支配,这与第Ⅲ对脑神经麻痹时出现的上睑下垂有关。交感神经系统支配米勒肌(上睑提肌的上睑板部分),这是Horner综合征(上睑下垂、无汗、瞳孔缩小、眼球内陷)患者出现上睑下垂的原因。

滑车神经

第Ⅳ对脑神经,即滑车神经,在中脑有一个核团,位于第Ⅲ对脑神经核团下方,导水管前方。第Ⅲ、Ⅳ、Ⅵ对脑神经通过内侧纵束(MLF)相互连接,以协调眼外肌的共轭运动。MLF位于这三个脑神经核团的前方。

MLF 接受来自多个部位的连接,包括第Ⅲ、Ⅳ、Ⅵ、Ⅶ、Ⅺ和Ⅻ脑神经核团,前庭系统,以及脊髓。

第Ⅳ对脑神经独特之处在于它是唯一从脑干后部出颅的神经,同时也是唯一完全交叉到对侧的脑神经(见图 1-4)。滑车神经的纤维在导水管后的下丘下方交叉。离开脑干后,滑车神经的纤维在小脑幕下方的中脑周围向前下方行走,进入位于第Ⅲ对脑神经纤维束下方的海绵窦。滑车神经与动眼神经和展神经一起经眶上裂进入眼眶。滑车神经支配上斜肌。

三叉神经

第Ⅴ对脑神经,即三叉神经,其运动和感觉核团位于中脑后方,正好位于小脑上脚的腹侧(见图 1-21)。三叉神经从脑桥的侧面出颅,向前行进并在 Meckel 腔内形成突触(见图 1-5)。位于 Meckel 腔的神经节被称为加塞神经节或半月神经节。从半月神经节开始,三叉神经有 3 个主要分支。第一分支为眼神经,它分布至小脑幕,向前进入海绵窦下部,穿过眶上裂,并为面部上部、眼睛、泪腺和鼻部提供感觉传入。

第Ⅴ对脑神经的第二分支,即上颌神经,同样穿过海绵窦,然后进入圆孔,向前行进至翼腭窝;在那里为眼眶下方的上颌面部区域提供感觉神经支配。它有一个脑膜支供应中颅窝。上颌神经进入眶下裂,穿过眶下沟,支配下眼睑、上唇和鼻。上颌牙齿和牙龈由牙槽神

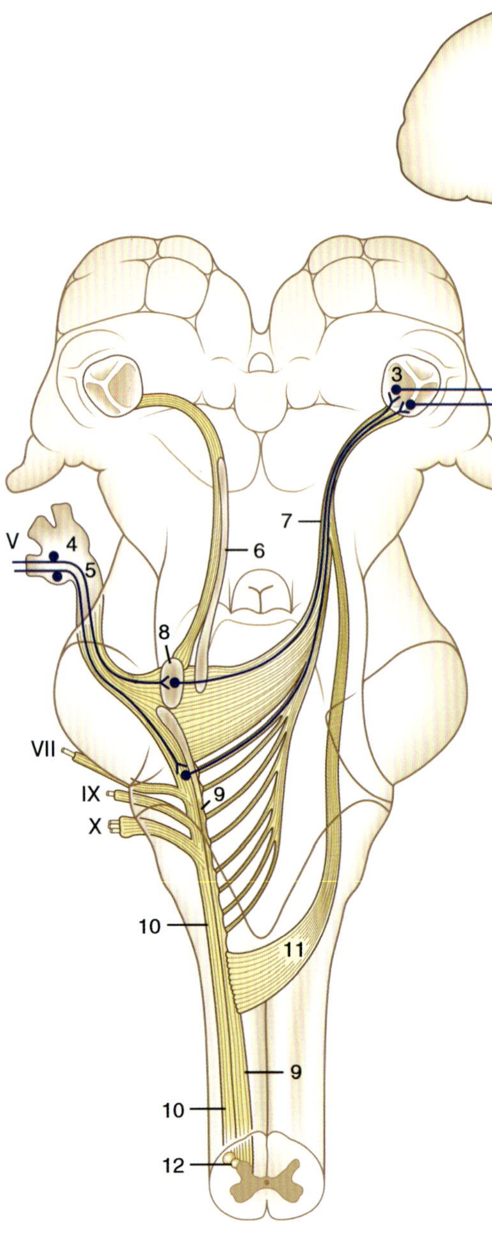

1 中央后回
2 丘脑皮质纤维
3 丘脑腹后内侧核
4 三叉神经节(加塞神经节)
5 三叉神经感觉根
6 三叉神经中脑核
7 三叉蚓
8 三叉神经主要感觉(脑桥)核
9 三叉神经脊束核
10 三叉神经脊髓束
11 三叉神经外侧丘脑束
12 胶状质(Rolando 胶状质)

Ⅴ三叉神经
Ⅶ面神经
Ⅸ舌咽神经
Ⅹ迷走神经

图 1-21 脊髓、脑干、间脑(背视图)和大脑(侧视图)的三叉神经系统。罗马数字表示其他脑神经。(From Kretschmann H-J, Weinrich W. Cranial Neuroimaging and Clinical Neuroanatomy: Magnetic Resonance Imaging and Computed Tomography. Rev2nd ed. New York: Thieme; 1993; 267.)

经支配，这些神经分支由翼腭窝的上颌支分出的颧神经（上颌神经的一个分支）发出（见图 1–22）。

三叉神经的第三分支，即下颌神经，支配咀嚼肌（咬肌、颞肌、翼内肌和翼外肌）的运动功能。下颌神经还为鼓膜张肌、腭帆张肌、二腹肌前腹、舌骨肌提供运动功能。此外，支配面下部、耳部、颞下颌关节、颞骨和鼓膜的感觉纤维也是由下颌神经传递的。从 Meckel 腔开始，下颌神经穿过卵圆孔出颅底。脑膜支随脑膜中动脉通过棘孔折返。

耳颞神经支配下面部和颞部的皮肤、外耳道和鼓膜、耳郭、颞下颌关节的感觉。该神经有两大分支，其中较大的分支走行于脑膜中动脉的外侧，较小的分支走行于脑膜中动脉的内侧。这些分支随后汇合并延伸至腮腺，其中几个分支与面神经相连。

舌神经包含来自鼓索神经（面神经）的舌前 2/3 的一般感觉纤维和味觉纤维。在评估头颈部癌症患者周围神经肿瘤扩散时，第Ⅴ和第Ⅶ对脑神经的分支之间的密切关系变得非常重要。

下牙槽神经通过下颌（下牙槽）管进入下颌骨，支配舌骨肌和二腹肌前腹的运动。其感觉纤维支配下颌骨的牙龈和牙齿。

展神经

第Ⅵ对脑神经的核团位于脑桥中部，靠近第四脑室的底部（见图 1–5）。展神经从核团向前走行，从脑桥与延髓锥体的交界处离开脑干。展神经在进入海绵窦之前穿过位于颈动脉外侧的 Dorello 管。在这个位置，它是最靠近动脉的神经，因此，对颈内动脉海绵窦段的疾病最敏感。然后，神经穿过眶上裂，支配外直肌。

面神经

面神经是一个多任务的神经，具有许多不同的功

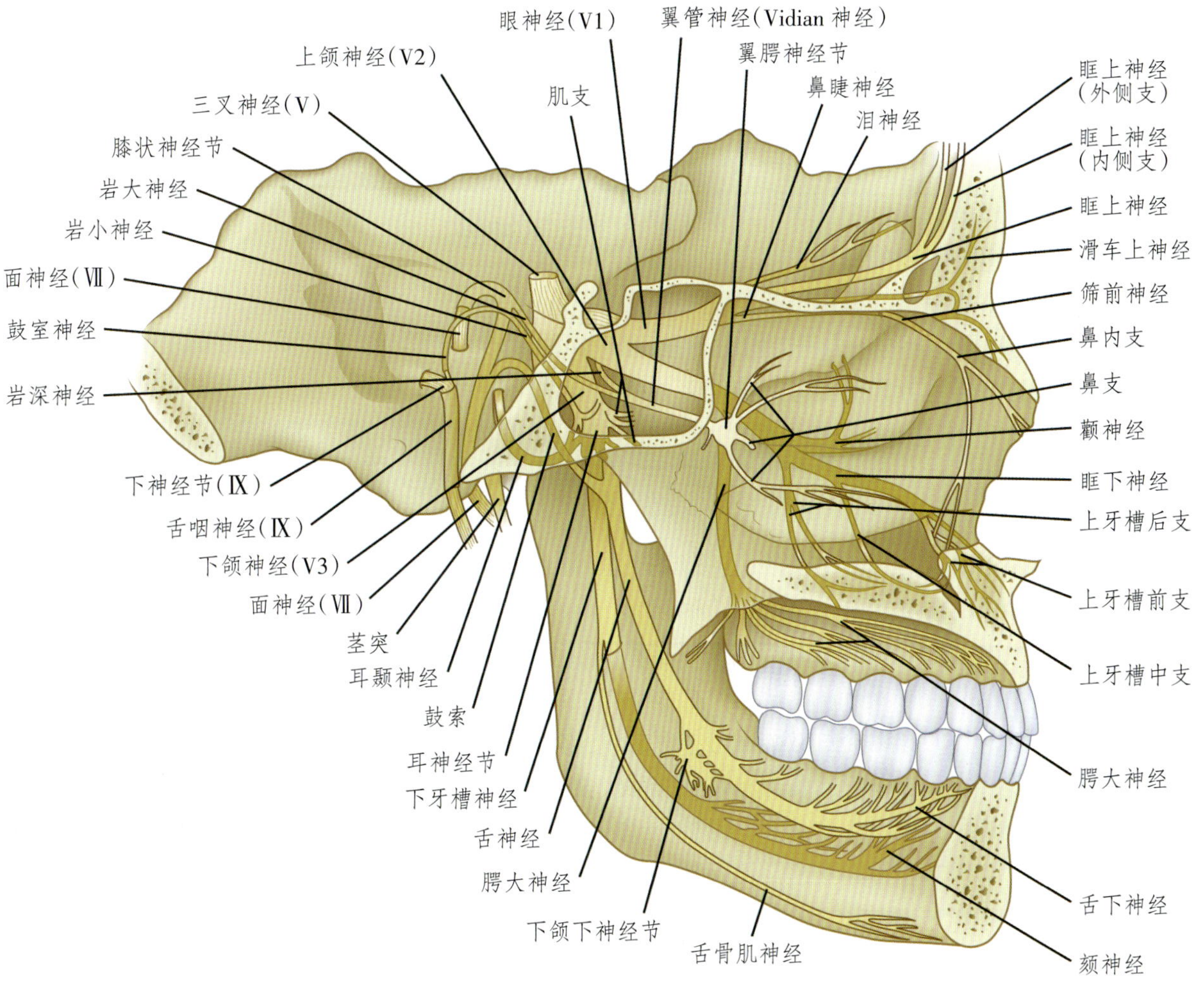

图 1–22　面部神经：三叉神经、面部神经、舌咽神经及其分支。（From Putz R，Pabst R，eds. Sobotta Atlas of Human Anatomy. 13th ed. Philadelphia：Lippincott Williams & Wilkins；1996：78.）

能。运动核位于中脑,展神经核的前外侧(见图 1-5)。面神经环绕第Ⅵ对脑神经核,并在第四脑室前缘形成一个小隆起(面丘)。然后向前延伸,与来自上泌涎核和第Ⅶ对脑神经的孤束核的纤维连接,再与第Ⅴ对脑神经的脊髓束汇合。孤束核接收来自第Ⅶ对脑神经(舌前部)、第Ⅸ对脑神经(舌后部)和第Ⅹ对脑神经(会厌)的味觉传入纤维。面神经离开脑桥的位置比展神经更靠外,穿过桥小脑角池进入内耳道。

第Ⅶ对脑神经拥有一个较大的运动部分和一个较小的感觉部分,称为中间神经。中间神经包含味觉纤维和副交感神经纤维。中间神经位于内耳道中第Ⅶ和第Ⅷ对脑神经的运动部分之间。第Ⅶ对脑神经的纤维走行于内耳道前上方,而感觉纤维的第一个突触位于颞骨岩部前表面、与听小骨水平的膝状神经节处。这些纤维从膝状神经节发出,作为较大的岩浅神经,将纤维传至泪器。第Ⅶ对脑神经随后向下转折,发出神经至镫骨肌,并在颞骨乳突下部传递面神经鼓索支。这与下颌神经的舌支相接,为舌前 2/3 提供味觉。在通过茎乳孔离开颞骨乳突部时,神经在腮腺内绕下颌后静脉外侧走行,穿过咀嚼肌间隙浅表支配面部表情肌。

前庭蜗(听)神经

第Ⅷ对脑神经的核团位于延髓上部,紧邻小脑下脚(见图 1-7)。耳蜗核和前庭核彼此相邻,其中前庭核位置更靠内。神经在下橄榄核后方出脑桥延髓的连接部。前庭耳蜗神经的耳蜗支走行于内听道的前下方,而前庭支走行于内听道的后上方和后下方。神经随耳蜗支通过耳蜗孔进入耳蜗,前庭支终止于半规管。

舌咽神经

第Ⅸ对脑神经的核团位于下橄榄核后方的延髓。舌咽神经的核包括疑核(运动功能)、下涎核(唾液分泌)和孤束核(味觉)。迷走神经和舌咽神经共用疑核和迷走神经背核(负责舌的触觉、疼痛和温度感觉)作为起源部位。第Ⅸ对脑神经的纤维穿过橄榄沟进入颈静脉孔的神经部。这些神经穿过颈静脉孔,穿过上缩咽肌,支配咽肌和茎突咽肌。舌后 1/3 和部分软腭的味觉以及一般躯体感觉由第Ⅸ对脑神经支配。第Ⅸ对脑神经还传递至后颅窝的脑膜支、鼓室支(Jacobson 神经,控制血管球瘤)以及颈动脉体的纤维。耳神经节接收来自舌咽神经鼓室支的岩小神经,从第Ⅶ对脑神经接收分泌唾液的纤维,并可能与鼓索和翼管神经有连接。

迷走神经

迷走神经(见图 1-7D)在延髓内有三个主要的核团。疑核发出运动纤维至喉部和咽部。迷走神经背核位于第四脑室下方的前部。它接收感觉信息,并向心血管、肺和胃肠道传递运动信息。孤束核接收来自会厌和咽峡的第Ⅹ对脑神经的味觉传入纤维。迷走神经通过橄榄后沟从延髓出颅,并进入颈静脉孔的血管部。它接收来自脊髓副神经颅根的传出纤维,为喉返神经提供神经支配。迷走神经的主干随后与颈内动脉和颈内静脉一起在颈动脉鞘内走行。左侧喉返神经绕行于主动脉下方,右侧喉返神经绕行于锁骨下动脉下方,并在气管食管沟内走行,供应除环甲肌以外的所有喉部肌肉(环甲肌由迷走神经的喉上神经支配)。

副神经

副神经接收来自前三个颈段脊髓水平的运动皮层纤维。该神经上升形成颈袢(沿颈动脉鞘走行),并与第Ⅹ对脑神经一起从橄榄后沟伴随颈内静脉进入颈静脉孔的血管部。副神经的运动核位于延髓下部和颈髓上段,并为胸锁乳突肌和斜方肌提供分支。颈袢(C1~C3)的纤维支配舌骨下肌群。

舌下神经

舌下神经(见图 1-7E)的核团位于延髓的第四脑室前壁的正中旁区。神经纤维在橄榄前沟内向前走行,并从那里出颅。随后神经穿过舌下神经管。它支配舌固有肌,以及颏舌肌、茎突舌肌和舌肌。颈袢分支与舌下神经伴行,供应颈前带肌群。

血管解剖

断层成像技术的出现使传统血管造影在诊断血管疾病(包括动脉瘤、血管炎和动静脉畸形)方面的作用被削弱,不再像过去那样用于发现或定位肿块。MR 血管成像和 CT 血管成像在很大程度上取代了诊断性血管造影。现在,基于导管的血管造影主要用于解决问题和作为治疗性干预的先决条件。

大多数人的颈总动脉约在 C3 或 C4 椎体水平分叉为颈外动脉和颈内动脉。下颌角是颈动脉分叉的另一个良好标志。颈外动脉通常从分叉处向颈内动脉的前内侧走行。然而,颈内动脉在进入颅内的过程中,通常会在 C1~2 水平穿过颈外动脉内侧。

颈外动脉分支

颈外动脉的分支包括甲状腺上动脉、咽升动脉、舌动脉、面动脉、枕动脉、耳后动脉、（内）上颌动脉和颞浅动脉（见图 1-23）。了解颈外动脉的分支对于理解头颈部和颅底肿瘤的血供非常重要。前颅窝和颅中窝脑膜瘤主要由脑膜中动脉的前支和后支供血，脑膜中动脉是上颌动脉的分支。咽升动脉是颈静脉球瘤、鼓室球瘤和颈动脉体瘤的供血动脉，而上颌动脉通常是青少年鼻咽血管纤维瘤的供血动脉。

甲状腺上动脉起自颈外动脉的前侧，供应甲状腺的上部。它与喉外神经（迷走神经喉上神经的分支，支配环甲肌）伴行，给予喉部有限的血供。甲状腺也接受从锁骨下动脉的甲状腺颈干发出的甲状腺下动脉的血液供应。

咽升动脉有 3 个分支。前（咽）支供应咽的后外侧壁和腭扁桃体，中（神经脑脊膜）支和后支广泛供应颈静脉孔区的第Ⅸ~Ⅺ对脑神经。

舌动脉起于颈外动脉的前侧，在其走行中具有特征性的钩状结构。它供应口底、舌骨肌、舌、颌下腺和舌下腺。

面动脉可独立起源，也可与舌动脉共干。该血管供应下颌骨、颌下腺和上颌骨周围区域，然后与上颌动脉的远端分支吻合，以供应前下面部的其余部分。它有供应上下唇的唇动脉分支，鼻的外侧鼻支，以及眼内眦处的终角动脉。其鼻支和眶支与眼支于同一区域吻合。

枕动脉起自颈外动脉后侧，分支供应胸锁乳突肌、二腹肌后腹、头部后侧及脑膜。枕动脉的茎乳动脉可能为颅底病变（如颈静脉球瘤）提供血供。

耳后动脉供应耳后部，并与后颅窝之间存在脑膜吻合。

颞浅动脉供应腮腺、咬肌、颊肌、头皮外侧部、头皮前部和脸颊。前支与眼动脉分支吻合，后支与耳后动脉和枕动脉吻合。

当颈内动脉闭塞时，上颌动脉分支对于向颈内动脉远端提供侧支循环供应具有重要意义。脑膜中动脉可与眼动脉的筛动脉吻合，也可通过脑膜泪腺动脉与眼动脉实现侧支循环。在侧位动脉造影图像上，脑膜中动脉可以通过以下特征与颞浅动脉区分开来：①外观不那么蜿蜒曲折；②通过棘孔入颅；③起源于上颌动脉；④在颅骨范围内持续走行；⑤特征性的前后走行和分支。除脑膜中动脉外，上颌动脉的其他分支，如筛动脉、颞动脉、泪腺动脉、眼睑动脉和肌支等，也可能与眼动脉相吻合。来自上颌动脉的圆孔动脉可与颈内动脉海绵窦段的下外侧分支吻合。翼管动脉也可与颈内动脉海绵窦段吻合。额外的颈外动脉-颈内动脉血管吻合包括咽升动脉经岩骨至颈内动脉的分支和颈总动脉分支。枕动脉可经茎乳动脉与颈内动脉吻合。

颈外动脉系统与椎动脉的吻合可通过枕动脉、咽升动脉或耳后动脉实现。枕动脉向枕骨大孔、颈静脉孔、舌下神经管和乳突管发出脑膜支。

在胎儿时期存在的几个连接颈动脉和椎动脉循环的吻合通道，通常在子宫内退化，但在极少数情况下仍可保持开放（表 1-4）。永存三叉动脉是最常见的永存吻合血管，它将颈动脉海绵窦段连接至基底动脉上段，存在于 0.1%~0.2%的人群中（图 1-24）。这种正常变异可能与吻合口下方的椎-基底动脉系统发育不全有关。永存耳动脉和舌下动脉位置更低（且更为罕见），连接颈内动脉岩段（耳）和颈段（舌下）至基底动脉下段。永存寰前动脉在枕寰交界处（Ⅰ型）或寰枢交界处（Ⅱ型）连接颈总动脉与椎动脉。

颅内循环

颅内循环由成对的颈内动脉和椎动脉供应，后者汇合形成基底动脉。由于 Willis 环固有的侧支网络，颈动脉和椎-基底动脉系统相连，大脑对大血管闭塞性疾病具有冗余防御能力（见图 1-25）。Willis 环以远的分支则不是这样，那里的侧支循环较少。因此，了解血管解剖和动脉供应对血管病变的定位有重要意义。

颈内动脉在穿过硬膜进入颅内之前，分为颈段（C1）、岩段（C2）、破裂孔段（C3）和海绵窦段（C4）。随后是床突段（C5）、眼段（C6）和交通段（C7）。在正常受检者的常规血管造影中，你不会看到颈内动脉颈段或岩段的分支。偶尔眼动脉可从颈内动脉海绵窦段的硬膜下发出，很少能看到从颈内动脉海绵窦段发出的垂体支。当存在颈动脉闭塞性疾病或血管肿块时，来自颈内动脉岩段的小分支（鼓室动脉、翼管动脉和颈鼓动脉）可能会扩张，并在颈动脉造影侧位图像上变得可见。颈内动脉海绵窦段的分支包括：主干外侧动脉（下外侧干）、脑膜垂体动脉，以及被囊动脉。从颈内动脉海绵窦段脑膜垂体动脉分出的小脑幕动脉称为 Bernasconi-

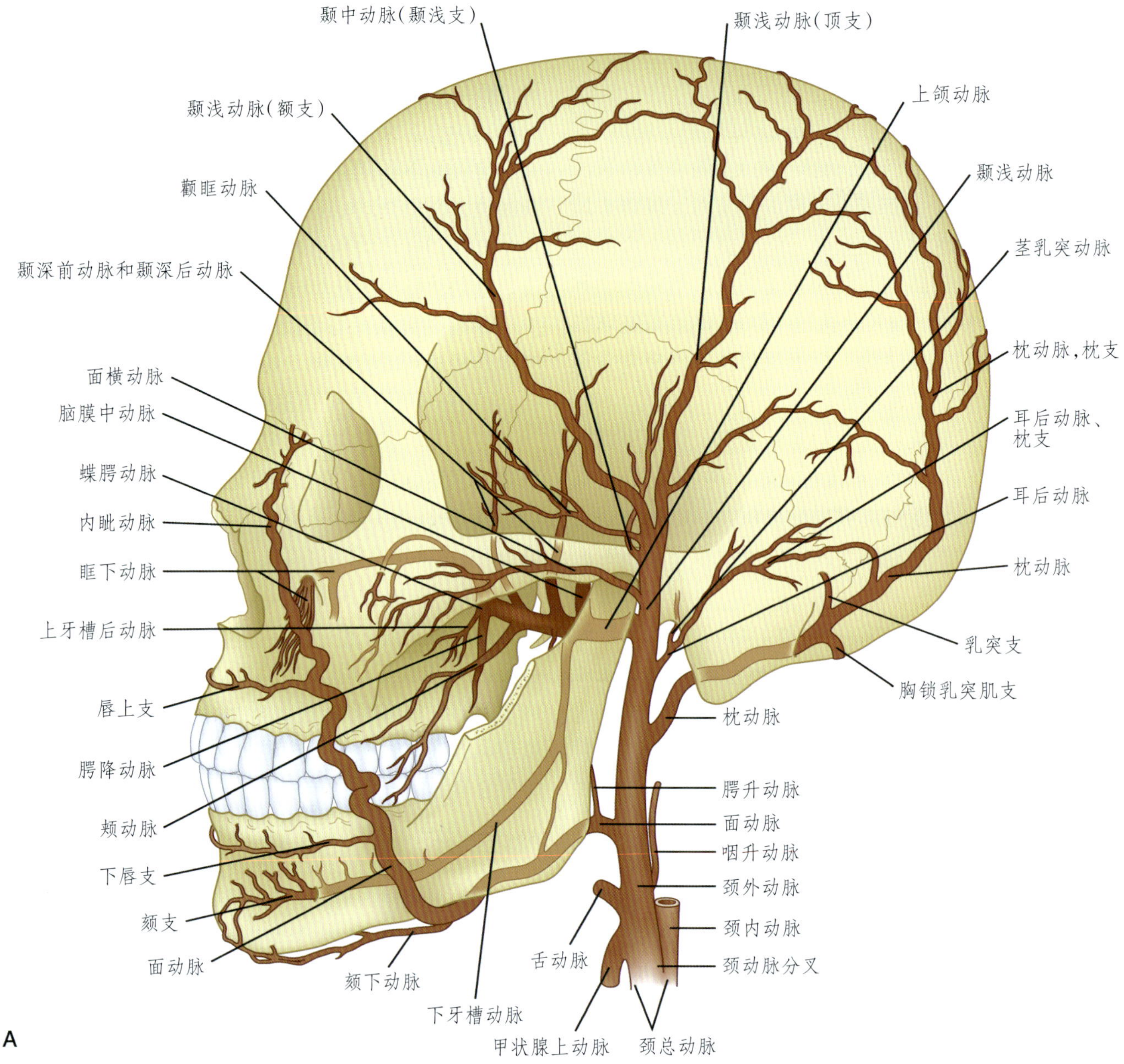

图 1-23 颈外动脉(ECA)解剖。(A)ECA 及其分支,侧视图。(待续)

Cassinari 动脉,可供应天幕相关的病变,如脑膜瘤、动静脉畸形等。

在 80%~90%的病例中,眼动脉起自硬膜内,位于前床突下方。眼动脉的分支与上颌动脉的分支吻合,为颈动脉近端闭塞时提供丰富的侧支循环网络。眼动脉供应眼眶、眼球、额部头皮、额窦和筛窦,以及鼻上部。它与面动脉和上颌动脉的分支有吻合。

眼动脉之后的颈内动脉下一个分支是后交通动脉(PCOM)。它将前部的颈动脉循环和后部的椎-基底动脉循环连接起来。偶尔与基底动脉的连接缺失,PCOM 直接为同侧的大脑后动脉供血[胎儿型起源的大脑后动脉(PCA)]。当在 PCOM 汇合前看到细小的近端 PCA(P1 段),PCA 被认为具有胎儿型起源。PCOM 供应部分丘脑、下丘脑、视交叉和乳头体。其命名分支是前丘脑穿通血管,供应丘脑、内囊和视束的部分区域。丘脑后穿支动脉、Percheron 动脉和丘脑膝状体支起自大脑后动脉近端(P1 段),但 PCOM 对这些区域的供血可能很少。PCOM 有时可能在一侧或两侧缺失或细小,这被认为是正常的解剖变异。

脉络丛前动脉是颈内动脉床突上段的下级分支。脉络丛前动脉穿过环池,通过脉络裂的脉络点,进入颞角的脉络丛。脉络丛前动脉供应(并伴随)视束、内侧颞

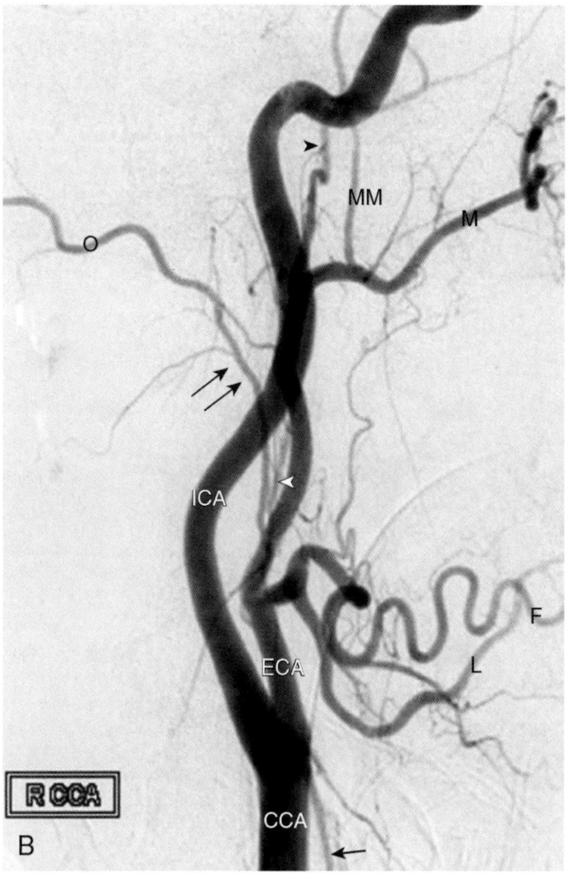

图 1-23(续) (B)ECA 循环。颈总动脉(CCA)造影的侧视图,显示颈内动脉(ICA)和颈外动脉(ECA)显影。可见 ECA 的分支,包括甲状腺上动脉(黑色箭头所示)、舌动脉(L)、面动脉(F)、咽升动脉(白色三角箭头所示)、上内颌动脉(M)、枕动脉(O)和颞浅动脉(黑色三角箭头所示)。脑膜中动脉(MM)可见,耳后动脉(黑色双箭头所示)与枕动脉重叠。注意舌动脉和面动脉的共同起源。(A from Putz R,Pabst R,eds:Sobotta Atlas of Human Anatomy. 13th ed. Philadelphia:Lippincott Williams & Wilkins;1996:76.)

叶、钩回、杏仁核、海马体、内囊前肢、侧脑室脉络丛、苍白球下部、尾状核、大脑脚和中脑等部位。这对于在血管造影中看到的相当小的动脉来说，是相当广泛的供血区域。

大脑前动脉系统

颈内动脉终止于大脑前动脉和大脑中动脉的分叉处(图 1-26)。大脑前动脉(ACA)的第一段(即水平部)称为 A1 段,沿着胼胝体膝部折向上行时,形成 A2 段。然后分叉为胼周动脉和胼缘动脉。双侧 A1 段通过前交通动脉(ACOM)相连。前交通动脉有许多解剖变异,可在左右 ACA 之间开窗或由一条或多条动脉连接。A1 段向基底节区和内囊前肢发出内侧豆纹动脉。内侧豆纹动脉分布区域的梗死会影响面部和手臂的运动功能。一个被命名的分支,即 Heubner 回返动脉,供应尾状核头和内囊前下部。前交通动脉(ACOM)也发出小的穿支血管。A1 段在一侧可能发育不全或缺失,这并不罕见。

ACA 远端分支供应嗅球和嗅束、胼胝体,以及额叶和顶叶的内侧部(图 1-27)。因此,ACA 梗死会影响嗅觉、思维过程(下内侧额叶)、下肢运动功能(中央前回内侧)、下肢感觉(中央后回内侧)、记忆和情绪(扣带回)。

胼缘动脉发出眶额前下支和额极支后，发出一系列额内动脉和顶内动脉。胼周动脉和胼缘动脉的终末支分别为距状动脉和楔状动脉。这些最远端的 ACA 分支与 PCA 的远端分支吻合，使胼胝体梗死成为一种罕见现象。

大脑中动脉系统

大脑中动脉(MCA)的水平部被称为 M1 段,发出(外侧)豆纹动脉,供应苍白球、壳核和内囊(图 1-28)。外侧纹状体梗死导致内囊损伤，通常引起对侧肢体偏瘫和感觉障碍。由于内侧颞叶受累，言语可能受到影响。当从外侧膝状体走行至颞叶的视辐射 Meyer 环受累时,视力可能会受到影响。

M2 段指的是侧裂段,MCA 在三分叉后分为前支、

表 1-4 永存血管的连接

永存动脉	起源	供应	位置	共存征象
三叉神经	颈内动脉海绵窦段	基底节顶部	鞍上池	动脉瘤,椎-基底动脉系统发育不良
耳	颈内动脉岩段	基底节中部	内耳道	椎-基底动脉系统发育不良
舌下神经	颅底高颈段的颈内动脉	颅内椎-基底动脉循环	舌下神经管	椎-基底动脉系统发育不良
寰前 1 型	低位颈内动脉	头颈部颈-椎基底动脉循环	C2 水平	椎-基底动脉系统发育不良
寰前 2 型	颈外动脉	头颈部颈椎基底动脉循环	C2 水平	椎动脉发育不良

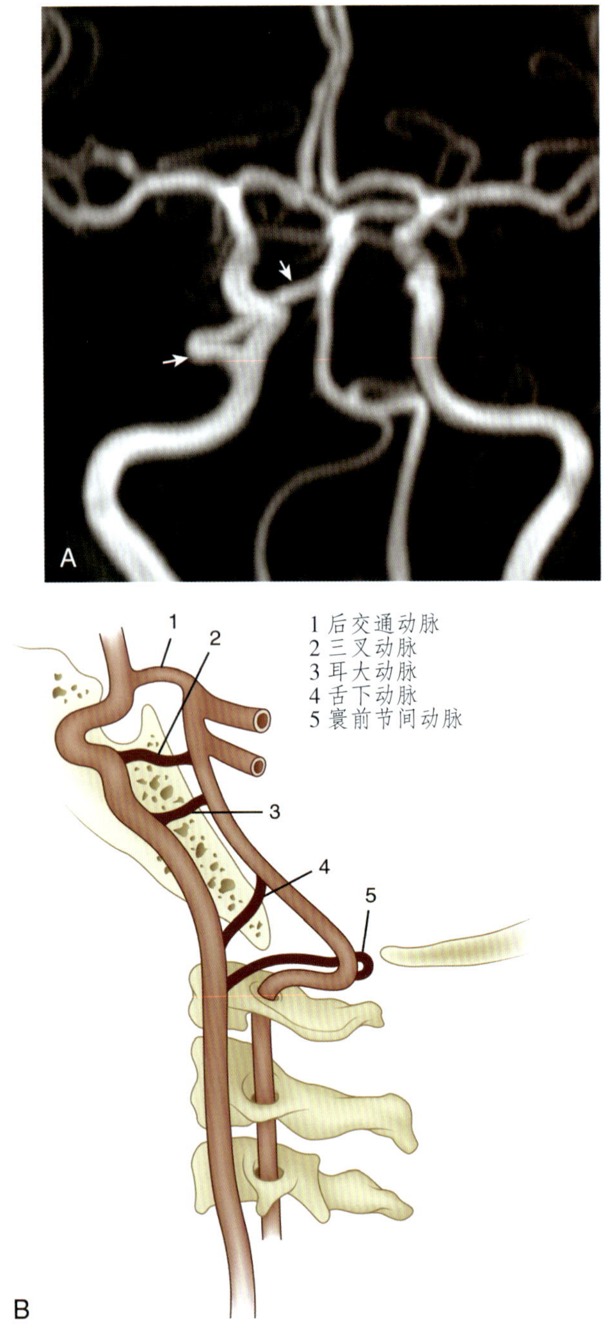

图 1–24 永存胚胎型连接。(**A**)MR 血管成像显示连接颈内动脉海绵窦段和基底动脉的永存三叉神经动脉（箭头所示）。三叉神经下方的基底动脉发育不良也很明显。(**B**)解剖示意图描绘了胚胎型颈动脉–基底动脉和颈动脉–椎动脉吻合。后交通动脉是唯一正常情况下永存的血管；其他四条以黑色显示，通常完全退化。（B from Osborne AG. Diagnostic Cerebral Angiography. 2nd ed. Philadelphia：Lippincott，Williams & Wilkins；1998：69，图.3–14.）

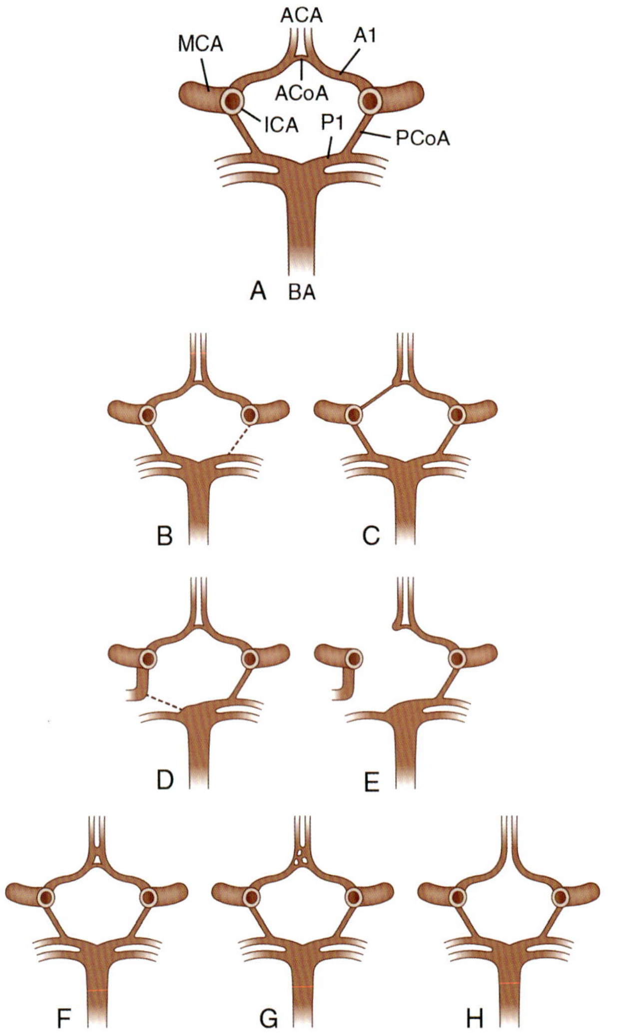

图 1–25 Willis 环。解剖图描绘了 Willis 环（A）及其常见变异（B~H）。(**A**)存在一个"完整"的 Willis 环。在这里，所有组成部分都存在，且没有发育不全。占比少于半数。(**B**)一侧或两侧后交通动脉（PCoA）发育不全是最常见的 Willis 环变异，占 25%~33%。(**C**)大脑前动脉水平段（A1）发育不良或缺失，占 10%~20%。该例的右侧 A1 段发育不全。(**D**)右侧大脑后动脉（PCA）呈胚胎型，其交通前段（P1 段）发育不全（虚线表示），占 15%~25%。(**E**)如胚胎型 PCA 和 A1 段同时缺如，颈内动脉（ICA）在解剖上被隔离，潜在的侧支血流严重受限。(**F**)多通道（≥两个）前交通动脉，占 10%~15%。该例的重复前交通动脉（ACoA）是完整的，并且都延伸到整个 ACoA。(**G**)在开窗 ACoA 中，ACoA 具有更复杂的网状外观。（H）ACoA 缺如。ACA，大脑前动脉；BA，基底动脉；MCA，大脑中动脉。（From Osborne AG. Diagnostic Cerebral Angiography. 2nd ed. Philadelphia：Lippincott Williams & Wilkins；1999：113.）

后支和颞前动脉。MCA 的远端分支走行于岛叶外侧，然后绕过额盖，在大脑皮层的外侧表面形成"烛台"样的岛叶三角（M3 段）。MCA 的侧裂血管的最后一个分支是角回动脉，供应外侧裂以外的角回。其他分支供应额叶和顶叶。颞前支和颞下支供应颞叶的绝大部分。

MCA 梗死可能影响面部、手臂和躯干的运动和感

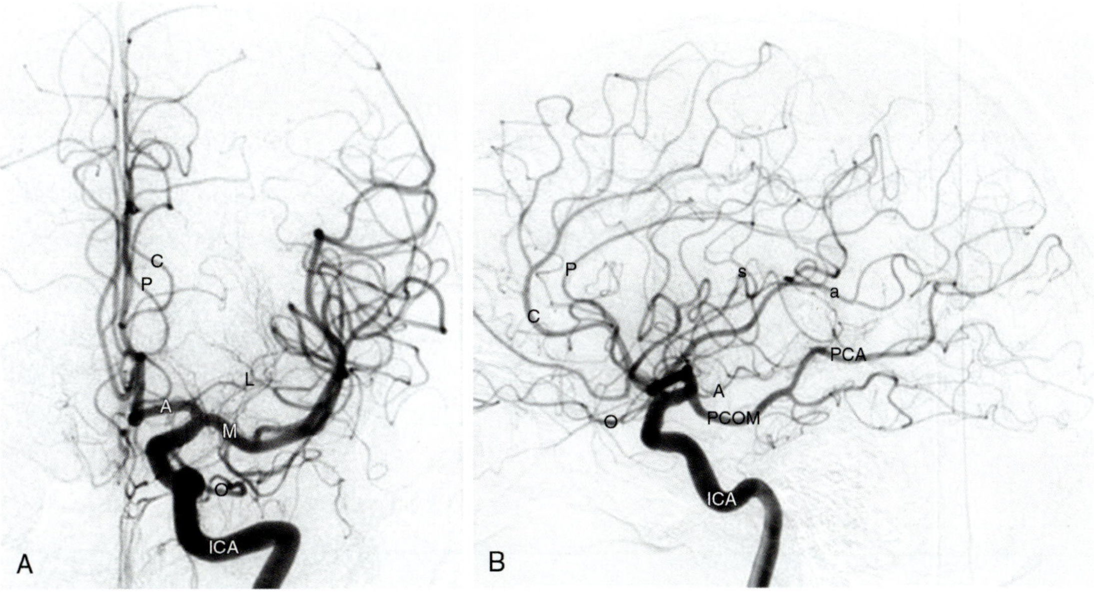

图 1-26 颈内动脉解剖。(A)颈内动脉造影的前后位视图显示大脑前动脉和大脑中动脉(MCA)分支显影。M-1(M)和 A-1(A)段被标记。注意,胼周动脉(P)比胼缘动脉(C)分支更靠近中线。还可以辨认出豆纹动脉(L)和眼动脉(O)。(B)在另一个有胚胎型大脑后动脉(PCA)的患者中,侧视图展示了后交通动脉(PCOM)和 PCA 显影。胼周动脉(P)和胼缘动脉(C)分支显影。可辨认眼动脉(O)、脉络丛前动脉(A)、脑岛侧环(s)及大脑中动脉角回支(a)。

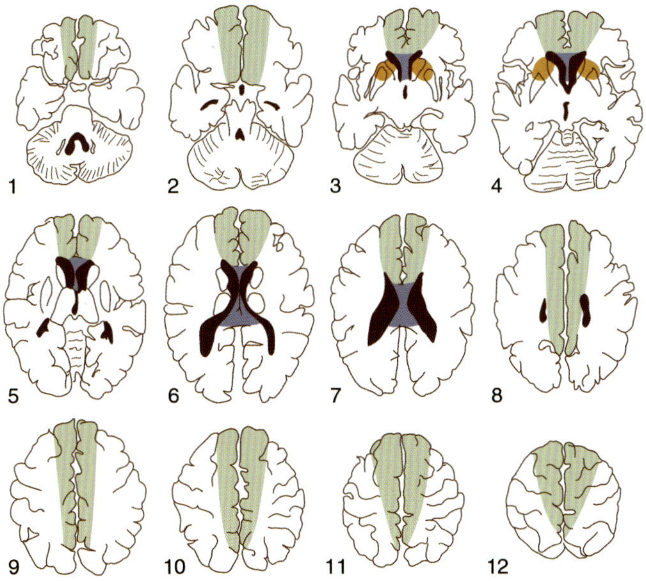

图 1-27 大脑前动脉(ACA)分布。这些轴位图的阴影区域按从颅底到顶部的顺序依次排列,勾勒出 ACA 的供血区域,包括内侧豆纹动脉供血区(橙色)、胼胝体动脉供血区(蓝色)和大脑半球分支供血区(绿色)。(From Latchaw RE. MR and CT Imaging of the Head, Neck, and Spine. 2nd ed. St. Louis: Mosby; 1991.)

觉功能(中央前回和中央后回外侧)、言语(额颞下外侧回)、思维过程(前下外侧额叶)、听觉(颞上回)、物体的记忆和命名(颞叶)和味觉(岛叶皮层)。

椎动脉

椎动脉起源于锁骨下动脉,在颈长肌和斜角肌之间(V1 段)向上走行,然后进入椎管。95%的椎动脉在 C6 横突孔进入,在横突孔中继续上行(V2 段),然后在 C1/C2 水平出横突孔。75%的人左侧椎动脉比右侧粗(占优势)。椎动脉的分支包括颈部的肌支、枕动脉、节段性脊髓动脉,以及供应大部分脊髓的脊髓前动脉。当椎动脉从寰椎穿出硬膜(V3 段),经枕骨大孔进入颅内时,会发出脑膜后支。椎动脉颅内段(V4 段)的第一个分支为小脑后下动脉(PICA)。该血管环绕延髓和小脑扁桃体,同时供应延髓后外侧部、下蚓部、第四脑室脉络丛,以及小脑下部。蚓支和扁桃体半球支是 PICA 的终末分支。PICA 的大小与小脑下前动脉(AICA)的大小成反比。有时,一条椎动脉可能终止于 PICA,而不参与基底动脉系统。此外,也可以见到 AICA 和 PICA 共干起源(AICA-PICA 复合体)。

PICA 梗死可诱发延髓背外侧(Wallenberg)综合征。这会引起对侧肢体(外侧脊髓丘脑束)和同侧面部(三叉丘脑束下行束)的疼痛和温度觉丧失、共济失调(小脑连接)、同侧吞咽和味觉障碍(第Ⅸ对脑神经)、声音嘶哑(第Ⅹ对脑神经)、眩晕和眼球震颤(第Ⅷ对脑神

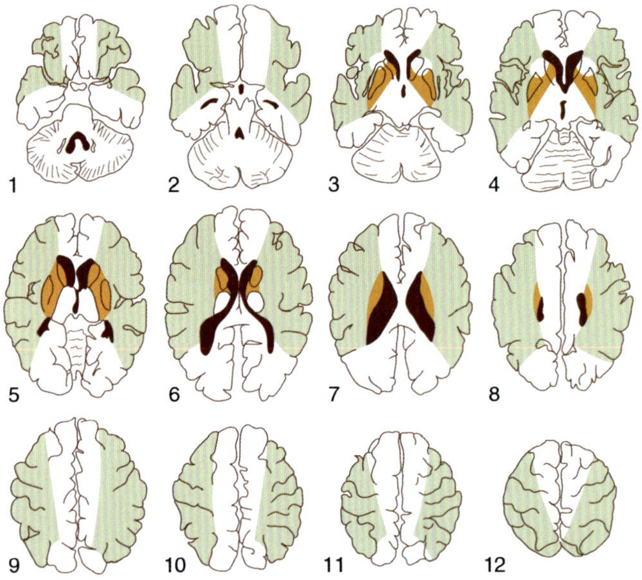

图 1-28 大脑中动脉(MCA)分布。这些轴位图的阴影区域按从颅底到顶部的顺序排列,勾勒出 MCA 的供血区域,包括外侧豆纹动脉供血区(橙色)和大脑半球分支供血区(绿色)。(From Latchaw RE. MR and CT Imaging of the Head,Neck,and Spine. 2nd ed. St.Louis:Mosby;1991.)

经),以及同侧 Horner 综合征。

基底动脉分支

两条椎动脉在桥延髓水平汇合形成基底动脉(图 1-29)。基底动脉有许多细小的分支供应脑桥和延髓,这些分支在血管造影中是看不见的。基底动脉可见的第一个主要分支是小脑前下动脉(AICA)。该血管向桥小脑角方向走行,可进入内耳道,在那里它发出迷路支到内耳,然后供应小脑的前下部。延髓和脑桥支也起源于 AICA。

小脑上动脉是基底动脉发出的最后一个幕下分支。在血管终止于上蚓动脉之前,外侧边缘支和半球支供应小脑上部。其他细小分支有助于供应脑桥、小脑上脚和下丘。上蚓血管与 PICA 的下蚓动脉吻合。

基底动脉从其垂直穹隆终止于两条大脑后动脉(PCA)和少数小穿支血管(见图 1-30)。中线穿支动脉(如供应旁正中丘脑和中脑的 Percheron 动脉)起源于基底动脉和近端 PCA。这些穿支血管的梗死可能影响第Ⅲ和第Ⅳ对脑神经,导致眼球运动障碍;影响大脑脚,影响运动强度;影响内侧丘系,改变感觉;影响红核和黑质,影响协调和运动控制;以及影响网状激活系统,影响意识水平。

PCA 有供应下丘脑、中脑和丘脑下部的小的乳头体前支、丘脑后穿支和丘脑膝状体支。这些血管的梗死可能影响记忆和情绪(前丘脑)、内分泌功能(下丘脑)、语言(丘脑枕)、疼痛感觉(丘脑)、视力(外侧膝状体)和运动控制(丘脑底核)。大脑后动脉通过 PCOM 与前循

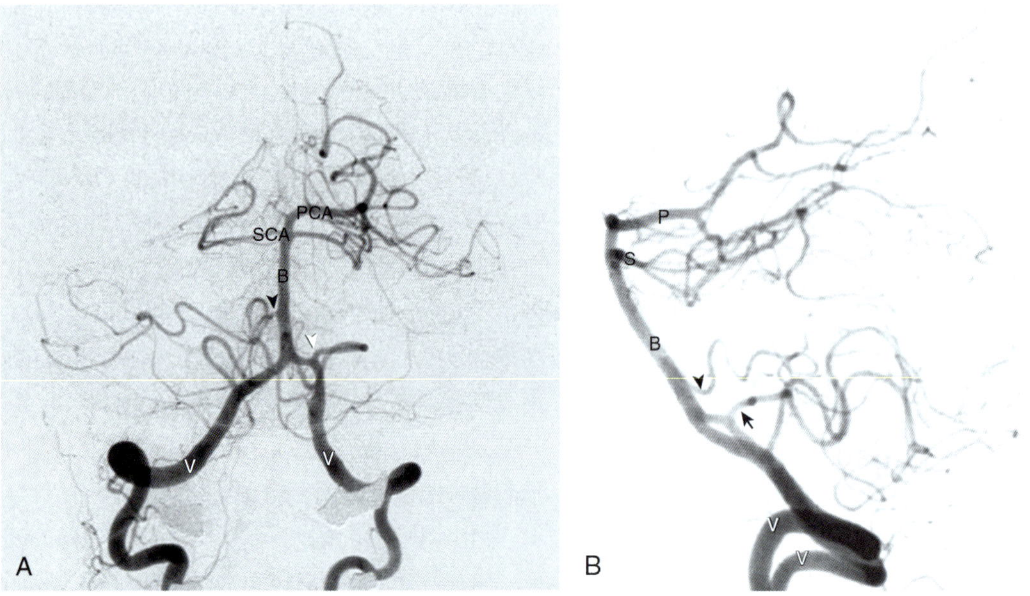

图 1-29 椎基底动脉循环。(A)椎动脉造影前后位视图显示椎动脉(V)、小脑后下动脉(PICA;白色三角箭头所示)、基底动脉(B)、小脑下前动脉(AICA;黑色三角箭头所示)、小脑上动脉(SCA)和大脑后动脉(PCA)。由于右侧 PCA 永存胚胎型起源,只有左侧 PCA 显影。(B)侧位视图显示相同的血管解剖。椎动脉(V)、基底动脉(B)、PICA(黑色箭头所示)、AICA(黑色三角箭头所示)、SCA(S)和 PCA(P)。

环相连。

PCA 的下一级分支是供应侧脑室三角区的脉络膜后内侧和外侧动脉。脉络膜后内侧动脉绕过中脑，走行于松果体内侧，供应顶盖、第三脑室脉络丛和丘脑。脉络膜后外侧动脉走行于丘脑枕后方，进入脉络裂，供应侧脑室、第三脑室的脉络膜、丘脑后部及穹隆部。

PCA 继续走行，分出颞叶前、颞叶后动脉和后胼周动脉，终止于顶枕支和距状动脉，为枕叶供血。PCA 梗死最常影响视觉（枕叶），但也影响记忆（颞叶后下部）、嗅觉（海马区）和情绪（后穹隆）。

静脉解剖

浅静脉引流

浅静脉引流模式因人而异，变化很大。然而，大脑的浅静脉引流以 Labbé 静脉（从外侧裂向外汇入横窦）和 Trolard 静脉（从外侧裂汇入上矢状窦）较为显著。大脑上静脉也直接汇入上矢状窦（图 1-31）。大脑中浅静脉从外侧裂汇入海绵窦。Labbé 静脉可能起源于大脑中浅静脉的后段。

幕上深静脉引流

幕上间隙的深静脉引流以大脑内静脉和大脑大静脉（Galen 静脉）为中心。髓静脉从浅层白质向下放射状分布，引流到室管膜下静脉和丘纹静脉。脉络膜静脉、尾状静脉、终末静脉、外侧静脉、房室静脉和脑室静脉引流至室管膜下内侧的透明隔静脉和室管膜下丘纹静脉。透明隔静脉沿着侧脑室前内侧方向走行，然后在孟氏孔后方与大脑内静脉汇合，形成“真静脉角”。如果透明隔静脉在比孟氏孔更靠后的位置与大脑内静脉汇合，该汇合点则被称为“假静脉角”。因此，大脑内静脉通常始于孟氏孔，在第三脑室顶部（中间帆腔）的两侧走行并汇合形成大脑大静脉，大脑大静脉则汇入直窦。大脑内静脉位于孟氏孔后方，正常情况下不应偏离中线超过 2mm，故大脑内静脉是大脑中线移位的标志。

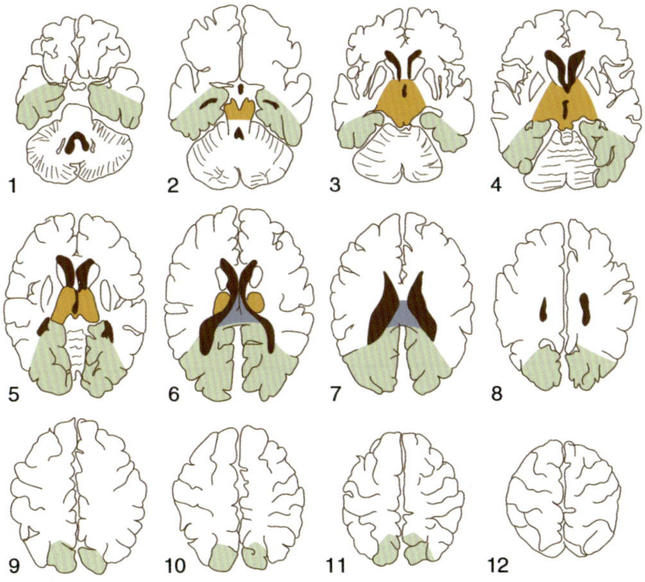

图 1-30　大脑后动脉（PCA）分布。轴位图从颅部到顶部轮廓依次排列，勾勒出 PCA 的供血区域包括丘脑和中脑穿支动脉供血区（橙色）、胼胝体动脉供血区（蓝色）和半球分支动脉供血区（绿色）。（From Latchaw RE. MR and CT Imaging of the Head, Neck, and Spine. 2nd ed. St.Louis：Mosby；1991.）

幕下深静脉引流

后颅窝静脉引流的解剖结构更为复杂。上蚓静脉、胼周后静脉、中脑静脉和枕内静脉在小脑幕裂孔汇入大脑大静脉。大脑大静脉还接受来自基底静脉的引流，而基底静脉则主要接收脑岛中脑外侧静脉、幕上大脑中深静脉和大脑前静脉的引流（图 1-32）。大脑大静脉则和下矢状窦引流至直窦，最终引流至窦汇。此外，窦汇还接受上矢状窦的引流，是静脉窦的共同交汇点。

血液从窦汇流向横窦，横窦接受来自岩上窦、桥静脉和小脑外侧静脉的血液。横窦沿着小脑幕横向走行，向下延续为乙状窦。乙状窦也引流枕窦，最终汇入颈内静脉。下蚓静脉和半球上静脉汇入直窦。横窦接收来自半球下静脉和半球上静脉系统的血液。大脑中深静脉在外侧裂的深部走行，并与大脑前静脉（与相应的动脉伴行）汇合，沿脑干发出形成基底静脉。基底静脉接收来自脑干前方的脑桥中脑前静脉、中脑外侧静脉和小脑中央前静脉（位于第四脑室后方，上蚓部前方）的血液。

脑深部前静脉引流以海绵窦为中心，主要接收来自眼上静脉和眼下静脉、蝶顶静脉窦和大脑中浅静脉的血流。海绵窦通过以下方式连通：①通过前后海绵间窦跨中线与对侧的海绵窦相连；②在横窦和乙状窦交界处，海绵窦通过岩上窦与其相连；③通过岩下窦直接引流至颈静脉球。岩下窦也引流至内耳静脉系统。

蛛网膜颗粒通常出现在横窦和乙状窦，易误诊为血栓或肿瘤性病变。蛛网膜颗粒在血管造影、MR 血管成像（MRA）、MR 静脉成像（MRV）、CT 血管造影（CTA）、CT 静脉造影（CTV），以及 CT 上表现为静脉窦的充盈缺损，但其密度或信号特点与脑脊液相似。此外，还有

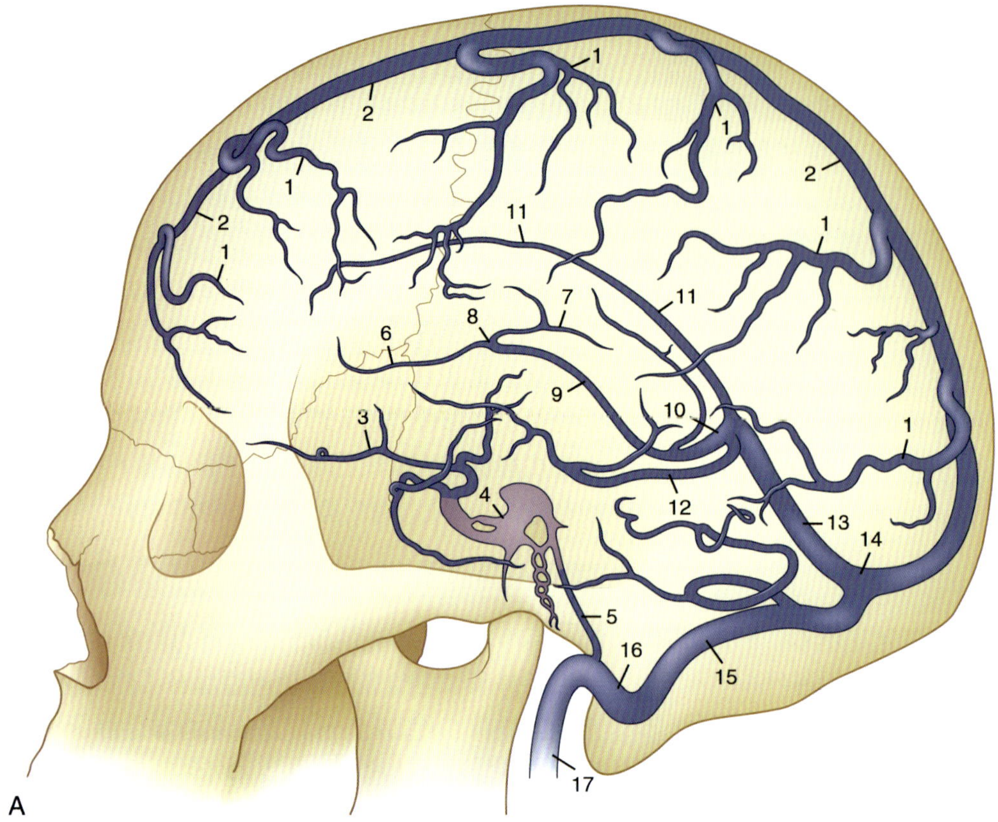

皮质区浅静脉及相关静脉窦:
1 大脑上(浅)静脉
2 上矢状窦
3 大脑中浅静脉(Sylvius)
4 海绵窦
5 岩下窦

中央和核区的深静脉及静脉窦:
6 透明隔前静脉
7 丘脑上静脉
8 静脉角
9 大脑内静脉
10 大脑大静脉(Galen)
11 下矢状窦
12 基底静脉(Rosenthal)
13 直窦
14 窦汇
15 横窦
16 乙状窦
17 颈内静脉

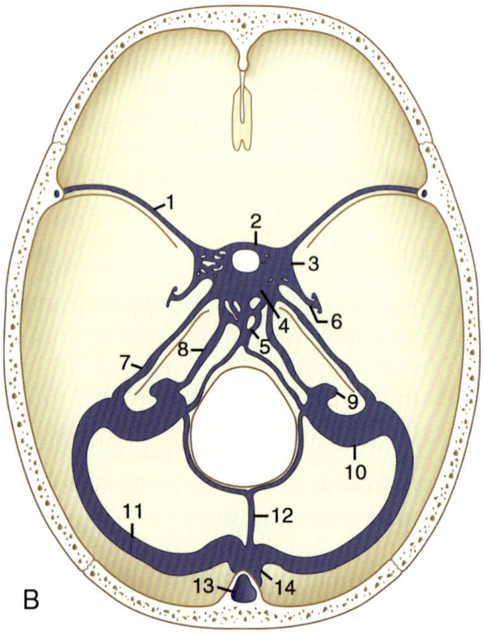

1 蝶顶窦
2 前海绵间窦
3 海绵窦
4 后海绵间窦
5 基底丛
6 卵圆孔静脉丛
7 岩上窦
8 岩下窦
9 颈内静脉(尾部走行)
10 乙状窦
11 横窦
12 枕窦
13 上矢状窦
14 窦汇

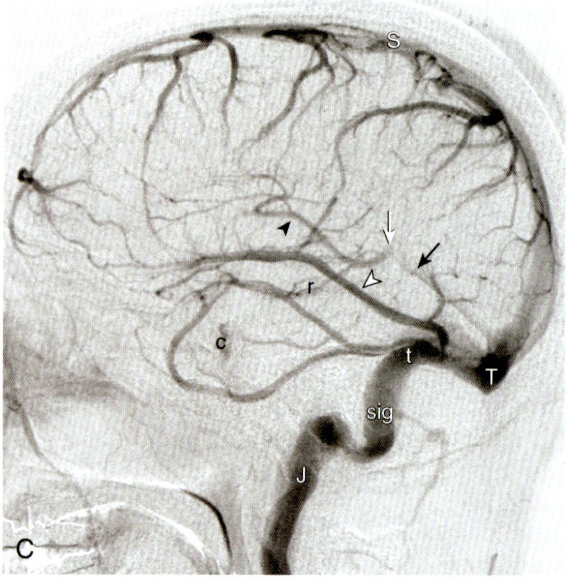

图 1–31 (A)头部侧视图显示的大脑静脉和静脉窦。数字标识的顺序代表了静脉引流的区域和血流的方向。(B)颅底俯视图显示的基底窦。(C)血管造影的静脉解剖。侧视图显示大脑内静脉(黑色三角箭头所示)、大脑大静脉(白色箭头所示)、直窦(黑色箭头所示)、窦汇(T)和上矢状窦(S)。下吻合静脉(Labbé 静脉)(白色三角箭头所示)汇入横窦(t)。乙状窦(sig)和颈静脉(J)显示清晰。基底静脉(r)和海绵窦(c)隐约可见。(A and B redrawn with permission from Kretschmann H-J, Weinrich W. Cranial Neuroimaging and Clinical Neuroanatomy: Magnetic Resonance Imaging and Computed Tomography. Rev 2nd ed. New York: Thieme; 1993: 214, 215.)

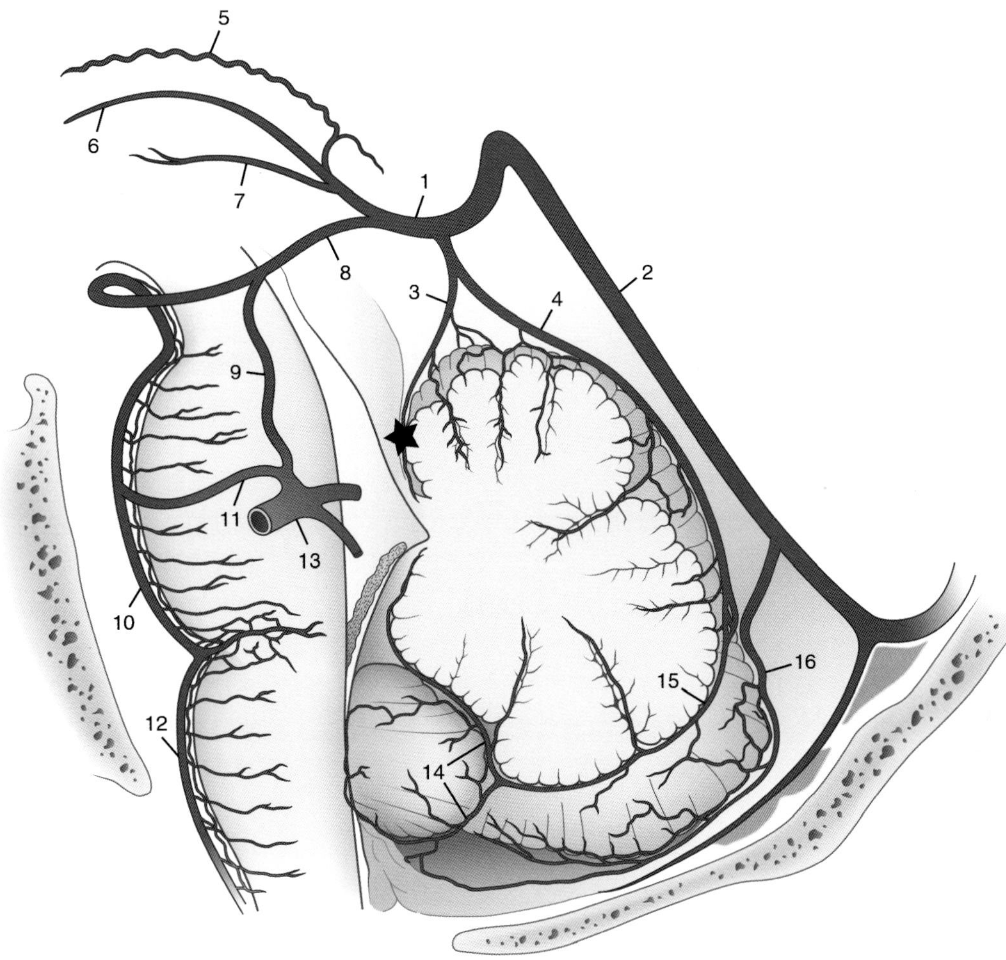

图1-32 后颅窝主要静脉的侧视图。黑星代表丘脑中心点,为血管造影标志点,位于鞍结节与窦汇之间。1,大脑大静脉;2,直窦;3,小脑中央前静脉;4,上蚓静脉;5,脉络膜上静脉(位于侧脑室);6,大脑内静脉;7,丘脑静脉;8,中脑后静脉;9,中脑外侧静脉;10,脑桥中脑前静脉丛;11,横桥静脉;12,脊髓前静脉丛;13,岩静脉;14,扁桃体静脉;15,下蚓静脉;16,半球静脉。(From Osborne AG. Diagnostic Cerebral Angiography. 2nd ed. Philadelphia:Lippincott William & Wilkins;1998:234.)

约1%的患者的MRI图像表现为脑脊液信号伴有低信号的纤维间隔或血管。蛛网膜颗粒还可导致邻近颅骨骨质凹陷,其最常见于枕骨,也可能发生于额骨和蝶骨。

血-脑屏障

在介绍完血管解剖后,本部分将学习血脑屏障(BBB)在神经影像学和中枢神经系统病理中的作用。血脑屏障的解剖是基于毛细血管内皮细胞的显微结构。正常的毛细血管内皮细胞之间连接紧密,没有间隙或通道,基底膜具有维持毛细血管的管状结构并将内皮细胞紧密连接的功能。脑内只有部分区域存在窗孔,有利于毛细血管和细胞外液或神经元之间直接通信。这些区域在激素动态平衡的反馈机制中发挥重要作用,但同时也成为一些疾病侵入大脑的通道。这些区域包括脑室脉络丛、松果体、神经垂体、正中隆起、连合下器、穹隆下器、最后区和终板血管器。

注射造影剂后,没有血脑屏障的大脑血管和结构的CT值迅速升高。由于脑血容量仅占总脑容量的4%~5%,脑实质的CT值仅轻度增高(灰质密度高于白质)。正常情况下,脑实质的强化程度很低。

任何由炎症、感染、肿瘤、梗死和创伤等因素引起的血脑屏障改变都会导致脑实质强化程度升高。这种改变通常表现为毛细血管内皮细胞的紧密连接被破坏、造影剂的胞吞作用增加、血管内皮开窗(跨内皮通道形成)或血管内皮细胞膜通透性增加。许多肿瘤性疾病都会导致血脑屏障功能不全,从而导致造影剂进入血管外间隙。近年来,高级别肿瘤的灌注加权MRI研究证实了还有少数病变的强化是由某些肿瘤病变中的血容量增加所致。造影显示的血管缺乏对增强对比度的影响不大，微血管水平的血管生成也可能是影响强化程度的重要因素。

颅底孔道

颅底孔道及其内容物见表 1-5,图 1-33 和图 1-34。

表 1-5 颅底孔道及其内容物

颅底孔	内容物	疾病
筛板	嗅神经、筛前动脉	嗅神经母细胞瘤
视神经管	视神经、眼动脉	视神经胶质瘤、脑膜瘤
眶上裂	动眼神经、滑车神经、展神经、眼神经(V-1)、眼静脉、交感神经丛、脑膜中动脉眶支、泪腺动脉返支	神经鞘瘤、脑膜瘤、PNS
圆孔	上颌神经(V-2)	神经鞘瘤、脑膜瘤、PNS
卵圆孔	下颌神经(V-3)、副脑膜动脉、导静脉	神经鞘瘤、脑膜瘤、PNS
茎乳孔	面神经、乳突动脉	PNS、面神经麻痹、神经鞘瘤
内耳道	面神经和前庭蜗神经,迷走动脉(AICA 分支)	神经鞘瘤、脑膜瘤、表皮样囊肿、蛛网膜囊肿
颈静脉孔,神经部	舌咽神经、岩下窦	神经鞘瘤、脑膜瘤、PNS
颈静脉孔,血管部	迷走神经、脊髓副神经、颈内静脉、咽升动脉和枕动脉分支	血管球瘤、神经鞘瘤、脑膜瘤、PNS
舌下神经管	舌下神经、咽升动脉脑膜支、导静脉	神经鞘瘤
枕骨大孔	脊髓、椎动脉、脊髓动脉和神经	脑膜瘤、脊索瘤、神经鞘瘤
棘孔	脑膜中动脉、V-3 脑膜支	
破裂孔	颈动脉位于其上方,较大的岩神经,翼管神经穿过其上方	PNS
切牙管/鼻腭管	鼻腭神经、腭动脉	囊肿
腭大管	腭大神经、腭血管	PNS
腭小管	腭小神经和动脉	PNS
颈动脉管	颈内动脉、交感神经丛	动脉瘤
韦氏孔	导静脉	
岩下小神经间隙	岩小神经	
盲孔	导静脉	
前庭水管	内淋巴管、枕动脉脑膜分支	Ménière 病、先天性狭窄或扩大
髁管	导静脉、枕动脉脑膜支	
乳突孔	导静脉、枕动脉脑膜支	
腭鞘管	翼腭神经节和上颌动脉咽支	PNS
蜗水管	外淋巴管、导静脉	先天性狭窄或扩张
眶下裂	上颌神经、颧神经、翼腭神经节眶支、眶下血管、眼下静脉	PNS、神经鞘瘤
眶下孔	眶下神经和血管	爆裂性骨折
颏孔	颏神经和血管	鳞状细胞癌
下颌孔	下牙槽神经和血管	神经鞘瘤、鳞状细胞癌
翼上颌裂	上颌动脉、上颌神经、蝶腭静脉	幼年型血管纤维瘤
翼管	翼神经和动脉	PNS

注:见图 1-33 和图 1-34。

AICA,小脑下前动脉;PNS,神经周围侵犯。

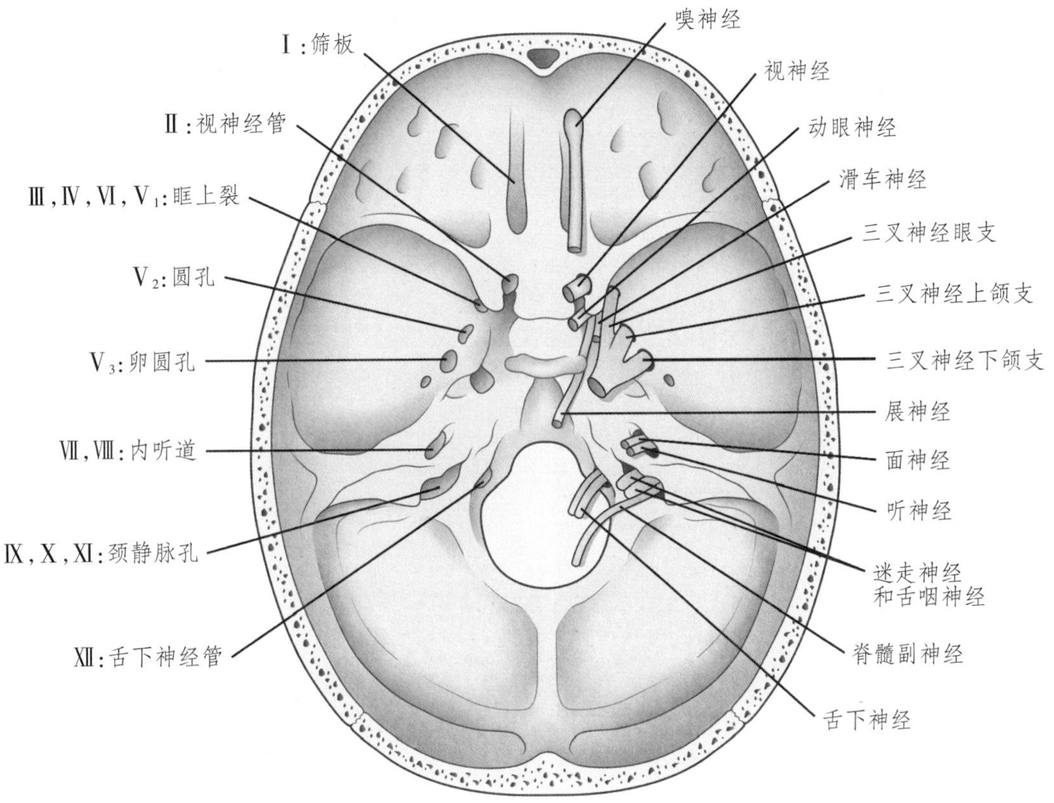

图 1–33 颅底孔道。这张图显示了脑神经通过颅底的孔道。

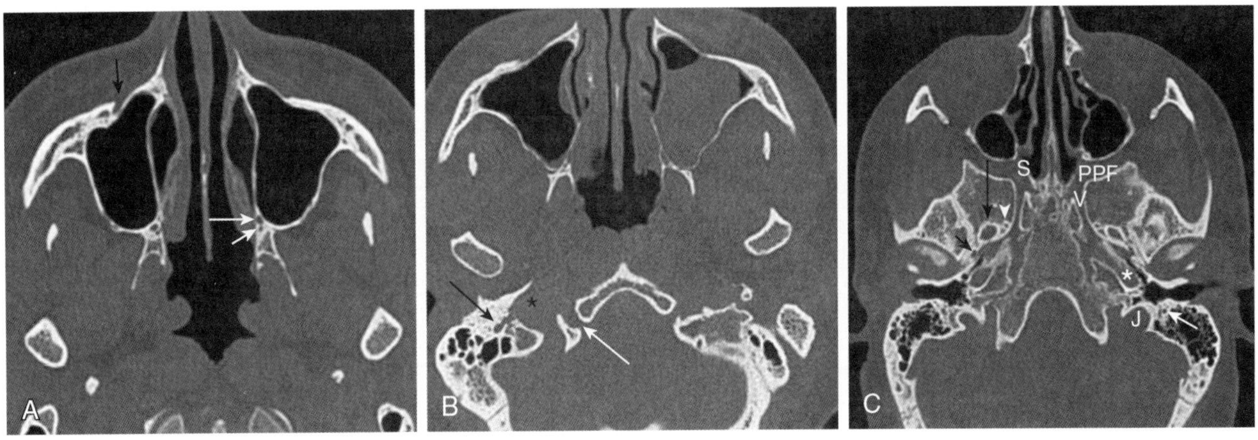

图 1–34 颅底 CT 图像。颅底孔道示意图，从下到上轴位 CT 图像和从前到后的冠状位 CT 图像。(A)在翼板水平，可以清楚地看到腭大孔(白色长箭头所示)和腭小孔(白色短箭头所示)。图中还可看到眶下神经管(黑色箭头所示)。(B)后颅窝水平显示舌下神经管(白色箭头所示)、茎突孔(黑色箭头所示)和颈静脉孔(星号所示)。(C)更上方的层面为翼腭窝(PPF)、蝶腭孔(S)、翼管(V)和颈静脉孔(J)。卵圆孔(黑色长箭头所示)沿其前内侧缘与 Vesalius 孔(白色三角箭头所示)相邻，沿后内侧缘与棘孔(黑色短箭头所示)相邻。颈动脉管如星号所示；茎乳孔如白色长箭头所示。(待续)

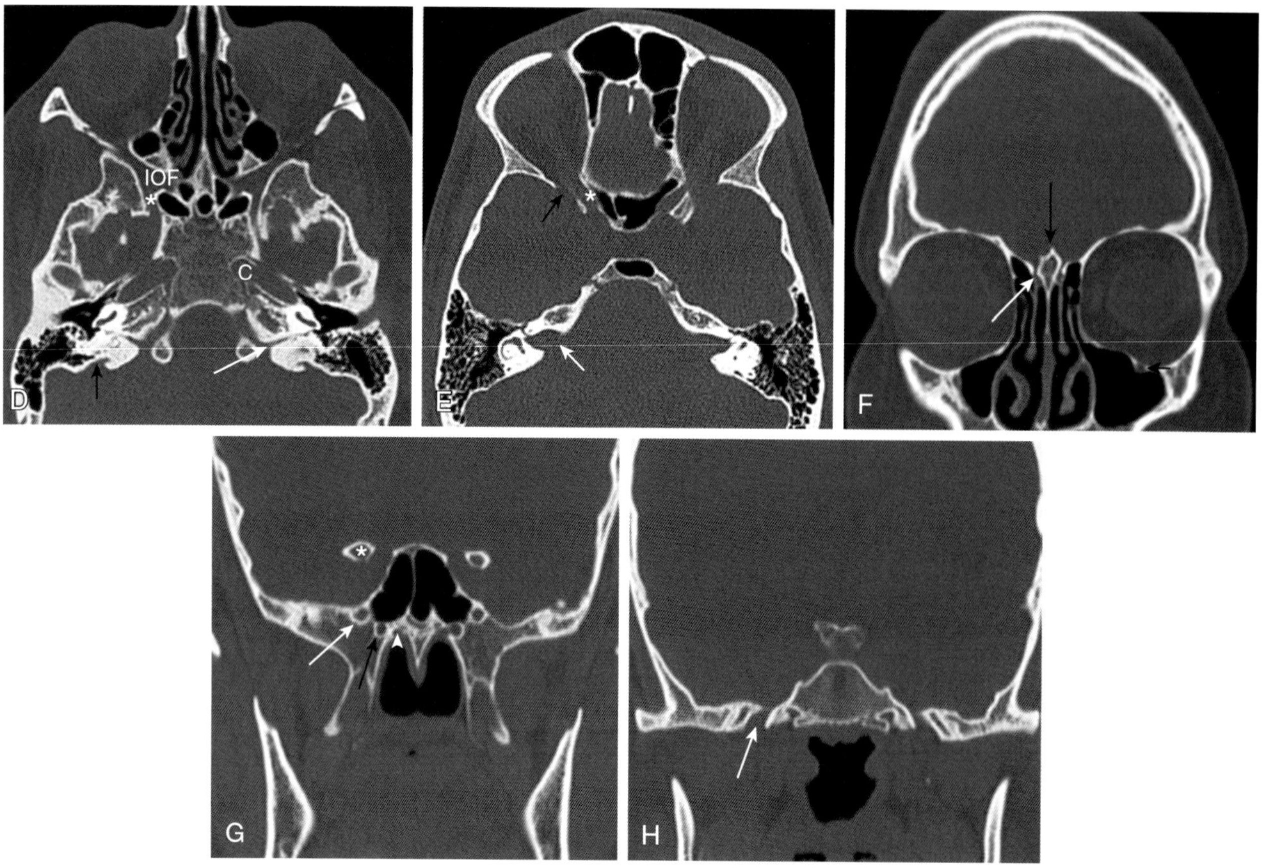

图 1-34(续) (D)稍上方可见眶下裂(IOF)、圆孔(星号所示)、颈动脉管(C)。颞骨内同一水平处显示前庭导水管(黑色箭头所示)和耳蜗导水管(白色箭头所示)。(E)在眶中部水平,视神经管(星号所示)与眶上裂(黑色箭头所示)一起出现。在同一水平的颞骨可见内听道(白色箭头所示)。(F)CT 冠状位,中线处可见鸡冠(黑色长箭头所示),筛板处也可见嗅沟(白色箭头所示),并可见沿眶底走行的眶下神经管(黑色短箭头所示)。(G)在稍靠后的位置,显示了前床突(星号所示),圆孔(白色箭头所示)和翼管(黑色箭头所示),其与蝶窦底部相邻。翼管内侧还可见腭咽管走行(白色三角箭头所示)。(H)再往后的层面可见卵圆孔(白色箭头所示)。

结束语

祝贺你——你已经完成了第 1 章的学习!

内容可能相当密集,但非常重要。去庆祝一下,但要记得这只是刚刚开始——现在准备深入学习并完全沉浸其中!

(薛蕴菁 陈明宏 刘剑芳 译)

第 2 章

脑肿瘤

世界卫生组织(WHO)对脑肿瘤的分类仍然是全球标准。国际神经病理学会、国际病理学会和普鲁士脑肿瘤研究基金会的成员在法国里昂会面，并就是否使用“tumor”或“tumour”等话题进行了长时间的讨论。他们随后制定了最广泛使用的脑肿瘤分类法。

脑外肿瘤与脑内肿瘤的初学者教程

神经影像科医生在描述病变时必须做出的基本诊断是病变是脑内(实质内)还是脑外的(脑实质外，即脑膜、硬脑膜、蛛网膜下隙、硬膜外或脑室内)。MRI 和 3D-CT 的多平面重建使这种鉴别变得更容易。最典型和最常见的脑外硬脑膜肿块是脑膜瘤，这是一种易于诊断和治疗的病变。脑外病变会压迫脑白质、扩大同侧蛛网膜下隙，有时还会引起反应性骨质改变。在 MRI 中，还可以看到硬脑膜边缘有脑脊液(脑脊液裂隙征)，从而确定病变位于脑外。骨转移瘤是典型的脑外硬膜外肿块，可导致硬脑膜向内移位(病变位于硬脑膜表面)，使同侧蛛网膜下隙变窄，但其轮廓可能与硬膜内脑外肿块相似(图 2-1)。

当在成人中发现孤立性脑内肿块时，病变是单发转移瘤还是原发性脑肿瘤的可能性都很大。50%的脑转移瘤是单发的，因此，没有多余特征，仅有单个脑内病变的情况下也不应该排除转移瘤的诊断。如果：①病变扩展到大脑皮层；②蛛网膜下隙没有增宽；③病灶边界不清；④低信号的硬脑膜和软脑膜血管出现在肿块周边，则可以将其归类为脑内病变。

有时，脑内病变与脑外病变之间可能难以区分，因为有些脑外病变可能会侵袭邻近大脑(侵袭性脑膜瘤、血管外皮细胞瘤、硬脑膜转移瘤)。相反，脑内病变可能很少侵犯脑膜(胶质母细胞瘤、淋巴瘤、多形性黄色星形细胞瘤)。但是，必须确定病变定位为脑内还是脑外，这样鉴别诊断才有意义。做出决定后，还必须鉴别它的其他特征：包括形状(边缘)、内部结构(实性、出血、钙化、脂肪、囊性)、扩散情况及其强化程度。这些是脑内和脑外病变的次要特征，可帮助你做出具体的诊断。

脑外肿瘤

脑膜肿瘤

脑膜瘤

脑膜瘤是最常见的脑外肿瘤(框 2-1)，常见于中年女性。然而就发病率而言，脑膜瘤在包括男性在内的所有年龄段的成年人脑外肿瘤中都占有很大比例。脑膜瘤最常见的发病部位(按发病率的降序排列)是矢状窦旁硬脑膜、脑凸面、蝶骨翼、桥小脑角池、嗅沟和蝶骨平台。90%的脑膜瘤发生于幕上，且由于脑膜瘤起源于蛛网膜帽状细胞，故其可以发生于任何有蛛网膜存在的部位。

在 CT 平扫中，与正常脑组织相比，约 60%的脑膜

框 2-1 WHO 脑膜肿瘤分类：脑膜上皮细胞肿瘤

Ⅰ级

脑膜上皮细胞型、纤维型(成纤维细胞型)、过渡型(混合型)、沙砾体型、血管瘤型、微囊型、分泌型、富于淋巴浆细胞型、化生型

Ⅱ级

脊索样型脑膜瘤、透明细胞型脑膜瘤、非典型脑膜瘤、血管外皮细胞瘤

Ⅲ级

乳头状型、横纹肌样型、间变性

间变性血管外皮细胞瘤(3 级)

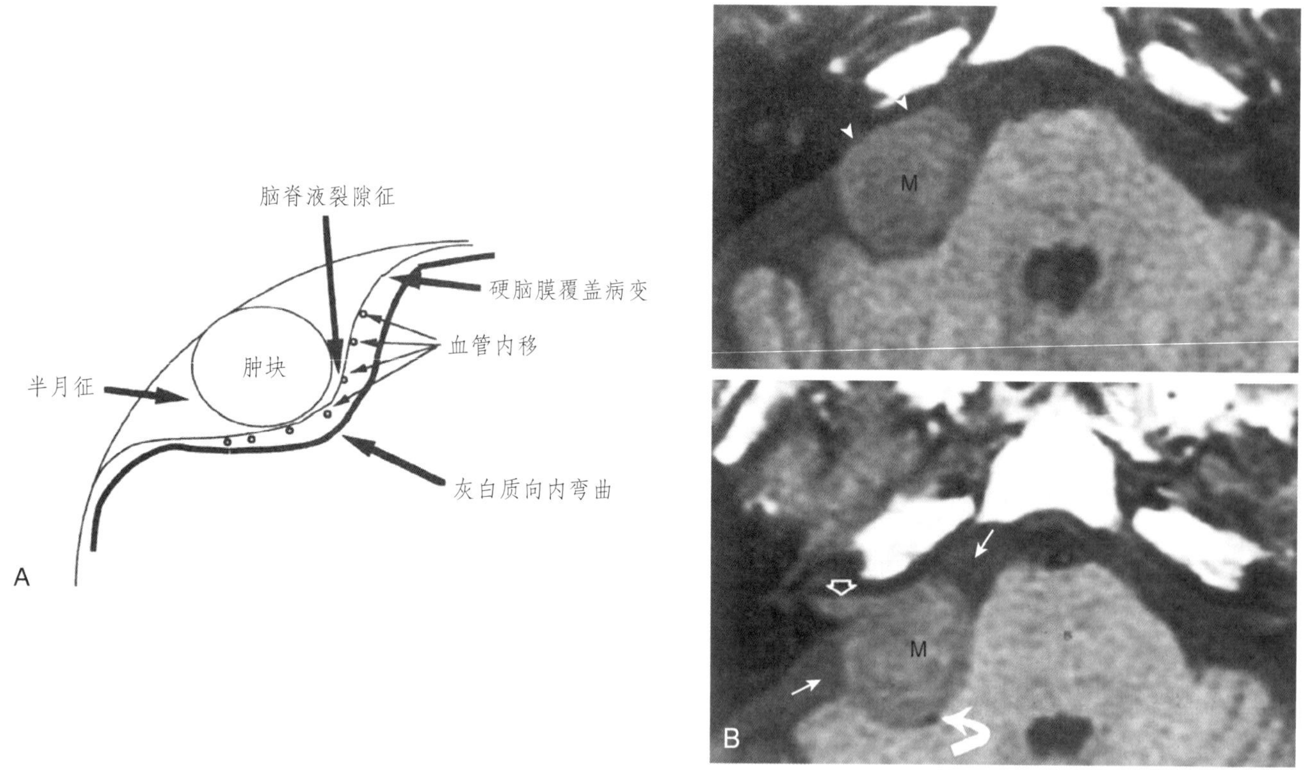

图 2–1 脑外病变征象。(A)颅内硬膜外肿块,可见半月征,蛛网膜下隙静脉向内移位,灰白质界面弯曲,并可见硬脑膜延伸到肿块上。(B)脑外肿块。如上图所示,患者存在典型的脑外肿块(M),可见宽基底与硬脑膜相连(三角箭头所示)。而在下图中,则可以看到血管移位(弯箭头所示),蛛网膜下隙增宽(箭头所示)。该病例为前庭神经鞘瘤,但在上图中,它很容易被误诊为具有硬脑膜基底的脑膜瘤。注意下图病灶延伸到内耳道(空心箭头所示),这是典型的前庭神经鞘瘤的征象。CSF,脑脊液。

瘤呈稍高密度(图 2–2),约 20%的脑膜瘤内可见钙化。脑膜瘤很少发生囊变、成骨、软骨瘤样或脂肪变性。脑膜瘤的特殊组织学亚型(如过渡型、纤维型和合体细胞型)在影像学上不易区分。

MRI 比 CT 更能全面地显示脑膜瘤的范围,以及可能伴随的静脉窦侵犯和(或)血栓形成、血管增生、颅内水肿和骨质侵犯。矢状窦旁脑膜瘤可生长至矢状窦内和(或)穿过骨质(图 2–3)。典型的脑膜瘤在所有 MRI序列上都与灰质呈等信号强度,但是考虑到病变内部结构多样,它们可以表现为各种信号。在 MRI 上可用“裂隙征”区分脑膜瘤等脑外硬膜内病变。裂隙通常包含以下一种或多种情况:病变与邻近脑实质之间的 CSF(图 2–4)、低信号的硬脑膜(由纤维组织构成)和位于病变和脑实质之间的边缘血管。在 MRI 上可以看到脑膜瘤内部和周围的血管流空。通常会在增强后看到明显的强化,但有时脑膜瘤可能伴有坏死中心或钙化,通常没有强化。通过 MRI,能够识别“脑膜尾”征,强化的硬脑膜从病变处延伸出来(见图 2–3),这是脑膜瘤的典型特征,可见于高达 72%的病例中(见图 2–4)。在放射学文

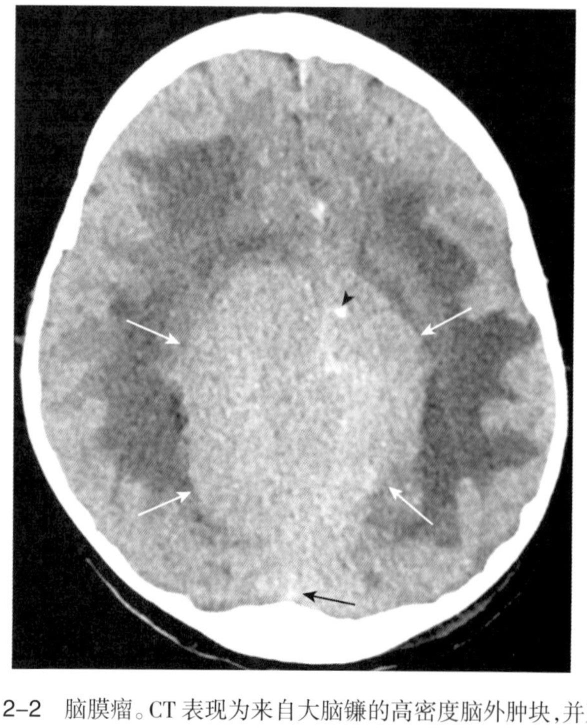

图 2–2 脑膜瘤。CT 表现为来自大脑镰的高密度脑外肿块,并延伸至双侧大脑半球(白色箭头所示),伴有钙化(三角箭头所示),上矢状窦极有可能受侵犯(黑色箭头所示)。注意在 CT 平扫中,周围脑组织内出现广泛的血管源性水肿。

献中,关于脑膜尾征是代表脑膜的肿瘤性浸润,还是邻近脑实质的反应性纤维血管增生,一直存在争议。在对前庭神经鞘瘤、脑膜瘤或三叉神经鞘瘤的鉴别诊断存在争议的情况下,脑膜尾征可能是提示病变是脑膜瘤的一个特别有用的征象(表 2–1)。请注意,年轻的医生们,硬脑膜转移也可能会出现类似的表现。

脑膜瘤可能会包绕邻近血管并使其狭窄。这一发现有助于鞍区病变的诊断,因为垂体腺瘤(此部位的另一常见病变)通常不会导致海绵窦内颈动脉狭窄。

尽管绝大多数脑膜瘤不会引起水肿,但较大的脑膜瘤和凸面脑膜瘤即使没有直接侵犯脑实质,也可能

表 2–1 脑膜瘤与神经鞘瘤的鉴别诊断

特征	脑膜瘤	神经鞘瘤
脑膜尾征	常见	极少见
骨质反应	骨质溶解或骨质增生	少见
与硬脑膜的夹角	钝角	锐角
钙化	20%	少见
囊变/坏死形成	少见	高达 10%
强化	均匀	1/3 不均匀
侵犯内耳道	少见	80%
磁共振波谱	丙氨酸	牛磺酸,γ–氨基酸
CT 平扫的密度	高密度	等密度

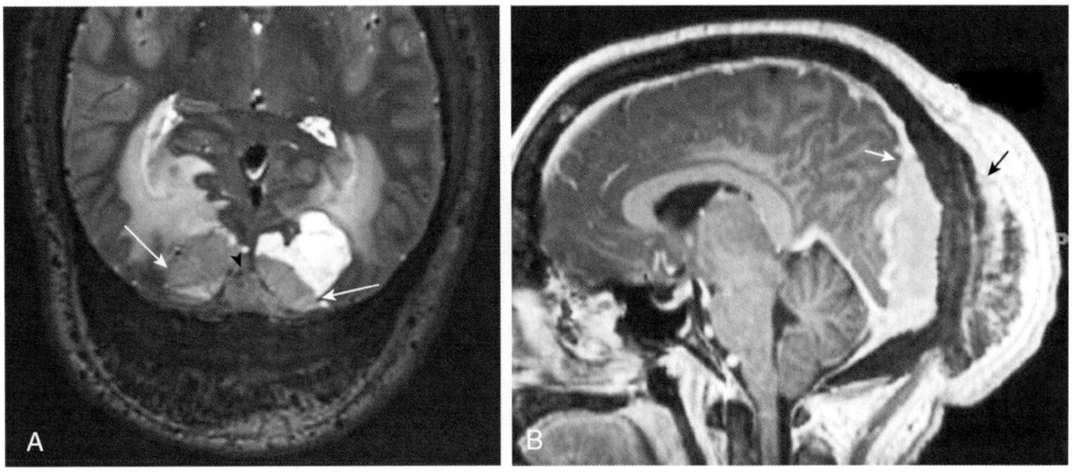

图 2–3 矢状窦旁脑膜瘤。(A)脑膜瘤(白色箭头所示)T2W 呈等信号,但可见邻近高信号的脑内血管源性水肿。由于病变穿过正常白质束外的中线并侵犯上矢状窦的硬脑膜(黑色三角箭头所示),明显为脑外病变,同时累及骨和头皮。(B)加上脑膜尾征、肿瘤沿矢状窦生长(白色箭头所示)、骨反应(黑色箭头所示)和明显强化,应将此病例诊断为脑膜瘤。

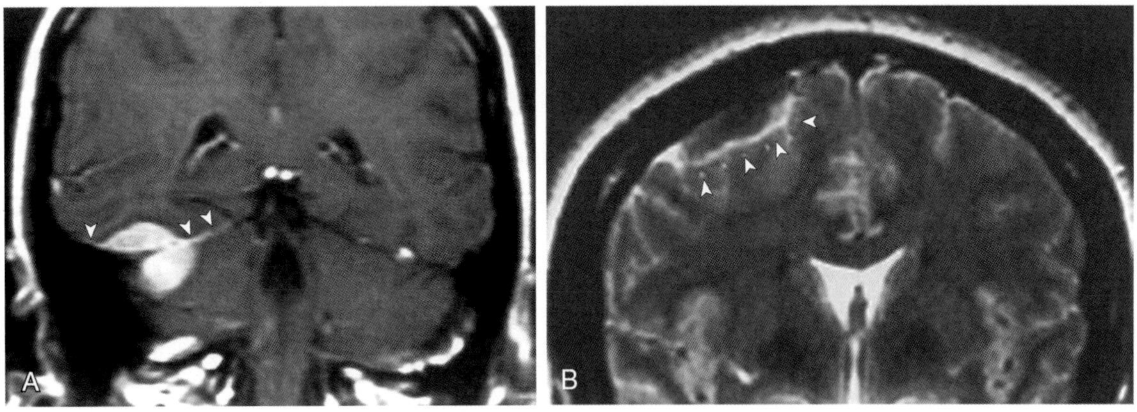

图 2–4 另一例脑膜瘤的尾征。(A)冠状位增强 T1W 图像,小脑幕脑膜瘤表现为从肿瘤主体部分向内侧和外侧走行的强化的尾征(三角箭头所示)。请注意,肿瘤延伸到小脑幕的两侧。T1W 图像上沿肿瘤上缘可见低信号强度的脑脊液(CSF)。(B)另一例患者的凸面脑膜瘤中可见明亮的 CSF 裂隙(三角箭头所示)。

引起脑实质高信号(见图 2-3)。该现象可能是继发于压迫性缺血、静脉淤滞、侵袭性生长或寄生于软脑膜血管。此外,静脉窦闭塞或静脉血栓形成也可引起脑膜瘤患者的脑实质水肿。

骨内脑膜瘤可表现为颅骨内外板的扩大，甚至可延伸至头皮软组织,可以完全没有硬脑膜成分。这种类型的脑膜瘤非常类似于恶性骨转移瘤，最常见于蝶骨翼(图 2-5)。脑室内脑膜瘤通常发生于侧脑室三角区的脉络丛周围(80%),并且明显好发于左侧脑室(图 2-6)。只有 15%的脑室内脑膜瘤发生于第三脑室,5%发生于第四脑室。脑室内脑膜瘤的钙化发生率为 45%~68%,且好发于儿童。多发性脑膜瘤与Ⅱ型神经纤维瘤病相关。

与脑膜瘤相关的骨质改变可表现为骨质增生或溶骨性改变,发生于 20%~46%的病例中。当肿瘤位于颅底或前颅窝时,骨质增生尤其常见,这可能类似于纤维结构不良或 Paget 病(见图 2-5)。骨质反应的存在可能是区分脑膜瘤与其他脑外肿块的有用特征，特别是神经鞘瘤,它们不会引起骨质反应。如果骨质增生仅发生于内板,则无法识别是由于肿瘤浸润还是反应性改变,如果外板被侵犯,则最有可能是肿瘤。气窦扩大是邻近脑膜瘤(通常是颅前窝脑膜瘤和大的额窦)的鼻旁窦扩张。

脑膜瘤是为数不多的血管造影术仍可能发挥重要诊断作用的肿瘤之一。脑膜瘤具有诊断意义的特征为具有血管造影染色(肿瘤染色)的病灶,并可见硬脑膜和软脑膜血供。根据肿瘤的位置,可能需要进行颈内动脉、颈外动脉和椎体内注射。在典型的脑凸面或蝶骨嵴脑膜瘤中,可见脑膜中动脉扩张。目前,有时会进行脑膜瘤的术前栓塞以减少肿瘤血管。

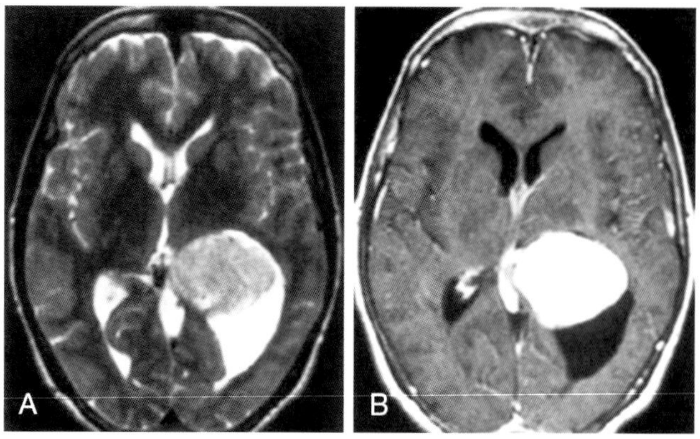

图 2-6 脑室内脑膜瘤。(A)轴位 T2W 图像显示扩张的左侧侧脑室三角区内一个边界清晰、与灰质呈等信号的大肿块。(B)明显的强化！典型的Ⅳ级脑膜瘤！

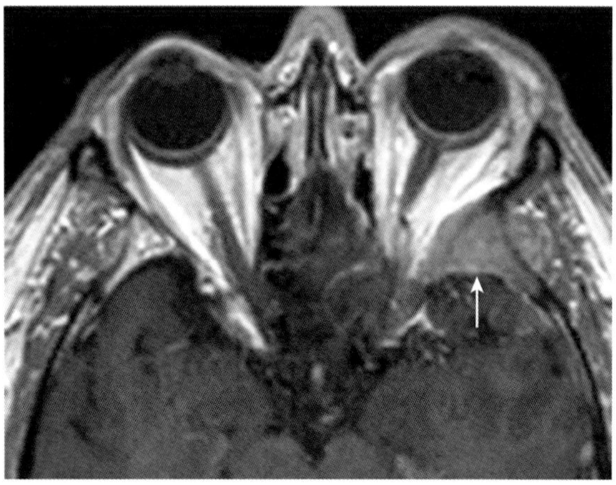

图 2-5 骨内脑膜瘤。增强 T1W 图像显示骨内脑膜瘤使左侧蝶骨翼增大(箭头所示)。患者有轻度眼球突出和少量眶内软组织。鉴别诊断包括转移瘤和纤维-骨性原发性骨病变。

在磁共振波谱(MRS)上,脑膜瘤的特征是丙氨酸水平升高,但不含 N-乙酰天门冬氨酸和谷氨酰胺。可以利用神经鞘瘤中牛磺酸和(或)γ-氨基丁酸(GABA)来区分脑膜瘤和神经鞘瘤。

非典型脑膜瘤

非典型脑膜瘤被分类为 WHO Ⅱ级。在组织病理学上,它们的有丝分裂率增高,具有核/质比高的小细胞、突出的核仁、片状生长或灶性坏死。因此,2.4%的脑膜瘤被分类为非典型的，并且这些肿瘤在扩散加权图像(DWI)上的表观扩散系数(ADC)值低于典型脑膜瘤。它们的复发率更高。

恶性脑膜瘤

恶性脑膜瘤(WHO Ⅲ级)不常见,通常在脑膜瘤表现出实质内侵袭或明显快速生长时才被正确诊断。组织病理学上定义为恶性细胞学、极高的有丝分裂率、间变性或肉瘤样变性。与良性脑膜瘤相比,恶性脑膜瘤的扩散受到限制,它们可能由良性肿瘤恶变所致,并且可能会侵犯脑实质。恶性脑膜瘤的分级越高,复发率越高,其存活率与病变部位、大小、分级和肿瘤切除范围相关。

放射诱发的脑膜瘤

放射治疗诱发的脑膜瘤是神经胶质瘤和肉瘤的5倍。如果:①脑膜瘤位于既往的放射野中;②在潜伏期(多年)后出现;③病变并非既往接受放射治疗的原发性肿瘤灶;④发生于非神经纤维瘤病患者中,则可诊断为放射治疗诱发的脑膜瘤。多发性脑膜瘤30%发生于既往接受过放射治疗的脑膜瘤患者中,1%~2%发生于未接受放射治疗的脑膜瘤患者中。放射治疗诱发的脑膜瘤复发率高于非放射治疗诱发的脑膜瘤。

需与脑膜瘤鉴别的原发肿瘤谱很广泛(框2-2)。

间叶性脑膜肿瘤

如框2-2所述,许多间叶源性肿瘤可以影响脑膜。这些都是相对罕见的病变,可能是骨源性(骨瘤、骨肉瘤等)、软骨源性(软骨瘤、软骨肉瘤等)、肌源性(平滑肌瘤、横纹肌肉瘤等)、脂肪(脂肪瘤、脂肪肉瘤等)或纤维基质相关(纤维瘤、恶性纤维组织细胞瘤)。如果你还记得纤维化的大脑镰可以骨化(有骨和骨髓脂肪),便能更容易地回忆起这些肿瘤。

血管外皮细胞瘤

这些肿瘤起源于脑膜毛细血管周围的齐默尔曼平滑肌周细胞,比大多数脑膜瘤更具侵袭性,复发率更高,并且可发生转移。因此,与脑膜瘤不同,有些学者认为血管外皮细胞瘤是恶性的。它们通常体积较大(直径>4cm),分叶状,脑外幕上肿块。脑积水、水肿和占位效应在本病中并不少见。“蘑菇”征指的是在脑实质受累(与脑膜瘤相反)的情况下,硬膜附着的基底较窄。CT平扫显示密度不均匀的高密度肿瘤,增强可以强化。骨质增生和(或)钙化罕见。与大多数脑膜瘤不同的是,血管外皮细胞瘤更好发于男性。

黑色素细胞病变

这一类别病变包括:弥漫性黑色素细胞增生症、黑色素细胞瘤、神经皮肤黑变病和恶性黑色素瘤。病变中的黑色素细胞是神经嵴来源的残余物。原发性黑色素细胞病变很难与转移到硬脑膜的黑色素瘤相鉴别。黑色素细胞瘤是最常见的原发黑色素细胞病变,好发于成人,而黑色素细胞增生症则多见于儿童,且后者呈弥漫性,前者通常表现为后颅窝肿块。T1W高信号是诊断该病的唯一特征,但会随着黑色素含量的变化而变化。

框2-2 WHO脑膜肿瘤分类:脑膜上皮细胞肿瘤

间叶性,非脑膜上皮型肿瘤
脂肪瘤
血管脂肪瘤
冬眠瘤
脂肪肉瘤
孤立性纤维性肿瘤
纤维肉瘤
恶性纤维组织细胞瘤
平滑肌瘤
平滑肌肉瘤
横纹肌瘤
横纹肌肉瘤
软骨瘤
软骨肉瘤
骨瘤
骨肉瘤
骨软骨瘤
血管瘤
上皮样血管内皮瘤
血管外皮细胞瘤
血管肉瘤
卡波西肉瘤
原发性黑色素细胞病变
弥漫性黑色素细胞增生症
黑色素细胞瘤
恶性黑色素瘤
脑膜黑色素瘤病
不确定性组织发生的肿瘤
血管网状细胞瘤

黑色素细胞增生症可通过血管周围间隙进行播散。

脑膜恶性黑色素瘤可能会出血或通过硬脑膜扩散至邻近的神经、大脑或颅骨。神经皮肤黑变病表现为皮肤黑色素细胞痣(尤其是面部周围)、脊髓空洞症和CNS脂肪瘤。脑膜恶性黑色素瘤预后很差,常伴有远处转移。

神经源性肿瘤

神经鞘瘤

颅内神经源性肿瘤(神经鞘瘤、神经纤维瘤)的外观相似。组织学上,神经鞘瘤起源于神经周围的施万细胞。这些细胞可分化为成纤维细胞或产生髓鞘的细胞。神经鞘瘤可以看到两种类型的组织,Antoni A 和 Antoni B 组织。Antoni A 组织由纤维和神经组织密集排列成栅栏状,由于纤维的紧密性,通常 T2W 图像上呈较低信号。Antoni B 组织是一种较松散的黏液组织,T2WI 上通常呈较亮信号。请注意,取决于神经鞘瘤内 Antoni A 和 B 组织的比例, 这些病变的信号强度可能比脑膜瘤更亮,也可能类似脑膜瘤的信号强度。用于描述神经鞘瘤的其他术语包括神经束膜瘤和神经瘤, 但最准确的术语是神经鞘瘤。恶性神经鞘瘤也可见于Ⅰ型神经纤维瘤病。

脑膜瘤和神经鞘瘤是放射科医生在诊断颅底病变时必须进行的鉴别诊断。应记住表 2-1 中用以区分这两者的 10 个重要征象。在某些情况下,无法区分两者(图 2-7)。区别前庭神经鞘瘤与脑膜瘤的一个显著特征是神经鞘瘤沿着内听道(IAC)扩展和生长。听神经孔(IAC 通向桥小脑角池的骨性开口)通常会因前庭神经鞘瘤而呈喇叭形扩大, 而脑膜瘤在 IAC 中的组织含量很少或不存在。前庭神经鞘瘤占单纯内听道内病变的 90%以上,但仅有 20%为单纯的内听道内病变(图 2-8A)。约 20%的前庭神经鞘瘤仅发生于桥小脑角池,未累及内听道(框 2-3)。约 60%的前庭神经鞘瘤同时累及内听道和脑池部分(见图 2-8B)。众所周知,神经鞘瘤最常发生于第Ⅷ脑神经, 但第Ⅷ脑神经的前庭上下支是前庭神经鞘瘤(不是“听神经瘤”,也不是蜗神经)最常见的起源,尽管累及的是前庭神经而不是蜗神经,患者仍存在听力损失。在典型的Ⅱ型神经纤维瘤病中,可见双侧前庭神经鞘瘤,通常大小不一。

在 MRI 上,与所有序列上的白质组织相比,神经鞘瘤通常呈等信号或稍低信号。强化几乎总是很明显,并在大约 70%的病例中表现为均匀强化。瘤周水肿可见于 1/3 的病例,通常见于较大的神经鞘瘤。

除第Ⅷ对脑神经病变外,第Ⅶ对脑神经(图 2-9)和第Ⅴ对脑神经的神经鞘瘤是颅内神经源性肿瘤常见的部位。三叉神经鞘瘤可发生于从脑桥到 Meckel 腔(图 2-10)、海绵窦,以及卵圆孔、圆孔和眶上裂及其外的任何部位。在脑外,第Ⅴ对脑神经的神经鞘瘤最常见于第

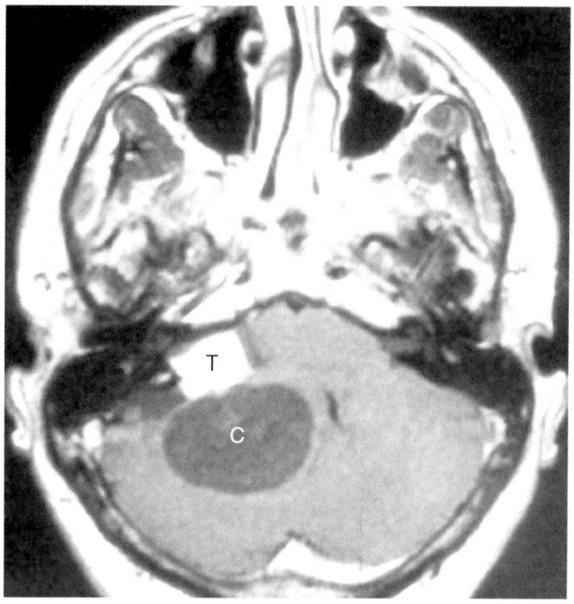

图 2-7 前庭神经鞘瘤。增强 T1W 图像上可见一个囊肿(C),该囊肿与强化的实性肿瘤结节(T)相关。

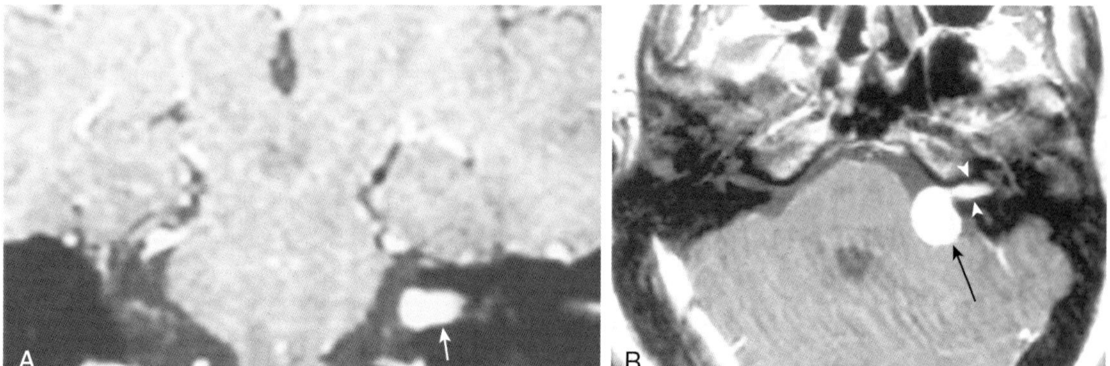

图 2-8 内听道内前庭神经鞘瘤(A)左侧内听道内前庭神经鞘瘤:进行的钆增强冠状位 T1W 图像显示左侧内听道内肿块(箭头所示)。进行脂肪饱和扫描,以确保这不是脂肪。(B)桥小脑角和内听道内前庭神经鞘瘤。患者姊妹有一个明显强化的肿块,同时累及脑池(黑色箭头所示)和内听道内(三角箭头所示),并可见同侧桥前池扩大。

框 2-3 桥小脑角肿块

前庭神经鞘瘤(75%)
脑膜瘤(10%)
表皮样囊肿(5%)
面神经鞘瘤(4%)
动脉瘤(椎动脉、基底动脉、小脑后下动脉)
外生性脑干神经胶质瘤
蛛网膜囊肿
副神经节瘤(颞骨)
血行转移
肿瘤蛛网膜下隙播散
脂肪瘤
外生性促结缔组织增生型髓母细胞瘤

二支。这些肿瘤表现为面部疼痛,为烧灼性疼痛。请注意,神经鞘瘤可累及任何脑神经(第Ⅱ对脑神经除外,它是 CNS 的延伸而不是周围神经)。

前庭神经鞘瘤切除术后的内耳道呈线性钆强化为硬脑膜反应,这很常见。不要误诊为肿瘤残留。对于进展性、结节性或肿块样强化的病例,提示复发。

颈静脉孔区神经鞘瘤在颅内生长比在颅外生长更为常见,通常平滑地侵蚀颈静脉孔。骨的边缘是扇形的,与副神经节瘤相反,副神经节瘤的边缘更不规则且无硬化。神经鞘瘤压迫颈静脉,而副神经节瘤(颈静脉球瘤)则侵犯静脉。颈静脉孔神经鞘瘤最常见的症状是听力下降和眩晕,而不是第Ⅸ对脑神经症状。无论神经鞘瘤是起源于哪一条脑神经,其影像学表现都是相似的。

神经纤维瘤

严格来说,神经纤维瘤是指与神经纤维瘤病相关的肿瘤。它们被归类为 WHO Ⅰ级,不分年龄和性别。神经纤维瘤也可能偶发,但不如神经鞘瘤常见。皮肤和皮下组织比周围神经更易受累,脊髓神经纤维瘤很少见,脑神经受累也不常见。神经纤维瘤包含施万细胞、神经周围细胞和成纤维细胞,并可能以丛状侵袭性亚型出现,表现为网状弥漫性浸润性肿块。脑神经或周围神经系统的丛状神经纤维瘤发生于Ⅰ型神经纤维瘤病

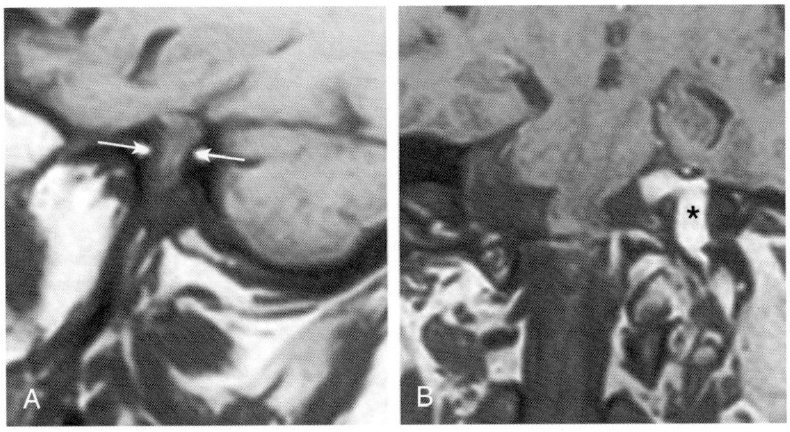

图 2-9 面神经鞘瘤。(A)矢状位 T1W 图像显示面神经的下降部分明显变粗(箭头所示)。(B)这种强化肿块的走行提示面神经鞘瘤,因为其在该冠状位增强 T1W 图像的鼓室段和垂直段(星号所示)。

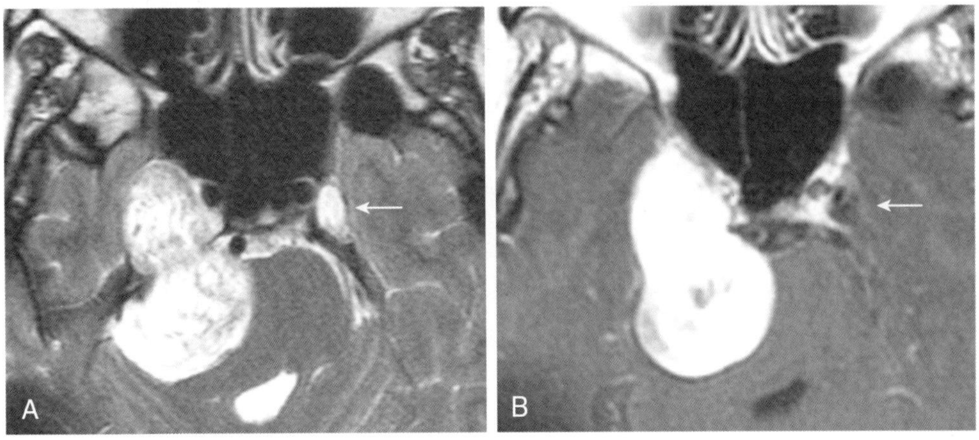

图 2-10 三叉神经痛患者的三叉神经鞘瘤。(A)T2W 图像显示不均匀脑外肿块,沿着脑桥至 Meckel 腔和右侧海绵窦(箭头所示为左侧正常 Meckel 腔)。(B)像大多数神经鞘瘤一样,它可以明显强化。对于这种肿瘤,检查同侧翼腭窝有无扩张(V-2),咀嚼肌有无萎缩(V-3)。

(NF-1),是诊断该病的 7 个标准之一。丛状神经纤维瘤由于其广泛性,可以区别于神经纤维瘤和神经鞘瘤。它们通常存在于四肢或头颈部的软组织中,它们去分化恶变成为 MPNST(恶性周围神经鞘瘤)的概率很高。

根据经典描述,神经纤维瘤有时可以通过其在 MRI 上偏心性分布更多的纤维性中央 T2 低信号("靶征")来与神经鞘瘤鉴别,但在多数情况下,它们看起来是一样的。

神经瘤

按照严格的病理学定义,神经瘤是指创伤后神经细胞的增殖,而不是真正的肿瘤。不存在刚才描述的其他病变中所见的神经周围内衬和成纤维细胞组织。这些病变比神经鞘瘤少见。它们通常出现在颈椎神经撕脱或手术区。同样,我们必须知道在哪里寻找这些病变。遗憾的是,大多数人说"神经瘤"时都是指"神经鞘瘤"[例如,"听神经瘤",这是一个误称,因为其是"前庭"而非"听觉"(耳蜗)病变,其是神经鞘瘤,而不是神经瘤]。扫描时,这些肿块看起来像小的神经鞘瘤。

转移瘤

硬脑膜转移

硬脑膜转移通常是颅外原发性肿瘤通过血行性播散的斑块样病变,沿硬脑膜扩散(图 2-11)。肺癌、乳腺癌、前列腺癌和黑色素瘤的硬脑膜转移最多见。一些硬脑膜转移可能由邻近骨转移的扩散所致。乳腺癌是单纯硬脑膜转移最常见的原发性肿瘤。淋巴瘤为第二常见,但其独特之处在于硬脑膜淋巴瘤有时可能是肿瘤的主要病灶(图 2-12)。硬脑膜浆细胞瘤看起来与硬脑膜淋巴瘤相同(图 2-13)。在儿童中,硬脑膜转移最常与神经母细胞瘤和白血病有关。这些肿瘤也因在颅缝中生长,使婴儿的颅缝增宽。

有时,可以识别出硬脑膜扩散伴邻近的实质转移(图 2-14),或者,有时是骨-硬脑膜转移(乳腺癌、前列腺癌原发灶)偶尔侵犯实质(图 2-15)。在 MRI 上,T1W 和 T2W 信号特征是多样的,这取决于细胞的含量(见图 2-11)。在 CT 中,这些病变呈等密度的脑膜增厚,增强呈明显强化。脑膜转移利用对比增强 T1W 或增强的液体衰减反转恢复(FLAIR)扫描可以较容易地显示。

硬脑膜转移需要与一些炎性病变进行鉴别,包括肉芽肿性感染(分枝杆菌、梅毒和真菌)、Erdheim Chester 病(脂肪肉芽肿病)、结节病和朗格汉斯细胞组织细胞增生症。

蛛网膜下隙播散

蛛网膜下隙播散(SAS)可在软脑膜上看到微小的种植肿瘤结节。当该过程扩散时,我们使用术语蛛网膜下隙的"糖衣",因为整个软脑膜表面都是颗粒。糖衣和局灶性结节也可同时出现。SAS 可发生于原发性 CNS

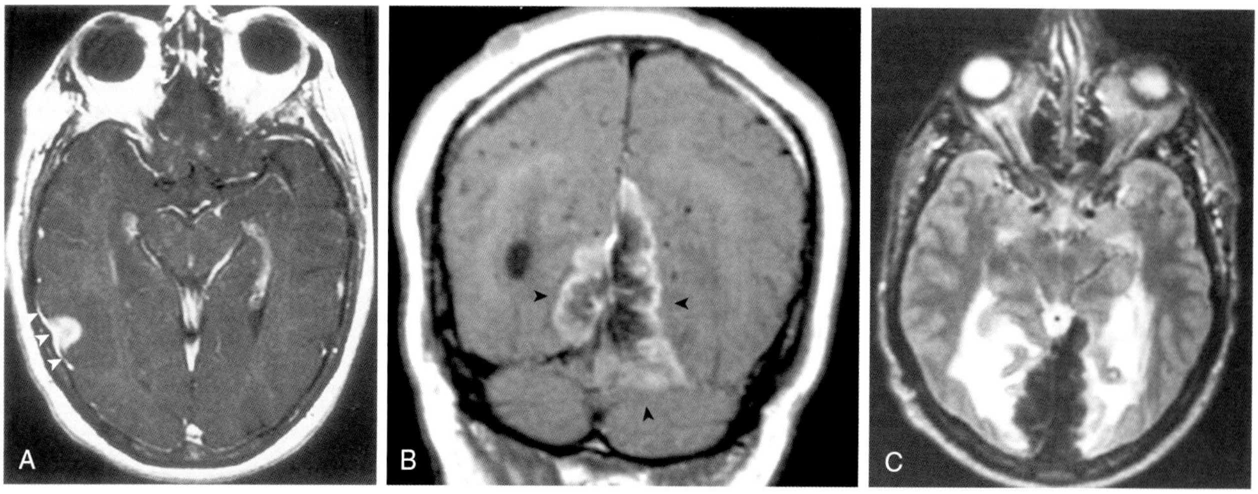

图 2-11 转移瘤伴硬脑膜尾征。(A)肺腺癌患者钆增强后 T1W 图像显示右侧颞部外周转移。尽管硬脑膜尾征(三角箭头所示)提示脑膜瘤,但并不是脑膜瘤的特征性表现。(B)另一例患者,黏液腺癌转移到硬脑膜,冠状位平扫 T1W 图像显示硬脑膜为基础的肿块,中心低信号,周围高信号(三角箭头所示)。CT 图像显示病变钙化(细心的读者会注意到右侧头皮上部的皮下皮脂腺囊肿)。(C)轴位 T2W 病变信号低,但可引起高信号水肿。低信号可能来自黏液成分和(或)钙化。

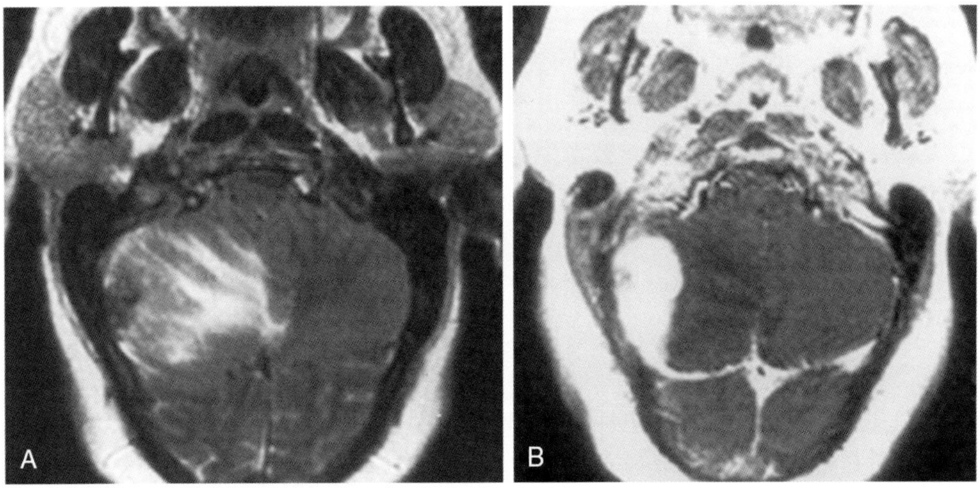

图 2–12 硬脑膜淋巴瘤。(A)在 T2W 图像上有一个低信号的硬脑膜肿块,并引起了邻近脑实质水肿。(B)淋巴瘤几乎都有强化,在增强扫描中,你不能错过它,除非神经外科医生不情愿地使用大剂量类固醇治疗。鉴别诊断包括脑膜瘤、结节病、浆细胞瘤和其他硬脑膜转移瘤。

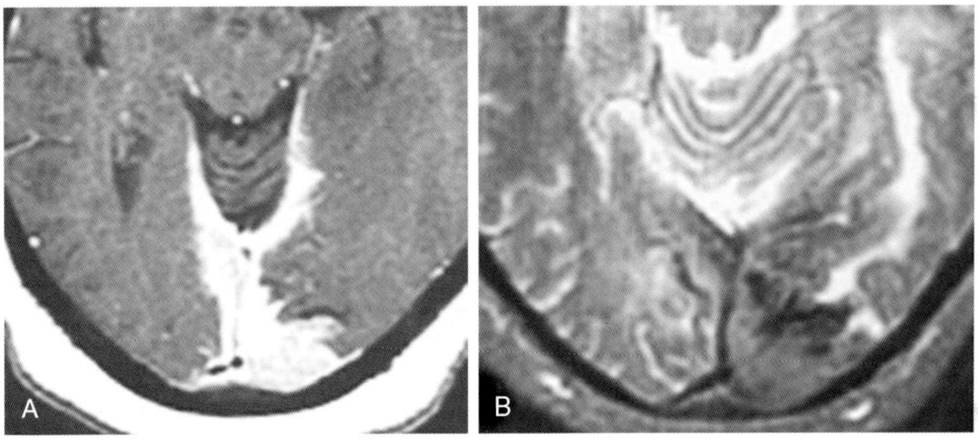

图 2–13 硬脑膜浆细胞瘤。(A)钆增强扫描看起来就像脑膜瘤明显强化和硬脑膜病变一样。但是,不规则的边缘(锯齿状外观)表明软脑膜扩散,这对于脑膜瘤来说是很奇怪的。(B)即使是 T2W 图像也显示为低信号,类似脑膜瘤、淋巴瘤或结节病。要想通过这张图像正确诊断,就得有浆细胞异常病史。

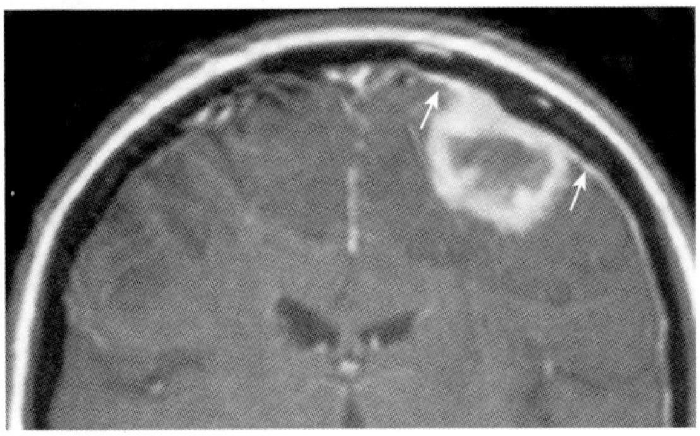

图 2–14 平滑肌肉瘤伴硬脑膜转移。钆增强后冠状位扫描显示高位的左额叶实质内转移,沿其上内缘可见硬膜浸润(箭头所示)(忽略相位重影和伪影)。

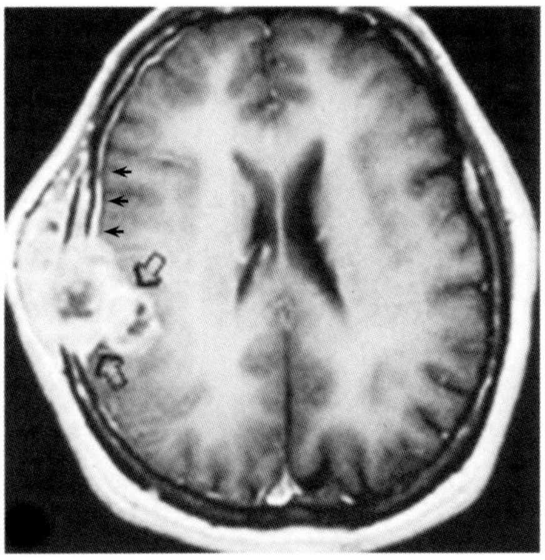

图 2–15 肾细胞癌的实质内生长转移。对比增强扫描显示,病变主要位于颅骨,并有颅外、硬脑膜和实质内侵犯(空心箭头所示),黑色箭头提示周围的硬脑膜强化。

肿瘤或非 CNS 原发性肿瘤(表 2-2)。淋巴瘤和白血病是最常见的脑脊液播散肿瘤。但是,由于它们很少侵犯脑膜,也不会在中枢神经系统中引起反应,因此,大多数白血病和淋巴瘤患者的 SAS 在神经影像学技术中是看不见的。诊断通常是通过多次脊髓穿刺进行脑脊液检测来完成的。

当病变扩散到 SAS 时,你可能会很容易地在对比增强检查中看到它,并且平扫和增强的 FLAIR 成像已被证明在识别蛛网膜下隙疾病(包括转移性疾病)方面越来越有效。在 FLAIR 平扫中,CSF 中的恶性细胞和(或)与之相关的蛋白质升高通常导致较低的 CSF 信号变亮。尽管在 FLAIR 序列上流动伪影很多的基底池中很难做出诊断,但是在凸面处出现如此高的信号意味着蛛网膜下隙播散、蛛网膜下隙出血或脑膜炎。对比增强的 FLAIR 可以进一步提高对比效果!

识别 SAS 的典型部位是在基底池、脚间池、桥小脑角池、沿脑神经走行和凸面(图 2-16)。通常在伴有 SAS 的非 CNS 原发性肿瘤中,可以发现邻近硬脑膜的周围脑实质转移,细胞从硬脑膜表面转移到 CSF 中。蛛网膜下隙播散可能继发交通性脑积水。

对于 CNS 以外的肿瘤,蛛网膜下隙播散的其他术语包括脑膜癌病或癌性脑膜炎。临床上,患者表现为多发性脑神经病变、神经根病变和(或)继发于脑积水或脑膜刺激的精神状态改变。脑神经病变可能是不可逆的。尽管最初的 CSF 样本只有 50%~60%呈阳性,但通过多次抽检,细胞学检查(以及 LP 后头痛)的阳性率接近 95%。患者的生存期通常少于 6 个月。乳腺癌、肺癌和黑色素瘤是引起 CSF 播散的最常见的非 CNS 原发性肿瘤。

表 2-2 蛛网膜下隙播散来源

CNS 原发	非 CNS 原发
儿童	
髓母细胞瘤(PNET)	白血病/淋巴瘤
室管膜瘤(母细胞瘤 5PNET)	神经母细胞瘤
松果体区肿瘤	
恶性星形细胞瘤	
视网膜母细胞瘤	
脉络丛乳头状瘤	
成人	
胶质母细胞瘤	白血病/淋巴瘤
原发性中枢神经系统淋巴瘤	乳腺
少突胶质细胞瘤	肺
	黑色素瘤
	胃肠道
	泌尿生殖系统

CNS,中枢神经系统;PNET,原始神经外胚叶肿瘤。

脑室内肿瘤(脑膜瘤除外)

脉络丛肿瘤

脉络丛乳头状瘤

脉络丛乳头状瘤(WHO Ⅰ级)占儿童颅内肿瘤的3%,10%~20%的儿童在出生后第一年发病。86%的肿瘤发生于 5 岁以下的患儿。在儿童中,80%发生于侧脑室的三角区和(或)室腔;在成人中,也可能见于第四脑室。如果包括成人,则 43%位于侧脑室,39%位于第四脑室,11%位于第三脑室,7%位于桥小脑角池。3.7%的病例存在多发部位。

肿瘤表现为脑脊液分泌过多(是正常水平的 4~5 倍)引起的脑积水和乳头水肿,或由肿瘤、出血、高蛋白脑脊液或脑室出口粘连阻塞引起梗阻性脑积水。最近,就脑积水的解释而言,梗阻比分泌过多更受欢迎。钙化发生于 20%~25%的脉络丛乳头状瘤中,肿瘤出血比钙化更常见。脉络丛乳头状瘤 CT 平扫表现为典型的高密

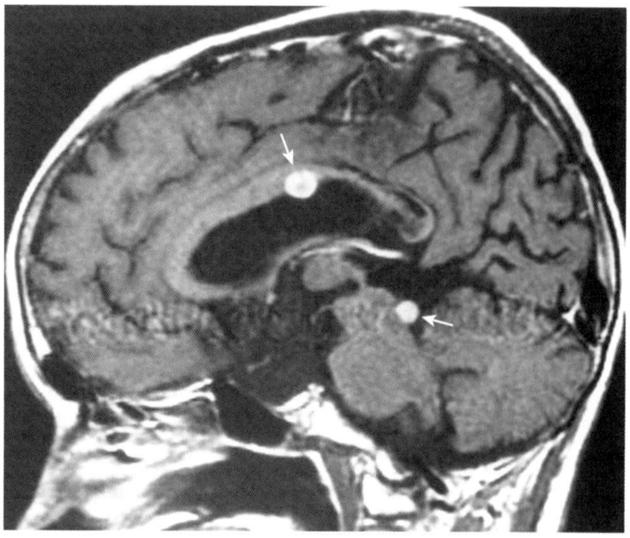

图 2-16 脑干胶质瘤的蛛网膜下隙播散。增强后 T1W 图像显示了侧脑室顶部和上蚓池的对比强化结节(箭头所示)。敏锐的观察者会注意到脑桥“过度妊娠”的腹部。

度，呈桑葚样外观。除非发生出血，否则它们通常在T1W图像上呈低信号，而在 T2W 图像上呈混杂信号，脉络丛乳头状瘤可见显著强化（图 2-17）。在钙化、流空信号和（或）出血之间，肿瘤可能有非常不均匀的外观，有时由于血供丰富而呈椒盐状外观。

脉络丛癌

脉络丛癌（WHO Ⅲ级）比乳头状瘤少见得多，恶变率不到 10%，常见于侧脑室。脉络丛癌以脑脊液播散为主，发生率>60%，但即使是良性乳头状瘤也可能发生脑脊液播散。良性乳头状瘤与恶性乳头状瘤很难鉴别。实质侵犯可能提示恶变。完全切除脉络丛乳头状瘤的 5 年生存率为 100%，脉络丛癌的 5 年生存率约为 40%。

脉络丛血管瘤

脉络丛血管瘤是脉络丛的良性肿瘤，多见于侧脑室。尽管肿瘤明显强化，并可能钙化，但通常无症状，多为偶然发现。与 Sturge-Weber 综合征有关，该综合征中可能存在与软脑膜血管畸形同侧的脉络膜血管瘤（见第 8 章）。

脉络丛黄色肉芽肿

脉络丛的另一良性病变是黄色肉芽肿。脉络丛黄色肉芽肿偶发，病变内可能有脂肪密度/信号，并集中在三角区的血管球上。但奇怪的是，病变 DWI 通常呈高信号（图 2-18），但是没有实际的临床意义。

表 2-3 列出了常见的脑室内肿瘤。

其他脑室内肿瘤（脑膜瘤除外）

室管膜肿瘤

室管膜瘤是室管膜肿瘤之一（表 2-4），可发生于整个大脑和脊髓。尽管室管膜瘤通常出现在 10 岁之前，但 40~50 岁时将出现第二个室管膜瘤发病高峰。

后颅窝室管膜瘤通常与第四脑室有关，虽然病变主要发生于第四脑室的孔内，也可能表现为第四脑室外的肿块（表 2-5）。20%的室管膜瘤发生于实质内，通常在幕上间隙内（被认为源于放射状神经胶质迁移后留下的室管膜残余）。室管膜瘤的预后因部位而异。脊髓终丝室管膜瘤（通常是 WHO Ⅰ级）表现最好，其次是脊髓，再次是幕上间隙，最后是后颅窝（通常是 WHO Ⅱ级）室管膜瘤。后颅窝室管膜瘤的 5 年无进展生存率为 50%。

室管膜瘤的钙化发生率（40%~50%）高于其他儿童后颅窝肿瘤，常呈点状钙化。当出现囊变时（15%），囊肿很小。未钙化的幕下室管膜瘤平扫 CT 通常呈低到等密度。增强扫描病变呈轻度强化，强化程度低于髓母细胞瘤。室管膜瘤多位于中线，填充第四脑室而不发生中线移位，且常会导致第四脑室流出道梗阻，从而出现脑积水。后颅窝室管膜瘤的典型表现是钙化的第四脑室肿块，延伸穿过并扩大侧孔（Luschka 孔）和中央孔（Magendie 孔）。当发生于大脑半球时，病变更大，且 50%是

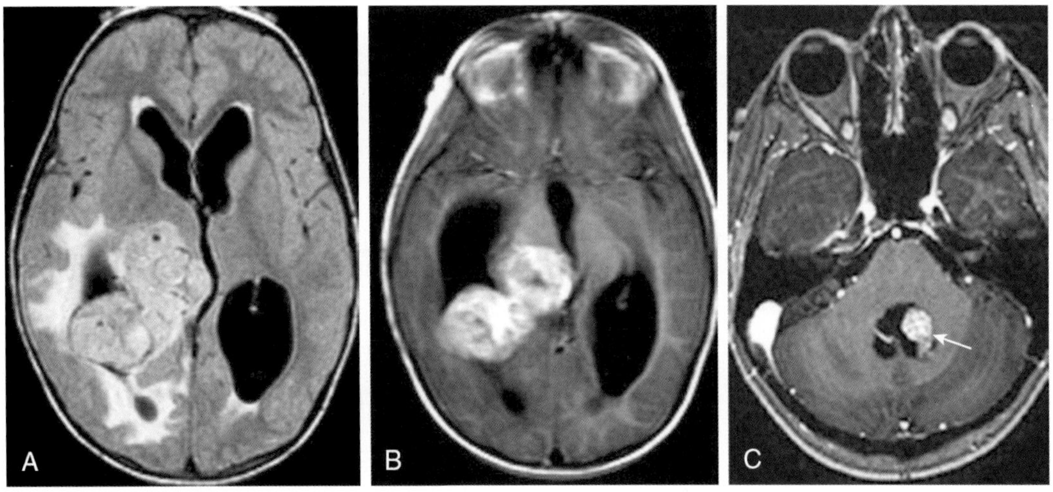

图 2-17 脉络丛乳头状瘤。(A)脉络丛肿块在 FLAIR 序列中见大量的周围高信号，提示实质水肿。(B)注意脑积水和肿瘤的不均匀强化。放置于磁共振波谱的体素产生了高水平的含胆碱化合物，完全没有肌酸和神经元/轴突标记物 N-乙酰天门冬氨酸。(C)另一例患者的第四脑室乳头状瘤（箭头所示），呈菜花状，位于成人稍大的第四脑室内。

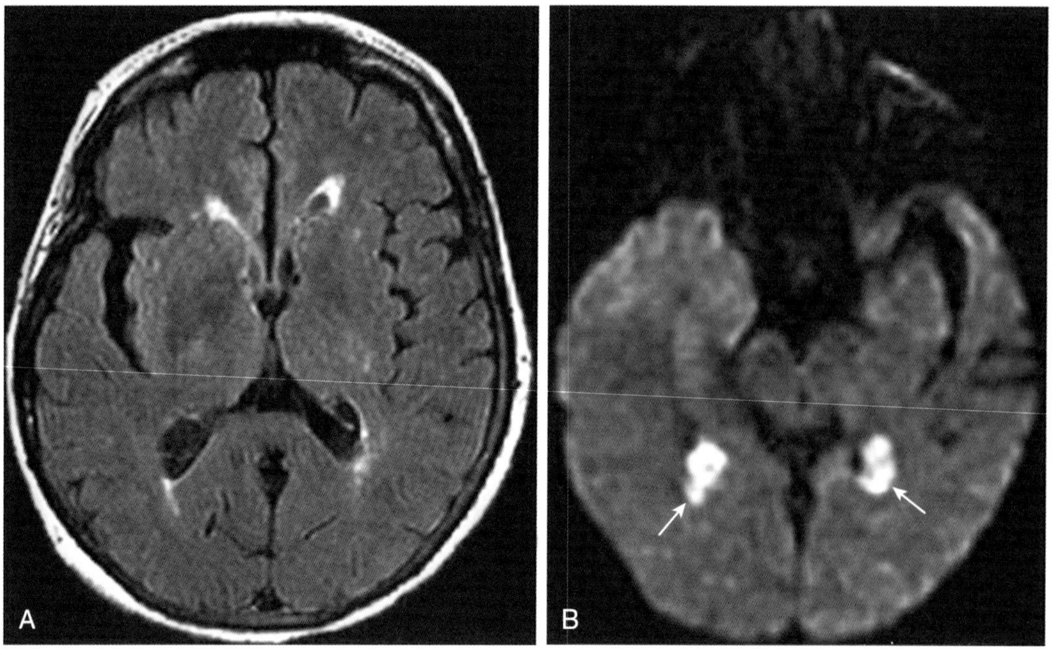

图 2–18　脉络丛黄色肉芽肿。尽管 FLAIR 扫描(A)可能相对不明显,但 DWI 扫描(B)显示脉络丛黄色肉芽肿的明亮高信号(箭头所示)。蛋白质、胆固醇或其他成分的存在被认为是 DWI 上高信号的原因。

表 2–3　按部位划分的脑室内肿块

肿瘤	侧脑室	第三脑室	第四脑室
脉络丛乳头状瘤/癌	常见,儿童	常见,成人	
颅咽管瘤	鞍上生长常见		
室管膜瘤	常见		
髓母细胞瘤	常见,小脑蚓部生长		
脑膜瘤	常见,血管球,室腔	沿脉络丛	
转移瘤	是	是	是
脊索样胶质瘤	罕见	典型	
中枢神经细胞瘤	常见,间隔	罕见	从不

表 2–4　室管膜肿瘤的世界卫生组织分类

肿瘤	分级	高峰年龄(岁)
室管膜瘤		
细胞型	Ⅱ	0~9,第二高峰,30~50(脊髓)
乳头型	Ⅱ	0~9
透明细胞型	Ⅱ	0~9
伸长细胞型	Ⅱ	30~50
间变性室管膜瘤	Ⅲ	0~9
黏液乳头型室管膜瘤	Ⅰ	30~40
室管膜下瘤	Ⅰ	40~60

囊性的。

在 MRI 上,病变在 T1W 图像上呈低信号,在 T2W 图像上通常呈中等信号(图 2–19),约 10%的病例伴有出血。还有部分患者出现的 T2W 低信号可能由钙化所致。

室管膜瘤是蛛网膜下隙播散发生率高的另一类脑肿瘤,使用对比剂增强对检测蛛网膜下隙播散至关重要。

间变性室管膜瘤

间变性室管膜瘤的生长速度更快、对比剂增强的

表2-5 后颅窝髓母细胞瘤、室管膜瘤和星形细胞瘤的鉴别

特征	髓母细胞瘤	室管膜瘤	星形细胞瘤
平扫CT	高密度	等密度	低密度
ADC值	低	中	高
强化	中度	轻微	结节强化，囊肿不强化
钙化	不常见(10%~21%)	常见(40%~50%)	罕见(10%)
起源	小脑蚓部	室管膜	半球
T2W	中等	中等	亮
部位	中线	中线*	偏心性
蛛网膜下隙播散	130%	不常见	罕见
年龄(岁)	5~12	2~10	10~20
囊肿形成	10%~20%	15%	60%~80%
孔的扩散	否	是(侧孔、中央孔)	否
出血	罕见	10%	罕见
MRS代谢物			
NAA	低	中等	中等
乳酸	缺乏	经常存在	经常存在
胆碱	高	较少升高	高

ADC，表观扩散系数；MRS，磁共振波谱；NAA，N-乙酰天门冬氨酸。

*促结缔组织增生类除外

强化程度更高，预后不良。患者年龄越小、病变切除不全、伴有蛛网膜下隙播散、细胞密度越高、组织学上有丝分裂率越高，预后越差。其影像学特征与室管膜瘤难以区分。

室管膜下瘤

室管膜下瘤是包含室管膜下神经胶质细胞的室管膜瘤的变异型。这些肿瘤被分类为WHO Ⅰ级，通常到

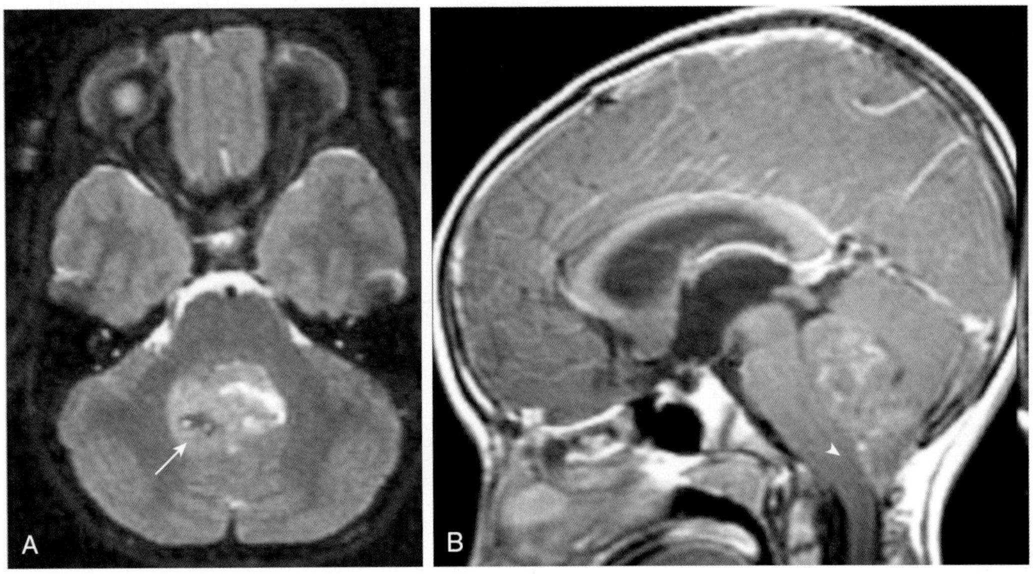

图2-19 第四脑室室管膜瘤。(A)肿块充满并扩大了第四脑室，在T2W图像上呈不均匀信号。箭头所示低信号区是钙化灶点。(B)注意病变是如何通过Magendie孔(三角箭头所示)向颈髓交界处生长的。

成年后才被发现。其发生于脑室内或脑室周围,并且在尸检时常为多发。其最常见于第四脑室的外侧隐窝(50%~60%),但也可见于附着于侧脑室的透明隔(30%~40%)(图 2-20)。侧脑室室管膜下瘤多发生于 10~15 岁以上的患者中。病变在 CT 上呈等密度,在 T1W 图像上呈等信号,在 T2W 图像上呈高信号,尽管它们可能是不均匀病变。后颅窝的大多数(> 60%)室管膜下瘤不强化,但病变可呈轻微、中度或显著强化,导致了非特异性的特征,特别是在幕上间隙。在椎管内很少见。通常,室管膜下瘤在 CT 上与灰质呈等密度,而在所有 MR 脉冲序列上呈等信号。它们有一个良性的生长过程,生长缓慢,且缺乏侵袭性。手术切除是可以治愈的。

中枢神经细胞瘤

该肿瘤可在脑室内生长(WHO Ⅱ 级神经源性肿瘤,见表 2-3 和表 2-6),且伴有钙化,因此,其类似一种更罕见的脑室内少突胶质细胞瘤。中枢神经细胞瘤可能是囊性的,好发于侧脑室或第三脑室,并与透明隔相连(图 2-21),水肿很少见。中枢神经细胞瘤高峰年龄 30 岁,平均年龄为 29 岁。在所有 MRI 脉冲序列上,它们与灰质呈等信号,表现为轻到中度的强化。脑室内神经细胞瘤出血发生率多于少突胶质细胞瘤,可作为诊断的提示。但是,放射科医生通常无法区分两者。突触素免疫组化标记可以区分脑室内少突胶质细胞瘤和神经细胞瘤。病理上的区别不是没有意义的,因为神经细胞瘤的病程比少突胶质细胞瘤良性得多,可能不需要放射治疗。此外,需要指出的是,少突胶质细胞瘤也好发于透明隔。

非肿瘤性“肿瘤”

表皮样囊肿

将表皮样囊肿和皮样囊肿放入“脑肿瘤”一章有一些混淆,因为它们是先天性表皮包涵囊肿和真皮包涵囊肿。它们实际上不是肿瘤,只是反映了外胚层起源的两种实体,一种是皮肤脱屑(表皮样),另一种具有皮肤

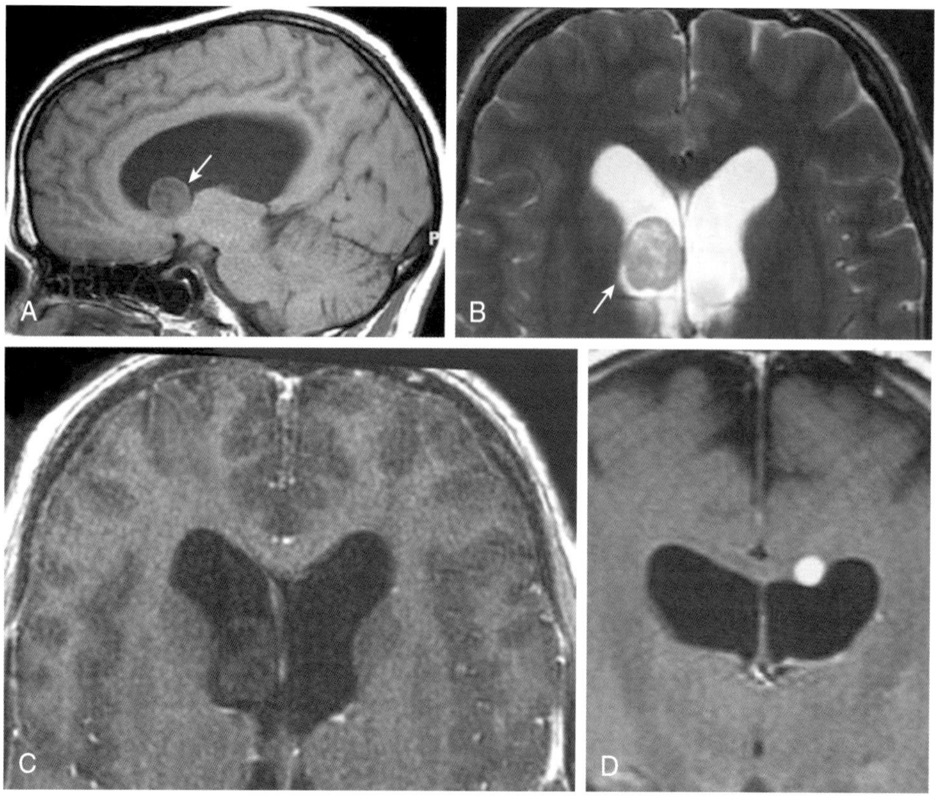

图 2-20 幕上室管膜下瘤,两例患者为兄弟。(A)在矢状位 T1W 图像上可见脑室内肿块(箭头所示)。(B)它在 T2W 图像上边界清晰,并且在对比增强后序列(C)上没有强化。这对于诊断室管膜下瘤是最好的,因为神经细胞瘤、脑膜瘤和脉络丛乳头状瘤会强化。然而,低级别星形细胞瘤和室管膜瘤需要鉴别诊断。(D)室管膜下瘤不一定是脑室腔内的。这是弟弟的病变,在脑室外表面,这次强化了,但诊断是一样的。

表 2-6 神经元和混合性神经元-胶质肿瘤的 WHO 分类

肿瘤	分级	高峰年龄(岁)
神经节细胞瘤	Ⅰ	0~30
神经节细胞胶质瘤	Ⅰ或Ⅱ	0~30
间变性神经节细胞胶质瘤	Ⅲ	0~30
婴儿促纤维增生型星形细胞瘤/神经节细胞胶质瘤	Ⅰ	0~2
胚胎发育不良性神经上皮肿瘤	Ⅰ	10~20
中枢神经细胞瘤	Ⅱ	20~30
小脑脂肪神经细胞瘤	Ⅰ或Ⅱ	45~55
终丝副神经节瘤	Ⅰ	30~70

附属物,如毛囊和皮脂腺囊肿(真皮样)。表皮样囊肿和皮样囊肿生长缓慢,组织学上是良性的。畸胎瘤通常被归为同一类,但它是多潜能生殖细胞的真性肿瘤。

表皮样囊肿也被称为先天性胆脂瘤，与颞骨中的获得性胆脂瘤一样,呈珍珠白色外观。男女发病比例相同,发病高峰为 20~40 岁。表皮样囊肿常发生于桥小脑角池(可能伴有三叉神经痛和面瘫)、鞍上池、桥前池和松果体区(图 2-22)。硬膜外表皮样囊肿少于硬膜内表皮样囊肿的 9 倍,并在岩骨和颞骨的骨内形成。它们表现为边界清楚的骨质病变,边缘呈扇形(见图 2-22E)。

表皮样囊肿在 CT 上呈典型的低密度，类似 CSF。表皮样囊肿扩大,填满 CSF 间隙。表皮样囊肿是一种在正常的大脑结构周围有很强侵袭性的病变，通常具有扇形的边界。CT 表现为无强化的分叶状病变。有时很难区分表皮样囊肿与蛛网膜囊肿，尤其是在桥小脑角池(表 2-7)。一般来说,表皮样囊肿不会强化。典型的 CT 表现是脑干向后移位，看起来只是向前扩张的脑池。实际上,该脑池是具有占位效应的 CSF 密度的表皮样囊肿。

MRI 对鉴别表皮样囊肿和蛛网膜囊肿非常有帮助,这种区别有时在 CT 中模糊不清。在 MRI 上,这些病灶在 T1W 图像上呈低信号,T2W 图像上呈高信号,与 CSF 相似。与蛛网膜囊肿不同,大多数表皮样囊肿在 FLAIR 上信号比 CSF 更亮。在 DWI 上,这些病变通常非常明亮,在 ADC 图上显示弥散受限,因此,很容易与蛛网膜囊肿区分开,蛛网膜囊肿在 DWI 上很暗,具有很高的扩散率。表皮样囊肿不会表现出强化,除非曾做过手术或继发感染。罕见情况下，表皮样囊肿在 T1W 上可能是明亮高信号；这通常由病变中的高蛋白和高黏度所致。

皮样囊肿

T1W 图像上具有高信号的脂肪和无信号的钙化，提示皮样囊肿或畸胎瘤(图 2-23)。这些病变通常发生于中线，而表皮样囊肿通常偏离中线。男性患者更常见,并且比表皮样囊肿患者年轻。可以通过 MRI 化学位移伪影来提示脂肪的存在，在病变边缘的频率编码方向上表现为高信号和低信号边缘。脂肪抑制扫描会降

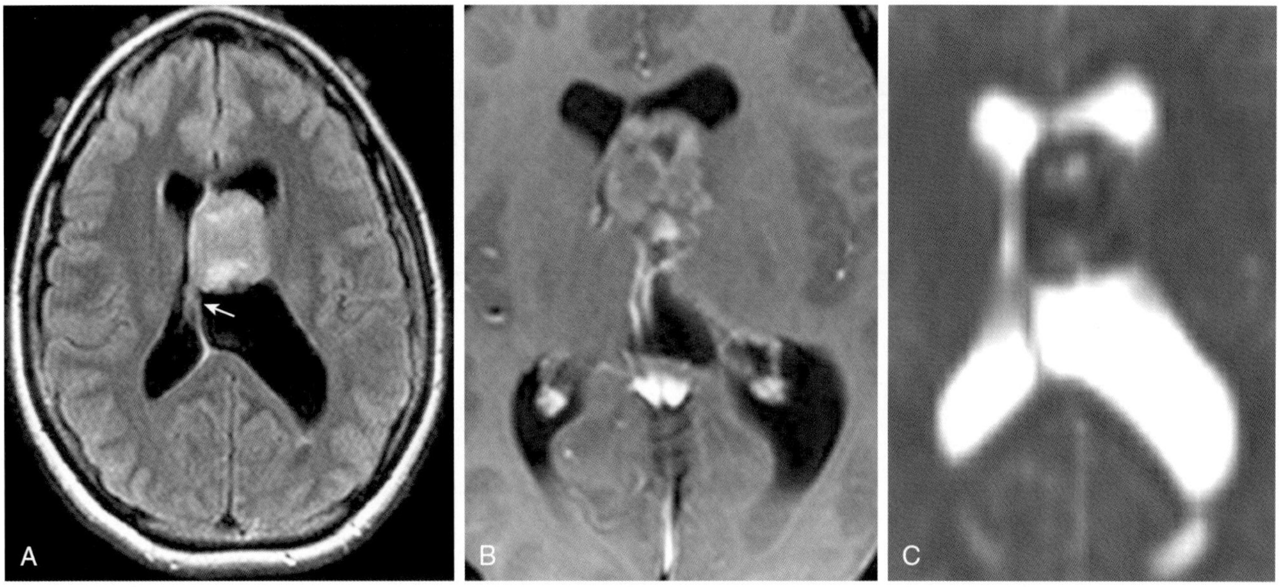

图 2-21 中枢神经细胞瘤。(A)轴位增强 FLAIR 扫描显示的左侧脑室肿块,附着在透明隔上(箭头所示)。尽管属于 WHO Ⅱ级,但它有强化(B),并且在 ADC 图(C)上的扩散也受限。注意病灶内钙化不影响 DWI 结果。

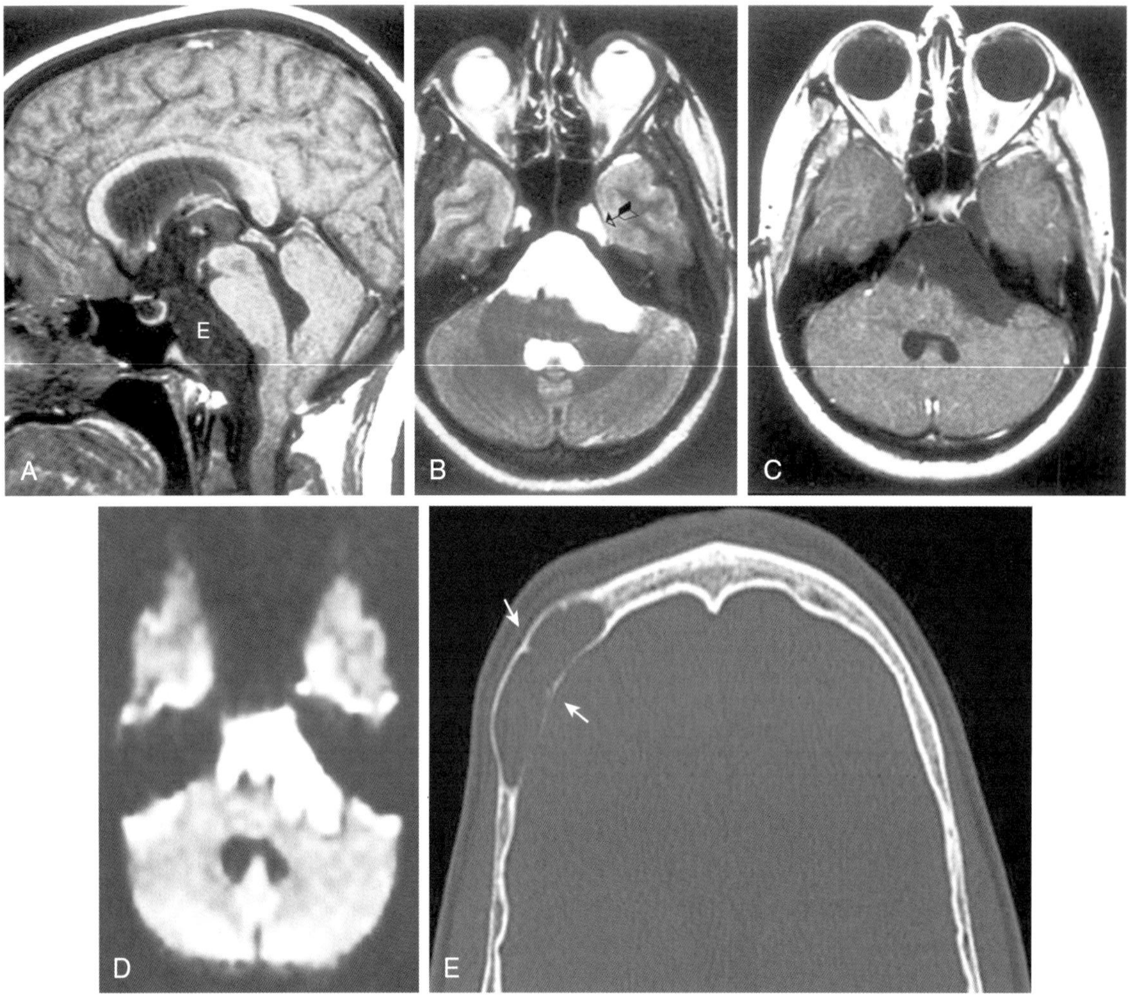

图 2-22 表皮样囊肿。(A)矢状位 T1W 平扫显示脑干前部有一个低信号肿块(E),类似于脑脊液(CSF)。注意脑桥-延髓-颈髓区的病变边缘呈扇贝样。(B)在 T2W 图像上,病变再次具有类似于 CSF 的信号强度。注意 Meckel 腔扩大(箭头所示);它是被累及还是只是扩大?(C)在钆增强 T1W 扫描后未见强化。(D)DWI 图像显示肿块内扩散受限,与脑脊液不同,其信号强度非常高(与第四脑室的 CSF 比较)。这是典型的表皮样囊肿。(E)另一例患者的颅骨表皮样囊肿,有溶骨性病变,但边缘硬化完整(箭头所示)。

表 2-7 表皮样囊肿与蛛网膜囊肿的鉴别

特征	蛛网膜囊肿	表皮样囊肿
CT 密度	CSF	稍高于 CSF
边缘	光滑	扇贝样
钙化	无	25%
血管	移位	插入血管之间
鞘内造影	延迟摄取	无摄取,定义了边界
对 CSF 搏动敏感的 MRI 序列特征(稳态自由进动)	搏动	无搏动
扩散	暗	亮
ADC	升高	下降
FLAIR	暗	可变的

注:ADC,表观扩散系数;CSF,脑脊液;FLAIR,液体衰减反转恢复。

低 T1W 的信号强度。当在 MRI 上看到多个脂肪颗粒散布或在 CSF 中检测到脂质时,应考虑皮样囊肿破裂的可能(排除了一例老年患者的脊髓造影剂液滴)。通常皮样囊肿病变界限清晰,在许多情况下,未破裂的皮样囊肿和脂肪瘤难以区分。

畸胎瘤

畸胎瘤是先天性肿瘤,含有外胚层(皮肤、大脑),中胚层(软骨、骨、脂肪肌肉)和内胚层(具有上呼吸消化道黏膜的囊肿)成分。

松果体区和鞍上区是畸胎瘤的常见部位。你会看到混合密度和信号强度的病变。肿瘤中强化结节的存在可能有助于区别于皮样囊肿。

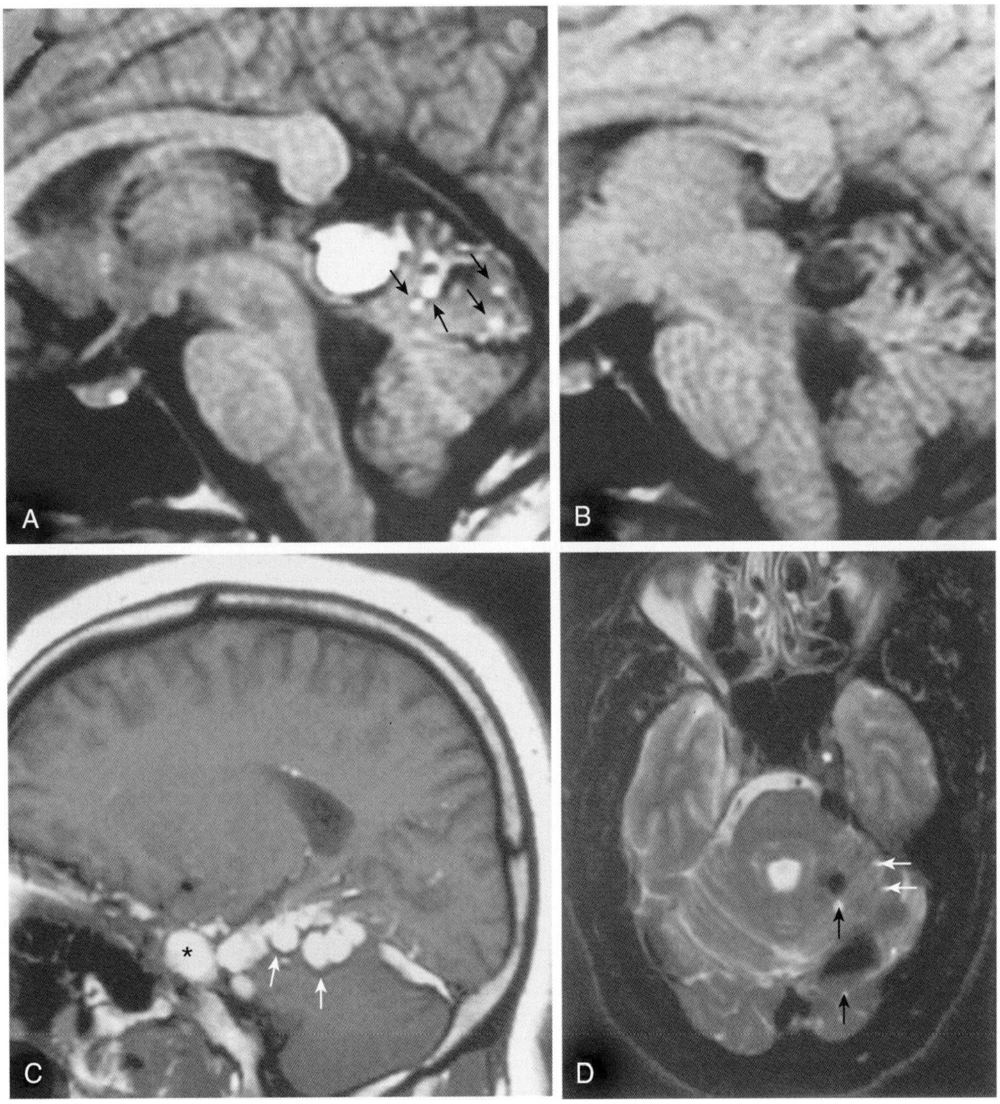

图 2-23 双胞胎患者的皮样囊肿的多面性。(A)皮样囊肿破裂的 T1W 图像显示沿小脑上表面的高信号(箭头所示)。(B)脂肪抑制的 T1W 证实病变为脂肪。(C)在前面的 Meckel 腔区域(星号所示)看到较大的肿块。沿着向后延伸的脂肪滴的下缘可以看到化学位移伪影(箭头所示)。(D)此 T2W 脂肪抑制扫描显示左侧 Meckel 腔中脂肪抑制的低信号,以及沿小脑叶形成的大和小脂肪沉积的低信号(箭头所示),代表此皮样肿瘤破裂。

脂肪瘤

脂肪瘤可能也不应该放在肿瘤的章节中,因为它们是最常见的发育异常或先天性异常,与原始脑膜(一种神经嵴的衍生物)异常发育有关。脂肪瘤常与胼胝体发育不全有关,并且 60%伴有相关神经元的某种先天性异常(图 2-24)。脂肪瘤最常见的颅内部位是胼胝体周围、四叠体池、鞍上池和桥小脑角池(不幸的是,与皮样囊肿的发病部位重叠)。因为组织学上是正常的,但是位于异常部位,所以最好将脂肪瘤称为迷芽瘤,而不是肿瘤。脂肪定义了脂肪瘤。在 CT 中寻找低密度,在 T1WI 上寻找高信号,当应用脂肪抑制技术时会变暗。

脑内肿瘤

当培训对象将所有原发性脑肿瘤称为“神经胶质瘤”时,这是让我们感到沮丧的一件事。把“神经胶质瘤”从你的词汇表中去掉,并使用更精确的术语。大脑的“神经胶质瘤”(基于神经胶质的肿瘤)的类别包括星形细胞瘤、胶质母细胞瘤、少突胶质细胞瘤、室管膜瘤、室管膜下瘤、神经节细胞瘤和神经节胶质瘤。当你要说“星形细胞瘤”时,不要将所有肿瘤都归类为“神经胶质瘤”。

在所有脑内肿瘤中,胶质母细胞瘤约占 25%,星形细胞瘤占 9%,室管膜瘤占 2.5%,髓母细胞瘤占 2.5%,少突胶质细胞瘤占 2.4%,神经节胶质瘤占 1%。转移瘤占颅内肿瘤的 35%~40%。

我们将按照 WHO 对星形细胞瘤的分类进行描述(表 2-8)。根据组织学标准和大体/病理学的外观将星形细胞瘤分为(良性)局限性星形细胞瘤(Ⅰ级)、弥漫性星形细胞瘤(Ⅱ级)、间变性星形细胞瘤(Ⅲ级)和胶质母细胞瘤(Ⅳ级)。局限性病变包括毛细胞型星形细胞瘤、室管膜下巨细胞型星形细胞瘤和多形性黄色星形细胞瘤。纤维型、肥胖型和原浆型星形细胞瘤被归类为弥漫性Ⅱ级肿瘤。然后是预后差的间变性星形细胞瘤和胶质母细胞瘤,它们的级别最高。

Ⅰ级:局限性星形细胞瘤

幼年型毛细胞型星形细胞瘤

小脑幼年型毛细胞型星形细胞瘤(JPA)是儿童年龄段中最常见的(幕下)肿瘤,被归类为 WHO Ⅰ级星形细胞肿瘤。75%发生于 20 岁之前,但在 3 岁前罕见。它们占小脑星形细胞瘤的 70%~85%。在 15%~20% NF-1 患者中可见毛细胞型星形细胞瘤,它们是良性的。

毛细胞型星形细胞瘤以囊肿和壁结节为特征。一般而言,毛细胞型星形细胞瘤与正常大脑分界清晰,通常呈圆形(图 2-25)。儿童典型的小脑星形细胞瘤是囊性的(60%~80%),而在老年患者中,小脑星形细胞瘤更可能是实性的。见于成人的囊肿和壁结节提示需与血管网状细胞瘤进行鉴别。在 MRI 上,星形细胞瘤在 T1W 图像上呈低信号,在 T2W/FLAIR 图像上呈高信号。肿瘤囊性部分的信号强度与 CSF 的 T1 和 T2 信号相似,但在 PDWI 或 FLAIR 上可能由于蛋白质含量较高而较 CSF 呈稍高信号。病变边界清晰。JPA 的实性部分明显强化。这是一种在 PET 中表现为显著强化和高代谢活性的低级别肿瘤。一般认为强化预示着更高级别的肿瘤。

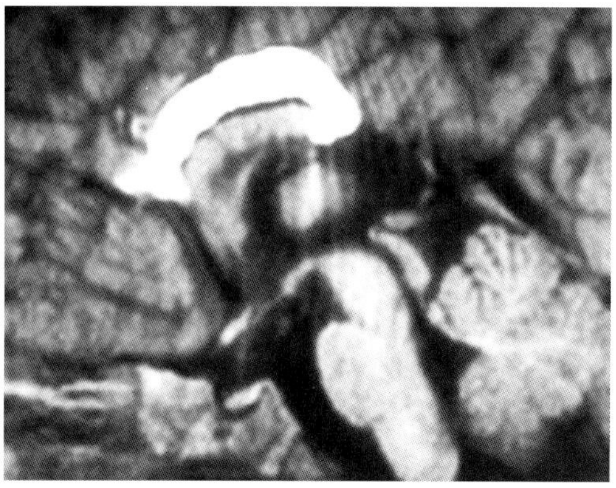

图 2-24 脂肪瘤伴胼胝体发育不全。这种 T1W 图像上明亮的脂肪瘤与胼胝体未完全形成有关。

完全切除后,病变预后良好(5 年生存率> 90%)。60%的毛细胞型星形细胞瘤发生于后颅窝(见表 2-5),而室管膜瘤和髓母细胞瘤也见于儿童。毛细胞型星形细胞瘤也好发于视神经通路和下丘脑(它们可能与Ⅰ型神经纤维瘤病有关)。该区域的星形细胞瘤常累及第三脑室,表现为脑积水。视交叉/下丘脑星形细胞瘤患者和儿童可能出现间脑综合征,以体重下降(尽管摄入正常)、脂肪组织丢失、运动亢进、兴奋和警觉性为特征。

多形性黄色星形细胞瘤

多形性黄色星形细胞瘤(PXA)见于儿童和年轻人,2/3 发生于 18 岁以下的患者中。病变好发于颞叶边缘,因为它们起源于软脑膜下星形胶质细胞。在超过 70%的病例中,可见脑膜基底(强化)。由于该肿瘤好发于颞叶,常见癫痫发作。常表现为结节状强化的皮质肿块。1/3~1/2 的病例可见囊变,但出血和钙化并不常见。边缘清晰或不清晰(图 2-26)。PXA 可能很少发生间变性转化,但被认为是 WHO Ⅱ级病变。5 年生存率> 80%。PXA 很难与胚胎发育不良性神经上皮性肿瘤(DNET)鉴别,但更常见强化。PXA 有脑膜附着,无皮质发育异常;这些特征也有助于与 DNET 鉴别。

表 2-8 星形细胞肿瘤的 WHO 分类

肿瘤	分级	高峰年龄(岁)
毛细胞型星形细胞瘤	Ⅰ	0~20
室管膜下巨细胞型星形细胞瘤	Ⅰ	10~20
多形性黄色星形细胞瘤	Ⅱ	10~20
弥漫性星形细胞瘤	Ⅱ	30~40
纤维型	Ⅱ	30~40
原浆型	Ⅱ	30~40
肥胖型	Ⅱ	30~40
间变性星形细胞瘤	Ⅲ	35~50
胶质母细胞瘤	Ⅳ	50~70
巨细胞胶质母细胞瘤	Ⅳ	40~50
胶质肉瘤	Ⅳ	50~70

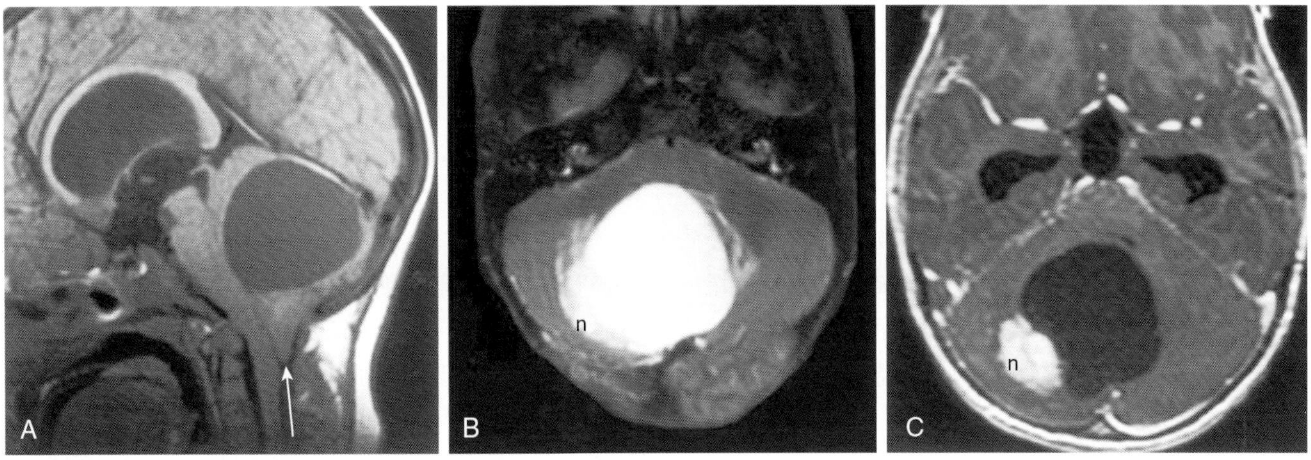

图 2–25　良性毛细胞型星形细胞瘤。(A)后颅窝的大囊性肿块，在该毛细胞型星形细胞瘤患儿中引起了小脑扁桃体疝(箭头所示)和脑积水。(B)T2W 图像显示了囊肿的主要特征，有一个小的壁结节(n)，图 C 中强化。

室管膜下巨细胞型星形细胞瘤

另一种良性的“神经胶质瘤”是室管膜下巨细胞型星形细胞瘤(SGCA 或 SEGA 或 SEGCA)。该肿瘤通常见于 2~20 岁的结节性硬化患者。结节性硬化患者可存在室管膜下结节(CT 上可能钙化)、皮层结节和其他错构瘤性病变。室管膜下巨细胞型星形细胞瘤通常发生于孟氏孔附近，与结节相比，表现为中度到明显的强化(图 2–27)。该肿瘤可单独发生而无结节性硬化，但不常见。肿瘤生长缓慢(WHO Ⅰ级)并延伸入脑室系统，可表现为钙化的脑室内肿块(见表 2–3)。侧脑室的流出道可能受阻，导致一侧侧脑室或两侧侧脑室出现非交通性脑积水。由于许多室管膜下结节在 MRI 上表现出强化，但在 CT 中却没有，因此，利用此特征，在区分大的室管膜下结节和 SGCA 方面，CT 实际上比 MRI 更具特异性。

Ⅱ级：弥漫性星形细胞瘤

纤维型星形细胞瘤比毛细胞型更具浸润性，而且是实性的，预后比毛细胞型差。幸运的是，毛细胞型星形细胞瘤占小脑星形细胞瘤的 85%，而纤维型占 15%。纤维型星形细胞瘤比毛细胞型更常见于年龄较大的儿

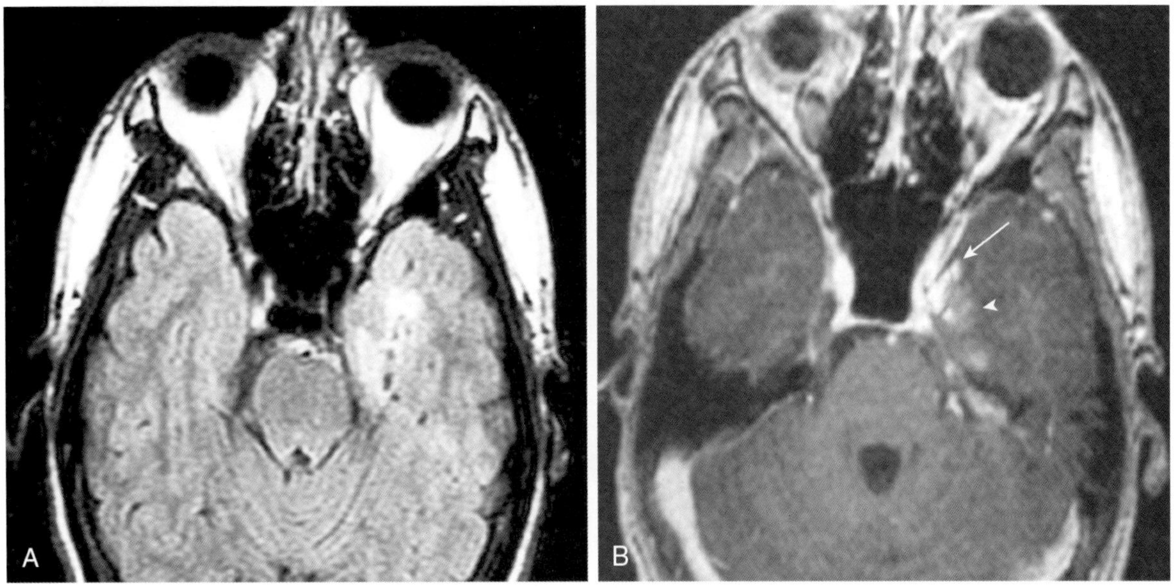

图 2–26　颞叶多形性黄色星形细胞瘤。(A)FLAIR 扫描显示左侧颞叶内侧有一个边界不清的肿块。(B)邻近左侧海绵窦周围有结节状强化(箭头所示)，在 FLAIR 上信号异常的同一位置(三角箭头所示)边界不清。

童,并且是"脑干神经胶质瘤"中主要的组织学表现(脑干"神经胶质瘤"是比星形细胞瘤更可取的术语)。Ⅱ级弥漫性星形细胞瘤更可能表现为无强化。它们可以发生于任何部位(图 2-28),但 1/3 在额叶,1/3 在颞叶。囊变和钙化少见。肥胖型星形细胞瘤仅见于大脑半球,是一种罕见的幕上星形细胞瘤,80%的病例最终转化为胶质母细胞瘤。平均生存时间超过 3.5 年,略好于另一种星形细胞瘤(巨细胞或大细胞类型)。这两种星形细胞瘤的边界都比较清楚,但是没有其他明显的特征。

脑干"神经胶质瘤"

脑干星形细胞瘤通常采用放射治疗,其存活率不及幼年型毛细胞型星形细胞瘤。但是,它们通常是 WHO Ⅱ级弥漫性星形细胞(纤维型)肿瘤,其 10 年生存率为 25%。肿块可孤立位于脑干的某一部分,也可能向外生长(20%的病例)。脑桥神经胶质瘤和外生型脑干神经胶质瘤的预后要好于中脑或延髓神经胶质瘤,外生型可通过手术切除获益。间变的发生率为 50%~60%,预后差。脑桥的脑干神经胶质瘤最常见。这些肿块在 CT 图像上可能不明显,由后颅窝有射线硬化伪影、CT 的软组织分辨率低,以及其在解剖学上的细微扩张所致。相比之下,MRI 对病变有很高的敏感性,并且具有多平面成像,非常适合放射治疗前的计划。病变在 T2W/FLAIR 信号强度较高,而正常的脑干白质束信号强度较低(图 2-29)。该肿瘤可能强化(33%)或没有强化(67%)。可发生囊变。CT 不能看到的细微强化在 MRI 上可能是明显的。症状发生于疾病的晚期,因为肿瘤呈浸润性生长,而不是组织病理学上的破坏。脑干星形细胞瘤在晚期才可出现脑积水。当病灶增大时,常包绕基底动脉。

脑干星形细胞瘤可发生于成人。然而,有 80%是儿童时期的病变。它们占儿童后颅窝肿块的 20%,比小脑星形细胞瘤和髓母细胞瘤少见。儿童脑干增大的其他病变包括结核(全世界最常见的脑干病变)、淋巴瘤、脑干脑炎(由李斯特菌引起)和脱髓鞘疾病(急性播散性脑脊髓炎和多发性硬化)。

Ⅲ级:间变性星形细胞瘤

间变性星形细胞瘤(AA)最常见于 40~50 岁,通常由低级别星形细胞瘤演变而来。它们边界不清,伴有明显的血管源性水肿(图 2-30)。且更可能表现出强化,但如果见到坏死,则将病变视为胶质母细胞瘤。当考虑到所有星形细胞瘤时,75%~80%发生间变,50%最终去分化为胶质母细胞瘤。从 AA 演变为胶质母细胞瘤的时间通常为两年。

胶质母细胞瘤

在星形细胞瘤中,胶质母细胞瘤(WHO Ⅳ级)是最

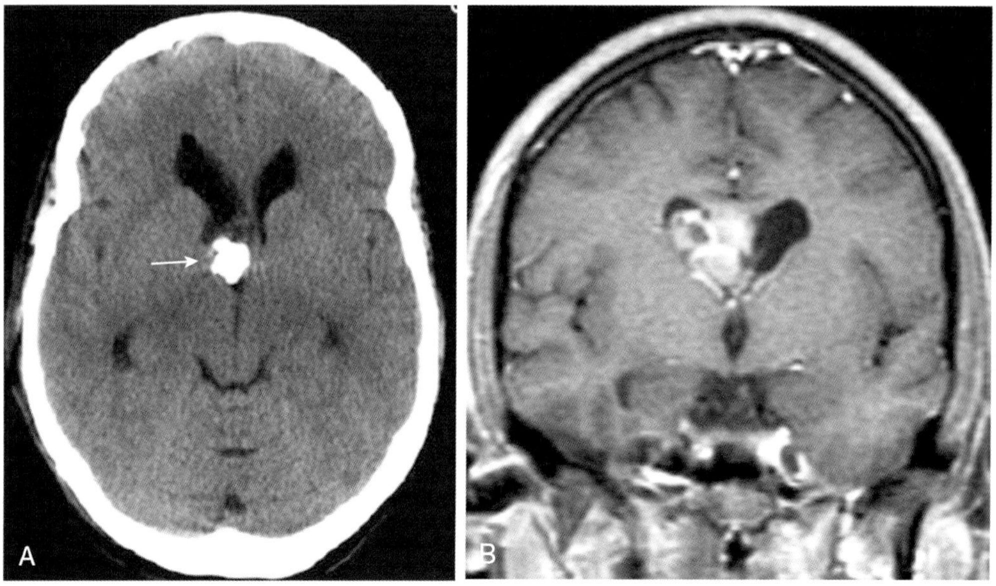

图 2-27 Ⅰ级良性室管膜下巨细胞型星形细胞瘤。(A)在平扫 CT 中,请注意右侧孟氏孔附近的钙化肿块(箭头所示)。(B)在冠状位 T1W 增强扫描中,向脑室内延伸的肿瘤成分更为明显。间隔似乎也有浸润。

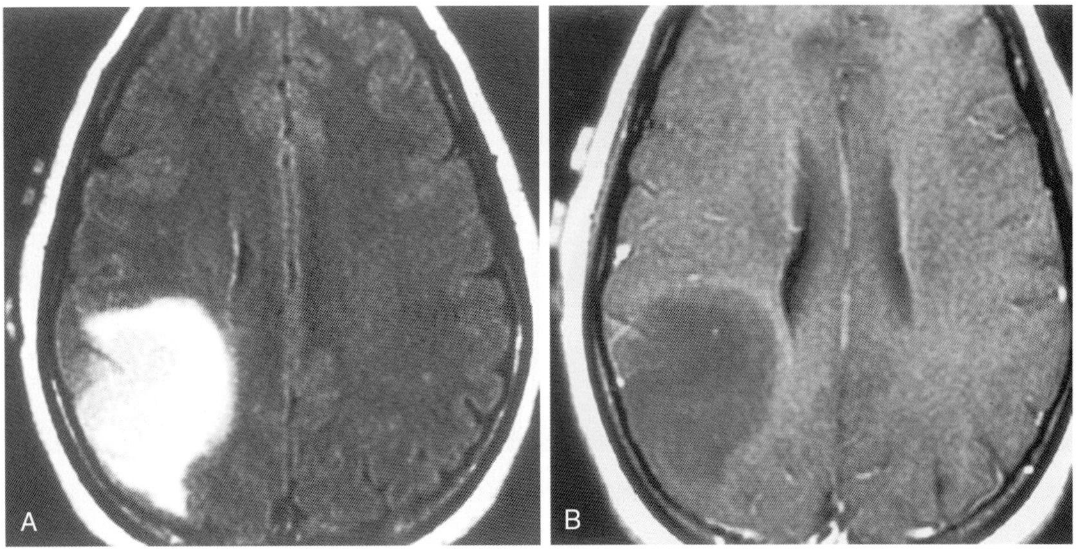

图 2–28　Ⅱ级星形细胞瘤。(A)肿块在 FLAIR 图像上边界清楚,但仍然很大。(B)没有强化。

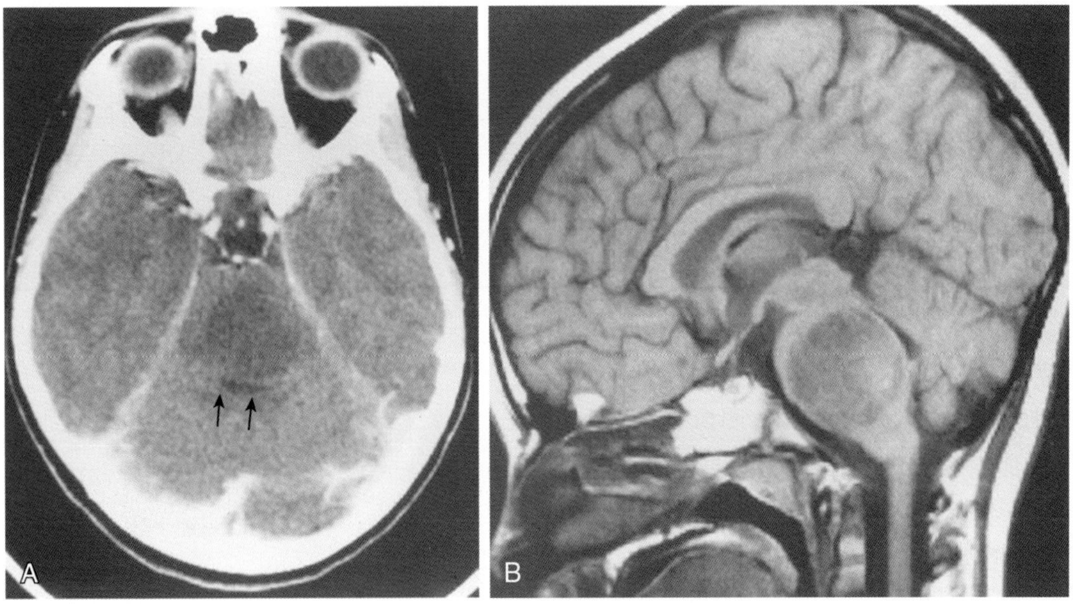

图 2–29　脑干神经胶质瘤。(A)在增强 CT 中,脑桥的脑干神经胶质瘤压迫了第四脑室(箭头所示)。注意肿瘤没有强化。(B)矢状位 T1W 图像的中线扫描可以更好地确定肿瘤的范围。

常见的一种,几乎是间变性星形细胞瘤和Ⅰ级星形细胞瘤的两倍,占星形细胞肿瘤的 50%~60%和颅内肿瘤的 15%。胶质母细胞瘤是最致命的神经胶质瘤,其两年生存率为 10%~15%。这些肿瘤可出现在大脑的任何地方,但最常见于额叶(23%)、顶叶(24%)和颞叶(31%)。枕叶较少见。

老年人的大多数胶质母细胞瘤被认为是原发性肿瘤;也就是说,它们不是从低级别星形细胞瘤演变而来。临床病程很短,约数个月。继发性胶质母细胞瘤由低级别星形细胞瘤去分化演变而来,发病年龄较小,其临床前驱症状持续数年以上。

胶质母细胞瘤的影像学特征是肿瘤内有坏死(图 2-31)。组织学分级似乎与患者的年龄大致相当;患者年龄越大,病变越可能是高级别星形细胞瘤。与高级别相关的其他表现包括环形强化、总体增强、明显的占位效应、肿瘤内坏死和扩散受限。最近研究发现,相对脑血容量(rCBV)和 ADC 值与星形细胞瘤的组织学和血管分布密切相关。rCBV 越高,ADC 越低,则越有可能是

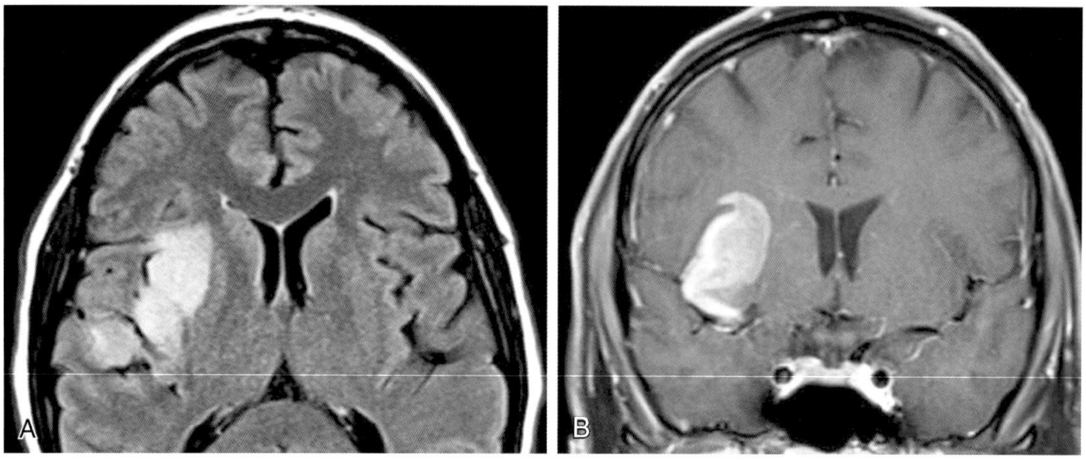

图 2-30 Ⅲ级星形细胞瘤。(A)FLAIR 扫描显示岛叶周围的高信号从右侧颞叶延伸到右侧额叶。(B)增强扫描后,冠状位 T1W 图像上看到沿外侧裂周区的强化。

胶质母细胞瘤。脑血容量升高>1.75 表示级别更高。其他研究显示,将肿瘤的平均各向异性分数(FA)水平设定为 0.141 和最大 FA 水平设定为 0.244,来鉴别低级别和高级别的星形细胞瘤,敏感性和特异性均达到 90%。FA 似乎比 ADC 值要好。同时,如磁敏感扫描显示的出血及 MRS 上胆碱/NAA 比值升高或乳酸峰的出现也与高级别有关(图 2-32)。大多数使用 Cho/NAA 比值>2.2 提示高级别星形细胞瘤,而使用肌醇的存在来提示低级别病变。你还可以选择较旧的后备选项:患者年龄越大,肿瘤越有可能是高级别。

胶质母细胞瘤浸润广泛,在长 TR 图像上表现为高信号。增强可能是实性的、环形的,或偶尔不均匀的轻微强化(见图 2-31)。肿块周围的子灶/卫星灶看起来像一簇葡萄。肿瘤经常穿越胼胝体、前连合或后连合到达对侧半球。在成人星形细胞瘤中,胶质母细胞瘤最常见的表现是瘤内出血和蛛网膜下隙播散(占病例的 2%~5%)。有时,它可覆盖脑室腔。当看到累及胼胝体的病变时(框 2-4),应最先考虑胶质母细胞瘤和淋巴瘤(图 2-33)。

肿瘤的范围不是由其强化的边缘来界定的。事实上,放射肿瘤医生将对整个 T2W/FLAIR 异常高信号区域进行放射治疗,然后用锥形向下的放射野覆盖增强部分,并在增强边缘设置 2cm 的边缘。显微镜下浸润明显超出强化的范围,T2W 高信号不能完全反映肿瘤范围。

我们的医疗设备最近新增了准确的功能研究。对于邻近功能区皮层的病变(我们指的是靠近语言、记忆或运动区域),我们向神经外科医生展示这些关键区域的位置是很有帮助的,从而可以减少与切除相关的手术并发症。因为外科医生不能完全切除胶质母细胞瘤,而只进行大体切除,以使患者可以与家人交流。fMRI 可用于术前确定与肿瘤相关的语言区域,甚至可用于术中指导手术切除,旨在切除尽可能多的肿瘤和尽可能少的功能区皮层。需要注意的是,由于①血管受压和神经血管解耦联;②血管活性物质(NO);③肿瘤表达的神经递质物质;④神经元功能降低;⑤肿瘤对血管结构的

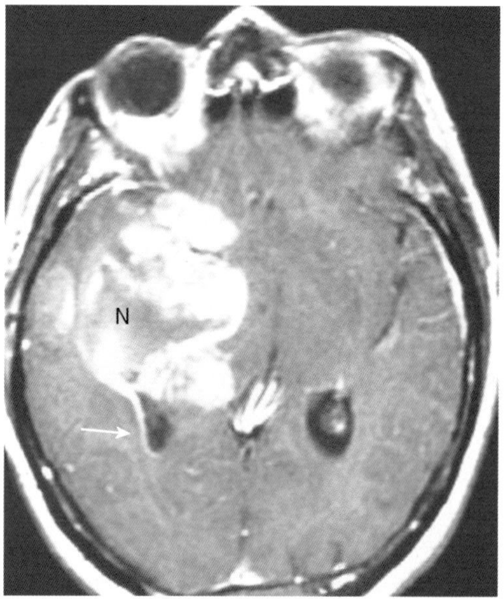

图 2-31 胶质母细胞瘤。可见不规则强化、坏死(N)和占位效应,中线结构向左侧移位,以上都为预后不良的表现。注意肿瘤的室管膜播散(箭头所示),这也是一个预后不良的信号。

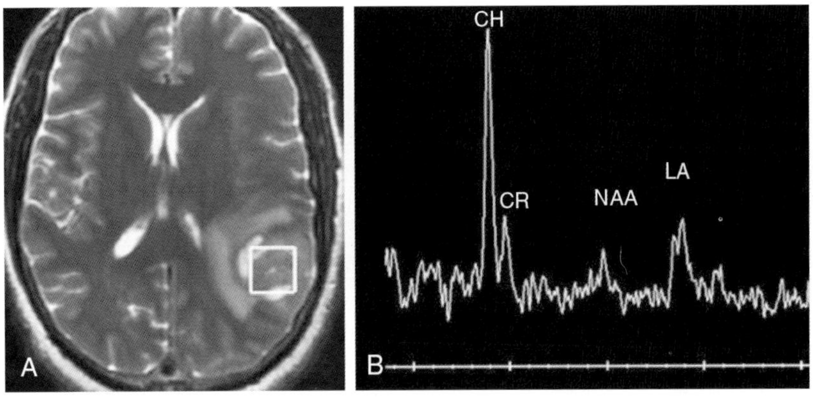

图 2-32　胶质母细胞瘤。MRS 显示体素的放置位置(A)和 1.3 PPM 的乳酸峰(LA),以及很高的胆碱(CH)与 N-乙酰天门冬氨酸(NAA)的比值(B)。还显示了肌酸峰(CR)。

侵犯,在星形细胞瘤附近的 BOLD fMRI 对比效应可能会降低。

胶质肉瘤

胶质肉瘤是一种恶性的胶质母细胞瘤-间叶性肿瘤,占所有胶质母细胞瘤的 2%,好发于幕上间隙。尽管其名称如此,但它可能是边界清晰的、表浅的,以及有显著强化。

多中心星形细胞瘤

多中心星形细胞瘤可能是真正的异时性独立病变,但更多的情况是胶质瘤组织的连续扩散,其中的连接在影像学上不明显,但在病理学上存在。2.3%的胶质母细胞瘤发生多个独立的胶质母细胞瘤。NF-1 与多灶性星形细胞瘤有关。

框 2-4　胼胝体肿块

肿瘤
多形性胶质母细胞瘤
淋巴瘤
白质疾病
多发性硬化
进行性多灶性白质脑病
肾上腺脑白质营养不良
Marchiafava-Bignami 病(原发性胼胝体变性)
可逆性后部脑病综合征
急性剪切伤
卒中
先天性
脂肪瘤
囊肿
Susac 综合征

脑胶质瘤病

根据 WHO 第 4 版的脑肿瘤分类,脑胶质瘤病是一种涉及"至少 3 个脑叶,通常是双侧的,从大脑白质延伸,包括深部和皮层下部分,并经常浸润脑干和脊髓"的疾病(图 2-34)。高峰年龄为 40~50 岁,但在所有年龄段的成人中均会发生。WHO 的分类为Ⅲ级,类似于 AA。额叶和颞叶累及基底节和丘脑的情况并不少见,近半数病例的脑胶质瘤病是双侧的。脑干受累并不少见,中脑和脑桥受累的概率是延髓的 4 倍。最新版本的 WHO 分类将该病变归为星形细胞瘤和(或)少突胶质细胞瘤。

CT 图像可能被解读为外观正常,但你可能会看到灰白质差异的消失和轻微的占位效应。更加敏感的 T2W/FLAIR MRI 显示出弥漫性信号强度增高。灰质和白质均可受累,病变可向双侧扩散。即使存在强化,也是很轻微的。预后与高级别星形细胞瘤相当,事实上,脑胶质瘤病可能表现为爆炸性生长速度,代表其向胶质母细胞瘤转化。中位生存期为 15 个月。

胚胎性肿瘤

髓母细胞瘤/原始神经外胚叶肿瘤

最近有学者提出将髓母细胞瘤和其他类似的细胞系肿瘤重命名为"原始神经外胚叶肿瘤(PNET)"。理由是,实际上不存在"髓细胞"这样的细胞系(至少病理学家是这么告诉我们的)。实际上,最新的 WHO 分类将其归为"胚胎性肿瘤"(表 2-9)。然而,在普通的术语中,后颅窝的 PNET 被称为髓母细胞瘤。

髓母细胞瘤是儿童人群中最常见的后颅窝肿瘤之

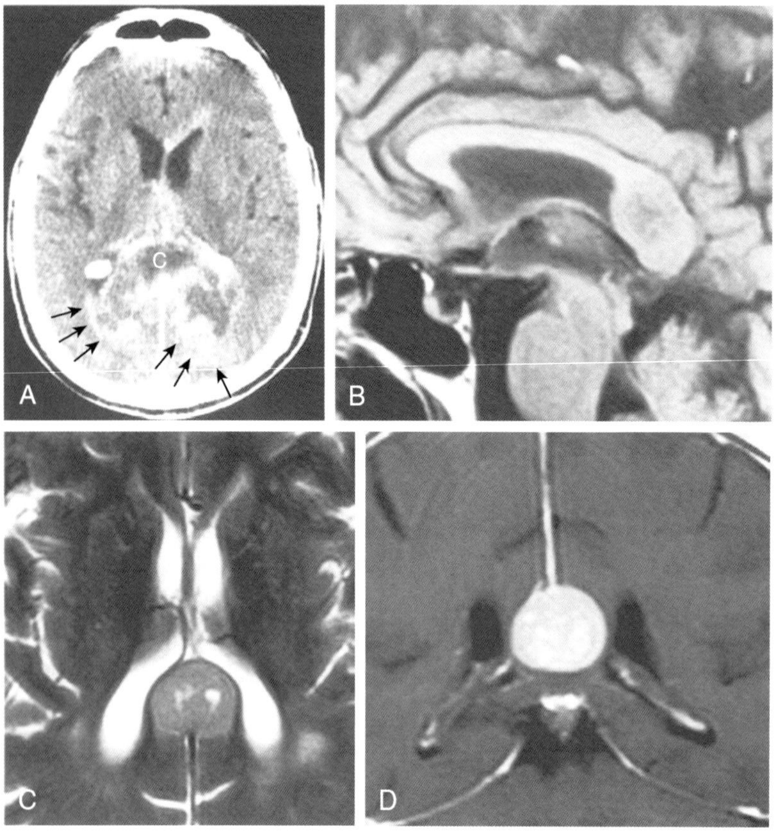

图 2-33 病变侵犯 Toomer-Svelling 家族成员的胼胝体。(A)胼胝体胶质母细胞瘤。增强 CT 显示一个花环状不规则强化的肿瘤(箭头所示),穿过胼胝体压部。注意胼胝体的膝部也有轻微的强化,表明肿瘤浸润。C 标记的胼胝体压部,似乎有些坏死。(B)压部淋巴瘤:矢状位 T1W 图像显示压部肿大,信号强度异常。(C)T2W 图像显示压部内局灶性肿块,无明显水肿。(D)在冠状位 T1W 上病变明显强化,这是否倾向于淋巴瘤而非中等级别的星形细胞瘤?发生扩散。(Case courtesy Stuart Bobman.)

一,占儿童后颅窝肿瘤的 1/3 以上,占儿童小脑肿瘤的 50%。它们恶性程度很高,并被 WHO 的 Peter Townsend 评为侵袭性最高的肿瘤(Ⅳ级)。这些肿瘤通常见于中线,起源于小脑蚓部,然后生长到第四脑室的下髓帆或上髓帆(图 2-35)。髓母细胞瘤通常发生于 5~12 岁年龄段,男性儿童通常是女性儿童的两倍,患者通常表现为脑积水,也可存在脑干功能障碍。

与儿童肿瘤不同,发生于年轻人的 20% 髓母细胞瘤在后颅窝中呈偏心性,半数以上的病例位于小脑半球。它们往往比儿童肿瘤更具侵袭性,边界也更不清楚。一种罕见的髓母细胞瘤被称为促结缔组织增生型髓母细胞瘤,可从小脑半球生长到脑外,尤其是在桥小

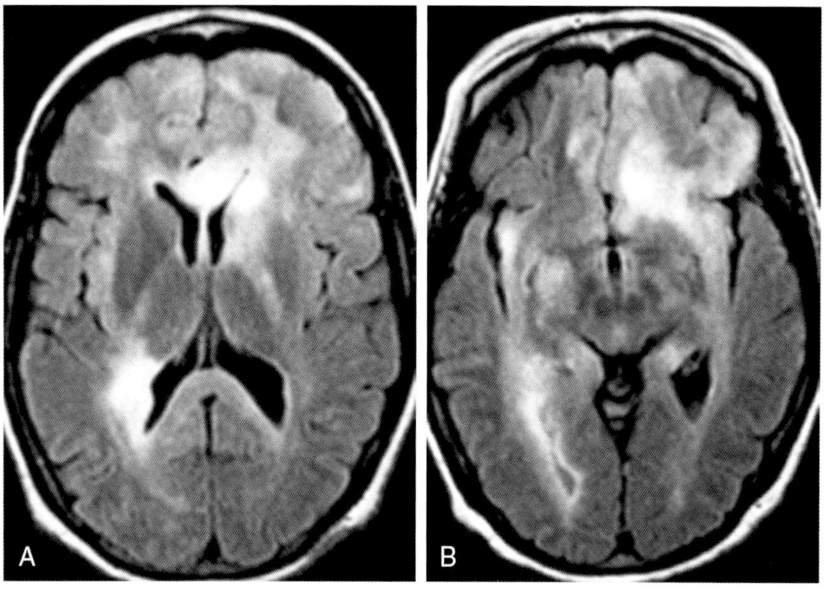

图 2-34 大脑胶质瘤病。FLAIR 扫描显示多个脑叶、双侧受累,并且对于病变的大小来说,占位效应相对较小,具有胶质瘤病的特征。不要期望明显的强化。

脑角。

髓母细胞瘤CT平扫通常表现为稍高密度、边界清晰的肿块(图2-36)。CT上的高密度是提示后颅窝髓母细胞瘤(对于脑内肿瘤而言)的最佳发现(而对于脑外肿瘤,则提示脑膜瘤)。偶见钙化和囊变,更常见于成人(见表2-9)。第四脑室(当看到时)向前下移位,常伴有梗阻性脑积水。

MRI矢状位图像是观察肿瘤从小脑蚓部起源的最佳方法。肿块通常在T1W图像上呈低信号,T2W图像上呈等信号。病变通常很清晰,不会出现大量水肿。髓母细胞瘤和室管膜瘤的一个鉴别特征是:室管膜瘤通常在扩大第四脑室的同时保持其形状,而髓母细胞瘤使第四脑室变形(见表2-5)。肿块呈中等强化。髓母细胞瘤的钙化发生率为10%~21%。囊变最初被认为是罕见的,发生于10%~20%的儿童病例和59%~82%的成人病例中。在典型的儿童后颅窝肿瘤中,髓母细胞瘤的ADC值最低,其次是室管膜瘤,而星形细胞瘤的ADC值最高。髓母细胞瘤是有蛛网膜下隙播散倾向的肿瘤之一,可见于1/3的病例(见图2-35C,D)。因此,需要对全脑脊髓进行增强MRI。

PNET的光谱特征可以将其与其他儿童后颅窝肿瘤相鉴别。与低级别星形细胞瘤和室管膜瘤相比,PNET的NAA/Ch比值更低。乳酸在PNET中通常不存在,但常见于毛细胞型星形细胞瘤和室管膜瘤。

Turcot综合征(5q21基因)、遗传性视网膜母细胞瘤和痣样基底细胞癌(Gorlin)综合征(9q31基因)与髓母细胞瘤的发病率增加有关。

表2-9 胚胎性肿瘤的世界卫生组织分类

肿瘤	分级	高峰年龄(岁)
髓上皮瘤	Ⅳ	0~5
室管膜母细胞瘤	Ⅳ	0~2
髓母细胞瘤		
促结缔组织增生型	Ⅳ	0~16,第二高峰为21~40岁
大细胞型	Ⅳ	0~16,高峰为7岁
髓肌母细胞瘤	Ⅳ	2.5~10.5
黑色素型	Ⅳ	0~9
幕上PNET		
神经母细胞瘤	Ⅳ	0~10
神经节神经母细胞瘤	Ⅳ	0~10
ATRT	Ⅳ	0~5

注:ATRT,非典型畸胎样/横纹肌样肿瘤;PNET,原始神经外胚叶肿瘤。

幕上原始神经外胚叶肿瘤

脑神经母细胞瘤现在称为幕上PNET。如果有神经节细胞存在,可以将它们称为脑神经节神经母细胞瘤,但无论如何,它们都是侵袭性肿瘤(WHO Ⅳ级)。确诊时年龄越小,预后越差。这些肿瘤常伴囊变、钙化(50%~70%)和出血,常见于儿童。PNET CT平扫可呈高密度。它们具有很高的复发率和蛛网膜下隙播散率。病灶直径通常较大,为3~10cm,密度和信号不均匀,强化不均匀。有时,它们出现在鞍上或脑室周围,但脑神经母细胞瘤最常见于额叶、顶叶和枕叶。肿瘤不会引起明显水肿,通常边界清晰。80%发生于10岁以下的患儿(25%在2岁之前),但也可见于年轻人。3年生存率为60%,5年生存率为34%,复发常见(40%)。

室管膜母细胞瘤

室管膜母细胞瘤是另一种WHO Ⅳ级儿童胚胎性肿瘤(PNET),好发于幕上,与室管膜瘤不同。发现时肿瘤较大,伴有强化、水肿、周围坏死和囊变。但是,它们的边界还是相对清晰的。它们侵犯软脑膜,通常位于脑室周围,起源于在脑室周围的神经上皮前体细胞。由CSF播散引起的死亡通常发生于就诊后的6~12个月内,并且常为幼儿和新生儿发病。

非典型畸胎样/横纹肌样肿瘤

非典型畸胎样/横纹肌样肿瘤(ATRT)是WHO Ⅳ级、高度侵袭性、外观异质性的肿瘤,可伴有出血、坏死、钙化和囊变(图2-37)。它们在CT平扫中是密实的。它们与原始神经外胚叶肿瘤的发生时间范围相同,即发生于生命的最初几年。强化不均匀。蛛网膜下隙播散并不少见(34%),常见于发病时,并且常在确诊后1年内死亡。52%发生于后颅窝,其余39%发生于幕上,5%发生于松果体周围,2%为多灶性或发生于椎管内。

胚胎发育不良性神经上皮肿瘤

胚胎发育不良性神经上皮(神经外胚层)肿瘤(DNET)最常见于颞叶(50%~62%)和额叶(31%),通常引起癫痫发作。该肿瘤是一种神经上皮性肿瘤,最常见于慢性癫痫发作的好发年龄(10~30岁)。它们位于大脑

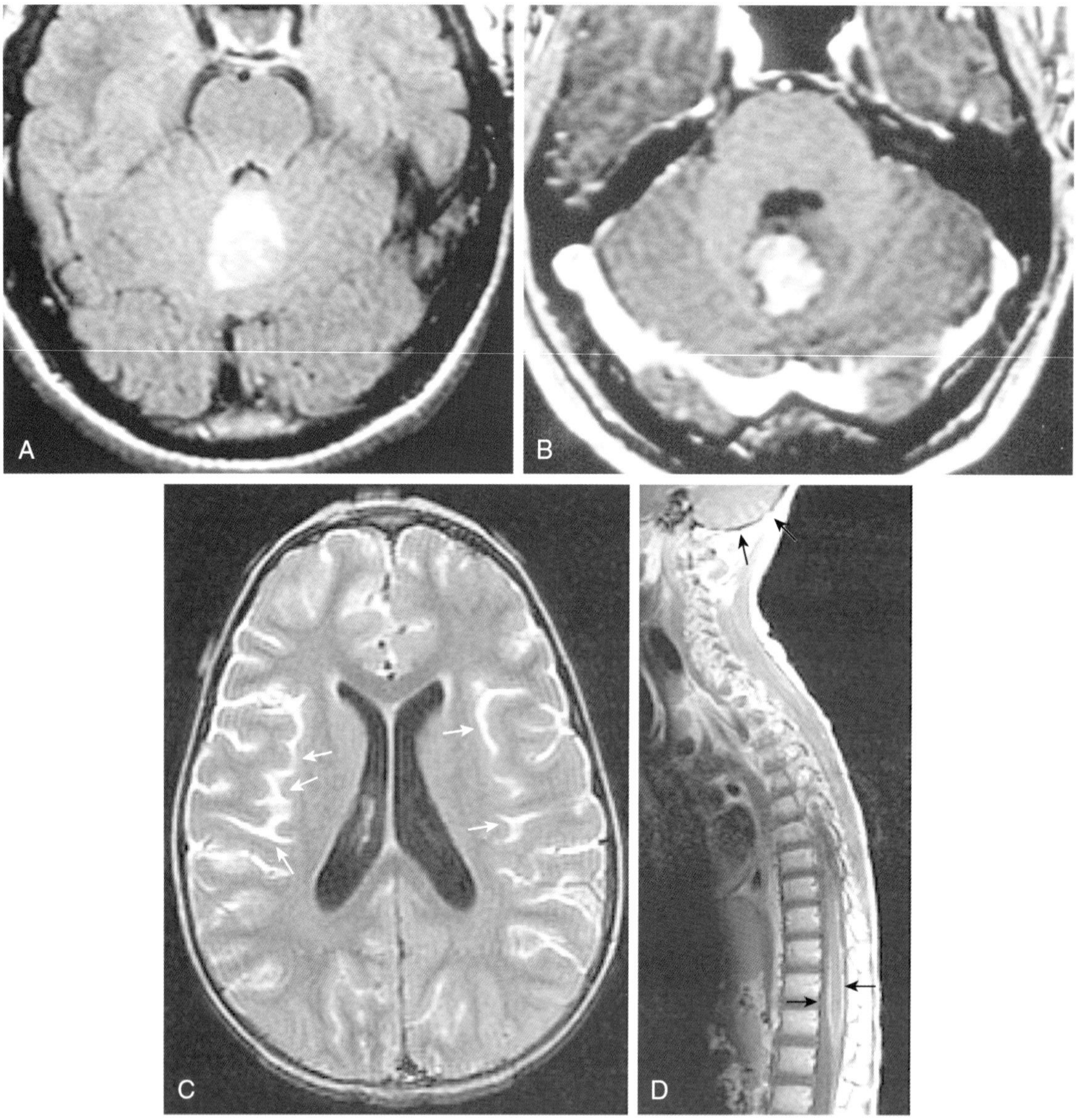

图 2–35 髓母细胞瘤。(A)小脑蚓部肿块在 FLAIR 上呈高信号,位于中线。(B)肿块强化。(C)进行 FLAIR 扫描时,髓母细胞瘤的播散可表现为蛛网膜下隙中的高信号(箭头所示),伴随轻度脑积水。钆后 FLAIR 扫描对蛛网膜下隙播散非常敏感。(D)脊柱成像证实了在后颅窝(箭头所示)、胸髓和脊髓圆锥上的蛛网膜下隙播散。

周围,几乎所有病例都累及皮质,大多数累及皮层下白质,导致楔形异常(图 2–38)。半数病变边界不清。在 MRI 上,该肿瘤的特征是存在囊变,通常是多发的,呈明亮的 T2W 高信号。肿瘤常有分隔,呈三角形分布(可能是由于沿着放射状神经胶质纤维衍生)。在不到 1/3 的病例中可见强化,并且占位效应不一。在 CT 中,病变通常是低密度的,并且生长非常缓慢。DNET 通常不伴有水肿,它们可能会重塑颅骨。据报道,50%以上的病例同时伴有局灶性皮质发育不良。切除后很少复发,即使是部分切除(WHO Ⅰ级)。

神经元,混合性神经元 / 胶质肿瘤

神经节细胞胶质瘤

神经节细胞胶质瘤最常见于儿童和年轻人(64%~80%发生于 30 岁以下的患者)。它们是中枢神经系统最常见的混合性神经胶质肿瘤(见表 2–6)。它们是低级别肿瘤,预后良好。最常见的临床表现是癫痫发作。女性患者多于男性患者,其特点是良性、缓慢生长的过程,常伴有骨骼重塑,证明其生长缓慢。这些肿瘤最常见于

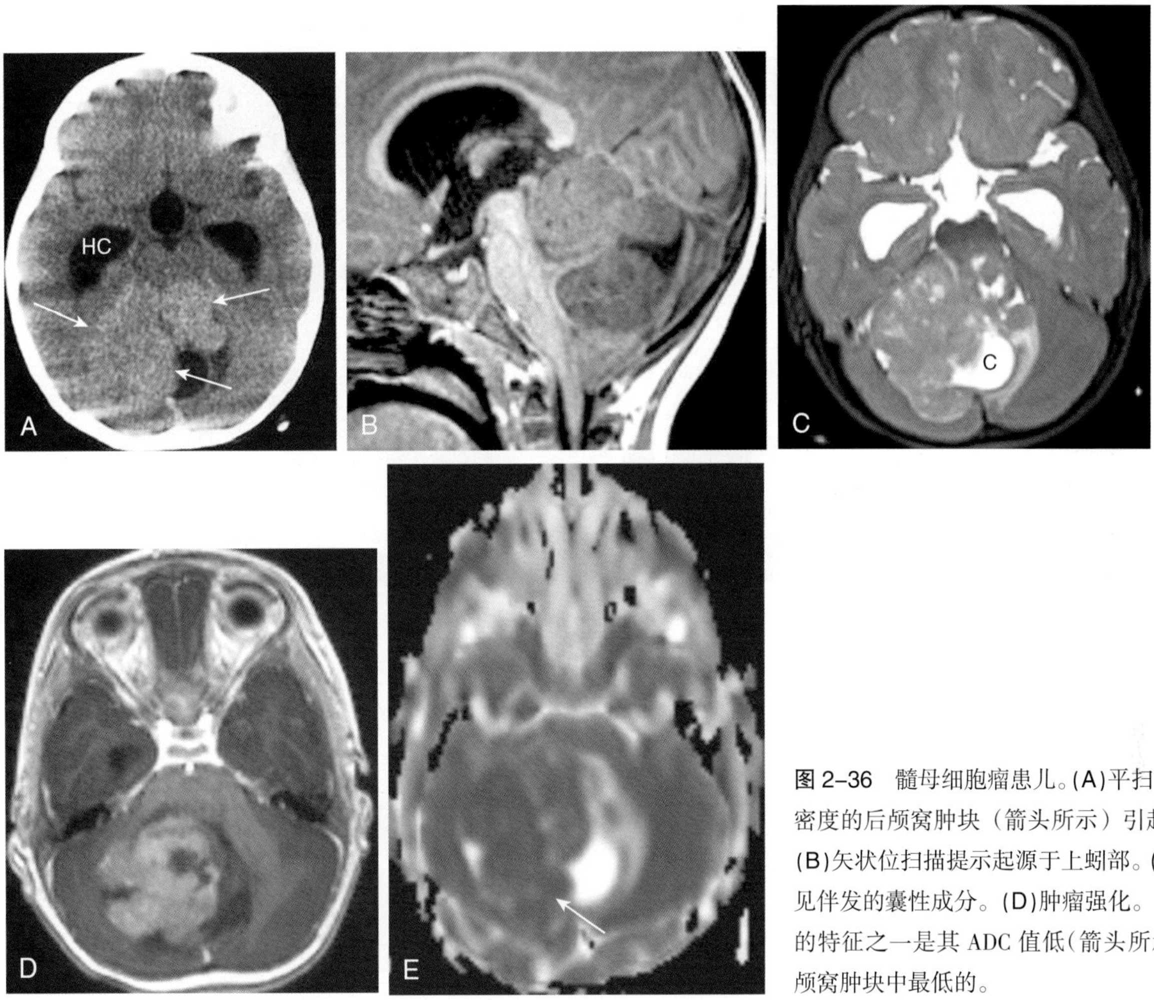

图 2-36　髓母细胞瘤患儿。(A)平扫 CT 显示一个高密度的后颅窝肿块（箭头所示）引起脑积水(HC)。(B)矢状位扫描提示起源于上蚓部。(C)T2W 扫描可见伴发的囊性成分。(D)肿瘤强化。(E)髓母细胞瘤的特征之一是其 ADC 值低(箭头所示)——儿童后颅窝肿块中最低的。

颞叶(85%)、额叶、第三脑室前部和小脑。表 2-10 总结了颞叶肿块的鉴别诊断。

小脑神经节细胞胶质瘤往往具有囊性成分，但也可能是实性、混合性或钙化性肿块。一半以上表现出强化,也常累及脊髓和视神经。在 38%~50%的病例中,病变呈囊性,在 CT 图像上通常呈低密度或等密度。1/3 可见钙化,一半可见轻度强化(图 2-39)。MRI 表现因囊肿的形成而不同。如果有囊肿存在,那么神经节胶质瘤在 T1W 图像上可能呈低信号，在 T2W 图像上呈亮信号。壁结节可共存。肿瘤边缘清晰在血管造影中无血管。囊性神经节细胞胶质瘤与蛛网膜囊肿的区别在于,在 PDWI 或 FLAIR 上，囊性神经节细胞胶质瘤明显位于脑实质内,信号强度高于 CSF 或蛛网膜囊肿。

该肿瘤由神经元神经节细胞和星形胶质细胞组成,因此得名。但是,其行为由肿瘤神经胶质部分的去分化程度决定,因此,它可能转变为侵袭性病变,即间变性神经节细胞胶质瘤。血管源性水肿的存在也与较差的组织学分级有关，但是大多数神经节细胞胶质瘤不会产生明显水肿。

婴儿促纤维增生性神经节细胞胶质瘤

婴儿促纤维增生性神经节细胞胶质瘤(DIG)是神经节神经胶质瘤的一种变异，通常在出生后两年内出现。肿瘤通常发生于额叶和顶叶,体积大,有脑膜基底。特点是有囊肿形成,也常出现周围边缘或结节性强化。有些可能有钙化的边缘。尽管该病灶看起来像婴儿的巨大坏死性胶质母细胞瘤,但其预后良好,组织学为良性(WHO Ⅰ级)。肿瘤具有神经胶质和神经节来源(故称其为神经节细胞胶质瘤)。肿瘤边缘的 T2W 低信号代表纤维结缔组织增生。鉴别诊断包括 DNET 和 PNET,但是皮质 PNET 钙化、出血的发生率更高(图 2-40)。

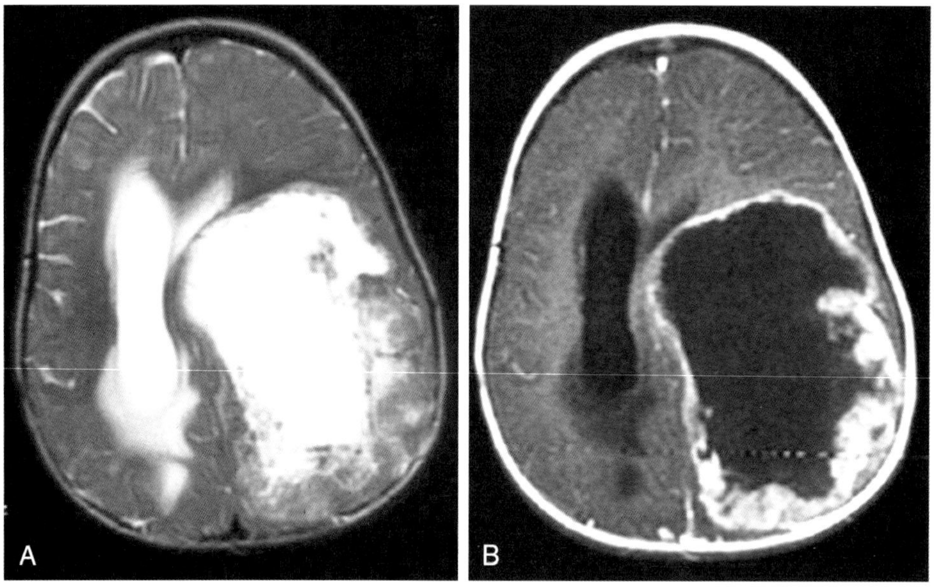

图 2-37 横纹肌样肿瘤。(A)这是一个巨大的囊性为主的肿块,位于左侧大脑半球。但是请注意,在后外侧有实性组织。检查占位效应。(B)肿块的边缘强化,并且边缘掩盖了这种侵袭性肿块的“Ⅳ级”性质。脑积水表现为脑脊液经室壁流动,表现为在图 A 的右侧脑室边缘周围有高信号。

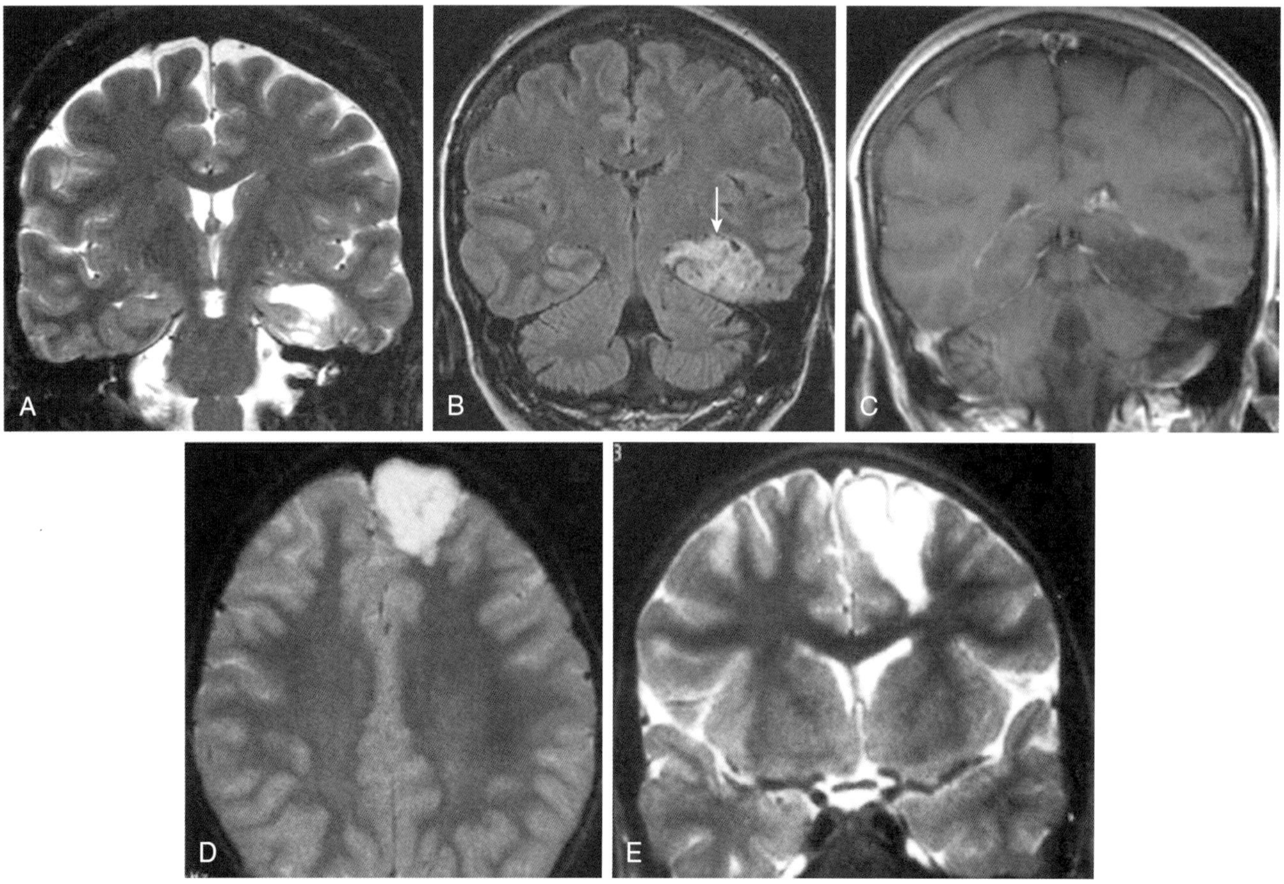

图 2-38 胚胎发育不良性神经上皮肿瘤(DNET)。(A~C)T2W 图像、FLAIR 和对比增强后的 T1W MRI 显示了一个外周的、主要位于皮层的病变(箭头所示)。T2W 和 FLAIR 图像具有瑞士奶酪特征。未见强化。(D,E)在另一例患者的 T2W 和 FLAIR 扫描中,对这些病变的楔形特点有更好的认识。

表 2-10 颞叶病变的鉴别

肿瘤	神经节瘤	低级别星形细胞瘤	DNET	少突胶质细胞瘤	PXA	DIG
年龄(岁)	0~30	0~30	10~20	30~60	10~35	0~1
分界	好	好	好	不太好	好,但恶变率 20%	好
水肿	很少	是	无	是	不常见	偶尔
肿瘤引起颞叶癫痫发作的百分比	40%	26%	18%	6%	4%	<3%
出血	罕见	罕见	常见	可见	罕见	无
囊肿形成	常见	常见	常见,主要有多个	可见	常见	常见
强化	不常见	不常见	不常见至可见	常见	常见于壁结节	常见于纤维组织增生结节
皮质受累	常见	不常见	总是	可见	常见,脑膜附着	硬脑膜附着
钙化	可见	可见至不常见	常见	常见	罕见	无

DIG,婴儿促纤维增生性神经节细胞胶质瘤;DNET,胚胎发育不良性神经上皮肿瘤;PXA,多形性黄色星形细胞瘤。

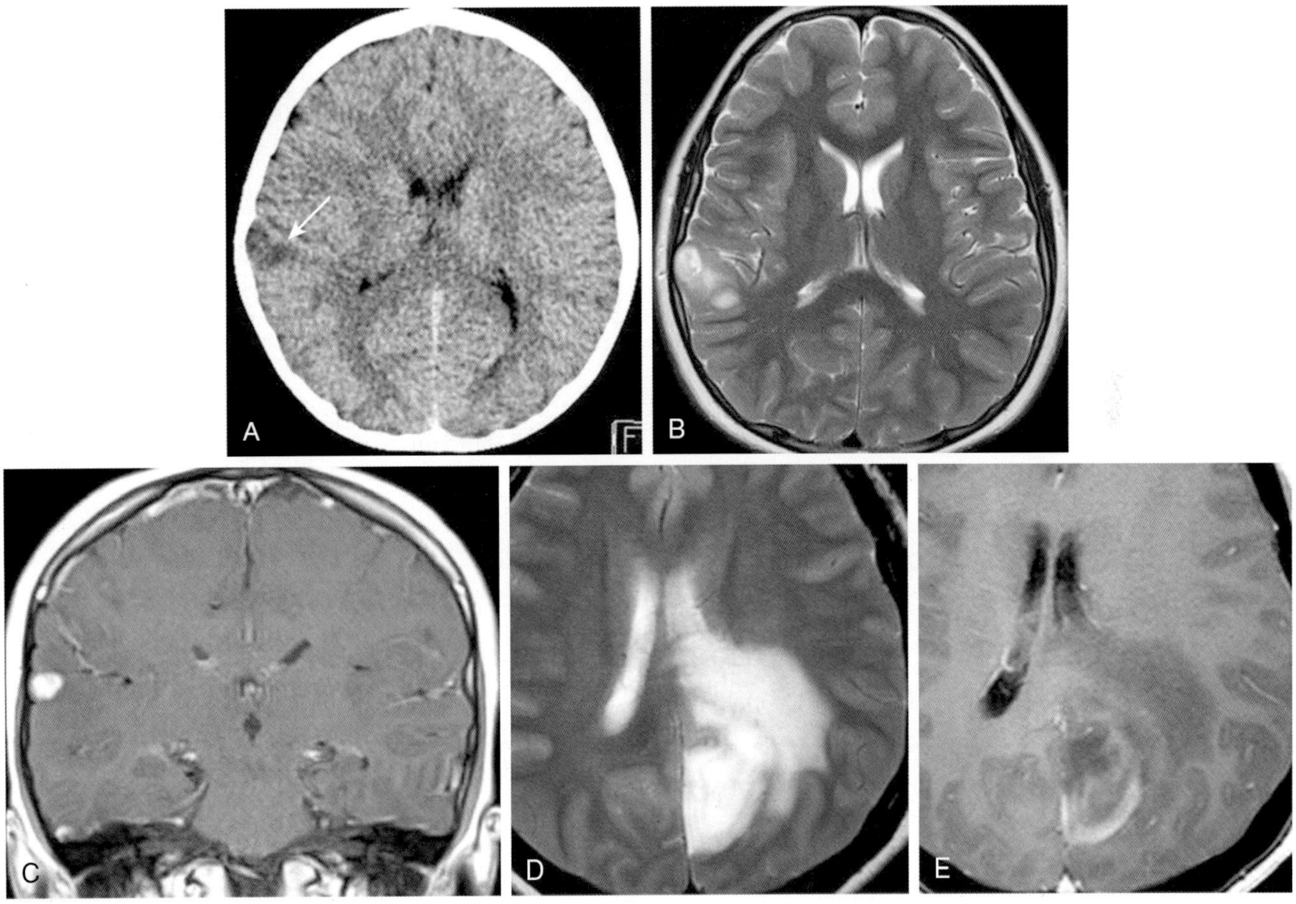

图 2-39 神经节细胞胶质瘤的多面性。(A)有癫痫发作的 11 岁患儿的轴位 CT 图像显示右侧颞叶局灶性低密度病变(箭头所示)。本例未见钙化。(B)在 T2 上,病变呈 T2 高信号结节状外观,周围无明显水肿。(C)给予对比剂后,肿瘤的结节成分显示明显强化。(D)另一例患者的轴位 T2W 图像显示左侧顶叶 T2 高信号病变,周围水肿明显。(E)对比增强 T1W 图像上显示强化,但不如第一例患者明显。

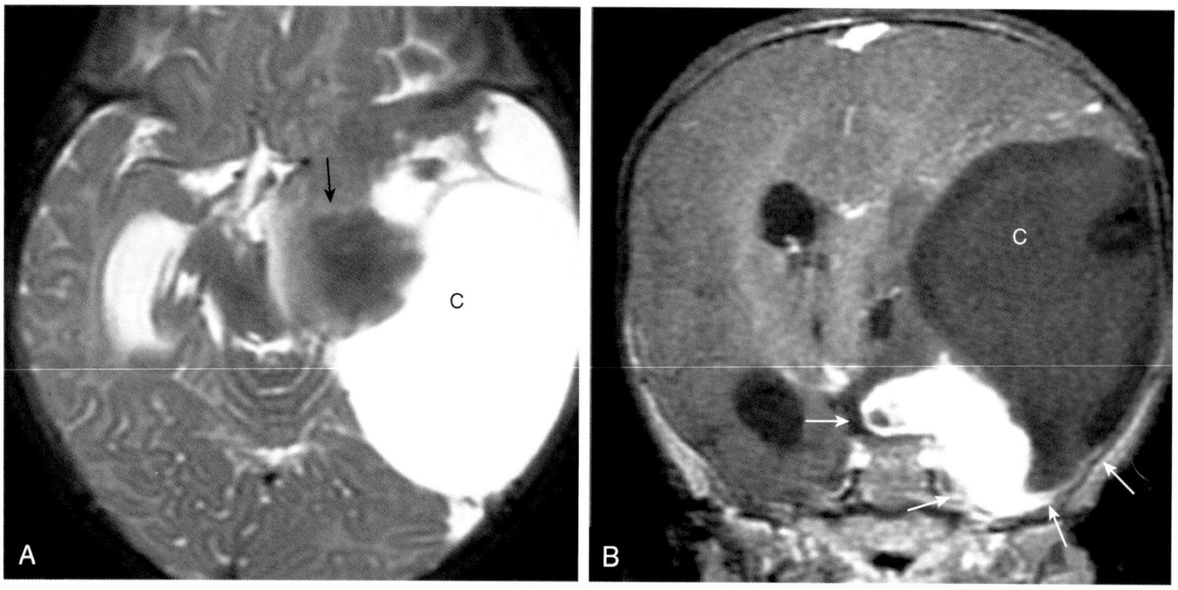

图 2-40　婴儿促纤维增生性神经节细胞胶质瘤(DIG)。(A)颞部的巨大囊性肿块 C 内侧有一个实性成分,在 T2W 图像上显示为等信号(箭头所示)。(B)典型的婴儿促纤维增生性神经节细胞胶质瘤,肿块周围有一个实性强化成分,有硬脑膜附着(箭头所示)和巨大的囊肿。DIG 的鉴别诊断为胚胎发育不良性神经上皮肿瘤(DNET)或多形性黄色星形细胞瘤(PXA),但 DIG 可见于婴儿。

神经节细胞瘤

与神经节细胞胶质瘤可能出现恶变和更具侵袭性的生长方式不同,神经节细胞瘤没有神经胶质成分,也没有恶变的可能。神经节细胞瘤通常位于大脑皮层或小脑。在平扫 CT 中,它们可能是高密度的,几乎没有强化。神经节细胞瘤在 T1W 和 T2W 图像上通常呈等信号,在 FLAIR 上最容易观察,表现为高信号。

Lhermitte-Duclos 病是一种常见于小脑的肿块样病变,通常为弥漫性浸润过程。过去曾被描述为错构瘤或发育不良,但最近已被重新分类为 WHO Ⅰ级肿瘤,并被称为发育不良性神经节细胞瘤。病变累及小脑灰质和白质,在 T2W 图像上呈高信号(图 2-41)。该肿瘤的其他名称包括弥漫性神经节神经瘤、浦肯野细胞瘤弥漫性肥大、颗粒细胞肥大和发育不良性神经节细胞瘤。Lhermitte-Duclos 病通常见于 20 岁出头的患者,表现为颅内压升高和(或)共济失调。与多发性错构瘤和肿瘤(尤其是乳腺肿瘤)有关的 Cowden 综合征与约 50%的 Lhermitte-Duclos 病相关。它在 10q23 号染色体上传播。

婴儿促纤维增生型星形细胞瘤(婴儿期的脑促纤维增生型星形细胞瘤)可能代表了 DIG 的一种变异,具有神经胶质和间叶组织学特征。组织学上缺乏神经元成分是该肿瘤与 DIG 的区别。它是一种发生于儿童的良性肿瘤。一般表现为以硬脑膜为基底的肿块,伴有囊变。尽管基于硬脑膜的肿块会强化,但囊肿不会,甚至在周围也不会。占位效应和血管源性水肿很少见。它也见于患儿出生后的前 18 个月,常位于幕上。

少突胶质细胞肿瘤

这些肿瘤列于表 2-11。

少突胶质细胞瘤

少突胶质细胞瘤仅占颅内神经胶质瘤的 4%~8%,其典型特征是钙化率高(40%~80%;图 2-42)。高峰发病年龄段是 50~60 岁,男性好发,男女发病比例为 2:1。当肿瘤是单纯的时,其病程为良性(被归类为WHO Ⅱ级),但需注意间变。少突胶质细胞瘤患者在 1p 杂合子缺失或 1p 和 19q 杂合子联合缺失时对放化疗更为敏感,特别是替莫唑胺,因此生存时间(平均 10年)明显长于无 1p/19q 缺失的患者(平均 2 年)。这些遗传标记与 T1W 图像上的模糊边界、所有脉冲序列上的混合信号,以及血液或钙化的顺磁敏感性有关。具有 1p/19q 缺失的肿瘤较小,多为单叶和颞叶肿瘤,其上颅骨变薄的可能性较小。这种良好的关联在星形细胞瘤患者中并不明显。

在少突胶质细胞瘤中,强化是可变的(占 40%)。20%的病例可见出血、囊变。当肿瘤发生囊肿时,其恶性星形细胞行为率较高。在 MRI 上,除了钙化区域外,

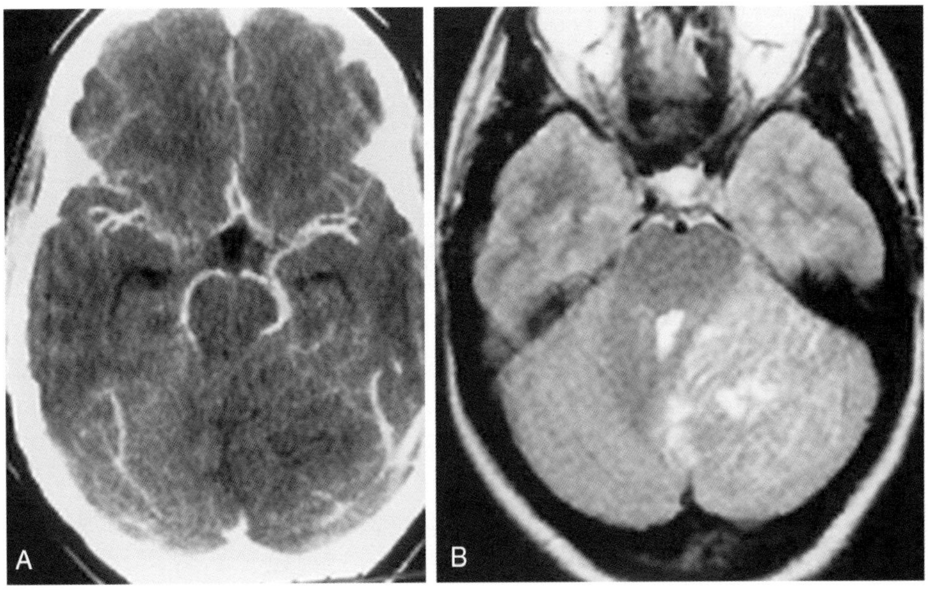

图 2-41 Lhermitte-Duclos 病。(A)增强 CT 显示左侧小脑上部有一个无强化的肿块。注意:无强化肿块的密度略低。(B)病变的 T2W 图像再次显示明显的占位效应和肿块内的高信号条纹。注意中间的实质具有与正常小脑相似的信号。

肿瘤在 T1W 图像上呈低信号，在 T2W/FLAIR 图像上呈高信号(图 2-43)。信号不均匀是关键。CT 平扫病变呈低密度或等密度(除非出血或钙化)。与肿块相关的水肿通常很小,这是与其他更具侵袭性肿瘤的一个鉴别点。

混合性肿瘤

少突胶质细胞瘤在组织学上常与星形胶质细胞混合(50%)。此时,它作为一种中等级别的肿瘤,复发率很高。用于描述该肿瘤的术语是少突星形细胞瘤,就像少突胶质细胞瘤和间变性少突胶质细胞瘤一样，分布在额叶和颞叶。少突星形细胞瘤的钙化发生率较低(14%),但强化较常见(50%)。少突星形细胞瘤的中位生存期为 6.3 年，而少突胶质细胞瘤的中位生存期为 9.8 年。如果少突星形细胞瘤发生间变,中位生存期降至 2.8 年。

间变性少突胶质细胞瘤

间变性少突胶质细胞瘤（WHO Ⅲ级）的预后比 WHO Ⅱ级少突胶质细胞瘤差。它们占所有少突胶质细胞瘤的 1/4~1/2,平均年龄 49 岁。90%以上位于额叶或颞叶。出血、坏死、钙化、囊变和显著强化可单独或同时出现。5 年生存率约为 30%。

表 2-11 少突胶质细胞肿瘤和混合性神经胶质瘤的 WHO 分类

肿瘤	分级	高峰年龄(岁)
少突胶质细胞肿瘤		
少突胶质细胞瘤	Ⅱ	30~55
间变性少突胶质细胞瘤	Ⅲ	45~60

来源未确定的神经上皮肿瘤

脊索样胶质瘤

脊索样胶质瘤是下丘脑和第三脑室前部的肿瘤，属于 WHO Ⅱ级,是一种来源不明的神经胶质肿瘤。病

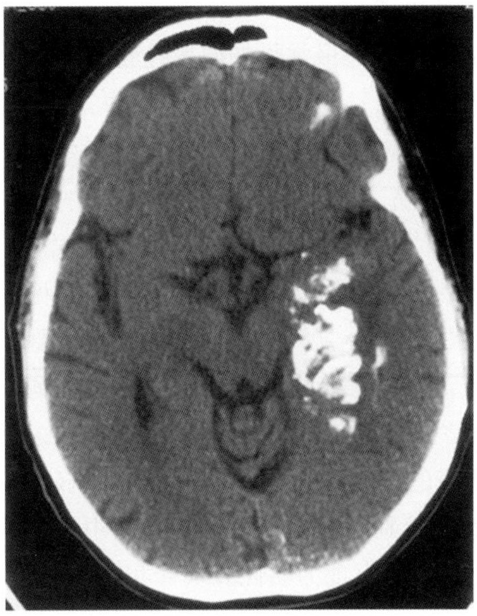

图 2-42 少突胶质细胞瘤的钙化。尽管平扫 CT 有时并不合适，但对于患者的评估,该病变显示出这种低级别肿瘤的典型钙化。这种蛇形的钙化应引起人们对动静脉畸形甚至 Sturge Weber 的怀疑,因此,无论如何仍然必须进行 MRI。

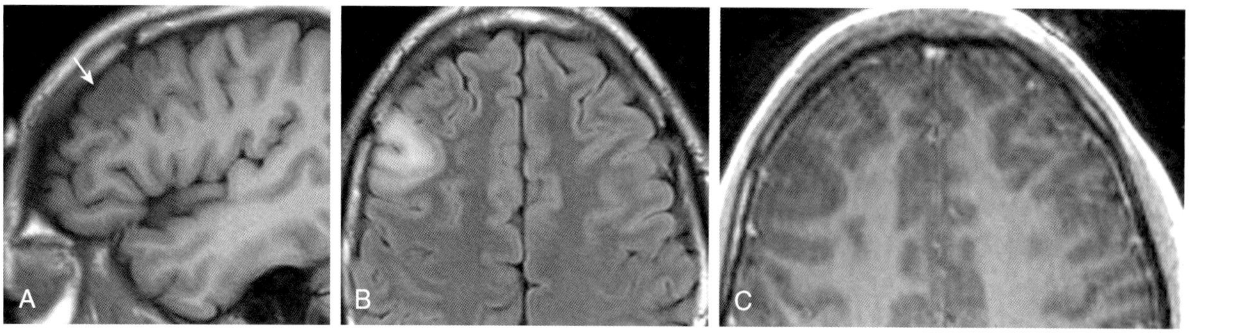

图 2-43 典型的Ⅱ级少突胶质细胞瘤。(A)矢状位 T1W 图像显示远端皮质病变(箭头所示),具有轻度占位效应。它在 FLAIR 扫描(B)上变亮,边缘模糊。(C)只有 40%的少突胶质细胞瘤有强化,本例中未见。

灶生长缓慢、实性、边界清晰,强化明显。它们看起来像是位于第三脑室的小橄榄——卵圆形、边界清晰、没有突起。病变在 CT 上与灰质相比呈高密度, 在标准的 T1W 图像和 T2W 图像上几乎呈等信号,但可能有中央坏死或囊变。见于 30 岁以上的成年人,可因其阻塞第三脑室而引起急性脑积水。

星形母细胞瘤

星形母细胞瘤是一种侵袭性不一、来源不明的罕见肿瘤。它们是影响青壮年人群大脑半球的肿瘤。肿瘤边界清晰,周围强化,有中央坏死,通常体积较大。只要手术完全切除,预后良好。

血管网状细胞瘤

成人幕下间隙最常见的原发性脑内肿瘤是小脑血管母细胞瘤(HB)。其是一种良性肿瘤,WHO Ⅰ级,可经手术治愈。>85%的 HB 发生于小脑,9%发生于脊髓,4%发生于延髓,2%发生于大脑。约 10%的后颅窝肿瘤是 HB。它们的数量远远超过前庭神经鞘瘤和转移瘤。男性比女性更常见,患者通常是年轻人。常见症状有头痛、共济失调、恶心、呕吐和眩晕。由促红细胞生成素产生增加引起的红细胞增多症可能是 40%病例的临床表现,且更常见于实性 HB。脊髓 HB 可伴有蛛网膜下隙出血。25%的 HB 与 von Hippel-Lindau 病(VHL)有关,该病已被定位到第三条染色体上的基因(3p25-26)。

HB 的典型表现为囊性肿块伴实性壁结节(55%~60%的病例),富血管性,有供血血管的流空信号(图 2-44)。然而,也可见实性 HB(40%)和较少见的单纯囊性 HB。在平扫 CT 中,可看到小脑半球或小脑蚓部周围的囊性肿块,伴有稍高密度的壁结节。壁结节明显强化,囊肿及其壁无强化。纯实性 HB 也表现出明显强化(见图 2-44)。

在血管造影检查中, 可以发现乏血供肿块中的血管结节(通常带有蛇形血管),可能有或无引流静脉。

MRI 与 CT 结果相似, 囊性和实性组织成分不同。然而,MRI 的优势在于可以显示为 HB 壁结节供血的大血管及在 VHL 中遗漏的多发微小 HB。肿瘤通常累及脑膜表面,因此可呈类似脑膜瘤的外观。治疗只需要切除病变的实性结节,因为囊肿并不是真正的肿瘤。预后非常好,5 年生存率>85%。

由于上面的描述与 JPA 几乎相同, 你可能会问如何区分这两者。首先也是最重要的是年龄:JPA 的发病年龄为 5~15 岁,而 HB 则为 30~40 岁。假如一例 23 岁患者有囊实性肿块,请结合以下 4 个发现:①软脑膜附着提示 HB;②微小结节伴有巨大囊肿更可能是 HB;③如果进一步检查,动脉造影显示富血供结节为 HB;而少血供则为 JPA;④多样性及与 VHL 综合征相关的其他发现提示 HB。

与 VHL 综合征相关的 HB(框 2-5)通常发病年龄较小。VHL 综合征是常染色体显性遗传,外显率近90%。与 VHL 综合征相关的 HB 可多见于小脑、脑干和脊髓。目前诊断 VHL 综合征的标准如下:①一个以上中枢神经系统(包括视网膜)HB;②一个 CNS HB 和一个内脏病变(例如,肾血管平滑肌脂肪瘤、肾细胞癌);③VHL 综合征的一种表现和阳性家族史。分析 VHL 患者的一个难点是患者有已知的转移性肾细胞癌或转移性嗜铬细胞瘤,通常不能区分富血供转移灶(可能是单个或多个)与 HB(也可能是单个或多个)。

在查看 VHL 患者的后颅窝图像时,不要忘记仔细检查颞骨上的内淋巴囊瘤(ELST),可见于 11%~16%的

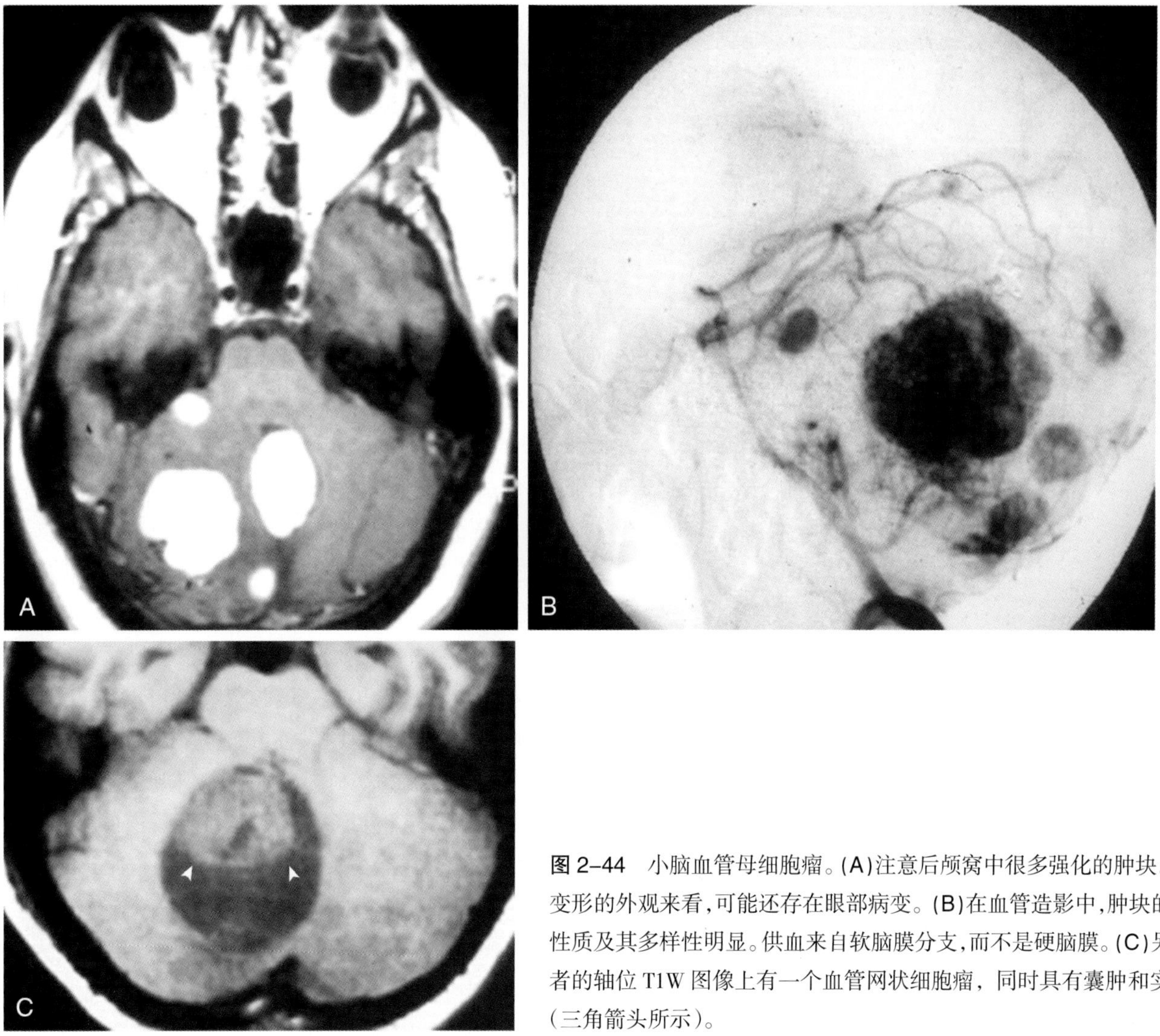

图 2-44　小脑血管母细胞瘤。(A)注意后颅窝中很多强化的肿块。从眼球变形的外观来看,可能还存在眼部病变。(B)在血管造影中,肿块的富血管性质及其多样性明显。供血来自软脑膜分支,而不是硬脑膜。(C)另一例患者的轴位 T1W 图像上有一个血管网状细胞瘤，同时具有囊肿和实性成分(三角箭头所示)。

VHL 患者,33%为双侧发病。眼部的 HB 有可能被遗漏。

转移瘤

转移瘤是成人最常见的幕下和幕上恶性肿瘤（图 2-45)。它们通常表现为边界清晰的圆形肿块,位于灰白质交界处附近。80%的转移灶位于灰白质交界处,3%位于基底节,15%位于小脑。增强后可强化,且常呈结节状或环形强化。成人转移到幕下的最常见原发性颅外肿瘤是肺癌和乳腺癌。30%的支气管癌转移到中枢神经系统,尽管鳞状细胞癌是最不常见的转移到大脑的组织学类型。据估计,18%~30%的乳腺癌患者发生 CNS 转移。其他易转移到颅脑的肿瘤包括黑色素瘤(第三常见,仅次于肺癌和乳腺癌)、肾细胞癌和甲状腺癌。几乎所有转移瘤都会引起一些血管源性水肿,但是程度不一。

除非转移灶出血、钙化、蛋白高或富于细胞性,在平扫 CT 中可呈高密度(图 2-46),否则大多数转移灶在平扫 CT 上呈低密度。很少能在转移灶中发现钙化(框 2-6), 在这种情况下应考虑黏液腺癌。转移灶在 T2W 上可能有不同的信号。有些病变在 T2W 图像上与灰质等信号(可能是由于细胞过多),很容易与它们引起的高信号水肿区分开来。然而, 其他转移灶在 T2W 图像上较灰质呈高信号。出血性转移瘤通常在 T1W 和 T2W 图像上较无含铁血黄素沉积表现为高信号(框 2-7)。尽管实际上所有转移灶都有不同程度的强化,但其强化模式可能是实性的、环形的、规则的、不规则的、均匀或不均匀的(图 2-47)。与神经胶质瘤相反,转移的界限更清楚,边界更清晰。血管源性水肿通常与转移灶的大小不成比例,但在皮质转移灶中,水肿可能很小或不存在,增强检查至关重要。

框 2-5 Von Hippel-Lindau 综合征相关的病变

中枢神经系统
小脑 HB(66%~80%)
脊柱 HB(28%~40%)
延髓 HB(14%~20%)
脑外 HB(<5%)
视网膜 HB(50%~67%)
肾脏
囊肿(50%~75%)
肾透明细胞癌(25%~50%)
血管网状细胞瘤
腺瘤
胰腺
囊肿(30%)
腺瘤
腺癌
胰岛细胞瘤
肝
血管瘤
囊肿
腺瘤
脾血管瘤
肾上腺
嗜铬细胞瘤(10%)
囊肿
肺
囊肿
骨
内淋巴囊瘤(10%;颞骨)
血管瘤
心脏
横纹肌瘤
附睾
囊肿
囊腺瘤
血液学
红细胞增多症(25%~40%)

出血性转移瘤必须与隐匿性脑血管畸形或非肿瘤性血肿相鉴别(表 2-12)。一些原发性肿瘤,如黑色素瘤、肾细胞癌、绒毛膜癌和甲状腺癌(MRI、CT!)容易发生出血,无论是在原发部位还是在转移灶内。但是,由于肺癌和乳腺癌比这些原发性肿瘤更为常见,出血性转移瘤最常见于乳腺癌或肺癌。当面对成人孤立性出血性肿块时,应将胶质母细胞瘤和少突胶质细胞瘤等原发性脑肿瘤与单发的出血性转移瘤一并考虑。首先要排除高血压性出血、淀粉样血管病和出血性卒中。

对于黑色素瘤,可以将非出血性黑色素瘤转移视为是由内在顺磁效应引起的 T1W 高信号和 T2W 等至低信号病变(图 2-48)。尽管一些研究者认为顺磁性效应由顺磁性阳离子所致,但有研究者认为其是由自由基引起的,还有一些研究者则认为这是黑色素的固有特性。但是,无出血的无黑色素性黑色素瘤(无黑色素)可能具有与其他非出血性转移相似的信号特征:T1W 低信号,T2W 高信号。此外,出血性黑色素瘤转移,无论是有黑色素还是无黑色素的,其信号强度与其他出血性非黑色素性病变相似。转移瘤也是成人幕上最常见的肿瘤,占颅内肿瘤的 40%。50%的转移瘤为单发,其余 50%为多发,其中 20%只有两个病灶(图 2-49)。扩散到幕上部分的常见的原发性肿瘤包括肺癌(50%)、乳腺癌(15%)、黑色素瘤(11%)、肾癌和胃肠道原发肿瘤。囊变或钙化转移更常见于肺、乳腺和胃肠道原发肿瘤。如果原发部位在临床或影像学上不明显,则应与星形细胞瘤进行鉴别。扫描时,切记仔细检查颅骨是否有转移性骨病。在对两块骨骼的非正式检查中,我们认为在许多原发性肿瘤中,颅骨转移比脑实质转移更常见。对于前列腺癌转移来说,这当然是正确的,因为有脑实质转移而无骨转移是值得报道的。另外,最近一项研究表明,雌激素和孕激素受体阳性的乳腺癌的骨转移率远高于脑实质转移(骨转移发生于乳腺癌的早期)。受体阴性者可发生脑和脑膜转移,但很少发生颅骨转移。

转移瘤通常表现为边界相对清晰的肿块,有强化和中度水肿。病变倾向于遵循血流动力学,沉积在颈动脉系统比在椎基底动脉系统(80%比 20%)更常见,多分布于大脑中动脉供血区。

神经外科医生会提醒你,他们已经准备好并且愿意切除一些转移灶,纯粹是因为无反应的占位效应、即将发生的脑疝。最近研究表明,切除(或 γ 刀/射波刀放射外科手术)对多达 3 个界限清晰的转移瘤是有益的。使用双倍或 3 倍剂量 MRI 对比剂,使用磁化传递抑制技术,延迟成像 15~30 分钟,对比增强后 FLAIR 扫描和减影技术,可以提高对转移瘤的检出率。

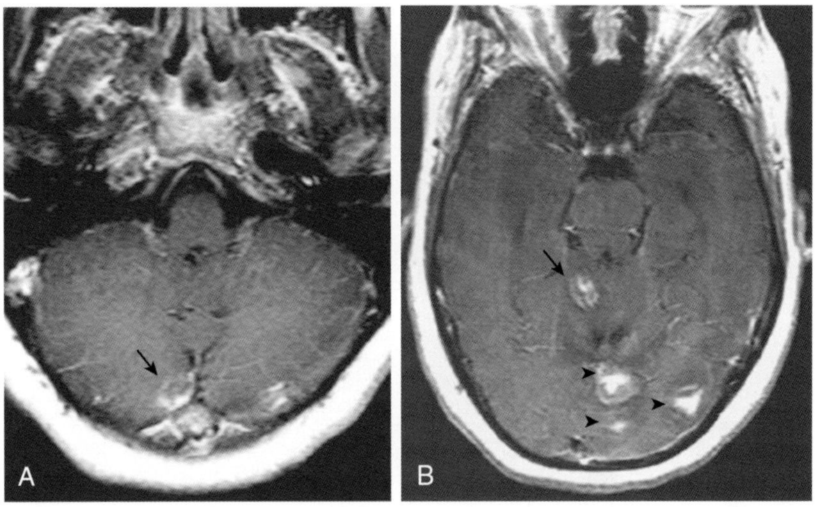

图 2-45 一例柬埔寨患者的多发性后颅窝转移。(A)增强后，右侧小脑可见环形强化的转移灶(箭头所示)。(B)小脑上蚓部(箭头所示)和左侧枕叶(三角箭头所示)灰-白质交界处可见其他转移灶。

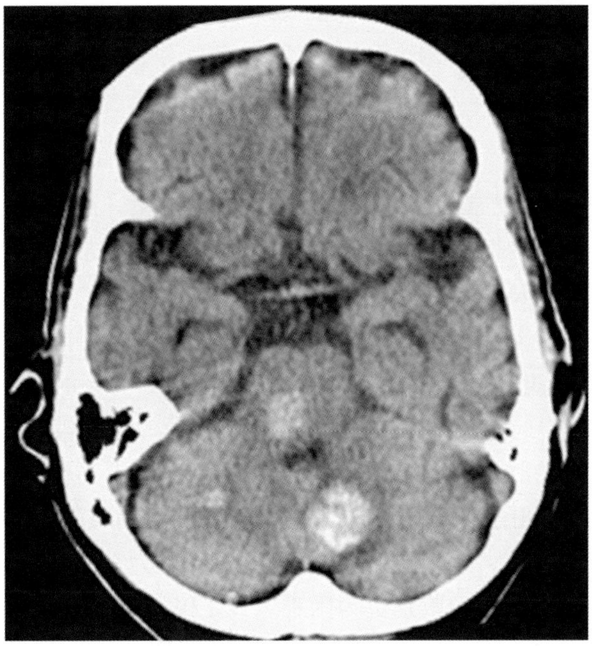

图 2-46 出血性转移瘤。平扫 CT 可见脑干和小脑中的高密度肿块。虽然在鉴别诊断中可能会考虑海绵状血管瘤，但该患者有肾细胞癌。可见小脑肿块周围的水肿。

框 2-6 钙化的中枢神经系统肿瘤

转移瘤

黏液腺癌(乳腺癌、结肠癌、卵巢癌、肺癌、胃癌)

骨肉瘤

软骨肉瘤

脊索瘤

原发性中枢神经系统肿瘤

脑内

少突胶质细胞瘤

神经节细胞胶质瘤

星形细胞瘤

幕上室管膜瘤

脑外

脑膜瘤

颅咽管瘤

松果体区肿瘤

脑室内室管膜瘤

神经细胞瘤

脉络丛乳头状瘤

放射治疗后肿瘤

淋巴瘤

累及大脑的淋巴瘤最常见的类型是弥漫性组织细胞性淋巴瘤(也称为网状细胞肉瘤、小胶质瘤、原发性脑淋巴瘤)。原发性 CNS 淋巴瘤通常被称为 PCNSL。中枢神经系统淋巴瘤通常与免疫缺陷状态有关，包括获得性免疫缺陷综合征(AIDS)、器官移植、Wiskott-Aldrich 综合征、干燥综合征和长期免疫抑制治疗。淋巴瘤可表现为多发性肿块、覆盖脑室、透明的脑脊液被肿瘤细胞

框 2-7 出血性转移瘤

黑色素瘤(最常见)

肾细胞癌

乳腺癌(高患病率导致的绝对数量)

肺癌(高患病率导致的绝对数量)

甲状腺癌

视网膜母细胞瘤

绒毛膜癌

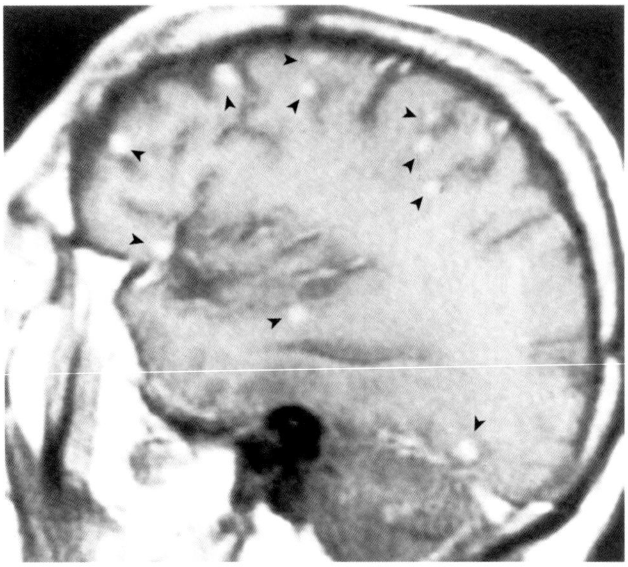

图 2–47 多个小细胞肺癌转移。矢状位对比增强扫描显示灰白质交界处的多发小强化病灶（三角箭头所示），提示转移性疾病的诊断。

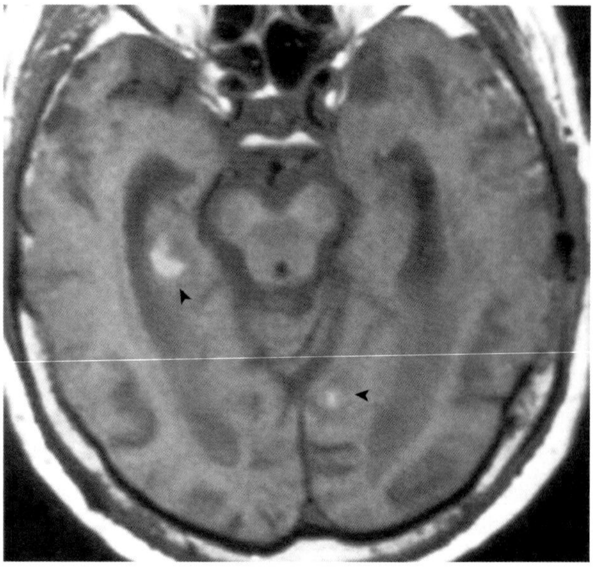

图 2–48 平扫 T1W 图像显示转移灶中的顺磁性高信号（三角箭头所示）。这是一例转移性黑色素瘤，其高信号是由黑色素（或出血）引起的。

浸润或明显的肿块（可能穿过胼胝体）。6%的艾滋病患者发生中枢神经系统淋巴瘤。

在艾滋病患者中可见的另一种疾病是弓形虫病。弓形虫病通常不像淋巴瘤那样靠近室管膜表面（表 2–13）。研究表明，铊扫描是鉴别弓形虫病和中枢神经系统淋巴瘤的一种很好的方法。后者是亲铊的，前者在铊扫描中没有活性。尽管未得到充分利用，但有助于区分这两种病变，从而实现早期治疗。另一种区分两者的方法是灌注扫描。与周围组织相比，淋巴瘤有更高的局部脑血容量，而弓形虫病是乏血供的（见第 5 章）。

继发性淋巴瘤最常累及软脑膜和脑脊液，但在 CT 或 MRI 上很少能发现。脑积水可能是唯一的迹象。硬脑膜侵犯罕见。当继发性淋巴瘤引起实质受累时，通常是幕上的，更常为多灶性的。常见均匀强化，但也可见环形强化。非霍奇金淋巴瘤比霍奇金淋巴瘤更常见，后者很少累及大脑。

中枢神经系统淋巴瘤的 MRI 表现多种多样。脑室周围（40%）、皮层下和深部灰质异常（27%）和混合型（20%）最常见，艾滋病患者的肿块直径<2cm，非艾滋病患者的肿块直径>2cm。非艾滋病 PCNSL 不钙化，最常见于额叶和基底节（图 2–50）。近 50%从白质起源靠近脑室表面。艾滋病患者中多发性病变更为常见，这使得与弓形虫病的鉴别更为困难。在 T2W 扫描中，信号强度不一，约 50%的病例为等至稍低信号。不均匀是常态。在 90%以上的非艾滋病患者中，钆增强是显著且均匀的，但在使用类固醇作为治疗时要注意，因为这些药

表 2–12 近期出血的海绵状血管瘤与出血性转移瘤的特征

特征	出血性海绵状血管瘤	出血性转移瘤
水肿	只在急性发作时，8 周后消退	持续
肿块	变量，但会消退	中至大型，持续
含铁血黄素环	完整	不完整或不存在
非出血性组织	不存在	存在
强化	轻微，中央	结节状、环形或偏心性
出血阶段的进展	有序	延迟
随访	大小随时间减小	大小随时间增大
钙化	接近 20%	罕见

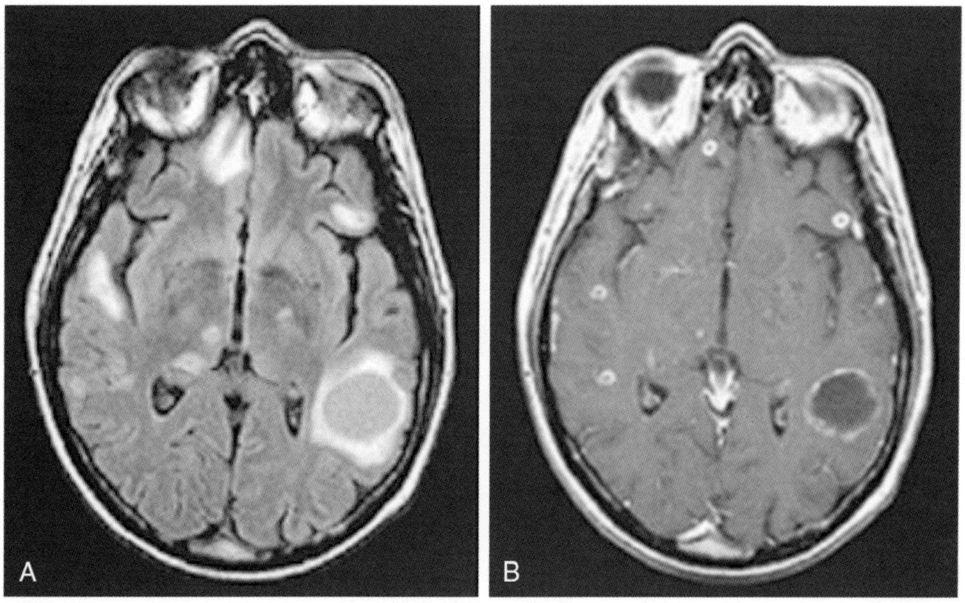

图2-49 幕上转移瘤。(A)存在囊性和实性转移。左侧颞叶的囊实性病变由于蛋白含量高,在FLAIR中的信号与脑脊液信号不同。(B)肿块沿周边强化,右后颞部病变揭示其性质。鉴别诊断包括脑脓肿,如果DWI呈高信号可能会有用(提示脓肿,将两者区分)。

物可能会抑制这种强化。环形强化常见于免疫缺陷(艾滋病)患者,但很少见于免疫功能正常的PCNSL患者(图2-51)。由于淋巴瘤和胶质母细胞瘤在许多恶性脑肿瘤的鉴别诊断中常常是搭档,值得注意的是,淋巴瘤的FA和ADC值显著低于胶质母细胞瘤,因其具有密集的细胞和高的核质比(见图2-50C)。与高级别星形细胞瘤相比,中枢神经系统淋巴瘤的胆碱/肌酸比值升高,脑血容量降低(尽管高于弓形虫病)。

表2-13 AIDS患者的淋巴瘤与弓形虫病的比较

特征	淋巴瘤	弓形虫病
扩散受限	实性部分	囊性部分
钙化	罕见	常见,尤其是治疗后
灌注	中	低
NCCT上的密度	高密度	低密度(除非钙化)
病变大小	可以非常大;>3cm	罕见超过3cm
亲铊	是	否
亲FDG-PET	是	较少
T2低	常见	不常见,除非钙化
室管膜下扩散	特性	罕见
对类固醇/XRT的反应	快速	可笑的(无?)
出血	罕见	更常见
MRS	胆碱高	可能有乳酸

Data from Dina TS. Primary CNS lymphoma versus toxoplasmosis in AIDS. Radiology. 1991;179:823-828.

AIDS,获得性免疫缺陷综合征;FDG,氟脱氧葡萄糖;MRS,磁共振波谱;NCCT,非对比剂计算机断层扫描;XRT,放射治疗。

过去的经典教学认为,淋巴瘤是一种典型的CT平扫高密度病变,并有中等程度的强化(图2-52)。但是,如果在成人免疫缺陷病毒阳性的平扫CT上看到一个低密度的浸润性肿块,仍应考虑淋巴瘤。出血在淋巴瘤中很少见(<8%)。

肉瘤

中枢神经系统中肉瘤最常见的形式是沿着脑膜生长(脑膜肉瘤、血管肉瘤和纤维肉瘤),并且有侵入脑实质的倾向(参见上文的胶质肉瘤)。

松果体区肿块

松果体在2岁前平稳生长,到成年早期趋于稳定。男女之间没有大小差异。在10岁之前,7%~10%的患者出现生理性松果体钙化,青少年比例为30%,在20~40岁比例达到高峰,33%~40%的患者出现松果体钙化。6岁前发生松果体钙化应怀疑邻近有肿瘤。非裔美国人的松果体钙化发生率低于美国白种人。

松果体区肿瘤约占所有中枢神经系统肿瘤的1%。它们通常分为两类:生殖细胞起源(60%)和松果体细胞

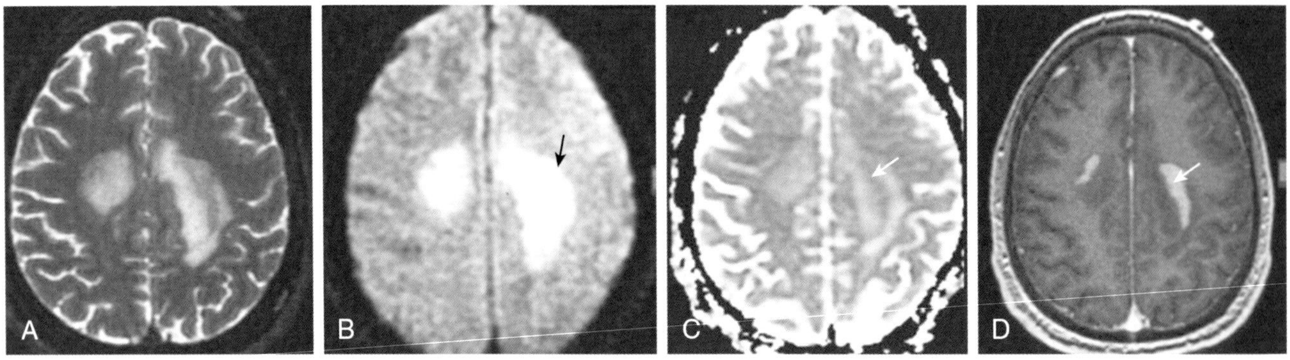

图 2-50 淋巴瘤的 ADC 值较低。尽管在 T2W 图像(A)和 DWI(B)上出现了明显的水肿,但可以在 ADC 图(C)上辨别出一个较低的信号区域(箭头所示),表明肿瘤在周围高信号的血管源性水肿中有扩散受限。细胞过多/小细胞肿瘤可显示 ADC 降低。(D)该区域也显示出强化,应成为活检目标。

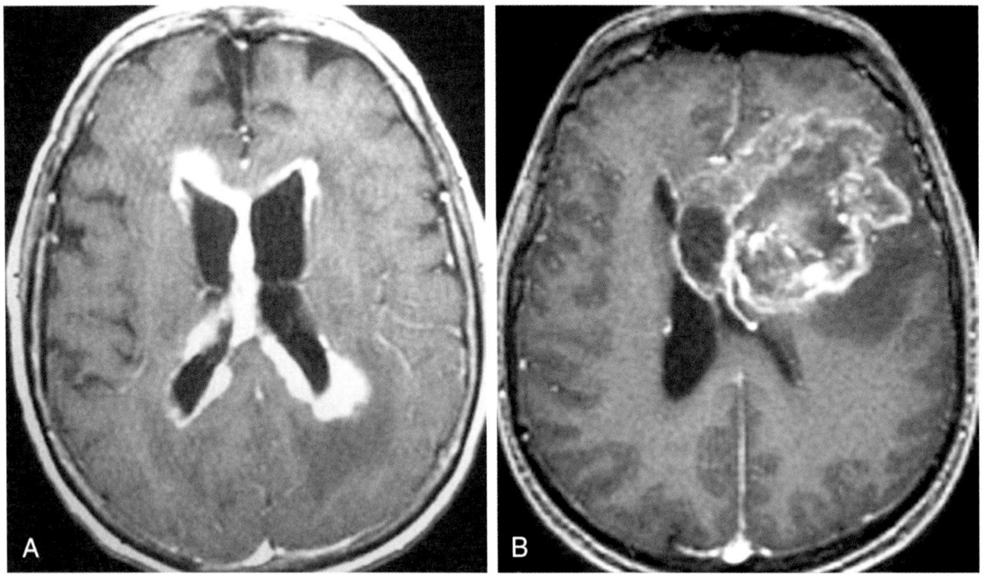

图 2-51 淋巴瘤。一例患者存在脑室周围室管膜强化(A),而另一例患者则在毗邻脑室的实质出现坏死强化(B)。

起源(40%;表 2-14 和表 2-15)的肿瘤。松果体区肿瘤的表现取决于其邻近哪些关键结构:导水管、顶盖、中脑、Galen 静脉。松果体调节人类对昼夜节律的反应。松果体区肿瘤可引起:①中脑导水管阻塞导致的脑积水;②性早熟;③头痛;④上仰视性麻痹(Parinaud 综合征)。

生殖细胞源性肿瘤

生殖细胞瘤

最常见的松果体肿瘤是生殖细胞瘤,占松果体生殖细胞类肿瘤的 60%和松果体区肿瘤的 36%。在医学文献中,它也被称为精原细胞瘤和无性细胞瘤。与所有生殖细胞类肿瘤一样,在松果体区,该肿瘤明显好发于男性(某些研究中高达 33:1),而在鞍上,则女性稍多见。肿瘤在鞍上和松果体部位可以是多发的,主要发生于青春期和青年期,少见于 30 岁以上的患者。生殖细胞瘤在亚洲人群中更为常见。生殖细胞瘤的特征性表现是在平扫 CT 表现为高密度肿块,明显强化(图 2-53)。肿瘤包绕松果体,这导致了一些关于肿瘤是否钙化的疑问。目前认为生殖细胞瘤患者松果体钙化(作为一种反应性现象)的发生率很高,但肿瘤本身并无钙化。在 MRI 上,生殖细胞瘤在 T1W 图像上呈中等信号强度,由于肿瘤细胞的核/质比高,在 T2W 图像上呈稍低信号(类似于灰质),肿瘤可见强化。生殖细胞瘤的 ADC 值高于松果体细胞瘤,并且患者年龄较小,没有其他明确的影像学特征能将松果体细胞瘤与生殖细胞瘤

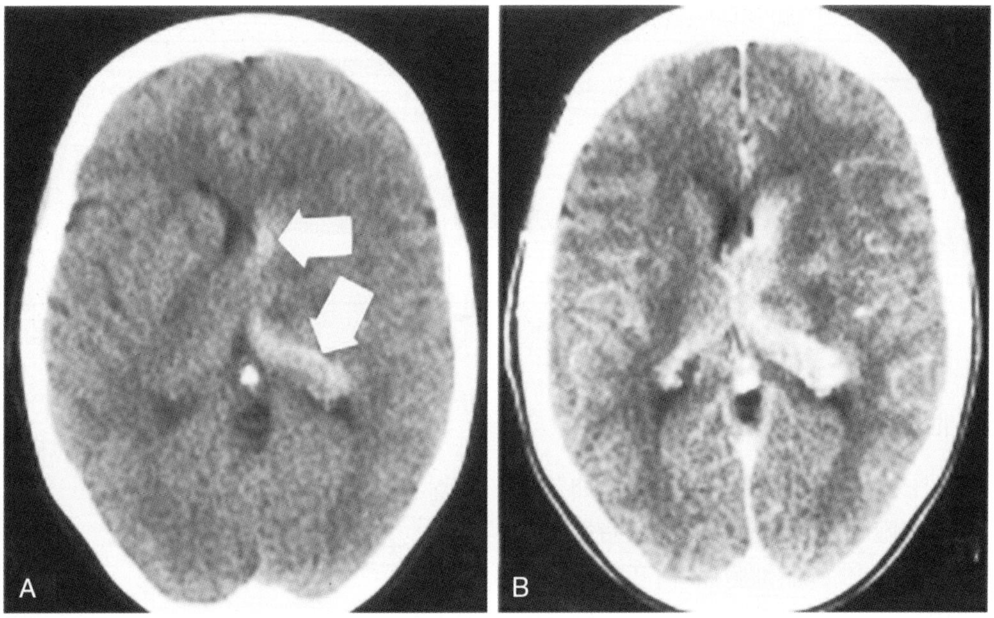

图 2-52 脑室周围淋巴瘤:平扫(A)和增强(B)CT 显示了典型的淋巴瘤表现:平扫(箭头所示)显示为高密度肿块,注射碘对比剂后出现强化(B)合并脑室系统的室管膜表面的浸润。

区分开。生殖细胞瘤对放射线非常敏感,对化疗也有良好的反应。CSF 播散并不少见。评估 CSF 播散的最佳影像学检查是整个神经轴的增强 MRI。尽管如此,反复的 CSF 细胞学检查仍比影像学更敏感。

其余的大部分中枢神经系统生殖细胞瘤发生于鞍上池(图 2-54),但也有一些报道称生殖细胞瘤可发生于基底节区和丘脑,在这些区域病灶 CT 平扫仍然为高密度,但似乎囊变和钙化的发生率变高。当生殖细胞瘤位于这些部位时,可发生同侧大脑和脑干萎缩。

畸胎瘤

畸胎瘤可能有脂肪、骨骼、钙化、囊肿、皮脂腺或其他与之相关的皮肤附属物。脂质和钙化或骨骼在 CT 和 MRI 上有特别的密度或信号。T2W 的化学位移伪影可能提示存在脂肪而不是血液成分。因为脂肪或钙化不会强化,所以病灶呈不规则强化。畸胎瘤是松果体区第二常见的生殖细胞肿瘤,也常位于鞍上池。在新生儿中,畸胎瘤可弥漫地侵犯大脑半球或骶椎。

表 2-14 松果体区肿块:生殖细胞肿瘤的鉴别诊断

特征	生殖细胞瘤	绒毛膜癌	畸胎瘤	卵黄囊瘤
年龄/性别	儿童/男>>女	儿童/男>女	儿童/男>女	儿童/男>女
CT 平扫密度	高密度	多样(出血倾向)	多样(脂肪、钙化、牙齿)	低密度
钙化	加快松果体钙化	罕见	常见	不存在
强化	显著	中度	轻微	罕见
均匀性	均匀	不均匀	不均匀	不均匀
蛛网膜下隙播散	常见	不常见	不常见	罕见
血清标志物	胎盘碱性磷酸酶,偶尔有 HCG	HCG,人胎盘催乳素	HCG 和甲胎蛋白	甲胎蛋白
出血	有	常有	可能有	有
其他	男性儿童多见	出血常见	多样的密度和信号	

HCG,人绒毛膜促性腺激素。

表 2-15 松果体区肿块:非生殖细胞肿瘤的鉴别诊断

特征	松果体母细胞瘤	松果体细胞瘤	星形细胞瘤
年龄/性别	儿童/男=女	儿童或成人/男=女	儿童或成人/男=女
CT 平扫密度	高密度	高密度	等密度
钙化	罕见,“爆炸”外观	存在	不存在
强化	中度	中度	变量
不均匀性	均匀	均匀	均匀

绒毛膜癌和其他生殖细胞系肿瘤

绒毛膜癌有一个独有的特征:常为出血性。卵黄囊瘤通常比其他生殖细胞肿瘤更容易囊变。胚胎性癌常为实性,畸胎瘤、绒毛膜癌、胚胎细胞癌、内胚窦瘤多见于男性,预后也较差。绒毛膜癌的人绒毛膜促性腺激素(HCG)和人胎盘催乳素免疫组化呈阳性,其他肿瘤呈阴性。甲胎蛋白在其他胚胎性肿瘤中为阴性,而在卵黄囊瘤中为阳性。胎盘碱性磷酸酶是胚胎性癌的特征。

其他

由于生殖细胞系肿瘤大部分为男性,松果体常被称为“第三睾丸”,它也是“第三只眼”;发生于此的视网膜母细胞瘤是视网膜母细胞瘤致癌基因复合体的一部分。双侧视网膜母细胞瘤与松果体母细胞瘤(见下节)的发生被称为三侧性视网膜母细胞瘤(尽管第三种原始神经外胚叶肿瘤也可能发生于鞍上)。这种情况发生于3%的双侧视网膜母细胞瘤患者。蛛网膜下隙播散率很高。

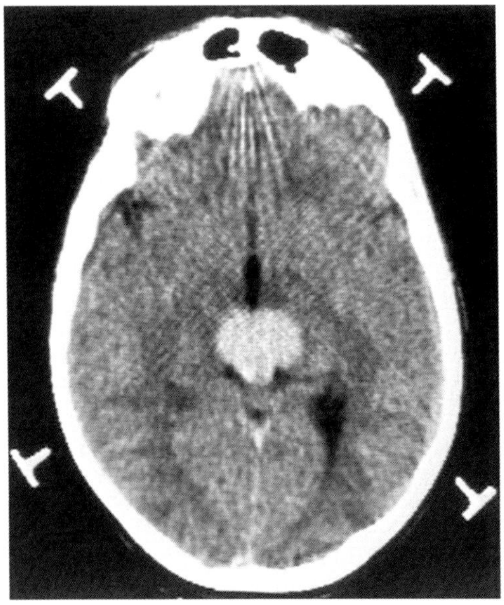

图 2-53 立体定向活检框架内的生殖细胞瘤。增强 CT 显示松果体区高密度肿块。

松果体细胞源性肿瘤

松果体母细胞瘤

原发性松果体细胞肿瘤、松果体细胞瘤和松果体母细胞瘤的发病率在男性和女性患者中几乎相等,占松果体区肿瘤的 15%。松果体母细胞瘤的发病年龄比松果体细胞瘤更小(在生命的第一个十年达到高峰),被分类为 WHO Ⅳ级(尽管 5 年生存率为 50%~60%)。松果体母细胞瘤可能与视网膜母细胞瘤有关,并且在松果体母细胞瘤中可以看到光感受器间类视黄醇结合蛋白。它们的影像学表现几乎相同,但松果体母细胞瘤的侵袭性可能比松果体细胞瘤更强,体积更大,且蛛网膜下隙播散率更高。同样,由于这些肿瘤具有高核/质比的小圆细胞,在平扫 CT 上通常为高密度,在 T2W 图像上信号强度中等,ADC 值较低(图 2-55)。病灶强化显著,钙化并不常见,但钙化可能是肿瘤的病变而不是松果体本身。另外,松果体钙化可表现为爆炸状,因其被松果体肿瘤推挤到周围,我们说生殖细胞瘤“吞没”了松果体,松果体母细胞瘤使松果体“爆炸”。

松果体细胞瘤

松果体细胞瘤是生长缓慢的松果体实质性肿瘤,WHO Ⅱ级,可发生于任何年龄段,平均发病年龄为 30 岁左右。这些肿瘤比松果体母细胞瘤小,通常直径<3cm,并且它们可能比其恶性程度高的松果体母细胞瘤表现出更高的钙化或囊变发生率。5 年生存预后率为 86%。

中分化的松果体实质瘤(PPTID)和松果体区乳头状瘤(PTPR)是新命名的 WHO Ⅱ级、Ⅲ级松果体区肿

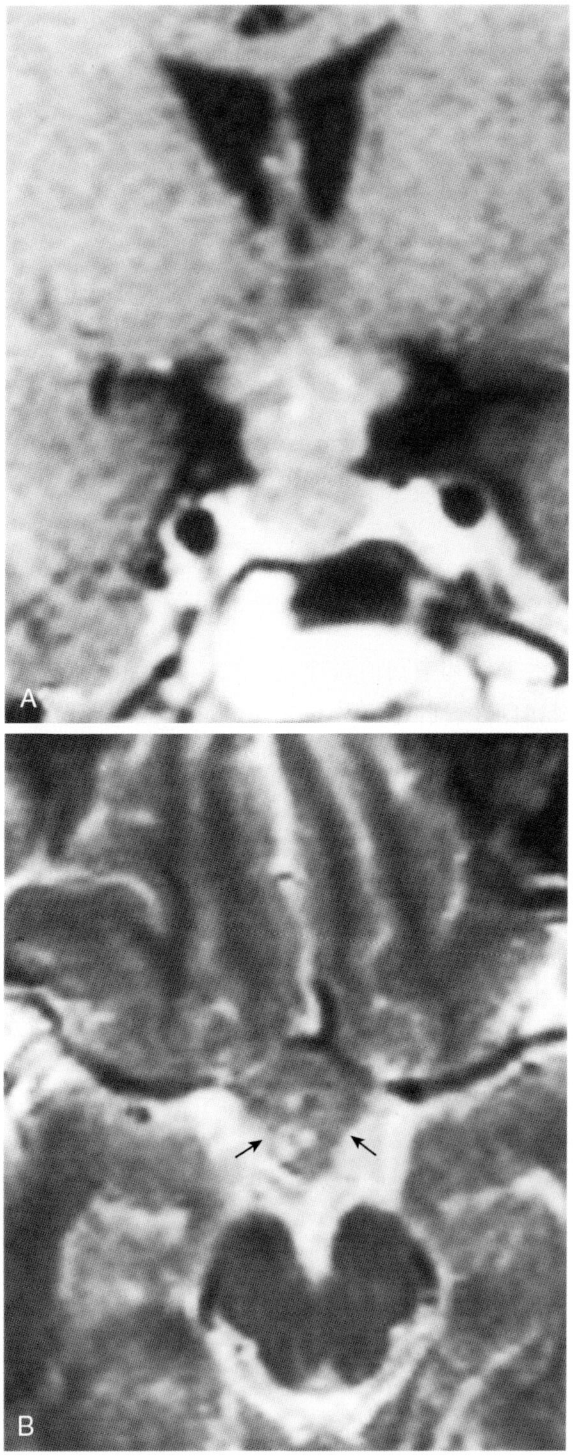

图 2–54　鞍上区生殖细胞瘤。(A)冠状位扫描可见一个鞍上区强化的肿块浸润视交叉。该患者有急性尿崩症、钠离子代谢异常和非偶发性生殖细胞瘤。(B)轴位 T2W 图像显示肿瘤呈低信号(箭头所示)。

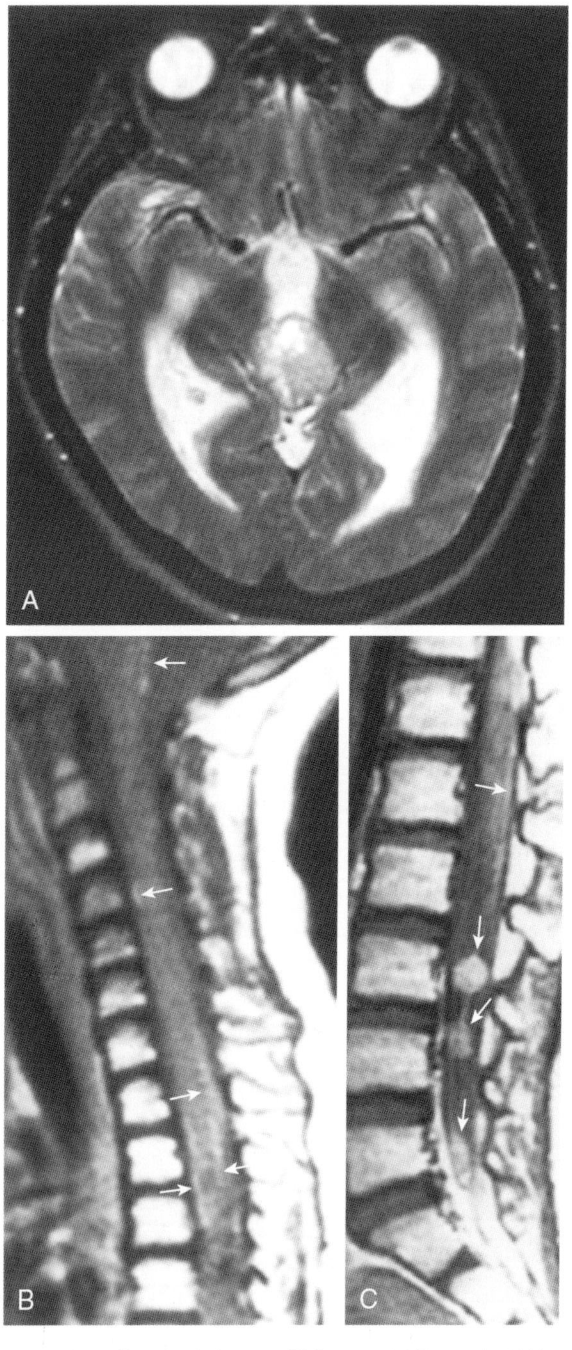

图 2–55　松果体母细胞瘤。(A)轴位 T2W 图像显示松果体肿块的呈中等信号,病变有一定的不均匀性。低信号是富细胞原始神经外胚叶肿瘤的特征。注意由导水管受压引起的第三脑室和侧脑室枕角的扩张,提示脑积水。以"糖衣"征(B)或"橡皮糖"征形式出现在马尾(C)的蛛网膜下隙播散(箭头所示)在松果体母细胞瘤中并不少见。

瘤,与 PB 和 PC 相似。PPTID 占松果体实质肿瘤的 20%~62%,主要见于成人,女性稍多见。PPTID 的治疗包括联合手术、放疗和化疗。高级别 PPTID 患者的 CSF 播散率(36%)比低级别的 PPTID 患者(7%)更为常见。PPTID 比 PTPR 强化更明显。PTPR 可发生于 5~66 岁的儿童和成人中,好发于男性。组织学上,该肿瘤细胞密

框 2-8 与脑肿瘤相关的综合征

基底细胞痣综合征(9q31 号染色体)/Gorlin 综合征
- 基底细胞痣和癌、牙源性角化囊肿、分叉肋、指骨畸形和凹陷、镰状钙化、颅面畸形、脊柱侧弯和髓母细胞瘤

Cowden 综合征(10q23 号染色体)
- 多发性错构瘤、皮肤黏膜肿瘤、纤维囊性乳腺疾病、息肉、甲状腺腺瘤、lhermite-Duclos 综合征

von Hippel-Lindau(见第 8 章)

Li-Fraumeni 综合征(17p13 号染色体)
- 乳腺癌、软组织肉瘤、骨肉瘤、白血病的发生率增加
- 常染色体显性遗传伴星形细胞瘤、原始神经外胚叶肿瘤、脉络丛肿瘤
- 中枢神经系统肿瘤占 13.5%

Maffucci 综合征
- 内生软骨瘤、软组织海绵状血管瘤

Ⅰ型和Ⅱ型神经纤维瘤病(见第 8 章)

Ollier 综合征
- 多发性软骨瘤

视网膜母细胞瘤
- 松果体母细胞瘤(三侧性视网膜母细胞瘤)

Sturge-Weber
- 脉络膜血管瘤

结节性硬化(见第 8 章)

Turcot 综合征(5q21、3p21、7p22 号染色体)
- 结肠家族性息肉病、胶质母细胞瘤,罕见的髓母细胞瘤

度更高,T2W 信号较 PPTID 低,ADC 较 PPTID 低,但常可见坏死灶。据报道,CSF 播散率为 7%。

由于松果体实质肿瘤、恶性生殖细胞肿瘤、生殖细胞瘤和神经胶质瘤的信号强度特征可能有重叠,一些研究者认为血清标志物可能比影像学特征更具特异性。确实有一些肿瘤会分泌特征性标志物,这些标志物总结见表 2-14。

与脑肿瘤相关的综合征见框 2-8。

非肿瘤性肿块

囊肿

松果体囊肿

松果体和中脑顶盖神经胶质瘤、海绵状血管瘤、脑膜瘤和良性囊肿也可分布在该区域,但它们位于松果体周围。松果体囊肿特别常见,在 40%的尸检中可发现该病变,并且某些松果体肿瘤(松果体细胞瘤)可能是囊性的,因此,尝试识别病变的实性部分对于区分两者是很重要的(图 2-56)。松果体区囊肿就像盒子里的巧克力一样,你永远不知道哪些是好的,哪些是坏的。与之前所述的病变不同,松果体囊肿可能压迫或阻塞导水管,可伴钙化,形态可为圆形或椭圆形,大小≥2cm。

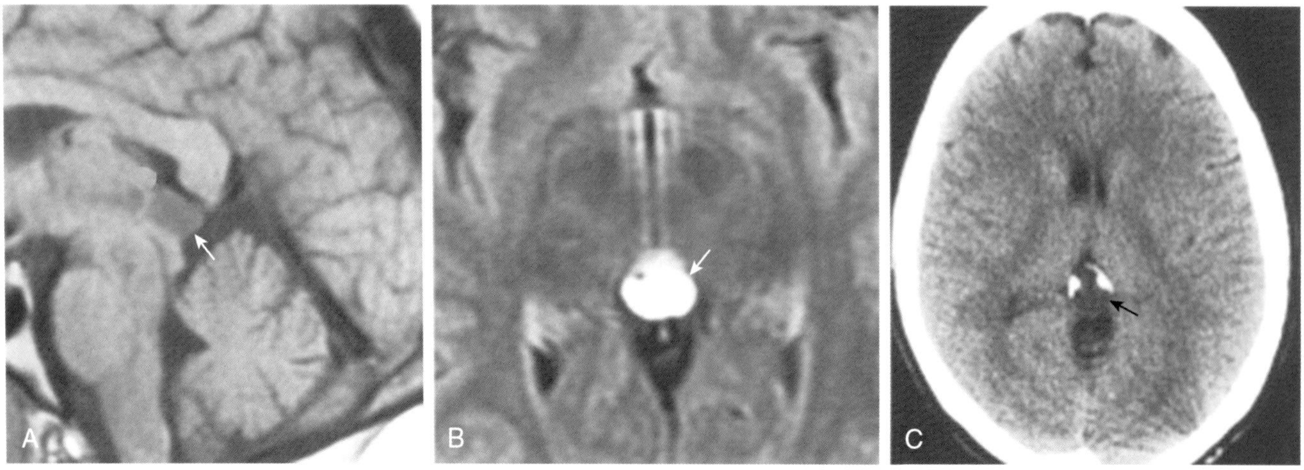

图 2-56 囊肿或囊性肿瘤。尽管矢状位 T1W 图像(A)和 FLAIR 图像(B)上的信号强度(箭头所示)与脑脊液不同,但这仍可能是一个良性的松果体囊肿。(C)该怎么办? 松果体中的囊实性病变取代了松果体中的钙化区域。是良性囊肿还是肿瘤?在没有强化的肿块或脑积水的情况下,可以根据患者症状来评估病变增殖情况。

区分松果体囊肿与囊性星形细胞瘤的关键是长期随访过程中会不会生长。尽管如此，没有必要随访每个松果体囊肿，因为超过99%的松果体囊肿是先天性和非进展性的：允许临床医生根据患者症状确定适当的随访方法。松果体囊肿经常被大脑内静脉的两个分支所包围，因此，必须注意不要将血管强化误读为实性肿块（强化可能提示肿瘤，但要注意正常的松果体组织也会强化）。

良性的松果体区囊肿可类似很多松果体区肿瘤，也同样伴缰核引起的疼痛。另一个潜在的陷阱是，尽管松果体囊肿含有CSF，但其信号强度与FLAIR、T1W或PDW系列上的CSF不同，这可能是由于这些囊肿在组织学上含有出血、出血碎片或高蛋白。

胶样囊肿

胶样囊肿（神经内胚层或旁突体囊肿）位于邻近孟氏孔的第三脑室前部。其发生率是每年每百万人中有3例，通常在40岁左右出现体位性头痛和（或）脑积水，因急性脑积水导致的猝死是其中一种情况。通常由于蛋白质浓度高，病变在CT上呈高密度；同样也可导致50%的病例呈T1W高信号（图2-57）。囊肿的边缘可轻度强化。病变内衬单层至假复层上皮，边界清晰。MRI可预测胶样囊肿抽吸的难易程度；如T2W信号较低（表示高黏度高蛋白或高胆固醇囊肿），则需要抽吸。胶体囊肿很少见于侧脑室、第四脑室内或脑室系统之外。治疗包括双室腔分流、囊肿切除或内镜下凝固。

神经上皮囊肿

神经上皮囊肿常被视为脑实质中的一种奇特的病变（图2-58），导致人们担心它是否是毛细胞型肿瘤。这些囊肿中的液体在CT和MRI的T2W图像上类似CSF，但由于胆固醇碎片或高浓度蛋白的存在，在T1W或FLAIR上可能是亮的。这些囊肿内衬有上皮。鉴别诊断包括表皮样囊肿和外伤性蛛网膜囊肿。

当发现脑室内囊肿时，鉴别诊断应包括脉络丛囊肿、室管膜囊肿、胶样囊肿和囊虫囊肿。室管膜囊肿好发于侧脑室前角，除非其阻塞孟氏孔，否则无症状。

迷芽瘤

迷芽瘤是位于异常位置的正常组织，包括平滑肌和纤维组织，也可为血管增生。已有病例报道迷芽瘤发生于轴外（包括鞍区和鞍旁），以及与面神经和前庭蜗神经相关的内耳道。迷芽瘤可强化，与神经鞘瘤易混淆。

淀粉样变性

淀粉样物质可沉积在硬脑膜，并且易与脑膜瘤、硬脑膜淋巴瘤或浆细胞瘤混淆，在T2W图像上的信号强度相对较低。脑淀粉瘤在CT上较密实，在T1W图像上呈高信号。已有报道表明在T2W序列上呈混杂到低信号，可强化。

其他非肿瘤性肿块

异位和局灶性的脑沟异常也可以表现为肿块样病变。这些病变在第8章中有更详细的描述。

副肿瘤综合征

大脑的副肿瘤疾病可能与非CNS原发性肿瘤有关。其中，边缘性脑炎是一种累及颞叶，引起记忆和精神状态改变的疾病。外观类似单纯疱疹性脑炎，通常为双侧（虽然40%为单侧），颞叶广泛病变，在T2W图像

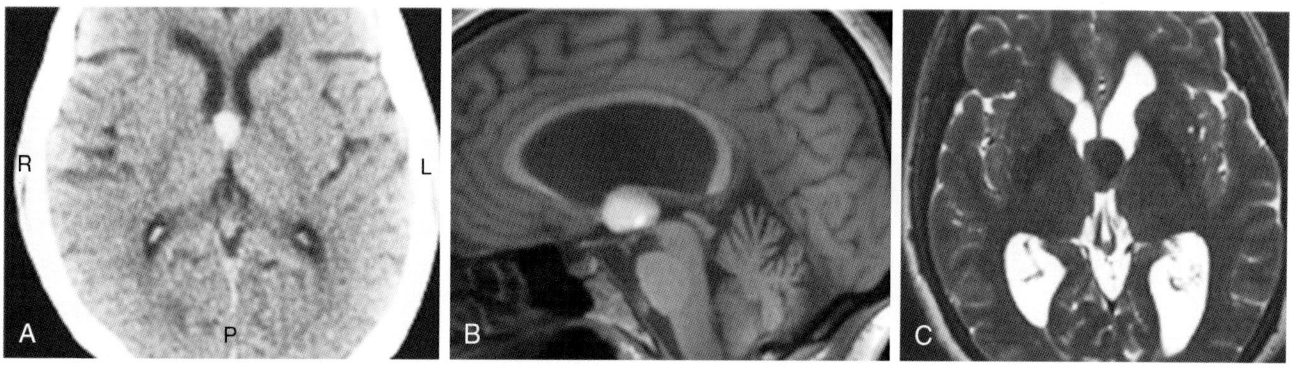

图2-57 胶样囊肿。(A)在CT扫描上，胶样囊肿因高蛋白而呈高密度。(B)在T1W图像上，由于蛋白质含量高，胶样囊肿呈高信号。(C)轴位T2W图像显示孟氏孔中线的低信号。

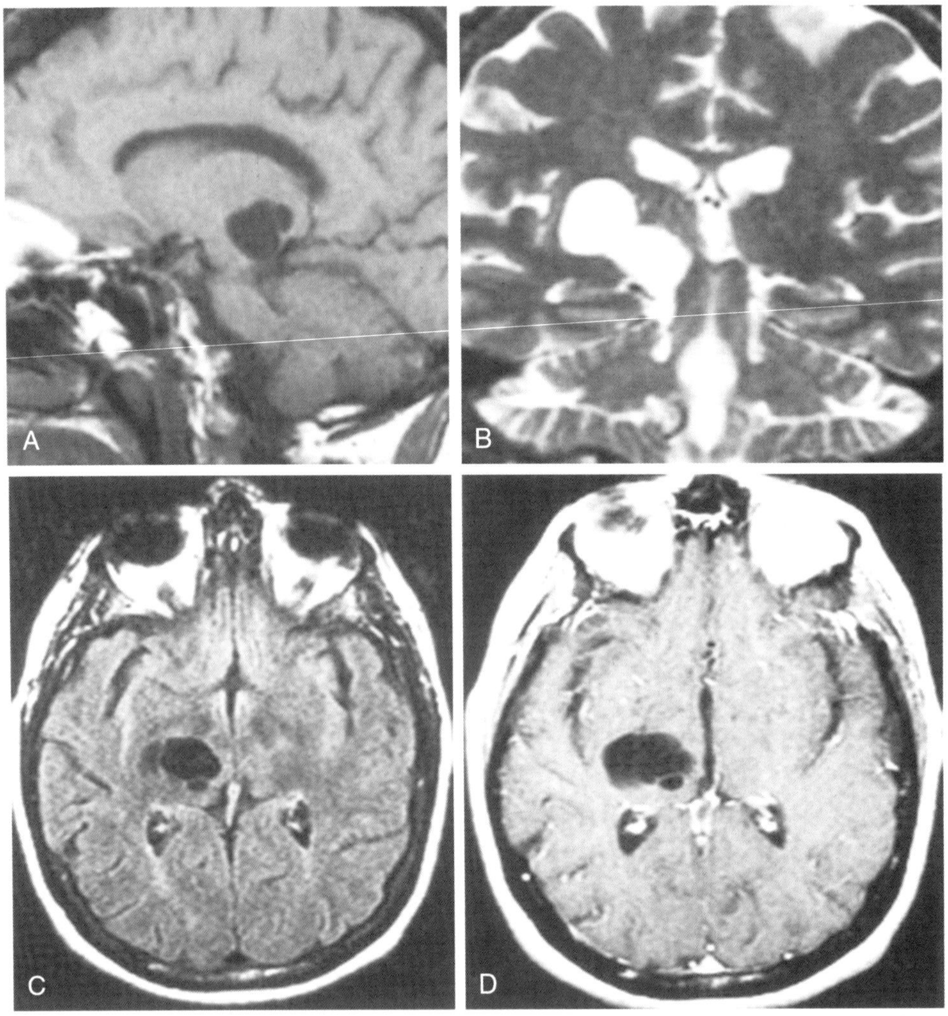

图 2–58 神经上皮囊肿。(A)平扫 T1 矢状位图像显示右侧丘脑有多房囊实性病变。(B)冠状位 T2W 图像上无明显的占位效应,与脑脊液信号相似,呈高信号。(C)FLAIR 序列扫描也与脑脊液信号相同。(D)增强扫描未见强化。这可能是一个神经上皮囊肿,这是一种良性病变,不需要手术干预。鉴别点:蛛网膜囊肿通常不在实质内,但可沿血管周围间隙存在。实际上这可能是一个巨大的 V–R 间隙。

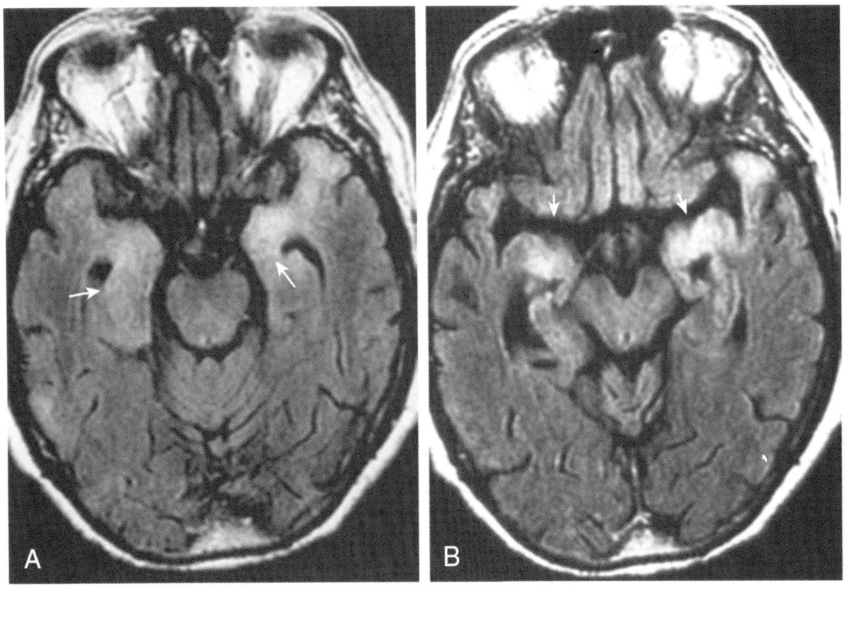

图 2–59 边缘性脑炎。(A)该卵巢癌患者的 FLAIR 扫描显示双侧颞叶内侧高信号(箭头所示)。(B)萎缩不支持急性疱疹性脑炎。注意双侧外侧裂池突出(箭头所示)。在这种情况下,FLAIR 高信号可能来自副肿瘤综合征的抗 Hu 抗体。

上很明显，可强化（图 2-59），可伴颞叶萎缩，但出血极为少见。10%~20%的边缘性脑炎患者可出现脑干和（或）下丘脑的异常信号。许多原发性肿瘤与边缘性脑炎有关：肺小细胞癌是典型的代表；睾丸生殖细胞癌、胸腺癌、卵巢癌、乳腺癌、血液病和胃肠道恶性肿瘤也有报道。另一种副肿瘤综合征是小脑萎缩，临床表现为共济失调。卵巢癌和淋巴瘤也可引起副肿瘤综合征。

有一系列抗体提示副肿瘤综合征，例如，抗 Yo、抗 Hu、抗 Ma、抗 Ri、抗 CAR、抗 Ta（也称抗 Ma2）抗体。如果听到这些术语，要仔细观察颞叶和小脑！抗 Ri 抗体可引起斜视性眼阵挛和共济失调，常见于乳腺癌和肺癌。最后，抗 CAR 抗体攻击视网膜神经元并导致视网膜病变，可见于小细胞癌。抗电压门控 Ca^{2+}通道的抗体是胸腺瘤患者出现 Eaton Lambert 综合征伴重症肌无力样症状的原因。原发性肿瘤的治疗通常能改善副肿瘤综合征。

治疗后评价

术后

确定术后肿瘤床中是否残留肿瘤组织是神经放射科医生面临的最艰巨的任务之一。对患者预后的评估（表 2-16 提供了各种肿瘤的生存数据）、潜在的二次手术、非手术治疗决策等问题悬而未决，神经外科医生对于你分析其精细工作的愤怒来自放射科医生将“完全切除”后的术后改变描述为一次小活检，没有什么比这更能激怒外科医生了，下文阐述如何避免这种陷阱及为什么会出现这种问题。

术后第二天几乎总是出现手术边缘强化，通常较薄且呈线性。一周后，边缘可能变厚或多呈结节样外观。因此，很难判断手术床的强化组织是因为肉芽组织还是肿瘤边缘的强化（前提是在术前肿瘤有强化）。术后肉芽组织强化可能持续数个月，但一年后出现实质内强化和占位效应则需引起警惕，甚至在术后一年时几乎都可以看到硬脑膜强化，并且可以持续长达数十年。强化在 MRI 上比 CT 出现得更快，并且持续时间更长。

这使得神经外科医生在手术后不久，也就是在瘢痕组织形成之前，对患者进行扫描，以识别残留肿瘤。48 小时内 CT 显示手术床的强化提示残留肿瘤（表 2-17）。不幸的是，手术产生的出血性物质通常在 48 小时内还没有完全消退，人们不得不在明亮的出血背景下解释 CT 和 MRI 的强化，这就是困难之处。本文提出对比增强 CT 应与增强前 CT 在同一平面和同一位置，对比观察这些扫描序列，以检测沿血肿腔额外的强化。

显然，区分血液、肉芽组织和复发或残留肿瘤的最佳方法是持续性随访扫描。出血会吸收，肉芽肿保持不变或缩小，肿瘤会增长。如果无法进行随访扫描，参见表 2-17。

放疗后评价

患者被放在放射治疗机上治疗原发性脑肿瘤、颅骨病变和（或）颅内转移时，经常会出现中枢和皮质的损伤。放射科医生在放疗后评估中面临的挑战是在放射性损伤中区分肿瘤残留或复发。有几个因素影响放射性坏死的发展，其中包括总剂量、总给药时间、各照射部位大小、每次照射部位数、患者年龄和患者生存时间。随着患者接受更有效的治疗，存活的时间会更长，放射性坏死的发生率也将会上升，因为放射性坏死通常是一种治疗后的迟发效应（图 2-60）。放射性坏死的症状和体征是非特异性的，无法与肿瘤复发区分开。

放疗后反应分为早期（数周内）和晚期（4 个月至数

表 2-16 按肿瘤类型划分的 5 年生存率

肿瘤	5 年生存率
毛细胞型星形细胞瘤（WHO Ⅰ）	90%
室管膜瘤	64%
少突胶质细胞瘤	62%
混合型神经胶质瘤	59%
胚胎性肿瘤	51%
弥漫性星形细胞瘤（WHO Ⅱ）	49%
间变性星形细胞瘤（WHO Ⅲ）	30%
胶质母细胞瘤（WHO Ⅳ）	3%

表 2-17 瘢痕与肿瘤残留鉴别

特征	瘢痕	残留肿瘤
1~2 天内强化	否	是
3~4 天后强化	是	是
大小随时间的变化	缩小	增大
强化的类型	术前肿瘤床以外的线性强化	结节，实性
水肿的占位效应	缩小	增加
灌注	低	高（高级别肿瘤）

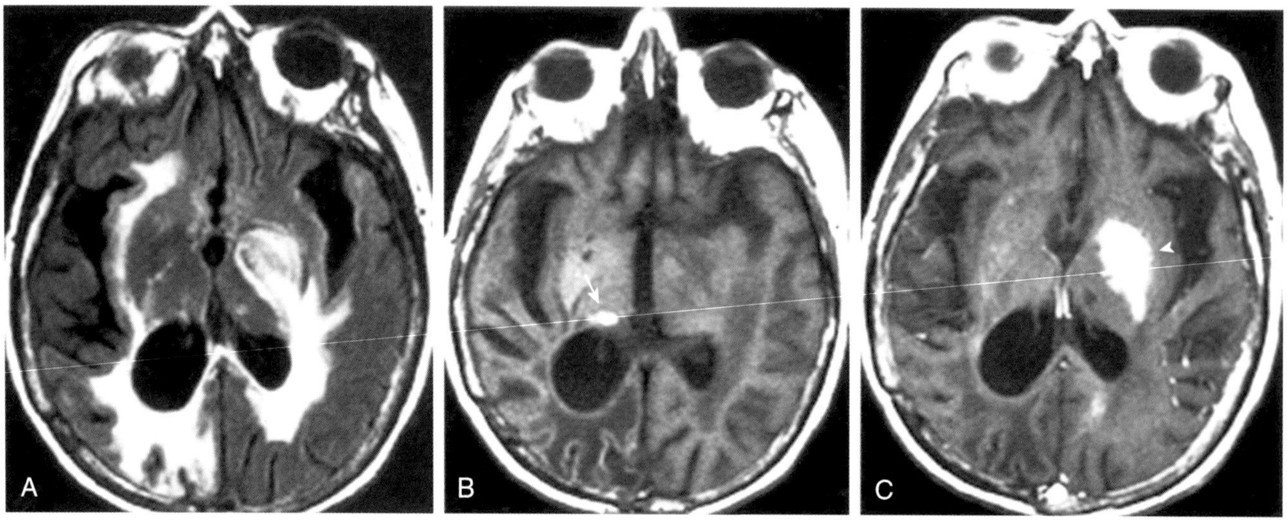

图 2-60　放射性坏死。患者切除了右侧枕叶的间变性星形细胞瘤，并接受了放射治疗。(A)FLAIR 扫描显示右侧颞叶和枕叶高信号，但没有占位效应，右侧脑室枕角扩张。注意左侧基底节中的高信号。(B)T1W 扫描显示右侧丘脑的丘脑枕的高信号病灶(箭头所示)，继发于放射治疗引起的毛细血管扩张。右侧基底节信号较高，而左侧较低。造影后扫描(C)，左侧基底节强化(三角箭头所示)，这是一个放射损伤的区域。

年；表 2-18)。前者是短暂的，实际上可能发生于放疗期间，通常表现为水肿增加(超出与肿瘤相关的水肿)所致的脑白质高信号。迟发效应分为早期迟发损伤(治疗后数个月内)或晚期迟发损伤(治疗后数个月至数年)。早期迟发损伤也是一过性的，除了在治疗后可直接看到这种损伤(与肿瘤生长相反)外，几乎没有什么影响。晚期损伤效应通常是不可逆的，对白质的影响远大于对灰质的影响，组织学上涉及血管改变，包括凝血坏死和透明质化。大脑晚期损伤可能是局灶性或弥散性的，发生于 5%~15%的放疗患者中，其中 70%的晚期放射损伤发生于治疗后 2 年内。弥漫性晚期脑损伤表现为严重的脱髓鞘，特别是在脑室周围和半卵圆中心后部。CT 扫描显示脑白质密度降低，T2W/FLAIR 对白质内高信号显示更敏感。通常情况下，这种异常不会强化。

播散性坏死性白质脑病是一种严重的放射相关损伤，通常见于联合化疗患者，无论是经鞘内还是静脉内。大多数播散性坏死性白质脑病患者情况极差。第 6 章对这一病变进行了更全面的描述。

放疗可诱发矿化性微血管病，导致基底节或齿状核钙化伴随罕见的与颅内结构萎缩有关的大脑皮层受累。这通常发生于放疗后 6 个月以上，儿童比成人更常见。其原因被认为是小血管内膜损伤，伴有组织缺氧和

表 2-18　放射损伤的类型

特征	早期损伤	早期迟发性损伤	晚期迟发性损伤
时间进程	治疗期间	治疗后<3 个月	治疗后>3 个月
表现	白质水肿短暂性加重	白质水肿短暂性加重	局灶性或弥漫性持续时间较长的白质改变
强化	无	罕见	不少见
长期后遗症	无	无	血管炎，脱髓鞘
钙化	否	否	是，儿童
播散性坏死性白质脑病	否	否	罕见，伴随化疗
症状可逆	是	是	否
毛细血管扩张	否	否	是
存在出血	否	否	经常
灌注	低	低	低

营养不良钙化。大血管的放射性血管炎在血管造影上表现为局灶性节段性狭窄。颈内动脉(ICA)远端的放射性血管炎可导致烟雾病。

毛细血管扩张或海绵状血管瘤可能是放疗的延迟并发症(见图 2-60)。可表现为脑内含铁血黄素的沉积,最明显的表现是 T2* 呈低信号,周围无水肿。

当在相应的治疗时间点发现病灶时,局部放射性损伤的可能性增加。如果病变远离原发肿瘤部位,则更容易提示该诊断。不幸的是,放射性坏死好发于原发性肿瘤部位,这可能是该病容易受到血管影响(见图 2-60)。放射性坏死的诊断是通过手术活检来进行的,但也可以通过 PET 扫描来提示。虽然产生的辐射比切尔诺贝利还多,但用于鉴别放射性坏死与肿瘤已成为许多 PET 项目开展的理由。^{18}F-FDG 对于残留或复发的肿瘤活性增加(大于正常脑组织),而放射坏死则表现为低活性。PET 在鉴别残留或复发肿瘤与放射性坏死方面的准确率约为 85%。对高级别肿瘤的诊断准确率高于低级别肿瘤,这可能由肿瘤生长活性的内在差异所致。切除坏死的非肿瘤组织和类固醇治疗是首选的治疗方法,也许是有效的。放疗也可导致无坏死的局部出血。

表 2-19 总结了残留肿瘤和放射性坏死之间的鉴别特征。

假性进展和假性反应

由于替莫唑胺(Temodar)和贝伐单抗(Avastin)已被用于治疗更高级别星形细胞瘤,我们经历了基于治疗的假性进展和假性反应现象。本质上,在替莫唑胺治疗 2~6 个月后,20%~30%的患者出现假性进展,并可能持续 6~12 个月。所看到的是 FLAIR 信号异常增大和随着坏死的增加而增大的肿瘤体积,这看起来像是肿瘤的进展,但却是一种治疗效果。可通过观察 CBF 降低、ADC 升高以及 FDG-PET 的低摄取来鉴别,这表明肿瘤是消退而不是进展。O-6-甲基鸟嘌呤-DNA 甲基转移酶(MGMT)是位于 10q26 号染色体上的一个基因,编码一种 DNA 修复酶,该酶已被证明有助于胶质母细胞瘤细胞对替莫唑胺等烷化剂产生耐药。当 MGMT 甲基化时,>90%的胶质母细胞瘤会发生假性进展,并且由于肿瘤对化疗的反应性更高,总生存率也得到了改善。

关于假性反应,血管内皮生长因子受体信号通路抑制剂(如贝伐单抗)与肿瘤的增强作用减弱有关,提示肿瘤消退。然而,这可能是一种可逆的治疗效果。这种假性现象在治疗两周后开始出现,可在治疗后持续 2~3 个月。FLAIR 异常信号减少、进展/持续性的 ADC 降低和持续性灌注增加提示假性反应而非肿瘤消退。

神经肿瘤学反应评估

这些假性反应和假性进展现象打破了传统的用来确定肿瘤对治疗反应的 Macdonald 标准,这些标准已被广泛用于药物治疗试验。反应是基于对比强化图像上肿瘤二维最大层面的测量结果。完全缓解取决于所有强化的肿瘤消退。部分缓解的定义是两个垂直的径线的乘积至少减少 50%。疾病进展的定义是垂直径线的乘积至少增加 25%。

然而,替莫唑胺的治疗效果会导致病变强化体积的增加,而抗 VEGF 药物则会导致病变强化体积的减少,这可能会影响治疗效果的评估。现在,神经肿瘤学(RANO)工作组对反应评估已经提出了新的标准,认识到对比增强在治疗过程中评价是非特异性的,并且可能并不总是肿瘤反应的准确指标。该修订考虑了增加肿瘤非强化成分(即 T2/FLAIR 信号变化)的重要性。

具体地说,RANO 反应标准表明,完全缓解者(CR)

表 2-19 肿瘤与放射性坏死的区别

特征	残留或复发的肿瘤	放射性坏死
时间	立即或延迟	数个月至数年
占位效应/水肿	存在	存在
强化	是	是,肥皂泡或瑞士奶酪样
PET(^{18}F-FDG)	阳性	阴性
SPECT(^{201}TI,蛋氨酸-^{11}C)	阳性	阴性
MRS	胆碱升高	胆碱降低
MRI 灌注成像	rCBV 升高	rCBV 降低

不能使用类固醇,临床表现稳定或改善,必须无强化的组织,T2/FLAIR 信号变化稳定或减少。部分缓解者(PR)可以服用固定剂量或少剂量的类固醇,临床表现稳定或改善,强化组织体积减小≥50%,并伴随 T2/FLAIR信号变化稳定或减弱。疾病稳定(SD)在 T2/FLAIR 信号变化稳定或减弱的情况下,强化肿瘤体积减小<50%或增加<25%。最后,疾病进展(PD)表现为强化组织体积增加>25%,或 T2/FLAIR 信号强度增加或临床状态恶化。

(薛蕴菁 孙祎繁 江少凡 译)

第 3 章

脑部血管病变

影像学检查是诊断脑卒中患者的重要组成部分。“卒中”是一个非特异性的临床术语，指因任何原因(如缺血性梗死、自发性出血、癫痫发作)导致的神经功能突然丧失。近年来，一系列新成像技术不断地发展，可以更加准确和及时检测缺血性脑卒中综合征。同时，治疗手段的改善也促进了这些技术的发展和使用，尤其是 1996 年美国食品药品监督管理局(FDA)批准使用的溶栓治疗与组织纤溶酶原激活物(tPA)静脉注射，以及 2015 年动脉内溶栓和血块凝缩的阳性结果报道。脑卒中评估可用的影像学技术包括 CT、MRI、无创血管造影(CTA 和 MRA)、经导管血管造影和灌注成像(CT 和 MRI)。本章讨论了原发性缺血性病变转归为卒中综合征的出血原因。

缺血性脑血管病

临床特征

动脉粥样硬化引起的血栓栓塞性病变是缺血性脑血管病的主要原因。最常见的梗死原因包括大动脉粥样硬化、心源性栓塞和腔隙性脑梗死(小血管闭塞)。不同的亚型疾病导致的结果各异。大动脉病变的死亡率比腔隙性病变的高。在心源性栓塞造成卒中的患者中发生复发性卒中最为常见，且最快可在一个月内死亡。确定梗死原因对治疗和预防未来的脑血管事件具有重要意义。例如，对于大血管病变，颈动脉内膜切除术或支架植入术可能是更合适的治疗选择；而对于小血管病变患者，抗凝治疗最有效。

缺血性卒中的非动脉粥样硬化性原因包括血管病变、偏头痛和全身/代谢紊乱(如缺氧/严重缺氧)。这些原因在 50 岁以上的卒中患者中只占很小的比例。造成缺血性卒中的非动脉粥样硬化原因更常见于较年轻的患者，尤其是在没有心血管危险因素(高血压、糖尿病和高脂血症)的情况下。

血栓可由以下原因导致：脑部和颈部动脉血管狭窄/闭塞、动脉粥样硬化斑块/溃疡、从右至左分流或心源性原因(心源性栓子占缺血性卒中的 15%~20%；框 3-1)。

动脉管腔狭窄引起不同程度卒中的原因很复杂。

框 3-1　心源性脑栓塞的危险因素

高危因素
人工机械瓣膜
二尖瓣狭窄伴房颤
心房纤颤
左心房/心耳附壁血栓
病态窦房结综合征
近期心肌梗死(<4 周)
左心室血栓
扩张型心肌病
左心室壁节段性运动减弱
心房黏液瘤
感染性心内膜炎
中危因素
二尖瓣脱垂
二尖瓣环钙化
二尖瓣狭窄，无心房颤动
左心房湍流
房间隔动脉瘤
卵圆孔未闭
心房扑动
孤立性心房颤动
人造生物心瓣膜
非细菌性血栓性心内膜炎
充血性心力衰竭
左心室壁节段性运动减弱
心肌梗死(>4 周，<6 个月)

一方面,在缺血前,即使没有严重狭窄,血流减少也可能会降低“冲洗”远端栓子的能力。另一方面,由于侧支循环(Willis 环和软脑膜血管)的存在,即使血管完全闭塞也可存留血流,不会发生梗死。颈内动脉(ICA)完全闭塞的患者可能仍有栓塞性脑梗死。可能同时存在多个栓子,或者可能是单个栓子破裂而产生多个梗死灶。

动脉粥样硬化是一种常见的病变,通常累及多根颅外和颅内近端血管和(或)同一血管内的多个区域。50 岁以上的患者中,35%患有严重的颈动脉粥样硬化性狭窄,但只有 1/3 的人出现血管病变的症状。当预先存在的狭窄伴新的闭塞和(或)一段时间的系统性低血压时,原发性狭窄/闭塞最常见的结果是梗死。急性颅外颈动脉闭塞可引起大面积梗死,累及深部(神经节)和大脑中动脉(MCA)分布的浅表(皮层)区域(图 3-1)。在这些病例中,梗死可能由远端较大的栓子合并近端闭塞所致。大脑前动脉(ACA)分布区域通常不受影响,因为它有 Wills 环内从对侧大脑前交通动脉流向大脑前动脉的侧支供应。同时发生 MCA/ACA(全半脑)联合梗死罕见,通常致命,由于合并大的栓子且心输出量差,其最常见于急性心肌梗死和心房颤动患者。

颈动脉狭窄或闭塞可导致“分水岭”或交界区梗

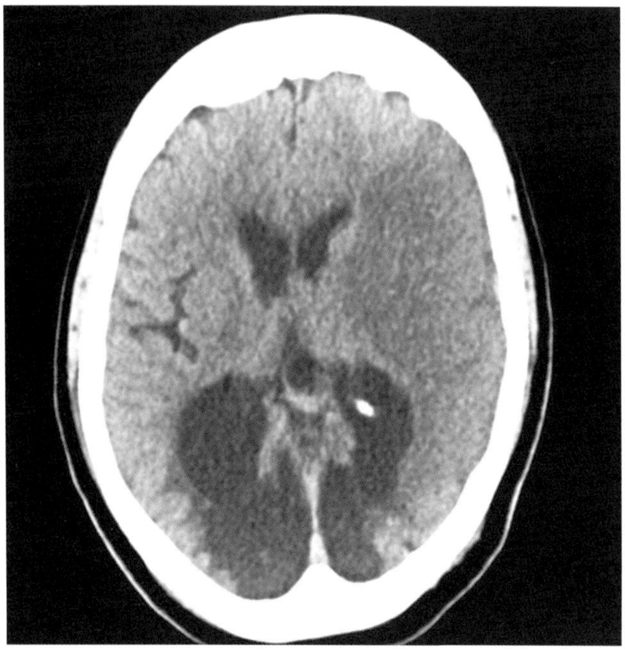

图 3-1 血栓栓塞性梗死。侧脑室层面的轴位 CT 图像显示左侧大脑中动脉分布区域见大片楔形低密度区。在占位效应影响下,左侧侧脑室旁受累区灰白质分界及脑沟消失。这些变化提示急性梗死。注意枕叶的脑软化与慢性大脑后动脉缺血损伤有关。

死。血管分水岭是位于两根血管交界处的远端动脉区域,与其他区域相比,此区血管相对较少。主要的交界区位于大脑前、中动脉和大脑中、后动脉之间。交界区梗死发生于后顶叶(大脑中动脉和后动脉交界区)、额叶(大脑中动脉和前动脉交界区)和基底节(图 3-2)。这些梗死灶通常很小,可能与腔隙性梗死混淆。诊断的关键为不同血管的交界区域存在多发性梗死,并存在颈动脉闭塞、狭窄或慢血流。由于代谢率增加和血液供应不足,对缺血的易感性增加,而大脑的其他部位选择性地受到缺氧和(或)低血压的危害,这些区域包括海马(Ammon 角)、苍白球、杏仁核(脉络丛前动脉-大脑后动脉分水岭区域)、小脑和枕叶。在出生前和围生期,分水岭区有所不同,中心位于灰白质交界(见第 8 章)。

北美症状性颈动脉内膜剥脱试验(NASCET)和无症状性颈动脉粥样硬化研究(ACAS)是治疗有症状患者和无症状患者的两项大型试验,其结果引起了人们对颈动脉病变的检测和治疗的兴趣。NASCET 试验显示,动脉内膜切除术对狭窄程度达 70%或以上的有症状的颈内动脉狭窄患者有获益;而 ACAS 研究显示,动脉内膜切除术对狭窄程度达 60%以上的无症状患者有好处。无创性血管成像的广泛应用(超声波、MRA 和 CTA)和颈动脉支架设备的引入使治疗颈动脉狭窄的患者个体数量大幅增加,但并没有有力证据表明这些治疗为患者带来相同显著的疗效。狭窄程度的评估因存在各种测量狭窄的方法而变得复杂。NASCET 试验用的是颈动脉狭窄的最窄处直径与狭窄远端“正常管腔”的比值,而 ACAS 和欧洲的研究用的是同一层面的最窄处和预估的正常管腔直径的比值来评估狭窄程度。每种方法都有其局限性。当严重的近端狭窄的“线样征”使远端管腔狭窄时,NASCET 标准会低估狭窄程度。ACAS 方法也有问题,因为观察者必须推断出正常的管腔(图 3-3)。

颅内栓塞性闭塞最常在大脑中动脉分布区的中段(额后、顶前和颞上)发生梗死。进入颈动脉的栓子优先停留在大脑中动脉分布区(不是因为这些分支更可爱,而是因为这是栓子行进最直的路线)。单纯 ACA 栓塞性脑梗死很少见。孤立性 ACA 梗死常由本身的动脉病变和闭塞(如糖尿病、高血压、血管痉挛和血管炎)或严重的大脑镰下疝引起而不是栓塞。梗死的位置和范围由栓塞性闭塞的位置及闭塞远端脑组织侧支供应的范围和部位决定。远端颈动脉分叉处和近端 MCA 和 ACA

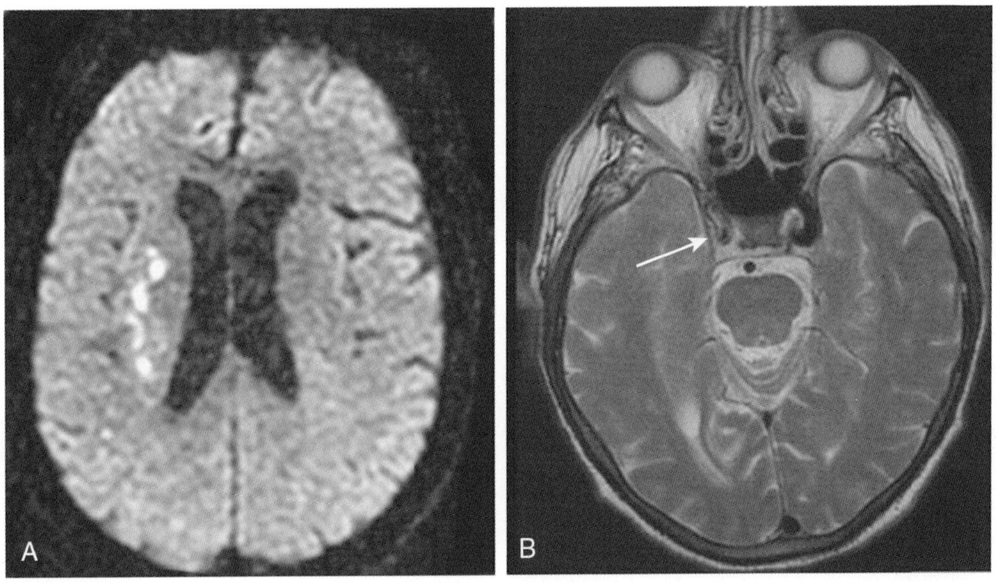

图 3-2 交界区（分水岭）梗死。（A）DWI 图像示右侧大脑中动脉-大脑前动脉交界区见高信号病灶。（B）右侧颈内动脉远端呈高信号（箭头所示）提示血流缓慢和重度狭窄。

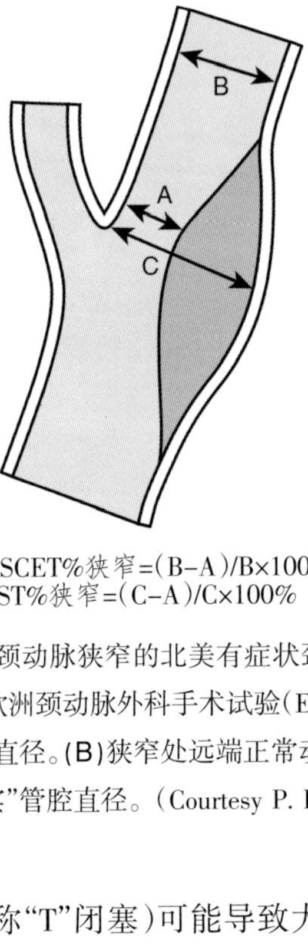

图 3-3 用于评估颈动脉狭窄的北美有症状颈动脉内膜切除术试验（NASCET）和欧洲颈动脉外科手术试验（ECST）标准图。（A）最窄处残留管腔的直径。（B）狭窄处远端正常动脉的直径。（C）最狭窄处估计的“真实”管腔直径。（Courtesy P. Kim Nelson, MD.）

血管的闭塞（简称“T”闭塞）可能导致大脑中动脉分布区域的皮层（表浅）和神经节（深层）部分梗死。如果皮质的侧支供应良好，梗死可能局限于基底节和岛叶（至少在最开始时），部分原因是豆纹支闭塞。椎基底动脉系统的栓塞性梗死可能影响单条或多条血管。基底动脉完全闭塞可致小脑和脑干，以及复杂多变的双侧颞叶下内侧、枕叶及后丘脑梗死。而基底动脉尖端闭塞时后颅窝结构不受累。大脑后动脉的受累程度取决于后交通动脉的状况。远端椎动脉的局灶性闭塞使小脑后下动脉（PICA）的分布区域发生梗死，导致小脑下动脉和延髓外侧梗死（Wallenberg 综合征；图 3-4）。双侧大脑半球多血管区的多发梗死应考虑中央源性栓塞（如心源性）的原因（图 3-5）。

腔隙性脑梗死是由深部穿支动脉闭塞引起的小病变。“腔隙”是一个病理学术语，表示脑组织中充满液体的腔洞（图 3-6）。根据定义，腔隙性脑梗死是直径<15mm的梗死。好发于基底节、内外囊、脑桥和放射冠。脑干穿支动脉闭塞在轴位图像上表现为独特的沿脑桥穿支动脉位置和分布的旁正中区域和单侧的条状梗死，尽管最初认为是与高血压有关的小血管动脉粥样硬化和脂质透明变性引起，但也提出了许多其他引起腔隙性脑梗死的原因，包括栓塞、高凝状态、血管痉挛和颅内微出血。

短暂性脑缺血发作（TIA）是局限于血管分布区的突发性神经功能障碍，持续时间常<15 分钟，24 小时后完全缓解。因为从定义上来说，短暂性脑缺血发作是回顾性诊断，所以其诊断很困难。虽然有多种原因造成 TIA，但常见的途径是脑组织局部区域暂时供血不足。TIA 不是良性事件，几乎 1/3 的患者最终会进展为完全性脑梗死（20%的患者在最初的短暂性脑缺血发作后一个月内进展）。根据 MRI DWI 序列的 ADC 值的定量测

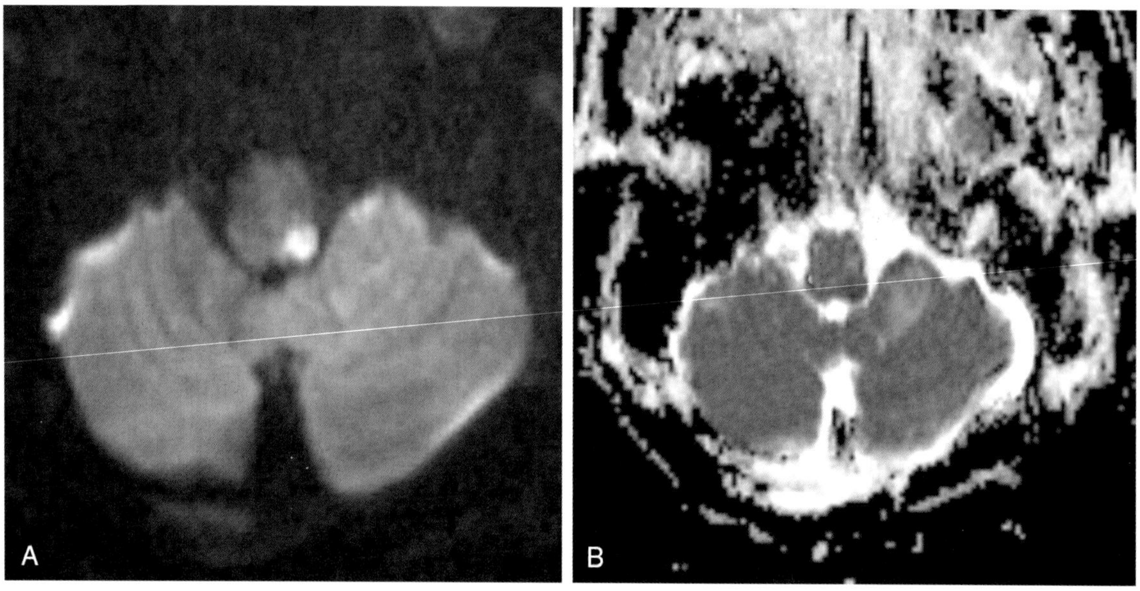

图 3-4 Wallenberg 综合征。(A)DWI 示延髓背外侧呈高信号,(B)ADC 图见弥散受限。这些表现提示左侧小脑后下动脉区域发生急性梗死。毗邻左侧小脑半球部位可见既往手术的胶质增生,ADC 图显示最佳。

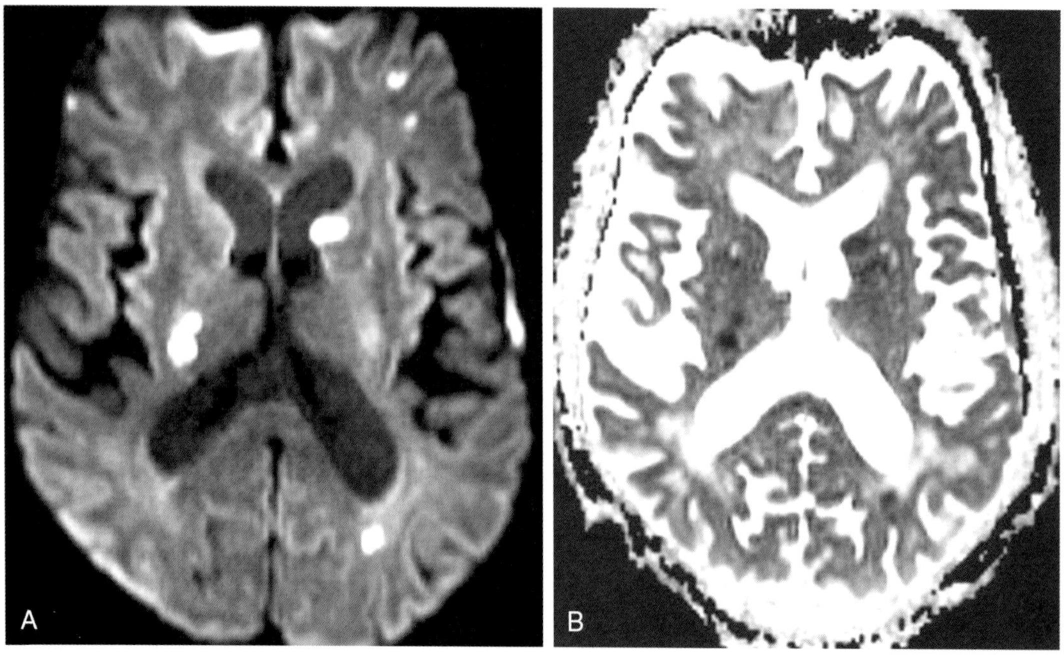

图 3-5 栓塞性梗死。(A)DWI 示大脑半球和多血管区内有多发高信号灶。皮层、皮层下和深部结构受累。(B)ADC 图证实弥散受限,提示这些高信号灶代表急性梗死。这种分布的梗死病因应考虑中央源性栓塞(如心源性)。

量显示在病变区弥散程度轻度降低(<25%),而 DWI 未见异常信号,这表明虽然没有永久性的功能缺陷,但神经元已经丢失(一些动物研究认为有 25%丢失)。因此,在短暂性脑缺血发作后进行检查非常紧要, 目的是在完全性脑梗死发展之前针对病因进行治疗。可逆性缺血性神经功能缺损(RIND)持续时间<7 天,之后症状应会缓解,即使症状缓解,但这些病例中 50%的 MRI DWI 仍呈阳性。

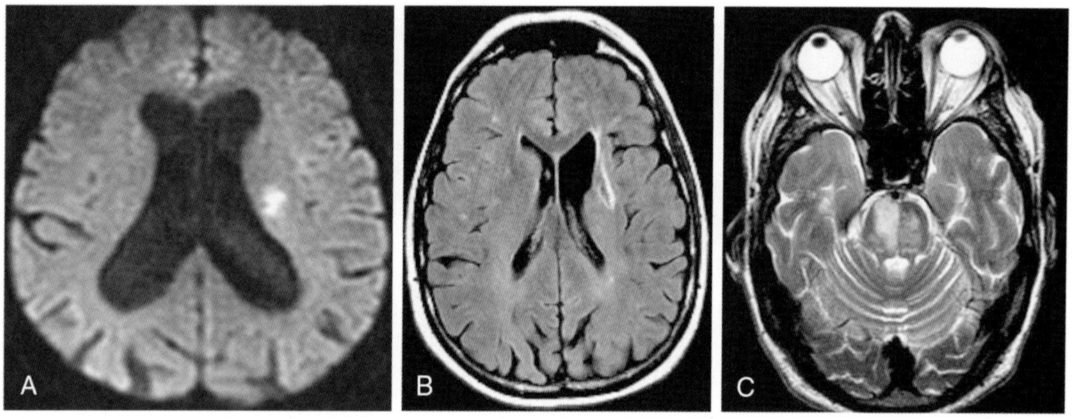

图 3-6　腔隙性脑梗死。(A)DWI 示左侧脑室周围白质见圆形高信号病灶，为急性腔隙性脑梗死。(B)FLAIR 图像示中心呈液体信号，外周呈 T2 高信号，提示慢性腔隙性脑梗死。(C)脑桥右侧旁正中见 T2 高信号灶，内侧的中线边界清晰，为急性梗死(在 DWI 上已证实，没有图示)，可见双侧慢性缺血性改变。

动脉粥样硬化的病理

动脉粥样硬化始于内膜下脂质沉积(脂质条纹)，由动脉血管内平滑肌细胞、泡沫细胞、T 淋巴细胞、脂质及胶原等细胞外基质组成。脂肪被释放到细胞外的空间，造成内膜增厚、平滑肌细胞增殖和炎性改变，最终致纤维化和瘢痕形成。斑块内皮裸露，纤维帽溃烂，随后脂质和(或)钙化碎片排入血管腔。血小板可能聚集在形成溃疡的内膜表面，暴露生成血栓的胶原或脂肪，致血栓形成。动脉分叉处承受着最大的机械应力，尤易发生动脉粥样硬化。斑块的组成多变，其中一些变大且纤维化，导致管腔变窄；而另一些则积聚脂质和胆固醇。斑块的组成可能具有重要的预后和治疗意义。即使有较厚纤维帽的斑块造成管腔明显狭窄，斑块也是稳定的且患者无症状，这些损伤可能不需要治疗干预。存在脂质暴露和(或)出血的，纤维帽薄或缺失(不稳定斑块)的斑块易于形成血栓和栓塞。不管狭窄程度如何，积极治疗都是必要的。高分辨率表面线圈“黑血”成像可显示：①强化的纤维斑块；②斑块出血(血液信号)；③钙化(所有序列均为低信号)；④血小板聚集在斑块破裂的位置(轻度强化的纤维帽)。

成像工具

大脑

自 20 世纪 70 年代中期以来，CT 一直是卒中成像的主要方法。平扫 CT 速度快，容易获得。CT 检查对超过 8 小时的大面积缺血性梗死效果非常好。卒中的非缺血性原因包括出血、感染和肿瘤，很容易检测，即使其特征常不明显。然而 CT 有很大的局限性，不容易检出<4 小时的梗死，并且梗死的程度在影像上难以表现。急性腔隙性脑梗死常被遗漏，且难与慢性腔隙性脑梗死区分。急性梗死的总检出率在前 24 小时内约为 58%。

平扫 CT 检测超急性梗死(<6 小时)并不简单！这是一种需要专业知识和经验的技能，令人惊讶的是，还需要完善的临床病史，了解神经功能缺损和症状出现的时间，确实有助于发现梗死的细微变化，否则这些变化将被视为正常。应采用较窄的 CT 窗宽和窗位检测早期梗死，早期梗死的证据是灰白质分界模糊。有时平扫 CT 可见急性栓塞性闭塞导致的动脉致密征（图 3-7），但常不能提供已梗死脑组织周围的情况。

MRI 检查超急性脑梗死比 CT 敏感很多。当然，DWI 的出现极大提高了检出超急性梗死和所有类型梗死特征的能力。虽然“常规”MRI 检测 24 小时内的梗死敏感性达 85%，但在此期间，包括梗死后的前 3 小时内，MRI DWI 的敏感性约为 95%，而此时 CT 通常检查不出任何实质的异常。

弥散成像是对水分子运动（布朗运动）敏感的技术。在纯水中，质子四处移动并相互碰撞，水分子的运动程度(自由扩散)由温度决定。温度越高，质子拥有的能量越多，移动得越远。生物组织学上则更加复杂，水分子遇到各种运动阻碍，包括细胞膜、胞内细胞器和细胞外蛋白质。术语“表观”用于修饰“弥散”一词，意味着

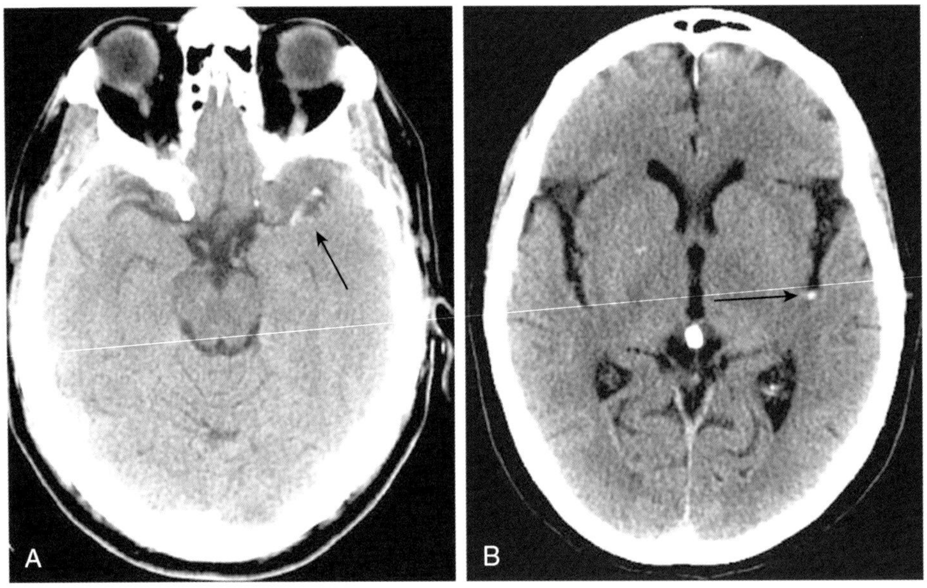

图 3–7 大脑中动脉(MCA)致密征。(**A**)3 小时后,Willis 环层面的轴位图显示左侧大脑中动脉近端高密度,表明近段栓塞闭塞(箭头所示)。(**B**)左侧大脑外侧裂的点状高密度提示远端闭塞(箭头所示)。

因阻碍导致的水分子在生物样品中运动的不确定性。在灰质中,这些结构相对随机排列,因此,弥散能力在所有方向上都是相同的(各向同性)。在白质中,弥散受到白质纤维束方向的限制,水分子将优先沿着纤维束而不是穿过这些区域弥散,因此是异向的。特定质子行进的距离将取决于它遇到的障碍数量以及在 MRI 序列上被“观察”的时间。如果观察时间太短,大多数分子的路径不会受到不同细胞屏障(膜、蛋白质等)的影响。然而当观察时间足够长时,遇到障碍物将弥散受限。因此,DWI 在所有成像技术中是独一无二的,因为它是直接的了解分子和细胞空间尺度的窗口。

ADC 可由不同梯度信号(不同 b 值)的图像来计算。如果至少有两个 b 值,那么其中一个必须设置为 0,即没有弥散加权。在临床中,常使用两个 b 值;但是也可测量 4 个或更多 b 值,以提高测量精度。常用值包括 b 值(800~1200s/mm^2),TE(90~120ms)。

在临床实践中,DWI 序列包括大约 30 个层面,约 20ms 内获得一个图像。每个位置进行 4 次采集(大脑的总采集时间<1 分钟)。采集一幅没有施加扩散梯度的图像[b0 图像——T2 和磁敏感加权图像(SWI)],以及 3 幅在三组正交方向(前后、上下和左右)上采集 b≈1000s/mm^2 的图像。对 3 幅图像进行取平均,产生对白质纤维束方向产生的各向异性不敏感的“轨迹”图像。例如,前后方向上应用弥散梯度获得的 DWI 上,胼胝体将显得明亮,因为在左右方向上,高度组织化的胼胝体纤维中的水分子几乎没有前后运动。另一方面,在左右方向上的扩散梯度图像,与皮质脊髓束取向垂直的白质将显得明亮。轨迹图是 3 次采集的平均值,消除了纤维束取向对信号强度的影响。在临床实践中,只观察轨迹图,因为在诸如梗死和其他病变的诊断过程中,重要的是信号强度而不是扩散方向。

事实上,可将获得的扩散方向和各向异性程度信息用来创建记录白质纤维束走向和完整性的图像。这种技术被称为扩散张量成像,至少需要在 6 个方向上采集图像,而不是如临床 DWI 一样只用在 3 个方向上采集图像,以完整地描述扩散张量(张量——包括放射学范围之内——至少具有 3 个分量的度量)。

通过使用扩散轨迹和 b0 图像,利用弥散数据对 ADC 图进行逐个体素计算得出体素,从而生成 ADC 图。弥散与 b0 数据相减也可生成“指数化”弥散图像。这些分布图的生成快速且简单。在临床实践中常生成并观察 DWI、ADC 和指数图。ADC 图和指数图消除了弥散序列上信号强度的 T2 分量(“T2 透过效应”)。

所有的 DWI 都源于 T2W 图像,根据弥散程度减去信号,因此,T2 总是作用于常规 DWI 信号强度,使得b0 图像也可供观察。由于采集速度快,这些图像信号很少降低,当患者配合困难或进行超快速 MRI 时,可视 b0 为“低配”的 T2W 和(或)SWI 图像。

物质越接近水，弥散速率越高（高 ADC），与低ADC的物质相比，将更快失去信号。因此，CSF 在 DWI 图像上呈较低信号，因为水分子可自由弥散至相对较大的距离；而成年人的灰质呈浅灰色，白质呈稍深的灰色。但在 ADC 图上对比度相反，弥散增加时变明亮，因此，脑脊液呈明亮信号，而脑组织为暗信号。一些临床医生更喜欢指数图像而不是 ADC 图，因为其相对信号强度与 DWI 相同（高弥散，如脑脊液是明亮的）。事实上，如果人们简单地记住脑脊液具有最高程度的弥散，弥散低的病变信号强度与脑脊液相反，那么 DWI 和 ADC 图之间的信号转换不是问题。那些比正常脑组织受到更多扩散受限的组织中（例如，超急性梗死），水分子运动将比正常组织少，因此，在弥散采集过程中信号损失更少，这些区域在 DWI 呈现明亮，在 ADC 图上会表现为暗色。当由血管源性水肿（细胞外水增加）或胶质增生（细胞结构减少）导致组织中的水分子运动增加时，组织在 DWI 图上表现为等信号，在 ADC 图上表现为高信号。由于 T2 透过效应，弥散增加的组织在 DWI 上常呈等信号而不是低信号。水含量增加（血管源性水肿）会使组织的 T2 增加，因此，T2 增加（信号升高）和弥散增加（信号减低）的效果趋于抵消互相攻击。在弥散等于正常脑组织但 T2 增加（亚急性梗死）的情况下，组织在 DWI 看起来很亮，在 ADC 图呈等信号，这种现象被称为“T2 透过效应”！

T2W FLAIR 在卒中前 24 小时内的敏感性为 85%。有些人认为卒中时 DWI 为阳性、FLAIR 为阴性的时间段不足 6 小时，这取决于卒中的类型和部位及基底部侧支循环。MRI 在检查出血（梗死范围或作为卒中的独立因素方面）比 CT（即使在超急性期）更敏感。常规的梯度回波（GRE）和最近的 SWI 序列对出血的检查有极大的帮助。卒中的其他原因包括静脉血栓形成、血管畸形、感染和肿瘤，MRI 在检查卒中及显示其特征性表现的方面上优于 CT。MRI 可用于检查动静脉闭塞和（或）慢血流，特别是使用梯度回波扫描和 FLAIR 时效果更好（图 3–8）。梯度回波序列扫描检查主要血管中的局灶性急性栓子（对应 CT 上的血管致密征）的效果最好（见下文），在 FLAIR 和 T1W 图像中可见慢血流及强化。

血管

显然，了解动静脉对评估有“卒中”症状的个体很重要。颅内、外动脉闭塞和（或）狭窄的识别可帮助确认

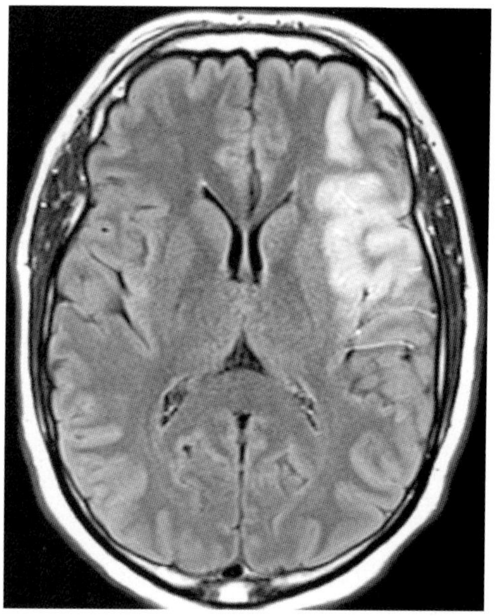

图 3–8 慢血流。轴位 FLAIR 图示左侧大脑中动脉前支出现脑实质梗死。注意梗死区呈沿大脑表面血管分布的明显高信号，提示远端动脉分支中的慢血流。

病变缺血的类型，并有助于确定梗死是由慢血流、近端（例如，大脑中动脉）闭塞性栓塞，还是小血管病变造成的。硬脑膜静脉窦和皮质静脉的直接显示对正确诊断静脉血栓形成常常至关重要，特别是考虑到这种疾病临床表现、病因和影像学表现多样。过去，评估血管结构需要介入性导管血管造影术，但现在有多种非介入性方法来评估颅颈部血管，包括 CTA、MRA 和超声。每种技术都有其优点和局限性，因此，根据每种情况下的临床情况、诊断问题和治疗选择选择不同的技术或多种技术组合。非介入性方法不能提供明确诊断的情况下才应用导管血管造影术，主要是进行血管内介入治疗（如血管成形术、支架植入术、动脉瘤袢）时应用。

颈动脉超声 / 经颅多普勒超声

超声用声波使结构成像或测量血流的速度和方向。彩色多普勒超声比传统的双功能多普勒超声更能准确地显示颅外颈动脉的残腔。然而，彩色多普勒超声的检查结果依赖于操作者，也可与斑块相关的伪像混淆，还受到血管曲度的限制等，存在的问题包括需要区分重度狭窄与闭塞、钙化斑块会影响血管腔显示、无法显示颅底附近的颈动脉病变、难以分辨串联病变，以及无法对颈动脉或椎动脉起始段成像。在 NASCET 的研究中，多普勒检查对狭窄>70%的测量敏感性为 59.3%，

特异性为 80.4%。

经颅多普勒超声是评估经过颞下窝的大脑基底动脉的无创方法,其评估脑血管频谱的流速,并能提供有关血液流向、血管通畅性、动脉粥样硬化病变或痉挛引起的局部狭窄及脑血管反应性等信息,这些都是确定颈动脉狭窄患者的大脑中动脉血流充盈和大脑中动脉近端是否存在栓子的证据。经颅多普勒在重症监护病房床旁检查蛛网膜下隙出血或术后引起的脑血管痉挛非常有用,能快速评估颅内血管成形术后或盐酸罂粟碱注射治疗血管痉挛的效果。

MR 血管造影

MRA 是评估颅内、外血管系统的重要手段。这项技术是非侵入性的,不涉及电离辐射。MRA 可在平扫或增强情况下进行。在一些情况下,鉴于最近关注增加肾小球滤过率相对较低[<30mL/(min·1.73m)]的患者会出现肾源性系统性硬化,肾功能受损的患者在注射造影剂中可能存在危害。

生成 MRA 的 3 种技术包括:时间飞跃法、相位对比法和增强血管造影法。收集的成像数据可通过几种重建技术来处理。其中最大密度投影(MIP)最常用,原理是沿着轨迹找到信号强度最高的体素,在任意角度投影产生血管影像。MIP 速度快,对背景信号中的低水平变化不敏感。

二维和三维 MRI TOF 成像(最常用的技术)中,质子没有立即暴露于所施加的射频脉冲(不饱和自旋回波),当流入成像容积内时,具有比部分饱和的静态组织(静态组织失去了继发于射频脉冲的信号)更高的信号,此为 T1 效应,流动血液会显得明亮。为了在不受静脉干扰的情况下显示动脉,应用了一个初始优越位置的非空间局域饱和脉冲,通过 TOF 的 MR 静脉成像(MRV),在下方施加饱和脉冲使动脉血液饱和。

二维 TOF 技术对缓慢或中等流速的血流非常敏感(因为与流量相关的增强会最大化),而三维技术对于血流速度快的血管比二维 MRA 显示更好,具有更高的分辨率。当组织内存在 T1 高信号的病变或结构时,TOF MRA 的评估会受到影响。即 T1 高信号的区域可见于 MRA 图像,因为 MIP 图像会显示包括信号强度高于预定阈值的所有区域。因此,亚急性血肿和含有脂肪的病变也会显明亮,并可能混淆 MRA 的解读。亚急性壁间血肿和静脉窦血栓也会呈现高信号,可能被误认为是血流。

3T MRA 的出现极大改善了 MRI 的 TOF 成像。1.5T MRA 对颅内血管分支(例如,MCA 侧裂支)的显示有局限性,因此,对远端闭塞、血管病变和动脉痉挛的检查并不可靠。大多数情况下,在 3T MRA 图像上,这些血管甚至更小的动脉(例如,豆纹动脉)都清晰可见(图 3-9)。因此,允许的情况下使用 3T MRA 是最佳的选择。

相位对比法(PC)MRA 中,用极性相反的双极流动敏化梯度场来"标记"质子自旋运动,质子由于每次施加梯度时的相位改变而被识别。操作者可选择不同血管敏感的流速进行成像,即速度编码(VENC),动脉流速约为 30cm/s,静脉流速约为 15cm/s。将两次采集的数据进行复杂的减影(为反转双极梯度场的极性技术之一)可消除除流动引起的相位变化之外的所有相位变化。这项技术对背景的抑制极好,可区分 T1 缩短的其他原因,如亚急性出血或脂肪。然而,PC-MRV 常用于检查可疑静脉血栓形成,因其能够区分血流和亚急性(明亮)血栓,无须使用 TOF MRV。

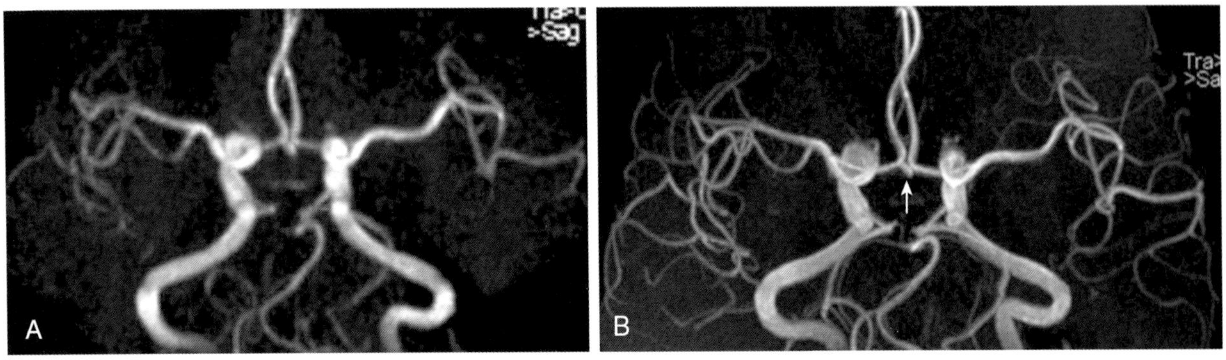

图 3-9 1.5T MRA 对比 3T MRA。(A)1.5T 和(B)3T MRA 都为颅脑 MRA 的 MIP 重建,3T MRA 显示小血管和周围血管的显影更清晰。3T 图像上,与前交通动脉相连动脉瘤显示更加清晰(箭头所示)。(Courtesy Kevin Chang, MD.)

对比增强 MRA(CE MRA)提供了对颅外和近端颅内血管快速采集(<30 秒)的高分辨率图像,典型的覆盖范围为主动脉弓到 Willis 环(图 3-10)。扫描时机至关重要,静脉的增强可干扰动脉的解剖显示。因其不受湍流的影响,所以其评估颈动脉分叉和颈动脉、椎基底动脉系统优于平扫 MRA。还可减少血流反流时造成的模糊,如锁骨下动脉窃血(图 3-11)。

MRA 是对颅内、外血管系统进行无创性评估的良好方法, 可从颈动脉血流动力学上诊断椎动脉和颈动脉夹层、颅外创伤性动脉瘘、颅外血管炎(如巨细胞动脉炎)或先天性血管异常(如纤维肌发育不良)等明显病变。因为是非介入性且没有电离辐射,所以是筛查颈部血管病变非常好的方法。请记住,颈部 MRA 往往高估狭窄程度,特别是仅有平扫二维 TOF 时。因此,明显的重度狭窄(>85%)实际上可能只是中度狭窄(50%)。

颅内 MRA 检查(3T)近端动脉狭窄、闭塞以及血管病变较可靠。已证实 MRA 能准确检查动脉瘤(动脉瘤 >3mm 的准确率为 90%)。因此,为筛查无症状的颅内动脉瘤高危患者(例如,多囊肾病患者或在动脉瘤破裂史中为一级亲属关系的个人)的有效方法。也可用于跟踪动脉瘤未破裂的患者和动脉瘤血管内弹簧圈栓塞术的患者。然而,急性蛛网膜下隙出血时,因血流相关的

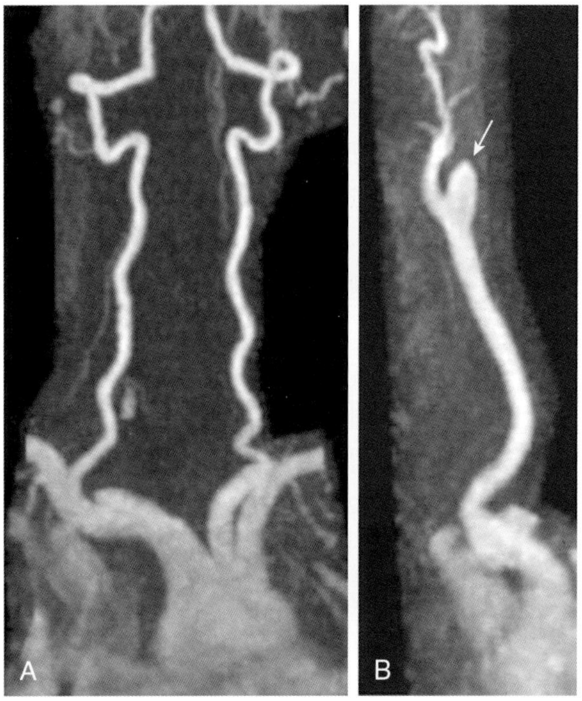

图 3-10 对比增强 MR 血管造影(CEMRA)。(A)CEMRA 最大密度投影(MIP)重建示颈动脉系统中源于主动脉弓的大血管和双侧颈动脉的成像清晰。CT 血管造影术中,由于团注和肩部的条状伪影,大血管的起源很难有可靠评估。(B)CEMRA 的 MIP 重建示颈动脉分叉不远处(箭头所示),颈内动脉突然变细、闭塞,提示颈内动脉夹层。

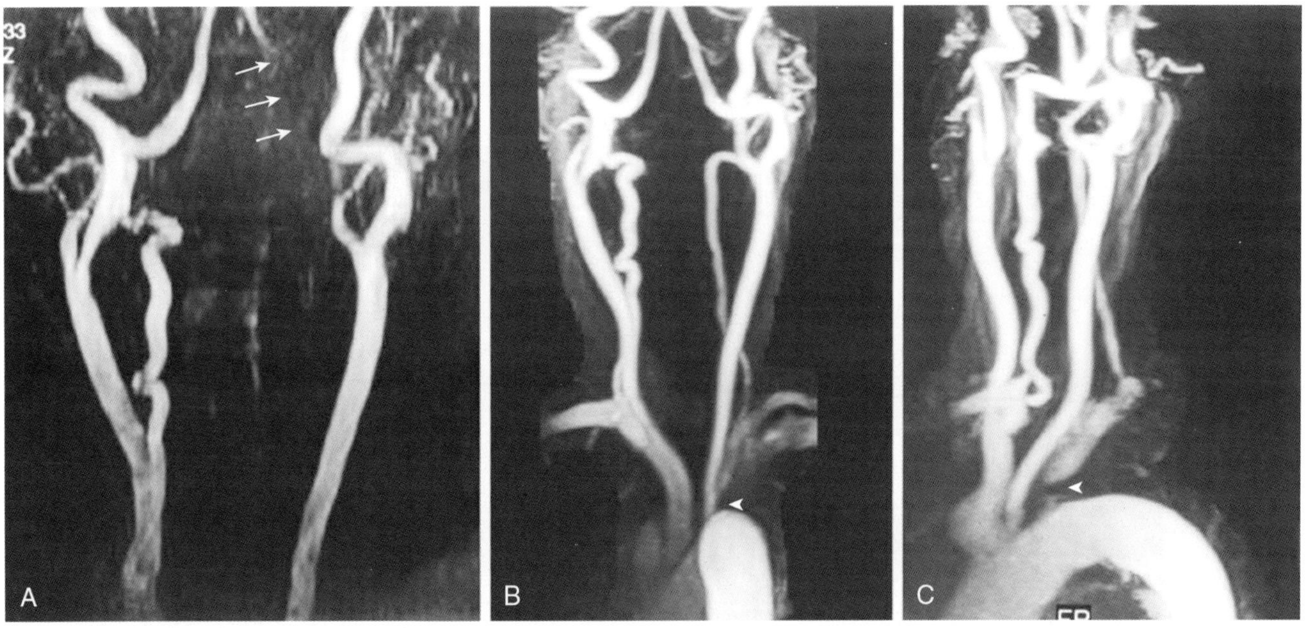

图 3-11 锁骨下动脉窃血。时间飞跃 MRA 中,左侧椎动脉的顺行性血流(箭头所示)不显影。这是因为血管内的血流方向与正常方向相反,并被顺着静脉方向施加的饱和脉冲抑制。(B)钆增强 MRA 示左侧椎动脉由于血液反流显示不清晰,左锁骨下动脉近端(三角箭头所示)狭窄在此投影位置上不明显,斜轴位图上则更加可信(C,三角箭头所示)。

血管增强可能被脑池内急性蛛网膜下隙的血液 T1 高信号遮盖,MRA 对动脉瘤的检查能力有限。虽然 MRA 检查动静脉畸形(AVM)很容易,但供血动脉和引流静脉的重叠限制了这项技术评估 AVM 的价值。虽然传统的经导管血管造影是这些病变诊断的金标准,但叠加时间要素以显示流入和流出血管的四维 CTA 和 MRA 是评价动静脉畸形和瘘更详细细节的无创成像方式。

CT 血管造影术

随着多排探测器扫描装置发展,CTA(图 3-12)已经成为一种 MRA 之外的替代技术,用于颅外和颅内血管成像。当前的 16~128 排扫描仪可让颅内外动脉免受静脉干扰而清晰成像(假设造影剂团注的时间准确)。新的 320 排探测器扫描仪可同时采集整个大脑的数据,因此,可通过多次采集,进行时间分辨率的血管造影研究,模拟经导管血管造影的外形。

双能量 CT 以 kVp 形式施加两种不同的球管能量,获取两个图像数据集。组织密度可在高能光谱和低能光谱之间变化,这种衰减差异允许对组织特征进行更细致的检查。血管中的碘和钙化在图像上可能更容易区分,因为它们对高(120kVp)和低(50kVp)辐射有不同的表现。

CTA 要求常在肘前静脉内放置留置针,并快速注射 50~125mL 碘造影剂。在造影剂注射后的短暂延迟之后、正式 CTA 检查之前,通过团注测试计算,以优化动脉对静脉血流的敏感性,开始成像并获得三维数据集。CT 的发展使图像变薄,分辨率提高。计算机后处理技术对于 MIP 图像和排除颅底病变十分必要。

与 MRI 成像相比,CTA 有几个优点,但其代价是射线暴露和碘剂摄入。更快的成像采集和更高的空间分辨率让精确评估血管形态成为可能,如动脉瘤或颅外血管狭窄。钙化不会产生 MRA 看到的伪影,CTA 中表现极慢的血流和串联病变比 MRI 成像更可靠。颅内闭塞性栓塞更易显示,颅内近端血管内局灶性血栓可直接显示。高质量 CTA 已促使许多神经外科医生在具备 CTA 检查结果的基础上直接手术,或为那些 CTA 检查结果不确定或需要进行血管内治疗的病例做保守性经导管血管造影术。

CTA 的局限性包括:①静脉注射碘造影剂的风险;②辐射暴露;③由于骨骼原因,颅底血管变暗;④广泛的蛛网膜下隙出血使动脉瘤显影模糊;⑤血管壁中广泛动脉粥样硬化的钙化使血管内的斑块模糊不清;⑥正常的骨结构,如前床突,可能会使邻近血管变得模糊,有时会类似于 CTA 的 VR 重建时的动脉瘤;⑦三维重建过程仍然依赖于操作者。虽然工作站已经提高了颅底附近(特别是海绵窦附近)动脉瘤检出的能力,但常需图像处理方面的技术使该区域动脉瘤显示。

常规经导管血管造影术

动脉导管血管造影术是明确大脑和颈部大血管病

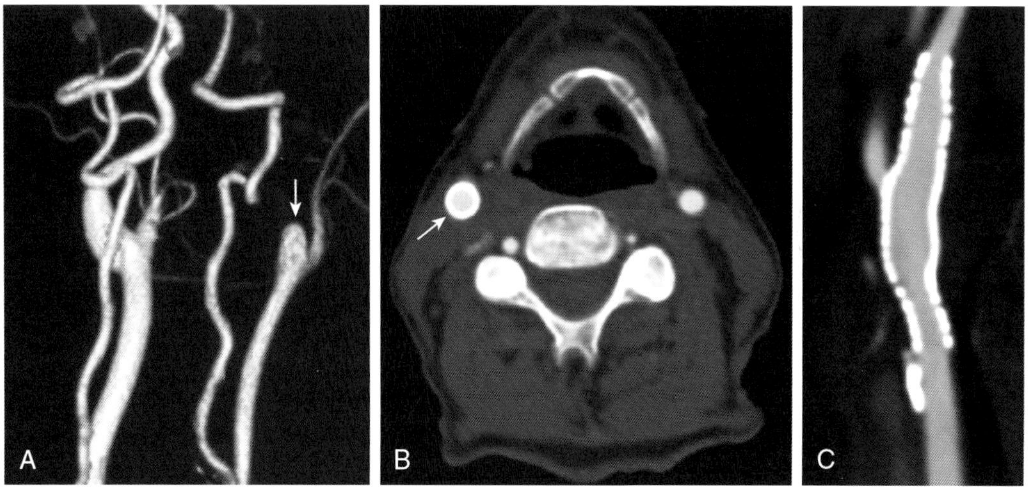

图 3-12 颈部 CTA 图像。(A)去骨减影后进行三维 VR 重建,颈动脉血管重建图像形象地显示颈内动脉突然闭塞(ICA;箭头所示),余血管形态正常(与图 3-10B 为同一例患者)。(B)另一例患者的轴位 CTA 图像可评估支架放置后右侧 ICA 的通畅性,显示支架完好无损,血管腔正常强化(箭头所示)。(C)矢状位最大密度投影重建图像显示上下走行的同一支架,血管通畅。

变的成像方法，但在卒中诊断中已被降至次要地位。在超急性情况下，导管血管造影术主要用于卒中治疗，用以规划和实施溶栓和支架植入术。

患者转向经导管血管造影的原因如下：①MRA、CTA 和(或)颈动脉超声诊断不明确；②存在 MRA 检查禁忌(例如，安装了起搏器的患者)；③由于心输出量太低，CTA 不能诊断；④评估导致颅内出血的复杂动脉瘤或血管畸形；⑤用于评估血管炎。旋转数字减影血管造影三维重建技术的出现，使选择性动脉造影与 CTA 固有的三维成像的优点相结合成为可能(图 3-13)。

为了评估动静脉畸形和动静脉瘘，有必要进行超选择性导管血管造影术，以获得时间分辨图像，从而分离畸形的动脉和静脉。高场 MRA 和 CTA 可为血管炎提供准确诊断，即使缺乏诊断血管病变的证据也不能排除该诊断。由于该病治疗并非没有风险，可行导管血管造影术来确诊或排除诊断，必要时可用于最佳部位进行活检以确诊。导管血管造影术是一项安全(但不是完全安全)的检查，在许多情况下可提供重要信息。股动脉插管所有并发症的发生率约为 8.5%，包括永久性并发症（其中最显著的是卒中）的发病率为 0.1%~0.33%，暂时性并发症的发生率为 2.6%，局部并发症的发生率为 4.9%。

导管血管造影术可选择性用于患有急性或慢性缺血性疾病的个体，尤其是考虑血管内介入治疗的患者。尽管有创，仍是很好的方法，可用于确定在血流动力学上是否存在颈动脉循环病变(框 3-2)。通过导管血管造影术来评估远端侧支循环血管狭窄或闭塞最容易，其

框 3-2 颅外颈动脉血流动力学显著病变的常规血管造影表现

病变处血管腔直径减少 50%~70%
经血管造影放大校正后病变残腔<2mm
颅外颈动脉模糊导致颈内动脉模糊
迟发性眼脉络膜充血(30 岁以上患者出现>5.6 秒)伴对侧颈动脉或椎动脉充血，同侧颈动脉循环血管的造影剂充盈

连续图像可显示大脑侧支供应的存在、来源和范围。

传统导管血管造影术检查溃疡斑块比无创血管造影术更准确。然而，任何类型的血管造影检查都很难区分不规则溃疡。最可靠的血管造影征象是穿透性龛影，但相邻斑块间的凹陷和斑块内出血可能表现为相似的形态(图 3-14)。具有完整内膜的血管中层破坏导致的管腔膨出也可表现为溃疡。人们应认识到溃疡和卒中的联系也存在争议。许多无症状的血管斑块有溃疡，许多有症状的斑块没有溃疡。然而，一般来说，溃疡经常出现在与明显狭窄有关的症状中。高分辨率表面线圈增强 MRI 是评估溃疡斑块的良好方法，但需要手动研究以优化层面和血流抑制。目前最好的办法是放射科医师将斑块描述为光滑的或不规则的，如果存在龛影，则可使用“溃疡”描述。根据表现的严重程度和患者的症状对患者进行治疗是医生的职责。

灌注

灌注成像旨在表现毛细血管的微观血流。灌注成像中要谨记的关键概念是中心容积原理：

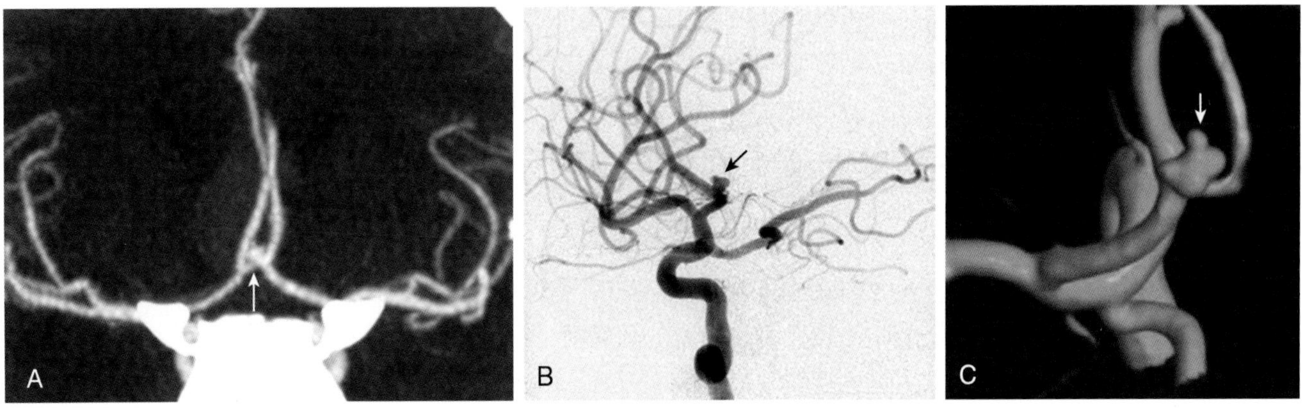

图 3-13 动脉瘤检查。(A)冠状位 CT 血管造影的最大密度投影示弥漫性蛛网膜下隙出血，患者的前交通动脉连接处(箭头所示)见分叶状动脉瘤。(B)传统的经导管血管造影能更好地再现动脉瘤(箭头所示)。(C)旋转三维重建图像能更好地显示动脉瘤的分叶状形态(箭头所示)。

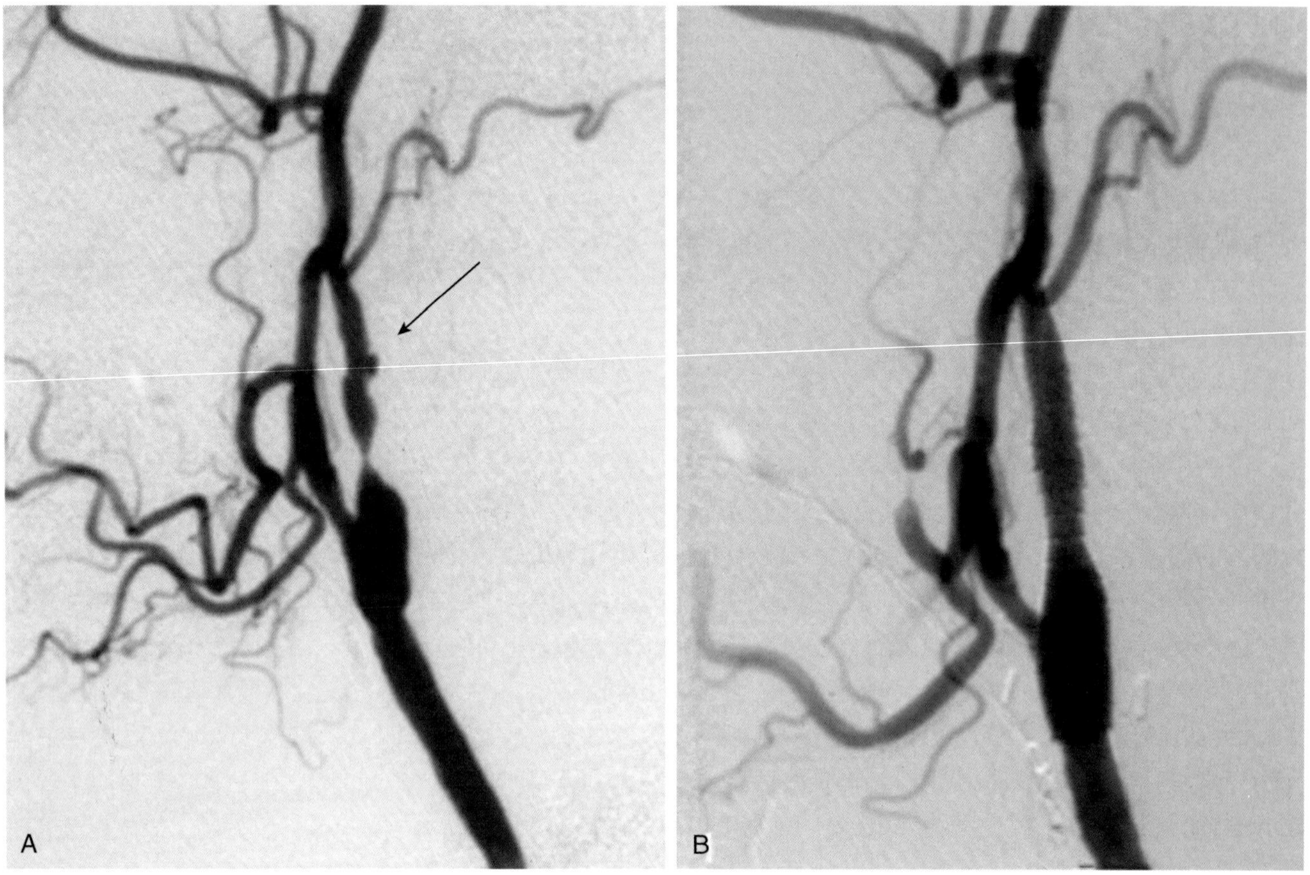

图 3-14 (A)颈总动脉造影示左颈内动脉重度狭窄。请注意远端血管斑块中的溃疡(箭头所示)。(B)患者接受了血管成形术和支架植入术。观察支架置入后血流的改善及溃疡的闭塞情况。(Courtesy P. Kim Nelson, MD.)

CBF=CBV/MTT

脑血流量(CBF)取决于脑血流量(CBV)除以平均通过时间(MTT)的比值。正常大脑的 CBF 为 45~110mL/(100g·min)。大脑低血容量[20~40mL/(100g·min)]被定义为无症状脑灌注不足,可自动恢复灌注,而有症状低灌注性脑缺血,存在因血管不可再生而发生不可逆梗死的风险。当动作电位产生停止时,动物实验中确定的缺血阈值约为 20mL/(100g·min),而不可逆神经元损伤相关的缺血阈值约为 10mL/(100g·min)。因此,最终决定组织是存活还是死亡的是 CBF,而 MTT 和 CBV 的变化反映先前的病理生理过程,然后决定 CBF 何时降至不可存活水平。最初的事件源于闭塞或狭窄导致 MTT 增加。MTT 将由闭塞或狭窄的部位,以及受影响大脑的侧支供应表现和类型决定。大脑的自动调节反应为远端血管床的血管由原来的闭塞或狭窄恢复至舒张状态,血液中的氧摄取增加。血管舒张使 CBV 增加,因此,最初 CBF 维持不变,或者至少没有降低到神经元死亡的水平。然而,一旦血管舒张达到最大,MTT 的任何进一步增加(由于进行性闭塞、新发栓塞或体循环血压降低)将导致中心灌注压降低,血管床塌陷,CBV 下降,CBF 随之下降。

灌注成像的方式很多,但目前临床实践中最常见的技术是通过静脉注射造影剂进行 CT 或 MRI。全部或部分大脑快速连续成像允许造影剂在经过血管系统时显影。这种"跟踪推注"技术用于 MRI 灌注和 CT 灌注。在 CTP 中,当碘造影剂进入血管时,大脑密度增加,而在 MRI 灌注中,由顺磁性钆剂导致 T2 缩短(动态磁敏感成像),大脑信号降低。这两种情况下,都可直接测量 CBV(密度/信号变化曲线下的面积)。对比剂穿过大脑所花费的时间为 MTT,因此,CBF 可用中心容积原理来计算。然而,为了精确测量 CBV 和 MTT,有必要消除分布了造影剂的小动脉和小静脉造成的影响,这需要对数据进行数学"去卷积"。这在 CTA 中很容易实现,在 CTA 中可获得动脉流入和静脉流出的数据[通过测量大动脉(如大脑前动脉)和大静脉通道(如上矢状窦)内的密度变化而获得]。然而,由于大血管内部流动效应的影响,用MRI操作更困难。因此,从CTA获得的值是3个精确数学测量的灌注参数,而通过MRI灌注获得的值是相对值(例如,rCBV、rCBF、rMTT)。CTA和MRA生成参数化的"MTT""CBV"和"CBF"图并进行定性评估。现在随着软件的改善也允许对这些参数进行定量测量。

参数图提供了一些不同的信息,每个都有其优点和局限。由于梗死的最早表现是MTT升高,MTT图对早期缺血变化最敏感,但是因为并不是所有MTT升高的区域都会导致梗死,MTT图倾向于高估最终梗死面积。哪些测量与最终梗死的大小最相关?这取决于许多因素,包括你的经验。CBV图似乎与最终梗死范围最相关。然而这存在着争议,一些报道表明相对CBV(rCBV)低估了最终梗死范围,而相对CBF(rCBF)能更准确估计或是高估。出现这些差异的部分原因可能与测量时间(12小时对24小时)以及采用的后处理技术类型有关。

灌注成像对于确定大脑是否可挽救至关重要,可通过使用静脉内(Ⅳ)或动脉内溶栓(tPA)或凝块收缩/清除治疗或药物治疗来保护大脑(图3-15和图3-16)。所有的这些治疗都与颅内出血风险增加相关,因此,血管再通治疗应保留给那些能从再通中获益的个体。无论其他因素如何(从症状开始时间、脑梗死范围),梗死面积与异常灌注面积相匹配的个体都不应给予治疗,因为不存在需要保护的大脑组织。另一方面,对于处于高危的脑组织范围大于已梗死范围20%以上的患者,治疗可改善预后。最近的数据表明,闭塞外远端分支侧支循环代偿程度也对结果有很大影响(侧支循环代偿越好,预后越好),所以对患者进行再通分流时也必须对这点加以考虑。然而,存在大量高危状态的脑组织也容易出现再灌注出血的并发症,因此,应非常谨慎地考虑可能的治疗手段。

高危状态的脑组织被称为缺血半暗带。MRI上,半暗带围绕着弥散为"阳性"(DWI呈高信号)的中央脑梗死组织,其弥散正常但相对灌注异常(弥散-灌注不匹配)。在CT上,没有简单、直接的方法来测量已经梗死的大脑范围,因此,有必要使用灌注的定量测量来明确预测梗死脑组织[<10mL/(100g·min)]和半暗带范围[10~30mL/(100g·min);图3-17]。

还有其他脑灌注的测量方法值得注意一下。核医学研究包括PET和SPECT,可生成灌注图,但对急性梗死的检查用处不大。氙CT需患者吸入一定量的氙气作为造影剂来快速对脑血流进行评估,但大多数中心难以操作。动脉自旋标记(ASL)是不需要外源性造影剂的MRI灌注技术(见图3-40)。对大脑底部动脉中的质子施加MRI脉冲,使质子自旋反转。标记质子通过大脑时可被测量。在氙CT和ASL中,灌注剂(分别为氙和标记水分子)自由弥散穿过血脑屏障,因此可直接测量CBF。然而,虽然CBF是大脑生存能力的关键决定因素,但是MTT和CBV不仅仅可用于大脑,还可观测血管系统的状态。ASL对技术要求很高,许多成像中心不常用,其中一个优点是不需要注射造影剂,所以可根据需要重复进行ASL灌注研究。

动态磁敏感对比增强(DSC)常用于CBF和CBV测量;然而,MRI灌注研究中常用的另一个参数是对比剂浓度的峰值时间(TTP)。这是指血管第一次通过钆剂达到最大T2缩短效应(最低信号强度)时所需的时间。当如MRI灌注高浓度造影剂团注时,主要效果是使血管内和随后分别来自团注和灌注的脑组织的T2缩短。通过比较缺血体素和对侧正常体素,可从MRI灌注的时间-信号曲线直接测量出TTP图。超过对侧半球4秒的TTP延迟可正确识别84%的低灌注组织和77%的正常灌注组织。其他医疗站点目前使用曲线下Tmax参数为5~6秒的区域来识别缺血半暗带。在最近的脑卒中溶栓试验(EXTEND,ELETT)中,Tmax延迟6秒已成为相对低灌注定义的公认阈值。

梗死成像

梗死后最初一周,大脑的CT和MRI表现演变迅速,反映了相对典型的病理生理学变化。本节将介绍各个时期梗死时间、主要的潜在事件,以及CT和MRI表现(见表3-1)。

超急性梗死(0~6小时)

导致梗死的最初原因是近端或远端血管局部闭塞或狭窄。在大多数情况下,常规成像不能显示闭塞,除非出现大血管闭塞性栓塞(如MCA或基底动脉高密度征)。血管闭塞导致灌注减少,当灌注减少达到重度和(或)减少的时间足够长时,会引发"缺血联级反应"。5分

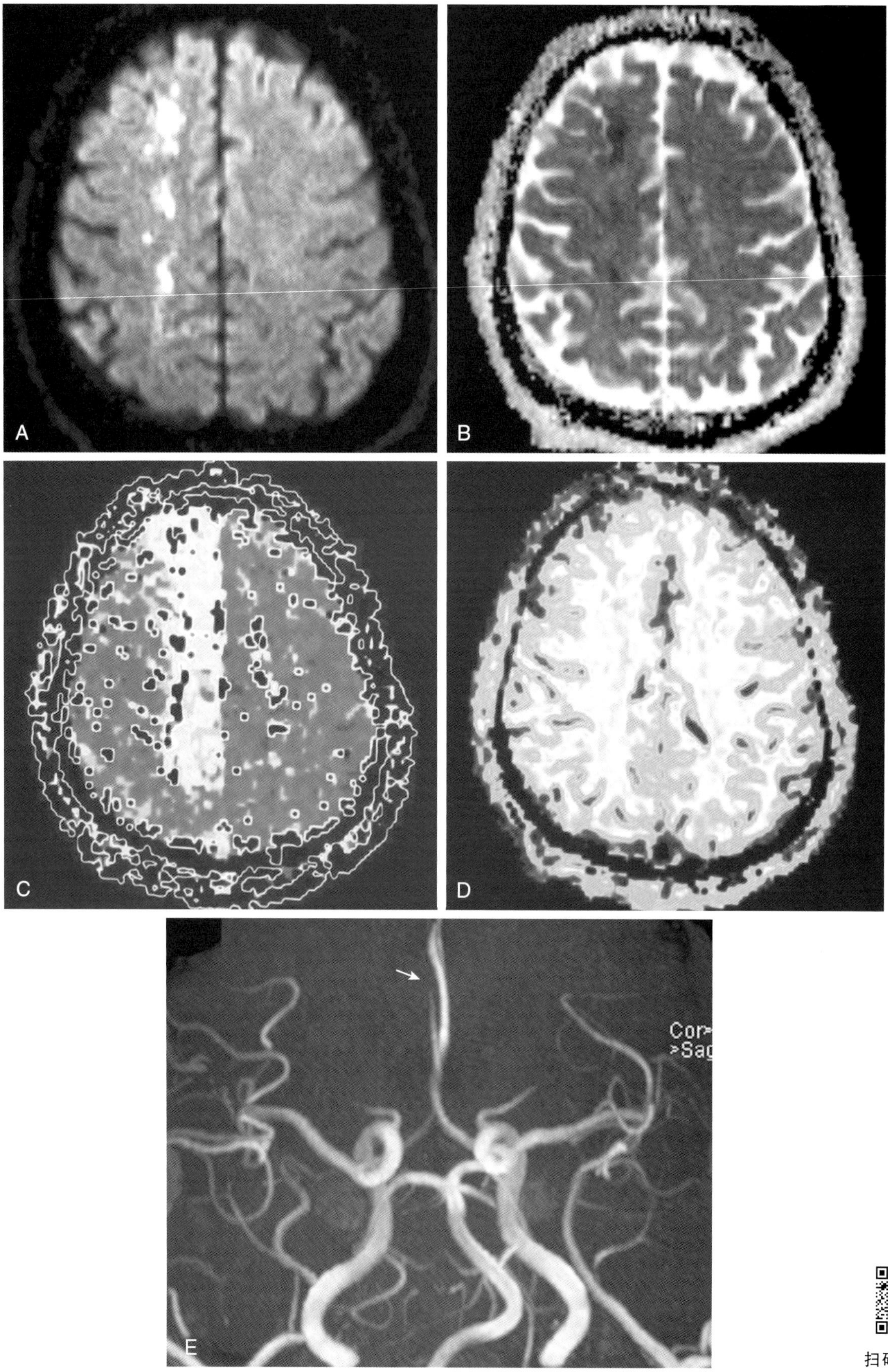

扫码看彩图

图 3–15 增强 MRI 灌注成像,错配征。DWI(A)和 ADC 图(B)示右侧大脑前动脉(ACA)分布的区域内多发急性梗死灶。(C)整个右侧大脑前动脉分布的区域相对平均通过时间延长,而相对脑血流量(rCBF)图(D)显示对称,表明右侧 ACA 区域尚未梗死,处于梗死的高危状态。三维时间飞跃 MR 血管造影(E)显示此患者的右侧 A2 段(箭头所示)突然闭塞,可见血栓。

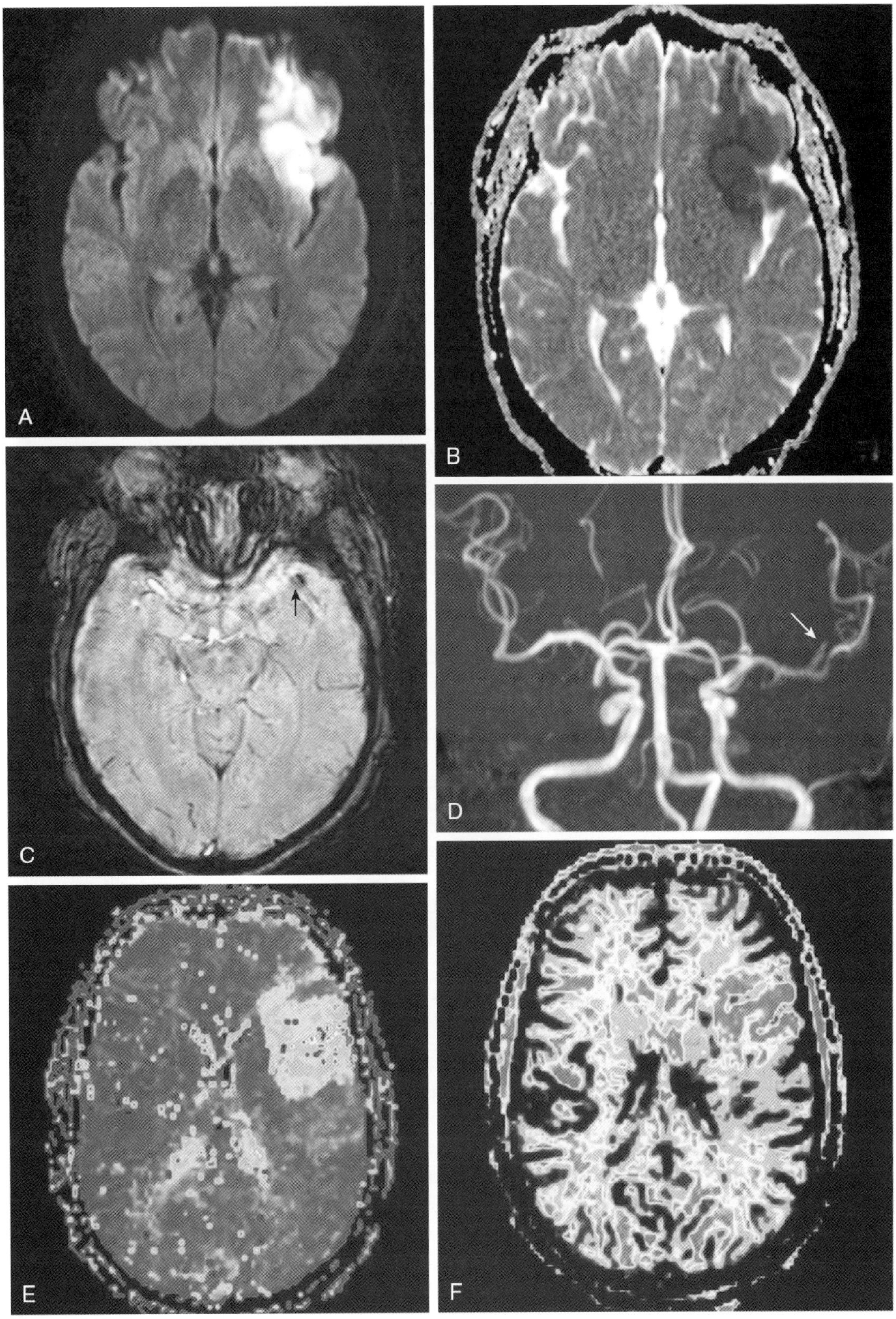

扫码看彩图

图 3–16　增强 MRI 灌注成像，错配征。该患者的 DWI(A)和 ADC 图(B)示左前侧大脑中动脉（MCA）分布的区域见急性梗死灶。(C)SWI 扫描示左侧 MCA 前支内见局灶性信号丢失（箭头所示），明确为血栓。(D)三维时间飞跃颅脑 MR 血管造影显示该血管突然闭塞（箭头所示）。相对平均通过时间（rMTT）(E)和相对脑血流量（rCBF）(F)显示与 DWI 上急性梗死区域相对应的相匹配。不存在高危状态的脑组织，因此，这种情况下，积极的溶栓是不合理的。

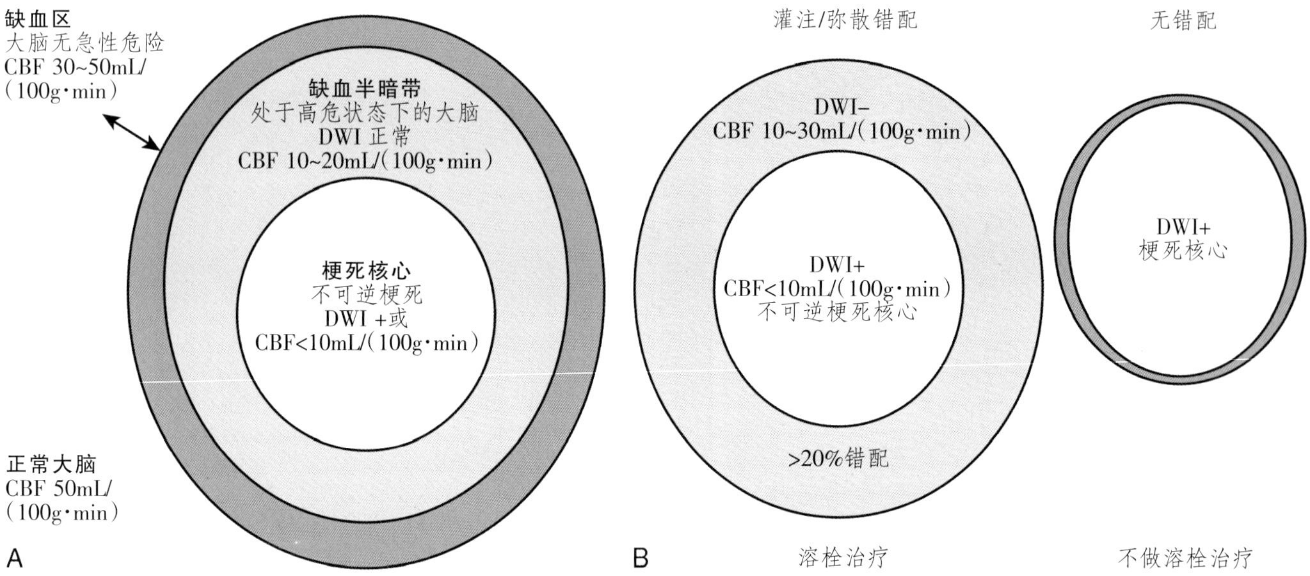

图 3-17 缺血半暗带。梗死核心定义为 MRI 或脑血流(CBF)上 DWI 阳性区域(不可逆梗死区域)<10mL/(100g·min)。缺血半暗带是 DWI 正常的区域,CBF 为 10~20mL/(100g·min)。可能存在相对缺血症[CBF>30mL/(100g·min)]的区域,该区域不存在急性梗死的风险,但如果动脉供应进一步减少,则可能存在风险。如果满足所有其他治疗标准(持续时间<4.5 小时,无出血,梗死小于血管分布的大脑区的 30%),当梗死核心和半暗带之间的错配>20%时,可以进行溶栓治疗。如果错配<20%,则不应进行溶栓治疗,因为没有足够多的高危的大脑组织可给予治疗。

表 3-1 脑梗死的 MRI 信号改变

	T1	T2	FLAIR	DWI	ADC	GrE/SWI	T1W 增强
超急性脑梗死	等信号	等-稍高信号	等-稍高信号	明亮的高信号	低信号	腔内血栓部位可能见信号缺失	可见远端血凝块流动缓慢
急性脑梗死	等信号	高信号	高信号	明亮的高信号	低信号	信号缺失提示脑实质出血	可见远端血凝块流动缓慢,软脑膜强化
亚急性脑梗死早期	稍高信号	高信号		多样的	多样的	信号缺失提示脑实质出血	脑皮层边缘强化
亚急性脑梗死晚期	高信号	高信号	高信号	等信号	明亮高信号	信号缺失提示脑实质出血	脑皮层边缘强化
慢性脑梗死	高信号(皮质高信号提示层状坏死)	高信号	高信号为胶质增生,低信号为囊性软化灶	等-明亮高信号	明亮高信号	信号缺失提示慢性出血	无强化

ADC,表观扩散系数;DWI,扩散加权成像;FLAIR,流体衰减反转恢复;GrE,梯度回波;SWI,磁敏感加权成像。

钟内的缺氧会使维持正常细胞外高钠和细胞内低钠差的细胞膜泵失效,钠进入细胞,产生渗透压梯度,水被动进入细胞内,形成"细胞毒性"水肿。此外,钙进入细胞内激活细胞内的酶,开始裂解细胞器并沉淀蛋白质。细胞裂解、兴奋性氨基酸(谷氨酰胺和谷氨酸)和血管活性物质释放,进一步损害邻近细胞的代谢,造成细胞凋亡。

CT:超急性期,近端血管因栓塞闭塞时,CT 成像可能表现正常或显示"动脉致密征"(见图 3-7 和图 3-18)。动脉致密征有时在薄层 CT 成像(即<1mm 层厚)上更明显。最初的大脑皮质表现为正常灰质的低密度,没有占位效应。灰质与邻近的白质呈密度相同的等密度,导致正常"皮质带"的消失和(或)基底节和(或)丘脑与内囊无法区分(图 3-19 和图 3-20)。皮质密度的降低最早可发生于 3 小时内,但更典型的表现需要 4~6

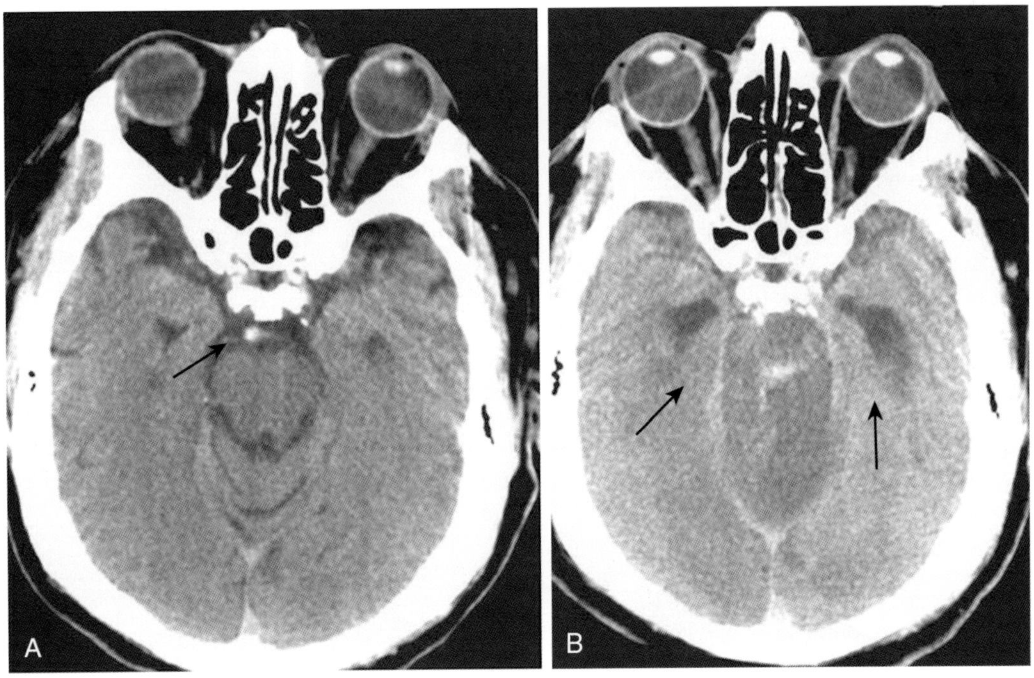

图 3-18　超急性梗死 CT 表现——动脉致密征。(A)梗死发生的 4 小时颅底血管见高密度,没有其他梗死迹象(箭头所示)。(B)24 小时后的再次检查发现颅底血管仍为高密度伴有脑干和左侧小脑新发水肿,表明是急性梗死。继发于急性小脑梗死的颞角(箭头所示)增大提示脑积水。

小时才能形成。这一表现很微小,所以该表现常由于观察者没有经验和因那些患者没有特定临床病史而被忽略。PACS 读片工作站的出现促进了超急性梗死的检查。人们可通过缩小 CT 上的窗宽窗位来突出灰/白质密度差异,提高对灰质密度降低的检出(图 3-21)。

皮质密度的降低常被描述为细胞毒性水肿。虽然细胞毒性水肿确实正在发生，但正常灰质密度的降低很可能并不是这一过程直接导致。我们认为水肿表现为低密度，是因为脑水肿最常见原因是血脑屏障的破坏(血管源性水肿),导致组织含水量增加,进而形成低密度。在细胞毒性水肿中,水从细胞外空间转移到细胞内空间,而组织水总量没有增加。此外,在这一梗死时期,FLAIR 和 T2W 上常很少或不呈现高信号（见下文)。因为 T2W 对组织水的变化比 CT 敏感得多,所以 CT 不太可能检查出到细微的组织水变化。

CT 出现最初变化的最可能原因是脑血流量减少。灰质比白质密度高是因为其血容量更大，血容量减少会使灰白质密度相等。这概念有助于解释关于急性梗死的观察到的征象。例如,在急性缺氧损伤时(例如,吸入烟雾和溺水)，基底节表现为低密度常需要大约 24 小时。低密度进展相对迟缓可能提示:实际上在缺氧损伤的过程中,血流没有减少,但血氧水平降低。据观察,在症状发作后 4 小时内 CT 就出现明显梗死的比那些直到 6~12 小时都没有 CT 表现的预后差，这很可能是由更严重的灌注不足导致的，这是梗死在最初几个小时内变得明显所必需的。提高梗死检出的方法是评估 CTA 原始图像，正常灌注的灰质与灌注不足的大脑梗死区域相比密度更高(图 3-22)。

尽管约 75%的(由有经验的医师阅片)大脑中动脉分布区的大面积梗死病例可在 6 小时内被检查出,但在最初的 24 小时内，通过 CT 检查所有梗死的总敏感性仅为 45%。梗死发现率低是因为 CT 在检查皮质小梗死、小脑梗死和脑髓质梗死时表现不佳。此外,即使检查到梗死，其真实严重程度也难以确定。使用静脉内 tPA 的主要禁忌证之一是大面积梗死(梗死范围超过大脑中动脉分布区域的 1/3 或 70mL 或梗死核心)。因此,平扫 CT 本身并不是评估梗死的准确方法,尤其在考虑需要静脉或动脉内治疗的情况下。其主要作用是识别出血性梗死和血管中的高密度斑块，并排除诸如非缺血性出血(如高血压性出血)、肿块或表现为卒中的感染等疾病。请注意,在最初的 24 小时内,绝大多数梗死都不是出血性梗死。

一些神经科医师和介入科医师发现 Alberta 卒中方案中,早期 CT 评分(ASPECTS)对有 MCA 卒中患者

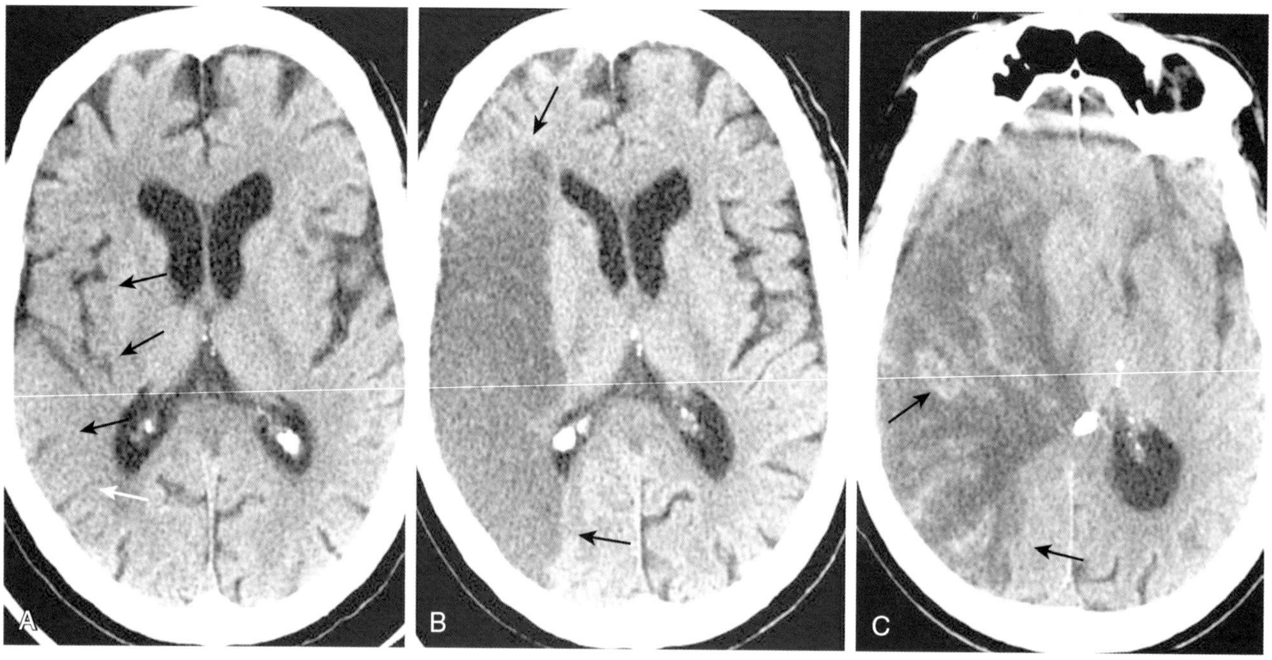

图 3-19 超急性-亚急性梗死 CT。(A)初次扫描(4 小时)显示沿岛带区("岛带"征)和脑回(黑色箭头所示)的正常皮质密度稍降低。请注意,由于没有占位效应(白色箭头所示),脑沟可见。(B)再次检查(36 小时)发现右侧大脑中动脉分布的区域呈均匀的低密度,可见占位效应,脑沟消失。梗死的边缘不连续(箭头所示)。(C)再次检查(4 天)发现占位效应显著增加伴有大脑镰下疝。梗死内的条状高密度代表再灌注脑出血(箭头所示)。

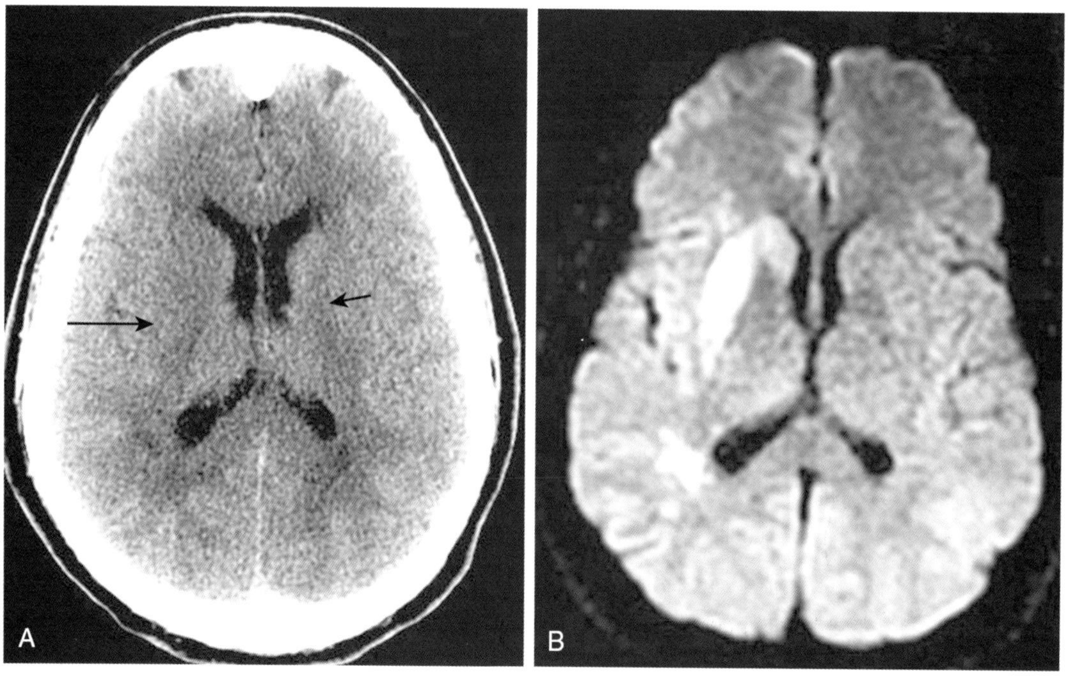

图 3-20 基底节急性梗死。(A)CT 显示约发病 4 小时右侧基底节(长箭头所示)比左侧(短箭头所示)密度低。由于该区域呈低密度,正常内囊也呈低密度,与相邻基底节区结构分界不清。(B)CT 检查约 1 小时后,MRI DWI 呈明显高信号。

的溶栓治疗选择很有帮助。从最初 10 分开始,如果在最初平扫 CT 中,下列结构的梗死明显,则扣 1 分:尾状核、壳核、内囊、岛叶皮质、MCA 前皮质区(M1)、MCA 岛叶外侧皮质区(M2)、MCA 后皮质区(M2)、M1 上方 MCA 皮质区(M4)、M2 上方 MCA 皮质区(M5)、M3 上方 MCA 皮质区(M6)(图 3-23)。ASPECTS 评分为 7 分

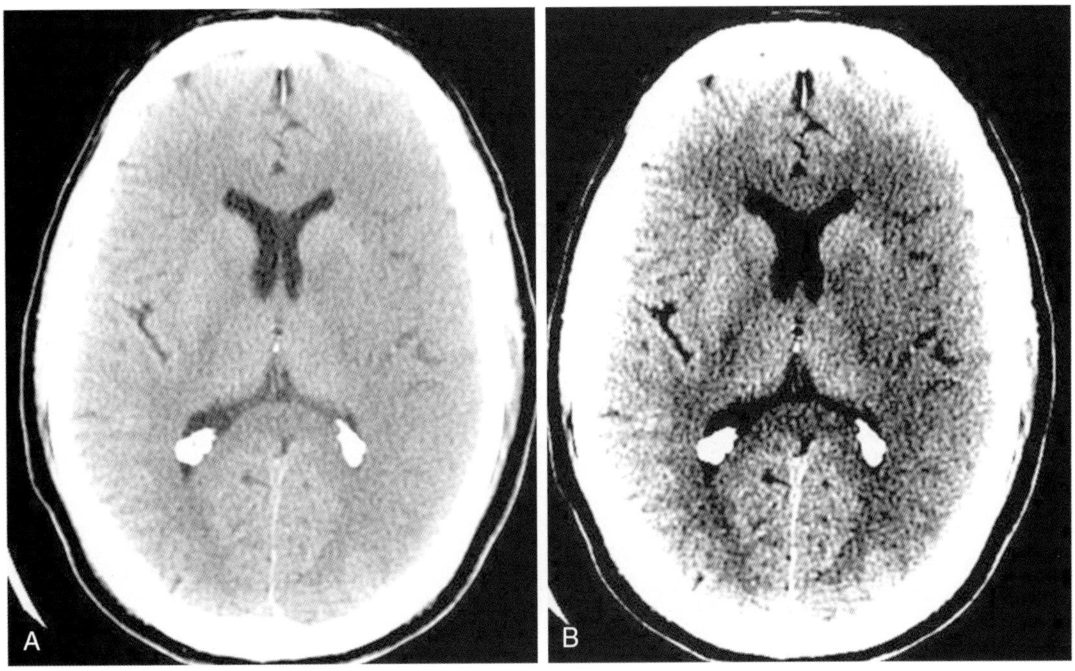

图3-21　观察卒中时使用窄的窗宽。(A)发病约5个小时CT图像显示左侧岛叶、左侧皮层脑回和基底节外侧灰质区域密度降低(注意左侧内外囊分界显示不清)。(B)用窄的窗宽观察相同区域，正常灰质密度降低更明显。

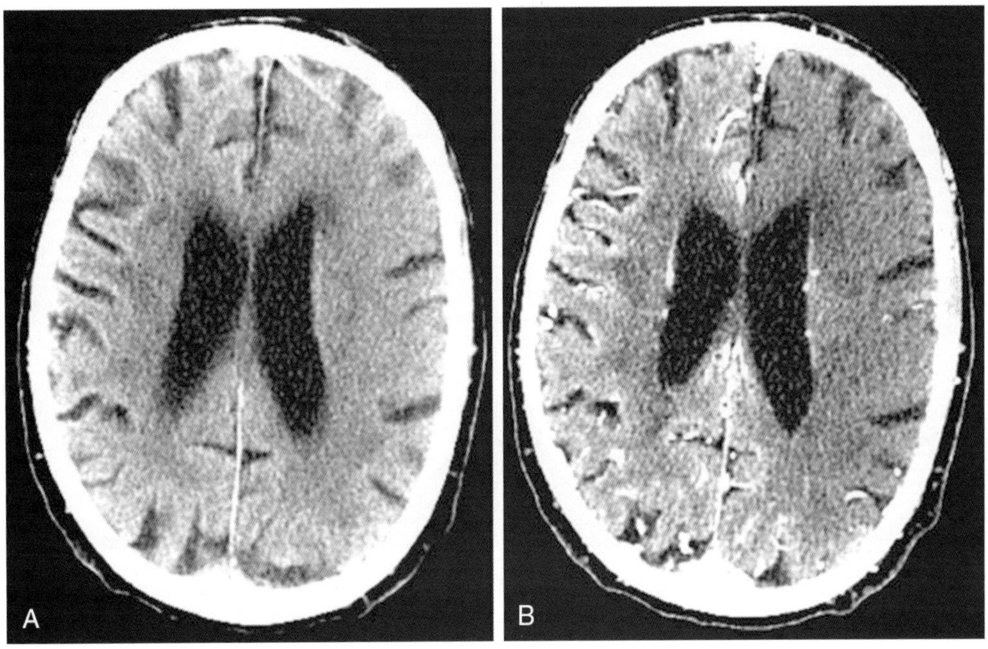

图3-22　超急性梗死时的CTA原始图像。(A)平扫图像显示左侧大脑中动脉(MCA)分布区正常灰质区域密度稍减低。(B)CTA的原始图像显示左侧MCA和大脑前动脉分布的区域存在明显的相对低密度。与平扫图像相比，病变更明显、广泛。

或更低提示更差的功能结局合并症状性出血。

超急性期梗死的CT评估应联合头颈部CTA。CTA可显示狭窄、串联狭窄或闭塞的存在和位置。还可进行CTP来确定是否存在可通过溶栓治疗挽救的大脑组织。

MRI：即使没有MRA，也有些MRI表现可检查流速限制性狭窄。请记住，典型的管腔内低信号为流空效应表现，而不是血液本身信号。血液是一种含蛋白质液体，T1呈相对等信号，T2呈相对低信号。注射对比剂

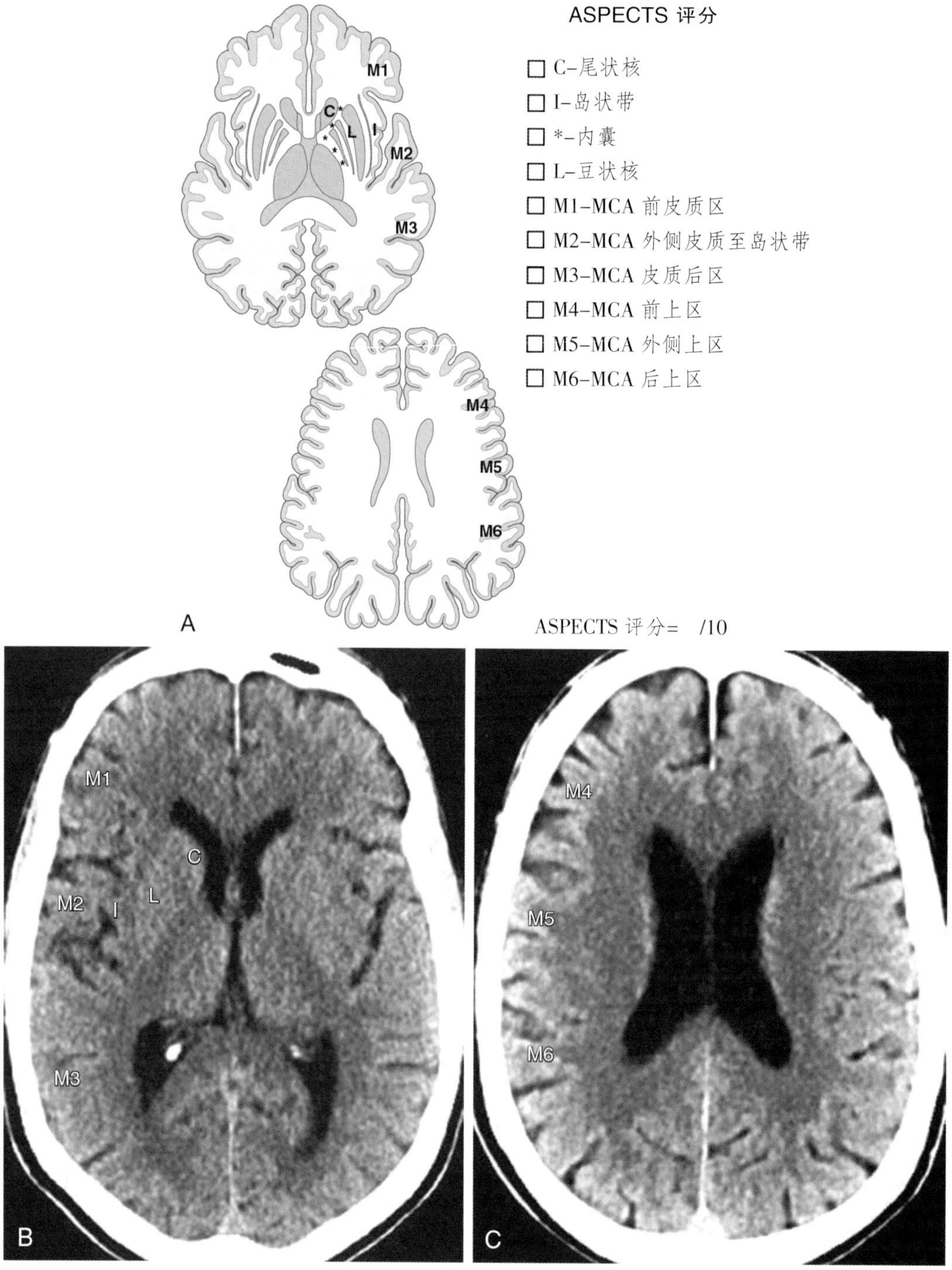

图 3-23 Alberta 卒中方案早期 CT 评分(ASPECTS)。依据示意图(A)和基底节和放射冠层面的平扫 CT 轴位图像(B,C),评估特定区域是否梗死来给出 ASPECTS 结果。初始评分从 10 分开始,如果在以下结构中观察到梗死,则将扣除 1 分:尾状核(C),豆状核(L),内囊,岛状带皮层(I),额叶(M1),颞前叶(M2),颞后叶(M3),M1 上面、MCA 前面区域(M4)、M2 上面、MCA 外侧区域(M5)、M3 上面-MCA 后面区域(M6)。7 分表示患者不是溶栓治疗的理想人选。

后,流动缓慢的血液变成 T1 高信号。急性栓塞性闭塞的 CT 动脉致密征对应的是 MRI 上 GRE 或 SWI 序列管腔内血栓处(常延伸到血管腔外的明显低信号)局灶性"开花"征。仔细观察弥散图像,也常可理解为血栓部位弥散受限。大血管(如颈动脉)慢性闭塞和(或)极慢血流表现为 T1W 等至高信号和 T2W 高信号,而不是 T2W 上典型的低信号流空。在近端闭塞或严重狭窄的情况下,由于慢血流,FLAIR 图像上远端分支腔内见高信号(见图 3-8)。如果给予造影剂,闭塞远端管腔内高信号将比正常血管中更广泛。

MRI成像上超急性梗死脑实质信号为T1等信号、T2等–稍高信号。T2高信号在FLAIR上表现最明显(有时只是回顾性观察),并且常局限于血栓栓塞性病变区域的灰质。在最初的24小时内,约80%的病例可见FLAIR高信号,但病例研究发现6小时内只有不到2/3可见FLAIR高信号(图3–24和图3–25)。DWI在超急性期(<6小时)将检查急性梗死的敏感性提高到90%以上。动物模型和临床病例中,当患者不幸在MRI检查期间或检查之前发生梗死时,可在缺血开始后几分钟内见DWI高信号和ADC图低信号。这些早期变化是细胞毒性水肿的结果。在绝大多数情况下,弥散受限是不可逆神经元损伤和死亡的标志。

<5%的弥散改变是可逆的。大多数情况下,早期(<3小时)闭塞血管自发或治疗性再通,最初的ADC降低也不如大部分梗死灶明显约25%,相比>75%)。应该注意的是,有些患者随后的检查显示弥散受限和DWI高信号恢复至正常。这些不寻常病例可能是临界缺血期的典型病例。如果血流迅速重建,受损细胞可能至少可以暂时恢复正常代谢功能,这些细胞可完全恢复,但由于持续缺血或凋亡(程序性细胞死亡),许多细胞将继续死亡(原DWI高信号降低)。另一种情况是静脉缺血,在这种情况下,ADC值可能随着正常血流方式的恢复而逆转。

5%~10%的病例出现梗死时,最初的DWI检查正常[如临床表现和(或)随后的检查所证实;图3–26]。这些病例大多为下脑干或小脑小梗死灶,被颅底的磁敏感物质掩盖。在某些情况下,正常的初始DWI研究中DWI敏感性在8~16小时内可能下降,这段时间内细胞功能部分恢复可能导致DWI和ADC出现暂时的分辨率异常。

平扫MRI与CT相反,基本上可检查出所有超急性梗死。因此,当考虑溶栓治疗、抗凝或其他积极的医疗干预时,多模态MRI(MRI、MRA和MRP)最有价值。头颈部MRI成像可检查出整个脑血管系统的狭窄、闭塞和夹层。MRP可识别溶栓治疗目标的低灌注区域。

超急性卒中管理

为了理解多模态CT和MRI在治疗决策中的应用,有必要了解这些选择的风险和益处。下列情况已得到证明,静脉注射tPA可改善卒中患者的预后(例如,残腔):①治疗必须在症状发作的4.5小时内开始;②CT上无出血征象;③梗死面积不能太大(超过大脑中动脉区域分布的1/3或70mL)。对于多模态成像,已经建立额外标准,包括:①没有证据表明远段颈内动脉和近段大脑中动脉和大脑前动脉闭塞("T"型闭塞);②可挽救的缺血半暗带至少占20%的整个异常灌注区域。这些标准去除了90%以上出现急性梗死迹象的急诊患者。这些标准之所以很严谨,是因为静脉血栓栓塞治疗不是很安全,脑出血的风险通常很高,尤其是治疗过晚或梗死范围过大的患者。没有可挽救的大脑组织或近端闭塞不太可能通过静脉治疗溶解,静脉血栓治疗很可能是无效的。

动脉腔内治疗可将前循环的治疗时间延长至8小时,椎–基底动脉或视网膜循环的治疗时间可延长至24

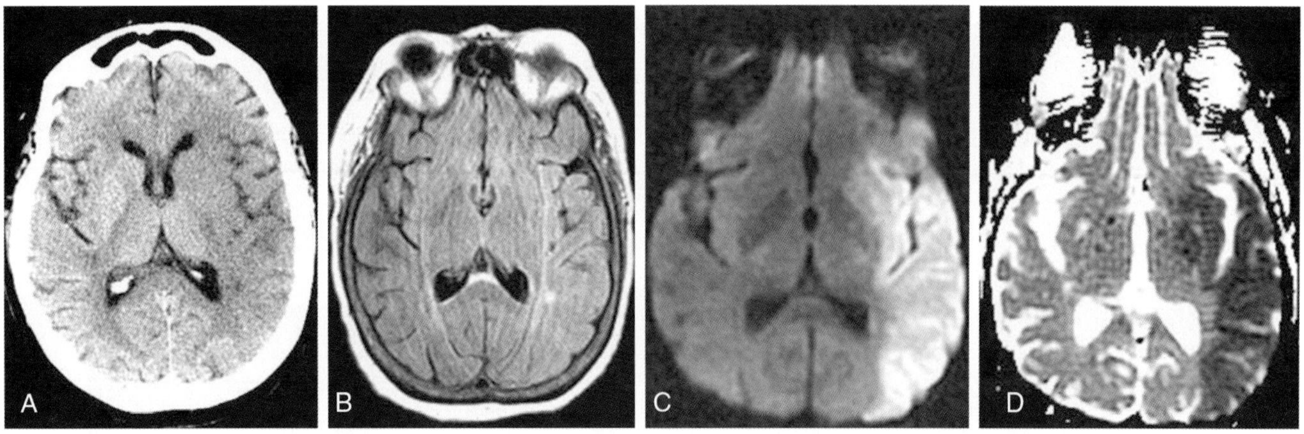

图3–24 对于超急性期脑梗死的检查,CT可能比FLAIR序列更好。(A)CT检查(3小时)显示左侧基底节,以及额叶和顶叶皮层灰质密度降低,无占位效应。(B)FLAIR图像(4小时)示病变部位未见高信号。(C)DWI图像显示基底节和皮层呈广泛高信号提示超急性梗死。(D)ADC图表现为低信号提示弥散受限。

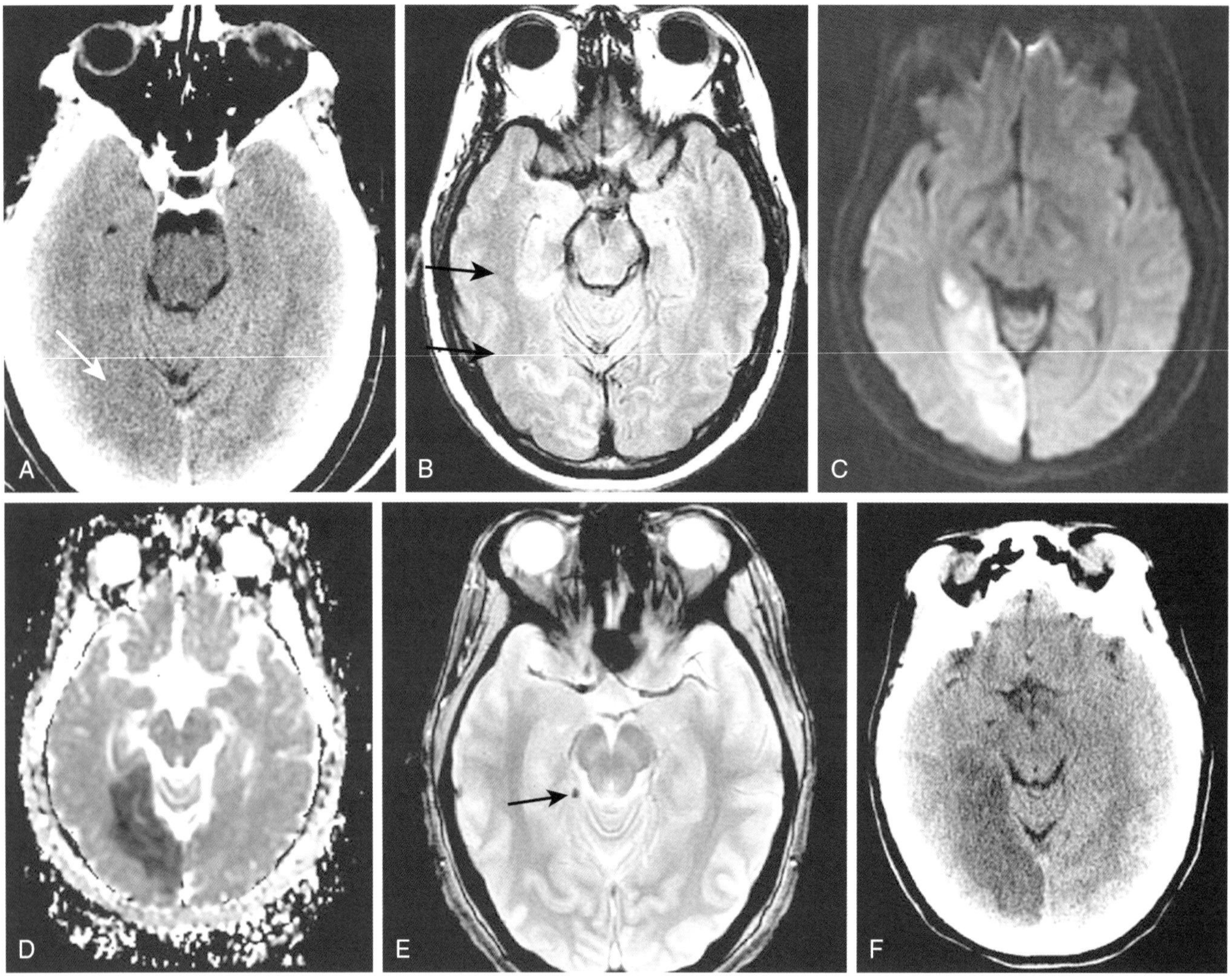

图 3-25 超急性期栓塞性脑梗死的 CT(3 小时)和 MRI(3.5 小时)图像。(A)CT 显示右侧枕叶(箭头所示)灰白质分界区密度降低。(B)FLAIR 图像显示颞叶和枕叶(箭头所示)呈 T2 稍高信号。(C)DWI 图像显示受损脑叶呈高信号。(D)ADC 图呈明显低信号,提示弥散受限。(E)梯度回波扫描提示大脑后动脉分支区域的低信号磁化率病灶提示腔内血栓(箭头所示)。(F)30 小时后进行检查,CT 见大脑后动脉分支区域呈低密度,脑沟较前变宽。

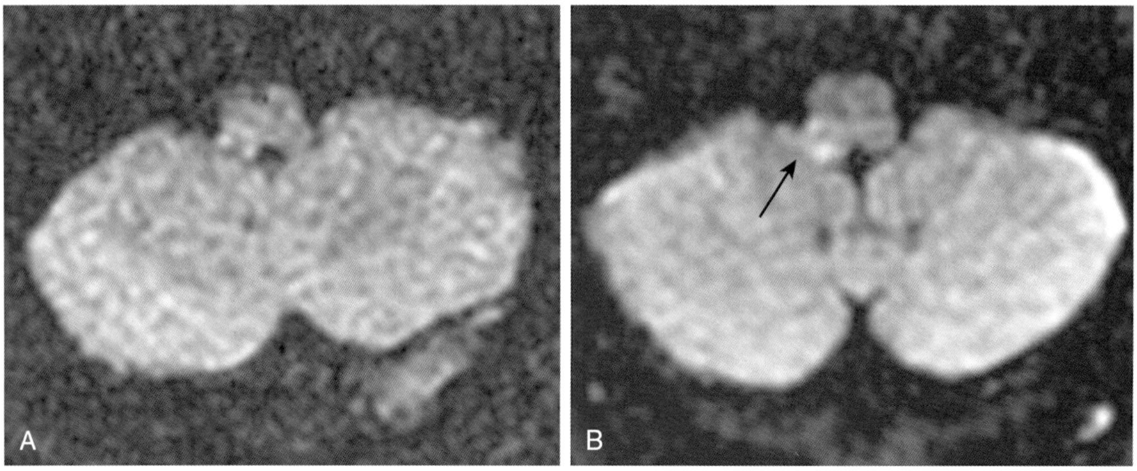

图 3-26 急性梗死时的正常 DWI 图像(DWI)。(A)尽管 8 小时后,延髓背外侧综合征患者在临床上确诊为卒中,但最初的 DWI 未见急性梗死表现。(B)24 小时后再次检查发现右侧延髓背外侧(箭头所示)DWI 呈稍高信号。

小时。除了延长治疗的时间窗,腔内注射疗法还可用来清除很难通过静脉腔内注射药物溶解的近端血凝块。动脉腔内治疗包括通过放置超选择性导管将 tPA 直接注射到血凝块、人工方式使血凝块破裂和用机械装置清除血凝块。

随着我们对缺血性卒中血流动力学的了解越来越多,缺血性卒中患者选择动脉腔内治疗也经历了一定过程。最近的几项重要试验表明,对于卒中发作的 8 小时内出现前循环近端血管闭塞的患者,相比单独的药物治疗(包括静脉注射 tPA),血管内血栓清除术治疗后 90 天患者的失能和功能有所改善。小核心梗死和近端闭塞缺血性卒中的血管内治疗试验表明,在近端血管闭塞和小核心梗死但侧支循环良好的患者中,及时的血管内治疗可改善功能并降低死亡率。这项试验和其他研究表明,在选择卒中血管内治疗的患者时,识别良好侧支循环应该是一个强烈需要考虑的标准,其可能比症状发作与直接治疗之间的时间更重要。机械取栓和血凝块回收装置也在不断发展,新一代装置与过去几年的上一代装置相比有所改善。

基于这些概念不断发展,在具有潜在超急性卒中血管腔内治疗能力的临床条件下,许多卒中中心现在主张排除出血(脑部 CT 平扫)、评估核心梗死的大小(脑部 CT 平扫/ASPECTS 对比弥散 MRI)、识别血管是否闭塞和是否存在充足的侧支循环(CTA)和床边评估临床半暗带(NIH 卒中量表/神经科医师评估)。在超急性卒中的情况下,CT 或 MRI 灌注成像附加的诊断价值仍然值得怀疑。

目前,开展介入神经放射的中心在对超急性期(<6 小时条件下)近端血管闭塞的前循环卒中患者进行动脉腔内取栓后静脉注射 tPA。这也是 MR CLEAN EXTEND-IA,SWIFT-PRIME 和 ESCAPE 试验的建议。这些试验大部分都需要通过 CTA 或介入 CTP(或 MRP)来证明侧支循环充足。

急性梗死(6~36 小时):细胞毒性和血管源性水肿

持续缺血会造成神经元的损伤和死亡(细胞毒性水肿)增加。血管内皮细胞受损,导致血脑屏障开放,液体漏入血管外间隙。随着组织含水量的增加,局部脑肿胀发生。红细胞外渗也可发生,尽管出血不常存在或仅有轻微出血。近端血管内血凝块可持续存在或溶解,并“往下游”冲入远端血管。软脑膜侧支血管可扩张,为受累大脑提供部分灌注。血管源性水肿的发展程度和速度取决于流向受累大脑的血流速度。如果缺少再灌注,则为轻微水肿,水肿发展需要更长时间。如果血流迅速重建(自发或由于治疗),血管床受损,水肿将迅速发展,并可能出血。这就是所谓的再灌注出血。

CT:血管源性水肿时,受累脑实质呈低密度。在血栓栓塞性梗死中,灰质密度降低并肿胀,导致脑沟消失。低密度最初局限于灰质,但随着灰白质分界消失而扩大,密度均匀并且边界清晰,光整且向外突。腔隙性脑梗死为散在的圆形或椭圆形低密度灶,无占位效应。当这些低密度区的大小低于标准时,很难区分急性、亚急性和慢性腔隙性脑梗死。在急性期常不会表现为出血,近端血管内的血凝块仍然可见。此梗死发展期间,实质无强化。

MRI:脑梗死的表现为 T1 等信号和 T2 高信号(FLAIR 显示最清晰)。在血栓栓塞性脑梗死中,T2 高信号局限于灰质(图 3-27),出现局部肿胀和脑沟消失。梗死灶为 DWI 高信号,ADC 低信号(表明 ADC 减低),提示弥散受限。除非梗死有实际性进展,否则即使梗死急性期 T2 高信号增高,DWI 信号异常程度仍保持相对稳定。48 小时内在 DWI 图像上测量病变范围被视为卒中预后的合理预测指标。腔隙性脑梗死表现为 T1 等信号和 T2 高信号,与 CT 一样,在没有 DWI 的情况下,很难在 T2W 上区分急性和慢性梗死,特别是表现为白质 T2 高信号病灶的小血管慢性缺血性损伤。DWI 使得急性腔隙性脑梗死的检出变得容易,因为急性病变呈高信号,而慢性白质腔隙性脑梗死呈 DWI 等信号。SWI 序列(GRE 和 SWI)可呈低信号,提示出血(图 3-28)。有几项研究表明,对于梗死后的细微出血性转归,敏感性加权序列检查比 CT 更敏感。此外,这些序列可检查常由高血压和(或)脑淀粉样血管病变(CAA)引起的慢性点状出血(微出血)。微出血意味着血管较脆弱,并且具有梗死后出血转归的风险和未来梗死的风险。近端血管腔内血凝块和(或)慢血流(见上文)可见于急性梗死时,由于血凝块溶解,相比超急性期更少见。如果注入造影剂,可见远端血管内慢血流形成的血凝块以及因软脑膜侧支形成的脑沟强化。

早期亚急性梗死(36 小时至 5 天):再灌注

通常在梗死后的 24~72 小时脑部受影响区域的血

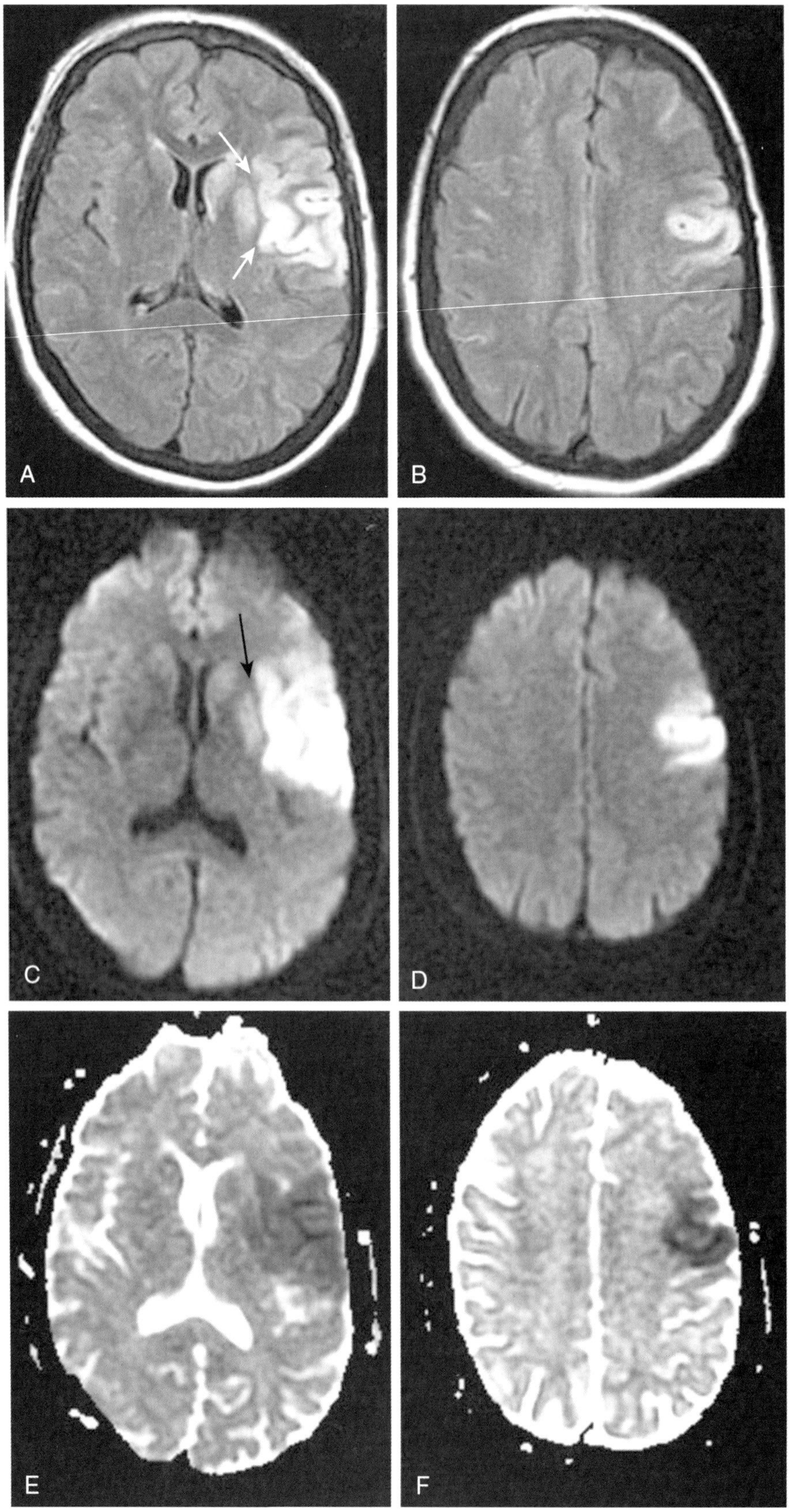

图 3-27 MRI 图像上的急性梗死(24 小时内)。FLAIR(A,B)和 DWI 图像(C,D)显示左侧基底节和岛叶呈高信号,而邻近的白质明显减少(A,C,箭头所示)。(E,F)ADC 图呈低信号,提示弥散受限。

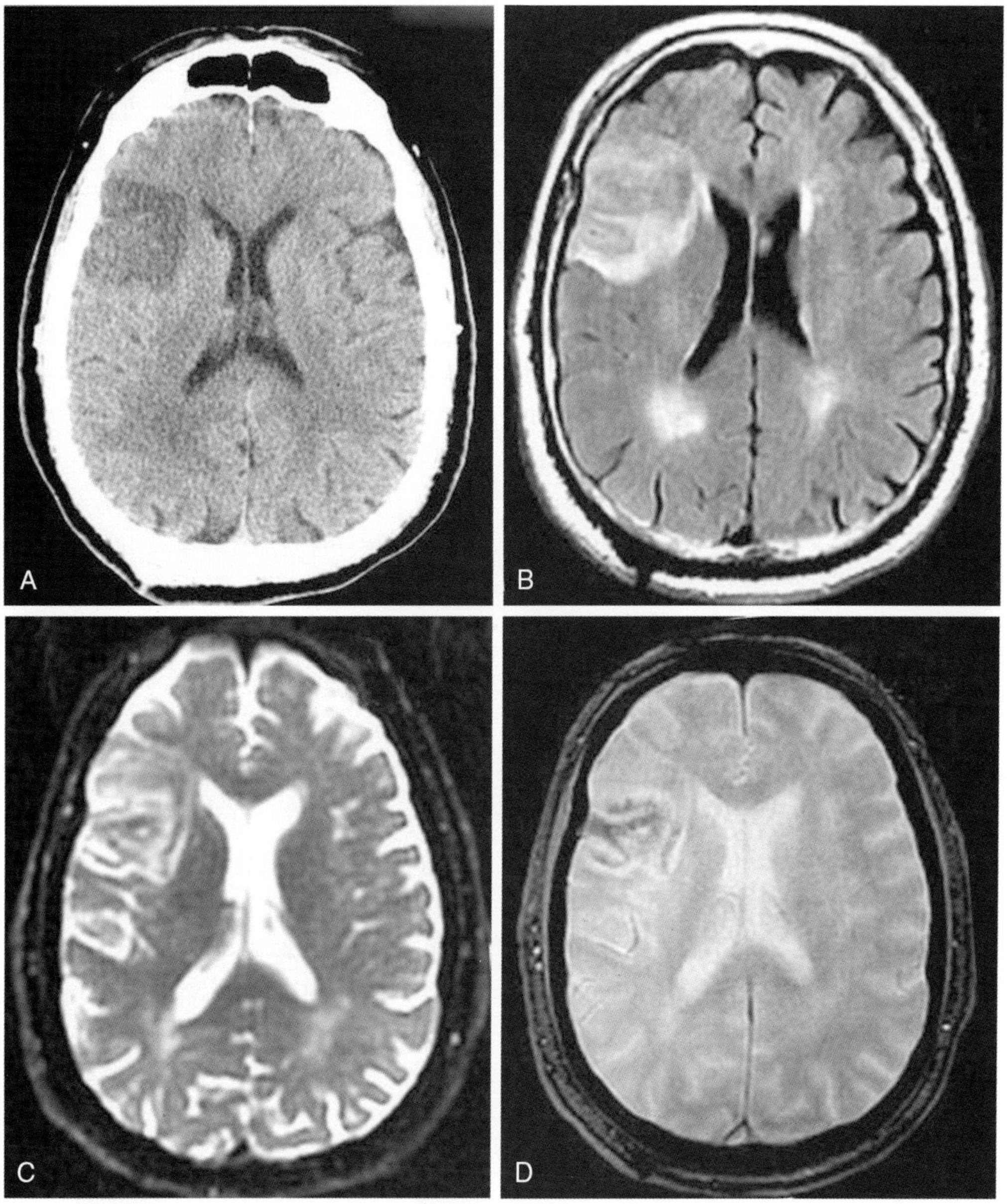

图 3-28 急性梗死出血转归。(A)36 小时后进行 CT 检查显示,右侧额叶大脑中动脉供血区见低密度灶伴脑沟消失。病灶中心呈轻度不均匀密度,但没有明确的出血证据。(B)FLAIR 序列示以高信号为主的不均匀病灶,脑回呈相对等信号。(C)B0 图像显示 T2 高信号病灶周围见相对等信号脑回环绕。(D)梯度回波图示明显低信号,提示出血。

流会重新建立。近端和远端血凝块溶解或破裂,并向下游移动。软脑膜侧支循环在此时期变得明显。到第 3 天或第 4 天,新生血管开始向内生长至梗死区域。这些新生血管的血脑屏障存在"渗漏"。这些改变使得血管源性水肿随着渐进性的占位效应而增加,常在 5 天左右达到峰值。大面积梗死时占位效应会造成大脑镰下和(或)小脑幕疝。出血转归最常见于这一梗死时期。当血管源性水肿增加时,细胞毒性水肿实际上可能会减少,因为神经元死亡会导致细胞溶解。当然,如果局部缺血持续存在,可能会新增细胞毒性梗死区域。

CT:梗死区呈低密度。血栓栓塞性梗死时,低密度区包括灰质及邻近白质,密度比急性期更不均匀,条状"脑回样"稍高密度影代表再灌注皮层或出血性转化,可出现明显高密度脑回状出血,梗死边界模糊不清,占位效应增加。水肿和占位效应的程度取决于梗死的大小和动脉再通的程度。严重病例("恶性梗死")见经大脑镰下和(或)小脑幕疝(图 3-29),对此可能需要行颅骨切除术进行减压。增强扫描见梗死灶实质部分强化。皮质梗死时增强常呈脑回样强化。深部灰质(基底节和丘脑)增强常呈外缘强化,可类似于坏死肿块。

MRI：脑梗死表现为T1轻度低信号,T2明显高信号。T2高信号包括灰质和白质,边缘不清楚。在MRI上可直接区分温和再灌注的灰质和出血性转归。出血性转归形成轻至中度T2低信号,并且在磁敏感序列表现为显著低信号。在此时期DWI和ADC图上的信号可发生改变,反映细胞毒性水肿(ADC降低)和血管源性水肿(ADC增加;图3-30)的程度。在大多数情况下,DWI高信号持续存在,但是如果细胞毒性水肿减轻和(或)存在广泛的血管源性水肿,则ADC低信号将变得不明显或消失。在某些情况下,DWI高信号可能会在此时期降低或完全消失。如果使用对比剂,可见脑实质脑回状强化,这与CT相似。软脑膜强化变得不明显或不明确。

亚急性晚期(5~14天):消除水肿和早期愈合

随着时间推移,水肿再吸收,占位效应消退。巨噬细胞和神经胶质细胞进入梗死区域,开始清除坏死的神经元组织,细胞毒性水肿消退,血流得以重建。轻度再灌注出血可能发生,但症状性出血转归很少见。

CT:密度变得更加不均匀,梗死仍呈低密度。然而,随着水肿消退,皮质密度至少部分恢复,可能会有一段短暂的时期,梗死密度可能与正常大脑密度相等("烟雾效应";图3-31)。占位效应消退,可能出现早期局灶性萎缩迹象。如果发生了明显出血性转归,出血将经历典型的演变过程。腔隙性脑梗死表现为深部灰质或侧脑室旁白质的非特异性低密度灶。如果注射对比剂,皮质常发生强化,且强化程度比亚急性早期明显。亚急性梗死等密度区在增强后强化,可使检出率提高,但也可能被误认为肿瘤或炎症性病变。临床信息在区分病变过程中一如既往的至关重要,梗死亚急性期晚期的初次影像更要注意这一点。

MRI:T1低信号和T2高信号持续存在。MRI上没有CT上的"烟雾效应"表现。在血栓栓塞性梗死中,这些强度变化在梗死皮层下方的白质中最为明显。T1W序列和T2W序列上,梗死表面的皮质可能与正常皮质呈相似信号,DWI呈等至稍高信号,ADC图呈高信号,提示弥散增加。因此,其他部分DWI呈高信号是"T2穿透"的结果。因为亚急性慢性出血(含铁血黄素沉着),SWI序列可呈低信号。病理研究显示大多数梗死灶中有少量出血,因此,磁敏感效应检查敏感性的提高(例如,高场MRI,SWI)必然检出更多出现少量出血的患者,而这些少量出血的患者临床症状并不明显。腔隙性脑梗死呈T1低信号和T2高信号,DWI呈典型的高信号常消失,尽管有时可能由于T2穿透效应而出现轻度残余的高信号(见图3-31)。ADC图信号增高是因为血管源性水肿,而不是细胞毒性水肿。强化程度和方式与CT相似,亚急性梗死和其他病变过程的强化表现也可相同。当梗死涉及皮质脊髓束(例如,内囊后肢)时,沃勒变性将使同侧大脑脚和脑桥呈T2稍高信号并出现

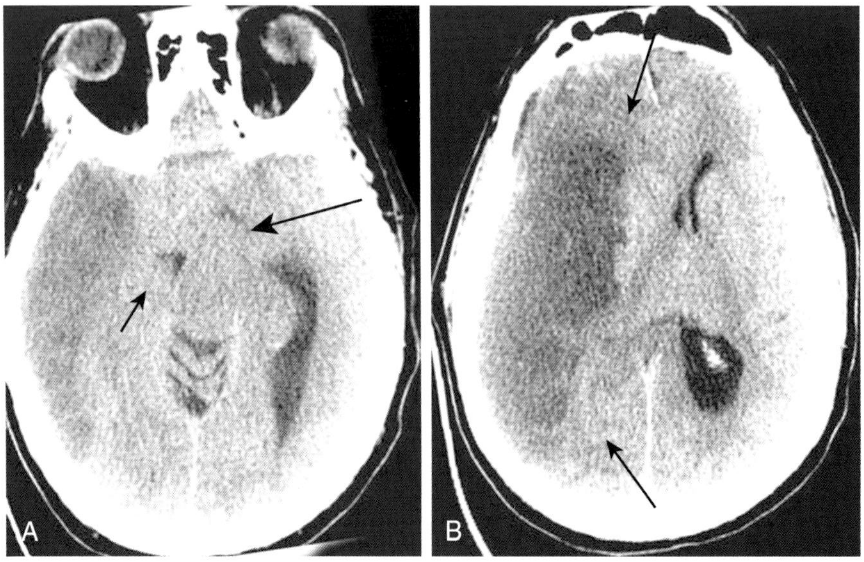

图3-29 亚急性"恶性梗死"。出现进行性脑积水症状40小时后进行CT检查。(A)鞍上池层面扫描示右侧大脑中动脉(MCA)供血区呈明显低密度。鞍上池闭塞(长箭头所示),右侧颞角(短箭头所示)向内侧移位,左侧颞角扩大,表明小脑幕疝和脑室受压。(B)侧脑室层面扫描示整个右侧大脑中动脉区密度降低,前后缘稍模糊(箭头所示),伴大脑镰下疝。

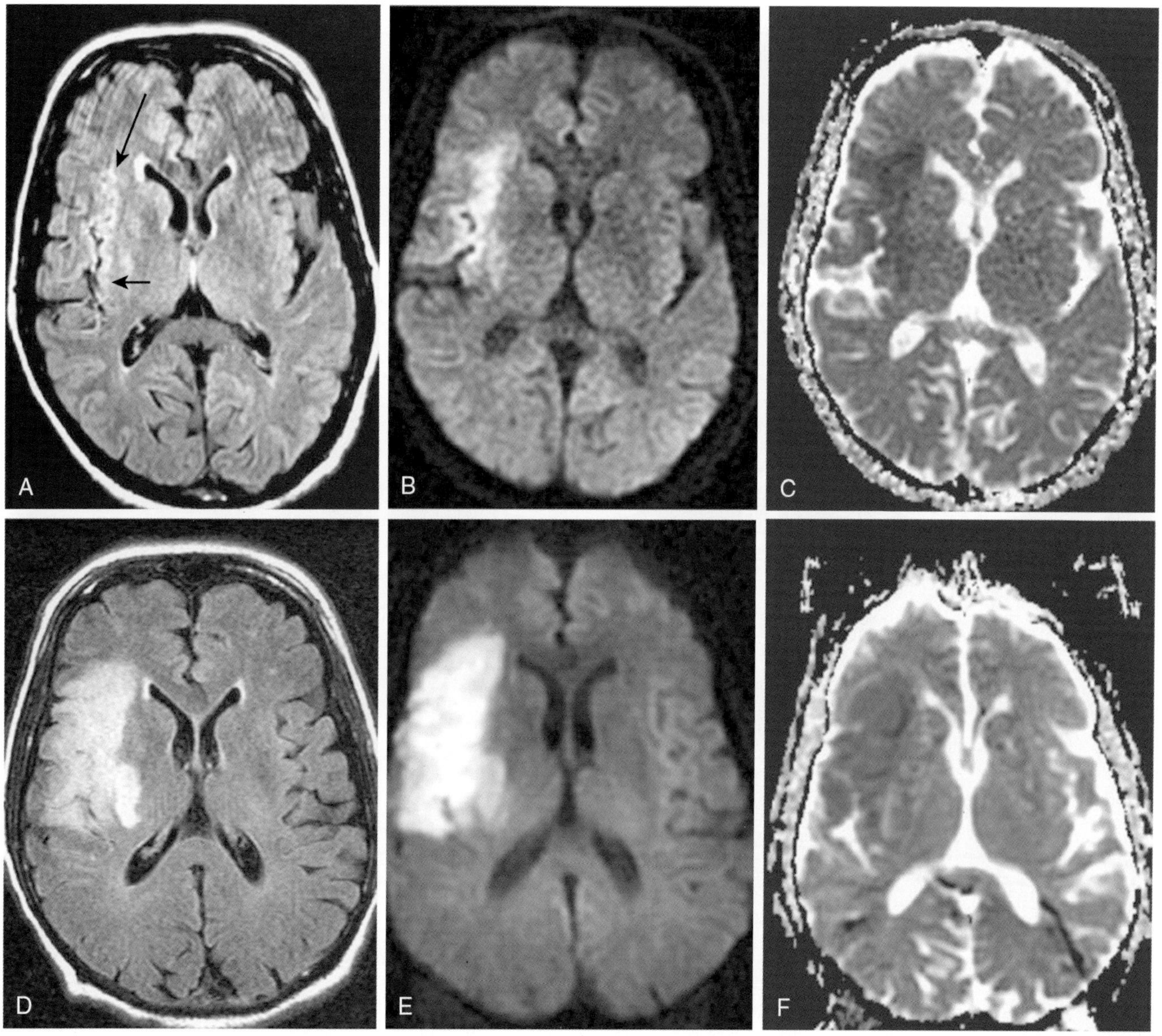

图 3–30 亚急性梗死早期 MRI。(A)FLAIR 示超急性梗死期(4 小时)岛叶皮层稍高信号(长箭头所示)和血管高信号(短箭头所示)。岛叶和右侧额叶皮层在 DWI 图像呈高信号(B),ADC 呈低信号(C)。(D)发病第 3 天,梗死在 FLAIR 呈高信号,包括灰白质。(E)DWI 上显示梗死最明显。(F)ADC 图呈低信号,较之前检查减低,提示弥散受限缓解。

占位效应,不应误认为是梗死。

慢性梗死(> 2 周):恢复

水肿已经完全消退。凋亡的神经元组织被清除,取而代之的是神经胶质增生和囊性变(囊性脑软化症)。梗死皮质表现为假层状坏死(不局限于特定皮层)。典型腔隙性脑梗死为充满液体的小腔隙,周围存在胶质增生区(真正的病理腔隙)。存在局部容积损失。皮质局部萎缩和(或)邻近脑室局限扩张取决于梗死的大小和位置。如果梗死涉及皮质脊髓束,将出现沃勒变性,导致同侧大脑脚和腹侧脑桥萎缩。

CT:脑梗死呈低密度,对于血栓栓塞性梗死,在皮层下白质中最为明显,部分邻近的灰质表现为正常至轻度高密度。请注意,虽然邻近皮质在密度上可能是正常的,但并无功能。超急性期和急性期的 CT 上皮质低密度进展为皮质下的低密度伴皮质的相对高密度。腔隙性脑梗死表现为散在的低密度灶,急性腔隙性脑梗死与慢性缺血性脑白质病很难区分。局灶性萎缩导致脑沟扩大和(或)局部脑室扩张(图 3–32)。轻度强化可会持续 2 个月,但 3 周后消退更常见。沃勒变性表现为同侧大脑脚和腹侧脑桥局灶性萎缩。层状坏死可导致梗死组织皮质呈边缘稍高密度。

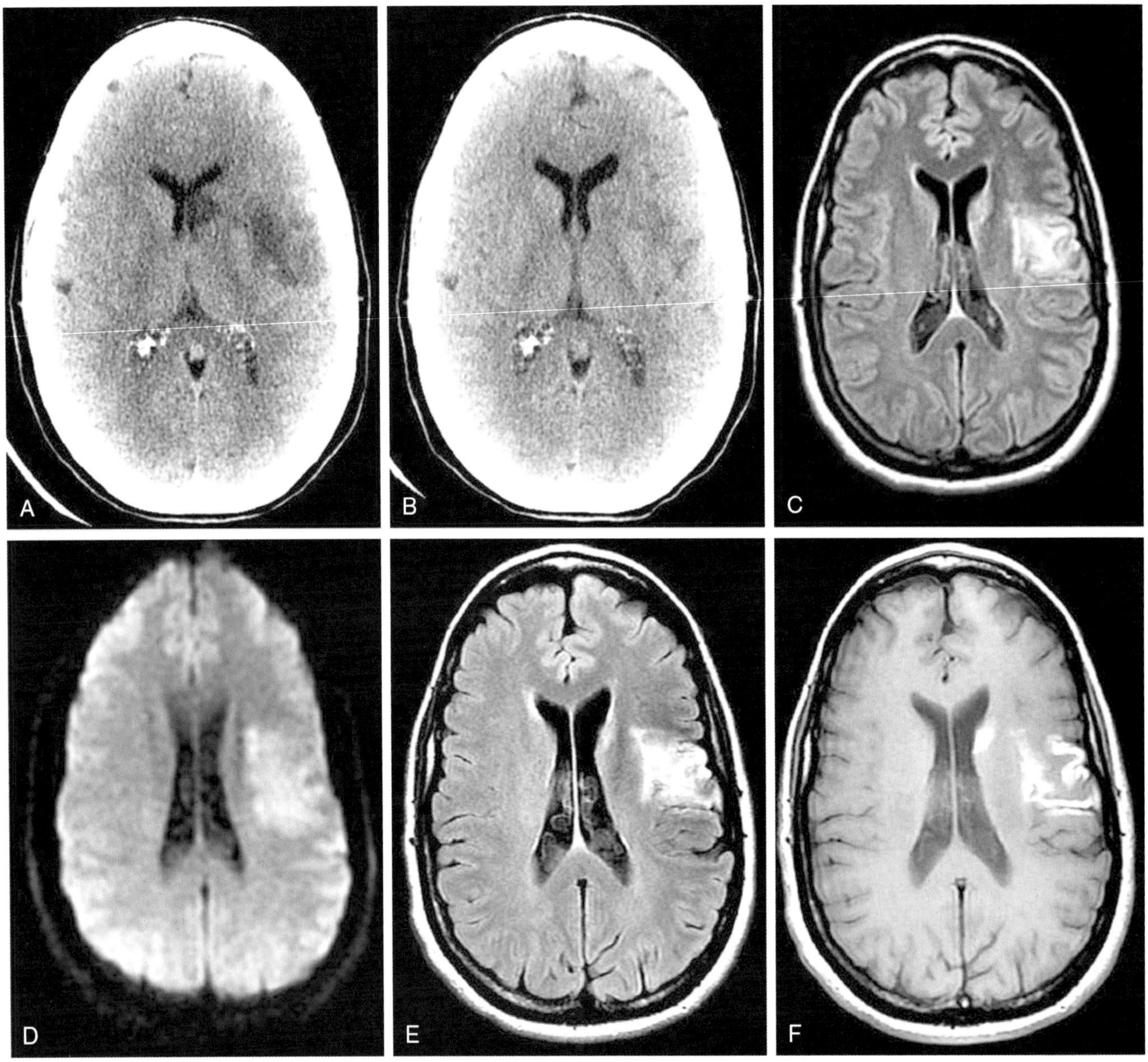

图 3–31　晚期亚急性梗死的 CT 和 MRI 图像。(A)症状发作 3 天后的 CT 图像显示左侧额叶和尾状核呈局灶性低密度伴轻度占位效应。(B)11 天后再次 CT 示检查显示低密度明显消退(烟雾效应)。同一天的 FLAIR(C)和 DWI 图像(D)显示 T2 呈明显高信号,以及因 T2 穿透效应(C)导致的 DWI 梗死内残余的高信号(D)。(E)第 25 天的 MRI 图像显示 FLAIR 几乎没有明显变化。(F)注意 T1W 图像上梗死区域 T1 呈边缘明显高信号,这是由层状坏死而非出血造成的。

MRI:脑梗死呈 T1 低信号和 T2 高信号。受累的皮质常为 T1 高信号,继发于层状坏死(不是出血或钙化;见图 3–31)。囊性脑软化表现为中心呈脑脊液信号(T1 低信号、T2 高信号和 FLAIR 低信号),周围环绕 T2 高信号的胶质增生,胶质增生在 FLAIR 上的显示最明显。慢性脑梗死在 DWI 上呈等信号至轻度低信号,梗死在 ADC 图呈高信号是因为脑梗死中细胞减少导致弥散增加。腔隙性脑梗死范围虽小,但信号特征与囊性脑软化相同。FLAIR 在区分慢性腔隙性脑梗死、慢性缺血性改变(慢性缺血性改变时中心无低信号)和血管周围腔隙(FLAIR 无外周高信号)起着重要作用。和 CT 一样,病灶轻度强化可持续 2 个月。沃勒变性使大脑脚和脑桥局灶性萎缩,T2 呈稍高信号(图 3–33)。层状坏死常表现为 T1W 高信号±T2W 低信号。注意,T1W 增强图像上不会出现脑回状强化。

急性小脑梗死

小脑梗死是一种特殊情况。发生率<5%,男性居

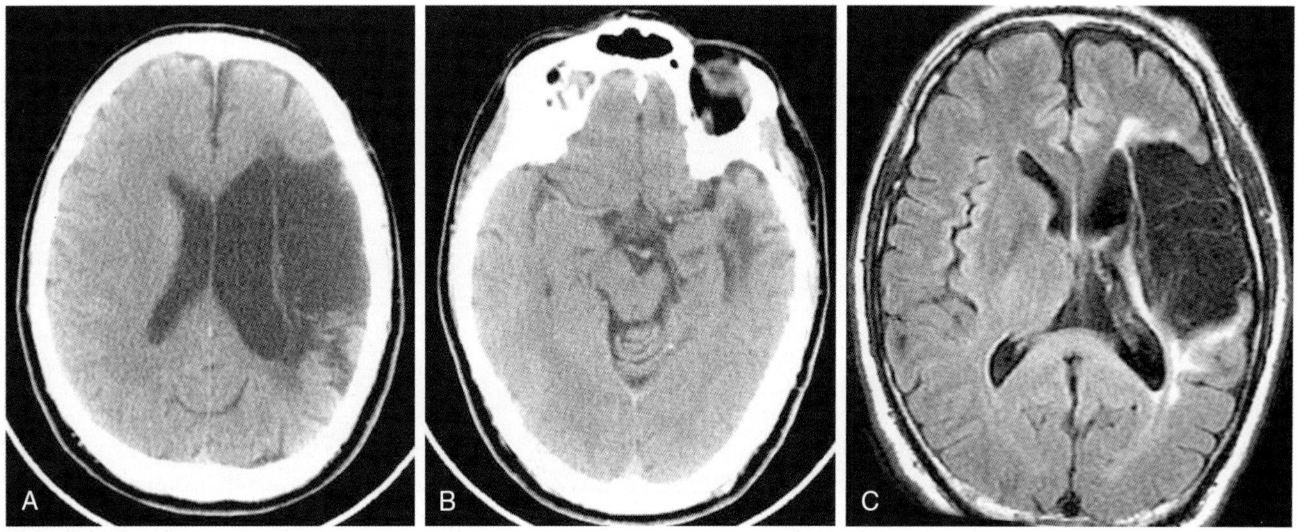

图 3–32 慢性梗死 CT 和 MRI。(A)CT 图像示左侧额叶有多发散在低密度灶。密度比急性梗死更低,且边缘不规则、凹陷。左侧侧脑室扩张。(B)较低层面 CT 图像示同侧大脑脚(沃勒变性)萎缩。(C)CT 检查 1 天后的 FLAIR 序列图像示大量液体积聚伴边缘 T2 高信号,提示囊性脑软化灶。

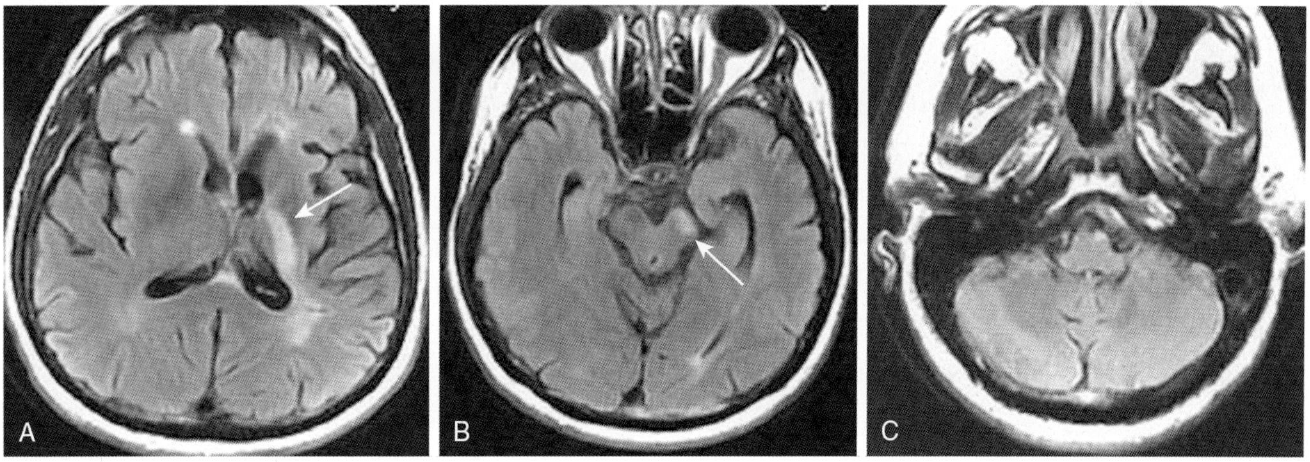

图 3–33 慢性梗死伴沃勒变性。(A)基底节层面 FLAIR 图像示左侧内囊后肢 T2 高信号(箭头所示),同侧侧脑室扩张。(B,C)轴位 FLAIR 图像示中脑(箭头所示)和延髓层面大脑脚局灶性萎缩和整条皮质脊髓束呈 T2 高信号。

多,平均年龄为 65 岁。急性期临床表现包括后枕部疼痛、严重眩晕、发音障碍、恶心和呕吐、眼球震颤、同侧测距障碍和步态不稳。小脑梗死的后果可以很危险,90%患者存在意识延迟改变及占位效应,可很快发生(数小时内)或在小脑梗死后 10 天内发生。小脑肿胀包括:①梗死范围>1/3;②基底动脉闭塞,侧支供血不足;③栓塞伴再灌注;④小脑上动脉供血区大面积梗死。由于射束硬化伪影或部分容积效应掩盖了后颅窝内呈低密度的细小区域,CT 常难以识别这类梗死。另一方面,水平的脑裂和邻近脑沟的明显增宽可能产生楔形低密度区,容易与梗死相混淆。第四脑室和四叠体池也是观察的重要部位,细小的不对称提示可能存在小脑水肿(图 3–34)。脑积水表现为颞角扩大(梗阻性脑积水的早期症状),如果不减压或分流,则预后不佳。细小的影像特征(很小的占位效应和轻微的脑室扩大)可迅速演变为大出血,造成脑干受压和小脑疝。小脑蚓部可通过小脑幕向上疝出,而小脑扁桃体和下蚓部可向下疝入枕骨大孔。鉴于这类型急性梗死极有可能导致死亡,积极再通的时机可延长,甚至可在症状发作后 24 小时内进行干预。存在占位效应的急性小脑梗死的治疗还可包括脑室引流和小脑/后颅窝减压,常伴双侧枕骨颅骨切除术和(或)脑实质切除术。

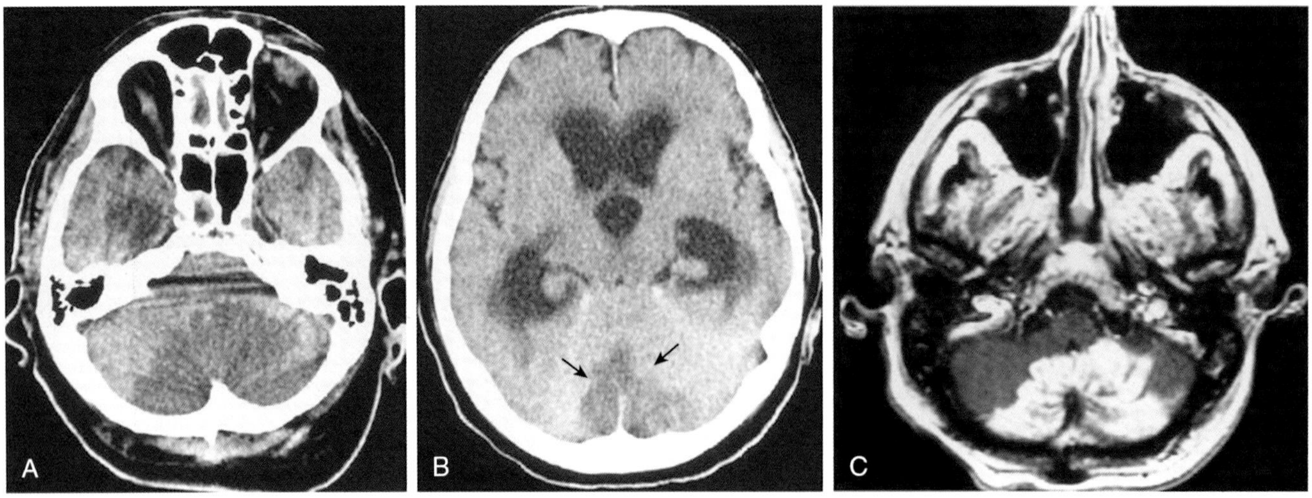

图 3-34 急性小脑梗死。(A)CT 图像示急性小脑梗死,前缘毛糙,占位效应明显,脑桥和第四脑室受压。后颅窝脑间隙脊液完全消失。(B)更高层面图像示小脑占位效应的形成压迫第四脑室导致急性脑积水。小脑上蚓部也受累(箭头所示),小脑肿胀挤压四叠体池。(C)增强 T1 图像可见小脑梗死灶。

缺氧、低氧和脑死亡

血液含氧量降低时，缺氧和低氧将对大脑造成损伤。血液里近乎完全没有氧气>5 分钟以上称为缺氧损伤，而当有部分血氧但长时间的血氧过少时则称为低氧。这两个概念的明确区分存在困难,因为短时间缺氧会造成低氧，并且这两种情况都可能因低血压而变得复杂(无论是作为原因还是结果)。缺氧可见于心脏骤停、长时间癫痫发作、窒息/自缢、溺水和吸入烟雾/一氧化碳。

缺氧损伤中,受累最严重的是大脑的代谢活跃区,包括基底节和阿蒙角(齿状核和海马;图 3-35)。最初 CT 表现是因正常高密度的灰质密度降低,无法分辨基底节和丘脑与内囊的界限。随着时间推移,病灶呈明显低密度,占位效应变明显。必须强调,CT 的异常至少需要 12 个小时才能显示。因此,一次心脏骤停时间内 CT 显示正常并不意味着预后良好。异常表现的延迟出现(与超急性梗死的情况相反)可能是由于脑血容量保持不变(超急性梗死中脑血容量减少),在血管源性水肿形成之前,CT 并不能发现异常改变。MRI 成像可以更早(3 小时)显示缺氧损伤,因为细胞毒性水肿和细胞凋亡使 DWI 高信号和 ADC 图上的弥散受限。如果患者健在,慢性缺氧损伤会导致基底节和海马萎缩,伴侧脑室旁颞角和额角继发性损伤。前角失去正常脑回样结构,变得扁平或凸起。

一氧化碳(CO)通过阻止氧气与血红蛋白结合而产生缺氧损伤。大脑变化与缺氧时相似,但双侧苍白球表现最明显。康复后 2~3 周,3%的患者开始出现迟发性脑病,表现为胼胝体、皮层下 U 形纤维和内外囊上 T2W 异常高信号影,与丘脑和壳核 T2W 低信号相关。可有弥漫性缺氧脑白质病,与髓鞘形成障碍的表现相像,并与精神状态恶化有关,为一氧化碳暴露后遗症。虽然看起来很奇怪,但这种迟发性脑病可能在 ADC 图上表现为弥散受限。

随着缺氧时间延长,基底节和海马相对正常。CT 最初表现正常,但随后会发展为弥漫性脑水肿,灰白质分界模糊不清。MRI 图像上的 T2 和 DWI 呈高信号,双侧灰白质交界处弥散受限。因为病变进程是分散的,所以可能会忽略 DWI 上的信号变化,特别是对婴儿来说。

在严重病例中,缺氧和(或)低氧可发展到出现弥漫性水肿伴脑沟和脑池闭塞的程度。颅内压升高导致小脑幕和扁桃体疝,脑血流完全停止(脑死亡)。CT 表现为大脑弥漫性低密度,灰白质分界不清,几乎没有特征。脑室缩小,脑沟和脑池消失。Willis 环、大脑镰和小脑幕周围的血管仍然呈相对高密度,可能被误认为蛛网膜下隙和硬膜下出血(假蛛网膜下隙出血)。小脑半球密度相对正常密度呈非常明显的降低(致密小脑征;图 3-36)。

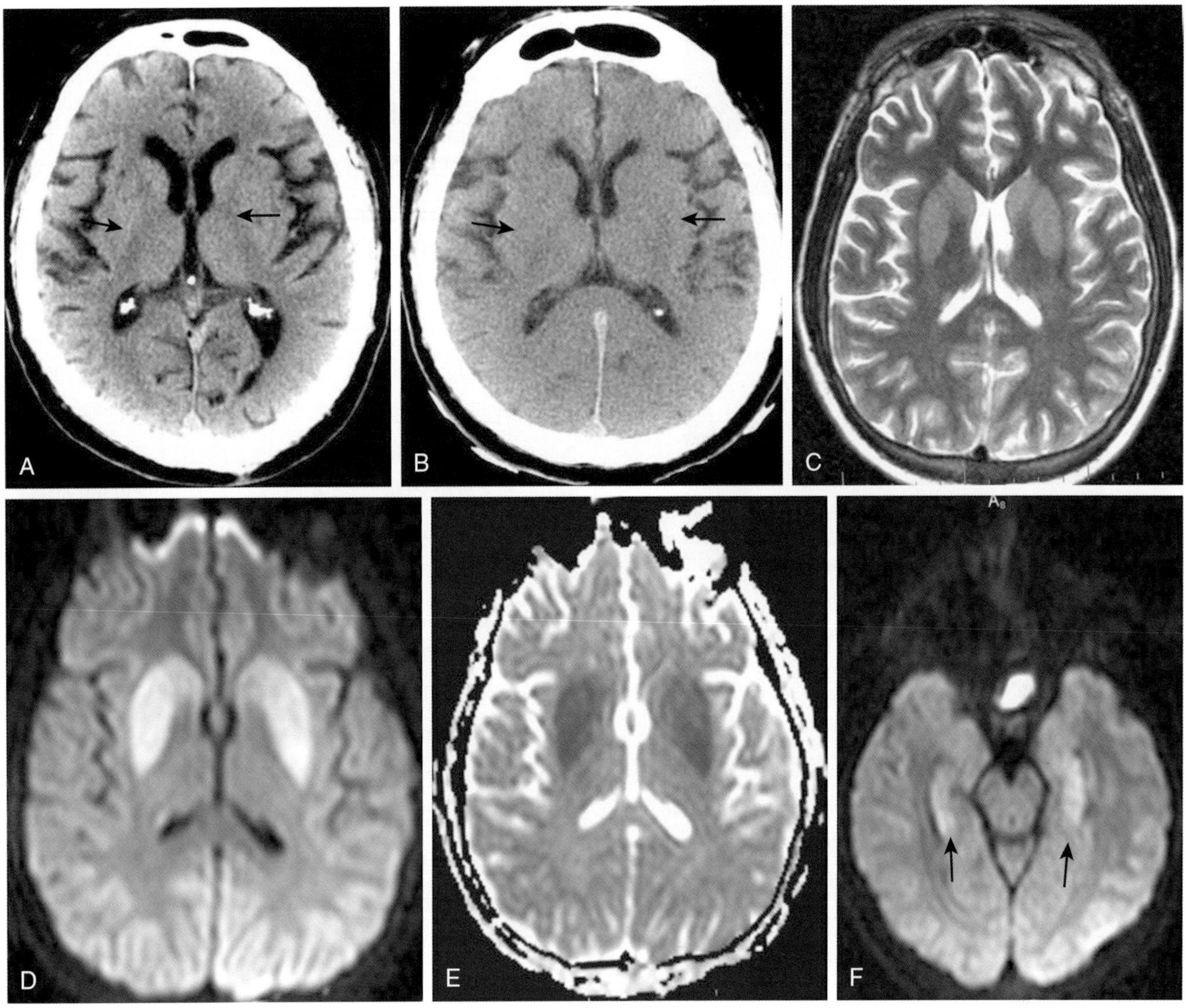

图 3-35 缺氧损伤。(A)心脏骤停后 8 小时 CT 图像示内囊低密度(箭头所示)及基底节、丘脑和皮层呈正常密度。(B)36 小时再次检查发现基底节和丘脑呈低密度(无法分辨出内囊,箭头所示)。弥漫性脑水肿,早期灰质密度降低,脑沟闭合。(C~F)另一例患者发病 6 小时的 MRI。1 小时前 CT 图像显示正常,而 MRI 表现为双侧基底节 T2 稍高信号(C),DWI 高信号(D)且弥散受限(E)。海马 DWI 也为高信号(F,箭头所示)。

血管病变

血管病变是一组多态多样的病变。“血管病变”比传统术语“血管炎”更准确,因为其中一些病变没有炎症。血管发生变化可能源于循环抗原抗体复合物、管壁水肿和(或)痉挛引起的内皮损伤和血栓形成。炎症(如果存在)可能是血管病变的原因,也可能是血管损伤导致的晚期现象。无论最初的损伤是什么,长期的损伤都可能导致血管纤维化和固定性狭窄。多数这类病变都因免疫相关基础病导致血管损伤。其他情况下,炎症可能来源于血管外(例如,脑实质或软脑膜),血管受压导致痉挛,然后发生内膜炎症。

经导管血管造影术仍然是血管病变检测和表征的“金标准”。CTA 和 MRA 能够记录近端血管闭塞和狭窄情况,但无法提供足够的细节来可靠地检测或排除二级或三级颅内血管(如蝶骨和凸面 MCA 分支)的血管病理变化。3T MRA 可以对次级和三级血管以及豆纹动脉进行常规显示,因此是血管病变首选的非介入性血管造影检查。经导管血管造影检查通常正常(因血管炎而接受导管血管造影的患者中,有 10%实际上有血管造影记录),因为其中许多病变会影响小动脉和细小

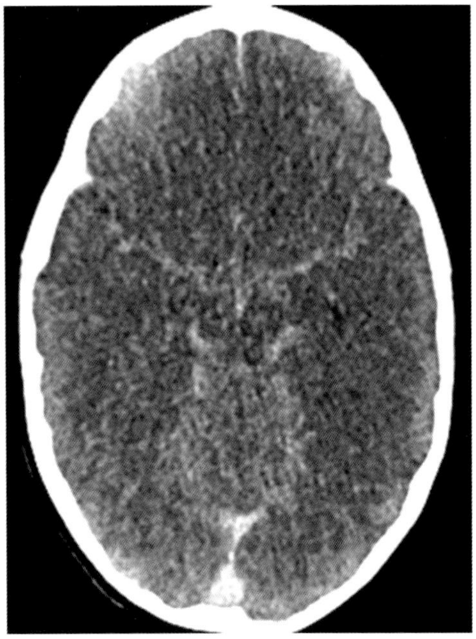

图 3–36 假性蛛网膜下隙出血。弥漫性脑水肿和全脑实质密度减低，伴脑池消失，导致蛛网膜下隙血管变得明显，类似蛛网膜下隙出血的表现。

动脉，这些小动脉和细小动脉病变即使用高分辨率导管血管造影也无法检测到。高分辨率黑血和 MRI 增强扫描可显示血管炎时的血管壁增厚和强化。

脑部成像特征取决于病变血管的位置和范围以及系统性异常。“区域性”梗死（例如，MCA、ACA）可见近端血管受累，而深部白质和神经节较小梗死则见于深层穿支动脉受累。远端动脉病变可能导致脑实质和浅表蛛网膜下隙出血。许多血管病变为系统性病变，因此，涉及其他器官的实验室检查、临床和影像学证据为明确诊断提供了重要线索。当血管造影检查为正常或非特异，并且临床和实验室检查结果不能得出明确诊断时，可能需要进行脑组织活检以做出正确诊断。

引起血管病变的原因很多，而且许多此类病变的影像表现相似，因此，最简单的方法是根据病变部位而不是病因来讨论这些病变过程。从广义上讲，血管病变可以影响：①颅外和硬膜外动脉；②颅底或邻近 Willis 环的动脉；③颈动脉和（或）基底动脉次级和三级分支（例如，MCA 的中大脑动脉和凸面分支）；④细小穿支动脉（例如，豆纹动脉）。

表 3–2 包含病变进展及其潜在机制。

颅外和硬膜外动脉

纤维肌发育不良

肌纤维异常增生（FMD）导致非动脉粥样硬化的斑块纤维化和肌层增厚，伴动脉管壁扩张，形成“串珠”状的特征性表现（Ⅰ型 FMD；图 3–37）。较为不常见表现包括单发或多发的管状狭窄（Ⅱ型）或仅限于部分动脉壁病变（Ⅲ型）。尽管可能累及动脉全层，但中层最常受增生影响，增生会导致动脉狭窄和变薄，而内部弹性层板破裂会导致囊状扩张。最常见于距颈总动脉分叉约 2cm（C2 附近）的颈内动脉（90%的病例）。约 12% FMD 病例会累及椎动脉。多支血管受累是最常见的（60%病例发生双侧颈动脉受累），而颅内 FMD 很少见。扩张处管腔总比正常处宽，而造成的狭窄通常<管腔直径 40%。FMD 并发症包括夹层（可能难以与单纯 FMD 区分）和颈动脉海绵状瘘。颅内动脉瘤高发可能部分归因于假性动脉瘤形成。

FMD 的病因尚不清楚。该病具有明显的女性优势（4:1），平均发病年龄为 50 岁。已发现有头痛、TIA、卒中、血管夹层或蛛网膜下隙出血等症状和表现。FMD 的鉴别诊断包括动脉粥样硬化病变，继发于导管术后的血管痉挛和（在导管血管造影上）驻波。动脉粥样硬化病变通常表现为不对称性，并且有分叉倾向。导管痉挛可以在导管的尖端识别出来，并且驻波通常不具有 FMD 的狭窄图像特征，应在后续的注射后消退。导管痉挛未见血管扩张。如果诊断不确定，则对包括肾动脉在内的全身血管加以评估以确诊。

颅底动脉 /Willis 环

烟雾病

在描述烟雾病的术语上经常存在混淆和不一致（图 3–38）。烟雾病综合征是众多的血管病变引起近端血管狭窄的一种附带现象，这些血管病变包括神经纤维瘤病，放射性血管病变，严重的动脉粥样硬化和镰状细胞病。但是，在没有已知相关病变的患者中，烟雾病也应用于双侧高级别 ICA 和近端分支狭窄伴侧支循环的影像学表现描述。无论哪种情况，远端颈总动脉及其

表 3-2 血管病变

病变	年龄(岁)	性别	病因	特征
颅外病变				
纤维肌发育不良	>50	女>男	未知	颅外的颈内动脉(C2)和椎动脉;多血管
巨细胞动脉炎	70	女>男	与风湿性多肌痛相关	颅外血管,尤其是颞浅动脉
颅底-Willis 环病变				
烟雾病	10~30	男=女	q25.3,在 17 号染色体上	儿童和成人的变异
镰状细胞病	10~20	男=女	镰状细胞	在儿童中更常见;输血降低风险;可能类似烟雾病
基底性脑膜炎	5~15	男=女	结核和真菌病	也影响基底动脉;深部侧支较少见
可卡因滥用	20~40	男=女	慢性血管痉挛导致纤维化	罕见
次级和三级血管				
炎性肉芽肿				
(1)原发性中枢神经系统血管炎	50	男=女	自身免疫	中东血统,累及大脑
(2)结节性多动脉炎	20~60	男>女	自身免疫	
(3)韦格纳肉芽肿病	20~60	男>女	未知	
(4)结节病	20~40	女>男	未知	
(5)白塞病	20~30	男>女	自身免疫—HLA-B51?	
传染病				
(1)带状疱疹	>50	男=女	面部带状疱疹感染沿第五神经传播	常为免疫受损(如 HIV)
(2)肺结核和真菌	20~40	男=女	常与基底脑膜病变有关	
(3)梅毒	>50	男>女	三期梅毒	
非炎性病变				
(1)毒品相关	20~50	男>女	血管痉挛和血管壁水肿	急性高血压可能产生 PRES
(2)妊娠,产褥期,避孕药	20~40	女	炎症晚期,血管痉挛水肿,惊厥	可卡因,苯丙胺,拟交感神经胺(如麻黄碱)
淋巴瘤样肉芽肿病	>50	男>女	EB 病毒诱发的淋巴瘤	
小血管				
胶原血管病				
(1)系统性红斑狼疮(SLE)	20~50	女>男	自身免疫	脑室周围白质的相对不受累
(2)抗心磷脂抗体综合征	20~50	女>男	有或无 SLE	因栓子引起的皮层梗死(利伯曼-萨克斯心内膜炎)
(3)干燥综合征	40~60	女>男	自身免疫	
(4)放疗改变	任何年龄段	男=女	纤维素样坏死	融合性脑白质病 治疗后数个月至数年;局部肿块样病灶少见
(5)偏头痛	20~50	男=女	血管痉挛	病灶很少,额叶皮层下
(6)HIV 病毒脑炎	<15	男=女	炎症性血管炎	深部灰质;儿童的基底节钙化
(7)Susac 综合征	20~40	女>男	先天性	胼胝体常受累;病变小于 MS;皮层微梗死
常染色体显性遗传的脑动脉病变伴皮层下梗死和脑白质病(CADASIL)	30~50	男=女	染色体上的 NOTCH 3 基因 19	前额叶和颞叶好发(60%-100%)

HIV,人类免疫缺陷病毒;MS,多发性硬化;PRES,可逆性后部脑病综合征。

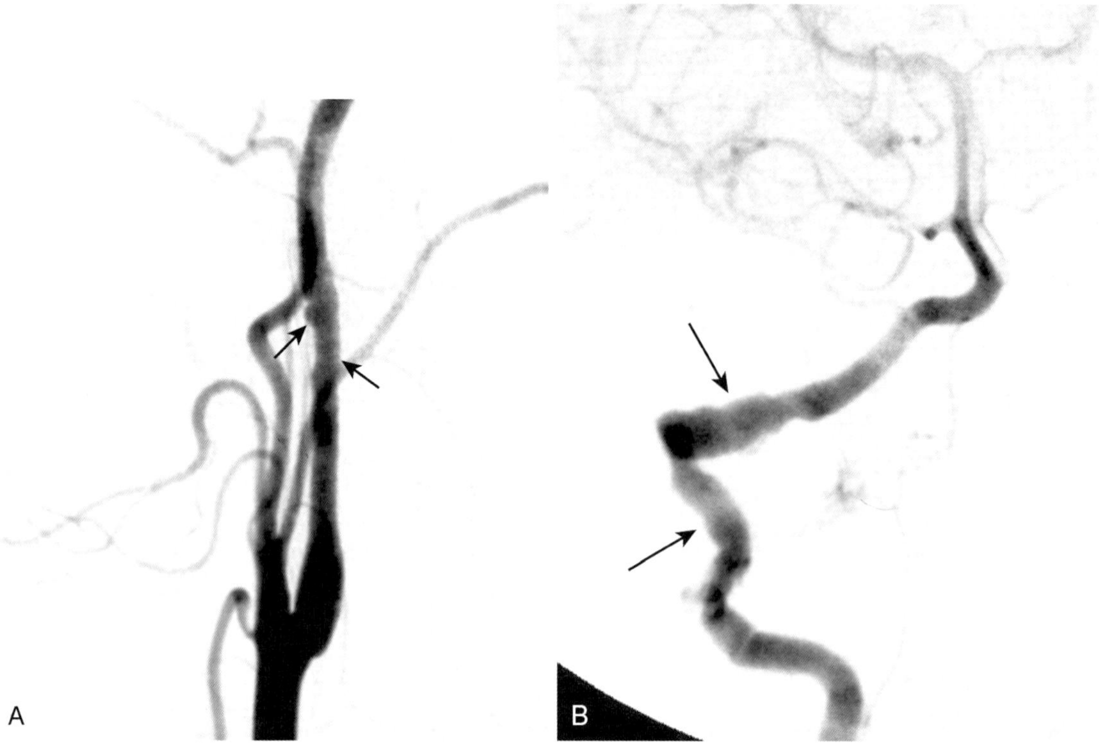

图 3–37 纤维肌性疾病。常规血管造影显示颈内动脉(A)和椎动脉(B)的“串珠”外观。异常节段用箭头表示。(Courtesy Philippe Gailloud, MD.)

近端的一级分支(Wills 环)都有进行性狭窄,然后闭塞。由于该过程需要长时间才会进展且发生于年轻患者中,会产生大量侧支,以提供从 Willis 环流向大脑远端的血流。这些侧支包括硬脑膜血管(例如,颈外动脉到上颌动脉的眶支,经筛侧支至额下 ACA 分支),大脑后动脉的软脑膜侧支(胼胝体压部分支到胼周动脉,再到 ACA 和 MCA 远端)和深部豆纹穿支动脉。这些侧支血管在血管造影术上会产生一种典型的薄雾表现,称之为“烟雾”。

根据临床病程和病变特征,该病变可分为儿童和成人亚组。在儿童中,烟雾病病情更易进展,表现为包括 TIA 和卒中在内的脑缺血性症状,而成年人中,脑实质和蛛网膜下隙出血是最常见的表现。随着时间流逝,血管系统的进行性损害和慢性缺氧将发展为痴呆。

CTA 和 MRA 能显示颅底狭窄和(或)闭塞动脉和侧支供应,但这些检查不能提供必要的细节和时间分辨率图像以充分评估供应大脑的侧支血管,尤其是如果考虑进行血运重建。导管血管造影显示颈内动脉远端及近端一级分支狭窄/闭塞,椎动脉及颈外动脉有广泛的侧支形成,豆纹动脉和其他穿通动脉扩张且不规则,产生典型的烟雾样外观。在 CT 上,基底节可见斑状高密度。MRI 图像上,基底神经节可见 T2 低信号灶。矢状面和冠状面图像显示这些病灶呈曲线状,提示广泛的基底神经节血管侧支网络,这实际上是该病的病理特征。在受累动脉的 FLAIR 像上可以看到血流缓慢的管腔呈高信号。脑实质改变包括深部神经节和皮层下梗死、神经节出血和浅表蛛网膜下隙出血。一系列检查证实了萎缩的进展。

肉芽肿性脑膜炎(如结核)

严重的基底池脑膜炎可因动脉收缩和痉挛而发展为近端狭窄和闭塞。在急性细菌性脑膜炎中,这是不常见的,当它发生时,通常会导致大规模的灾难性梗死。在慢性肉芽肿性脑膜炎中,狭窄和闭塞可能发展缓慢并持续很长时间,导致烟雾病。然而,在这些疾病中,基底动脉及其分支受累是常见的,因此也会发生后循环改变。在许多肉芽肿性脑膜炎病例中,该病影响软脑膜内的小穿支动脉,导致深部灰质(基底神经节和丘脑)梗死。交通性脑积水合并深部脑梗死高度提示肉芽肿性脑膜炎。

颈动脉和基底动脉第二级和第三级分支血管

很多疾病的过程可以产生典型的“脑血管炎”表

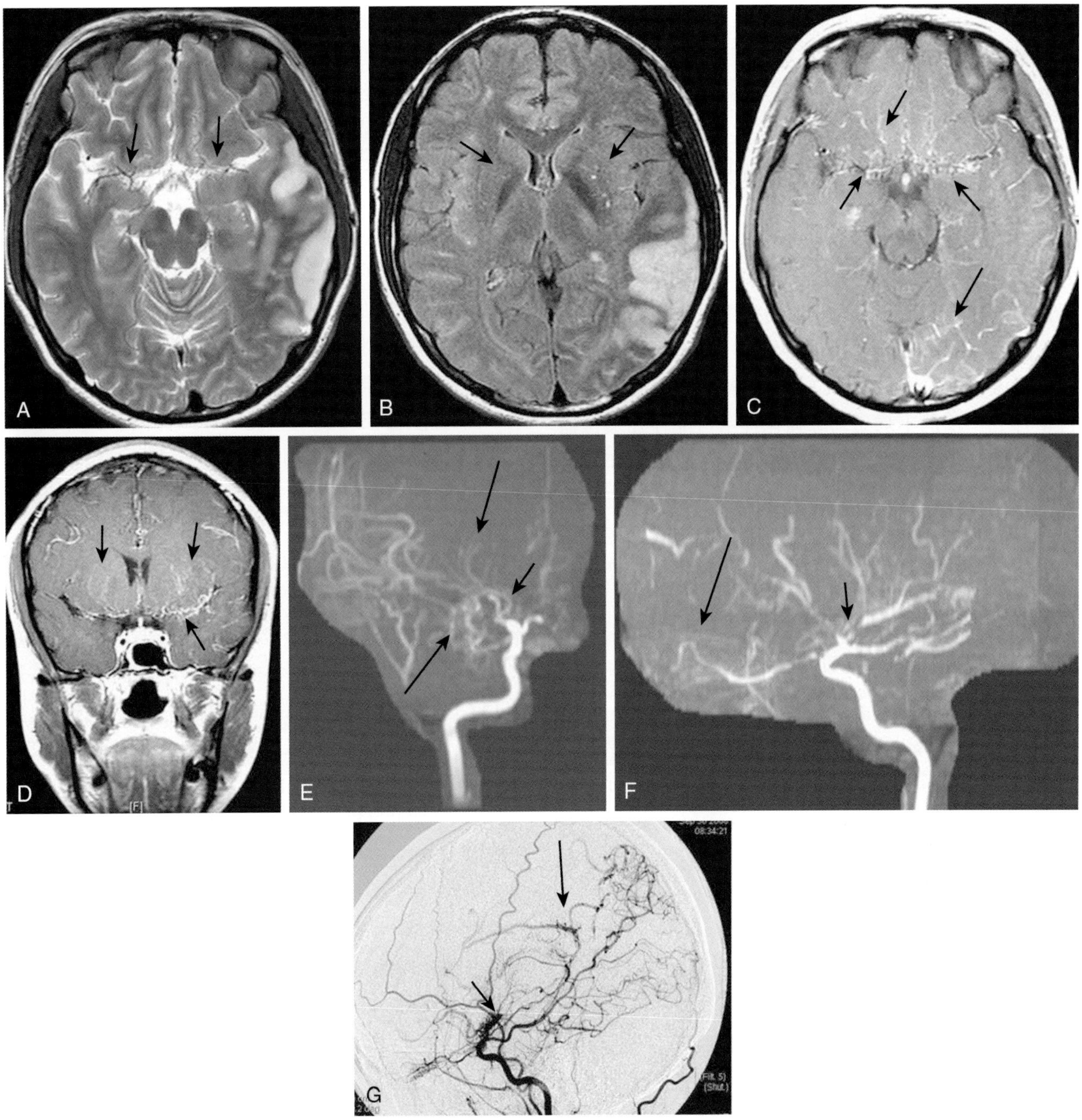

图 3-38　烟雾病。(A)鞍上池水平的轴位 T1W 图像显示颈内动脉远端无正常的血管流空,见沿外侧裂的小动脉分支,而不是预期的 M1 段血管流空(箭头所示)。(B)基底节水平轴位 FLAIR 图像显示基底节内多发 T2 高信号灶,提示扩张的豆纹动脉内血流缓慢(箭头所示)。轴位(C)和冠状位(D)对比增强 T1W 显示双侧 MCA 近端有多个小血管结构异常。沿着大脑直回和扩张的豆纹动脉有细小的蛇形增强血管(C 中小箭头所示,D 中箭头所示)。枕叶可见软脑膜强化(C,长箭头所示)。右侧颈动脉的正位(E)和侧位(F)MR 血管造影图像显示颈内动脉床突上段(短箭头所示)闭塞,在 MCA 的 M1 段(长箭头所示)有许多小的侧支(E,长箭头所示)。注意眼动脉增粗(F,长箭头所示),MCA 远端分支充盈不良。(G)经导管造影证实颈内动脉远端闭塞(短箭头所示)和右侧大脑后动脉充盈,通过胼胝体周围动脉逆行充盈软脑膜(长箭头所示)。注意图 A 和图 B 中左侧 MCA 供血区的急性梗死。

现,长段血管常环形受累。在与正常管径交替区域的动脉中存在圆周锥形狭窄。多个短节段的变窄可能产生“串珠”的外观,通常累及多个血管区域的血管。局灶性闭塞可能导致在封堵处远端血管区域的部分软脑膜侧支充盈。动脉粥样硬化[特别是糖尿病和(或)高血压患者]也可导致这些动脉狭窄,但狭窄通常是不对称和不规则的。伴有蛛网膜下隙出血的血管痉挛可产生更多的弥漫性狭窄,没有正常血管管径的介入区,通常以动脉分叉处为中心。

影像学检查从 CT 或 MRI 开始。表现的症状多样,而且常常是无特异性的。患者可能出现非局灶性表现,如头痛和(或)癫痫。局灶性缺损发生于继发性梗死或出血时,取决于这些病变的位置。这些研究可能揭示一个或多个皮层梗死(通常为出血性),典型的是发生于血管区域的远端。通常为局灶性实质出血和(或)蛛网膜下隙出血,深部结构(基底神经节、丘脑、脑干)通常较少累及。MRI 的 FLAIR 序列动脉高信号及增强的 T1W 序列广泛的不均质动脉强化提示可能存在缓慢血流。GRE 和(或)SWI 可提供微出血的证据。3T MRA 通常可显示次级动脉血管受累(如脑内 MCA 分支);然而,CTA 和 MRA 也可能是正常的。MRI 或 CT 灌注研究可揭示微循环异常。经导管血管造影仍然是检测和表征“血管炎”程度的金标准。

原发性中枢神经系统血管炎

原发性中枢神经系统血管炎(PACNS,又名肉芽肿性血管炎)累及实质动脉和软脑膜动脉,小动脉(直径 200~500mm)更容易发生。这是一种进展迅速、可致命的疾病。>2/3 的患者血沉升高,>80%的患者出现脑脊液蛋白升高和细胞增多。通常与水痘带状疱疹病毒的暴露有关,可能是由于三叉神经节激活病毒通路。

韦格纳肉芽肿

这是一种坏死性全身性血管炎,影响肾脏、上呼吸道和下呼吸道。它会影响大脑造成卒中、视力下降和其他脑神经问题。发病高峰在 40~50 岁,男性稍多。c-抗中性粒细胞胞质抗体(c-ANCA)阳性有助于诊断。

结节性多动脉炎

这是一种多系统疾病,以中、小动脉坏死性炎症为特征,>45%的病例在疾病晚期可累及中枢神经系统(CNS)。它是一种免疫性疾病,约 30%的患者有乙型肝炎表面抗原。多动脉炎与过敏性血管炎和肉芽肿病密切相关(Churg-Strauss)。动脉瘤常见于肾脏和内脏血管,在中枢神经系统中并不常见。

神经系统结节病

这种疾病很少会导致中枢神经系统血管炎,其特征是肉芽肿直接侵犯动脉壁,伴或不伴脑实质缺血性改变。这些患者通常有系统性的结节病史,尽管结节病很少影响中枢神经系统(见第 5 章)。结节病也可引起小静脉炎症,引起静脉侧微梗死。在脑膜样结节病中,经常伴发静脉炎。

感染性血管炎

结核和流感嗜血杆菌感染有时可能影响二级和三级动脉。梅毒致血管性脑膜炎可影响动脉和静脉,尤其大脑中动脉。带状疱疹感染可能沿着三叉神经分支从面部扩散到海绵窦,然后产生广泛的血管炎,有多个类似于 PACNS 的梗死区域。侵袭性曲霉菌、毛霉菌引起的真菌性鼻窦炎也可影响海绵窦。

血管病变

“血管炎”改变也可以在没有血管壁炎症的情况下出现(根据尸检结果)。妊娠、围生期或服用避孕药的女性可能会出现传统上的炎症变化,但现在认为主要是水肿和痉挛的结果。在妊娠或产褥期,卒中的风险增加了 13 倍。引起这种增加的原因包括高凝状态、栓塞、偏头痛、血管炎和血管痉挛,这些都会导致动脉阻塞或静脉血栓形成。与毒品有关的“血管炎”(如安非他明和可卡因)也是如此。提出的可卡因诱发卒中的机制包括血栓形成、高血压、直接或间接的动脉收缩或药物引起的偏头痛。可卡因诱发的高血压发作被认为是先前存在的动脉瘤破裂和动静脉畸形出血的原因。可卡因的使用与脊髓和视网膜的梗死,脑实质内、脑室内和蛛网膜下隙出血有关。在这些情况下,全身性高血压的迅速发展可能导致后部可逆性脑病综合征(PRES)的发展。

可逆性脑血管收缩综合征

可逆性脑血管收缩综合征(RCVS)描述了脑血管痉挛。许多诱发条件包括妊娠、子痫、药物使用(合法和非法)和近期的头部创伤/神经干预,尽管大多数情况下是自发性的。脑脊液分析显示约 20%的患者有蛛网膜下隙出血。青年和中年女性最易受影响。复发性头痛(“雷击”)患者在症状期进行血管造影时可发现 Willis 环血管呈串珠状狭窄(图 3-39)。这些狭窄区域可以在数周或数个月自行消退;该表现有助于确诊。脑实质表现可能类似后部可逆性脑病综合征,融合性白质病变主要发生于后部,通过抗高血压药物可在数周内消退。CT 和 FLAIR 图像上可见蛛网膜下隙出血。

淋巴瘤样肉芽肿病(肿瘤性血管内皮增生)

这种非常罕见的局限于颅内血管的恶性淋巴瘤。它表现为反复发作的卒中或类似卒中症状的脑病和癫痫。T2W 图像上可见脑白质多发高信号病变,常沿血管周间隙延伸伴强化。血管造影显示中等大小的血管闭塞。确诊需要通过活检。

小血管疾病

小穿支动脉和小动脉的受累是几种疾病过程的特征。由于涉及的血管口径较小,血管造影检查基本是正常的。影像学特征包括深部灰质、白质和皮层下梗死。病变往往沿脑室周围白质有不同的形状(不规则和平行),有助于区分慢性缺血性疾病与多发性硬化(火焰状且垂直)。实质出血较其他形式的血管病变少见。与慢性小血管疾病相比,早期发病、快速进展和更广泛的皮层下受累是血管炎患者正确诊断的线索。

胶原血管病

这包括系统性红斑狼疮、抗心磷脂和抗磷脂抗体综合征。脑血管炎很少与胶原血管疾病相关。尸检发现系统性红斑狼疮患者的主要中枢神经系统病变是血管周围炎症或内皮细胞增生(与慢性高血压的病理变化相似)。真正的血管炎很少见(7%),可能与感染有关。胶原血管疾病患者卒中的病因包括心瓣膜病(红斑狼疮患者的 Libman-Sacks 主动脉瓣和二尖瓣赘生物)、与抗磷脂抗体(如红斑狼疮抗凝血和(或)抗心磷脂抗体)相关的血栓形成(或溶栓减少)倾向增加,以及因高血压或长期使用类固醇而加速的动脉粥样硬化。静脉血栓形成也是一个风险。萎缩是否常见于这些患者与脑疾病本身或类固醇治疗的效果有关。

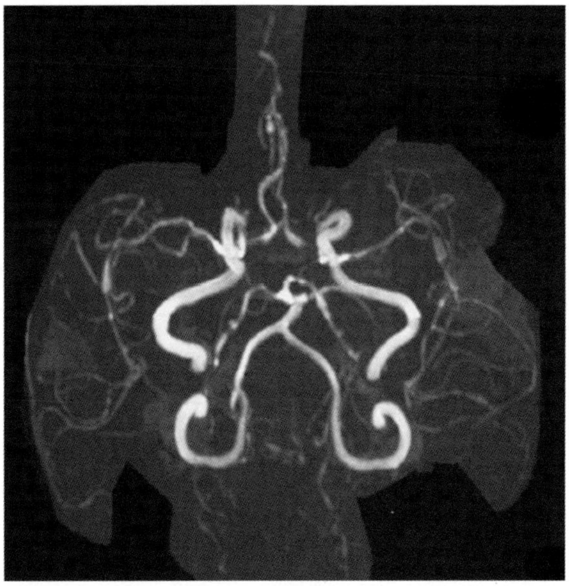

图 3-39 可逆性脑血管收缩综合征。Willis 环的 MRI 3D-TOF 血管造影(MRA)显示双侧大脑前动脉近、远端,大脑中动脉、后动脉及远侧分支的串珠样改变。数个月后,MRA 恢复正常,证实了诊断结果。

干燥综合征

这种自身免疫性疾病的特征是外分泌腺受局部或融合性淋巴细胞浸润,从而产生眼干、口干的临床特征。然而,25%的患者有包括梗死在内的中枢神经系统并发症。卒中的病因可能是小血管炎;然而,这些患者也有抗磷脂抗体(另一个危险因素)。据报道,约 20%的病例脑血管造影呈阳性。

偏头痛

10%~25%的偏头痛患者可见白质 T2 高信号。典型的病变数量较少,且易发生于额叶皮层下白质。这些病变被认为是偏头痛发作时小动脉痉挛的结果。关于这种现象发生的频率有很大的争议。健康的年轻人因各种临床症状行 MRI 时,也会经常出现脑白质病变。偏头痛患者很少出现卒中综合征(偏瘫性偏头痛)的临床表现,通常分布在大脑前动脉或中动脉供血区(图 3-40)。伴有皮层下梗死和白质脑病(CADASIL)的常染色体显性遗传性动脉病患者发生偏头痛的频率更高,而伴有偏头痛先兆的女性患偏头痛相关卒中的风险最高。

大脑常染色体显性遗传动脉病皮层下梗死和白质脑病

这是一种罕见的疾病,由于其直接的遗传原因而受到广泛关注。该疾病出现在 30~50 岁,有多种表现,包括多发性梗死、伴有先兆的偏头痛、抑郁症和痴呆。至少在疾病早期的影像学特征是有相当特征性的(图 3-41)。>75%的病例在额上叶、外囊和前颞叶有局灶性和(或)融合性 T2 高信号和萎缩。腔隙性梗死在这些区域很常见(80%的病例),大多数患者在 GRE 和SWI MRI 序列上存在微出血。随着疾病的进展,受累范围变得更广泛,病变融合。

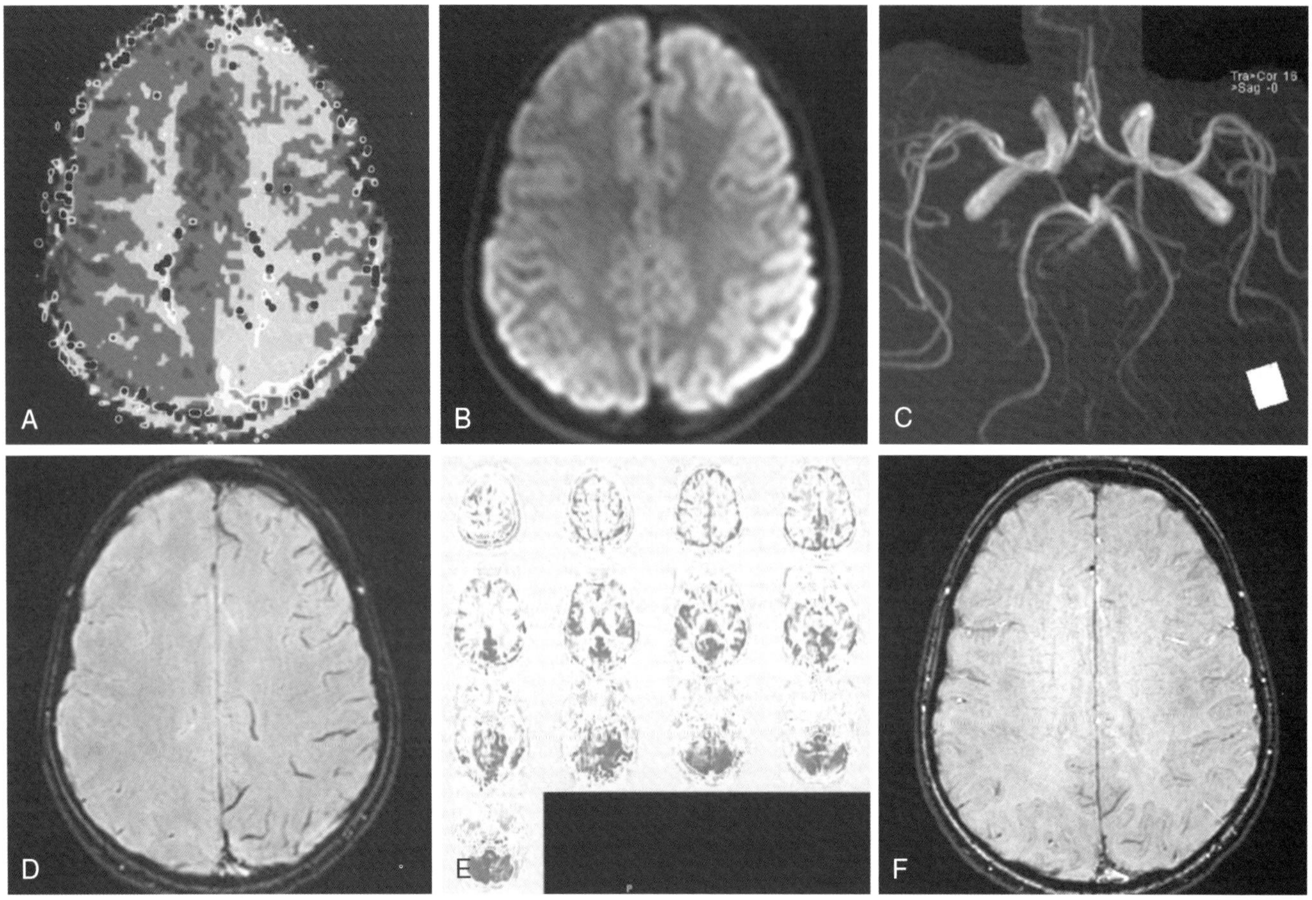

图 3-40 血管痉挛相关的偏头痛。(A)1 例急性右侧肢体无力同时伴有偏头痛年轻患者,其 MRI 增强灌注显像示左侧大脑半球与对侧相比明显不对称,且相对平均通过时间(rMTT)延长;(B)但弥散成像未见明显异常;(C)3D 时间-飞跃 MRA 显示正常;(D)但 SWI 扫描显示左侧大脑半球皮层血管突起增加,提示静脉充血;(E)患者的症状在数小时后减轻,第 2 天进行的动脉自旋标记灌注成像显示左侧大脑半球灌注减低区有所改善。(F)SWI 扫描在后续随访检查中也显示远端血管对称。

扫码看彩图

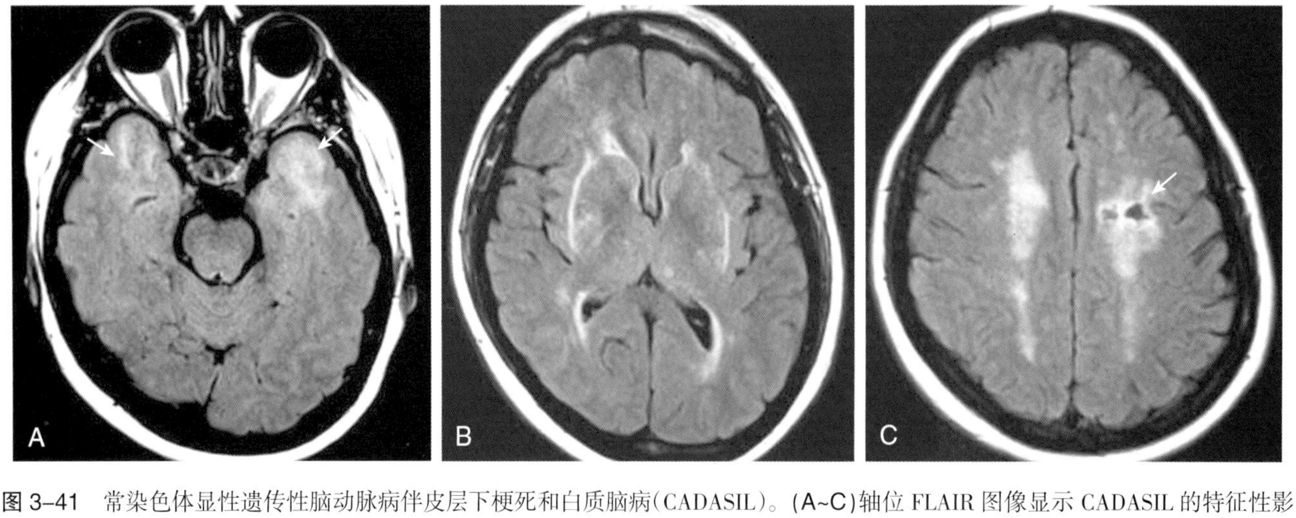

图 3-41 常染色体显性遗传性脑动脉病伴皮层下梗死和白质脑病(CADASIL)。(A~C)轴位 FLAIR 图像显示 CADASIL 的特征性影像改变,包括左上额叶皮层下梗死(C,箭头所示),以及上额叶、外囊和前颞叶的 T2 高信号(A,箭头所示)。

颅内出血

现在换个话题，讨论另一个不受欢迎的主题：脑出血。颅内出血是卒中的主要原因，占 15%~20%。下面将讨论出血的 CT 和 MRI 特征，并探讨影像学改变的原因。

CT

物质或结构的 X 射线衰减值决定了其在 CT 上的对比度，出血时 CT 衰减（密度）与血细胞比容之间呈线性关系。全血的血细胞比容为 45%，其衰减值约为 56HU。正常灰质 CT 值为 37~41HU，正常白质 CT 值为 30~34HU。因此，血细胞比容正常患者的新鲜出血可在 CT 上很好地显示出来。而重度贫血患者的血细胞比容较低（<10%），其急性出血灶与大脑相比可能呈等密度。反之，血细胞比容较高的婴儿或红细胞增多症患者，其硬脑膜窦、大脑大静脉和近端动脉在 CT 上的密度在一定程度上会有所增高（类似血栓形成的表现）。

脑出血 72 小时内，血肿密度将逐渐升高，而后逐渐降低（图 3-42）。这是由血凝块的形成和收缩导致血红蛋白浓度升高引起的。若血肿内出现液平面，则提示患者可能存在活动性出血和（或）凝血功能的障碍，通常由肝素或华法林的药物作用所致。在活动性出血的血肿中可以看到漩涡状改变（香草软糖状）。在第 3 天

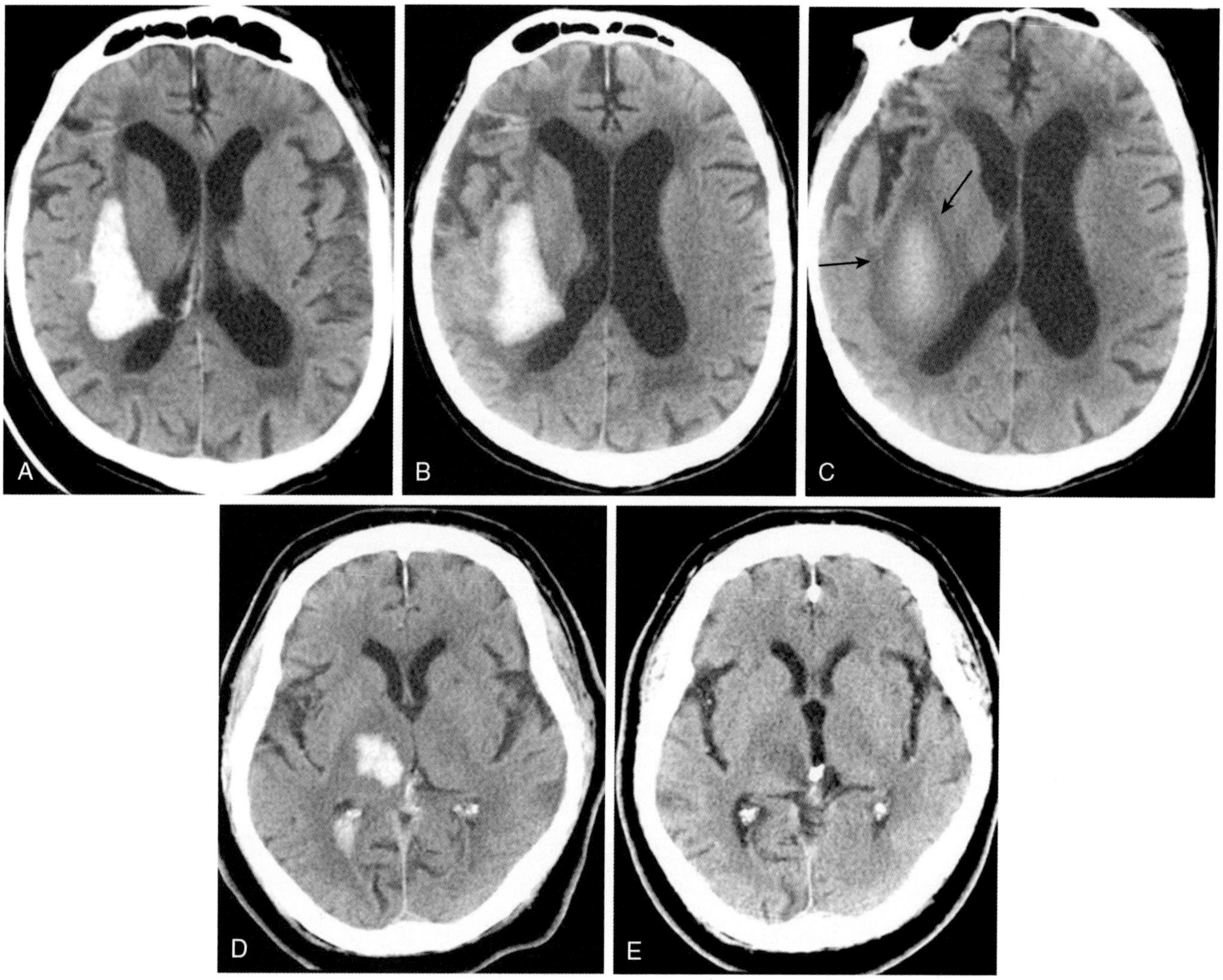

图 3-42 CT 图像上血肿的演变。（A）慢性高血压患者在症状出现 6 小时后的 CT 图像显示右侧豆状核巨大的均匀高密度血肿，伴周围轻度水肿，占位效应相对较小。（B）6 天后的随访检查显示血肿边缘密度降低，右侧侧脑室的占位效应较前加重。（C）3 周后的检查发现血肿中央高密度区密度较前减低，边缘高密度逐渐消失（箭头所示），血肿现呈稍高密度。（D）另一例高血压患者在症状出现后的 18 小时行 CT 检查，提示右侧丘脑有高密度出血，伴周围水肿，第三脑室有占位效应。（E）两周后的随访检查显示高密度影完全消失，低密度血肿对第三脑室仍有占位效应。

之后,血凝块的CT值开始下降,在接下来的两周内,出血密度降低到与大脑实质呈等密度。密度减低是由于红细胞溶解、稀释,随后被周围巨噬细胞吞噬,最后无任何残留的高密度(很少>一个月)。影响脑出血密度演变的因素包括:①初始血肿大小(血肿越大,等密度形成所需的时间越长);②复发性出血(硬膜下出血尤为常见);③血液和体液的混合物;④初始血细胞比容;⑤出血部位;⑥出血原因(肿瘤、AVM、海绵状血管瘤、动脉瘤);⑦血液的吸收和清除率(例如,蛛网膜下隙的血液可通过蛛网膜颗粒吸收脑脊液,迅速从中枢神经系统中排出)。这些因素或多或少都与颅内出血的部位有关,从而解释了脑实质出血、蛛网膜下隙出血、硬膜下出血和硬膜外出血密度演变的差异。

以脑实质出血为参考有助于更好地理解病情变化。在超急性脑实质出血的CT表现为高密度灶周围环绕一圈薄薄的低密度区,这是由血凝块收缩引起的。对于周围伴大面积水肿的急性血肿(<12小时),应怀疑是否合并肿瘤、感染或有出血史。血管源性水肿通常会引起血肿周围低密度范围逐渐增大,并在第5天达到高峰。相对于出血性梗死或脑挫伤而言,局灶性脑实质血肿导致的脑萎缩程度较轻,因为血肿往往会取代而不是破坏脑组织。两个月后,CT上可能完全看不到小血肿,或者可能出现低密度腔隙,为脑出血的残腔。偶尔边缘可见少许的高密度,可能由含铁血黄素沉积或轻微的营养不良性钙化所致。较大的慢性血肿会形成非特异性低密度区,伴局灶性脑体积缩小。

CT在评估超急性、急性和亚急性出血时,具有快速、有效、易于操作且准确的优点。然而CT也有其局限性,由于邻近骨质的伪影和(或)部分容积效应,后颅窝、前下额叶、颞叶(挫伤最常见的部位)及邻近颅骨的小出血灶有时难以发现。对于尚未确诊的可疑出血者,应对初始数据集进行冠状位和矢状位重建有助于确定或排除可疑部位的出血。当然,也可以对该部分病例行MRI检查,以提供更多关于出血的相关信息,如是否存在脑出血、出血范围及出血原因等。

在多数情况下,出血患者不需要静脉注射碘造影剂。MRI增强检查是识别潜在肿块性病变的最佳方法(关于出血性肿块强化方式的讨论见下文)。造影剂通常用于CTA和CT静脉造影(CTV)检查,以评估血管异常(动脉瘤和动静脉畸形)和血栓形成(动脉或静脉)。在原始图像上,对比剂局部外渗至血肿中心("点"征)是活动性出血的标志,通常与血肿的持续增大有关(图3-43)。在脑实质出血后6天至6周内,使用造影剂检查时病变周围可出现边缘强化。这种强化是由血液的毒性/炎症作用导致血肿边缘血脑屏障破坏所致,强化边缘相对光滑,且与原血肿轮廓一致。此外,血肿溶解也是引起周围环形强化的原因之一。

MRI

MRI在很大程度上提高了我们对出血性疾病的诊断能力。MRI对脑实质各个阶段的血肿检测都比CT更敏感。MRI更容易识别出血相关和潜在的病变,且结合多序列的信号强度可准确观察血肿的演变。虽然MRI成像特征及其原理较CT更为复杂。但是,理解这些复杂的MRI成像特征有助于我们利用MRI评估出血性病变。虽然这些变化的具体时间间隔是可变的,但影像学特征随时间变化的现象是很容易理解的,其与上述的CT血肿特征随时间演变的影响因素相同。

现在让我们简要地思考一些必要的生理机制,以了解血液的MRI表现。血红蛋白的结构:血红蛋白是血液中运输氧气的主要载体,由4个蛋白质亚基组成。每个亚基包含一个由卟啉环和铁原子(Fe^{2+})组成的血红素分子,铁原子位于卟啉环的中心附近,并与氧气(O_2)结合。氧合血红蛋白在功能上没有不成对电子,表现为抗磁性。当氧合血红蛋白释放氧气(O_2)时,便形成带有4个不成对电子的脱氧血红蛋白,且通常可以可逆地被氧化为高铁血红蛋白。然而在出血时,则是被不可逆地氧化形成高铁血红蛋白。高铁血红蛋白的铁原子有5个不成对的电子。

磁化率效应:当物质被置于磁场中时,会产生一个新的较小的磁场,该磁场会增加或减少外加磁场。抗磁性物质没有不成对的电子,因此,会产生与外加磁场方向相反的非常弱的磁场,从而降低外加的磁场的强度。顺磁性物质,如脱氧血红蛋白和高铁血红蛋白具有不成对的电子,因此,顺磁分子会在周围产生与外部磁场方向相同的局部磁场,从而增加外加磁场的强度。

当脱氧血红蛋白或高铁血红蛋白被包裹在红细胞内时,由于细胞内顺磁性的脱氧血红蛋白溶液与细胞外血浆相比具有更大的磁化率,因此,红细胞内的有效局部磁场大于细胞外的局部磁场。质子在局部变化的梯度场中移动(扩散)时,积累的相位变化数量会随其在有效场强下停留的时间不同而改变。这些相位离散

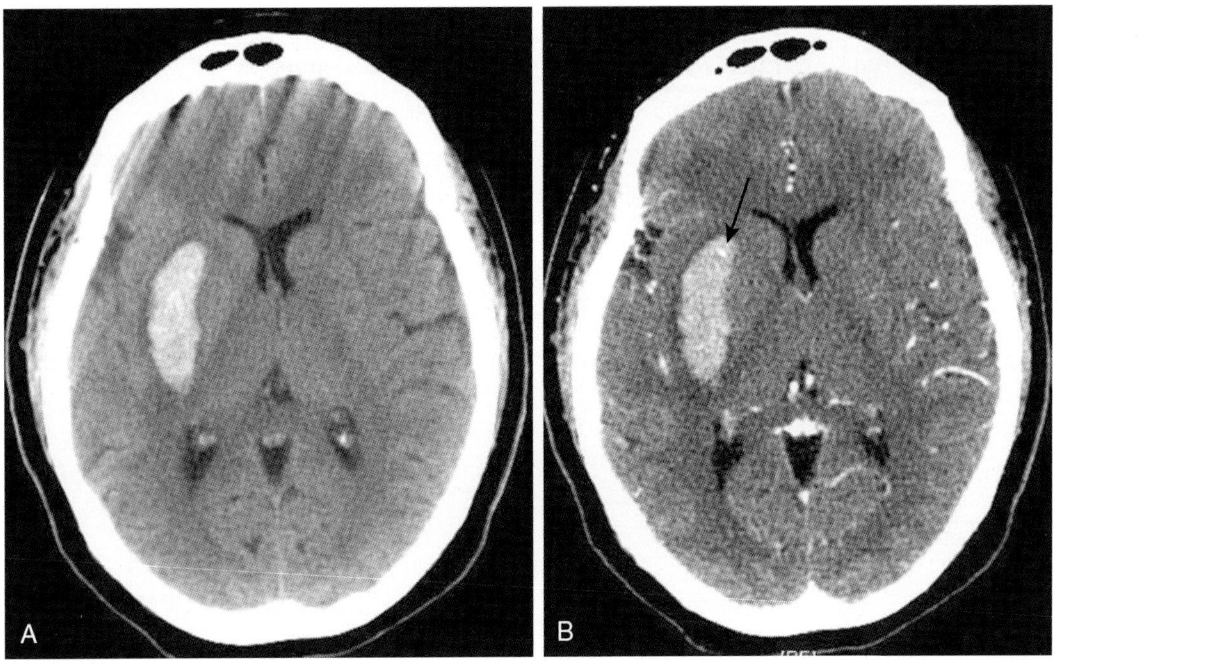

图 3-43 超急性脑出血。(A)右侧基底节区高血压性脑出血超急性期(3 小时),周围不伴水肿及占位效应。(B)CT 血管造影原始图像显示血肿前部的“点征”(箭头所示),提示存在急性外渗和活动性出血。

会导致 T2W 信号损失,称为质子弛豫增强。相位离散引起的信号缺失还会导致 T2* 效应-低信号。因此,T2W 图像上脱氧血红蛋白、细胞内高铁血红蛋白和含铁血黄素的信号丢失都可归因于磁敏感效应和质子弛豫增强。此外,梯度回波序列和 SWI 序列对磁敏感的变化更敏感。

质子-电子偶极-偶极相互作用;高铁血红蛋白中的顺磁性铁原子产生的局部磁场约是质子核产生的局部磁场的 1000 倍。当水与血红素结合时,T1 和 T2 都会因质子-电子偶极-偶极的相互作用而缩短。质子偶极相互作用在 T1W 上观察的效果最好,其中 T1 弛豫时间缩短表现为高信号。

综上所述,血红蛋白分子会产生两种关键效应:①血红素分子中铁元素产生的顺磁效应,细胞内的脱氧血红蛋白、高铁血红蛋白和含铁血黄素可产生磁敏感效应/质子弛豫增强,从而导致 T2 弛豫时间缩短;②质子-电子偶极-偶极相互作用及高铁血红蛋白(细胞内和细胞外)的顺磁性导致 T1 弛豫时间缩短。值得注意的是,虽然磁敏感效应与场强有关,但是质子-电子偶极-偶极相互作用与场强无关。

脑实质出血的时间变化特点

脑实质出血衰减和信号随时间变化的特点如表 3-3 所示。

超急性出血(0~4 小时)

在超急性出血期,血液外渗后的 3~6 小时内,完整的红细胞内主要含有抗磁性氧合血红蛋白。早期脑出血有血凝块形成,但无血凝块回缩。超急性出血(图 3-44 和图 3-45)本质上是一种高蛋白液体,在 MRI 上表现为轻度 T1W 高信号/低信号或等信号(因为蛋白质缩短 T1 信号,水肿/水分子延长 T1 信号)和 T2 高信号。血肿周围有部分红细胞去饱和形成脱氧血红蛋白,从而导致血肿周围的低信号,特别是在 SWI(T2*)序列和较高的磁场条件下。在此阶段,T2 高信号周围的血管源性水肿程度较轻。

急性出血期(4~72 小时)

急性出血期(图 3-46),氧合血红蛋白由于局部缺氧和酸中毒转化为脱氧血红蛋白,加之血凝块的形成和收缩导致水含量的减少,从而导致了 T2 和 T2* 明显的低信号,低信号区从周围向血肿中心延伸。T2* 序列的低信号较 T2 更明显,且出现更早。在此阶段,由于磁敏感效应、血肿和水肿水含量增加,血肿在 T1 图像上呈轻度低信号。由于水分子无法接近脱氧血红蛋白的铁原子,不存在由质子-电子偶极-偶极相互作用引起

表 3-3 脑出血分期

分期	CT	T1WI	T2WI	占位效应	时间	解释说明
超急性期	高密度	中高信号	中心高信号，周边低信号	+++	<6 小时	CT:高蛋白 T1WI,T2WI:中心氧合血红蛋白与周围脱氧血红蛋白
急性期	高密度	等低信号	低信号	+++	6~72 小时	CT:高蛋白 T1WI:高蛋白、磁敏感(脱氧血红蛋白) T2WI:磁敏感(脱氧血红蛋白)
亚急性期	高密度	高信号	低信号	+++/++	3 天至 1 周	CT:高蛋白 T1WI:PEDDI(细胞内高铁血红蛋白),高蛋白 T2WI:PEDDI(细胞内高铁血红蛋白),高蛋白
亚急性晚期	等密度	高信号	高信号伴低信号环	±	1~2 周至数个月	CT:高蛋白吸收 T1WI:PEDDI(游离高铁血红蛋白),缺乏磁敏感效应(胞内高铁血红蛋白),高蛋白稀释 T2WI:PEDDI (游离高铁血红蛋白),缺乏磁敏感效应，高蛋白稀释导致中央高信号；外周边缘含铁血黄素和铁蛋白的磁敏感效应导致边缘低信号环。
慢性期	低密度	低信号	低信号	–	2 周至数年	CT:萎缩 T1WI:含铁血黄素和铁蛋白的磁敏感效应(T1WI 上的 T2 效应) T2WI:含铁血黄素和铁蛋白的磁敏感效应

Hb,血红蛋白;PEDDI,质子-电子偶极-偶极相互作用。

的 T1 弛豫时间缩短。T2 外周血管源性水肿高信号较前明显,同时占位效应加重。

亚急性出血早期(3~6 天)

亚急性出血早期(图 3-47),红细胞内的脱氧血红蛋白被氧化为高铁血红蛋白。与脱氧血红蛋白不同的是,水分子能够接近高铁血红蛋白的顺磁性血红素,从而发生质子-电子偶极-偶极相互作用导致 T1 缩短。这种效应使亚急性血肿在 T1W 图像上表现为特征性的高信号。在出血后的第一周,脱氧血红蛋白逐渐被氧化为高铁血红蛋白,由血肿周围向血凝块中心发展,因此,早期血肿边缘呈高信号(2~3 天)并逐渐向血肿中心填充(7~10 天)。由于顺磁性高铁血红蛋白仍然包裹在红细胞内,在 T2W 图像上,特别是 T2* 图像上呈明显的低信号,这是由于之前描述的脱氧血红蛋白的磁敏感特性引起的。在亚急性期早期末期,由于红细胞溶解,T2 低信号减弱。一旦顺磁性高铁血红蛋白不再被隔离在红细胞内,局部磁场的不均匀性就会开始减低,磁敏感引起的 T2* 低信号就会开始消失。外周水肿和占位效应在此期间则会进行性加重。

亚急性出血晚期(6~14 天)

亚急性出血晚期(图 3-48),将出现红细胞和血凝块溶解。高铁血红蛋白不如脱氧血红蛋白稳定,血红素可以自发地从蛋白质分子中消失。这种游离血红素和(或)其他外源性化合物会促进红细胞溶解。与此同时,剩余的细胞外高铁血红蛋白也会发生蛋白质分解和稀释。即使在相对较低的浓度下,由于细胞内和细胞外高铁血红蛋白的 T1 缩短效应,T1W 上仍持续存在高信号。T2W 血肿信号也逐渐增高,并接近脑脊液信号,其原因是红细胞溶解和蛋白浓度下降导致局部磁场不均匀性消失和质子弛豫增强减弱。在高铁血红蛋白的分解的同时，铁分子在病变周围的巨噬细胞中聚集形成含铁血黄素和铁蛋白,因此,病变边缘呈低信号,在T1W 上信号多样,在 T2W 和 SWI 上低信号越发显著,周围水肿和占位效应减轻。

慢性出血期(两周以上)

慢性出血期的血肿逐渐变小（图 3-49)，其中心 T1、T2 高信号及周围 T2/T2* 低信号持续存在，但周围

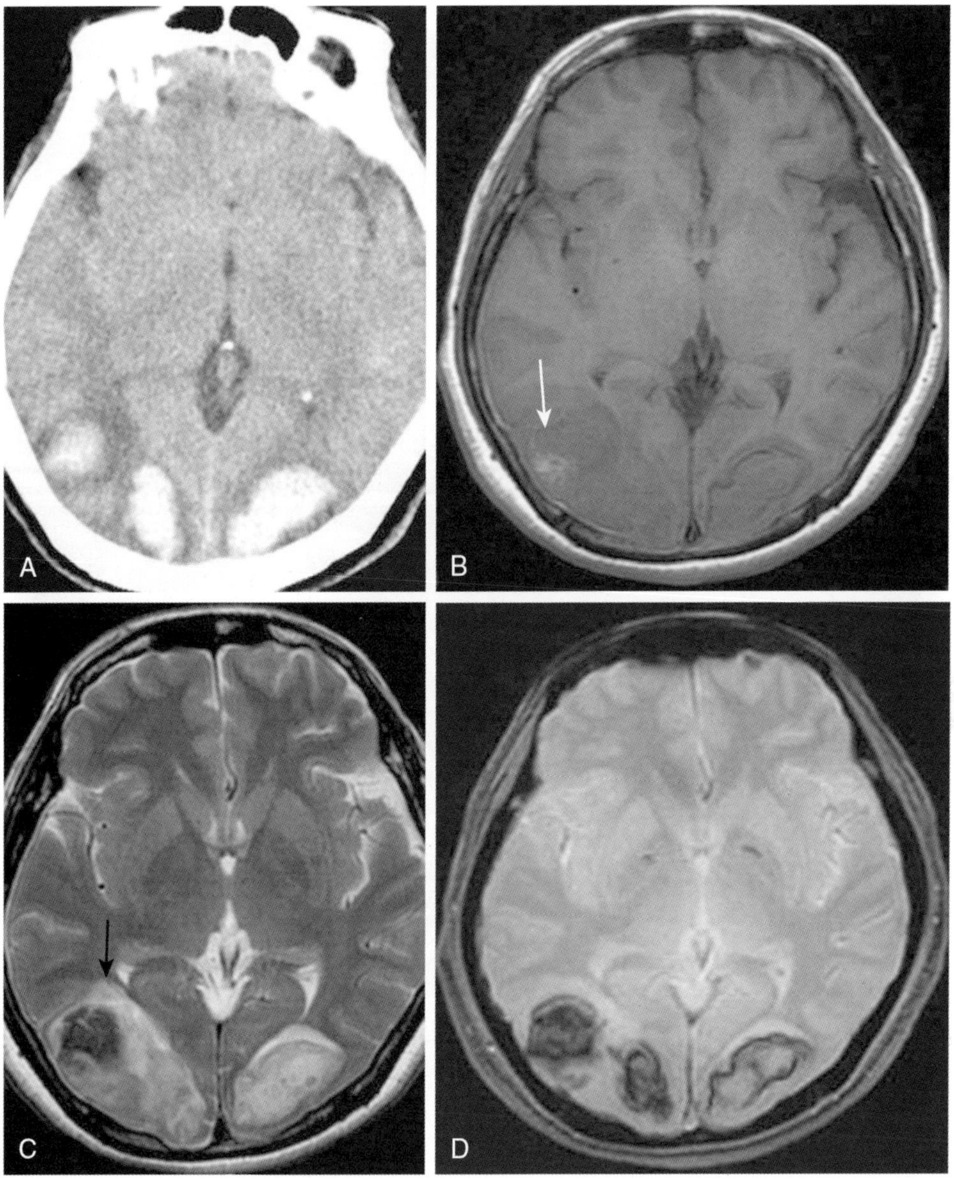

图 3-44 超急性和急性颅内出血的影像学表现。患者在检查前两天出现左侧视野偏盲。检查前约 4 小时，患者出现失明，同时存在左侧超急性期血肿和右侧急性期血肿。(A)全盲数小时后的 CT 图像显示双侧枕部血肿。右侧血肿水肿较左侧血肿明显，提示轻度“陈旧”出血。(B)T1W 图像显示左侧血肿呈相对等信号，边缘呈低信号。右侧血肿边缘可见高信号(箭头所示)提示急性-亚急性血肿。(C)T2W 图像示左侧血肿高信号，右侧血肿可见明显低信号区(箭头所示)。(D)梯度回波扫描显示左侧血肿边缘低信号，中心相对高信号。右侧血肿呈弥漫低信号。

水肿和占位效应完全消失。数个月后，血块内的液体和蛋白质几乎完全被分解和吸收，因此，T1W 和 T2W 图像上的明亮高信号消失。代谢后的血红蛋白分子中的铁原子沉积在含铁血黄素和铁蛋白分子中，随着血脑屏障的修复，这些分子被永久性地留在脑实质内。含铁血黄素超顺磁性在所有序列上都呈持续低信号，以梯度回波序列和 SWI 序列上最为显著，在这些序列上呈显著的低信号。因此，在 MRI 上可以直接观察到出血的慢性期，而在 CT 上只能发现出血的后遗症(腔隙、低密度、脑萎缩)。含铁血黄素“瘢痕”的特点取决于脑出血的大小、位置和病因。小血肿周围会产生裂隙样低信号区(含铁血黄素残留)，而大血肿、出血性梗死和挫伤则产生边缘或脑回低密度的脑软化区。小点状出血(微出血)会产生 T2* 低信号病灶，但在 CT 或其他 MRI 序列上则无法检测到。微出血主要发生于高血压性脑血管病、淀粉样血管病以及脑外伤伴轴索损伤。多发性海绵

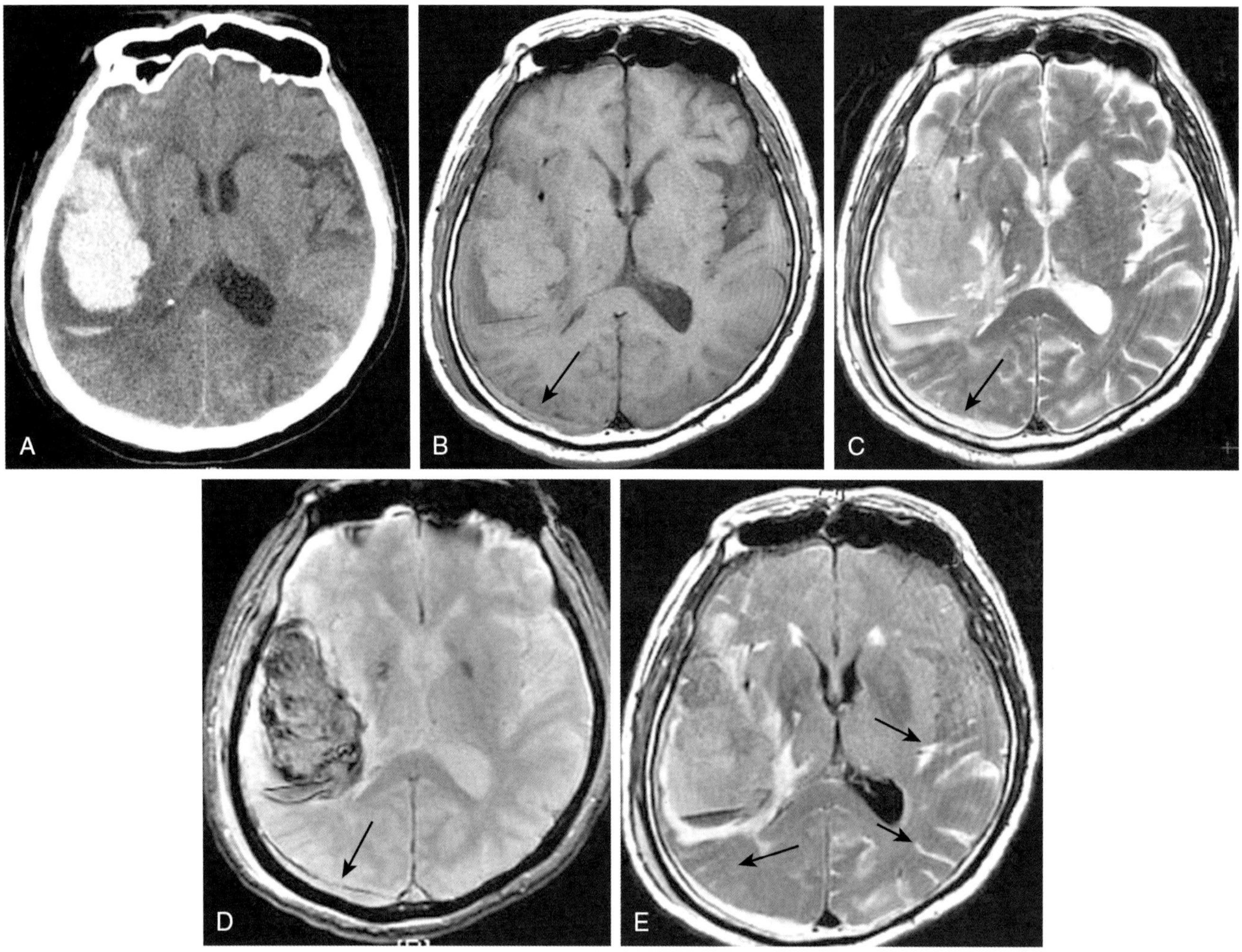

图 3–45 急性脑出血的影像。(A)CT 图像示于室间孔层面右侧大脑半球可见一个血肿灶。(B)CT 检查 1.5 小时后的 T1W 图像显示右侧外侧裂区一稍高信号团块。少量硬膜下血肿也呈稍高信号(箭头所示)。(C)T2W 图像显示与正常皮层相比,血肿表现为等至稍高信号(但总体上比超急性期血肿的信号稍低)。注意血肿后部的液平面。硬膜下血肿呈高信号(箭头所示)。(D)梯度回波扫描显示血肿呈低信号。硬膜下血肿呈高信号,边缘伴有低信号环(箭头所示)。(E)FLAIR 扫描显示血肿相对于灰质呈稍高信号。注意,广泛的脑沟高信号(箭头所示)提示患者伴蛛网膜下隙出血,这在 CT 上显示并不明显。

状血管畸形和放射治疗后也可能出现微出血。

颅内出血的病因

脑实质内出血

创伤是脑实质出血的常见病因,将在第 4 章中对此进行详细讨论。自发性脑实质出血(非外伤性非缺血性)约占卒中综合征的 10%(表 3–3)。脑实质出血最常见的原因是高血压,这些病变最常见于深部灰质(基底节和丘脑)、脑干和小脑。脑叶出血可能由脑梗死、高血压、药物(如可卡因)或抗凝剂(如华法林)所致。在 50 岁以上的患者中,脑叶出血还可能由脑淀粉样血管病(CAA)引起,这些患者还可能出现微出血、含铁血黄素沉着和脑外出血。静脉血栓形成可导致脑实质出血,通常发生于硬脑膜窦或皮层静脉血栓附近的白质。此外,任何位置和任何年龄都可能发生肿瘤性病变(原发性或转移性)或血管异常(动静脉畸形、海绵状血管瘤和动脉瘤),需加以鉴别。

高血压

在高血压性脑血管病中,近端血管(如大脑中动脉和基底动脉)的小穿支动脉损伤可导致纤维蛋白样坏死。基底节区出血最常见,其次是丘脑、脑干和小脑(见

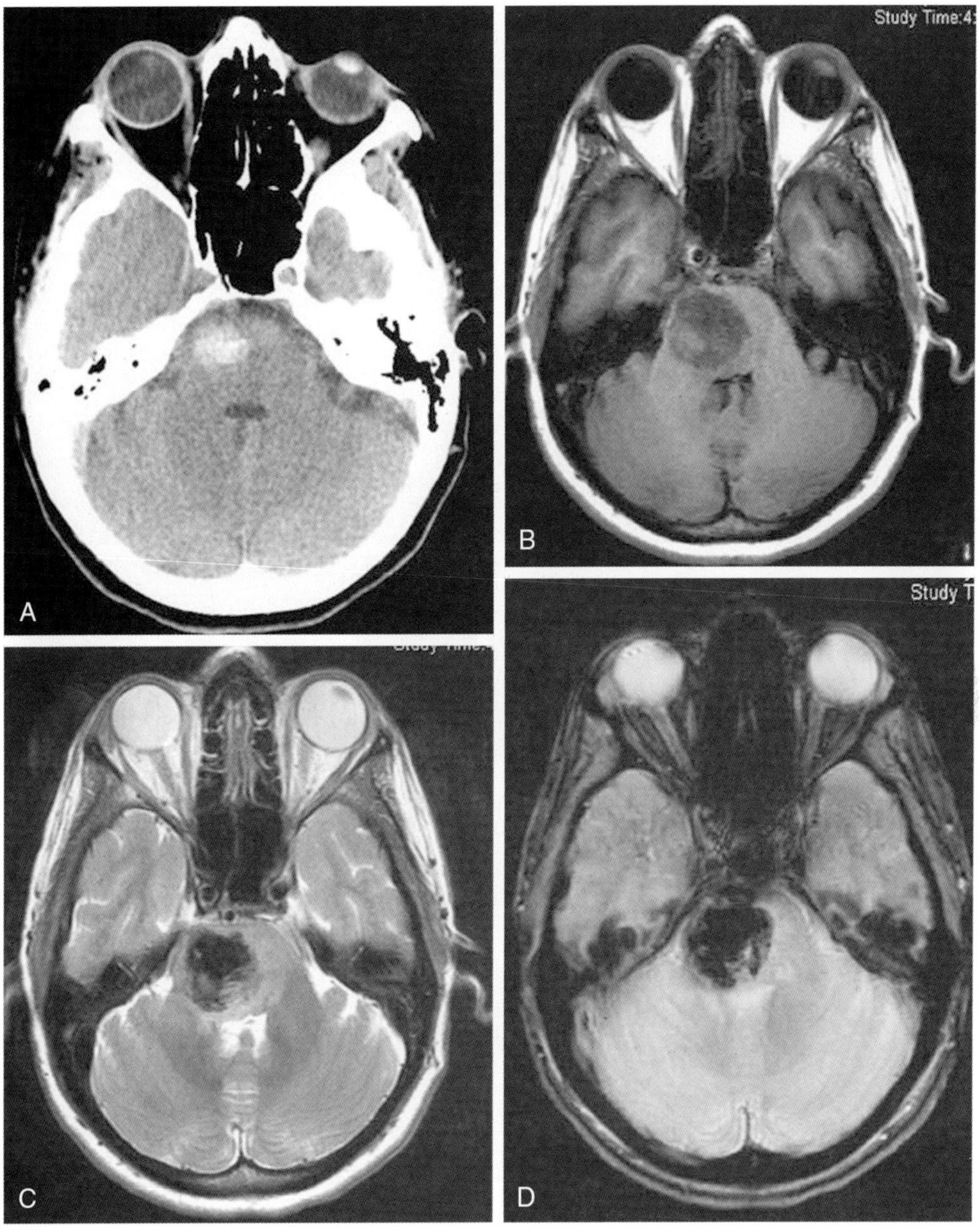

图 3–46　急性颅内出血的影像学表现。(A)慢性高血压患者症状出现后 4 小时 CT 图像显示脑桥右侧血肿。在症状出现 36 小时后 T1W(B)和 T2W 图像(C)显示大片低信号。(D)梯度回波扫描呈更低信号。

图 3–48)。高血压性脑出血早期的占位效应可较小。在 24~36 小时内,出血范围通常会较前增大,多发展为血管源性水肿,且占位效应明显,故高血压脑出血患者通常在发病后的最初数天内病情恶化。

影像学检查通常可发现高血压性脑血管病的其他证据。典型表现有慢性腔隙性梗死或出血以及广泛的微血管白质病变。在 GRE 和 SWI MRI 序列上,微出血(T2* 点状低信号病灶)发生于脑灰质深部、后颅窝和皮层下区域。虽然慢性高血压本身即可导致脑实质出血,但使用可卡因、透析或体液超负荷可引起血压迅速升高,从而诱发脑实质出血。

脑淀粉样血管病

脑淀粉样血管病(CAA)由淀粉样蛋白(一种嗜酸性、不溶性的细胞外蛋白)沉积于大脑皮层和软脑膜浅层的中小血管的中膜和外膜,而不累及深灰色细胞核所致。淀粉样蛋白的沉积随年龄增加而增加,但与高血压或系统性淀粉样变的存在与否无关。但它确实与脑实质淀粉样蛋白沉积有关,因此,在阿尔茨海默病患者中更为常见。淀粉样蛋白替代了血管壁,特别是弹性层

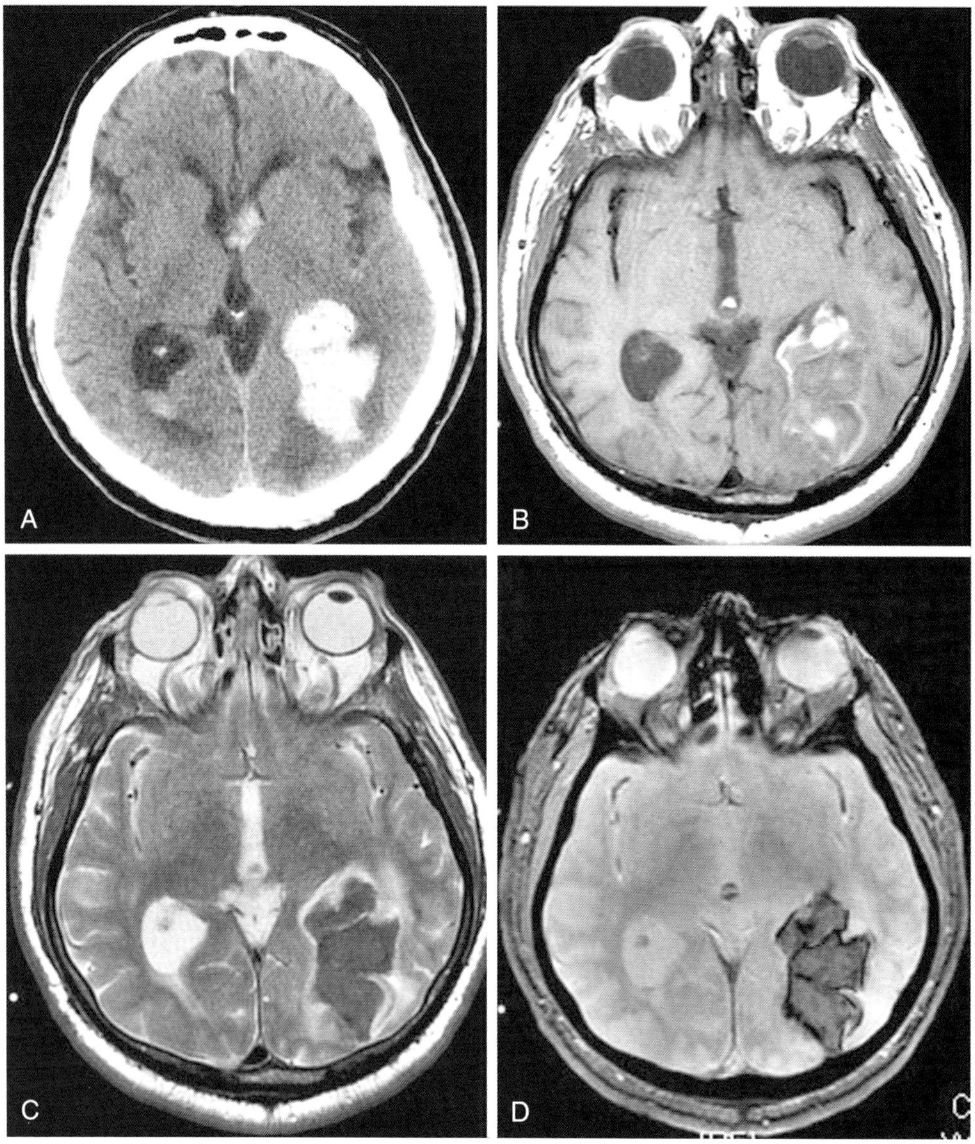

图 3-47 亚急性血肿的影像。(A)第一天的 CT 图像显示左侧枕叶旁一个巨大的血肿,呈高密度、边界不规则,伴脑室内出血。3 天后行 MRI 检查:(B)T1W 图像显示病变边缘及血肿前后部分区域呈高信号。(C)T2W 图像显示中央明显的均匀低信号,伴周围轻度高信号水肿。梯度回波扫描显示弥漫性低信号,边缘环绕更低信号。

的正常成分,导致微动脉瘤形成和纤维蛋白样变性、血管脆性增加。出血通常为脑叶出血,好发于额叶和顶叶,同时累及邻近的脑白质。有报道显示,CAA 累及浅表血管可导致蛛网膜下隙出血和硬膜下出血。CAA 具有在同一部位反复出血和(或)同时存在多个出血灶的倾向。

同时出现多个脑叶出血的老年患者应考虑到 CAA 的可能,虽然脑转移瘤也是引起多灶出血最常见的原因之一。由于 CAA 可在单一部位反复出血,血肿在 CT 和 MRI 上的表现较为复杂。同一病灶内的 CT 密度或 MRI 信号的变化可反映不同阶段的脑出血情况。在 T2*W MRI 中发现皮层和(或)皮层下微出血有助于诊断 CAA(图 3-50)。在几乎所有的病例中,CAA 均伴有广泛的微血管脑白质缺血性改变,但不累及皮层下 U 型纤维,且可发现含铁血黄素沉着和蛛网膜下隙出血的证据。随着 SWI 在检测微出血中的应用,CAA 的发病检出年龄已从过去的 70 岁以上降到了现在的 50 岁以上。

在极少数情况下,CAA 可能存在炎症成分(CAA 相关的炎症)。患者表现为明显的认知功能下降和癫痫发作。MRI 显示在脑实质微出血背景下,不对称的单发或多发 T2 和 FLAIR 高信号灶延伸至皮层下白质。CAA

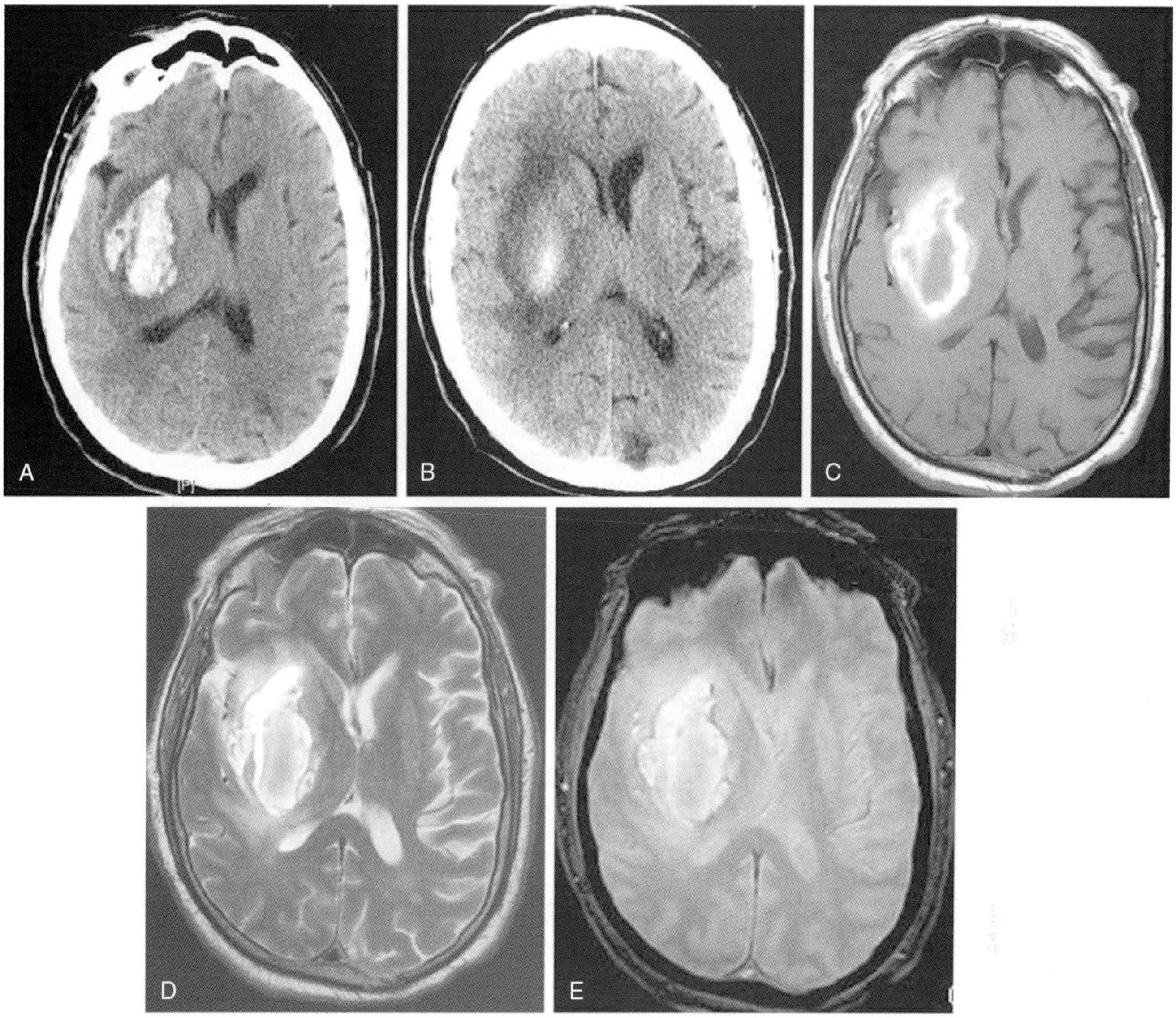

图 3–48　亚急性血肿晚期。出血后 24 小时(A)和 14 天(B)的 CT 扫描显示右侧基底节区血肿信号随时间推移的演变。(C)14 天后 MRI 显示 T1W 图像上的周围高信号和中心等信号；(D)T2W 图像上可见明显的周围高信号、中央轻度高信号和细微的低信号边缘；(E)在梯度回波图像上可见中央高信号，边缘低信号。值得注意的是，在此阶段，MRI 比 CT 更容易判断血肿的大小。血肿在 MRI 上的大小与首次 CT 上所见的大小大致相同。

诊断越早，患者对免疫抑制治疗的反应越好。

静脉血栓形成

静脉血栓形成(表 3–4)是神经放射学中最具挑战性的诊断之一。静脉血栓的症状和体征都不具有特异性，主要取决于血栓的位置和病程的严重程度，且血栓的形成可能继发于许多情况。对于临床未高度怀疑的患者，常规 CT 表现也可能很细微，因此，很容易被忽视。MRI 和 CT 血管造影技术的发展明显地提高了临床对静脉血栓的诊断能力。

静脉血栓形成的表现与很多其他疾病类似。它可继发于脱水(如婴儿全身感染、严重的恶心和呕吐)、高凝(自身免疫性疾病、胶原血管病、炎性肠病、产褥期、避孕药等药物、急性细菌感染和遗传性疾病。颅骨和(或)硬脑膜肿瘤(如脑膜瘤)等也可导致静脉血栓形成，并可能与穿通硬脑膜窦的颅骨骨折相关。还有很多病例并没有发现病因。由恶性肿瘤引起的高凝状态，即 Trousseau 综合征是现在患者量日益增多的癌症中心需要考虑的问题。静脉血栓形成也被认为是形成硬膜动静脉畸形和假性脑瘤的原因。

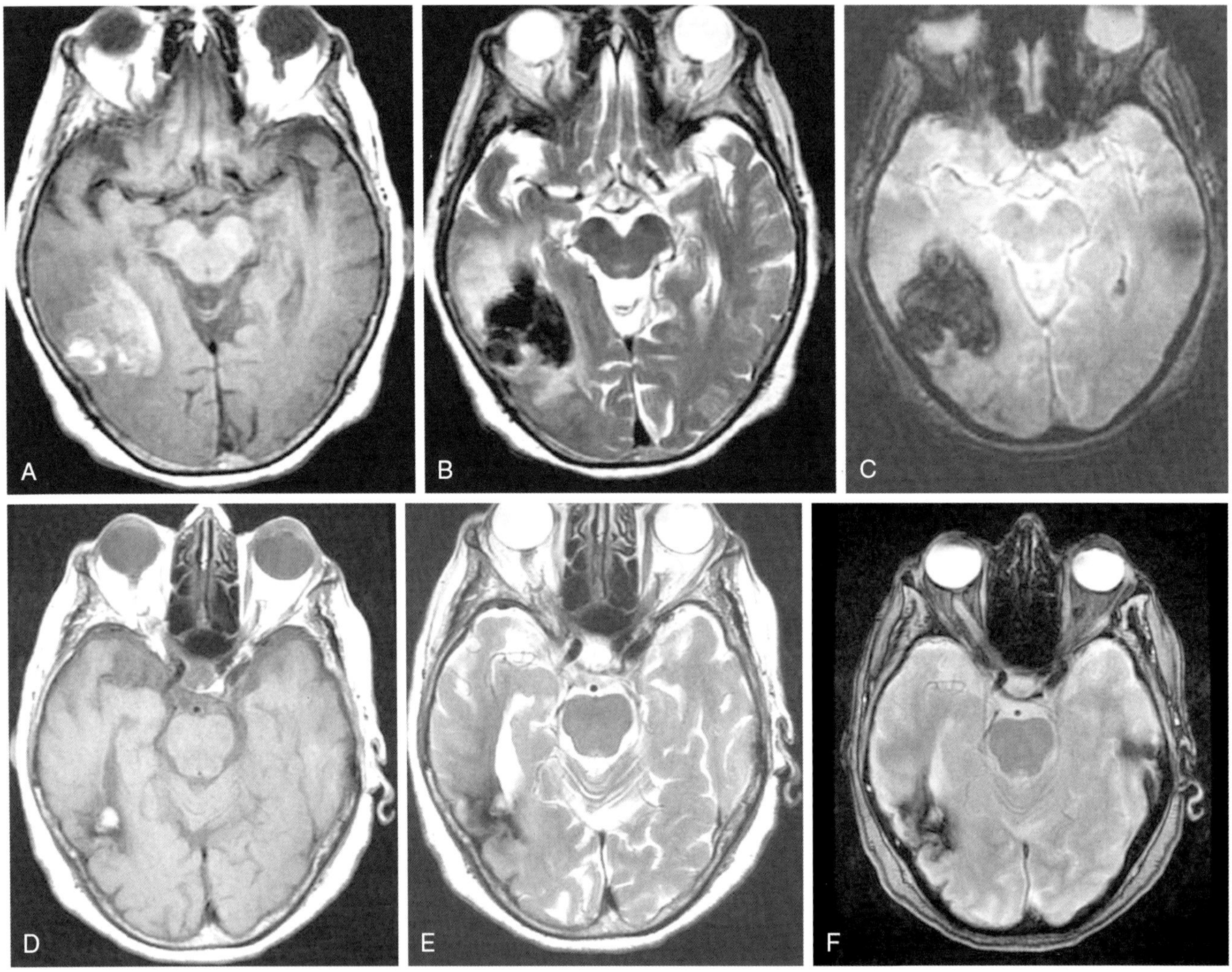

图 3-49 慢性血肿的 MRI 检查。(A)右侧颞部血肿在发病后 4 天的 T1W 图像上可见周围高信号,是亚急性早期的典型表现;(B)T2W 图像上呈弥漫性低信号,周围伴有水肿和占位效应;(C)梯度回波呈明显低信号。(D~F)两个月后复查图像显示血肿明显收缩,体积缩小,水肿消失。残余血肿中心 T1(D)和 T2(E)为高信号。(F)在梯度回波扫描中,相邻组织中存在 T2 低信号,邻近的软脑膜中含铁血黄素沉着(铁质沉着症)。

静脉窦血栓形成好发于年轻女性和儿童,因为他们更易患导致静脉血栓形成的疾病。静脉窦血栓形成的临床表现通常是非特异性的,包括头痛和癫痫发作。检查的体征可能是非特异性的和(或)可能提示伴有视乳头水肿的颅内压升高。局部静脉梗死和脑实质出血可导致局部神经功能障碍。在严重的情况下,静脉血栓形成可导致颅内高压、昏迷和死亡。静脉血栓的进展模式多样,主要取决于血栓形成的原因、初始血栓形成的位置和范围、进展或自发溶解的速度以及侧支静脉引流的模式。部分患者可表现为症状急性发作并迅速恶化,提示脑梗死。在大多数病例中,临床起病不那么突然,病情在数天内逐渐进展,类似于颅内感染的发展进程。在极少数情况下,患者起病隐匿,症状进展缓慢(数个月至数年),类似于神经退行性病变进展过程。

静脉血栓形成通常始于硬膜静脉窦(上矢状窦或横窦)。血栓形成可能进展累及硬膜静脉系统的其他部分或延伸到邻近的皮层静脉。此外,还可发生罕见的孤立的皮质静脉血栓形成。儿童还可发生深静脉系统血栓形成(如大脑内静脉和大脑大静脉)。

静脉血栓的自发溶解可导致症状的迅速缓解。使用肝素溶解静脉血栓和(或)血管内治疗清除血栓,即使存在脑实质出血和(或)持续的长期症状,通常情况下也可显著改善预后。

由于治疗可以显著改善患者预后,掌握静脉血栓形成的影像学诊断具有重要意义。影像学表现可分为 3 类:①直接识别硬膜窦或静脉内血栓;②识别侧支静脉

框 3-3 出血性卒中病因

原发性脑出血
动脉瘤(霉菌性、先天性)
出血性梗死(动脉性、静脉性)
高血压、动脉硬化性出血
肿瘤(原发性或转移性)
创伤
血管炎
血管畸形
淀粉样血管病
药物
　可卡因
　安非他命
　苯丙醇胺
　左旋天冬酰胺酶
血液相关的原因
　抗凝血酶Ⅲ缺乏症
　蛋白质 C+S 缺乏症
　抗磷脂抗体
　因子Ⅶ缺乏
　因子 IX 缺乏
　因子Ⅷ缺乏
　血管性血友病因子缺乏症
获得性凝血性疾病
　血小板减少和血小板功能障碍
　弥漫性血管内凝血病
　尿毒症
　多发性骨髓瘤
　骨髓增生障碍
　淋巴增生性疾病
　白血病
蛛网膜下隙出血
动脉瘤
动静脉畸形,非动脉瘤性中脑周围出血
硬脑膜畸形
出血性肿瘤
创伤
血管夹层

通道开放;③识别静脉血栓并发症。与所有血肿一样,静脉系统内的血栓在 CT 和 MRI 上的密度/信号随时间的变化而改变,因此,在不同的时间可有不同的影像学表现。

在平扫 CT 图像上,急性血栓形成的静脉可表现为密度增高伴管径增宽(图 3-51A)。而事实上,由于双侧横窦多数不对称,单侧横窦(多数是左侧)较小或缺失可导致横窦血栓的诊断复杂化。在静脉窦不对称的患者中,较大的静脉窦可能会出现异常的高密度,易被误诊为血栓形成。红细胞增多症的新生儿血管密度增高,脑实质呈相对低密度,以及围生期时侧脑室频繁发生轻微出血均可出现类似静脉窦血栓的表现。

皮层静脉血栓形成时,可在硬脑膜静脉窦区域沿大脑的凸面表面形成致密影("绳索"征)。平扫 CT 上偶尔可见扩张的浅静脉,提示侧支循环引流而非血栓形成。

在 1 周内,硬膜窦中的血栓从等密度变为低密度,硬膜窦扩张较前改善。因此,平扫 CT 基本上无法直接识别硬膜窦血栓。动态薄层 CT 静脉造影技术与多平面重建技术的应用,使静脉血栓的诊断更加直观。在增强 CT 静脉造影中,可见无强化的血栓("空三角"征)(见图 3-51B)。此外,还可见其他继发的间接征象,包括扩张的皮层静脉侧支血管和增厚的小脑幕和(或)硬脑膜强化。其他伴随的征象还包括静脉窦血栓附近的皮层下出血、蛛网膜下隙出血和硬膜下出血。静脉窦血栓患者的脑实质可能会出现肿胀改变,但在 CT 上很难与正常脑实质区分,尤其是在年轻患者的 CT 图像上。基底脑池(如蝶鞍、桥前池)的狭窄和(或)闭塞有助于识别脑实质是否肿胀。

MRI 还可用于诊断静脉窦或静脉血栓。识别硬脑膜窦或静脉内血栓需要掌握以下两个知识点:①在不同的脉冲序列上正常硬脑膜静脉窦的影像学表现;②静脉窦或静脉血栓的信号强度与脑实质血肿相似,可随时间变化而改变,只是发展速度相对缓慢,且血栓不含含铁血黄素。

正常的静脉流空信号在 T1 和 T2W 序列上均呈低信号,但由于静脉血流流速比动脉流速慢,通常也可在主要的静脉窦和皮层静脉中看到高信号的血流。在 GRE/SWI 扫描中,通常可于横矢状窦或上矢状窦内或附近看到血流相关的低信号。急性静脉窦血栓 T1 呈等信号至稍高信号,T2 为低信号,信号特征与血流相似。这一阶段的关键发现是受影响的静脉窦或皮层静脉在 GRE 扫描序列上可见明显的低信号。随着血栓的形成,受累的静脉窦常伴扩张。急性血栓也可表现为弥散受限。此外,平扫 T2W 图像上可见扩张的侧支皮层静脉。因此,即使在临床没有疑诊的情况下,也可以通过常规

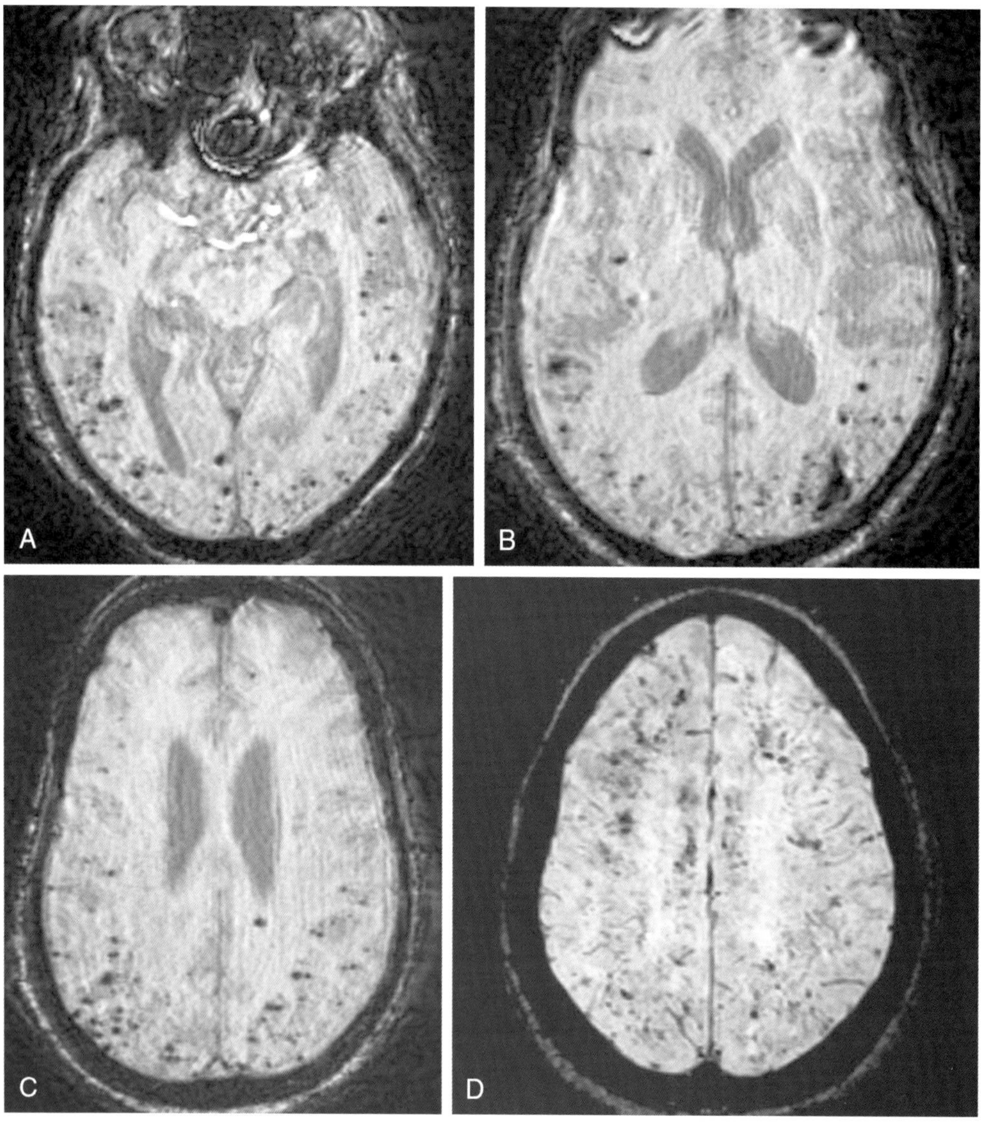

图 3-50 脑淀粉样血管病。(A~C)89 岁女性的 SWI 扫描显示脑内多发信号减低区,主要位于皮层/皮层下实质,提示微出血。值得注意的是,基底节和脑干中没有类似于慢性高血压的信号改变。在高龄患者中,颅内微出血灶的分布与大脑淀粉样血管病相似。(D)注意:本例患者的微出血在临床背景和人口统计数据方面与上述患者存在差异。这是一例年轻的镰状细胞病患者,SWI 上有无数的微出血("星空"征),继发于长骨缺血性坏死的慢性脂肪栓塞性梗死。

的平扫 MRI 来诊断是否有静脉血栓形成。

MRV 通过使用相位对比(PC)和(或)增强或平扫的 TOF 技术,可帮助 MRI 诊断静脉窦/静脉血栓(图 3-52)。如前所述 PC-MRA 对慢速的血流敏感,可使静脉单独显示。矢状位和冠状位二维 PC-MRV 图像获取时间在 1 分钟内,因此,可实现硬膜静脉窦的快速评估。TOF 技术扫描耗时较长,但可提供更多关于静脉窦和皮层静脉的细节。TOF-MRV 的缺陷在于亚急性血栓在 T1W 上表现为高信号,与血流信号类似。总体而言,使用 PC 和 TOF 技术进行静脉造影在一定程度上有助于静脉窦/静脉血栓的诊断。此外,通过对比增强静脉造影序列,常可区分慢血流区和湍流区,它们与静脉窦血栓形成和(或)静脉窦狭窄相似。蛛网膜颗粒在增强扫描中表现为正常静脉窦内的充盈缺损,但蛛网膜颗粒呈脑脊液信号,即在 T2W 表现为高亮信号。而慢性阻塞的静脉窦窦口较小,在多数情况下硬膜窦或多或少会有部分再通,从而出现额外的静脉侧支。MRV 和 CTV 检查可显示慢性血栓形成过程中不规则的狭窄和(或)局部闭塞区域。

MRI 在检测静脉窦血栓形成的并发症方面的性能优于 CT,其检测出血的能力与 CT 相当或优于 CT。一般情况下,脑实质血肿的血凝块比血管腔内的血凝块

框 3-4　静脉血栓形成的原因

急性脱水(腹泻)
化疗药物(门冬酰胺酶)
发绀性先天性心脏病
高凝状态和凝血疾病:镰状细胞病、溶血性贫血、红细胞增多症、口服避孕药、炎性肠病、肾病综合征、蛋白S和蛋白C缺乏、抗凝血酶Ⅲ缺乏
医源性(留置静脉导管)
感染累及静脉窦、乳突和软脑膜
恶性肿瘤,包括白血病(也与凝血病有关)
营养不良
妊娠
创伤

"更年轻"(即时间更晚),因其是在血栓形成后出现的。MRI比CT更易检出局灶性和弥漫性T2高信号水肿,DWI更是可以区分不可逆性静脉梗死(DWI高信号,弥散受限)和可逆性静脉水肿(DWI等信号,弥散增强)。

肿瘤内出血

与出血相关的脑肿瘤通常是恶性的原发性星形细胞瘤(WHO Ⅲ级间变性星形细胞瘤和Ⅳ级胶质母细胞瘤)和转移瘤。影像学上最常见的出血性转移包括(按发病率递减的顺序排列):肺癌和乳腺癌转移(最常见的转移瘤,偶伴出血)、黑色素瘤转移(相对常见的脑转移瘤,多伴出血)、肾和甲状腺转移(少见的脑转移瘤,出血多见)和绒毛膜癌转移(极罕见的脑转移瘤,多伴出血)。与出血相关的其他原发肿瘤包括垂体腺瘤、胶质母细胞瘤、胚胎发育不良神经上皮肿瘤、室管膜瘤和颅咽管瘤。

肿瘤内出血易反复发生,持续数天至数周。因此,出血性肿瘤通常比单纯的脑实质血肿的CT密度或MRI信号更不均匀,并且它们随时间推移而变化的特点也不同。肿瘤出血的脱氧血红蛋白的状态延长,中心低信号时间可维持一周以上;通常没有由含铁血黄素引起的完整T2低信号边缘。与单纯的血肿相比,脑肿瘤伴出血通常有更明显的水肿和占位效应。水肿在病变出现时就存在,且不随时间推移而消退。血肿内或血肿附近若有强化应怀疑是否有肿瘤存在,特别是在发作后几天内发现病变伴有强化者。在某些情况下,大的急性血肿可能会完全掩盖肿瘤性病变,从而导致误诊,直到出血吸收后才能明确地观察到肿瘤实质。

颅内脑外出血的病因

硬膜下和硬膜外出血最常继发于脑外伤,并在第4章详细讨论。下面将着重讨论蛛网膜下隙出血和蛛网膜下隙出血的病因。

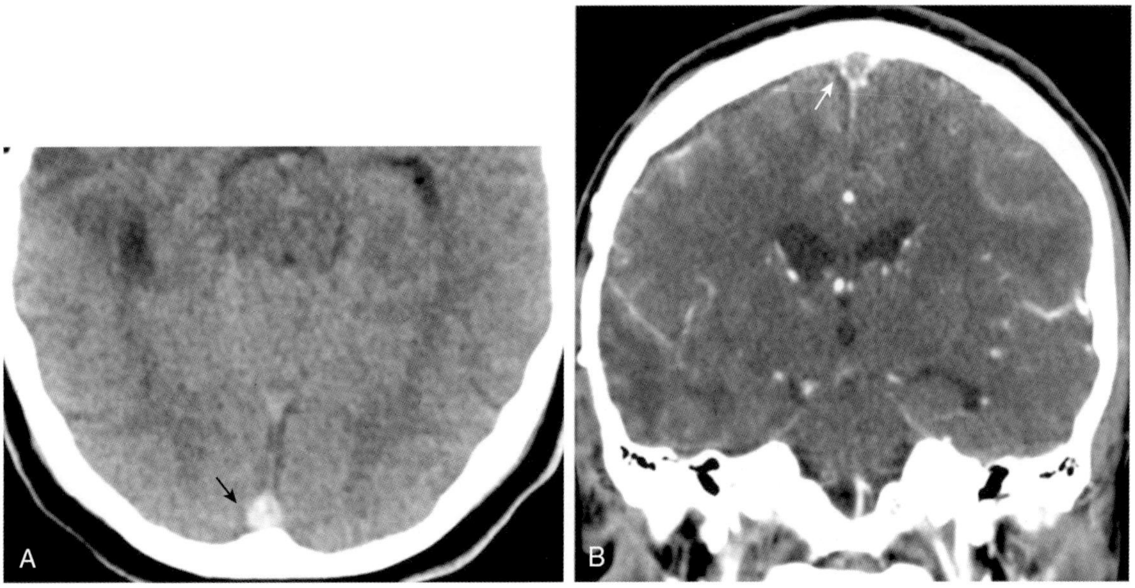

图 3-51　静脉窦血栓形成的CT图像。(A)轴位平扫CT图像示扩张的乙状窦内高密度(箭头所示)。(B)静脉造影冠状位重建CT图像显示,上矢状窦边缘呈高密度,中央血栓区呈相对低密度(箭头所示)("空三角"征)。

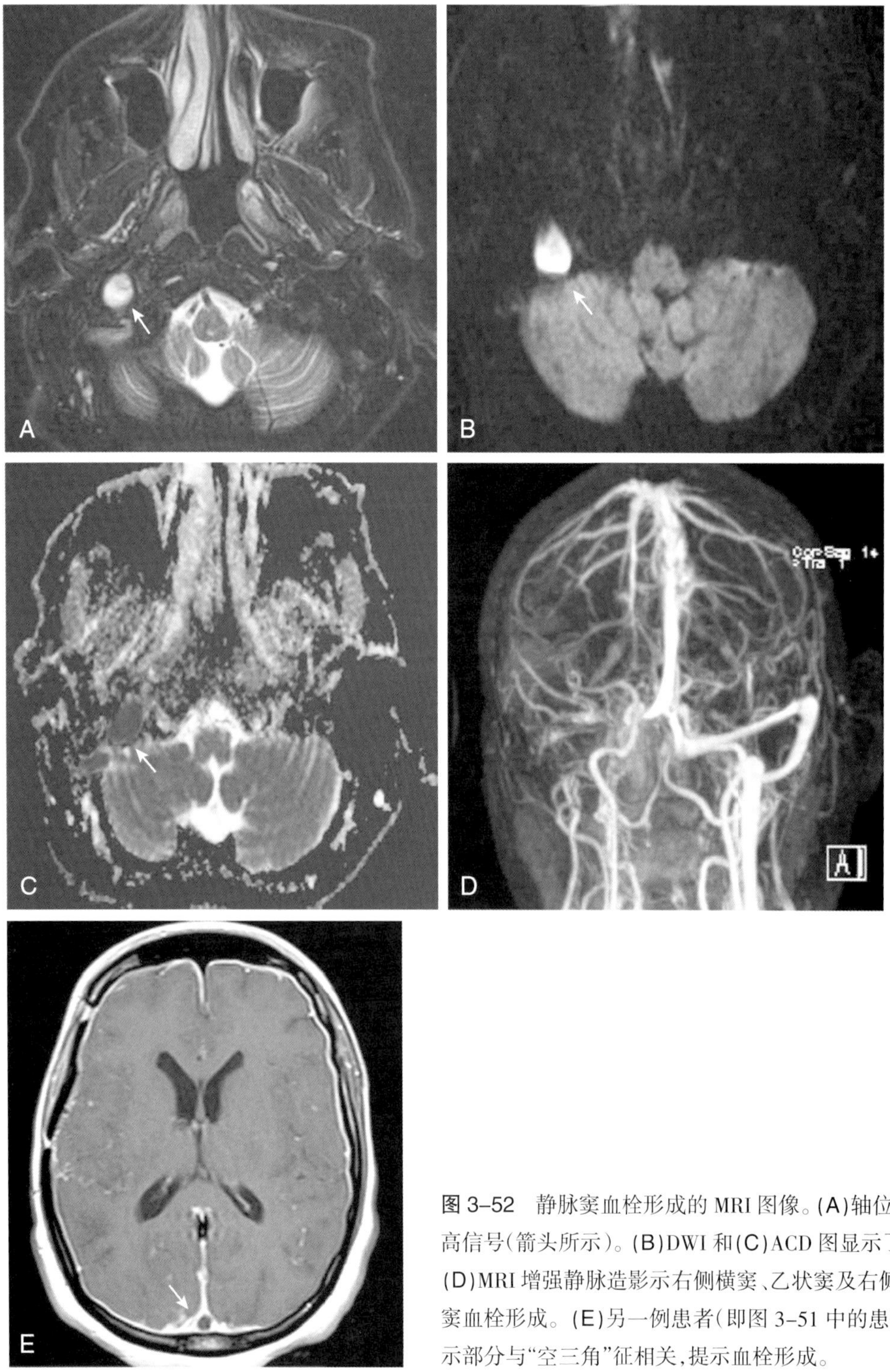

图 3-52 静脉窦血栓形成的 MRI 图像。(A)轴位 T2W 图像显示右侧颈静脉 T2 异常高信号(箭头所示)。(B)DWI 和(C)ACD 图显示了同一位置的扩散受限(箭头所示)。(D)MRI 增强静脉造影示右侧横窦、乙状窦及右侧颈静脉未见显影,提示闭塞性静脉窦血栓形成。(E)另一例患者(即图 3-51 中的患者)的增强 MRI T1W 图像中箭头所示部分与"空三角"征相关,提示血栓形成。

蛛网膜下隙出血

蛛网膜下隙出血(SAH)由于血液与脑脊液混合,与其他类型出血的 CT 和 MRI 影像特征不同。脑脊液可稀释血液(血细胞比容通常<5%),脑脊液中的抗纤维化成分可以防止或抑制血栓形成,未凝固的血液可通过蛛网膜颗粒迅速从蛛网膜下隙清除。此外,由于蛛网膜下隙具有相对较高的氧分压(43mmHg),脱氧血红蛋白的浓度较低(28%)。

在 CT 上,急性 SAH 累及的脑沟、脑池和脑裂呈高密度。SAH 高密度在第一周内变化很快,少量的 SAH 在两天内就能完全吸收,大多数动脉瘤性 SAH 在 5~7

天可完全吸收。当出血迅速时，脑脊液的抗凝机制可能会被抑制，故会在出血的部位形成局灶性血凝块，导致蛛网膜下隙扩张，并造成局部占位效应和邻近脑实质水肿。在局灶性蛛网膜下隙血块或大量出血形成时，CT高密度将持续一周以上。根据SAH的病因和范围，出血可能同时累及邻近脑实质和脑室系统。

既往认为MR对SAH检测不敏感。其在常规T1W上表现为T1稍高信号（"脏"脑脊液征），在T2W图像上则无明显异常信号。SAH血液的快速稀释和清除，无血栓形成以及高氧浓度（脱氧血红蛋白的数量有限）限制了血肿向T2和T2*低信号和亚急性T1高信号的发展。FLAIR成像显著提高了MRI对SAH检测的敏感性。蛛网膜下隙的出血量足以改变脑脊液的T1信号，防止1800ms反转脉冲信号抑制。由于SAH信号没有被抑制，可见T2效应，血脑脊液在FLAIR上呈明亮高信号。事实上，FLAIR检测任何浓度血液的敏感性都高于CT（图3-53）。SWI也被证明对SAH敏感，其在SAS序列中也呈低信号。

然而MRI新技术虽然提高了对SAH检出的敏感性，但是特异性相对较低。蛛网膜下隙FLAIR高信号亦可见于在炎症性和肿瘤性软脑膜病变。当有金属存在时（如分流阀、牙科器械），或患者在检查过程中呼吸纯氧（麻醉）时，会产生伪影（O_2是顺磁性的，蛛网膜下隙脑脊液中O_2可充分缩短T1，从而防止信号抑制）。FLAIR序列上的脑脊液高信号伪影最常见的原因是颅底搏动伪影。因此，FLAIR在动脉瘤型SAH最常见的基底池区域的应用有限。当局灶性血凝块形成时，SAH的MR信号与脑实质出血相似，但不含含铁血黄素。急性血凝块呈T2和T2*低信号，亚急性血凝块呈T1高信号。因为急性血凝块呈T2低信号，其在FLAIR序列上相对于脑脊液呈等信号（因此难以辨别），但在T2W图像上则可以明确显示。

慢性复发性SAH可导致含铁血黄素沉积于大脑表面（软脑膜上和软脑膜下）和脑神经，即浅表含铁血黄素沉着症。由于血液在转化为含铁血黄素之前就已经从脊髓液中清除，故单一的动脉瘤性SAH无论多严重都几乎不会出现浅表含铁血黄素沉着症。复发性出血好发于以下几种情况：包括慢性低级别肿瘤，血管畸形，CAA以及复发性创伤等，当患者合并出血性疾病时复发性出血发病率进一步增高。含铁血黄素具有神经毒性，因此，当累及脑神经时，患者可能会出现特定的神经病理性症状。CT无法诊断含铁血黄素沉着症。在MR上，含铁血黄素沉着症呈低信号，T2W上可见覆盖于大脑和脑神经表面的低信号，在T2*W图像上可以看到更广泛的低信号（图3-54）。新生儿脑室内出血后，其室管膜也可见含铁血黄素沉积。

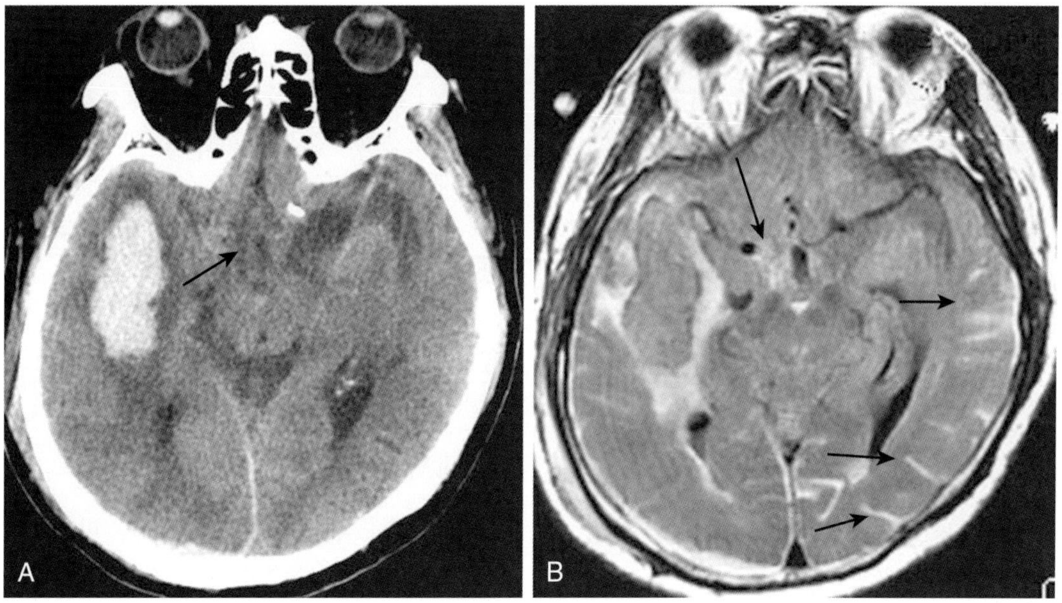

图3-53 蛛网膜下隙出血（SAH）的CT和FLAIR序列。（A）经鞍上池CT发现急性右脑外侧裂血肿继发于脑动脉瘤中血肿破裂。在CT上，其他区域的蛛网膜下隙（包括箭头所示的鞍上池）未见类似的高信号。同一天的FLAIR图像显示鞍上池（长箭头所示）和脑沟（短箭头所示）高信号，提示SAH，但CT上不易显示。超急性期右外侧裂血肿也呈等信号。

蛛网膜下隙出血的原因

SAH 可由多种原因引起,包括创伤、动脉瘤破裂、动静脉畸形、血管病变、静脉血栓形成和脑实质出血破入蛛网膜下隙。其中,SAH 最常见的原因是外伤和动脉瘤破裂。

创伤 在大多数严重颅脑损伤病例中,SAH 伴邻近脑实质和(或)脑外血肿。广泛的基底区 SAH 却不伴脑实质或脑外出血的情况并不常见。在轻度和中度脑外伤患者中,覆盖大脑半球的单纯 SAH 较常见。少量的脑沟出血通常会在 24 小时内迅速吸收,在连续检查中可观察到出血区域向头顶迁移。在初次检查时较难鉴别局灶性 SAH 和小灶脑皮质挫伤,而连续的检查可能发现局灶性 SAH 邻近脑实质挫伤影像表现随时间迁移的演变。即使有创伤史,也需要排除动脉瘤存在的可能性,因为自发性 SAH 可能是导致头部创伤的原因。

动脉瘤性蛛网膜下隙出血 动脉瘤性蛛网膜下隙出血(aSAH)通常以大脑底部为中心,尤其是在鞍上池内(90%的浆果动脉瘤发生于 Willis 环区域;图 3-55)。虽然出血通常是弥漫性的,但血液积聚最多的区域可能更靠近出血点。在 48 小时内,CT 检出 aSAH 的敏感性近 95%。5 天后,随着血液的吸收,CT 检出的敏感性降低到 50%左右。对于首次出血程度较轻、由后颅窝动脉瘤导致的 SAH,或在发作后几天才进行首次 CT 检查,可能会出现假阴性。识别 aSAH 的细微影像特征具有重要意义。细微的 SAH 相对邻近的脑实质呈等密度,因此,在基底池基本无法明确显示。第三脑室前方和侧脑室颞角内的低密度脑脊液,有时由于没有正常的脑脊液密度而使动脉瘤显示更加突出。仔细检查大脑外侧裂和前大脑纵裂,通常会发现轻度高密度或正常低密度消失。后窝的 SAH(例如,来自小脑后下动脉动脉瘤)也很难检出,因为,颅底的束状硬化伪影可能掩盖脑脊液间隙。由于 SAH 经常延伸至脑室系统内,故当怀疑有轻微的 SAH 时,应检查侧脑室和第四脑室的枕角,明确是否有高密度。由于在脑室的下垂部分血液相对浓缩,故脑室内出血(IVH)可出现分层现象,IVH 的存在有助于通过细微表现确诊 SAH。

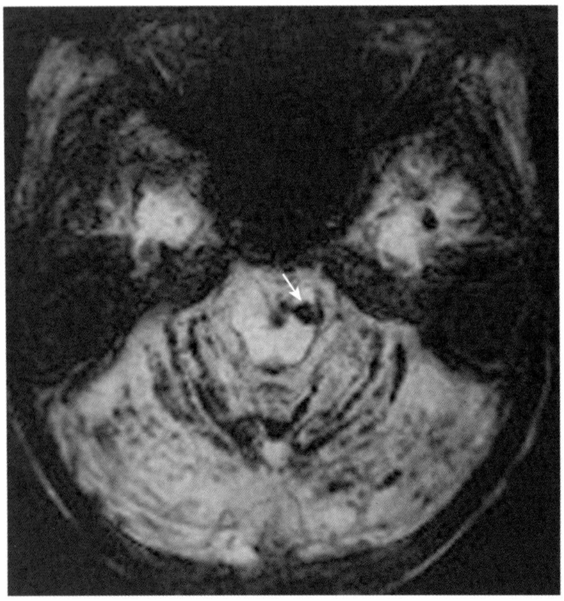

图 3-54 浅表含铁血黄素沉着症。在 SWI 扫描中,沿小脑和脑干表面可见多发低信号,提示慢性复发性 SAH 导致的浅表含铁血黄素沉着症。本病例的出血与已知的脑肿瘤有关(图中未显示)。注意:脑干低信号也可能与海绵状血管瘤有关(箭头所示)。

非动脉瘤性蛛网膜下隙出血 血管造影阴性的 SAH 的其中一个原因是良性的中脑周围 SAH(图 3-56)。临床表现与轻度动脉瘤性 SAH 相似,只是患者通常较年轻,且以男性为主,这可能与性交有关。这些病例的临床过程并不复杂(可能出现脑积水和血管痉挛,但通常都比较轻微),也不会复发(因此称之为“良性”)。目前的观点认为,该部分病例为静脉性出血,起源于丰富的斜坡后静脉丛。

良性的中脑周围 SAH 是一个排除性诊断。只有在血管造影呈阴性,并在基底动脉尖附近或在脚间池出现特征性表现后,才能提出患者没有动脉瘤的推测。且至少应再复查一次血管造影检查(CTA 或导管血管造影)以明确是否有动脉瘤存在。MR 也是一个有用的辅助检查。在 SAH 后 3~10 天内,基底动脉远端周围出现局灶性 T1 高信号血凝块。

血管畸形

脑动脉瘤

动脉瘤是动脉的局限性扩张,可能与许多临床综合征和疾病相关(框 3-5)。许多不同类型的动脉瘤累及中枢神经系统,如框 3-6 所示。中枢神经系统中最常见的动脉瘤是囊状动脉瘤。梭形动脉瘤是一种弥漫性的长节段血管扩张,最常见于椎动脉远端、基底动脉或大

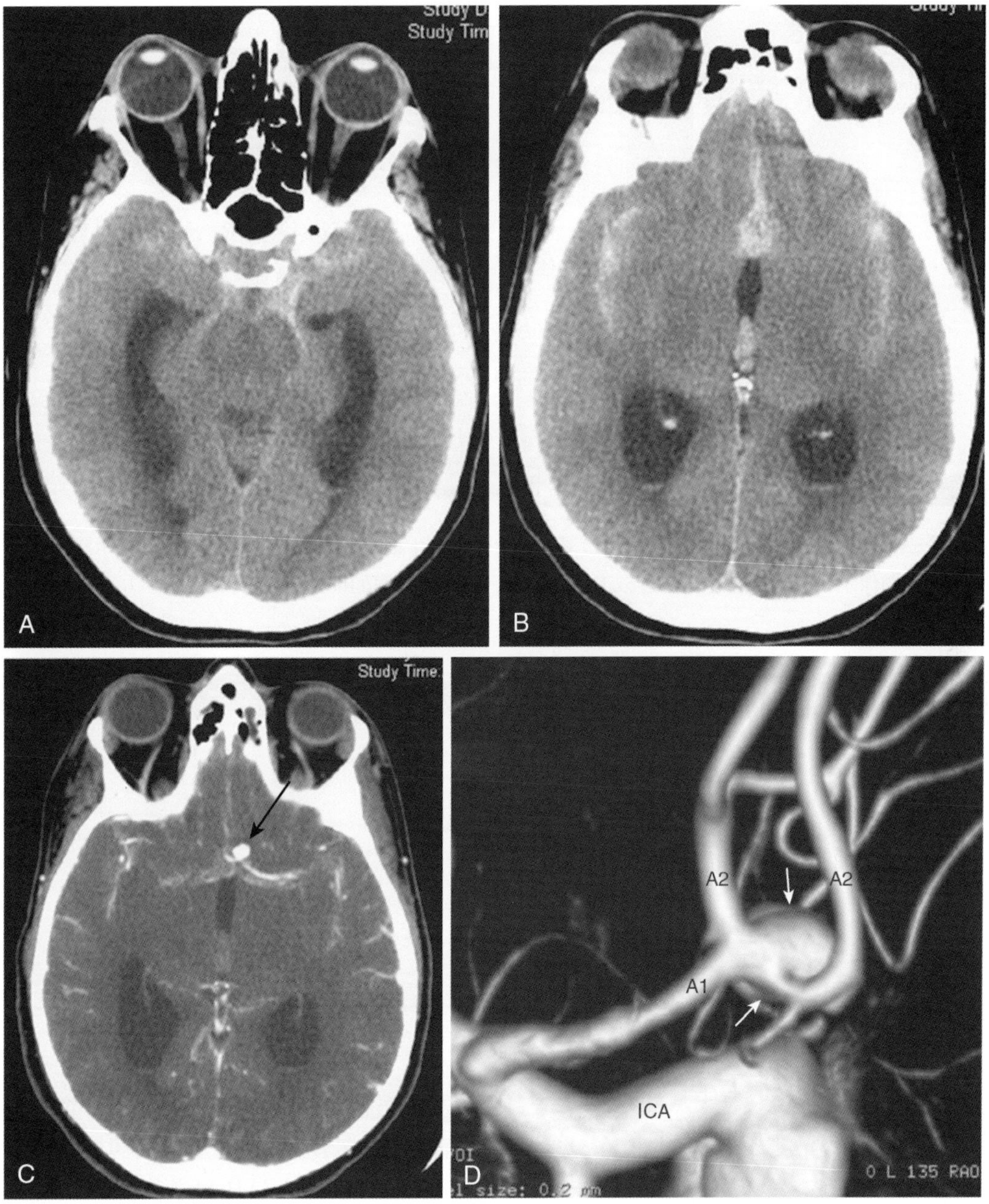

图 3–55 动脉瘤性蛛网膜下隙出血。(A,B)经鞍上池及三脑室下方水平的 CT 发现鞍上池、大脑侧裂、前大脑纵裂弥漫高密度。脑室内出血和脑积水。(C)CT 血管造影图像显示左侧前交通动脉瘤(箭头所示)。(D)导管血管造影三维重建显示动脉瘤颈(箭头所示)与邻近的大脑前动脉 A1、A2 段及前交通动脉的关系。ICA,颈内动脉。

脑中动脉近端。梭状动脉瘤通常是严重动脉粥样硬化的结果,但也可见于创伤性和自发性动脉夹层,与血管病变和先天性疾病有关,包括胶原蛋白紊乱和Ⅰ型神经纤维瘤病。败血症栓子可导致霉菌性动脉瘤进展,霉菌性动脉瘤通常很小,最常发生于大脑中动脉远端。动脉瘤可能出现在供血血管上或高血流量动静脉畸形病灶内。肿瘤性动脉瘤是由肿瘤栓子和肿瘤沿血管壁生长而形成的(假性动脉瘤)。

囊状动脉瘤通常发生于血管分叉处,由主干向外突出。可能由于原来笔直的血管弯曲并分叉产生剪切力,血管内皮细胞受损、中膜变薄和内部弹性断裂。关于动脉瘤的病因仍有争议。动脉瘤是典型的后天性病变,多发生于 40 岁以后,尤其是囊状动脉瘤除非有诱发因素,否则很少见于儿童或青年。虽然动脉瘤不是先天的,但具有明显的遗传倾向。在 aSAH 患者中,约有 20%存在多发性动脉瘤,aSAH 患者的一级亲属动脉瘤

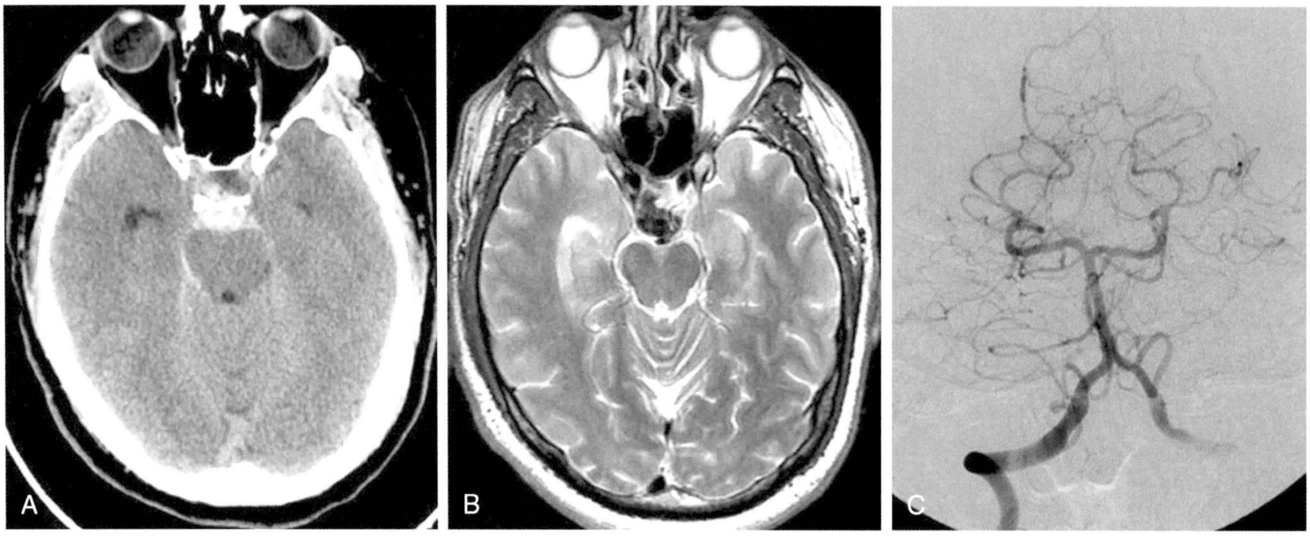

图 3-56 中脑周围 SAH。(A)CT 图像显示局灶性蛛网膜下隙血栓位于脑干前方、斜坡后方。(B)T2W 图像示脚间池低信号的急性期血凝块。(C)导管造影图像示右侧椎动脉前后位造影正常。没有后循环动脉瘤的证据。

框 3-5 与颅内疾病相关动脉瘤

3M 综合征
尿黑酸尿症
法布雷病
常染色体显性遗传多囊肾(10%无症状患者)
白塞病
主动脉缩窄
胶原血管病
Ehlers-Danlos 综合征Ⅳ型
家族性特发性非动脉硬化性脑钙化综合征
肌纤维发育不良
遗传性出血性毛细血管扩张症
高胱氨酸尿
马方综合征
烟雾病
Ⅰ型神经纤维瘤病
努南综合征
弹性纤维假黄瘤
镰状细胞病
系统性红斑狼疮
大动脉炎(高安病/Takayasu 病)
结节性硬化症
多发性内分泌瘤综合征Ⅰ型(Wermer 综合征)
α 葡萄糖苷酶缺乏症
α1-抗胰蛋白酶缺乏症

框 3-6 动脉瘤类型

夹层型
梭形型或动脉粥样硬化型
霉菌型
肿瘤型
假性动脉瘤型
囊状或浆果型
创伤型

的发生率将提高 7%~20%。动脉瘤的诱因包括肌纤维发育不良、多囊肾、胶原蛋白疾病、马方综合征、Loeys-Dietz 综合征等。aSAH 患者的血管壁组织病理学与正常血管无明显差异。吸烟、血压骤升(例如,可卡因的使用)和酗酒被认为是 aSAH 发病率增加的原因。

前交通动脉复合体动脉瘤最为常见，其次是颈内动脉远端(后交通动脉瘤、前脉络膜动脉瘤、眼段起始部动脉瘤和颈动脉末端动脉瘤)和大脑中动脉动脉瘤。与前循环动脉瘤相比,椎基底动脉瘤破裂较少见。血管造影和尸体解剖研究显示，未破裂动脉瘤的发生率约为 5%。

偶然发现的直径<3mm 的未破裂动脉瘤通常不太可能发出血,出血的发生率随动脉瘤的大小而增加。但矛盾的是,许多破裂的动脉瘤直径<5mm(有些只有 1~

2mm)。动脉瘤的自然生长史可以解释这一现象,动脉瘤形成后可急剧增大。在急性期,动脉瘤可能出血(即使很小)或趋于稳定。稳定在5mm以下的动脉瘤不太可能增大或出血。>5mm的动脉瘤很可能会增大,多数可能会出血。总体而言,动脉瘤出血的发生率为每年1%~2%(有人认为这是夸大其词)。所以,治疗还是不治疗,这是个问题。对于未破裂的小动脉瘤是否应进行适当的治疗(外科切除或血管内消融,还是观察等待),并没有明确的指导方针。虽然大小很重要,但它不是决定是否需要治疗的唯一因素。应根据动脉瘤的形态、患者的合并症、患者年龄、神经外科医生和(或)介入神经放射科医生的技能/经验,以及患者的意愿等因素来制订治疗计划。如果决定不治疗动脉瘤,则应进行一系列非侵入性检查(CTA或MRA),因为动脉瘤增大和(或)形态的改变是动脉瘤不稳定以及未来可能会发生出血的前兆。

虽然对未破裂的动脉瘤治疗方案仍有争议,但对破裂动脉瘤的治疗并没有争议。aSAH是一种破坏性极强且致命的疾病。约12%的aSAH患者在到达医院前就已经死亡。40%的住院患者在发病后一个月内死亡,1/3的幸存者有严重的神经系统缺陷。未经治疗的患者在初次出血后两周内、一个月后及6个月后再次出血的发生率分别为20%、30%和40%,再出血的死亡率>40%。即使在发病一年后,每年再出血的发生率仍有2%。据报道,超过2%的有动脉瘤破裂出血史的患者会出现新的动脉瘤,且其破裂风险是之前的6~10倍。

动脉瘤性蛛网膜下隙出血的检查

近年来,随着诊断技术(CTA)及新的治疗方案(血管内治疗与开放手术)的发展,aSAH的诊疗也发生了变化。CT检查仍然是诊断蛛网膜下隙出血的初步影像学检查(见图3-55)。除了明确SAH的存在以外,如果存在多个动脉瘤,出血的分布特点通常是判断出血部位的一个很好参考指标。前交通动脉(ACoA)动脉瘤会产生对称的SAH,以鞍上池、前大脑纵裂和终板池(侧脑室前角下方的脑脊液)为中心,从终板池延伸至侧脑室的情况很常见。当出血迅速时,局灶性血块可出现在额下回底部。后交通(PCoA)/前脉络膜和颈动脉末端动脉瘤出血,常以鞍上池为中心延伸至同侧大脑外侧裂池和环池。大脑中动脉动脉瘤通常发生于大脑中动脉水平段的外侧,即血管分叉处(大脑中动脉M1-M2交界处)。大脑中动脉动脉瘤的SAH模式与大脑前动脉动脉瘤相似,但是出血最明显的位置是在外侧裂的根部附近,而不是在鞍上池。大脑中动脉动脉瘤的快速出血可能产生大片血块,使大脑外侧裂池扩大,与脑实质血肿相似。基底动脉瘤产生SAH,以脚间池为中心,延伸至鞍上池、前、后环池和桥前池。小脑后下动脉动脉瘤产生的SAH,局限于后颅窝和上颈部,因此通常很难被发现。在第四脑室出现孤立的脑室内出血应怀疑是否有小脑后下动脉的动脉瘤破裂。

在首次检查时,由于脑脊液流出道的部分阻塞,故总是存在一定程度的脑积水。严重脑积水需要紧急放置脑室引流管,因此,应及时报告主治医师。除了提供出血的可能部位外,初诊CT还可提供预后相关信息。预后不佳与严重的SAH(因为可能发生血管痉挛)和广泛的脑室内出血相关。

Fisher分级根据颅内出血的大小和程度对SAH预后的影响进行分类:1级,没有SAH;2级,在CT上的厚度<1mm;3级,在CT上的厚度>1mm;4级,出现脑室或脑实质出血。分级越高,预后越差。Hunt & Hess分类方案还结合患者的临床表现对远期预后进行评估(表3-4)。

通常,在非对比增强CT检查之后会立刻进行CTA检查。只要有良好的静脉通路,使用现代多排CT扫描仪这些检查都可以在数分钟内完成。如果患者考虑手术治疗,CTA即可以提供手术所需的解剖信息,因此,不需要导管血管造影。如果患者拟行血管内治疗,则应同时进行诊断性血管造影和血管内介入治疗。由于动脉瘤可能在成像时有一过性的血栓形成,故对于确认或强烈怀疑动脉瘤性SAH者,CTA阴性不足以排除动脉瘤。在这种情况下,应进行导管血管造影术观察所有的颅内血管。

血管造影的目的是显示动脉瘤及其与邻近血管的关系,以便制订合适的治疗方案(图3-57)。需要确认和报告的关键点包括:①动脉瘤的大小,包括最大直径和宽度;②动脉瘤瘤颈的形态:瘤颈可以窄或宽,可合并入主血管壁和(或)分支血管的起源(如后交通动脉动脉瘤),需要在介入治疗时进行血管重建(如支架置入);③动脉瘤的形状和轮廓,如多分叶动脉瘤、不规则动脉瘤和顶部有局灶性突出的动脉瘤是先前出血和(或)未来有出血倾向的标志;④动脉瘤内的充盈缺损提示急性血栓,将增加血管栓塞的风险;⑤壁厚-厚壁动脉瘤有可能是慢性的,提示过往曾发生腔内或壁内出

表 3-4 Hunt & Hess 分级系统

分级	症状和体征	存活率
1	无症状或轻微头痛和轻微颈强直	70%
2	中度至重度头痛;颈部强直;脑神经麻痹,但无神经功能缺陷	60%
3	嗜睡;轻度神经功能缺陷	50%
4	昏迷;中度至重度偏瘫;早期去大脑僵直和自主神经紊乱	20%
5	深度昏迷;去大脑强直;濒死	10%

血;⑥与邻近血管的关系;⑦Wills 环和椎基底动脉系统的正常解剖变异对治疗方案的选择有显著影响:在治疗期间,对以下情况应小心处置,包括起源于为大脑后动脉提供全部或大部分血流的“优势”后交通动脉,或起源于大脑前动脉 A1 段发育不全者的大脑前交通动脉;⑧存在局灶性或弥漫性血管痉挛;⑨动脉瘤壁和瘤颈钙化者,由于“硬”的钙化壁无法“挤压”,增加了血管夹闭的难度;⑩多发动脉瘤者,当存在多个动脉瘤时,必须确定 SAH 的来源。提示出血来源的指标包括 CT 上 SAH 分布特点、动脉瘤的大小和形状[最大和(或)最不规则最有可能是责任血管瘤]以及血管痉挛的位置(如果存在的话)。如果 CT 和血管造影不能确定出血部位,可以进行 MRI 检查。MRI 比 CT 更容易识别局灶性血凝块,血凝块的位置是判断出血部位很好的一个指标。

直径>3mm 的动脉瘤在 CTA 和 MRA 上很少出现诊断困难的情况;然而,小动脉瘤即使是导管造影也很难诊断。在单一的血管造影图像上小的动脉环分支可能被误诊为动脉瘤。三维 CTA 和旋转导管血管造影的应用可相对容易地鉴别动脉环分支与小动脉瘤。有些血管,特别是后交通动脉,可能起始部有一定扩张(漏斗状),可能类似于动脉瘤。通常,分支血管被认为是从锥形血管起源的顶点发出。当分支血管较小时,可能难以在 CTA 图像上显示,因此,区分漏斗部和动脉瘤需要仔细评估原始图像。评估整个血管系统是必不可少的,需进行系统性的血管造影检查,否则可能会漏诊特殊部位的动脉瘤。

在诊断和治疗后的一周内,患者病情恶化的原因可能有以下几点:①复发性出血,尤其是动脉瘤无法消融的情况下。反复出血通常会因为动脉瘤与邻近实质粘连而延伸至脑实质;②脑室置管不到位或不起作用可能会导致脑积水进展;③最常见和最严重的恶化原因是化学物质刺激动脉壁引起血管痉挛(图 3-58)。痉挛通常在首次出血后 3 天左右发生,如果不进行积极治疗,在接下来的两周内可能会持续存在甚至加重。血管痉挛可为局灶性或弥漫性,如果不加以控制,血管痉

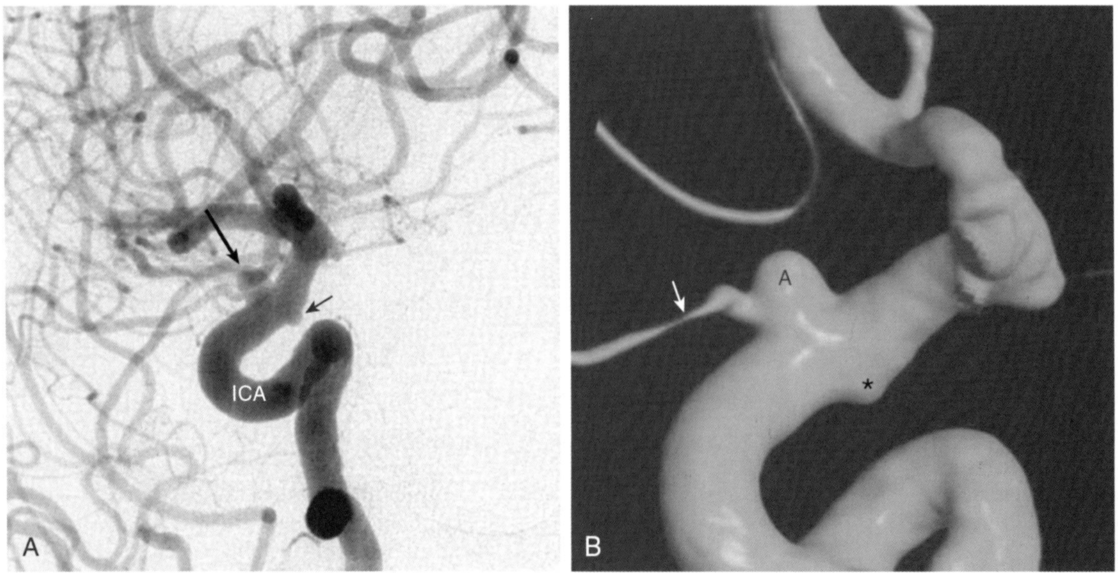

图 3-57 常规血管造影在动脉瘤检查中的应用。(A)在时间飞跃 MR 血管成像上疑诊脑动脉瘤(没有展示),在选择性颈内动脉(ICA)造影侧位相显示 ICA 后部一小突起,为后交通动脉起源处漏斗样改变(短箭头所示),以及起源于 ICA 眼旁段的动脉瘤(长箭头所示)。(B)3D 旋转血管造影可清晰地显示动脉瘤(A),眼动脉(箭头所示)从动脉瘤基底部伸出,增加了患者治疗方案选择的复杂性。后交通动脉起源漏斗样改变用星号表示。

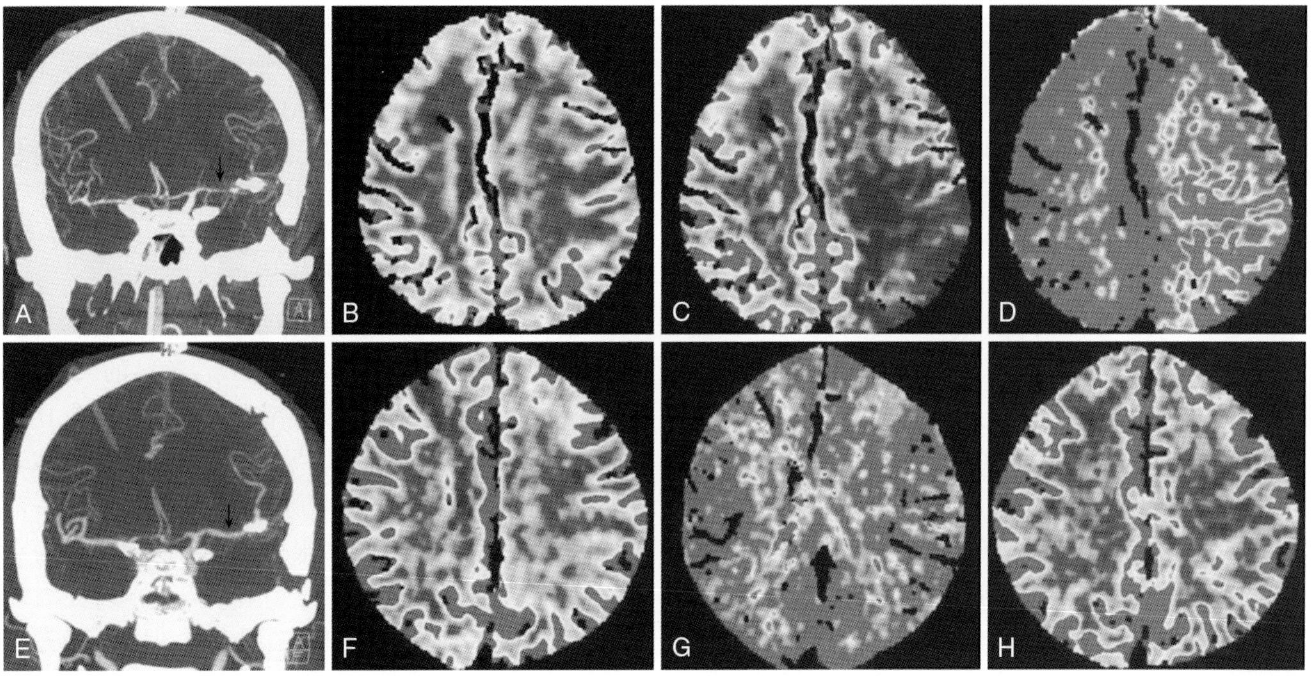

图 3–58　蛛网膜下隙出血后血管痉挛。(A)左侧大脑中动脉(MCA)动脉瘤患者的冠状位 CTA 最大密度投影(MIP)重建图像示，左侧 M1 段血管呈串珠样严重狭窄(箭头所示)，提示血管痉挛。(B)CT 灌注图像显示脑血容量(CBV)图对称，提示无明显脑实质梗死。然而，脑血流(CBF)图和平均通过时间(MTT)图(C,D)分别显示沿左侧大脑中动脉分布的梗死高危脑组织。(E)经药物治疗后，动脉重建显示左侧 M1 血管通畅(箭头所示)。CBV、MTT 和 CBF 图(F~H)对称，表明该区域血流灌注已恢复正常。

扫码看彩图

挛可导致狭窄远端的梗死。药物治疗包括高血压、高血容量和血液稀释("三 H"疗法有时辅以钙离子通道阻滞剂)。当药物治疗无效时，可以进行血管内治疗，包括血管成形术和支架植入术。血管痉挛的诊断困难，在其导致永久性梗死之前尤甚。在 CT 上，只有梗死发生后才能看到沿血管分布的脑实质低密度。经颅多普勒超声和 CTA 可显示梗死前血管管腔狭窄和血流减少，但还有许多患者存在"临床血管痉挛"而无血管造影异常。与急性脑卒中一样，CT 灌注可与 CTA 联合进行，以评估血流情况并指导治疗。

假设患者能挺过早期的后遗症，连续的 CT 将显示 SAH 和(或)术后出血和水肿的消退。多数患者的脑积水也会消退，只有不到 10%的 SAH 患者需要永久进行的分流。有实质出血和(或)严重的血管痉挛部位或可残留胶质增生和脑实质萎缩。

无论采取何种治疗方法，评估动脉瘤的再生长情况都具有重要意义。即使是微小的动脉瘤残留，也会导致动脉瘤逐渐增大，伴周围动脉夹和(或)弹簧圈移位。目前对弹簧圈治疗的动脉瘤使用 MRA 进行随访，而使用动脉夹治疗的动脉瘤则是使用 CTA 进行随访。主要是因为弹簧圈会在 CT 上产生更多的伪影，而动脉夹则是在 MRI 上会产生更多的伪影。动脉瘤夹和弹簧圈会在 CT 和 MRI 上形成伪影，使经过治疗的动脉瘤水平的图像显示模糊。当怀疑动脉瘤增大时，应进行导管血管造影，以便重新制订治疗计划。

约 10%的自发性 SAH 血管造影呈阴性。主要见于以下情况：出现严重的血管痉挛或动脉瘤内充满血凝块时，当出血来源于椎管内时，或源于斜坡后静脉丛时(良性的中脑周围非动脉瘤性蛛网膜下隙出血)。动脉瘤的自发性血栓形成表面上是件好事，然而这些动脉瘤几乎都会复发伴出血。因此，对于初次血管造影研究结果为阴性或仅显示血管痉挛者，但 CT 或 MRI 上(例如，aSAH 常见部位的局灶性血块)提示动脉瘤性 SAH 出血时，有必要在初次出血后 1 周内进行血管造影复查。这是一种非常危险的情况，因为血栓再通可以发生于任何时间，紧随其后的就是出血，且通常是大量的出血。还有少数情况下，SAH 是由颈椎血管异常引起的，如 AVM 或动静脉瘘。行颈椎 MRI 检查可排除这种情况，尤其是在常规头部 CT 中，在枕骨大孔或上颈椎周围发现大量 SAH 时。

毛细血管扩张症

毛细血管扩张症虽然也可发生于脑内其他区域，但多数位于脑桥。毛细血管扩张症于血管造影上多呈阴性，但可通过增强MRI识别，部分可在CT上显示。扩张的血管大小不一，平均直径约为3mm。脑毛细血管扩张症很少见于遗传性出血性毛细血管扩张症(HHT)中。毛细血管扩张症很难诊断，因为绝大多数不出血，因此没有明显的影像学特征。它们通常在平扫CT上呈等密度，在MRI上呈等信号，在增强扫描上呈小灶结节状强化。SWI或GRE扫描可能显示含铁血黄素沉积引起的稍低信号灶。毛细血管扩张症几乎没有任何症状，值得注意的是它们可能与其他病变过程相似，特别是在平扫图像上可能类似于等密度/等信号的小转移灶。目前尚缺乏有效检查将其与其他侵袭性的病变进行区分。放射治疗与毛细血管扩张症的发展有关。

海绵状血管瘤(海绵状畸形、海绵状瘤)

海绵状血管瘤与毛细血管扩张症一样，在血管造影上呈阴性。它们可能与发育性静脉畸形(DVA，也称为静脉血管瘤)有关。海绵状血管瘤比毛细血管扩张症更为常见，虽然多数无明显症状，但反复出血可能导致急性局灶性神经功能缺失和(或)癫痫发作。病理上，海绵状瘤由扩张的薄壁静脉组成，正常脑组织不受影响。海绵状血管瘤内和周围不同阶段的出血部位存在广泛的含铁血黄素沉积，在某些情况下还可见营养不良的钙化。虽然大多数病变很小，但有些病变会因为反复出血而变得很大，并可能形成充满血红素的空洞（“血肿”)。海绵状血管瘤可能是先天性的，而多发性海绵状血管瘤(10%~20%的病例)通常是家族性的。此外，海绵状血管瘤也可能继发于放疗。海绵状血管瘤好发于脑干，但也可能发生于大脑的任何部位。在大多数情况下，出血范围较小，预后良好，但有时海绵状血管瘤可能会发生反复出血，需要手术切除或集中放疗。

在平扫CT上，海绵状血管瘤表现为伴有或不伴有钙化的高密度区域，在没有近期出血的情况下，无水肿和占位效应。急性出血可能会掩盖海绵状血管瘤的存在。MRI表现具有明显的特征(图3-59)，在T2和SWI序列上[GRE、平面回波成像(EPI)、SWI]，所有序列均可见边缘低信号，低信号从病变边缘延伸至邻近的脑实质。病变中心表现多样，对于近期没有出血的小病变，整个病变可呈低信号。对于较大的血管瘤，常呈不均匀的T1和T2混杂高信号和低信号，形成典型的“爆米花征”(或桑葚征、覆盆子征、黑莓征)表现，病变强化并不常见。显著的T1高信号提示近期出血，邻近脑实质水肿是提示海绵状血管瘤急性出血的一个指标。

发育性静脉畸形(静脉血管瘤)

发育性静脉畸形(DVA)由扩张的静脉网络组成，以放射状汇聚到一条流入深静脉或浅静脉的大静脉，邻近脑实质正常。DVA的发生率为2.6%。据推测，DVA的发生是由胎儿期静脉阻塞导致静脉流入深部或浅表静脉系统，形成大的侧支静脉并通过白质流入另一静脉系统。DVA通常无症状，很少发生出血，多数与海绵状血管瘤相关。

虽然DVA有经典的血管造影表现，但在没有造影剂对比的情况下，其在CT或MRI上常难以识别。在CT上，其密度与脑实质相似，而在MRI上，DVA内的血流通常由于过于缓慢而无法产生低信号。在增强扫描中，靠近大脑表面或室管膜下区域的小静脉在穿过脑白质的线样管状结构上汇合。DVA表现为美杜莎头样改变可从不同角度引流至单个大静脉(见图3-59D)。模糊的无定形强化提示小的扩张的小静脉流入DVA。由于DVA血流速度很慢，在MRA上通常无法显示。有时，DVA范围较大，可引流大部分大脑半球，这部分病例可在平扫MRI上显示。

需要注意的是，DVA是脑内代偿性的引流通路，该通路的梗死可能会导致引流区域的静脉梗死。因此，除非出血危及生命，或切除邻近的脑实质不会造成严重的脑功能损害，否则DVA不应行手术或血管内治疗。

动静脉畸形

动静脉畸形(AVM)被认为是在胎儿时期出现的先天性血管异常，但通常在30~40岁时出现症状。AVM是成人(20~50岁)自发性脑实质出血的常见原因，出血可发生于大脑的任何部位。AVM有出血倾向，据芬兰的一项研究统计，脑出血发生率为每年4%(美国为2%~3%)，年死亡率为1%，出血事件发生的平均间隔时间为7.7年。

窃血现象是公认的AVM并发症，血液优先进入AVM，导致邻近的脑实质低灌注。即使没有出血的情况下，窃血现象也会导致局灶性的神经症状、癫痫发作，

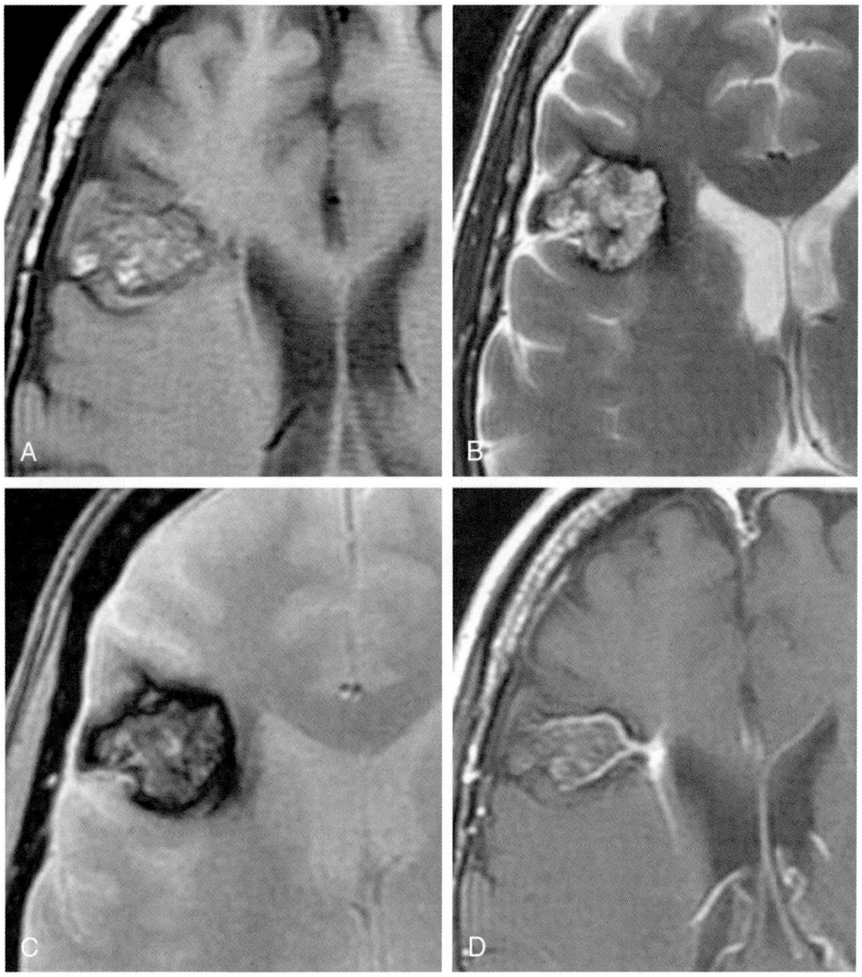

图 3-59 海绵样畸形和发育性静脉畸形(DVA)。(A)T1W 图像显示一个混杂信号病变,内见小灶高信号伴周围轻微低信号。(B)T2W 图像显示边缘低信号,中心为混杂低信号和高信号。(C)梯度回声扫描显示明显的边缘低信号延伸至邻近的实质。(D)增强 T1W 显示海绵样畸形周围的 DVA 呈线性强化,并汇入室管膜下静脉系统。

并最终可能导致受影响的部分脑实质功能的丧失。有时可在供血动脉上发现高流速的动脉瘤，其可能是出血的原因之一,而非 AVM 本身。

AVM 通常由一条或多条扩张的供血动脉及缠绕的血管环(血管核心或血管巢)组成,并连接到丰富的血管通道,在此处分流动脉血液,最终汇入扩张的引流静脉。引流静脉通常比供血动脉大得多。>50%的动静脉畸形可在腔内检出动脉瘤。在未破裂的 AVM 中,动脉瘤、引流静脉的体积及数量较小都会增加出血风险。AVM 可由单个或多个血管系统(如大脑前、中动脉)供血。硬脑膜动脉也可作为浅 AVM 的供血动脉,尤其是后颅窝的 AVM。Spetzler 和 Martin 根据 AVM 的大小、位置和静脉引流，提出了一个分级系统：累积评分越高,手术治疗风险越大(表 3-5)。

多数情况下，常规 CT 或 MRI 检查可诊断不伴出血的 AVM(图 3-60)。在 CT 上,脑实质内或邻近脑实质的扩张血管(主要是引流静脉)呈稍高密度,无造影剂聚集(血池效应),呈蛇形、点状或不规则混杂状,还可能出现曲线状或斑点状钙化。病变周围低密度,提示有慢性缺血或既往出血引起的神经胶质增生。这些病变的血管特点在增强扫描时表现明显，增强的线状结构清晰可见。在 MRI 上,可观察到扩张静脉中的曲线性留空信号,还可观察到近端动脉轻度扩张。AVM 在常规的 MRA 和 CTA 上即可诊断，但因为供给动脉和引流静脉同时显影,因此,无法提供更多有用的时间信息。时间分辨对比增强的 MRA 和 CTA 明显地提高了影像技术在 AVM 评估和治疗方案制订中的应用价值。

约 30%继发于 AVM 脑实质出血的患者中，常规 CT 或 MRI 无法检测到异常血管，故需仔细观察增强 MRI,因为仔细观察这些图像时,AVM 可能为静脉引流

表 3-5 动静脉畸形分级

特征	评分
大小	
<3cm	1
3~6cm	2
>6cm	3
是否位于脑功能区	
否	0
是	1
静脉引流方式	
仅浅静脉引流	0
任何深静脉引流	1

From Spetzler RF, Martin NA. A proposed grading system for arteriovenous malformations J Neurosurg. 1986;65:476-483.

的其中一小簇血管。当小的 AVM 位于主要的硬膜静脉窦附近时容易漏诊。在这些情况下,引流静脉只走行一小段距离,因此,在常规影像上可能无明确显示。还有少数出血会暂时掩盖 AVM。因此,常规的 CT、MRI、CTA 和(或)MRA 可能并不能排除 AVM 的存在。

AVM 的检出和确诊的金标准是导管血管造影术。通过扩大的供血动脉,血管巢,以及引流的扩张静脉早期充盈等征象可做出明确诊断。如果最初的血管造影为阴性,但已排除其他的出血原因,仍有必要进行重复的血管造影检查,因为小血管可能暂时被急性出血的占位效应掩盖。

AVM 的治疗取决于其大小、位置和血管结构。治疗手段主要包括血管内治疗、外科手术和放射治疗,或多种治疗手段结合。对直径<3cm 的 AVM,立体定向放射治疗是首选的治疗方法(取决于位置),2~3 年内的治愈率为 80%~90%。手术或血管内治疗伴有大范围窃血的 AVM 的直接并发症是脑肿胀(可导致脑疝和死亡)和(或)出血。由于长期缺血和 AVM 闭塞后血流动力学的突然改变,慢性低灌注的脑组织无法进行自我调节。因此,建议分阶段治疗以防止再灌注损伤。单纯血管内治疗的治愈率为 10%~20%。

大脑大静脉的 AVM 是一种特殊的血管畸形,是中脑周围的静脉畸形,常见于儿科患者。大脑大静脉畸形通常在婴儿期表现为脑积水(头部快速扩大)或高血流量心力衰竭,产前超声在诊断中发挥着重要作用。大脑大静脉畸形由原始脉络膜血管与前脑正中 Markowski 静脉之间的异常动静脉瘘连接构成,前脑正中 Markowski 静脉是大脑大静脉的前身,于妊娠 6~11 周形成。前脑正中 Markowski 静脉无法退化并形成静脉瘤,回流入直窦或永存镰状窦,因此,并没有形成正常的大脑大静脉。此外,还可能同时存在其他静脉畸形,包括异常的硬脑膜窦和硬脑膜窦狭窄。影像显示,扩大的前脑正中 Markowski 静脉从小脑幕/镰状静脉交界处向上流入直窦或持永存镰状窦。脑积水几乎可见于所有患者。

大脑大静脉畸形的常见并发症包括脑室内出血和局灶性硬膜窦血栓形成。由于慢性窃血现象导致患儿子宫内缺血,大脑可能会萎缩或发育迟缓。未经治疗者预后很差,经验表明症状出现越早的患儿预后越差。大脑大静脉畸形的主要治疗方法是血管内闭塞。由于大脑大静脉患儿血液流速极快且造影剂剂量受到患儿的重量和心脏状态的限制,诊断性和治疗性导管血管造影都极具挑战性。在多数情况下,大脑大静脉畸形的治疗必须分阶段进行,以缓慢降低流经畸形血管的血流。

硬脑膜动静脉瘘

硬脑膜动静脉瘘(DAVF)是硬膜静脉窦血栓形成后的一种后天获得性病变。DAVF 常伴有窦腔的突然再通,导致窦壁扩张的小动脉与窦腔直接相通,引起窦腔内压力增加以及邻近脑血流受阻。湍流导致的"下游"狭窄可能进一步妨碍静脉引流,增加静脉高压。因此,皮质静脉可能扩张,从而导致脑实质出血,SAH,静脉梗死,颅内压升高。神经功能缺损的风险增加与硬脑膜瘘的以下因素有关:①汇入深静脉系统;②有相关的逆行静脉血流;③存在动静脉瘤;④存在必须通过的狭窄通道;⑤多种因素共同存在。

DAVF 的症状取决于畸形的位置、大小和静脉引流方式。鞍旁的 DAVF 畸形经眼上静脉(由脑膜-垂体干、副脑膜动脉、中脑膜动脉、咽升动脉分支及其他血管供应)逆行流入海绵窦,形成"低流速"的非外伤性颈动脉-海绵窦瘘(CCF;图 3-61)。CT 和 MR 显示海绵窦及眼上静脉扩大,眶内脂肪堆积,眼外肌增大和眼球突出。患者因青光眼和眼肌麻痹而出现眼球突出和视力下降。低流速的 CCF 可以自行消退(有时可通过间歇性压迫同侧颈动脉来改善症状,但不要自行在家中尝试),或者在不完全栓塞甚至诊断性血管造影术后改善。当侵入性较小的治疗措施失败时,可以对供血动脉进行

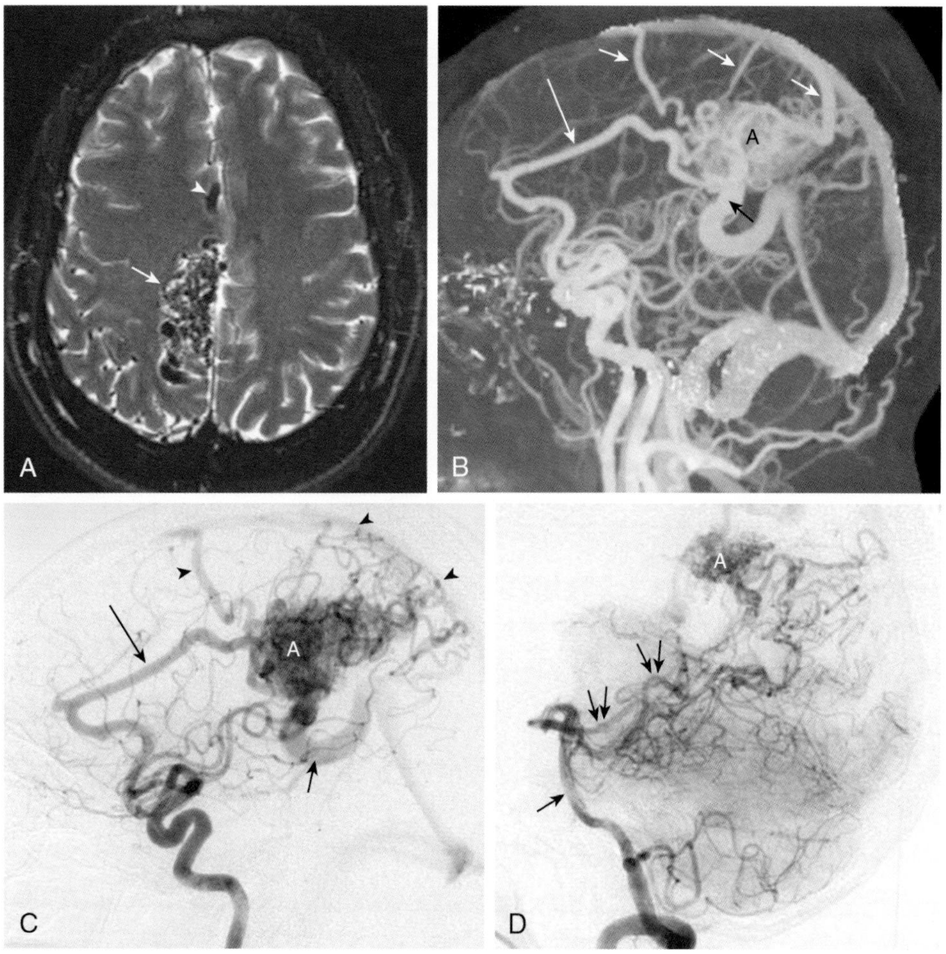

图 3–60　动静脉畸形（AVM）。(A)轴位 T2W 图像显示大量血管影纠集（箭头所示），为右顶叶动静脉畸形的病灶。三角箭头示 AVM 周围管径较大的血管，可能为该病变的供血动脉或引流静脉。(B)随后进行的头部 CTA 的三维最大密度投影重建图像可见病灶显示（A）。主要的供血动脉来自扩大的胼胝体周围动脉（白色长箭头所示）和浅表（白色短箭头所示）和深部（黑色箭头所示）静脉引流。(C)选择性颈内动脉导管血管造影的侧位图像再次显示了供血动脉从一根扩张的胼胝体周围动脉（长箭头所示）与 AVM 病灶（A）相连，以及早期有浅表（箭头所示）和深部（短箭头所示）静脉引流。(D)选择性椎动脉血管造影侧位图像显示了常规血管造影术在诊断 AVM 方面的优越性。AVM 病灶（A）的后部也由双侧大脑后动脉（双箭头所示）供血，这在 MRI 或 CTA 上并未显示。基底动脉用单箭头表示。

血管内颗粒栓塞。乙状窦瘘可导致颞骨耳鸣和杂音。横窦和上矢状窦瘘可伴有实质出血和窦道狭窄引起的颅内压升高（“假性脑瘤/特发性颅内高压”）。很少有患者会因慢性灌注不足而出现进行性痴呆。即使是有多年症状的患者，在 DAVF 治疗后痴呆也可以逐渐改善。

硬脑膜瘘合并上矢状窦、横窦和乙状窦瘘常难以诊断。在常规 CT 和 MRI 上可表现正常，也可显示脑室变小，脑沟变窄。还可能出现皮层静脉和硬膜窦的细微增大，但很容易被忽视。在其他情况下，CT 和 MRI 可显示与 AVM 类似的实质血肿相关的突出血管。慢性畸形可在整个颅腔内产生扩张的血管，但无法提示畸形的实际位置。CTA 和 MRA 可能表现正常或显示脑膜中动脉和（或）后颅窝动脉扩张。MRV 和 CTV 可显示静脉窦狭窄或局灶性闭塞的区域。

导管血管造影术是诊断本病的关键。最初的颈内动脉或椎动脉注射可能显示轻微异常甚至没有异常（通常是伴有血管扩张的脑实质出血患者的意外发现）。颈总动脉注射或选择性地颈外动脉注射将显示扩张的脑膜动脉、瘘管的位置和皮层静脉的延迟充盈。

硬脑膜畸形可以通过动脉和（或）静脉栓塞术成功治疗，尽管永久封堵可能需要使用组织黏合剂，风险高于颗粒性栓塞剂。增加的风险包括皮肤坏死、脑神经麻痹和视力丧失。另一种降低静脉高压的方法是通过支架植入先前血栓形成的窦道，使其恢复正常的血流。

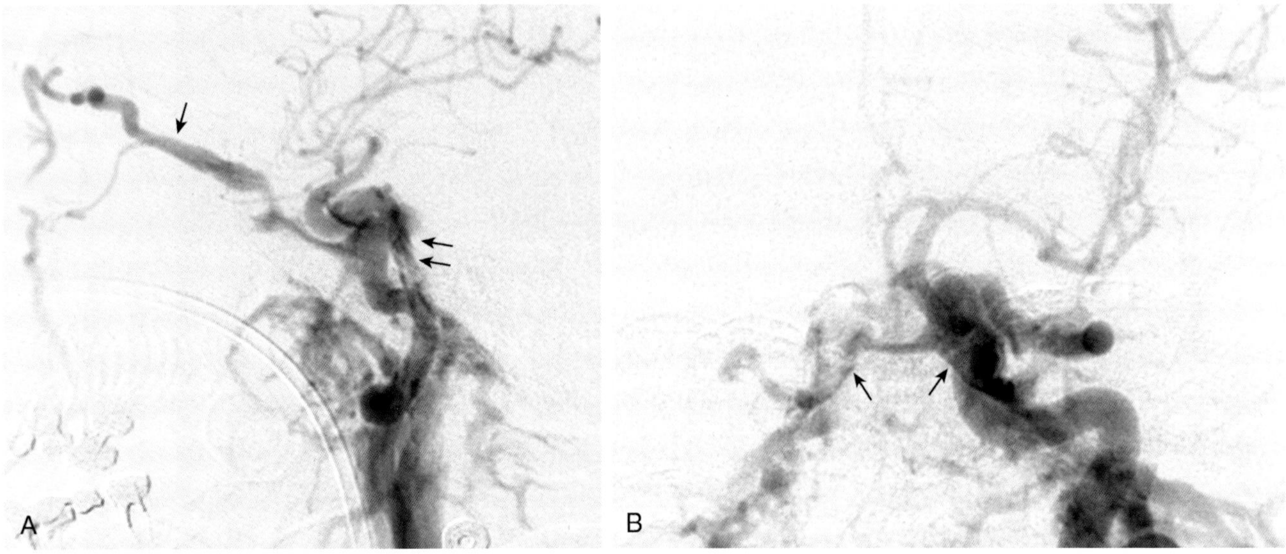

图 3-61 颈动脉海绵窦瘘。(A)经左侧颈内动脉(ICA)注射的常规导管血管造影侧位图像显示,由于存在颈动脉海绵窦瘘,动脉期眼上静脉异常模糊和增粗(单箭头所示),海绵窦(双箭头所示),岩静脉窦,颈静脉异常显影。(B)左侧 ICA 注射的正位图像显示包括双侧海绵状窦(箭头所示)在内的类似的早期主要下静脉窦强化,它们在中线处沟通并缠绕在一起。

(江少凡 林海龙 刘剑芳 译)

第 4 章

颅脑创伤

让我们从一些令人沮丧的数据开始。外伤性脑损伤(TBI)每年的发病率超过 50 万例,是美国儿童和年轻人致残和死亡的主要原因。在美国,TBI 每年的经济损失,包括直接经济损失和收入损失,预计超过 250 亿美元。15~24 岁的人群是该病的高发年龄段,发病率男性是女性的 2~3 倍。最常见的 TBI 形式是脑震荡,它是一种短暂的神经功能损伤,与受伤时是否存在意识丧失有关。

颅脑损伤的影像学检查在判断颅脑损伤的程度和确定合适的治疗方法方面起着重要的作用。对急性创伤最有效的分诊手段仍然是 CT,它常用来快速准确检测急性脑出血(图 4-1)。CT 也是评估面部和颅骨骨折的最佳手段。CT 较易辨认一些可治疗的病变,包括硬膜外血肿(EDH)、硬膜下血肿(SDH)、活动性颅内出血、脑疝、颅骨凹陷性骨折等。

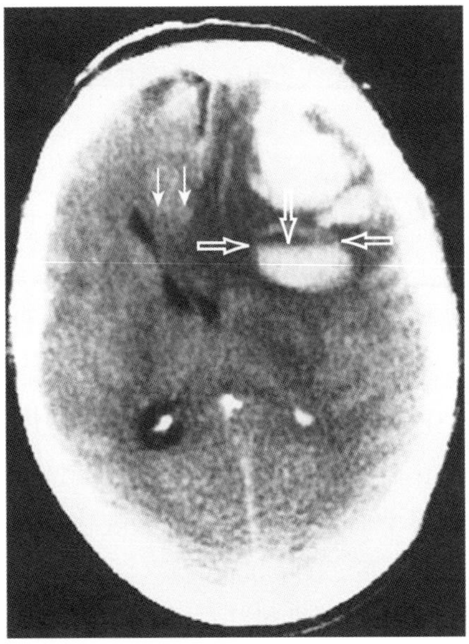

图 4-1　急性外伤性脑血肿 CT 图像。额叶多发较大颅内血肿伴周围水肿。大脑镰下疝(实心箭头所示)。同时,需注意外伤性颅内出血腔内的血-液平面(空心箭头所示)。

放射科医生需要注意一些 CT 值陷阱。并不是所有的出血都是高密度的。严重贫血、弥漫性纤维腔内凝血病变、超急性期活动性出血患者的出血呈现为等-低密度(图 4-2)。液-液平面意味着活动性出血和血液淤积,该征象在服用抗凝剂的患者中可能会长时间存在。颞下区、额下区和后颅窝的颅内出血在 CT 上不易被发现。CT 在检测弥漫性轴索损伤和血管损伤方面也不如 MRI 敏感。

在 CT 上评估创伤患者时,回顾脑、硬膜下和骨算法的图像是很重要的。窗宽的设置有助于将高密度的颅骨和高密度血液区别开,这在急性硬膜下和硬膜外血肿中应用中特别有用,因为血肿量很少时很难与颅骨区别开。在寻找骨折时,骨窗是必不可少的,尤其是颅底、颞骨、眼眶或面部的冠状面、矢状面和轴位薄层图像(图 4-3)。

TBI 患者按美国康复学会跨学科头部损伤特别兴趣小组的进行分类:①短时间的意识丧失(LOC);②事

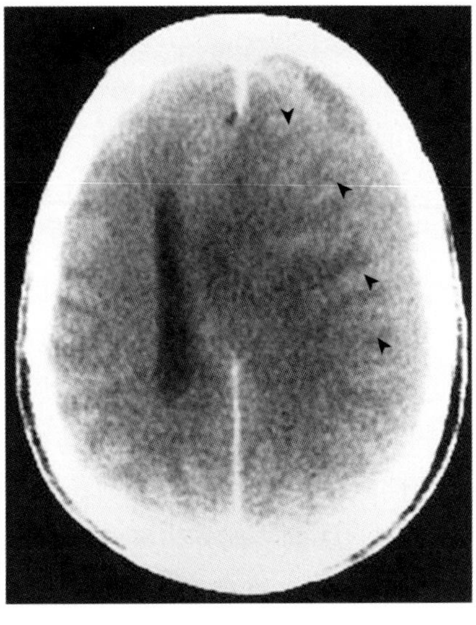

图 4-2　等密度硬膜下血肿的 CT 图像。三角箭头指示皮层和硬膜下血肿的交界处。注意:硬膜下血肿的密度与皮层密度相似。

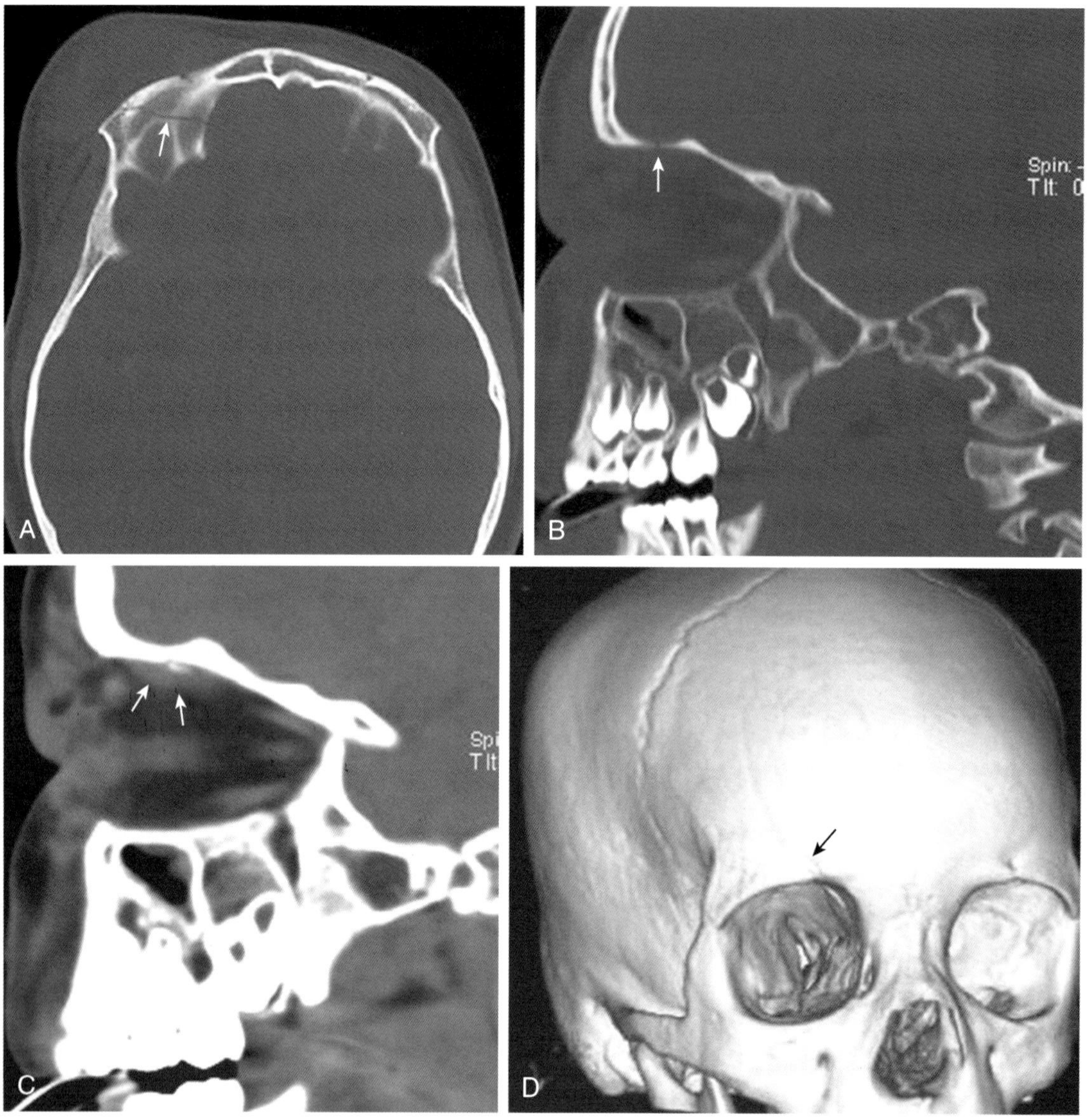

图 4–3 右侧眶顶骨折。(A)骨窗 CT 图像显示沿右眶顶部线状非错位骨折(白色箭头所示)。眶周软组织血肿。(B)同一骨折矢状位重建图像(白色箭头所示)。(C)矢状位软组织重建图像显示眶内相关的骨膜下血肿(白色箭头所示)。(D)颅骨三维重建图像从不同角度显示同一眶顶骨骨折(黑色箭头所示)。

故发生前或后的任何记忆丧失；③精神状态的改变；④局灶性神经功能缺失。格拉斯哥昏迷评分(GCS)是为急性脑外伤患者的临床评估提供统一的方法，也是 48 小时内评估脑损伤严重程度的最常用方法(表 4–1)。

GCS 评分存在一个问题，在中度到重度 TBI 患者中,大脑病变的位置和类型存在明显的异质性。因此,个体具有相同的 GCS 可能有明显不同的结局,这取决于致病病变的性质。

在美国,大约 2/3 的头部外伤患者被归类为轻微的头部损伤,但这些病例中只有不到 10%的 CT 检查结果呈阳性，只有不到 1%的患者需要进行神经外科手术。下列头部外伤患者的临床指标与 CT 阳性表现相关:头痛、呕吐、60 岁以上、药物或酒精中毒、短期记忆缺失、锁骨水平以上的物理性损伤、凝血障碍和癫痫。

对出血所有阶段的检查（急性、亚急性和慢性），MRI 比 CT 更敏感。但对于最初的 4 小时内的超急性出血 CT 可能比低场 MRI 更敏感，如果不使用 FLAIR 序列成像,则很难发现急性蛛网膜下隙出血(图 4–4)。MRI 直观的多平面显示和无线束状硬化伪影的优势可以良好显示额下叶、颞叶和后颅窝(图 4–5)。SWI(特别是高场 MRI)在弥漫性轴索损伤、等密度 SDH、轻度出血并存局部缺血方面比 CT 更敏感。颅骨 X 线片对严重脑外伤患者的分诊和护理方面作用不大，它们仅用于确定是否存在线状颅骨骨折。CT 在显示凹陷性骨折

表 4-1 格拉斯哥昏迷评分

分数	睁眼	运动	语言
1	无应答	无应答	无应答
2	疼痛刺激后睁眼	疼痛刺激后伸肌姿势	无意义言语表达
3	呼唤后睁眼	疼痛刺激后屈肌姿势	不恰当的言语表达
4	自发睁眼	疼痛抵抗	可应答但答非所问
5	局部运动疼痛后睁眼	完成 3 次定向运动	
6	遵循命令后睁眼		

严重程度定义分:严重=总分 3~8 分;中度=总分 9~12 分;轻度=总分 13~15 分。

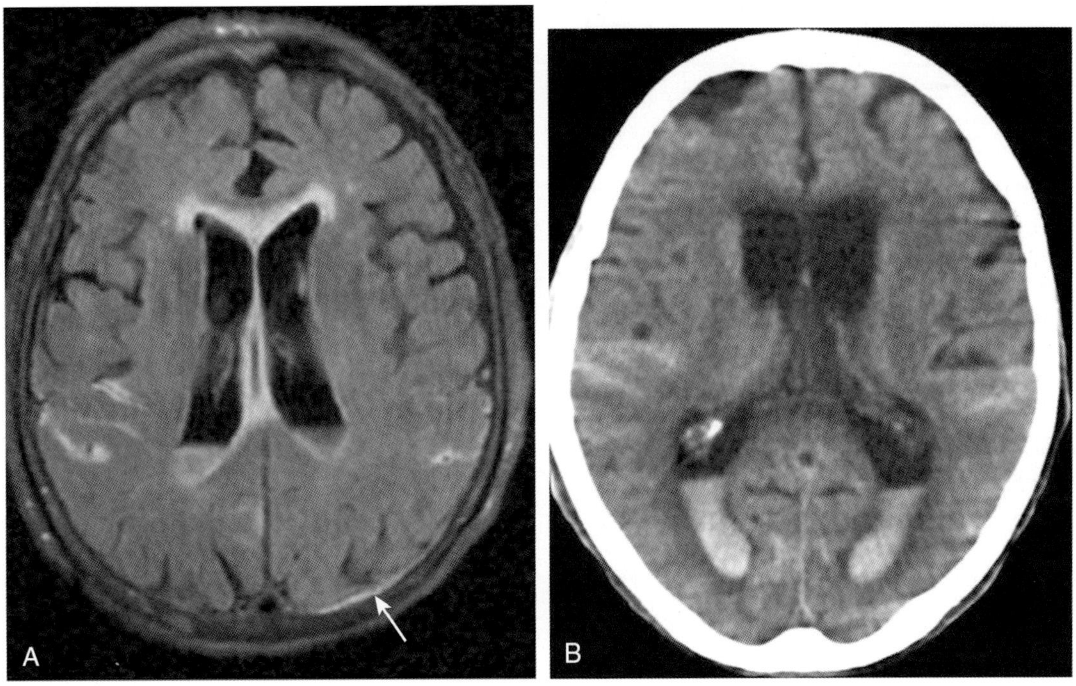

图 4-4 蛛网膜下隙出血的 FLAIR 表现。(A)FLAIR 图像显示脑室内出血及双侧外侧裂后沟、额下沟高信号。左侧可见少量硬膜下血肿(箭头所示)。(B)CT 图像显示相似区域的蛛网膜下隙出血。

或粉碎性颅骨骨折方面有优势。然而,平行于扫描切面的骨折,例如,累及顶部颅骨的骨折,如果不仔细查看 MDCT 的亚毫米级扫描图像,可能会被遗漏(明智的做法是保留并查看颅脑外伤病例薄层原始数据)。特别是在儿科患者中,颅骨三维表面渲染重建可以提高颅骨骨折的检出率(图 4-6),常用 CT 寻找骨折或高位颈椎损伤的证据。

CTA 和 MRA 都是很好的检测血管夹层的方法。目前,血管造影被用来明确外伤性动静脉瘘的解剖结构,尤其是在治疗性血管内闭塞术之前。在某些情况下,还可以用来诊断血管夹层和假性动脉瘤。血管造影的另一个适应证是明确颈部血肿的来源和治疗方法。

一个系统性的头部创伤的分类方法对患者影像诊断十分重要。准确的分类可以预测预后,并制订适当的治疗方案。

损伤的分类

外伤性脑损伤可分为两大类:①即刻发生的原发性颅脑损伤及原发性并发症;②随时间推移而产生的继发性并发症。放射科医生在最初的评估中起着重要的作用,同时在继发性并发症的预测和评估方面也起着重要的作用。开放性头部损伤的颅内容物通过颅骨和头皮与颅外进行沟通。在闭合性颅脑损伤中,颅内容

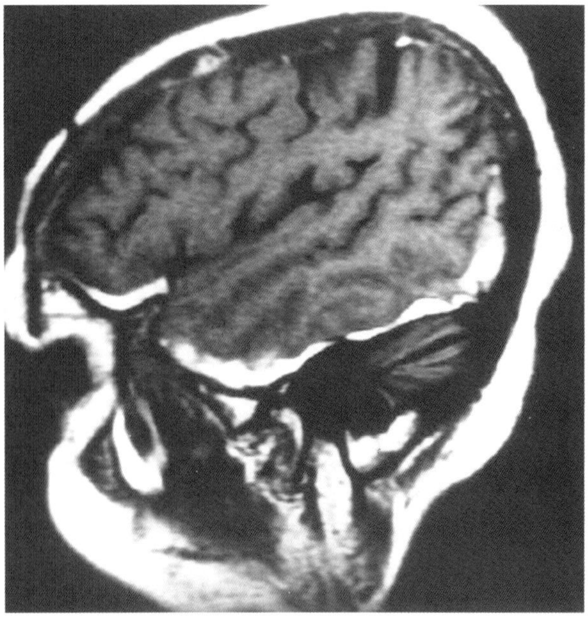

图 4-5 矢状位 T1W 图像显示额下部、颞下部硬膜下血肿沿幕下延伸(白色箭头所示)。

物与颅外之间没有沟通。

原发性损伤

原发性损伤是由撞击造成的脑损伤。原发性损伤可进一步分为局灶性损伤和弥漫性损伤。局灶性损伤表现为硬膜外血肿或硬膜下血肿等，可引起脑中线结构移位,可引起脑干受压或损伤等继发性损伤。挫伤定义为损伤伴点状出血,是最常见的原发性颅内损伤。弥漫性轴索损伤(DAI)是由头部应力性运动引起的,导致完全或不完全轴索破坏。暴发性全脑轴突弥漫性破坏,可导致永久性昏迷或死亡。

原发性损伤主要有两种机制:①颅骨与物体直接接触(撞击效应);②白质和灰质之间加速运动差异造成的惯性损伤。前者主要导致头皮撕裂伤、颅骨骨折、颅内外血肿以及直接外力作用的挫伤(突发性损伤),这种撞击效应会产生应力波,导致颅底骨折、挫伤、对冲性损伤出血(非突发性损伤)。严重的撞击损伤与 SDH 和大量的颅内出血有关。惯性损伤主要导致联合纤维剪切后的 DAI(通常为螺旋剪切)和单纯的 SDH。

继发性并发症

继发性并发症是指除了最初损伤以外的脑损伤,包括:①颅内压升高(ICP):导致脑水肿和脑积水加重;②缺氧;③感染;④脑梗死;⑤脑疝。兴奋性神经化学物质(谷氨酸、天门冬氨酸)快速释放可引起细胞肿胀、Ca^{2+}和 Mg^{2+}进入细胞,产生自由基,细胞因子释放含半胱氨酸的天冬氨酸蛋白水解酶(裂解蛋白质的蛋白酶,诱导细胞凋亡激活),导致线粒体功能障碍、细胞骨架破坏和神经元死亡。这种特定的级联反应已经成为药物治疗的靶点。在急性期内(数小时至数天),细胞毒性水肿(DWI 序列可检出)是导致颅脑容积增加的最重要因素。

在影像学上有些征象可以预测 TBI 的结局:①NAA 峰(氮-乙酰-天门冬氨酸)降低;②脑池消失(脑池消失提示颅内压升高的风险增加 3 倍);③蛛网膜下隙出血

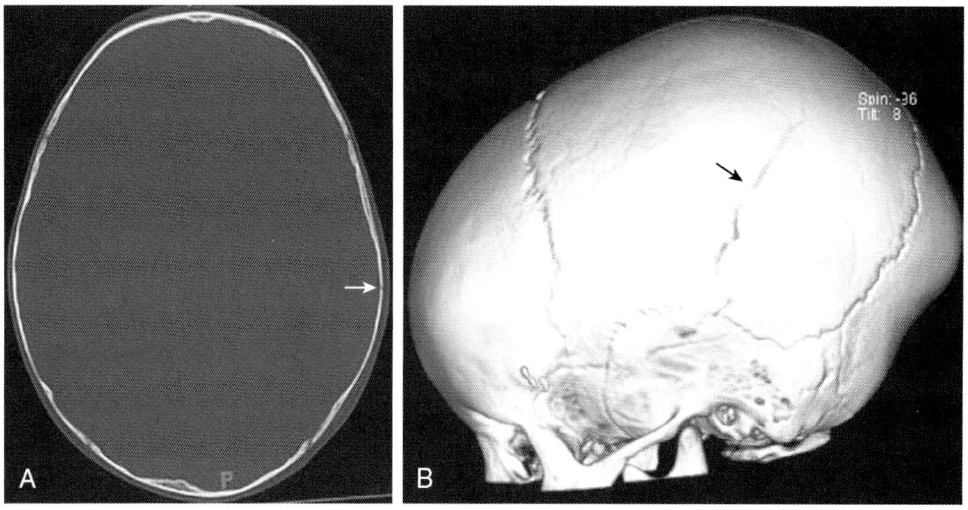

图 4-6 颅骨三维表面渲染重建的应用。(A)轴位 CT 骨窗显示左侧顶骨轻微非移位性骨折(箭头所示)。(B)此骨折在颅骨三维表面渲染重建中更为明显(箭头所示)。

（死亡可能性增加两倍）；④SDH 和 DAI（2/3 的颅脑损伤死亡与之有关）；⑤DWI 阳性（预后较差，损害较严重）；⑥灌注不足（提示并存缺血情况）。尽管如此，10%~42%的重型颅脑损伤患者的首次 CT 显示正常，其中 10%~15%的患者会发展为颅内高压。

硬膜外血肿

颅骨与硬脑膜之间的潜在间隙为硬膜外间隙。EDH 最常见的原因是头部外伤伴颞骨骨折（90%）和脑膜中动脉或静脉的撕裂。儿童颅骨弹性较大可出现脑膜血管损伤而不伴有颅骨骨折。脑膜中动脉（60%~90%）或静脉系统[脑膜中静脉、静脉窦或板障静脉（10%~40%）] 撕裂导致血液外渗及急性 EDH。颅脑损伤后 50%的患者可能存在中间清醒期，因为病变增大才会引起中线移位和病情恶化（与 DAI 相反，DAI 损伤后立即发生昏迷），脑膜静脉或静脉窦的出血较慢，延缓了症状的发生。慢性 EDH 也有类似的症状。

EDH 通常是双凸形状，这是因为硬脑膜附着于颅骨内面且与骨缝的连接，无法跨越颅缝（与 SDH 相反）。当骨折线穿过中间的脑膜动脉和静脉时，偶尔会在两者之间形成瘘管。脑膜动脉的假性动脉瘤也可能发生。后颅窝的 EDH 是由静脉窦（横窦或乙状窦最常见）撕裂引起的，并可能沟通幕上和幕下。有时累及顶部的上矢状窦，导致血肿跨越中线（跨越矢状缝）。

CT 可见高密度轴外肿块（图 4-7）。急性血肿可能存在低密度区域，可能是血块中的血清。在这些病例中，仔细调整骨窗以寻找相关骨折（见图 4-6）。慢性 EDH 表现为低密度影和周缘强化，形态上可以为凹形。慢性 EDH 必须与其他硬膜外肿物（如感染、炎症和肿瘤）和硬膜下病变（如脓肿）等鉴别。

在 MRI 上，根据创伤事件与发生的时间，出血有不同的影像学表现（图 4-8）。如果在创伤后 12 小时内，急性期出血一般 T2W 图像上呈低信号，T1W 图像上呈等信号，而如果发生创伤后数天内发生出血（亚急性期血肿），则在 T1W 上表现为高信号。在所有的脉冲序列上，我们可以看到低信号的硬脑膜边缘。虽然颅骨骨折在 CT 上可以清楚地显示，但在 MRI 上却很难显示。

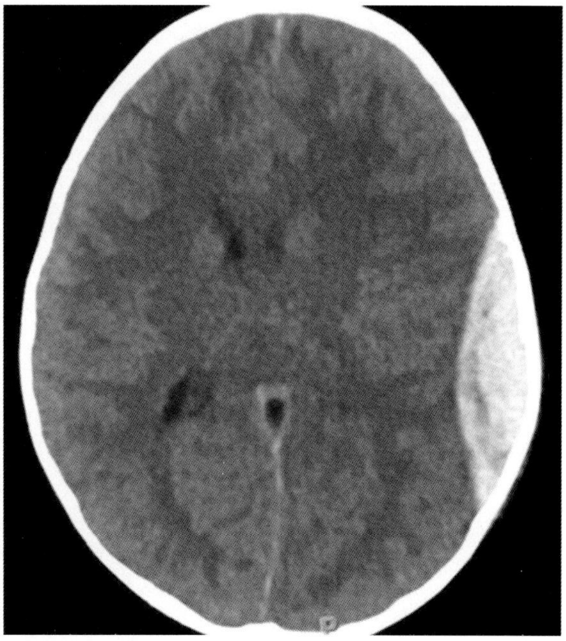

图 4-7 急性硬膜外血肿 CT 图像（与图 4-6 为同一病例）。注意硬膜外出血的凸形改变。

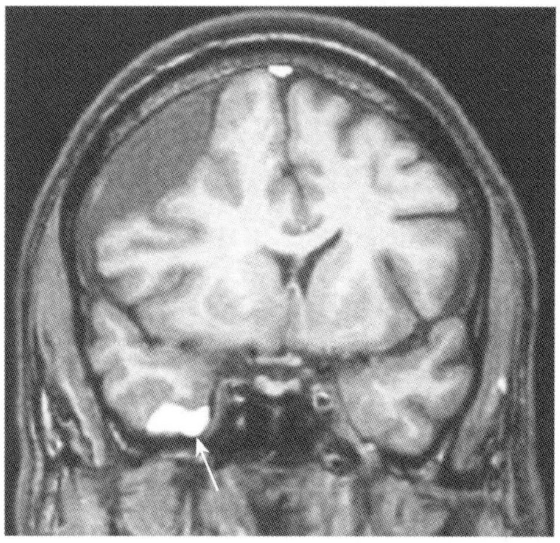

图 4-8 轴外出血 MRI 图像。冠状位 T1W 图像可见右侧额叶有较大的低信号急性硬膜外血肿，推挤邻近脑实质。在中颅窝底也有小范围 T1 高信号的亚急性血肿（箭头所示），由于线束硬化伪影及部分容积效应降低了该区域的对比敏感性，CT 很难发现。

硬脑膜下血肿

蛛网膜与硬脑膜之间的潜在间隙出血称为硬膜下血肿。急性 SDH 源于严重的头部损伤，由桥静脉的剪切引起（图 4-9），这是因为大脑相对于固定位置的静脉

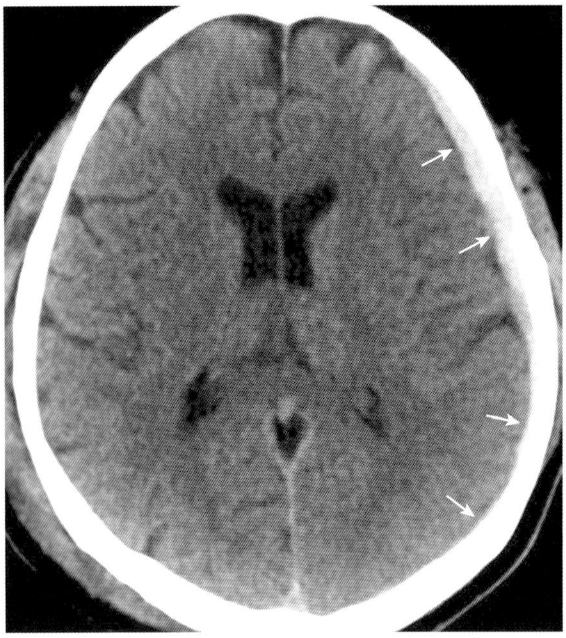

图 4–9 硬膜下血肿。轴位 CT 图像显示左侧急性硬膜下血肿呈现高密度(箭头所示)。脑沟轻度变窄,但未见中线移位。

窦或硬脑膜的静脉做旋转运动。硬膜下的部分静脉并没有像蛛网膜下隙那样布满蛛网膜小梁,因此,是静脉最薄弱的区域。SDH 也可发生脑内血肿,血肿与邻近硬膜下间隙直接相连。穿透性损伤也可导致急性 SDH。

SDH 在严重闭合性脑外伤患者中大约占 30%。在这种情况下,硬膜下出血可能与急性脑实质损伤有关。无脑实质损伤的硬膜下出血患者的预后优于有脑实质损伤的患者。急性 SDH 与 35%~50%的死亡率相关,而在那些幸存下来的患者中,大多数有功能障碍。虽然听起来很奇怪,但 SDH 在对冲部位比直接接触部位更为常见(突发性损伤)。这是由上述对冲波在颅腔内晃动造成的。

老年人的 SDH 范围更大,因为广泛的脑实质萎缩,在占位效应和临床症状出现前可以不受阻碍地发展。因此,也许脑萎缩还是有一些好处的。

SDH 根据发病时间的命名是比较粗略的。在损伤刚发生时的病变被认为是急性的,尽管症状可能需要几天才能显现。3 天到 3 周出现症状的病变为亚急性,而那些在 3 周之后才被诊断的病变被认为是慢性的。CT 上的急性出血直到几周后才发现,应被认为是漏诊!急性 SDH 的 CT 表现为高密度的新月形肿块(见图 4–9)。SDH 不受颅缝限制,可以延伸到整个大脑半球,但不会越过中线。SDH 一般出现在大脑凸面,但也可能出现在后颅窝、中颅窝和(或)沿小脑幕分布。血肿的厚度从铅笔般细到较大不等,有时向内凸。少数情况下,急性 SDH 很少在 CT 上表现为等密度或低密度,这可能与明显的贫血(血红蛋白水平为 8~10g/dL)、血管内凝血障碍、持续出血或蛛网膜撕裂相关,导致脑脊液稀释红细胞。这在儿童中特别常见(所谓的血肿性水囊瘤)。亚急性 SDH 可呈等–低密度,血肿引起的占位效应使病变变得明显(见图 4–2)。CT 窗位的适当调整在区分小范围的 SDH 和颅骨是很有效的(图 4–10)。亚急性和慢性硬膜下血肿可见硬脑膜强化。这是由受伤后 1~3 周内硬脑膜血管化引起的,这些血管之间没有紧密连接,从而发生对比剂渗漏,由于硬脑膜的生长,血管容易被撕裂,反复的出血导致血肿内产生纤维分隔和间隔。亚急性和慢性 SDH 可出现分层,这是由于细胞、细胞碎片等的重力作用,这些成分比血清密度高。血肿也可能发生在天幕和脑叶之间。天幕的硬脑下血肿不易发现,它们倾向于向外侧逐渐消失,并在天幕的内侧缘突然截断(图 4–11)。

慢性 SDH 通常表现为低密度,在慢性 SDH 观察到的高密度和低密度可能由慢性硬膜下血肿再出血所致。慢性 SDH 可能无外伤史或只有轻微头部外伤史,其他的诱因包括凝血障碍、酗酒、年长、癫痫和脑室分流手术。超过 75%的慢性硬膜下病变发生在 50 岁以上人群。婴儿由于产伤、维生素 K 缺乏、凝血障碍或儿童虐待,均可出现慢性硬膜下血肿。事实上,各年龄段SDH的存在应引起对非意外创伤的关注。少数情况下,慢性 SDH 可见骨化或脂肪化(图 4–12)。

等密度 SDH 很容易被忽略,尤其是双侧病变。在这种情况下,双侧的侧脑室受到的压迫可以是对称性的。这时对脑沟的评估有助于诊断。硬膜下大量出血通常发生在有明显的脑沟萎缩的老年患者。任何时候,只要这些脑沟显示不佳,就要考虑硬膜下出血的可能。此外。如果灰白质交界区的移位比其正常预期的位置更深,则需考虑存在硬膜外血肿的可能(图 4–13)。MSCT 冠状位薄层图像对于发现小的硬脑膜下血肿,特别是等密度的硬脑膜下血肿是很有帮助的。

在 MRI 上,SDH 和 EDH 一样,信号随时间变化而变化(图 4–14)。慢性 SDH 在 CT 和 MRI 上更接近脑脊液的密度和信号,但随蛋白含量不同而变化(图 4–15)。通常它们在 FLAIR 序列上呈高信号,FLAIR 序列是检测 SDH 的最佳序列。除了复发性出血外,慢性 SDH 很

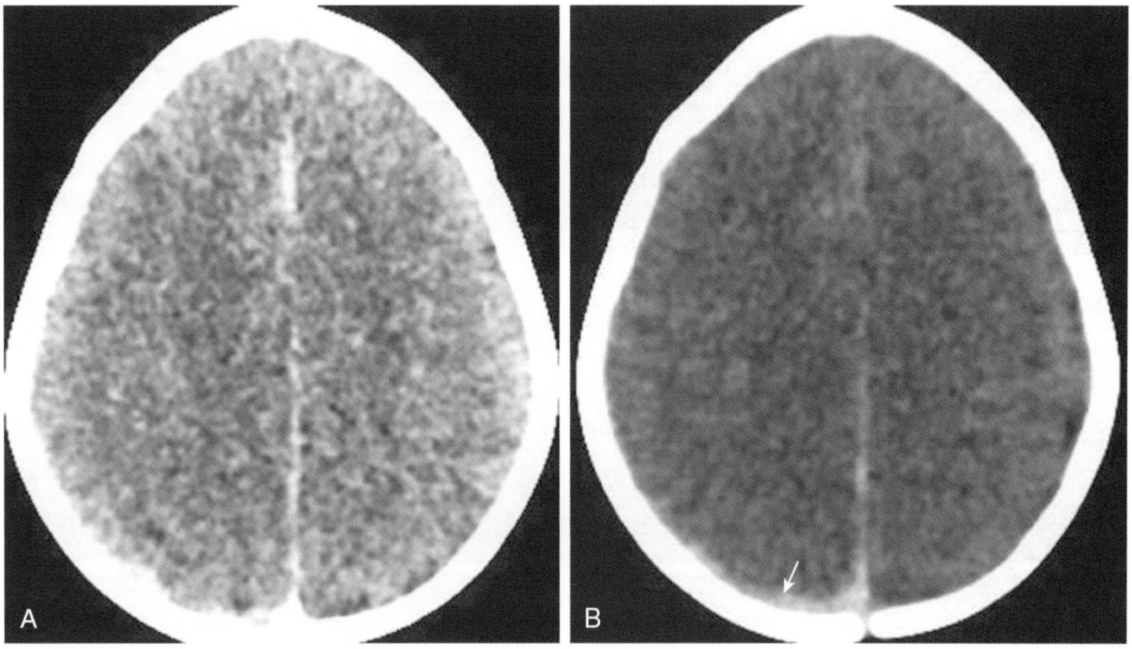

图 4-10　硬膜下血肿在中间窗位显示更明显。(A)在这个软组织窗的 CT 图像不能清楚地显示硬膜下血肿的存在。(B)同样的图像，窄窗位可显示覆盖右顶叶的急性硬膜下血肿(箭头所示)。值得注意的是，在非意外创伤背景下，灰白质区密度差异变小，表明该儿童同时存在缺血性脑损伤。

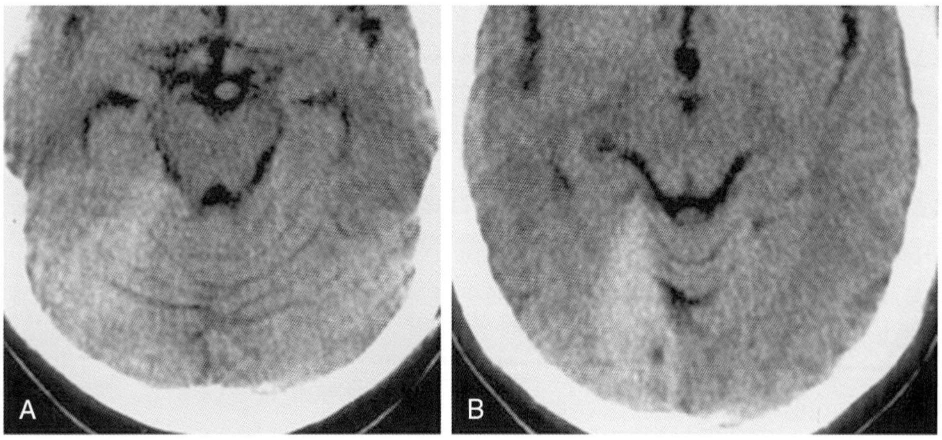

图 4-11　小脑幕硬膜下血肿 CT。可以看到图 A 中的高密度区域位于图 B 中高密度区域的外侧，图 B 的显示略优于图 A。血肿局限于小脑幕内。

少出现大量的含铁血黄素沉积。

硬膜外血肿和硬膜下血肿鉴别点详见表 4-2。

硬膜下积液

尽管硬膜下积液可能含有较多的蛋白成分，但硬膜下腔积液与脑脊液仍有相似的影像学特征。硬膜下积液可能由创伤引起，可能由急性蛛网膜撕裂引起脑脊液在硬膜下进行性聚集，也可能由 SDH 的慢性降解所致。外伤引起的脑脊液吸收异常可导致脑脊液急剧增加并引起占位效应。

问题可能会出现在硬膜下积液与脑萎缩的鉴别(图 4-16)。硬膜下的积液位于硬脑膜和蛛网膜之间，迫使蛛网膜随着皮层静脉向内移位。而脑萎缩可见皮层静脉沿脑表面延伸，穿过液性区域到达颅内。如果没有观察到皮层静脉穿过液性区域，那么极有可能存在硬

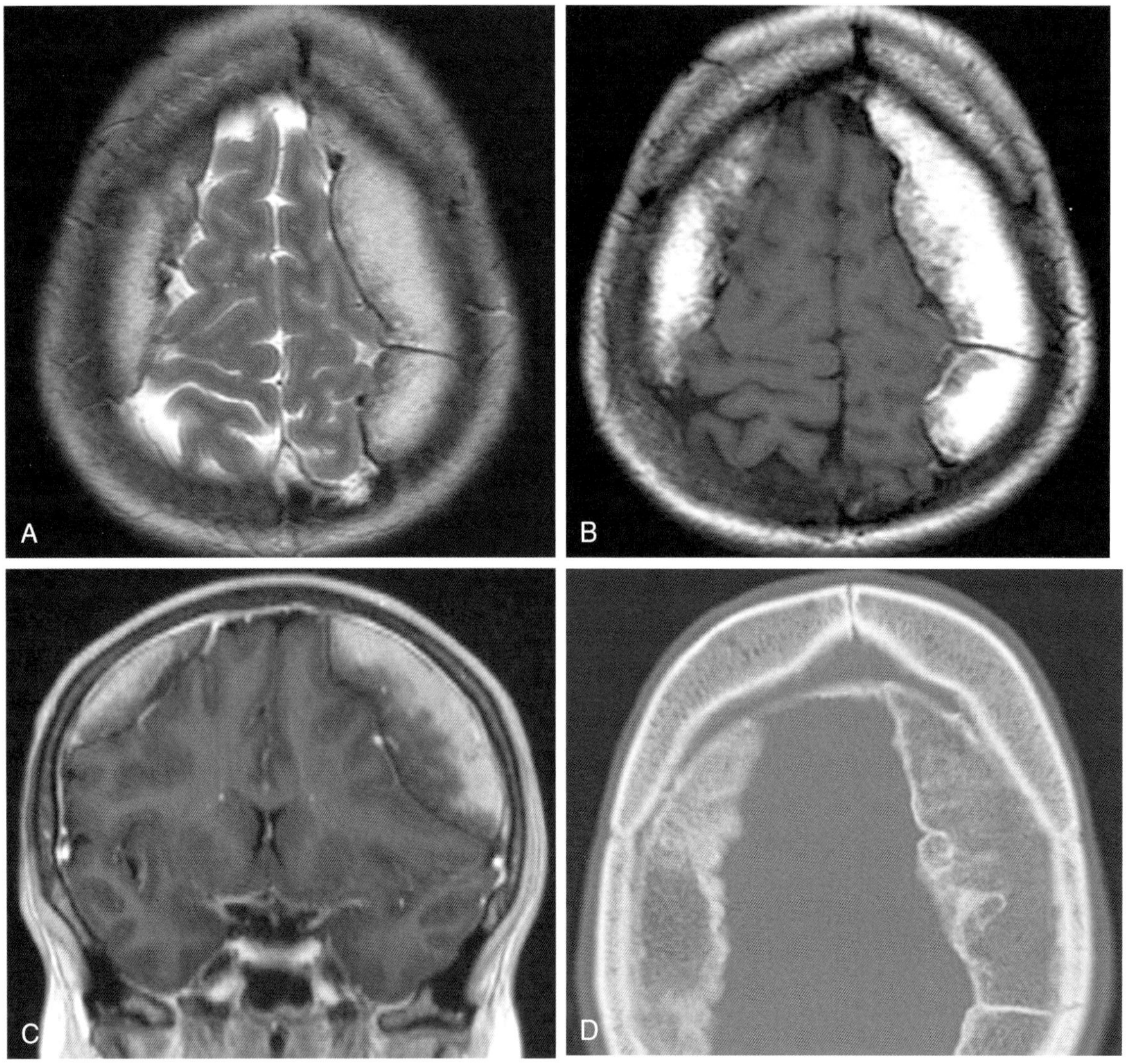

图 4–12 轴外血肿骨化。轴位 T2W(A)、轴位 T1W(B)、冠状位 T1W(C)图像显示双侧大脑半球的慢性轴外血肿可见脂肪、骨髓信号(骨化),对表面脑实质产生占位效应。轴位 CT 证实脑外间隙的骨化。形态上类似硬膜外血肿,但病灶跨过颅缝,提示病灶位于硬膜下腔隙。我们可以认为本例病灶是轴外的。其颅骨是双倍厚。

膜下积液。由于高蛋白(FLAIR 高信号)和少量残余出血,MRI 可更容易诊断积液。儿童时期发生的巨脑畸形(也称为良性外部性脑积水)表现为蛛网膜下隙扩张,其形态与双侧额叶硬膜下积液相似(图 4–17)。这是由于不成熟的蛛网膜绒毛对脑脊液的不完全吸收,从而导致 1~2 岁儿童的头围增加。随着年龄增长可逐步吸收。

除外伤外,经三腔减压后脑室造瘘、脑膜炎患者、蛛网膜囊肿造袋术、颅内压过低时,也可发现硬膜下积液。自发性颅低压是体位性头痛的一个原因,常在硬脑膜撕裂和脑脊液漏的情况下发生,也是腰穿后头痛的原因之一。由于低颅压后脑脊液无法进入检测的针毂内,腰椎穿刺(LP)的颅内压读数很低,甚至可能无法检测到。寻找脑脊液漏部位的检查包括 CT 脊髓造影术,放射性核素池造影术和高分辨率 MRI。腰穿后头痛不需要影像学检查,在穿刺处产生的硬膜外血肿通常是可完全吸收的。除了硬膜下积液外,小脑扁桃体下疝,脑干下移、脑垂体增大、硬脑膜增厚也可能出现在颅低压病例中(图 4–18,框 4–1)。脊柱成像可观察到静脉丛扩大,脊膜增厚,硬膜下积液,提示脑脊液漏的可能部位。神经孔内的良性根袖囊肿的渗漏也可能是致病原因。不要忽视怀疑为颅内压过低的患者。

出血性脑挫伤

脑挫伤是脑实质的损伤伴皮层中斑点状出血。出血可延伸至白质,少数情况下可延伸至硬膜下和蛛网

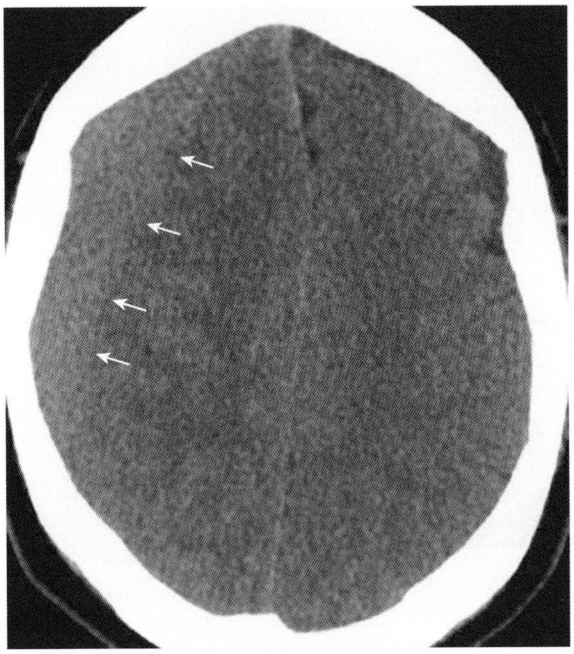

图 4–13 等密度硬膜下血肿 CT。右侧额叶可见等密度硬膜下血肿的边缘(箭头所示)。因为血肿比较大,不使用窄窗宽也能清楚观察到。如右侧脑沟的消失和大脑镰受压移位,应怀疑右侧大脑半球占位效应可能。需注意到灰白质交界区大范围明显的白质挤压征。

膜下隙,出血周围伴局灶性水肿。挫伤的两种机制包括颅骨骨折导致的直接创伤(头部静止状态),以及加速运动(如拳击伤)或减速运动(如头部撞到仪表板的车祸)。在头部运动的情况下,毗邻粗糙的颅骨内缘皮层更容易损伤,如前颅窝底,蝶骨翼和岩骨。额叶和颞叶的下部、前部、侧面特别脆弱。发生在撞击部位的挫伤称为撞击挫伤,而撞击对侧的挫伤称为对冲伤。这些术语是有争议的,它们只是简单的提示损伤的位置而不是机制。脑挫伤也可能发生在沿着大脑镰和小脑幕的脑实质,也可能累及脑深部结构。

最初,较小的皮质/皮质下相对较小的低密度影或细微高密度的脑挫伤可能难以在 CT 上发现(图 4–19A)。这些挫伤可能在数小时到数天内变得更明显,范围从点状到非常大(图 4–19B)。CT 上可见损伤部位呈现高密度。在最初的几天内,急性出血周围可见明显的低密度水肿区。在 T2W 图像上,急性出血性挫伤由于脱氧血红蛋白呈低信号,周围有高信号的血管源性水肿。梯度回波序列或 T2* 或 SWI 表现为低信号,对检测这些局灶性出血区域更为敏感(图 4–23)。在严重脑损伤的患者中,偶尔可在脑实质中发现血–液平面(图 4–1),这

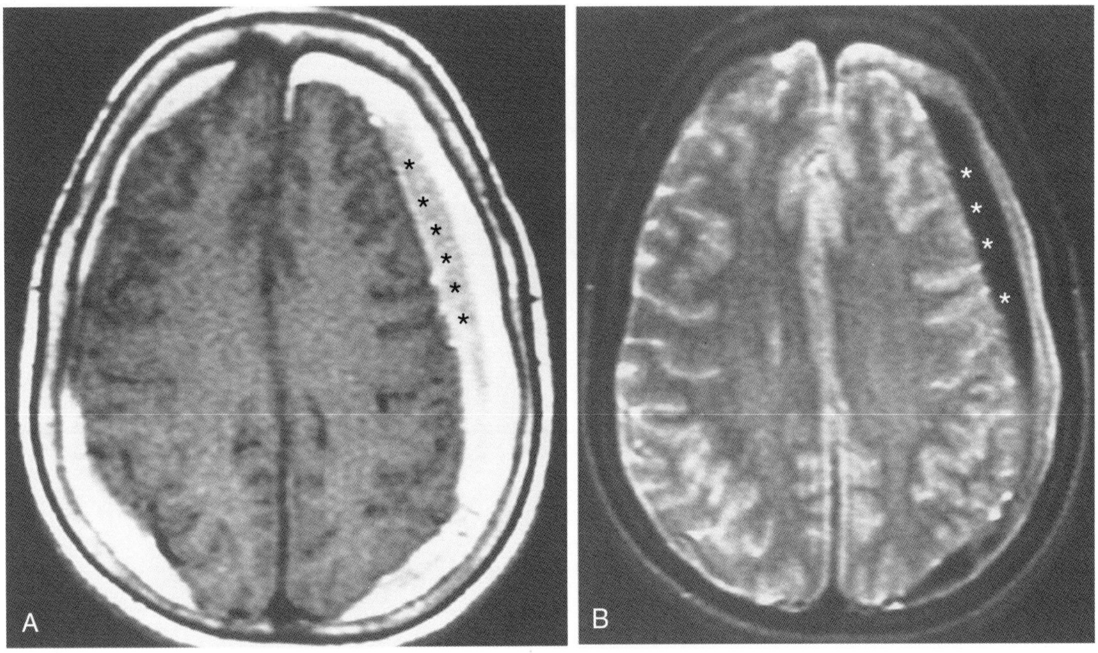

图 4–14 硬膜下血肿。(A)T1W 序列可显示急性和亚急性血肿。急性血肿相对于灰质呈等信号(星号所示),双侧亚急性血肿 T1W 呈高信号。(B)T2W 序列显示急性硬膜下血肿呈明显低信号,亚急性硬膜下血肿呈高信号。这两例急性硬膜下血肿区域均为星号标记,而双侧表浅区域为亚急性硬膜下血肿。

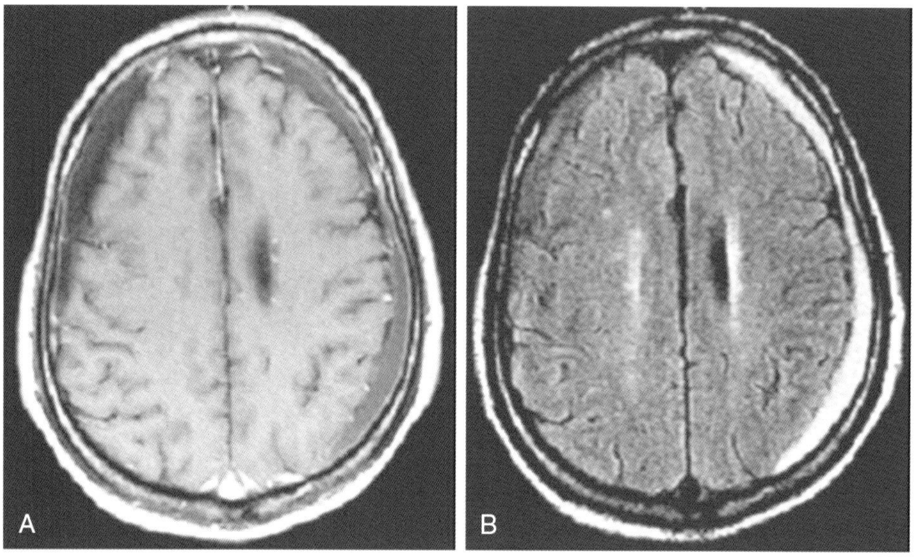

图 4-15 慢性硬膜下血肿 MRI 图像。(A)双侧慢性硬膜下血肿蛋白质含量不同,T1W 信号不同。(B)FLAIR 图像显示左侧硬膜下血肿呈高信号,右侧硬膜下血肿呈等-低信号。信号的差异反映了蛋白质含量差异。

表 4-2 硬膜下血肿与硬膜外血肿

类型	责任血管	急性期形状	慢性期形状	非创伤性病因
硬膜下血肿	桥静脉	新月形	椭圆形	动脉瘤 淀粉样变 门克斯病 术后 分流术后 凝血障碍
硬膜外血肿	脑膜中动脉、脑膜中静脉、静脉窦	双凸型	新月形	术后

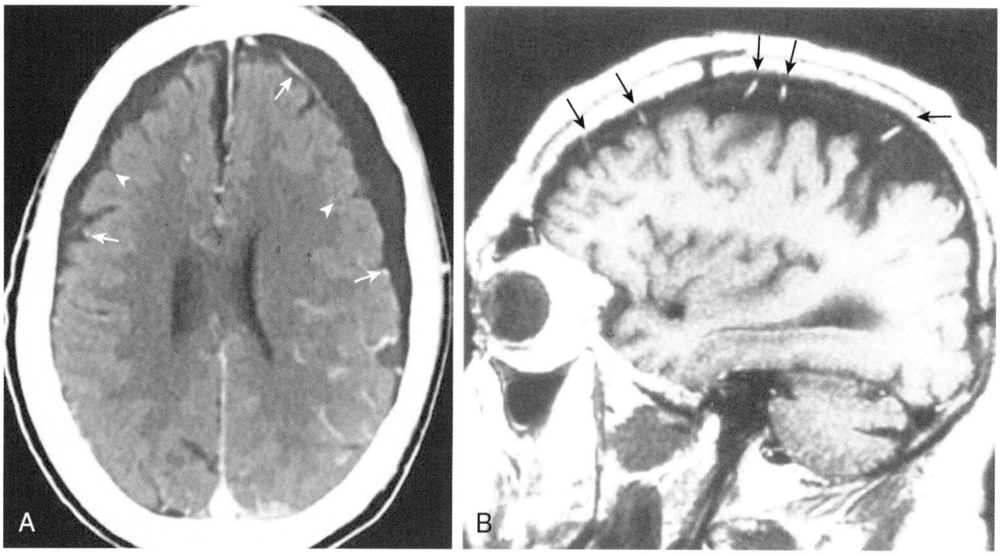

图 4-16 硬膜下积液与脑萎缩。(A)增强后轴位 CT 图像显示双侧硬膜下积液与脑脊液密度相等,硬膜下积液将皮层血管推移至大脑表面(箭头所示)。注意脑沟内移的表现(三角箭头所示)。(B)脑萎缩的皮层静脉在矢状位 T1W 图像呈高信号(箭头所示),高信号强度仅次于增强信号强度。因为皮层静脉可以穿过积液区域到达顶叶以外的脑外区域,所以这种情况下是没有硬膜下积液,患者为脑萎缩。

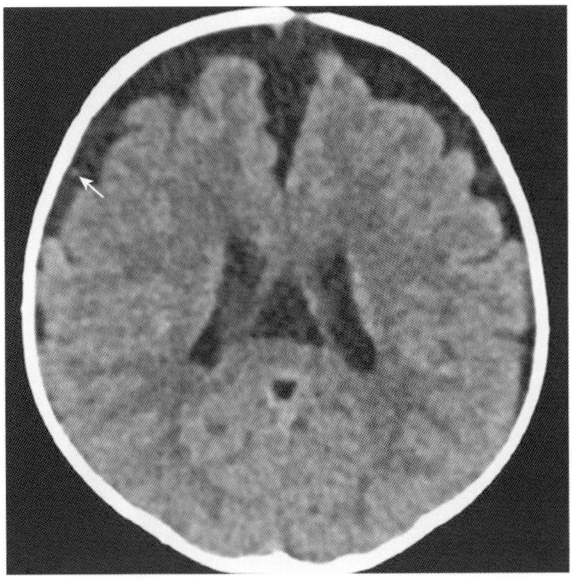

图 4-17 婴儿期良性外部性脑积水。轴位 CT 图像显示额叶和脑室系统积液明显。可见一皮层静脉(箭头所示)被推移至颅骨内面,这提示蛛网膜下隙扩张。这例病例图像未显示硬膜下积液将皮层静脉推挤至大脑表面的征象。

种损伤的患者往往预后较差。凝血障碍患者在创伤后早期也可观察到血-液平面。需要记住的是,增强 CT 的点征可预测血肿的增长(图 3-43)。

穿通伤

穿通伤是枪伤、刺伤或骨头碎片穿通造成的脑挫裂伤(图 4-20)。被物体穿过头部或颈部造成的任何穿透性伤口都提示重要结构受伤的风险。颅脑和颈部血管损伤可导致夹层、急性出血和假性动脉瘤伴迟发性出血。对于穿透性脑损伤,CT 是最有效的急诊分型手段。它可以确定是否存在手术指征(如急性血肿),以及脑内异物的数量和位置。在任何情况下,感染都是永远存在的危险。颅内积气(气颅)指的是颅内与颅外充满空气的结构(如鼻窦或外环境之间)存在沟通。在极端情况下,空气可以通过一种“活瓣机制”被局限在大脑中,从而使气腔逐渐扩大并挤压正常的大脑结构。这被称为气囊肿(又称气颅)。对这些病变的长期随访可见血肿吸收、残余含铁血黄素和脑实质减少(脑软化)。硬脑膜和大脑表面可通过胶质纤维瘢痕相互粘连,这是创伤后患者癫痫发作的一个原因。

急性血管损伤

急性血管夹层常因颈部损伤而发生。损伤通常是轻微的,症状进展需要数小时到数天的时间,所以临床上对于损伤和夹层发生的因果关系可能是模糊的。钝性和穿透性创伤是引起夹层的主要原因,但在许多情况下,最初的损伤是颈部的快速转动(例如,在脊柱推拿、交通事故、过度咳嗽)或过度伸展(点头后立即摇头)的结果。颅底或穿透性损伤可导致颅内夹层。高血压、纤维肌发育不良和结缔组织病(如 Ehlers-Danlos Ⅳ综合征、马方综合征)可导致自发性夹层。特发性颅内夹层可导致梭状(假性)动脉瘤伴不均匀附壁血栓,常沿颈内动脉(ICA)或大脑中动脉 M1 段(MCA)分支走行。即使没有其他临床或影像学证据提示动脉粥样硬化的情况下,也应该考虑孤立的颅内近端血管狭窄。

当内膜撕裂导致血液进入时,就会发生夹层。血液将血管壁分成不同的层,导致狭窄、闭塞或假性动脉瘤的形成。血液可以在血管壁内扩张,形成几厘米长的假腔,然后重新进入真腔,夹层可累及一条或多条血管。

颈动脉或椎动脉的夹层常被认为是年轻人出现卒中的原因之一。症状源于原发性颈部血管损伤、血栓栓塞和继发性缺血,也可伴随颈部疼痛。颅外颈动脉夹层可表现为颈部和面部疼痛、头痛、上睑下垂和瞳孔缩小(Horner 综合征),原因是扩大的壁间血肿压迫了颈内动脉附近的交感神经。

通常情况下夹层是通过血管造影检出的。在颅外颈内动脉中,可以通过导管造影和无创技术检测到 4 类管腔异常:①逐渐变细至闭塞;②长节段不对称狭窄(偶尔呈围绕管腔的螺旋状改变);③双腔征(真腔一般小于假腔);④假性动脉瘤形成。椎动脉血管造影特异性较差。椎动脉中段在椎间孔内的闭塞或狭窄(常在 C5 附近,此处旋转最大)和(或)椎动脉远端假腔形成是最常见的。

导管造影和 CTA 均可观察到管腔改变(图 4-21A 和 B)。CTA 原始图像可显示内膜和双腔,在评估细小椎动脉时特别有价值。虽然由于湍流和平面流动伪影导致血管腔信号强度的改变会对内膜和假腔的识别造成困难,但 MRA 仍是一种很好的识别夹层的手段。在

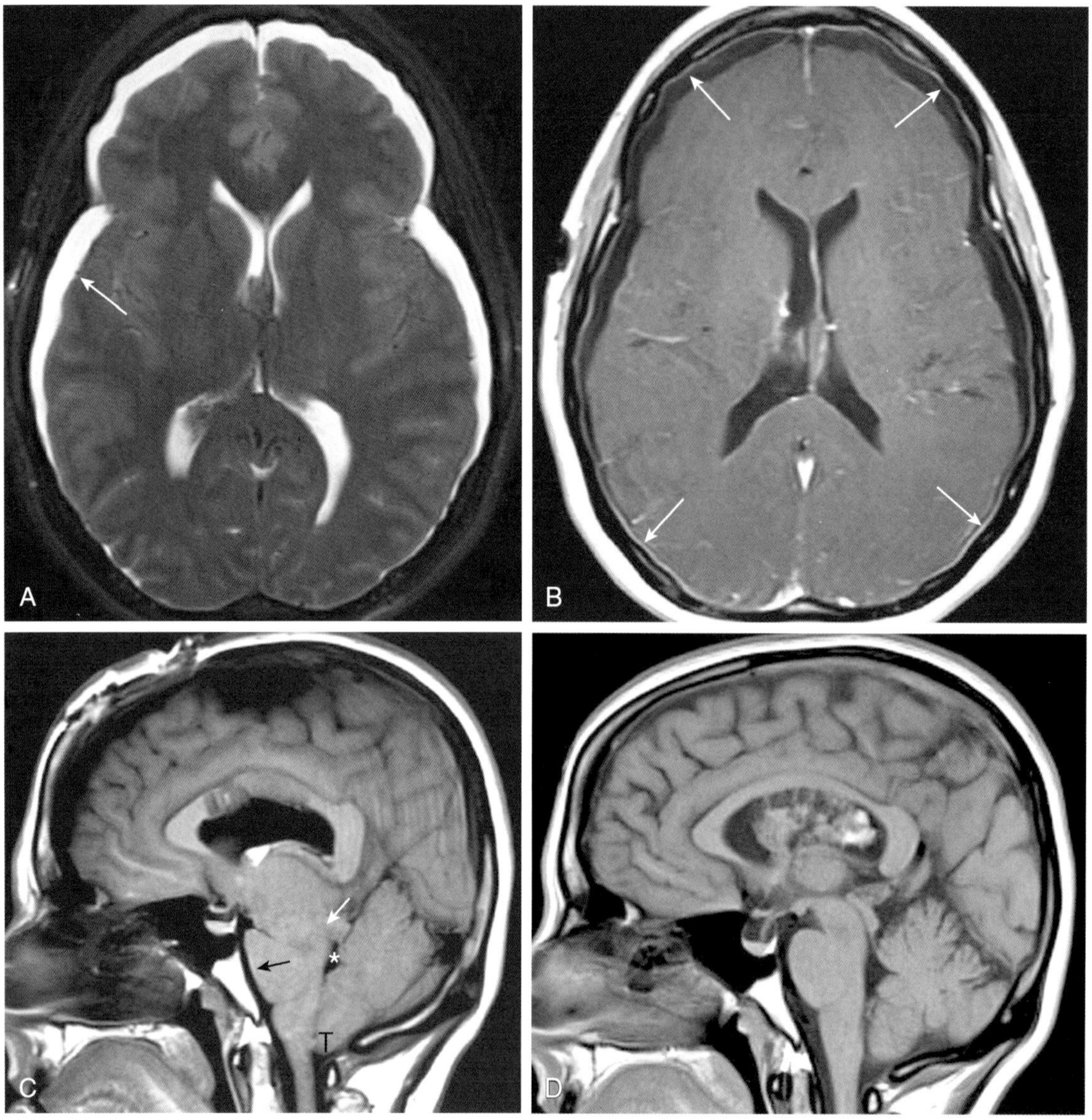

图 4–18　一例脑室中枢神经细胞瘤切除术后颅内低压。(A)轴位 T2W 图像可见明显的硬膜下积液,与大脑半球的脑脊液信号相同。皮层血管被推移到大脑表面(箭头所示)。由于近期肿瘤切除,侧脑室后角有积血。(B)增强 T1W 图像显示弥漫性硬脑膜强化(箭头所示)。(C)矢状位 T1W 图像显示脑干下移,基底池消失,脑桥与斜坡(黑色箭头所示)交界面变平,导致桥前池消失。中脑导水管消失(白色箭头所示),第四脑室变小(星号所示)。小脑扁桃体降至枕骨大孔连线以下(T),与图 D 对比,手术切除前矢状位 T1W 图像显示,脑桥、中脑导水管、第四脑室、小脑扁桃体形态正常。脑室内肿块证实为中枢神经细胞瘤。

MRI 上,壁间血肿通常表现为 T1 高信号,T2 低–高信号(夹层患者通常在症状发生的 3~7 天进行成像;见图 4~21C~F)。

在增厚的 T1W 高信号血管壁内常可见残余的小的低信号管腔(“靶”征)。脂肪抑制的 T1W 序列可能有助于区分动脉周围脂肪和管壁内亚急性出血，特别是在颈部。因为壁间血肿是典型的高信号,在评估 MRA 序列时必须小心，以确保高信号的出血不会被误认为是高信号的正常血流。通常附壁血栓的信号稍低于管腔,呈无定形外观。附壁血栓在椎动脉夹层中较少见。MRI 也有助于随访夹层的出血何时被吸收，何时重塑正常的管腔,以及是否进展为假性动脉瘤或闭塞。

血管损伤的主要并发症有颅外血管夹层、梗死和短暂性脑缺血发作,血管栓塞更常见。缺血性梗死通常是颈动脉远端栓塞导致的。栓塞性梗死通常发生在栓子剥离后数小时至数天,但也可延迟数周。抗凝治疗的目的是预防栓塞发生。大部分的颈部动脉夹层会自行愈合。创伤性血管损伤其他后遗症包括裂伤、外渗、闭

框 4-1 自发性颅内出血

颅内

双侧硬膜下积液

扁桃体下疝

脑干下移

垂体增大

硬脑膜强化

皮层下白质 FLAIR 低信号

脊髓

静脉丛扩大

硬膜下积液

硬脊膜强化

神经根袖增厚

CSF 渗漏

CSF，脑脊液；FLAIR，液体反转恢复序列。

塞、假性动脉瘤和动静脉瘘(图 4-22)。

颈动脉海绵窦段的损伤可导致颈动脉与海绵窦瘘(见图 3-61)。瘘管可由海绵窦经眼上、下静脉流入眼眶，向后沟通岩静脉，向下沟通卵圆孔周围静脉，或向上沟通大脑中静脉。患者可发生脑实质内出血。颈动脉海绵窦瘘的其他并发症包括蛛网膜下隙出血、眶内出血、鼻出血、耳出血、青光眼、结膜血管扩张、进行性突眼、眼麻痹和颅内压升高。第 9 章将阐述该病诊断要点和血管造影表现。

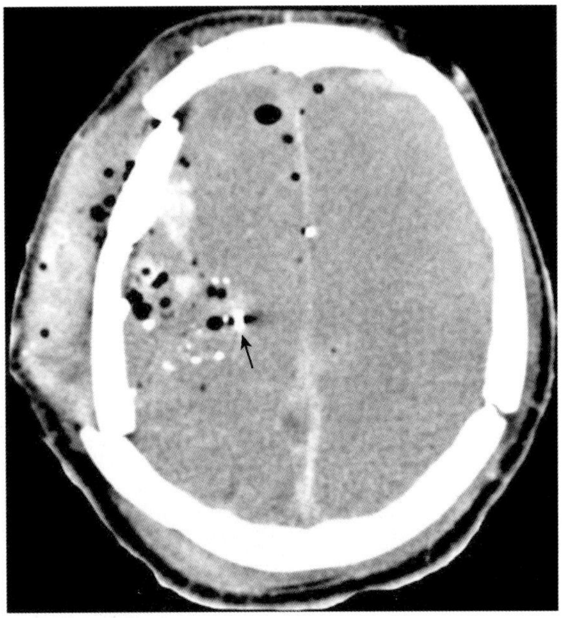

图 4-20 颅脑枪伤后的轴位 CT 图像显示颅骨粉碎性和凹陷性骨折，大面积颅内出血包括脑实质、蛛网膜下隙和硬膜下血肿，灰质模糊提示弥漫性缺氧损伤，脑沟消失提示弥漫性脑水肿。注意高密度的子弹碎片(箭头所示为最大的碎片)。大脑中异物的存在会使患者处于感染的危险中。

弥漫性轴索损伤

DAI 是大多数因交通事故导致闭合性头部损伤的患者昏迷和预后差的主要原因（虽然它也可以由其他

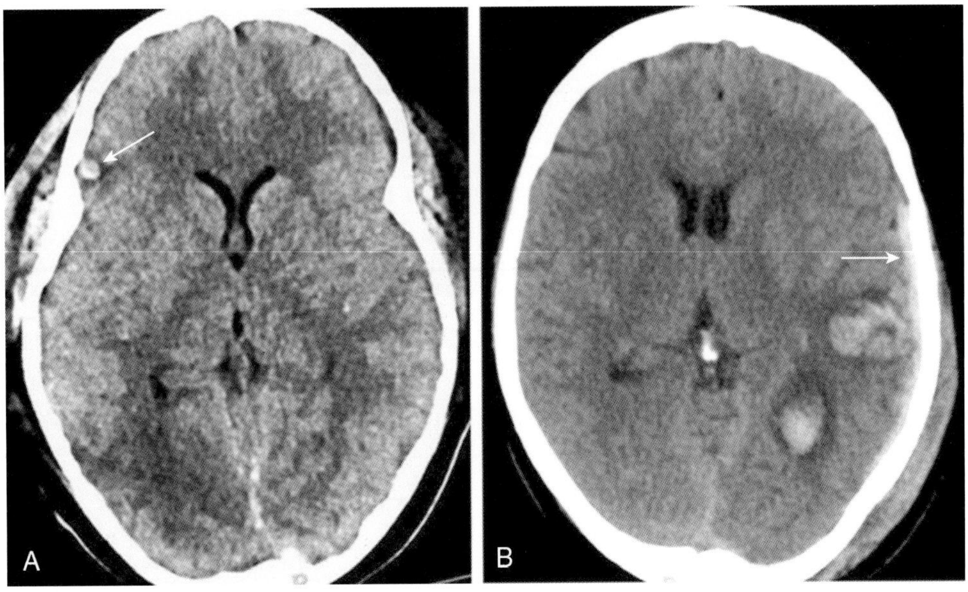

图 4-19 脑挫伤 CT 图像。(A)轴位平扫 CT 图像显示右侧额叶灰白界面处稍高密度伴周围低密度(箭头所示)：提示患者在机动车碰撞后出现挫伤。右枕叶的密度衰减是伪影造成的。(B)另一例患者在机动车碰撞后行轴位平扫 CT，也显示多个大挫伤和周围血管源性水肿。注意左侧大脑半球的急性硬膜下血肿(箭头所示)。

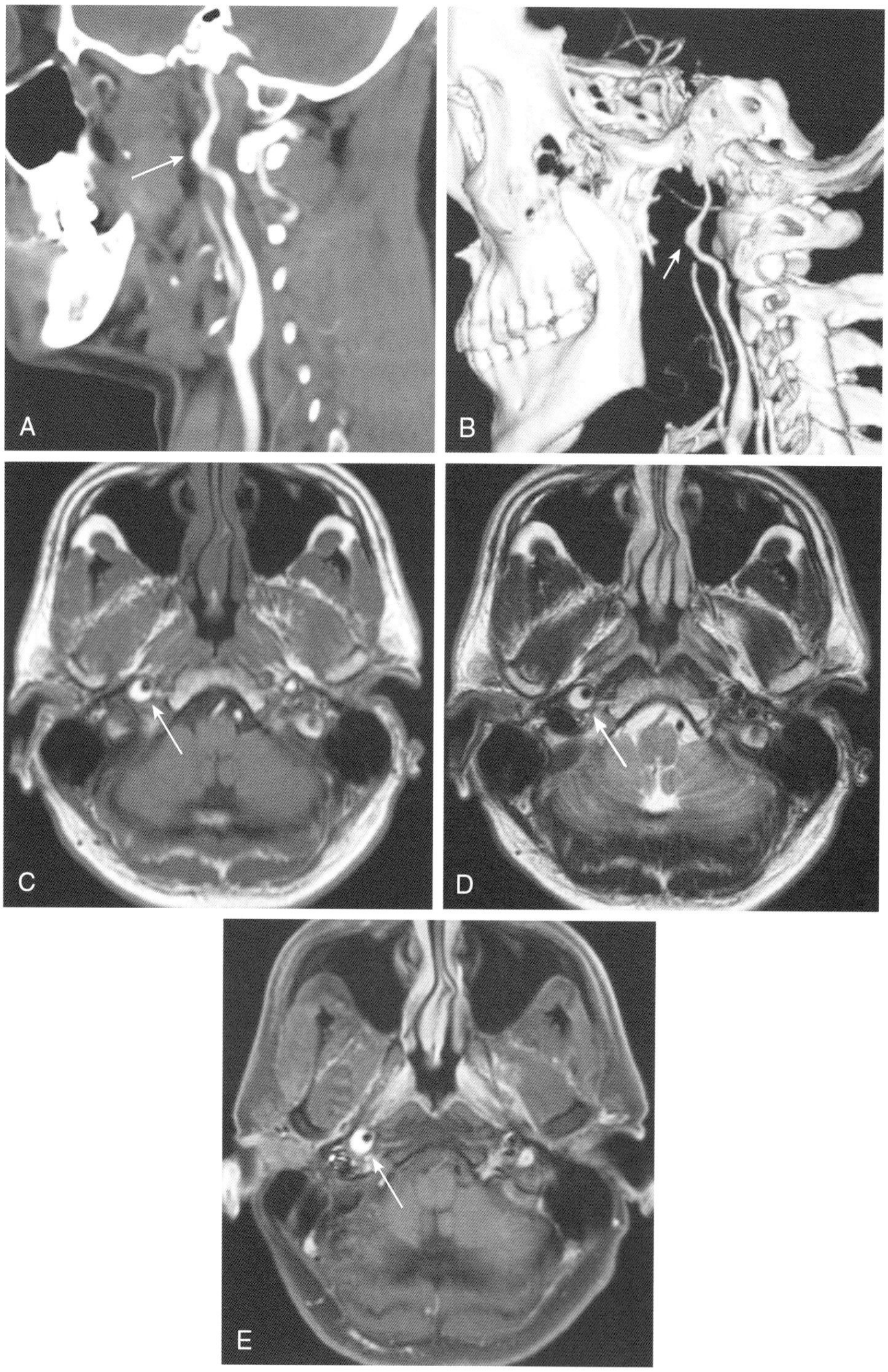

图 4-21 夹层的 CTA 和 MRI 图像。矢状位 MIP(A)和颈动脉表面渲染重建图像(B)显示左侧颅底区域颈内动脉(ICA)管径突然增大(箭头所示),提示夹层伴假性动脉瘤。由于只有血管管径变化之外区域的造影剂浓聚,夹层并未限制血流流动。在 MRI 上,另一例患者,轴位 T1W(C)和轴位 T2W(D)图像显示在颅底右侧 ICA 管壁上的半月形壁间血肿(箭头所示)。脂肪抑制 T1W 增强序列(E)证实存在 T1 高信号的壁间血肿(箭头所示)。注意:MRI 图像中残留颈内动脉(ICA)腔内的流空征象("靶"征)。

类型的创伤引起)。在外伤时,头部旋转加/减速运动所引起的应力使大脑某些区域的加速或减速快于其他区域,从而导致轴突剪切损伤。轴突可能与邻近的毛细血管一起被完全破坏,也可能部分轴突未被完全破坏,即所谓的连续性损伤。重度 DAI 患者从受伤的那一刻起就处于昏迷中,可能处于持续性植物状态或严重损伤状态。

DAI 特点是累及胼胝体、脑干、内囊、灰白色界面

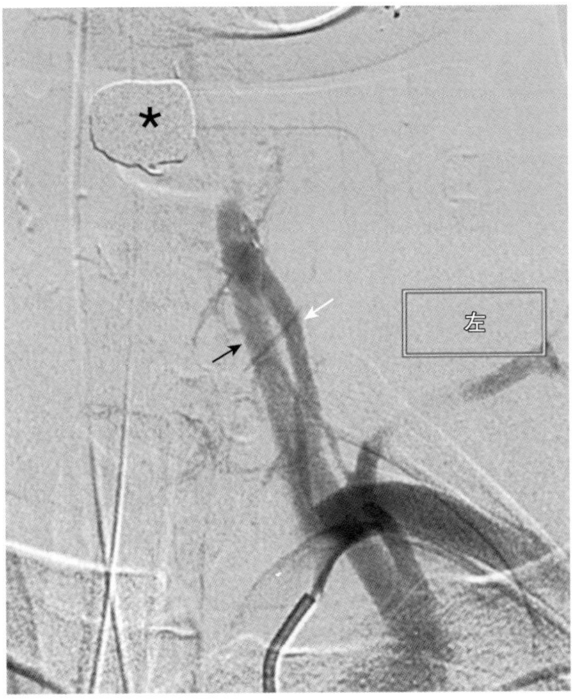

图 4–22 外伤性动静脉瘘。左侧颈部枪伤患者的常规导管血管造影显示左侧椎动脉近端(白色箭头所示)浓聚。该血管突然闭塞,与引流静脉直接相通(黑色箭头所示),动脉期不明显,提示动静脉瘘。星号所示为颈部子弹碎片。

(框 4–2)。旋转诱导的剪切应变也导致皮层挫伤和深部灰质损伤。大脑镰(后部较宽大)的作用是阻止大脑半球穿过中线,因为大脑镰前部更短,所以大脑可以一过性穿过中线。因此,胼胝体压部及后部纤维和比胼胝体前部纤维面临更大的剪切风险。

病变可呈卵圆形或椭圆形，长轴平行于纤维束方向。CT 对脑 DAI 的检出不如 MRI 敏感(图 4–23)。在 CT 上,可以看到高密度的局灶性点状区域,其周围可能有一个低密度水肿环。这些出血剪切伤很可能与轴突的完全破坏有关。在 CT 上,早期发现非出血性剪切伤可能比较困难,当临床怀疑 DAI,首次 CT 又表现正常时,应行 MRI 检查,因为 MRI 对判断剪切损伤有较高的敏感性。MRI 可见受损部位 T2W/FLAIR 呈高信号，通过 SWI 序列可显示出血灶。DWI 可清楚显示出血性病变或非出血性剪切损伤，特别是胼胝体压部损伤可有弥散受限改变。

长期的创伤性脑损伤

创伤性脑损伤(TBI)导致的认知缺陷包括信息处理速度下降、注意力不集中、记忆力下降、逻辑推理能力受损,以及更多注意力缺陷,包括语言或组织能力受损。头部损伤症状与后遗症之间的相关性是存在争议的,但越来越多的证据表明,头部损伤,即使是性质轻微的损伤,其后果也可能比以前认为的更严重。事实上,TBI 现在被认为是阿尔茨海默病发展的一个危险因素。

框 4–2 弥漫性轴索损伤的部位

灰白质交界区
胼胝体
脑干
小脑上脚
内囊
基底节

许多报道将脑萎缩描述为脑外伤的后遗症，包括尾状核、胼胝体、海马体、穹隆和丘脑。这些后遗症会导致脑室相关参数的增大(包括第三脑室宽度,侧脑室的双孔间距,侧脑室面积,全部脑室容积,颞角或脑室/大脑比值)。创伤后丘脑萎缩与皮层和皮层下(非丘脑)病变相关。这表明这种创伤性病变可能是导致神经元变性的原因。肥大性下橄榄核变性(见第 7 章)可由外伤性损伤引起,影响部位包括红核、小脑齿状核、被盖中央束或小脑脚。皮质脊髓束的华勒氏变性常在额叶皮层或白质纤维束的运动区挫伤或剪切伤后出现。

职业拳击手和足球运动员(以及精神分裂症患者)透明隔间腔的发现率增加。这与反复的颅脑损伤、中隔壁撕裂和继发脑脊液分隔形成空腔有关。

继发性并发症

脑疝

大脑存留在一个坚硬的容器中(颅骨),被无弹性的硬脑膜(天幕、大脑镰、小脑镰)分隔开。当肿胀或占位效应足够大时，就会迫使大脑从一个间隔移到另一个位置。脑实质从一个区域疝入另一个区域会造成大脑和血管损伤。可分为 5 种基本类型(图 4–24):小脑扁桃体下疝、小脑蚓部疝(小脑幕切迹疝)、颞叶疝、中央疝和大脑镰下疝。重要的是要提醒临床医生及时发现患者的脑疝,因为这些脑疝都有潜在的生命威胁。

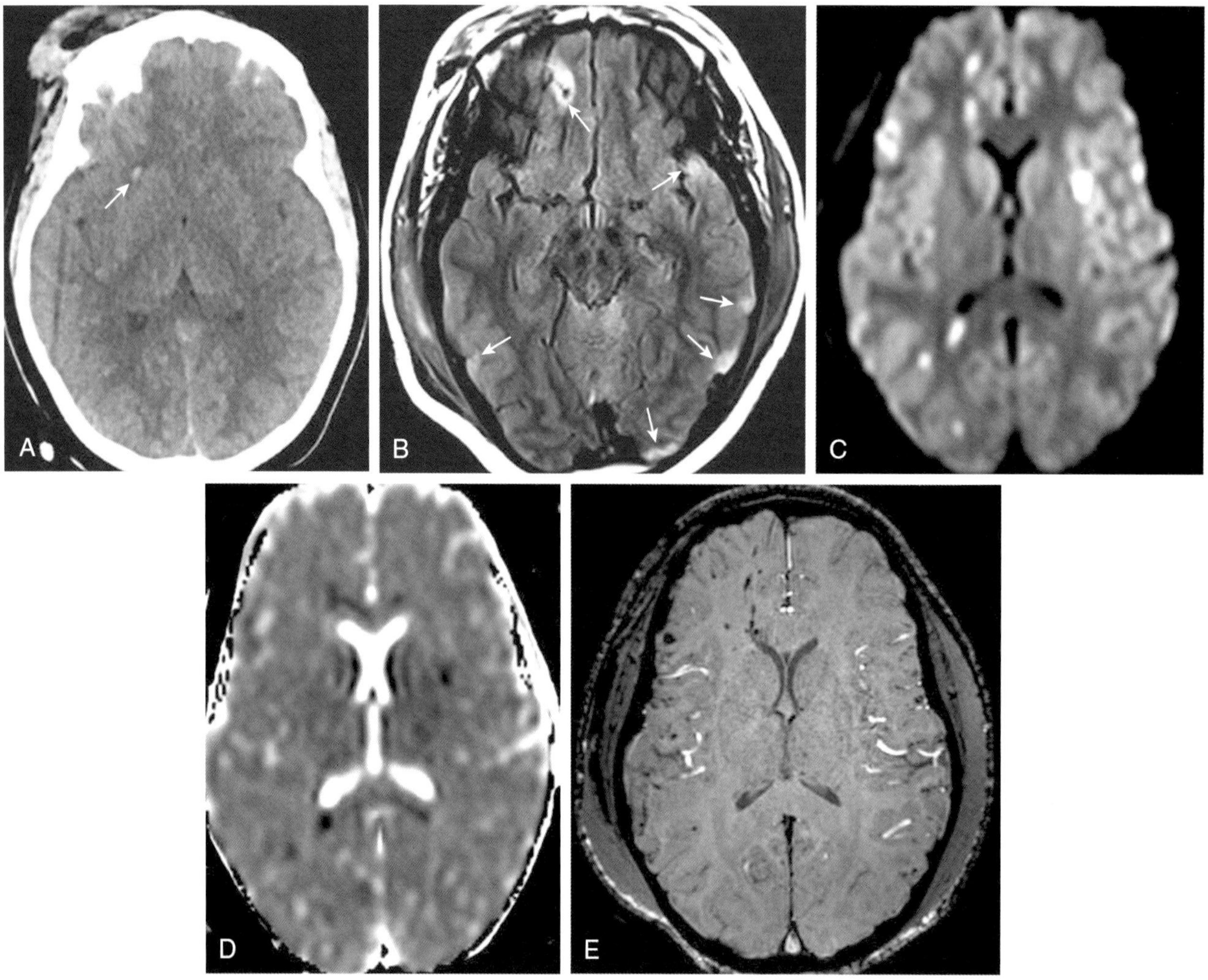

图 4-23 弥漫性轴索损伤(DAI)。(A)轴位 CT 图像显示右侧外囊小范围出血伴水肿(箭头所示)。(B)随后的 MRI 轴位 FLAIR 图像显示,在 DAI 处有许多 CT 无法观察到的病变,这些病变位于灰白色界面(箭头所示)。(C)DWI 和(D)ADC 图显示,灰白质界面及胼胝体压部附近也有大量病变。(D)SWI 是诊断 DAI 最敏感的方法。图中每一个黑点都是剪切损伤中心点。

当后颅窝出现占位效应时,第四脑室受压,产生幕上梗阻性脑积水(颞角扩张是此类脑积水特别敏感的征象)。小脑扁桃体和小脑通常从枕骨大孔向下移位。在 CT 或 MRI 上,枕骨大孔疝综合征显著表现为枕骨大孔周围未见正常脑脊液,被扁桃体和小脑组织取代(图 4-25)。当小脑上部存在占位效应的情况下,所施加的力可使小脑蚓部向上疝出(图 4-26),即所谓的向上/上行经小脑幕疝出。小脑组织可占据小脑上蚓部、环池和四叠体池。这种占位效应对脑池的压迫常导致梗阻性脑积水。

小脑幕切迹疝是由占位病变引起的,病变的矢状力向下和向中间传导。颞叶钩回在幕上移位,不同程度地压迫动眼神经及其交感神经(伴同侧瞳孔扩张)、大脑后动脉和脉络丛前动脉,以及中脑。对侧大脑脚受压至小脑幕缘,导致同侧肢体运动无力,称为 Kernohan-Woltman 缺口现象(假定位征)。它与幕状切迹处穿通动脉受压和闭塞导致的中脑 T2W 的高信号有关。大脑后动脉和脉络丛前动脉被内侧颞叶压迫或被岩斜韧带压迫导致这些血管的梗死。在幕上占位效应显著的情况下,应注意脑动脉分布和间脑,以寻找缺血或梗死的证据。中央疝迫使间脑和中脑通过幕切迹,可导致脑干小出血。脑桥被盖和中脑的大出血被称为 Duret 大出血。

同侧环池从颞叶间位开始加宽,对侧颞角扩张,脑干旋转和(或)向对侧滑动,对侧脑池闭塞,钩回组织悬吊于切迹之上,可证实为小脑幕切迹疝。有时,当损伤没有那么严重,向下的矢量较少时,则称为钩回疝,此时钩回和海马旁回疝入但脑干和脑池并未表现出相应

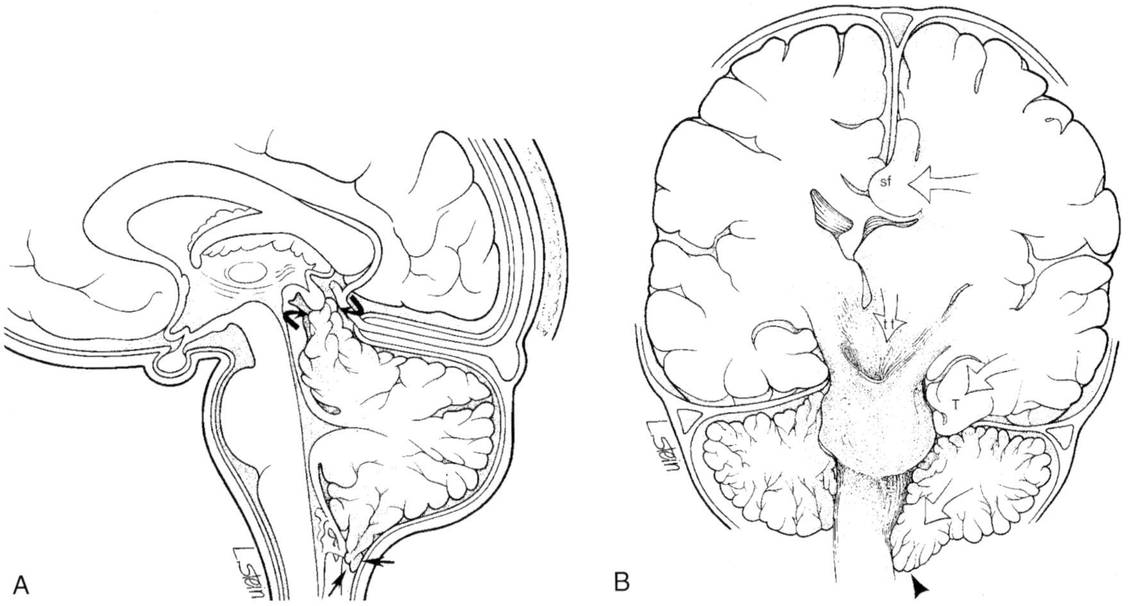

图 4-24　脑疝。矢状位图像显示小脑上部和上蚓部向上突出，矢状位图像显示扁桃体和下蚓部向下突出。(B)冠状位图像显示颞叶疝(T)，中央疝(tt)，扁桃体疝(箭头所示)，镰下疝(sf)。力线用大的开口箭头表示。注意脑干的压力来自这些疝。

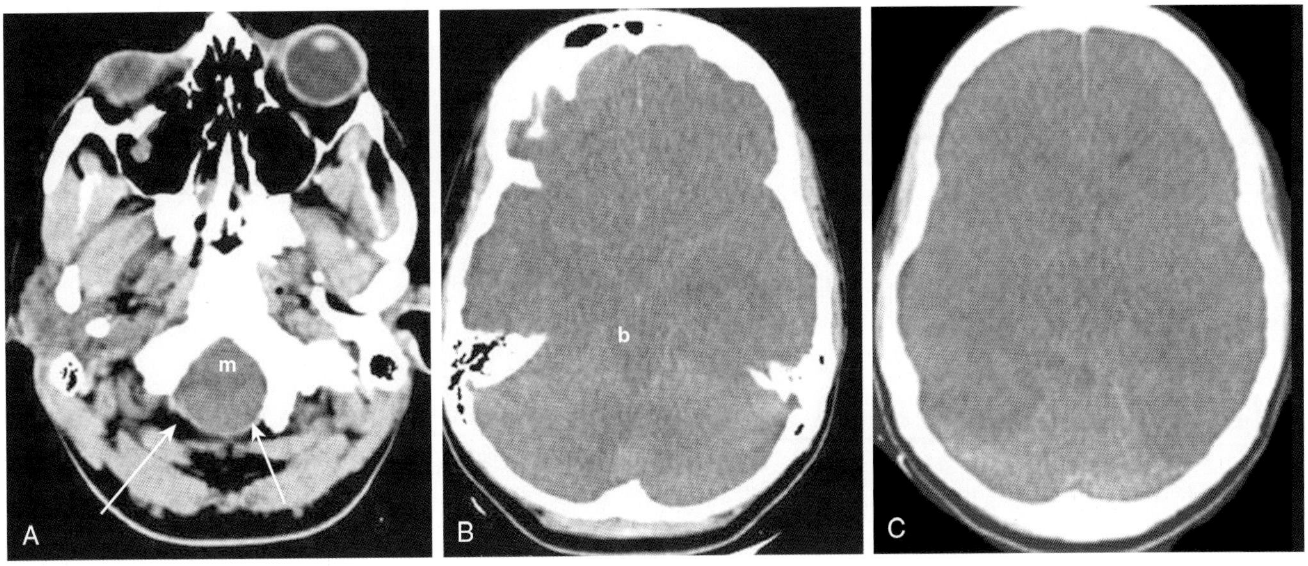

图 4-25　脑水肿。(A)快速进行性脑膜脑炎患者的小脑扁桃体(箭头所示)通过枕骨大孔疝出，周围未见脑脊液，髓质(m)向前移位。(B)，注意被挤压延长的中脑(b)，基底池中没有灰白质分界和脑脊液。通常相对致密的血管会类似蛛网膜下隙出血。(C)侧脑室被明显压迫。

的受压。冠状位重建或直接成像可以很好地显示中下部的压迫效应。

另一种突出类型是大脑镰下疝。幕上的重力效应可以向内侧传导，导致扣带回在大脑镰下移动，可能压迫大脑前动脉(ACA)或大脑内静脉(图 4-27)，侧脑室额角移位并向一侧旋转，透明隔在盂氏孔水平处向外倾斜。脑脊液间隙可沿大脑镰前部较对侧增宽。如果 ACA 分支沿大脑幕严重受压，ACA 分布区域可能发生梗死。

一旦出现脑疝，除非进行紧急的手术减压，否则就很可能发生死亡，神经外科医生应基于临床和影像学表现决定是否减压(表 4-3)。

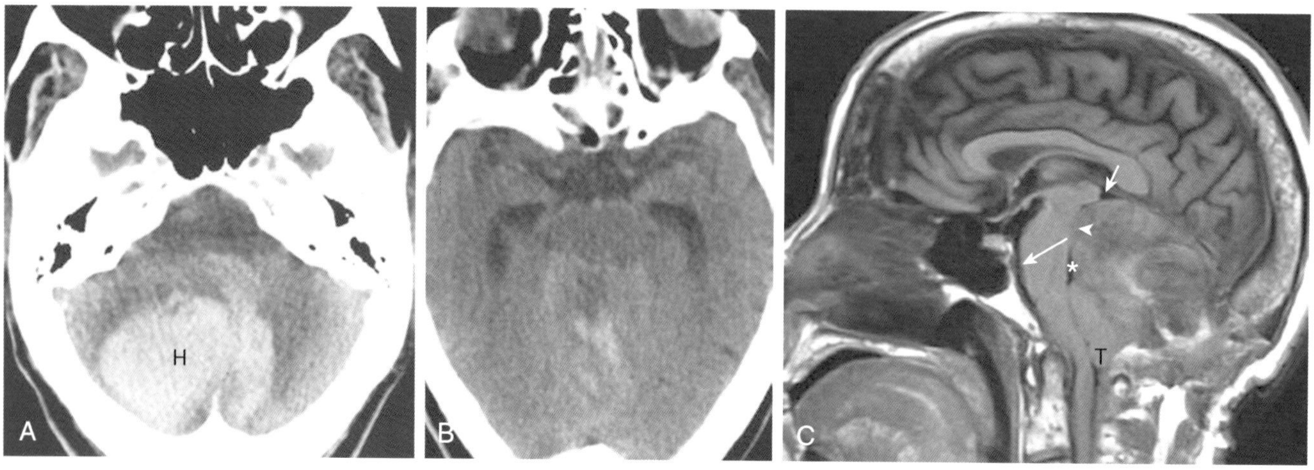

图 4-26 上升的小脑幕切迹疝。(A)后颅窝轴位 CT 图像显示右侧小脑半球大血肿(H),导致后颅窝结构左移,脑沟完全消失。(B)更重要的是,由于后颅窝的肿块效应,蚓部的上移导致四叠体池消失,侧脑室颞角增大,提示早期脑积水。(C)尽管紧急行枕下颅骨切除减压术,但第四脑室(星号所示)几乎完全消失,四叠体池(三角箭头所示)消失,上蚓池(短箭头所示)部分消失。脑桥紧贴斜坡(长箭头所示)呈扁平状,由于小脑扁桃体下移(T),颅颈交界处结构拥挤。

脑死亡

脑死亡的定义是所有大脑和脑干的功能不可逆地停止。脑血流减少(由于颅内压升高)通常被认为是脑死亡的明确标志。在无自发性呼吸、脑干反射和脑电图(EEG)平坦的临床状态下,放射性脑血流灌注研究(SPECT,^{99m}Tc-HMPAO)可以明确脑死亡的诊断。MRA 或 CTA 上脑血流缺失在确认临床脑死亡的报道中也具有特异性。

虐待儿童 / 非意外创伤

放射科医生必须对儿童虐待的诊断保持更高的敏感性。Caffey 在 1946 年首次在患有长骨骨折和慢性 SDH 的儿童中发现了这一点。摇晃婴儿综合征是由剧烈摇晃过程中产生的突然加速-减速力引起的。可能没有明确外伤的证据,但在许多情况下出现的视网膜出血(视网膜内和视网膜前)与硬膜下血肿(特别是大脑半球间血肿)和(或)蛛网膜下隙出血相关(图 4-28)。还可见脑挫伤、弥漫性脑肿胀及上颈段的脊髓血肿。受虐儿童可出现硬膜外出血、硬膜下出血、蛛网膜下隙出血、脑实质出血和脑室内出血。MRI 可以通过观察血液的不同阶段[急性、亚急性和(或)慢性或混合性血肿]来确定病变的存在时间。其他常见的临床特征包括癫痫、瘀斑、玻璃体积血和偏瘫。框 4-3 列出了与摇晃婴儿综合征有关的中枢神经系统症状。

应该注意颅骨骨折的存在,特别是有“轻度外伤”病史的凹陷性骨折、越过中线的骨折,以及那些没有已知重大事件的枕部骨折。在回顾儿科患者的 CT 图像时,骨算法薄层图像对于检测细微骨折是非常重要的。此外,三维表面渲染重建对于识别横行骨折是非常有用的,如果只查看轴位图像,可能会忽略掉这些骨折。三维表面渲染重建也可以用来显示骨缝这种正常的解剖结构,否则骨缝有可能被误认为是急性骨折。在软组织的薄层图像上,若发现头皮水肿,提示大家要非常注意观察邻近颅骨,以评估有无微小骨折。

由扼杀、窒息、误吸或其他原因引起的全脑缺血、缺氧在 CT 上有独特的表现。大脑皮层灰白质分界消失,呈弥漫性低密度(图 4-29)。基底神经节密度可高可低。小脑对缺氧的耐受力更强,因此,在这种情况下表现出正常的密度(“白小脑”征)。MRI 可显示弥漫性脑肿胀伴正常脑沟消失。

反复的创伤事件所造成的严重脑损伤的结局是在不同年龄的不同脑区软化性脑萎缩(图 4-28),伴或不伴血肿。

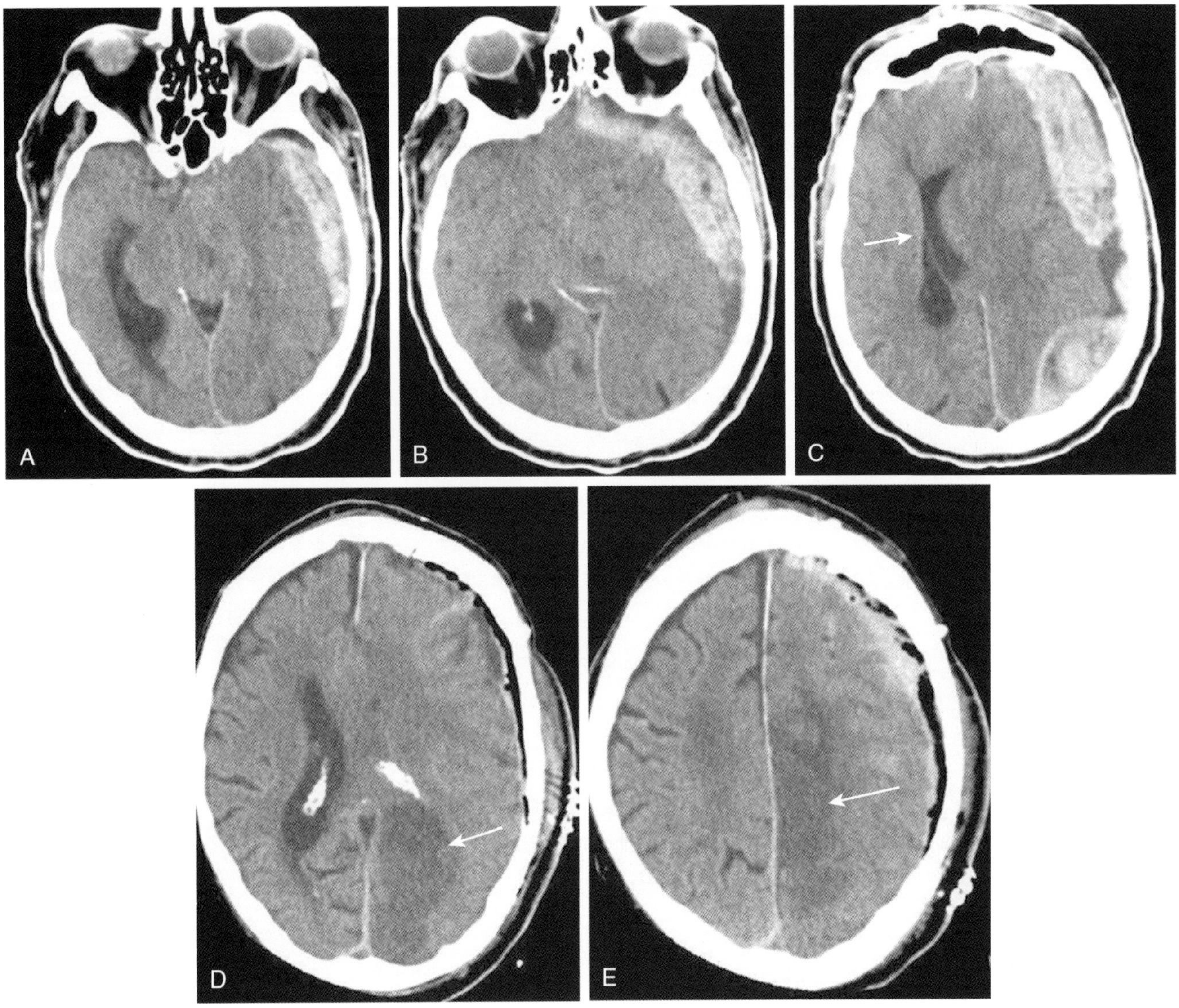

图 4–27　脑疝并发症。该患者有一个大的、活动性出血性的硬膜下血肿。注意钩回从左至右受压，右侧侧脑室颞角扩张，中脑旋转提示小脑幕切迹疝。(B)基底池消失，脑干变形。(C)更明显的是，侧脑室（箭头所示）沿中线明显移位伴大脑镰下疝。(D)两天后，血肿清除后，可以看到右侧大脑后动脉受压导致左侧枕叶梗死（箭头所示），与小脑幕切迹下疝有关。E，左侧大脑前动脉梗死（箭头所示），可能由镰下疝引起的牵拉所致。

颅骨 / 颅底骨折

在创伤病例中，应常规对颅骨和颅底进行仔细检查。骨折可能是明显的，也可能是非常轻微的，这取决于创伤机制。对正常解剖学的深刻理解是识别骨损伤和避免将正常结构（例如，骨缝）误诊为骨折的必要条件。软组织肿胀是仔细检查相邻骨结构的提示性指标。常见的颅骨骨折有几种类型：①线状骨折；②分离型骨折；③粉碎性骨折；④凹陷型骨折。当发现骨折时，应仔细检查相关的损伤，包括脑挫伤、剪切伤或脑外损伤。凹陷性骨折通常是粉碎性的，可导致潜在的颅脑损伤并伴有轴外出血。粉碎性骨折通常有凹陷的碎片。对放射科医师来说，重要的是要对凹陷的程度（通常与颅骨的厚度有关）和相关的脑损伤做出评价。注意开放性骨折和沿颅底的鼻旁窦骨折，这些骨折增加了颅内感染的风险。颞骨纵向骨折与颞叶损伤高度相关。骨折可沿缝合线延伸，造成不对称增宽（分离的）的外观。

颅底损伤，包括颈动脉管、颈静脉孔和毗邻主要静脉窦的颅骨骨折，应立即进行血管造影评估血管结构的完整性。斜坡和中央颅底骨折可伴发沿颅颈交界的轴外血肿，因此，当发现此类骨折时，应仔细检查软组

表 4-3 患者颅内出血手术干预或保守观察的临床及影像学表现

病变类型	外科手术临床指征	外科手术影像学指征	非手术治疗(密切临床监测,连续影像学检查)
脑实质出血	进展性神经功能恶化 难治性颅内高压 GCS 评分 6~8 分	占位效应中线偏移>5mm 的脑池消失 血肿体积>50mL(颞叶挫伤血肿>20mL)	无神经损害 可控的 ICP 影像学未见占位效应
急性 EDH	神经功能障碍 GCS 评分<8 分	体积>30mL 体积<30mL 且厚度>15mm 中线移位>5mm 伴临床手术征象	体积<30mL、<15mm 厚度中线偏移<5mm、GCS>8 且无神经功能障碍
急性 SDH	GCS 评分<9 分 GCS 评分下降>2 分 瞳孔不对称,固定,扩大 颅内压>20mmHg	厚度>10mm 或中心偏移>5mm 厚度<10mm、中线偏移<5mm、GCS<9 以及临床手术适应证	无神经功能损伤
后颅窝病变	神经系统功能恶化	占位效应(第四脑室偏移/消失,基底池消失,阻塞性脑积水)	CT 无占位效应 无神经功能损伤
凹陷性开放(复合)颅骨骨折	硬脑膜渗漏的临床指征	凹陷程度>颅骨厚度	无硬脑膜渗漏的影像/临床证据 无明显颅内出血 <1mm 凹陷 无额窦受累 无明显外观畸形 无伤口感染 无气颅

Adapted from Winn HR. Youmans Neurological Surgery. Philadelphia:Elsevier;2011.
EDH,硬膜外血肿;GCS,格拉斯哥昏迷量表;ICP,颅内压;SDH,硬膜下血肿。

织以排除相关出血。颞骨骨折的鉴别需要对中耳和内耳结构进行观察,以确定听骨和耳蜗结构的完整性(见第 11 章)。

在儿童中,大多数线状颅骨骨折可自行愈合,而在成人中,骨折的痕迹在受伤后数年仍存在,尽管边缘不太明显。当硬脑膜被颅骨骨折撕裂时,蛛网膜就会进入骨折间隙。在少数情况下,脑脊液的搏动会扩大骨折碎片之间的间隙,使骨折边缘呈线性加宽,或产生多房囊肿,囊肿边缘光滑,呈扇形。这个表现被称为“生长性骨折”或“软脑膜囊肿”,常见于儿童。

面部和眼眶创伤

CT 是观察面部骨折最有效的成像方式。利用轴位多层螺旋 CT 薄层(≤1mm)进行冠状位和矢状位重建对于检测损伤的整个范围十分重要。更重要的是,这些描述可以让你对其他部位的相关骨折提高警惕。下文将介绍一些比较常见的骨折。

面部和眼眶创伤的表现包括面部或眼眶周围软组织肿胀、上颌窦或鼻旁窦的积液和积血。眼眶骨折时,应注意骨折的位置、范围、骨折部位是否有肌肉或脂肪包绕,以及是否伴有包括骨膜下血肿在内的眼眶出血(图 4-3)。在眶内,最常见的破裂是所谓的爆裂性骨折,源于直接(钝性)损伤导致眶壁骨折和眶内内容物卡压。可累及眶底,骨折通常通过上颌骨内侧眶板或累及眶下管(图 4-30)。骨折通常累及眼眶内侧壁,冠状位 CT 上显示为“开窗”征。眶内侧爆裂性骨折累及筛窦纸板,极少向上累及额窦。眼眶内除了可见软组织外,还可见空气(眼眶内气肿),在累及的鼻窦内可见气液平,这可成为轻微筛窦骨折的一个指征。爆裂性颅底骨折常伴有眼球内陷、复视(仰视)和眼部损伤,但一般不累及眶缘。重点关注眼直肌和眼眶脂肪,它们可能通过骨折处发生移位,这可能导致临床上明显的神经压迫综合征,并限制眼球的运动。涉及眼外肌的血肿也会造成

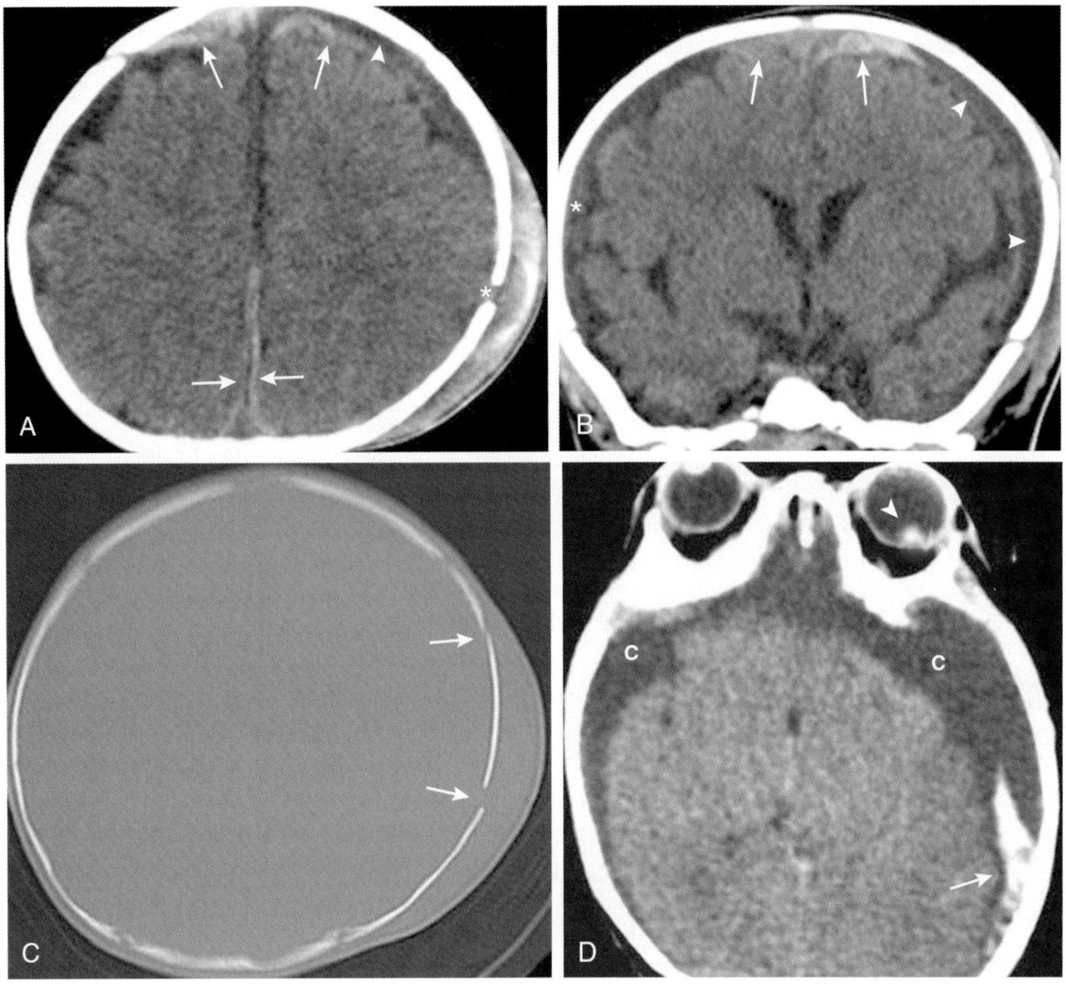

图 4-28　非意外创伤。(A)轴位和(B)冠状位 CT 图像显示一例 2 月龄的昏睡患儿的双侧大脑半球上可见混合密度的硬膜下血肿，出血呈现不同时期的表现。急性期出血是高密度的(箭头所示)，而慢性期是低密度的(三角箭头所示)。(B)星号显示右颞部的硬膜下血肿属于亚急性血肿。在这个特别严重的病例中，图 A 中的星号表示颅骨缺损，脑组织疝出并伴有大面积头皮肿胀。(C)骨窗证实存在顶骨粉碎性骨折和邻近的软组织肿胀(箭头所示)。(D)癫痫发作的 1 岁儿童轴位 CT 图像显示，两个大脑半球表面可见混杂密度的硬膜下血肿，字母 C 表明不同时期的出血密度(箭头表示急性出血较多)。注意视网膜出血(三角箭头所示)。当你发现不同时期的颅内血肿时，应怀疑非意外创伤。

活动受限。眶缘受累表明损伤更为严重，尤其是眶上缘损伤，可伴有颅内损伤。眶上壁最薄弱的部分在眶上裂和视神经管附近。眶顶骨折易发生假性脑膜膨出(图 4-31)。

眼外伤可导致眼球穿孔和低眼压(“扁平轮胎”征，见第 9 章)。眼眶出血可发生于眶内间隙、神经鞘内(硬膜下)、眶外间隙、骨膜下间隙和眶下间隙(巩膜与腱膜之间，腱膜是邻近眼眶脂肪的纤维膜)。前房(前房积血)和眼后部(被晶状体分隔)可见眼球内出血。眼后部出血可蓄积于玻璃体，也可伴有视网膜或脉络膜脱离。眼外伤可见晶状体脱位或急性外伤性白内障（低密度)，眼球内可见异物影。在创伤前提下，当眼球内存在空气和(或)异物时，即使眼球形态是完整的，也意味着存在球体破裂(图 4-32)。当然，塌陷、畸形的眼球也意味着眼球的破裂。向临床提供这些影像学发现是至关重要的，因为当眼睛肿胀闭合时，体格检查很难发现这些异常。

对上颌窦的直接打击会导致“击入性骨折”，使眶底抬高进入眶内。这些骨折引起眼球突出，眼球活动受限。眶上缘的骨折常伴有额叶挫伤和硬膜外血肿。

MRI 在视神经鞘血肿的检测中有特殊的作用。血肿在 MRI 上比在 CT 上更明显。由于视力会迅速减退，所以确诊十分重要，通过行神经鞘减压术可以恢复视力。MRI 上可见沿视神经鞘的出血，呈不规则肿胀。在

框 4-3 非意外外伤的影像学表现

骨骼

颅骨骨折(游离性、粉碎性、线性)

椎体压缩性骨折、骨折脱位、椎间盘间隙狭窄、棘突骨折、颈髓血肿

骺板/撕脱/干骺端骨折肋骨骨折

脑损伤

挫伤

弥漫性脑肿胀

硬膜下(双侧大脑半球间)血肿

弥漫性轴索损伤

局灶性、多灶性或弥漫性缺血性损伤

蛛网膜下隙出血

硬膜外血肿

脑室内出血

眼球

视网膜出血(更容易在眼底镜检查而不是影像学检查中发现)

玻璃体积血

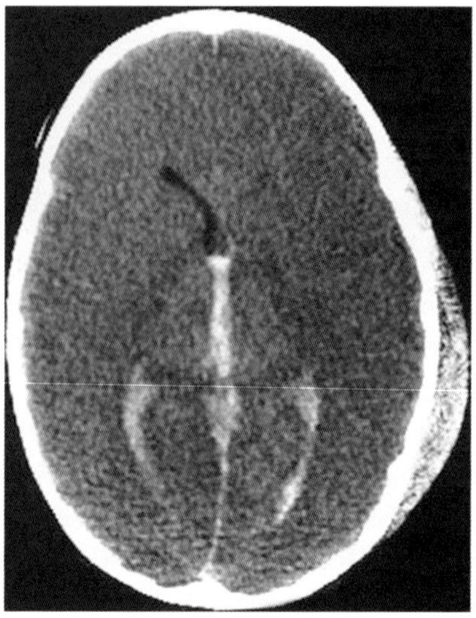

图 4-29 弥漫性脑水肿伴脑室出血的 CT 图像。脑灰质和白质界限消失和基底神经节结构的模糊不清是大脑缺氧损伤的特征。脑室内出血见于第三脑室和侧脑室。

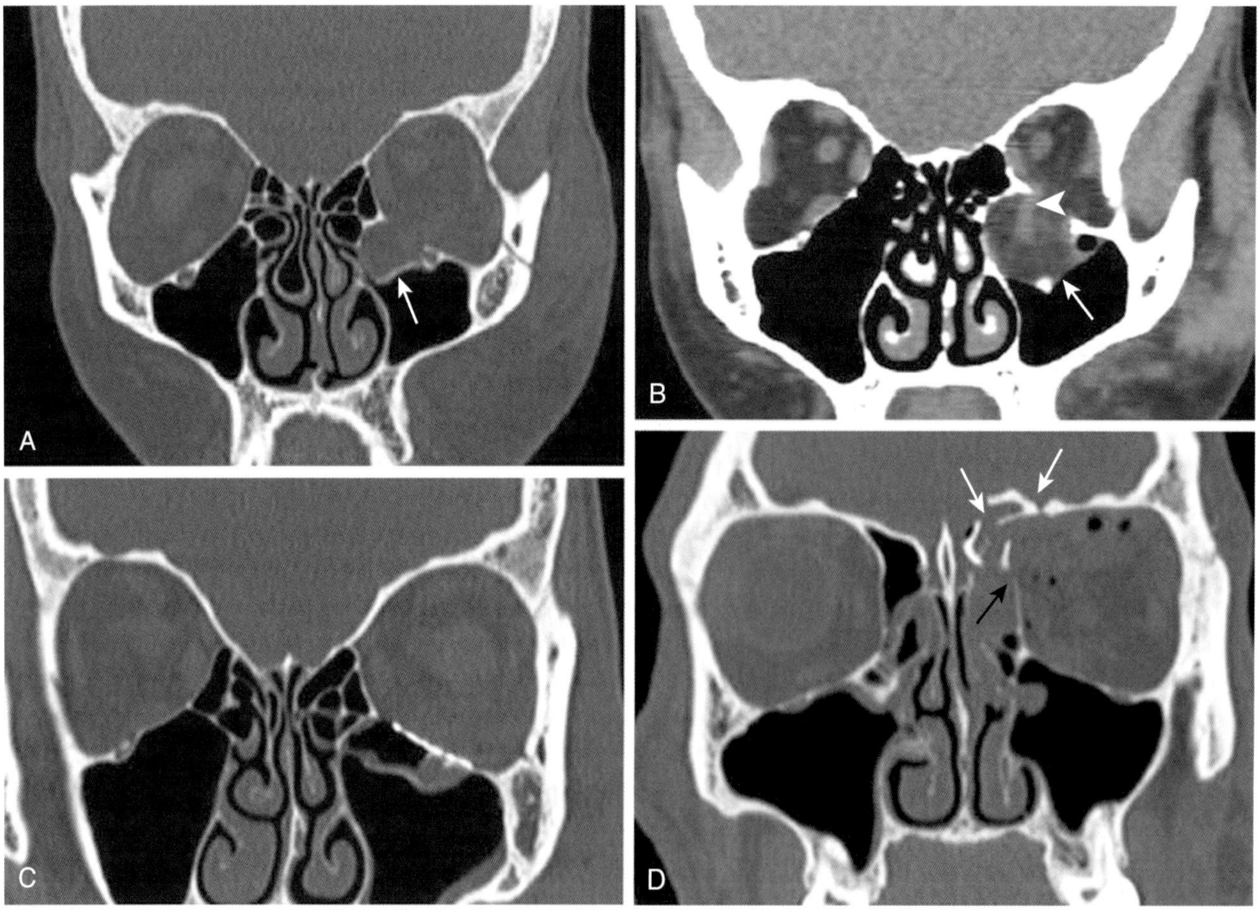

图 4-30 眼眶骨折。(A)冠状位骨窗 CT 显示眼眶内壁、眼眶底壁的骨折碎片(箭头所示)向下突出("开窗"征)。(B)脂肪(箭头所示)和肌肉(三角箭头所示)通过骨折间隙疝出导致活动受限。随后眶底用钢板和螺钉进行修复,恢复解剖对位。(D)本例患者眼睛被刺伤,眼眶顶(白色箭头所示)和眼眶内侧壁(黑色箭头所示)骨折。注意眶内侧的积气、血肿和损伤的肌肉。

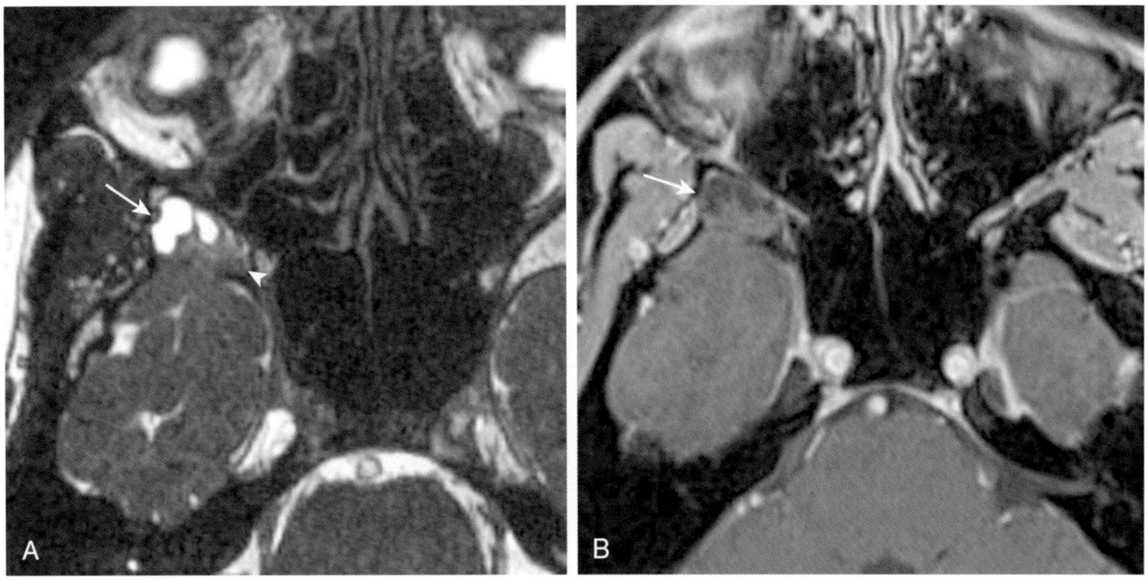

图 4-31 外伤后脑膜膨出。本例患者在摩托车碰撞后复发性头痛,(A)轴位 T2 CISS 序列图像显示蝶骨翼缺损处的脑膜脑膨出(箭头所示)。注意疝内的液体及脑内容物(三角箭头所示)。(B)正如预期,脑膜脑膨出在增强 T1W 图像上未见强化(箭头所示)。

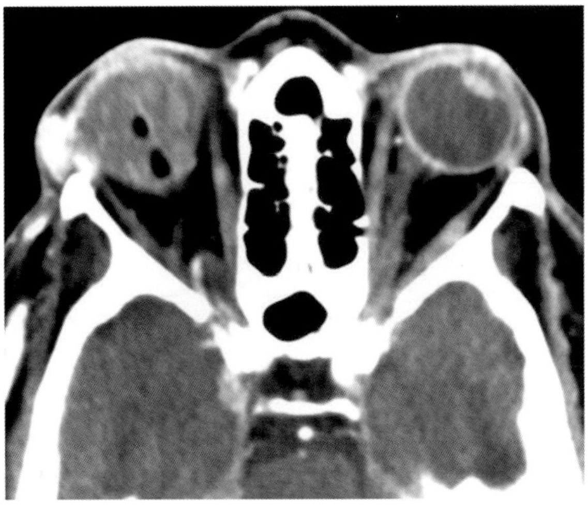

图 4-32 眼部损伤。非增强的轴位 CT 图像显示眼球后部液体密度呈现不均匀提示玻璃体积血。眼球内部积气及正常球形态的消失提示眼球破裂。

CT 上可见神经鞘复合体肿大。

颧弓可发生单独骨折或作为颧上颌复合体(ZMC)(三角支柱)骨折,包括:①眶侧壁骨折,通常表现颧额缝分离;②眶下壁及眶底骨折,有时会损伤眶下神经;③颧弓骨折;④颧上颌支柱骨折(图 4-34)。颧骨可以向后和向内侧移位,导致下颌正常活动困难。当这种情况发生时,除了眶底外,上颌窦的外侧壁(有时也包括前壁和后壁)常受累(三脚架构的第四脚)。"单纯性"骨折是指没有骨折碎片的移位,而"复杂性"骨折则伴有移位和旋转的骨折碎片,这些骨折碎片可能会产生继发性气道损伤、牙关闭锁或血管损伤。

鼻眶筛骨复合体骨折及 LeFort 损伤

鼻-眶-筛骨复合体骨折是一种直接累及面中部和鼻骨的损伤。这种损伤的后果包括内眦过宽(由内眦韧带断裂引起的眶间距的扩大)、与鼻泪系统横断伤有关的溢泪症或泪道黏液囊肿,以及脑脊液鼻漏。典型的骨折累及鼻骨、上颌内侧支柱、鼻中隔、筛窦和眼眶内侧壁。

根据实验室对颅骨的实验,LeFort 将上颌骨骨折分为 3 种基本类型(图 4-33)。LeFort Ⅰ型(经上颌骨折)是指通过鼻中隔和翼状板,沿着两侧上颌窦延伸的骨折。上颌骨与其他面部骨骼分离(浮腭征),通常向后方移位。LeFort Ⅱ型骨折,或称金字塔形骨折,骨折线起于鼻梁,斜向鼻腔外侧延伸,穿过眼眶内壁、眼眶底、眶下缘、上颌窦和翼板。它可导致鼻和上颌骨与面部其他部分分离(通常在后部)。在 LeFort Ⅲ型骨折中(颅面分离),鼻、颧骨和上颌骨与颅骨分离。骨折线从鼻额部穿过眼眶内侧壁、后壁和外侧壁、颧弓,然后穿过翼状板。通常,三脚支柱和 LeFort Ⅰ、Ⅱ或Ⅲ型骨折可同时发生(图 4-34)。

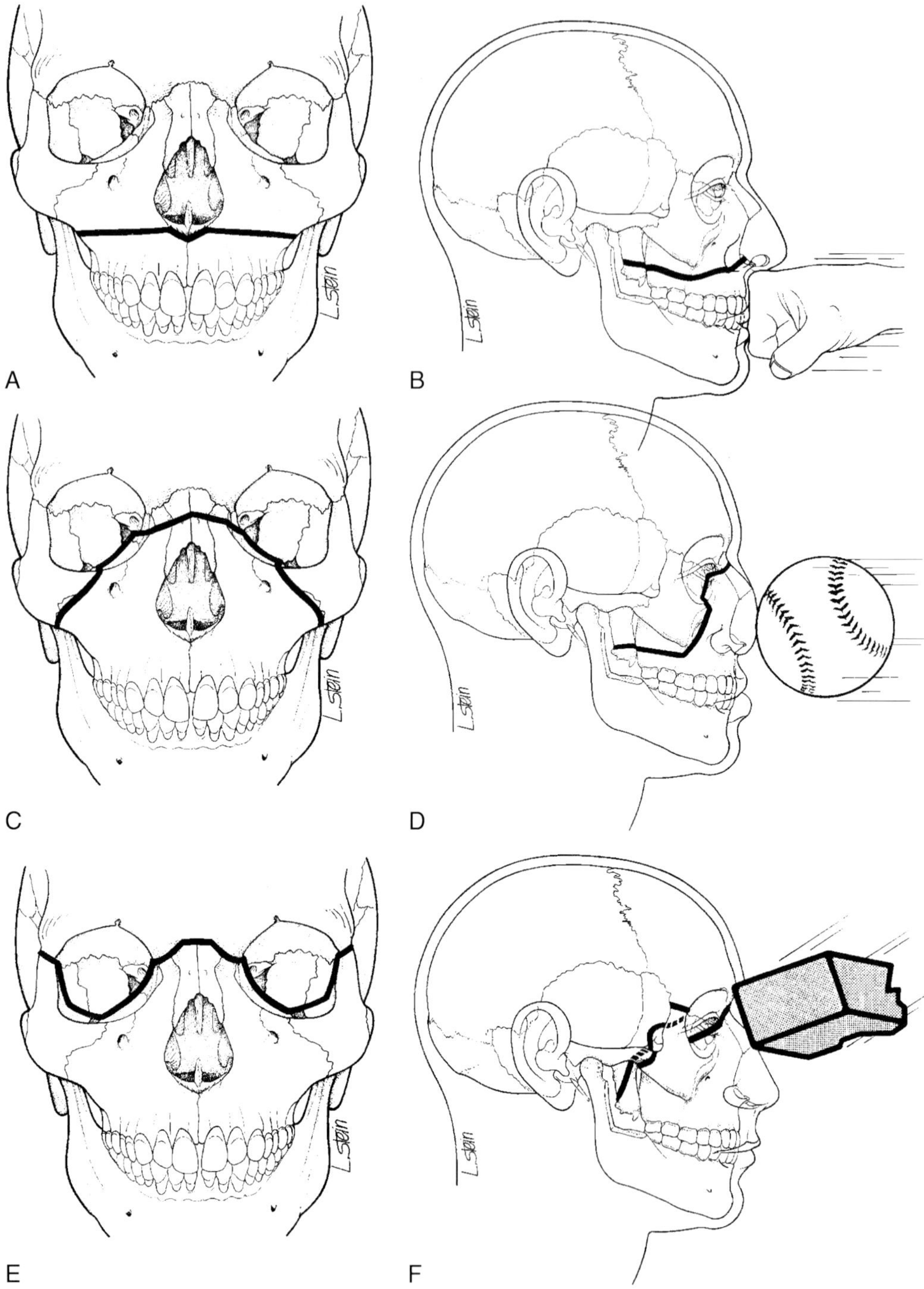

图 4–33 LeFort 骨折。(A)LeFort Ⅰ型骨折的前面观。(B)LeFort Ⅰ型骨折侧面观。(C)LeFort Ⅱ型骨折前面观。(D)LeFort Ⅱ型骨折的侧面观。(E)LeFort Ⅲ型骨折前面观。(F)LeFort Ⅲ型骨折的侧面观。

下颌骨骨折

在创伤情况下,下颌骨损伤可为单侧或双侧,并伴有骨折和(或)脱位。骨折范围从无移位到严重移位和粉碎性骨折。如果下颌神经所在的下颌管被骨折累及,诊断报告里要说明。此外,对相邻牙齿的损伤包括松动和(或)骨折应写到报告中,因为在昏厥的患者中,这些可能被吸入并进一步导致并发症。应评估颞下颌关节是否移位,记录开口时髁状突相对于关节窝的位置。在计划手术重建时,三维重建对临床医生来说是非常有用的。

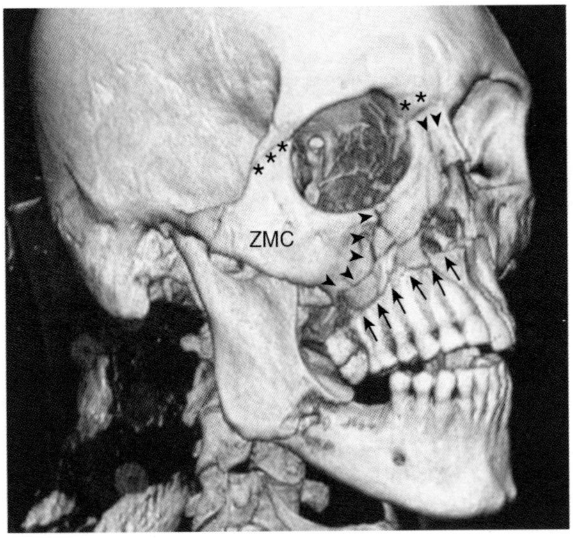

图 4-34 颅面骨粉碎。三维表面渲染重建技术全面展示了面部结构,同时显示了多种面部损伤同时存在。LeFort Ⅰ型损伤用黑色箭头表示,LeFort Ⅱ型损伤用黑色三角箭头表示,LeFort Ⅲ型损伤用星号表示。颧骨-上颌骨复合体(ZMC)骨折,骨碎片分离,还伴有下颌骨移位的粉碎性骨折。不要边开车边发短信!

外伤性脑神经损伤

这可能发生在头部外伤之后, 解剖学知识对寻找病变很有帮助。额叶脑外伤或手术可致嗅球及嗅道损伤,从而导致嗅觉丧失。视神经管/眶尖骨折或直接损伤视神经导致视力丧失(视神经损伤)。据报道,交叉损伤可继发于机械性、挫伤、压迫性或缺血性脑神经损伤。应仔细评估蝶鞍、斜坡或面骨骨折。同时,要注意相关的垂体柄或下丘脑损伤。第Ⅲ对脑神经损伤可以在无颅骨骨折的情况下,由剪切伤机制导致的根状撕脱伤和远端束损伤。第Ⅲ对脑神经在小脑幕切迹疝(DTTH)时也会被拉长。MRI 可以识别神经出口部位的出血和中脑的高信号。外伤性颈动脉夹层引起的霍纳综合征也应考虑伴有第Ⅲ对脑神经损伤。创伤后(43%的滑车损伤)引起的单纯第Ⅳ对脑神经麻痹是较常见的。小脑幕切迹疝时,滑车神经经过中脑环池会受到压迫。眼眶底、眶顶、眶尖骨折及颅底中央损伤均可导致三叉神经损伤。颅底骨折(多勒洛管)、海绵窦/眶尖损伤或颅内压增高会累及第Ⅵ对脑神经,由于颅内病程较长,第Ⅵ对脑神经对损伤特别敏感。第Ⅷ对脑神经也可能因颞骨岩部(包括面神经管)的纵向或横向骨折而受伤(见第11章)。伴随的损伤包括听骨链断裂、出血、耳漏和颞下颌关节损伤。外伤性周围面神经麻痹的发病机制包括离断、骨碎片或血肿引起的外源性压迫,或继发于面神经管内血肿/水肿引起的内源性压迫, 内耳道段、迷路段、鼓室段及膝状神经节可有强化表现。颈静脉孔和舌下管骨折虽然不常见,但常伴有第Ⅶ~Ⅺ对及第Ⅻ对脑神经损伤。

(薛蕴菁 江少凡 译)

第 5 章

脑部感染性和非感染性炎性疾病

中枢神经系统(CNS)受多种感染性和非感染性炎性疾病的影响。正常的大脑应对这些损害的反应较为有限。最初大脑会出现红肿(灌注增加)、发热(热量)、肿块(水肿),但无疼痛,除非脑膜(表面)受到影响。在大多数情况下,血脑屏障的异常常伴随着相关的强化。之后,如果这些损害导致神经元死亡,先前肿胀的器官会收缩并变得萎缩/松弛。

成像技术在检测异常、定位异常以及在许多情况下将病变分类为感染性/炎性疾病与肿瘤或血管性疾病方面是相对敏感的。DWI 在这种情况下特别有用,因为扩散受限是某些感染的特定阶段的特征。借助于临床病史、体格检查和患者年龄,放射科医师可以更准确地解读特定图像,并对可能的鉴别诊断做出有根据的判断。

病变的定位是鉴别诊断的关键第一步!病变是在硬膜外、硬膜下、蛛网膜下隙、脑室内还是脑实质内?其是否局限于大脑的特定区域(如颞叶),可能意味着特定的病原体(表 5-1)。

表 5-1 位置和可能的病原体

位置	可能的病原体	有用的提示
小脑/脑干	李斯特菌	难以培养
血管周围间隙	隐球菌	AIDS 宿主
深部灰质	蜱虫/蚊子传播	病重
基底部脑膜	结核杆菌	地方性疾病
脑室旁	TORCH	新生儿,钙化
海绵窦	真菌	由鼻窦炎传播
硬膜下间隙	流感嗜血杆菌	脑膜炎伴积液

AIDS,获得性免疫缺陷综合征;TORCH,弓形虫病、其他感染、风疹、巨细胞病毒、单纯疱疹。

解剖学上限制感染的过程

大脑周围间隙及其覆盖物的解剖

大脑由三层膜覆盖,这些结缔组织层统称为脑膜。它们从外向内分别命名为硬脑膜、蛛网膜和软脑膜。硬脑膜(字面意思是“坚韧的母亲”)也被称为硬脑脊膜,由两层非常坚硬的结缔组织构成,最外层与颅骨紧密贴合,代表颅骨内板的骨膜,内层覆盖有间皮细胞,排列在硬膜下间隙外侧,两层分离形成静脉窦,内层从颅骨向外反折,形成小脑幕、大脑镰、鞍膈和小脑镰。颅骨内板和硬脑膜之间的间隙是硬膜外间隙,在颅缝线处贴附最为紧密。硬脑膜和蛛网膜之间的间隙为硬膜下间隙。硬膜下间隙是一个潜在的腔隙,内有桥静脉和蛛网膜向外的突出物(蛛网膜绒毛),桥静脉负责将血液从皮质引流至静脉窦,而蛛网膜绒毛则突出静脉窦内。

硬膜下间隙深面是另外两层结缔组织:蛛网膜和软脑膜,它们共同构成柔脑膜。蛛网膜是一层脆弱的外层,与硬脑膜平行,并由含有脑脊液的蛛网膜下隙与软脑膜隔开。软脑膜与大脑和脊髓紧密贴合,并承载着庞大的血管网络。图 5-1 展示了这种解剖结构。

硬膜外脓肿

硬膜外脓肿通常是由手术床、乳突、鼻旁窦或受感染颅骨蔓延感染引起的。硬膜外脓肿的影像学表现为 CT 上呈低密度的局灶性硬膜外肿块,T1W 呈低信号或等信号,T2W 或 FLAIR 呈高信号,DWI 表现为弥散受限。病灶可见强化,特别是在增厚的硬脑膜表面或沿着脓肿壁边缘。硬膜外脓肿可以通过导静脉或相邻的骨髓炎扩散至帽状腱膜下间隙而出现在颅骨外,当脓肿

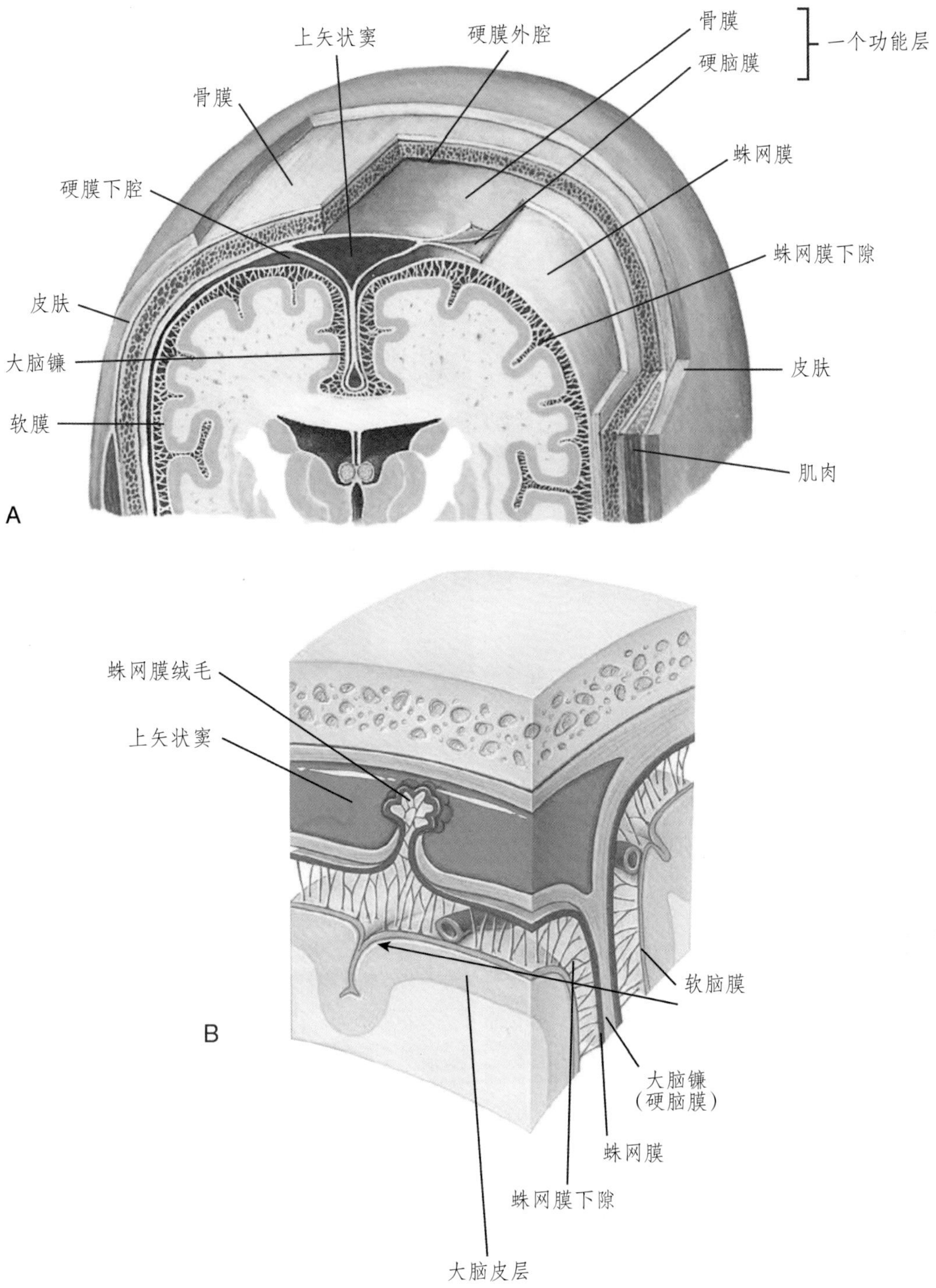

图5–1　大脑的覆盖物。(**A**)大脑表面由多层组织覆盖，组织层间存在液体。从头皮到颅骨再到硬脑膜，在蛛网膜和软脑膜之间存在脑脊液。(**B**)蛛网膜绒毛突入窦腔，血管在蛛网膜下隙的液体中走行。（From Thibodeau GA，Patton KT. Anatomy and Physiology. 5th ed. St. Louis：Mosby；2003：376，379.）

作为术后并发症出现时，这种表现更常见。这些静脉可导致引流脑静脉和静脉窦的血栓性静脉炎。

硬膜外脓肿可以跨越硬膜窦，从而穿过中线，这区别于硬膜下脓肿，后者通常受中线大脑镰限制。然而，硬膜外脓肿与硬膜外血肿一样，通常被颅缝所限制（图5–2）。

硬膜下积脓

感染对蛛网膜屏障的破坏导致硬膜下潜在腔隙内脑脊液积聚。硬膜下积脓可以是急性或慢性发作，在出

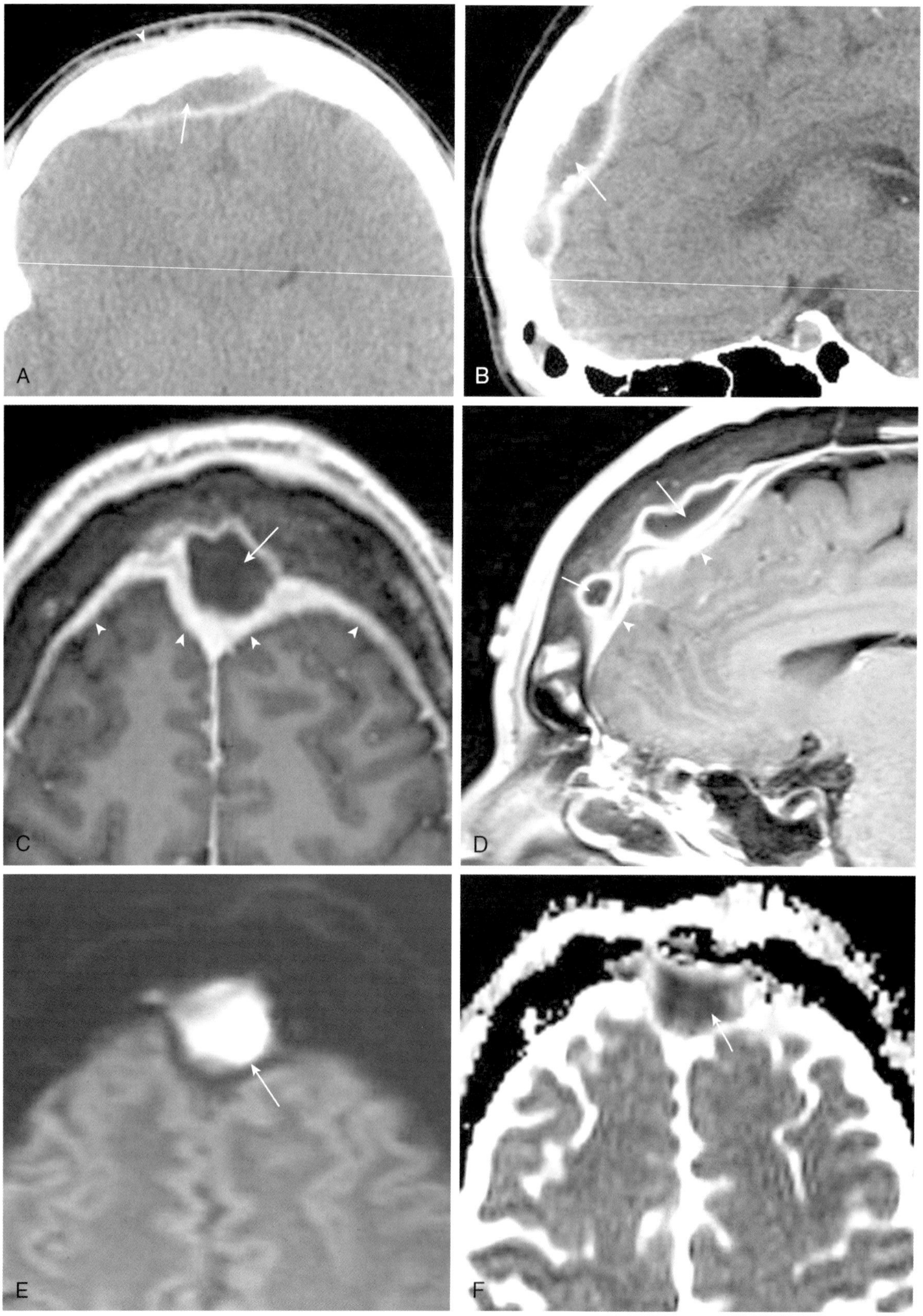

图 5–2 额骨骨髓炎引起的硬膜外脓肿。在(A)轴位和(B)矢状位对比增强 CT 图像中,可看到一个跨越中线的聚集物(箭头所示),因此可以确定其在“硬膜外间隙”。在额骨的另一侧,头皮增厚(三角箭头所示)。(C)在轴位和矢状位(D)的增强 T1 图像上显示脓肿(箭头所示),其位置可以确认为在硬脑膜(三角箭头所示)上方。(E)DWI 和(F)ADC 图;脓肿在 DWI 和 ADC 图像上明显弥散受限(箭头所示)。

现时可能是无菌或有菌感染。这个潜在腔隙出现化脓性感染，更合适的术语是积脓而不是脓肿。框 5-1 列出了硬膜下积脓的原因。硬膜下积脓形成的几种可能机制包括：①扩张的蛛网膜绒毛，它可以破裂进入硬膜下腔并发生感染；②静脉炎性桥静脉（继发于脑膜炎），可能感染硬膜下隙；③可能直接通过血行传播感染硬膜下隙；④直接蔓延，通过蛛网膜下隙的坏死蛛网膜或颅外感染引起。

硬膜下积脓患者的临床症状和体征包括发热、呕吐、脑膜刺激征、癫痫发作和颅内压升高。约 10%的硬膜下积脓患者出现静脉血栓或脑脓肿。据报道，硬膜下积脓的死亡率为 12%~40%。及时给予适当的抗生素治疗，并通过扩大的开颅手术引流，可获得良好的预后。

硬膜下积脓的特征是大脑凸面和纵裂内的液体聚集，MR 上表现为 T1W 呈等信号，T2W/FLAIR 呈高信号，而 CT 显示为等密度至低密度的脑外肿块（图 5-3）。在 DWI 扫描序列中，可以将积脓与硬膜下积液区分开来；即积脓在 DWI 上呈高信号（低 ADC），而无菌性积液在 DWI 上呈低信号，并且具有与脑脊液相似的 ADC 值。硬膜下积脓可能会导致局部的脑沟间隙消失，并压迫脑室系统，增强扫描可以观察到边缘强化，这种强化是来自抗体对邻近感染产生反应并随时间推移而形成的肉芽组织。

框 5-1　硬膜下积脓的原因

血源性播散
颅骨骨髓炎
耳乳突炎
副鼻窦炎
开颅术后感染/颅骨骨髓炎
创伤后
化脓性细菌性脑膜炎
血栓性静脉炎

柔脑膜炎

柔脑膜炎是指软脑膜和蛛网膜的炎症（图 5-4）。柔脑膜炎最常发生于远处感染灶直接血行播散后。病原体也可以通过一些可能没有正常血脑屏障的区域（如脉络丛）进入。由鼻窦炎、眼眶蜂窝织炎、乳突炎或中耳炎直接蔓延引起的柔脑膜炎也很常见。败血症发生后，细菌可定植于静脉窦或蛛网膜绒毛中，并引起炎症性改变，进而干扰脑脊液引流导致脑积水。随着脑脊液流动的停滞，为细菌提供了侵入脑膜和大量滋生的机会。在感染早期，软脑膜和蛛网膜出现充血。接着，炎性渗出物覆盖大脑，特别是在脑沟和基底池，柔脑膜增厚。柔脑膜炎的临床特征与患者年龄有关，婴儿，尤其是新生儿，可能会出现令人困惑的临床表现，缺乏能直接表明脑膜刺激的体征。儿童和成人经常表现为发热、头疼、畏光和颈部疼痛等症状。老年患者的症状也可能令人困惑，这些患者通常表现为精神错乱、意识水平低下和昏迷。

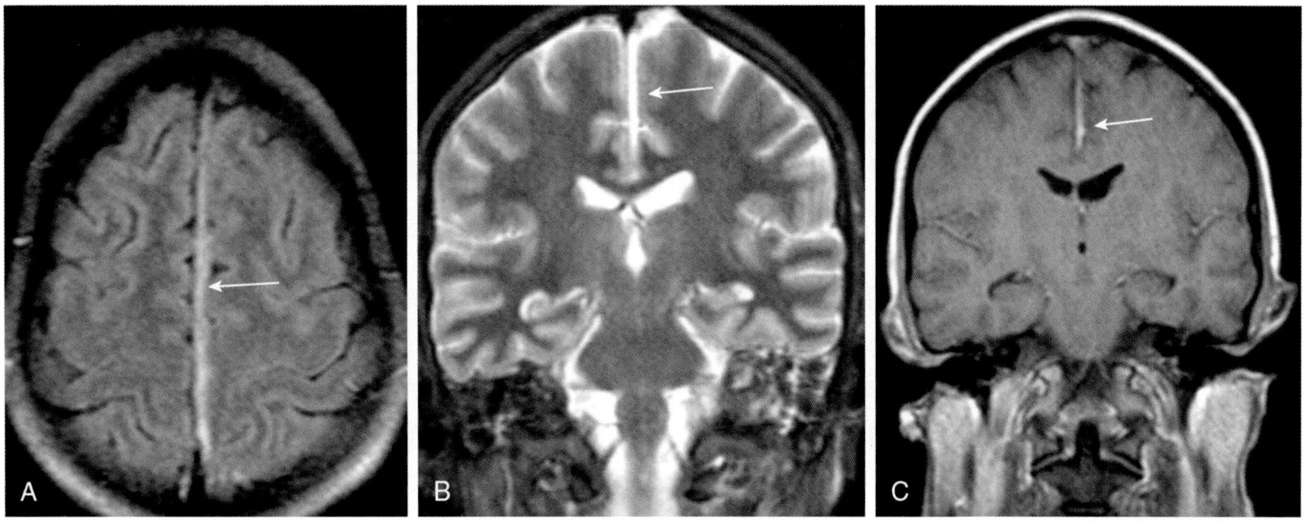

图 5-3　硬膜下积脓。尽管很罕见，但硬膜下积脓在 FLAIR 序列上显示最佳（A，箭头所示）。它们在 T2W 序列上（B，箭头所示）上融入脑脊液信号中，当病灶浓稠时（C，箭头所示）钆剂增强可出现强化。

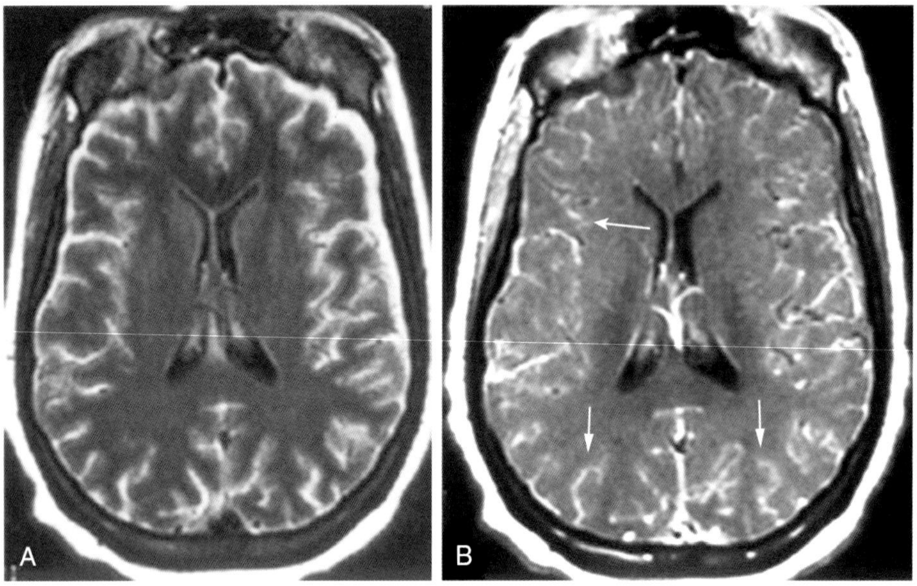

图 5–4 柔脑膜炎。FLAIR 序列(A)显示脑脊液呈高信号。(B)为对比增强后 T1 图像显示脑沟强化(箭头所示)。可以看到肿胀的静脉强化,但需仔细观察软脑膜表面的强化斑。

在早期和治疗成功的脑膜炎中可能没有异常的影像学表现。急性脑膜炎表现为:①FLAIR 上蛛网膜下隙信号增高;②急性脑肿胀提示脑炎(常导致脑疝和死亡);③交通性脑积水,伴有颞角扩大和基底池消失。之后,柔脑膜可出现显著强化,这在 MR 上比 CT 上更好观察(且细菌性感染比病毒性常见)。钆剂增强后的 FLAIR 图像对蛛网膜下隙疾病敏感(图 5–4B)。同时发生的脑实质异常可能由脑炎或静脉梗死引起。血管炎可能累及动脉或静脉;因此,与脑膜炎相关的梗死模式因受累血管的位置、数量和类型的不同而有所差异。

由于累及脑膜的炎症,可能会出现许多额外的并发症。这些并发症比脑膜炎本身更易出现可识别的影像学表现和特征。交通性脑积水可以作为柔脑膜炎的早期或晚期表现,常会出现症状,严重者需要进行脑室分流术。复杂的柔脑膜感染的亚急性期影像学表现为脑萎缩、脑软化(脑梗死)、局灶性脓肿,硬膜下积脓和脑脊液基底池小室形成(框 5–2)。

如果海绵窦受累,鼻窦炎引起的脑膜炎可以导致邻近静脉窦的脓毒性血栓和假性动脉瘤形成(图 5–5)。在颞骨中,骨化性迷路炎(见第 11 章)可能是迟发表现,这可能继发于受感染的脑脊液通过耳蜗导水管与内淋巴和外淋巴液相通。

新生儿是细菌性柔脑膜炎的脑后遗症的特例。最常见的致病菌是革兰阴性杆菌,其次为 B 组链球菌、单核细胞增多性李斯特菌和其他致病菌。新生儿脑膜炎被认为是由分娩过程、绒毛膜羊膜炎、未成熟或医源性问题(如导管、吸入治疗设备)引起的。由于出生时缺乏成熟的免疫系统,新生儿通常容易感染毒性不是很强的微生物。这些儿童经常由于感染而导致严重的脑实质性损伤,最终导致多囊性脑损伤,常伴有脑积水。影像学表现为多灶性脑软化症,导致脑室内和脑室旁多发扩张的囊肿。在围生期,Ⅱ型单纯疱疹病毒(HSV–2)

框 5–2 柔脑膜感染的并发症

- 动脉栓塞
- 脑萎缩(晚期)
- 基底部粘连
- 脑炎
- 硬膜外脓肿
- 局灶性脓肿形成
- 脑积水
  - 交通性
  - 梗阻性
- 硬膜下积脓
- 硬膜下积液
- 血管炎
- 静脉血栓/静脉梗死
- 脑室炎

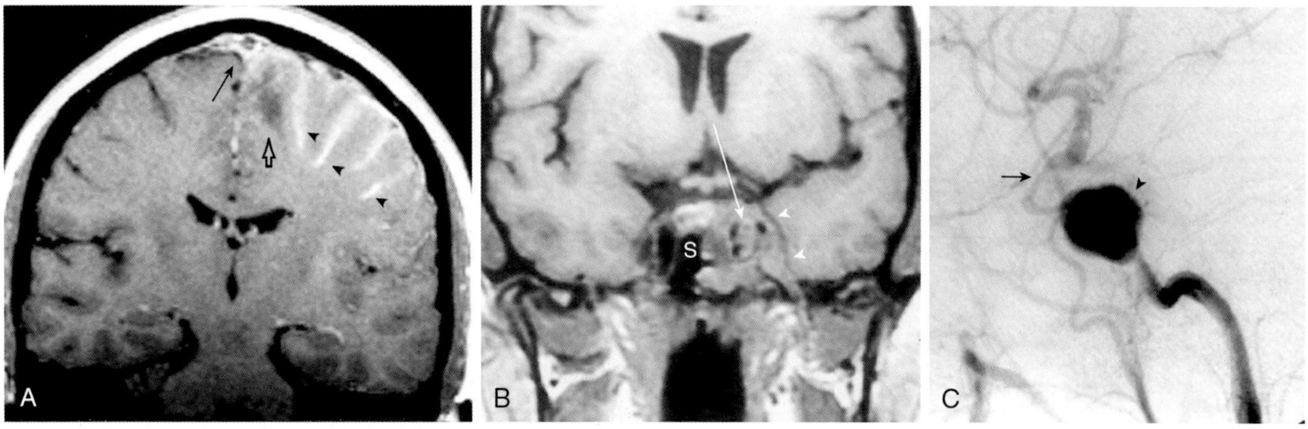

图 5-5　鼻窦炎的并发症。(A)矢状窦脓毒性血栓形成(箭头所示)发生在本例脑膜炎(三角箭头所示)患者中。左额叶皮质梗死(空心箭头)使患者出现单侧偏瘫。(B)脑膜炎患者显示蝶窦炎和海绵窦血栓形成(三角箭头所示)也导致颈内动脉海绵窦段狭窄。海绵窦出现迂曲的流空血管影提示与类固醇有关的真菌性动脉瘤(长箭头所示)。(C)血管造影显示真菌性动脉瘤(三角箭头所示)和 ICA 远端狭窄(箭头所示)。

感染中也可见到这种表现(不像 HSV-1 那样好发于颞叶)。在儿童(1 个月至 15 岁)中,流感嗜血杆菌(H.flu)是一种常见的与上呼吸道感染相关的病原体，可引起伴有血管梗死的致死性脑膜炎。本组的其他细菌包括脑膜炎奈瑟菌和肺炎链球菌。在成人中,肺炎链球菌和脑膜炎奈瑟菌是引起脑膜炎最常见的细菌。流感嗜血杆菌的特点是硬膜下积液的发生率高。

不可避免的是,必须对脑脊液进行采样。患者行腰椎穿刺(LP)前,需要识别出那些因从腰椎脑脊液穿刺产生的压力梯度而导致急性脑疝的表现。务必确认没有发生小脑扁桃体下疝、小脑疝综合征、第四脑室闭塞或阻塞(见第 7 章)、小脑肿块或卒中、经小脑幕下疝、基底池/脑沟完全消失或显著的大脑镰下疝等情况。小脑上池和四叠体池消失而环池保留则令人担忧。在诊断脑膜炎时,与其让患者进行腰椎穿刺,结果导致他们因“批准的穿刺”而发生脑疝并死亡,不如在诊断脑膜炎时更倾向于依靠临床敏锐度。

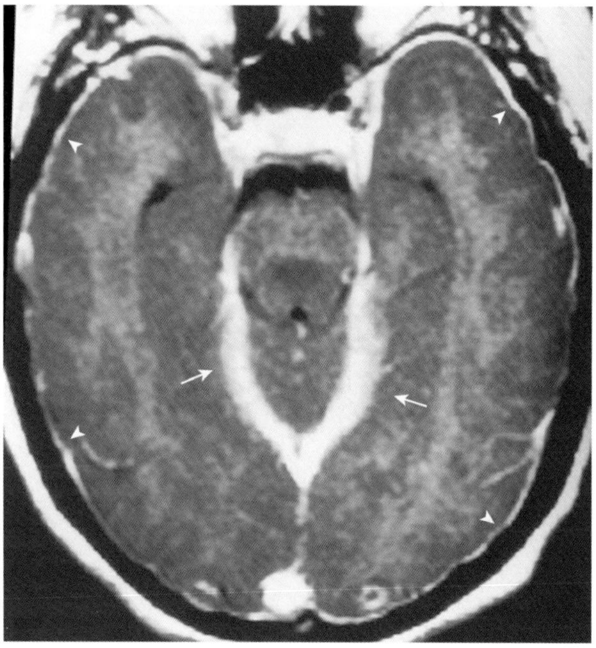

图 5-6　硬脑膜炎。注意硬脑膜(三角箭头所示)和小脑幕(箭头所示)明显增厚并强化。这种表现是硬脑膜炎,而不是柔脑膜炎!这一点你可以确信无疑!

柔脑膜炎与硬脑膜炎

柔脑膜炎和硬脑膜炎(图 5-6)可以通过其在 MRI 上的增强表现进行区分。柔脑膜的强化为沿着软脑膜进入脑回、脑沟和(或)累及基底池周围的脑膜(因为硬脑膜下腔与蛛网膜下隙在此处有较宽的间隙)。硬脑膜强化表现为沿着颅骨内表面、大脑镰和小脑幕呈厚的线性或结节状强化,且不延伸至脑沟或基底池区。一种与感染性硬脑膜炎相似的疾病是特发性肥厚性硬脑膜炎。这种罕见的疾病以严重头痛、脑神经麻痹和共济失调为特征,发病高峰年龄为 60 岁左右。其临床过程是慢性的,用类固醇药物治疗能够得到一定的初步改善作用。框 5-3 列出了可导致硬脑膜与柔脑膜强化的情况。

化脓性脑脓肿

脑脓肿通常是原发性感染部位血源性播散的结

框 5-3 发生硬脑膜与软脑膜强化的条件

硬脑膜强化
脑脊液漏
特发性肥厚性硬脑膜炎
结节病
累及颅骨的转移瘤
分流
术后
自发性低颅压综合征
柔脑膜强化
急性卒中
柔脑膜感染
结节病
蛛网膜下隙出血
转移性癌

框 5-4 脑脓肿的原因

直接蔓延
脑膜炎
乳突炎
副鼻窦炎
经皮窦道
血源性播散
动静脉分流(Osler Weber Rendu)
心源性(心内膜炎、感染性血栓)
药物滥用
肺部感染
脓毒症
创伤
穿透性损伤
术后
免疫抑制
25%的病例无诱发因素

果。脑脓肿的各种病因见框 5-4。脑脓肿最常见的部位是大脑中动脉分布区域的额叶和顶叶。颅内脓肿主要影响青春期前儿童(DMY)和中年人群(RN)。在一定程度上,这与先天性心脏病、静脉注射(Ⅳ)药物的滥用、获得性免疫缺陷综合征(AIDS)以及鼓室乳突和鼻旁窦感染的发病率有关。在所有脑脓肿患者中,男性患者多于女性。脓肿可以是单房或多房的,单发或多发。脑脓肿可培养出多种细菌, 通常取决于感染源是皮肤/静脉注射(葡萄球菌、链球菌、肠杆菌)、心脏(链球菌、葡萄球菌)或肺部(链球菌、杆菌、梭杆菌)。此外,当免疫系统受损时,许多其他病原体也可以感染大脑,如移植患者(念珠菌、曲霉菌、诺卡菌、革兰阴性杆菌)。

脓肿的形成分为 4 个阶段:①脑炎早期(1~3 天);②脑炎晚期(4~9 天);③包膜形成早期(10~13 天);④包膜形成晚期(14 天及以后)。脓肿形成的脑炎阶段由多形核细胞、淋巴细胞和浆细胞的炎性浸润组成。到第 3 天,脑脓肿形成一个坏死中心。这种易液化的区域被炎症细胞、新生血管和增生的成纤维细胞包绕。在晚期脑炎阶段,可见细胞外水肿和增生的星形胶质细胞。因此,脓肿形成的脑炎阶段始于化脓性病灶,并在 10~13 天时开始分解并被胶原蛋白包裹。这个过程持续进行,包膜会越来越厚。

胶原蛋白的沉积尤其重要, 因其直接限制了感染的扩散。影响胶原蛋白沉积的因素包括宿主抵抗力、感染持续时间、微生物特征和药物治疗。类固醇可减少纤维囊的形成,降低脑炎阶段抗生素治疗的效果,并可能减少抗生素渗透至脑脓肿内。

血源性传播的脑脓肿通常发生在灰质和白质的交界处。胶原蛋白沉积是不对称的,朝向白质和脑室的一侧脓肿壁较薄, 这导致脑室内破裂或子脓肿形成的倾向,这有时有助于区分脓肿和肿瘤(肿瘤壁厚薄均匀)。脑脓肿导致的死亡是由于其占位效应导致的脑疝、突发性脑积水和(或)脑室内积脓的发展。在包膜形成晚期,坏死中心继续被包裹,直径减小。

脑部感染的影像特征取决于检查时炎症的病理阶段。在脑炎阶段,CT 显示具有占位效应的异常低密度,可能存在斑片状强化。在 MRI 图像上,T1W 呈低信号,T2W/FLAIR 呈高信号(图 5-7),病灶通常以皮髓质交界处为中心,呈斑片状强化。在晚期脑炎阶段,可出现环形强化。环形强化的存在不一定提示包膜形成。考虑采用引流手术的外科医生应该注意, 尽管病灶呈环形强化,但脓肿可能未出现牢固的、分离的包膜。(对于有多发性脓肿、脓肺位于功能区、手术风险高的患者,建议在严密监测临床症状及影像学表现的基础上,单独使用抗生素进行保守治疗。)

在 CT 上,有包膜的脑内脓肿表现为中心低密度和病灶周围低密度(水肿)。在化脓性脑脓肿中,对比增强 CT(CECT)几乎都出现环状强化。环形强化呈厚壁、不

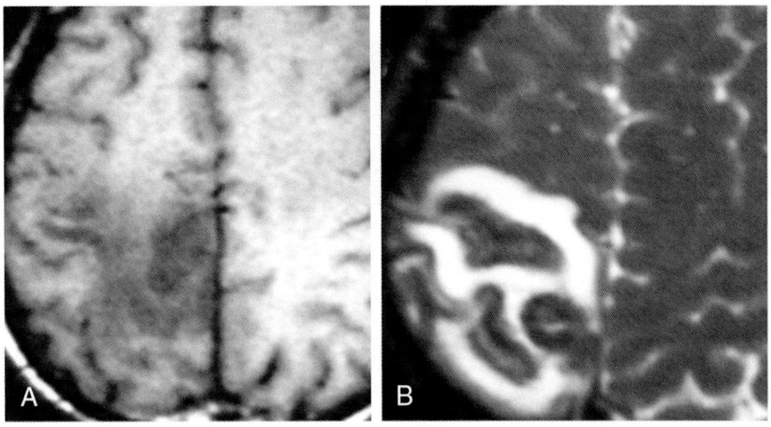

图 5-7　早期脑炎。(A)一例吸毒者的脑炎，T1W 呈低信号。(B)对应的 T2 呈高信号，实习生对主治医生说，"现在我们该怎么做？"

规则或结节样时应当怀疑有肿瘤（多数情况下）或异常感染（例如真菌）的可能。在平扫 CT 上的脓肿不常见的表现是出现完整的稍高密度环。这种非增强最常在转移瘤中出现，但也可以出现在脑脓肿和星形细胞瘤中。

同样，T2W 呈低信号和 T1W 呈高信号的薄环（图 5-8）可能是脓肿壁的特征，有助于区分脓肿和坏死性肿瘤。这可能与自由基的形成（继发于细菌呼吸暴发的氧化作用）、出血或其他因素有关。此时 DWI 图像显示可能呈高信号，然而，一些脑炎/脑脊髓炎的病例也可能出现细胞毒性水肿。低 ADC 值可能与脓肿腔内的高蛋白、高黏度和细胞密度（脓液）有关。

2~3 周后，成熟的脓肿表现为 T1W 呈圆形边界清晰的低信号病灶，具有占位效应，病变边缘以外的周围组织呈低信号（水肿）。在 T2W/FLAIR 上，在脓腔内和病变周围的脑实质呈高信号（图 5-9 和图 5-10）。大多数化脓性病变表现为围绕坏死中心的薄壁强化。微小的脓肿可出现结节样强化。多发环形强化的病变更符合感染性病灶的血行播散。单一部位出现多个环可见于子脓肿，也可见于胶质瘤（和其他病变）。框 5-5 是环形强化病变的部分鉴别诊断。

绝大多数脓肿可引起明显的水肿。值得注意的是，ADC 图上脓肿周围的血管源性水肿表现为高信号，表明无扩散受限，不像脓肿本身扩散受限，ADC 呈低信号。如果一个环形强化的病灶未引起明显水肿，且不存在扩散受限，那么诊断时应排除脓肿的可能，肉芽肿、原发性或转移性肿瘤和脱髓鞘疾病等鉴别诊断更适合此类疑难病例。DWI 在化脓性脓肿中通常为阳性。可惜的是，许多非细菌性病原体所致脓肿尚未在文献中报道。

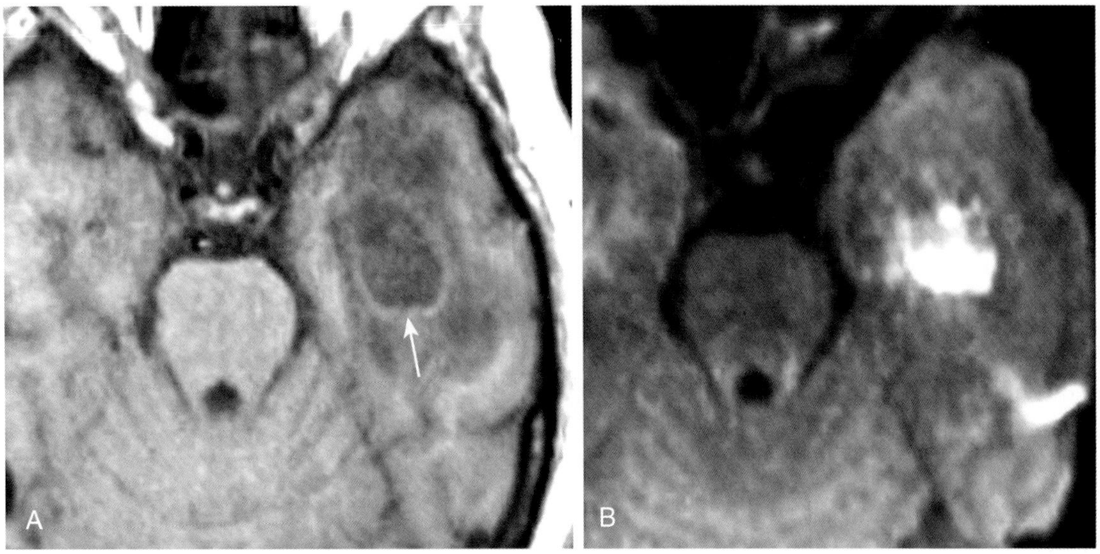

图 5-8　(A)T1W 高信号环。结合 T1W 上的高信号环（箭头所示）与 DWI 呈高信号(B)，即可诊断"脑内脓肿"。

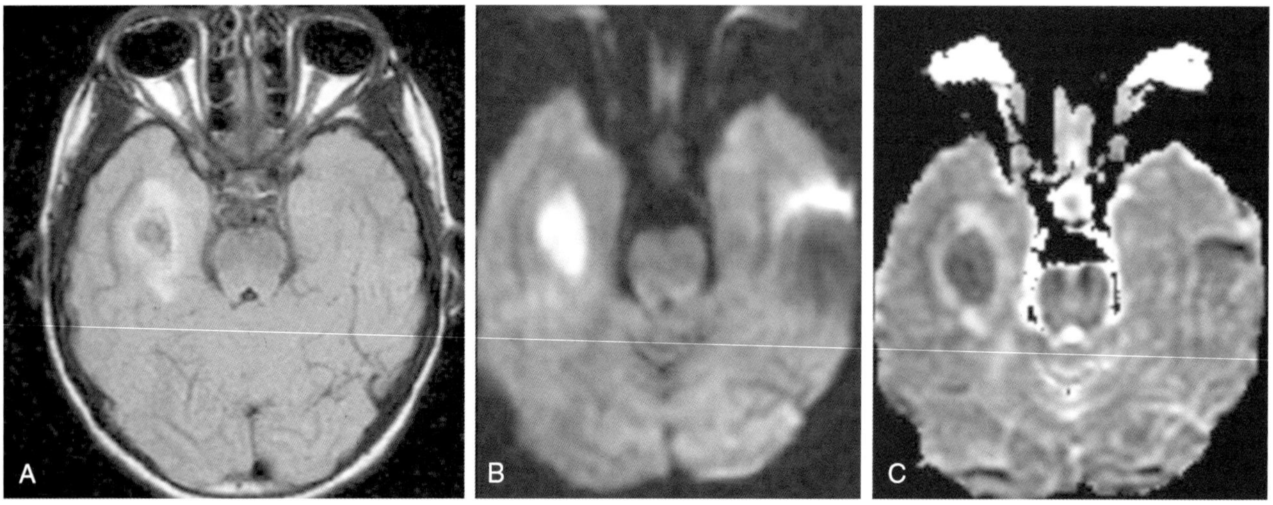

图 5-9 成熟的脓肿。(A)FLAIR 序列;(B)DWI 图像;(C)轴位 ADC 图显示弥散受限伴周围水肿的肿块。可以对你的神经放射学导师说,“低 ADC 意味着中心有脓液”。

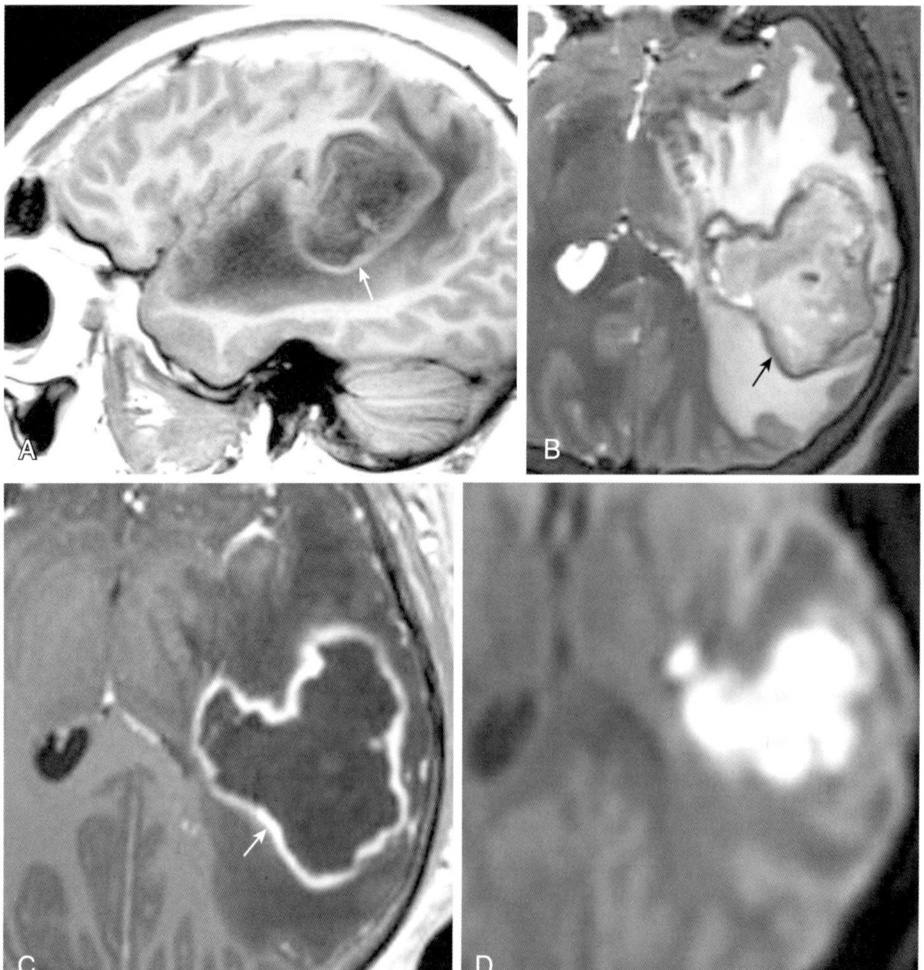

图 5-10 脓肿。(A)平扫 T1W 矢状位图像显示额叶病变具有高信号环(箭头所示)。(B)在 T2W 上,低信号环和周围水肿是典型的表现(箭头所示)。(C)强化的环外缘比内缘光滑,这被认为是脓肿的征象(箭头所示)。(D)DWI 图像上的明亮高信号证实了我们对该例患者链球菌感染的怀疑。

框 5-5　环形强化的鉴别诊断

转移瘤
高级星形细胞瘤
脱髓鞘斑块
脓肿
放射性坏死
结核瘤
梗死
淋巴瘤
亚急性脑血肿
血栓性动脉瘤

有时，由于内侧壁中的胶原蛋白含量较低，脓肿可扩散至脑室，从而产生脑室内周围强化和（或）脑室内分层状的沉渣。出血在急性细菌性脓肿中很罕见。然而，弓形虫病在治疗后，可能会出现出血性的代谢产物。真菌脓毒性栓子可能会引发含铁血黄素沉淀。

脑室炎

脑室炎（室管膜炎）可被视为包括脑膜炎在内的感染谱的一部分，作为术后并发症（特别是与脑室分流术相关），或者作为一个独立的发现。脑室炎更常见于新生儿脑膜炎，并且是巨细胞病毒（CMV）感染以及一些产后厌氧菌感染的特征。细菌通过菌血症、脓肿、创伤或因对脑室或脑脊液腔进行器械操作而进入脑室。脑室可扩大，并且在 T2W/FLAIR 上可以观察到脑室周围甚至脑脊液内呈高信号。诊断的关键是 DWI 上明显的高信号分层改变或室管膜下/脉络膜丛强化（图 5-11）。新生儿脑室炎后，可在 CT 上见到脑室周围钙化。

在淋巴瘤和其他具有室管膜下扩散的恶性病变中也可观察到室管膜的强化。

脉络丛炎

由于含有有孔的上皮，脉络丛的毛细血管可作为感染进入大脑的通道。血液和脑脊液之间的第二道屏障——脉络膜上皮，具有紧密连接性，能够阻止蛋白质和其他溶质的被动交换。通常，脉络丛炎与脑炎、脑膜炎或脑室炎并发，很少作为孤立的感染出现。易引起脉络丛炎的病原体包括诺卡菌和隐球菌。

脉络丛黄色肉芽肿性改变 DWI 呈明显高信号，有时 FLAIR 呈明显高信号，但强化不明显。脉络丛疾病的鉴别诊断见框 5-6。

脓毒性栓子

感染性心内膜炎最常见的表现为卒中，金黄色葡萄球菌是目前最常见的病原体。然而，任何原因引起的败血症，包括肺动静脉畸形、肺部感染、静脉注射吸毒、心脏间隔缺损伴导管感染和隐匿性感染等，都可能产生脓毒性脑栓塞。脓毒性栓子可伴随持续的占位效应、水肿和超过 6 周的强化，这提醒放射科医师应考虑与脑梗死相关的脓毒性梗死和脓肿形成。我们在巴尔的

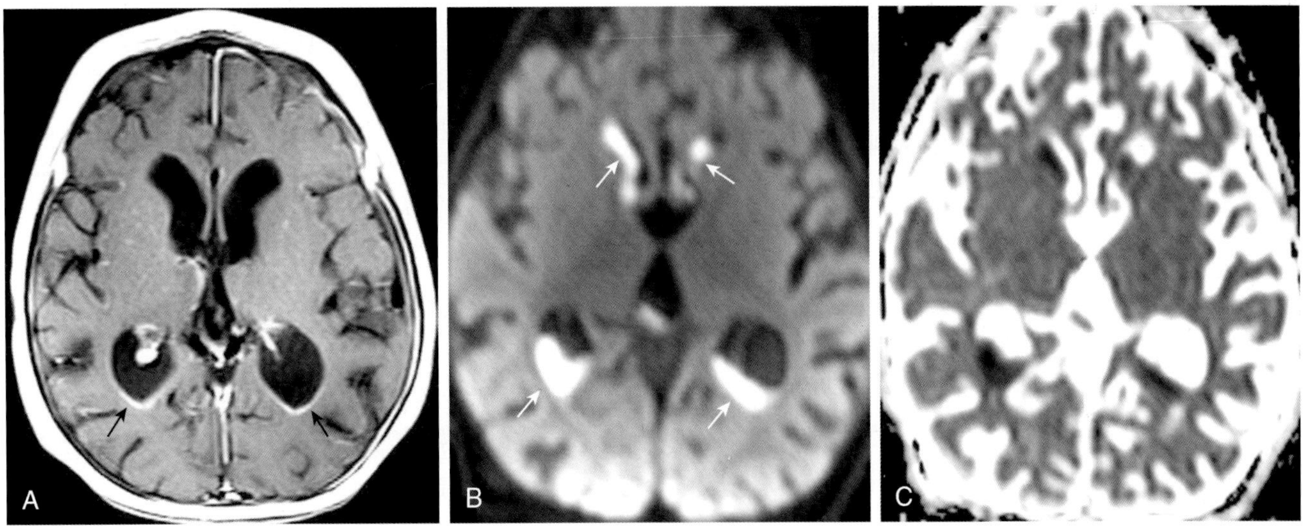

图 5-11　室管膜炎。（A）室管膜（箭头所示）强化导致了感染性诊断的困境。（B）DWI 图像和 ADC 图（C）显示脑室内蛋白样物质的分层改变（B 中箭头所示）。

框 5-6　脉络丛病变的鉴别诊断

血管瘤
Klippel-Trenaunay-Weber 综合征
脉络丛原发性血管瘤与动静脉畸形
Sturge-Weber 综合征
感染
隐球菌
诺卡菌
其他
炎症
类风湿结节
结节病肉芽肿
黄色肉芽肿
肿瘤性
星形细胞瘤
脉络丛乳头状瘤
室管膜瘤
淋巴瘤
脑膜瘤
转移瘤
神经上皮瘤
少突胶质瘤
原发性神经外胚层肿瘤
室管膜下巨细胞型星形细胞瘤
室管膜下瘤
创伤
血肿

摩东部的人群中观察到的绝大多数脓毒性栓子与静脉注射毒品有关，并且大多数导致肺部而非大脑的脓毒性栓子。当它们穿过肺部或来自动脉侧的感染性心内膜炎/瓣膜赘生物时，可能导致脑脓肿、霉菌性动脉瘤(发生在远端血管,通常是大脑中动脉,出血可能性较小;图 5-12)或闭塞性血管炎。霉菌性动脉瘤常表现为脑实质内出血(见图 5-12B),血液渗漏到大脑周围的蛛网膜下隙,而不是 Willis 环区域。

特异性感染病原体

病毒

见表 5-2。

单纯疱疹

单纯疱疹病毒是美国致死性地方性脑炎最常见的病因。感染这种病毒的幸存者存在严重的记忆和人格障碍。早期诊断和抗病毒药物治疗有助于提高预后疗效。口腔菌株(1 型)和生殖器菌株(2 型)均可引起人类脑炎。2 型是新生儿期感染的主要原因,可能是经胎盘感染，也可能是由患有生殖器疱疹的母亲在生产时感染。如果在子宫内感染这种菌株,可能会引起多种致畸问题,包括颅内钙化、小头畸形、小眼畸形和视网膜发育不良,其具有很高的发病率和死亡率,中枢神经系统感染可能是原发性或部分播散性感染。新生儿疱疹的后遗症还包括多囊性脑软化、癫痫发作、运动功能障碍、智力和运动迟发育缓以及脑穿通畸形。新生儿颅内疱疹的特征与成人不同,见框 5-7。新生儿疱疹的早期 CT 表现为脑实质(包括灰质和小脑)不同区域的细微低密度影。这些区域迅速扩大,伴有脑膜和脑回样的强化。后期,脑回在平扫 CT 上可能表现出明显的高密度,这可能是由层状坏死引起的。钙化可能于发病后 17~21 天出现,并且位置可变。丘脑可以观察到出血。新生儿白质 T1W 的正常低信号和 T2W/FLAIR 的高信号限制了 MRI 对本病的敏感性。灰白对比度的丧失是一种早期征象,可能被错误地解释为图像质量差。DWI 可表现为脑回状高信号。CT 上皮质高密度对应 MR T2W/FLAIR 上的低信号。这些特征性皮质变化的原因尚不清楚,但可能的原因包括皮质血容量增加(含脱氧血红蛋白)、钙化、层状坏死和其他相关顺磁性离子。

1 型病毒是引起儿童和成人暴发性坏死性脑炎的主要病原体。其发病率为每百万人中有 1~3 例。临床表现(正如"资格认证相关性脑病")是一种急性混乱和定向障碍,随后迅速发展为昏迷。癫痫发作、病毒性前驱症状、发热(95%以上的病例)和头痛是常见症状。不到 30%的病例出现局灶性神经功能受损，如脑神经麻痹。患有左颞叶疾病的患者由于他们的语言功能受损而更早地出现症状,因此,在就诊时影像学表现可能更不明显。

病理表现是典型的。病毒不对称地攻击颞叶、岛叶、眶额区和扣带回。约 1/3 的中枢神经系统疱疹感染是由初次感染引起的(通常发生在 18 岁以下的人群),而 2/3 是由先前存在的抗体再激活引起的。对 1 型单纯疱疹的局灶性和潜伏性的一种可能的解释是已知它寄

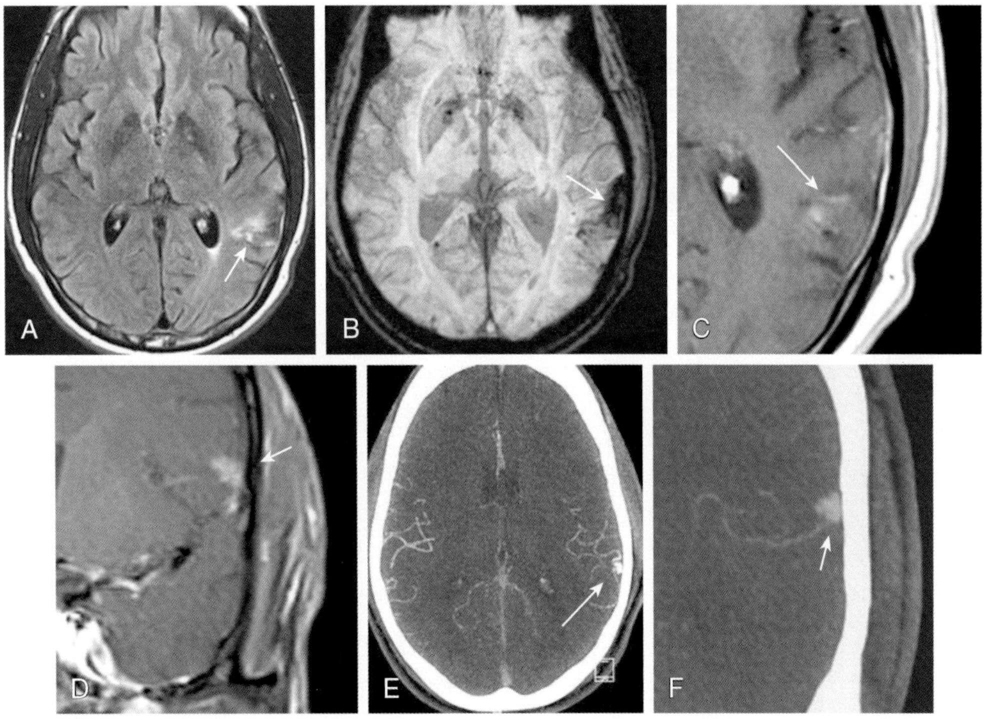

图 5-12　草绿色链球菌细菌性心内膜炎伴感染性动脉瘤。(A)FLAIR 序列显示颞叶楔形异常信号(箭头所示)。(B)SWI(箭头所示)证实为出血性脑卒中。(C)钆增强后出现脑膜强化(箭头所示),这在冠状 T1W 放大成像(D,箭头所示)上得到证实。(E)轴位和(F)放大轴位计算机体层血管造影图像显示大脑中动脉远端细菌性动脉瘤(箭头所示),这提示一个经典的必备智慧:“如果你进行静脉注射药物,就会有损害大脑的风险。”

居于三叉神经节中。这种潜伏的病毒在特定情况下会重新激活并沿三叉神经纤维传播，三叉神经纤维支配前颅窝和中颅窝的脑膜。可见以淋巴细胞浸润为主的弥漫性脑膜脑炎。组织学上有明显的坏死和出血,所有神经和神经胶质成分均遭到破坏。在未经治疗的病例中,如果患者存活下来,其结果是囊性实质萎缩。实验室诊断主要依靠对脑脊液进行聚合酶链反应（PCR)检测疱疹病毒。

在 1 型疱疹性脑炎中，发病最初 5 天内的 MRI 表现为颞叶和下额叶 T2W/FLAIR 高信号,DWI 可呈阳性或阴性,然后进展为包括扣带回在内的占位效应,而此时的 CT 表现可能不明显,甚至无异常发现(图 5-13)。DWI 阴性可能表示病灶可能具有一定的可逆性。CT 出现最早的异常是颞叶和岛叶皮质的低密度区。出血可通过 SWI 序列来识别。颞叶和岛叶的异常区域于外侧壳核外突然终止,壳核特征性的不受累。即使在 CT 上只发现单侧病变,MRI 也常能发现双侧颞叶不对称受累。这种表现实际上是单纯疱疹感染的特征性表现。

可观察到脑回状强化，但其强化程度随疾病的严重程度和阶段而变化。软脑膜强化也可被观察到。肿块效应可能持续相当长的时间(数周)。残留的异常改变包括低密度区域和受累部位脑实质丢失。

单纯疱疹性脑炎是一种潜在的可治疗的脑炎,其预后取决于早期诊断。未经治疗的疱疹脑炎有 70%的死亡率,仅有 2.5%的幸存者能恢复正常功能生活。MRI 显然是首选的成像方式，放射科医生务必时刻警惕这种情况。这是一个不能误诊的诊断。尽管与大脑中动脉(MCA)所致卒中有相似之处,但前脉络膜动脉正常供血的区域受累、更具选择性的皮质受累、双侧性受累、扣带回受累（大脑前动脉供血区)ADC 下降更轻微,以及相应的临床症状，这些都应指向单纯疱疹性脑炎的诊断。

带状疱疹

水痘-带状疱疹病毒(VZV)是一种脱氧核糖核酸(DNA)病毒,可感染免疫功能正常的老年人,但易感染免疫抑制患者,特别是淋巴瘤和艾滋病患者。它是由潜伏的水痘-带状疱疹病毒重新激活引起的,该病毒自原发性水痘感染(水痘)以来一直潜伏在脑神经和背根神经节中。该病毒沿着感觉神经从背根神经节传播到皮

表 5-2 病毒性脑炎的特征靶点

好发位置	常见病毒	有用提示
内侧颞叶,岛叶,扣带回	HSV 1	可能出血,双侧发病
全脑半球,皮质	HSV 2	新生儿,囊性脑软化
MCA 梗死区	VZV	血管炎
脑干和小脑	EBV	单一症状,淋巴结,鼻咽癌
脑干,深部灰质	EEE	嘶声
脑干,深部灰质	日本病毒	大熊猫征
白质,萎缩	HIV	机会性感染
脑室周围、室管膜炎	CMV	先天性移行异常
皮层下白质	JC 病毒	免疫受损
白质内小血管梗死	尼帕病毒	蝙蝠
脊髓炎、中脑和深部灰质	西尼罗河病毒	
黑质	圣路易斯型脑炎病毒	
基底节,脑干	狂犬病毒	蜱虫叮咬
皮层水肿,基底节病变	麻疹病毒	皮疹

CMV,巨细胞病毒;EBV,爱泼斯坦-巴尔病毒;EEE,东部马脑炎病毒;HIV,人类免疫缺陷病毒;HSV,单纯疱疹病毒;MCA,大脑中动脉;VZV,水痘-带状疱疹病毒。

框 5-7 新生儿单纯疱疹感染特点

萎缩
脑软化伴囊肿(晚期)
脑积水
皮层灰质密度增加
点状到脑回样颅内钙化
小头畸形
小眼畸形
多发囊肿

肤,产生皮疹(带状疱疹),并伴随着严重的神经根疼痛和异常疼痛(对触觉的敏感性)。可以在血液或脑脊液中用基于 PCR 的方法检测出它。

VZV 最常见于胸部,其次是面部(拉姆齐·亨特综合征-耳带状疱疹)。颅内受累的一种临床表现发生在最初有三叉神经眼支受累的患者,即眼带状疱疹,几周后发展为对侧偏瘫。极少数 VZV 可引起视神经梗死。病理学显示累及颅内动脉的阻塞性肉芽肿性血管炎和脑膜脑炎。

脑血管造影可以显示由疱疹引起的严重血管炎,表现为多处节段性狭窄,通常累及大脑前、中动脉的近段,而不累及颅外血管(图 5-14)。

脊髓带状疱疹通常影像上没有特殊表现。极少数情况下,带状疱疹可能会产生继发于病毒神经营养传播的脊髓炎。这发生在皮疹出现后 1~2 周。患者出现下肢轻瘫和感觉平面异常。MRI 上,脊髓背根入区和从根部发出的脊髓重要节段在 T2W 上呈高信号。患者症状可能会有所改善(尤其是那些免疫功能正常的患者),但通常会留下一些残余的神经功能缺损。强烈提倡早期使用阿昔洛韦进行积极治疗。已有文献描述了带状疱疹会出现同侧后柱萎缩的情况。

VZV 与脑肉芽肿性脉管炎有关。肉芽肿性脉管炎,最近被称为中枢神经系统原发性脉管炎(PACNS;见第 3 章),在免疫抑制患者中也有报道,尤其是那些淋巴增生性疾病的患者。这可能是因为水痘-带状疱疹感染从三叉神经节重新激活,扩散到基底池,进而累及 Willis 血管环。大脑小动脉和小静脉(直径<200μm)可见淋巴细胞、巨细胞和单核细胞弥漫性浸润。临床表现包括定向障碍和智力功能受损,高达 25%的病例可能进展至死亡。MRI 显示双侧幕上多发梗死灶,特别是在深部白质。其他表现可能包括颅内出血和类肿瘤样外观。在这些病变中通常可见强化。这些区域与血管炎继发的血脑屏障节段性异常相对应。据报道,球形白质病变增加了 VZV 诊断的特异性(见图 5-14)。

水痘后脑炎

儿童水痘后脑炎可在 T2WI 上显示双侧对称性高信号区,无强化,累及尾状核、基底节、内外囊和屏状核。相关的临床症状包括头痛、恶心、呕吐、发热、颈项强直、小脑共济失调和帕金森症。这可能发生在水痘后 1~3 周内,需要与急性播散性脑脊髓炎(ADEM)进行鉴别。另一种 MR 表现显示在灰质和白质中有多处 T2WI 高信号病灶,其中一些病变可见强化。

爱泼斯坦-巴尔病毒与传染性单核细胞增多症

爱泼斯坦-巴尔病毒(EBV)可引起一系列神经系统疾病,包括癫痫发作、脑神经和周围神经病变、脊髓炎、无菌性脑膜炎和脑炎(发病率为 0.37%~7.3%)。脑干和小脑是儿童的好发部位,其特点是在 T2W/FLAIR 上呈高信号。此类病例的鉴别诊断包括脑干肿瘤、多发性硬化、李斯特菌感染和急性播散性脑脊髓炎。

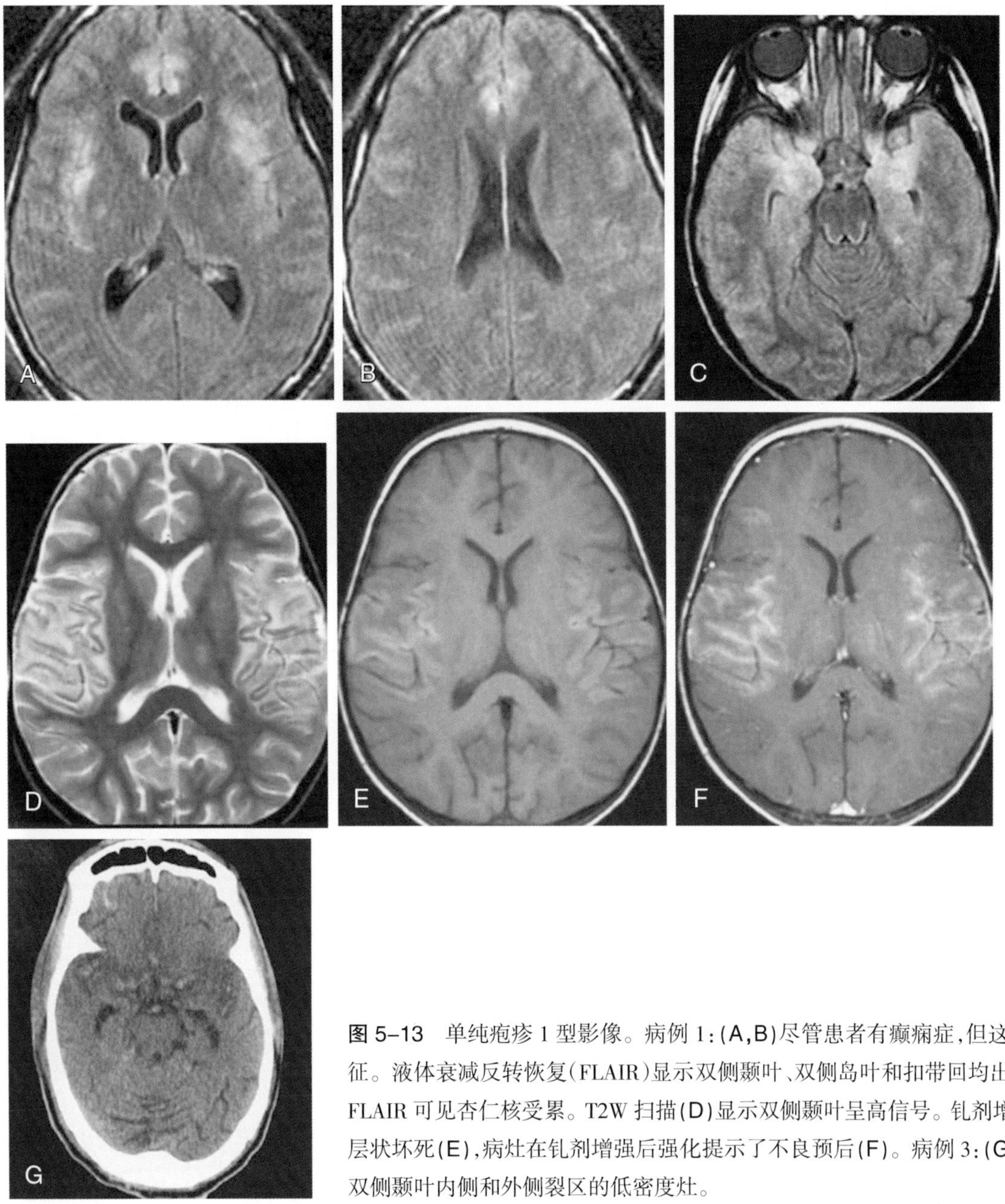

图 5–13　单纯疱疹 1 型影像。病例 1：(A,B)尽管患者有癫痫症，但这次扫描显示了疱疹的特征。液体衰减反转恢复(FLAIR)显示双侧颞叶、双侧岛叶和扣带回均出现高信号。病例 2：(C) FLAIR 可见杏仁核受累。T2W 扫描(D)显示双侧颞叶呈高信号。钆剂增强前的明显高信号表明层状坏死(E)，病灶在钆剂增强后强化提示了不良预后(F)。病例 3：(G)后期 CT 上可以观察到双侧颞叶内侧和外侧裂区的低密度灶。

东部马脑炎

这种由蚊子传播的虫媒病毒感染表现为短暂的典型病毒性前驱症状，随后出现精神状态改变、癫痫发作和局灶性表现。在疾病的早期即可观察到基底节、丘脑和脑干的 T2W 高信号病灶(图 5–15)。其他不太常见的受累部位包括脑室周围和皮层区域。偶尔可发现脑膜强化。这些表现在东部马脑炎中不具有特异性，在日本脑炎、麻疹、腮腺炎、艾柯病毒 25 型脑炎，甚至克雅病中都有类似描述。甲型流感可引起丘脑、脑桥、皮层和皮层下异常。

日本脑炎

这种疾病通常发生在亚洲的夏季和初秋。这是一种可迅速发展至昏迷的暴发性疾病。每年导致 3 万至 5 万人发病、多达 1 万人死亡。它是由一种病毒引起的，传播媒介是蚊子。临床症状包括高热、头痛和意识障碍。神经症状包括锥体外系体征(震颤、肌张力障碍和强直)。目前尚无特异性的抗病毒治疗方法，死亡率高，但需与可治疗的单纯疱疹相鉴别。它可影响脑干、海马体、丘脑、基底节和白质。双侧丘脑和壳核，以及被盖的异常在 T2W/FLAIR 上呈高信号，红核和皮质脊髓束不

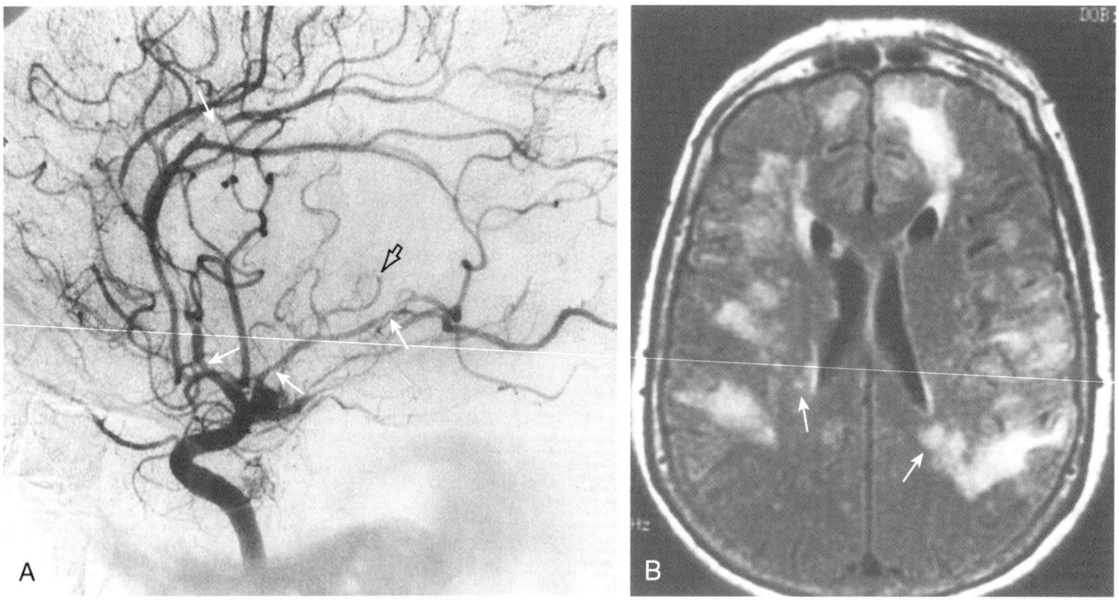

图 5-14 水痘-带状疱疹病毒性动脉炎。(A)颈内动脉血管造影显示多处血管炎性狭窄(箭头所示)和血管闭塞(空心箭头所示)。(B)在灰白质交界处多节段的信号异常,伴球形白质病变(箭头所示),不应引起混淆。

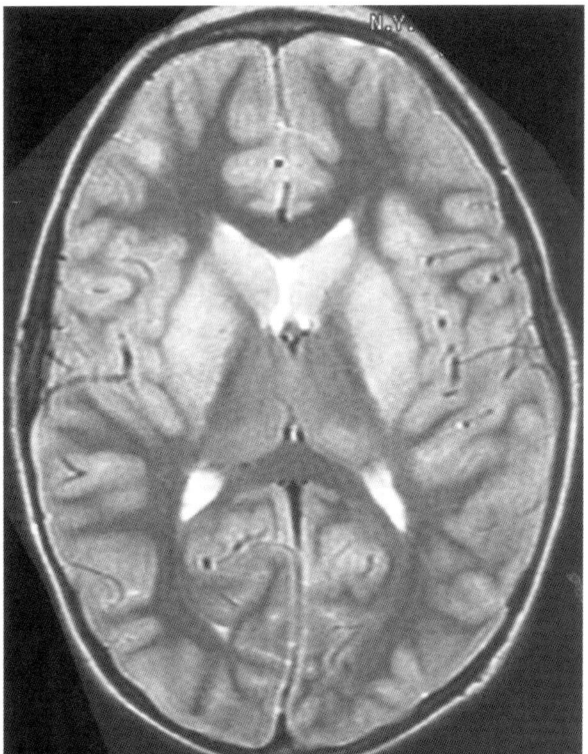

图 5-15 东部马脑炎。T2W 图像显示深部灰质区域的信号增高,导致患者出现运动不稳和步态异常。(Courtesy R. Zimmerman, MD.)

受累,导致脑干出现“大熊猫”征(图 5-16)。部分病灶尤其是丘脑可能有出血表现。通常没有强化表现。

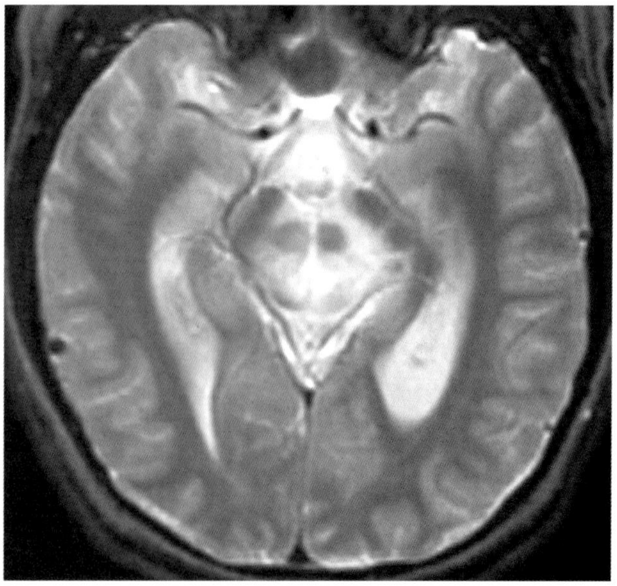

图 5-16 日本脑炎中的大熊猫征。脑干异常信号可见于液体衰减倒置恢复序列。你能认出大熊猫吗?(Case provided by Mai-Lan Ho, UCSF.)

获得性免疫缺陷综合征与人免疫缺陷病毒

约 40%的 AIDS 患者在生前会出现神经系统症状,而在超过 75%的患者尸检中发现中枢神经系统受累。一般来说,无症状的 AIDS 患者的 MR 检查提供的信息很少。实际上,即使存在神经系统病变,影像学也可能不明显。随着症状的进展,脑萎缩和白质的变化更加明显。将其分为脑炎、脑膜炎、单纯白质改变、占位性病变(包括感染性和肿瘤性）和脑萎缩。同时，要认识到 AIDS 也可能影响脊髓。

获得性免疫缺陷综合征脑病和脑萎缩　人类免疫缺陷病毒(HIV)引起的脑部感染,临床表现为伴有认知、运动和行为障碍的皮质下痴呆,HIV 是进行性痴呆综合征或艾滋病痴呆综合征(也称为 AIDS 脑病)的病原体,见于疾病终末期患者。MR 的主要影像表现为脑室周围白质和深部灰质 T2W/FLAIR 上的异常高信号和萎缩(图 5-17)。这种脑室周围的偏好性与皮层下白质受累形成鲜明对比，后者更倾向于进行性多灶性白质脑病(PML;见下文)。这些受累的区域未见强化。异常高信号被认为是 HIV 直接感染或 HIV 诱导血管病变的结果。

影像学检查结果与免疫抑制状态、组织病理学上白质改变的严重程度、萎缩和 AIDS 痴呆的严重程度之间无显著的相关性。作为高效抗反转录病毒联合疗法(HAART)的一部分,蛋白酶抑制剂治疗可使 HIV 脑病中脑室周围和皮层下的白质异常信号发生消退或稳定(见图 5-17D,E)。

HIV 脑炎可与巨细胞病毒(CMV)、弓形虫病、隐球菌感染、进行性多灶性白质脑病和原发性中枢神经系统淋巴瘤共存。若检测到占位性病变则不能单独诊断 HIV 感染。HIV 血清阳性患者感染 CMV,可导致以痴呆

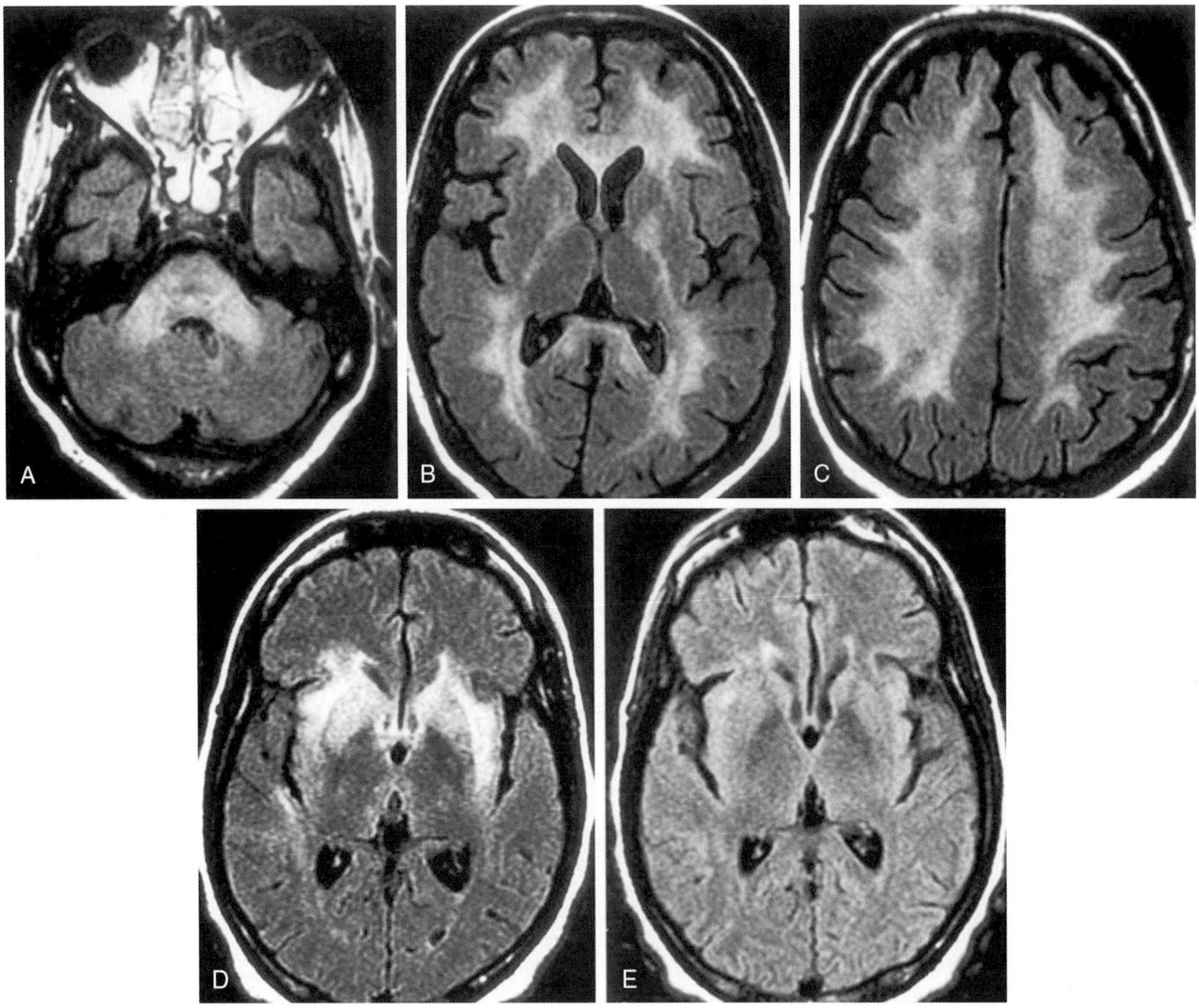

图 5-17　获得性免疫缺陷综合征(AIDS)。病例 1:(A)脑干异常信号在 FLAIR 上清晰可见。(B)弥漫性双侧对称性白质受累广泛存在。(C)半卵圆中心病变一般不累及皮层下 U 形白质。这需与进行性多灶性白质脑病进行鉴别。病例 2:(D)这名 AIDS 相关痴呆女性出现基底节受累。(E)在高效抗反转录病毒治疗后,注意灰质病变消退。

为特征的进行性脑病,CT 或 MRI 上没有特异性表现。脑萎缩、脑室周围或室管膜下强化,以及 CT 上脑室周围低密度或 T2W/FLAIR 上脑室周围的高信号可能与 CMV 感染有关,但也可见于 AIDS 合并的其他脑部疾病。

人类免疫缺陷病毒患者的脑膜炎 脑膜炎有时表现为脑膜强化,这可能与血管炎性改变和缺血有关。常见的病原体包括隐球菌、弓形虫、结核杆菌和巨细胞病毒。

在 AIDS 患者中脑膜血管梅毒较罕见,但在该患者群体中出现血管炎和卒中综合征时,应将其纳入鉴别诊断。脑膜和血管周围间隙广泛增厚,伴有淋巴细胞浸润。梅毒的血管造影表现为颈内动脉床突上段、大脑前动脉和大脑中动脉近端的节段性狭窄和闭塞,以及基底动脉受累(这种大、中型血管受累称为 Heubner 动脉炎)。较小的血管也可受累(Nissl 动脉炎)。已报道多种脑实质异常表现,包括具有不同信号强度的强化结节(梅毒树胶肿),以及在 T2W 上出现可与疱疹性脑炎相混淆的近颞叶区的高信号。

白质病变 进行性多灶性白质脑病(PML)详见第 6 章。在 AIDS 患者中,很难将这种疾病与原发性 HIV 引起的改变、淋巴瘤和其他感染区分开来。PML 的关键表现是外周白质的 T2W/FLAIR 信号增高(尽管 PML 可能累及皮质),通常(但并非总是)无强化和占位效应;这显然是一种非特异性的征象。PML 特征性累及皮质下 U 形纤维,与 HIV 或 CMV 不同,后者倾向于影响更中心的白质。PML 在原发性免疫缺陷(高免疫球蛋白血症 M、低丙种球蛋白血症)或继发性免疫缺陷(HIV 感染或免疫抑制疗法)患者中均有报道。

免疫重建炎症综合征(IRIS)可使原本不强化、看似普通的 PML 病例恶化成暴发性炎性脱髓鞘疾病(图 5-18)。

脑梗死 AIDS 患者的临床脑梗死发生率为 0.5%~18%,而尸检发生率为 19%~34%。最常见的梗死部位是基底节区。梗死的原因包括 HIV 与药物使用(特别是可卡因)共同作用导致的血管反应性改变、HIV 血管炎、感染(水痘-带状疱疹、巨细胞病毒、结核杆菌、隐球菌、梅毒和弓形虫)、消耗性心内膜炎、弥散性血管内凝血病或缺氧。与 HIV 相关的血管疾病可导致基底节区 T1W 呈高信号。

淋巴瘤 原发性中枢神经系统淋巴瘤在 AIDS 患者中的发病率约为 6%。它也见于其他类型的免疫抑制患者,特别是同种异体移植受者(心脏、肾脏)。该疾病及其影像特征已在第 2 章描述。在 CT 平扫上,肿瘤可能是等密度、高密度或低密度(在 AIDS 患者中)。除 AIDS 患者外,这种病变很少表现为中心坏死。大多数病变呈实性或环状强化,不过也有报道无强化的淋巴瘤病例。DWI 通常表现为扩散受限。

淋巴瘤与弓形虫病 区分淋巴瘤和弓形虫病是很重要的,因为前者可从放射治疗中获益,其生存率比未治疗者提高 4 倍以上。此外,先进行抗弓形虫病治疗而延迟治疗淋巴瘤会降低放射治疗的获益。某些特征可能有助于区分中枢神经系统淋巴瘤和弓形虫病,虽

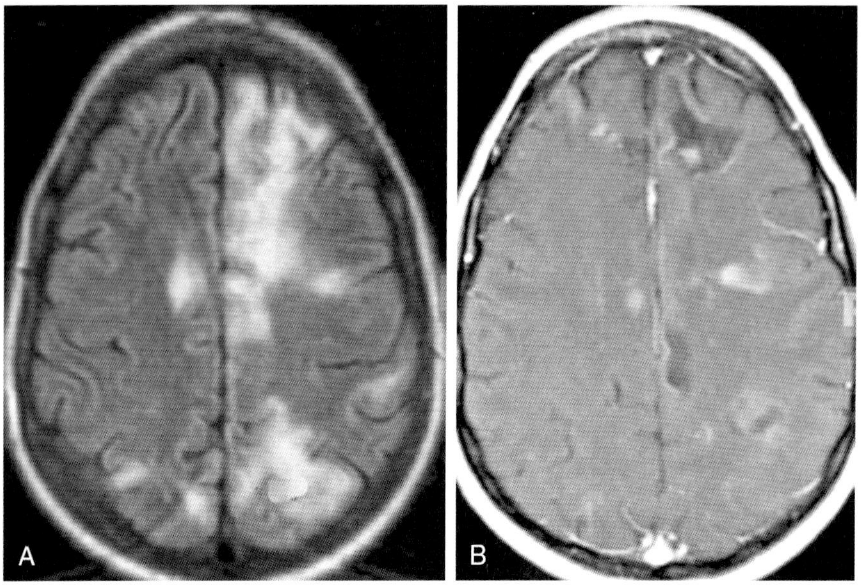

图 5-18 免疫重建炎症综合征。(A)这例进行性多灶性白质脑病的患者减少了高效抗反转录病毒疗法(HAART)的用药剂量。随后患者病情恶化,正常白质消失。在钆剂增强图像上(B)甚至表现出强化,这表明脱髓鞘进展。但当他停止 HAART 时,信号强度和强化程度都下降了。

然不能完全凭此确诊,但确实有一些规律。CT 对淋巴瘤的诊断比 MRI 更具特异性。CT 平扫上的高密度肿块(在 AIDS 相关淋巴瘤中并不常见)和伴有室管膜下播散的脑室周围病变提示淋巴瘤的可能。脑室包绕现象不会发生在弓形虫病患者,但可见于淋巴瘤患者。在 MRI 上,淋巴瘤在 T2W/FLAIR 上相对于白质呈等至低信号,而弓形虫病在 T2W/FLAIR 上更可能是高信号。弓形虫可以在 T2W/FLAIR 上有一个低信号的环,周围是高信号,并伴有环状强化(图 5-19)。两种病变均可表现为实性或多发性病变,病灶大小不一(尽管弓形虫病的脓肿往往比淋巴瘤更多、更小),并可呈环形强化或实性强化。虽然弓形虫病易发生于基底节,且不以脑室周围模式扩散,通常也不累及室管膜,而淋巴瘤则倾向于向脑室周围区域和室管膜下扩散,但仅依据病变位置并不分能区分这两种疾病。弓形虫病有出血的倾向,尤其是在愈合阶段,而中枢神经系统淋巴瘤则没有这种情况(类固醇或放射治疗后除外)。这些疾病可以共同存在。据报道,铊-201 SPECT 在淋巴瘤中显示异常摄取,而在弓形虫病中则没有。通过对扫描结果进行定量分析,排除代谢活性不超过头皮的病变,可以提高诊断特异性。MR 灌注测量是另一种被建议用来区分淋巴瘤(灌注增加)和弓形虫病(灌注减少)的技术。尽管我们刚刚提到了这些,临床医生通常先治疗弓形虫病,并在治疗前、后都进行影像检查(非常经济有效)。

脊髓病变　AIDS 相关脊髓病(空泡性脊髓病)由脊髓白质空泡化和巨噬细胞脂质化组成(其尸检发病率为 3%~55%)。临床表现包括隐匿性尿失禁、进行性痉挛性-共济失调性截瘫和感觉丧失。AIDS 患者也可能发生病毒性脊髓炎(单纯疱疹 2 型、巨细胞病毒和水痘-带状疱疹病毒所致)。弓形虫极少会引起脊髓炎。胸段脊髓是 AIDS 相关的脊髓病最常受累部位,通常在疾病晚期出现。MR 表现为萎缩(最常见),伴或不伴有 T2W/FLAIR 高信号,在 AIDS 病例中通常无强化,应注意到这种差异。

儿童获得性免疫缺陷综合征　目前,只有 1%~2%的 AIDS 病例发生在儿童人群中,然而在这些病例中,80%会出现中枢神经系统受累,包括获得性小头畸形、弥漫性脑萎缩、钙化和 HIV 脑炎。散在的胶质增生区域在 T2W/FLAIR 上部分对应于局灶性白质异常。钙化在 1 岁之前或神经系统检查结果为阴性时并不常见,并且是儿童 HIV 感染的显著特征,但在成人中并非如此。钙化灶位于基底节、脑室周围、额叶白质和小脑(图 5-20)。新生儿 AIDS 患者会出现 Willis 环血管扩张、狭窄和动脉瘤样扩张。儿童 AIDS 患者中症状性血管疾病的发生率略高于 1%;然而,尸检发现 25%的病例可观察到由低灌注、血栓栓塞性疾病和感染性血管炎引起的血管病变。在 17%的儿童患者中,影像学上可见卒中,血管狭窄的发生率为 8%。感染和淋巴瘤在儿童患者中非常罕见,而脑萎缩、基底节钙化、T2W/FLAIR 上白质呈高信号和出血是这一人群的主要表现。

鼻窦炎和乳突炎是 HIV 阳性儿童常见的共存感染。正如人们所预料的那样,扫描中也可以看到淋巴结肿大和腺样体肥大。

巨细胞病毒　巨细胞病毒(CMV)是疱疹病毒家族的成员,在正常和免疫抑制患者中都会引起疾病。它是胎儿和新生儿病毒感染最常见的原因。经胎盘传播的发生可由母体复发性或原发性感染引起。在成年人群中,它通常以潜伏形式存在。母体潜伏感染的再激活有 3.4%的风险导致先天性胎儿感染,而母体初次感染巨细胞病毒有 30%~50%的风险造成宫内感染。其损伤机制是由胎儿循环不足导致的缺血,可能由于胎盘炎和继发性慢性灌注不足。在妊娠 18 周前的损伤会导致无脑回畸形,在 18~24 周之间的损伤会导致多小脑回畸形(见第 8 章)。

CMV 倾向于影响室管膜和室管膜下区。与 CMV 相关的中枢神经系统异常包括小头畸形、眼部缺陷和耳聋。CMV 感染婴儿的其他表现包括脑萎缩、小脑发育不良、局灶性白质病变、海马异常、脑室扩大、积水性无脑畸形、脑穿通畸形、脑室旁囊肿,以及包括完全性无脑回畸形、巨脑回畸形、小脑回畸形和局灶性皮质发育不良在内的脑回异常(图 5-21)。CMV 室管膜下钙化在 CT 上更为明显。CT 上脑室周围低密度或 T2W/FLAIR 上高信号,尽管无特异性,但也有报道见于 CMV 感染(图 5-22)。

两侧侧脑室周围钙化在 CMV 感染、婴儿弓形虫病和细菌性脑膜炎合并脑室炎中均有描述。尽管如此,CMV 的钙化通常局限于室管膜下区域,而新生儿弓形虫病的钙化不仅在脑室周围区域,而且遍布整个大脑,特别是基底节区都有钙化。单纯疱疹很少发生钙化,风疹也没有,尽管病理学上可以发现与血管相关的微小钙化。在脑室周围钙化的鉴别诊断中,尽管室管膜下结节钙化发生在儿童期,但也应考虑结节性硬化症。

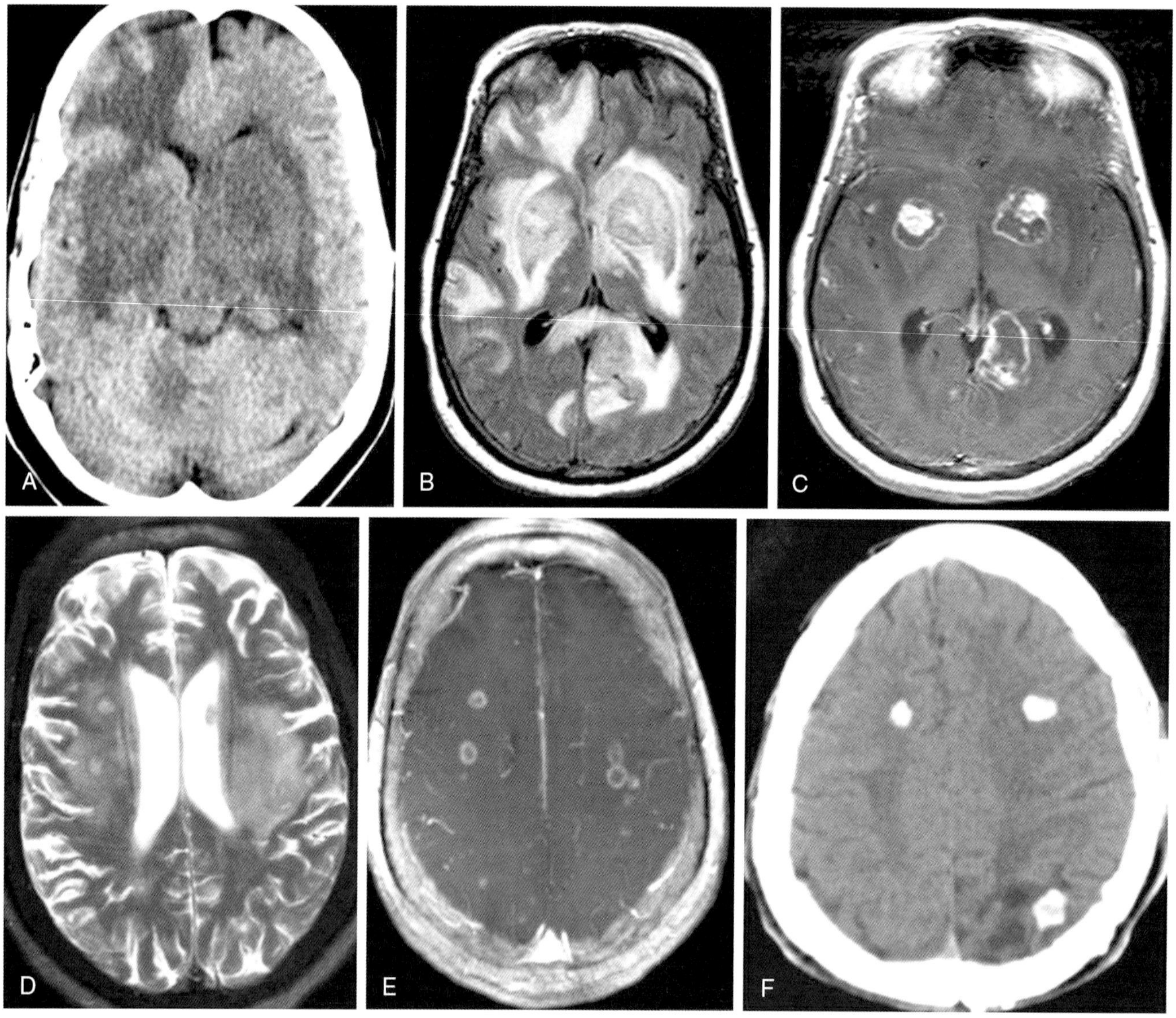

图 5-19 (A)急性弓形虫病在 CT 上显示基底节区低密度,FLAIR 序列(B)呈高信号。较低信号区在钆剂增强后 T1W(C)上显示强化。(D)在另一例患者中,在 T2W 上看到这些病变导致的大范围水肿,少数在增强后表现为环状强化(E)。(F)在 CT 上,疾病愈合后的病灶看起来像钙化的岩石。

寨卡病毒

虽然寨卡黄病毒(通过蚊虫叮咬传播给人类)已经存在了数十年,但最近在全世界引起了广泛的关注。大多数被病毒感染的人会出现流感样症状,伴有或不伴有结膜炎,这些症状可以消退。不幸的是,越来越多的证据表明,当妊娠女性感染寨卡病毒时,它可以通过胎盘传播给胎儿。2015 年巴西出生的婴儿小头畸形的发病率急剧上升,这与宫内寨卡感染病毒有关。虽然寨卡病毒的影像学表现无特异性,包括脑实质钙化,脑室扩大,白质低密度,大脑皮质脑回发育中断和小脑发育不全。这些变化对这些婴儿的发育和认知影响仍有待观察。

分枝杆菌 / 细菌

结核病

近年来,结核病(TB)的发病率显著增加,尤其是与 AIDS 合并感染和耐药菌株的出现有关。5%~10%的肺结核患者有中枢神经系统受累;然而,在 AIDS 患者中,4%~19%的患者合并有中枢神经系统结核病。颅内结核病有两个相关的病理过程:结核性脑膜炎和颅内结核瘤。这两种情况是独立的临床疾病,只有 10%的结核瘤患者同时患有结核性脑膜炎。结核性脑膜炎多见于儿童,与原发性感染相关(占55%的病例)。儿童结核性脑膜炎后脑积水的发生率为81%,成人为32%。卒中在儿童和成人的发生率分别为38%和20%。颅内结核感染继发于原发病灶的发展,部位通常位于肺部,但也可发生在腹部或泌尿生殖道。结核杆菌可经血源性播散到

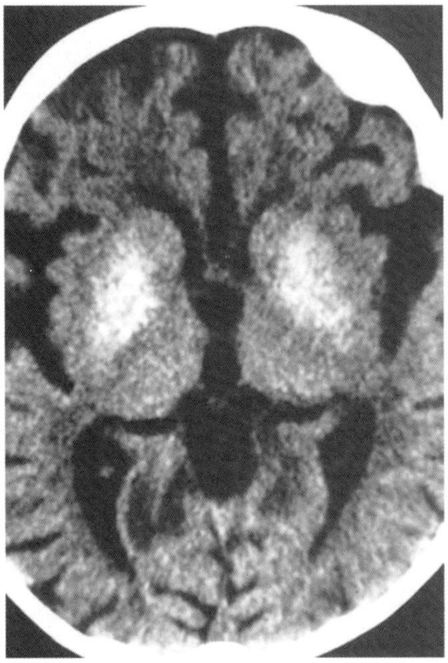

图5-20　儿童获得性免疫缺陷综合征(AIDS)。CT显示一名新生儿AIDS患者的基底节钙化和脑萎缩。

软脑膜和脑实质。结核瘤是一种小结节(直径1~3mm),可以融合形成大的病灶。颅内结核瘤由于占位效应和相关水肿而产生症状,是成人最常见的表现,在73%的病例中可见(尽管50%的儿童也患有结核瘤)。症状与病变的部位有关。症状和体征包括癫痫发作、颅内压升高和视乳头水肿;然而,通常会注意到患者在轻微症状和相当显著的病变负担之间的不一致性。在世界范围内,结核瘤是最常见的脑干病变,在欠发达国家,结核瘤在颅内占位性病变中占相当比例(15%~50%)。结核瘤可能是单发或多发,可以发生在幕上和幕下区域。

结核瘤可以潜伏数年。感染可能完全消退,或者结核瘤可破裂至蛛网膜下隙,释放坏死碎片,引起结核性脑膜炎,更确切地说,是影响脑实质和血管的脑膜脑炎。基底池受渗出性脑膜炎的影响最大,炎症以脚间池为中心,扩散至桥前池、外侧裂池和小脑上池。正常脑脊液流动受阻会导致脑积水。这一过程引起的血管炎症改变会导致动脉炎和梗死,最常见于基底节和内囊。基底脑膜神经炎也可能导致脑神经麻痹。

成人结核性脑膜炎的临床特征包括神志不清、发热、头痛、嗜睡和脑膜刺激征。腰椎穿刺显示脑脊液糖含量减低,蛋白含量增多、细胞数增多(主要是淋巴细胞)和病原体涂片阴性。病情以亚急性方式进展,表现为昏睡、昏迷、去大脑僵直、脑神经麻痹和可能出现的卒中。值得注意的是,19%的肺结核脑膜炎患者在诊断

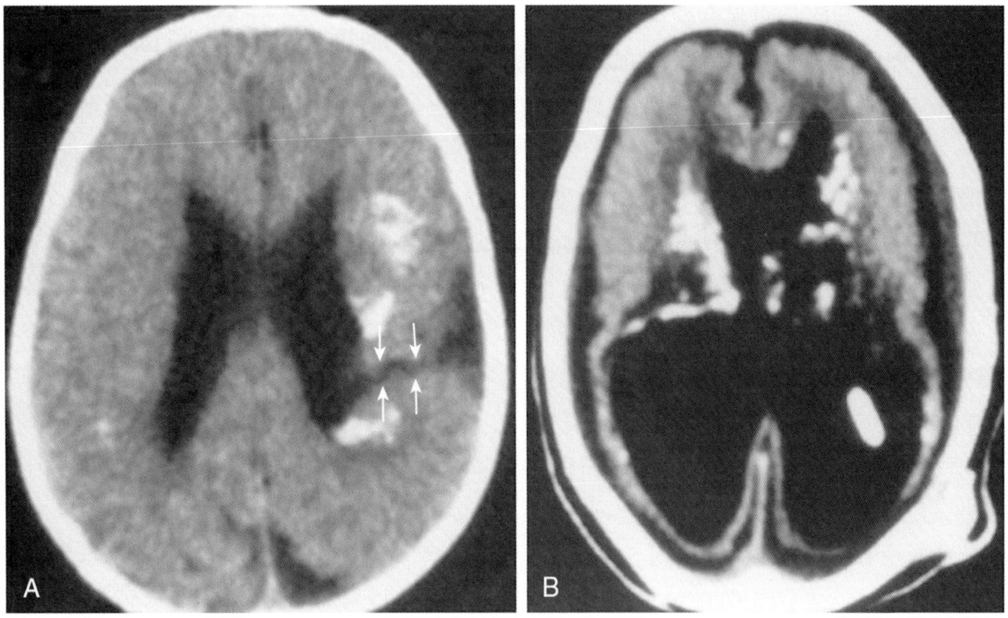

图5-21　巨细胞病毒(CMV)感染。(A)CT显示脑室周围钙化和脑裂畸形(箭头所示)。(B)CMV钙化、巨脑回和脑积水使这名患者出现耳聋。

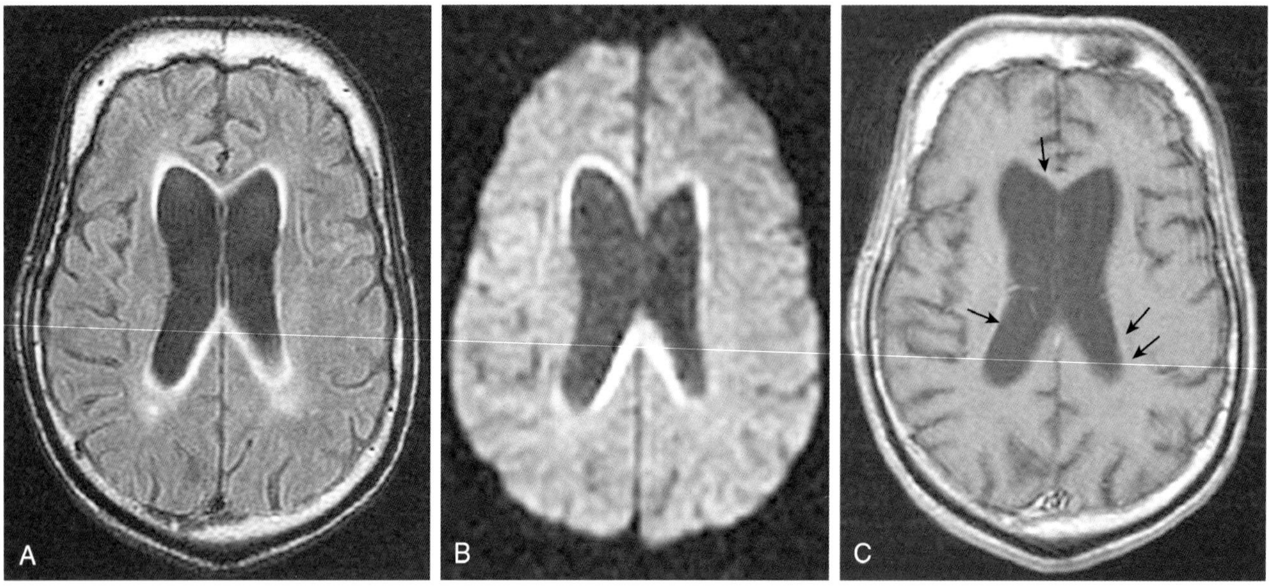

图 5-22 AIDS 患者的巨细胞病毒感染。(A)轴位 FLAIR 序列显示脑室扩张和周围高信号。(B)在 DWI 图像上,室管膜周围的高信号亦可见。(C)表面强化(箭头所示)提示室管膜炎。

时没有脑膜外活动性疾病的证据。结核菌素皮肤试验在疾病早期通常是阴性的。在儿童中,最常见的症状包括恶心、呕吐和行为改变,但病史通常不明显。

影像学特征取决于感染的阶段。在结核性脑膜炎中,由于浓稠的渗出物,基底池和大脑外侧裂池在没有对比剂的情况下显示不佳。在 FLAIR 上,由于含有大量的蛋白质渗出物,基底池的信号强度较正常升高。脑池均匀而明显地强化,这种强化可以延伸到半球裂隙和皮质表面。在严重的情况下,这在 CT 上也是明显的(图 5-23)。极少情况下,可在基底脑膜观察到钙化(尤其在 CT 上)。CT 显示脑室周围低密度影。结核性脑膜炎的后遗症包括脑积水和因基底池血管的全动脉炎导致的梗死。

颅内结核瘤在 CT 上表现为从低密度至高密度不等的结节。这些结节可能是单发的,但通常是多发的,伴有占位效应和水肿。钙化不常见(发生率<20%)。随着结核瘤的增大,它可能与硬脑膜粘连,引起骨质增生,因此形似脑膜瘤。典型的结核瘤表现为具有较小中央区域(干酪样坏死)的结节,T2W/FLAIR 呈高信号,CT 呈低密度。值得注意的是,在 MRI 上,结核瘤壁在 T1W 上呈高信号,在 T2W/FLAIR 上呈低信号。这种低信号环也可见于弓形虫和曲霉病中(参见图 5-19 弓形虫病例的 T2W 低信号图)。结节周围 T2W/FLAIR 呈高信号或 CT 呈低密度。这代表伴有占位效应的水肿。增强呈环状(壁不规则,厚薄不一,呈"锯齿状"外观)或结节状(其中可能有点状的无强化中心)强化(图 5-24)。非干酪样结核瘤通常在 T2W 上呈高信号,伴结节性强化,而干酪性病灶在 T2W 呈等信号或低信号,伴环形强化。

在接受适当抗生素治疗后的随访影像中,结核结节的体积会缩小,在 CT 上结核瘤部位可显示小面积的点状钙化。

非典型分枝杆菌感染可见于 HIV 阳性患者中;然而,没有特定的影像学发现可以区分这些病原体。

单核细胞增多性李斯特菌

李斯特菌病是一种食源性疾病,病原体可能存在于未煮熟的肉类和蔬菜、未经巴氏消毒的牛奶和奶酪,以及熏制的海鲜中。脑部受累可引起脑膜炎、脑膜脑炎,极少数情况下会导致脑脓肿。李斯特菌特别倾向于侵犯脑干,可导致脓肿或脑炎(菱脑炎)。菱脑炎(脑干和小脑的炎症)的鉴别诊断范围很广(框 5-8)。最主要问题在于实验室诊断中遇到的困难。脑脊液标本往往只含有少量的李斯特菌,这些李斯特菌很容易被误认为是类白喉(革兰阳性杆菌),被视为污染物而忽视,或与脑脊液中的肺炎球菌相混淆。

对于细胞免疫受损(包括化疗、糖尿病、酗酒、肾移植和 AIDS 等其他相关易感疾病)合并脑膜炎或脑脓肿患者,当初始培养为阴性时,应考虑李斯特菌感染的诊断(图 5-25)。

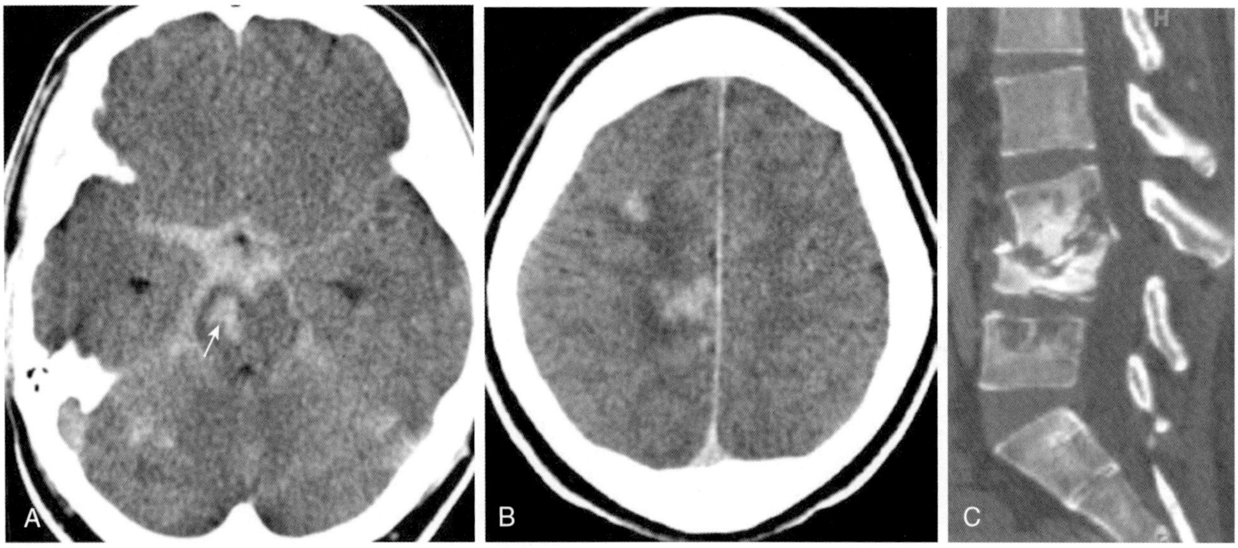

图 5–23 大脑和脊柱结核(TB)。(A)注意脑池和中脑可见强化影。右侧脑干的一个病灶导致眼球运动障碍(箭头所示)。(B)在这一水平之上还有其他的强化病灶,这让人怀疑是否为结核结节。(C)注意相邻的 L3 至 L5 节段连续性病变,将其与头部的疾病结合起来。有了腰椎的证据,需要考虑结核病的可能性大。(“TB 还是非 TB 引起的这些病变呢? ”是的,“肺痨”就是问题所在)。

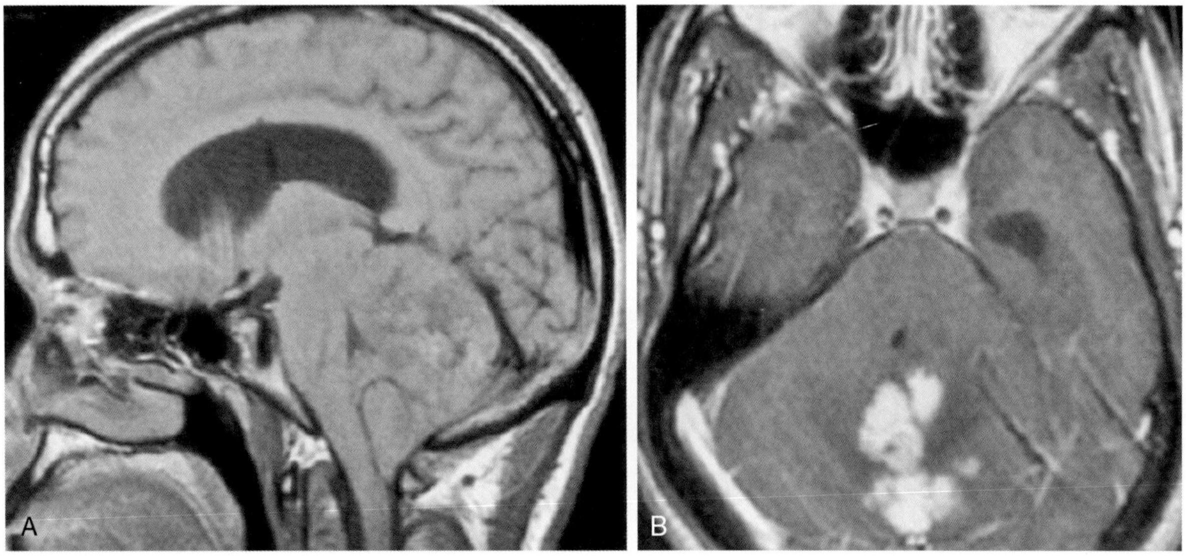

图 5–24 结核病。(A)后颅窝结核的另一个例子,小脑扁桃体低于其正常位置。(B)病变部位出现了强化,并压迫第四脑室,因此在向上观察时要留意是否存在扩大的脑室。

立克次体

落基山斑疹热 这是一种季节性疾病，见于美国南大西洋地区春末至夏季期间，临床表现为头痛、发热、癫痫、听力障碍、神经病变、精神状态改变、嗜睡和昏迷。仅有 50%的病例出现皮疹。15 岁以上的患者往往没有皮肤表现。据报道，未经治疗的病例死亡率高达 20%。中枢神经系统表现包括脑膜脑炎和血管炎。影像学异常较少见,包括基底节梗死、弥漫性脑水肿、弥漫性脑膜强化和基底节血管周围间隙增宽。在脊髓远端、脊髓圆锥和马尾神经可有强化。影像学正常与较好的预后相关。

螺旋体

莱姆病 莱姆病是一种可以影响身体多个系统的炎性疾病。它由一种螺旋体(伯氏疏螺旋体)引起,最常

通过鹿蜱（达米尼硬蜱）传播。临床有 3 个阶段：第一阶段，全身性症状和皮肤损害扩大（慢性迁移性红斑）；第二阶段，最初感染数周至数月后出现的心脏和神经系统损伤（脑膜炎、神经根神经病）；第三阶段，感染后数月至数年出现关节炎和慢性神经系统问题。这些阶段可能重叠，也可能单独发生。10%~15%的莱姆病患者出现中枢神经系统受累。面神经麻痹可由脑膜炎引起，也可由多发性单神经炎引起。在莱姆病流行地区（美国东北部），它可能占儿童面部神经麻痹的 2/3。其可能与视神经炎有关。虽然培养的阳性率很低，但诊断是基于临床发现和血清学检查。

MRI 表现包括：①最常表现为正常；②T2W/FLAIR 上白质异常高信号，可表现为大小不等的点状或团块状病变；③增强的实质病变、脑膜、迷路和脑神经（图 5-26）。其他报道的异常包括脑积水、脑桥、丘脑和基底节区的高信号。在 MRI 上，额叶和顶叶皮质下可能更易出现异常高信号。在多发性硬化、急性播散性脑脊髓炎和血管炎的鉴别诊断中，应考虑莱姆病的可能。

莱姆脑病的特征是轻度至中度的认知障碍，包括记忆和学习问题，有时伴有嗜睡，这些症状可在感染后数月至数年内出现。

框 5-8 菱脑炎的鉴别诊断

- 急性播散性脑脊髓炎
- 白塞病
- 脑干肿瘤
- 球孢子菌病
- 军团菌病
- 单核细胞增生性李斯特菌
- 莱姆病
- 支原体感染
- 立克次体
- 结核病
- 病毒性疾病
  - 腺病毒
  - 虫媒病毒
  - 甲型流感
- Whipple 病

真菌

真菌感染可导致脑膜炎、肉芽肿形成，极少发生脑炎。下面我们将讨论一些具体的案例。

隐球菌病

隐球菌（Cryptococcus）是一种具有多糖荚膜的酵母菌，可被印度墨汁特异性染色。通过检测脑脊液或血液

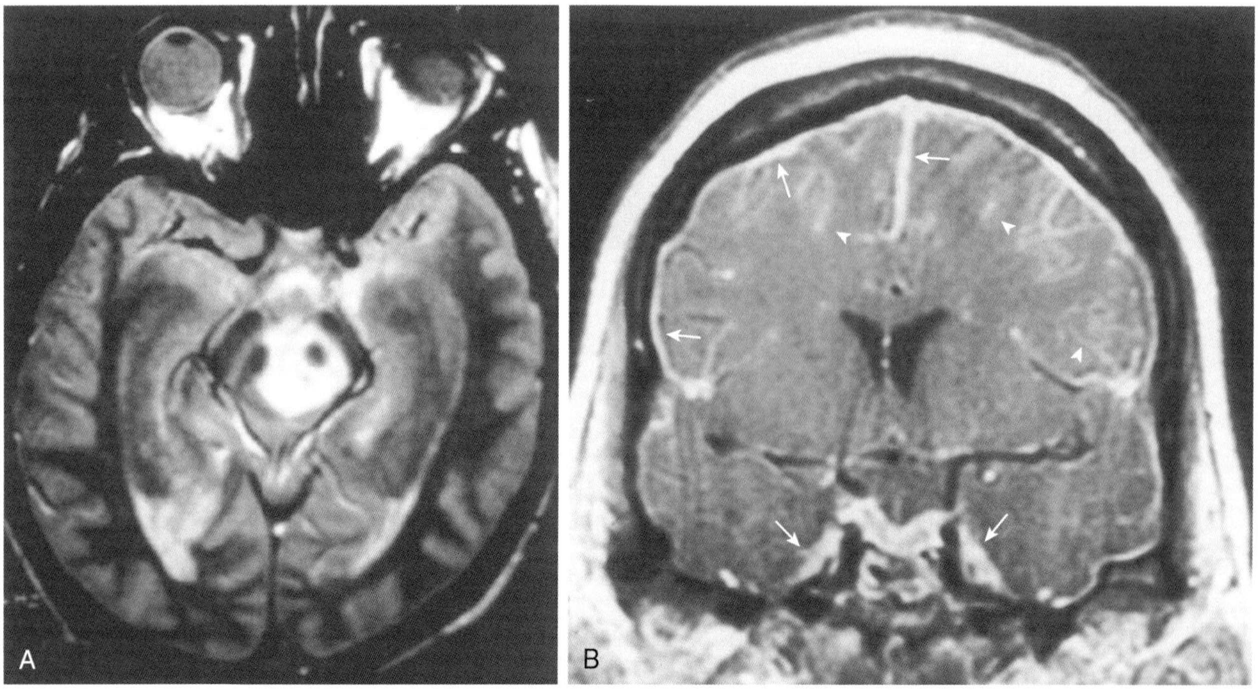

图 5-25 （A）单核细胞增多性李斯特菌菱脑炎。本例患者细胞免疫受损，脑干出现 FLAIR 高信号。（B）软脑膜（三角箭头所示）和硬脑膜（箭头所示）可能发生强化。

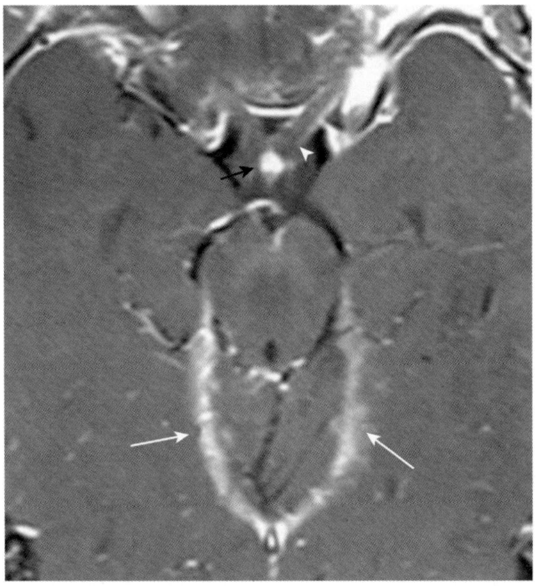

图 5-26　莱姆病。视神经(三角箭头所示)、柄部(黑色箭头所示)和脑膜(白色箭头所示)的强化提示可能存在伯氏疏螺旋体的感染。

中的隐球菌抗原或抗隐球菌抗体，也可做出敏感的免疫学诊断。病理表现包括脑膜炎、脑膜脑炎或肉芽肿形成。隐匿性肺部病灶血源性播散是进入中枢神经系统的常见传播途径。隐球菌是继 HIV 和弓形虫病之后第三位引起 AIDS 中枢神经系统感染的病原体。高达 11% 的 AIDS 患者会发展为中枢神经系统隐球菌病。

MRI 检查结果可能是正常的(你觉得为什么它被称为"隐"?),也可能显示一系列异常。在年轻免疫抑制患者中发现扩大的血管周围间隙(Virchow-Robin 间隙)应引起对颅内隐球菌感染可能性的高度警觉(图 5-27)。这些扩张的空间充满了凝胶状囊肿的("假性肿瘤"),位于基底节及其附近这些囊肿和皮质髓质交界处,可能强化,也可能不强化。这些病灶在 T2W/FLAIR 上表现为沿着血管周围间隙的双侧多个小的高信号病灶,但罕见情况下也可以在球孢子菌病、念珠菌病和糖原贮积病中看到。隐球菌阻塞蛛网膜绒毛,导致其最常见的表现——脑积水。隐球菌性脑膜炎通常不会出现弥漫性融合的基底池-软脑膜强化(尽管这并非绝对的规律),这有助于区分它与结核病或细菌性脑膜炎。

一种罕见的隐球菌感染模式是脑实质和软脑膜上出现多发性粟粒状强化结节，同时累及脉络丛三角区以及脊髓和脊神经根。隐球菌性脑膜炎患者中有 4%~11%发生隐球菌瘤,主要表现为中脑和基底节区实性肿块或播散性病灶。需要对比剂增强才能发现这种软脑膜结节。

其他影响 HIV 阳性患者的较不常见的真菌感染包括念珠菌属、曲霉菌属、组织胞浆菌属和毛霉属。

球孢子菌病

球孢子菌病(山谷热)是美国西南部和墨西哥北部的一种地方性真菌感染疾病。孢子被吸入后,形成原发

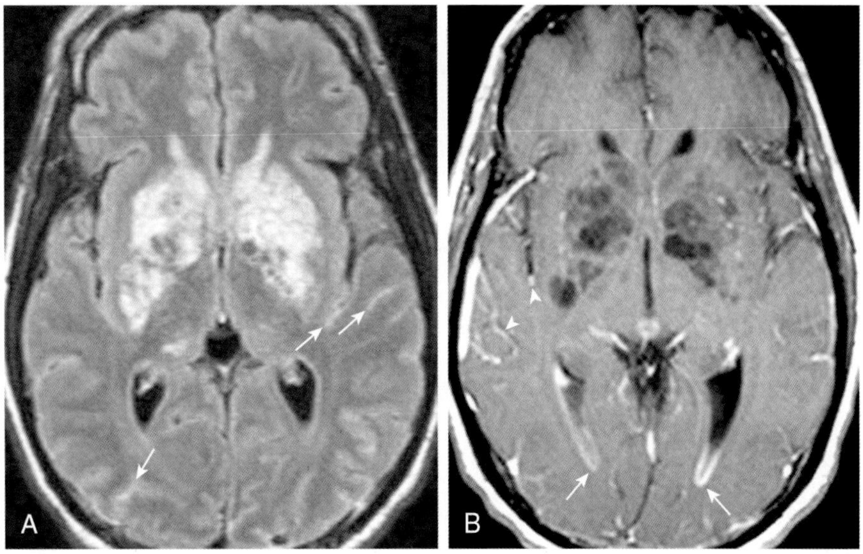

图 5-27　(A)隐球菌性脑膜炎。轴位 FLAIR 显示 Virchow-Robin 间隙巨大的高信号。(B)轴位增强 T1 扫描显示在多个基底节区域具有相同的表现。如果这些区域扩大并呈肿块状,要考虑胶样假瘤;请让他们检查体液中是否存在隐球菌。额外发现:(A)中的箭头指示脑脊液信号未被抑制,提示脑沟中的脑膜疾病。脑沟和脑室边缘的异常强化(分别是 B 中的三角箭头和箭头所示)表明脑膜炎和脑室炎!

性肺病灶。通过血行播散至中枢神经系统可能在数周或数月内发生,但也有报道称在数年后发生播散。这种感染可能累及到颅骨或骨髓。颅内感染在病理上可表现为增厚的基底脑膜炎,并伴有脑膜和脑实质的肉芽肿。据报道,这种颅内肉芽肿易发生在小脑。血管炎引起的闭塞也可能出现。播散性脑型球孢子菌病主要发生在白人男性,通过脑脊液血清学或培养确诊。它是嗜酸性粒细胞性脑膜炎最常见的病因之一。

在 MRI 上,可以发现类似于隐球菌扩张的 Virchow-Robin 间隙(见前面的讨论)。在 PDWI/FLAIR 上,脑池内信号增高。基底脑膜、脑池和脑沟出现强化。当出现室管膜炎时,沿脑室边缘可见强化。CT 表现为基底蛛网膜炎伴脑池闭塞和变形。这些在注射对比剂之前可能显示密度增高。与这种活动性蛛网膜炎相关的是交通性脑积水。偶见血管炎引起的梗死灶和强化结节等局灶性病变。

毛霉菌病

毛霉菌病的预后与对该病的早期识别直接相关。它影响宿主防御功能异常的患者,包括细胞免疫功能改变。尤其容易感染这种病原体的是糖尿病酮症酸中毒的患者或烧伤、尿毒症或营养不良的虚弱患者。也见于有药物滥用史的 HIV 患者,表现为基底节病变。据报道,服用铁螯合剂去铁胺的人,例如正在接受透析的患者,患毛霉菌病的风险增加。去铁胺明显地消除了血清对毛霉的正常抑制作用。这种真菌通常被吸入后并迅速破坏鼻黏膜,形成黑色结痂(典型的焦痂)。然后,它可能会扩散到鼻旁窦(伴或不伴骨质破坏)、眼眶和颅底,或者穿过筛板,导致前颅窝受累。它具有较高的颅内扩散率(有的高达 50%)。临床症状包括面部疼痛、鼻涕带血、鼻甲发黑肿胀、球结膜水肿、眼球突出,以及脑神经麻痹,迅速发展为卒中、脑炎和死亡。

毛霉菌感染的特征性表现为鼻腔内和沿鼻旁窦壁出现一圈软组织增厚。鼻腔鼻窦毛霉感染的 CT 特征包括鼻窦混浊、气液平面、密度增高或钙化、鼻咽组织平面闭塞(图 5-28)。在 MRI 上,T1W 和 T2W/FLAIR 序列鼻窦内可呈低信号。部分病例可见骨质破坏。从筛窦延伸至眼眶可引起眼球突出和球结膜水肿,以及眼上静脉血栓形成,并通过眶尖延伸,继而导致海绵窦血栓形成。毛霉菌可从上颌窦蔓延至颞下窝和翼腭窝。

毛霉菌具有沿着和通过血管结构的明显趋势,产生动脉炎,并伴有动脉瘤、假性动脉瘤、脓肿形成、血管闭塞和梗死。它最常累及颈内动脉的海绵窦段,但也见于基底动脉。当这种致病性真菌在颅内扩散时(扩散入眼眶、筛板或深部面部结构后),尤其是在前颅窝出现 CT 异常低密度,但也可能出现在大脑的任何部位。这些区域显示占位效应和强化(见图 5-28)。毛霉病也可能引起大血管性脑梗死,并伴有相应的 CT 和 MR 表现。据报道,颅内脓肿表现为低密度肿块,无明显的血管源性水肿,有软脑膜炎的迹象,或在 CT 上有明确的环形强化。

诺卡菌

诺卡菌是一种类似放线菌的需氧真菌,与免疫力受损状态有关,特别是在类固醇治疗的情况下。然而,它也可能感染免疫力正常的患者。诺卡菌使一系列疾病复杂化,包括肺泡蛋白沉积症、结节病、溃疡性结肠炎和肠道脂肪营养不良。诺卡菌从肺部病灶通过血源性播散至中枢神经系统。这通常会导致脑脓肿形成,而引发脑膜炎的情况很罕见。症状的发作往往是隐匿的。诺卡菌病灶表现为包膜强化,常包含多个分房(图 5-29)。由于诺卡菌属对磺胺类药物比较敏感,因此在适当的临床背景下应考虑该诊断。

曲霉菌病

与通常形成明显且完整脓肿壁诺卡菌不同,颅内曲霉病可能会也可能不会显示环形强化。这种普遍存在的真菌主要感染免疫受损的宿主。它可能通过接种、血行播散(通常来自肺部病灶)或直接从鼻旁窦扩散进入中枢神经系统。

病理学上,曲霉菌病以侵袭性的形式累及大脑,引起脑膜炎和脑膜脑炎,随后出现出血性梗死。严重程度较低的表现包括孤立性脑脓肿或孤立性肉芽肿。在侵袭性曲霉病中,组织学表现为血管侵犯,并伴有继发性血栓和梗死。

MRI 表现为 T2W/FLAIR 显示高信号病灶,有时 T1W 上也为高信号(图 5-30)。如果原发部位为鼻旁窦,可出现 T2W/FLAIR 低信号和(或)T1W 高信号,这是由钙化或锰质沉积导致的。可能有梗死的表现,有或无强化。MR 表现无特异性,但当病变不增强时,可能会引起怀疑。这可能是由于血管受到侵犯限制了对比剂到达该部位。基底节区病变在真菌感染中很常见,就像

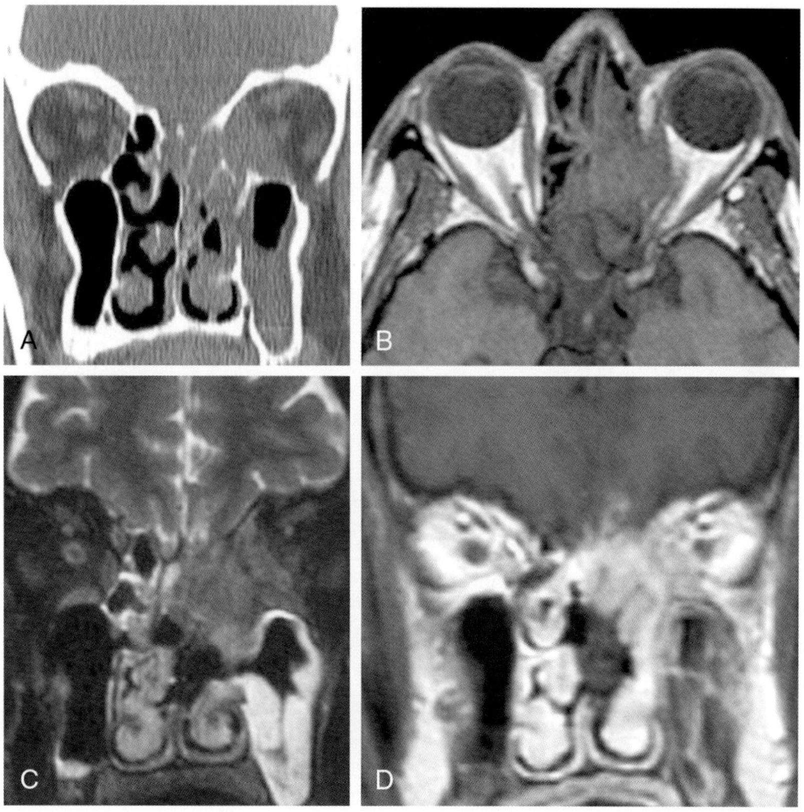

图 5-28　毛霉菌病。(A)冠状面重建 CT 显示鼻腔和左眼眶内软组织影。筛板骨看起来像是被吸收了。(B)轴位 T1W 证实了眼眶蔓延,需要在颅内寻找是否存在病变。(C)冠状位 T2W 显示感染区域的低信号,提示进一步向上观察。(D)的确,增强扩散到了颅底,这就是毛霉菌病的典型特征——从鼻窦到眼眶再到大脑迅速蔓延。眼眶内软组织、鼻部破坏、脑膜炎——这就是毛霉菌!

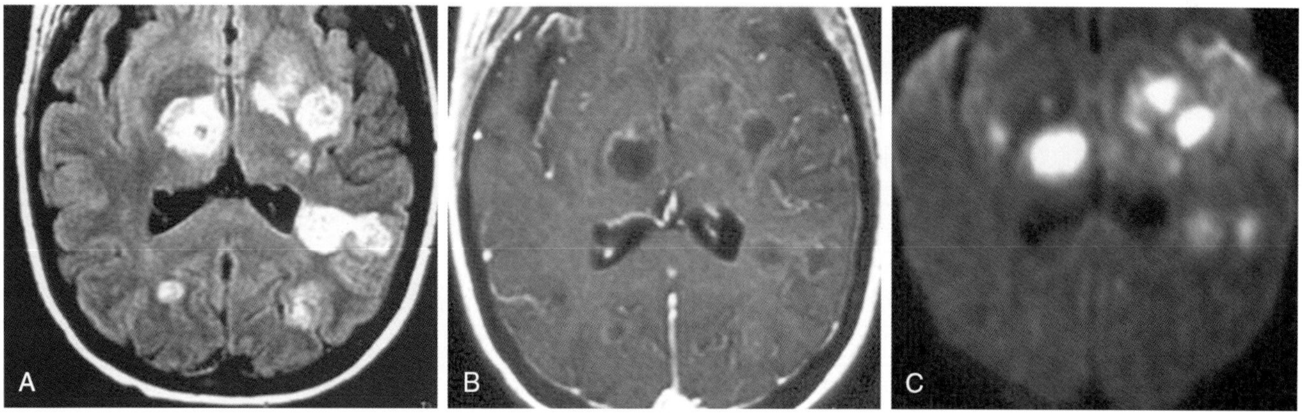

图 5-29　诺卡菌病。(A)FLAIR 图像显示该免疫抑制患者存在多处病变。(B)增强后可见边缘强化和第三脑室变窄消失。(C)DWI 图像显示表观扩散系数明显降低,提示脓肿伴有脑实质破坏。

肺结核一样,可以有钝锯齿状外观。CT 异常很细微,包括低密度区,占位效应不明显,对比增强不足,通常没有环状强化。事实上,真正环形强化的存在与最具侵袭性的脑膜脑炎型曲霉病不相符。相对良性的 CT 表现与这种感染的破坏性本质形成鲜明对比。影像学和病理学检查结果之间缺乏相关性，这与破坏性过程的迅速性(无法形成有效的脓肿壁)以及同期类固醇治疗对增强的抑制有关。

念珠菌病

念珠菌是经尸检证实的非 AIDS 脑真菌病最常见的病因。它特别容易感染正在接受类固醇治疗的中性

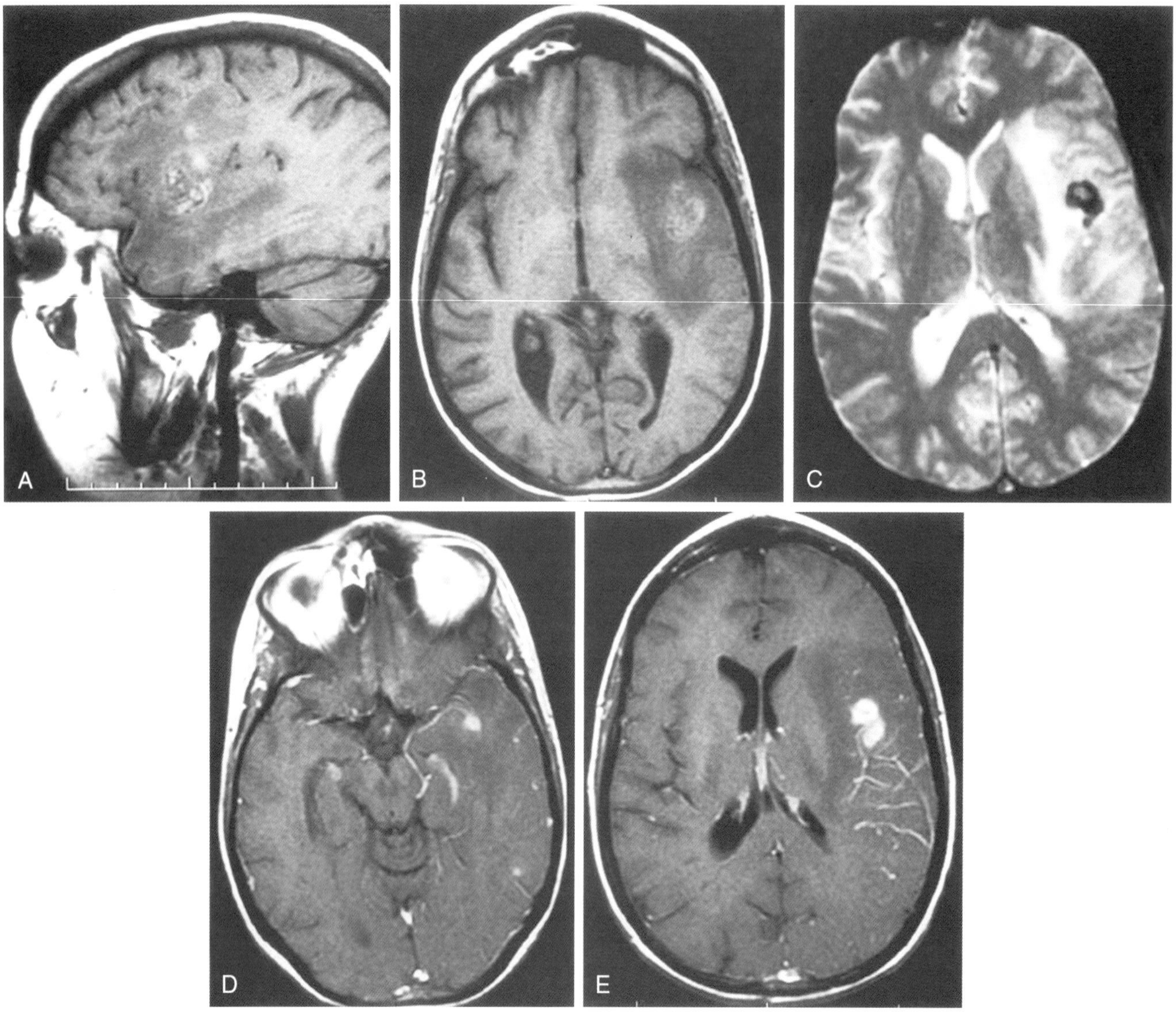

图 5-30 曲霉菌病。出血在矢状位(A)和轴位(B)T1W 呈高信号,在梯度回波序列上(C)表现为低信号。(D,E)显示在颞叶灰白质交界处的强化结节,可能破坏语言功能和部分听觉功能。

粒细胞减少症患者。念珠菌通过呼吸道或胃肠道血行播散至中枢神经系统。因此,这些不同的病理表现产生不同的影像,包括脑积水(软脑膜疾病)、伴有水肿的强化结节(肉芽肿)、钙化肉芽肿、梗死和(微)脓肿形成。感染的表现取决于宿主的自然防御状态。当受到攻击时,无法获得有效的细胞介导的局部免疫反应,就更易引发侵袭性感染而非肉芽肿的形成。

寄生虫

弓形虫病

刚地弓形虫是一种普遍存在的原生动物寄生虫(20%~70%的美国人口血清学阳性),在约 10%的 AIDS 患者中感染中枢神经系统,并且也影响细胞免疫功能受损的成人(尤其是淋巴细胞-单核细胞系统缺陷)。免疫功能低下患者的急性弓形虫病(见前文)通常是由既往获得的潜伏感染重新激活而引发的。病变好发于基底节区、皮质髓质交界处、白质和脑室周围区域。与先天性弓形虫病不同,钙化并不常见,尽管已有治疗后发生钙化的报道。偶尔,这些病变可能是出血性的。在 MRI 上,T2W/FLAIR 可见多个高信号病灶,伴血管源性水肿,T1W 上可见环状或结节状强化(见图 5-19)。对适当抗生素治疗的迅速反应可以区分弓形虫病与淋巴瘤。

先天性弓形虫病发生在母体感染期间。其表现包括与脑积水(继发于室管膜炎导致导水管狭窄)相关的双侧脉络膜视网膜炎和颅内钙化，尤其是在基底节和皮层的钙化。

囊尾蚴虫病

这种寄生虫在墨西哥、中南美洲、亚洲、非洲和东欧的部分地区流行。人类是已知的绦虫成虫（猪带绦虫）唯一的终末宿主（寄生虫在其体内进行有性繁殖），也是已知的唯一能让幼虫形态（囊尾蚴）在中枢神经系统繁殖的中间宿主（在其体内存在幼虫或无性繁殖阶段）。人们通过摄入未充分煮熟的含有包囊幼虫的猪肉而感染这种寄生虫。幼虫在人体肠道内发育为成虫。成虫期绦虫卵经胃液消化后释放出的六钩蚴（活性胚胎）穿过肠道进入血流，血液将它们带到中枢神经系统和其他部位，在那里它们形成囊尾蚴。人类也可以通过肛门-手-口途径的自我污染途径或通过虫卵反刍，或者直接摄入受污染食物中的卵（作为中间宿主）。中枢神经系统的寄生虫感染会引起许多神经问题，最常见的是癫痫和头痛，发生率为 30%~92%。数周后，囊性包囊和头节在中枢神经系统中发育和定居。从可能的感染日期到首次出现明显症状的间隔时间为不到 1 年至 30 年不等，平均约为 4.8 年。

囊尾蚴的大小不一，直径从针尖至 6cm 不等。它们位于脑实质、蛛网膜下隙、脑室或极少数情况下位于椎管内。症状与寄生虫的位置有关。只有当幼虫死亡时，才会引发急性炎性反应，使患者出现症状。脑实质内囊肿好发于皮质和深部灰质，而蛛网膜下隙的囊肿可产生基底脑膜炎、脑积水和占位性病变，特别是在鞍上池、桥小脑角池、外侧裂池，还可引起大脑动脉炎（50% 以上的蛛网膜下隙病变病例中会出现），随后通常在大脑中部或大脑后部发生梗死。脑室内囊肿可能游离或附着于壁上，当脑室引流受阻时会使患者出现症状。

感染的急性脑炎期在儿童中更为常见，其特点是多发性弥漫性结节性病变（占 85%）或局限性病变。在大多数脑炎病例中，囊肿遍布整个脑实质，尽管它们可以局限于一个区域。这种脑炎阶段持续 2~6 个月，强化现象消失后水肿仍持续存在。可见弥漫性脑水肿和环形或结节状强化。这个阶段可能是致命的。

CT 显示脑实质内的钙化。这些钙化具有特征性，表现为直径为 1~2mm 的略微偏心的球形钙化，代表头节，周边是部分或完全钙化的球体（直径为 7~12mm）。这种钙化仅发生在死亡的幼虫中。

一系列的 MRI 和 CT 表现与活动性囊尾蚴病有关（图 5-31）。我们用大致与这些变化对应的影像描述了囊肿形成的 4 个阶段。在囊泡期，幼虫存活，囊内液体清澈。水肿很小，囊肿周围有一层薄薄的囊膜。在 MRI 图像上，液体在所有脉冲序列上与脑脊液信号相同，可以识别出偏心的头节（表现为壁结节）（见图 5-31）。在这个阶段的 CT 上，显示一个界限清楚的囊肿，其密度与脑脊液相似，头节密度较高。

在第二（胶状囊泡期）和第三（颗粒状结节期）阶段，囊肿中的液体变得浑浊，幼虫死亡，伴包膜增厚。在某些情况下，当囊肿进入胶状囊泡阶段时，可能会发生脑炎，会有强烈的炎症反应。在第三阶段，囊肿缩小到原始大小的 1/4~1/3，并开始钙化。对寄生虫没有明显反应的患者，可不会出现强化，水肿范围也会很小。这些阶段的囊肿在 T1W 上可呈等信号至高信号。在 T2W/FLAIR 上，囊液呈等信号或稍高信号，囊肿壁难以识别或可能呈低信号。病灶均匀强化，表现为高密度结节或小环形区域强化。强化被认为是幼虫死亡、对抗原的反应以及代谢产物的释放并伴随血脑屏障异常的结果。

在第四阶段（结节钙化期）可见局灶性钙化。CT 比 MRI 更具特异性，能够显示脑实质内含有钙化的死亡幼虫和低密度囊肿（见图 5-29D）。这些低密度囊肿可能会强化，也可能不会强化。在 MR 上，病变表现为T2W 低信号结节，伴磁敏感伪影，易与海绵状血管畸形相混淆。寄生虫经历所有不同阶段所需的时间为 2~10 年，平均约为 5 年（略长于一般的寄生虫）。死亡的囊肿虽然体积很小，但常会引起大量的水肿。

脑室型囊尾蚴病在 MRI 上显示最为明显，在 T1W 上病变信号高于脑脊液，囊壁可被识别。CT 上与脑脊液密度相同。偏心型头节是与大脑实质呈等信号的结节。第四脑室是这些病变最常见的部位。脑室内囊尾蚴病（占颅内囊虫病的 7%~20%）产生梗阻性脑积水，也可通过激发由死亡幼虫的可渗透性囊壁释放有毒物质引起炎症反应，导致颗粒性室管膜炎。第四脑室是最常见受累的脑室。囊肿可能附着在脑室壁上，在 T2W/FLAIR 上形成高信号的室管膜下边缘（见图 5-29F）。头节可被显示为在看起来像扩大的脑室内的一个小点。

据报道，囊尾蚴病很少会表现为透明隔外的占位性病变（囊尾蚴囊肿）而导致阻塞性脑积水。幼虫可以在蛛网膜下隙（特别是基底池、外侧裂池）和脑室中形

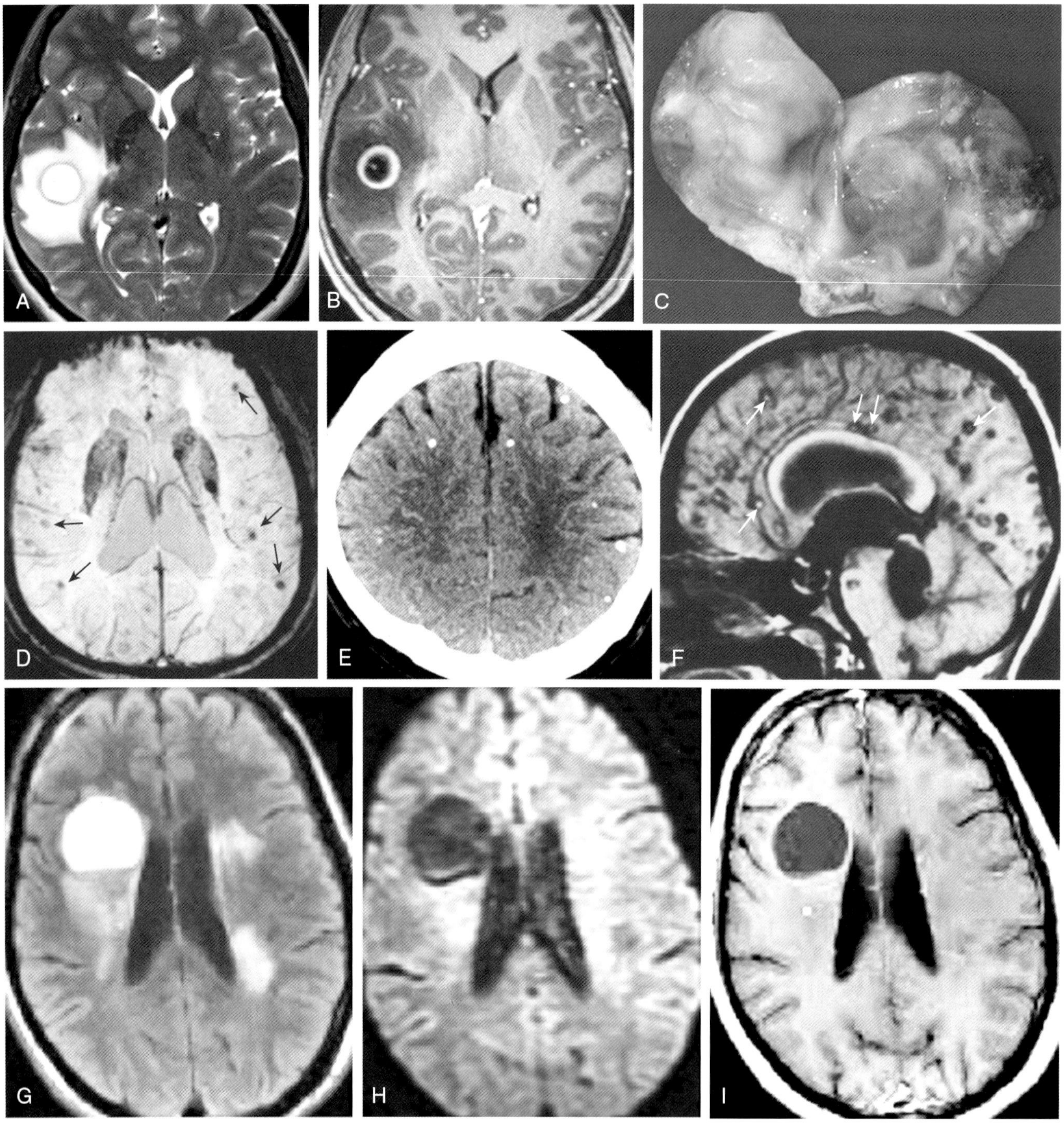

图 5-31 囊尾蚴病。病例 1:(A)T2W 显示带有头节的活囊肿。(B)一位食用猪肉的男子在注射钆剂后出现了环形强化。(C)病理中的活囊尾蚴。病例 2:(D)磁敏感扫描中局灶性脑实质信号丢失(箭头所示)。(E)CT 显示多处死亡幼虫的钙化灶。(F)数不清的病变(箭头所示),包括第四脑室,提示可能是囊尾蚴病。注意观察 FLAIR(G)、DWI(H)和增强 T1 序列(I)。

成簇状(葡萄串状簇集)结构。如果来自流行区的患者有蛛网膜下隙囊肿并伴有软脑膜强化，应考虑葡萄状脑囊尾蚴病的诊断。

3%的患者会出现脊柱囊肿,大部分位于胸段,可导致蛛网膜炎症和脊髓压迫。在脊髓囊虫病中,脑膜炎症通常更为严重。病灶可累及蛛网膜下隙、硬膜外腔或髓内,其表现与脑内病变相似。鉴别诊断包括蛛网膜囊肿和表皮样囊肿。

神经囊尾蚴病的诊断通常通过酶联免疫吸附试验(ELISA)检测血清、脑脊液或两者中的特异性抗体来进行辅助。治疗包括抗寄生虫、抗癫痫和类固醇药物治疗。手术切除存在风险,仅适用于脑积水、脑室内囊肿或椎管内囊肿患者。

囊尾蚴病产生神经官能症，抽搐，恶心。还会造成漏诊！

棘球蚴病

棘球蚴病（包虫病）是另一种由犬绦虫引起的严重疾病。临床体征和症状包括癫痫发作、颅内压升高和局灶性神经功能缺损。它在中东、南美、欧亚大陆和澳大利亚呈地方性流行，由摄入含有犬绦虫（细粒棘球绦虫）的卵的犬类粪便引起。卵在胃肠道孵化，胚胎遍布全身。胚胎发育成熟为囊性幼虫（包虫囊肿），通常较大且单房，但也可以看到其他类型囊状结构。在 2%~5% 的病例中有大脑受累。最常见受累的部位是顶叶。囊性成分的信号与脑脊液相似。如果囊肿破裂（外科医生在此处操作时需要谨慎），则会发生严重的脑内炎性反应。在 MRI 上可以看到囊肿内的头节和头节聚集物（包虫砂）。颅骨棘球蚴囊肿可延伸至颅腔内。

朊病毒病

这些内容在神经退行性疾病章节中有描述。简而言之，克雅病和牛海绵状脑病是这类疾病最常见的两种，目前通过血清学或通过脑脊液样本更容易进行诊断。然而，深部灰质和皮层浅灰质扩散受限伴或不伴有 FLAIR 信号异常的影像学特征已得到较为详尽的描述，我们神经放射学专家可能会建议对这些脑脊液和血清学标志物进行监测。为那些观察细致且知识渊博的神经放射科医生们加一分。

非感染性炎性疾病

结节病

结节病是一种病因不明的系统性肉芽肿性疾病，主要发生在 30~40 岁的年龄段，临床上约 5%的系统性结节病患者会累及神经系统，而在尸检中这一比例高达 16%。极少数患者仅有中枢神经系统疾病而没有全身性表现。中枢神经系统结节病是一种排除性诊断，因为即使活检呈阳性也仅代表对多种疾病的非特异性反应。

肉芽肿性颅内疾病主要有两种表现形式。更常见的表现是慢性基底软脑膜炎，累及下丘脑、垂体柄、视神经和视交叉。也可能累及大脑凸面。患者可能有单侧或双侧脑神经（特别是第Ⅶ对脑神经）麻痹，或内分泌或电解质紊乱。在这些患者中，可能会出现交通性脑积水，并可能出现脑膜刺激征。肉芽肿过程经常从软脑膜扩散到 Virchow-Robin 间隙，侵犯并使受累的血管[动脉和（或）静脉]血栓形成，并产生类似于中枢神经系统原发性血管炎的肉芽肿性血管炎。脑脊液异常表现为淋巴细胞和蛋白含量升高，伴有脑脊液糖分过少。这些发现是非特异性的，不能作为这种疾病的诊断依据。

第二种表现形式是脑实质结节。这些肉芽肿性肿块通常伴有广泛的蛛网膜炎和遍布脑实质的显微镜下可见的肉芽肿。这些肿块可能发生钙化且无血管。结节病的结节产生颅内占位的症状和体征。结节中可见白质高信号，与多发性硬化难以区分。

影像学检查取决于是否存在软脑膜炎，脑内肉芽肿或占位性病变。在 MRI 上，T2W/FLAIR 表现为脑实质内和灰白质交界处的高信号。脑实质内结节状肿块可能强化，也可能不强化。可观察到软脑膜的弥漫性、局灶性和脑回状强化和下丘脑区域的基底强化。一个有趣的观察是，强化可以随着 Virchow-Robin 间隙并呈线性分布（图 5-32）。无论是梗阻性的还是交通性的脑积水，都是很常见的。

结节可能发生钙化，密度稍高或等密度，可发生在整个脑实质，明显好发于颅底、垂体、脑桥、下丘脑和脑室周围区域。结节通常不伴有水肿。结节病结节不像结核结节那样容易形成空洞。

结节病可以伪装成脑肿瘤、垂体病变、脑膜瘤（具有相似的影像学特征）、血管炎、多发性硬化，甚至血管造影中表现为硬膜下肿块。轴外结节病尤其常与脑膜病相似，表现为以硬脑膜为基础的肿块，偶有骨质增生和脑膜强化。高达 25%的患者可能出现眼部病变，包括前葡萄膜炎（最常见的表现）、后葡萄膜炎、泪腺浸润、视神经/鞘膜受累、球后肿块、眼球突出、眼外肌增粗和视觉通路受浸润等。它也可以类似 Tolosa-Hunt 综合征。

结节病可累及脊髓的软脑膜，或表现为髓内肿块。极少数结节病会引起马尾神经炎症，导致多发性神经根病变，表现为神经根结节状和增粗（框 5-9）。临床上必须将软脑膜结节病与癌性脑膜炎、淋巴瘤性脑膜炎和感染性脑膜炎区分开来。在某些病例中，类固醇治疗会有显著效果，可以使增强的病变完全消失。结节病已经取代梅毒成为最易混淆的疾病。当你对诊断毫无头绪时，想想结节病。

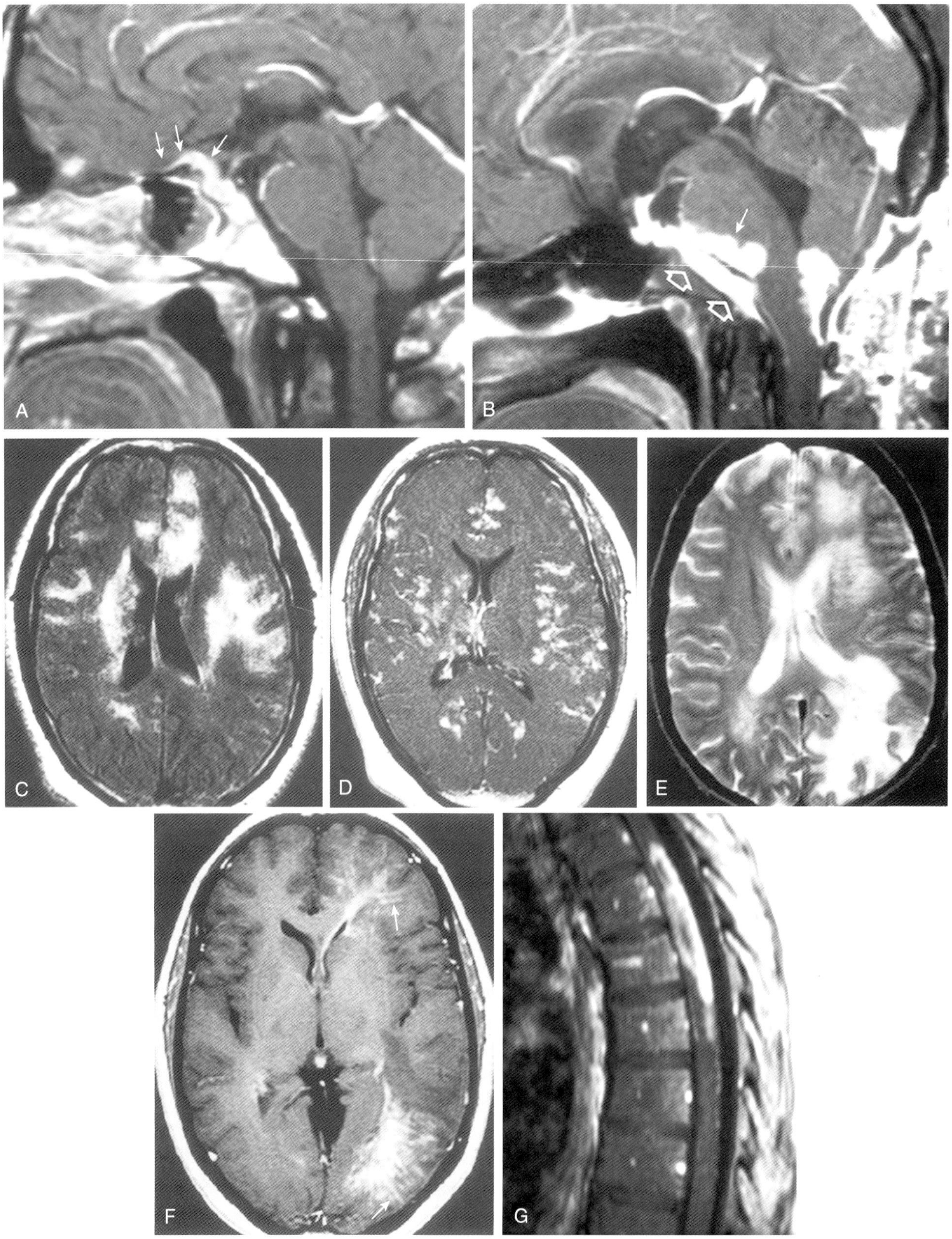

图 5–32 结节病的混合表现。(A)病例 1：蝶鞍区矢状位增强 T1W 显示一个类似脑膜瘤的肿块(箭头所示)。尽管有硬脑膜尾征和骨质膨胀，但病理学家判断它是 “结节病”(B)病例 2：病灶沿软脑膜(箭头所示)、硬脑膜(空心箭头所示)和脑干实质延伸，病理学家再次指出“这是结节病”。(C)病例 3：脑白质和脑脊液的异常信号，包括所有病灶的明显强化(D)这让神经放射学家感到困惑。幸运的是，病理学家没有这种情况，说道“又是一例结节病！”(E)病例 4：此例发现不对称性的脑白质改变。(F)奇怪的血管周围强化(箭头所示)确实令人困惑。Path 博士认为，“这不是淋巴瘤，我看到非干酪性肉芽肿。”病例 5：在这个病例中，我们看到脊柱的浅层脊髓强化，这次我们正确地诊断为脑和脊髓结节病(G)。

框 5-9　神经根强化的鉴别诊断

蛛网膜炎
夏科-玛丽-图斯特(进行性神经性肌萎缩)
CSF 转移瘤
德热里纳-索塔斯综合征(肥大性间质性神经病)
椎间盘突出伴根部炎症
吉兰-巴雷综合征
感染
　CMV
　带状疱疹
　莱姆病
　TB
神经纤维瘤病
结节病和其他肉芽肿性疾病
神经鞘瘤

CMV,巨细胞病毒;CSF,脑脊液;TB,结核。

肉芽肿病伴多血管炎

肉芽肿性多血管炎(GPA)这一术语已经取代了韦格纳肉芽肿，这让描述这种病症的德国病理学家弗里德里希·韦格纳颇为懊恼。不幸的是,他在 1932 年加入了纳粹党,20 世纪晚期有传言他可能以这个身份参与了人体实验。因此才有了名称的更改。

GPA 又称抗中性粒细胞胞浆抗体(ANCA)相关性肉芽肿性血管炎，是一种以坏死性肉芽肿为特征的疾病,可累及全身多个器官(上、下呼吸道、肾脏、眼眶、心脏、皮肤和关节)。在 2%~8%的病例中,脑膜和大脑可能会受累。表现包括脑膜增厚、脑和脊髓弥漫性或局灶性强化、梗死、T2W/FLAIR 上的非特异性白质异常、脑实质内肉芽肿和萎缩。它产生的血管炎会导致周围神经病变(常见)、肌病、脑出血、蛛网膜下隙出血、动脉和静脉血栓形成。它可累及垂体和垂体柄,既可因颅外疾病直接蔓延所致,亦可表现为孤立存在的远隔性肉芽肿。

白塞病

白塞病是一种多系统免疫相关性血管炎,5%~10%的病例累及中枢神经系统，以病情加重和缓解交替为特征。需要结合复发性口腔溃疡和以下两种情况来明确诊断:复发性生殖器溃疡、皮肤或眼部病变,或针刺试验阳性。病理上,在中枢神经系统,尤其是脑干,有明确的静脉血管炎成分。

白塞病的神经表现有 3 种类型:脑干综合征、脑膜脑炎综合征和器质性精神错乱综合征。它发生在从日本到地中海和中东的“丝绸之路”沿线,但也可以在北美看到，特别是来自这些种族背景的人群上。在 MRI 上,可以看到多发 T2 高信号的病变,并伴有不同程度的强化。最常见的发现是中脑-间脑连线处的病变,水肿沿着脑干和间脑束延伸(图 5-33)。另一种表现是脑桥延髓区的受累。这些病变可模拟脑干肿瘤。其他受累的区域包括基底节、脊髓、大脑半球,视神经受累很少见。增强可呈环状或结节状强化,也可存在多发病灶。在这些病变中偶尔可检测到出血。放射科医生应意识

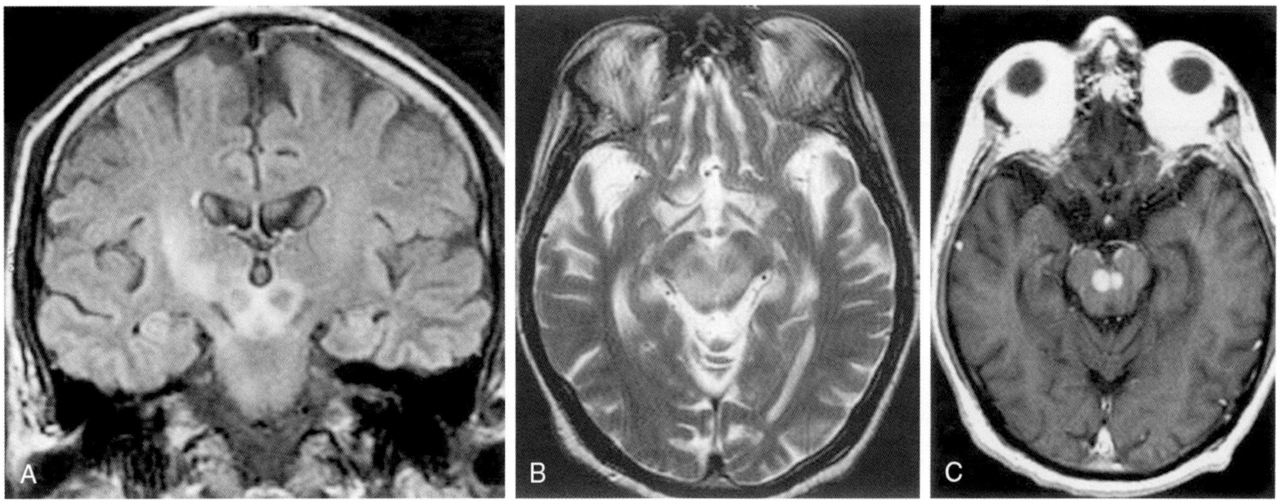

图 5-33　白塞病。(A)冠状位 FLAIR 显示中脑-间脑连接处的脑干受累。(B)轴位 T2W 显示中脑-脑桥区病变呈弥漫性扩散,导致眼外肌功能障碍。(C)红核和软脑膜强化。结合口疮样溃疡、葡萄膜炎和生殖器损伤确诊了疾病。这就是白塞病。

到,超过 1/3 的白塞病与静脉血栓形成有关,尽管它很少发生在硬脑膜窦中。脑干萎缩在慢性病例中已有报道。绝大多数患者年龄不到 50 岁。因此,很难将这些病变与多发性硬化、其他血管炎(如中枢神经系统原发性动脉炎)和结节病等炎症性疾病区分开。

惠普尔病

惠普尔病是一种好发于胃肠道的慢性肉芽肿性疾病,也可主要累及中枢神经系统(占病例的 20%)。临床发现包括认知改变,因而发展为进行性痴呆、眼肌麻痹、癫痫发作、肌阵挛、步态障碍和下丘脑功能障碍。病情可能呈暴发性的,进展为昏迷和死亡。脑部病变位于灰质,包括端脑基底部、下丘脑和丘脑。然而,据报道它还可累及大脑的其他区域,包括视交叉、后颅窝和脊髓。

最后但同样重要的

拉斯穆森脑炎

通常见于平均年龄为 6~8 岁的儿童。局灶性运动性癫痫发作后,随着时间的推移,会出现与认知功能下降相关的同侧运动功能进行性丧失。其病因被认为是一种病毒诱导的自身免疫机制所致。在疾病早期,影像学表现可以正常,尽管有脑肿胀的病例报道。在 T2W 上基底节区和脑室周围白质可见高信号病变。由于这种疾病的治疗是大脑半球切除术,因此,请务必评估基底节的受累情况。切除基底节会导致运动功能预后更差,而不切除受累的组织则会导致持续性癫痫发作(无论哪种方式都是坏消息)。在疾病晚期,可看到弥漫性萎缩,无论是进行性还是非进行性。额叶或额颞区最常受累,以单侧分布为主(图 5-34)。

这是另一种 SPECT 可能比 MRI 更敏感地显示大面积脑灌注减少的疾病。有文献报道有交叉性小脑失联络现象(由皮质-脑桥-小脑系统破坏所致)。这种现象表现为受累大脑半球对侧的小脑半球灌注减少。

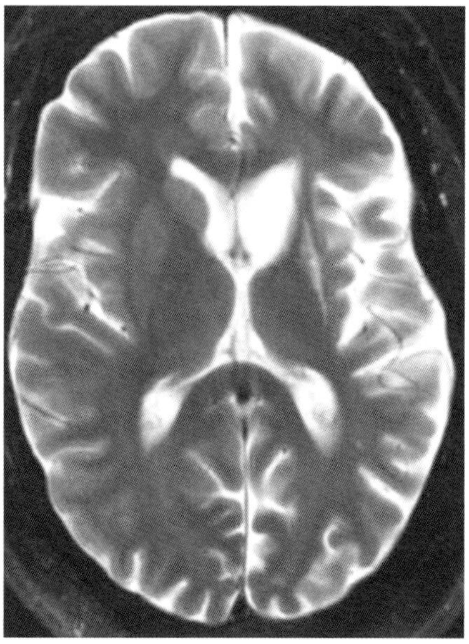

图 5-34 拉斯穆森脑炎。尽管进行了药物治疗,但该患者的癫痫发作仍未停止。T2W 显示左侧大脑半球体积减小。注意左侧额角扩大和深灰质减少。拉斯穆森脑炎会导致这种情况;“做大脑半球切除术!”神经外科医生说道。

(江少凡 林桂芳 译)

第 6 章

白质疾病

白质疾病累及相同的基质，是相互关联的异质性疾病。MRI 具有很高的敏感性,结合年龄和其他相关临床信息,能为白质病变提供合理的特异性诊断。我们首先将白质疾病分为脱髓鞘疾病(框 6-1)和髓鞘形成不良疾病(框 6-2)。

少突胶质细胞同心地包裹轴突,从而形成髓鞘。尽管我们将白质疾病描述为损伤髓鞘的疾病,但事实上,现有大量证据表明在“脱髓鞘疾病”中,髓鞘不是唯一受损的脑组织,轴突和神经元(甚至灰质)也经常受损。随着组织病理学更加精确和新 MRI 方法出现，我们对这些疾病本质的理解也显著提高。

我们可以根据其可能病因进一步对这些疾病细分(见框 6-1)。接下来我们将逐个介绍这些疾病,首先向读者介绍髓鞘形成不良疾病。

髓鞘形成不良疾病包括因遗传缺陷、酶紊乱或两者所致的内在髓鞘形成或维持异常。这些疾病是罕见病,常见于儿童或青少年,常伴有 MRI 异常表现。一些疾病(如肾上腺脑白质营养不良)有脱髓鞘和髓鞘形成不良的特征(在框 6-2 中列入脱髓鞘类)。术语白质营养不良可与髓鞘形成不良疾病互换,表示主要累及髓鞘。

框 6-1　脱髓鞘疾病根据可能的病因学分类

自身免疫性(特发性)

多发性硬化(MS)

单相脱髓鞘(临床孤立综合征 CIS)

急性播散性脑脊髓炎(ADEM)

急性出血性脑白质炎

视神经炎(也可能是 MS 的表现)

急性横贯性脊髓炎(也可能是 MS 的表现)

视神经脊髓炎(NMO)

病毒性

进行性多灶性白质脑病

亚急性硬化性全脑炎

人类免疫缺陷病毒(HIV)相关性脑炎

血管性(缺氧性/缺血性)

偏头痛

伴有皮层下梗死和白质脑病的常染色体性显性遗传性动脉病(CADASIL)

脑白质疏松症

缺氧后脑病

可逆性后部白质脑病(PRES)

皮层下血管性痴呆（又称皮层下动脉硬化性脑病/Binswanger病/皮层下白质脑病）

代谢/营养性

渗透性脱髓鞘

胼胝体变性

多系统疾病(B12 缺乏症)

中毒性

辐射

毒素

药物

播散性神经毒素性白质脑病

创伤

弥漫性轴索损伤

原发性脱髓鞘疾病

多发性硬化

多发性硬化(MS)最初由 Charcot 于 1868 年描述,是临床中(以及影像学中)最常见的脱髓鞘疾病,在全球范围内超过 200 万人患病，是中青年非创伤性神经功能障碍的主要原因。

MS 的发病高峰年龄为 30 岁,女性多见;但也可能发生于儿童和青少年(3%~12%)以及 50 岁以上的患者

框 6-2 最常见的髓鞘形成不良疾病(按字母顺序排列)

肾上腺脑白质营养不良
亚历山大病
Canavan 病
Krabbe 病
异染性脑白质营养不良
Pelizaeus-Merzbacher 病
嗜苏丹性脑白质营养不良

(10%~20%)。作者认为年龄是一种精神状态,作者的不成熟表现为所谓的幽默尝试,表明处在一个长期的"风险"阶段。

症状包括孤立性脑神经麻痹、视神经炎,包括感觉异常和麻木的模糊感觉主诉、四肢麻痹和截瘫以及脊髓病。MS 患者的智力可以发生微妙或显著变化。

2010 年都柏林 MS 国际诊断小组最近再次讨论了 MS 的诊断(表 6-1)。可以仅依据临床发现(两例事件,两个客观临床发现)或结合临床发现和 MRI 表现进行诊断。MR 已经简化,即如果确认 4 个斑块的两个或更多位置(脑室周围区域、皮质下区域、幕下区域和脊髓),则 MR 扫描符合"空间多发"(DIS)的标准。如果相同扫描同时存在非强化斑块和强化斑块,或第二次扫描显示新的增强或非增强斑块,则符合时间多发(DIT)的标准。表 6-1 描述了诊断 MS 的全部可能性。

如表 6-2 所示,已经描述了两个新病种:第一个病种是临床孤立综合征(CIS),只有 1 次发作可能被临床诊断为单个病灶。如果有阳性 MRI 表现,80%的 15 岁 CIS 患者将符合 MS 的诊断标准。但如果有一个正常 MRI 表现分期为 CIS,则只有 20%的 15 岁患者诊断为 MS。据报道,77%的患者患有孤立的脑干综合征,有无症状的幕上白质异常。57%的孤立性脑干综合征患者和 42%脊髓综合征患者会进展为 MS。

第二个病种是放射学孤立综合征(RIS)。在 RIS 中,患者满足 2010 年 McDonald MS 4 项标准的 3 项:①至少有一个钆增强病变,或如果没有钆增强病变,有 9 个 T2 高信号病变;②至少一个幕下病变;③至少一个近皮质病变;④至少 3 个脑室周围病变。但在临床上,他们没有 MS 发作。这种情况下,如果有强化斑块,3 年内 1/3 的患者进展为 MS 且发病率显著增加。

MS 的实验室检查包括视觉、听觉和体感诱发反应可以明确病变的存在,但这些都是非特异性的,不能为异常表现的原因提供线索。约 70%的 MS 患者的 CSF 水平升高,且约 90%的寡克隆带增加。

MS 是一种以多种临床过程为特征的疾病。临床分类的术语可能会令人混淆,甚至相互矛盾。复发-缓解(R-R)是 MS 的最常见病程,最初发生于高达 85%的病例。起初是缓解,随后恶化。但多年额外恶化导致不能完全缓解。患病 10 年内 50%(和患病 25 年内 90%)的患者进入进展期,称为继发性进展期(也被称为复发进展期)MS。在此期间,损伤是进行性的,没有更大缓解。还有不太常见的情况是,该疾病从一开始就是进行性的,被称为"原发性进展期 MS"。这些患者(5%~10%的 MS 患者)可能在晚年出现进行性神经系统异常表现,包括下肢瘫痪、偏瘫、脑干综合征或失明,典型情况下会出现更严重的残疾。他们可能会出现偶尔平稳和暂时改善,但不会发生明显复发。复发-缓解 MS 是一种罕见的临床病程,定义为有明显急性复发的进行性疾病,伴或不伴完全缓解,且复发期间的特征为持续进展。良性 MS 描述了这些病例,在开始出现临床症状后,患病 10~15 年内没有发生临床进展。相反,在发病后短时间内导致严重残疾或死亡的快速进展性疾病被称为恶性 MS。

Kurtzke 扩展残疾状态量表(EDSS)经常用于评估

表 6-1 多发性硬化 McDonald 诊断标准(2010 年)

临床表现	MRI 诊断要求
两次(含)以上发作(复发) 两个(含)以上临床病变	无
两次(含)以上发作(复发) 一个临床病变	空间多发(DIS)表现为中枢神经系统在下列 4 个部位中至少 2 个出现 1 个(含)以上 T2 病变:脑室周围、皮质下、幕下或脊髓
一次(含)以上发作(复发) 两个以上(含)临床病变	时间多发(DIT)表现为任何时间同时存在无症状的钆增强和非增强病灶,或者在随访 MRI 出现新的 T2 和(或)钆增强病灶,不考虑与基线扫描时间的间隔

表6-2 临床孤立综合征(CIS)与放射学孤立综合征(RIS)对比

分型	诊断标准	进展
临床孤立综合征(CIS)	• 1次发作 • 1个客观临床病灶 分型: 1型CIS:临床单病灶,至少1个无症状MRI病灶 2型CIS:临床多病灶,至少1个无症状MRI病灶 3型CIS:临床单病灶,MRI可能正常;无无症状MRI病灶 4型CIS:临床多病灶,MRI可能正常;无无症状MRI病灶 5型CIS:无脱髓鞘疾病临床表现,但MRI提示RIS	若符合磁共振标准,15年内80%进展为多发性硬化(MS),不符合则为20% 若首次症状为视神经炎,50%进展为MS
放射学孤立综合征(RIS)	1. MRI显示卵圆形、边界清晰且均匀的病灶(可伴或不伴胼胝体受累) 2. T2高信号灶(>3mm),且满足空间播散的McDonald标准(4项中至少3项) 3.中枢神经系统(CNS)白质异常,不符合血管性病变模式 排除条件: 无与神经功能障碍相关的临床缓解症状史 MRI异常无法解释社会、职业或广泛功能领域的临床损害 MRI异常非药物(毒品滥用、毒性暴露)或疾病直接导致 排除白质疏松或广泛白质病变(无胼胝体受累)的MRI表型 MRI异常需排除其他疾病可能	3年内33%进展为MS,若同时存在增强病灶则为80%

MS患者的缺陷。EDSS对步态和8个功能系统进行评估:锥体运动功能、小脑、脑干、感觉、肠道和膀胱、视觉、脑或精神等。EDSS评分<4.0时的步态正常,评分由功能系统缺陷(如有)决定。EDSS评分>4.0时有一定程度的步态损伤。评分在4.0~9.5之间由步态和8大系统评分决定。

MRI表现

脑损伤 FLAIR和T2W是用于确定MS斑块的最有用MRI序列。在这两个序列中,白质中的MS斑块被视为单个焰状或融合的高信号区。MS斑块对大脑有偏好的特定区域,包括脑室周围区、胼胝体区(在矢状面FLAIR图像上最清晰;图6-1)、皮质下区(在FIAIR图像上最清晰)、视神经和视觉通路、后颅窝、胼胝体和透明隔之间的界面和脊髓颈段(图6-2)。然而,MS病变在大脑的任何部位都可以发生,包括皮层(6%),是白质纤维联系到表层皮层细胞的部位,还有深部灰质(5%),在FLAIR图像上最清晰。提醒那些非常依赖FLAIR成

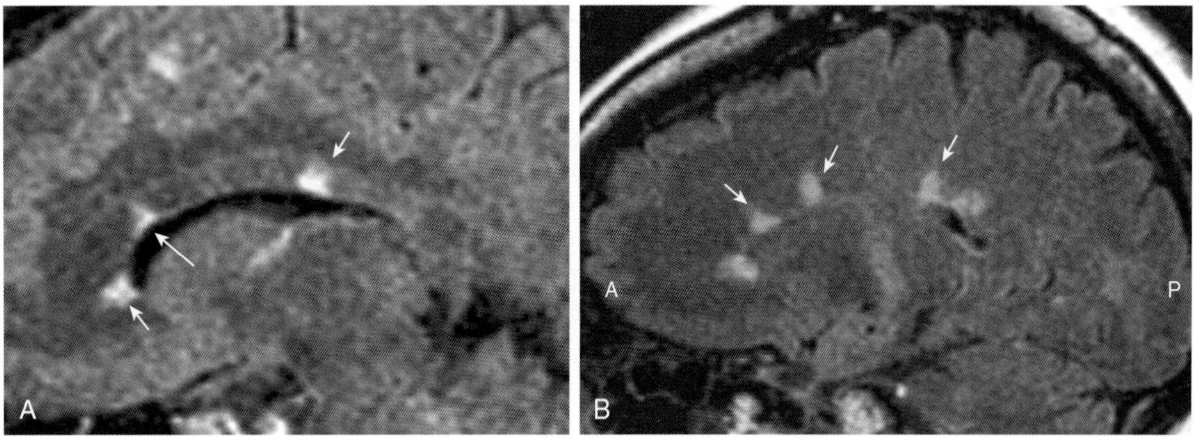

图6-1 接近透明隔矢状旁的斑块。矢状位FLAIR图像(A,B),高信号病变(箭头所示)源自胼胝体-透明隔界面。

像和忽略 T2W FSE 图像的人——FLAIR 成像无法检测到后颅窝、脑干和脊髓,与 T2W 平扫的效果相同。此外,T1W 信号低的病变(见下面的“黑洞”)看起来与 FLAIR 图像上的脑脊液信号相似,不够明亮(像你的某些教授)而因此被忽略(见图 6-2)。

胼胝体间隔界面的高信号病变 [矢状位 MRI 或质

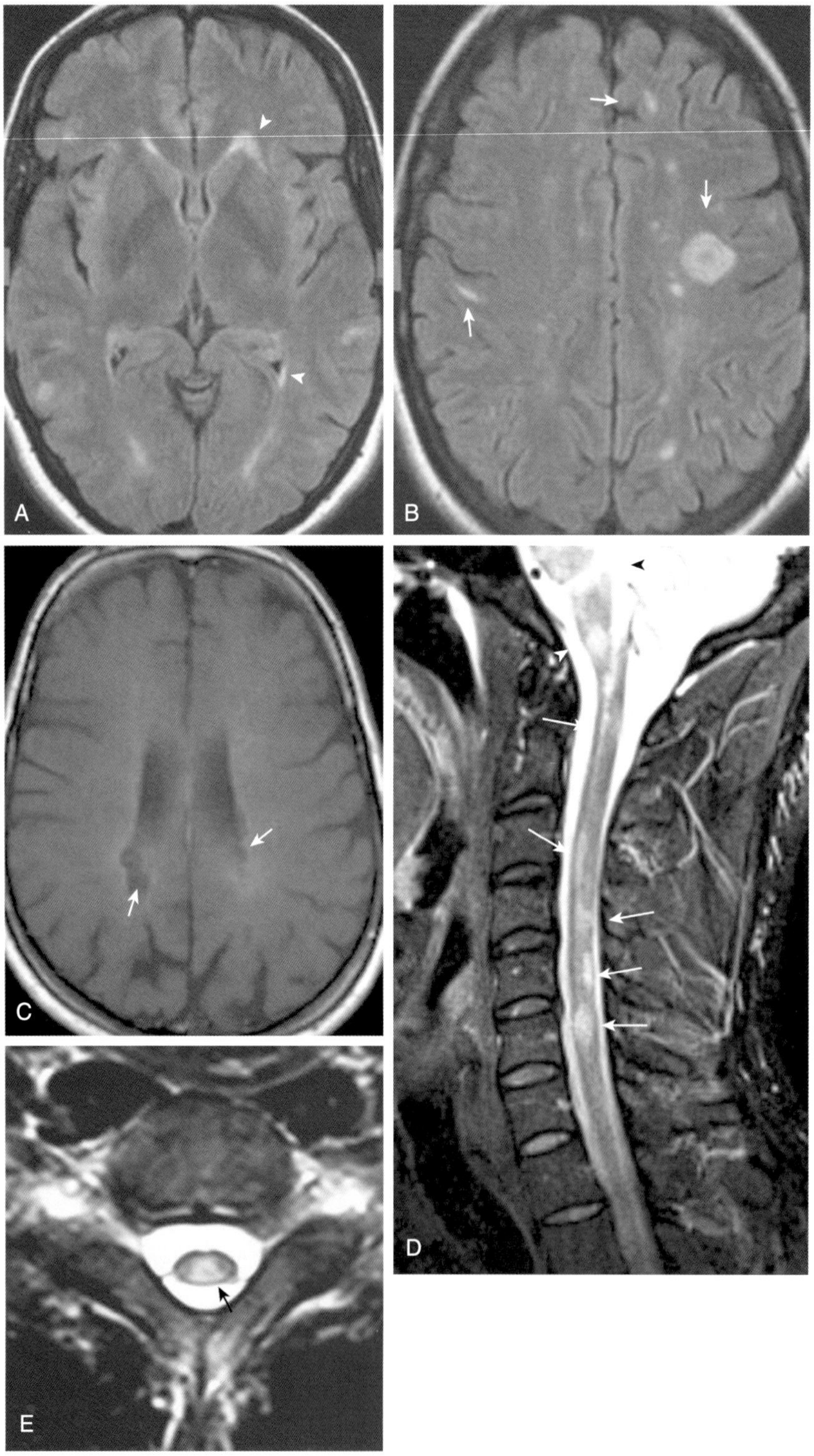

图 6-2 多发性硬化(MS)的常见多发表现。(A,B)轴位 FLAIR 扫描显示脑室周围多个高信号(A,箭头所示)和皮质下白质病变(B,箭头所示)。(C)T1W 图像显示脑室周围低信号区(箭头所示),提示与残疾评分高度相关的所谓“黑洞”。有时在 MS 中也出现由顺磁沉积导致的高信号边缘。(D)幕下脑干(三角箭头所示)和脊髓脱髓鞘斑块(箭头所示)很明显。(E)病变好发于后索(箭头所示)。

子密度(PD)或 FLAIR]在区分 MS 病变和血管性病变方面具有 93%的敏感性和 98%的特异性。MS 斑块的形状是多样性的。但卵圆形病灶被认为对 MS 诊断更有特异性,它们的形态归因于髓质长轴周围的炎症变化(Dawson 手指征,见图 6-3)。

在 T1W 图像上,斑块呈等信号或低信号,T2W 呈高信号(见图 6-2A)。T1W 低信号病变不常见,接近于脑脊液的强度,被称为“黑洞”,据报道与最大髓鞘丢失有关。黑洞的大小与残疾密切相关,通过 EDSS 评分表确定。

有斑块患者的增强后 MRI 图像可能显示没有强化斑块,或显示活跃脱髓鞘的多种强化形式。这其中包括实性结节状、实性线状、完整环形、开环/弧状以及点状强化。所有不同类型可能共同存在(图 6-4)。脱髓鞘附近的脑膜刺激也可导致脑膜增强。MS 患者的脑神经(除视神经外)也可以增强,浅表脑干也可以增强,但也意味着应考虑其他诊断(图 6-5)。正常的强化时间为 2~8 周;然而斑块可以强化 6 个月及以上。强化不能被视为“全或无”的现象,而是取决于从注射到成像时间、造影剂的剂量、血脑屏障(BBB)的破坏程度以及积聚空间的大小。延迟成像(通常注射后 15~60 分钟)提高了强化 MS 病变的发现率(减少了患者的漏诊和费用)。3 倍剂量(0.3mmol/kg)或单倍剂量(0.1mmol/kg)的钆产生的磁化转移(MT)可以抑制正常大脑,增加 MS 病变的检出数量。

病变表现出类似肿瘤的肿瘤效应(肿胀),并与癫痫发作有关(图 6-6)。有几个提示有助于该诊断,包括病史,通常是年轻成人急性或亚急性发作的神经功能损伤,以及与肿瘤病变无关的其他白质异常,但属于 MS 的特征,如脑室周围区、脊髓或胼胝体间隔面。肿块型 MS 病变常有前缘强化和不完整马蹄环强化。肿瘤灌

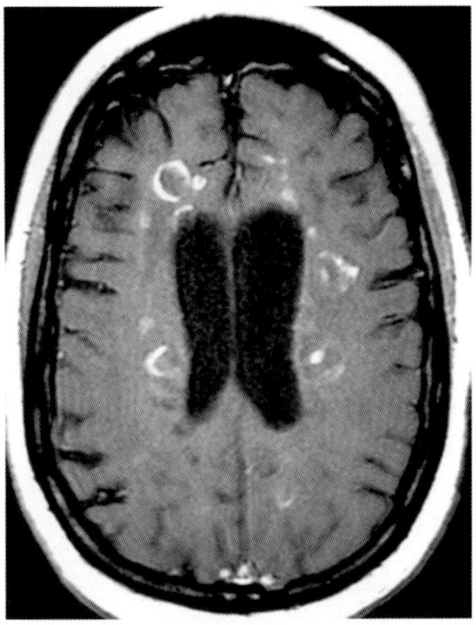

图 6-4 特发性少突胶质细胞炎症(MS)增强的图像。该图显示从开环到环形到线性到结节状的 MS 的所有强化形式。这位患者很不幸,所有这些类型同时存在。

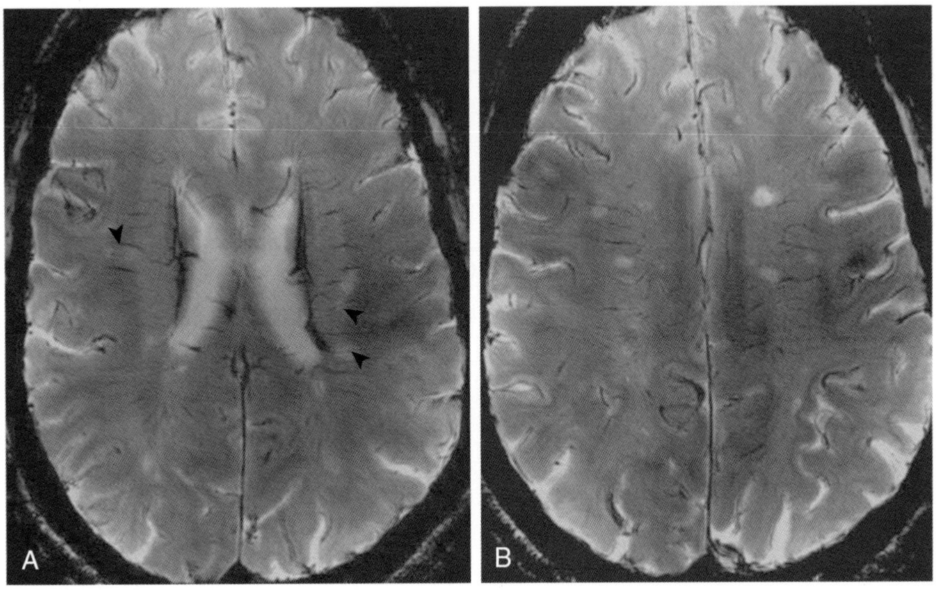

图 6-3 (A)完美描述斑块的血管周偏好。7.0T MR 梯度回波图像上的血管周围多发性硬化。注意病变的卵圆形外观和静脉(三角箭头所示)实际上穿过卵圆形病变的中间。(B)在脑室连接层面,这些垂直病变被称为 Dawson 手指征。(Compliments of Robert I. Grossman.)

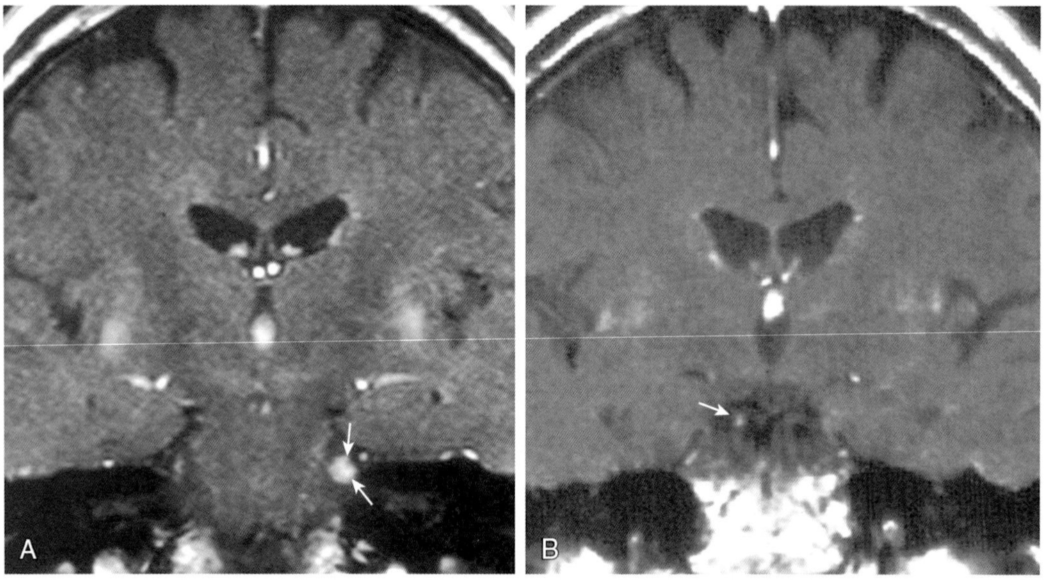

图 6-5 增加神经刺激器的放大(和扩大)效应。(A)冠状位增强后 T1W 显示第Ⅴ脑神经增强(箭头所示)。(B)冠状位增强图像显示右侧第Ⅲ脑神经增强(箭头所示)。注意这里的脑神经,而不是波动伪影在软组织中产生的假性病变!(Courtesy Robert Quencer,MD, Miami,Florida.)

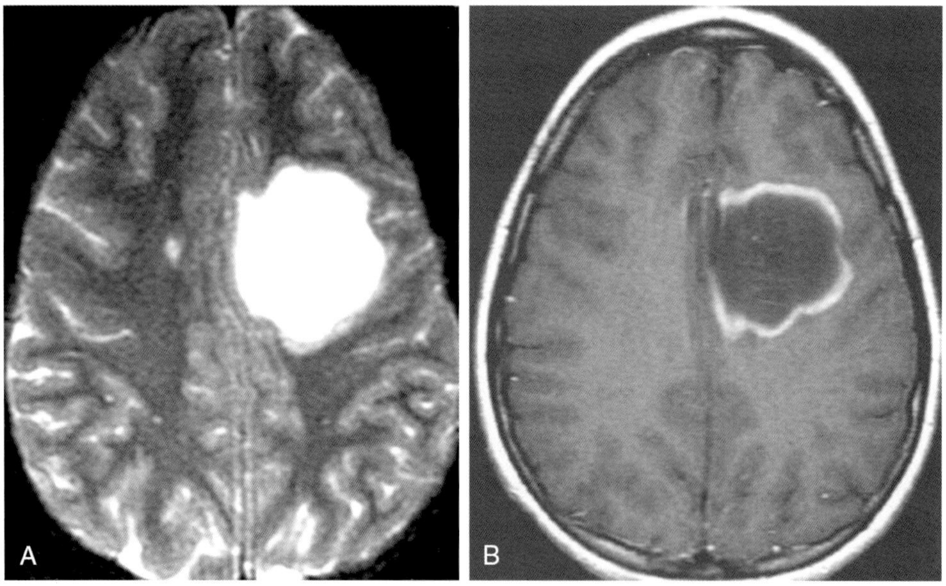

图 6-6 迷惑医生做出致命疾病诊断的脱髓鞘改变。(A)轴位 T2W 图像显示肿块压迫左中线额部灰质,推测是胶质瘤。(B)T1W 图像上有开环强化,是肿瘤性 MS 的典型表现,不常见于多形性胶质母细胞瘤、淋巴瘤或转移瘤。

注通常会增加,而 MS 灌注通常不会增加。静脉因肿瘤发生移位,但会穿过 MS 病灶。也有罕见报告描述了脱髓鞘病变出血。

其他发现包括脑和脊髓萎缩。髓鞘和轴突丢失越多,萎缩可能性越大,病变 T1W 呈低信号。未增强 T1W 很少呈高信号,主要位置在斑块周围(图 6-2B),这种现象的原因尚不清楚,相关假说包括少量出血引起顺磁累积,髓鞘分解代谢物包含脂肪、炎性反应产生自由基,或局灶性增多的蛋白质区域。

据报道,在长期 MS 患者中,铁沉积增加(在丘脑和基底节),产生 T1 和 T2* 或 SWI 序列。SWI 序列是非特异性的,描述于各种不同的疾病,包括帕金森病、Wilson 病、多系统萎缩和其他退行性疾病。

对于 MS,人们必须认识到正常表现脑白质(NAWM)中存在疾病,这超出了标准成像和增强技术的分辨率。很多新 MRI 方法[DTI、磁化传递成像(MTI)、

MRS、SWI] 明确表明 MS 中的 NAWM 不正常，即有病变，但用常规 MRI 无法检测。这很重要，因为 MS 患者的病变范围通常大于可见 T2 病变。

新方法

磁共振波谱成像 在 MS 中，N-乙酰基天冬氨酸(NAA)降低，表明 MS 不仅是白质病。在早期经常发生轴突神经元丢失。有人认为，神经元丢失与不可逆神经系统损害有关。胆碱(Cho)增加且与膜(髓鞘)分解、炎症和再生有关。肌酐(Cr)也可能减少。使用短回波时间(TE≤30ms)在急性病变中观察到脂质共振。据报道，某些病变也存在肌醇和乳酸。

磁化传递

磁化转移(MT)是由附着在刚性大分子(例如髓鞘)的质子释放水质子所产生的磁化转移。在执行一次非共振脉冲时注意到 MRI 信号减低，因此，发现这个 MT 效应。导致脱髓鞘的损伤会导致 MT 减低。通常，MT 效应被认为是 1 减去饱和脉冲开启时的图像强度除以饱和脉冲关闭时的图像强度之比(1-MTs/MTo)。这被称为磁化传递比(MTR)。因此，低 MTR 等同于脱髓鞘。

MS 病变的 MT 减低，包括斑块和 NAWM。用 MT 发现了与临床残疾的相关性。用 MT 进行直方图分析可对整个大脑进行分析。

弥散

与正常脑白质相比，亚急性和慢性 MS 斑块弥散更高，因为随着白质分解，组织变得更接近水。血管源性水肿显示出弥散增加和 ADC 明显增加，是 MS 的最常见征象。在正常脑白质的平均弥散系数也增加。然而，人们可能在早期急性斑块中观察到 ADC 值减低，可能原因为：①细胞毒性水肿；②髓鞘碎片和纤维束减少限制水弥散；③血源性炎症细胞浸润凋亡前的活跃小胶质细胞和少突胶质细胞。一些神经科医生主张，对未同时强化和不强化的斑块，都可以用 DWI 来显示"不同年龄的病变"来满足 DIT 标准。

脊髓疾病

MS 可单独影响脊髓(5%~24%)，或更加普遍地同时影响大脑和脊髓。约 60%的脊髓损伤发生于颈部区域(见图 6-2D)。病变可以是单发或多发的。脊髓 MS 倾向发生于边缘或中心，即不涉及整个横截面，且在 90%的案例中，延伸长度少于两个椎体跨度。与病变相关的脊髓肿胀发生于 6%~14%的病例，而萎缩发生于 2%~40%的病例。大多数脊髓病变没有表现出增强；需要一位非常有天赋(且罕见)的神经科医生来预测 MS 的脊髓病变，并与脊髓水平的强化斑块进行关联。这种情况很少见，但大多数神经科医生也没有遭遇该疾病。通常，脊髓损伤负荷与 EDSS 之间没有相关性，但临床残疾与脊髓萎缩相关。

脊髓损伤的临床鉴别诊断

当面临提示 MS 的临床情况时，你会看到高信号或强化的脊髓损伤，有哪些鉴别诊断？鉴别诊断应包括血管病变，特别是硬脑膜动静脉畸形，产生静脉高压和随后的静脉梗死，以及其他血管畸形和动脉病变。此外，狼疮脑等胶原血管疾病可以产生脊髓炎，其他炎性疾病如结节病和急性播散性脑脊髓炎也会累及脊髓。其他还应考虑脊髓内肿瘤和感染，都是病毒性的(包括 HIV)和细菌性的，都可以伪装成脊髓 MS。恰当病史、脑脊液检查和仔细的 MR 检查对鉴别这些病变很重要(另见 MRI 对 MS 病变的鉴别诊断)。由维生素 B12 缺乏引起的脊髓亚急性复合型变性涉及脊髓后柱对称，并与周围神经病变相关。框 6-3 列出了扩大的 T2 高信号脊髓病变的鉴别诊断。

多发性硬化综合征

许多综合征与 MS 相关。Balo 病(同心性硬化)是一种组织学多发性硬化病变，具有交替的脱髓鞘和正常

框 6-3 脊髓病变的鉴别诊断

特发性获得性横向脊髓炎
自身免疫性脱髓鞘
NMO
ADEM
MS
脊髓肿瘤(原发性或转移性)
脊髓空洞积水症
急性梗死
血管病变，包括硬脑膜动静脉畸形、梗死
感染过程(弓形虫病、AIDS 的空泡性脊髓病、带状疱疹)
狼疮
外伤(脊髓出血)
肉瘤、淋巴瘤或其他肿瘤引起的脊髓弥漫性软脑膜包膜

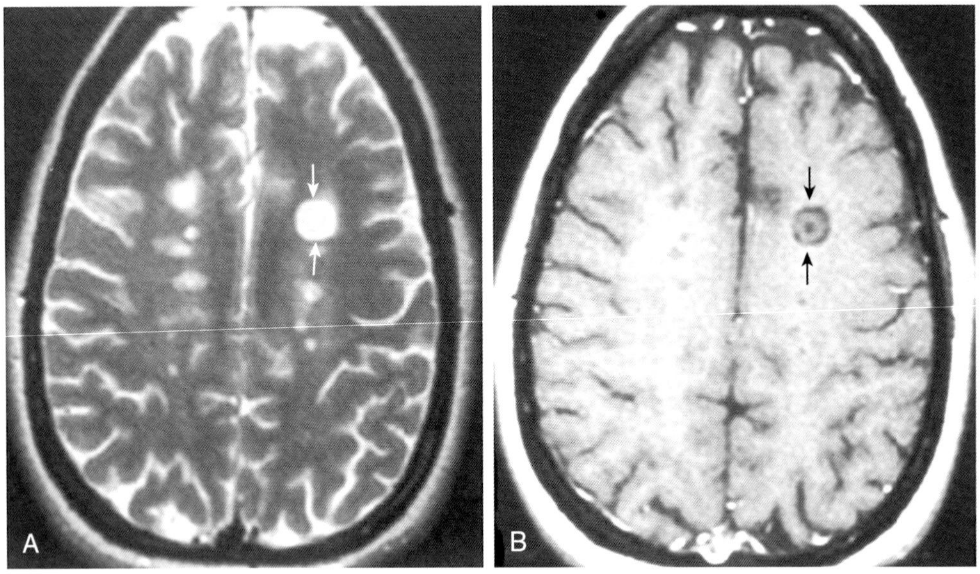

图 6–7 双凸 Balo 的双侧大脑半球。(A)左额叶高强度病灶。Balo 同心硬化症典型存在不同强度的交替环(箭头所示)。(B)注意轧增强后 T1W 的不同强度环(箭头所示)。

大脑的同心区域(图 6–7)。T2W 扫描很少能见到类似表现。弥漫性硬化(Schilde 病)是急性的、双侧相对对称脱髓鞘的快速进展型多发性硬化。该疾病见于儿童期,40 岁后少见。特征表现为大面积脱髓鞘,常累及半卵圆中心和枕叶。Marburg 型 MS 被定义为反复复发,伴有快速积累的致残性不动、缺乏保护性咽反射和膀胱受累。

视神经炎

视神经病变的原因很多,最常见的是老年人的急性缺血性视神经病变,该病发生于有动脉粥样硬化危险因素的患者,尤其是糖尿病患者。这更多是一种血管性损伤,而不是炎症。提及视神经炎时,我们通常考虑感染性(病毒性)、炎症性(如结节病)或脱髓鞘性疾病(框 6–4)。据说第 1 次出现视神经炎的患者有 50%概率在 5 年内诊断 MS;如果他们脑 MR 扫描发现 MS 斑块,则该比率会增高,但如果脑 MRI 扫描显示阴性结果,则比率会降低。总而言之,80%的 MS 患者在其一生的某时会发作视神经炎。因此,视神经炎被认为与 MS 不相关,但可能与 MS 同时重叠(50/50)。为了更好地显示视神经炎,最好用 FLAIR 或 T2W 通过眼眶进行脂肪抑制扫描(图 6–8)。这使得神经周围的眼眶脂肪和(或)CSF 为低信号。有研究表明,在某些视神经炎的病例中,视神经增强可能实际发生于 T2W 扫描发现视神经信号异常之前。

框 6–4 视神经炎的病因

传染性

病毒性:HSV、CMV、HIV、水痘

细菌性:莱姆病、梅毒、结核,通过鼻窦炎传播

原虫性:弓形虫病

炎性

结节病

狼疮

肉芽肿病

假瘤(特发性眼眶炎)

脱髓鞘

特发性孤立性视神经炎

临床孤立综合征

MS

ADEM

NMO

MR 对多发性硬化病变的鉴别诊断

健康个体大脑中存在高信号异常的基线发生率,该数字因确切报告和队列患者年龄的不同而异。在无症状患者中,这些非特异性白质病变数量随着年龄而增加。有些人采纳这种格言,“在没有任何症状的情况下,允许你每 10 年增加一个白质病变”。这样,一个作者可以忽略 6 个皮质下白质的微小点状病灶(然后他

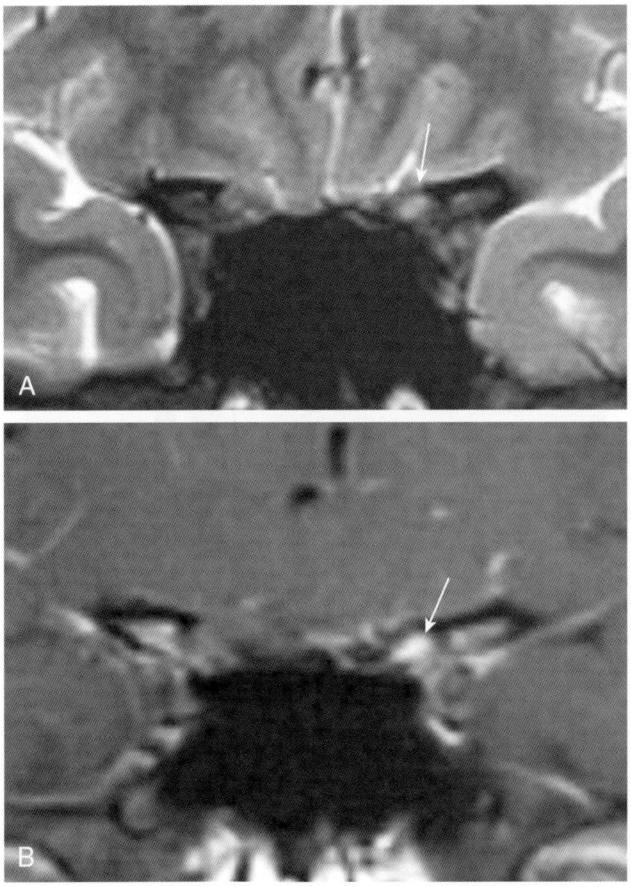

图 6-8　视神经炎。(A)冠状位 T2W 图像显示左侧视神经的高信号(箭头所示);(B)左侧视神经增强的颅内视神经增强图像(箭头所示)。

会有偏头痛,见下文)。

以下病变确定不是原发性脱髓鞘过程，但可能有与 MS 类似的 MRI 表现。这些疾病有或没有增强病灶，且发生于与 MS 相似的患者群体。

莱姆病

莱姆病是一种严重感染,可能产生与 MS 类似的症状。该疾病在感染章节中讨论;但莱姆病在 T2 增强时可表现为高信号病变。脑神经和(或)脑膜也可显示强化。该疾病可以表现为急性中枢神经系统(CNS)病变,包括横贯性脊髓炎。

血管炎

血管炎(见第 3 章)包括中枢神经系统原发性血管炎、结节性多动脉炎、白塞病、梅毒、肉芽肿病、干燥综合征、结节病和狼疮,这些疾病应在临床和放射学方面与 MS 进行鉴别。多个年龄段的血管炎病变有或没有强化病灶。通常发生于比 MS 更深的皮质灰质病变。

偏头痛病变

偏头痛患者通常存在额叶和顶叶皮质下<3mm 的白质病变。室周、后窝和脊髓病变的缺乏应有助于区分脊髓旁偏头痛病变和 MS(图 6-9B)。病变不是焰状的,也没有 Dawson 手指征。这些高信号异常的原因仍然不明,在发作期间伴有血小板聚集增加,某些研究者推测这些病变可能是微栓子的结果。这些也可能是偏头痛病理生理学相关原发性神经元损伤导致的结果。。

血管周围间隙

血管周围间隙是蛛网膜下隙与软脑膜血管的脑内陷(图 6-10)。扩张的血管周围间隙出现在相当典型的位置,通常是在基底节、前庭周围、前联合附近、放射冠、半卵圆中心、岛叶区域和脑干中部、黑质网状部分的内侧和后侧。通常它们显示出 CSF 样的信号,T1W 和 FLAIR 呈低信号,T2W 呈高信号。FLAIR 扫描最容易区分血管周围间隙和白质病变，因为血管周围间隙与 CSF 保持等信号,而 MS 和其他病变在这些序列上是高信号(除非 MS 中有囊性空洞)。

血管周围间隙随着年龄和血压增加而趋于扩大,因为间隙内的血管扩张更严重。这被称为筛孔状态,定义为血管周围间隙扩张，通常伴有血管周围髓鞘的变薄,与血管周围的收缩、萎缩和同形性胶质增生有关。

外伤

弥漫性轴索损伤（见第 4 章，弥漫性轴索损伤部分)T2W 显示灰白质交界、脑干、胼胝体和内囊呈高信号异常,但应有适当的外伤史。发生亚临床外伤未出报告的患者或撞到头部而伴有或没有轻微脑震荡的运动员(如经常头球的足球运动员、足球运动员、拳击手、长曲棍球运动员),大脑出现异常扩散,且可能在灰白质交界或胼胝体中有微小白质病灶，看起来与 MS 相似。进行 SWI；如果点状出血灶共存，则可能来自头部创伤,而不是 MS。

视神经脊髓炎

视神经脊髓炎(NMO;之前被称为 Devic 病)是 MS 的急性变异或单独的脱髓鞘疾病(图 6-11)。该疾病包括横贯性脊髓炎和双侧视神经炎。症状可以同时发作或是间隔数天或数周。临床症状可能很重。做出这种诊

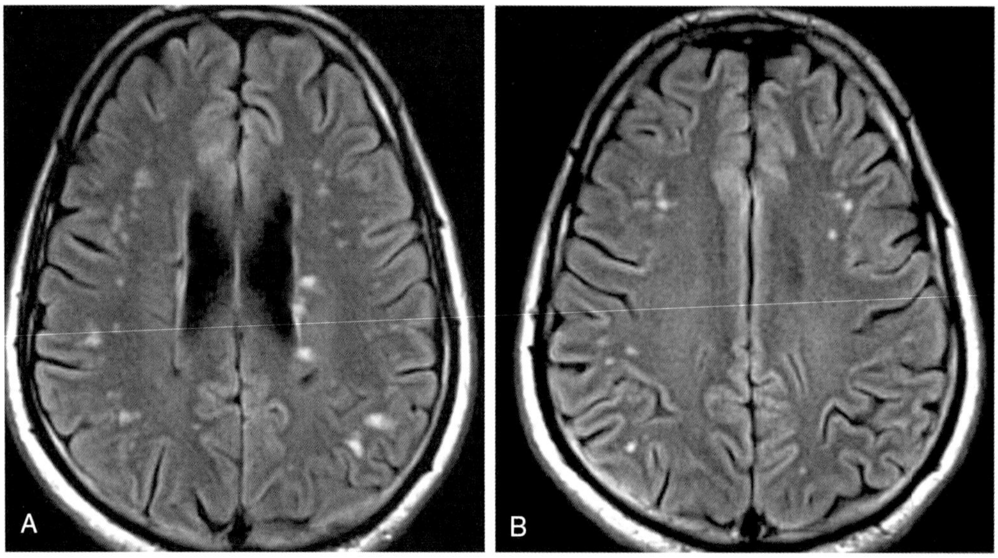

图 6-9 可能缓解偏头痛的多种标志。(A)FLAIR 扫描的非特异性白质病变可能归因于该 50 岁患者动脉粥样硬化白质疏松加速。鉴别诊断包括一些创伤后或炎症后残留病灶。(B)这种点状病变是偏头痛患者的典型表现。

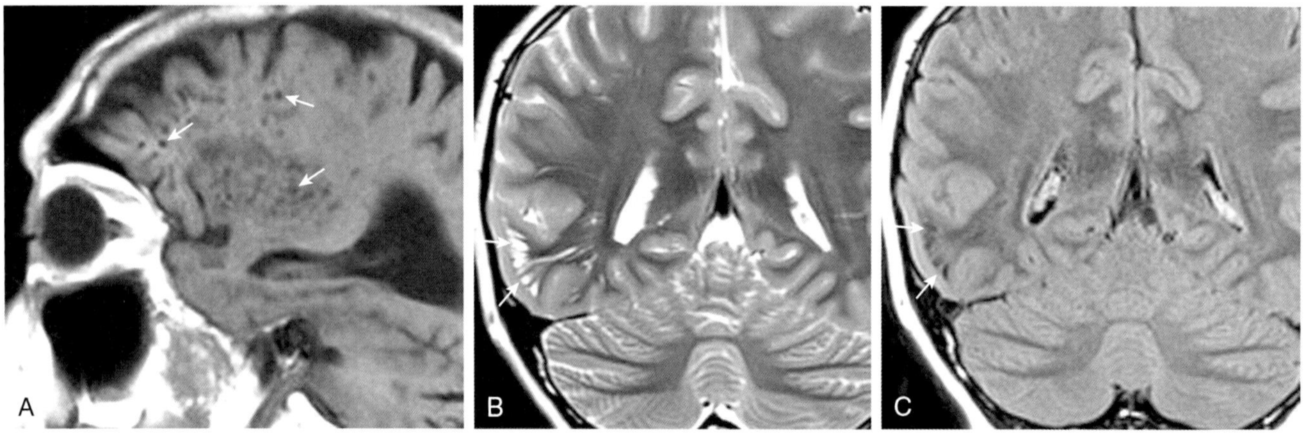

图 6-10 非常多变的静脉血管周围(VR)间隙。(A)矢状位 T1W 图像显示基底节的低信号 VR 间隙(箭头所示)。(B)另一例患者冠状位 T2W 图像显示右侧颞叶皮质下区域高信号 VR 间隙(箭头所示),是不常见的特征性表现。(C)FLAIR 显示 VR 间隙与脑脊液有相似的信号。

断的重要意义是可以应用单克隆抗体(即利妥昔单抗)进行治疗,而不是采用类固醇和(或)干扰素组成的典型 MS 鸡尾酒疗法(后者可能会加重 NMO)。NMO-IgG/水通道蛋白-4 抗体是攻击脑室管膜和血管周围间隙的罪魁祸首。

NMO 主要诊断标准:

• 单侧或双侧的视神经炎。

• 横贯性脊髓炎,临床的完整或不完整,但是与脊髓损伤的放射学证据有关,在 T2W 图像上延伸超过 3 个或更多个脊椎,且在脊髓炎急性发作时 T1W 呈低信号。

• 没有结节病、血管炎、有临床表现的系统性红斑狼疮或干燥综合征的证据,或其他解释。

次要诊断标准:

• 最近对头部进行的 MRI 扫描必须正常, 或者可能显示不符合 McDonald 诊断标准的异常,包括:

• 非特异性脑 T2 信号异常不符合 McDonald 标准。

• 髓质背侧损伤,与脊髓损伤相邻或不相邻,下丘脑和(或)脑干损伤,“线性”室周/胼胝体信号异常,但不是卵形,并且在 Dawson 手指征构型中没有延伸到大脑半球的薄壁组织。

• 血清或脑脊液 NMO IgG/水通道蛋白-4 抗体检测呈阳性。

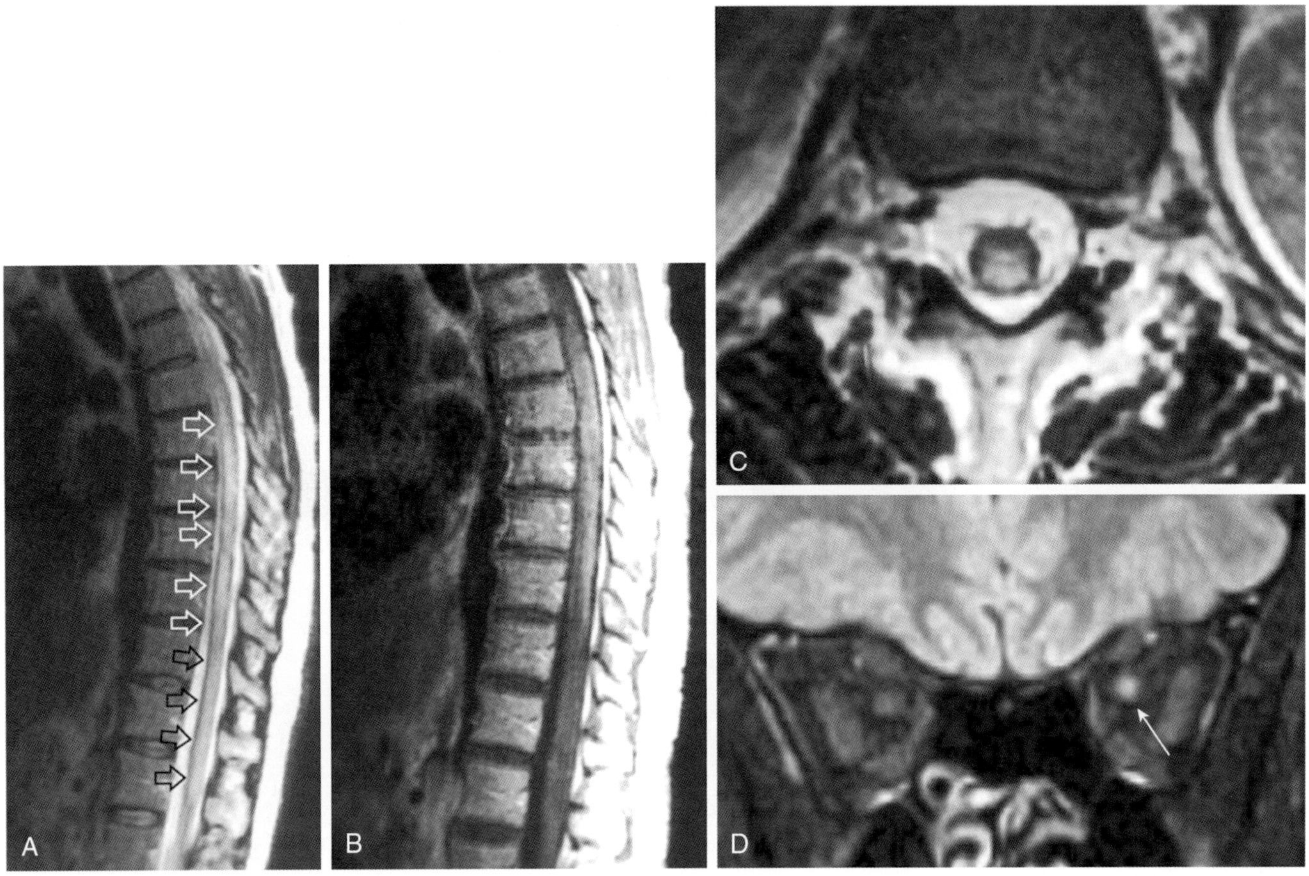

图6–11 Devic 脱髓鞘疾病等同于视神经脊髓炎(NMO)。(A)T2 矢状位图像上>7 个椎体的高信号(箭头所示)。(B)在 T1W 图像上观察到整个上部区域异常增强。(C)轴位 T2W 图像伴中心高信号。(D)脂肪抑制冠状位 FLAIR 显示明亮的左侧视神经(箭头所示),是诊断视神经炎的要素。

最后的想法

放射科医生必须了解 MS 的诊断是基于临床征象和患者的症状。影像学的主要作用仍然是:①确认临床可疑的 MS;②对患者的主诉提出合理的替代诊断;③评估 DIS 和 DIT 的证据以满足 MS 标准。单独的 MRI 不能诊断 MS。

继发性脱髓鞘疾病

过敏性/自身免疫性

急性播散性脑脊髓炎

急性播散性脑脊髓炎(ADEM)最初描述为单相脱髓鞘疾病,但反复发作并累及灰质,导致发生完全形态改变,这是 ADEM。发生 ADEM 的患者发生 MS 的风险较高,原因可能是免疫系统被激活。常见病史是儿童近期有病毒感染、疫苗接种、呼吸道感染或者儿童期发疹性疾病。以此作为不为儿童打疫苗的糟糕借口之前,请记住,既往发生麻疹、水痘、腮腺炎和风疹感染后 ADEM 最常见,但并不只限于这些病毒。现在,EB 病毒、巨细胞病毒或肺炎支原体呼吸道感染是最常见诱因,但也包括黏液病毒、疱疹组病毒和 HIV。该疾病也可能是特发性的。有研究描述潜伏期为 7~14 天甚至更长。

可疑病因是基于过敏或自身免疫(细胞介导的抗髓鞘碱性蛋白的免疫反应)与病毒蛋白的交叉反应。症状类似于单次急性 MS 发作。急性横贯性脊髓炎、脑神经麻痹、急性小脑共济失调(急性小脑炎)或视神经炎的临床症状已经充分描述。诊断通常依据病史和脑脊液检查结果得出,可能显示为以淋巴细胞为主的白细胞增多,以及髓鞘碱性蛋白增加。ADEM 死亡率可能高达 30%,一般采用类固醇治疗。

影像学方面,病灶可能多发且较大,T2W 呈高信号,且可能呈结节状或环状增强(图 6–12)。从该疾病开

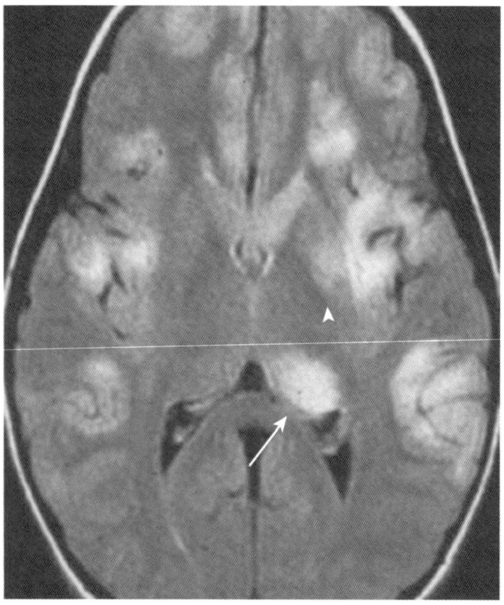

图 6–12 任何低能儿都应进行急性播散性脑脊髓炎的筛查。FLAIR 图像显示 ADEM 患者在丘脑(箭头所示)、壳核(三角箭头所示)和近皮质双侧脑白质存在高信号。

始以后约 6 个月内,MRI 应不会有新病灶,但可能发生病灶的不完全消退。ADEM 常可引起脊髓或脑干肿大(且表现为肿块),但通常出现于大脑中。灰质病变也可以识别。

ADEM 的病变分布因发病年龄而异,如表 6–3 所示。

尽管罕见,但 ADEM 谱的暴发性结束是急性出血性脑白质炎(赫斯特病),与弥漫性多灶血管周围脱髓鞘和限于大脑白质的出血有关,皮质下 U–纤维束不被累及。

病毒性

进行性多灶性脑白质病

进行性多灶性脑白质病(PML)是一种已知病毒病因学的脱髓鞘疾病。该疾病由 JC(是 John Cunningham 的首字母,这是患有 PML 的 VA 患者,该患者捐献他的大脑,尸检从中分离了这种新人类多瘤病毒)病毒感染少突胶质细胞引起,并与免疫抑制状态相关。框 6–5 列举了与 PML 相关的疾病。最初被描述为倾向发生于顶枕区域,但 PML 可以发生于大脑的任何部位(包括后颅窝),尤其是 AIDS 患者,可以是单发或多发,并最终广泛融合。在 MRI 上,PML 可能显示为 T1W 低信号和 T2W 高信号的焦点区域,大多数是没有强化的(所以还有什么新发现?)(图 6–13)。组织学上,多发性脱髓鞘斑块累及皮质下 U–纤维束,而皮质带和深灰质不被累及。在感染 HIV 和皮质下白质异常的患者中,经常会发生 PML 而不是其他 HIV 相关疾病。该疾病在 AIDS 流行病高峰时达到顶峰,2%~7%的 AIDS 患者发生 PML。虽然不大清楚,但 PML 可能是一种肿块性病变。约 10%的患者中可能表现出强化。

高效抗反转录病毒疗法(HAART)可以改善 PML 的预后。然而与 HAART 一起进展的还有新的疾病进程,即免疫炎症重建综合征(IRIS)。联合抗反转录病毒疗法明显改善 HIV 患者的免疫功能和预后;然而即使免疫功能恢复,PML 也可能因抗反转录病毒疗法暂时加重。这种表现被认为是 IRIS 导致。这时要求患者停用 HAAERT 来克服 IRIS 的暴发性病变。IRIS 被认为可以扩大白质 PML 病灶,通常有强化和肿块效应,并且还经常累及深部灰质(图 6–14)。

表 6–3 成人与儿童急性播散性脑脊髓炎的发病率

部位	成人发病率	儿童发病率
皮层下脑白质	60%	93%
大脑皮质	10%	80%
脑室周围白质	43%	77%
脑干	37%	57%
深层灰质	63%	50%
小脑	50%	14%
脊髓	50%	10%

框 6–5 与多灶性进行性白质脑病相关的疾病

获得性免疫缺陷综合征(AIDS)
自身免疫性疾病
癌症
免疫抑制疗法
免疫炎症重建综合征(IRIS)
淋巴组织增生疾病
骨髓增生性疾病
非热带口疮
肉瘤
败血症
移植
结核
Whipple 病

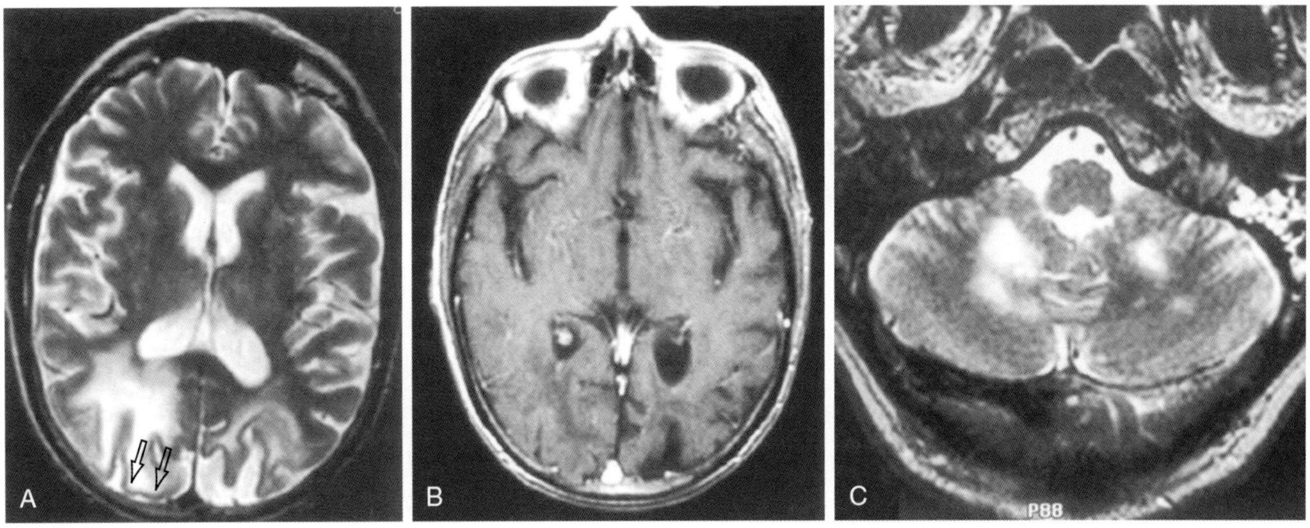

图6–13 主要发生于大脑后部的进行性多灶性白质脑病的典型表现。(A)轴位T2W图像上的高信号提示大脑顶枕叶白质中不存在肿块效应,不累及皮质下U–纤维(空心箭头所示)。(B)T1增强轴位图像上显示信号异常的区域未强化。(C)另一例PML患者累及后颅窝的T2W图像。

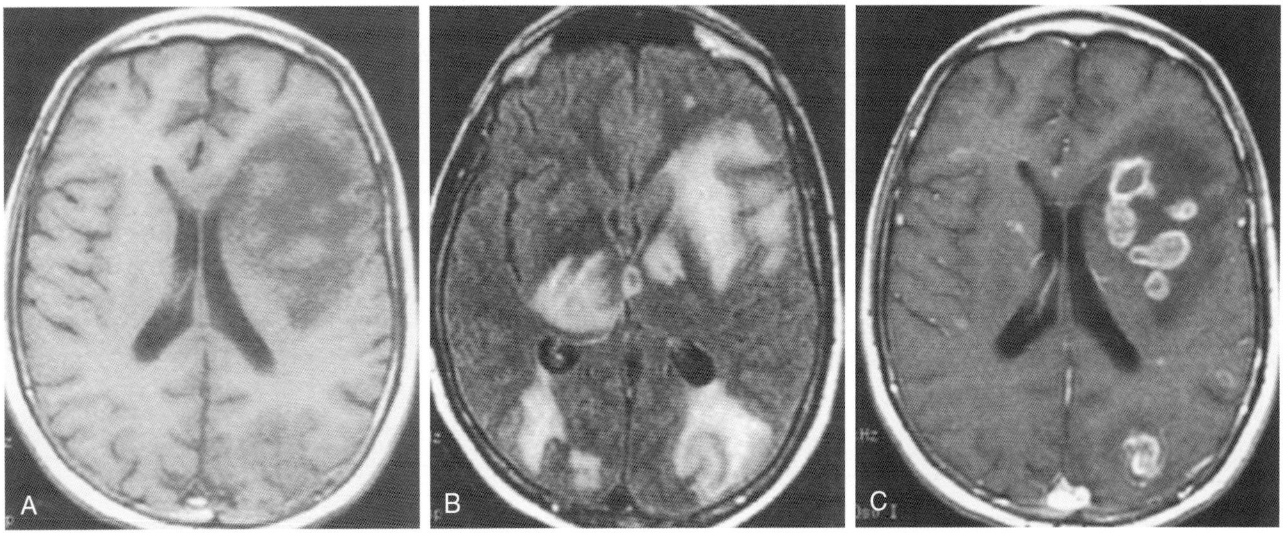

图6–14 免疫炎症重建综合征(IRIS)的罕见晚期病例,伴广泛增强、水肿和侵袭。(A)轴位T1W图像,伴左侧低信号肿块压迫侧脑室。(B)轴位FLAIR图像显示多发高信号病灶,显著水肿和不规则。(C)轴位增强T1W图像显示多发环形强化病灶——在进展性多灶性白质脑病中非常少见,但符合IRIS。

HIV

AIDS患者有多发性中枢神经系统感染的倾向,也有和HIV固有的感染相关的改变。HIV脑病最常见的影像学表现是实质体积缩小;然而在两个大脑半球也可看到斑片的和多灶性的T2和FLAIR(未累及皮质下U–纤维束)上高信号。AIDS脑病的诊断可能由于该人群有患肿瘤和PML的倾向混淆。患有AIDS痴呆综合征的患者在白质萎缩和脱髓鞘区域有进展。大多普遍影响幕上部分,尤其是深部灰质和白质。

血管性

年龄相关的脑白质疏松症

你应该意识到,老年人的白质异常会累积,在一定程度上,这是由大脑长期穿透动脉损伤引起局部缺血所致。这种情况与几个临床因素有关,包括无症状卒中、高血压(尤其是收缩压)、抑郁症、精神病和收入。白质异常数量越多，则个体认知功能和步态受损的可能性越大。然而,轻度脑室周围白质异常可能几乎没有临床意义。白质病的病灶可以是“与年龄相关的脑白质疏松症”而不是“小血管缺血性疾病”。患者有机会看到他们的病历和影像报告时,则尤其如此。他们应更好地理解“与年龄相关的脑白质疏松症”,而不是他们害怕是否发生“缺血”(又名卒中)……

Binswanger 病

Binswanger 病[皮层下动脉硬化性脑病(SAE)]描述于 1894 年，是一种同时影响年龄>55 岁的男性和女性的脱髓鞘疾病。该疾病与高血压(约 98%患者)和腔隙性梗死有关。这些特征将其与 MS 区分开来。患者可能有急性卒中，随后有精神状态下降或缓慢的隐匿精神状态改变,伴随降低水平的精神状态、痴呆、精神异常、癫痫发作、尿失禁和步态障碍等。MR 显示广泛高信号异常区发生于额-顶-枕叶至半卵圆中心的白质。Binswanger 病组织损伤的严重程度高于非痴呆患者的高信号区域,但低于梗死患者。Binswanger 病的组织病理学通常表现脱髓鞘,轴突相对保留,与动脉硬化、白质动脉和小动脉变窄有关。超过 90%的病例存在腔隙性脑梗死。皮质下 U-纤维有受累髓动脉和未受累皮质动脉的双重供血,可以避免这种损害。Binswanger 病不同于多发性梗死性痴呆,因为该疾病有明显的白质受累,没有一致性的局灶性卒中症状。这种疾病也需要适当的病史采集以帮助正确诊断。

伴有皮层下梗死和白质脑病的脑常染色体显性遗传性动脉病

伴有皮层下梗死和白质脑病的脑常染色体显性遗传性动脉病(CADASIL)是由 19 号染色体 Notch 3 基因突变引起的遗传性动脉性疾病，发病年龄为 40 岁,平均死亡年龄 59 岁。该病的特征是偏头痛、复发性短暂性脑缺血发作、卒中、痴呆、抑郁、假性延髓性麻痹、偏瘫或四肢瘫痪。该疾病会影响额叶、颞叶和岛叶。T2W 扫描白质呈高信号,特别是脑室周围和深部白质、基底节和脑干。CADASIL 通常累及皮质下 U-纤维,其中可见腔隙性梗死，对前下颞叶和下额叶以及下丘脑区域具有相对选择性(图 6-15)。外囊受累也是一个典型特征。MRI 上病变的出现率随患者年龄的增加而急剧增加。但是有症状和无症状(但有 Notch 3 突变)的患者 MRI 上都有至病变。扩散张量显示 CADASIL 患者的弥散稀疏增加,并伴有弥散各向异性丧失,这可能与临床损伤有关。推测这种弥散异常是神经元丢失和脱髓鞘的结果。

缺氧后脑病

缺氧后脑病发生于缺氧后,严重到足以引起昏迷。患者在 24~48h 内苏醒，然后在 2 周内病情急剧加重,从意识不清进展到昏迷和死亡。其原因很可能是在缺氧期间暴露于髓鞘抗原引起过敏性脱髓鞘。最主要的病理变化是白质中有脱髓鞘和坏死。

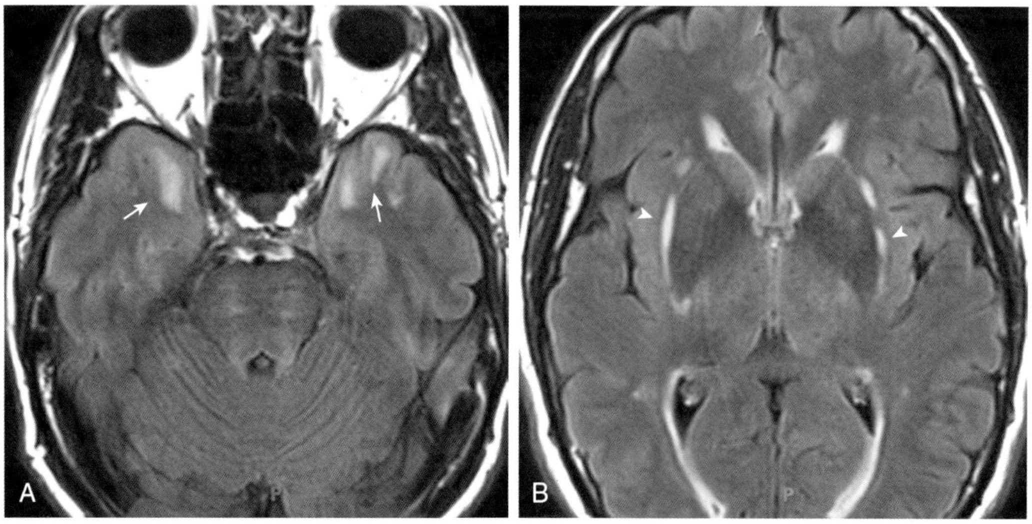

图 6-15 伴有皮层下梗死和白质脑病的脑常染色体显性遗传性动脉病(CADASIL),其特征为外囊和融合性颞叶性脑病。(A)轴位 FLAIR 显示前颞叶白质的弥散高信号(箭头所示)。(B)轴位 FLAIR 显示累及纹状体包膜区的更高信号(三角箭头所示)。

T2W扫描显示整个白质呈高信号，特别是累及胼胝体、皮质下U-纤维和内外囊。T2W扫描在丘脑和壳核中也观察到低信号。DWI呈高信号(图6-16)。一氧化碳暴露可产生类似的MRI和临床表现。然而在一氧化碳中毒中,有发生对称性苍白球和(或)海马脑角病变的倾向。双侧基底节病变的鉴别诊断见框6-6。

可逆性后部白质脑病

可逆性后部白质脑病(PRES;框6-7)在名称和病因学上均存在争议。患者有各种症状,包括意识障碍、头痛、癫痫发作、神经紊乱、嗜睡、恶心、呕吐和视力障碍。大多数患者在近期有血压升高的病史。与该综合征有关的疾病包括恶性高血压、妊娠毒血症、肾病、免疫抑制药物(环孢素、他克莫司、ARA-A和ARA-C)、狼疮、抗磷脂抗体综合征、肝肾综合征、器官移植、透析、可卡因使用和卟啉症。

有一组不同病因可以产生T2W异常高信号,主要发生于枕骨和顶叶区的皮质和皮质下白质（图6-17)。这种异常通常是可逆的,并且可以延伸到其他区域,包括颞叶、额叶、脑桥和小脑。扩散成像可以区分可逆性变化和早期缺血。强化可能存在或不存在,并且增强形式是多样的。

最可能的潜在问题是后循环（由对称神经支配的稀疏神经)不能对血压急剧变化进行自动调节。这会导致过度灌注和血脑屏障破坏，液体从血管内逃逸到间质(皮质下水肿),但没有脑梗死(经典解释)。常见的内

框6-6 双侧基底节病变的鉴别诊断

获得性免疫缺陷综合征(AIDS)
氨基酸病
磷酸钙代谢紊乱
Canavan病
Cockayne综合征
Fahr病
泛酸激酶相关神经变性(PEAN)
肝性脑病
亨廷顿病
低血糖性
甲状腺功能减退
梗死
缺血
- Percheron动脉
- Galen静脉畸形

Leigh病
多系统萎缩
肿瘤(淋巴瘤、多中心胶质瘤)
神经纤维瘤病
TORCH感染
毒素
- 铅中毒
- 甲醇
- 汞
- 有机磷酸酯
- 甲苯
- 甲醇中毒(壳核)

Wilson病

TORCH,弓形虫、其他感染、风疹、巨细胞病毒、单纯疱疹。

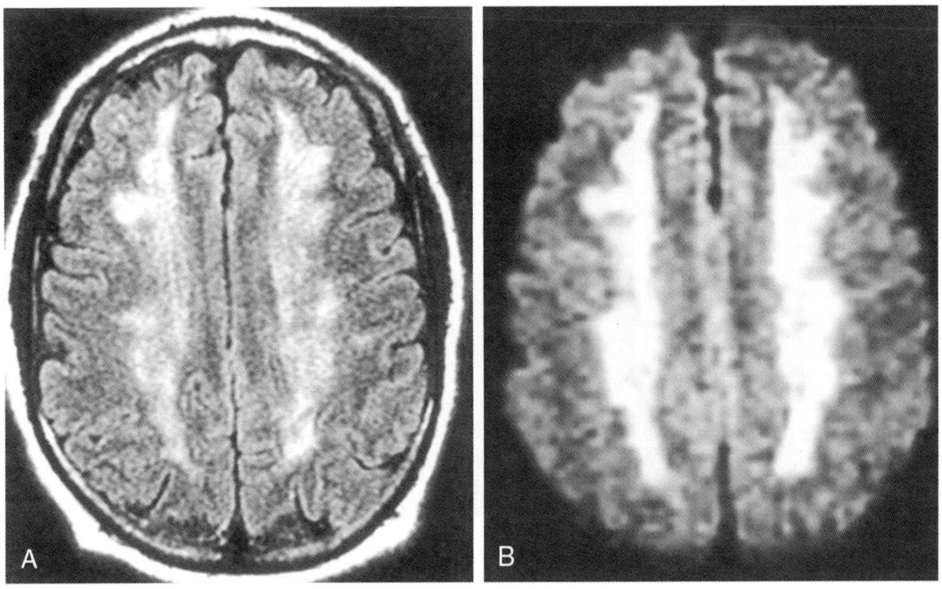

图6-16 缺氧性脑病对所有关联区域有同等影响，并引起ADC衰减。(A)FLAIR图像显示整个半卵圆中心的明显弥散高信号。(B)相应DWI扫描(ADC低值)代表细胞毒性水肿。

框 6-7 可逆性后部白质脑病

高血压
环孢素
ARA-A/ARA-C
FK 506(他克莫司)
二甲基亚砜
子痫/先兆子痫
系统性红斑狼疮、冷球蛋白血症、溶血性尿毒症综合征
顺铂

DMSO,二甲基亚砜;SLE,系统性红斑狼疮。

因是相对于基线升高的血压。

在先兆子痫-子痫中,数据表明脑水肿与红细胞异常形态和乳酸脱氢酶升高有关,而与高血压水平无关。这些发现表明微血管病性溶血由内皮细胞损伤引起。内皮损伤的原因是循环的内皮毒素或内皮抗体。实际上,框 6-5 列出的许多疾病都已被证明伴有内皮功能障碍或损伤。

与 PRES 相关的疾病是可逆性高血管收缩综合征(RCVS)。该疾病是一种突发性疾病,可能与 PRES 有相似的 MRI 特征,但伴有反复发作的“雷击头痛”。表现为非动脉瘤性蛛网膜下隙出血,伴有外周和(或)中央脑血管的血管狭窄或膨大(图 6-18)。该疾病的诱发疾病可能不同于 PRES,如妊娠、疾病和药物,但主要发现仍是后部白质异常信号,一般没有梗死形成。增强比 PRES 更多见(10%),但总体上仍不常见。RCVS 有弥漫性、均匀的血管壁增厚,伴可忽略或轻微的血管壁强化,一般在数周至数月内消退。

毒性 / 代谢性紊乱

渗透性脱髓鞘或中央脑桥髓鞘溶解

中央脑桥髓鞘溶解是一种脱髓鞘疾病,见于酗酒、虚弱或营养不良的患者,最常见于快速纠正低钠血症时。该疾病还与慢性肾衰竭、肝病、糖尿病、平衡失调综合征(快速透析综合征)以及抗利尿激素分泌不当综合征有关。儿科患者中,该疾病与原位肝移植、急性髓性白血病、霍奇金病、Wilson 病和颅咽管瘤有关。常见情景是,患者入院时血钠水平较低,7 月中旬,热心实习医生积极纠正,并希望患者得到主管医师的注意。不幸的是,患者病情出现亚急性恶化(通常几天内),并伴有锥体束外运动症状、假性延髓性麻痹、四肢麻痹。这名实习医生决定从事放射学。这种情况可能是致命的,随着诊断水平的提高,患者可以存活下来,但通常伴有严重的神经损伤。

成像时,一般脑桥内有 T2 高信号,不累及最外层的被盖和腹侧脑桥组织的外周边缘。许多时候可以观

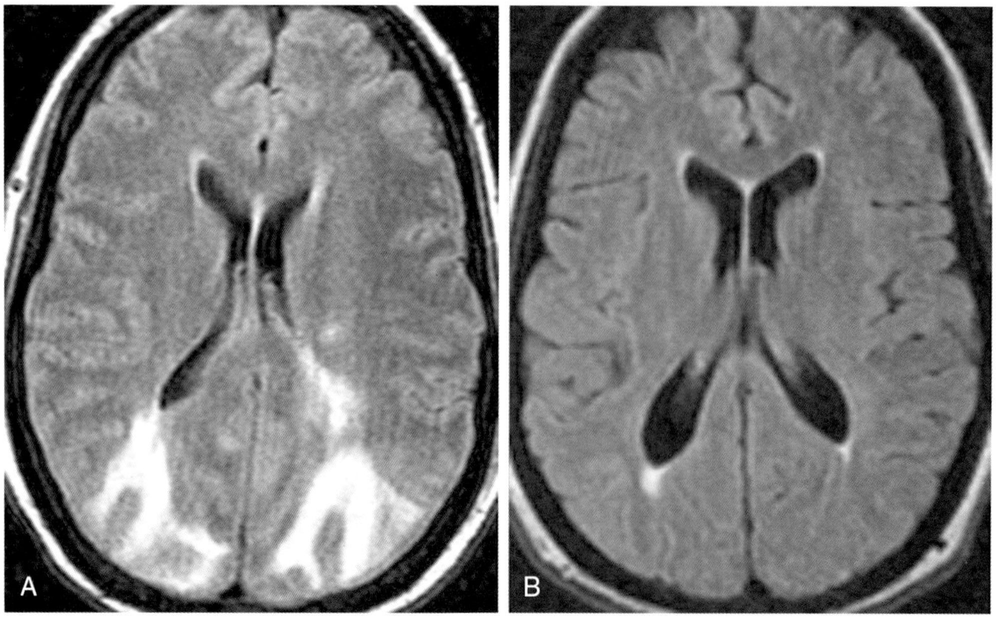

图 6-17 可逆性后部白质脑病主要发生于产后子痫前期清除的大脑后部和外周。(A)在分娩前,患者有高血压、头痛和嗜睡,均与双侧白质高信号有关。(B)分娩后 2 周,异常信号已基本消退,患者血压正常且无症状。

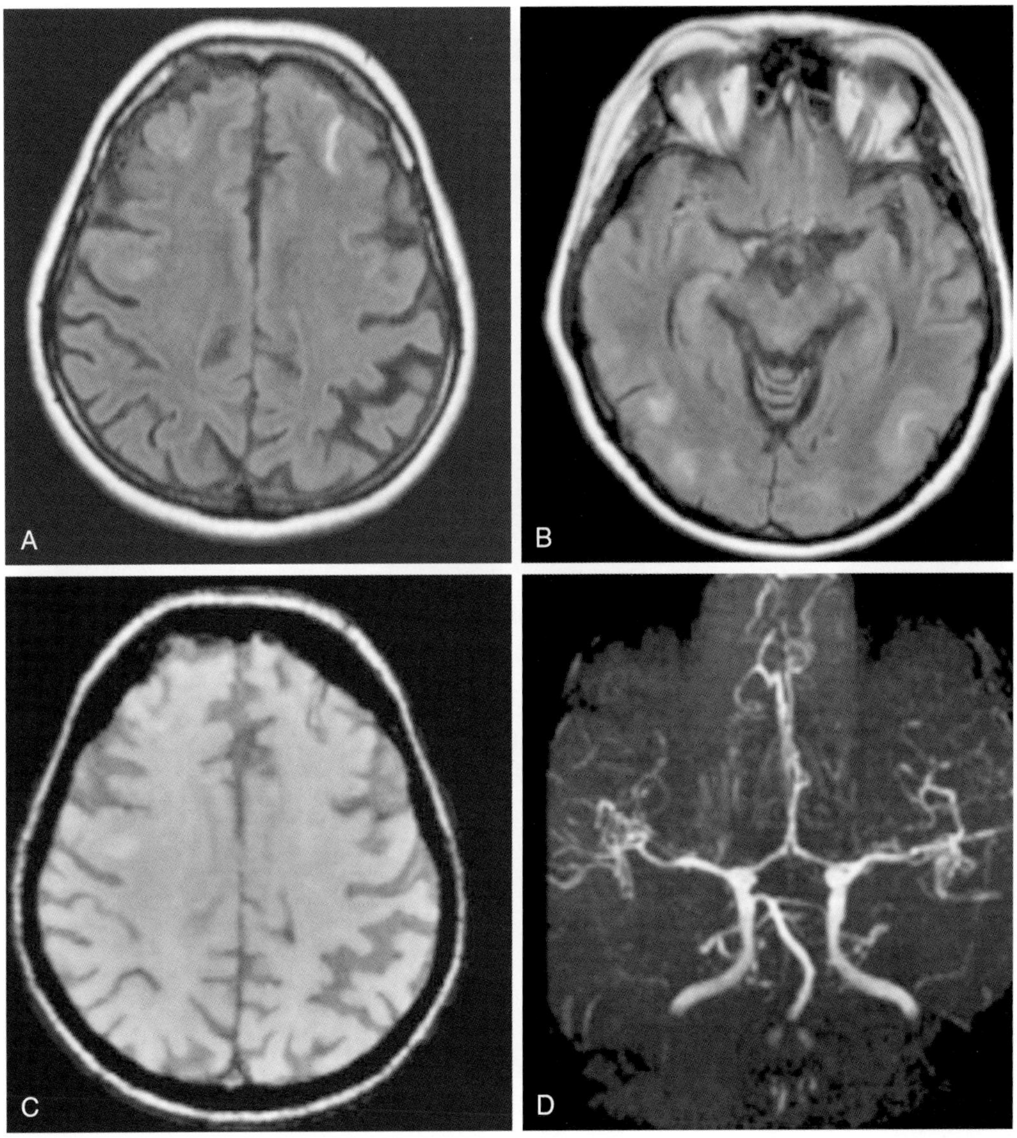

图 6-18 可逆性脑血管收缩综合征与可逆性后部白质脑病类似(可逆性、流变学、复发性)。38岁女性患者,患有可逆性脑血管收缩综合征(产后)和局灶性左额叶蛛网膜下隙出血[FLAIR(A,B);SWI(C)];皮质和皮质下水肿(A和B);时间飞跃法磁共振血管成像(D)显示出典型的颅内血管狭窄和不规则。(Compliments of Jennifer Linn, MD.)

察到两个被异常高强度包围的中心对称等强度结构。这些是下行皮质脊髓束,可能不会受累。最有趣的是,该疾病也可能或仅累及额外结构,包括丘脑、豆状核、尾状核、内囊、外囊和最外囊、屏状核、杏仁核和小脑(图6-19)。深灰质结构可累及双侧岛叶皮质。皮质和皮质下区域也可累及。病变与肿块效应或增强无关。脱髓鞘无炎性反应,血管、多数神经细胞和轴突不受影响。桥外受累的倾向表明,可以用更合适的术语渗透性脱髓鞘来描述该病程。

酗酒

酗酒患者和其他营养不良患者可能会发生持续的胼胝体脱髓鞘。这种情况被认为是脑桥外髓鞘溶解症的一种变体,并以Marchiafava Bignami病(MBD)命名(意大利葡萄酒业对这个名字表示反感,图6-20来自法国)。酗酒患者突发脑病时,应考虑到这一点。急性发作表现为癫痫发作、神经功能障碍(失语、弥漫性肌肉萎缩伴吞咽困难)和昏迷,通常是致命的。亚急性发作

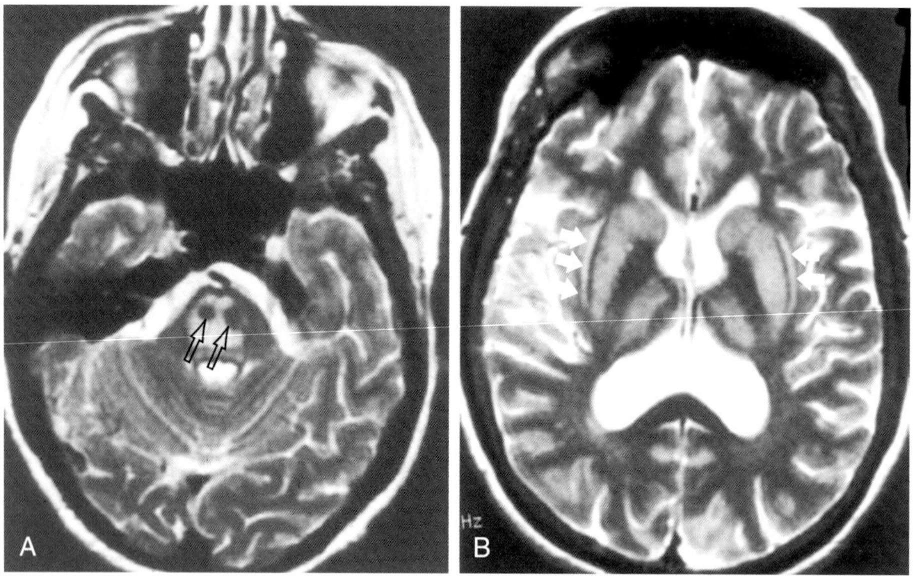

图 6-19 渗透性损伤导致脑和其他重要核团的异常。(A)T2W 图像显示脑桥高信号,不累及外周和渗透性脱髓鞘的下行皮质纤维束(空心箭头所示),即中央脑桥髓鞘溶解。(B)T2W 图像,桥外累及尾状核、豆状核、丘脑和屏状核(箭头所示)。

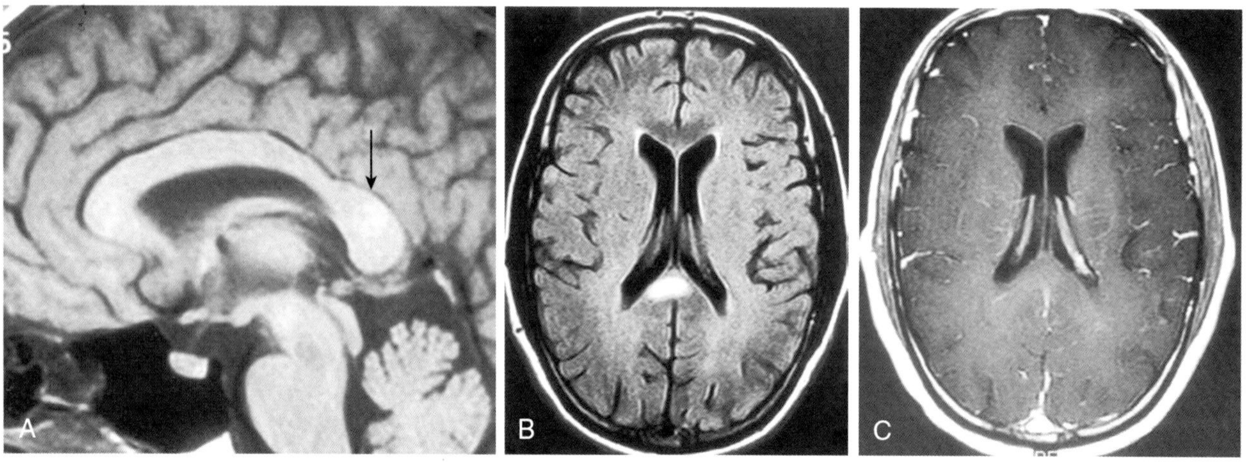

图 6-20 Marchiafava-Bignami 病。(A)T1 矢状位图像显示皮质体压部肿胀(箭头所示)。(B)轴位 FLAIR 图像显示压部高信号。(C)钆应用后 T1 增强图像未见压部强化。

表现为痴呆症突然发作,进展为慢性植物人状态。慢性发作的特征是进行性痴呆和非连续性综合征。

成像时,最常见特征是脱髓鞘和斑点状病灶,主要是胼胝体后部坏死,描述为 MBD B 型。但在 A 型中,锥体束和整个胼胝体都被累及。也可能广泛累及其他脑区。出血和含铁血黄素沉积也有报道。MBD 被描述为 T1W 呈异常低信号(尤其在矢状位;水肿和囊性改变)和 T2W 呈高信号。扩散图像在急性期显示萎缩。

Wernicke 脑病

该疾病由硫胺素缺乏导致,也可能与酗酒、饥饿、手术后肥胖和厌食症/暴食症有关。其特征是伴随顺行性遗忘的严重记忆障碍。乳头体有萎缩,并且在乳头丘脑束中可能存在高信号。急性期可能表现为中脑导水管周围灰质、乳头体和丘脑内侧核的弥散受限和强化。与中心深灰质疾病不同,白质疾病的表现不引人注目。如果该病种不被承认,则可能是永远的损失。

中毒性病变

毒素能造成白质异常(框 6-8)。甲醇中毒导致视神经萎缩,伴有壳核和皮质下的坏死。尾状核和下丘脑不经常被累及。甲醇可以导致出血和外周白质病变。乙二

框 6-8　与白质异常相关的药物、毒素和疾病

药物

药物滥用

　甲基苯丙胺

　可卡因

　海洛因(吸入性)

异烟肼

甲硝唑

化疗药物

　放线菌素 D

　顺铂

　阿糖胞苷

　阿糖腺苷

　环孢素

　甲氨蝶呤

其他

高血压脑病

子痫

辐射

醇毒性影响丘脑和脑桥。甲苯的效应包括大脑、胼胝体和小脑蚓部的萎缩。这与 T2W 图像上白质高信号、灰质低信号的差异有关。一氧化碳中毒 T1W 图像上呈低或高信号，并且苍白球在 T2W 图像上呈高信号。该疾病还会影响白质和海马体。在急性暴露期间，可能表现为弥散受限。

Wallerian 变性

Wallerian 变性可以导致高信号异常和白质萎缩，定义为继发于近端轴突或细胞体损伤的轴突和髓鞘的顺行性破坏。该疾病有多种病因，包括梗死、出血、白质疾病、创伤、MS 和肿瘤。在 MRI 上，通过注意 PDWI/T2W 高信号，可以相对容易地证明 Wallerian 变性，最常见于大脑中动脉(MCA)卒中或影响运动带手术切除后的皮质脊髓束(图 6-21)。

肥厚性橄榄变性

肥厚性橄榄变性是一个奇怪病种，可能会导致髓质橄榄增大，与同侧红核和中央被盖束损伤或对侧齿状核病变有关(图 6-22)。增大的橄榄可能会存在很多

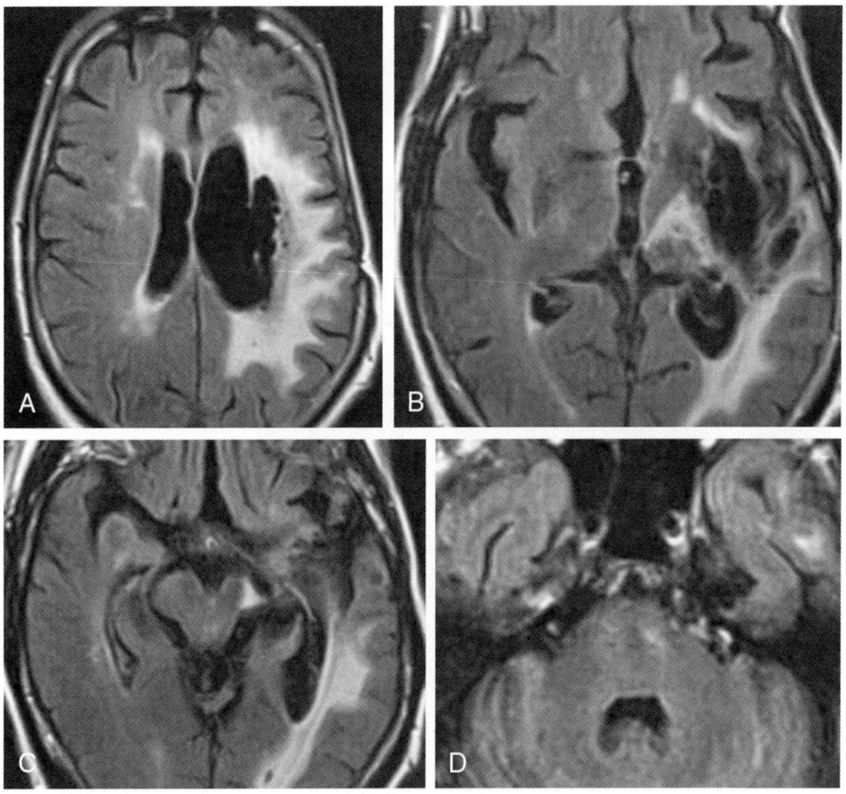

图 6-21　左侧大脑半球梗死后的 Wallerian 变性。从上到下的连续扫描显示高信号左侧大脑中动脉卒中发生于放射冠(A)、囊(B)、大脑脚(C)和中央脑桥(D)。

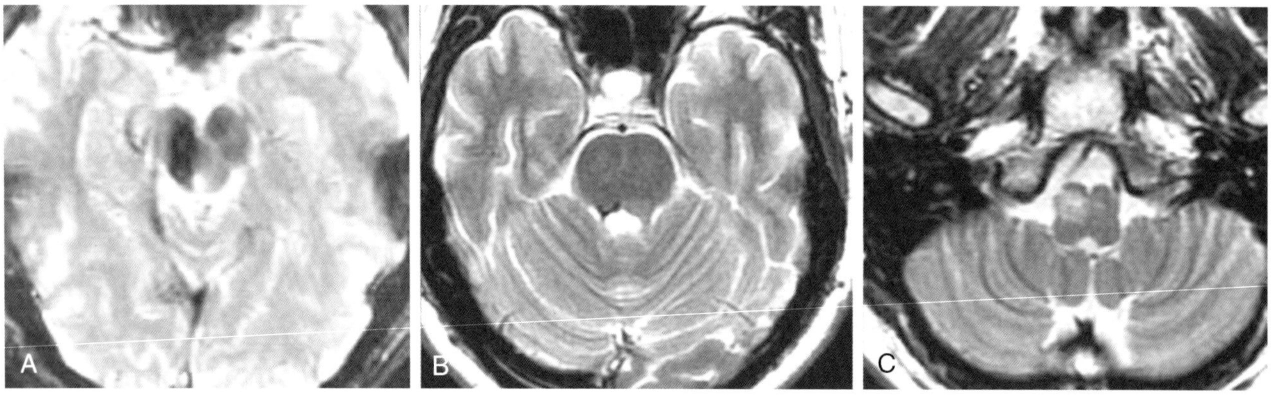

图 6-22　血红素预示半髓质肥大伴肥厚性橄榄变性。(A)红核内的出血影响 Guillain Mollaret 三角区。(B)在中央部分可见含铁血黄素。(C)这导致同侧髓质的肥厚性橄榄变性。

年，对长期饮用马提尼酒的人有益。

辐射变化

MR 对大脑中辐射变化特别敏感，在照射野中经常发现 T2W 呈异常高信号和萎缩，两者都可以作为照射入口。

单独放射能导致脱髓鞘。通常进行化疗时(特别是甲氨蝶呤)也能导致脱髓鞘，这是一种矿化微血管病。CT 可以很好地表现这种改变，在基底节、大脑前中脑和大脑中后脑的分界区域，高密度病灶可以确定为钙化。在 MRI，钙化通常在 T2W 图像上呈低信号，尤其在 T2*W 图像上。其他辐射诱发的结果包括含铁血黄素沉积、毛细血管扩张/海绵状血管瘤和 BBB(血脑屏障)破坏。

播散性坏死性白质脑病

播散性坏死性白质脑病（DNL）是一种脱髓鞘疾病，首次描述于鞘内甲氨蝶呤联合颅内和(或)脊髓放射治疗白血病的儿童。随后据报道，该疾病最常见于联合放疗和化疗后的成人白血病患者。这些患者中发生一种进行性神经系统疾病，其特征为精神状态下降和神经系统改变，包括癫痫，通常进展为昏迷和死亡。与这种神经系统综合征相关的表现是，CT 显示白质出现明显低密度。DNL 的病理发现(图 6-23)包括轴突肿胀、多灶性脱髓鞘、凝固性坏死和神经胶质增生。这些改变好发于脑室周围区域和保留 U-纤维的半卵圆中心。MR T2W 高信号区域在整个白质中可见。有报道称这些病灶可以强化。

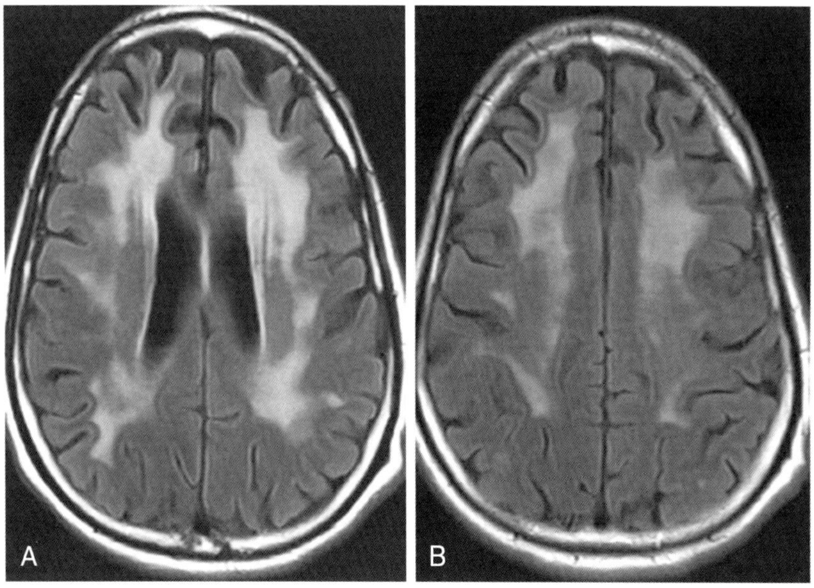

图 6-23　播散性坏死性白质脑病显示弥漫性树突状损伤。注意包括脑室周围区域(A)和深部白质(B)的融合性白质疾病。该疾病从中央开始向周围发展，尤其发生于鞘内甲氨蝶呤治疗后。

据报道儿童更容易发生化疗性白质损伤。该疾病可以引起与放疗难以区分的白质变化。急性淋巴细胞白血病化疗的儿童也可出现暂时性白质高信号异常，而这些异常信号并非是DNL的前驱表现,可以通过停止化疗来缓解。甲氨蝶呤治疗中很好地描述了这种情况。当化疗通过留置心室导管直接注入时,大脑会出现这种特殊损伤形式。这种情况下,T2W图像可见高信号或低信号灶性强化。因此,化疗和(或)放疗可导致白质变化,特征为T2W高信号。通过放疗和(或)化疗引起的局灶性病变可能可以强化。

髓鞘形成不良疾病

髓鞘形成不良疾病比之前描述的疾病更罕见。该疾病的表现比较奇怪,尤其是MRI。人们经常注意到整个白质T2W呈弥漫性高信号。

异染性白质营养不良

在这些罕见髓鞘形成不良疾病中，异染性白质营养不良(MLD)是最常见的。该疾病是一种常染色体隐性遗传的22号染色体ARSA基因病。该疾病由芳基硫酸酯酶A缺乏导致,后者能将硫酸根水解为脑苷,导致神经酰胺硫酸根在巨噬细胞和施万细胞内积聚。在神经元内发现异染脂质颗粒(硫酸根),在中枢和周围神经系统观察到弥漫性髓鞘丢失。该疾病发生对称性脱髓鞘,伴有皮质下U-纤维特征性保留。

几种类型的MLD以发病年龄为特征（婴儿晚期、青少年期和成年期),可能与酶缺乏程度有关。通过记录外周血白细胞或尿液芳基硫酸酶活性的降低，可以明确该诊断。临床表现包括外周神经病变、精神病、幻觉、妄想、步态不稳和痉挛。T2W图像显示整个白质和小脑存在对称弥漫性高信号(图6-24)。增强是例外情况。在成人型MLD中,已经观察到白质中多灶性病变具有额叶倾向和萎缩,并伴有心室扩张。

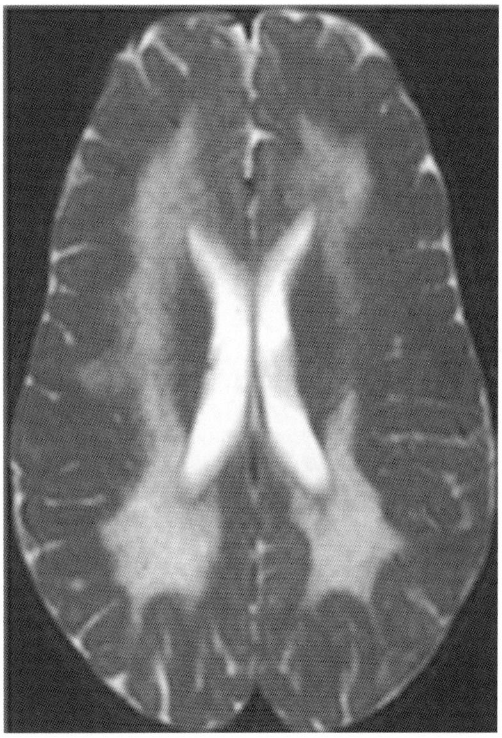

图6-24 异染性白质营养不良(MLD)中明显受损的髓鞘。T2增强成像显示整个白质中广泛对称性高信号分布，在病灶中央发现U-纤维未受累。注意穿过高信号白质的微小黑点，被称为MLD的“虎斑石”。

肾上腺脑白质营养不良

肾上腺脑白质营养不良是一种X染色体相关的（ALD基因染色体-Xq28）或常染色体隐性遗传（新生儿）过氧化物酶体病，伴有脑变性和肾上腺功能不全(可无临床表现)。该疾病由酰基辅酶A合成酶缺乏引起,可以避免长链脂肪酸发生过氧化物酶体分解,然后这些脂肪酸在白质、肾上腺皮质以及血浆、红细胞中积聚。虽然被列入髓鞘形成不良疾病,但该疾病有脱髓鞘疾病的一些特征，有显著的血管周围炎症和广泛脱髓鞘。该疾病最常见的临床表现包括听力和视力受损、异常皮肤色素沉着、张力减退、吞咽困难、行为不良和癫痫发作。

肾上腺脑白质营养不良有几种表型，成像特征也有变化。一种类型是从顶枕叶开始向前部进展,累及颞叶和额叶以及胼胝体。该疾病也可以从前向后进展。病变前缘代表活跃的脱髓鞘区域,并且强化,而未强化区域是神经胶质细胞(图6-25)。患者有主要白质束的强化,包括皮质脊髓、脊髓丘脑、视束(包括外侧膝状体)、听束和齿状红核。其他发现包括三角区或额角的钙化,脱髓鞘前区的肿块效应,和额叶单独受累。MR可能显示皮质下U-纤维相对不受累。脊髓疾病可以见于皮质脊髓束全长变性和脊髓萎缩。干细胞移植是有效的治疗方法。

亚历山大病

亚历山大病是一种进行性脑白质营养不良，特征为室管膜下、皮下和血管周围区域的星形胶质细胞和

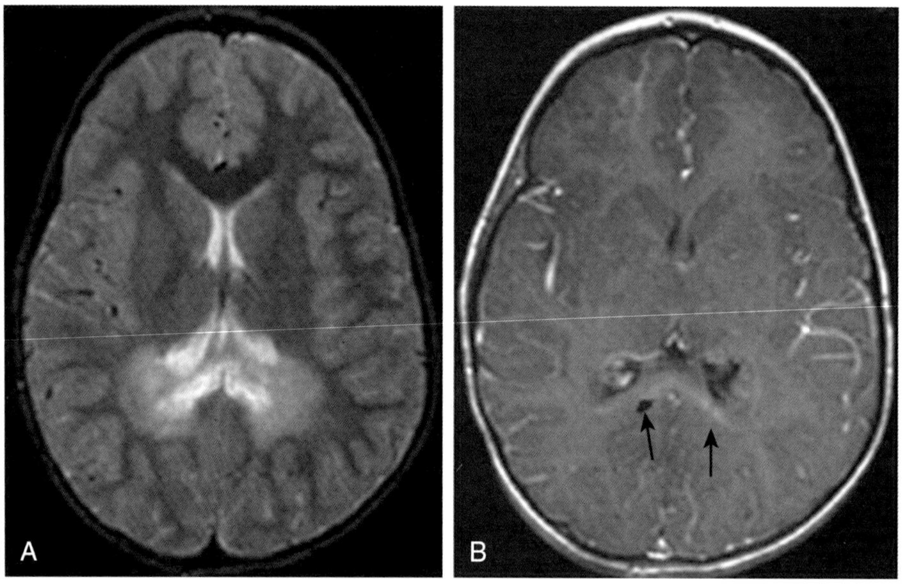

图 6-25 累及枕叶区域的肾上腺脑白质营养不良顺着强化边缘向前部进展。(A)T2 增强成像显示胼胝体压部高信号。(B)强化通常出现在白质疾病边缘(箭头所示)。

弥漫性 Rosenthal 纤维的纤维蛋白样变性。该疾病被分为 3 个临床亚组。婴儿组表现为癫痫发作、痉挛、精神运动迟缓和与广泛脱髓鞘相关的巨头畸形。少年组(7~14 岁)表现为进行性延髓样症状伴痉挛。成人组可能有 MS 相似的临床表现,也可能是无症状的。后两组保留了神经元,髓鞘丢失少。

CT 图像上尾状核呈高密度,白质和内囊和外囊呈弥漫低密度。在疾病早期观察到强化。T2W 信号强度发生改变,主要发生于额叶。还有研究报道了脑干萎缩和基底节信号减低。

Canavan 病

Canavan 病(海绵状变性)是一种自发性隐形白质营养不良病,由 17 号染色体 ASPA 基因的 N-乙酰天冬氨酸酶缺陷引起。该疾病发病年龄为 2~4 个月。特征包括大脑(巨头畸形)、肌张力减退和发育不良,随后是癫痫发作,视神经萎缩和痉挛死亡通常发生于 5 岁前。

质子波谱显示高水平的 NAA, 后者在线粒体中合成,可能是穿过线粒体膜的乙酰基载体。N-乙酰天冬氨酸酶在胞浆中将 NAA 分解为乙酸和天冬氨酸,该酶的缺乏可干扰供应乙酸盐, 后者用于脂肪酸合成和髓鞘化。这是波谱有贡献的少数疾病之一,因此被纳入,供渴望细节者参考。

常规 MRI 显示, 最常累及的是深灰质和邻近皮质下 U-纤维白质。白质对称性受累(T2W 高信号)和脑室的扩张(图 6-26)。

亚历山大病和 Canavan 病应在鉴别诊断中考虑巨头畸形。伴有皮质下囊肿的巨脑性白质脑病是与 22 号染色体 MLC1 基因相关的疾病,在出生后第一年发生,与亚历山大病和 Canavan 病不同的是, 该疾病保留认知功能,且在颞叶和前额叶显示囊肿。

Krabbe 病

Krabbe 病(球形细胞脑白质营养不良)是一种鲜为人知的疾病(100 000~200 000 活产婴儿中发生一例)。Krabbe 病由常染色体隐性遗传的 14 号染色体 GALC 基因突变所致, 导致正常存在于白质和灰质的溶酶体酶(β-半乳糖苷酶)缺乏。临床上,白质营养不良分为婴儿期早期、婴儿期晚期(儿童期早期)、儿童期晚期,甚至可能是青少年和成年组发病的半乳糖神经酰胺缺乏症。婴儿型最常见的发病年龄是 6 个月内。这些患者表现为癫痫发作、肌张力减退、痉挛、进行性精神活动迟缓。其特征是球形细胞浸润和脱髓鞘。

CT 显示基底节、丘脑、放射冠和小脑皮质的密度增高(一些是钙化),整个大脑(尤其是侧脑室)和小脑白质 T2W 呈高信号。在疾病晚期,证实有放射冠萎缩和高密度。据报道,视神经增粗与白质斑片状高信号有关。双侧对称的丘脑病变的鉴别诊断见框 6-9。研究报道,从脑室周围到半卵圆中心的皮质下区域在 T1W 和 T2W 显示对称性线性信号异常。表明脱髓鞘轴突保留

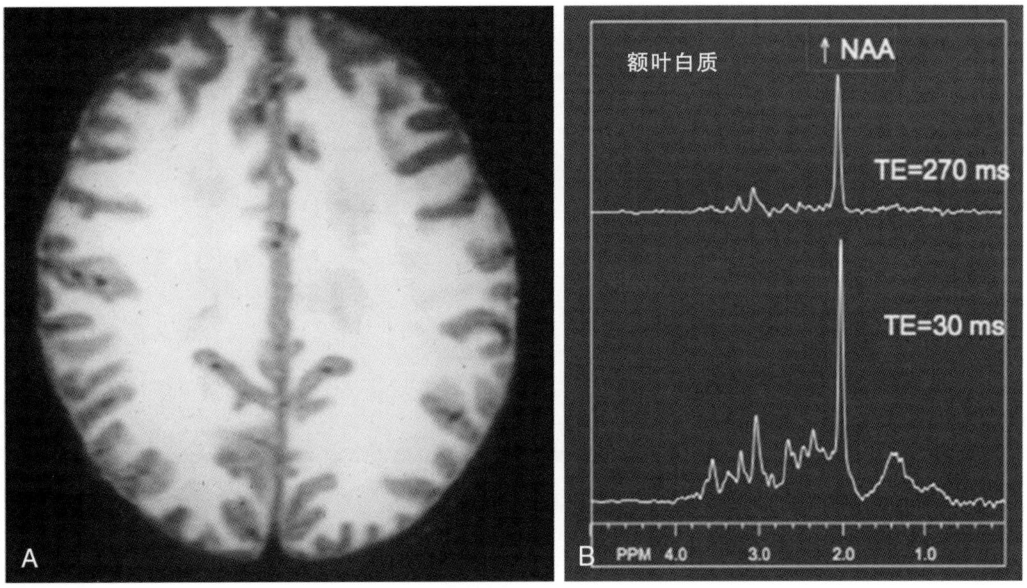

图 6–26 巨脑畸形和脑白质变性的 MRS。(A)该 Canavan 病患者,T2 增强图像显示几乎所有白质均异常。作者得出正确诊断,该患者有大头(巨脑畸形)。这样否定了小头畸形,我们的忠实读者……(B)注意 Canavan 的 TE 低值和高值下,N–乙酰天冬氨酸(NAA)峰均升高。比较胆碱和肌酸的低值(峰值分别为 3.2ppm 和 3.0ppm)。PPM,百万分之一。

与球形细胞浸润和胶质增生有关。

嗜苏丹性白质营养不良/Pelizaeus-Merzbacher 病

嗜苏丹性白质营养不良是一种退行性脱髓鞘疾病,以嗜苏丹性物质在大脑中急剧累积为特征。可以在任何年龄发病,通常在生命的头几个月(但新生儿期和婴儿晚期都可以发现),该病进展缓慢。该病被分为 3 组,经典的(缓慢进展,青年时期死亡)、产前的(最严重,在生命的第一个 10 年死亡)和过渡的(严重程度小于产前组,平均死亡年龄是 8 岁)。这些疾病的发病和临床严重程度不同。似乎存在髓鞘发育不成熟。这可能与脂蛋白前体蛋白缺乏和其他髓鞘蛋白（少突胶质细胞分化所必需的)减少有关。

Pelizaeus–Merzbacher 病由脂蛋白(PLP)基因的突变所致,可能表现为 X–连锁的嗜酸性脂质营养不良(图 6–27)。临床表现包括奇怪的眼球运动/旋转性眼球震颤、摇头和精神运动迟缓、肌张力减退和小脑共济失调。

CT 图像显示萎缩、白质低密度和明确的脑室周围钙化。MRI 早期可能表现正常,但晚期显示大脑、小脑、脑干和颈髓上段萎缩。MR 显示白质弥漫性对称性信号增高(或多或少完全缺乏髓鞘或低髓鞘化)与豆状核、黑质、齿状核和丘脑 T2W 低信号有关,且可能与铁沉积增加有关。“虎斑状”表现符合相应的组织病理学发现，正常神经元和髓鞘小区域散布在弥漫性异常白质中。胼胝体是萎缩的和凹凸不平的。

框 6–9 双侧对称性丘脑病变

- 急性发热性脑病
- Percheron 动脉梗死(单主干供应旁正中丘脑的动脉)
- 胞质遗传性纹状体变性
- 深静脉闭塞、梗死
- 胶质瘤
- 缺氧缺血性脑病
- Krabbe 病
- 核黄疸
- 利氏病
- 麻疹脑炎
- 钼缺乏
- 溺水
- 雷耶综合征
- Sandhof 病(GM2 神经节苷脂沉积症)
- Wernicke–Korsakof 综合征
- Wilson 病

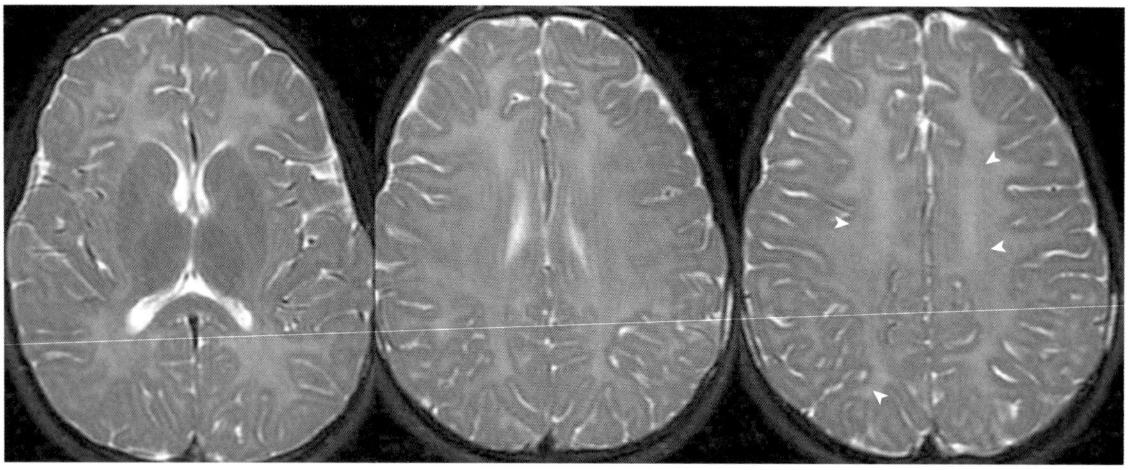

图 6-27 脂质蛋白缺乏会产生较差髓鞘蛋白。缺少白质髓鞘和明确的白质低信号点(箭头所示)产生虎斑特征表现是该疾病的另一实例。正常情况下,T2 增强成像的白质较暗。

消失的白质疾病 / 儿童共济失调伴中枢性脊髓空洞

消失的白质疾病(VWM)/儿童共济失调伴中枢性脊髓空洞是近期描述的一种疾病，见于儿童和青少年，被认为是与真核起始因子 2B 的鸟嘌呤核苷酸交换因子相关的疾病。临床表现包括显著的共济失调、痉挛、视神经萎缩和相对保留的智力。该病是一种慢性进展型疾病，与轻微感染发作和头部创伤减少相关。皮质相对正常。然而,皮质下白质大部分被破坏,部分 U-纤维保留。从额叶到枕叶区域有囊性变性,颞叶很少被累及。大脑非囊性区域存在弥漫性和严重髓鞘损失。MR 显示在所有脉冲序列上,白质区域与 CSF 有相似的信号强度，并且大脑有囊性变性肿胀的表现。该疾病可能存在严重小脑萎缩,尤其在蚓部。还观察到脑桥被盖、小脑白质和中央被盖束的 T2W 高信号。MRS 发现包括 NAA 下降、Cho 正常或轻微升高以及出现乳酸。

空泡性巨脑白质脑病伴皮质下囊肿

该疾病也被称为 van der Knaap 综合征,且归因于分离到 22 号染色体的 MLC 基因。临床表现包括癫痫发作、共济失调、大头、痉挛和精神发育迟钝,出现在出生后第一年。MRI 显示颞尖囊肿,可能为极端大小,额叶区域有白质病变,保留 U-纤维和灰质(图 6-28)。一般均有大头症状。

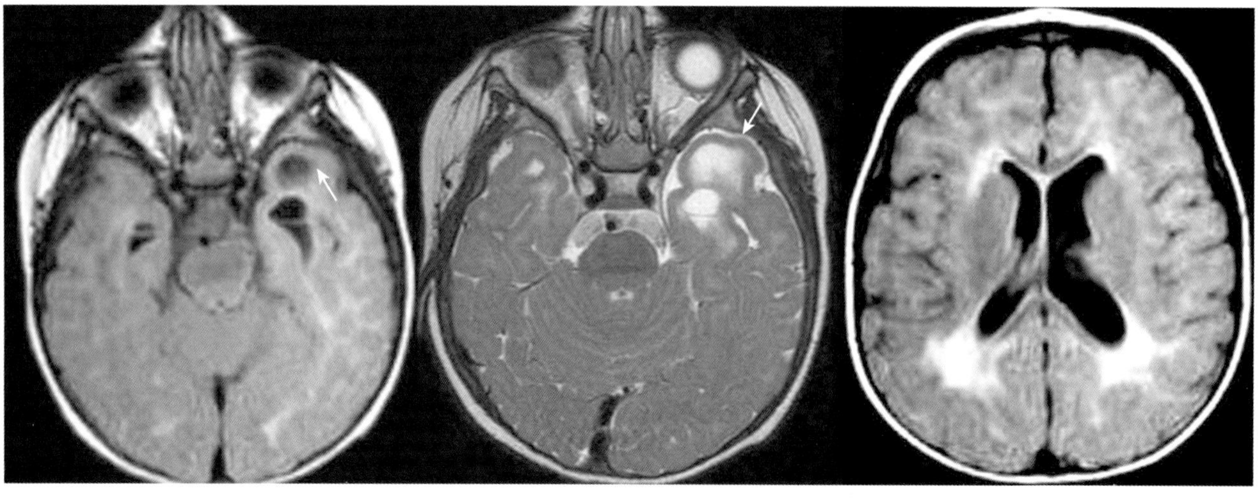

图 6-28 皮质下囊肿伴颅骨肥大。注意颞叶囊肿(箭头所示)、白质脱髓鞘和巨脑,其特征是 van der Knaap 综合征的空泡性巨脑白质营养不良伴皮质下囊肿。

(张金龙 宋钰婷 译 张金龙 李相生 校)

第 7 章

神经退行性疾病和脑积水

在神经放射学文献和全国性会议中，对于患者是否患有脑萎缩或脑积水的争论占据了大量篇幅。为什么这么多争论？就预后和治疗而言，两者的含义有很大不同，所以准确区分至关重要！

萎缩反映了脑组织丢失，无论是在皮质、皮质下或者深层。随着皮质（灰质）细胞的丢失，轴突 Wallerian 变性伴白质萎缩或脱髓鞘。选择性白质萎缩也可伴血管周围小血管损伤。需要记住的是，某些药物（类固醇）或代谢状态（脱水、酒精中毒）可能导致脑脊髓液（CSF）间隙增宽，提示萎缩，但该过程可能是可逆的（框 7–1）。

任何年龄的人都有正常的脑实质体积，因此，你对所有年龄正常大脑有很好的了解之前，不要随意给大脑贴上“萎缩”的标签。发现这种改变在你认知正常范围内时，最好使用与年龄对应的老化改变或相关改变的术语。另一方面，有人可能会说“实质体积损失大于年龄预期”，这时你想要提出问题引起关注。同时还要注意，大多数年龄段男性的脑沟比女性更突出。

脑积水反映了脑室内压升高引起的脑室系统扩张，大多数情况下是由脑脊液静水力学异常引起的。脑积水可能是由 3 个假定原因引起的：①脑脊液分泌过多；②脑室出口水平的梗阻；③蛛网膜绒毛水平的梗阻，导致脑脊液回到血管内间隙的吸收不良。虽然萎缩和脑积水经常合并脑室系统扩张，但两者的预后和治疗意义明显不同。尽管通常没有治疗萎缩的方法，但一般可以通过放置良好脑室或蛛网膜下隙分流器和（或）去除阻塞或过度病变来治疗脑积水。

框 7–1　可逆性脑容量减少的原因

- 酒精中毒（可逆性有限）
- 化疗
- 脱水/休克
- 大麻
- 放射治疗
- 饥饿/厌食症
- 使用类固醇

表 7–1 总结了提示脑积水超过萎缩的 CT 或 MRI 发现。第三脑室交叉、漏斗部和松果体上隐窝的扩张、额角变圆、第三脑室凸出、颞角扩张、脑沟消失、脑室扩大与脑沟扩张不成比例，脑室周围光滑的高信号表示经室管膜 CSF 流出（FLAIR 中最为明显），导水管信号空洞明显加重，乳突–脑桥距离变窄，以及相关的乳头状水肿，这些都是脑积水的表现（图 7–1）。

在长期脑积水中，胼胝体可能被坚硬的大脑镰状体压迫。在导水管狭窄引起的脑积水病例中，胼胝体体部可见异常信号的裂隙、背表面的扇状凹陷和周围血管的栓系，可能是由高耸胼胝体对镰状体冲击所致。损伤可能是由于动脉或静脉血管的受损。

脑积水

脑脊液分泌过多

理论上，脉络丛乳头状瘤和脉络丛癌患者会因脑脊液分泌过多而发生脑积水。该假设越来越受到质疑，因为人们认为，某些脑积水病例实际上可能是由肿瘤出血、高蛋白水平或脑室内碎屑引起的粘连导致蛛网膜绒毛或其他脑脊液通道阻塞。尤其是第四脑室脉络丛乳头状瘤，后者通常会阻塞 Luschka 和 Magendie 孔的脑脊液出口。在侧脑室脉络丛乳头状瘤的病例中（尤其是儿童），CSF 的过量产生可能是发生脑积水的原因。

非交通性和交通性脑积水

梗阻性脑积水可分为非交通性和交通性脑积水。非交通性脑积水是由脑室流出道水平异常所致（框 7–2）。交

表 7–1 脑积水与脑萎缩的鉴别

特征	脑积水	脑萎缩
颞角	扩张	正常,但阿尔兹海默症除外
第三脑室	凸起、扩张的前突	凹陷、正常的前凹
第四脑室	正常或扩大	正常,但除外小脑萎缩
轴位扫描额叶脑室	更锐利	更圆钝
Mamillo 脑桥距离	<1cm	>1cm
胼胝体	薄、膨胀、圆形立面 胼胝体与穹隆间距离增加	正常或萎缩,正常胼胝体穹隆距
脑脊液经室壁迁移	明显表现	无明显表现
脑沟	扁平	随年龄增长而增大
导水管空隙	常压性脑积水更明显	正常
脉络从–海马间隙	正常或轻度扩大	阿尔茨海默病明显增大
蝶鞍	侵蚀底部和蝶鞍膨胀	正常

通性脑积水是由蛛网膜绒毛水平异常或大孔切迹阻塞所致。非交通性脑积水患者通常需要做脑部手术来清除干扰因素;交通性脑积水患者对分流的反应最好。

梗阻性脑积水的原因

胶质囊肿

Monro 孔阻塞的典型原因是胶质囊肿(图 7–2)。该疾病通常发生于第三脑室的前部。未增强 CT 显示病灶密度高。MRI T1W 和 T2W 通常呈高信号。胶质囊肿的信号是可变的,取决于蛋白质浓度、出血和其他顺磁离子效应。

先天性导水管狭窄

脑导水管是脑室内脑脊液必须通过的最窄通道之一。先天性导水管狭窄是导水管阻塞的原因之一。这是最常见的 X 连锁隐性疾病,见于儿童早期,但也可以在任何年龄段出现。儿童典型特征是头周增大,侧脑室和第三脑室扩张,但第四脑室外观正常。导水管网、隔膜或横膈膜也能阻碍脑脊液从第三脑室流出。脑干、顶盖和松果体区的损伤也可导致导水管狭窄,这是由导水管的外在质量效应引起的。

矢状位 MRI 有助于区分外源性肿块压迫与内源性导水管异常(图 7–3)。导水管狭窄也可以通过脑脊液流动(相位对比)MRI 来诊断。相位对比 MRI 速度编码设置为 10~15cm/s,可能是评估导水管通畅性的最佳方法。应用两个大小相等但方向相反的梯度可以从向任一方向的移动质子产生信号,而静止质子不产生信号。在脑脊液流动扫描中,应看到由连续亮信号和暗信号(指示来回流动)指示的双相流动(图 7–4)。

血栓或粘连

脑室阻塞的其他内在原因包括外伤或慢性感染引起的血栓或粘连。大量蛛网膜下隙出血患者可能表现为脑室系统内任何部位血栓形成引起的梗阻,粘连可能是由脑室炎或脑膜炎后纤维粘连所致。囊尾蚴病是引起脑室梗阻的一种感染因素。有时仅会影响脑室系统的某些部分,导致脑室系统阻塞部分的室间隔扩张。

肿块或肿瘤

松果体肿块是导水管外梗阻的最常见原因。松果体肿块通常从后壁压迫导水管,导致侧脑室和第三脑室系统扩张。顶盖神经胶质瘤在疾病早期也会阻塞导水管(图 7–5)。这里也可能发生隐匿性脑血管畸形。后颅窝肿瘤[如髓母细胞瘤(原始神经外胚叶肿瘤)]或室管膜瘤可能会导致导水管底部阻塞。

任何儿童和成人后颅窝肿瘤都可能阻塞第四脑室和(或)导水管的下部。室管膜瘤是一种典型的脑室内肿瘤,浸润至 Magendie 和 Luschka 孔,导致脑积水流出道梗阻。小脑星形细胞瘤、髓母细胞瘤或血管网状细胞瘤可能在外部压迫第四脑室。

其他可能阻塞部分脑室系统的肿瘤包括脑膜瘤、

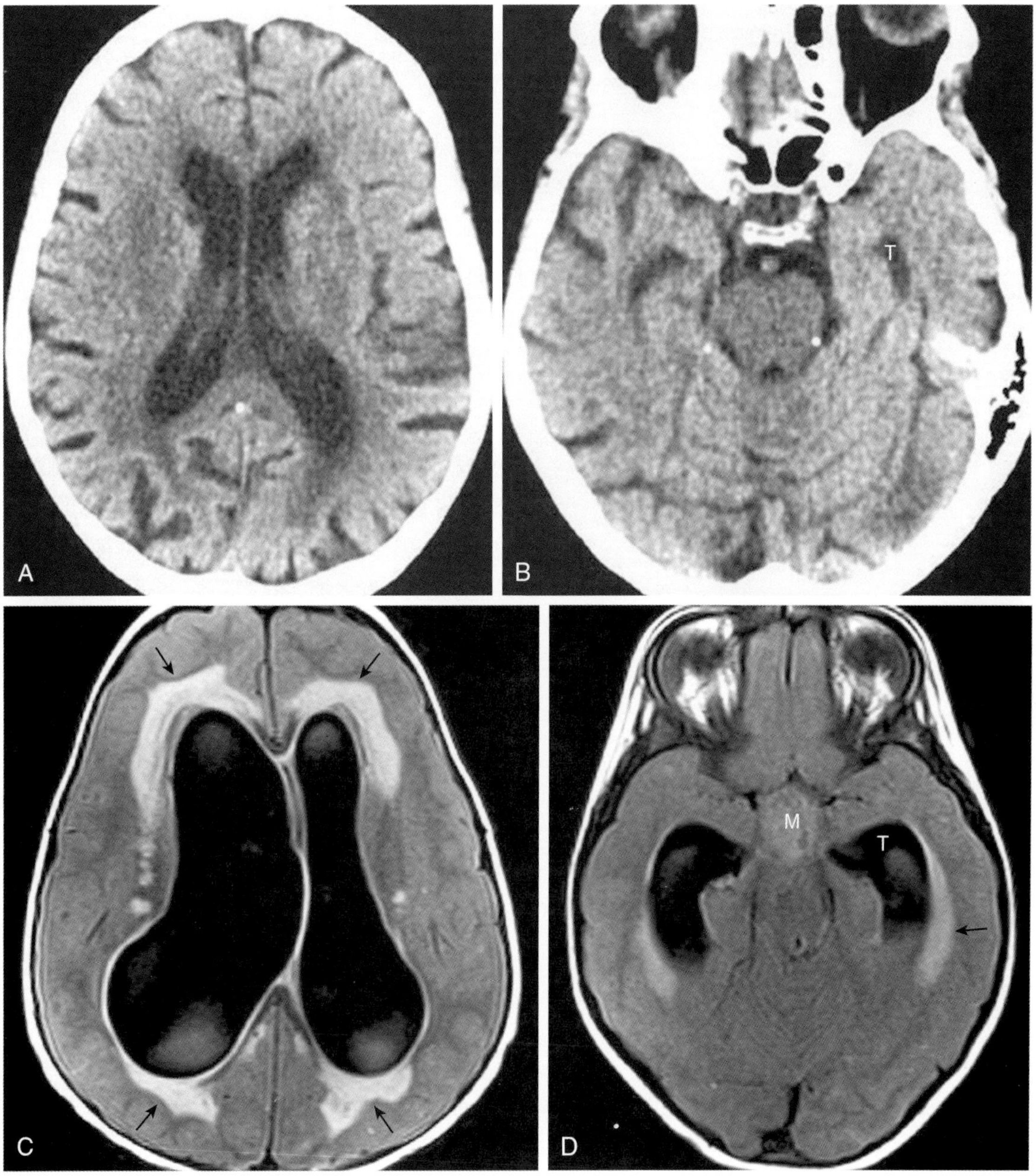

图 7–1 脑萎缩与脑积水的比较。(A)85 岁患者，轴位 CT 显示侧脑室中度增大，脑沟适度扩张，显示萎缩。中央白质缺血性损伤与右尾状隙并存。(B)在同一患者中，颞角(T)与侧脑室的其余部分相比，相对未扩大。(C)不同患者的轴位 FLAIR 图像显示侧脑室明显增大，但脑沟消失，提示脑积水。注意额角的圆形边缘。侧脑室边缘有增强信号(箭头所示)，表明脑脊液(CSF)经室壁流动。(D)同一患者的轴位 FLAIR 图像显示颞角明显增大(T)，进一步支持脑积水的诊断。再次显示脑脊液经室壁流动。脑积水的原因是第三脑室内的巨大肿块(M)伴鞍上扩张。

神经细胞瘤、星形细胞瘤、脉络丛乳头状瘤、少突胶质瘤、室管膜下巨细胞瘤、蛛网膜/室管膜囊肿、颅咽管瘤和(表)皮样瘤。

血肿和梗死

大血肿可以压迫脑室，导致门罗孔、导水管或第四脑室的阻塞。这些可见于外伤、急性硬膜下和(或)硬膜外后颅窝血肿和高血压出血。后颅窝卒中是引起急性脑积水的常见原因，因为第四脑室因质量效应而被压缩和消除。同时，后颅窝过大的质量效应会导致扁桃体向下突出，并导致大孔脑脊液流动受阻。

脑室受困

当脑脊液出口被阻塞时，无论是来自内部还是外

框 7-2 非交通性脑积水的原因

侧脑室梗阻
胶质囊肿
肿瘤
脉络丛乳头状瘤(儿童)
室管膜瘤
脑膜瘤
神经细胞瘤
室管膜下巨细胞型星形细胞瘤
第三脑室梗阻
导水管,开窗,隔膜
先天性导水管狭窄(常染色体隐性)
栓子
肿瘤
颅咽管瘤
室管膜瘤
下丘脑胶质瘤
松果体肿瘤
动脉静脉瘤
第四脑室梗阻
肿瘤
星形细胞瘤
脉络丛乳头状瘤(成人)
室管膜瘤
髓母细胞瘤(PNET)
某个部位的梗阻
蛛网膜囊肿
出血、感染、粘连的并发症
囊虫病
血肿
脑膜瘤
转移
原发性脑肿瘤

PNET,原始神经外胚叶肿瘤。

部肿块,都可能会发生所谓的"脑室受困"。例如,在创伤环境下,巨大硬膜下血肿(SDH)可压迫同侧侧脑室,但由于中线移位和Monro孔流出道阻塞,可导致对侧脑室异常扩张。CT可见脑室周围低密度或T2/FLAIR可见脑室边缘高信号,提示脑脊液经室壁流动。

第三脑室受困不常见。第三脑室选择性扩大必须与脑室内室管膜/蛛网膜囊肿以及第三脑室乳头状颅咽管瘤进行鉴别。

在Sylvius导水管、Magendie孔和Luschka导水管发生阻塞时,可能会发生第四脑室分离。第四脑室会"受困",并随着脉络丛产生的脑脊液持续增加而扩大(图7-6)。这种扩张可能压迫小脑和脑干,导致后颅窝症状。很多这些情况的原因是纤维粘连,伴或不伴早期出血。

交通性脑积水的病因

感染、出血、肿瘤

蛛网膜绒毛是一种敏感、精细的结构,可能因多种原因所致的损伤而发生粘连,导致交通性脑积水(框7-3)。将它们视为浴缸排水口的小窗孔;如果这些小管道被堵塞,整个浴缸都会溢出。最常见梗阻原因包括感染性脑膜炎、脑室炎、室管膜炎、蛛网膜下隙出血和癌性脑膜炎。随着脑脊液变得更黏稠,蛋白质浓度越高,蛛网膜绒毛将失去重新吸收液体的能力。这会导致脑积水和脑室系统扩张。

不要因为第四脑室外观正常而影响你考虑交通性脑积水。第四脑室是最后扩张的脑室,可能原因是其位于后颅窝相对狭窄的位置,周围有较厚的颅骨和坚固岩骨。因此,看到侧脑室和第三脑室扩增,但第四脑室大小正常,也可能发生交通性脑积水。最敏感指标仍然是颞角和(或)第三脑室前凹的扩大,这不能表示没有发生脑积水。这种情况下,不应在导水管层面寻找脑室扩张的来源。

与任何引起脑积水的原因相同,MRI可能存在脑室周围高信号,通过FLAIR扫描能够很好地显示该要点。这是由于脑脊液经室壁转移到邻近白质,导致间质水肿(DWI呈低信号)。这种情况最常见于侧脑室旁,由于其光滑和弥漫性质,通常可与伴有动脉粥样硬化性小血管缺血性疾病的局灶性脑室周围白质异常进行鉴别。注意,中年患者脑室角(室管膜肉芽肿)通常可能有轻微的高信号。

成人脑积水

正常压力性脑积水(NPH)或成人性脑积水有3种典型临床表现:步态障碍、痴呆和尿失禁(框7-4)。一半患者无明显既往病史(特发性NPH),另一半患者有感染或出血既往史(非特发性NPH),影像学表现为交通性脑积水所致的脑室扩大,颞角明显扩大。MRI或CT可见脑脊液跨膜渗漏的现象。MRI经常显示脑导水管

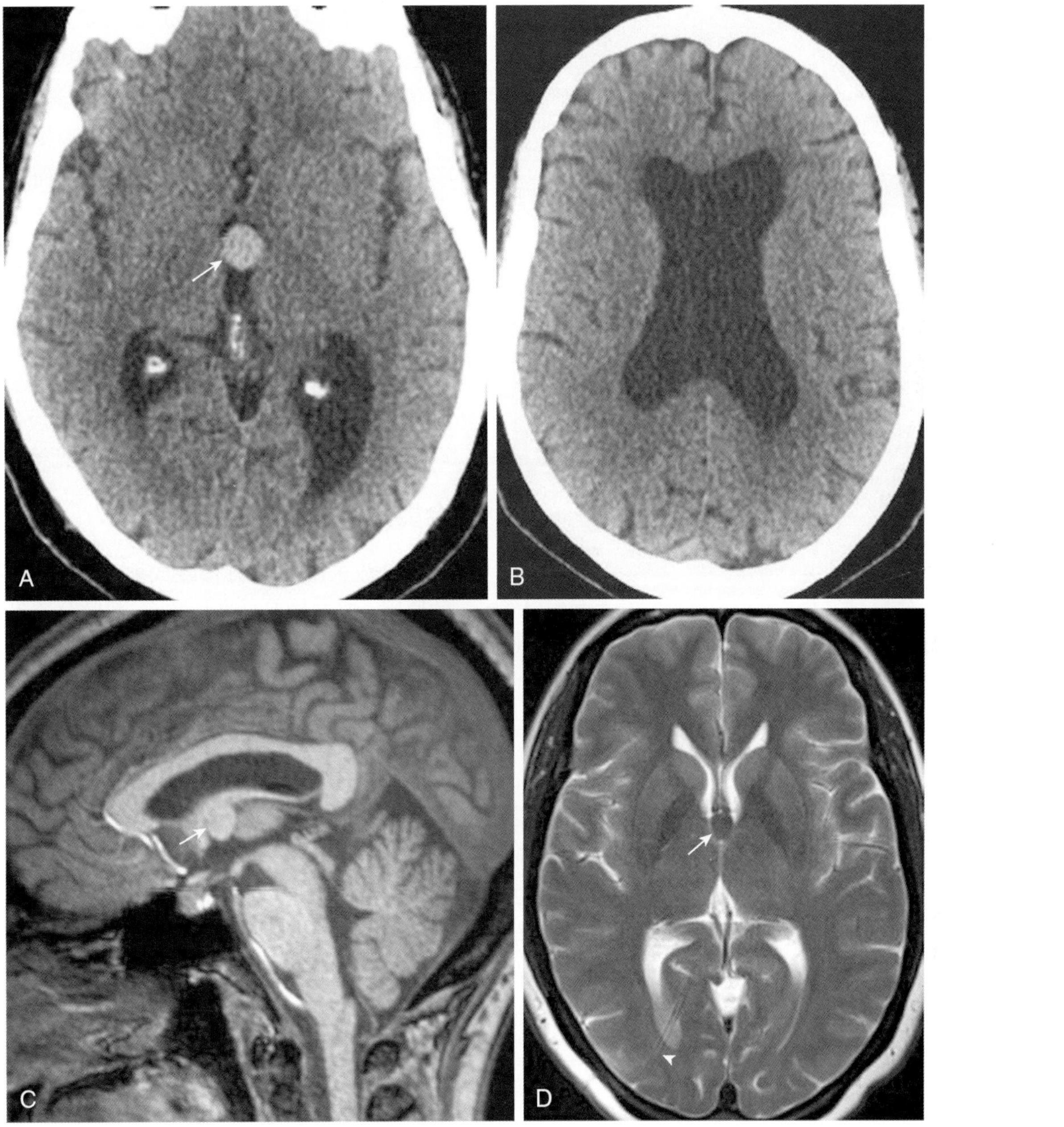

图 7-2　胶质囊肿。(A)轴位 CT 显示典型胶体囊肿，表现为第三脑室前部的圆形超衰减病变(箭头所示)。(B)更重要的是，胶质囊肿阻塞性脑积水会导致侧脑室增大。(C)不同患者的矢状位 T1W 图像显示第三脑室前部有高强度圆形肿块(箭头所示)。(D)同一病灶在 T2W 图像上呈低信号(箭头所示)。注意患者已进行分流术(箭头所示)使侧脑室减压，侧脑室现在显示为正常大小。

流动性空洞加重(图 7-7)，但也可能视为正常现象。这些患者可能可以进行分流术或内镜下第三脑室造瘘术，用于改善其临床症状，并可能用于治疗痴呆症(但步态障碍更容易对治疗产生反应)。由于分流术有可能恢复功能，所以当脑室出现大于预期的改变时，至少要考虑 NPH 的诊断(图 7-8)。对分流阳性反应最准确的预测指标：①没有中枢萎缩或缺血；②以步态障碍为主要临床症状；③胼胝体向上弯曲，脑回扁平，第三脑室凹陷膨大；④脑脊液明显漏出；⑤已知颅内感染或出血史(非特发性 NPH)。

对怀疑 NPH 的患者，有时需要进行 ^{111}铟-DTPA的研究，该药物通过腰椎穿刺注入脑脊液。正常情况下，在无脑室反流的情况下，示踪剂在 2~24 小时内在凸面上重新吸收。在交通性脑积水和 NPH 病例中，示踪剂回流至脑室，在滴注 24~48 小时后，示踪剂在突起处缺乏积聚(图 7-9)。与铟正常或不明确的患者相比，表现

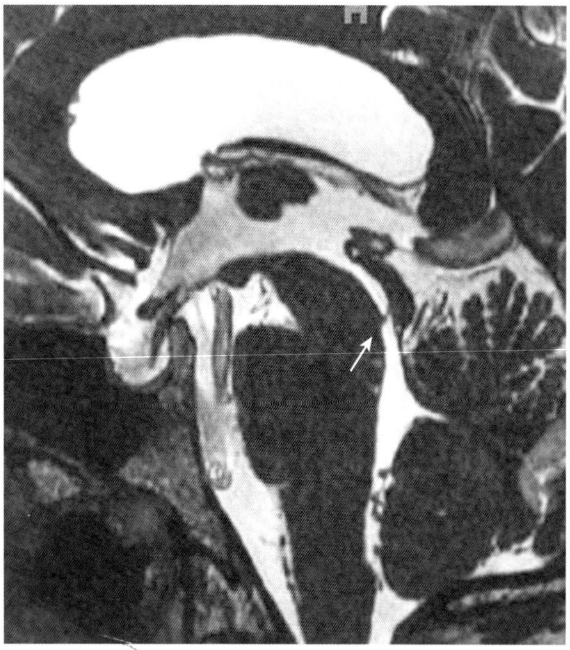

图 7-3 导水管网。高分辨率的矢状结构间隔稳态 T2W 图像显示了一个穿过下导水管的细网(箭头所示)。由于有侧脑室切口导管(未显示),脑室并没有明显扩张。

出这种闪烁扫描外观的患者对分流术的反应更好。

NPH 患者分流术后临床改善率仍只有 50%。这种情况下，显著脑脊液流空使一些研究者使用相位对比 MRI 来测量流经大脑导水管的流量。卒中体积>42mL 被证明可以预测对分流术的更好反应。此测量固有的特定参数与扫描仪场强和脉冲序列有关,因此,它们不一定可以传输到自己的扫描仪,但需要指出的是,通过导水管的流量越大,分流术改善的概率就越大。

分流术治疗反应的最佳预测指标可能是，患者对大容量脑脊液引流试验和(或)腰椎脑脊液引流管放置数日试验的反应。

外部脑积水

蛛网膜绒毛功能不全引起脑积水的另一个良性原因是“外部脑积水”,也被称为“婴儿期良性大头畸形”“婴儿蛛网膜下隙良性扩大 (BESS)”“婴儿期良性轴外集合”“脑室外梗阻性脑积水”和“婴儿期良性硬膜下积液”。这可能是由于蛛网膜绒毛发育不成熟导致吸收脑脊液能力下降。BESS 通常见于头围迅速增大的两岁以下儿童。就诊时可能会出现短暂的发育迟缓;但是,临床和影像学发现通常发生于儿童 3~4 岁，并且头围恢复正常时就可以缓解。早产、脑室内出血史以及一些遗传综合征都容易导致“外部脑积水”。

CT 和 MRI 显示大脑凸面蛛网膜下隙扩张,脑室系统正常或轻度扩大(图 7-10)。鉴别诊断包括慢性硬膜下积液和先天损伤引起的萎缩。脑沟扩张和流经蛛网膜下隙的血管表明蛛网膜下隙扩大，而血管向大脑表面移位则意味着存在硬膜下积液。萎缩通常与头围增大无关。注意 BESS 患者的 SDH 比率增加,其原因可能是蛛网膜下隙扩大导致硬膜下间隙桥接静脉拉伸。当前难题是，是否怀疑这些患者存在非意外创伤(NAT;现在称为造成的伤害)，因为 NAT 患者可能存在不同年龄和体积损失的 SDH。不同年龄段的 SDH 提示 NAT 以及视网膜出血和骨折等其他发现(见第 4 章)。

全能的失败分流

分流失败是儿科神经放射学进行大量未增强 CT 的原因。典型情况是进行脑室-腹腔分流术的儿童出现恶心、呕吐、易怒和(或)发热。30%的受试者在进行分流术的第 1 年发生这种情况,50%的受试者在分流术后前 6 年内发生这种情况。第 1 年的分流感染发生率约为 10%。

现有的影像学检查对分流失败的诊断具有重要价值。评估应包括仔细比较当前检查和先前检查的整个脑室系统,并寻找间期内的变化。请记住,在更复杂的脑肿瘤、脑室出血和感染的病例中,脑室系统可能会有分隔，这样脑室系统的某些部位可能会在显示间期内发生变化,而不是整个脑室系统。接下来,考虑导致分流失败的主要机制:①脑室系统导管尖端阻塞;②瓣膜故障;③导管扭曲;④导管远端阻塞(即腹腔内、心内);⑤组成部分断开连接。这些部位有不同的压力设定值以适应不同的阻力。

2~3mL 非离子造影剂注入分流池可能会显示出分流图。正常情况下,造影剂在 3~10min 内从分流管中清除。成年人可能需要 10~15min 才能清除。评估的第一步是从分流阀中取出脑脊液。如果不能取出脑脊液,则可能发生脑室导管阻塞或瓣膜故障。如果造影剂从一个瓣膜回流到另一个脑室,则该瓣膜有问题,因其应为单向瓣膜,用于防止“低劣品”回流到脑室。如果造影剂不能自由流出,在泵送阀门后造影剂似乎起作用,则分流系统和(或)阀门压力系统可能不完全阻塞。如果在泵入阀门后内没有溢出物,或者如果溢出物被包裹,则很明显分流系统末端有问题。脑室导管阻塞、瓣膜功能

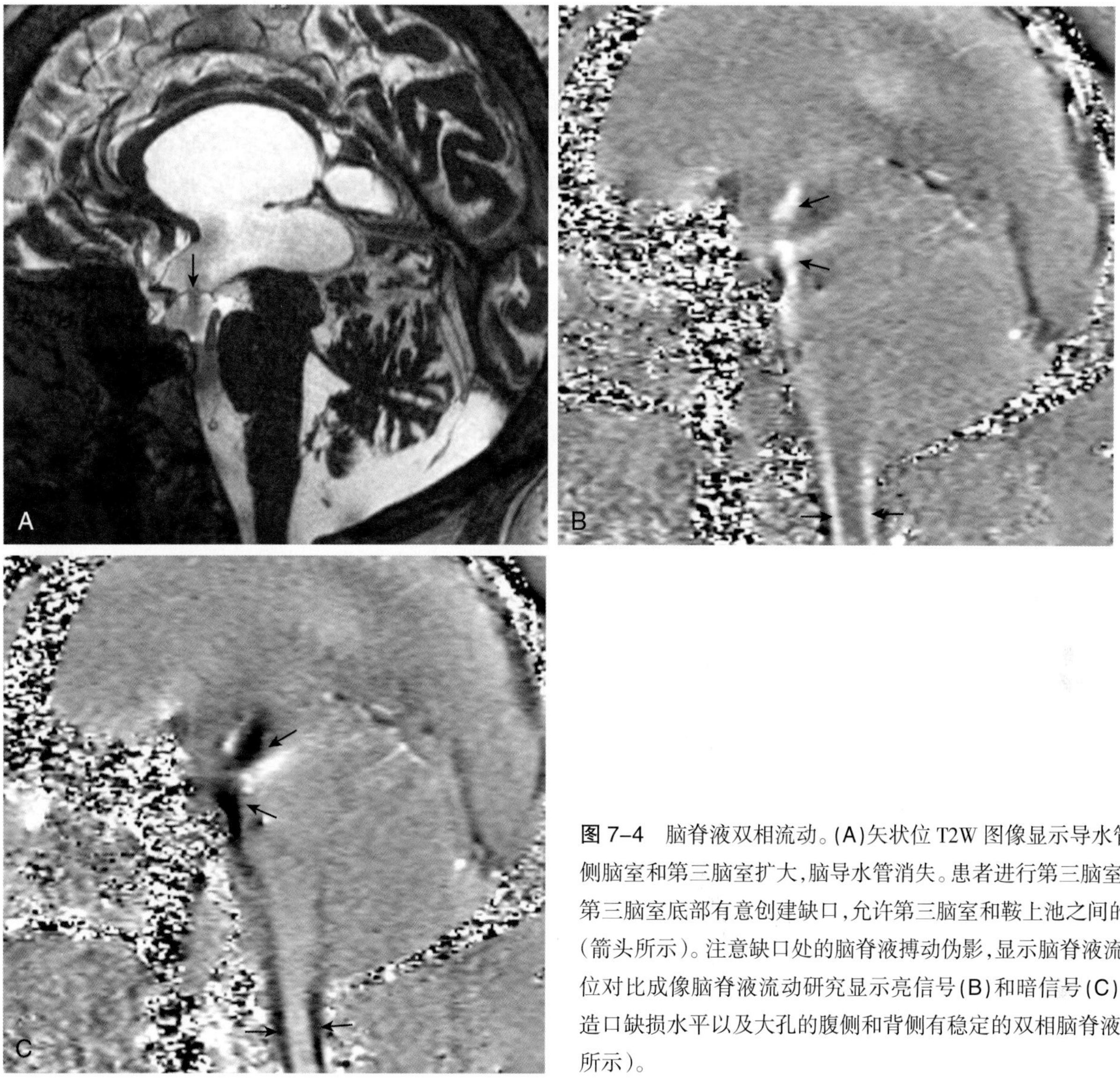

图 7–4　脑脊液双相流动。(A)矢状位 T2W 图像显示导水管狭窄患者侧脑室和第三脑室扩大,脑导水管消失。患者进行第三脑室切开术,在第三脑室底部有意创建缺口,允许第三脑室和鞍上池之间的 CSF 流动(箭头所示)。注意缺口处的脑脊液搏动伪影,显示脑脊液流动。MR 相位对比成像脑脊液流动研究显示亮信号(B)和暗信号(C),表明脑室造口缺损水平以及大孔的腹侧和背侧有稳定的双相脑脊液流动(箭头所示)。

不全和远端阻塞是分流失败的最常见原因。

第三脑室造口术是在第三脑室底部开小孔，使第三脑室底部和鞍上池之间能够连通，已证明对缓解脑积水有效(见图 7–4)。当第三脑室绕过梗阻区时,对第三脑室远端的梗阻最有用。通常通过使用纤维内镜和(或)图像引导导航的三维重建来实现。预计脑室尺寸减小会在手术后的数周内出现，不像侧脑室分流术那样迅速起效。可以通过 5mL/min 的相位对比流量研究显示通过第三脑室造口术的流量。

在随时可用 MR 的医疗机构中，放射科医生鼓励使用单次快速自旋回波 MRI(计时为每层 1~2 秒)来评估儿童的分流,以避免儿童头部反复受到 CT 照射。不要再因怀疑分流失败而进行 CT 从而伤害大脑——这是好事!

裂隙脑室综合征

有时分流术患者有症状,但脑室很小。这些患者通常有长期分流问题。这里设想是,尽管心室和(或)大脑处于高压下,但会失去顺应性而无法扩张。其可能原因是慢性分流患者的纤维化导致侧脑室壁顺应性降低，或慢性透支或渗漏导致压力显著降低，后者的可能性很小。年轻患者中,脑脊液过多导致颅骨变厚。然后如果颅缝提前闭合,大脑在生长过程中无处可去,受到颅骨的限制。反过来这就导致脑室较小,无法适应颅内压正常变化。这样导致脑室小而压力高。这样分流的流量将受到限制。

假性脑瘤

假性脑瘤，或特发性良性颅内高压或特发性颅内高压，是一种异常脑脊液动力学疾病。这种异常的可能原因是蛛网膜绒毛对脑脊液的吸收减少，脑含水量增加，或静脉阻塞导致引流阻力增加。患有这种疾病的患者通常是肥胖者（95%患者）、非裔美国人（62%）和年轻或中年女性。他们经常患有头痛、脑神经麻痹、乳头水肿或检查视野缺损。该病可能与妊娠、内分泌异常、药物或颅内静脉阻塞性疾病有关。应通过CT静脉造影（CTV）或MR静脉造影（MRV）排除硬脑膜静脉畸形、静脉狭窄或静脉血栓形成等可能导致血压升高的原因。体检时，患者可能有颅内压升高的其他症状。腰椎穿刺显示脑脊液压力极度升高（我们见过高达60cmH_2O的病例，像喷泉，正常情况下为10~20cmH_2O）。

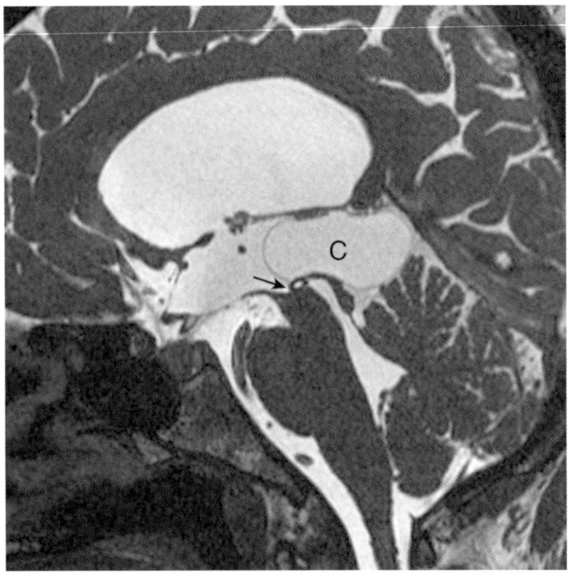

图7-5 蛛网膜囊肿。小脑蚓上的大蛛网膜囊肿（C）局部阻塞了脑导水管的上半部分（箭头所示），引起侧脑室和第三脑室的脑积水，表现为胼胝体弯曲和第三脑室前凹扩张。

影像学显示脑室大小正常或稍小。与年龄匹配的对照组相比，假性脑肿瘤患者的蛛网膜下隙体积更大。假性脑瘤患者的大多数MRI结果正常，但与正常对照组比较，计算得出的T2W白质信号可能轻微增高。静脉窦和静脉可能很小，脊髓液引流后可能扩大。某些情况下，静脉窦狭窄或静脉损害可能是导致这种情况的根本原因。如果进行眼眶研究，可以注意到与视乳头水肿对应的视盘反向杯突，这与视力丧失程度密切相关。假性脑瘤的视神经鞘复合体也增大，并且较迂曲。这些患者有更高的扩大空蝶鞍概率（高于正常人群的30%部分空蝶鞍率）。在11%的病例中，患者还会出现其他部位的自发性CSF充盈的硬脑膜外渗（脑膜膨出）和继发性脑脊液渗漏，这两种情况都经常发生Meckel腔周围以及岩尖。

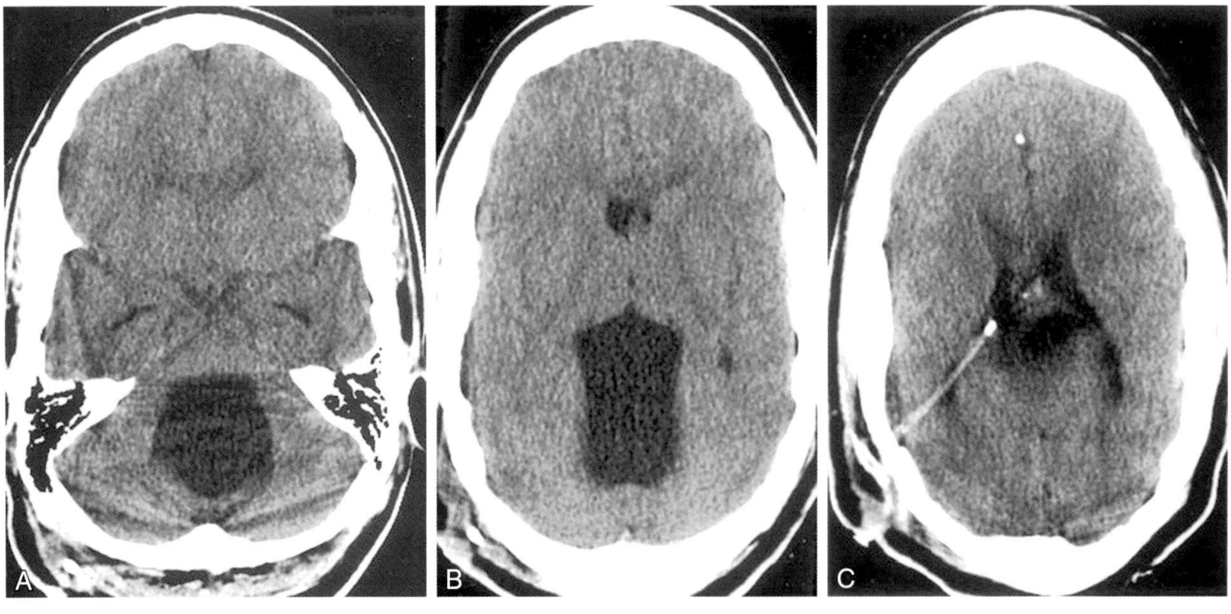

图7-6 第四脑室受困。(A)第四脑室明显扩大，小脑沟消失。不过，请注意颞角和额角大小。(B)更好的轴位显示第四脑室向上膨胀。发现骨质边缘了吗？(C)是的，这里存在分流，对上述脑室减压，但导水管阻塞加上Magendie和Luschka孔流出道阻塞使第四脑室受困。

框 7-3 交通性脑积水的病因

蛛网膜绒毛阻塞
出血
动脉瘤蛛网膜下隙出血
外伤性脑室内或蛛网膜下隙出血
传染性脑膜炎
非感染性炎性脑膜炎(结节病)
癌性脑膜炎
化学性脑膜炎(脂肪、蛛网膜炎、鞘内药物治疗)
Galen 静脉畸形动静脉分流术引起的静脉压升高
静脉血栓形成
颅底阻塞
Chiari 畸形
软骨炎
Dandy-Walke 囊肿
枕大池蛛网膜囊肿
其他病变
外部性脑积水
常压性(成人)脑积水

框 7-4 常压脑积水的确认性试验

病史:步态障碍、痴呆、泌尿系统疾病尿失禁的典型临床三联征
脑脊液停药试验
脑室反流的铟标记脑脊液研究,24~48 小时凸面无过流
明显的导水管流空区
脑室分流试验(酸试验)
腰椎引流试验(72 小时)

治疗包括重复性腰椎穿刺引流，但通常疾病会自行缓解。对于顽固性头痛和视力受损的患者,有时需要进行 CSF 分流或腰椎引流。利尿剂和碳酸酐酶抑制剂也可以降低脑脊液压力。只要对症治疗得当,则预后通常较好。

萎缩

神经退行性疾病

显示幕上萎缩的疾病通常与痴呆有关(表 7-2)。

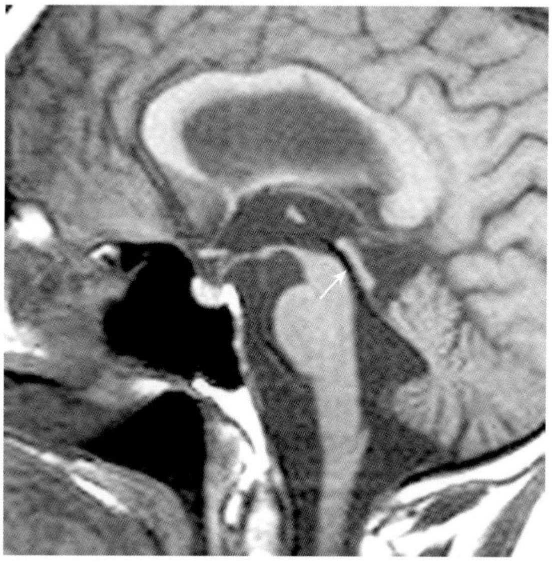

图 7-7 导水管流空加重的常压脑积水。矢状位 T1W 图像显示脑室系统广泛扩大,导水管内出现明显的脑脊液流空(箭头所示)。

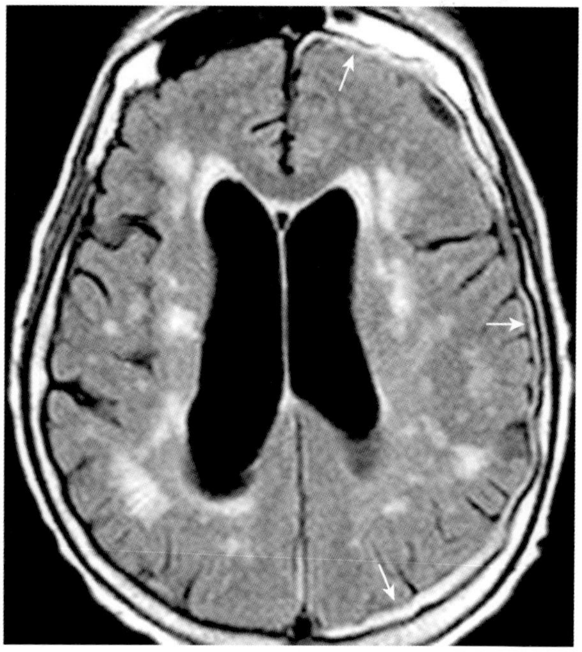

图 7-8 常压脑积水(NPH)(与图 7-7 相同)。脑室扩大与无梗阻性病变的脑沟扩张不成比例是 NPH 的必要条件。该年龄组的脑室周围高信号在 FLAIR 扫描中具有有限的鉴别价值，因为该年龄组大量存在小血管缺血改变。注意左侧大脑半球的偶然硬膜下血肿(箭头所示)。

阿尔茨海默病

在表 7-2 的疾病中,阿尔茨海默病(痴呆型阿尔茨海默病,简称 DAT)是最典型和最常见的疾病之一,占

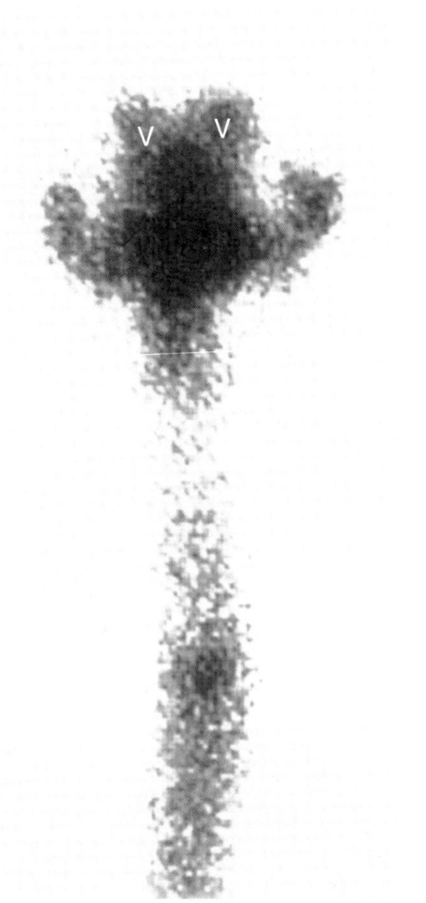

图 7-9 常压脑积水患者的铟 DTPA 研究。冠状位铟标记研究显示，放射性示踪剂没有上升到凸部，而示踪剂回流到侧脑室（V）。该研究在鞘内示踪剂插入 48 小时后进行。

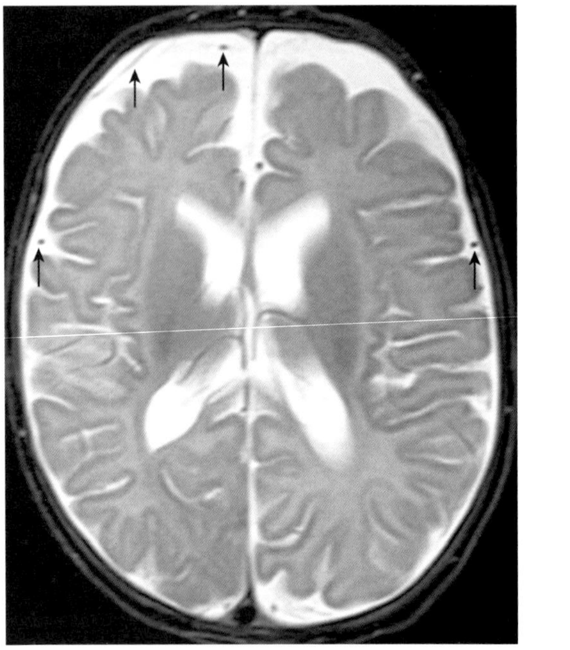

图 7-10 外部脑积水。注意该婴儿患有外部脑积水，伴额叶轴外间隙突出。发生双侧硬膜下积液时，脑沟不会消除。皮质血管（箭头所示）穿过轴外间隙，不向大脑表面移位（如硬膜下积液）。脑室系统也很突出，在这种情况下不少见。

60%~90%的痴呆症，后者伴有进行性记忆丧失，常伴有人格改变和认知障碍。DAT 发生于 200~400 万美国人，占 65 岁以上人口的 8%，占 85 岁以上人口的 30%。女性更容易患病的比例约为 2:1。嗅觉是显示该疾病影响的第一种感觉，但很少得到验证。抑郁常常会并存。在病程后期，患者会变得严重受损、肌阵挛、植物人状态和虚弱。目前的治疗方法的疗效有限，且侧重于减缓疾病的进展。

老年性斑块是 DAT 的诊断性组织病理学特征，表现为大脑皮层的无定形物质，神经细胞中的神经纤维结以胞浆纤维结环的形式存在。疾病的进展规律是从内嗅皮质到海马再到新皮质。奇怪的是，在唐氏综合征、帕金森病和“醉酒”斗士（“拳击性痴呆”）的成年患者中，也发现了同样的病理结果。

DAT 的 CT 和 MR 主要显示为弥漫性皮质萎缩，在内侧颞叶经常更为突出（图 7-11）。超过 65%的 DAT 患者出现颞角扩张。与年龄匹配的对照组相比，DAT 患者的脑室大小、脑沟大小、侧裂大小和脑脊液总量增加。在 DAT 中，海马旁区的下丘脑和内嗅皮质似乎受到的影响最严重。纵向研究中，DAT 患者的萎缩性改变比正常人更快。

一项研究发现，区分 DAT 患者和对照组最敏感的指标是颞角的宽度。如果将颞角的宽度、脉络膜裂的宽度、海马体的高度和椎体间的距离结合成一个复合因素，就可以将轻度 DAT 患者与敏感性为 86%的对照组区分。事实上，正常老年人、轻度认知障碍（MCI）患者和 DAT 患者之间可能存在连续海马萎缩。以类似的方式，正常人、MCI 和 DAT 受试者之间的 SWI 扫描显示，微出血的数量呈逐步增加趋势。人们认为淀粉样蛋白沉积（也即淀粉样血管病中的淀粉样蛋白）可能是这些暗 SWI 病灶的来源。

DAT 患者 T2W 扫描中存在高信号强度的深部白质和室周白质部位，对此已进行了大量研究。在临床诊断可能患有 DAT 的患者中，非统计学数据表明白质异常有更多小病灶。

MRS 上降低的 NAA 水平和增加的肌醇水平是 DAT 的特征。DAT 患者额叶、颞叶和枕叶的 NAA 水平

表 7-2　萎缩的神经退行性原因

疾病	影像学鉴别	MRS 特征	临床表现鉴别
阿尔茨海默病	颞叶多见 海马脉络膜裂隙增大 海马和杏仁核萎缩，全脑萎缩	NAA 降低 肌醇，磷酸单酯(PME)增加	严重的记忆力减退 言语和嗅觉早期受到影响 无早期肌痉挛或步态障碍 多年病程
额颞叶痴呆症	行为变异：颞叶和额叶萎缩，脑半球不对称 原发性进行性失语症伴周围性和岛叶萎缩，尤其是颞上回的萎缩	NKY	通常，言语行为变异：显著的变化是在性格和人际关系方面 原发性进行性失语症变异表现在找词困难、写作困难和理解困难
Pick 病	额叶重度和颞叶轻度多见 尾状核萎缩，顶叶皮质疏松	增加 PME，磷酸二酯(PDE)	认知，性格受到严重影响 贪婪和冷漠
Creutzfeldt–Jakob 病	基底神经节和丘脑信号强度异常	早期正常，晚期 NAA 降低和肌醇增加	病毒传播 强直 肌痉挛 数月病程
帕金森病	黑质体积缩小	精神患者 NAA 正常或降低及乳酸升高	强直、运动迟缓、震颤
多系统萎缩	变异包括橄榄核、脑桥、小脑；壳核萎缩、纹状体萎缩和中脑萎缩	NKY	帕金森病、自主神经功能障碍、小脑步态障碍
进行性核上麻痹	中脑，丘脑萎缩，壳核铁含量增加	NAA/Cr 降低	眼肌麻痹，假性延髓性麻痹，僵硬
皮质基底神经节变性	中枢旁结构萎缩，顶叶上小叶萎缩，中央沟扩张不对称特征	NKY	四肢僵硬 异肢现象 性格障碍 肌痉挛
路易体痴呆	脑干、黑质皮质萎缩	NKY	认知困难、幻觉
AIDS	萎缩 基底节高信号 叠加感染 PML 与淋巴瘤	NAA/Cho 降低 NAA/Cr 降低 增加 Cho/Cr 肌醇/肌酐增加 所有磷水平降低	年轻患者 危险因素 HIV 阳性
多发性梗死性痴呆	不同年龄脑白质与深部灰质陷窝卒中 脑桥中央梗死	NAA 降低	出现口吃症状 卒中危险因素 早期步态障碍
肌萎缩侧索硬化	运动皮质低信号(T2WI) 皮质脊髓束高信号(T2WI) 前角细胞萎缩	NAA/Cr 降低 NAA/Cho 降低 PCr/P 降低	肢体软弱 萎缩 痉挛 认知保留

AIDS，获得性免疫缺陷综合征；Cho，胆碱；Cr，肌酸；HIV，人类免疫缺陷病毒；MRS，磁共振波谱；NAA，N-乙酰天冬氨酸；NKY，尚不清楚；PCr，磷酸肌酸；Pi，无机磷酸盐；PML，进行性多灶性白质脑病。

显著降低，可能是神经元丢失所致。MRS 能在 80%范围内区分正常老化和 DAT；区分 DAT 和其他缺陷的准确度则下降到中 70%范围。

一些研究者使用动态敏感性对比增强 MR 灌注成像来诊断 DAT，发现与正常人比较，DAT 患者双侧颞顶区域脑血容量(占小脑 rCBV 的百分比)的相对值降低了 20%。以左右颞顶 rCBV 为指标,中度 DAT 的特异性为 96%,敏感性为 95%,轻度 DAT 的数值为 88%。

PET 显示 DAT 患者额叶、顶叶和颞叶的氧利用率降低,局部脑血流减少(图 7-12)。该发现在颞顶后叶最显著。在 SPECT 脑研究中,通过顶叶至小脑和顶叶至平均皮层活动的测量表明,DAT 患者的脑血流量减少。症状的严重程度可能与六甲基丙基苯胺肟(HMPAO)摄取量减少有关。

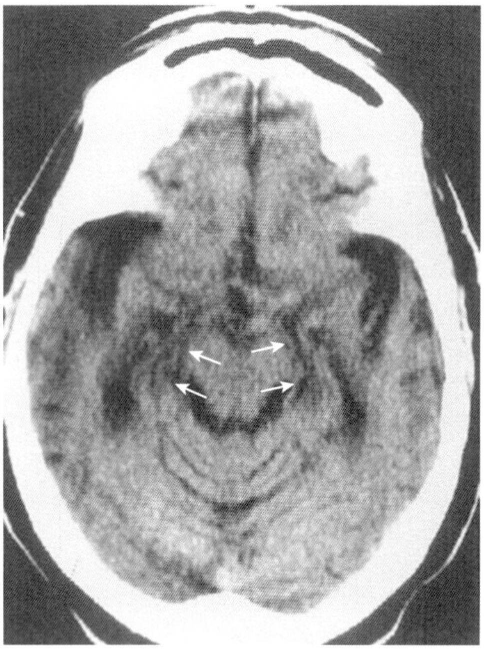

图 7-11 阿尔茨海默型老年痴呆。轴位非增强 CT 显示脉络膜-海马复合体(箭头所示)扩张,邻近颞角因颞叶萎缩而扩张。

匹兹堡化合物 B 成像

用 ^{11}C 标记的匹兹堡化合物 B(^{11}C-6-OH-BTA-1,也称为 ^{11}C-PIB 或 PIB),即一种硫黄素-T 衍生物,在 2003 年首次在阿尔茨海默病小鼠模型中证明淀粉样蛋白成像的有用性,其结果令人振奋,包括快速进入大脑、快速标记淀粉样沉积、快速清除非特异性结合、延长特异性结合。不久后,第一项使用 PIB 的人类研究结果显示,与对照组相比,DAT 患者的放射性示踪剂有明显滞留,即在已知含大量淀粉样沉积的关联皮层区域。另一方面,MCI 患者反复显示 PIB 摄取值与对照相似或与 DAT 相似。然而,该惊人发现是“认知正常”的对照,其 PIB 摄取量高于正常水平,有时与 DAT 患者的摄取量没有显著差异。这样 PIB 可能可以灵敏地用于检测临床前阿尔茨海默病状态(即症状学出现前)。最近对 26 例 MCI 患者进行的 2 年纵向随访显示,13 例 PIB 阳性 MCI 患者中的 5 例转为临床 DAT,而 10 例 PIB 阴性患者都没有。来自其他制药公司的其他淀粉样结合剂目前也用于评估患者。其中包括 PIB 的一种氟化衍生物、^{18}F-氟代氨基酚、^{18}F-AV-45 氟代苯并噻吩和氟代苯并噻吩[41]。

额颞叶痴呆

额颞叶痴呆(FTD)用于对额叶和(或)颞叶的局灶

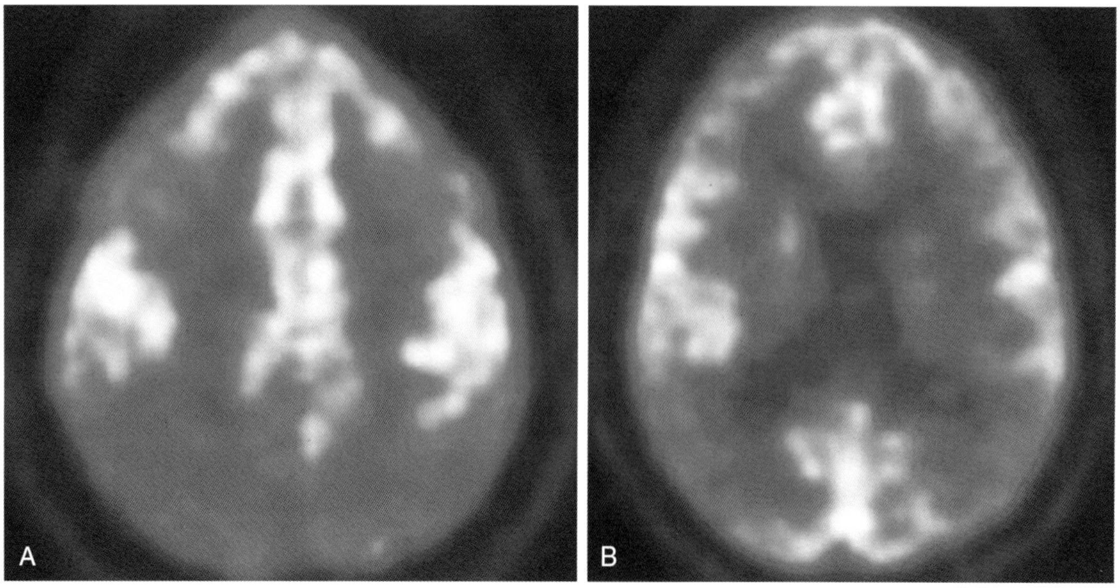

扫码看彩图

图 7-12 阿尔茨海默型老年痴呆。FDG-PET 图像显示顶叶(A)和颞叶(B)区域的活性降低。

性皮质萎缩患者进行分类。在临床上，FTD 患者有特殊的行为(亢奋、性亢奋、缺乏个人意识、冷漠和坚持)，并伴随着人格转变、不适当的社会行为和精神暗示。该疾病被认为代表了导致广泛皮质萎缩的一系列疾病。与阿尔茨海默病相比，额颞叶痴呆发生于较年轻的年龄组，通常出现在 40~75 岁，男女发病率相同。

在影像学上，FTD 与 DAT 难以鉴别，但一般与 DAT 比较，额叶变异型 FTD 的额叶和前颞叶萎缩更严重。在额叶变异的腹内侧额叶，锝 HMPAO SPECT 将显示低灌注(和低代谢)。

FTD 最初被称为 Pick 病，但该术语现在被命名为更特殊的 FTD 亚型。Pick 病引起脑萎缩，临床表现为记忆力减退、思维混乱、认知和言语功能障碍、冷漠和失语。与 DAT 相同，萎缩主要发生于颞叶前叶，但也有额叶下叶改变，有时会有灶性改变(图 7-13)。后脑皮质和顶叶大致上不累及。病理学上，前额叶和颞叶严重萎缩，神经细胞肿胀，胞浆内形成球形包涵体（Pick 小体)，一些研究显示伴尾状体萎缩，无治疗方法，患者的认知能力在数月至数年内螺旋下降。幸运的是，Pick 病不常见。

在额颞叶痴呆的谱系中，原发性进行性失语症（PPA）是一种罕见的以语言障碍为主要缺陷的失语症(图 7-14)。

根据特定的语言和语言特征，已经描述了 3 种类型，包括非流畅性或语法失能 PPA、语义性 PPA 和标志性 PPA。

在非流畅性失语症中，人们看到认知能力在一段时间内下降，随着时间推移，找词困难导致缄默。行为变化不显著。萎缩出现在侧脑室周围，而不是海马区。“镰刀形脑回”(镰刀形脑回萎缩）见于颞上回前部，伴有外侧裂增宽和岛叶萎缩。

语义性痴呆(以前称为时间变异性 FTD)患者在命名、单词理解、对象识别、对象语义相关性以及单词和意义之间的关联性等方面存在困难。句法、执行功能和音韵学都不受影响。短期记忆通常完好无损，但长期记忆会受到影响。语义性痴呆患者的锝断层扫描显示 1~2 个颞叶灌注不足。语义性 FTD 比额叶型 FTD 更易引起颞叶萎缩。颞极和下外侧回(包括海马旁回)比海马受影响更大，这与 DAT 不同。左侧颞叶比右侧更易受影响，半球不对称不罕见。

在 PPA 的 Logopenic 变体中，词汇提取和句子重复缺陷是其主要特征。讲话因频繁停顿而减慢。影像学上可见左颞顶交界处的体积缩小，包括颞后回、边缘上回和角回。

最近，有研究已经描述了额颞叶痴呆相关的运动障碍。这些包括皮质基底综合征、进行性核上麻痹、伴有帕金森病的 FTD 以及伴有肌萎缩侧索硬化的 FTD。本章后面的章节将介绍这些 FTD 变体的主要特征。

Creutzfeldt-Jakob 病

Creutzfeldt-Jakob 病(CJD)是一种罕见的痴呆症，通常发生于比 DAT 年轻的人群。该疾病由朊病毒(缺

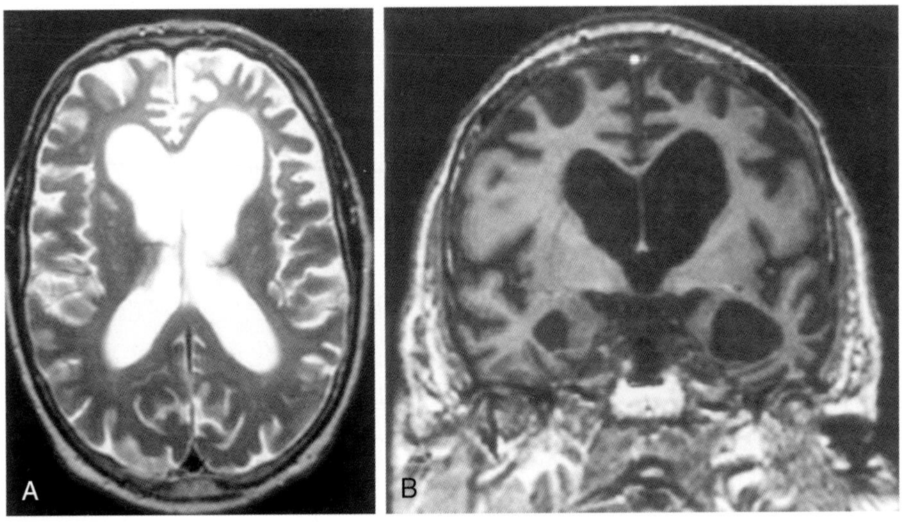

图 7-13　额颞叶痴呆，额叶变体。(A)轴位 T2W 图像有显著的额叶蛛网膜下隙扩张，说明萎缩。侧脑室的前角扩大以填补空洞。萎缩以额叶为主。(B)冠状位 T1W 图像再次显示额叶和前颞叶萎缩。该患者为 50 多岁。

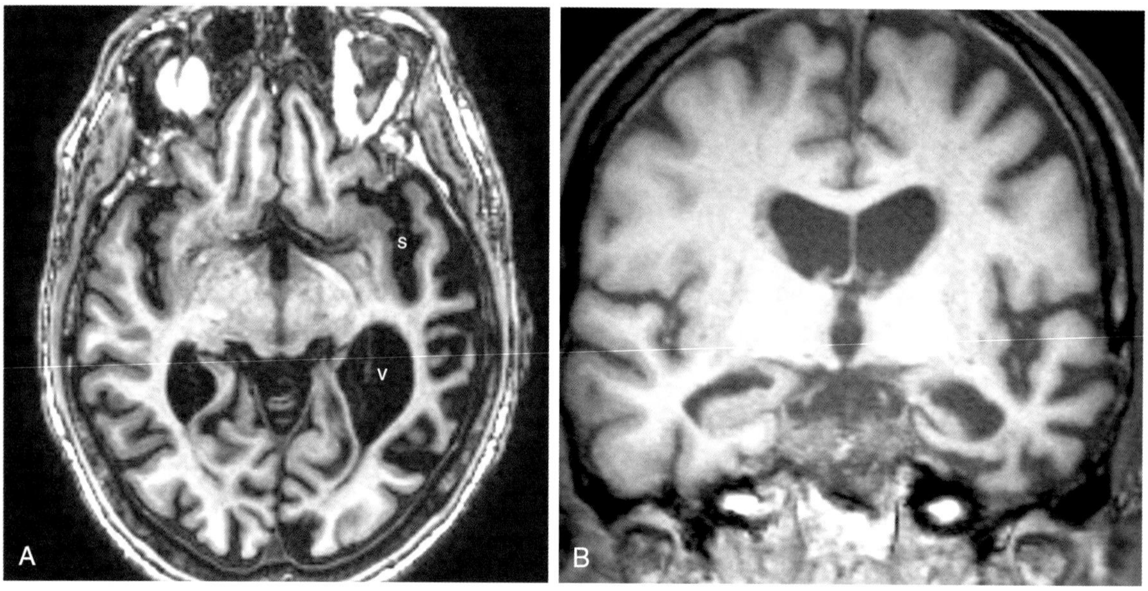

图 7-14 原发性进行性失语(PPA)。(A)轴位 T1W 图像显示该患者广泛体积损失,伴左颞叶明显萎缩。注意扩大的侧裂(s)和左心室前房空泡扩大(v)。(B)冠状动脉 T1W 图像再次显示左侧颞叶体积损失存在显著不对称性。

乏 DNA 和 RNA 的小型蛋白质传染病病原体)引起的,与新几内亚描述的疾病有关。当在食人脑的食人族身上发现该疾病时,则被称为库鲁病,但在新几内亚绵羊身上发现时,则被称为羊痒病。欧洲羊痒病被认为是以牛海绵状脑病的形式传播给牛的原因。有一种家族形式的 CJD(fCJD),约占 5%的病例。

临床散发型 CJD(sCJD)的特征是认知能力下降、行为改变、视觉障碍、焦虑、抽搐和记忆丧失。脑电图(EEG)显示 CJD 是大约每秒发生一次的棘波复合物。脑脊液中的 14-3-3 蛋白(一种与信号蛋白激酶、磷酸酶和跨膜受体结合的调节分子)、神经元特异性烯醇化酶(NSE)和总 tau 蛋白(T-tau)水平升高支持诊断。

CJD 是一种发生于人类的快速进展性痴呆症。CT 检查可能显示正常(80%),也可能显示大脑快速进行性萎缩改变(20%)。MRI 显示,DWI 是最敏感的脉冲序列,结合 FLAIR 图像,显示异常高信号最常见于皮质和(或)深灰质(图 7-15)。随着时间的推移,脑萎缩和对称的高信号强度病灶可能出现于基底节、丘脑、枕皮质(Heidenhain 变体)和白质。

疯牛病

疯牛病(牛海绵状脑病)最早于 1986 年被发现,其特征是牛的惊恐、感觉过敏和运动失调,伴进行性精神状态恶化。这些牛的大脑显示出海绵状脑病。该疾病是因使用被感染内脏(屠宰场丢弃的动物组织)喂养牛而引起,而这些内脏含有羊的羊瘙痒朊病毒。向人类传播会导致变异的 CJD(vCJD)。与 sCJD 不同,sCJD 表现出皮质和豆状核高强度,牛海绵状脑病的 MRI 异常通常局限为 DWI 和 FLAIR(曲棍球棒征)上的双侧丘脑-枕叶高强度信号。壳核和尾状体的额外受累也可见,皮质受累可能共存。脑电图和脑脊液分析 14-3-3 蛋白有助于提示诊断。由于 vCJD 还累及淋巴结、脾脏、扁桃体和阑尾,建议进行扁桃体活检来确诊。

帕金森病

帕金森病(PD)的特征是运动迟缓、步态不稳、僵硬和不自主性震颤。无论何时或是否发生,痴呆症都是一种晚期现象。如果痴呆症在运动障碍发病的第 1 年发生,则倾向于诊断路易体病(见下文)。有史以来,帕金森病最著名的患者是拳击手 Muhammad Ali。帕金森病的病变局限于黑质致密部的多巴胺能细胞。治疗包括多巴胺刺激疗法(左旋多巴)、溴隐亭、抗胆碱药(苯并托品)、哌啶类化合物(三己基苯基)和(或)三环抗抑郁药。胎儿黑质或干细胞手术植入的研究已表现出一些希望,但目前仍处于实验阶段。

尽管在常规场强 MR 上未发现黑质致密部的信号强度或大小存在统计学显著性差异,但研究已注意到致密部宽度减小的趋势(图 7-16)。采用 7T MR 扫描

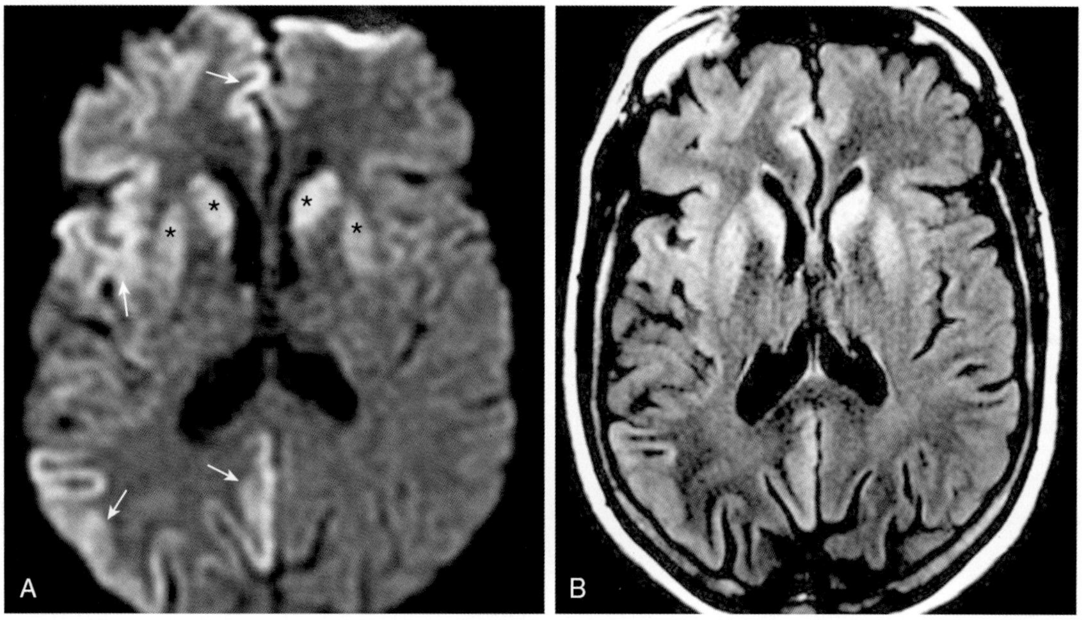

图 7-15　Creutzfeldt-Jakob 病。(A)DWI 和(B)FLAIR MRI 研究显示周围皮质高强度(箭头所示),反映了 MRI 的最常见 CJD 表现。其位置可能是可变的,但可能涉及所有脑叶。这种情况下,双侧尾状头和壳核均累及,在变异 CJD(星号)中可能见到。

时,SWI 可见致密部信号丢失(可能是铁积累所致),信号丢失程度接近网纹,网纹铁含量通常为致密度的两倍。在光谱学上,人们看到 NAA 减少(还有什么?)乳酸与 NAA 比率显著升高,在痴呆 PD 患者中尤其如此。FDG PET 通常是正常的,但顶枕皮质的摄取偶尔会减少。

越来越多的神经外科医生采用图像引导立体定向苍白球毁损术来治疗帕金森病和(或)肌张力障碍患者。外科医生将我们提供解剖三维指导的能力与微电极电生理记录结合起来,以识别腹内侧苍白球。然后他们在大脑中烧出一个 100~200mm^3 的洞,当烟雾散去,僵硬程度减轻,运动迟缓程度减轻。术后出血和水肿不少见,甚至延伸到视束或内囊(靠近后外侧内苍白球的结构),但如果手术得当,通常不会产生症状。苍白球(GPi)可以作为刺激器植入的靶点,然后在术中通过运动相关动觉细胞放电的微电极进行鉴定并证实。丘脑底核也可以是靶点。慢性刺激丘脑底核可以减轻帕金森运动障碍。

还有一些人正在使用 γ 刀放射外科技术对运动障碍患者进行丘脑和苍白球切除术。预期可以在靶区(苍白球内侧核或丘脑腹侧中间核)看到异常信号。血管源性水肿的环状强化病灶通常在放射外科术后 3 个月出现,但治疗效果通常从 1 个月开始产生。

非典型帕金森病

非典型 PD 包括多系统萎缩、进行性核上麻痹、皮质基底节变性和路易体痴呆。这些病变都存在运动障碍。

路易体痴呆

路易体痴呆(DLB)可能与帕金森病有关,路易体不仅存在于深部灰质结构中,而且广泛存在于大脑,包括皮层。DLB 患者比 PD 患者年龄大,占痴呆症的 25%。虽然痴呆可能主要与帕金森病有关,但帕金森病痴呆在痴呆前 1 年或 1 年以上表现为帕金森病,临床医生可以据此来区分这些病变。痴呆之前的或伴随的帕金森病是 DLB(路易体痴呆)。帕金森病痴呆被称为“皮质下痴呆”(精神运动迟缓、注意力不集中、恢复障碍),但 DLB 是一种皮质性痴呆(失语症、缺氧、失用症、视空间问题、记忆障碍)。组织病理学上,这些疾病看起来可能相同。临床上,DLB 患者表现为波动的认知障碍、视觉幻觉和帕金森综合征。认知缺陷通常存在于记忆、注意力、执行功能以及视觉空间和视觉构建能力。

在 MRI 上,DLB 与 PD 不同,其皮质萎缩程度更严重。脑干和黑质萎缩可能很明显。SPECT 显示纹状体摄取减少,FDG PET 显示枕叶摄取减少最明显。

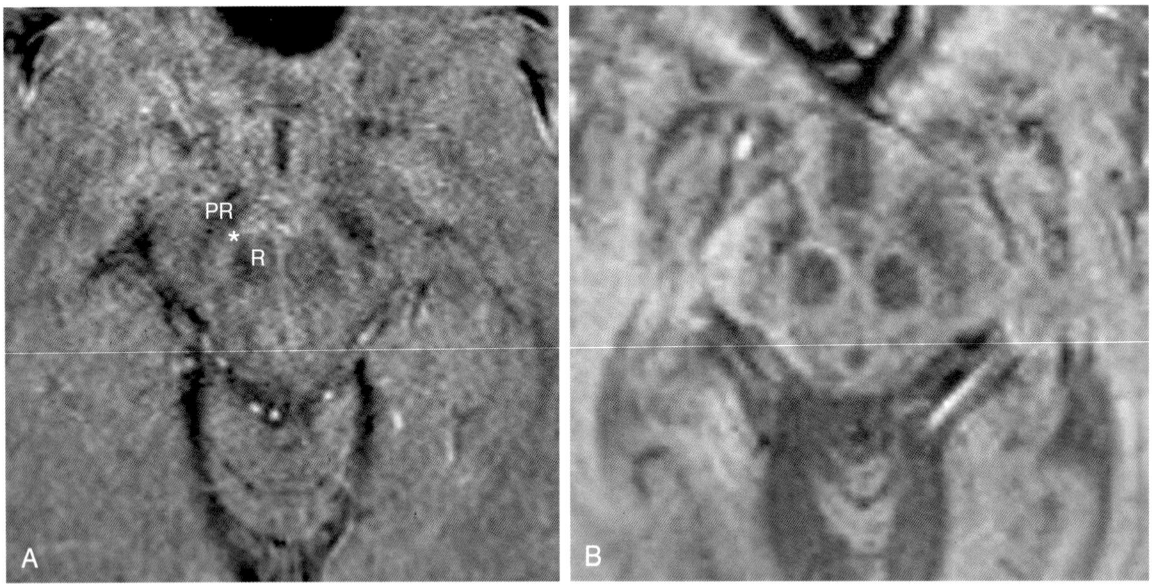

图 7-16 帕金森病。(A)SWI 显示中脑外观正常,黑质网状部(PR)和红核(R)内呈低信号。致密部的宽度正常(星号所示)。(B)与正常人相比,该帕金森病患者的致密部宽度减小,右侧比左侧更明显(是的,不易察觉)。

多系统萎缩

Shy-Drager 综合征、脑桥小脑萎缩和纹状体退行性变可统称为多系统萎缩(MSA)。MSA 与中年人出现的自主神经系统功能障碍有关,在某些方面与 PD 相似(震颤、齿轮强直、运动迟缓和共济失调)。MSA-纹状体三角肌(MSA-P)类型显示出更多的帕金森病特征(强直、运动迟缓、姿势不稳)和自主功能障碍(勃起功能障碍、尿失禁、直立性低血压),而 MSA-少突性小脑萎缩型(MSA-C)主要表现为小脑功能障碍,患者可能存在体温调节、汗腺功能和血压维持(直立性低血压)的自主神经异常。痴呆通常不是 MSA 的重要组成部分。

MRI 可显示脑干、壳核和小脑萎缩,T2W 可显示后外侧壳核呈铁相关的信号强度降低。MSA 的小脑中脚和中脑宽度减小,对这些结构的测量可以推定诊断。大脑皮层和苍白球也可能出现 T1 和 T2 信号缩短。神经黑色素也可能是壳核中某些信号变化的原因。

这种疾病已经描述了"热十字包"标志(图 7-17),其中脑桥 T2W 有十字形线性高信号区域,十字棋盘中有微小的圆形较暗区域。这对多系统萎缩具有相对特异性,但尚未确定该发现的具体原因。

进行性核上麻痹

进行性核上性麻痹(PSP)在其表现上类似于 PD(强直、运动迟缓),但在帕金森病症状出现几年后,也表现为严重的核上性眼肌麻痹(向下凝视受损)、步态障碍、构音障碍、姿势不稳和假性延髓性麻痹。患者表现为颈部过度伸展和面部肌肉收缩,脸上呈现"惊讶的表情"。PSP 是另一种痴呆症,与情绪失控、社交退缩和抑郁的人格变化相关。

CT 和 MRI 显示第三脑室扩张、中脑萎缩、脚间池扩大。MRI 显示黑质致密部宽度变小,上丘萎缩及中脑导水管周围灰质的信号强度高。小脑上脚的测量值是 PSP 的敏感参数。在 80%以上的患者中,PSP 的宽度减小到 2mm。中脑的体积损失导致脑干矢状面成像上的"蜂鸟征"(图 7-18)。在 T2W 图像上,壳核可能出现铁增加,使其强度小于苍白球(与正常患者相反)。

皮质基底节变性

皮质基底节变性(CBGD)表现为体位不稳、肌张力障碍、肌肉萎缩症、失用症、肌阵挛、运动迟缓和肢体僵硬。这种疾病表现为黑质、额顶叶皮质和纹状体的神经元丢失。

MRI 显示中央沟扩张时,中央前回和中央后回对称或不对称变薄。顶叶上叶和额叶前上叶似乎也有体积减小的风险(再次出现刀片萎缩),而颞叶和枕叶则较少受累。矢状面受累明显。这些特征清楚地将这种痴呆症与 DAT 或 FTD 区分。基底节和中脑的萎缩可能很轻微。T2W 图像上表现为高强度信号的皮质下胶质增生，这可能是诊断的线索。CBGD 的典型特征是两个半球之间的矢状旁和中央旁萎缩不对称。这也不是 DAT、PD、MSA、DLB、PSP 或 ABCDEFG 的常见功能(好吧，这是我们最后的编写内容)。FTD 确实表现出不对称性，但前额叶和颞叶受累更明显。丘脑基底核 T1W 图像上的高信号也可能提示 CBGD。

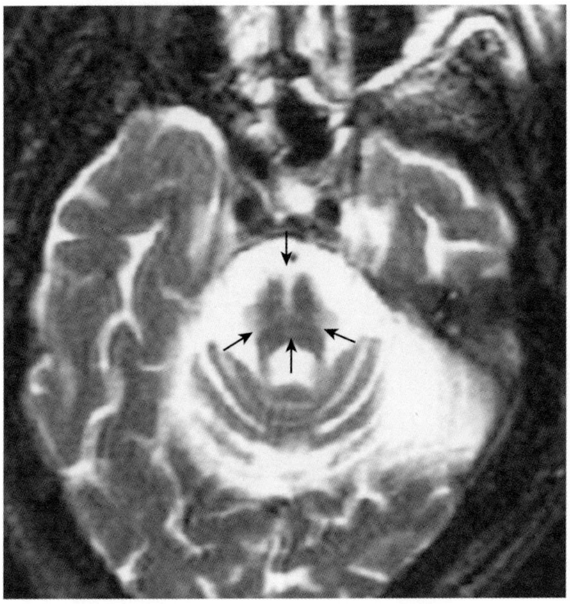

图 7-17 "热十字包"标志。在该轴位 T2W 图像上，注意 4 个暗信号象限(箭头之间)构成该多系统萎缩患者脑桥区的十字包标志。注意脑桥的明显萎缩。

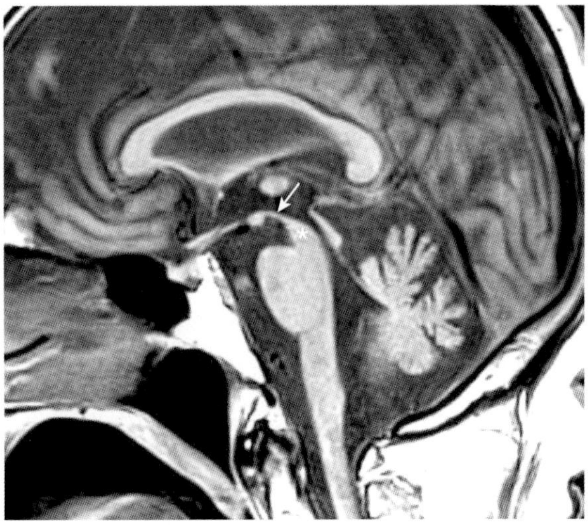

图 7-18 进行性核上麻痹。矢状位 T1W 图像显示中脑萎缩，轮廓上有蜂鸟头部的特征性结构。箭头表示鸟喙，星号表示蜂鸟头部。

获得性免疫缺陷综合征痴呆综合征

AIDS 已成为越来越常见的痴呆病因。一旦发生叠加 CMV 感染，患者的精神状态可能会出现更严重的下降。

尽管炎症章节对 AIDS 的总体表现进行了最佳描述，但请注意患有脑萎缩和轻度至显著白质高信号但无质量效应的年轻患者，有可能患有 AIDS 痴呆综合征(图 7-19)。在 AIDS 痴呆综合征中，MRS 经常显示 NAA 弥漫性减少和胆碱升高。这些光谱发现可能先于精神状态恶化，并见于 AIDS 儿童和成人。肌醇/肌酸比率实际上可能升高(结果与 DAT 相似)。HIV 相关白质病的 MTS 高于进行性多灶性白质脑病。随着 HIV 阳性个体病毒载量的增加，白质各向异性降低，水扩散系数也随之增加。

蛋白酶抑制剂可能导致与 HIV 脑病相关的认知能力下降逆转，也可能导致脑室周围白质和基底神经节信号强度异常的消退。但是，与临床反应相比，对高活性抗反转录病毒疗法(HAART)的 MRI 反应通常会延迟。事实上，MRI 的发现可能会在最初 6 个月内进展，然后随着时间推移而逐渐消退或趋于稳定。基底节和脑干的表现似乎反应最大。

血管性痴呆

多发性脑梗死性痴呆(MID)常见于患有长期高血压和(或)存在其他动脉粥样硬化性疾病危险因素的患者。患者表现为痴呆，并显现出异常人格、假性延髓麻痹和(或)麻痹、尿失禁以及共济失调。MID 的临床特点是呈进行性、发作性、阶梯式下降的病程。其间可能出现临床症状稳定期，甚至有限的恢复。该疾病也曾被称为 Binswanger 病或皮质下动脉硬化性脑病。然而，一些神经科医生将这种伴随灰质和白质病变的阶梯式恶化与 Binswanger 病区分开来。他们认为 Binswanger 病是缓慢进行性的，且仅累及白质。即使 Binswanger 病与 MID 在临床上确实存在差异，但在病理生理学上，其机制是相同的：小动脉硬化。腔隙性脑梗死和桥脑中央缺血灶可能同时存在。组织学上，可见深部白质区域的髓鞘和轴突丢失、星形胶质细胞增生以及梗死灶。影像学上，MID 的特征表现为：由深穿支动脉的动脉粥样硬化引起的多发性白质梗死灶，并伴有严重的深部灰质腔隙性病变(图 7-20)。总体而言，脑血流量是减少的。

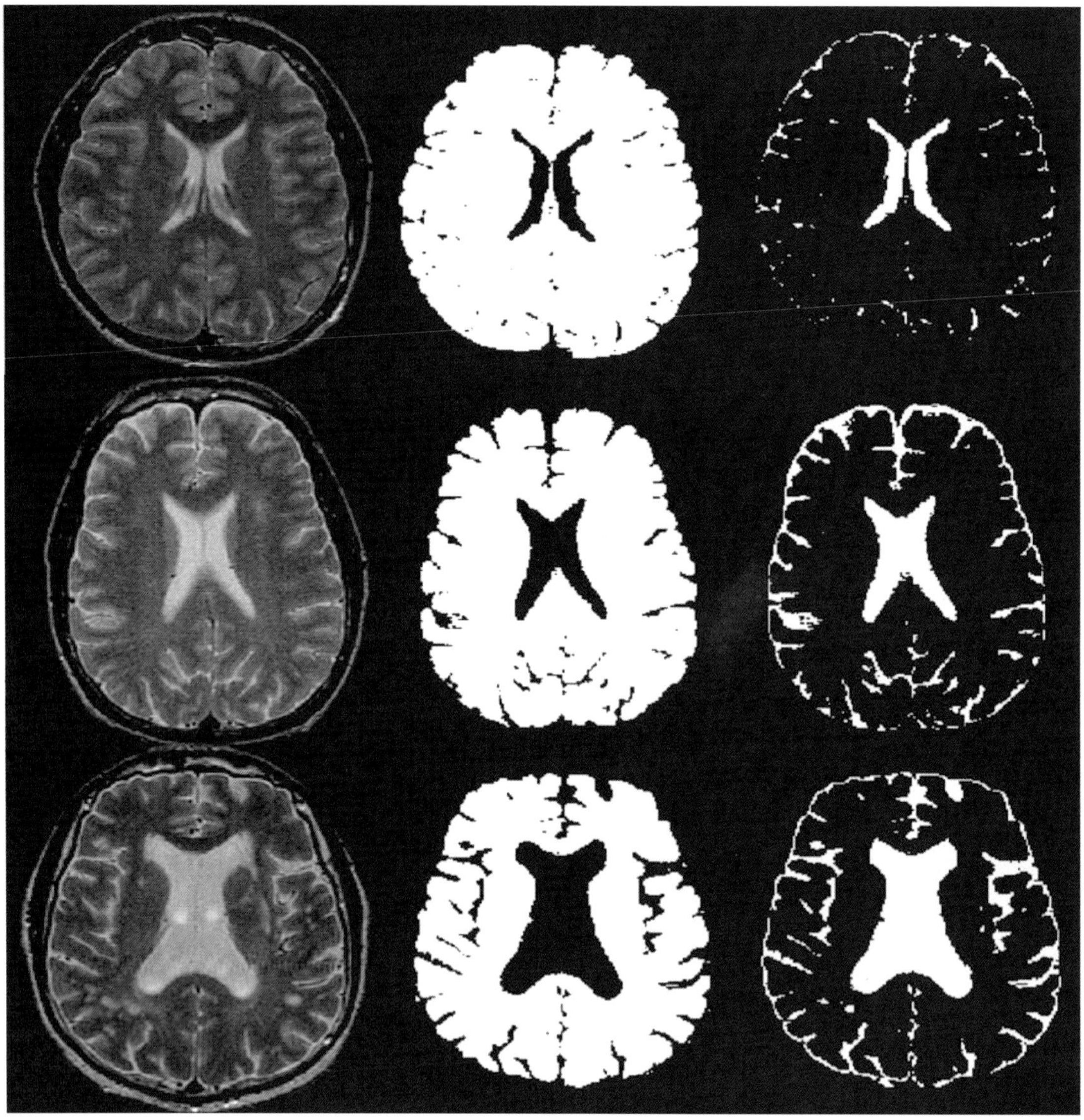

图 7-19 HIV 大脑的图谱,显示顶排(从左到右)T2W 图像、脑实质分割和脑脊液(CSF)分割。顶排来自一位正常患者。中排为无症状 HIV 患者,下排为 AIDS 痴呆综合征患者。观察 CSF 间隙增加和实质体积减小的情况。

伴有皮质下梗死和白质脑病的常染色体显性遗传性脑动脉病(CADASIL)是血管性痴呆的另一个来源。该疾病与 19 号染色体上的 notch 基因有关,表现为严重的腔隙性疾病以及额叶和前颞叶的皮质下白质缺血性改变,以及病变部位灌注减少。临床上,患者在生命的第 3~4 个十年出现早老性痴呆和偏头痛。CADASIL 显示出明显皮质下腔隙性梗死,额叶和前颞叶在 FLAIR 上出现融合性高信号;这在任何其他疾病中都很少见到,表明这是不寻常的诊断(见图 3-41 和图 6-15)。

肌萎缩侧索硬化

肌萎缩性侧索硬化(ALS;又称 Lou Gehrig 病)是一种上运动神经元的退行性疾病,通常出现于脊髓,但也发生于全部皮质脊髓束。该疾病会导致面部、四肢的运动强度持续丧失,并伴有膈肌萎缩和反射亢进。通常肺部感染导致死亡,因为气道功能和呼吸肌完整性丧失。该疾病使患者不会发生痴呆症,但这可能更悲惨,因为患者能认识到死亡的下行过程,一般在 3~6 年。该疾病有散发性(95%)和家族性(5%)。

脑部 MRI 最常见的发现是皮质脊髓束内囊水平的高信号强度。有时可见萎缩或 Wallerian 变性沿着皮质脊髓或球脊髓束的全长延伸到脑干、脑脚、内囊、放射冠和皮质的 Betz 细胞(图 7-21)。这在冠状位 FLAIR 扫描中最明显。MRI 检查结果越严重,病情进展越快,病情越严重。有时(40%~60%的病例)T2W 图像上中央前回的信号强度降低,被认为是由铁沉积引起(图 7-22)。

脊髓前角细胞区萎缩可能也很明显。一项对中央前回区域的光谱研究显示，随着ALS病情加重，NAA和谷氨酸水平降低，胆碱和肌醇水平升高，两者之间有很强的相关性。

ALS属于运动神经元疾病的范围，是最常见的疾病形式，同时影响上下运动神经元。其他运动神经元疾病包括：①影响上运动神经元的原发性侧索硬化(PLS)；②影响脊髓下运动神经元的进行性肌萎缩(PMA)；③影响脑干下运动神经元的进行性延髓麻痹(PBP)。可看到受累部位的选择性萎缩(PLS的中央前回和皮质脊髓束萎缩、PMA的前索萎缩和PBP的脑干萎缩)。

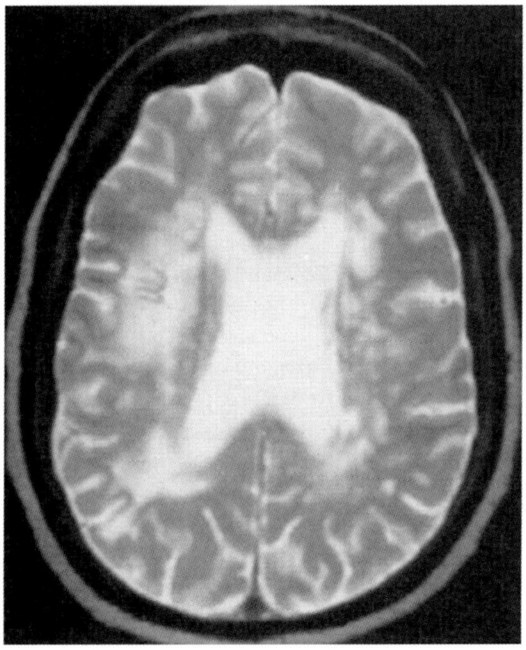

图7-20 MID。在T2W图像上可见高血压和糖尿病痴呆患者的多发性脑白质缺血灶和右侧大脑中动脉皮质梗死。

Dyke-Davidoff-Masson 综合征

在Dyke-Davidoff-Masson综合征中，有一个大脑半球的半萎缩。颅骨一侧增厚，岩嵴和蝶翼升高，并且额窦可能在萎缩侧明显增大(图7-23)。这提示在生命早期或子宫内发生脑损伤。通常，这会引起大脑中动脉缺血。Dyke-Davidoff-Masson综合征也可见于Sturge-Weber综合征。

脑穿通畸形

脑穿通畸形是指局灶性脑软化区，与脑室系统相连，导致局灶性扩张的脑室(图7-24)。当扩张脑室表面与颅骨内皮质相邻而表面上没有明显的脑组织时，脑室内的CSF脉冲可能导致骨骼重塑。有时粘连实际上可能发生于脑室内，形成球阀效应，导致脑室逐渐增大和颅骨扩张。或者当有干扰脑组织时，脑脊液脉冲没有传递到底层结构，颅骨可能会以Dyke-Davidoff-Masson综合征的形式变厚。脑穿通畸形的原因是多方面的，包括创伤、感染和围生期缺血性损伤。

其他

萎缩也可能由以前的感染、长期的多发性硬化症和广泛的脑外伤引起。

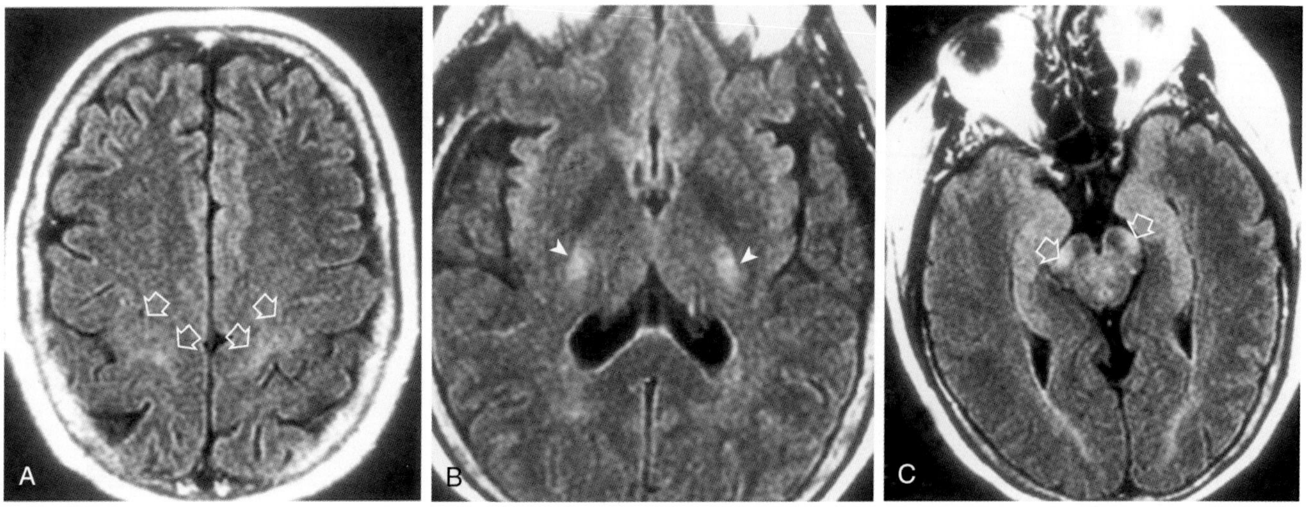

图7-21 肌萎缩侧索硬化(ALS)。在该ALS患者进行这些FLAIR高信号扫描，从双侧中央沟前运动带的白质(A，箭头所示)到内囊的后肢(B，箭头所示)，再到大脑脚(C，箭头所示)。

深灰质核疾病

影响深层灰质核疾病（表 7-3）被发现的原因是其产生的运动障碍。如果想知道尾状核或苍白球在协调中的作用，则需要观察患有退化性深灰质疾病的患者。平滑的运动控制依赖于这些结构；大血管不对其供血。

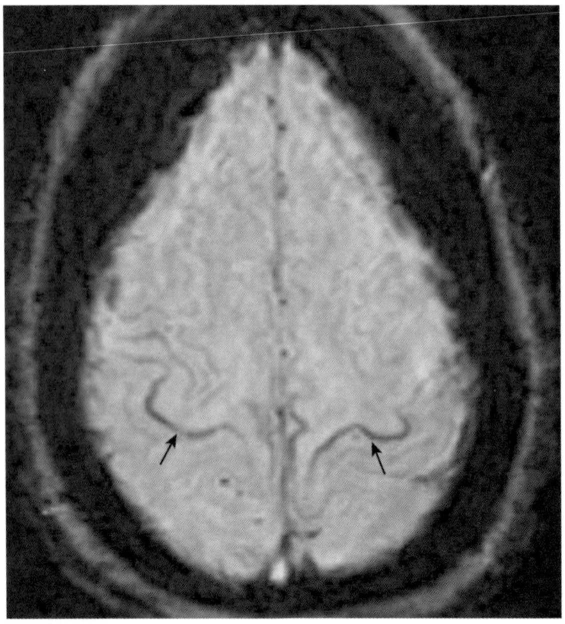

图 7-22 肌萎缩侧索硬化（ALS）。轴向 SWI 显示，该 ALS 患者的信号沿着中央前回两侧（箭头所示）的皮质边缘丢失。

亨廷顿舞蹈病

亨廷顿舞蹈病是一种表现为尾状核选择性萎缩的痴呆症。患者有不自主的舞蹈动作和严重记忆障碍。该疾病为常染色体显性遗传模式，在成年后表达，已经在4号染色体短臂上确定亨廷顿基因，并且有遗传测试可用于检测该疾病。该基因可能影响亨廷顿蛋白的加工，而亨廷顿蛋白可能是这种基底节疾病的介质。组织化学分析显示尾状体和壳核中铁沉积增加。

影像学研究中，侧脑室的额角因尾状体萎缩而扩张和变圆。在幼年型亨廷顿病中，壳核和苍白球的信号强度增加，经常出现额叶萎缩（图 7-25）。PET 显示尾状体代谢降低，SPECT 显示灌注不足。

泛酸激酶相关的神经元变性

泛酸激酶相关神经变性（PKAN；以前称为 Hallervorden-Spatz 综合征）是一种家族性常染色体隐性遗传疾病，与异常的不自主运动、痉挛和进行性痴呆有关。含铁化合物的特征性聚集存在于苍白球、红核和黑质。MRI 显示为 T2W 信号强度降低。也有报道 T2W 有高信号强度的苍白球和白质，推测是由胶质增生和（或）脱髓鞘伴轴突肿胀引起。此外，还有皮质萎缩，有时有尾状体萎缩。在有运动迟缓、肌肉强直和共济失调的身

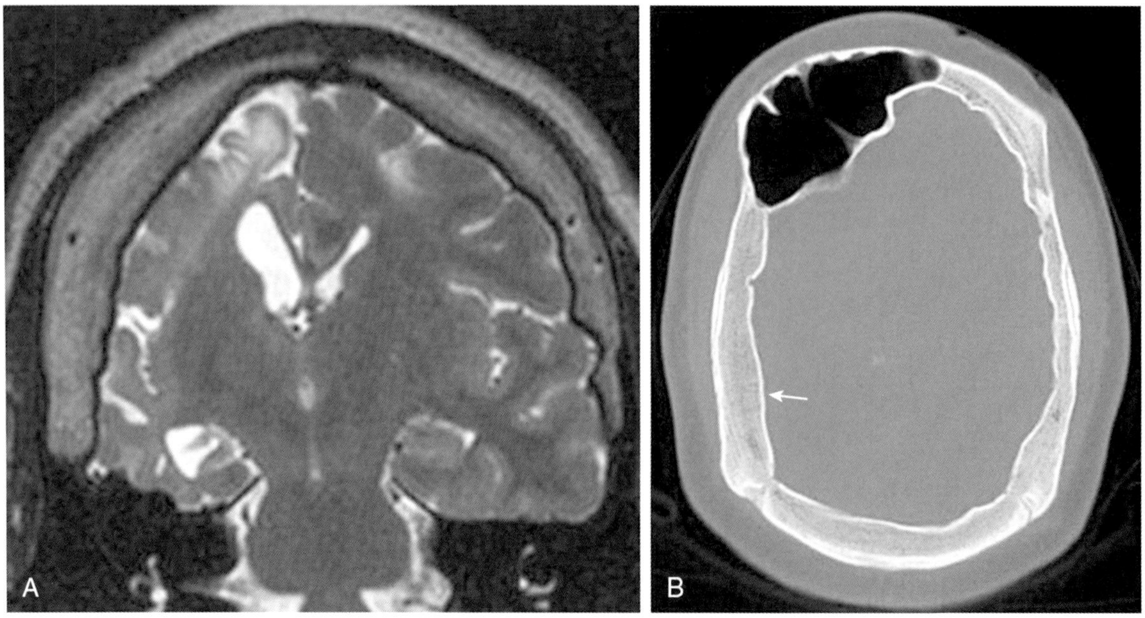

图 7-23 Dyke-Davidoff-Masson 综合征。（A）冠状位 T2W 图像显示右侧大脑半球的脑软化，并伴有子宫内损伤引起的右侧脑室扩大。（B）骨窗轴位 CT 图像显示，除了右侧额窦扩大，右颅骨相对于左侧增厚（箭头所示）。通常可见岩嵴和蝶翼抬高，伴半萎缩同侧的窦扩大。

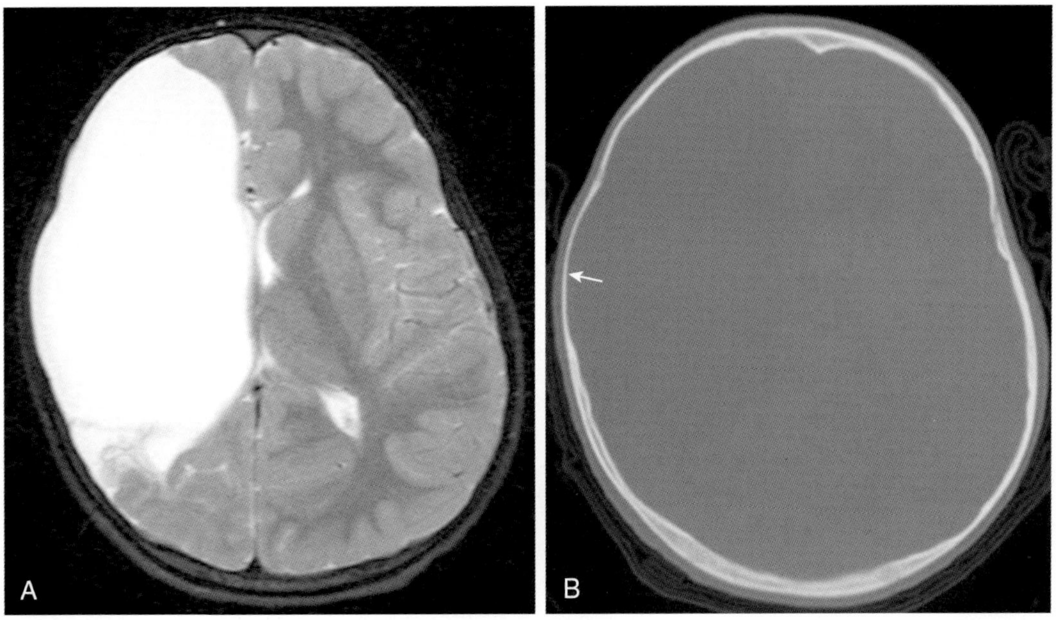

图 7–24 脑穿通畸形。(A)轴位 T2W 图像显示脑脊液(CSF)信号与右侧脑室连通,无明显皮质组织覆盖。(B)在轴位 CT 图像上,应注意由于 CSF 脉冲的长期传输,邻近颅骨(箭头所示)被重塑。(Courtesy K. Chang, MD.)

表 7–3 深层灰质核疾病

疾病	影像学特征鉴别	MRS 特征	临床特征鉴别
亨廷顿舞蹈病	尾状核萎缩 豆状核异常信号	乳酸增加	临床特征鉴别 家族性传播,常染色体显性遗传 舞蹈动作
Wilson 病(肝豆状核变性)	基底神经节信号强度异常 小脑萎缩	NAA/Cho 降低 乳酸/NAA 增加	Kayser–Fleischer 铜环在脑半球 肝病共存 共济失调,构音障碍
泛酸激酶相关神经退行性变	基底神经节,红色核低信号 苍白球萎缩	谷氨酸谷氨酰胺/铬升高 PME 降低 PCr / Pi 增加	年轻人痴呆 强直、运动迟缓、足趾行走、反射亢进 家族性传播,常染色体隐性遗传
Leigh 综合征	见于壳核,其他基底节结构,脑干	乳酸增加	儿童期发病 生长失败 乳酸性酸中毒
Fahr 病(家族性脑铁钙质沉着症)	基底节、丘脑、齿状核、皮质下白质的对称性钙化和萎缩		常染色体显性和常染色体隐性遗传 成人中晚期出现 精神病、痴呆、认知障碍、步态异常、运动障碍

Cho,胆碱;Cr,肌酸;MRS,磁共振波谱;NAA,N–乙酰天冬氨酸;PCr,磷酸肌酸;Pi,无机磷酸盐;PME,磷酸单酯。

体舞蹈样运动的年轻成人,T2W 显示苍白球中央高信号点的基底节内有明显铁沉积,应提示 PKAN 诊断(图 7–26)。该模式是“虎眼”模式,但其鉴别诊断受限(框 7–5)。

Wilson 病

Wilson 病(肝豆状核变性)为常染色体隐性遗传性疾病,由铜蓝蛋白代谢异常导致铜在肝脏和大脑中沉

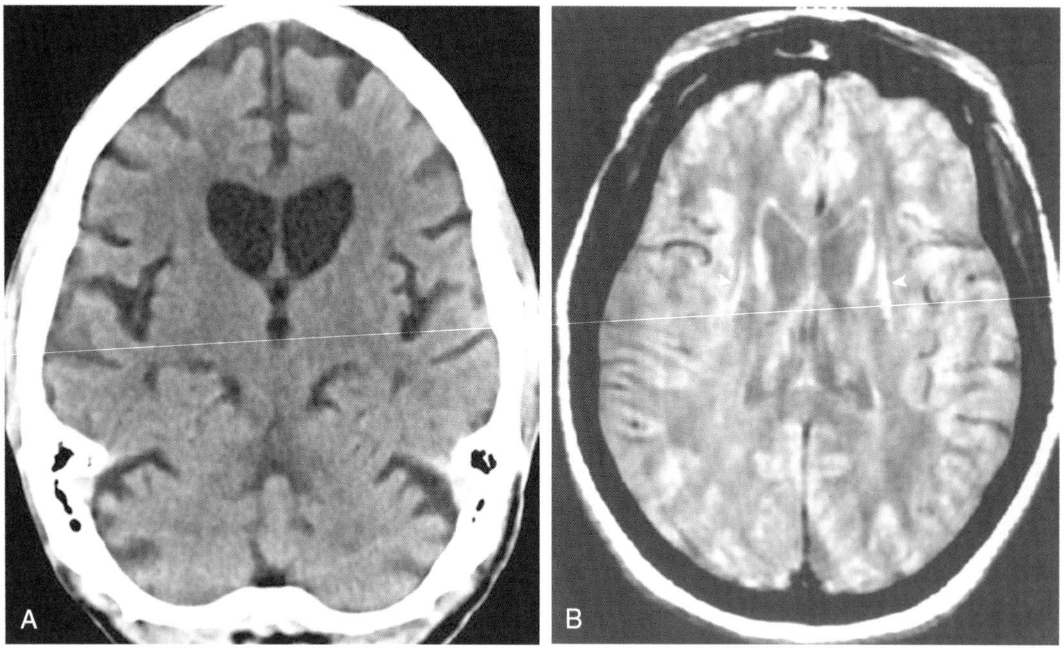

图 7-25 亨廷顿舞蹈病。(A)轴位未增强 CT 显示尾状体萎缩伴侧脑室额角膨胀。(B)不同患者的 PDWI 图像显示双侧尾状核和壳核的高信号强度(箭头所示)。再次可见由尾状核萎缩引起的额角扩张。

积。患者在成年早期出现构音障碍、肌张力障碍和震颤。患者可能会出现强直和共济失调症状。角膜铜沉积是裂隙灯眼科检查观察到的经典 Kayser-Fleischer 环。

CT 显示患者有尾状核和脑干萎缩,在基底节和丘脑中有未强化的低密度灶。Wilson 病的 MRI 表现包括豆状核和丘脑的 T2 低信号,可能由顺磁性的铜和(或)相关的铁沉积引起。还有一些人在 T2W 图像上发现双侧对称的深灰色区域,位于壳核外缘(图 7-27)、丘脑腹侧核团和苍白球。在铜中毒的病例中,T1W 图像上也见到明亮的下丘脑和垂体前叶。信号异常也可见于脑干,特别是中脑被盖、红核和脑桥。萎缩很常见,尤其在尾状核。白质中也可能存在与脱髓鞘病理相关的散在高信号病灶。这些高信号病灶倾向于发生于皮质脊髓束、齿状丘脑束和桥小脑束。

结合功能和结构,一些研究者已经表明,MRI 图像的基底节和桥小脑束异常与假性帕金森病症状相关,而异常的齿状丘脑束与小脑症状相关。

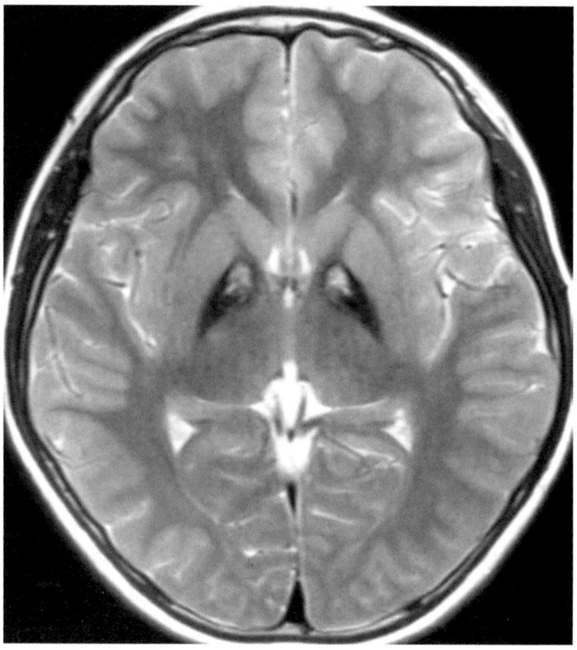

图 7-26 泛酸激酶相关神经变性(PKAN)。基底节水平的轴位 T2W 图像显示双侧苍白球内铁沉积过多(暗信号),伴中央高 T2 信号即“虎眼”征。

Fahr 病

Fahr 病(家族性脑铁钙质沉着症)为常染色体显性遗传和隐性遗传并存的遗传病。该疾病的特点是钙沉积在动脉、毛细血管和静脉壁,没有钙代谢异常。中晚期成人患者有进展性症状,包括精神病、运动障碍、认知能力下降和痴呆。不幸的是,当前没有治疗方法。

CT 显示基底节、丘脑、齿状核和皮质下白质的致密对称钙化和萎缩。这些部位在 MRI 上显示为 T1W 高信号和 T2W 低信号。在半卵圆心的白质中可见与钙化区域分开的T1W和T2W高信号区。

代谢和毒性疾病

肝衰竭

有肝性脑病、无肝性脑病的门体分流术、磷酸钙调节障碍的患者以及接受肠外营养治疗的患者中，描述了T1W基底节的高信号强度(图7-28和图7-29)。发生肝衰竭时,苍白球和壳核、中脑和垂体前叶的信号强度增加。在肝性脑病患者中,苍白球的T2值和T1值均缩短。萎缩通常也见于其他部位,特别会影响小脑。锰沉积绕过肝脏的解毒作用,被认为是苍白球T1W高信号强度的来源。纠正潜在的肝脏疾病和(或)恢复口服营养后,发现高信号是可逆的。后肢内囊的高T1信号反映正常有髓鞘的大脑，不要将其误认为是新生儿患者肝衰竭的证据!

框7-5 "虎眼"征的鉴别诊断

一氧化碳中毒
Leihg病
神经纤维瘤病
泛酸激酶相关神经变性(PKAN)综合征
帕金森病
进行性核上麻痹
衰老基底节钙化
Shy-Drager综合征
毒素
Wilson病

在MRS上采样短回声时间刺激回声采集模式(STEAM)序列,与正常值相比,肝性脑病患者的肌醇(mI)与肌酸(Cr)以及胆碱与肌酸比率均降低,谷氨酸与肌酸比率升高。通过校正肝脏功能障碍,这些比率将正常化或过度调整。mI/Cr比率似乎是肝性脑病的最敏感指标(80%~85%)。明亮的基底节征发生逆转前,MRS(和临床)反应恢复正常,这延迟了3~6个月。基底节T1W双侧信号强度增加的其他原因见框7-6。

其他代谢紊乱

急性肝衰竭和先天性代谢异常患者的脑内氨积聚增加(高氨血症)。在氨浓度严重急性升高的患者中,基底节、岛叶和扣带回皮质出现T2信号增强和扩散受限。MRS上可以检测到毒性代谢物谷氨酸谷氨酰胺。在纠正代谢紊乱的几个月内可以看到影像学改变。

高血糖症的临床表现多种多样，从口渴加剧到癫痫发作、恍惚和昏迷。在高血糖患者中,CT和MRI显示尾状核和苍白球的衰减增加,T1W显示这些结构的信号增强。信号异常通常是双侧的，但也可以是单侧的(图7-30)。

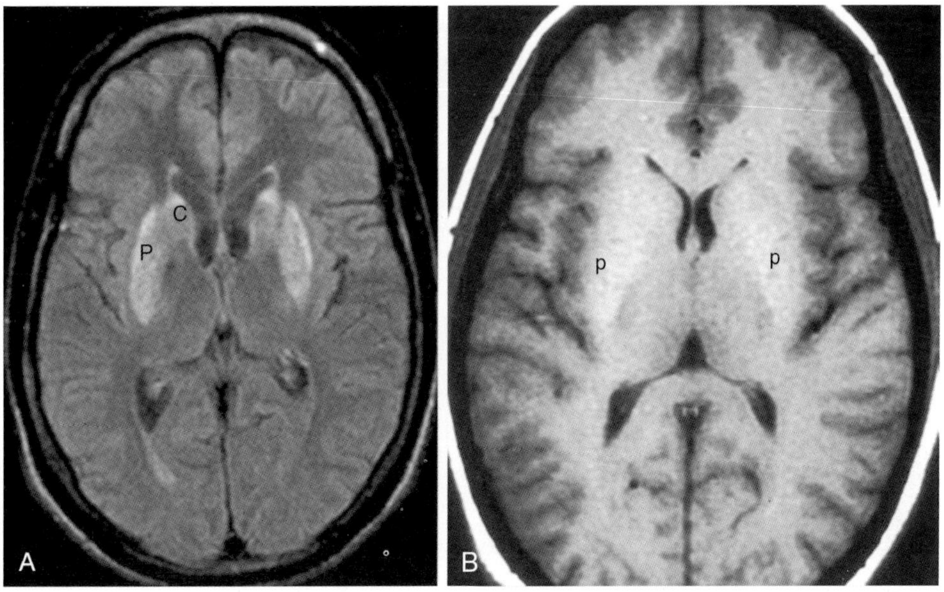

图7-27 Wilson病。(A)在显示Wilson病患者尾状头(C)和壳核(P)的明亮信号方面,FLAIR图像特别有价值。(B)T1W图像也显示壳核(p)的高信号。虽然鉴别诊断相当广泛,但该患者存在Kayser-Fleischer环,使Wilson病的诊断更准确。

严重低血糖患者可出现癫痫和昏迷。严重情况下,皮层、海马和基底节显示 T2 信号增强,弥散受限。在不太严重的情况下,胼胝体、内囊和放射冠可以看到这种信号变化,且是可逆的。

第 6 章讨论了脑桥中央髓鞘溶解的脱髓鞘现象。提示也可在低钠血症的快速纠正中看到脑桥外髓鞘溶解,MRI 显示苍白球、壳核、尾状核、内外囊和丘脑的 T2 信号增强。也可以见到小脑的 T2 信号增强。所涉及结构的扩散限制是可变的。

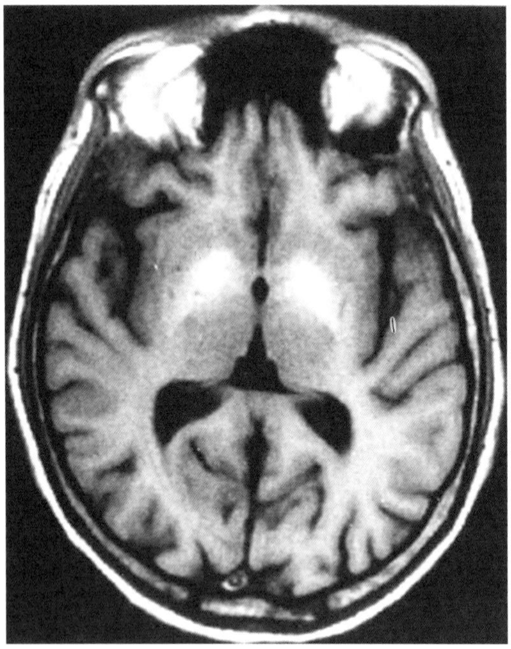

图 7–28 高营养相关的改变。注意该 T1W 图像显示苍白球的双侧信号强度增加。高信号强度的原因被认为与锰代谢有关,接受高营养治疗患者的锰代谢是异常的。

药物和毒素

几种有毒物质与基底神经节和弥漫性白质病变有关,见表 7–4。缺氧性损伤和一氧化碳中毒影响苍白球(图 7–31)。最近报告指出滥用“摇头丸”是一种流行的消遣方式,该药物也被称为 3,4–亚甲基二氧基甲基苯丙胺(MDMA),可导致双侧苍白球坏死,这可能是长期血管痉挛所致。类似的可卡因可以引起缺血、血管收缩、血管炎、高血压性白质改变、实质内血肿、蛛网膜下隙出血,甚至烟雾病性血管病变。“Crack”可卡因导致药物诱导缺血性卒中的发生率更高,可继发于血管收缩、血小板代谢紊乱和间歇性高血压。吸入海洛因(“chasing the dragon”)可导致中毒性海绵状脑病,在大脑和小脑后白质、小脑脚、胼胝体脾脏和内囊后肢均出现高 T2 信号。

基底神经节钙化

虽然基底神经节钙化可能是正常的衰老过程,但以下因素也会导致该疾病:内分泌/代谢性[甲状旁腺功能亢进(图 7–32)、甲状旁腺功能减退、假性甲状旁腺功能亢进、假性甲状旁腺功能减退和甲状腺功能减退]、线粒体性(Kearns Sayre;线粒体脑肌病、乳酸性酸中毒和卒中样发作(MELAS);和肌阵挛性癫痫伴不规则红纤维(MERRF)、特发性(Fahr 病)、先天性(Cockayne 综合征、Down 综合征、13 三体综合征)、瘢痣病(神经纤维瘤病和结节性硬化)、传染性[弓形虫病、风疹、巨细胞病毒、单纯疱疹(TORCH)感染、囊虫病和 AIDS 以及其

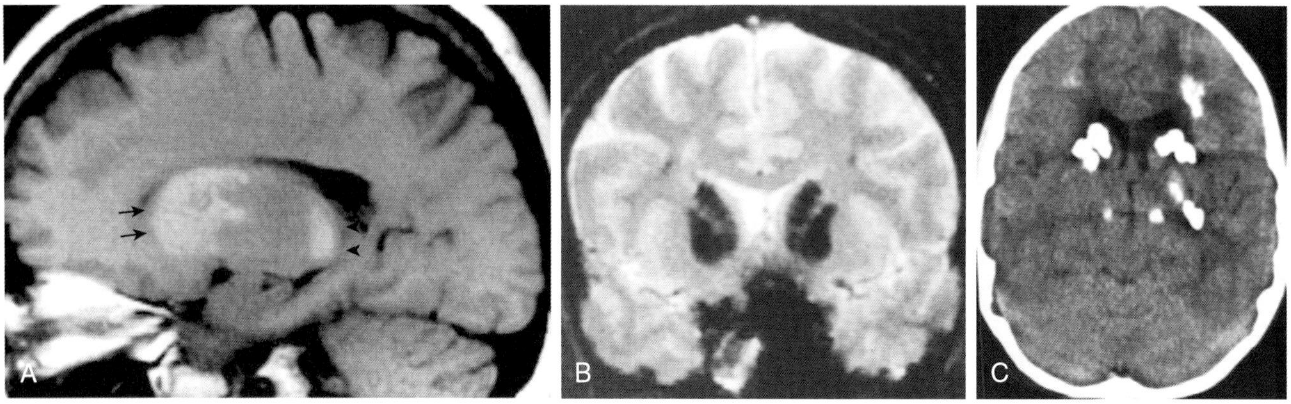

图 7–29 假性甲状旁腺功能减退症患者的基底节改变。(A)矢状位 T1W 图像显示尾状体头部(箭头所示)有明亮的信号强度,丘脑后部(箭头所示)也有类似改变。(B)在梯度回波 T2W 图像上,明显的基底节低强度由顺磁积聚引起。(C)另一例患者的轴位非增强 CT 显示基底节、丘脑和脑室周围白质内有密集钙化。

框 7-6 T1W 图像上基底节呈高信号的原因

衰老的基底神经节钙化	出血(高血压)
钙磷代谢异常	缺氧缺血性脑病
甲状旁腺功能亢进	克氏菌
假性甲状旁腺功能亢进	Ⅰ型神经纤维瘤病
假性甲状旁腺功能减退	Wilson 病
甲状旁腺功能减退	一氧化碳中毒
肝性脑病	泛酸激酶相关神经变性(PKAN)综合征
高血糖症	朗格汉斯细胞组织细胞增生症
获得性免疫缺陷综合征(HIV)	岩藻糖中毒
高营养疗法(锰)	日本脑炎

Data from Lai PH, Chen C, Liang HL, Pan HB. Hyperintense basal ganglia on T1-weighted imaging. AJR Am J Roentgenol. 1999;172:1109-1115.

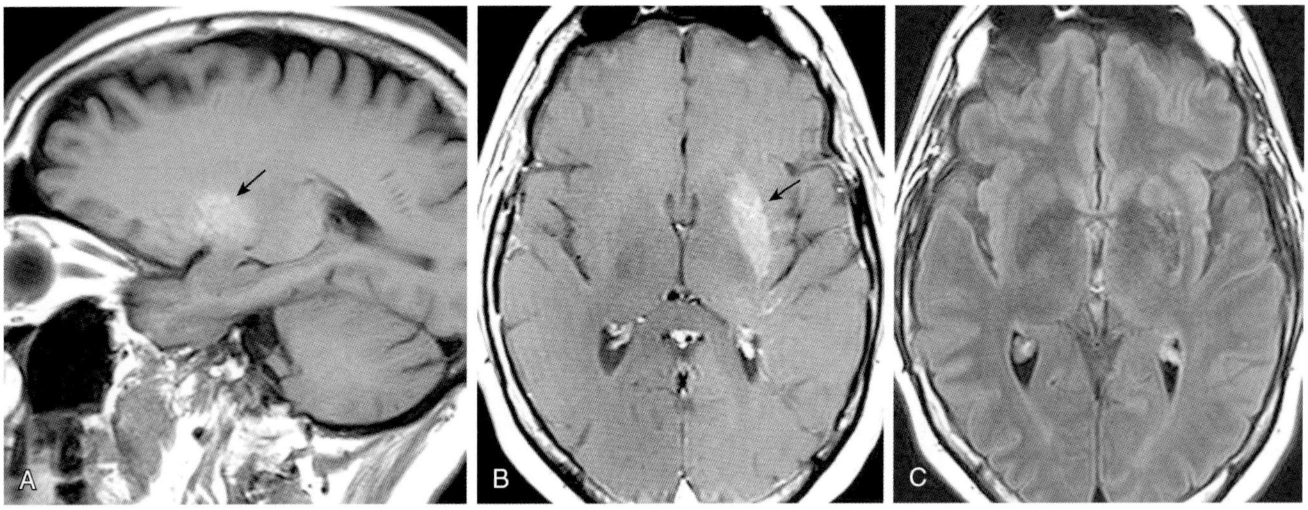

图 7-30 表现高血糖(空腹血糖>300)和右上肢舞蹈样运动患者的高血糖。(A)矢状位 T1W 图像显示基底节高信号(箭头所示)。(B)轴位对比剂增强后 T1W 图像显示单侧高信号(箭头所示),无相关强化。注意 FLAIR 图像没有实质信号变化(C)。

他]、外伤性(营养不良性钙化)、缺血性(缺氧、一氧化碳中毒)和医源性(放射治疗、甲氨蝶呤治疗、保留分流导管的异物反应)。

小脑萎缩

小脑萎缩有许多原因(框 7-7)。最常见的原因如下。

酗酒

长期摄入过量酒精可能是小脑萎缩的最常见原因。与大脑其他部位比较,小脑蚓部似乎更常见,但整个小脑都会受累(图 7-33)。当某人酗酒的同时伴有营养不良和硫胺素缺乏,中脑、乳头体和基底神经节就会受损。该疾病被称为 Wernicke 脑病。这时患者会发生震颤、妄想、虚妄、眼睑混浊、共济失调和精神错乱。当 Wernicke 脑病伴有严重健忘症时，尽管这两种疾病由相同因素引起,但仍会引起 Korsakoff 综合征。慢性酒精中毒是 Wernicke 脑病的最常见病因，其他病因还包括减肥手术、胃旁路术、妊娠剧吐、长期感染性发热、癌症、神经性厌食症和长期自愿饥饿等。

除了 CT 和 MRI 显示的广泛皮质和小脑蚓部萎缩,T2WI 还可见中脑导水管周围灰质(40%)、脑室旁丘脑区(46%)、乳丘脑束和第三脑室周围组织的高信号强度区域(图 7-34)。丘脑/枕叶背内侧核的可逆性损伤也有报道。这些区域可能强化,也可能不会强化(某些情

表 7-4 基底节中毒性损伤的表现

中毒	基底节表现	其他影像学表现
酒精	局限于门体分流术,豆状核 T1W 高信号	Wernicke 脑病的小脑(上蚓部)和皮质萎缩、中脑导水管周围灰质和下丘脑的信号改变
一氧化碳	双侧苍白球损伤	弥漫性缺氧缺血性脑缺血,白质损伤,皮质下纤维受损,海马和小脑损伤
MDMA	苍白球坏死	
甲醇	壳核坏死	脑水肿,瘀血
水银	无	小脑、皮质萎缩
锰(见全肠外营养,门体分流术)	苍白球 T1WI 高信号	严重时弥漫性损伤
铅	晚期基底节钙化	脑肿胀,大脑(见于边缘系统)和小脑萎缩
氰化物	苍白球梗死	进食后早期弥漫性脑肿胀,脱髓鞘
Reye 综合征(阿司匹林)	基底节信号异常	弥漫性肿胀,灰白质分界增强
硫化氢	基底节梗死	弥漫性肿胀
甲苯	基底节强化	幕下和幕上白质病变,弥漫性白质改变,脑萎缩明显,包括海马萎缩和胼胝体变薄
打字机校正液(三氯甲烷)	基底节和皮质的改变与甲醇和一氧化碳中毒患者相似	

MDMA,3,4-亚甲二氧基甲基苯丙胺。

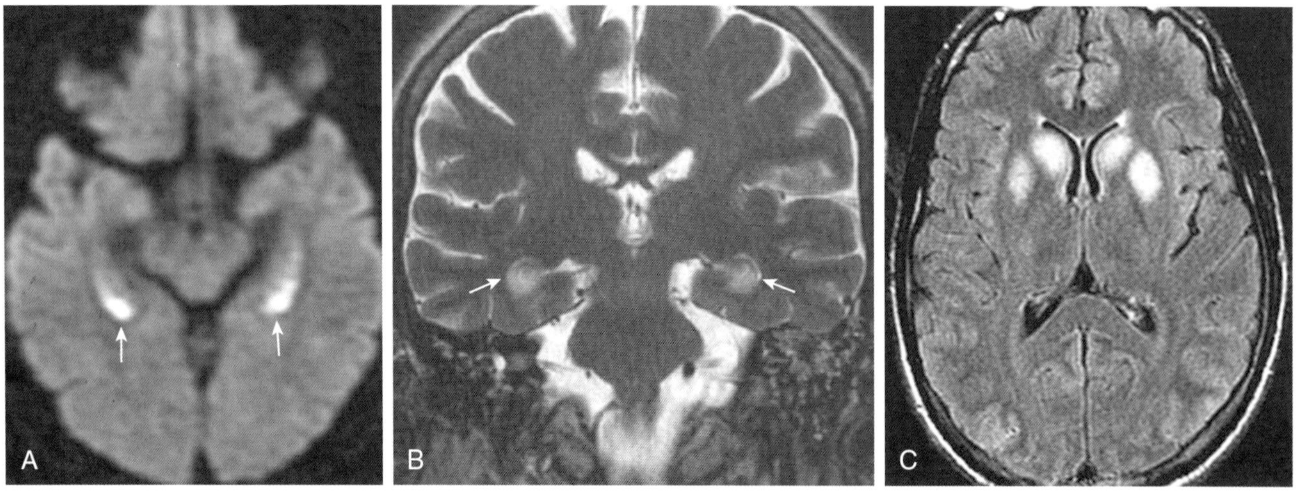

图 7-31 缺氧损伤。(A)轴位 DWI 图像显示出沿两侧海马结构(箭头所示),非常容易出现缺氧的对称性高信号(对 ADC 图有限制,未显示)。(B)冠状位 T2W 图像显示高信号和双侧相同位置的肿胀(箭头所示)。(C)在另一例患者的 FLAIR 图像上,可见对称的基底节信号异常,也极易发生缺氧损伤。(Compliments of Brian Fortman.)

况下,增强可能明显,几乎类肉瘤样的),DWI 扫描上可能有高信号,可能与乳头体萎缩有关。事实上,乳头体增强或 DWI 和(或)FLAIR 异常信号可能是 Wernicke 脑病的唯一表现。

长期药物使用

长期使用某些药物后,幕下小脑萎缩也很常见。苯妥英钠和苯巴比妥是引起小脑萎缩的经典药物。患者

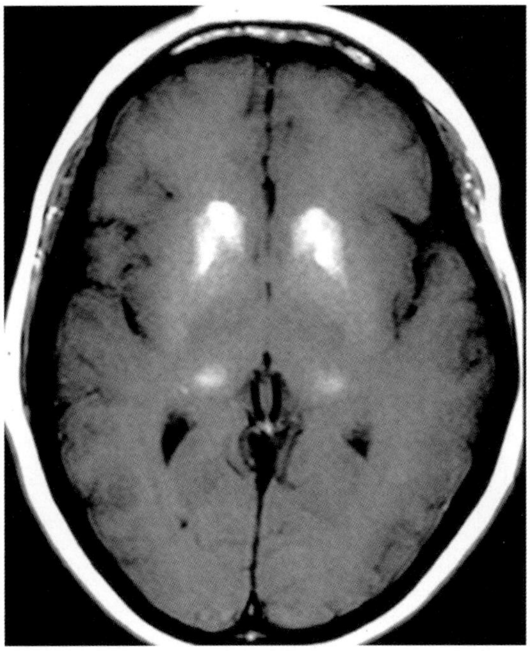

图 7-32 甲状旁腺功能亢进。尾状核头、壳核和丘脑在 T1W 图像上呈高信号。应考虑钙磷代谢紊乱的原因，特别考虑没有苍白球的参与。CT 的结论是钙化。

可能有可逆性眼球震颤、共济失调、周围神经病变和口齿不清。长期服药后，小脑变性变得不可逆，其表现为第四脑室和小脑沟扩张。苯妥英钠在生命早期长期使用也可能导致颅骨增厚。

脑桥小脑变性

脑桥小脑变性是发生于年轻人的疾病，与小脑和脑干萎缩有关。该病可能偶尔发生，也可能以常染色体显性遗传的方式传播。患者一般有躯干和肢体共济失调，可能会出现言语、震颤、眼球震颤、强直、脑干功能障碍和轻度精神损害等问题。影像学显示脑桥和小脑非常小，小脑脚也非常小（图 7-35）。小脑萎缩很明显，尤其是蚓部萎缩。请记住，有时帕金森综合征和多系统萎缩也要考虑这种情况。

Friedreich 共济失调

Friedreich 共济失调是与小脑萎缩相关的常染色体疾病，发生于生命的第二个十年。该疾病有常染色体显性和隐性形式，可与心脏异常共存，特别是会影响传导途径。患者常见于儿童晚期，患有下肢共济失调、脊柱后凸畸形和上肢震颤，还可能发生下肢反射失调、脊柱侧弯、耳聋、视神经萎缩和构音障碍。除小脑体积减小

框 7-7 小脑萎缩的原因

毒性
酗酒
苯妥英钠、苯巴比妥、大剂量阿糖胞苷的长期应用
汞中毒
营养不良
类固醇使用
铊中毒
血管性
卒中
椎基底动脉供血不足
遗传性
共济失调毛细血管扩张
Dandy-Walker 综合征
唐氏综合征
Friedreich 共济失调
遗传性共济失调
Joubert 综合征
脑桥小脑变性
Shy-Drager 综合征
Vermian 发育不全
感染性
Creutzfeldt-Jakob 病
巨细胞病毒/风疹
治疗相关性
术后
放射治疗

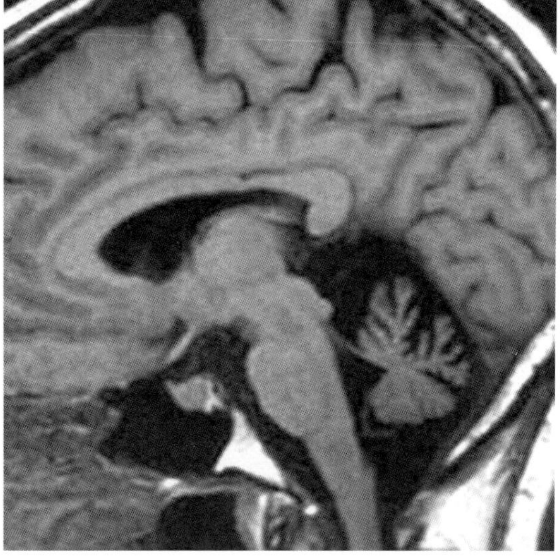

图 7-33 小脑萎缩。矢状位 T1W 图像显示小脑沟扩大，小脑体积缩小。

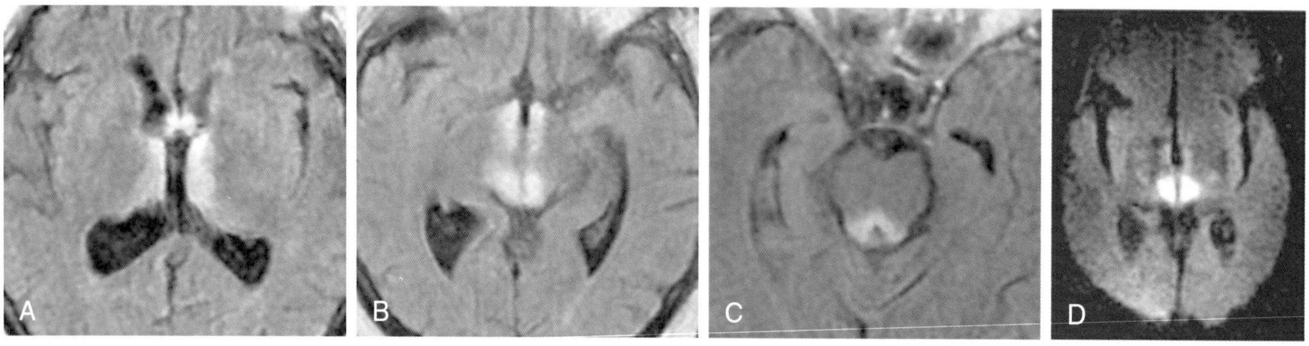

图 7–34 Wernicke 脑病。(A~C)3 个 FLAIR 图像显示中脑导水管周围灰质、内侧丘脑和下丘脑高信号。(D)DWI 图像显示导水管周围灰质区的急性细胞毒性水肿。(Compliments of Mauricio Castillo.)

外,还有研究报道子宫颈交接处萎缩,伴颈椎上部前后径减小。小脑和脊髓的信号强度正常。

共济失调毛细血管扩张

共济失调毛细血管扩张症(Louis-Bar 综合征)是以瘢痣病为特征的常染色体隐性遗传病。该病的特征包括小脑蚓部和小脑半球萎缩以及面部、黏膜和结膜的毛细血管扩张性病变,每 20 000~100 000 个新生儿中,就有一例发生该疾病,相关基因定位于 11 号染色体。该疾病与免疫系统相关异常(主要影响免疫球蛋白 A)引起的反复鼻窦和肺部感染有关。也可能会发生白血病或非霍奇金淋巴瘤,患者通常在儿童期死于该疾病。如果能活到成年,则患者可能会发生乳腺癌、胃癌、中枢神经系统肿瘤、皮肤癌和肝脏恶性肿瘤。该疾病的表现还有对辐射效应和早衰的敏感性增加。典型影像学表现为小脑蚓部/全小脑萎缩,T2 白质信号增强,颅内隐匿性脑血管畸形少见。在大脑 T2* 扫描中,这些表现显示为含铁血黄素暗斑,可能由血管周围出血所致。

缺血

慢性椎基底动脉粥样硬化症可能导致的多发性梗死影像学表现为实质体积减小和神经胶质增生。通常动脉粥样硬化性缺血性疾病的幕上表现(腔隙性梗死、白质胶质增生)并存,提示为该疾病。

肥厚性橄榄核变性

肥厚性橄榄核变性(HOD)发生的原因是“Guillain 和 Mollaret 三角”的组成部分(即红核、下橄榄核和对侧

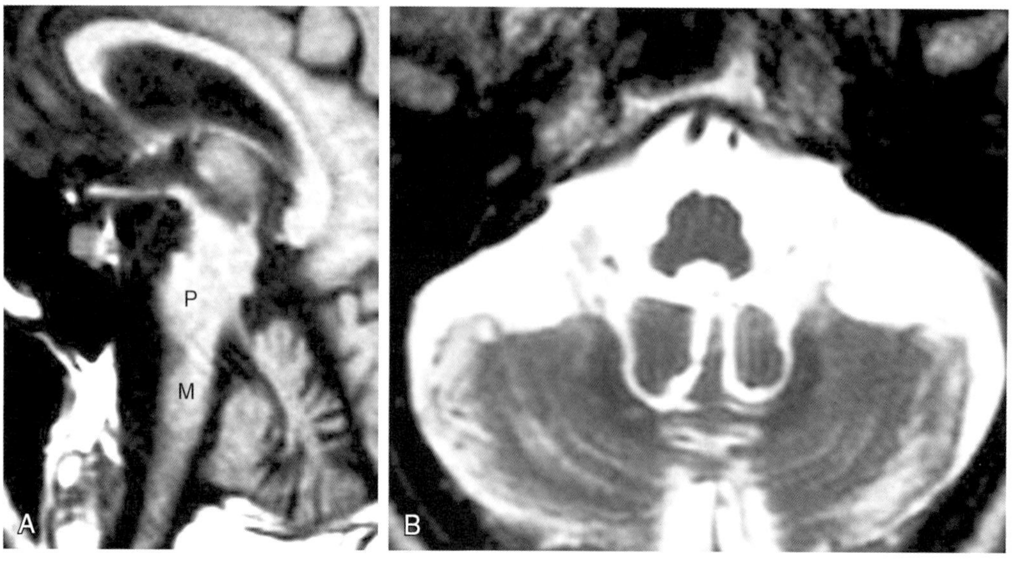

图 7–35 脑桥小脑变性。(A)矢状位 T1W 图像显示小脑明显萎缩,脑桥腹变平,小脑下池变大。(B)轴位 T2W 图像显示浮动在前脑池内的脑桥发生萎缩。

齿状核)发生缺血、创伤、肿瘤或血管损伤。这些结构由小脑上脚(齿状到红核)、中央被盖束(红核到橄榄核)、小脑下脚(下橄榄核至齿状核橄榄核束)连接组成。前两者的损伤可导致下橄榄核神经元变性。在初期,这会导致高 T2 信号(前两个月),然后髓质下橄榄核肥大,T2 信号增加(6 个月至 3~4 年)(图 7–36)。在晚期,橄榄核肥大消退,T2 信号持续增强。可能发生对侧小脑萎缩,这种情况在橄榄核状纤维中更常见。患者通常出现腭震颤称为"腭肌阵挛"。

副肿瘤综合征

小脑萎缩是副肿瘤综合征的一种表现。这可能与神经母细胞瘤、霍奇金病、卵巢癌、胃肠道肿瘤、肺癌和乳腺癌有关。其中涉及自身免疫机制,因为可以确定小脑抗原(主要针对浦肯野细胞)的抗体(抗 Yo 抗体)。在高达 60%的病例中,小脑变性先于原发性肿瘤发生。

代谢紊乱

影响大脑代谢紊乱的疾病可能有数百种。我们在这里主要讨论代谢紊乱和常见影像学表现。

黏多糖贮积症

临床上,黏多糖贮积症(MPS)表现为智力低下、面容异常和肌肉骨骼畸形。MPS 与脑萎缩和脑白质成像异常有关(表 7–5)。这些疾病的诊断通常是基于生化和(或)染色体的评估。MPS 通常表现为弥漫性筛状或囊性白质异常信号区(T1W 低信号,T2W 高信号),CT 显示白质低密度区(图 7–37)。经常可见的是纹状体包膜区的血管周围间隙扩张,偶尔可见晕状放射状白质。在枕骨大孔,硬脑膜增厚(或黏多糖沉积)可能导致某些 MPS 患者的髓质受压。其中某些疾病与头颅增大和颅骨增厚有关。在 MPS 中,Sanfilippo 综合征(MPS Ⅲ型)是唯一的非中枢神经系统异常相对较轻的疾病。蛛网膜囊肿是多发性硬化症的颅内表现之一。据推测,软脑膜中糖胺聚糖积聚是导致蛛网膜膜阻塞以及导致此类囊肿的球阀效应和视神经鞘扩张的原因。

脂肪酶和其他贮积病

神经节苷脂病是存在白质异常和皮质萎缩的疾病(表 7–6)。Fabry 和 Gaucher 病可发生于腔隙性和白质小血管梗死。在脂肪酶贮积病中,小脑共济失调和小脑萎缩更常见于 Tay–Sachs 病和 Niemann–Pick 病。CT 显示的双侧丘脑高密度是 Sandhoff 病的特征,但也可见于 Sandhoff 病、Tay Sachs 病、Fabry 病和中毒暴露(图 7–38)。

线粒体缺陷

Leigh 病

Leigh 病(亚急性坏死性脑脊髓病)可能是线粒体酶紊乱疾病的原型(表 7–7)。该病被认为是由丙酮酸分

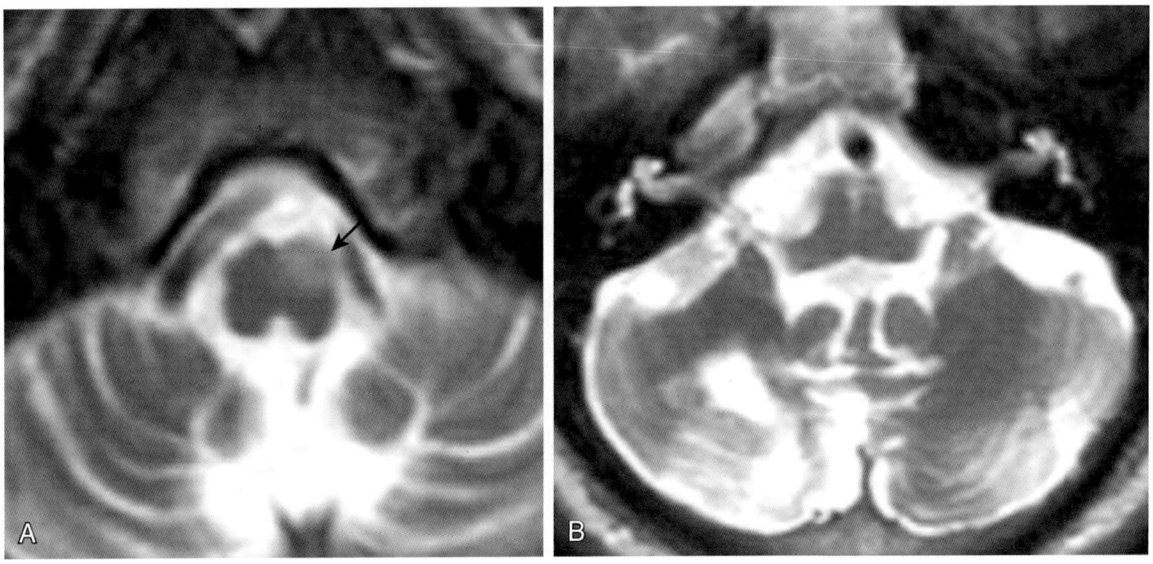

图 7–36　肥厚性橄榄核变性。(A)轴位 T2W 图像显示下橄榄核水平的左腹侧延髓(箭头所示)有局灶性增强信号和轻微增大。(B)右齿状核受累导致肥大性橄榄核变性。

表 7–5 黏多糖贮积症的影像学表现

疾病	酶缺乏	遗传	中枢神经系统表现
Hurler 综合征(MPS Ⅰ型)	α–1–碘化酶	AR	脑膜增厚、萎缩、后凸、寰枢椎半脱位、韧带增厚导致脊髓压迫、白质或基底节内的筛状或囊性区、迟发性髓鞘形成、脑积水、椎体扁平
Scheie 综合征(MPS IS)*	α–1–鸟苷酸酶	AR	色素性视网膜病
Hunter 综合征(MPS Ⅱ型)	碘酸硫酸酯酶	XR	巨颅;扩大的 Virchow–Robin 间隙;白质、胼胝体或基底神经节内的筛状或囊性区域;延迟髓鞘形成;硬脑膜增厚,特别是脊柱;交通性脑积水
Sanfilippo 综合征(MPS Ⅲ型)	磺酰胺酶	AR	萎缩,白质或基底节内的筛状或囊性区域,延迟髓鞘形成,视网膜变性
Morquio 综合征(MPS Ⅳ型)	半乳糖–6–硫酸盐硫酸酯酶	AR	韧带增厚导致脊髓压迫,齿状突发育不全,寰枢椎半脱位,椎板,白质高信号
Maroteaux–Lamy 综合征(MPS Ⅵ型)	N–乙酰半乳糖胺硫酸酯酶 B	AR	脑膜增厚,脑积水,血管周围胶质增生,脊髓韧带增厚压迫,寰枢椎半脱位
Sly 综合征(MPS Ⅶ型)	葡萄糖醛酸酶	AR	无脑积水,白质高信号

AR,常染色体隐性遗传;CNS,中枢神经系统;MPS,黏多糖贮积症;XR,X 连锁隐性遗传。

* 最初归类为 MPS Ⅴ型。

解相关酶缺乏所致;其积聚导致乳酸积聚。临床表现为运动系统异常、共济失调、眼震、眼肌麻痹、痉挛、精神运动迟缓、脑瘫和代谢性酸中毒。Leigh 病是一种神经退行性疾病,见于两岁以下儿童,T2W 图像上双侧壳核呈异常高信号(图 7–39)。其他区域也可能显示异常强度,包括尾状核、苍白球、丘脑和脑干。下脑干受累与呼吸功能丧失相关,而呼吸功能丧失是该病的致命并发症。弥漫性幕上白质 T2 高信号可能伴有深部灰质改变,但这些区域没有增强。MRI 还可能检测到这种疾病的中脑和脊髓萎缩。实验室检查发现是代谢性酸中毒伴乳酸水平升高。可以通过质子或磷 MRS 来检测乳酸。

线粒体脑病、乳酸酸中毒和卒中样发作综合征

MELAS 综合征是一种不常见的线粒体代谢异常。影像学研究表明,在 T2W 图像上多个区域的皮质可见异常高信号,通常跨越正常的脑动脉分布(图 7–40)。尽管 DWI 扫描显示明亮病变,但通常 ADC 不会显示降低,因此,不是急性梗死。患者可能患有皮质盲症。奇怪

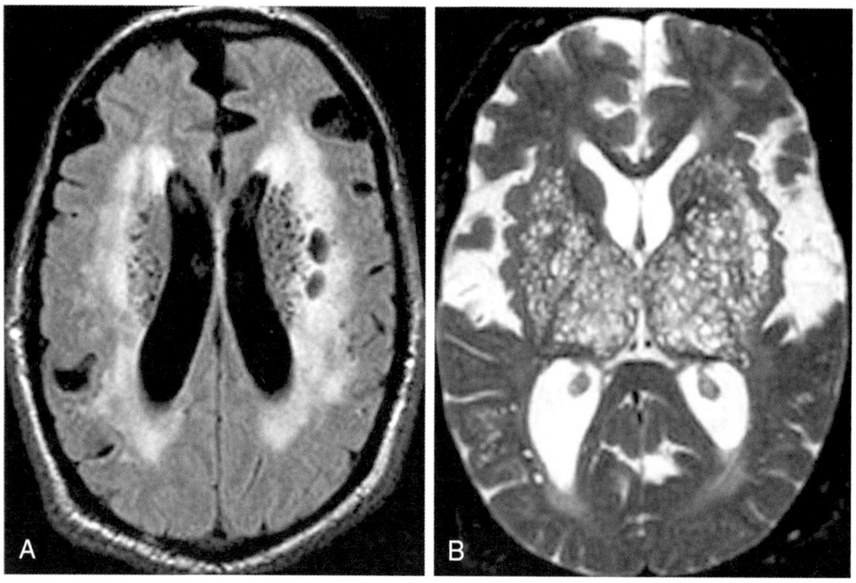

图 7–37 Hunter 黏多糖贮积症。(A)FLAIR 扫描显示血管周围间隙扩张(暗)和放射状白质异常(亮)。(B)T2W 图像显示深灰质的血管周围间隙以网状模式高亮显示。

表 7-6 脂肪酶、神经节苷脂酶和其他贮积病的影像学表现

疾病	缺乏	遗传	中枢神经系统表现
蜡样脂褐质沉着症(巴顿病)	几种蛋白质和酶	AR	小脑或较少见的皮质萎缩,脑室周围神经胶质增生,视神经萎缩,硬脑膜增厚,颅骨增厚
Fabry 病	α-半乳糖苷酶 A	XR	多发性梗死、血管狭窄和血栓;基底节腔隙
Fabry 病(脂肪肉芽肿)	酸性神经酰胺酶	AR	脑萎缩,脑积水
岩藻糖贮积症	α-1-岩藻糖苷酶	AR	脱髓鞘、胶质增生、萎缩、基底节 T1W 高信号、颅骨增厚、颅狭窄、鼻窦发育不良、齿状突短、扁椎骨、前突、脊柱侧凸、椎间盘、椎骨
Gaucher 病	酸性 β-葡萄糖苷酶	AR	轻微至无萎缩、椎体塌陷、痴呆、梗死
GM1 神经节病	β-半乳糖苷酶	AR	白质病,晚期萎缩,巨舌,器官肥大,痴呆(1~3 岁),癫痫,长臂猿畸形,喙状椎骨,T2W 图像上壳核尾状体萎缩
Krabbe 病(球型细胞白细胞营养不良)	半乳糖脑苷脂 β-半乳糖苷酶	AR	小脑、丘脑、尾状核 CT 增强减弱;小脑 T2W 信号减弱;视神经萎缩;小脑萎缩,脱髓鞘,颅内视神经扩大
甘露糖贮积症	α-甘露糖苷酶	AR	顶枕白质密度减低,萎缩,颅骨增厚,晶状体混浊,头畸形,颅骨狭窄
Niemann-Pick 病	鞘磷脂酶	AR	正常区域与脱髓鞘、胶质增生、轻度萎缩、胼胝体变小区域对比
Pompe 病	酸性麦芽糖酶	AR	胶质增生症,巨舌
Sandhoff 病	己糖胺酶 A 和 B(神经节苷脂酶)	AR	脑萎缩,CT 丘脑高密度,可能由钙化引起;弥漫性白质病
Tay-Sachs 病(GM2 神经节病)	己糖胺酶 A(神经节苷脂酶)	AR	早期巨颅;晚期萎缩,特别是视神经和小脑萎缩;脱髓鞘;丘脑高密度,深灰质信号异常,尾状核增大

AR,常染色体隐性遗传;CNS,中枢神经系统;GM1,单唾液酸四己糖神经节苷脂;XR,X 连锁隐性遗传。

的是,这些病变可能会随着时间推移而消失,只留下极小的脑沟扩张。这种异常可能与乳酸水平升高的血清学和光谱学证据有关。与 MELAS 相关的病变也见于壳核、尾状核和丘脑。虽然病灶消退是预期过程,但也可见新病灶。最终可预见导致的后脑萎缩。

其他线粒体脑脊髓病包括 Kearns-Sayre 综合征(也影响基底神经节)和 MERRF 综合征。与 MELAS 综合征或 Kearnes-Sayre 综合征相比,MERRF 综合征的脑干局灶性病变发生率更高。

Kearns-Sayre 综合征会影响眼眶,伴视网膜色素变性、眼肌麻痹、眼外肌无力(以及可能的萎缩),并影响心脏,导致心脏传导缺陷和心肌病。与 MELAS 综合征或 MERRF 综合征比较,Kearns-Sayre 综合征期间,基底神经节钙化的发生率更高。基底节高信号、大脑和小脑萎缩以及弥漫性白质高信号是 Kearns-Sayre 综合征的最常见 MR 表现。小头畸形、小脑发育不全和白质脱髓鞘也可能发生。

Zellweger 综合征是常染色体隐性遗传病,是 8 号染色体的基因缺陷,特征是髓鞘发育不良和丘脑皮质畸形,最严重的部位在外侧裂、外侧裂旁以及丘脑沟囊肿。同时还可能存在软组织钙化,多头畸形、脑缝增宽和大头畸形也可见。MRS 显示 NAA 显著减低。

氨基酸代谢疾病和其他酶缺乏症

作为一个整体,氨基酸代谢紊乱(表 7-8)通常见于儿童,表现为发育迟缓、智力低下、癫痫发作和呕吐(未通过筛查试验进行早期诊断)。大脑正常发育成熟延迟,髓鞘形成可能会受到影响。脑萎缩经常出现在晚期。通常,在实现某种功能恢复和疾病控制方面,饮食治疗和(或)替代疗法均有效。

Krabbe 病也被称为球形细胞脑白质营养不良病(GLD),由半乳糖脑苷-β 半乳糖脑苷脂酶缺乏引起。该疾病的基因已经确定在 14 号染色体。这种情况下,分解代谢髓鞘的脑苷脂不能降解为半乳糖和神经酰胺,从而导致半乳糖鞘氨醇脑苷和鞘氨醇半乳糖苷在脑实质中的有害积聚。当疾病发生于两岁前(婴儿型),通常会累及锥体束、小脑白质、深灰质、胼胝体后部和顶枕白质(因为这些是髓鞘形成的首个部位)。U 型纤维通

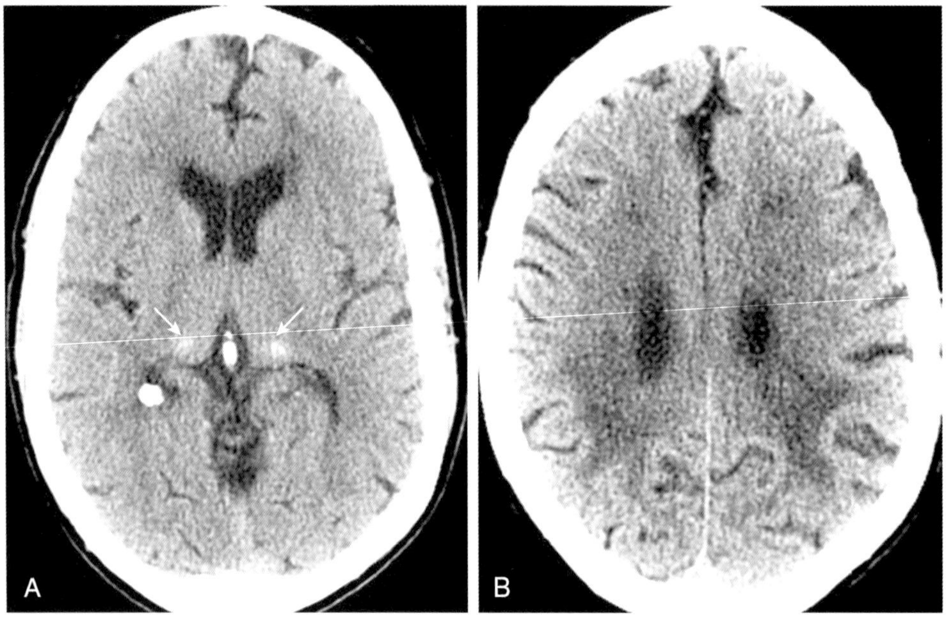

图 7-38 Fabry 病。(A)轴位非增强 CT 显示丘脑区孤立钙化(箭头所示),被认为是该疾病的特征性影像学表现。(B)更重要的是,脑室周围白质会出现慢性缺血性改变。(Courtesy K. Chang, MD.)

表 7-7 线粒体疾病的影像学表现

疾病	遗传	酶缺乏/基因突变	中枢神经系统表现
MELAS 综合征	母性遗传	A3243G 突变	假性卒中,脊髓脱髓鞘
MERRF 综合征	母性遗传	A8344G,T8356C	白质脱髓鞘,特别是小脑上脚、后柱、神经胶质增生
Kearns-Sayre 综合征	自发性	脱氧核糖核酸	弥漫性白质病,基底节钙化,小脑皮质萎缩,视网膜病变,眼肌麻痹,小头畸形
Alpers 病	AR	细胞色素 c 氧化酶	小头畸形,后皮质脑软化症,脑萎缩
Leigh 病	AR	丙酮酸脱氢酶	中脑导水管周围灰质及壳核信号异常,尾状核肿胀,CT 上壳核密度减低,脱髓鞘,MRS 乳酸峰值
Menkes kinky hair 病	XR	铜代谢 ATP 酶,Menkes/OHS 基因	硬膜下积液、不规则血管萎缩、胶质增生、蠕虫骨增多、梗死、血管曲张
Zellweger(脑肝肾病综合征)	AR	过氧化物酶组装体,PXR1 基因	神经元迁移异常(多发脑回畸形、异位、多发性丘疹)、白质疾病、视神经萎缩、N-乙酰天冬氨酸水平下降、头颅畸形、颅缝缝合、心室扩张
Refsum 病	AR	植酸-2-羟化酶	脊髓脱髓鞘,萎缩,齿状核信号强度异常

AR,常染色体隐性遗传;CNS,中枢神经系统;MELAS,线粒体脑肌病、乳酸性酸中毒和卒中样发作;MERRF,肌阵挛性癫痫伴不规则红纤维;MRS,磁共振波谱;XR,X 连锁隐性遗传。

常是多余的。CT 可见丘脑区密度增高。MRS 显示胆碱和肌醇异常升高(被认为继发于髓鞘分解产物或磷脂膜代谢)。DWI 确定受影响白质区的相对特异性明显降低,最终导致萎缩。

在晚发组中,除小脑白质和深灰质外,其余部位都可能受累。皮质脊髓束持续受累(因其是婴儿型),胼胝疾病也常见于该部位。与下肢部位比较,相应的上运动区受到影响的程度大于面部和手臂区域。脑萎缩见于疾病早期而非晚期。两种类型都存在视神经萎缩。干细胞移植治疗试验的结果是令人振奋。成功治疗对应的

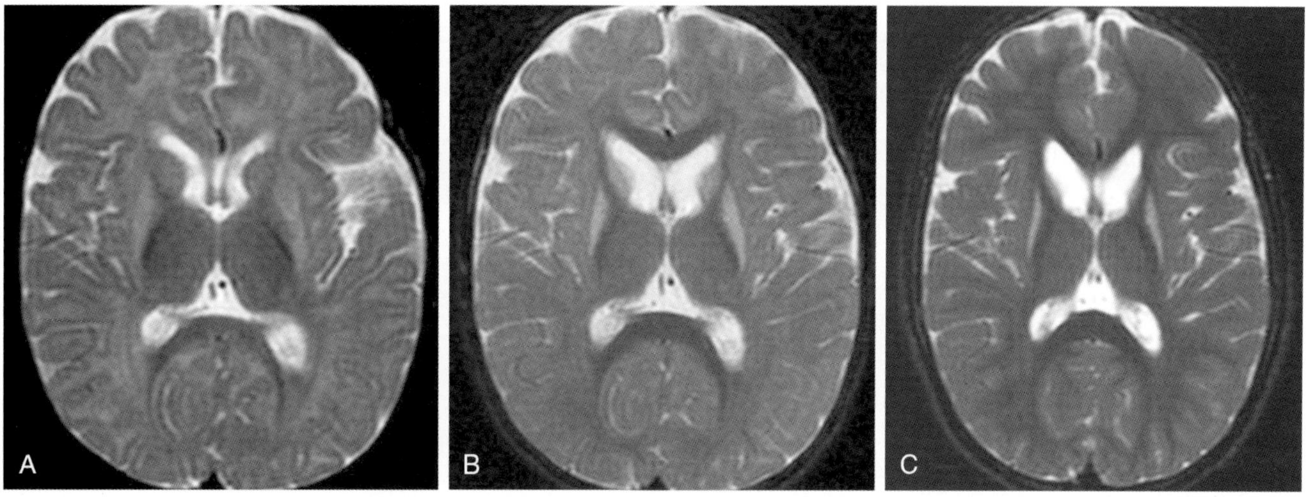

图 7–39 Leigh 病。同一患儿大约 3 个月(A)、8 个月(B)和两岁(C)时的轴位 T2W 图像,显示双侧壳核和尾状体对称的高信号,这些结构的体积随着时间推移逐渐变小。

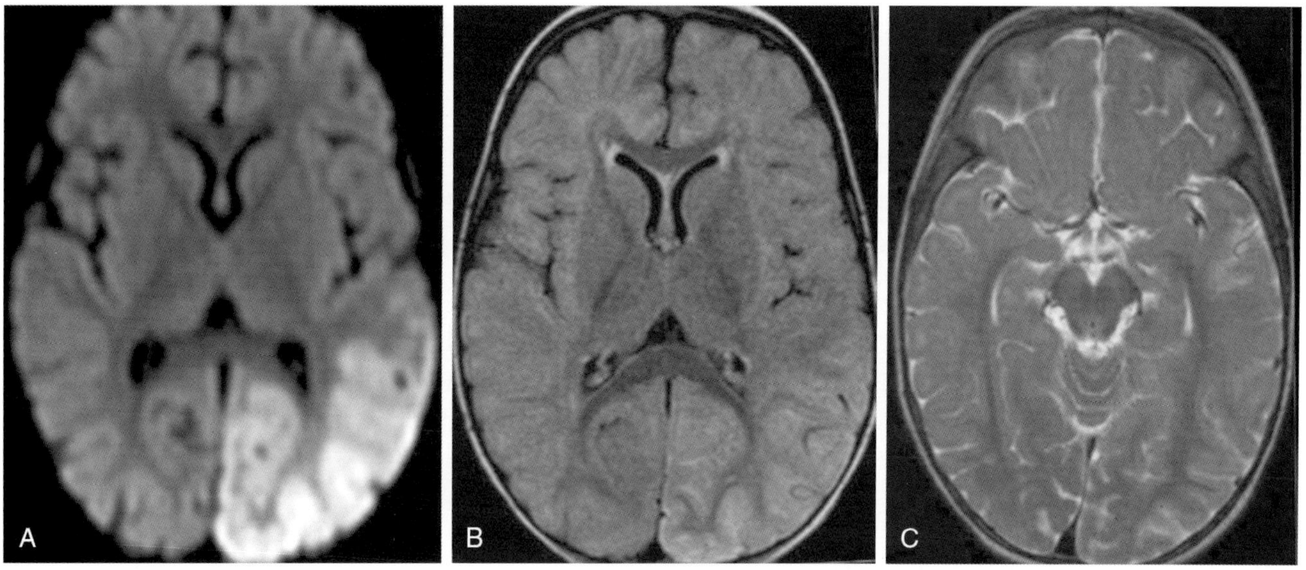

图 7–40 线粒体脑病、乳酸酸中毒和卒中样发作综合征(MELAS)。(A)轴位 DWI 图像显示左枕叶和后颞叶皮质区弥散高信号。(B)轴位 FLAIR 和(C)轴位 T2W 图像显示扩散异常区肿胀皮质信号强度增高。请注意,这种异常并不局限于单一血管区域,而是横跨大脑中动脉和大脑后动脉的分布,但不影响基底神经节。

是相对各异性增加的趋势。

巨头畸形的基底节区(特别是苍白球)出现异常高信号时,提示有戊二酸血症,患者可发生脑炎。其他影像学表现包括萎缩、颞叶前蛛网膜下隙扩张和基底节体积损失。某些情况下,患者可能会出现出血异常,影像学检查可发现不同年龄的颅内出血(通常为 SDH)。这种情况下,区分硬膜下出血与非偶然性创伤(造成伤害)所致硬膜下出血很具有挑战性。

同型半胱氨酸尿症是由胱硫醚 β 合酶缺乏症所致,对应基因定位于 21 号染色体。由此产生的高血浆同型半胱氨酸水平可导致多种血栓事件,包括卒中,并会发生早期动脉粥样硬化。血栓可以来自动脉或静脉。晶状体半脱位可能提示诊断 Marfan 综合征,但同型半胱氨酸尿症患者是“向上向内”,Marfan 综合征患者是“向下向外”。其他神经影像学表现可能包括视神经萎缩、骨质疏松、白内障、脊柱侧弯和双凹椎体。

在枫糖尿病(继发于支链氨基酸的异常脱羧)中,头超声检查显示脑室周围白质、基底神经节(主要是苍

表 7-8 氨基酸代谢疾病的影像学表现

疾病	遗传	酶缺乏	脑部表现
高血糖症	AR	甘氨酸代谢	小头畸形,脑萎缩,脱髓鞘,胼胝体异常
枫糖尿病	AR	支链氨基酸脱羧酶	神经元迁移异常,出生后急性水肿,数月后萎缩,后白质脱髓鞘,中脑背侧水肿,深灰质肿胀,小脑深部水肿;MRS 显示支链氨基酸
甲基丙二酸血症	AR	CoA 羧化酶或突变酶	早期肿胀然后萎缩,白质密度降低,基底部神经节(特别是苍白球)损伤,髓鞘形成延迟
苯丙酮尿症	AR	苯丙氨酸羟化酶	白质后部脱髓鞘(通常为视神经放射),神经元迁移异常,萎缩,小脑和脑干高信号灶,基底神经节钙化,萎缩
丙酸血症	AR	CoA 羧化酶	萎缩,白质密度降低
Ⅱ型戊二酸血症	AR	酰基辅酶 A 脱氢酶	T2W 图像上苍白球和白质高信号,大头畸形,萎缩(额叶/颞叶),基底节水肿,侧裂蝙蝠翼样扩张,颞叶蛛网膜囊肿,硬膜下血肿

AR,常染色体隐性遗传;MRS,磁共振波谱。

白球)和丘脑的回声对称性增加。CT 和 MRI 显示相似部位以及小脑和脑膜区的弥漫性水肿。髓鞘形成的时间延迟。MRS 可能在 0.9ppm 处显示峰值,代表支链氨基酸峰。

丙酸血症(PPA)和甲基丙二酸血症(MMA)是由酶缺陷引起的三羧酸循环遗传病,可导致代谢性酸中毒。该疾病发现于婴儿出生后的第一个月内，因为婴儿有进食困难、肌肉张力减退、舞蹈病、小头症和癫痫。该疾病更常见于沙特阿拉伯患者，以一种常染色体隐性遗传疾病的形式传播(虽然也可见于生物素和(或)钴胺缺乏症)，常规 MRI 检查显示萎缩和异常的白质信号，而髓鞘生长延迟。一岁以后可能出现基底神经节病变(通常是 MMA 期间的苍白球以及 PPA 期间的苍白球、尾状核和壳核)。该疾病的病因尚不清楚,有时能缓解。在质子 MRS 上可见乳酸峰。这两种病因看起来相似，只有 CT 显示的低密度白质存在于 PPA 而非 MMA。在 MMA 期间,髓鞘形成延迟更明显。

溶酶体病

幼年神经元蜡样质脂褐质沉积症是一种溶酶体神经退行性疾病,由神经元中的脂色素积累引起。该病的婴儿型与小头畸形和视力缺陷有关。该疾病的特征是,小脑的中枢神经系统体积减小最明显,T2W 显示丘脑低信号和脑室周围白质高信号，质子 MRS 显示 NAA 减少,肌醇和谷氨酸/谷氨酰胺增加。脑室周围高信号见于出生 1 年后。T2W 扫描显示丘脑和基底节的低信号，以及三角区周围 CSF 样高信号。

(张金龙 宋钰婷 译　张金龙 李相生 校)

第 8 章

中枢神经系统先天性发育异常

先天性病变形成的时间

如果你认为人在子宫外的发育很复杂，那就让你来看看人在子宫里面时发生了什么吧！了解中枢神经系统(CNS)的发育过程有助于了解先天性大脑和脊髓异常以及并存的多种异常。尽管有一些重叠，但简单地说，中枢神经系统的发育可主要分为 6 个过程，包括：①初级神经胚形成(妊娠 3~4 周)；②前脑发育(妊娠 2~3 个月)；③神经细胞增殖(妊娠 3~4 个月)；④神经元迁移(妊娠 3~5 个月)；⑤组织发育(妊娠-产后 5 个月)；⑥髓鞘形成(出生-出生后数年)。上面提到的发育终止时间指在此之前该发育过程中可能出现的畸形已经发生。

初级神经胚形成

神经胚形成于胚胎背侧，导致大脑和脊髓发育的一系列诱导过程。初级神经胚形成是与大脑和脊髓(不包括其最尾部区域)形成有关的发育过程。神经褶的第一次融合发生在下部髓质。闭合通常在头侧和尾侧进行，但并不是一个简单的拉链式过程。初级神经胚形成障碍疾病是颅裂，无脑畸形，脊髓裂，脑膨出、脊髓脊膜膨出和 Chiari 畸形Ⅱ型。各种神经管闭合畸形均伴有中轴骨骼、脑膜血管和真皮覆盖异常。

第二次神经胚形成发生在初级神经胚形成之后，以管化和退行性分化的顺序进程发育。第二次神经胚形成障碍会导致神经管下骶段和尾段畸形，影响脊髓圆锥、终丝和马尾。纤维脂肪瘤、短而增厚的栓系终丝和栓系脊髓以及骶骨发育不全的尾部退化综合征也列在这一类。

前脑发育

主要的诱导关系在脊索-前索中胚层和前脑之间发生，并发生在胚胎的头端腹侧，因此，一些作者使用了“腹侧诱导”这一术语。面部和前脑的形成发生在这个过程中，所以脑畸形通常伴有面部异常(如独眼和长鼻)。畸形的范围可以像前脑畸形一样严重，也可能是临床上隐匿的胼胝体畸形。3 个主要的顺序性事件(和相关畸形)是前脑发育(无脑畸形)，前脑分裂(前脑无裂畸形)，中线前脑发育(胼胝体发育不全，透明隔发育不全，视隔发育不全，下丘脑发育不全)。

小脑发育也发生在胎儿发育 5~15 周期间。就像大脑半球的发育是由侧脑室周围的生发基质衍生的神经组织一样，小脑的发育也依赖于第四脑室周围的生发基质。因为半球发育先于蚓部发育，而上蚓部形成先于下蚓部，很少见到半球发育异常而大脑蚓部发育正常，上蚓部发育异常而下蚓部发育正常。下蚓部发育异常可单独发生。那些与蚓部发育不全相关的实例包括 Dandy-Walker 畸形、Joubert 综合征和菱形脑突触。

半球发育障碍包括半球发育不全，但这是罕见的，更常见的是其他幕上和蚓部发育异常。

神经细胞增殖

所有的神经细胞和胶质细胞都来源于生发基质的脑室和脑室下区。神经细胞增殖障碍可导致大脑变小或变大(小头畸形或大头畸形)。在研究巨脑畸形或半侧巨脑畸形时请牢记神经皮肤综合征，请继续关注，本章后面会有更多详细介绍内容。

神经元迁移

神经元从室管膜下的脑室和脑室下区迁移到它们最终的位置。最初，神经元通过细胞移位进行迁移，随后是两种基本类型的细胞迁移：径向和切向。径向迁移形成大脑皮层投射神经元和大脑深部核团，以及小脑的浦肯野细胞。切向迁移形成大脑皮层的中间神经元和小脑皮层的内部颗粒层。神经元的层次是由内而外的:早到的神经元位于皮层深部,晚到的神经元位于皮层表层。神经元迁移障碍包括脑裂畸形、无/巨脑回畸形、多小脑回畸形、灰质异位和局灶性脑皮质发育不全。神经元迁移异常可以合并透明隔、胼胝体发育畸形。

神经元组织

一系列复杂的过程发生:板下神经元分化;皮质神经元排列、定向和分层;突触联系的建立;细胞死亡;胶质细胞增殖和分化。主要的疾病包括智力低下、自闭症和脆性 X 染色体综合征、Rett 综合征、唐氏综合征、Angelman 综合征等。可能会出现一些例如在早产儿身上出现的潜在障碍(生发基质出血谱,脑室周围白质软化)。

髓鞘形成

髓鞘结构富含脂质和蛋白质。在中枢神经系统中,髓鞘主要存在于白质中,少量存在于灰质中。脑髓鞘形成开始于胎儿第 5 个月,两岁前髓鞘形成迅速,两岁后明显减慢。与此相反,进出大脑关联区域的纤维在生命的第三、四十年中继续形成髓鞘。一般而言,大脑的髓鞘形成以可预测的顺序进行,从尾侧到头侧,从背侧到腹侧,从中心到外围(表 8-1)。例如,髓鞘形成从脑干发展到小脑和基底神经节,然后再发展到大脑半球。在一个特定的位置,背侧区域往往比腹侧区域先有髓鞘。髓鞘形成的过程还与功能需要有关,如新生儿的感觉系统比运动和联系通路更早形成髓鞘。从出生至 9 个月大时,可以观察到有髓鞘的白质体积快速增长。

解剖 MRI 序列(T1W 和 T2W)对评估髓鞘形成非常有帮助。随着白质的持续成熟,T1 和 T2 弛豫时间的减少与组织水减少以及水与髓磷脂的相互作用相对应。在 T1W 图像上,新生儿大脑中的大部分白质与灰质相比呈低信号,其表现与成人 T2W 图像相似。一些例外包括脑干背侧通路(内侧丘系、内侧纵束)和内囊后肢,它们在出生时就有髓鞘并在 T1 图像上表现出高信号。一般来说,白质髓鞘形成在 T1W 图像上比 T2W 图像上更早,原因与水含量与脂含量有关。DTI 可以可视化和量化与髓鞘形成有关的神经径路:部分各向异性(FA)随着年龄增加(髓鞘形成)而增加,而 ADC、轴向扩散系数(AD)和径向扩散系数(RD)随着年龄增加而减小,转折点约是 6 岁。请注意,发育阶段因有关脑地形和区域不同而不同,并且在 T1W 和 T2W 图像上的变化也不同。可以使用表 8-1 中概述的这些表现评估髓鞘形成。两岁以后,只有在相当严重的情况下才能发现髓鞘延迟形成。

框 8-1 髓鞘形成趋势

从后部到前部
从中心到外围
从尾侧到头侧
从 T1W 到 T2W
从未成熟到成熟

幕上先天性病变

由于放射科医生是从解剖学而非胚胎学思考问题,先天性大脑疾病按照幕上(框 8-2)和幕下(框 8-3)分类对他们而言非常有帮助。虽然,病变对解剖和胚胎结构都有影响,但作为一个初步的分类方法,也是有帮助的。除了幕上和幕下区,将病变分为囊性病变和实性病变,有助于鉴别诊断。由于一些疾病存在皮肤、眼睛或代谢方面的异常,临床信息在区分各种先天性疾病方面帮助很大。

表 8-1 髓鞘形成的时间

解剖结构	T1W	T2W
PLIC(后部)	36 GW	40 GW
中央纵束	25 GW	29 GW
小脑上脚	28 GW	27 GW
小脑中脚	出生	出生至两个月
PLIC(前部)	出生至 1 个月	4~7 个月
前肢内囊	2~3 个月	5~11 个月
小脑白质	出生至 4 个月	3~5 个月
胼胝体压部	3~4 月	4~6 月
胼胝体膝部	4~6 个月	5~8 个月
枕叶白质(中央)	3~5 个月	9~14 个月
额叶白质(中央)	3~6 个月	11~16 个月
枕叶白质(外周)	4~7 个月	11~15 个月
额叶白质(外周)	7~11 月	14~18 月
半卵圆中心	2~4 个月	7~11 个月

GW,孕周;PLIC,内囊后肢。

框 8-2 幕上畸形

前脑发育障碍
前脑无裂畸形
连合异常
视隔发育不全
垂体异常
皮质发育畸形
增殖障碍
原发性小头畸形伴伴简化脑回模式
半侧巨脑症
迁移障碍
无脑回畸形
巨脑回畸形
皮质下带异位
结节性异位
鹅卵石脑
局灶性皮质发育不良
错构瘤
组织障碍
多小脑回畸形
脑裂畸形

框 8-3 幕下畸形

限于小脑的异常
Dandy-Walker 畸形
Blake 囊肿
大枕大池
菱脑发育不良
其他
孤立性蚓部发育不全
后颅窝蛛网膜囊肿
小脑和脑干异常
Joubert 综合征
桥小脑发育不全
小脑裂
Chiari 畸形 Ⅰ~Ⅲ型

前脑发育障碍

前脑无裂畸形

前脑无裂畸形是指以前脑分裂或分化失败为特征，导致前脑结构融合的一系列疾病(图 8-1)。这些异常与相当严重的智力低下、小头畸形、眼距过窄和面部异常有关。单一上颌正中切牙也提示前脑无裂畸形。嗅球和嗅束通常缺失，嗅沟和扁平直回发育不全。这种疾病的范围分为无脑叶型、半脑叶型和脑叶型前脑无裂畸形(严重程度降低；表 8-2)。然而，应知道，前脑无裂畸形这个术语代表了前脑畸形的一个连续统一体，并且在类别之间并无明确的区分。

脑叶型前脑叶无裂畸形表现为额叶几乎完全分裂/分离(见图 8-1)。侧脑室前角存在，但可能分化欠佳。大脑外侧裂接近正常，但大脑半球裂和大脑镰的形成不完全，深部脑核完全形成。提示：完全形成的第三脑室，至少部分前角，以及后体和胼胝体压部的存在，可归类为前脑无裂畸形。

无脑叶型前脑无裂畸形是前脑无裂畸形最常见也是最严重的一种。无大脑纵裂、大脑镰或分离明显的大脑半球。一个新月形或马蹄形扩大的单脑室和一个大的背侧囊肿占据大部分颅腔。基底节和丘脑融合，透明隔、胼胝体缺失。这些病例的大脑前动脉几乎总是非对称的。

在脑叶型和无脑叶型前脑无裂畸形两个极端之间是半脑叶型前脑无裂畸形，其中脑镰和半球间裂有部分发育(侧脑室部分分离)。基底节和丘脑分开不完全。

常见的鉴别诊断包括脑发育不全性脑积水和严重的先天性脑积水。如果在扩张的脑脊液中心周围看不到皮质覆盖，则诊断为脑发育不全性脑积水，尤其是只能见到枕叶或颞叶后皮层的一小部分，并伴有镰状突起(图 8-3)。如果可以见到一个完整的大脑镰，皮质覆盖和分离的脑室和透明隔，提示严重的脑积水。如果丘脑融合，透明隔或脑镰缺失，可见皮质覆盖，脑室失去正常形状，诊断为无脑叶前脑无裂畸形。前脑无裂畸形可能与许多临床综合征相关(框 8-4)。

联合异常

胼胝体是 3 个中线联合中最大的一个，其他两个是前联合和海马联合。胼胝体发育不全是大脑畸形中最常见的特征之一，也是许多综合征的一部分。经典的、更具描述性的胼胝体节段包括嘴部、膝部、体部及峡部。然而，从功能和发育解剖学的角度来看，胼胝体被峡部分成两个部分：一个突出的前额段，携带额叶皮质和白质的纤维和一个较小的后压段，携带主视觉以

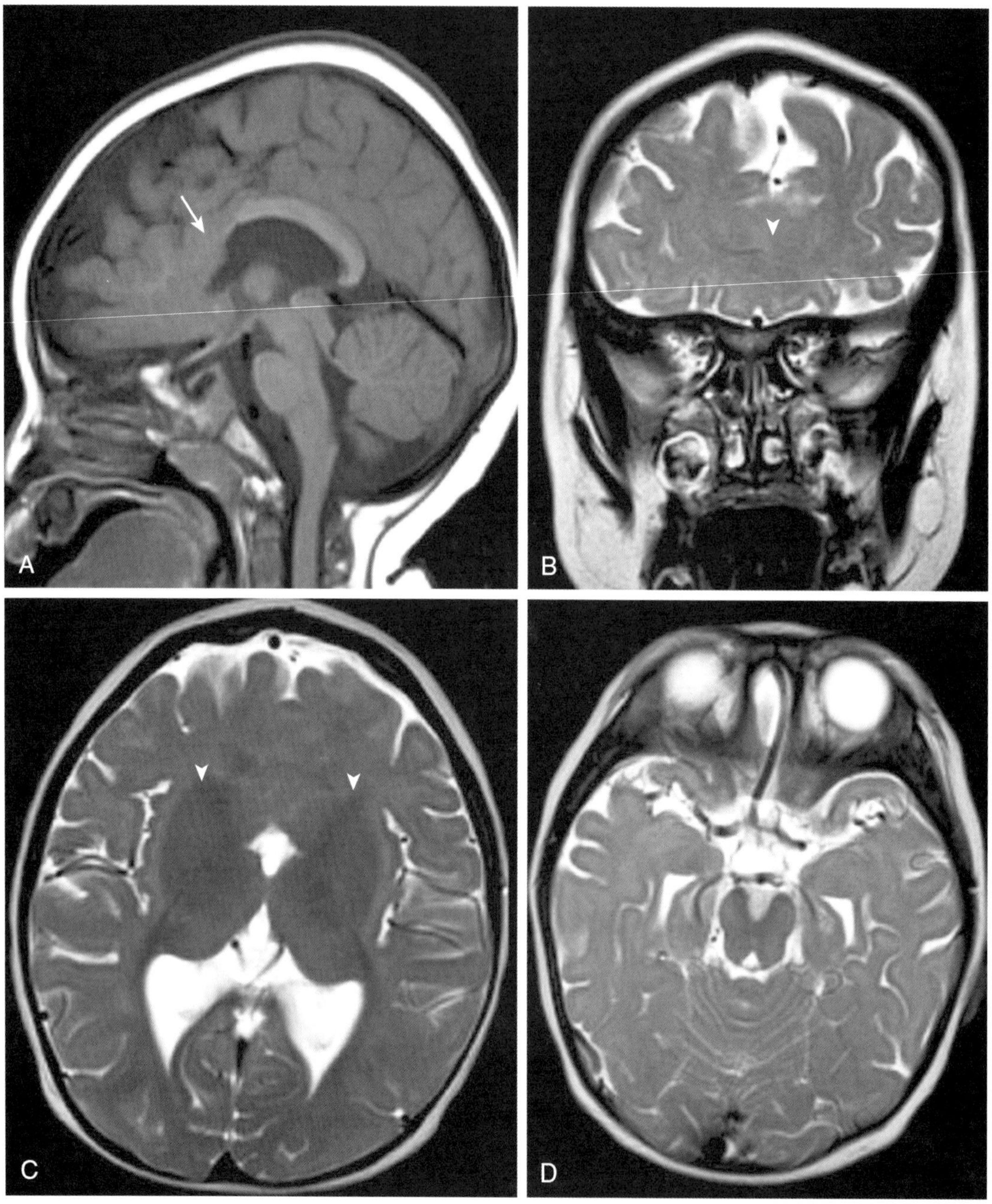

图 8-1 脑叶型前脑无裂畸形。大部分缺失,额叶未见分裂(箭头所示);(C)轴位 T2W 图像扫描显示残遗的前角(箭头所示)。注意大脑外侧裂的正常位置。(D)轴位 T2W 扫描显示大脑前动脉不对称。

及后顶叶和内侧枕颞的皮质和白质的纤维。这有助于理解两个重要的概念:①髓鞘形成由后至前,反映了通过峡部和压部连接的初级皮质区髓鞘形成先于体部、膝和嘴部髓鞘形成的事实;②在前脑无裂畸形中胼胝体后部是存在的,因为在这些病例中颞叶和枕叶是分开的。

透明隔的形成与胼胝体前部密切相关。在妊娠 20 周之前透明隔腔并不明显。这对于理解在隔膜发育不良病例中,胼胝体膝部部分发育不全/发育不全具有重要意义。大脑半球间的神经胶质桥为第一批先驱轴突在妊娠第 12~13 周时的跨越提供了支持。胼胝体在很短的第 13 周发育,在第 14 周实质性完成发育,尽管时间很短。胼胝体的形状在第 20 周基本上完成;但是,它的矢状面截面积只有成熟大脑的 5%(图 8-4)。胼胝体随着皮层的连接和切向生长而增大。

长期以来,人们一直认为胼胝体由前向后发育,部分连合发育不全(最常见的是后压部发育不全)是较少见的发育不全形式。现在认识到,通过确定缺失部分,

表 8–2　前脑无裂畸形变异

特征	脑叶型	半脑叶型	无脑叶型
面部畸形(独眼畸形)	无	无–极少	有
大脑镰	前端缺失或发育不良	部分形成	缺失
丘脑	分离	部分融合	融合
纵裂区	成形	后部呈现	缺失
背侧囊肿	无	有,如果丘脑融合	有
前角	有,但没有分开	无	无
透明隔	缺失	缺失	缺失
血管	正常	正常,除了未发育的深静脉	大脑前动脉不对称,无静脉窦和深静脉
胼胝体压部	呈现	无膝部或体部	缺失
第三脑室	正常	小	缺失
枕角	正常	部分形成	缺失

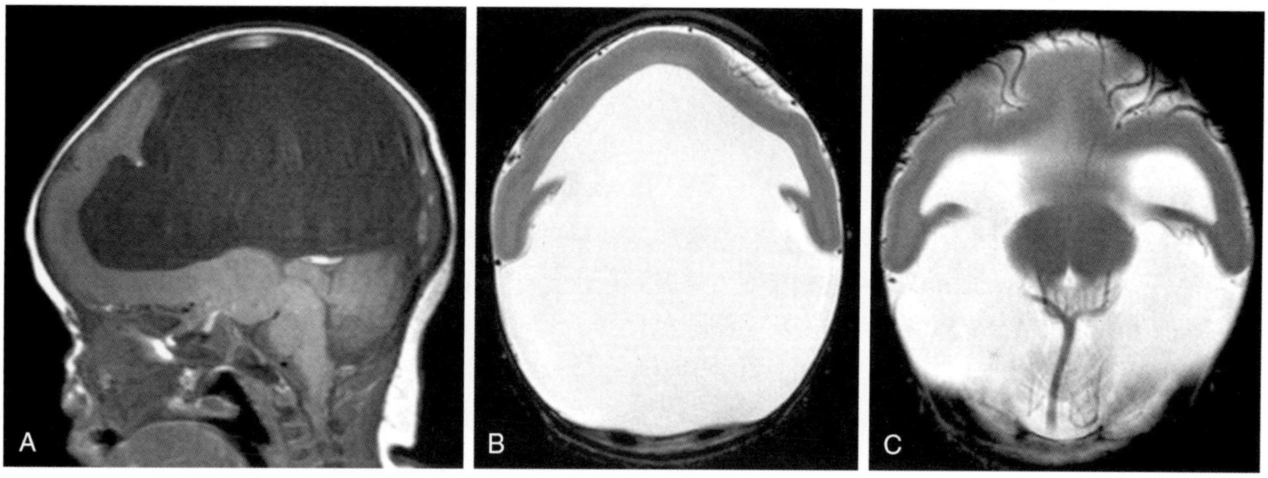

图 8–2　无脑叶型前脑无裂畸形。矢状 T1W 图像显示一层薄薄的皮质围绕着一个大的单脑室,与一个大的背侧囊肿相通。(B)轴位 T2W 扫描显示新月形单脑室与背侧囊肿相通,透明隔和大脑镰缺失。(C)基底节和丘脑是一小块融合的灰质,也与大脑脚融合。

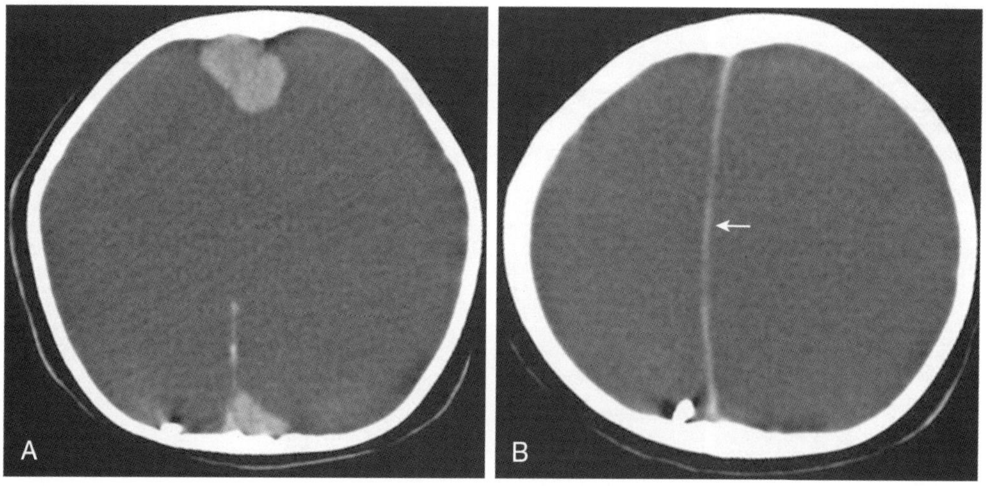

图 8–3　积水性无脑畸形。(A)轴向 CT 图像显示,除了存在小部分的额叶前叶和内侧枕叶外,几乎完全缺失脑实质。大脑镰存在(箭头所示)。

框 8-4 与前脑无裂畸形的关联

尾部发育不全
DiGeorge 综合征
胎儿酒精综合征
卡尔曼综合征
妊娠女性糖尿病
13,15,18 染色体三体性综合征

人们不能可靠地预测部分发育不全是破坏性事件的后遗症,还是发育异常。我们需要评估所有的大脑半球连合、峡部、前段与峡部的连接以及后段与峡部的连接,才能判断胼胝体是否发育异常。

矢状中线的 T1W 和(或)T2W 是理想的评估方法。在最典型的部分发育不全中,胼胝体的完整形态是存在的,但前后径(AP)很小。另外,在胼胝体发育不全的图谱中,前段和后段可能存在,但没有与峡部连接(穹隆和压部没有连接),压部可能发育不全,或者胼胝体完全缺失(图 8-5)。

事实上,在典型的胼胝体发育不全中,连合纤维并非完全缺失,而是异位的。非交叉纤维在侧脑室内侧面形成一个角度,形成矢状窦旁束——Probst 束。侧脑室平行,前角尖,呈新月形,后角增大(空洞脑),第三脑室高位(如果不存在胼胝体,就没有什么东西可以固定第三脑室)。扣带回外翻,扣带沟不形成,导致大脑半球间沟呈放射状/无序状(框 8-5;图 8-6)。

其他中线异常可能与胼胝体发育不全有关,最常见的是半球间囊肿或中线脂肪瘤(两者均与脑膜发育不良有关)。半球间囊肿可能与脑室连通(图 8-7)或不连通。这些囊肿对于病的鉴定,特别是对那些脑室扩大症的鉴定,是十分重要的。正如所预料的,与脂肪瘤不同,囊肿的密度/信号强度与脑脊液相同,而脂肪瘤的密度/信号强度则与脂肪相同(图 8-8)。

胼胝体的发育与皮层的发育密切相关,因此,胼胝体发育不全与异位、无脑回畸形、巨脑回,前脑无裂畸形、视隔发育不良、脑膨出、Chiari 畸形Ⅰ型和Ⅱ型以及 Dandy-Walker 综合征之间的关联较为常见。第 13、15 和 18 号染色体三体性、胎儿酒精综合征、梅克尔综合征(枕部脑膨出、小头畸形、多囊肾、多指畸形)也与胼胝体发育不全(以及前脑无裂畸形)相关联。艾卡迪综合征的特征是胼胝体发育不全三联征,婴儿(甚至新生儿)痉挛通常没有典型的高峰节律紊乱(婴儿痉挛患者的脑电图出现异常发作间期模式)和严重的神经和精神损伤。影像学表现为部分/全部胼胝体发育不全,大脑半球间明显不对称,大脑半球间囊肿,多小脑回畸形、脑室周围或皮质下结节异位,脉络丛囊肿或乳头状瘤,后颅窝囊肿、眼脉络膜腔隙及眼缺损(图 8-9)。

大脑半球间脂肪瘤继发于脑膜发育不良,据说是由原脑膜异常分化引起的。这些通常与发育不良的血管有关,并可能钙化。许多(高达 50%)与胼胝体发育不全有关。脂肪瘤最常见的部位是大脑半球间纵裂区(50%)、四叠板池、松果体区、下丘脑区和桥小脑角池。

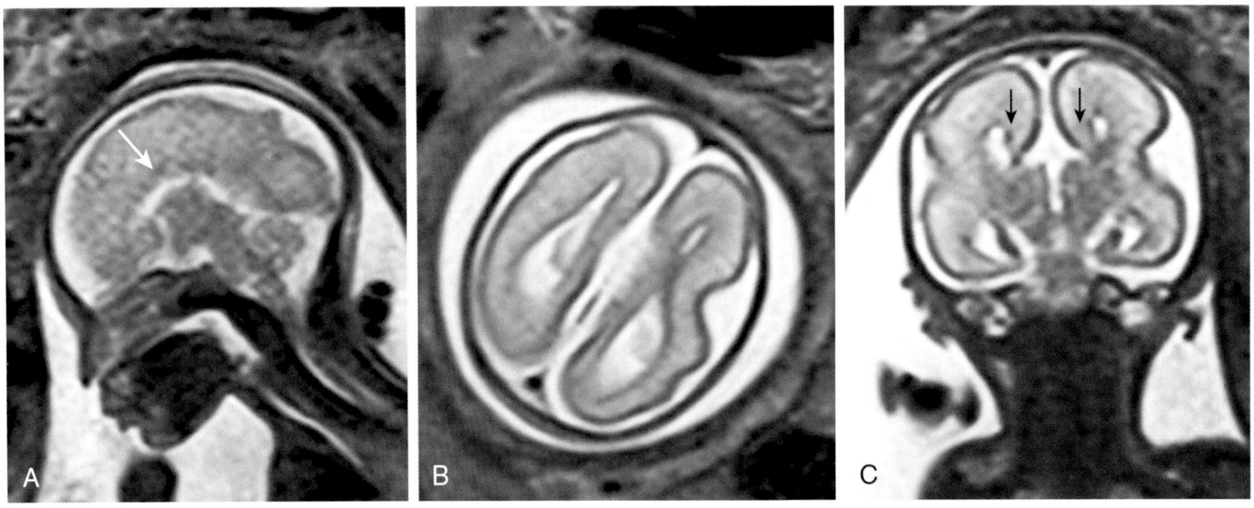

图 8-4 妊娠中早期胎儿胼胝体发育不全。(A)矢状半傅立叶采集 HASTE 显示中线缺失胼胝体(箭头所示);(B)轴位 HASTE 显示侧脑室的尖额角和扩张的枕角(空洞脑);侧脑室是平行的。(C)新月形额角继发于位于中间的 Probst 束(箭头所示)。扣带回外翻。

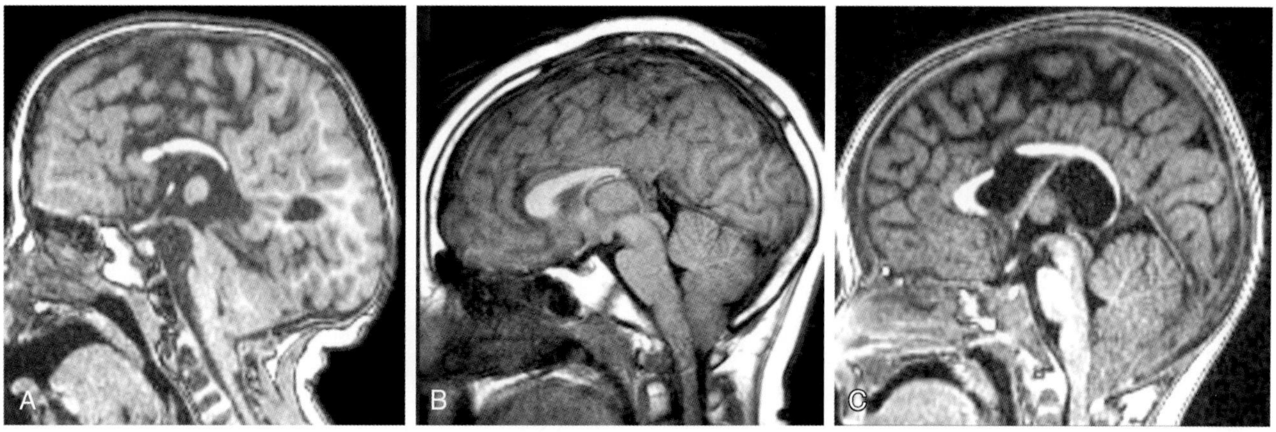

图 8-5　胼胝体部分发育不全/发育不全的例子。(A)胼胝体前后径缩小,胼胝体的嘴部、膝部和压部缺失。注意通过该 Chiari 畸形Ⅱ型患者的成像可以看到小的后颅窝,第 4 脑室缺失,脑干扁平/细长,扁桃体下坠和顶盖喙。(B)胼胝体压部缺失。注意这个 Chiari 畸形Ⅰ型患者小脑扁桃体下坠到枕大孔水平以下,呈钉状样结构。(C)胼胝体前后段因峡部缺失而断开。注意(A)中描述的轻度 Chiari 畸形Ⅱ型。

框 8-5　胼胝体发育不全的表现

尖的新月形侧脑室额角
空洞脑
高位扩大的第三脑室
海马结构发育不全
半球间囊肿或脂肪瘤
Probst 束对脑室的内侧撞击
无扣带沟
径向裂隙(扣带回外翻)进入高位第三脑室
透明隔缺失或广泛分离

这些病变通常不生长,只有在其他相关的先天性畸形和(或)在相邻结构的质量影响下才出现症状。治疗往往是保守的,因为血管通常穿过脂肪瘤,使手术切除困难得多。脂肪瘤 CT 值为负值,通常为-30~-100HU,其密度与皮下脂肪的密度相似。在 T1W 图像上的信号强度高,在 T2W 图像上的快速自旋回波很亮,通过频率编码方向上存在的化学位移伪像在来证实脂肪瘤的脂肪。这导致病变的一个边缘在 T2W 图像上非常亮,而沿着频率编码轴的另一个边缘变暗。或者,可以利用脂肪抑制脉冲序列在施加信号后通过显示信号减小来验证脂肪成分。

视-隔发育不良

视-隔发育不良(De-Morsier 综合征)包括视神经发育不全、透明隔发育不全或缺如,以及下丘脑-垂体轴异常。可能同时伴有癫痫发作。对视路的影响范围广泛,可能从失明到正常视力,眼球震颤到正常眼球运动不等。透明隔缺失导致侧脑室额角呈方形(图 8-10)。MRI 征象分为两组,一组是皮质发育畸形的高发组(特别是脑裂畸形和异位畸形),透明隔部分缺失;另一组是轻度脑叶无裂畸形与透明隔完全发育不全的重叠特征。第二组可见前部镰发育不全。当透明隔部分缺失时,前部通常存在。这在冠状位 MRI 图像上显示最清晰。胼胝体发育不全和白质发育不全可能与此异常有关。通常情况下,患有视隔发育不良病症的患者表现为发育不良的小的视神经和由发育不良的视神经通路导致的小的视觉神经交叉。在一些情况下,发育不良可能仅限于视盘,神经/交叉可能并不小。诸如脑垂体后叶腺体异位的垂体异常也可以见到。

垂体异常

Rathke 囊肿是 Rathke 囊的胚胎残留物,Rathke 囊是一种从口腔上升到鞍区,形成垂体前叶和中间部的神经外胚层。这些囊肿内衬一层立方状或柱状上皮细胞,可以出现在鞍区、鞍上区或常是两者兼有。它们不是很常见的病变。囊肿可压迫正常的垂体后叶或前叶组织,引起垂体功能减退、尿崩症、头痛和视野缺损等症状,但患者通常无症状。囊肿位于腺垂体和神经垂体之间,界限明确。MRI 的信号特征可能不同:T1W 图像可能是高信号,也可能是低信号(取决于蛋白质含量)、

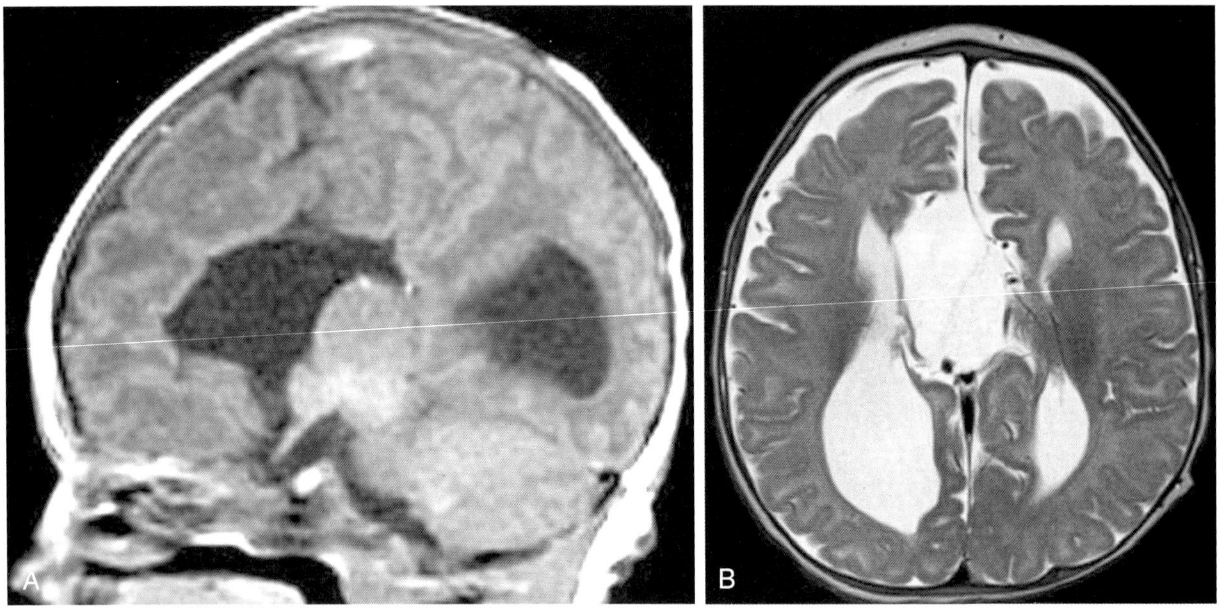

图 8-6 伴有大脑半球间囊肿的胼胝体发育不全。(A)矢状位 T1W 图像显示胼胝体发育不全。注意半球间沟向第三脑室放射,扣带沟外翻。(B)轴位 T2W 扫描显示半球间囊肿。侧脑室平行,右侧脑室不对称扩张。

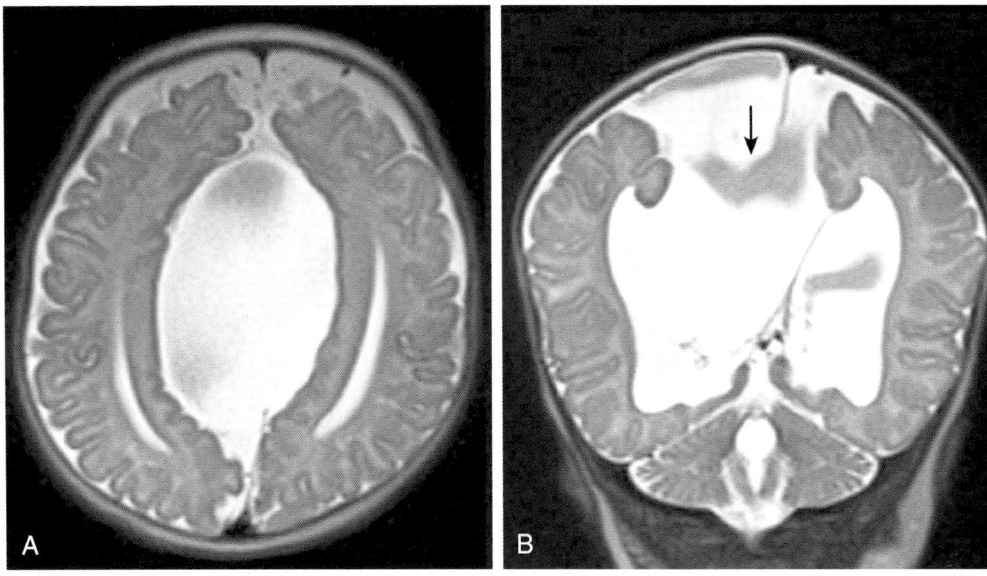

图 8-7 伴有胼胝体发育不全的中线大脑半球间大囊肿。(A)轴位半傅立叶采集 HASTE 显示中线大脑半球间大囊肿,在冠状面的 HASTE 图像中它与右侧脑室相通。(B)脑脊液流动伪像证实除了移位的隔膜之外(箭头所示)还有连通。

T2W 图像中信号为高信号，缺少对比度后增强是常见的(图 8-11)。这些可以在 CT 上显示低密度。可能是由于一些囊肿在 T1W 图像中出现亮信号,最近有在含有胆固醇和(或)黏液蛋白的 Rathke 囊肿中存在囊内黄色蜡状实性结节的报告。鉴别诊断为颅咽管瘤或出血性垂体腺;如果病变位于腺垂体和神经垂体之间,且无钙化、实性成分及强化,那么可以诊断为 Rathke 囊肿。

皮质畸形

增殖障碍

有简化回旋图的原发性小头畸形 这些儿童是小头畸形，因为在生发区神经元和胶质细胞的增殖减少或凋亡增加。头围比正常值低 3 个或 3 个以上的标

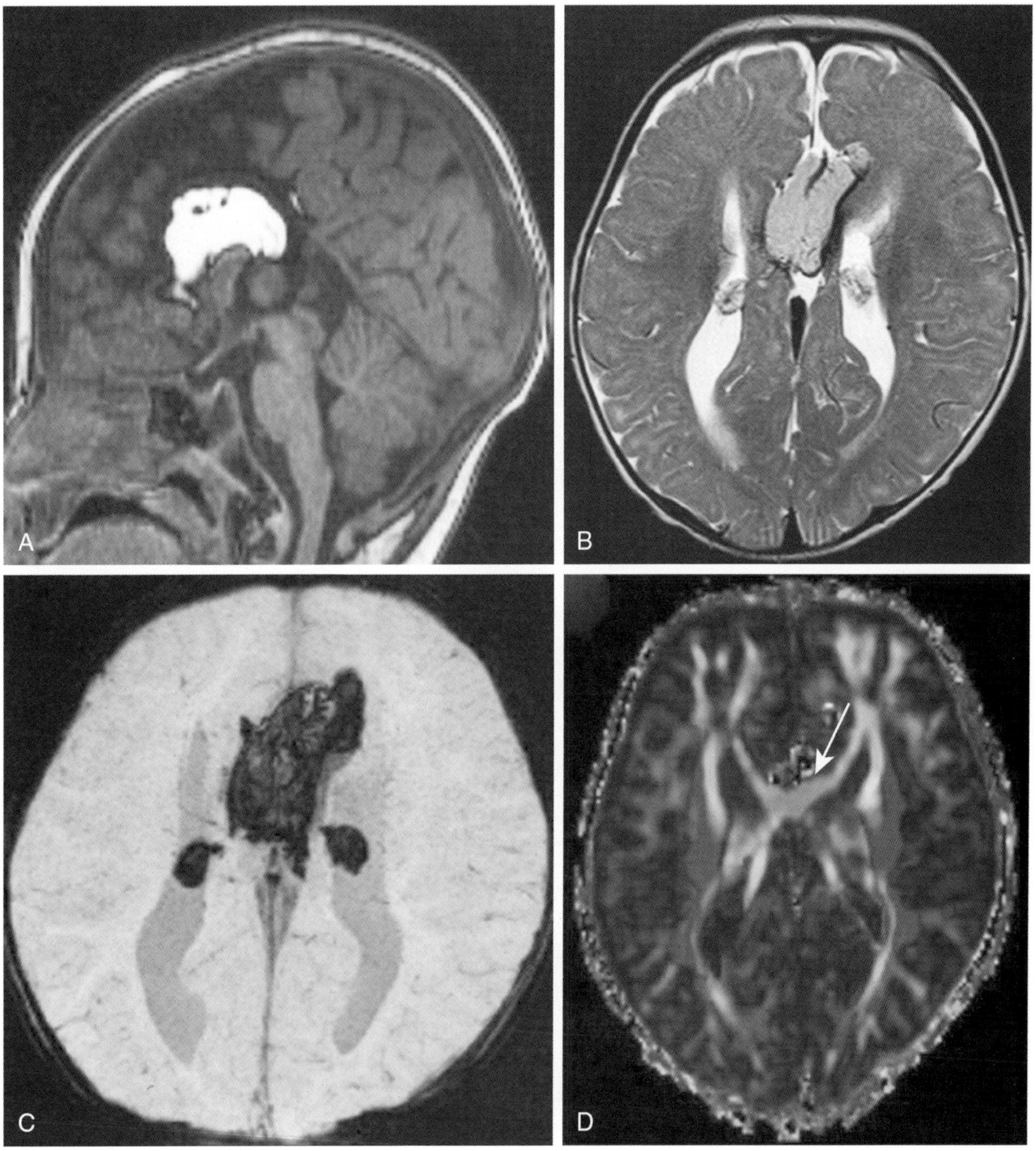

扫码看彩图

图 8-8　伴有中线脂肪瘤的胼胝体发育不全。(A)矢状位 T1W 图像显示 T1 明亮小叶肿块的信号与皮下脂肪的信号相同，表明为脂肪瘤。(B)轴位 T2W 扫描显示，该脂肪瘤是血管性的，并延伸到侧脑室。(C)SWI 的轴位最小强度投影显示覆盖脂肪瘤的广泛易感性，表明该脂肪瘤内部已矿化或钙化。(D)部分各向异性图显示至少部分存在胼胝体膝部(箭头所示)。

准差。神经影像显示初级和次级脑沟；然而，第三级脑沟并没有形成。初级脑沟是大脑表面的浅沟，然后逐渐加深，并发育成侧分支，称为次级脑沟。回旋继续在第二沟形成侧支，称为第三沟。大脑半球的白质体积减小。这是一组异质性疾病，根据神经影像学检查结果的严重程度分为 6 个亚组。第 5 组和第 6 组的回旋图征象最简化，称为微无脑回畸形(microlissencephaly)(图 8-12)。

半侧巨脑畸形　半侧巨脑畸形是大脑半球全部或部分的错构瘤性过度生长，伴有神经元增殖、迁移和组织的缺陷，因此，这似乎是一种不正常的干细胞增殖障碍。这是一种异质性疾病，可单独发生，或更常见与皮肤异常和躯体不对称有关联。半侧巨脑畸形可发生在多种综合征中，例如表皮痣综合征、变形综合征(Proteus 综合征)、Ⅰ型神经纤维瘤病(NF-1)、Soto 综合征、结节性硬化和 Klippel-Trenaunay-Weber 综合征(框 8-6)。这些患儿出生时通常是大头畸形。患者有癫痫发作、偏瘫、发育迟缓和颅骨形态异常。

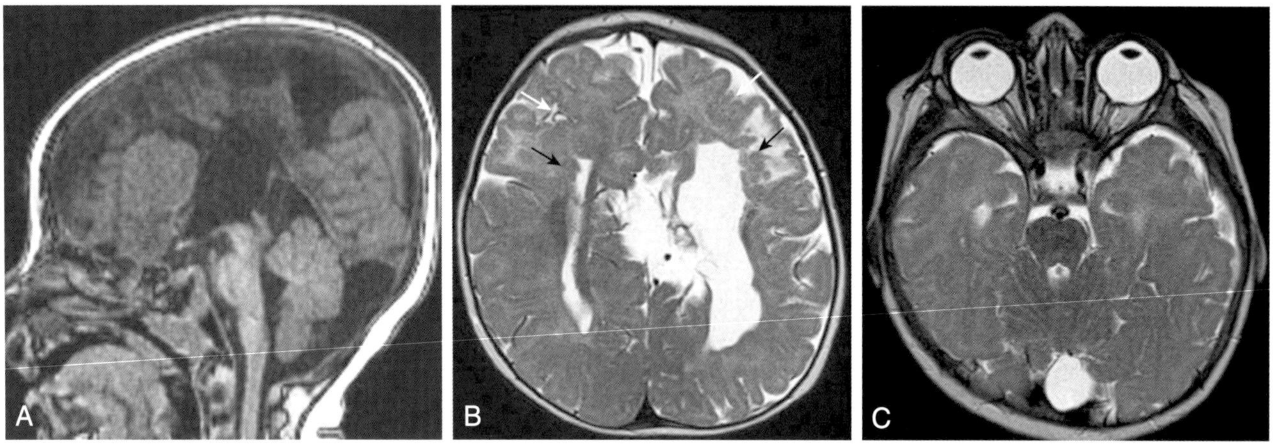

图 8-9 Aicardi 综合征。(A)矢状位 T1W 图像上显示的胼胝体发育不全。注意(C)中证实的单后颅窝内相对较小的蚓部和小囊。(B)轴位 T2W 扫描显示左侧侧脑室不对称性扩大,双额多发性小脑回畸形(白色箭头所示),双侧室管膜下异位(黑色箭头所示)和皮质下异常髓鞘形成。注意多小脑回区皮质下白质的异常 T2 信号。(C)注意该 T2W 图像中左侧眼球的缺损(箭头所示)。

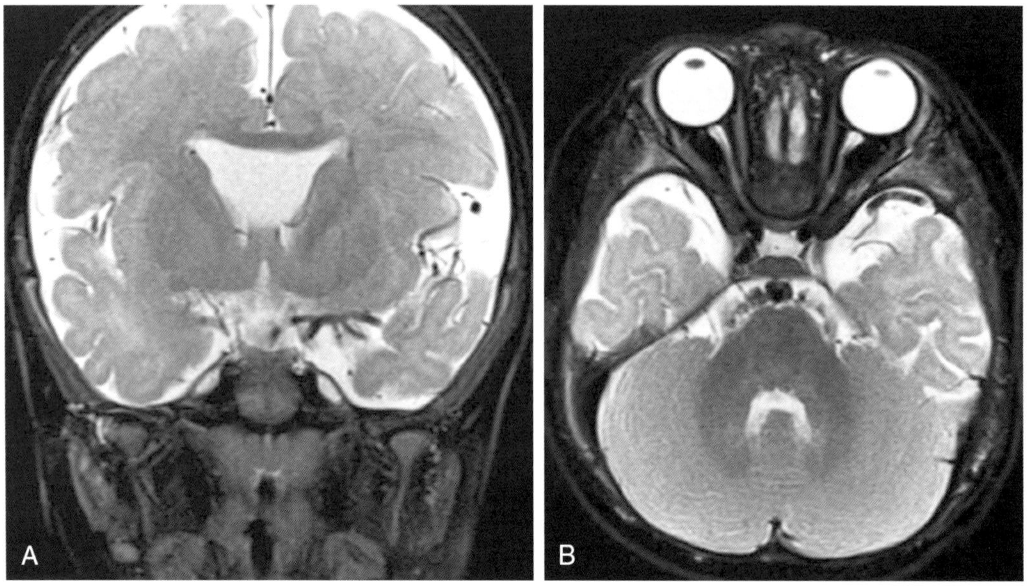

图 8-10 视-隔发育不良。(A)冠状面 T2W 图像显示无透明隔,额角呈方形。(B)在该轴位 T2W 图像上显示双侧视神经发育不良。

在 MRI 和 CT 图像上,部分或全部受影响的大脑半球呈中度或明显增大。典型的,脑回变宽、变厚和发育不良;然而,可见不同程度多脑回/巨脑回和皮质发育异常。白质体积增加,并且发现由于灰质异位或髓鞘形成延迟,通常呈不均匀信号。典型的是,同侧脑室增大并伴有额角畸形(图 8-13)。这种独特的扩大的半球侧的脑室扩张特征将先天性半侧巨脑畸形与其他浸润性病变区分开。有趣的是,影像学表现可能会随着时间而改变。据报道,婴儿时期患有单侧半巨脑畸形的患者在 1 岁时发展为患侧半球萎缩。碘安非他明单光子发射 CT(IMP-SPECT)发现示踪剂摄取减少,这归因于癫痫持续状态的发作。虽然少见,但也可见伴随的小脑和脑干的增大和发育不良,这种情况被称为全巨脑畸形。

如果对侧半球正常,解剖或功能性半球切除术可能适用于顽固性癫痫。因此,仔细评估这些患者的对侧大脑半球是至关重要的。

迁移异常

无脑回畸形 无脑回畸形称为“光滑的大脑”,可以观察到大脑表面缺乏脑回和脑沟发育。无脑回畸形是脑回沿增厚皮质的全脑球性缺失,与“完全无脑回畸形”相同,而“巨脑回畸形”指的是大脑半球的部分参

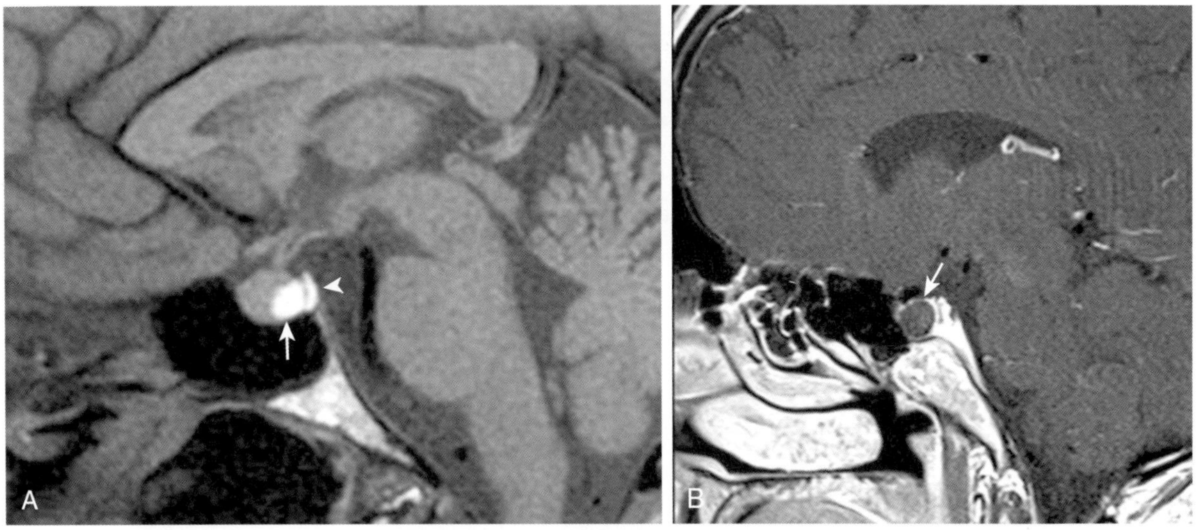

图 8-11　Rathke 囊肿。(A)对比前矢状位 T1W 图像显示垂体腺高信号病变(箭头所示);注意鞍背(三角箭头所示)正常的对比前亮的 T1 信号。(B)不同患者的后对比 T1W 图像清楚地显示鞍区的非增强性囊肿,表明为 Rathke 囊肿(箭头所示)。

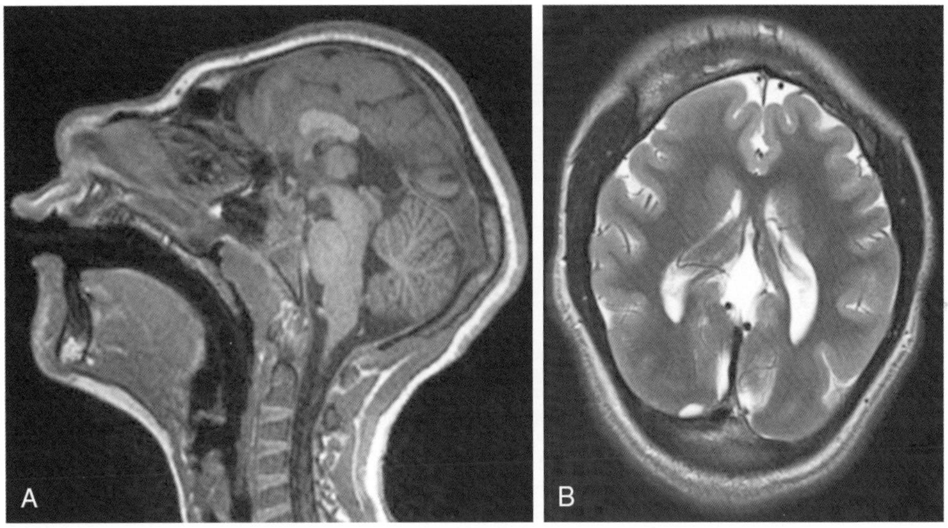

图 8-12　具有简化回旋图的小头畸形。(A)矢状位 T1W 图像显示头部相对于面部明显较小。注意胼胝体发育不良主要影响后段。(B)注意该轴位 T2W 图像显示脑回和浅沟太少。

与。在无脑回畸形中发现了多个基因突变,其中最著名的一个是位于 17p13.3 位点的 LIS1 基因缺陷。Miller-Dieker 综合征在 17 号染色体上也有突变,在影像学上表现为特征性的面容和无头畸形。22 号染色体上的 DCX 基因(也称为 XLIS)突变被称为 X 连锁的无脑回畸形,约 75%的无脑回畸形突变是它引起的。阑尾和口咽痉挛随着中枢神经系统的成熟而发展。与 X 连锁的双皮质素基因(XLIS)容易导致男孩的无脑畸形和女孩的带状灰质异位(由两条 X 染色体保护)。

LIS1 和 DCX 突变具有相似的神经学表现,即出生时肌肉的张力过弱。典型的无脑畸形具有典型的神经影像学特征:脑表面光滑,白质减少,大脑侧裂浅或在垂直方向上(轴位图像上呈 8 字形或沙漏形)。薄的外层皮层与较厚的深层皮层之间由一层称为“细胞稀疏区”的白质区分开。脑室三角区和枕角的扩张可能是由于钙质沟发育不全。脑干很小,可能继发于缺乏正常形成的皮质脊髓束和皮质球束(图 8-14)。

巨脑回畸形　无脑回畸形/巨脑回畸形通常由异常的神经元迁移引起。将此与多小脑回畸形相比较,后者是一种皮层发育畸形,涉及后期神经元迁移和皮层

框 8-6 半侧巨脑畸形

Ⅰ型神经纤维瘤病
Dyke-Davidoff-Masson 综合征/Sturge-Weber 综合征(脑三叉神经血管瘤综合征)
McCune Albright 综合征(多发性骨纤维营养不良)
Soto 综合征
结节性硬化
Klippel-Trenaunay-Weber 综合征
变形综合征(Proteus 综合征)
表皮痣综合征

组织发育的中断。请记住,多小脑回畸形中的脑沟是不正常的,不符合任何教科书中描述的正常情况,而在巨脑回畸形中,脑沟的位置是正常的。尽管很浅,并且数量较少,但可以通过神经解剖学识别。受先天性 CMV 感染的患者患巨脑回畸形的发生率很高(图 8-15)。与半侧巨脑畸形相反,脑白质的体积减小。灰质因沟化不良而变厚。异常的髓鞘形成可能同时存在。

异位 异位是脑组织无序,通常是灰质位于错误的位置。当神经母细胞从脑室周围区域向软脑膜迁移

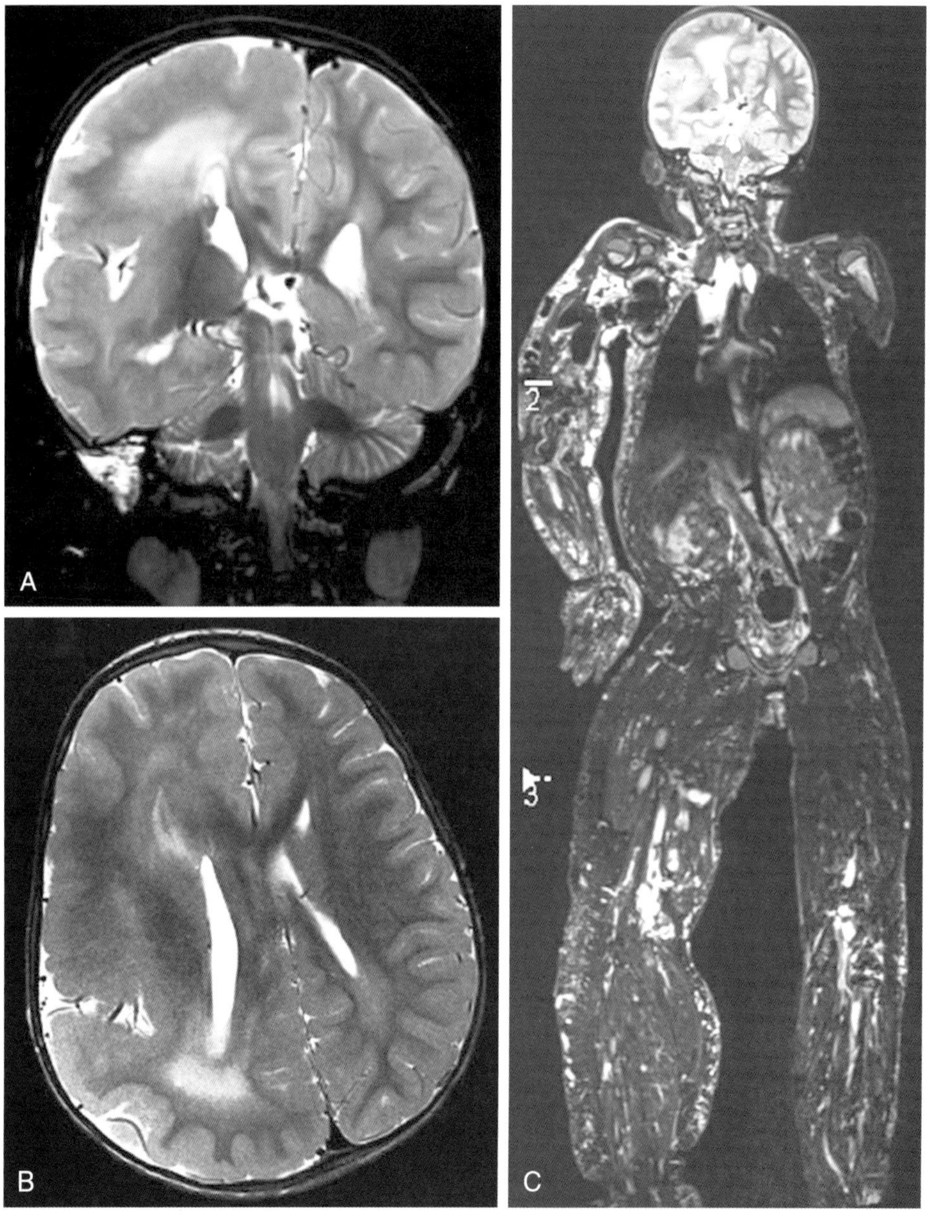

图 8-13 伴有先天性脂肪瘤过度生长、血管畸形形成和表皮痣(CLOVE)综合征患者的半侧巨脑畸形。(A,B)冠状位 T2 和轴位 T2W 图像显示右侧大脑半球明显增大,右侧大脑皮质弥漫性脑回肥厚,右侧脑室轻度不对称扩大和右额角变直。此外,白质 T2 信号弥漫性异常,灰白质界限模糊。(C)对该 CLOVE 综合征患者做全身 STIR 脉冲序列检查,图像显示右上、下肢和躯干过度生长,左下肢较轻,存在广泛的静脉和淋巴畸形。

异常时,异位形成,这可能是迁移中的神经元定向的放射状神经胶质纤维受损所致。异位通常分为两种类型:结节型和带状。

带状灰质异位　"带状灰质异位症"(双皮质素)可能出现在任何年龄段,但通常发生在发育迟缓程度不同和混合性癫痫的儿童时期。癫痫发作通常比较温和。DCX 基因突变是最常见的遗传异常,具有较强的女性优势(>90%)。顾名思义,带状灰质异位是位于大脑皮层和白质之间的灰质均匀带,由正常出现的白质将脑室和皮层分离。灰质异位可能是完全的或部分的。女性额叶部分条带灰质异位较常见,而男性则常见后部条带灰质异位。上覆的皮层可能是正常的,也可能畸形

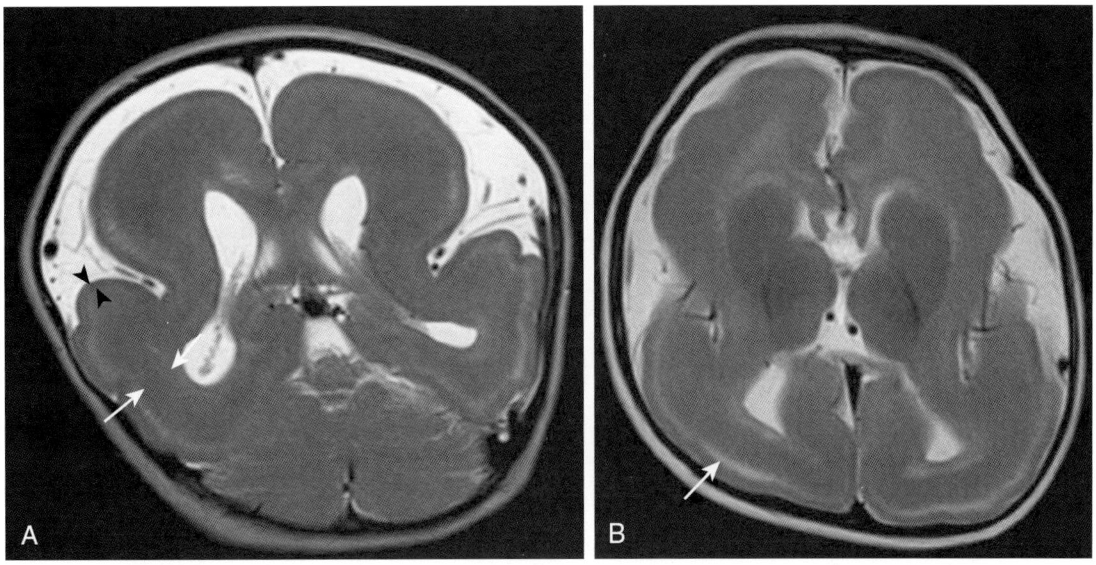

图 8–14　无脑回畸形。注意,垂直方向的侧裂使大脑呈现呈 8 字形或沙漏形外观。(A)冠状 T2W 图像显示,在细胞稀疏区,薄皮层外层(黑色箭头所示)与被阻滞的神经元被正常白质分隔开。两个白色箭头之间勾勒出一厚层被阻滞的神经元。皮质的薄层被黑色箭头勾勒出来。(B)额叶上的浅沟非常少。T2 明亮的细胞稀疏区(箭头所示)在无脑回顶枕后叶中非常突出。

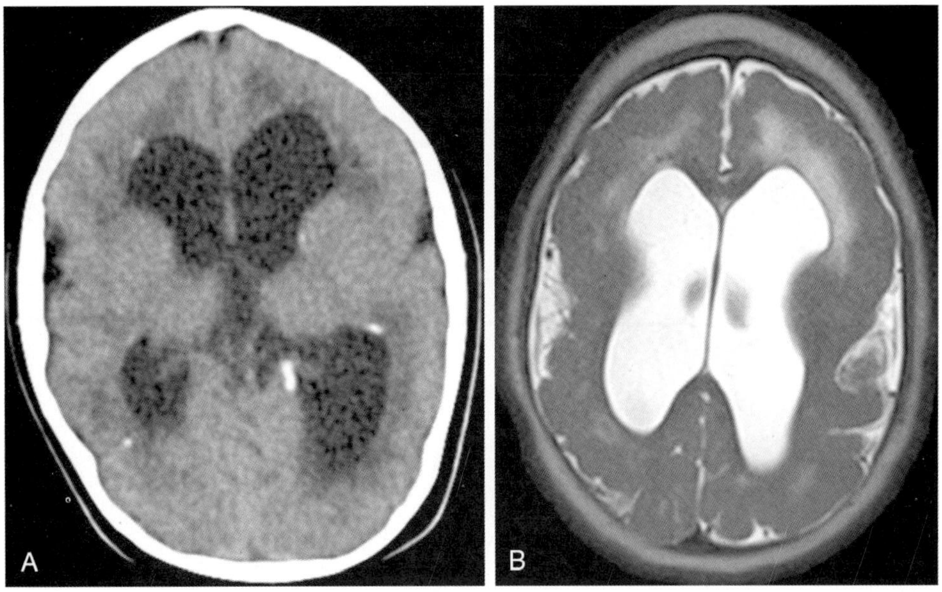

图 8–15　受 CMV 感染的患者双侧巨脑回畸形。(A)轴位 CT 图像显示弥漫性增厚双侧皮质低密度的白质。注意脑室周围钙化。(B)轴位 T2W 图像显示大脑弥漫性增厚的皮质和浅侧裂,白质体积减小,白质 T2 信号的增加与 CT 图像中显示的密度降低相对应,表明延迟到髓鞘形成。

的。寻找灰色、白色、灰色、白色脑室作为灰质异位的模式,这第二个灰色就是问题所在(图 8-16)。

结节型异位 在结节型异位下，你会发现室管膜下和皮质下的变异。室管膜下异位的患者可分为两组：较大的一组患者有对称的室管膜下异位，较少的患者通常局限于三角区和颞角或枕角(图 8-17)。后者是家族性的,但可见于 Chiari 畸形Ⅱ型,胼胝体畸形和脑膨出。较小的一组患者可能有家族性的 X 连锁或常染色体隐性遗传模式。一些基因的突变(如 X 染色体长臂上的 Filamin-1 基因)可能导致室管膜下异位。室管膜下异位在所有成像序列上表现为平滑的卵圆形肿块,与灰质信号强度相同(见图 8-17)。异位体的长轴线平行于脑室壁,异位体在增强图像中未见强化,也无周围水肿。异位体能够向外生长,伸入脑室,如果足够大,可能会对脑室产生质量效应(见图 8-17)。T1W 呈高信号可能是不良微钙化的结果,CT 也呈高信号。

皮质下异位患者常有异位体浅表存在异常沟道形态,与皮质下异位部位同侧的半球可能较小,上覆皮质

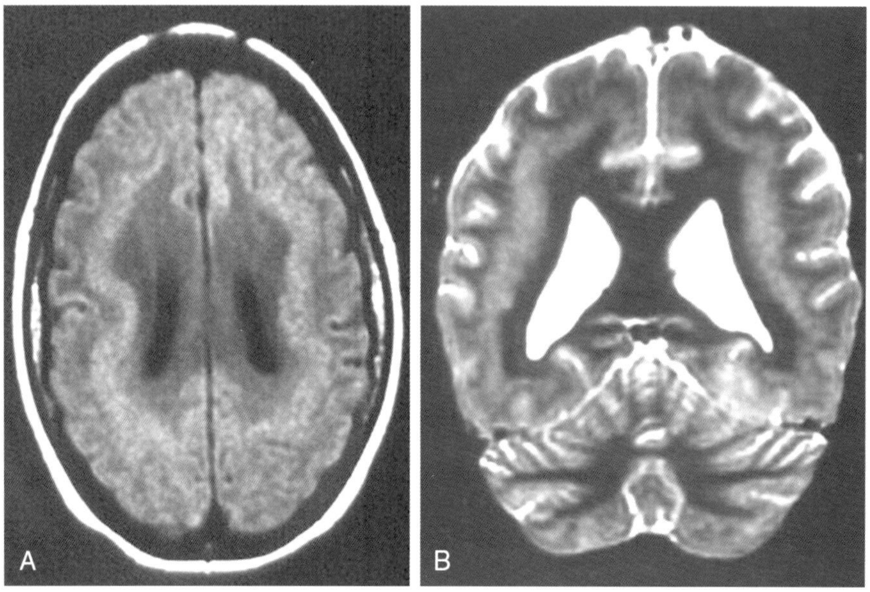

图 8-16 带状灰质异位。(A,B)冠状位和轴位 T1W 图像显示双额叶皮质下白质中的薄层灰质,表现为部分灰质异位。

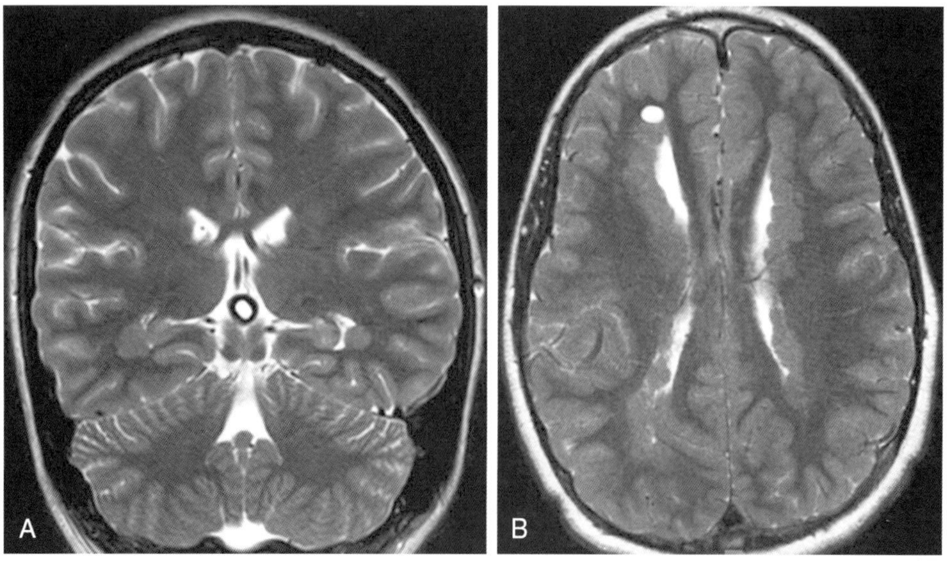

图 8-17 结节型异位的例子。(A)冠状位 T2W 图像显示双侧脑室颞角的结节性异位。(B)轴位 T2W 图像显示双侧广泛的结节型肿块勾勒出侧脑室,符合相同的皮质信号。

变薄。皮质下异位可呈结节状或曲线状。结节性皮质下异位通常在脑室周围或皮质下发现，而弥漫性（或层状）异位更常见于皮质内或靠近皮质。影像学表现与室管膜下异位症相似。脑膨出、前脑无裂畸形、脑裂畸形、Chiari 畸形、胼胝体发育不全可能与灰质异位症共存。如果你发现一个，就要进一步寻找其他异常！

鹅卵石畸形 先天性肌营养不良（CMD）包括在这组畸形中，其特征是出生时肌肉张力减退、全身肌无力、关节挛缩和其他中枢神经系统异常。福山型是第一个在这组中被描述的，这是一种在日本广泛存在的常染色体隐性疾病。Walker-Warburg 综合征和肌眼脑病都有脑和眼的异常。

病理和影像学表现有相当大的重叠。Walker-Warburg 综合征患者有鹅卵石无脑回畸形，先天性脑积水，严重的先天性眼畸形（小眼畸形，视网膜发育不良，持续性原发性玻璃体发育不良，视神经发育不良），可能有枕部脑膨出。皮质很厚，很少有沟。鹅卵石无脑回畸形是指相当明显的灰质-白质无序连接，可能反映了扰乱白质的无序神经元。更严重的病例有脑桥发育不全，由于小脑发育不全，在中脑脑桥交界处有明显的扭结。福山型先天性肌营养不良由额叶多小脑回畸形和颞枕鹅卵石皮质表征。此外，小脑发育不良并伴有皮质下囊肿。肌眼脑病表现出与上述两种疾病相似的特征，但其严重程度是中等的。

局灶性皮质发育不良

Ⅰ型局灶性皮质发育不良（无气球样细胞） 皮质发育不良可能是癫痫发作和运动障碍的一个原因。表征可能非常微妙，表现为轻度局灶性体积丢失、皮质增厚、脑沟异常和灰质-白质交界处模糊（图 8-18）。脑脊液间隙覆盖在皮质凹陷上是皮质发育不全的一个特殊标志。发育异常的皮质和皮层下白质的信号强度可能随年龄而改变，因此，儿童局灶性皮质发育不良（FCD）可能需要进行多方面的研究，皮质发育不良可能与其他疾病有关，如神经胶质瘤（胚胎发育不良的神经上皮瘤）和海马硬化症。

有气球样细胞的局灶性皮质发育不良 有气球样细胞的局灶性皮质发育不良（FCD——病理组织学术语）包括有异常分层的皮质、异常细胞（发育不良的神经元和气球样细胞），以及从灰质-白质交界处延伸到脑室表面的局灶性信号异常［由此产生术语“穿透征（transmantle）皮质发育不良”］。在 T2W 图像上可见皮质增厚、皮质下高信号白质（可能是由于髓鞘形成不足和星形胶质细胞增生），以及从脑室到皮质的放射状带（图 8-19）。这些带可能是白质或灰质信号强度。灰白色的交界处模糊不清。

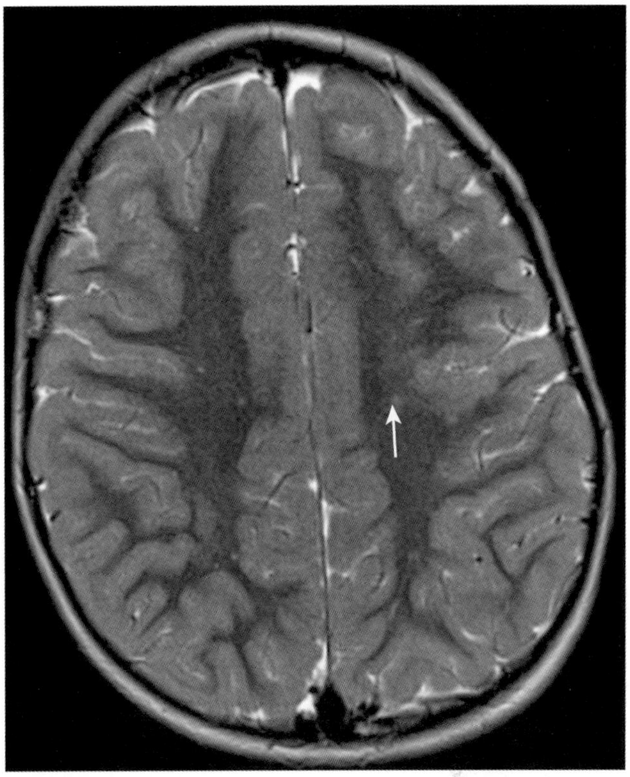

图 8-18 Ⅰ型皮质发育不良。注意左额叶后部内侧灰质-白质交界处的局部模糊不清，表明局灶性皮质发育不良。此外，在这一局灶性皮质发育不良附近的白质内可见少量灰质信号小灶，提示另有皮质下异位（箭头所示）。

额叶的位置有利于气球样细胞不良增生，而颞叶（特别是内侧颞叶）的位置则提示肿瘤。罕见的是，有人能够看到皮质发育不良区域的异位静脉引流。放射学和组织学在这方面的发现可能与结节性硬化症中见到的皮质结节重叠，因此，建议向遗传学和儿科神经科咨询这些病例。

错构瘤 错构瘤是一种不规则但成熟细胞的异常增殖，通常是神经元、胶质细胞和血管在异常部位的结合，而其异位则是由于异常的神经元迁移。错构瘤是一种非肿瘤性的脑组织增生。下丘脑有错构瘤形成的倾向，通常位于乳头体和下丘脑灰结节之间（图 8-20）。男孩比女孩更容易受到影响。这些患者通常表现为性早熟（男孩在 2 岁之前，女孩稍晚）和痉挛性发作（大笑）。然而，偶尔也会出现视觉障碍，因为下丘脑错构瘤关联

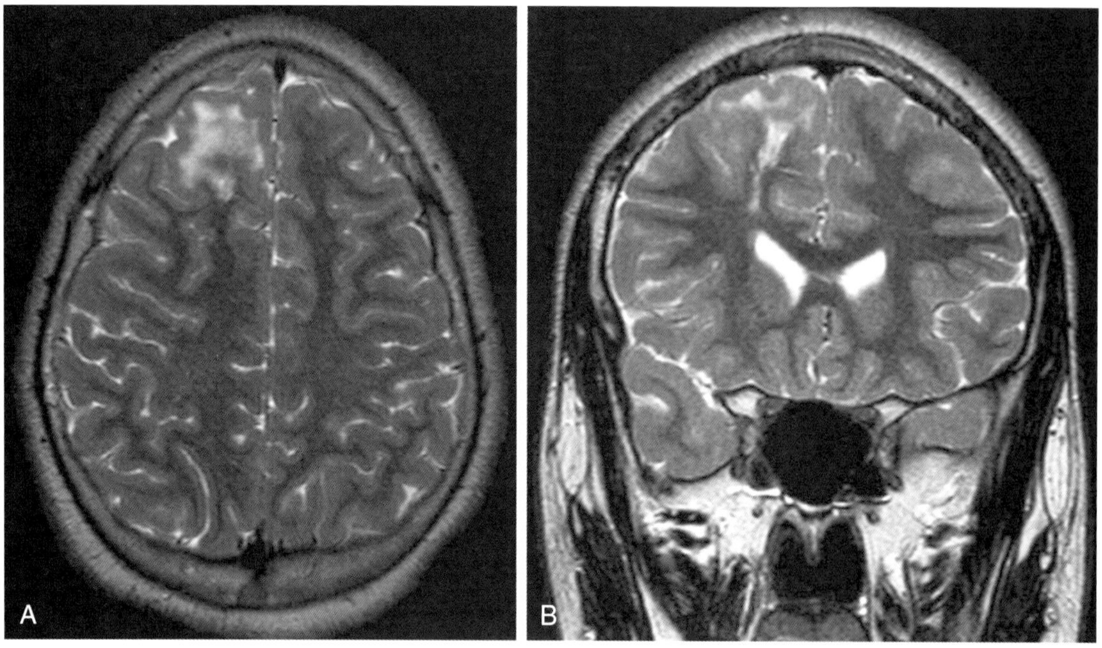

图 8–19 皮质发育不良,有气球样细胞的Ⅱ型。(A)轴位 T2W 图像显示右侧额叶皮层下白质中 T2 信号增强的局灶区,在该冠状位 T2W 中向右额角上外侧缘辐射(B)。

到视觉通路。

因为构成错构瘤的组织基本上是正常的脑实质,所以错构瘤在 CT 图像上与灰质是等密度的。在 MRI 图像上,错构瘤在 T1W 图像上与灰质信号等强,在 T2W 图像上发生改变。病变被鉴定为是位于中线的下丘脑区域的球状突起。错构瘤具有正常的血脑屏障,在 CT 或 MR 图像上均无增强表现。有些时候,质量效应可能与错构瘤有关联,第三脑室下位部分的位移是这一点的证据。

错构瘤的第二个最常见部位是大脑皮层下区,仅次于下丘脑区。偶尔,错构瘤可见于脑室周围部位。胎中胎指的是脑结构的重复,通常被视为轴外额区肿块。信号强度与正常脑的信号强度接近。也有过有关在鼻咽或翼腭窝位置的异位脑病例研究的报道。

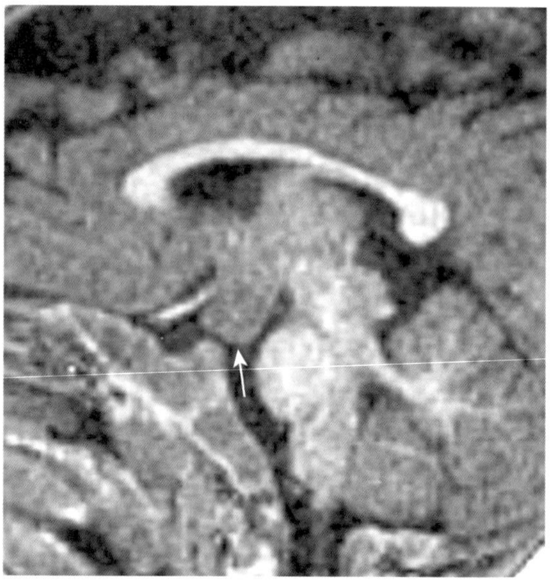

图 8–20 下丘脑错构瘤。矢状面 T1W 图像显示有蒂的脑组织从下丘脑灰结节向尾部延伸。

组织发育障碍

多小脑回畸形是一种大脑皮层发育畸形,是后期神经元迁移和神经元组织发育中断所致。从组织学上讲,大脑皮层的 6 层结构紊乱伴随着相应的沟道紊乱。因此,在多小脑回畸形中,看不到正常的脑沟。患者在任何年龄都可能出现发育迟缓、局灶性神经体征/症状或癫痫。CMV 感染、子宫缺血或染色体突变可能与多小脑回畸形有关联。它可以是局灶性的、多灶性的或弥漫性的;也可以是单侧的或双侧的。后外侧裂和额叶是这种隐匿性异常的常见部位。

在影像学上,我们可以看到过多的小的、杂乱无章的皮层卷曲。皮质变厚。白质厚度正常(记住,在半侧巨脑畸形中白质厚度增加,而在无脑回畸形中白质厚度变小)。在区分巨脑回畸形和多小脑回畸形时,去检查皮质。多小脑回畸形的皮质厚度小于真正的巨脑回畸形(>5mm 厚)。在薄层图像中,多小脑回畸形比巨脑回畸形更“凸凹不平”。皮层可能出现屈曲或向内折叠。区别多小脑回畸形和巨脑回畸形的另一个特征是多小脑回畸形可能存在异常的深白质(图 8–21)。记住髓鞘形成的程度会影响影像学表现。在无髓鞘的区域,多小脑回畸形看起来很薄,而在有髓鞘的区域,厚度可以达到 5mm 或更厚,外层皮质看起来更光滑。多小脑回畸形倾向于累及额叶和顶颞叶,而巨脑回畸形则倾向于累及颞枕叶。与其他发育异常的皮质一样,多小脑回畸形与发育性静脉异常(异常静脉引流)有关联。

先天性双外侧裂(脑岛)综合征被认为是一种与外侧裂沟异常相关的累及脑岛皮层的多小脑回畸形(图 8–22)。遗传规律是异质的。先天性双外侧裂综合征患者有癫痫发作、先天性假性延髓性麻痹和发育迟缓。异常的外侧裂在其每侧都可能有皮质增厚。也可能存在脑裂畸形。关于双侧对称性额顶多小脑回综合征和双内侧顶枕多小脑回综合征也有过描述。

脑裂畸形 脑裂是一种内衬灰质的裂隙,从皮质软脑膜覆盖层延伸到侧脑室室管膜衬。很难对它们分类,因为畸形可能发生在神经元细胞增殖、迁移和组织发育过程中。没法定夺,我们将其留在“组织”一节。病源学既考虑遗传因素,也考虑后天原因。

异常可以是单侧或双侧的,闭唇或开唇。双侧受累(约 40%)与癫痫发作、更严重的发育迟缓和发育障碍相关联。运动功能障碍多与额叶脑裂畸形、开唇类型和开唇间隙大有关联。

裂隙有一个发育不良的灰质衬,有异常的层次,看

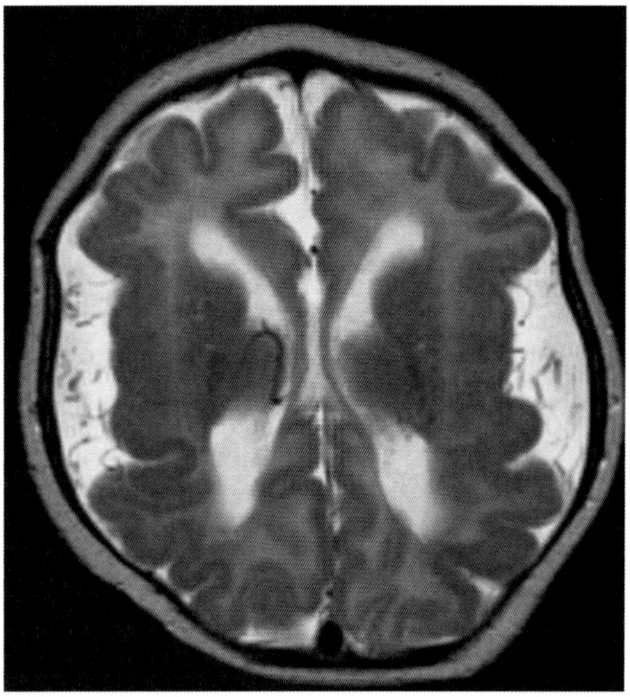

图 8–22 双外侧裂综合征患者的多小脑回畸形。轴位 T2W 图像显示厚和凹凸不平的脑岛皮质灰–白质分化模糊。由于岛盖形成异常,外侧裂是开放的。

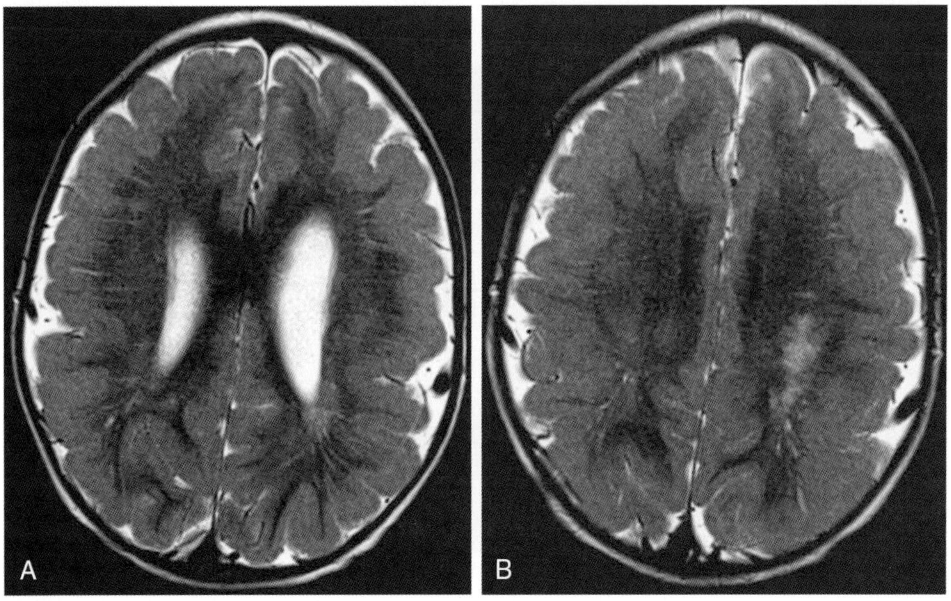

图 8–21 巨脑回畸形。(A)轴位 T2W 图像显示双侧额顶叶皮质弥漫性增厚。虽然皮层增厚,但仍能识别出脑沟的正常解剖结构。(B)注意左侧后半卵圆锥体 T2 信号异常增高,提示髓鞘形成异常。

起来像多小脑回畸形，常见于幕上区（靠近中央前回和中央后回）向侧脑室走行。有趣的是，常见的位置多与多小脑回畸形相同。脑裂畸形最常见于额叶（44%）、额顶叶（30%）和枕叶（19%）。灰质-白质沿裂隙的交界不规则。裂隙的唇部可以相抵（“闭唇”）或有缝隙（“开唇”）（图 8-23）。如果裂隙紧密相抵，闭唇型可能会漏诊，但脑室裂隙界面上的浅窝提示诊断。与脑裂畸形相邻的皮质的脑回模式通常是异常的。

1/3 的患者存在视神经发育不全。伴有透明隔高缺失的视神经发育不全可导致一些患者被归类为视隔发育不良。

脑裂畸形常与脑皮质发育不全（FCD）、灰质异位、透明隔发育不全（约 80%）和巨脑回畸形有关联。如果双侧有裂隙，则透明隔消失。发育不良的灰质的裂隙衬，在 MRI 上显示最明显，是该病变的鉴别要点，用以区分通常有白质衬的缺血性/脑软化异常（图 8-24）。在 50%的病例中，出生前的开唇裂隙可在产后变为闭唇。裂隙的内表面有软脑膜衬，并且与脑室室管膜相通，这使得病变有别于由体积损失导致的扩大的大脑外侧裂，就像在早产儿身上见到的那样。

无脑畸形

无脑畸形是前神经管闭合失败。现在可以对无脑畸形（图 8-25）进行产前诊断，可以根据血清甲胎蛋白（一种神经管缺陷的标志物）水平升高对大多数女性在妊娠早期进行筛查。产科超声（US）的诊断是在颅穹隆

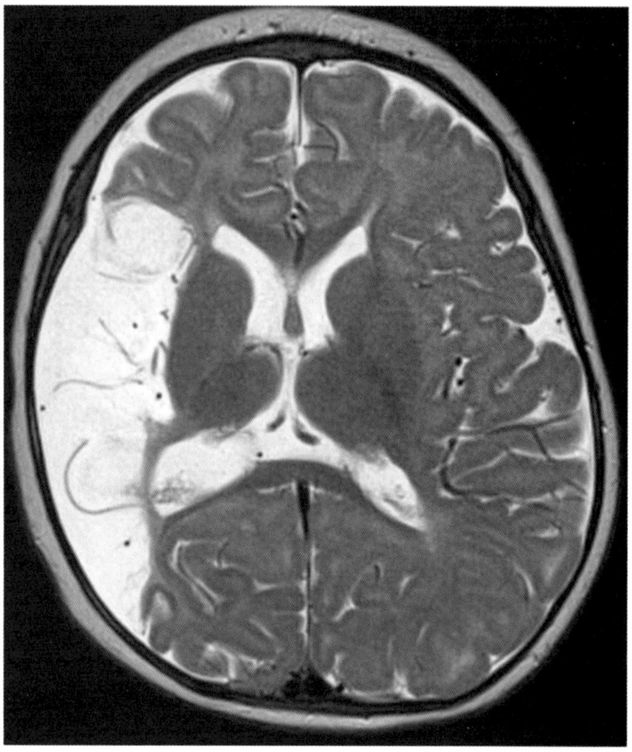

图 8-24　7 个月大的宫内大脑中动脉（MCA）梗死灶显示右侧 MCA 区囊性脑软化。注意在脑软化区的边缘缺乏发育不良的灰质衬。另外，剩存的额叶和枕叶显示脑实质体积缩小，这是典型的宫内区域性梗死。

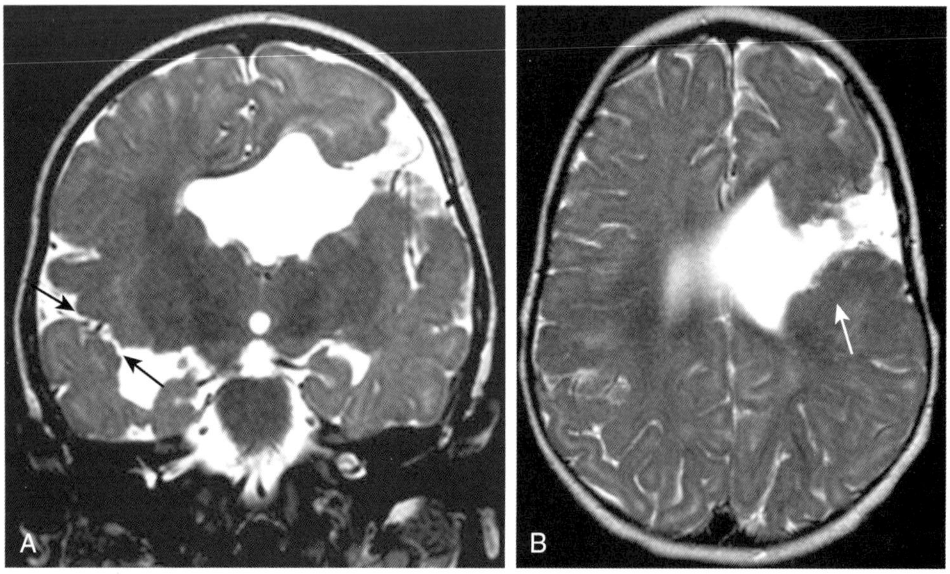

图 8-23　脑裂畸形。(A)冠状面 T2W 图像显示从左额叶皮质表面延伸到左侧脑室额角，衬有发育不良灰质的裂隙，表明为开唇脑裂畸形。注意在右颞叶上另一个闭唇脑裂畸形（黑色箭头所示）。透明隔缺失。(B)左额开唇脑裂畸形的发育不全的灰质衬在轴位 T2W 图像上显示得更清楚。注意，裂隙周围皮质增厚（箭头所示）。

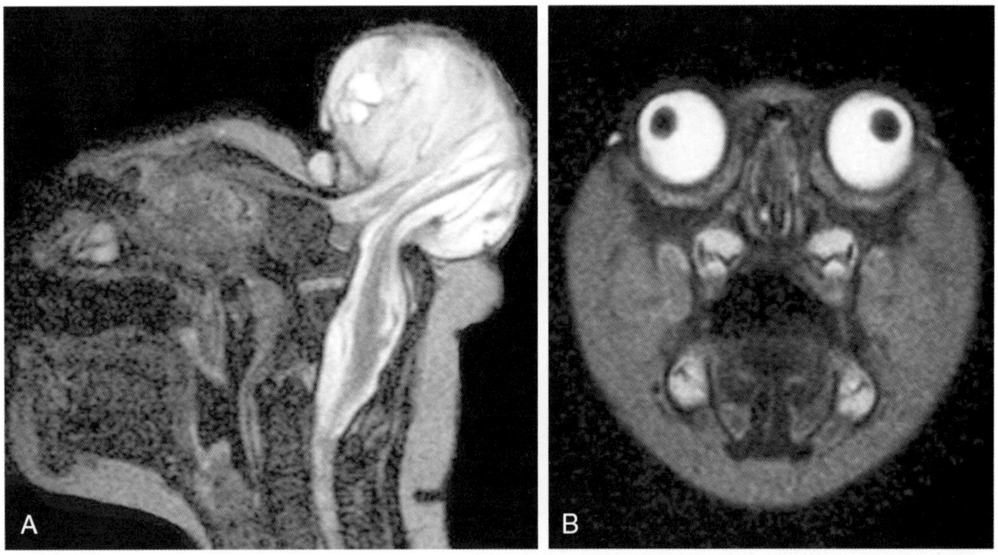

图 8–25　无脑畸形。矢状面 T2W(A)和冠状面 T2W(B)显示颅穹隆缺失。神经细胞和神经胶质细胞混杂在一起,脑干发育不全。

很小的情况下进行的，只有胎儿的面部和后颅窝清晰可见。超声检查仅在颅底可见组织结节,羊水 α–胎蛋白水平升高。这些婴儿出生后不久就会死亡。该病变与脊髓神经管闭合不全存在关联。

幕下畸形

对后颅窝先天性畸形是遗传(基因)原因还是后天(破坏性)原因进行确定。鉴定出现破坏性异常的原因是非常重要的，因为在其他后代中再出现的概率是非常有限的。破坏性异常最常见的原因是产前感染、出血和缺血。如果发现小脑的单半球异常,应考虑破坏性异常的原因。

出于实用目的,根据神经影像学模式对后颅窝畸形进行分类:①占主导地位的小脑;②小脑和脑干;③占主导地位的脑干;④占主导地位的中脑。我们将重点放在前两类,因为它们涵盖最常见的后颅窝畸形。对蚓部进行评估是非常重要的。一定要充分用好你的中矢状影像! 总要关注第 4 脑室的大小和形状，以及它周围的一切。

仅限于小脑的异常

小脑由小脑蚓部和两个小脑半球组成。小脑可能是发育不全(体积小),发育不良(小脑白质的层理和架构异常),或两者都存在,涉及整个小脑,仅局限于蚓部,或仅局限于小脑半球。

Dandy–Walker 畸形

这是后颅窝最常见的畸形,通常是偶发性的,复发风险极低。最近,大多数病例是产前诊断出来的。大多数患者在 1 岁之前出现巨头畸形和颅内压升高(ICP)症状。

主要的神经影像学特征是:①小脑蚓部发育不良(hypoplasia)(稀见发育不全 agenesis),通常累及下位部分,剩存的蚓部抬高并向上旋转;②出现囊性第 4 脑室扩张,可能填满整个后颅窝(图 8–26)。第 4 脑室内没有蛛网膜囊肿,只是由于蚓部发育不全而扩大。小脑半球前侧移位,但形态正常。后颅窝通常增大,窦环和横窦抬高。在 50%的患者中可见胼胝体发育不全、枕部脑膨出、多发性小脑回和室管膜下/皮质下异位等其他异常。在约 90%的患者中可见脑积水。你在整个大脑中发现的畸形越多,预后就越差。同时存在心血管、泌尿生殖或骨骼异常也会对预后产生负面影响。

神经放射科医生必须尽最大的努力,不要在发现一个或两个后颅窝不正常时陷入诸如“Dandy Walker 变异”“Dandy Walker 谱”或“Dandy Walker 综合征”那样的混乱术语中。相反,要认识真正的“Dandy Walker 畸形”,并对其余的病例使用描述性术语。

Blake 囊肿

Blake 囊肿是一种正常的胚胎结构,正常情况下应开窗以形成 Magendie 孔。如果封闭,就会导致脑积水。

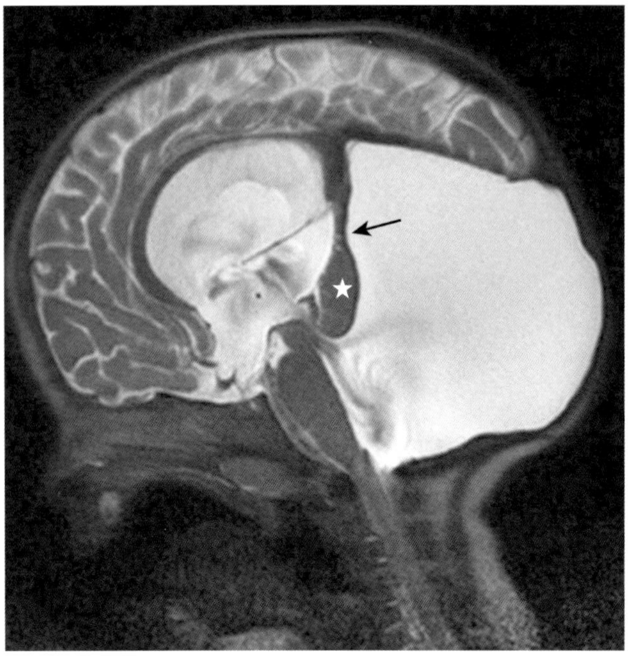

图 8-26 Dandy-Walker 畸形。矢状位半傅立叶采集 HASTE 图像显示发育不全的蚓部（星号所示）向上旋转（箭头所示）和第四脑室囊性扩张，使后颅窝扩大。注意小脑幕的抬高，脑干腹侧移位和幕上脑积水。脑导水管是脑脊液通过它流动的伪像的专利。

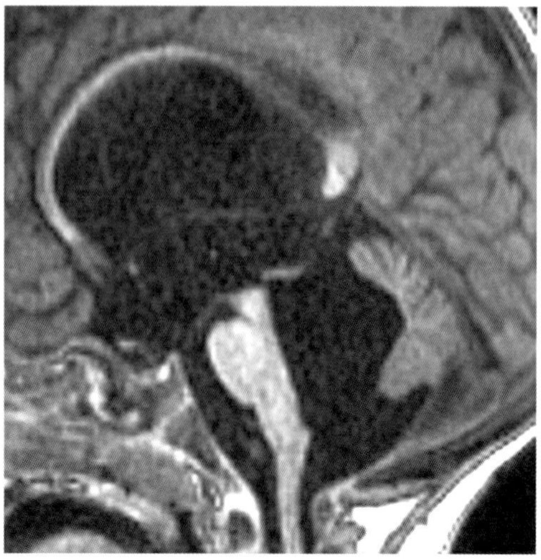

图 8-27 Blake 囊肿。中线矢状位 T1W 图像显示第四脑室增大，与囊性蚓部下室相联通，提示 Blake 囊肿。蚓部正常。注意四室性脑积水。

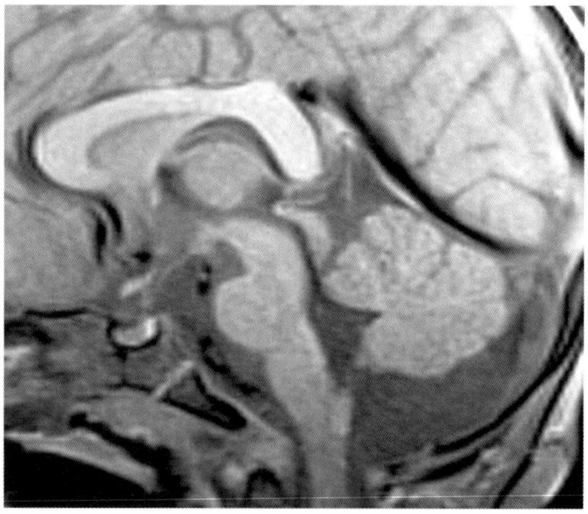

图 8-28 大枕大池。中线矢状位 T1W 图像显示后颅窝轻度扩大伴枕骨扇贝样变。正常蚓部，无脑积水。

Blake 囊肿没开窗会导致第四脑室和蛛网膜下隙之间没有连通。患者表现为四脑室性积水。后颅窝大小正常。蚓部的大小和形态正常（图 8-27）。

典型的影像学表现为小脑后或小脑后下囊肿。脉络膜丛在小脑蚓部下位移位。除了脑积水以外，通常不存在幕上异常。Blake 囊肿偶尔发生，不存在已知的复发风险。

大枕大池

顾名思义，指的是枕大池扩大（在中矢状切面测量>10mm）。蚓部大小形状正常，第四脑室也正常。后颅窝可显示出不同程度的增大（图 8-28）。扩大仅限于蛛网膜下隙。在脑脊液流动研究中见到脑脊液在枕大池第四脑室与邻近蛛网膜下隙之间的联通正常。这通常是一个偶然的表现，没有临床后果。在将来的妊娠中没有已知的再发生风险。

菱脑融合

这种畸形的特征是小脑白质和小脑小叶的中线、齿状核和小脑上脚处缺失连续的蚓部，从而形成钥匙孔状的第四脑室。冠状位 T2W 图像清晰地描述出水平叶型的连续性。它是偶发性的，因此，未来妊娠时再发生的风险很低。除了 Gomez-Lopez-Hernandez 综合征和 VACTERL（椎体异常、肛门闭锁、心脏缺陷、气管食管瘘、肾异常和肢体异常）病症外，大多数病例为非综合征。共济失调、眼动异常和运动发育迟缓是最常见的临床表现。

其他

孤立性蚓部发育不全 这是一种不同的病症，不要与 Dandy Walker 畸形混淆。蚓部发育不全是指下蚓部部分缺失。超过 75%的患者有良好的预后。18 孕周后做产前诊断最可靠，因为下蚓部发育不全在 18 孕周前可能是生理性表现。

后颅窝蛛网膜囊肿　约 10%的蛛网膜囊肿发生在后颅窝。蛛网膜的复制产生这些充满脑脊液的囊肿。发病部位可以是小脑后（图 8-29）、上蚓部、脑桥前（图 8-30）或小脑半球的前侧或侧面。未见与第四脑室的联通。蛛网膜囊肿属于偶发，不存在已知的再发生风险。这些囊肿一般无症状，如果脑脊液的流动被阻塞，则会出现大头畸形和颅内压升高。神经影像学表现与幕上对应者相似，揭示一个定义明确、轮廓平滑的轴外囊肿，其在所有影像上的密度/信号都与脑脊液的密度/信号一致。内部蛋白质含量可能导致缺乏对 FLAIR 的信号抑制。未见弥散受散。可见相邻骨骼的重塑/变薄，这是脑脊液重复脉动的结果。要掌握蛛网膜囊肿与听神经鞘瘤在桥小脑角池中的关联。

总结一下后颅窝最常见的囊性病变：Dandy Walker 畸形和下蚓部发育不全的蚓部发育不全；Dandy Walker 畸形、下蚓部发育不全和 Blake 囊肿的第四脑室增大；Dandy Walker 畸形的后颅窝增大，大枕大池的不同程度的后颅窝增大；在 Blake 囊肿中，在大多数 Dandy Walker 畸形患者中和有时在后颅窝蛛网膜囊肿中可见脑积水；最后，在后颅窝蛛网膜囊肿中可见骨扇贝样变，在大枕大池病例中可见骨扇贝样变。

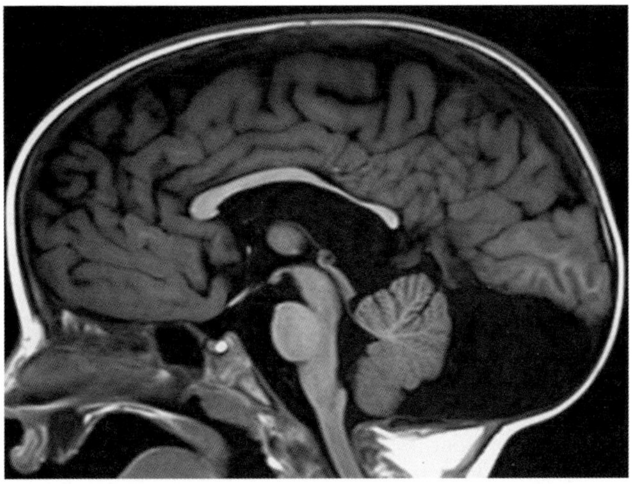

图 8-29　小脑后蛛网膜囊肿。矢状位 T1W 图像显示后颅窝囊肿，其信号强度与脑脊髓液相同。注意质量效应对正常形成的蚓部、正常的第 4 脑室和枕骨扇形的影响。

小脑和脑干异常

Joubert 综合征

Joubert 综合征临床表现的特征主要为肌张力减退、共济失调、眼球运动不能、新生儿呼吸调节障碍和不同程度的智力障碍。除了遗传呈 X 连锁的 OFD1 突变外，常染色体隐性遗传在所有病例中均可见。典型的神经影像学表现为“磨牙征”，包括小脑上脚延长增厚、脚间窝深和蚓部发育不全（图 8-31）。弥散张量成像可以显示小脑上脚没有交叉，这可能意味着轴突导向存在缺陷。其他异常如畸形顶盖和中脑，中脑增厚、伸长以及脑桥小。有 30%的病例累及幕上，表现为胼胝体发育不全/发育不良、脑膨出、海马旋转不良、神经元迁移障碍和脑室扩大。还可以看到肾脏（肾病综合征）、肝脏（先天性肝纤维化）、眼部（缺损）和骨骼（多指畸形）异常。肾脏和肝脏受累的预后较差。神经影像学的表现与基因型之间没有相关性，因此单纯的神经影像学并不能帮助进一步的基因型分类。磨牙征也可见于Ⅵ型口面指综合征。下丘脑错构瘤的存在可用来鉴别Ⅵ型口

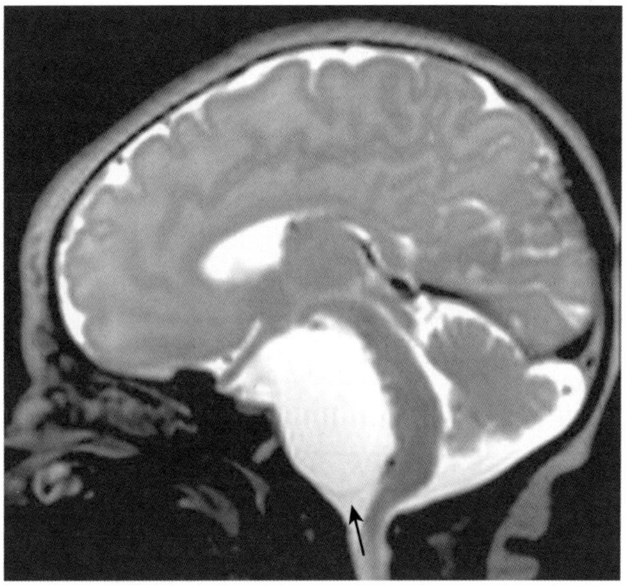

图 8-30　脑桥前蛛网膜囊肿。矢状位半傅立叶采集 HASTE 显示在脑桥前池中有一个轴外囊肿，使大脑脚和脑桥向后移位。下囊壁在该图像中被清晰地显示出来（箭头所示）。

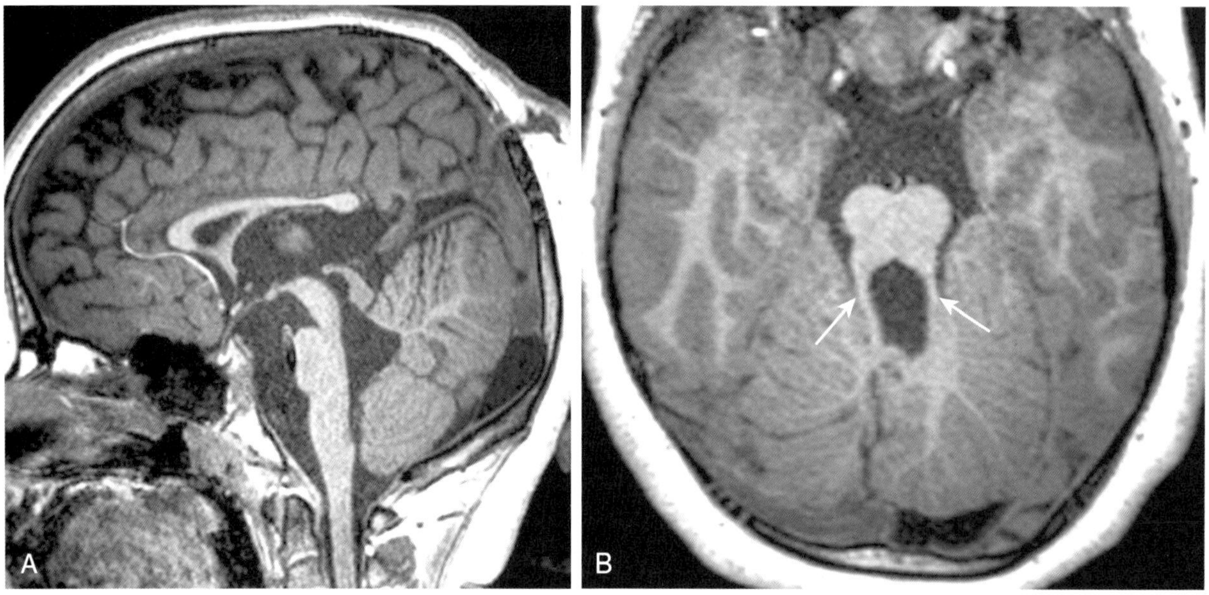

图 8-31 Joubert 综合征。矢状位 T1W 图像显示蚓部发育不全,小脑顶向上和向后位移,第 4 脑室轻度扩大,脑桥中脑峡部狭窄。注意闭锁的顶叶脑膨出。(B)轴位 T1W 扫描显示磨牙征,并有延长的平行小脑上脚(箭头所示)。

面指综合征与 Joubert 综合征。

桥小脑发育不良

这是一组常染色体隐性遗传性神经退行性疾病伴产前发作。该病的特征是小脑和脑桥发育不全。在产前发病的病例中,已经发育不全的小脑出现进行性萎缩。已经确定了 10 种亚型。在冠状图像上,小脑的外观类似于一只"蜻蜓",小脑半球体积小并且扁平,而代表身体的蚓部相对保存完好。这种形态学表现不是桥小脑发育不全的特异性表现,可在损伤(如极度早产)和神经代谢性疾病的背景下看到。

关于占主导地位的脑干畸形的几句话:脑桥被盖发育不良的特征是:腹侧脑桥变平,小脑中脚部分缺失,蚓部发育不全,脑桥和中脑臼齿状交界,下橄榄突缺失。水平凝视性麻痹伴进行性脊柱侧弯是一种罕见的常染色体隐性遗传病,其特点是延髓呈蝶形,下橄榄核突出。脑桥发育不全伴有背中线裂。

小脑损伤

小脑的成熟和发育是复杂的,从妊娠早期开始,到 2 岁左右结束。胎龄 28 周至足月,小脑快速生长(小脑皮质表面积增加 30 倍)。这种快速增长依赖于高水平的能量供应,导致脆弱性增加,特别是在 24~32 孕周期间(图 8-32)。小脑易受代谢、毒性和感染性损伤以及出血和缺血的影响;然而,在临产前、围生期和产后期,它对缺氧缺血性损伤具有恢复能力。在小于 32 孕周出生的早产儿中,20%出现小脑损伤。出血和缺血可导致脑实质体积损失。

Chiari 畸形

Chiari 畸形最初由 Chiari 在 1891 年描述为后脑的三大畸形。

Chiari 畸形 Ⅰ 型

Chiari 畸形 Ⅰ 型是小脑扁桃体尾部异位,低于枕骨大孔水平 5mm 或以上(在大脑矢状面中部,在颅底尖和顶骨之间画一条水平线,并测量垂直于该线的小脑异位的颅尾长度)。Chiari 畸形 Ⅰ 型可能由多种不同的过程引起。在某些病例中,轴旁中胚层后窝发育不全,形成枕部体节,导致颅底发育不良。后颅窝可能相对较小,斜坡短/扁平(图 8-33)。可能有颅底内陷,或齿突尖缺失。这些病例可能伴有其他颅椎异常。然而,这只见于一些 Chiari 畸形 Ⅰ 型的病例。其他病例确实显示了扁桃体异位的证据,但没有其他的这些颅底异常。无脑积水,第 4 脑室大小和形态正常。这些症状在任何一种形式上都相似,从无症状到枕下头痛、眼眶后压或疼痛、笨拙、头晕、眩晕、耳鸣、感觉异常、肌肉无力,以及下颅神经症状(即吞咽困难、构音障碍、睡眠呼吸暂

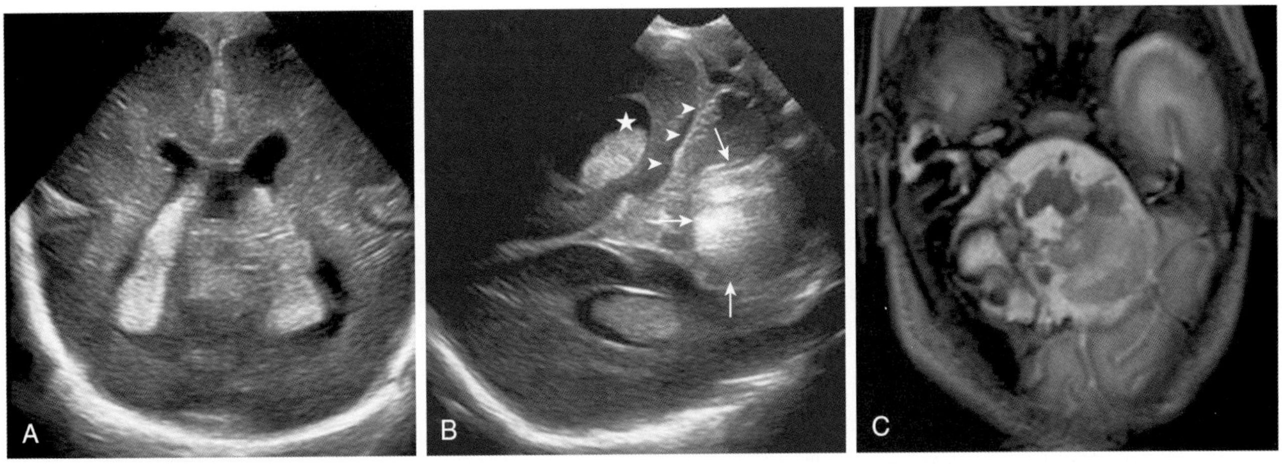

图 8-32　26 孕周早产儿小脑出血。(A)通过前囟门的冠状面图像显示与年龄相适应的简单的脑回模式。脉络膜突起的大小就年龄来说是正常的。(B)经颞叶的影像显示第 4 脑室和小脑实质出血(星形:枕角;三角箭头:小脑幕轮廓;长箭头:充血的第 4 脑室)。(C)足月等龄脑 MRI 图像显示右小脑半球存在明显的体积损失和含铁血黄素染色,提示继发于出血的破坏性小脑损伤。

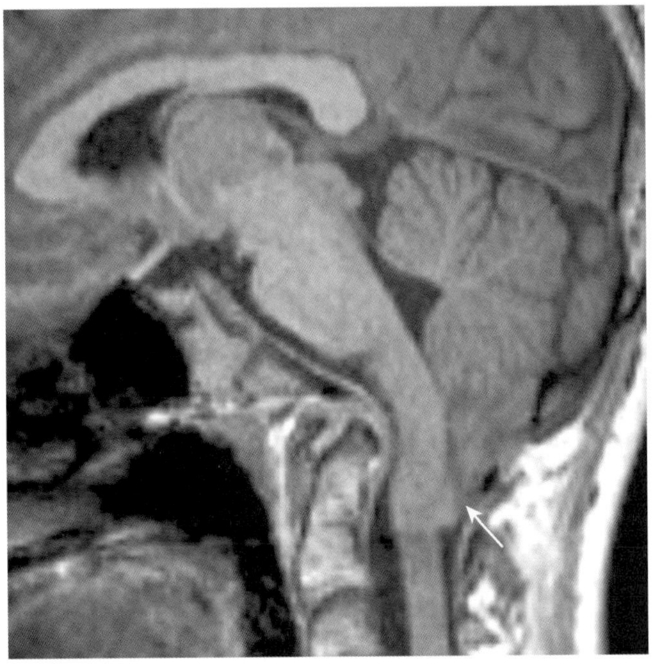

图 8-33　Chiari 畸形Ⅰ型。矢状位 T1W 图像显示小脑扁桃体下降到大孔水平以下(箭头所示)。小脑扁桃体呈钉状。注意短斜坡,C2 齿状突后倾和颅颈交界处扭结。

停、震颤,特别是 3 岁以下儿童)。这个病症通常出现在生命的第二或第三个十年,女性的数量多于男性,比率为 3:1。应对这些病例进行脊柱成像检查,因为脊髓积水空洞症的发生率为 20%~65%(图 8-34),这些病例应进行脊柱成像。窝的后部凹陷与脊髓积水空洞症的高

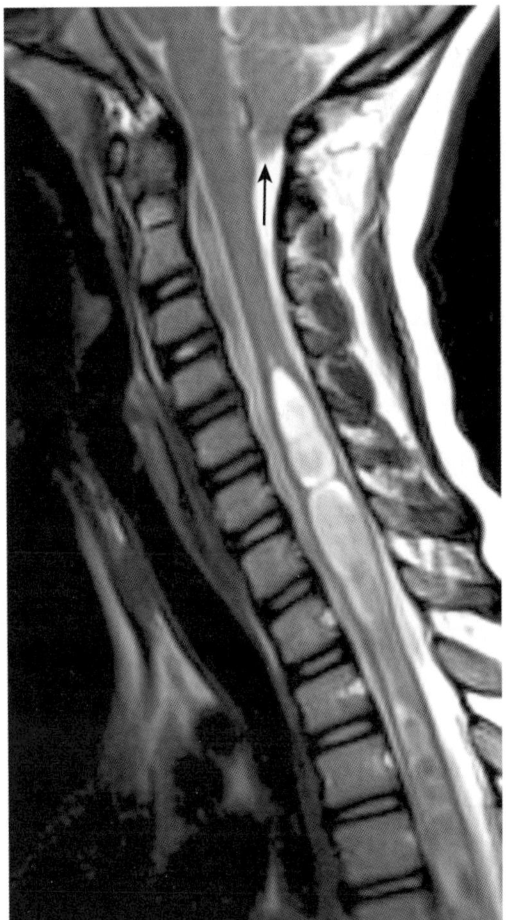

图 8-34　Chiari 畸形Ⅰ型伴空洞。矢状位 T2W 图像显示颈远端和上胸椎脊髓有节段性脊髓空洞。注意脊髓空洞中的脑脊液流动伪像。小脑扁桃体处于低位(箭头所示)。

发病率相关联。

尽管在大多数情况下，解剖 MRI 评估和临床表现就足够了，但脑脊液流量研究在测量值处于临界点或症状和测量值之间出现不匹配的情况下是很有用的。对有症状的患者几乎总是要做异常脑脊液流动研究。枕骨大孔阻塞可能导致脊髓收缩运动增强，脊髓后坐力受损，C2/C3 水平和后颅窝的脑脊液的前向舒张运动受损。在枕骨大孔下方也可以看到受损的收缩流动和未受损的舒张流动。一些神经外科医生对有头痛、眩晕、虚弱和纤维肌痛等多种临床症状的患者施行枕下减压术。这些患者的影像学表现为脑脊液运动异常伴扁桃体异位。有过关于 Chiari 畸形Ⅰ型患者扁桃体的超动态运动和髓质后移的报告。

Chiari 畸形Ⅱ型

Chiari 畸形Ⅱ型是一种复杂的畸形，涉及后脑、脊柱和颅底的异常发育。Chiari 畸形Ⅱ型(原来的 Arnold-Chiari 畸形)发生在 0.02%的分娩中,女孩的发病率是男孩的两倍。大多数病例是产前通过超声和羊膜穿刺术(甲胎蛋白升高)诊断的。小脑扁桃体、蚓部、第 4 脑室和脑干通过枕骨大孔突出,第 4 脑室出口受阻(框 8-7)。颈髓交界处可能有扭结。脑积水可能发生在产前，通常在脊髓脊膜膨出（通常发生在出生后 48 小时内）闭合后增加。侧脑室的额角呈方形,第 4 脑室受压,导水管向下伸展。中脑的顶盖呈喙状。中间块和尾状头异常增大。由于整个后颅窝太小,上小脑通过扩大的小脑幕切迹向上隆起。小脑的其余部分可能环绕脑干。在 70%~90%的主要影响压部的病例中可见与胼胝体相关联的异常(图 8-35)。其他幕上畸形如异位和异常的回旋模式是常见的。通常在内侧枕叶上出现异常的回旋模式,表现为多个小脑回外观。不要将其与多小脑回畸形混淆,因为皮质厚度没有增加。这种外观被称为脑狭窄(stenogyria)。大脑镰通常有孔。

几乎所有的患者都有脊髓脊膜膨出。McLone 和 Knepper 的理论对 Chiari Ⅱ型畸形中的后脑表征做了最好的解释。根据这一理论,后脑异常是在头尾压力梯度的条件下,小后颅窝附着低脑幕导致的(继发于脊髓脊膜膨出)。可能同时存在丝状脂肪瘤。在这种疾病中,颅脊髓轴的远端部分的锚固可能是颅内内容物向下脱出的原因。很稀见,扁桃体可能因枕骨大孔关键血管受压而继发坏死。颅骨 X 线平片或 CT 检查显示颅骨内外表表面不规则,称为颅陷窝或颅盖缺裂(luckenschadel)(图 8-36)。

框 8-7 Chiari 畸形Ⅱ型的表征

幕下表征

- 脊髓脊膜膨出
- 小后颅窝
- 扁桃体和髓质在枕骨大孔下面
- 喙状顶盖
- 髓质尾部移位
- 围绕脑干包裹的小脑
- 颞骨岩部扇贝形
- 第 4 脑室受压、拉长、受限和低
- 脊髓积水空洞症
- 颈髓扭结
- 窦汇低
- 小脑幕发育不良
- 斜坡后向扇贝状
- 无发育不全的 C1 弓

幕上表征

- 脑积水
- 胼胝体发育不全
- Lückenschädel 头骨
- 脑镰发育不全
- 脑回沿扩大的半球间裂隙交错分布
- 融合,扩大的间质组织
- 空洞脑
- 皮质发育畸形
- 尾状体肥大,蝙蝠翼侧脑室
- 双凹面第三脑室

Chiari 畸形Ⅲ型

Chiari 畸形Ⅲ型与后颅窝内容物通过 C1/C2 水平上的脊柱后裂缺陷膨出有关联。几乎所有的 Chiari 畸形Ⅲ型脑膨出都含有脑组织,通常是小脑,脑干也能通过缺损部位膨出。异位、胼胝体发育不全、静脉引流异常和脊髓积水空洞症通常与这种极为罕见的畸形有关。

枕部脑膜脑膨出最常见于 Chiari 畸形Ⅲ型（图 8-37)。在美国，顶叶部脑膨出（10%）和额叶部脑膨出(9%)是仅次于枕部的最常见部位。越南和东南亚患者有鼻额部(图 8-38)或蝶窦脑膜脑膨出倾向。

Chiari 畸形Ⅱ和Ⅲ型的症状是发育迟缓，共济失

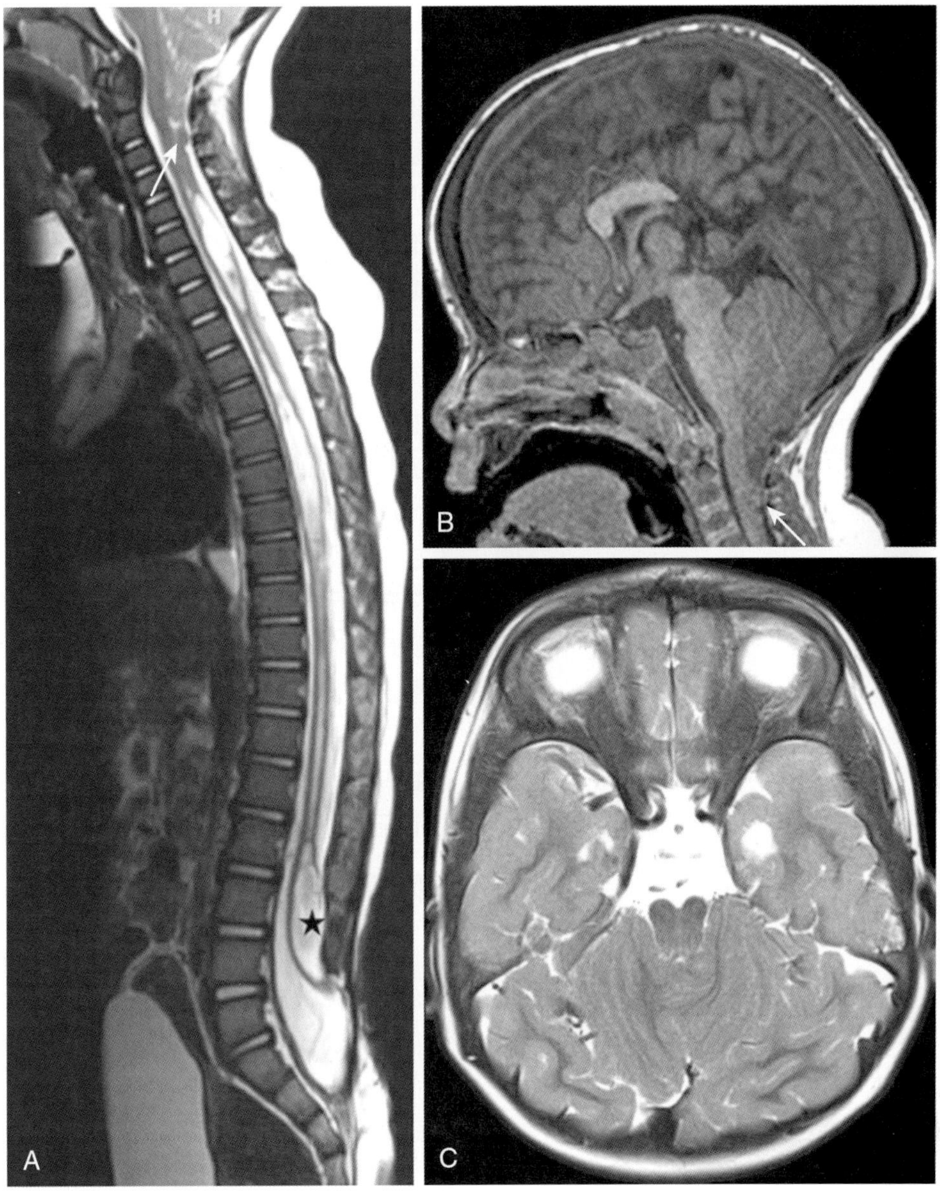

图 8–35　Chiari 畸形Ⅱ型。(A)矢状位 T2W 图像显示在该患者做过脊髓脊膜膨出修复后脊髓栓系的状态。注意节段性脊髓积水空洞症(箭头所示)和扩大的终脑室(黑星号所示)。(B)矢状位 T1W 扫描显示小的后颅窝,第 4 脑室的消失和下移,顶盖板喙状,间质组织增大,小脑扁桃体的下降到 C3 水平(箭头所示,A 中也可见)。注意这位患有胼胝体后段发育不全的患者的胼胝体前后径缩短。(C)轴位 T2W 扫描显示小脑隆起。

调,眼球垂直震颤,头痛,脑神经Ⅵ~Ⅻ的表征,偶尔,脊髓积水空洞症引起的中央管综合征。尸检时,发现脑干和小脑中存在紊乱的神经元组织。因此,目前尚不清楚这些症状是否完全是由枕骨大孔受压或是由神经元发育不良所致。大孔减压术通常不能改善大多数 Chiari 畸形Ⅱ型患者的症状,提示在某些病例中,髓质组织紊乱有可能是病因。

先天性脑积水和蛛网膜囊肿

在先天性脑畸形中,Chiari 畸形Ⅱ型和 Dandy-Walker 畸形是脑积水最常见的病因。Chiari 畸形Ⅱ型占儿童先天性脑积水的 40%。70%~80%患 Dandy-Walker 畸形的儿童有脑积水。这些畸形在上面它们各自的章节中进行了详细讨论。

导水管狭窄

导水管狭窄导致侧脑室和第三脑室扩大，而第 4 脑室没有扩张。导水管狭窄可为发育性的或后天性的，这在约 20%的脑积水病例中见过。在中枢神经系统正常成熟过程中，导水管的尺寸逐渐减小，直至出生时达到平均横截面积 0.5mm²。导水管狭窄是局灶性的，通常存在于上丘或丘间沟水平。

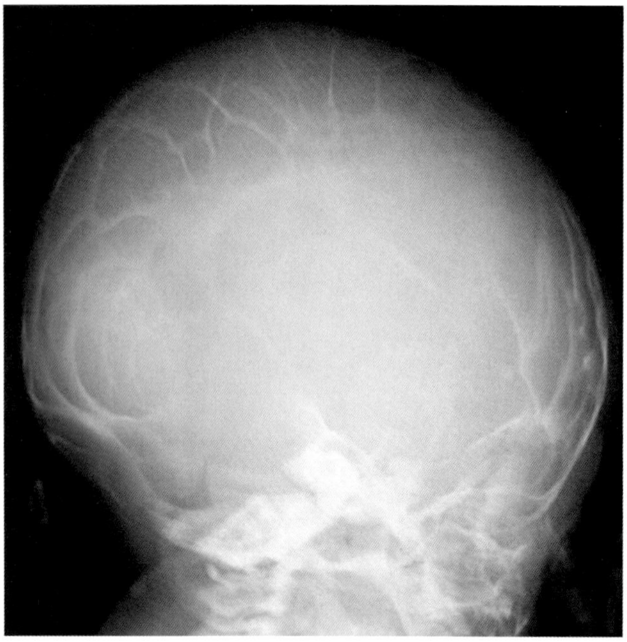

图 8–36 颅盖缺裂(Luckenschadel)。患 Chiari 畸形Ⅱ型的 1 日龄婴儿颅骨侧位 X 线片，具有颅陷窝表观，继发于膜性颅骨盖发育不良。注意颅盖骨明显变薄的区域。

导水管狭窄可能是良性的，也可能与肿瘤，如顶盖胶质瘤或被盖胶质瘤，相关联。T2W 和 FLAIR 图像对诊断这些低级别肿瘤非常有帮助，因为它们表现为以导水管水平为中心的局灶性圆形/椭圆形肿块。它们通常不会增强。导水管后天狭窄的原因很多，包括蛛网膜下隙出血和出血后纤维化或感染后形成的血栓，如在早产儿生发基质出血见到的情况。在这些病例中，也可以见到被隔离的(受限)的第 4 脑室。导水管狭窄是一种继发于围生期出血和感染的炎症后过程，随着这些新生儿存活率的增加而变得越来越普遍。导水管狭窄和脑胶质细胞增生症不能仅通过影像学进行鉴别，因为它们在所有的模式上都是相同的。

先天性的病因可能是来自网膜、隔膜或膜。导水管网膜是远端导水管中的一层薄膜(图 8–39)。X 连锁导水管狭窄是一种遗传性狭窄，具有智力低下、导水管狭窄、下肢痉挛、拇指内收等多种症状。病理学研究表明除脑积水外还有大脑皮质发育畸形。很少有 MRI 报告显示丘脑融合，脑干小，小脑白质弥漫性发育不全。

蛛网膜囊肿

如果你的大脑不得不患有先天性病变，那么这将是你应选择的病变。蛛网膜囊肿是脑内最常见的先天性囊性病变，它是由蛛网膜层内的脑脊液聚积构成。囊肿能够使正常脑实质变形(图 8–40)。

蛛网膜囊肿通常是偶然发现的，一般无症状。蛛网膜囊肿最常见的幕上位置为（按发生率降序排列）：颅

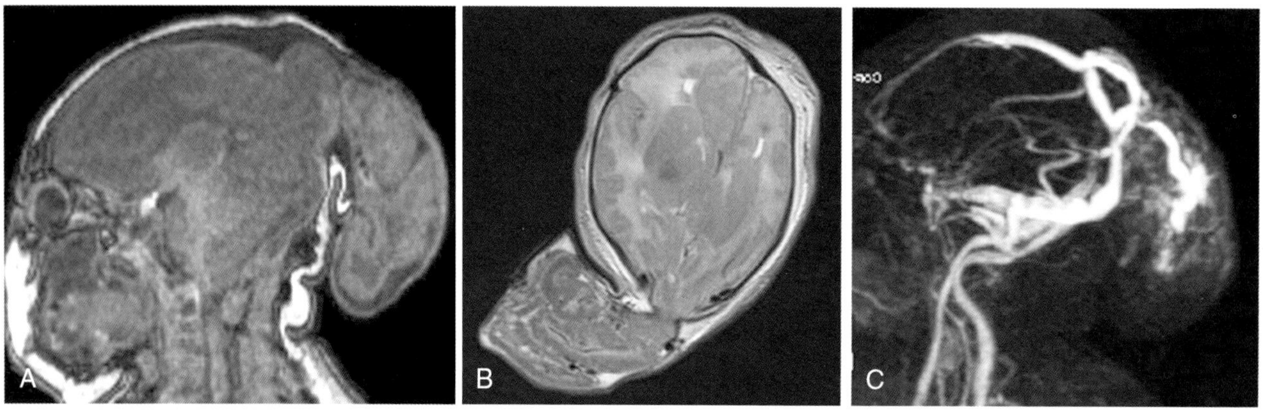

图 8–37 Chiari 畸形Ⅲ型。(A)矢状位 T1W 图像显示颅骨大缺陷，枕叶部和顶叶后部脑通过缺陷膨出。注意脑干和后颅窝向脑膨出的收缩。(B)轴位 T2W 扫描显示颅骨缺陷位于中线左侧，脑膨出含有发育异常的脑组织。注意到发育不良的大多数可视化皮质和室管膜下异位。(C)MRI 后对比静脉造影的三维重建显示畸变的深引流静脉和异位的静脉窦，为神经外科提供了重要信息。注意到胼胝体发育不良。

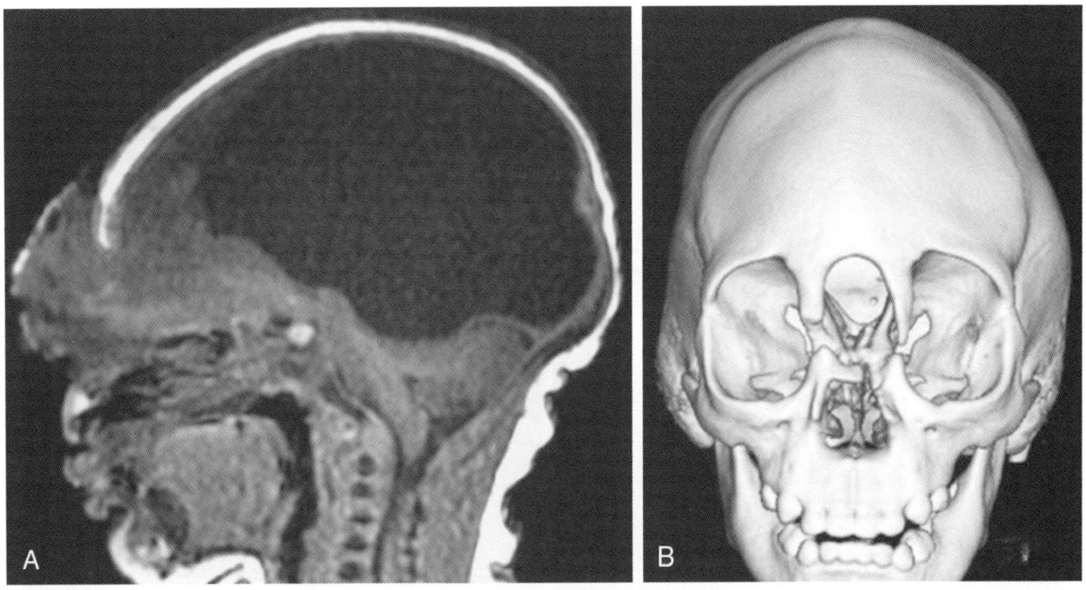

图 8–38　额鼻部脑膨出。(A) 一日龄婴儿的额鼻区有一个大的缺陷和发育不良的脑组织延伸。注意脑室扩大和发育不良的脑干。(B)15 月龄的脑部 CT 三维曲面渲染图显示额鼻区有个大的骨缺陷。

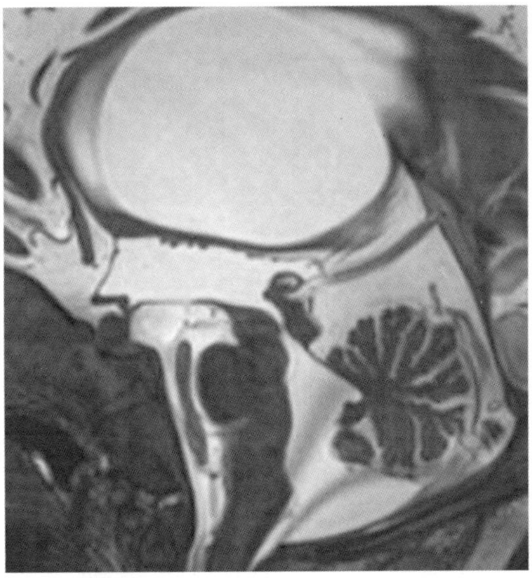

图 8–39　导水管狭窄。在矢状位稳态相长干涉检查显示脑导水管远端有一薄网膜(箭头所示)。看到有幕上脑积水。第三脑室的前隐窝和下隐窝扩张。

中窝、鞍旁池、凸起上面的蛛网膜下隙。在幕下位置,蛛网膜囊肿通常发生在:小脑后池(见图 8–29)、桥小脑角池和四生发板池(quadrigeminal plate cistern)。脑室内囊肿很少见,但有利于侧脑室和第三脑室(图 8–41)。

CT 显示一个脑脊液密度的肿块,通常使邻近的脑沟消失,并重塑骨骼。肿块大小为 0~20HU(脑脊液密度),未见强化。在那些必须区分蛛网膜囊肿和蛛网膜下隙扩张的难度较高的病例中,MRI,尤其是高分辨率 T2W [如稳态相长干涉(CISS)或稳态采集快速成像(FIESTA)]对分辨囊肿壁是非常有帮助的。

在 MRI 上,最常见的表征是轴外肿块的外观,其信号强度在所有脉冲序列上都与脑脊液的信号强度相同。有时,由于囊肿内的液体是静止的,而脑室系统和蛛网膜下隙中的脑脊液是脉动的,在 PDWI 扫描时,脓肿的信号强度可能大于脑脊液。FLAIR 和 DWI 扫描通常显示与脑脊液强度相似的暗色肿块(如前所述,脉动效应可能会使强度高一些)。在极少数情况下,蛛网膜囊肿内的液体中的蛋白质可能比脑脊液中的蛋白质含量更高些,这可能是造成信号强度差异的原因。

蛛网膜囊肿的鉴别诊断是有限的,通常围绕其他 3 种诊断进行:硬膜下水瘤、继发于潜在萎缩或脑软化的正常蛛网膜下隙扩张和上皮样囊肿。虽然硬膜下水瘤被认为是脑脊液通过受外伤的软脑膜慢性泄漏所致,但在大多数情况下,外伤导致“水瘤”内有足够的血液沉积,因此,T1W 和 FLAIR 上的信号强度与脑脊液不同。此外,典型的硬膜下水瘤的形状通常为新月形,而蛛网膜囊肿往往有凸起的边界。两者都消除脑沟和显示质量效应。相反,继发于潜在脑软化症的蛛网膜下隙扩张并不表现出质量效应,并且相邻的脑沟扩大。另一个显著特征是,蛛网膜下隙的脑静脉血管在潜在脑软化的情况下可见穿过脑脊液(见图 8–24)。而硬膜下水

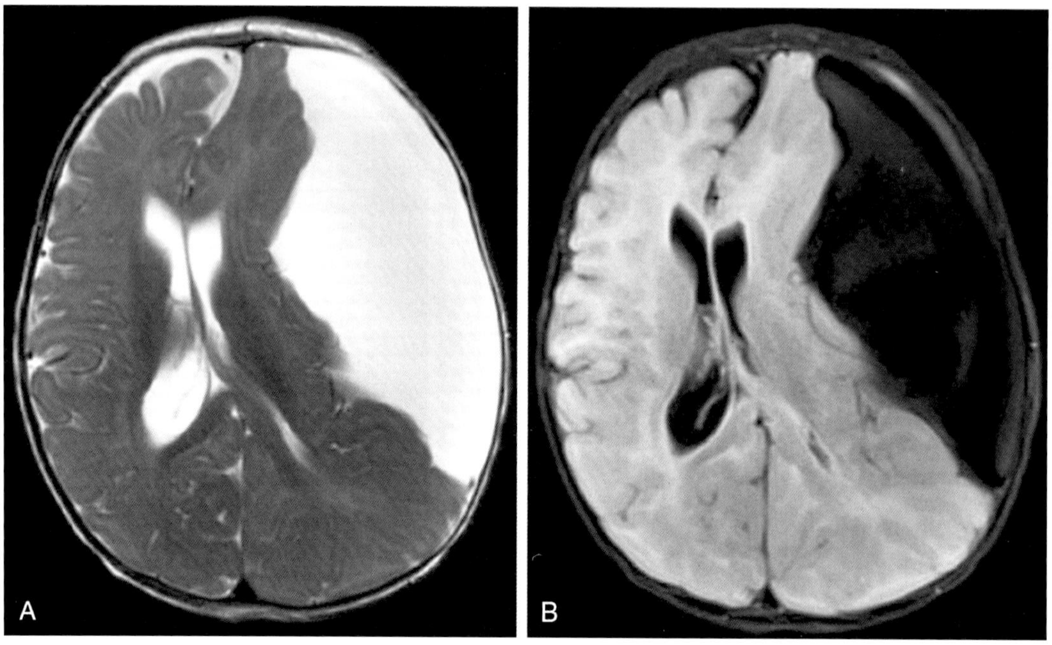

图 8–40 蛛网膜囊肿。大轴外囊肿病变在轴位 T2W 图像(A)和 FLAIR(B)上的信号与脑脊液信号相同。注意中线飘移,大脑镰弓曲,左侧脑室消失和左大脑半球发育不全的外观。

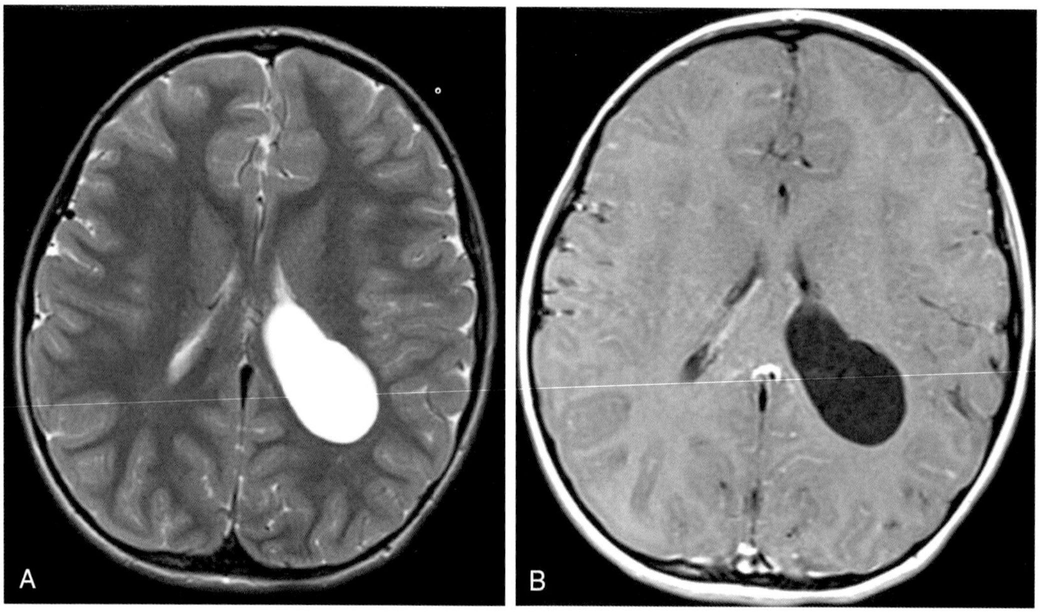

图 8–41 脑室内蛛网膜囊肿。轴位 T2W(A)和对比后的 T1W(B)扫描图像显示左侧脑室有囊肿。

瘤和蛛网膜囊肿则与此相反,脑静脉向大脑表面移位。上皮样囊肿在 CT 和 T2W 图像上同蛛网膜囊肿相同,但是在 FLAIR 和 DWI 图像上，由于蛋白质含量升高,信号强度应高于脑脊液。事实上,T1W 图像上的信号也通常比脑脊液的信号更亮。

经常见到的与蛛网膜囊肿相关的可能提示诊断的特征是扇贝形硬骨。骨头可能变薄或被重塑,这可能是由于脉动的传导和(或)生长缓慢。这一点在积液和萎缩病例中是见不到的。然而,该表征可能偶尔见于上皮样囊肿或脑穿通畸形，脑室的脉动能够通过脑孔腔传导至颅骨内表面。下层脑实质可能出现发育不全,但功能正常。软组织强度或密度的缺失、钙化或脂肪可以被用来区别蛛网膜囊肿与皮样-上皮样囊肿。

先天性感染

关于子宫内感染，胎儿受损伤时的胎龄对预后起着至关重要的作用。妊娠早期和中期感染可导致先天畸形，晚期感染可导致破坏性病变。产前感染的另一个独特特征是胎儿大脑对损伤的生物学反应发生改变；未成熟大脑的星形胶质细胞反应（astroglial reaction）对损伤无响应。感染的传播或是从宫颈上升（细菌感染），或是经胎盘感染[弓形虫病、其他感染、风疹、CMV、单纯疱疹（TORCH）]。在许多情况下，这些感染会导致胎儿宫内死亡。其他婴儿在围生期可能出现发育停滞、脑积水和（或）癫痫发作（表8-3）。感染可能是在分娩中通过产道时传播。

神经影像学的表征因损伤的时间和严重程度而不同，可见小头畸形、颅内钙化、巨脑回/无脑回、神经元迁移异常、白质异常/髓鞘形成延迟和囊肿。一定要记住，颅内钙化对先天性感染没有特异性，缺血性或代谢性疾病可能导致营养障碍性钙化。经额头部超声检查在基底神经节上可见线状分支的高回声。这种病被称为矿化血管病变，可见于先天性感染、三染色体、产前药物暴露、先天性心脏病和各种缺氧/中毒性损伤以及正常的变异（相当常见）。因此，矿化血管病变是非特异性

表8-3 子宫内感染

特征	风疹病毒感染	HSV（类型2>1）	弓形虫病	CMV	HIV
发生率	占新生儿0.0001%	占新生儿0.02%	占新生儿0.05%	最常见；占新生儿1%	呈指数增长
临床表现	听力损失，智力障碍，自闭症，言语缺陷	皮肤病变	通常是胎儿死亡；发育迟缓，癫痫发作	听力损失，心智运动迟缓，视觉缺陷，癫痫发作，视神经萎缩	出生时无症状，发病晚，发育迟缓，晚期痉挛性下肢轻瘫，共济失调
眼部变化	白内障，青光眼，色素性视网膜病变	脉络膜视网膜炎，小眼畸形	脉络膜视网膜炎	脉络膜视网膜炎	
神经元迁移异常	少见	无	无	频繁（多小脑回畸形，异位、脑积水、无脑畸形、巨脑回）、小脑发育不全	
头部尺寸	小头畸形	如果不是脑积水，就是小头畸形	小头畸形	小头畸形	
脑实质改变	坏死灶，髓鞘形成延迟	积水性无脑畸形；斑片状区皮质、白质密度低；巨大脑软化症；皮质层坏死，对颞叶没有偏爱	导水管狭窄、颅内钙化引起的脑积水	出血，尤其是生发基质，白质缺失，髓鞘形成延迟，皮质，枕角周围室管膜下囊肿，小脑发育不全，萎缩	基底节、脑干和白质中的胶质、小胶质结节；脱髓鞘、萎缩、皮质脊髓束退化
血管	血管病变	能感染内皮细胞	梗死	血管病，钙化血管炎	
钙化	基底神经节，皮质	71%，脑室周围，基底节，脑实质	概率（40%），脑室周围，可有皮质钙化。	基底神经节，小脑血管周围	基底神经节
非中枢神经系统	动脉导管未闭、肺动脉狭窄、皮疹、肝脾大	肝脾大，皮疹	肝脾大	颈部腺病，口腔念珠菌病	

CMV，巨细胞病毒；HIV，人类免疫缺陷病毒；HSV，单纯疱疹病毒。

的表征,除非在大脑中发现其他异常,否则不应该明确地认为是先天性感染。

最常见的病毒感染是 CMV 感染,约占美国所有新生儿的 1%(见图 8-15)。肝、脾大和瘀点可能是疾病的最初症状。无脑畸形、髓鞘形成延迟、明显的脑室扩大和显著的室周钙化被认为是妊娠早期 CMV 感染的结果,而那些在妊娠中期中段感染的通常会出现多小脑回畸形,不太明显的脑室扩大和不太明显的小脑发育不全。由萎缩引起的小头畸形也可见于 CMV 感染(27%)。白质损伤(含水量增加)在任何孕龄期都可以看到。脑室周囊肿,通常出现在枕极周围,也可能存在。

弓形虫病是由原生动物弓形虫(toxosplasma gondii)引起的,其发病率约是 CMV 感染的 1/10。主要的中枢神经系统表征为脉络膜视网膜炎、脑积水和癫痫发作。对脑膜的炎性浸润伴肉芽肿性病变可导致阻塞性脑积水。与 CMV 感染不同,皮质发育畸形并不常见。弓形虫病在先天性感染中钙化的频度最高(一个序列时间的71%)。经治疗,75%的先天性弓形虫病例在 1 岁前颅内钙化减弱或消失。如不治疗、延迟治疗或治疗不当,颅内钙化可能增加。钙化的状态通常反映神经功能。在 MRI 上,脑室周及皮层下白质损伤 T2W 呈高信号。

当胎儿通过产道时,可能会后天感染单纯疱疹病毒。其影像学表征可能与 CMV 感染相似,但小头畸形和小眼畸形则更为常见。神经影像学显示头部超声的回声信号弥散性增强或 MRI T2 信号高(图 8-42)。DWI 是显示损伤最早的序列,具有限制扩散区域。对比度增强通常用在脑膜模式上。在几周内向慢性脑软化改变(通常是囊性)的进展非常迅速。基底节区可能有出血灶,通过 T1W 图像显示的高信号可见皮质层坏死。

风疹感染在西方国家是极为罕见的,因为妊娠女性在妊娠期间都进行过筛查。它可能导致白内障、脉络膜视网膜炎、青光眼和心肌病。由感音神经损伤引起的耳聋很常见。小头畸形和癫痫发作可能导致需要医疗照顾。脑室周围白质和基底神经节的钙化通常被视为血管病所致缺血的后遗症。

先天性 HIV 感染是一个重要的卫生保健问题。在未经治疗的母亲中,疾病传播到胎儿的比例约为 30%。母体治疗和剖宫产可将对胎儿的传染降低到 2%以下。

先天性 HIV 的神经影像表征为脑膜脑炎、萎缩和钙化性血管病变。在整个大脑中可见弥散性钙化,并不局限于脑室周围或基底节区。小头畸形可能会发展。先天性 HIV 感染还与动脉炎、纺锤形动脉瘤和动脉硬化伴血管闭塞有关联。在这些病儿中可见大脑动脉环(Willis 环)的弥散性扩张。

先天性获得性免疫缺陷综合征(AIDS)患者在新生儿期很少出现神经症状。90%的受 HIV 感染的婴儿在出生后的第二年内感染 AIDS,因此,他们可能在很小的时候就发展患有 AIDS 脑炎、感染和淋巴瘤。AIDS 脑炎的特征是萎缩,T2W 呈弥漫性白质高信号,基底节区血管钙化。进行性多灶性脑白质病(PML)、弓形虫病和结核病在 AIDS 儿童中很少见。

先天性梅毒会导致婴儿癫痫发作和脑神经麻痹。

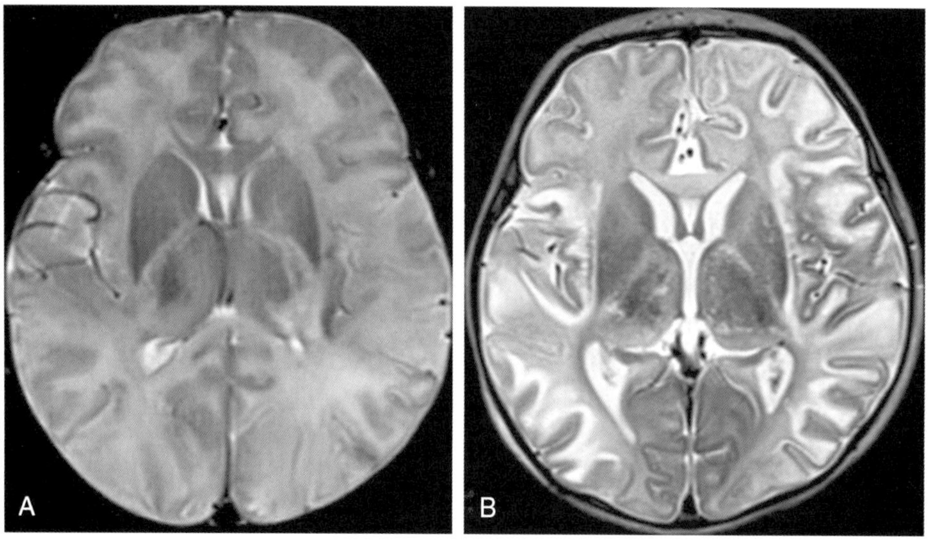

图 8-42 新生儿疱疹感染:单纯疱疹病毒 2 型(HSV-2)脑炎。出生 24 天(A)和 33 天(B)的轴位 T2W 图像。整个幕上白质和皮质的 T2 信号明显弥漫性增强,双侧额皮质相对较少。(B)7 天内,上述区域的脑实质快速亚急性-慢性改变,伴体积损失和层状坏死。

放射学表现包括视神经萎缩、脊髓痨、脑膜炎和伴有脑膜和血管周围间隙增强的脉管炎。脉管炎可导致血管梗死。

瘢痣病

瘢痣病是指一组主要影响外胚层起源结构、神经系统、皮肤(从而神经皮肤疾病)、视网膜、眼球及其内容物的先天性畸形。内脏器官也可能受到累及,但程度较轻。希腊语 Phakos 是“母斑”的意思,可能反映了皮肤的表现。虽然许多疾病已经在瘢痣病标题下进行了叙述,但最常见和最经典的疾病将在本章中讨论,包括神经纤维瘤病、结节性硬化症、von Hippel–Lindau 综合征和 Sturge–Weber 综合征。典型的病变分别是神经源性肿瘤、结节、血管网状细胞瘤和血管瘤。遗传性出血性毛细血管扩张症、共济失调毛细血管扩张症、神经和皮肤的黑变病、基底细胞痣综合征、Wyburn–Mason 综合征和 Parry–Romberg 综合征也被归类为瘢痣病。

神经纤维瘤病

Ⅰ型神经纤维瘤病

Ⅰ型神经纤维瘤病(von Recklinghausen 病,或 NF-1;见表 8-4)是一种常染色体显性遗传儿童疾病。总的来说,在 3000~5000 人中,神经纤维瘤病的发病率约为 1。NF-1 似乎在 17 号染色体(17q11)的长臂上传播。

NF-1 基因产生一种称作神经纤维蛋白的蛋白质,它看来是一种肿瘤抑制基因,在该疾病患者体内失活。无论是临床上还是放射学上,其表型表现都是非常多变的。如果存在两个或两个以上下面的表征,就可以诊断为 NF-1 疾病:①6 个或 6 个以上咖啡斑;②两个或多个虹膜 Lisch 结节(错构瘤);③两个或多个神经纤维瘤或一个或多个丛状神经纤维瘤;④腋/腹股沟雀斑;⑤长骨上有一个或多个骨发育不良或假关节;⑥视路胶质瘤;⑦诊断为 NF-1 患者的一级亲属。以下特征是该病的共同特征:视路视神经胶质瘤、脊柱侧后凸、蝶骨翼发育不良、血管发育不全(烟雾综合征)、神经鞘膜瘤、大头畸形、认知障碍(大范围的学习障碍)。能够从神经纤维瘤病患者身上看到的其他表征包括硬脊膜扩张、侧胸脊膜膨出、导水管狭窄和脊髓空洞症。

NF-1 中最常见的脑异常是视路神经胶质瘤,典型的低级别毛细胞型。这些视神经胶质瘤存在于儿童时期,但在它们变大之前对视力的影响很小。15%的 NF-1 患者有视路神经胶质瘤,但只有一半的患者有症状。视神经胶质瘤可以局限于一个单一的视神经,累及两个视神经、视交叉或视放射(稀见)(图 8-43)。累及视交叉和视放射的预后较差。视交叉和下丘脑受到累及可能与儿童性早熟有关联。在影像上,可见视神经或视交叉增大。增强程度不同。这些肿瘤通常是低级别的毛细胞性星形细胞瘤,生长缓慢,通常被观察;直到患者逐渐出现症状时才进行治疗。小脑、脑干和大脑星形细胞瘤也可见于 NF-1。NF-1 患者患脊髓星形细胞瘤的概率也增加。

此外,MRI T2W 或 FLAIR 图像上可见多个高信号病灶,位于小脑脚或小脑深灰质、脑干(特别是脑桥)、基底节(特别是苍白球)和幕上间隙白质(图 8-44)。在 T2W 图像上这些高强度信号区提示什么的问题存在着相当大的争论。现在,大多数人认为是由髓鞘空泡化或

表 8-4 Ⅰ型神经纤维瘤病与Ⅱ型神经纤维瘤病

特征	NF-1	NF-2
受累的染色体	17	22
视神经胶质瘤	是	否
听神经鞘瘤	否	是
脑膜瘤	否	是
小脑深灰质中的 UBO	是	否
发病率	1/4000	1/50 000
皮肤上的表征	多	少
脊髓胶质瘤	星形细胞瘤	室管膜瘤
骨骼发育不良	是	否
Lisch 结节(虹膜错构瘤)	是	否,但有晶状体下白内障
硬脑膜扩张	是	否
发病年龄(岁)	<10	10~30
血管狭窄	是	否
丛状纤维瘤	是	否
恶性变化	是	否
蝶骨翼缺失	是	否
脑积水	是,导水管阻塞/狭窄	否
中枢神经系统错构瘤	是	否
椎管旁神经纤维瘤	是	是
脑脊膜膨出	是,侧胸	否

CNS,中枢神经系统;NF-1,Ⅰ型神经纤维瘤病;NF-2,Ⅱ型神经纤维瘤病;UBO,不明亮物体。

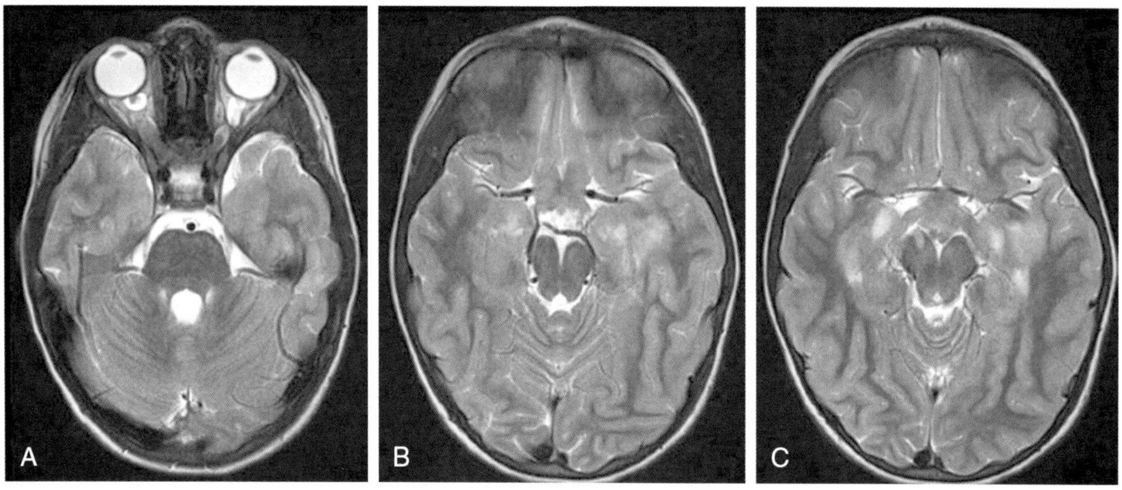

图 8-43 Ⅰ型神经纤维瘤病,视路神经胶质瘤。轴位 T2W 图像显示双侧眶内视神经增厚和扭曲(A),视交叉前视神经和视交叉(B)增厚和双侧视束(C)。

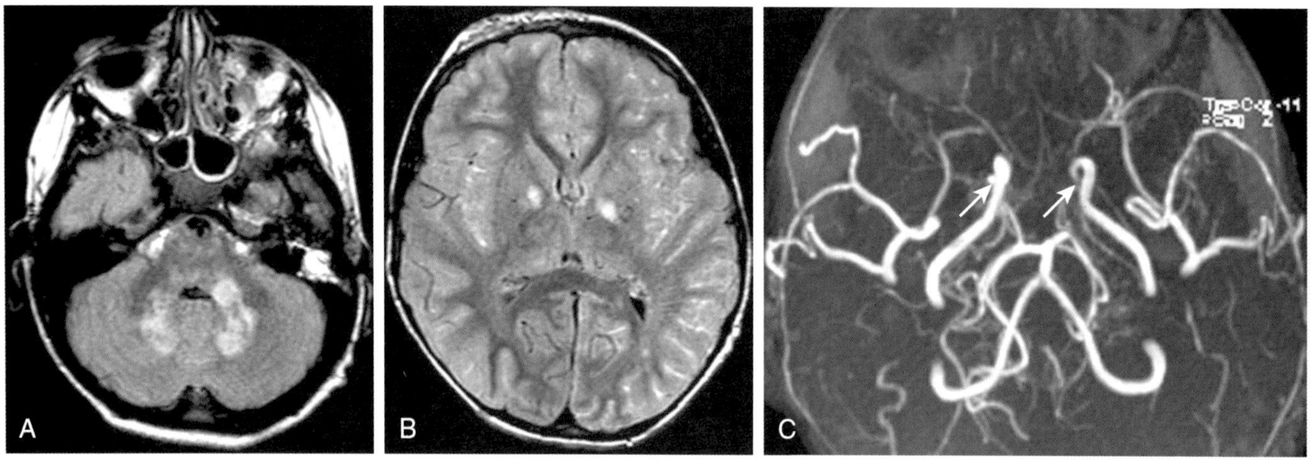

图 8-44 Ⅰ型神经纤维瘤病。轴位 FLAIR 图像(A,B)显示双侧齿状核和苍白球在 FLAIR 上的高强度信号,这两个部位是不明亮物体(UBO)最常见的部位。(C)MRA 三维重建图像显示,该烟雾病患者的颈内动脉远端[侧卧位颈内动脉(ICA)用箭头指示]、双侧大脑中动脉和大脑前动脉阻塞。在这幅图像中,动脉侧支显示欠佳。

髓鞘发育不良所致。通常,这些病变不会增强,并显示与正常脑表征一样的正常或接近正常的质子 MR 波谱(H^1-MRS),只是不存在质量效应/水肿。基底节病灶在 T1W 也呈高信号。

对 NF-1 患者的这些高强度病灶的随访研究表明,尽管在年轻的几十年中以相对较高的频度出现在基底节和脑干中,但它们通常随着年龄的增长而减小。小脑白质和齿状核的病变在年轻患者中发现,但在第 3 个十年后就很少见。稀见的是,在成年后会扩大。当这些高强度病灶随时间增强或增大时,必须提高患肿瘤的可能性。建议进行短期跟踪扫描。

丛状神经纤维瘤的存在强烈提示 NF-1。丛状神经纤维瘤由胶原蛋白膜和施万细胞组成,它们以侵略性方式扩散,以柱形插在神经周围(图 8-45)。这些病变往往累及头皮、颈部、纵隔、腹膜后、脑神经Ⅴ和眼眶。病变柔软而有弹性,这可能是神经纤维瘤病又被称作“象皮病”的原因。

神经纤维瘤肉瘤样变发生在 5%的患有周围神经鞘肿瘤的患者中。患者的神经纤维瘤越多,发生恶性样变的可能性就越高,通常发生在中年人身上。丛状神经纤维瘤的恶变率更高,远高于神经鞘瘤。

Ⅱ型神经纤维瘤病

Ⅱ型神经纤维瘤病(NF-2)似乎是通过 22q12 号染

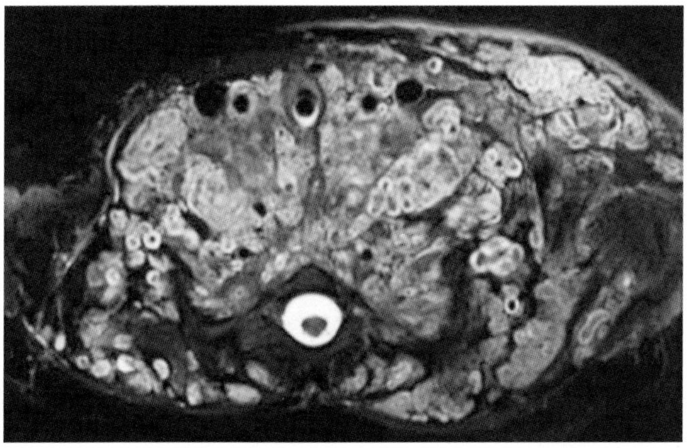

图 8-45 Ⅰ型神经纤维瘤病中的丛状神经纤维瘤。轴位 T2W 图像:浸润性大神经纤维瘤浸润了整个颈部,达到正常软组织不能识别的位置。注意神经纤维瘤的靶征。

色体传播,常见率大约为 NF-1 的 1/10。这是一个不同于 NF-1 的病症。与 NF-1 相比,患者更少有皮肤病,NF-2 的病理影像学表现为双侧前庭神经鞘瘤(图 8-46)。如果患者具有下列特征之一,即可确诊:①双侧前庭神经鞘瘤;②与 NF-2 患者有一级亲缘关系并且患有单个前庭神经鞘瘤或两个下列疾病:神经鞘瘤、神经纤维瘤、脑膜瘤或神经胶质瘤。脑神经Ⅴ是 NF-2 中神经鞘瘤的第二最常见部位。感觉根比运动根更易受影响。这些患者脑膜瘤的发病率也有所增加,但很少患有其他神经胶质肿瘤(室管膜瘤)。NF-2 的别名 MISME(多发性遗传性神经鞘瘤、脑膜瘤和室管膜瘤)说明神经纤维瘤不是 NF-2 的特征。年轻患者的后晶状体下囊性白内障也是这种疾病的典型表现。

与成年人不同,听力损失是儿童期不常见的表征。相反,癫痫发作和面神经麻痹却更为常见。

在 MRI 影像上可见位于小脑脑桥角及其周围或延伸至内听道的强化肿块。在 T2W 图像上,病变通常为轻微高信号。有时,脑神经Ⅷ根套的硬脑膜扩张会使内听道扩大,产生与前庭神经鞘瘤相同类型的骨质扩张。前庭神经鞘瘤可伴有蛛网膜囊肿。另外,脑膜瘤可能会发生在这个位置,虽然矢窦旁区最为多见。

在 63%~90%的病例中可以见到 NF-2、多发性椎旁神经鞘肿瘤、椎管内脊膜瘤和脊髓髓内肿瘤的特征性脊柱表现。在一份报告中,53%的患者有髓内病变,55%患者有髓外硬膜下肿瘤(88%是神经鞘肿瘤,12%是脑膜瘤),45%的患者兼有髓内和髓外肿块(图 8-47)。有髓内肿块患者中,半数以上有多发性的。多发性神经

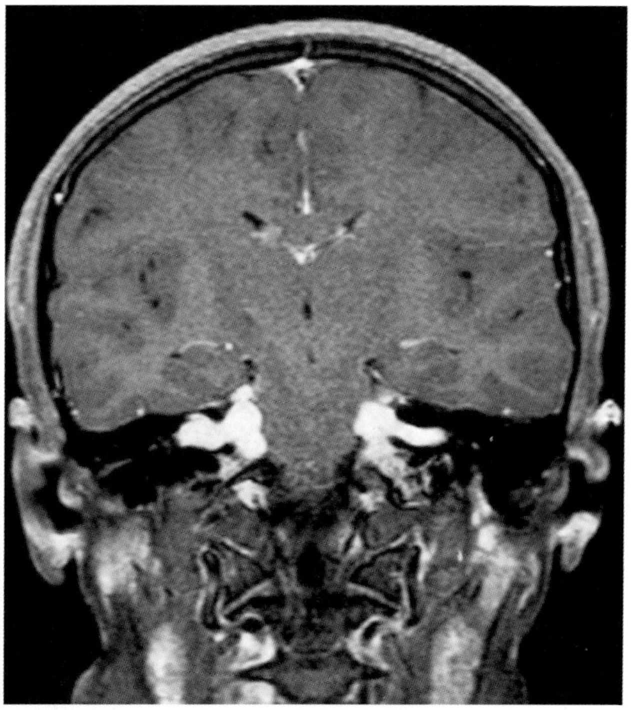

图 8-46 Ⅱ型神经纤维瘤病。冠状位后对比 T1W 图像显示使内听道扩张并伸入小脑脑桥角池的双侧对称增强前庭神经鞘瘤。

鞘肿瘤[神经鞘瘤(75%)和神经纤维瘤(25%)]见于马尾,可能是硬膜内,也可能是硬膜外。在髓内肿瘤中,室管膜瘤占多数,但星形细胞瘤和髓内神经鞘瘤也可能发生。也可以见到继发于髓内脊髓肿瘤或髓外肿块背景下的脑脊液动力学改变的脊髓积水空洞症。

表 8-4 对 NF-1 和 NF-2 之间的差异做了总结。虽然 NF-1 和 NF-2 是两个不同的疾病,但在实践中,可以见到具有重叠特征的病例。这在某些时候导致了术语 NF-3 和其他类型的 NF(确信是 NF-1 的变异)。

结节性硬化症

结节性硬化症(TS-布尔尼维病)(框 8-8)是一种常染色体显性遗传疾病,累及多器官系统。位于 9 号染色体(9q34)长臂上的 TSC1 基因和位于 16 号染色体(16p13)的 TSC2 基因已经在结节性硬化症患者身上确定出来。在 6000~15 000 例活产婴儿中出现一例病症。结节性硬化的特征性表现为皮脂腺瘤(60%~90%)、智力障碍(50%)和癫痫发作(60%~80%)。这 3 个表征只发生在 1/3 的病例中。患者还可能有视网膜错构瘤(50%)、沙绿色斑块(20%~40%)、蹄纤维瘤(20%~30%)、心脏横纹肌瘤(25%~50%)、肾血管平滑肌脂肪瘤(50%~90%)、囊性骨骼病变和颅内病变。结节性硬化

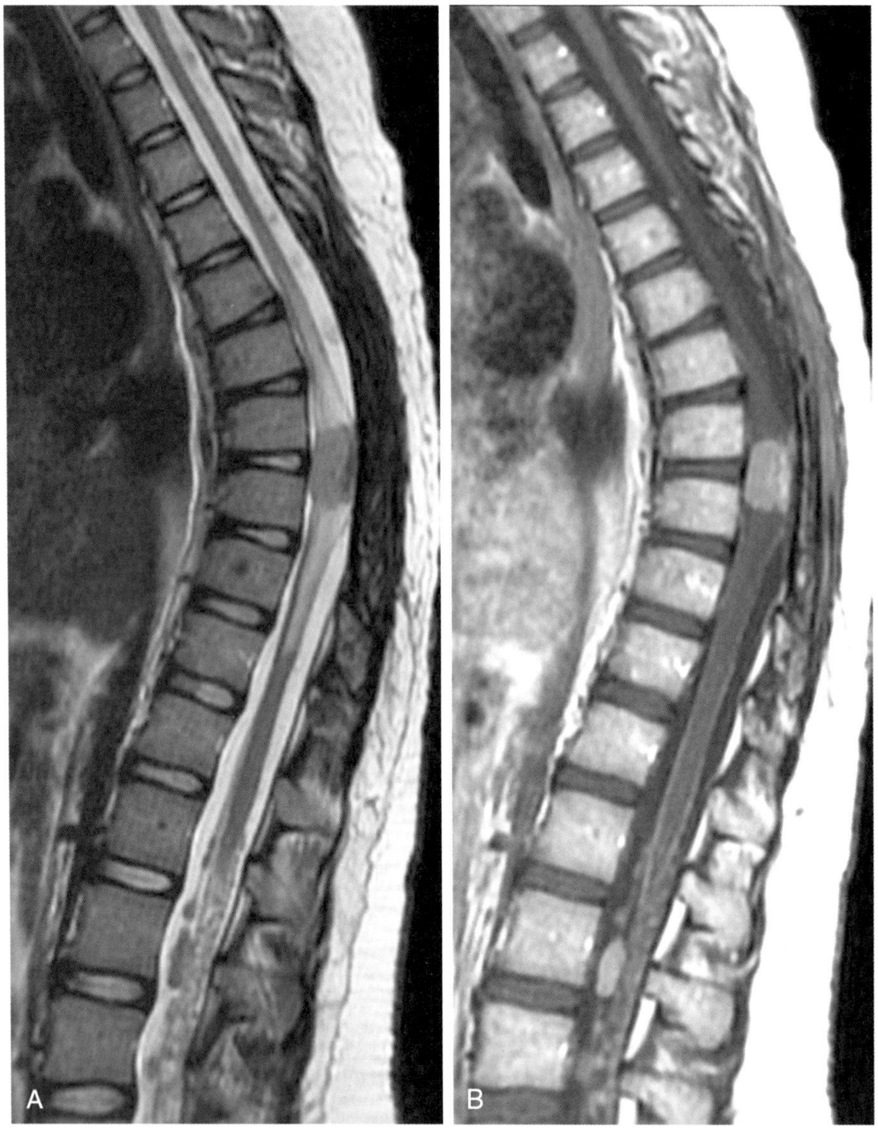

图 8-47 Ⅱ型神经纤维瘤病,室管膜瘤。(A)矢状位 T2W 图像显示胸中段脊髓有一扩张性髓内肿块,提示室管膜瘤。注意,另一个马尾部多灶结节性肿块提示神经鞘瘤。(B)后对比 T1W 扫描显示所有病灶均强化。

症就像霰弹枪击发一样,可以打在身体的任何部位。

颅内表现包括幕上室管膜下错构瘤/结节(在几乎所有病例中最常见的病变)、皮质和皮质下周围结节(94%的患者在 MRI 影像中显示的最典型的病变)、白质错构瘤病变(图 8-48)和室管膜下巨细胞型星形细胞瘤(6%~16%)(图 8-49)。在 10%的患者中有关于诸如皮质结节或室管膜下错构瘤的小脑病变的报告。患者也可能患有皮质异位和脑室扩大疾病。88%的脑室边室管膜下结节出现钙化(随年龄增长而增加),而只有 50%的实质错构瘤钙化。皮质结节和白质病变在额叶上的发生率最高,其次是顶叶、枕叶、颞叶和小脑区。结节可能会使脑回扩大或显示中间脐状凹陷,在长 TR(重复时间)序列上呈亮信号。

小脑结节患者的年龄比大脑结节患者的年龄大,并且有更多的疾病,还可能伴有与这些结节相关联的局部性小脑体积丢失。白质病变在 MRI 上可表现为从脑室放射出来的曲线或直线细带(88%),脑室附近出现尖楔形病变(31%),或强度异常的肿大病灶(14%)。室管膜下结节(31%)、皮质结节(3%)和白质病变(12%)可能在 MRI 上显示增强。FLAIR 成像特别擅长发现皮质下小结节,甚至比 T2W 扫描更为清晰。然而,值得注意的是,结节的数量、大小和位置似乎与成年人的神经症状无关。更多的结节病例发生在患有婴儿痉挛、1 岁前癫痫发作和智力障碍疾病的儿童中。各种结节性硬

框 8–8　结节性硬化症的表现

临床	颅内钙化
皮脂腺瘤	室管膜周围结节
叶状白斑病	放射冠神经胶质纤维高信号/髓鞘形成障碍
咖啡斑	**非中枢神经系统影像学表现**
智力障碍	肾血管平滑肌脂肪瘤
视网膜错构瘤	主动脉瘤
视网膜晶状体瘤	肝腺瘤
癫痫发作	肺淋巴管肌瘤病
沙绿色斑块	心脏横纹肌瘤
蹄下纤维瘤	肾细胞癌
中枢神经系统影像表现	肾囊肿
萎缩	骨囊肿，硬化密度，骨膜增厚
钙化的视盘玻璃疣(ONHD)	上叶间质纤维化，气泡，肺气肿，乳糜胸
皮质结节	血管狭窄
巨细胞星形细胞瘤	

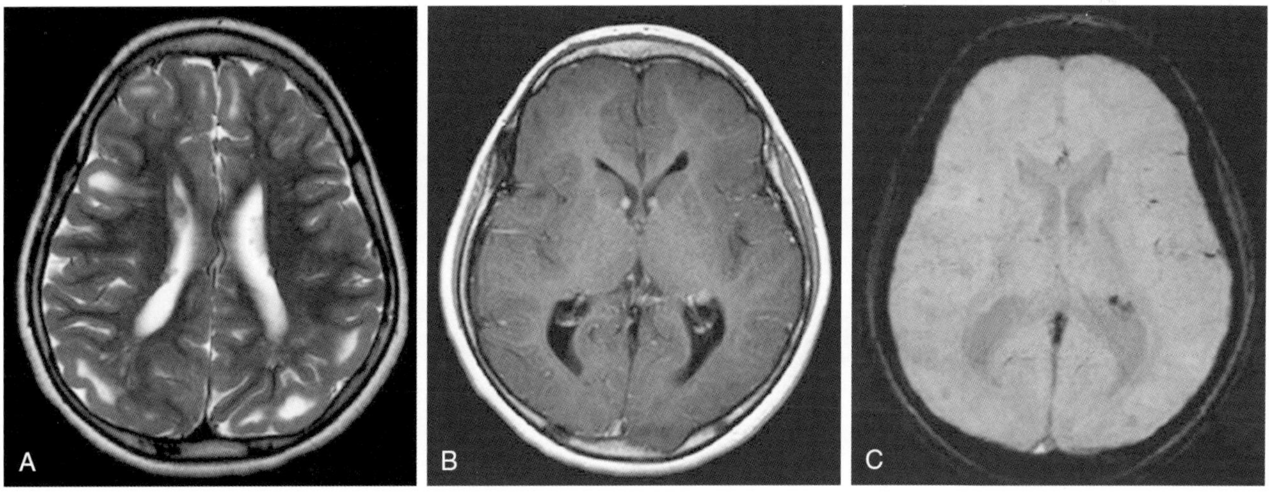

图 8–48　结节性硬化症(TS)。(A)轴位 T2W 图像显示皮质下白质中增强的 T2 信号的多焦点区，提示皮质结节——结节性硬化症中最典型的病变。注意皮质下结节的 T2 暗信号。(B)后对比 T1W 扫描显示位于室间孔区和左枕室管膜区的增强性室管膜下结节。(C)注意与左枕室管膜下结节相关的 SWI 信号减低，提示钙化。

化病变的发病机制被认为是由能够分化成星形细胞或神经元的遗传异常巨细胞沿放射冠神经胶质纤维迁移异常所致。细胞的功能多产生的问题也就多。

通过对新生儿头部进行超声检查可以鉴别室管膜下错构瘤。婴儿室管膜下错构瘤在 T1W 图像上呈高强度信号，在 T2W 图像上呈低强度信号(因为无髓鞘白质)，这与成人正相反。它们不是灰质，因此，不与灰质等强度，因此不要把它与室管膜下结节性异位混淆。婴儿的白质异常更明显。但是，婴儿皮质结节更难识别。结节性硬化与室管膜下巨细胞型星形细胞瘤(SGCA，又称 SEGA 病变)有关联，通常出现在室间孔周围(见图 8–49)。与室管膜下结节相反，这些病变的增强共同且一致，体积大，随时间的推移而增长，导致阻塞性脑积水，但钙化率较低。一般认为这些肿瘤来源于室管膜下结节。增强性室管膜下错构瘤的进行性增大和(或)直径>12mm，强烈提示室管膜下巨细胞型星形细胞瘤(SGCA)。有 5%~10%的结节性硬化症患者会出现这种病。它们向恶性转化的可能性很小。SWI 应该是结节性

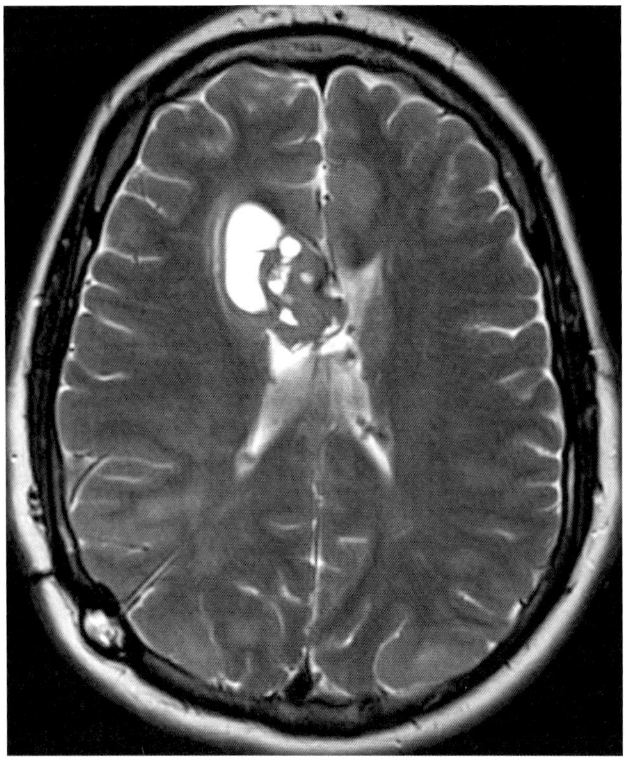

图 8–49 结节性硬化症,室管膜下巨细胞型星形细胞瘤。轴位 T2W 图像显示有实性和囊性成分的室管膜下巨细胞型星形细胞瘤(>1cm)。注意室管膜下结节的 T2 暗信号变小。患者被分流。

框 8–9 Sturge–Weber 综合征的表征

临床表现
- 髓鞘形成加快
- 脉络膜血管瘤
- 青光眼–牛眼症
- 偏瘫
- 智力障碍
- 巩膜毛细血管扩张
- 癫痫发作
- 三叉神经血管瘤(毛细血管扩张);按脑神经 V–1 分布的葡萄酒痣
- 内脏血管瘤

X 线片表现
- 向深静脉引流异常
- 脉络丛血管瘤或同血管瘤病同侧肥大
- Dyke–Davidoff–Masson 综合征
- 岩嵴,蝶骨翼隆起
- 额窦扩大
- 半肥大颅骨
- 半侧萎缩症
- 颅内钙化(条痕)
- 软脑膜血管瘤

硬化症患者 MRI 检查的一部分,因为在最常见和最具特征性的病变中可以看到钙化。

Sturge–Weber 综合征

Sturge–Weber 综合征(脑三叉神经血管瘤病;框 8–9)与面部葡萄酒色斑伴偏瘫和癫痫发作病有关联。婴儿痉挛 90%在 1 岁前发生。其他表现包括先天性青光眼和眼球突出、脉络膜或巩膜血管瘤和智力迟钝。本病多为偶发性,男女发病率相同。面部皮肤血管畸形多呈 V–1 型分布,实际上为毛细血管畸形。随着年龄的增长,毛细血管畸形增厚并不少见。在大脑血管瘤的同侧,如果经常发现脉络丛增大和增强,提示血管瘤。

在 Sturge–Weber 综合征中也可见到软脑膜毛细血管静脉血管瘤病。在 SWI 图像中,Sturge–Weber 综合征通常通过同侧枕叶、顶叶或颞叶的皮质钙化(条痕)和潜在的软脑膜血管畸形伴相关的半侧萎缩来诊断(图 8–50)。有 20%的病例可以是双侧的。这种异常是真正的软脑膜血管异常,其表现为潜在的斑片状胶质瘤病和髓鞘脱失。钙化发生在皮质内,而不是在脑膜内,出现在皮质的第四层,被认为是由于软脑膜血管瘤病的存在,导致受影响的皮质出现了局部窃血现象。然而,钙化在约两岁时才开始出现。SWI 显示皮质钙化的效果优于常规 MRI 序列。萎缩出现在侧脑室脉络膜扩大的同侧。

用 MRI 检测任何病变在很大程度上都优于 CT,尤其是增强 T1W 和 SWI。在这种情况下,软脑膜的信号显著增强,真实地显示出血管异常的程度。也可能存在缺血性损伤引起的皮质增强。T2W 图像上的白质信号强度异常低可能与缺血引起的髓鞘形成异常有关。在 MR 影像上常见双侧血管病变。

在血管造影图像上,髓质静脉的数量和大小随着皮质静脉的减少而增加(静脉异常引流),毛细血管染色通常见于顶叶和枕叶。大脑血流缓慢,同侧大脑动脉通常小。注意观察患者的眼睛!你会发现在近 50%的 Sturge–Weber 综合征患者中存在异常的眼睛放大,这种现象是由脉络膜血管瘤或者青光眼引起的炎症造成的。双侧颅内疾病、广泛的面部痣和青光眼增加了眼部血管瘤的可视性。

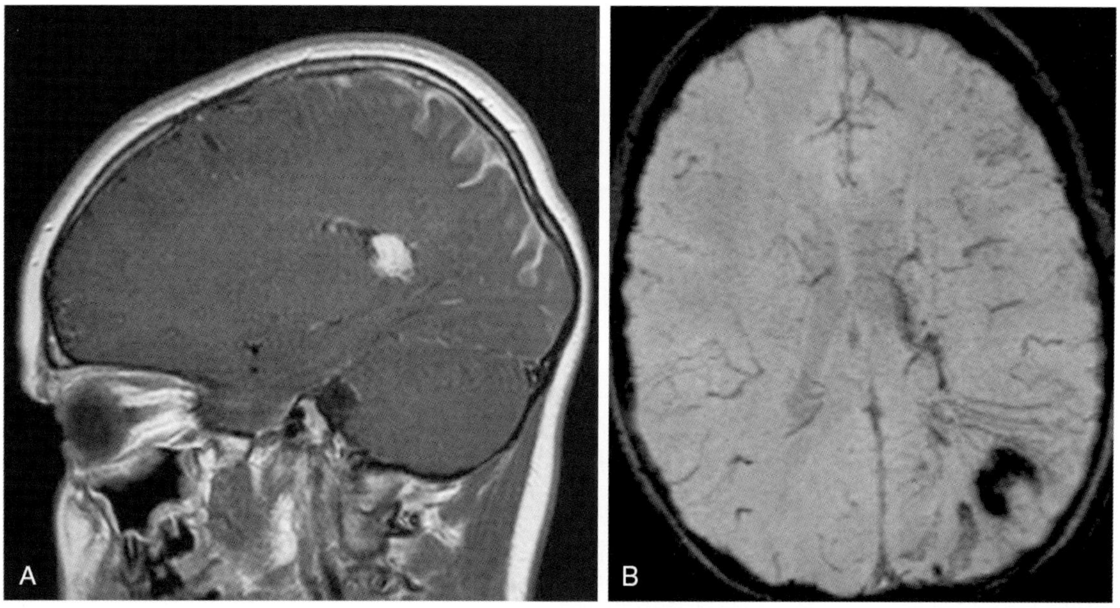

图 8-50 Sturge-Weber 综合征。(A)矢状位后对比 T1W 图像显示，顶枕软脑膜增厚和增强继发于软脑膜血管瘤病。(B)轴位 SWI 显示皮质下白质信号降低，提示钙化。此外，注意扩张的髓内深静脉。总的来说，继发于萎缩，大脑左半球比右半球小。

Wyburn-Mason 综合征可能是 Sturge-Weber 综合征的顿挫型。患者患有按神经 V 分布的面部血管痣，视网膜血管瘤和中脑动静脉畸形。有人把事情搞得更加混乱，认为累及到内脏和四肢的 Sturge-Weber 综合征应叫作 Klippel-Trenaunay-Weber 综合征[面偏侧肥大、皮肤血管瘤、慢血流血管畸形、静脉曲张和(或)异常静脉引流]。但我们不敢苟同，并相信它们是不同的病症。

von Hippel-Lindau 综合征

中枢神经系统血管网状细胞瘤合并视网膜血管网状细胞瘤(67%)，肾、胰腺和肝囊肿，肾细胞癌，胰岛细胞瘤和腺瘤组成 von Hippel-Lindau 综合征。诊断的依据是中枢神经系统或视网膜血管网状细胞瘤和存在一个与 VHL 相关联的肿瘤或有以前患此病的家族病史。也可能存在肾上腺嗜铬细胞瘤，将多发性内分泌腺瘤综合征与 VHL 联结在一起。内淋巴囊瘤也列在这个病症的描述中，似乎与神经纤维瘤病也有关联。在 20%的病例中，这种疾病似乎是通过常染色体显性遗传基因在染色体 3p25(VHL 基因)上传播。20%的小脑血管母细胞瘤患者患有 VHL。83%的小脑血管母细胞瘤患者最终会发展为 VHL。

多发性中枢神经系统血管网状细胞瘤是患该病的要素。它们可能出现在小脑(最常见)、延髓、脊髓或幕上(不太常见)。病变可能是囊性、实性或两者的结合。最典型描述是长在小脑外侧，高度血管性的，与占主导地位的囊性肿块相关联的强化性附壁结节。

脊髓血管网状细胞瘤约占脊髓肿瘤的 3%。1/3 病例与 von Hippel-Lindau 病有关。在所有的脊髓血管网状细胞瘤中，80%是单发性的，20%是多发性的(几乎都与 VHL 相关)，60%是髓内的，11%是髓内和髓外的，21%是脑硬膜内的但纯粹是髓外的，8%是脑硬膜外的。它们的位置通常被外科医生称为“软脑膜下”，它们更常见于胸髓而不是颈髓。在 VHL 病例中见到的大多数血管网状细胞瘤的大小≤10mm，可能长在髓内或沿着背神经根。如果你期待通过看到血管流动的空洞来诊断脊髓血管网状细胞瘤的话，希望你不要期待太高。在 MRI 图像上看到 15mm 以下的血管网状细胞瘤血流空洞的情况是非常罕见的，必须等待肿瘤长大。另一方面，在 40%~60%的病例中可能存在脊髓空洞(通常小体积肿瘤不计在比例内)。

遗传性出血性毛细血管扩张症

遗传性出血性毛细血管扩张症（也称为 HHT 或 Osler-Weber-Rendu 综合征)是一种由皮肤黏膜毛细血管扩张症和内脏动静脉畸形组成的疾病。其中一个症状可能是继发于鼻腔皮肤黏膜毛细血管扩张症的鼻出血。然而，不要忘记，有 5%的患有遗传性出血性毛细血管扩张症的患者有脑动静脉畸形(AVM)，有 2%的脑动静脉畸形与遗传性出血性毛细血管扩张症有关联。当HHT患者被发现有一个大脑动静脉畸形病变时，有50%的概率在大脑的其他部位还会有第二个动静脉畸形病变。AVM可能有一个异变病灶（在成人中更常见）或可能实际上表现为瘘（在儿童中更常见）。在肺、肝、脊柱、胃肠道和胰腺中可见更多的动静脉畸形病变。

皮肤黑色素病

另一个相对不明确的归类为瘢痣性错构瘤综合征的是皮肤黑色素病。皮肤黑色素病通常是一种在儿童中发现的散发性疾病，是由蛛网膜绒毛粘连引起的脑积水所致。可能会发展成多发性脑神经系统病变。来自神经嵴细胞的黑色素母细胞存在于眼球、皮肤、内耳、鼻腔和软脑膜中，是这种疾病的根源。其特征是皮肤痣和脑膜黑色素增厚。可见脑脊膜弥漫性强化（20%）；在增强T1W图像上可能查到黑色素（图8-51），也可能查不到黑色素。有可能发展成脑积水、脑神经系统病变和脊髓积水空洞症。

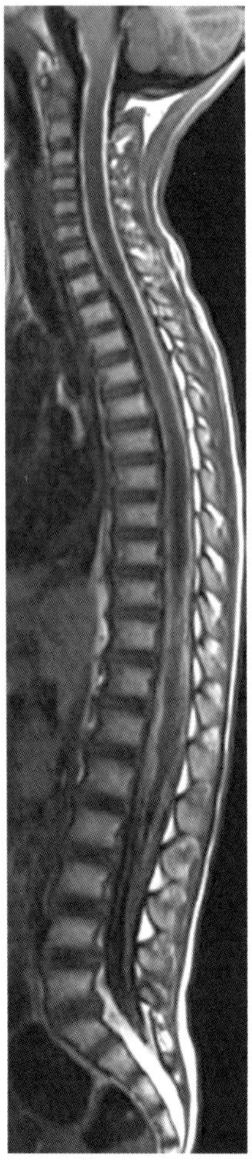

图8-51 皮肤黑色素病。矢状位非对比T1W图像显示继发于黑色素沉积的覆盖脊髓和马尾的软脑膜T1缩短和增厚。

虽然皮肤病的恶性病变很少见，但有50%的中枢神经系统黑色素病病例发生恶性病变。当这种情况发生时，对脑实质或髓内的浸润是其特征。

PHACES综合征

头颈部血管瘤伴颅内病变符合PHACES综合征（PHACES——后颅窝畸形、血管瘤、动脉异常、心脏异常和主动脉狭窄、眼畸形、胸骨裂和（或）脐上裂）归类为斑痣性错构瘤综合征。头颈部软组织的血管发育异常大（>5cm）叫作节段性婴儿血管瘤（以前称为毛细血管瘤或草莓状毛细血管瘤）。小脑异常是最常见的结构性脑畸形，可见Dandy-Walker畸形、小脑发育不全良和皮质发育不良。通过神经影像发现的最常见的异常起源于血管，如残留性三叉动脉，内外颈动脉、椎动脉或大脑后动脉发育不全/发育不全（图8-52）。

先天性脊柱畸形

椎管及其内容物的发育经历了4个明显且略有重叠的过程：①原肠形成和脊索发育；②初级神经胚形成；③随着体节的形成分段；④神经胚二次形成（尾侧

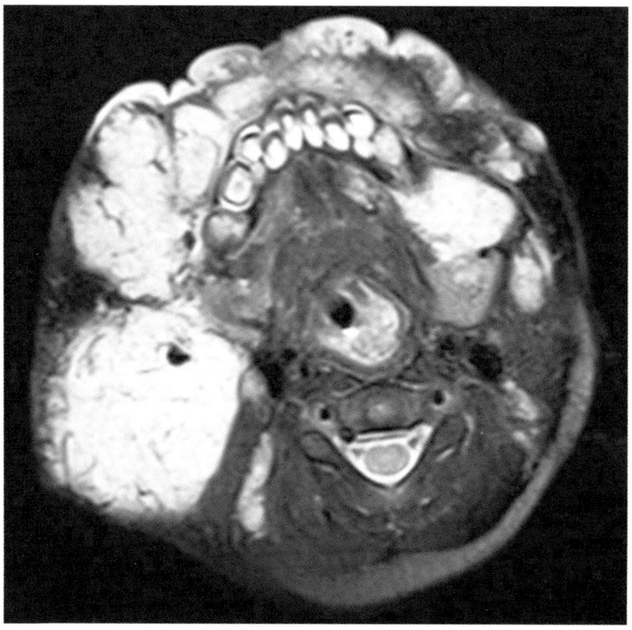

图8-52 PHACES[后颅窝畸形、血管瘤、动脉异常、心脏异常和主动脉狭窄、眼畸形、胸骨裂和（或）脐上裂]。浸润下颏和右腮腺的多灶T2亮实性肿块提示婴儿血管瘤。注意左边小一点的肿块。

细胞团)。我们将根据这些过程讨论最常见的先天性脊髓畸形。

初级神经胚形成发育障碍

在神经管闭合过程中,神经管从上覆外胚层分离是一个叫作分离(disjunction)的过程。分离后,外胚层在闭合神经管背侧的中线处闭合。神经周围间充质迁移到闭合神经管和外胚层之间的空间,诱导脑膜、骨脊柱和棘旁肌肉组织的形成。神经膜周围的间充质向封闭的神经管和外胚层之间的间隙迁移,诱导脑膜、骨性脊柱和棘突旁肌肉组织的形成。

开放性脊柱闭合不全

开放性脊柱闭合不全是指神经组织外露伴脑脊液泄漏。皮肤、肌肉和骨骼都有不同严重程度的缺陷。在闭合性脊柱闭合不全中，畸形的神经管被诸如皮下脂肪和皮肤等中胚层和外胚层成分所覆盖(见框 8-8)。隐性脊柱裂仅指后部骨元素存在闭合缺陷或闭合不完全。皮肤被覆盖,脊髓不明显。通常未有发现其他中枢神经系统畸形。

皮肤外胚层与神经外胚层完全不分离或节段性不分离导致形成脊髓膨出和脊髓脊膜膨出。许多这些疾病是在产前通过血清学或羊膜穿刺术检测(甲胎蛋白水平升高)和超声检测发现的。临床和神经学症状被认为是由两个主要问题引起的:神经结构紊乱导致的神经基板功能减退和神经组织在子宫内长期暴露于羊水中。

脊髓膨出和脊髓脊膜膨出是开放性脊柱闭合不全最常见的表现形式。与脊髓膨出相比,脊髓脊膜膨出更常见。所有患有开放性脊柱闭合不全病的儿童被认为都患有Ⅱ型 Chiari 畸形，并可以观察到不同程度的脊髓积水(图 8-53)。最常见的位置是腰椎水平。但它也可能出现在颈椎(图 8-54)和胸部水平。虽然相当罕见,但前部闭合不全也可能发生，最常见的部位是骶骨区。Currarino 三联症指肛门直肠畸形、骶骨缺损和骶前肿瘤(例如,骶前脊髓膨出)。

脊髓膨出是指神经基板(神经组织的平板)由于骨缺损而突出,造成它与背部皮肤表面齐平。脑脊液少是很明显的,并且与蛛网膜下隙连续,脊髓膨出的腹面仅存在一层蛛网膜。腹部和背部神经根都起源于神经基板。除了腹面蛛网膜下隙的扩张导致神经基板后移和神经根的伸长外，脊髓脊膜膨出的表现和脊髓膨出是相同的。

脊髓脊膜膨出通常在出生后很快就能修复。因为肉眼检查就可以看清楚，通常不需要做任何术前影像检查。

封闭性脊柱闭合不全

皮肤覆盖的或封闭性脊柱闭合不全包括脂肪脊髓膨出和脂肪脊髓脊膜膨出(框 8-10)。由于神经组织由皮下脂肪和皮肤所覆盖，与开放性脊柱闭合不全相比，封闭性脊柱闭合不全的预后要好得多。它们是神经外胚层从皮肤外胚层过早分离的结果。而间充质组织仍与神经管保持接触,导致脂肪的过量产生。脂肪瘤的大小不等,延伸可以仅是硬膜下的,或是硬膜下伴皮下延续。

与开放性脊髓闭合不全相似，其分类取决于对元素的累及程度。如果神经组织与椎管和皮肤表面处于同一水平,则该畸形称为脂肪性脊髓膨出。如果神经组织被推出超过椎管和皮肤水平，那么这种畸形就被称为脂肪性脊髓脊膜膨出(图 8-55)。还可能存在与诸如泄殖腔畸形等其他畸形的关联。没有脑脊液渗漏,没有 Chiari 畸形Ⅱ型!

开放性和封闭性闭合不全通常与 L2/L3 椎间盘下面低位的脊髓圆锥栓系有关联。这就引出了关于圆锥正常位置的讨论。在涉及 1000 例以上病例的几个系列中,圆锥的正常末端高于 L2/L3 椎间盘水平;只有不到 2%的正常人圆锥位于 L2/L3 椎间盘的下面。因此,但发现脊髓圆锥的位置位于或低于 L2/L3 椎间盘位置时，应查找栓系团块、骨刺或粗终丝。

治疗的目的是:①将缺陷封入椎管内室以防止感染;②松放神经管的远端,使患者不会随着成长而出现栓系。如果确实发生了栓系,则颅内内容物就有可能会通过枕骨大孔向下疝出。手术的并发症之一是生成纤维组织,这可能会重新拴系闭合不全的组织。在术后检查中,你可能看不到脊髓圆锥的位置与术前的位置有什么不同。然而,即使脊髓底部的位置没有什么变化,症状通常也会改善。据推测,脑脊液的脉动会恢复正常,脊髓和后脑也会重新活动。

背部皮窦病

这类畸形是介于开放性和封闭性脊柱闭合不全之间的畸形,但更接近封闭性脊柱闭合不全。在皮肤表面和椎管之间有一个带有上皮衬的皮窦束。皮窦束附着

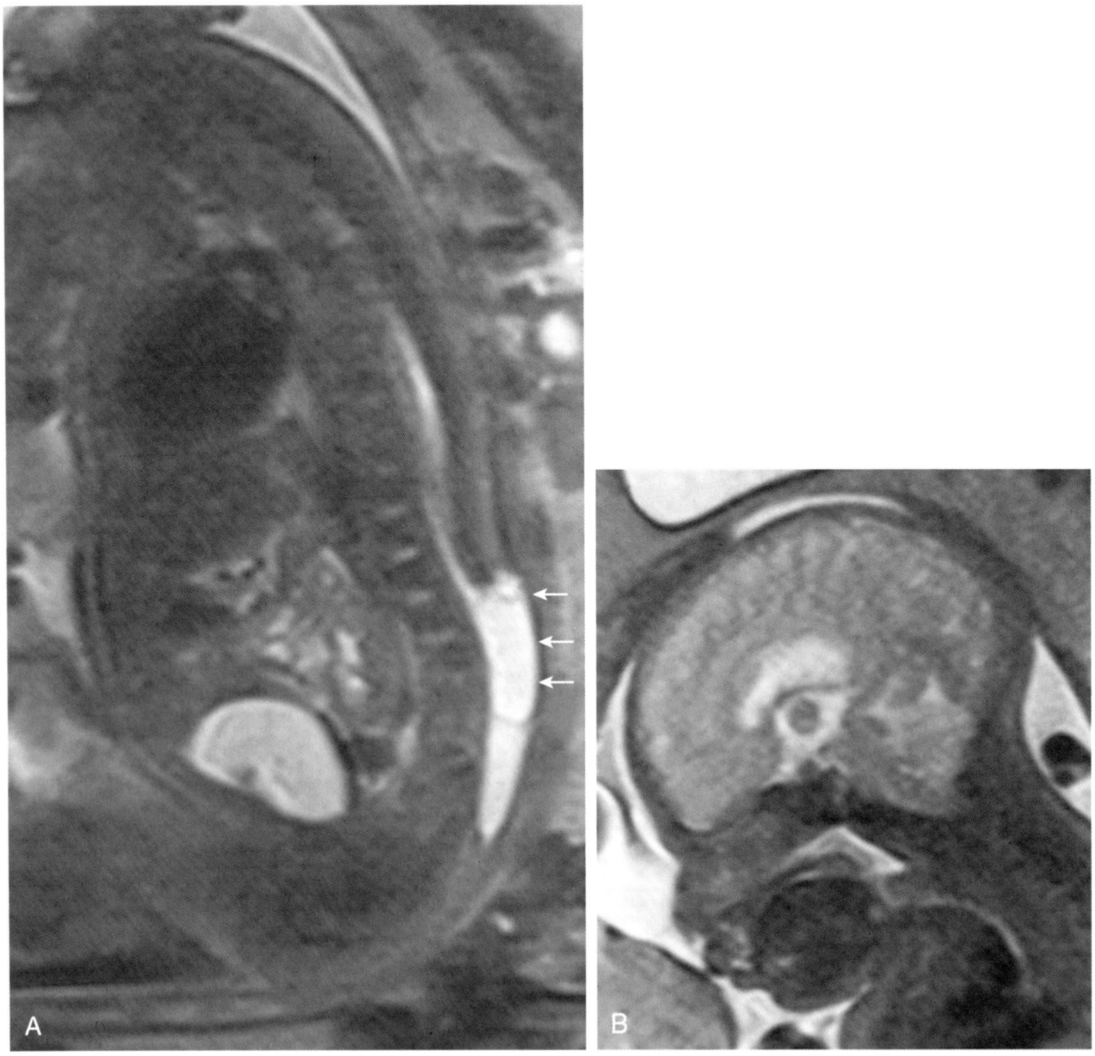

图 8-53 脊髓脊膜膨出:妊娠晚期胎儿。(A)对胸腰椎进行矢状面半傅立叶采集 HASTE 检查,显示腰骶部脊柱裂伴背面脊髓脊膜膨出(箭头所示)。(B)对大脑进行矢状面 HASTE 检查确认 Chiari 畸形Ⅱ型。

在硬膜上而不穿过硬膜,在附着位置的背部形成硬膜隆起。如果背部皮窦束穿过硬膜,在 50%的病例中,它可能以皮样或表皮样囊肿终结(图 8-56),也可能在脊髓、脊髓圆锥、终丝或神经根上终结。皮肤外胚层和神经外胚层的局灶性/不完全分离被认为是病因。这种病灶最常见于腰骶部和枕部(因为这是神经管最后闭合的部位)。这些病灶呈皮性并且小,因此,除了采用常规序列检查外,还应该在 MRI 上获得高分辨率的连续薄片(如 CISS)。只有轻微的骨改变,如发育不全的棘突,单棘突裂或层状缺陷才能被注意到(如果有的话)。

神经胚二次形成障碍

神经胚二次形成障碍影响脊髓的最下部:脊髓圆锥和终丝(约占整个中枢神经系统的 10%)。在妊娠 48 天左右,在初级神经胚完全形成后开始二次神经胚形成。

终丝纤维脂肪瘤

终丝脂肪瘤是脊柱闭合不全的另一种形式,会导致脊髓栓系。通过 CT 上表现的脂肪密度或 MRI 上的信号强度鉴别这些病变(图 8-57)。对儿童中来说,少量脂肪(横向直径<2mm)通常无症状,可称为“纤维脂肪瘤”。胸部脂肪瘤多于腰骶部脂肪瘤。另一种情况是,在无脂肪浸润的情况下,终丝可能明显增粗,并且被栓系(成人脊髓栓系综合征)。脊髓圆锥可能被粗大的终丝向下拉。正常终丝的横截面直径<1mm。以前,正常终线粗度上限被认为是 2mm。随着高分辨率薄层成像的出现,现在 1mm 被认为是正常终线的上限。与终丝拉紧(成人脊髓栓系综合征)相关联的表现是脊柱后侧凸、

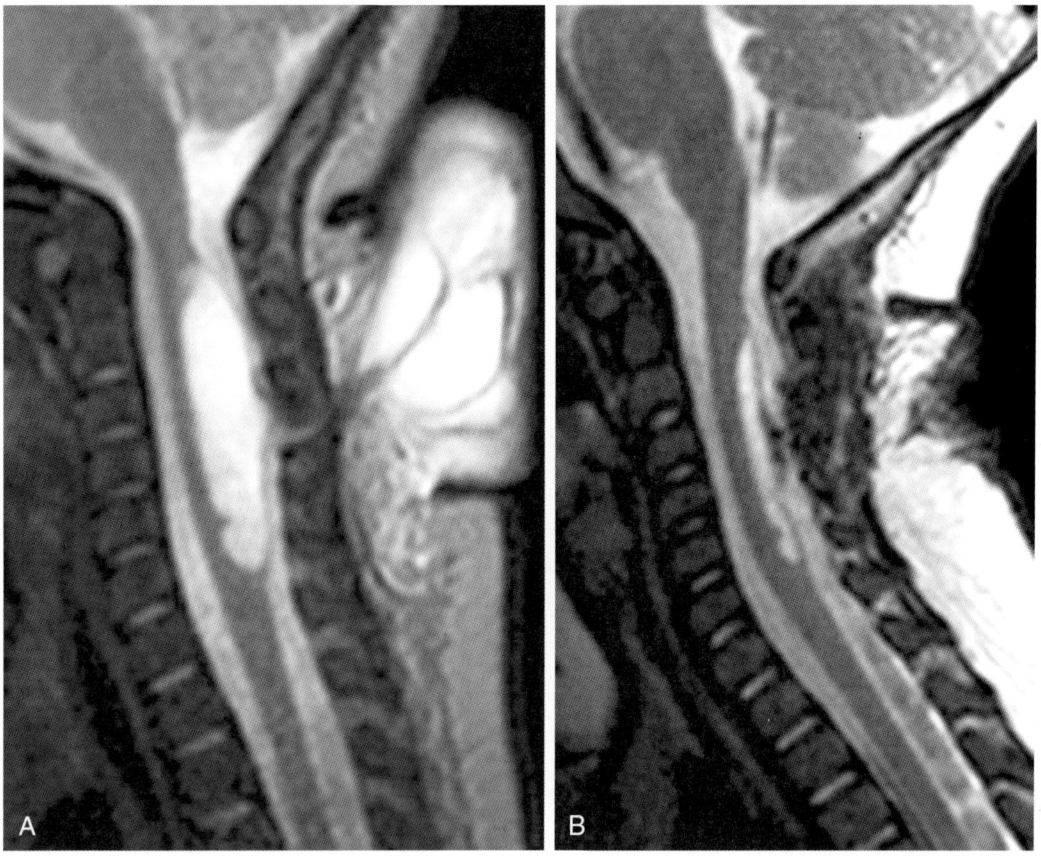

图 8-54　颈椎脊髓膨出。颈椎矢状位 T2W 图像显示术前(A)和术后(B)颈部脊髓膨出的状态。注意通过骨缺损突出的脊髓积水空洞症(A)。

框 8-10　脊柱缺陷分类

开放性脊柱闭合不全
脊髓脊膜膨出(99%)
脊髓膨出(1%)
封闭性脊柱闭合不全
有皮下包块
脂肪性脊髓膨出
脂肪性脊髓脊膜膨出
脊膜膨出
脊髓囊状膨出
无皮下肿块
绒毛脂肪瘤
神经源性囊肿
皮肤窦
脊髓纵裂畸形

脊柱腰骶部中线骨缺陷和脂肪浸润终丝。患者可能发展成脊髓圆锥缺血、可怕的括约肌功能障碍、足部畸形和步态异常。

尾部退化综合征

在尾部退化综合征中，你可能会看到截形/钝端的脊髓(通常在下胸部水平)，这与缺失匹配的脊椎骨元素有关。尾部退化综合征在母亲患糖尿病的儿童中最常见。该病与泌尿生殖系统异常有关，诸如肺发育不全(继发于肾功能不全)和肛门闭锁。尾部退化综合征也可被看作 OEIS(脐膨出、器官外翻、肛门闭锁、脊柱缺损)综合征的一部分。

可看见不同程度的椎体融合和椎管狭窄，但典型的影像表现为 L1 上方呈棒状或楔形的远端脊髓(图 8-58)。通常，骶骨和尾骨缺失，根据严重程度，可能会有更高位的椎体缺失。畸形可以是高位和陡然的，也可以是低位和栓系的。更多的表现是肌肉结构发育不全和髋关节脱位。

骶尾部畸胎瘤

骶尾部畸胎瘤是新生儿最常见的肿瘤，通过产前超声检查可以发现。根源被认为是尾侧细胞群的残余

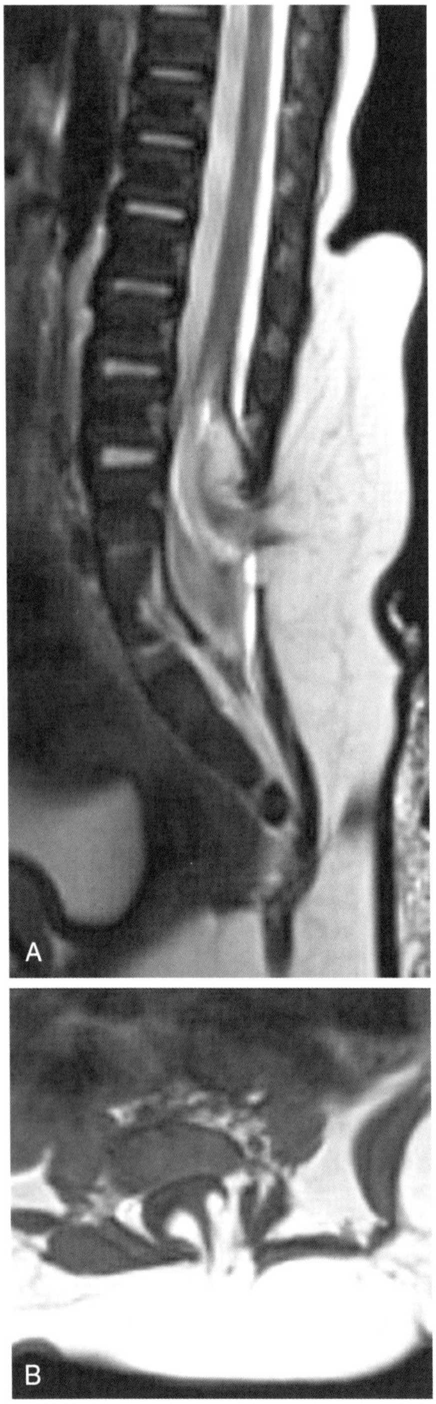

图 8-55 脂肪性脊髓脊膜膨出。(A)矢状位 T2W 显示具有硬膜内脂肪瘤 T2 和 T1 亮信号(见 B)的栓系脊髓通过骨脊柱裂向背部蛛网膜下隙延伸(B)。

全能细胞。约 2/3 是成熟畸胎瘤。女孩受影响的程度是男孩的 4 倍。分类基于位置; Ⅰ型,几乎完全在骨盆外,骶前伸展最小;Ⅳ型,几乎完全在骨盆内,Ⅱ型和Ⅲ型介于Ⅰ型和Ⅳ型之间(框 8-11)。

骶尾部畸胎瘤在骨盆内越深,预后越差。手术切除

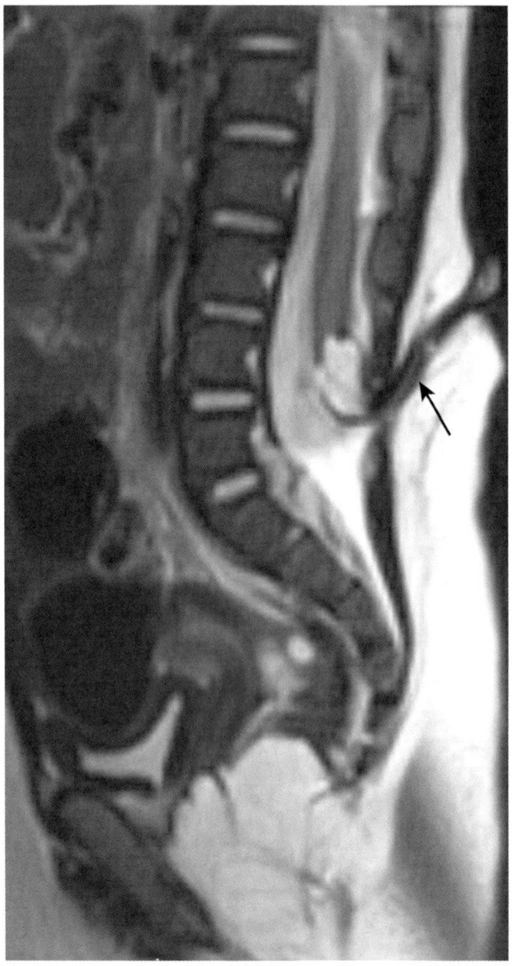

图 8-56 皮窦束病。栓系脊髓在 L4-L5 椎间盘水平终结,形成硬膜内脂肪瘤。注意观察皮窦束(箭头所示)从皮肤表面向下斜向延伸至脂肪瘤。

应涉及尾骨。通常在影像学上表现为实性和囊性混合肿块,但也见单纯的囊性肿块。

脊索发育异常

脊髓纵裂

脊髓纵裂(脊髓纵裂畸形)是指脊髓完全或不完全(仅在前部或仅在后部)的纵向裂开。裂开的半脊髓可能是对称的,也可能是不对称的;然而,每个半脊髓都有一个中央管,以及腹角和背角。裂开可能累及硬膜,因此可能有两个硬膜囊;然而,更常见的是,在一个扩大的囊内可见两条半脊髓。这种畸形通常发生在下胸部-上腰部区, 并且在 85%的情况下与包括脊柱裂、椎弓根间距离增宽、半椎体和脊柱侧弯等骨畸形有关联。75%的病例出现毛状皮肤斑。脊髓分裂成为两个半脊

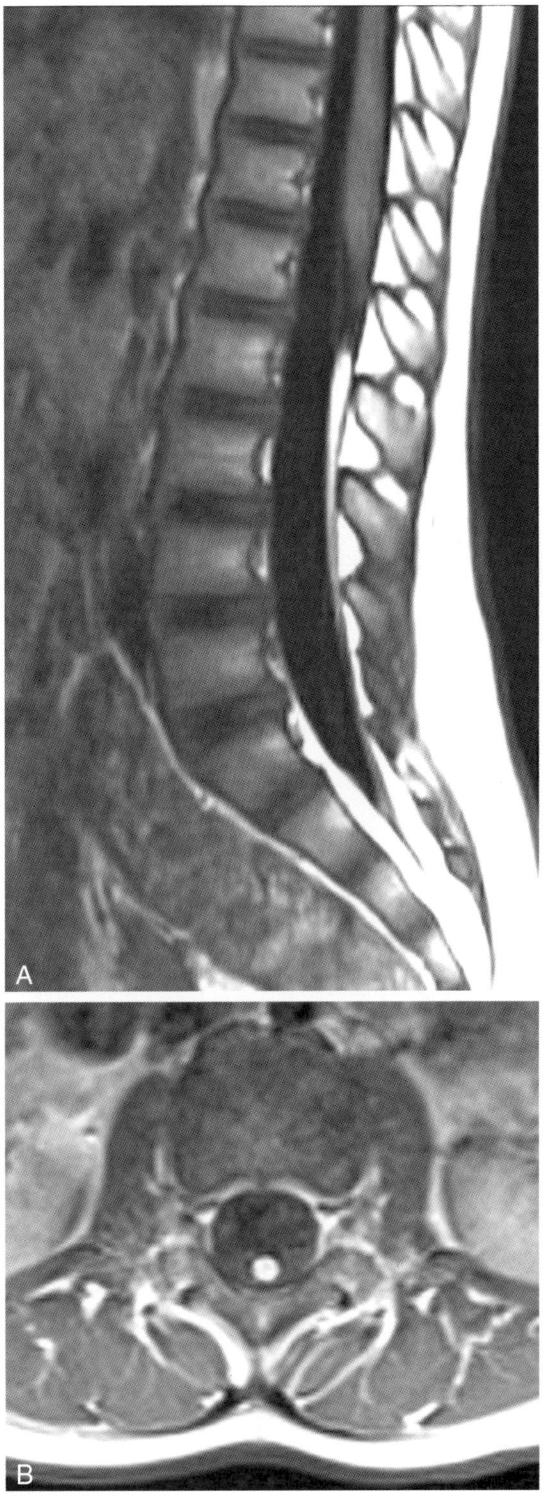

图 8-57　终丝纤维脂肪瘤。矢状位(A)和轴位(B)T1W 图像显示终丝增粗和亮 T1 信号，提示脂肪浸润。粗脂肪终丝位于腱鞘囊的背侧，有时仅见于轴位图像。注意脊髓圆锥的正常位置。

髓，可能是由骨刺，软骨分离，或纤维带所致(图 8-59)。当这种情况发生时，通常脊髓带会在裂缝下方重新结合。半脊髓大小往往不对称。造成脊髓纵裂的骨刺与两

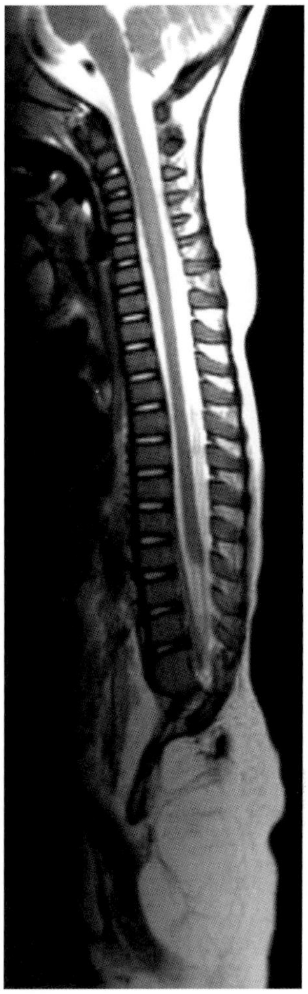

图 8-58　尾部退化综合征。矢状位 T1W 图像显示脊柱缩短。最低的椎骨是 T12。注意 T9 位置钝的圆锥末端。

框 8-11　骶尾部畸胎瘤的严重程度分级

Ⅰ级：主要向外突出，有或者没有骶前部分
Ⅱ级：向外部和内部突出，骨盆内有肿瘤
Ⅲ级：向内部突出，有盆腔和腹部肿瘤和最小外部成分
Ⅳ级：仅在骶前间隙内突出

个分离的硬膜囊的相关联性比与纤维性分裂的相关联更常见。能够观察到与脊髓圆锥、脊髓脊膜膨出(31%~46%)和脊髓积水相关联的栓系。几乎所有病例都存在某些脊柱形成或分节异常。

所有这些神经管缺陷通过 MRI 结合 CT 来评估是最好的。虽然 CT 在发现存在于脊髓纵裂之间的骨管畸形和骨刺方面是有用的，但 MRI 在定位脊髓圆锥的远端和识别终丝增粗、闭合不全状态的脂肪成分和半脊髓的存在方面的效果更佳。显然，MRI 比 CT 能更好地

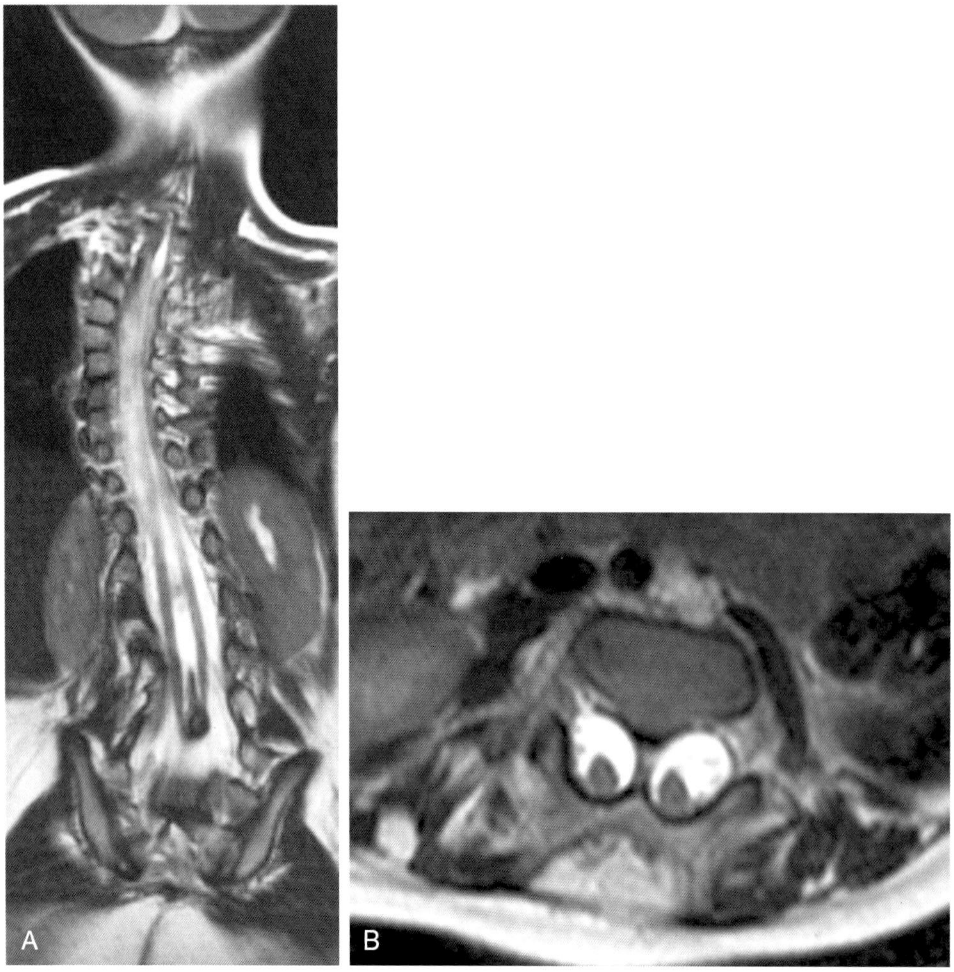

图 8-59 脊髓纵裂。(A)冠状位 T2W 显示脊柱侧弯。注意胸腰段远端的两条半脊髓。在腰骶交界处可见骨刺暗色 T2 信号。(B)轴位 T2W 扫描显示在两个半骨节之间延伸的骨刺。

鉴别脊髓内是否存在脊髓积水。对椎管闭合不全患者的全面检查应包括颅底影像学检查以评估脊柱闭合不全和对脊柱的检查以检测脊髓积水，评估脊髓圆锥的位置以识别穿过骨骼缺陷的突出结构，以及评估脊椎分节不全或半椎体。

神经管原肠囊肿

这些囊肿通常是单眼、单个、光滑的囊肿,最常见于颈部和胸部。在大多数情况下,信号强度与脑脊液一致；然而，黄色乳状内容物可能改变 MRI 上的信号强度。通常,神经管原肠囊肿位于髓外硬膜内脊髓的腹侧或腹外侧位置。但是,10%~15%的病例可能有髓内成分。肠囊肿可能位于脊柱外,在纵隔或腹部内。背侧肠憩室病是指腹腔内容物通过脊髓纵裂和(或)畸形椎体延伸的异常。

神经管原肠囊肿是由于内皮支气管或胃肠道与脊柱系统之间的分裂失败。顽固性连接(通过科瓦列夫斯基管)可能表现为椎管内的髓外硬膜内囊肿(最常见)。但在某些病例中(<20%)可能并发胸部支气管肠囊肿。>50%的患者有椎体分节异常,包括但不限于半椎体、椎体分节不全、Klippel-Feil 综合征、蝶形椎体和椎骨融合。可能存在由长期存在的囊肿形成的骨重塑。

脊柱的形成与分节异常

脊柱的发育包括 3 个主要阶段:膜发育、软骨形成和骨化。从实际角度来看,这些异常指的是不正常形成的椎骨(如蝶形椎体或半椎体),或者是不正常分节的椎骨(如椎骨分节不全;图 8-60)。这些病的表现可以是独的,也可以在其他综合征如 VACTERL(脊椎-肛门-心脏-气管-食管-肾脏和四肢)综合征和 OEIS(泄殖腔外翻)综合征中见到。

虽然,脊柱侧弯在大多数病例当中是特发性的

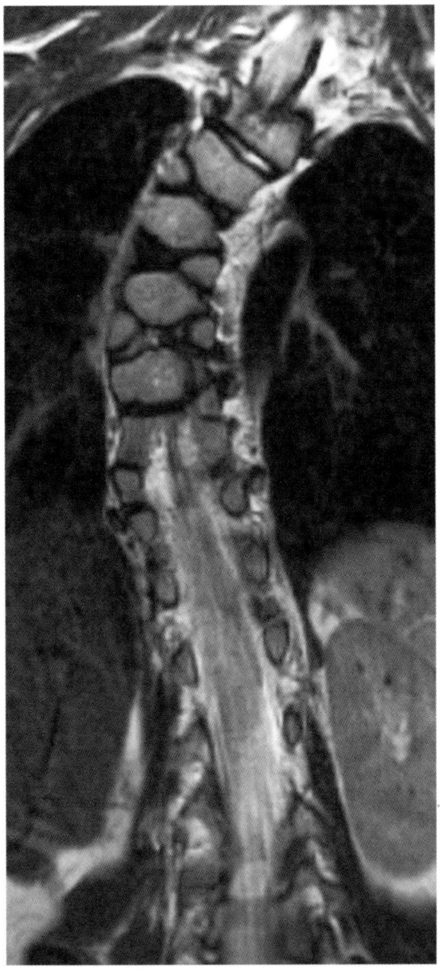

图 8–60　形成与分节异常。冠状位 T2W 图像显示多处半椎骨缺乏适当的分节(看不见椎间盘间隙)。

(>90%),但影像检查的原因是排除或识别脊柱的形成/分节异常。在这些患者中常见肾脏异常,所以当你审查脊柱时,一定要留意一下肾脏!

Klippel–Feil 综合征是指多个颈部脊椎分节不全。这可能与 Chiari 畸形和脊髓积水空洞症有关联。C2/C3 和 C5/C6 节是分节异常最常见的部位。

其他骨病　许多骨病同与脊柱异常有关的骨病一样。C1 弓和(或)齿状突发育不全和(或)发育没有完成是常见的疾病,通常无症状。但是,寰 C1 节椎体的寰椎枕化畸形可能与寰枢椎不稳有关联。

硬膜扩张

硬膜扩张见于 Marfan 综合征、Loey–Dietz 综合征和 1 型神经纤维瘤病。如果你测量硬膜囊的直径并对椎体的直径进行校对，你会发现这些患者的硬膜囊比率与对照组相比增加了,尤其是在 L3 和 S1 节。与硬膜扩张相关联的表现包括椎管扩大,邻近骨变薄,神经孔扩大,椎弓根间距增加,椎体后部扇贝样变和形成脊膜膨出。

在排除神经纤维瘤病导致的原因后，硬膜扩张被认为是 Marfan 综合征的主要标准。与马方综合征相关的基因突变已被定位到 15 号染色体的长臂(原纤维蛋白 1 基因)。其他表现包括主动脉扩张、夹层或缩窄,晶状体脱位(向上和向外)、蜘蛛样指、漏斗胸、高身材、骨松弛、青光眼、二尖瓣反流、脊柱侧弯、韧带松弛、青光眼、二尖瓣反流、肺囊肿和蓝巩膜。

要记住，椎体后部扇贝样变并不是硬膜扩张症所独有的,因为也可见于患软骨发育不全症的患者中,这些患者的椎管由于椎弓根间距减少而变狭窄。

其他

脊髓积水空洞症

脊髓中出现空洞可能是由于中央椎管扩张（脊髓积水)或空洞与中央椎管不同心(脊髓空洞)。在详细的放射学和病理学检查中，发现在绝大多数病例中两者都有。因此,脊髓积水空洞症这个术语在神经放射科医师中最常用。大多数脊髓积水腔与先天性脊柱和后脑畸形有关联,如 Chiari 畸形和脊髓脊膜膨出。脊髓空洞症也是先天性的,但可能是由脊髓损伤、局部缺血、粘连或肿瘤引起的。

终室

在脊髓发育过程中,中央椎管在脊髓圆锥处最宽,称为终室。这可能会持续到婴儿期甚至成年期。通常,这是一个偶然的表现,与临床缺陷无关联。它的表现是中心管呈卵圆形、非强化和平滑扩张,在所有脉冲系列上的信号强度均为脑脊液强度。

胸外侧脊膜膨出

这种病最常见于Ⅱ型神经纤维瘤，但也见于马方综合征。Lehman 综合征包括缝间骨、寰椎发育不全、颧骨发育不良伴侧脊膜膨出。Ehler–danlos 综合征也可能与侧脊膜膨出有关。

颅骨异常

颅狭症

人在出生时,颅骨顶矢状缝、冠状缝、人字缝和额缝都是开着的。有时会看到一条缝从一个人字缝穿到另一条人字缝,即连续的假缝。颅狭症,或叫颅缝早闭症,是指一个或多个颅骨缝的异常早期融合(表8-5)。在75%的病例中,只有一条颅骨缝或一条颅骨缝的一部分融合;在25%的病例中,受到影响的颅骨缝不止一条。这就会导致畸形的头部形状和融合处明显的隆起。男性比女性更容易受到影响。这些疾病,如果严重和早期发展,会导致大脑异常生长。可能出现小头畸形。

与颅骨缝早期关闭有关联的综合征包括Crouzon综合征、Apert综合征、低磷酸酯酶症和Carpenter综合征。内分泌异常,包括佝偻病、甲状腺功能亢进和低磷酸酯酶症可引起颅缝早闭症。矢状缝早闭是最常见的一种(4200个新生儿中有一个),会长成两侧不能协调生长的头部,因此,头部看起来又长又细,或者是舟形头,也称为长头型(图8-61)。如果冠状缝早期融合,头部会短而胖,或者是短头畸形(图8-62)。有时只有一部分冠状缝或人字缝融合过早,会导致不对称的颅骨,出现斜头畸形。额头和眼眶边缘(眼眉)在那一侧会出现扁平的外观。还会出现像马戏丑角"眨眼"那样的眼睛。人字缝闭合会导致具有上骑顶的塔形头。单侧向人字形缝线融合导致后部扁平的斜头畸形。额缝闭合会出现三角头畸形,就像三角恐龙那样在颅顶有个隆起沿着额头向下延伸。在一些复杂的颅缝早闭症患者中可见连通性脑积水和扁桃体疝。

表8-5 颅狭症

类型	颅骨缝	头部形状
长头畸形	矢状缝	又长又细
短头畸形	冠状缝	圆而短
塔形头	人字缝	上骑顶
斜头畸形	任何单侧缝	不对称
三角头畸形	额缝	头部前尖
丑角眼	单侧管状缝	单眼向上

出于美容的目的或者由于大脑在非顺应性颅骨内生长导致颅内压升高出现危险时,应尝试手术。颅内压升高可能导致脑灌注减少。如果因颅狭症导致脑的生长发育迟缓,应考虑进行手术干预。由颈静脉回流障碍引起的慢性静脉高血压是颅内压增高的一个病因。

骨骼石化症

骨骼石化症可能是一种常染色体显性或隐性遗传疾病,后者属于恶性。在这两种类型中颅骨受累是很常

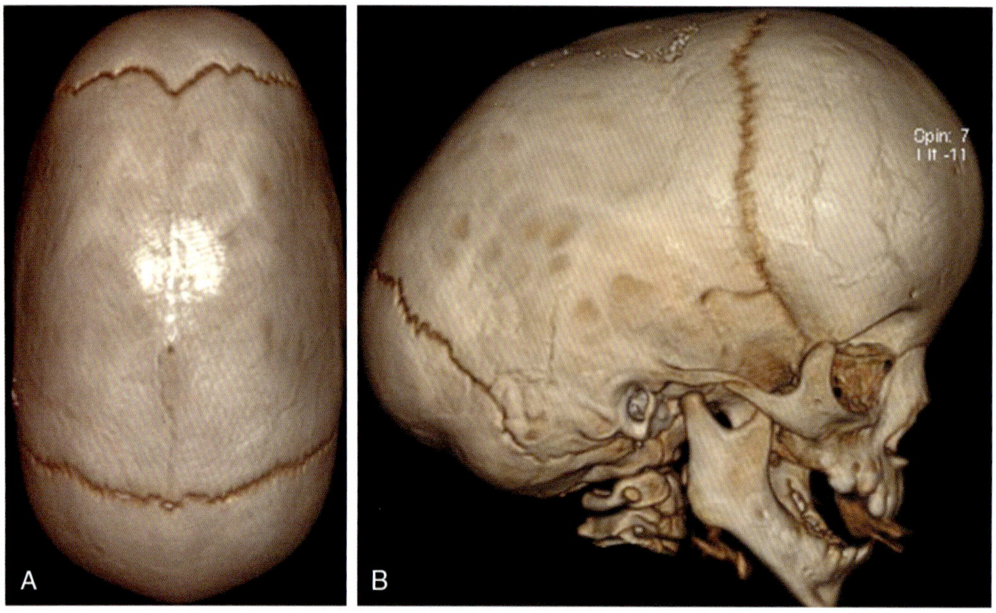

图8-61 舟状头三维表面渲染CT图像。(A)前上视图显示头狭窄,两侧颅顶直径小。(B)侧视图显示头长,前后直径相对增大,继发于矢状缝的早期闭合。

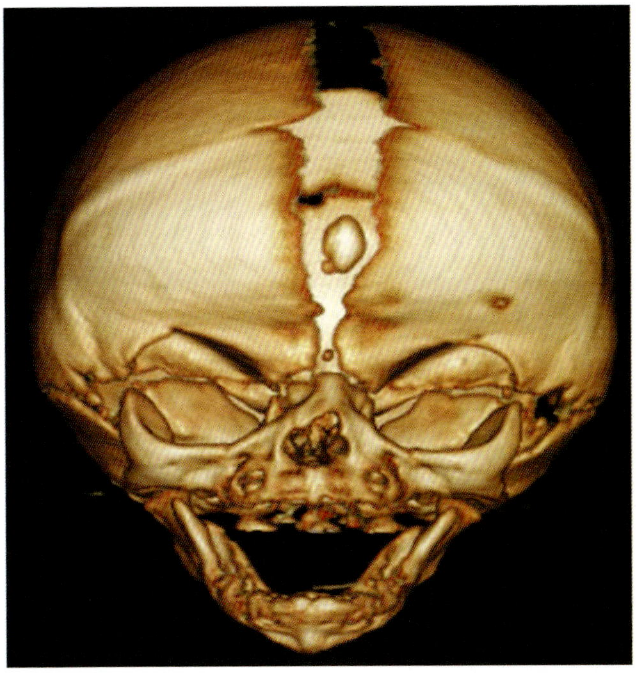

图 8-62　短头畸形三维表面渲染图像。前视图显示该小婴儿早期闭合的双侧冠状缝。注意沿着早闭合冠状缝的骨隆起。前囟和矢状缝仍然开着。注意称为“丑角眼”畸形的椭圆形眼眶。

见的,其临床表现大多与颅底孔受累有关。因此,可能存在脑神经麻痹、视神经萎缩、颈动脉和颈静脉狭窄的情况。在 CT 图像上可见弥漫性骨增粗和骨髓密度增大,或在 MRI 图像上可见信号降低。MRI 图像可以显示视神经鞘扩张、扁桃体疝和脑室扩大。

软骨发育不全症

软骨发育不全症是侏儒症最常见的原因，其特征是枕骨大孔小,但头大。大头畸形可能继发于脑积水。脑积水的原因可能是由于颈静脉孔水平的静脉血流阻塞,导致静脉血压升高和上矢状窦血流减少。由于这些压力效应,蛛网膜绒毛的吸收能力变差,导致脑室中的脑脊液体积增加,造成颅内压升高、颅骨缝变宽,头变大。软骨发育不全症的其他特征包括短斜坡,扁颅底和 J 形蝶鞍。由椎弓根短引起的先天性椎管狭窄是该病的另一个特征。

缝间骨

缝间骨(缝线内的次级骨化中心)在成骨不全症、颅骨锁骨发育不良、克汀病、致密性成骨发育不全症、唐氏综合征、甲状腺功能减退、早衰症和低磷酸酯酶症等病例中可以见到。将正常变体添加到此列表中,你就涵盖了所有内容!

颅底凹陷症与扁平颅底

基底内陷是指齿状突向上突出进入幕下间隙。一定要掌握两条线:①McGregor 线,从硬腭后缘延伸到枕骨下表面;②Chamberlain 线,从硬腭到颅后点(枕骨大孔后缘的中部)。如果齿状突的延伸在这两条线上方超过 5mm(或其一半高度),则存在颅底凹陷症。Paget 病、佝偻病、纤维性发育不良、成骨不全症、甲状旁腺功能亢进、骨软化症、软骨发育不全症、锁骨颅骨发育不良和 Morquio 综合征都是该病症表现的原因。对成年人,要想到类风湿关节炎。当发现存在继发于骨软化疾病的表现时,有时要用到颅底陷入症这个术语。

不要把基底内陷症与扁颅底混淆。扁颅底在字面上的意思就是“颅骨底部扁平”。当从鼻根到鞍结节和从结节沿斜坡到枕骨大孔的前缘(颅底点)的交叉线形成的基角角度>143°时，就认为存在扁平颅底。在 Klippel Feil 畸形中可见颅底扁平，锁骨颅骨发育不良和软骨发育不全。

其他

虽然不是先天性畸形，但有几种病也应归为本章的内容。我们将简要介绍早产婴儿生发基质脑室出血和足月婴儿缺氧缺血性脑病的基础知识。此外,颞叶癫痫和颞叶内侧硬化的话题将在本章讨论。

生发基质脑室出血

生发基质脑室出血(GM-IVH)是最常见的新生儿颅内出血,是早产儿的特征。早产的高发病率和提高早产婴儿,特别是出生体重非常小(<1500g)的早产婴,凸显了这种疾病的重要性。生发基质中的毛细血管床富含从大脑前、中动脉和颈内动脉(通过脉络丛前动脉)获得的动脉血。静脉系统从大脑白质(髓内静脉)、脉络丛(脉络膜静脉)和丘脑(丘脑纹状体静脉)中回流血液,这些血液都流到尾状核丘脑沟汇合处形成终静脉。最后,回流到大脑大静脉(Galen 静脉)。生发基质出血的起源部位是室管膜下生发基质，它是脑神经元前体的来源。它提供成为脑少突胶细胞和星形胶质细胞的胶质前体。生发基质脑室出血(GM-IVH)发病机制是多因素的,包括脑血流波动、体积迅速膨胀、血红蛋白减少、血糖低、脑静脉血压升高、呼吸紊乱、血管供应脆

弱、易受缺氧损伤和缺少血管外支持。

在不具备X线和床边连续成像能力期间，头部超声检查是评估生发基质脑室出血(GM-IVH)的最佳神经影像学检查方法。生发基质脑室出血的严重程度可分级为(表8-6):1级生发基质脑室出血为局限于生发基质系统，极小或不涉及脑室系统;2级生发基质脑室出血为脑室内出血，脑室系统不扩大,3级生发基质脑室出血为脑室内出血并发脑室扩大。室周出血性梗死(PVHI)不是脑室出血的延伸。虽然它与生发基质脑室出血有因果关系，但其发病机制主要是与生发基质同侧的终静脉血流阻塞，这表明原发性损伤是继发于静脉阻塞的静脉缺血,随后发展成出血转化。典型的室周出血性梗死(PVHI)是单侧的(67%)或不对称的(33%)。约80%的病例与大规模脑室出血相关联。

区别室周出血性梗死(PVHI)与脑室旁白质软化症(PVL,见下行)是很重要的。脑室旁白质软化症(PVL)通常是指双侧的和对称的非出血性缺血对白质的损伤。

脑室旁白质软化症(PVL)

脑室旁白质软化症是脑白质损伤，典型表现有两种形态:局灶性和弥漫性。局灶性形态定义为可分辨的白质囊性局灶病变,即脑室旁白质深部的局部坏死。在比局灶性更常见的弥漫性脑室旁白质软化症中，局部坏死很微小,不易被神经影像捕捉到。这种在病例中占绝大多数的弥漫性脑室旁白质软化症被称为非囊性脑室旁白质软化症。弥漫性(或非囊性)脑室旁白质软化症的特征是明显的星形胶质细胞增生和小胶细胞增生。髓鞘化前的少突胶质细胞前体的减少被少突胶质祖细胞的增加所抵消，而祖细胞缺乏对形成成熟髓鞘的细胞进行全面分化的能力,从而导致髓鞘形成不足，造成以后出现的脑室扩大后遗症。

神经元/轴突疾病是脑室旁白质软化症的重要的对应病症。受累区包括大脑白质(轴突和板下神经元)、丘脑、基底节、大脑皮层、脑干和小脑。早在足月期,以及以后的在儿童期、青春期和成年期，在影像上可见丘脑、基底节、大脑皮层和小脑等神经结构的体积减小。

表8-6 生发基质出血严重程度分级

等级	出血部位、表现
1	仅限于GM
2	GM和IVH
3	GM和IVH合并脑积水
PVHI	室周白质静脉缺血/梗死的出血转化

GM,生发基质;IVH,脑室出血;PVHI,室周出血性梗死。

缺氧缺血性脑病

尽管有神经保护治疗方法,但如降温,缺氧缺血性脑病(HIE)仍是新生儿致残和死亡的主要原因。新生儿缺氧缺血性脑病的特征是缺氧（向血液中供氧减少)或缺血(向脑灌注的血量减少)。缺血是缺氧缺血性脑病发病机制中更为重要的部分。低氧血症通常导致脑的自动调节功能受损,导致缺血。缺血/缺氧的严重程度和持续时间以及婴儿的胎龄是最终神经病理学诊断的主要因素。

病因可能是产前、产时或产后损伤。导致缺氧缺血性脑病的最常见的产时事件是胎盘或脐带紊乱,如急性胎盘早剥或脐带脱垂、子宫破裂、长时间横位难产和产钳取出受阻。产后因素,如严重的持续性胎儿循环、严重的呼吸暂停和先天性心脏病,仅占缺氧缺血性脑病例的10%,对早产儿的影响更普遍。出生时患有严重的代谢性酸中毒、低血压、嗜睡、癫痫发作、昏迷和其他系统受累(肾脏、肝脏等)疾病的新生儿的Apgar评分低。

Volpe根据动物模型研究描述了4种主要的损伤类型,在研究中将损伤类型与神经影像学表现相关联。受累区被描述为大脑（皮质和皮质下白质通常呈旁矢状面/分水岭分布)、深核(丘脑和基底节,尤其是壳核)、脑干(下丘和被盖)、大脑白质(脑旁和中央白质)。

在严重的长期损伤中，可见大脑、深核和脑干受累。在中度长的时间或断续性损伤中,可见大脑和(或)深核受累。在严重的短暂损伤中，可见脑干和深核受累。轻度/中度的长期损伤累及大脑白质。这些表现通常是双侧的和对称的。

头部超声检查显示,在出生后的头几天,大脑白质和(或)基底节的广泛性脑水肿降低了脑底动脉环(Willis环)的阻抗指数。MRI显示急性期(出生后6天)限制性扩散的区域，在上述区域有不同程度的T2信号增强。在接受降温治疗的新生儿中，弥散受限的表现可能长达8~10天,因为降温可以使ADC的假正常推迟。识别头部CT图像中新生儿充水脑的损伤具有很大的挑战性,更不用说X线的缺点了。与成人相比,新生儿损伤发展到慢性阶段的速度要快得多。

新生儿的年龄很关键。提示:在妊娠34周的早产儿中,不要将内囊后肢缺少暗T2信号视为损伤,因其髓鞘还没有形成!

颞叶癫痫与颞叶内侧硬化

颞叶癫痫通常是部分性发作癫痫（即未失去意识),与此相反的是全身性发作癫痫(失去意识)。如果发作时意识发生改变，用来表达的术语就是复杂的部分性发作癫痫;如过意识不发生改变,神经科医生称之为简单的部分性发作癫痫。颞叶癫痫的病因是多方面的(框 8-12)。癫痫病灶的起源包括(年轻患者中的)肿瘤、血管畸形、胶质异常和皮质发育畸形(对于年龄大的成年人,将卒中添加到这个列表中)。枕叶致痫病灶最常见,其原因是发育异常(如 FCD、异位、错构瘤、迁移异常)或肿瘤(通常是胶质瘤)。

30%的颞叶癫痫是特发性的，没有病因,40%有潜在的可见病因(症状),30%是隐源性的,病因可能未知,但可能存在病变。虽然 60%的癫痫病都是通过药物治疗,但有一些病因,包括颞叶内侧硬化症(MTS),往往需要手术干涉。颞叶内侧硬化症患者占接受颞叶手术患者的 50%。

当癫痫病灶的定位有问题时，神经外科医生可能在大脑表面放置不锈钢或铂合金硬膜下网格接触阵列。当发作性头皮记录定位失败时,以及在手术前需要进行皮质功能定位时,这是最后的手段。将深部电极置入脑实质是脑内有创定位的最后一步。放置这些网格和电极并非没有风险;要警惕轴外血肿或渗出、静脉血栓形成、大脑镰下疝或小脑幕切迹疝、张力性气颅、实质内出血和脑感染等并发症。

MTS,也称为海马体萎缩,是神经影像学的圣杯,因其是青少年和年轻的成年癫痫患者病情控制不好的共同病因。虽然大多数病例出现在青春期或青春期后,医界对 MTS 的根源仍有争议，可能与婴儿期的热性惊厥发作有关联。先天性非热性 MTS 的发病机制尚不清楚,但可能的原因是分娩时动脉压迫、子宫内缺氧、癫痫状态引起的缺氧、谷氨酸生成过多造成的神经毒性作用或低血糖症等所致的围生期缺血性事件。然而,MTS 被认为是一种进行性疾病，选择性萎缩的影像表现可能随着年龄的增加而发展。通过病理学检查,可见受影响的患者存在神经元缺失和胶质细胞增生。

框 8-12 颞叶癫痫的病因

颞叶内侧硬化(海马硬化)
神经节胶质瘤
各类星形细胞瘤
少突神经胶质细胞瘤
海绵状血管瘤
皮质发育不良
异位
血管畸形
缺血
创伤

为了对 MTS 进行影像学诊断，先回顾一下海马体解剖学。从海马体的上内侧走到下外侧表面,你就从海马伞走到海马神经纤维,再到塔兰氏盘膜,再到安蒙氏角。绕过海马裂后,进入海马下托(上内侧缘),再进入内侧海马旁回和下方的内嗅皮质和梨状皮质。副沟把上面的海马旁回和下面的枕颞回分开。安蒙氏角或称作 CA 有 4 个颗粒细胞区。CA1 被称为脆弱区,它是大脑中对缺氧最敏感的区域(与苍白球一样),是 MTS 的主要发病部位。CA2(背侧抗区)和 CA3(斯皮尔迈尔症抗区)被认为对缺氧损伤更具抵抗力。CA4(尾叶)部分受缺氧影响。CA1 和 CA4(硬化程度小些)的硬化在一定程度上是 MTS 的病因，并与脑缺血和热性惊厥有关联。CA1 的选择性脆弱性可能是谷氨酸受体过度活动和颗粒细胞内钙离子浓度增加所致。

在 MRI 上，海马体体积丢失是 MTS 的显著特征。颞叶内侧萎缩可影响杏仁核(12%)、海马头部(51%)、海马体(88%)和海马尾(61%)。高强度 T2W 扫描信号可能涉及杏仁核(4%)、海马头(39%)、海马体(81%)和海马尾(49%)或整个海马(44%)。冠状斜位 FLAIR 或通过颞叶的 T2W 扫描可显示信号强度变化,反转恢复 T1W 扫描(相敏反转恢复)可显示海马萎缩。在绝大多数病例中，这些序列可以告诉你哪个颞叶异常（图 8-63)。影像学表现往往显而易见还微妙。记住,海马体积有一个正常的不对称性：左海马通常比右海马小 5%~8%。另外,要预先说一下,约 20%的病例会出现双侧受累,这会使棘手的诊断变得更加棘手。MTS 图谱中的另一个表现是缺失海马头正常皮质指状交叉。这一表现的敏感性约为 90%，即使在颞叶内侧无萎缩和不存在信号强度变化时也可能依然存在。此外,与 MTS 侧同侧的穹隆和乳头体可能因为向交叉纤维和边缘叶的输入贡献减少而萎缩。(但这些表现也可能出现在颞叶切除、卒中和肿瘤的病例中)。

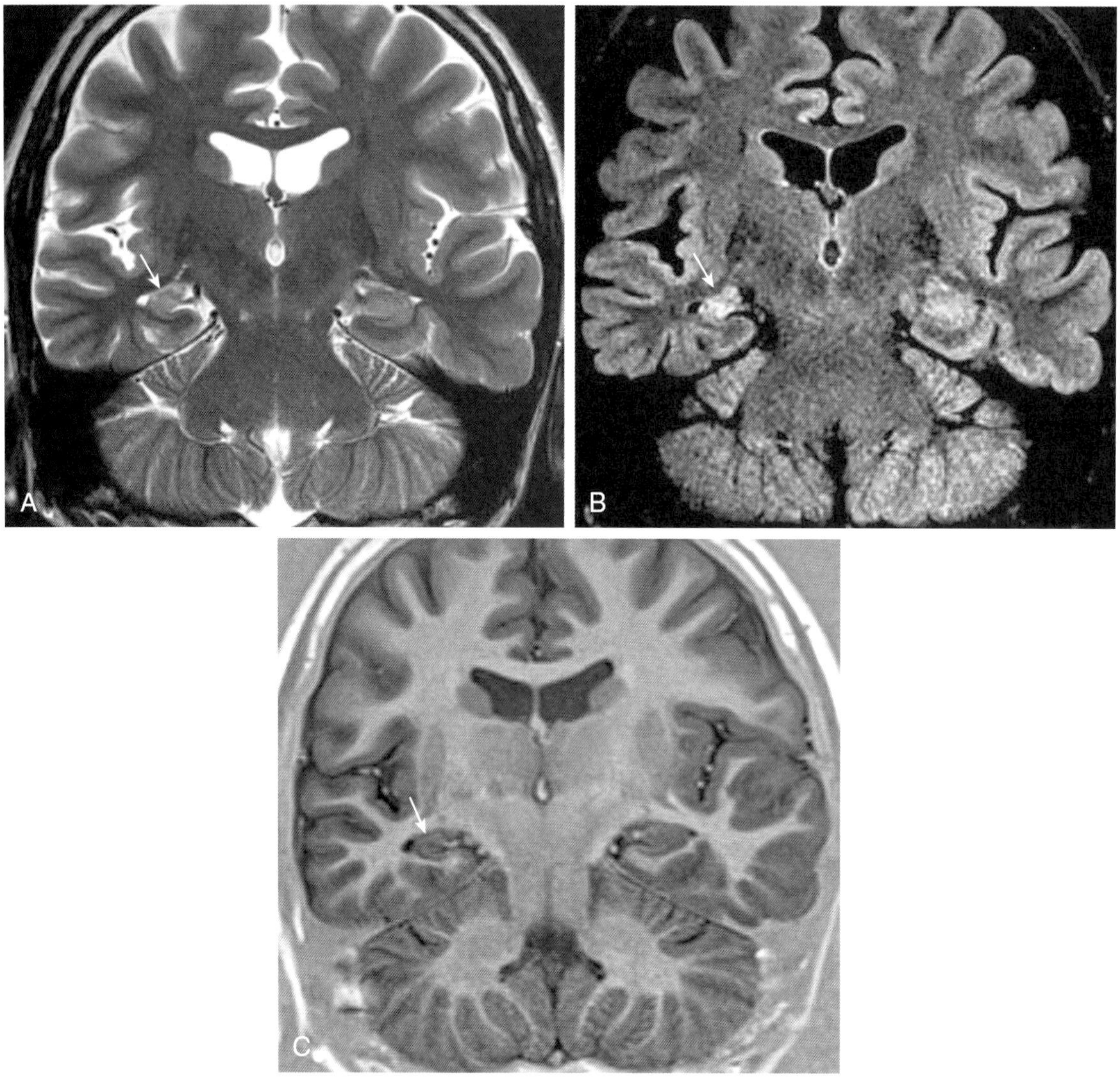

图 8-63 颞叶内侧硬化。(A-C)冠状斜位 T2、FLAIR 和 TI 反转恢复图像显示 T2 信号(A,B)升高和同左侧相比较,右侧海马的体积(C)减小。要正确地认识事物,这个案例非常明显说明想象到在更微妙的情况下做出诊断的难度。

在同侧海马萎缩的患者中,手术切除 MTS 对消除癫痫有 90%的疗效。在切除颞叶的成人癫痫患者中,65%的病例病理显示为 MTS。20%的病例显示正常的 MRI 结构扫描图像,这种现象只是表明这种情况的诊断不应仅基于影像学。

在颞叶的分析中,采用容量测定法、T2 弛豫测定法、MRS(N-乙酰天冬氨酸[NAA]降低,也报道 NAA/胆碱比值<0.8 和 NAA/肌酸比值<1.0)、SPECT/CT 和 PET/CT 可以获得越来越高层次的复杂性。如果在急性颞叶癫痫发作期间或在发作后的 24 小时之内对患者进行扫描,就会在对受影响颞叶进行质子 MR 波谱成像研究中发现乳酸积聚或脂质峰。或者你可以调用脑电图(EEG)检查结果,并对其进行分析。对于那些脑电图表现不明确或有双侧疾病的病例,仔细审查影像对你是有好处的。整个做体积测定工作的家庭手工业都全力以赴地测定哪个海马体更小,结果一定会非常精确。但训练有素的眼睛也是相当好的。

应了解与癫痫发作治疗相关联的一个潜在障碍。如果你对患者在癫痫刚发作后或甚至在临床医生看不出来的癫痫持续发作状态下立即给患者行影像学检查,你可能会看到脑膜强化和存在癫痫的颞叶的高强度信号。这可能意味着一个比实际情况更为弥漫的过程(脑炎或胶质瘤病)。事实上,这种"异常"可能在几天内在 MR 上完全消失。这可能是由于流向颞叶的血流增加,即灌注效应。甚至 DWI 扫描也可能瞬时呈阳性,所以在审阅颞叶癫痫患者的扫描图像时要保持开放的心态!

(张金龙 宋钰婷 常晓霞 译　张金龙 李相生 校)

第 9 章

眼眶

眼眶是由 7 块骨头组成的锥形结构(图 9–1)。顶板由前面的额骨眶板和后面的蝶骨小翼构成。眼眶侧壁由颧骨前翼和蝶骨后翼组成。眶底主要由上颌骨眶板构成;颧骨构成前外侧板的一部分,腭骨位于前外侧板后方。眼眶内侧壁的骨骼包括泪骨(前)、筛骨纸状板(筛窦)和蝶骨(后)。眼眶之上为颅前窝,内侧为筛窦,下为上颌窦,后为颅中窝,外侧为颞窝。幸运的是,最权威的神经放射科医生决定不对第 4 版的眼眶解剖进行

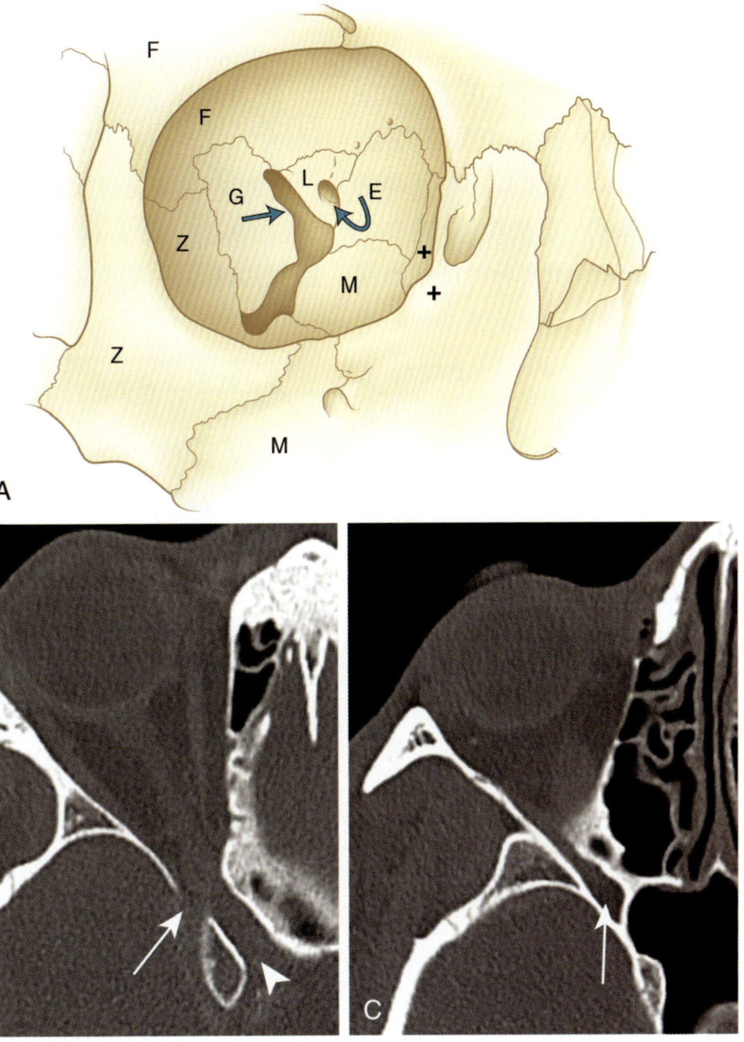

图 9–1 (A)眼睛有眼眶骨。从前方可见骨性眼眶图片。内侧壁的骨骼包括泪骨(+)、筛骨[纸状板(E)和蝶骨小翼(L)]。眼眶顶板由前面的额骨(F)和后面的蝶骨小翼(L)构成。眼眶侧壁由颧骨前翼(Z)和蝶骨后翼(G)组成。眶底主要由上颌骨眶板(M)构成;颧骨(Z)构成前外侧板的一部分,而腭骨(未显示)位于前外侧板最后方。可确定眶上裂(直箭头所示)和视神经管(弯箭头所示)。(B)轴位 CT 图像显示眶上裂(箭头所示)和视神经管(三角箭头所示)。(C)轴位 CT 显示眶下裂(箭头所示)。

修改,她也告诉我们将眼眶外伤安排在第 4 章(头部创伤)。

解剖学

眼球

眼球通常近似直径约 2.5cm 的球体。共包含 3 层膜:巩膜、血管膜和视网膜(图 9-2)。最外层是由胶原和弹性纤维组织构成的巩膜。覆盖在巩膜前面的是结膜,一种透明的黏膜。巩膜与角膜相连,巩膜下是血管膜,由脉络膜、睫状体和虹膜组成。眼球内膜也称视网膜,与视神经相连。视网膜可进一步分离为内层的感光部分,包括光感受器、神经节细胞和神经胶质细胞,以及外层的视网膜色素上皮,与脉络膜基底膜(Bruch 膜)相邻。

虹膜将前房和后房分隔开。透明房水在 2 个腔室间循环。睫状体位于虹膜和脉络膜之间,可分泌房水,肌肉通过延伸到睫状体晶状体悬韧带来控制晶状体的曲率。晶状体后间隙是充满胶状物质的玻璃体。这些不同的腔室可能发生出血,眼部前房积血和后房积血罕见(因为后房间隙非常小)。

玻璃体基底与感觉视网膜之间的潜在间隙是后玻璃体间隙(图 9-3)。视网膜层(感觉视网膜和视网膜色素上皮)之间的间隙是视网膜下间隙,脉络膜和巩膜之间的间隙为脉络膜上间隙。玻璃体后皮质从感觉视网膜分离被称为玻璃体后脱离。玻璃体与视盘分离,视网膜前方会出现一个环形物。视网膜脱离时视网膜呈 V 形,尖端指向视盘,双臂指向锯齿缘(视网膜前缘位于眼球约 10 点和 2 点方向)。事实上,视网膜分离这个术语可能更适当,因为两层视网膜(神经感觉上皮和视网膜色素上皮)是分离的。脉络膜脱离常受限于涡静脉或睫状后动脉而不能到达视盘。此外,脉络膜上皮向上延伸至睫状体,可伴睫状体分离,因此脉络膜脱离向前延伸,超出锯齿缘。Sub-Tenon 间隙位于巩膜和纤维膜(Tenon 囊)之间,毗邻眼窝脂肪,从睫状体延伸至视神经。此间隙的出血常由外伤引起,符合眼球的曲线形状。

小孔

眶内主要有 3 个小孔:视神经管、眶上裂、眶下裂(见图 9-1)。表 9-1 列出了穿过这些小孔的结构。视神经管由蝶骨小翼形成,靠近前床突。视神经管在颅内段

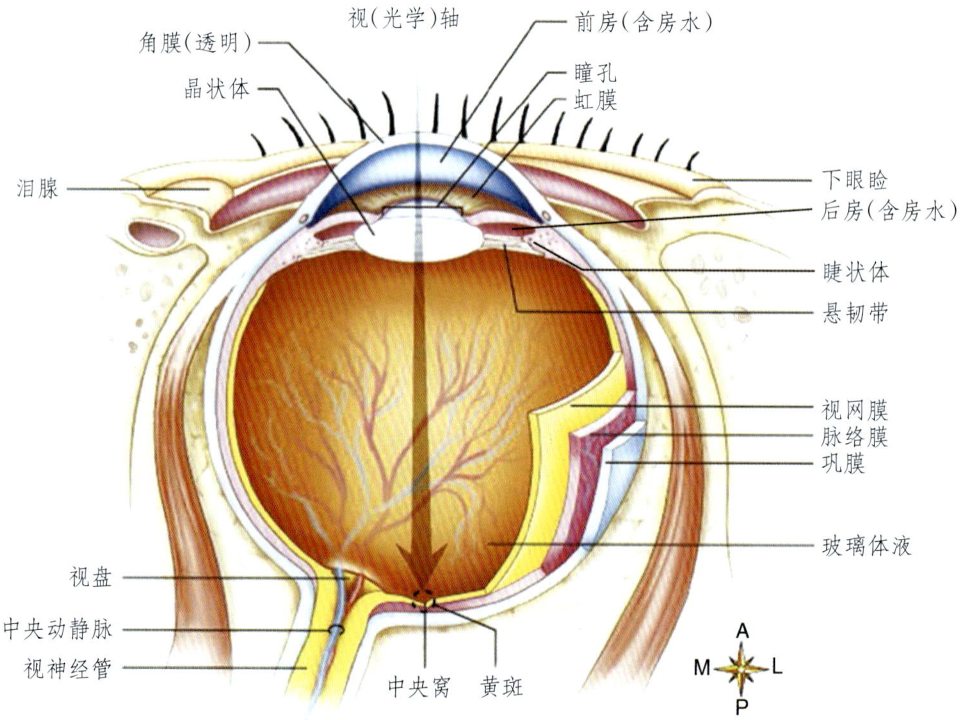

图 9-2 左眼球的中心部分,从上往下看。(From Thibodeau GA,Patton KT. Anatomy and Physiology. 7th ed. ST. Louis:Mosby;2009:515. Used with permission.)

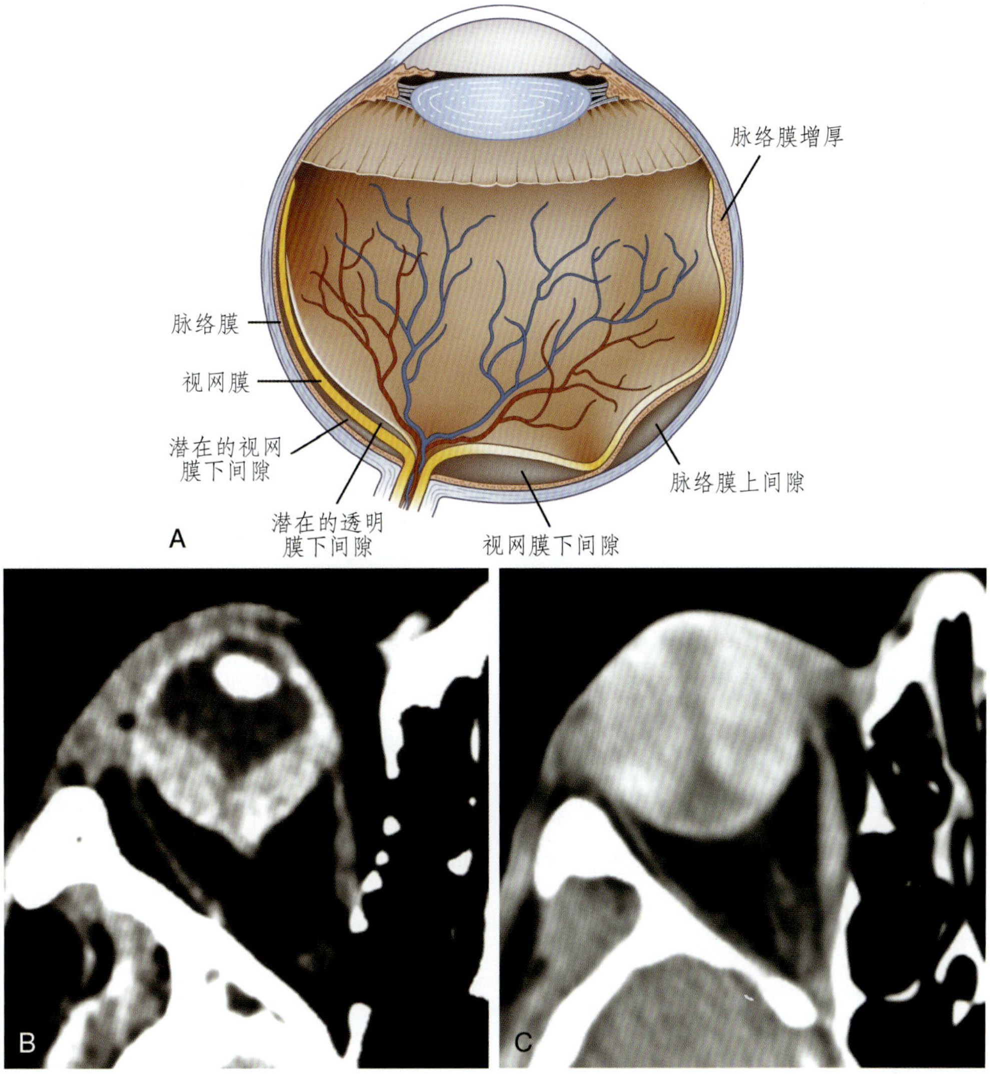

图 9–3 膜下液体的隔离收集。(A)眼部脱离时各种潜在间隙发生液体/出血积聚的示意图。(B)轴位 CT 图像显示视网膜脱离的典型 V 形外观，尖端位于视神经头，前部延伸至锯齿缘(10 点和 2 点)。(C)轴位 CT 图像显示脉络膜脱离的典型表现。脱离脉络膜边缘延伸至预期位置的旋涡静脉。

入口处呈水平椭圆形，中段呈圆形，眶内段末端呈垂直椭圆形。视神经管通常邻接筛窦或蝶窦含气腔，如果出现开裂或功能性内镜鼻窦手术(FESS)探头误入，则视神经会有受损的风险。眶上裂由蝶骨大翼和小翼组成，一根细长骨带(视柱)将其与视神经管分离。眶下裂位于上颌骨和腭骨的眶板与蝶骨大翼之间。眶下裂与翼腭窝相通。眼眶内还有其他小孔，包括位于视神经管内侧的筛前孔和筛后孔。这些结构会通过筛前动脉和筛后动脉，如果实施 FESS 时外科医生不小心，动脉破损会迅速出血。眶下神经和眶上神经分别穿行各自的神经管，同时传输三叉神经的感觉神经分支。这是皮肤癌传播至第Ⅴ脑神经神经节的神经周围源头。眶下内侧壁的鼻泪管与下鼻道相通，可作为鼻肿瘤直接进入眶内的通路。眼眶的软组织主要由泪囊和泪腺、6 块眼外肌、视神经、眼眶脂肪和许多血管结构组成。

表 9–1　主要眶孔内容物

眶孔	内容物
视神经管	视神经、交感神经纤维、眼动脉
眶上裂	第Ⅲ、Ⅳ脑神经、第Ⅴ脑神经第一段和第Ⅵ脑神经；眼上静脉；交感神经纤维；脑膜中动脉的眶支
眶下裂	第Ⅴ脑神经第二段、眶下动脉和静脉、眼下静脉

眼外肌

眼外肌包括内直肌、上直肌、下直肌和外直肌，这些肌肉起自视神经孔四周的 Zinn 总腱环，附着于眼球。上斜肌和下斜肌有各自的起点，分别位于视神经孔的上内侧和上颌骨的眶板。上睑提肌起自上直肌上方，并附着于上眼睑。一般认为肌锥内间隙由这 4 块直肌汇合而成，并围绕一层肌内纤维膜（图 9–4）。在眼球之外可能并不真实存在这种解剖学概念。然而从放射学的角度看，该范围对眼眶病变的分类和诊断是有用的标志。因此，肌锥病变累及视神经、血管和眼眶脂肪；肌锥内病变累及肌肉；肌锥外病变累及眼眶骨骼、外周脂肪和眼眶外结构，如鼻窦、颅骨或大脑。

眼眶内幸运地排列着脂肪组织，组织良好，并被纤维血管间隔分隔。脂肪会产生对比，使 MRI 或 CT 图像清晰显示眼眶结构，同时除非使用脂肪饱和 MRI 技术，否则增强 MRI 的优势会下降。眼眶隔膜是眼眶骨膜（眶周）插入眼睑睑板的映射。眶周是阻止肿瘤或炎性疾病在鼻窦生长的良好屏障。泪腺是位于眼眶前上外侧的杏仁状结构，位于额骨颧突水平的泪窝。脂肪对眼球有减震作用，可以缓解眼眶外其他异物的挤压。

视神经

视神经是由软脑膜和硬脑膜覆盖的白质束。视神经鞘蛛网膜下隙与颅内蛛网膜下隙相连续（见图 9–4），为感染、炎症、肿瘤或出血的传播提供途径。这是颅内压增高时乳头水肿的原因。

根据视神经的走行，可将视神经分为 4 段：眼内段、眶内段、管内段和颅内段。眶内段视神经在水平和垂直面上均呈弯曲走行。离开视神经管后，作为三叉神经前的神经以约 45°角上升，汇合形成第三脑室底下的三叉神经，并继续沿后外侧进入大脑形成三叉神经后的视束。视交叉距鞍膈约 10mm。

评估视神经应注意，特别是存在创伤（视神经撕脱伤）的情况下。与有问题视神经节段平行的重新格式化或真实斜视图必须显示视神经节段的低密度、高信号或变薄，才能将该发现视为病理性的。

血管结构

眼眶内重要血管包括眼动脉及其分支、眼上静脉和眼下静脉。眼动脉通常起源于海绵窦以后的颈内动脉。眼动脉经视神经管进入眼眶后，首先向下延伸至神

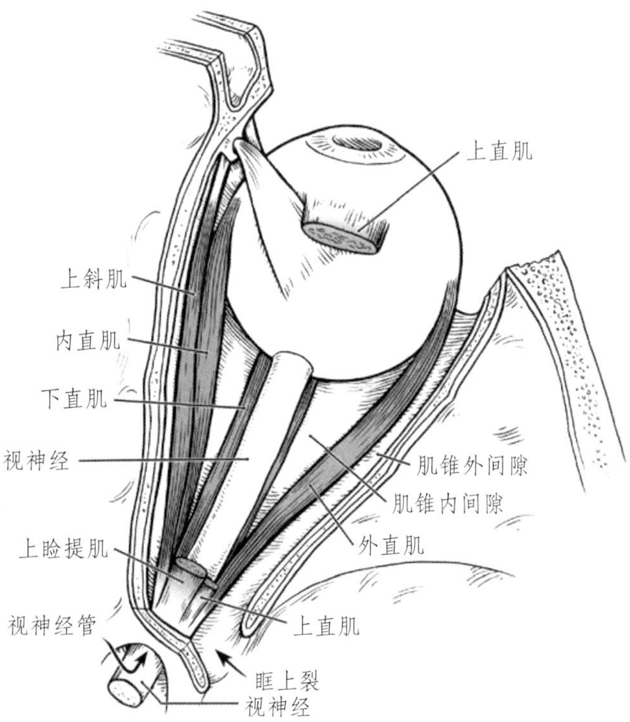

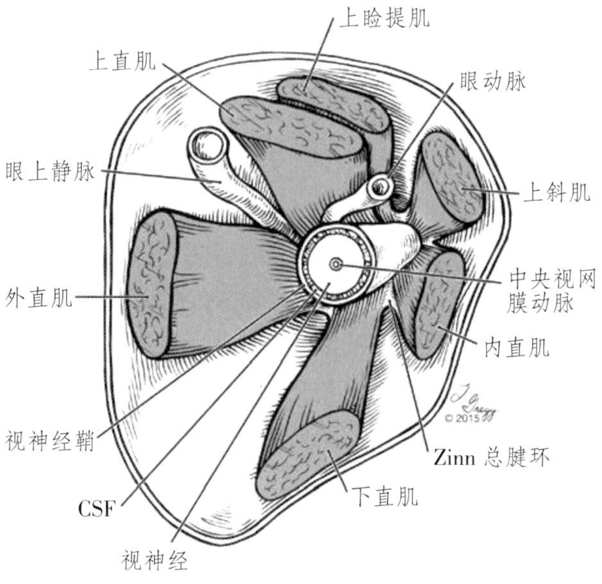

图 9–4 眼眶间隙。此图显示眼眶病理部位的经典分离，包括眼病（眼球）、肌锥内、肌锥和肌锥外间隙（包括泪囊和泪腺病变）。CSF，脑脊液。（© 2015 Lydia Gregg.）

经。眶动脉从眶尖向外散发，经眶内脂肪分散，穿过眶隔。眼动脉主干分为 2 个相对独立的系统：视网膜血管系统（视网膜中央动脉）和睫状血管系统。

眼动脉是颈内动脉和颈外动脉的主要吻合通道。这些吻合列于表 9-1，在颅外闭塞性血管疾病中尤为重要。眼脉络膜丛由睫状后短动脉供血，常规动脉造影侧位片显示前凹薄新月形（脉络膜）。年龄>30 岁的患者中，迟发性脉络膜出血（0.6 秒）提示有血流动力学意义的颈内动脉疾病。

眼动脉的解剖变异对栓塞和颈动脉手术的规划很重要。眼动脉可起源于脑膜中动脉（脑膜泪腺动脉）或脑膜动脉分支，可与眼动脉相连。眼动脉很少从颈内动脉（ICA）海绵窦段以下发出，并从眶上裂进入眶内。颈动脉内膜剥脱术或脑膜中动脉栓塞术中，颈外动脉闭塞可能导致视力下降。

眼眶内存在广泛的静脉网，沿着眼眶结缔组织的纤维隔呈环形分布。眼上静脉由内眦静脉、鼻额静脉和眶上静脉组成，于鼻上外侧汇合。眼上静脉（MRI 显示直径为 1.5~3mm）前后段位于眶顶下方。眼上静脉中间段穿过肌锥，在结缔组织隔膜（眼上静脉压迹）的上直肌下和眼动脉上走行。在后方，眼上静脉进入眶上裂，然后入海绵窦。此位置可见增粗炎性上直肌压迫眼上静脉并导致阻塞（见于 Graves 病或假性肿瘤）。眼下静脉起自眼球下的小静脉丛，于下直肌后方与眼上静脉汇合或直接进入海绵窦。眼下静脉第二分支向下经眶下裂流入翼状静脉丛。约 40%的人有一条眼内静脉，位于鼻部肌锥外间隙，于眶上裂附近与眼上静脉汇合。这些静脉没有瓣膜，存在大量吻合，经眶下进入海绵窦及颅内而成为面部感染（青春痘综合征）的途径。当患者存在硬脑膜动静脉畸形或颈动脉海绵窦瘘时，这些静脉可能会充血并引起水肿/肿块效应。

框 9-1 颈外动脉-眼动脉吻合

颞浅动脉分支
滑车上动脉
眶上动脉
睑内侧动脉
上颌动脉分支
颞深前动脉
脑膜中动脉（前段）
眶下动脉
蝶腭动脉
面动脉分支
内眦动脉
鼻外侧动脉

泪腺系统

泪腺系统及其腺体产生的泪液流向内侧，流经每个眼睑缘的泪点。鼻泪管引流沿上、下泪小管走行的泪液，泪道位于鼻泪管的内侧壁并通过泪囊窦将泪液引流入泪囊（图 9-5）。泪囊是位于眼眶内侧壁（泪窝）的膜性组织，通过 Krause 瓣使泪液流入鼻泪管，通过 Hasner 瓣进入下鼻甲以下的鼻腔（细节更多）。泪囊阻塞可致：①儿童泪囊囊肿；②泪道（过度撕裂）；③泪囊炎（鼻泪囊感染）或泪腺炎（泪腺炎症）。

视觉通路

简单介绍一下视觉通路（详见第 1 章）。视交叉前神经病变一般引起单眼视力丧失，视交叉累及的病变引起双侧或对侧视野丢失，视交叉后病变则局限于单侧视野（同侧偏盲）。

成像注意事项：MRI、CT 和眼眶超声的适应证

对于大多数累及眼眶的创伤，CT 是首选的成像方式。CT 可以更直观地显示骨折及其他骨质病变。眼眶

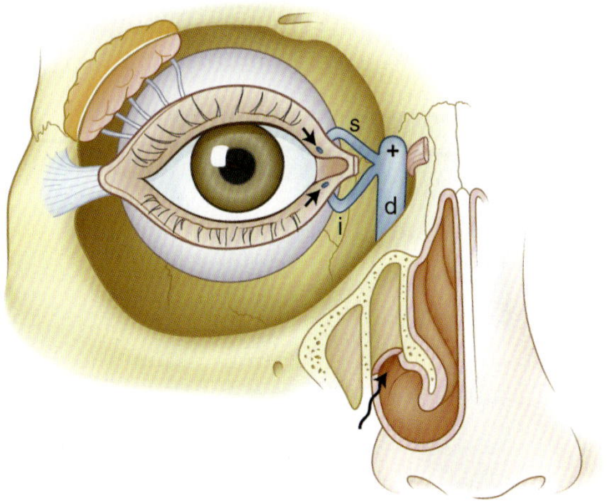

图 9-5 泪腺系统内部。（A）位于眼睑边缘内侧的泪点（直箭头所示），经上（s）和下（i）泪小管通过 Maier 窦流入泪囊（+）。泪囊位于眼眶内侧壁（泪窝），眼泪通过 Krause 瓣流入鼻泪管（d），通过 Hasner 瓣流入下鼻甲以下的鼻腔内（弯箭头所示）。

金属异物是 MRI 的禁忌证。CT 的重要特点之一是可检查钙化。这在视网膜母细胞瘤的诊断中尤为重要,钙化似乎是其特征性标志(不过许多其他病变也可钙化)。另一方面,推荐用 MR 观察累及视神经的眼窝肿块,后者可能存在蛛网膜下隙或颅内扩散,肿块也可位于轴索内或肌内。两种方式均可评估炎症(尽管 CT 对鼻旁窦来源的病变更有优势),但脱髓鞘或缺血性视神经病变用 MR 评估效果最佳。

一般不采用超声检查。眼科医生会评估外伤后眼球的完整性,寻找残留异物,证实脉络膜破裂、视网膜脱离、眼眶血管的流体动力学、眼部肿瘤和眼膜下侧支吻合。CT 和 MR 检查在这些方面效果很好,眼科的超声检查可以"忽略"。

几个技术要点

CT 是检测和定位眼内和眶内异物的好方法(图 9-6)。可检测钢制品的最小颗粒尺寸为 0.06mm³,汽车车窗玻璃的最小颗粒尺寸为 1.82m³。MDCT 重建图像将减少眼睛所受辐射剂量,减少辐射引起的白内障,并且在检测金属异物方面比传统多平面厚层重建扫描更灵敏。

有趣的是,CT 可以检测到小块木头碎片(眼眶感染的一种来源)。含铅油漆的木材呈高密度。新切割的木材含水量高,CT 或 MRI 很难将其与眼眶软组织区分。与软木材比较,硬木(如橡树)CT 值也较高。木材干燥时,水被气体代替,CT 值更类似空气或脂肪。非常干燥的木材和轻木材在 CT 上看起来像空气;在 T1W 显示干木材呈低密度。宽骨窗可显示木材的网状基质,但

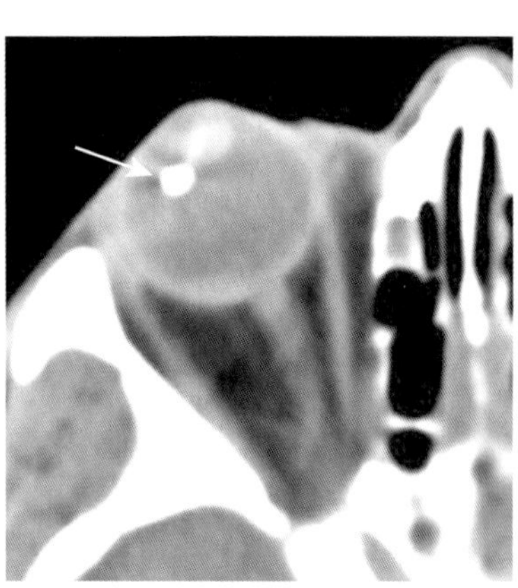

图 9-6 眼内的铁。该患者上"工坊课"时,金属异物(箭头所示)飞进眼球。右边晶状体可能也受到损伤。必须注意配戴护目镜。

在软组织窗上,木材可能被误认为空气。

MRI 能提供很好的软组织细节。使用快速自旋回波或相长相干稳态(CISS)技术,并增加矩阵尺寸(512×512),T2W 图像可清楚显示视神经及内在病变,如视神经炎。特别是进行冠位扫描时,可使扫描垂直于感兴趣的结构。这些图像使神经和神经鞘得以区分。与 CT 相比,MRI 的主要问题是扫描时间较长以及存在运动导致的图像伪影。

为便于诊断,可以将眼眶疾病分为眼球和球后疾病两个部分。球后疾病又分为肌锥内、肌锥和肌锥外疾病。我们将考虑所有位置,并详述基于解剖区域的鉴别诊断。

有一个位 Job 的眼科医生,把他的一生献给了眼球,他对青光眼、视网膜母细胞瘤,以及眼部微生物感染的治疗都做出了巨大贡献。

眼部病变

许多病理进程可以影响眼球这个小而关键的结构,包括退行性、感染性和肿瘤性病变进程。影像学非常有用,特别是当眼睑肿胀限制眼科检查时。即使已知诊断,影像学也非常有助于确定眼部疾病进程,而不仅仅依靠眼科检查。

眼部钙化

CT 对眼部钙化和密度差异非常灵敏(如晶状体)。正常晶状体是眼球密度最高的部分。衰老性白内障的晶状体密度更高,但急性创伤性白内障会导致晶状体水肿和密度减低(是 fast-LOL 的 10 倍)。现代白内障手术通常是放置人工晶状体。在 CT 或 T2W 也可以观察到薄晶片植入物或先天性晶状体缺损。眼眶外伤时,必须注意晶状体的位置、完整性和密度。各种医疗情况下,晶状体也可能发生脱位。表 9-2 列出了上述情况以及这些脱位的常见位置。

表 9-3 列出了眼球钙化的原因(图 9-7)。值得注意的是,因含有大量蛋白质,CT 显示晶状体呈高密度。T1W 和 T2W 显示,大多数的单纯钙化(没有顺磁离子)呈低信号,且信号不会随着弛豫时间增加而发生改变。磁化率的差异形成低信号,因此,与组织相比,钙的抗磁性发生变化,呈低强度。这对视网膜母细胞瘤患者用 MRI 检查检测钙化很有意义。对钙和其他在梯度回波

框 9-2 晶状体脱位

马方综合征：向上，向外
同型胱氨酸尿症：向下和向内
Ehlers-Danlos 综合征
GEMSS 综合征（青光眼、晶状体异位、球形晶状体、关节僵硬、身材矮小）
外伤

框 9-3 眼球钙化原因

变性
白内障
视神经玻璃膜疣
老年性眼球肌腱附着点钙化
慢性/损伤后
眼球结核
视网膜脱离
晶状体后纤维增生症
肿瘤
星形细胞错构瘤
神经纤维瘤病
结节性硬化症
von Hippel-Lindau 综合征
脉络膜骨瘤
视网膜母细胞瘤
感染
巨细胞病毒
单纯疱疹病毒
风疹
梅毒
弓形虫病
结核

图像显示低信号的物质而言，这种低信号没有特异性，低信号物质包括血液产物（脱氧血红蛋白、高铁血红蛋白、含铁血黄素）、空气和顺磁性物质。

眼球衰老钙化有时也称为角膜缘钙化，常见于眼球内、外侧直肌附着点，同时也被称为巩膜斑块。滑车神经钙化可见于上斜肌肌腱部位。引起高钙血症的疾病也可能导致早期和更明显的良性眼球钙化。另一良性钙化见于视神经玻璃膜疣，表现为眼球视神经插入处的点状钙化，并累及视盘，有时眼科检查显示视乳头水肿。有证据表明，典型的玻璃膜疣会随着年龄增长而逐渐增大。这种疾病的发病率高达总人口的2%。玻璃膜疣可能是家族性的（一般为双侧），也可能与其他疾

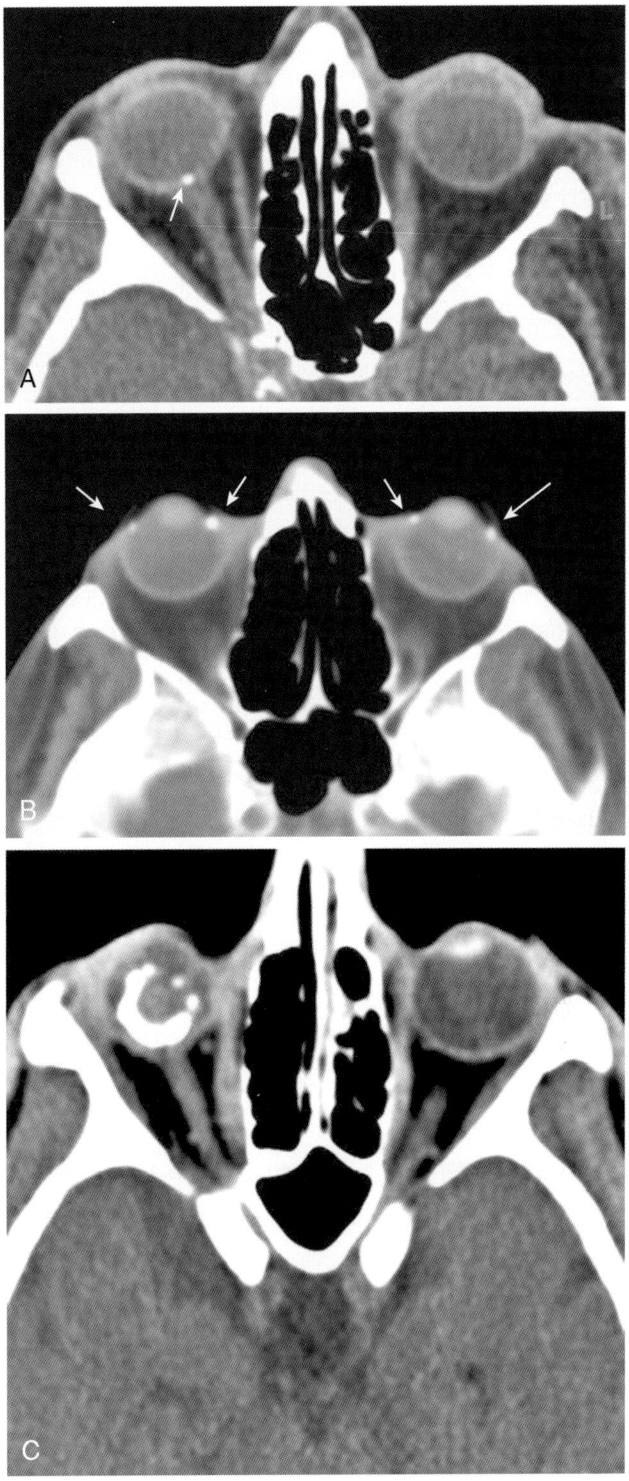

图 9-7 眼眶钙化。(A)CT 显示视神经头和右眼球交界处的点状钙化（箭头所示）。这是脉络膜小疣（玻璃疣）。(B)CT 显示内直肌和外直肌肌腱鞘附着点的衰老钙化（箭头所示）。(C)眼球结核由眼睛创伤引起，导致眼球萎缩并伴钙化。

病有关，如视网膜色素变性。也有可能是单侧或双侧，位于视神经和眼球交界处。

无论是感染、炎症、外伤，还是自身免疫性疾病，眼球痨都是眼球损伤的最后阶段。眼球小且无功能，并最终发生钙化。

儿童眼部疾病

该节内容特别值得注意，许多疾病可影响儿童眼睛，其中最重要的可能是视网膜母细胞瘤。为了在鉴别诊断中排除可怕的视网膜母细胞瘤，对其他病理的认识也很重要。

视网膜母细胞瘤

视网膜母细胞瘤是儿童最常见的眼内肿瘤。绝大多数的病变为偶发性突变（90%），仅约 10%为家族性。家族性视网膜母细胞瘤是一种常染色体显性遗传病变，为外显子突变，具有双侧、多灶性倾向（见于同侧眼球患者的有 30%）。视网膜母细胞瘤基因定位于 13 号染色体 q14 位点。散发的视网膜母细胞瘤常发生于单侧，发病时间晚于遗传性视网膜母细胞瘤。患有单眼疾病的儿童更可能是单一肿瘤而没有家族史。遗传性（“致癌基因”）的非眼部肿瘤发病率很高，这种癌症的 35 年死亡率达 59%（记住发生第一个肿瘤的时间为 2~3 岁时）。这些包括发生于中线、原始神经外胚层、松果体的肿瘤、成骨肉瘤、软组织肉瘤、恶性黑色素瘤、基底细胞癌和横纹肌肉瘤。

视网膜母细胞瘤患者通常（98%）在 3 岁前出现白斑、斜视、视力下降（特别是双侧病变）、视网膜脱离、青光眼、眼部疼痛或眼部炎症等症状。白瞳症（白色瞳孔）因光线不能被视网膜反射而发生，即光线通过眼球时，会受到所有不透明组织的干扰。因此，白瞳是非特异性标志，与很多原因有关，包括视网膜母细胞瘤（略低于半数的白瞳患者，但大部分是儿童）、先天性白内障、早产儿视网膜病变、慢性视网膜脱离与晶状体后纤维增生、脉络膜血管瘤、视网膜星形细胞瘤、永存原始玻璃体增生症、Coats 病和弓形虫感染。后续章节只考虑与放射学最相关的病变。

对视网膜母细胞瘤的及时治疗和生存，准确的放射学诊断至关重要。虽然眼底镜检查通常可显示眼球异常，但影像学检查非常重要，可以发现球后病变，包括其他肿瘤、转移和侵犯位于筛状板后的视神经，即脑膜进入视神经的位置（预后较差）（图 9-8）。视网膜母细胞瘤可通过视神经（偶尔产生脊髓蛛网膜下隙植入物）、血液学或淋巴管直接扩散到蛛网膜下隙，并有出血的倾向。视网膜母细胞瘤转移发生于治疗后 2 年内。

松果体母细胞瘤通常与双侧视网膜母细胞瘤有关，但单侧视网膜母细胞瘤亦可见，两者也可同时出现。该疾病可发生于眼部病变后甚至病变前。低等动物的松果体含有光感受器，被称为“第三只眼”，因此与双侧视网膜母细胞瘤相关的松果体肿瘤（常为松果体母细胞瘤）被称为“三侧性”视网膜母细胞瘤（图 9-8C）。松果体也被认为是“第三睾丸”，因为是生殖细胞肿瘤的起源。研究也报告了鞍旁或鞍上区的异位视网膜母细胞瘤。

CT 表现为眼球后钙化，并延伸至玻璃体（见图 9-8A）。95%患者的钙化均匀或不规则。3 岁以下儿童，眼球钙化高度提示视网膜母细胞瘤；相反在相同情况下，没有钙化时诊断为视网膜母细胞瘤的可能性很小。CT 显示这些病变轻度增强，被眼部钙化所掩盖；然而，增强有助于鉴别颅内扩张（用 MRI 评价更好）。

视网膜母细胞瘤的 MRI 表现为：T1W 呈中等高信号，T2W 呈低信号，病变钙化部分信号低于未钙化部分。推测高信号 T1W 可能由钙或一些共存的顺磁物质、肿瘤蛋白或出血性成分引起。相关视网膜脱离在 T1W 上可能呈高信号，在 T2W 表现为信号可变，这取决于蛋白含量和视网膜下积液中是否存在出血。

对于疑为视网膜母细胞瘤的患者，CT 和 MRI 是辅助检查。CT 检测钙化更有优势，而 MRI 对肿瘤向神经和颅内的侵犯以及继发性病变更敏感。增强 MRI 图像能更好地显示肿瘤和蛛网膜下隙/脑膜/视神经周围的扩散（后者在冠状动脉造影后的脂肪抑制图像上显示最佳）。

其他一些病变可与视网膜母细胞瘤类似，应加以区别，通常表现为白瞳症。大多数病变可根据病史、临床表现和检查进行鉴别。

永存原始玻璃体增生症

永存原始玻璃体增生症（PHPV）由原发性玻璃体（胚胎透明血管系统）各部分持续存在伴相关性胚胎结缔组织增生引起，新生儿中可表现为白细胞增多。眼球常表现为小眼球，但发生这种疾病的可能性很小，晶状体可能也很小，并伴前房变扁。最初，纤维血管组织组

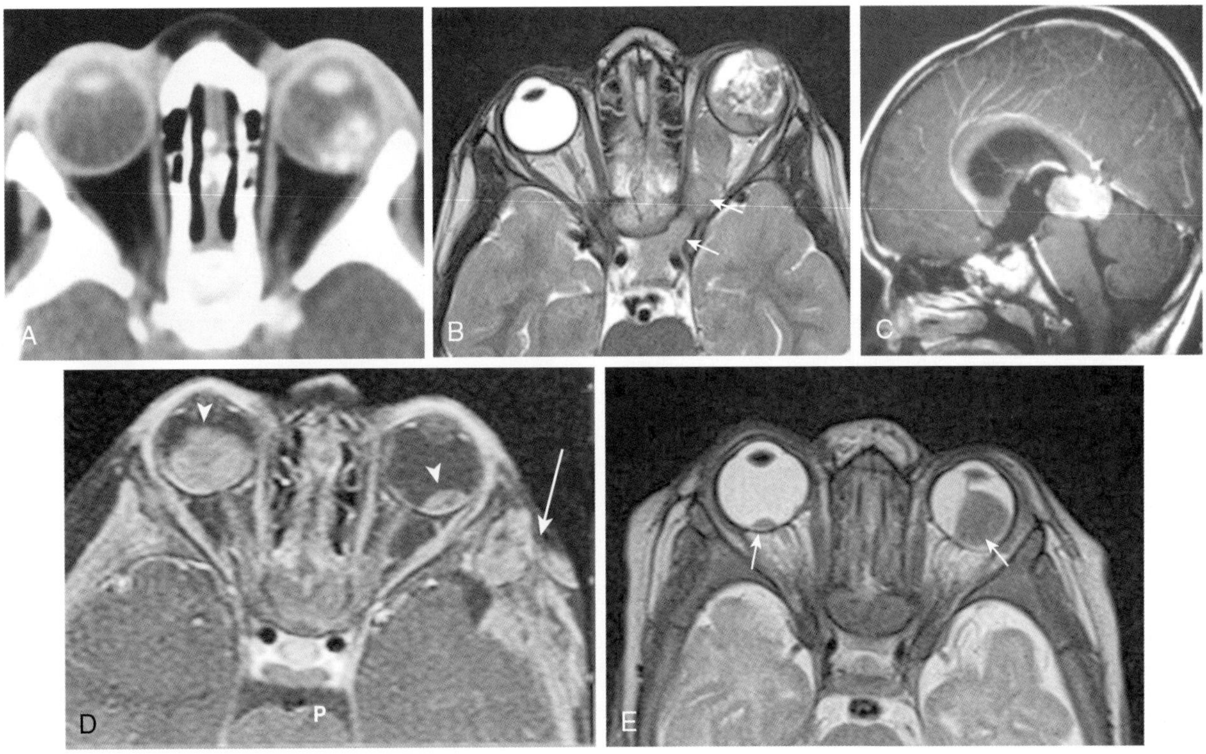

图 9-8 单眼？双眼？三眼？四眼？(A)CT 显示，视网膜母细胞瘤钙化从视网膜后延伸至左侧玻璃体。(B)T2W 显示视网膜母细胞瘤沿视神经（箭头所示）通过视神经管蔓延至颅内。(C)注意双侧视网膜母细胞瘤患者的三侧视网膜母细胞细胞瘤/松果体母细胞瘤。(D)该患者患有双侧视网膜母细胞瘤（三角箭头所示），钆造影增强后抑脂 T1W 还显示左侧颞肌内的软组织肉瘤（箭头所示）。(E)双侧视网膜母细胞瘤（箭头所示），左侧较大，T2W 清晰可见。

成的漏斗状管腔（包括透明动脉）存在于晶状体后间隙，在晶状体后和视神经眼内段之间呈 S 形走行（称为 Cloquet 管）。PHPV 血管丰富，容易反复出血，且大小不一。CT 显示静脉造影后的眼球密度普遍增高，玻璃体内组织增强。与视网膜母细胞瘤不同，PHPV 没有发生钙化（关键！）。通过观察晶状体和视神经眼内段之间的管状胎儿组织有助于 CT/MRI 诊断（图 9-9）。玻璃体血层可视为后玻璃体脱离的结果。MRI 显示玻璃体信号是可变的。

Coats 病

Coats 病是一种视网膜血管发育异常的疾病，临床上与视网膜母细胞瘤难以区分。该疾病常见于单侧。通过这些扩张毛细血管，血清和脂质漏入视网膜（脂蛋白渗出液）和视网膜下间隙。视网膜脱离常见于 2 岁前，但发现年龄可能迟至 6~8 岁，约 2/3 为男孩。CT 显示与渗出物相关的玻璃体呈高密度。钙化罕见，也可通过 CT 与视网膜母细胞瘤进行区分。Coats 病在

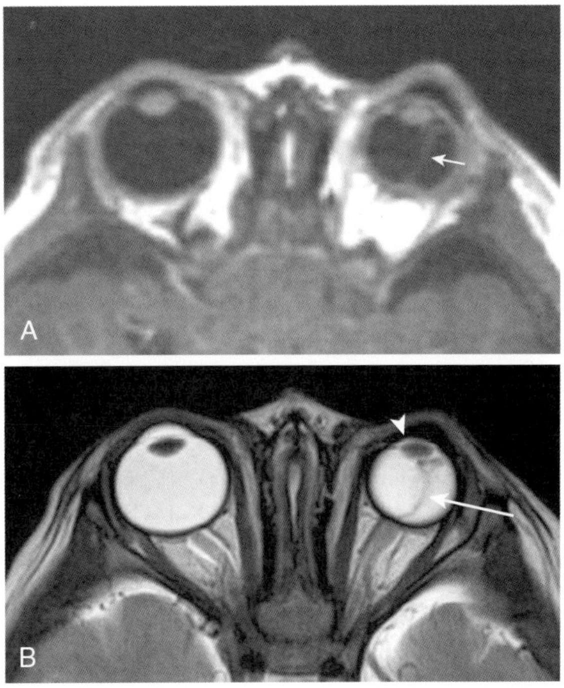

图 9-9 小眼球。(A)永存原始玻璃体增生症（PHPV）患者，请注意左侧眼球内的玻璃体管（箭头所示）。(B)T2W 可以最佳显示小眼球中的连续性管道（箭头所示）和相关的畸形晶状体（三角箭头）。

T1W、T2W 呈高信号,而视网膜母细胞瘤 T1W 呈高信号,T2W 呈低信号。Coats 病中,视网膜脱落的边缘和视网膜再植入的部位增强,而视网膜细胞瘤则呈肿块样增强。

弓形虫感染

弓形虫感染是儿童吞入含弓形虫卵狗粪污染的土壤而引起。(你的孩子应该向老师索要没有虫卵的泥土。)虫卵在胃肠道中孵化,然后在全身迁移。弓形虫感染源于眼内弓形虫幼虫死亡,引起炎症反应(如脑内囊虫病),并伴有玻璃体混浊和视网膜脱离。眼球病变发生于感染最初的几个月到几年后。这种慢性眼内炎可引起单侧白瞳症。CT 显示为没有钙化的弥漫性高密度,巩膜增厚。MRI 显示 T1W、T2W 高信号。这与 T2W 低信号的视网膜母细胞瘤表现不同。信号表现与蛋白质含量和(或)相关的眼球出血有关。

早产儿视网膜病变

早产儿视网膜病变(ROP)以前称为晶状体后纤维增生症,是视网膜血管发育异常的结果。其危险因素是低出生体重(<1kg)和低妊娠年龄、早产指标,但高氧血症、败血症、输血和高碳酸血症发作可致其发生。早产儿氧疗时间过长是主要的危险因素。由于牵拉性视网膜脱离,ROP 可表现为双侧白瞳症。CT 显示眼球后部密度增高,可能为钙化(图 9-10)。偶然情况下在高密度时,可以确定代表视网膜脱离的一条细线。

错构瘤

星形细胞(胶质)错构瘤见于结节性硬化症、神经纤维瘤病,罕见的 von Hippel-Lindau 病(见第 2 章和第 8 章)。CT 显示为视网膜中可见钙化灶。这可能与视网膜母细胞瘤相混淆。这些肝细胞瘤生长缓慢,不易转移。von Hippel-Lindau 病的一个特征是视网膜血管瘤病(不能通过血管造影确诊)。也有报告在 von Hippel-Lindau 病患者中,会发生视网膜和球后视神经和眼眶的血管网状细胞瘤。这类视神经病变的主要鉴别诊断是血管瘤型脑膜瘤和视神经胶质瘤(见于 I 型神经纤维瘤病)。半数的视神经血管网状细胞瘤患者有其他相关的血管性病变。在 Sturge-Weber 综合征(番茄酱视网膜)患者中,也有脉络膜血管瘤的报告(图 9-11)。

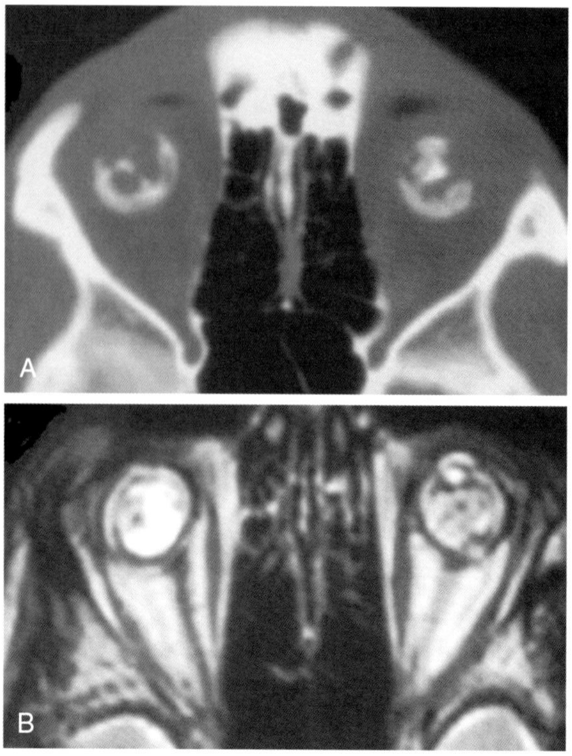

图 9-10 早产儿视网膜病变可表现为小密度眼球,有时伴钙化。(A)该患者可见双侧萎缩钙化的眼球。钙化和慢性视网膜脱离时,T2W(B)也显示异常信号强度。

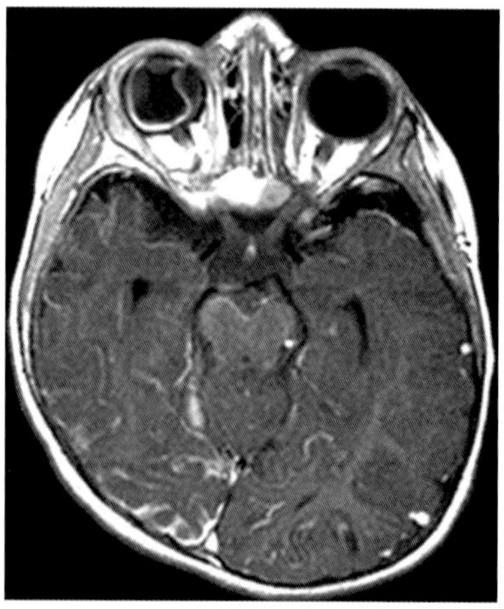

图 9-11 Sturge-Weber 综合征患者右眼球的脉络膜血管瘤。脉络膜异常增强伴脉络膜剥离。软脑膜血管瘤病常见于右大脑半球和左枕叶,与左大脑半球相比,右大脑半球体积缩小,这是该综合征的典型表现。

成人的眼部疾病

大多数原发性和转移性眼肿瘤累及脉络膜或视网

膜。在眼部肿瘤与一些类似的非肿瘤性病变的诊断和识别中，放射科医生可以发挥重要作用。影像学是显示肿瘤向巩膜外周扩散或病变沿视神经鞘向后扩散的必要手段。此外，在某些情况下，由于白内障形成和（或）角膜、玻璃体混浊，眼科医生对眼球和视网膜的观察可能有限。不要让眼球成为放射学的盲点。

黑色素瘤

葡萄膜黑色素瘤是最常见的成人眼内恶性肿瘤。该疾病在非裔美国人中罕见，发现时往往尺寸更大，色素沉着更多，坏死更明显。葡萄膜黑色素瘤的易感因素包括先天性黑素病、太田痣、蓝色痣、眼黑素细胞增多症、眼-皮肤黑素细胞增多症和葡萄膜痣。与其他大多数肿瘤不同，黑色素瘤 T1W 呈高信号，T2W 呈低信号。通过质子-电子偶极-偶极质子弛豫增强机制，黑色素中存在的自由基使相关 T1 和 T2 缩短（图 9-12）。T1 和 T2 的缩短程度似乎与黑色素含量有关。无黑素性黑色素瘤的 MR 特征与其他肿瘤相似（T1W 低信号和 PDW/T2W 高信号）。与黑素性黑色素瘤信号相似的其他病变包括脂肪和细胞内高铁血红蛋白状态的亚急性出血。脂肪饱和图像可以轻易分辨黑色素瘤与脂肪。与黑色素瘤相关的可能是视网膜脱离，伴视网膜下蛋白渗出，T2W 显示为高信号。

未增强和增强 CT 图像显示葡萄膜黑色素瘤呈高密度。在视网膜脱离的观察、相关玻璃体改变以及区分葡萄膜黑色素瘤与脉络膜血管瘤（根据信号特征）和脉络膜剥离（根据强化特点）方面，MRI 优于 CT。眼外侵犯的检查非常重要，因为与预后较差相关，且具有不同的治疗意义。在这方面，眼超声和 CT 尤其有用。脉络膜黑色素瘤有向肝和肺转移的倾向。在沙滩上不要炫耀你暴露的身体，最好的理由是可能会发生黑色素瘤。

脉络膜血管瘤

血管性错构瘤见于中老年人。该疾病有两种类型：

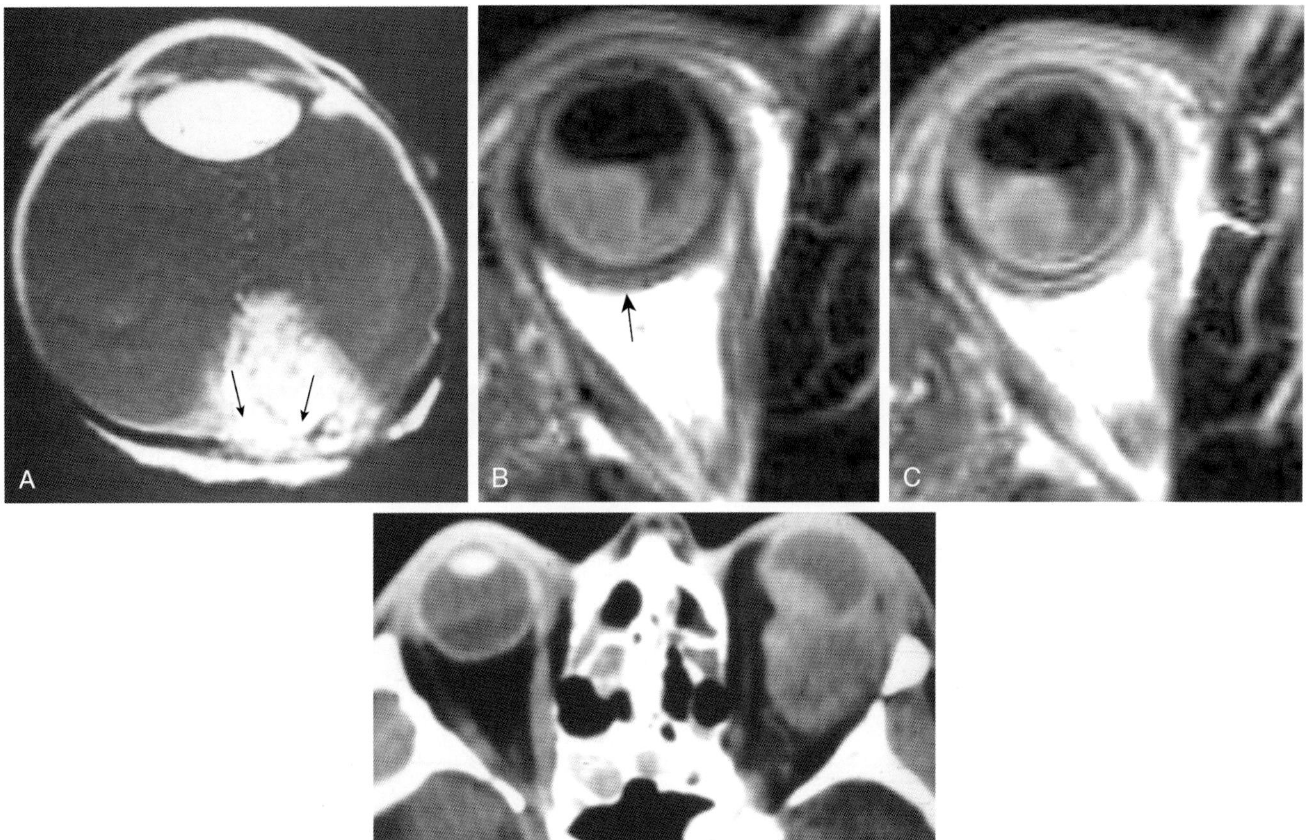

图 9-12 眼黑色素瘤。去核黑色素型黑色素瘤眼球的 T1W 扫描。注意肿瘤呈高信号（黑色素的顺磁效应）并向巩膜外蔓延（箭头所示）。在另一位患者，增强前（B）和增强后（C）的 T1W 图像显示，黑色素瘤增强前的高信号在增强图像上难以识别。（D）黑色素瘤（体内）伴巩膜上/眶后延伸的 CT。

一种是局限性或孤立性的，与其他异常无关；另一种是弥漫性血管瘤性病变，与 Sturge-Weber 或面部鲜红斑痣有关。孤立性病变可能被误认为脉络膜黑色素瘤。病变在 T2W 呈等强度至稍高强度或高强度信号，增强扫描明显增强。

髓质上皮瘤

该肿瘤正式命名为视网膜胚瘤，起源于睫状体的原始无色素上皮。该肿瘤发生于儿童和成人。MRI 表现类似于黑色素瘤。儿童的鉴别诊断是视网膜母细胞瘤，而成人的是黑色素瘤。这些肿瘤是良性的或具有局部侵袭性，但很多都发生钙化!

转移

转移性乳腺癌、肺癌、胃肠癌、皮肤癌、淋巴瘤和白血病是成人最常见的非恶性眼部肿瘤。许多转移到眼球的肿瘤会影响葡萄膜束，因此，表现出葡萄膜巩膜缘偏心增厚和球后延长区，CT 和 MRI 可检测到，临床表现可能不明显(图 9-13)。脉络膜淋巴瘤和白血病在MRI上可表现为类似于葡萄膜无黑色素型黑色素瘤，可导致视网膜脱离，并可双侧发生(黑色素瘤少见)。

脉络膜骨瘤

脉络膜骨瘤是年轻女性常见的良性肿瘤。这些病变常为单病灶，有骨化表现，靠近视乳头。CT 是首选的成像方式。眼球后极的点状钙化常位于视神经颞侧，容易被发现。星状细胞错构瘤的影像学表现与其很相像。

眼部感染

眼部感染时，CT 和 MRI 在识别特定病原体方面都没有特异性。然而，当临床诊断不明确时，影像学成像可以帮助诊断，并有助于确定感染范围。影像学检查有助于确诊眼部假单胞菌感染，排除后巩膜炎，后者表现为后巩膜增厚并增强。HIV 阳性的患者可见 CMV 感染相关的视网膜弓形增强。

CMV 是视网膜和脉络膜最常见的机会性感染病原体。多达 1/4 的 AIDS 患者存在巨细胞病毒感染。脉络膜视网膜炎可能出血，在 CT 或 MRI 上表现为高密度，具体取决于出血的阶段(图 9-14)。其他可累及 AIDS 患者视网膜的传染性疾病包括弓形虫病、单纯疱疹和带状疱疹。

眼内炎是房水或玻璃体的急性化脓性感染，直接发生感染(如外伤、异物或医源性)或源自其他血源性感染源(如心脏)。积极治疗很必要，可以防止出现永久性失明的可能。CT 可见病变不均匀或弥漫性高密度，同时巩膜增厚并增强。眼球高蛋白含量在 T1 和 T2W 图像可表现为高信号。

巩膜炎可能源自感染(细菌、真菌、病毒性)或自身免疫(胶原血管疾病)。该疾病分为急性和慢性两类，表现包括后巩膜和葡萄膜增厚并增强(图 9-15)。可呈结节状或弥漫性增厚。结节状增大改变可被误认为是黑色素瘤，弥漫型可与淋巴瘤类似。

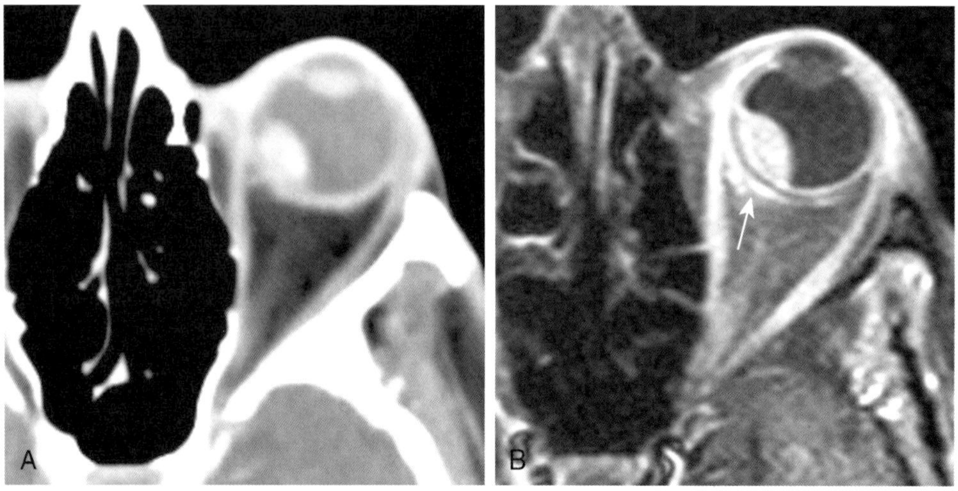

图 9-13 (A)轴位 CT 图像显示结肠癌转移患者发生未预料脉络膜转移。(B)与 CT 比较，轴位增强后 T1W 图像可以更好地显示该转移灶向巩膜后延伸(箭头所示)。脂肪抑制是关键。

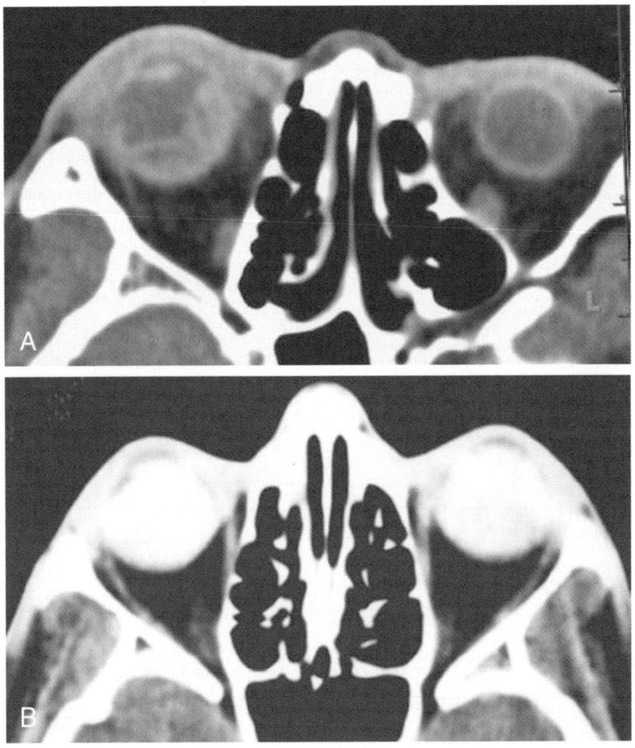

图 9-14 巨细胞病毒(CMV)感染。(A)AIDS 患者的视网膜脱离与脉络膜视网膜 CMV 感染有关。(B)出血性 CMV。CT 显示 AIDS 患者发生双侧玻璃体积血。

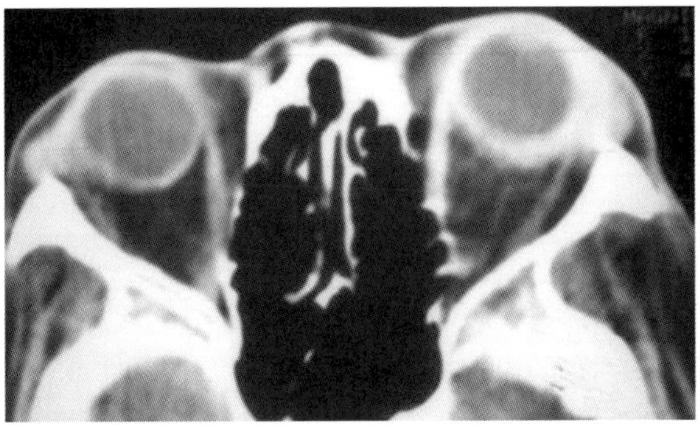

图 9-15 影响视力的屈曲度。CT 图像显示左侧后巩膜区强化,模糊边界延伸至球后脂肪,提示后巩膜炎(及眼眶蜂窝织炎)。

蛛网膜下隙出血后的眼内出血

成人蛛网膜下隙出血的发生率为 18%~41%,儿童则高达 70%。如果玻璃体也发生出血,则称为 Terson 综合征。非偶发性损伤引起的视网膜出血可能与此有关。眼底出血被认为是由于颅内压突然升高传导至远端视神经鞘而引起。该压力会压迫视网膜中央静脉,导致眼内出血。眼内出血也见于巨细胞病毒性视网膜炎的 HIV 患者。

眼球形态异常

眼压降低和脉络膜脱离。低眼压定义为手术、外伤或青光眼治疗后的眼球内低压,CT 可显示葡萄膜巩膜闭锁,也称为“轮胎漏气”征或“雨伞”征(图 9-16)。这些异常在穿孔后最常见,可以用盐水、硅油或透明质酸钠(Healon)滴注以期逆转,扩大眼球。多加 2 个字:双重穿孔。该术语由眼科医生使用,指贯穿眼球前后部分的穿孔。后穿孔是进行影像学检查的原因,通常无法修复(预后很差)。双重穿孔最常见的原因是中 BB 弹。眼压降低可能是浆液性脉络膜脱离的原因。

表 9-2 比较了放射科医生常见的各种眼部脱离。出血性脉络膜脱离可见于穿透性损伤或眼内手术后,并呈晶状体形态。这是不良表现,因为意味着脉络膜血管破裂,预后不良。浆液性脉络膜脱离(良性预后)呈新月形或环形,可见脉络膜呈曲线形。脉络膜脱离时,浆液性脉络膜积液表现为凸形低密度区。出血性脉络膜积液呈高密度,不随体位改变。葡萄膜炎和后巩膜炎继发的炎性脉络膜积液也呈高密度,但可随头部位置改变而改变。炎性脉络膜脱离可见葡萄膜巩膜增厚并增强。

MRI 有助于区分出血性与浆液性脉络膜脱离。在 MRI 上,出血性脉络膜脱离可表现为多种与出血时间相关的信号强度模式。浆液性脉络膜脱离在 T1W 和 T2W 上均为高信号。

眼球突出。当眼球后结构发生变化,呈现为锥形或帐篷状结构时,可见眼球突出。该疾病由眼眶内肿块性

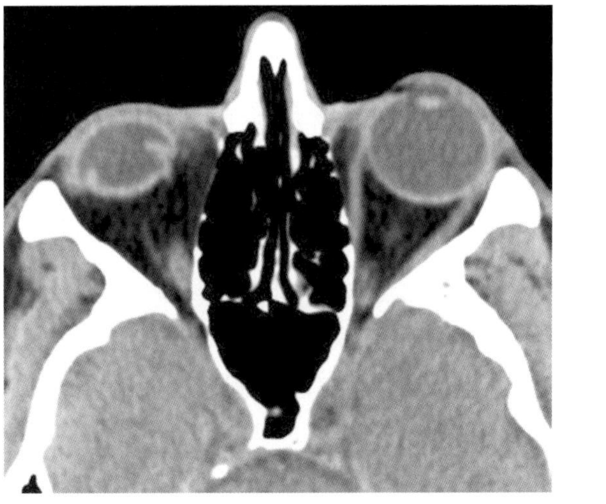

图 9-16 偏转门:眼压降低。右侧眼球穿孔后的 CT。与左侧比较,右眼球像一个漏气的轮胎,是该状况的特征性表现。眼球内侧缘局部破坏,也支持眼球破裂的诊断。

表 9-2 眼球脱离类型

脱离	分离层	形状	程度	相关
视网膜	感觉视网膜来自视网膜色素上皮-视网膜下间隙	V 形,达视盘尖端(全部)	达锯齿缘	视网膜母细胞瘤、Coats 病、弓形虫眼内炎、糖尿病、黑色素瘤、脉络膜血管瘤、外伤、老年性黄斑变性或永存原始晶状体增殖症(PHPV)
浆液性或出血性脉络膜	在脉络膜和巩膜-脉络膜上间隙之间	线形、半月形或环状浆液性凸状出血	边缘不延伸至视盘,因为后脉络膜被短锚定于后纤毛动脉和神经	低眼压,外伤,手术,脉络膜炎性病变,黑色素瘤
后玻璃体间隙	后玻璃体间隙和感觉视网膜之间	薄,半月形,重力性分层	有不同改变	黄斑变性、PHPV、玻璃体后脱离(PVD)

病变引起,为急性或亚急性,其突出部分与被拉伸的视神经粘连。与以下所述角膜葡萄肿的外观不同,眼球后形成的夹角小于 130°。在急性创伤、炎症过程、颈动脉海绵窦瘘、骨膜下脓肿、淋巴管瘤出血和静脉曲张等病例中,都有眼部突出的报道。急性眼球突出是急诊手术减压的指征。

眼组织缺损 眼组织缺损是一种先天性的眼部结构缺陷疾病。根据所处的位置和来源,分为典型或非典型两种。非典型眼组织缺损发生于虹膜。典型的眼组织缺损呈圆锥状或缺口畸形,发生于眼球下内侧部分。因脉络膜裂闭合不完全引起。可致胎儿视神经裂闭合处出现异常拉长或眼球畸形或眼囊肿。可能与眼眶囊肿、蝶窦脑膜膨出、胼胝体发育不全、嗅觉发育不全、心脏异常、发育迟缓、生殖器发育不全、耳部异常等颅颌面正中裂疾病有关。是 CHARGE 综合征的一部分(眼组织缺损、心脏缺陷、后鼻孔闭锁、生长发育迟缓和耳畸形)。其他存在眼组织缺损的综合征包括 Lenz 小眼综合征、Meckel 综合征、13 三体综合征、Goldenhar 综合征、Rubinstein-Taybi 综合征、Aicardi 综合征和 Waardenburg anophthalmia 综合征。

影像学上,常可见圆锥状或缺口状后眼球畸形,通常发生于后眼球,可累及视神经,部分后眼球外翻(图 9-17)。其他结构包括视网膜、脉络膜、虹膜和晶状体也会受到影响,而巩膜正常。眼组织缺损常发生于单侧,常染色体显性遗传少见,约 60%的患者为双侧眼组织缺损。

葡萄肿 后巩膜葡萄肿和缺损可通过 CT 或 MRI 检查,它们的影像学表现相似(图 9-18)。葡萄肿是巩膜或角膜的获得性缺陷,以葡萄膜组织作衬里。后巩膜葡萄肿与轴性近视患者的眼球增大有关,通常位于视盘颞侧。后巩膜葡萄肿可表现为眼球后部向外扩张(与眼组织缺损的锥形畸形和眼球突出的三角状改变比较,弥漫性更广),葡萄膜巩膜变薄,未见增强。后巩膜葡萄肿可引起突出。

大眼球或小眼球 有时可见眼球变大的图像(框 9-4)。最常见的原因是轴性近视。轴性近视最常见的原因是看书太多(导致轴性近视),所以除了必要的神经放射学教科书,扔掉其他书籍以保护眼睛。其他导致眼球增大的原因包括先天性青光眼(buphthalmos)、胶原蛋白紊乱(如马方综合征)、后巩膜葡萄肿(见图 9-18)、眼组织缺损(见图 9-17)、Sturge-Weber 综合征、Proteus 综合征和神经纤维瘤病。

研究报告小眼球(小眼畸形)为孤立事件或可能与颅面异常、先天性风疹、永存原始玻璃体增生症、早产儿视网膜病变和眼球结核有关。无眼症为眼组织完全缺失。

眼球后病变

眼球后病变可分为肌锥内、肌锥和肌锥外三部分。依据解剖起源对病变进行的鉴别诊断见框 9-5 至框 9-8。记住,肌锥内病变与视神经、视神经血管和眼眶脂肪有关;肌锥病变累及肌肉;肌锥外病变是指以骨眼眶为中心或从鼻窦、头骨或大脑延伸至眼眶的病变。因其优越的解剖成像及多平面重建影像功能,MRI 是定位眼眶病变的首选影像学方式。

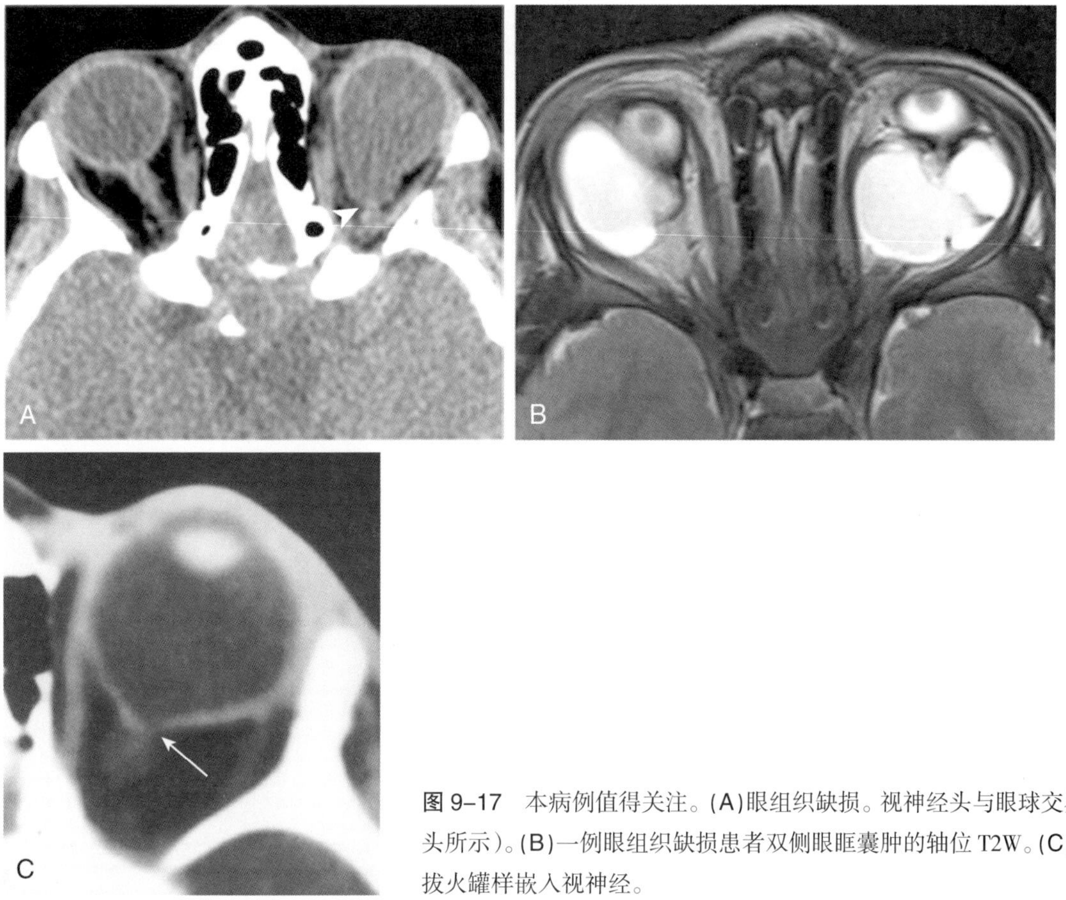

图 9-17 本病例值得关注。(A)眼组织缺损。视神经头与眼球交界处左侧呈锥形畸形(箭头所示)。(B)一例眼组织缺损患者双侧眼眶囊肿的轴位 T2W。(C)典型囊肿(箭头所示)呈拔火罐样嵌入视神经。

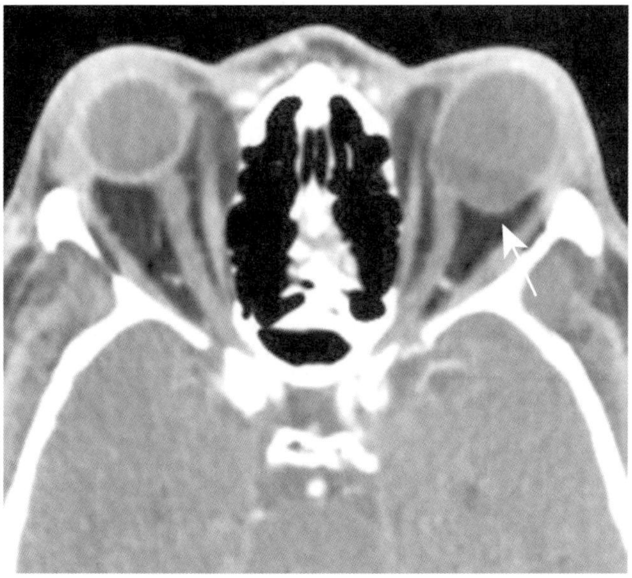

图 9-18 后巩膜葡萄肿的 CT。注意左侧眼球后外侧缘的葡萄膜巩膜变薄(箭头所示)。

肌锥内病变

视神经病变见框 9-6。

脑脊液间隙增大

MR 很容易发现视神经周围蛛网膜下隙扩大,可能是视神经萎缩的先天原因,也可能是颅内压升高的结果[如特发性(良性)颅内压升高,也称为大脑假瘤]。症状包括头痛、短暂视觉模糊和颅内搏动杂音。颅内压升高时,因传递的升高的颅内压,其与视神经交界处的眼球凹陷(反向抽吸),提供了视乳头水肿的影像学证据(图 9-19)。同时可见视神经头明显增强,被认为是颅内脑脊液压力突然升高后血-视网膜屏障破裂的继发因素。该疾病可见于视乳头炎和急性颅内压升高。视神经头甚至可能发生弥散受限。与 NF-1 相关的视神经鞘硬膜扩张很少见。

视神经萎缩

各种视神经损伤的最终结局是视神经萎缩。由于缺乏血管供血(视神经苍白),神经失去功能呈粉红色。MR 显示神经萎缩(图 9-20)。视神经萎缩的原因包括先天性视神经发育不良、大眼球、压迫性病变(包括垂

框 9-4 大眼和小眼畸形的病因

大眼畸形
无虹膜
轴性近视
青光眼
先天性青光眼
先天性结缔组织发育不全综合征
高胱氨酸尿
眼内肿物
马方综合征
Ⅰ型神经纤维瘤病
变形杆菌
葡萄肿
Sturge-Weber 综合征
小眼畸形
PHPV
13-三体综合征
手术
胎儿风疹、水痘、单纯疱疹、感染
前脑无裂畸形
眼部结核
早产儿视网膜病变
辐射
CHARGE 综合征
糖尿病患者的新生儿
胎儿乙醇综合征
假性甲状旁腺功能减退症

CHARGE,眼组织缺损、心脏缺陷、后鼻孔闭锁、生长发育迟缓、耳郭畸形;PHPV,永存原始晶状体增生症。

框 9-5 肌锥内病变

淋巴管瘤
淋巴瘤
脑血肿
转移
视神经病变:神经胶质瘤、脑膜瘤、血管网状细胞瘤、神经鞘瘤、神经炎、肉瘤样
眼眶假瘤
横纹肌肉瘤
神经鞘瘤
血管:海绵状血管瘤、静脉曲张、静脉血管畸形

框 9-6 视神经鞘复合体扩大的原因

肿瘤
白血病、淋巴瘤
血管网状细胞瘤
脑膜瘤
转移
视神经胶质瘤
神经鞘瘤
非肿瘤原因
视网膜中央静脉阻塞
囊虫病
Graves 病
特发性颅内压增高(假性脑瘤)
蛛网膜下隙扩大的正常变异
视神经炎
眼眶假瘤
结节病
弓形虫病
外伤性视神经血肿
结核

框 9-7 肌锥病变

肢端肥大症
动脉海绵窦瘘、血栓形成或硬脑膜畸形
蜂窝织炎
血肿或外伤引起的肿胀
淋巴瘤、白血病
转移
肌炎(由邻近鼻窦炎引起)
眼眶假瘤
横纹肌肉瘤
结节病
甲状腺眼病
韦格纳肉芽肿

体肿瘤和颅咽管瘤)、带状疱疹、多发性硬化/视神经炎、外伤、青光眼、缺血性视神经病变、毒素暴露和营养缺乏。

儿童的视神经发育不全时，可能发生 De Morsier 综合征,该综合征与视力低下、端粒长度缩短、透明隔缺失和垂体功能减退有关。

框 9-8 肌锥外病变

骨病变包括纤维发育不良、朗格汉斯组织细胞、邻近脑膜瘤
毛细血管瘤
蜂窝织炎、脓肿
皮样、表皮样/畸胎瘤
骨折、血肿
肉芽肿病
泪腺肿瘤和其他泪腺病变
泪囊异常
淋巴管瘤
淋巴瘤/白血病
脑膜瘤
转移
黏液囊肿
眼眶囊肿
假瘤
横纹肌肉瘤
神经鞘瘤/丛状神经纤维瘤
鼻窦癌

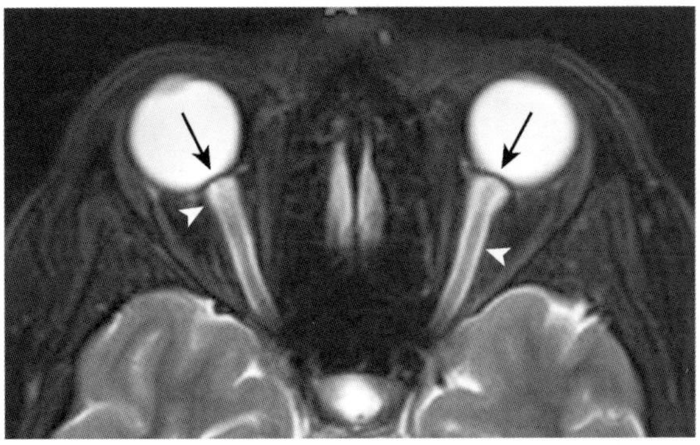

图 9-19 高眼压。T2W 显示视神经呈杯吸状插入眼球(箭头所示)和增厚的视神经鞘复合体(三角箭头所示),提示颅内压升高和临床乳头水肿。

视神经炎

视神经炎是一种临床上与疼痛、视力下降、色觉异常和传入神经瞳孔缺损相关的视神经炎性病变。患视神经炎的多发性硬化患者高达 80%，可能是多发性硬化的首发临床表现,且达 65%脑白质异常的患者在 MR 上表现的正常,50%的患者在 5 年内诊断为多发性硬化症。其他与视神经炎相关的不常见疾病包括缺血、血管炎、肉瘤、系统性红斑狼疮、梅毒、莱姆病、病毒感染、弓形虫病、结核病、化疗(顺铂)和放疗(图 9-21)。MR 是视神经炎的最佳成像方式。病变的显示非常依赖于技术。快速自旋回波冠状 T2W(最好采用脂肪和(或)脑脊液抑制)显示受累神经呈高信号。神经直径近乎正常。增强成像尤其有用,尤其在神经眶部的脂肪饱和时。静脉周围炎症显示增强，见于约 50%的急性视神经炎患者。视神经颅内段也可见增强,有时 T2W 信号甚至没有异常。

视神经脊髓炎(又名 NMO 病或 Devic 病)的特征是视神经脱髓鞘和(或)视交叉以及脊髓长节段损伤。对星形胶质细胞足突的水通道蛋白 4,大多数患者有特异性免疫球蛋白 G 抗体。该病较严重,呈暴发性和单相性。采用单克隆抗体(利妥昔单抗)进行治疗以消耗 B 细胞。

视神经和视觉通路胶质瘤

视神经胶质瘤(ONG)归类为幼年毛细胞星形细胞瘤,约占所有原发性视神经肿瘤的 2/3,占所有眼眶肿瘤的 1.5%~3%,占所有颅内肿瘤的 1.5%。视神经胶质瘤的平均发病年龄为 8.5 岁(NF-1 为 5 岁,没有神经纤维瘤病时为 12 岁),>80%发生于 20 岁之前。视神经损伤在女性中更常见，而视交叉肿瘤在男性和女性中发

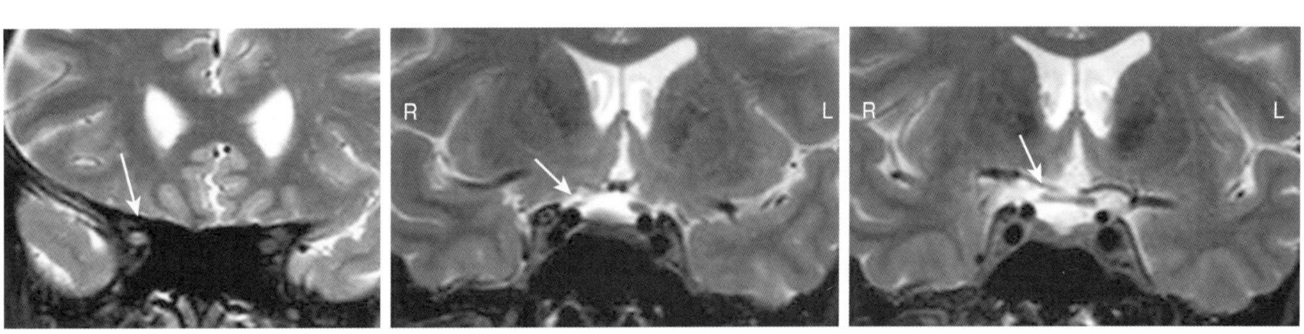

图 9-20 右眼孤立性萎缩。连续冠位 T2W 成像显示右侧视神经(箭头所示)比左侧视交叉的信号高、体积小。

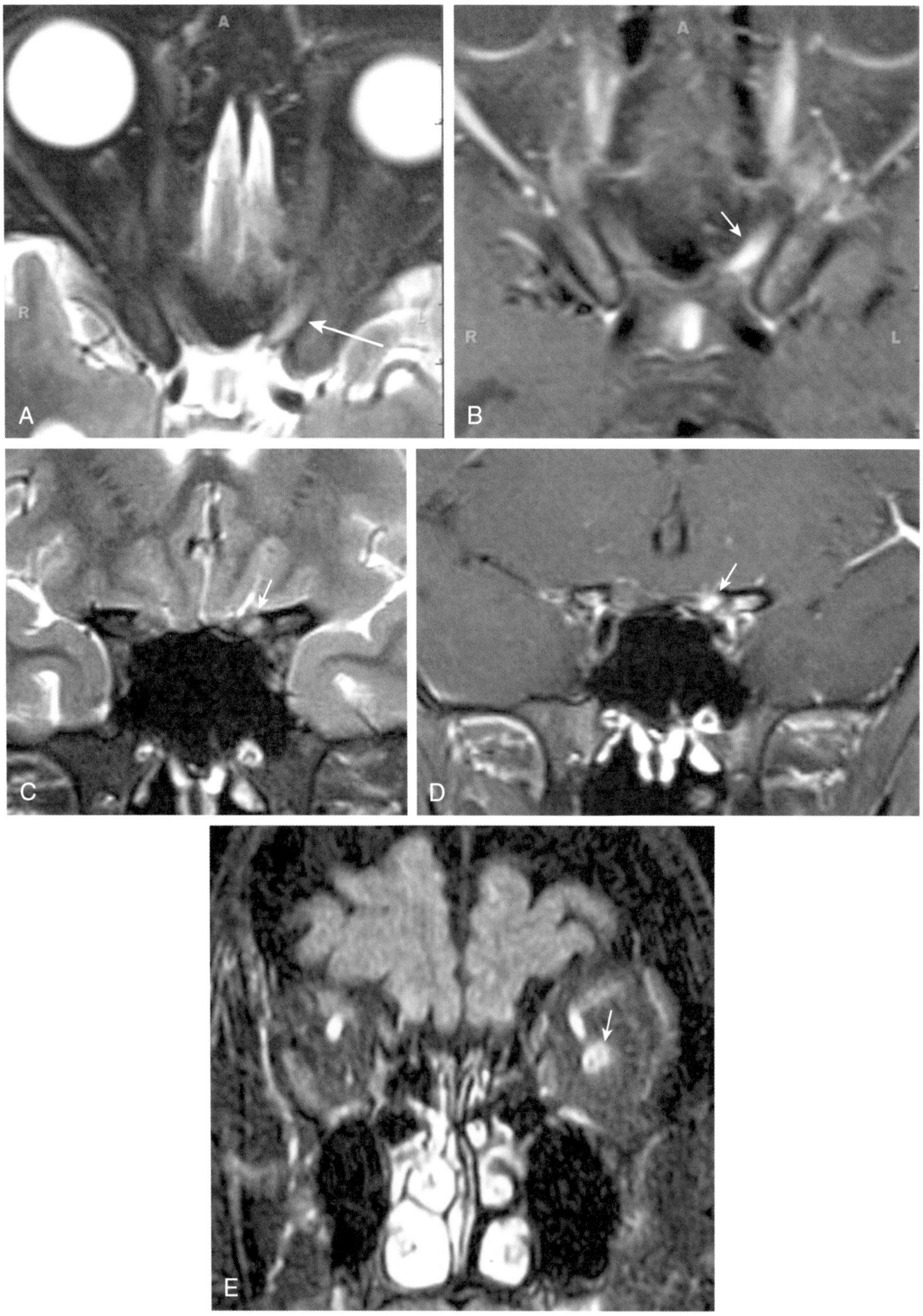

图 9-21 眼部多发性硬化(MS)。轴位 T2W(A)、增强 T1(B)、冠位 T2W(C)、增强 T1W(D)显示视神经信号异常(箭头所示)，左侧视神经管强化。(E)如果像该病例一样做了液体衰减加脂肪抑制，则可见左视神经炎呈明显高信号。

生的概率相等。在儿童期出现症状时，这些病变有一个生长平台期。约 40%的儿童中，大多数肿瘤随后呈惰性进展。患者可无症状，而有症状的患者往往有斜视、视力丧失和传入神经瞳孔缺损，随后出现眼球突出。视神经胶质瘤病晚期出现视敏度下降（区别于以下所述视神经鞘脑膜瘤）。10%~38%（平均 25%）与 NF-1（von Recklinghausen 病）有关联。

约 1/4 的视觉通路胶质瘤局限于眶内视神经。其余的发生于视神经颅内段、视交叉或视觉通路的其余部分。青春期前的儿童患局限于视神经的神经胶质瘤概率较高。40%的视交叉胶质瘤延伸至下丘脑，显著增加了发病率和死亡率。与病变生长缓慢且良性的儿童相反，成人罕见视神经胶质瘤常为恶性（视神经胶质瘤），常延伸至颅内，且预后很差（图 9-22）。

MRI 是该病变的首选成像方式，可清晰显示弯曲增粗的神经，通常在 T1W 呈等信号，T2W 呈等信号-高信号。MRI 可以非常好地显示眶尖和视神经管病变。正常神经周围间隙里的原发性脑脊液与肿瘤的区别在于脑脊液信号，而肿瘤的 FLAIR 信号可能强度较高，T2W 信号的强度较低。这些病变呈不同程度的增强。MRI 不仅能显示眼眶病变，对识别相关大脑异常也非常重要。这些包括视神经、视交叉和视束颅内部分的增粗和异常信号。

CT 显示视神经和视神经管增粗（如果病变延伸穿过视神经管）。神经增粗可呈梭形或结节状。增强可能不同，且钙化罕见，除非患者以前接受过放疗。影像学通常不能区分视神经与肿块。视神经胶质瘤可发生由局部缺血、放疗或黏蛋白沉积引起的囊性变。神经-肿瘤复合体可出现扭结或皱褶，可能继发于肿瘤的黏蛋白成分（使其更易弯曲）和神经周围轴向生长。

视神经鞘脑膜瘤

脑膜瘤主要起源于眼眶视神经的脑膜，也可继发于颅脑膜。这些疾病来源于脑膜内的脑膜上皮细胞。眼眶视神经鞘脑膜瘤可伴隐匿性视觉丧失、视神经萎缩、轻度眼球突出和视神经乳头分流（视神经头静脉扩张，见于 32%的病例）。中年女性好发，患 NF-1 儿童或患 NF-2 成人（可能为双侧）也可发生。视神经增粗可见于弥漫性管状外观、梭形肿块或视周球状增大。许多情况下，可以将神经视为从肿瘤中分离的实体。这有助于区分神经鞘脑膜瘤和视神经胶质瘤，但在大多数情况下，视神经不能与肿瘤分离。

双侧视神经鞘脑膜瘤是一种罕见病，最常见于鞍结节或蝶骨平面区域，沿双侧视神经向前生长。存在双侧失明风险，所以是“不应该漏掉”的诊断。相关表现包括蝶窦气窦扩张和蝶骨平面起泡。与没有钙化的视神经胶质瘤相反，视神经鞘脑膜瘤可发生钙化（20%~50%的病例）。

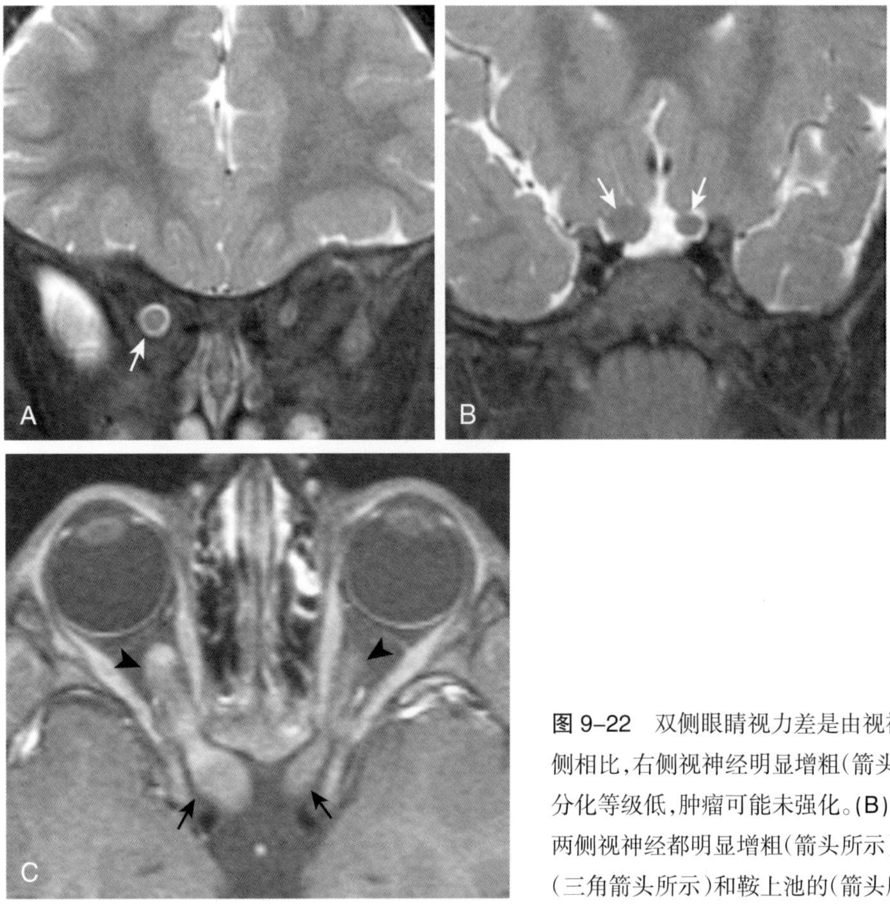

图 9-22　双侧眼睛视力差是由视神经胶质瘤导致。(A)冠位 T2W 显示，与左侧相比，右侧视神经明显增粗（箭头所示）。神经的 T2W 信号表现正常，由于分化等级低，肿瘤可能未强化。(B)位于鞍上池水平的更后方，冠位 T2W 显示两侧视神经都明显增粗（箭头所示），右比左明显。(C)增强 T1W 显示沿眶内（三角箭头所示）和鞍上池的（箭头所示）受累视神经节段强化。

CT 发现包括高密度肿块显示增强(图 9-23)。视神经管区域可出现骨质变化，伴有骨质侵蚀和偶尔发生的骨质增生。视神经管一般正常,但也可很大或很小。在轴位 CT 上,增强的表现被称为“三明治”征(也称为“电车轨道”),神经(“腊肠”)夹在肿瘤(“面包”)之间。未增强图像显示钙化脑膜瘤也有相似的表现。

MRI 对眶尖和视神经管内病变特别重要，因为邻近骨质呈高密度,在该区域行 CT 检查很困难。MRI 显示 T1W 呈等信号/或稍低强度信号,T2W 呈稍高强度信号(见图 9-23)。视神经鞘脑膜瘤显示增强,采用脂肪饱和技术时,这种增强尤其明显。轴向 MRI 的增强表现类似轴位图的“电车轨道”或冠状位的“面包”。轴位“电车轨道”的鉴别诊断包括假瘤、肉瘤、转移性疾病、淋巴瘤和白血病。MRI 对眶尖和视神经管内病变特别重要,该区域相邻骨呈高密度,CT 难以检测到病变。

慢血流型血管畸形

静脉畸形 先天性血管瘤在出生时即可存在,而婴儿血管瘤见于出生后数周。先天性血管瘤可表现为迅速消退型先天性血管瘤(RICH)或不消退型先天性血管瘤(NICH)。婴儿血管瘤是有生长和退化期的肿瘤,是最常见的儿童眼眶肿瘤。该疾病多见于女孩和早产儿,平均年龄<1 岁,可出现在皮肤、皮下组织和肌锥外>>肌锥内眼眶(图 9-24)。疾病在 2~8 岁之间渐变时,疾病可能会发生纤维脂肪改变。病灶一般为动脉供血,动态 MR 增强扫描显示动脉期不透明。

静脉血管畸形(VVM)之前称为海绵状血管瘤,是一种非肿瘤疾病,随着时间推移会慢慢扩大。静脉血管

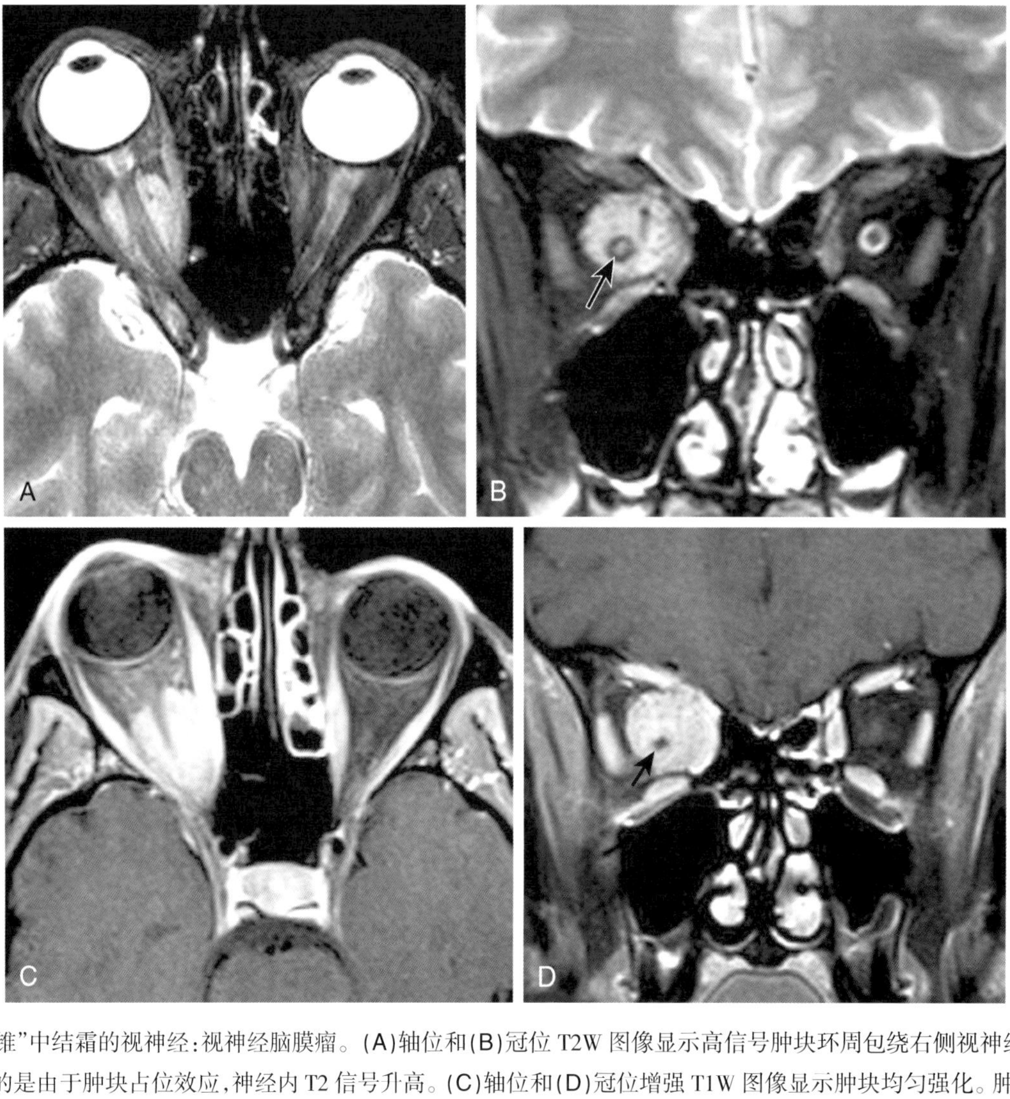

图 9-23 “肌锥”中结霜的视神经:视神经脑膜瘤。(A)轴位和(B)冠位 T2W 图像显示高信号肿块环周包绕右侧视神经,致右眼球突出。值得注意的是由于肿块占位效应,神经内 T2 信号升高。(C)轴位和(D)冠位增强 T1W 图像显示肿块均匀强化。肿瘤包裹的视神经无强化(D 中箭头所示)。脑膜瘤可比上述病例更隐蔽,由蝶骨或前床突引起,提示其沿视神经鞘管生长(见图 10-32)。

畸形是最常见的原发性眼眶血管瘤，由扩张的内衬血管内皮组成，有假性纤维包膜。女性比男性更常见，见于20~50岁，伴有缓慢出现的突眼（通常不明显）和视觉障碍。肿瘤的增大非常缓慢，并可能在一段时间后停止增大；但在妊娠期间可快速生长。CT显示脑内高密度圆形或椭圆形肿块，边缘光整，明显增强，伴或不伴静脉阻塞（婴儿血管瘤没有该表现）。VVM很少长出肌锥外，常导致眼眶骨质膨胀性生长。MRI显示没有流空血管影的肌锥内肿块，边缘光滑，并有明显增强。在T1W图像上，血管平滑肌细胞呈与肌肉相似的等强度信号，比脂肪信号强度低，在T2W图像上呈高强度信号（图9-25）。在早期增强图像中，增强不均匀，30分钟内完全灌注。动态MRA的后静脉期不透明。

淋巴和静脉通道之间极难进行组织病理学区分。因此在病理学上，眼眶静脉曲张可以与眼眶血管瘤相似。眼眶可能合并静脉畸形，既存在静脉成分又存在淋巴成分。据报道，这些病变与颅内血管畸形有关。

眼眶静脉曲张 眼眶静脉曲张是一种静脉畸形，引起上下眼静脉的正常静脉系统（原发性）或异常静脉通道（继发性）扩张，导致与球后疼痛相关的间歇性眼球突出。光谱范围可以从单个扩张的静脉结构到多个静脉曲张。静脉曲张与伴有瓦氏动作的突眼病史有关，如紧张或咳嗽，会增加静脉压。增加的静脉压通过无瓣颈静脉传递到扩张的眶内静脉网。这些病变被认为是先天性静脉血管畸形（原发性），但也可能与眼眶创伤有关，或与眼眶或颅内的动静脉畸形或者颈动脉海绵窦瘘有关。平扫CT显示高密度的眶内肿块。增强CT示一个颅内高密度肿块。对采用瓦氏动作处于俯卧位的患者进行增强CT扫描，显示眼眶“肿块”大小发生明显改变（图9-26）。在血管状结构的自旋回波序列中，静脉曲张的血流显示低信号。随着血流停止和血栓形成，根据血栓阶段，其外观可发生改变。MRI是检测血流和血流停止的最佳无创性成像方式。

淋巴管瘤/淋巴管畸形 淋巴管瘤由发育不良的血管通道（淋巴管或静脉）、稀疏的结缔组织和平滑肌束组成。由血管间充质干细胞引起的血管瘤最多见。眼眶淋巴管瘤通常是位于前方或后方的肌锥外肿瘤；但淋巴管瘤可发生于任何眼眶间隙。这些先天性病变没有完整的包膜。系列病例的平均年龄是23岁，但是新生儿到成人患者都可发生淋巴管瘤。该疾病有随着症状急性发作而发生出血的趋势。无增强CT显示眼眶扩张、不规则的边缘穿出解剖边界、密度增加，增强后图像显示不同程度的强化。病灶的囊性区可见周边增强。除了形态学特征外，MRI还可以显示多个或单个囊肿出血。其在T1W上表现为高信号，并且可识别出液体信号（图9-27）。

高流量血管畸形：颈动脉海绵窦瘘和硬脑膜血管畸形

颈动脉海绵窦瘘是颈动脉腔内部分和静脉海绵窦之间的连通，通常由重大创伤引起，可以是非穿透性的或穿透性的。另一个原因是海绵状颈动脉瘤的自发性破裂，通常发生在老年患者。据报道，自发性颈动脉海绵窦瘘发生于成骨不全症（比所知的更不全）、Ehlers-Danlos和弹性纤维假黄瘤。

因此，该疾病为高流量病变。大多数情况下，颈动脉和海绵窦之间只有单一吻合（尤其是创伤性海绵窦），有时存在多处连接，有时是颈内动脉和（或）颈外动脉（ECA）相连，有时是真正动静脉畸形形成的中间病灶。总之，临床表现为搏动性突眼、眼眶杂音和（或）伴有结膜血管扩张的运动障碍以及青光眼。颈动脉海绵窦瘘导致眼外肌增大、眼球突出和眼上静脉扩张，继发于眼

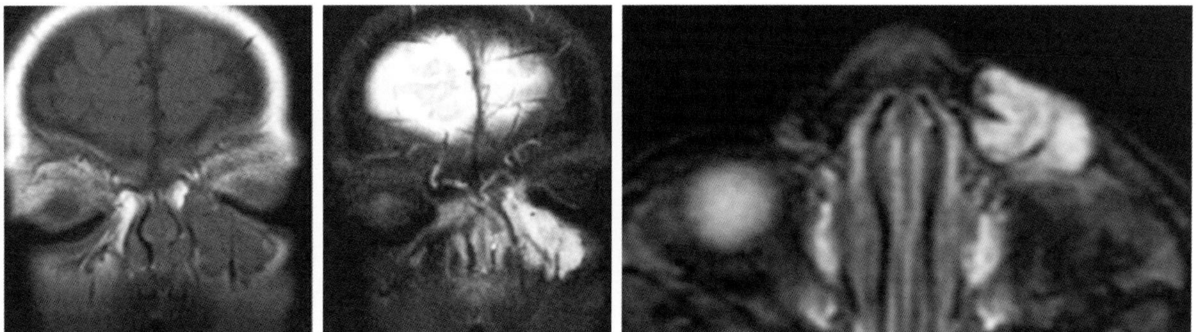

图9-24 红眼：是迅速消退型先天性血管瘤（RICH）吗？患儿一出生，左下眼睑就有红色凸起病变。经过几个月发展为RICH。

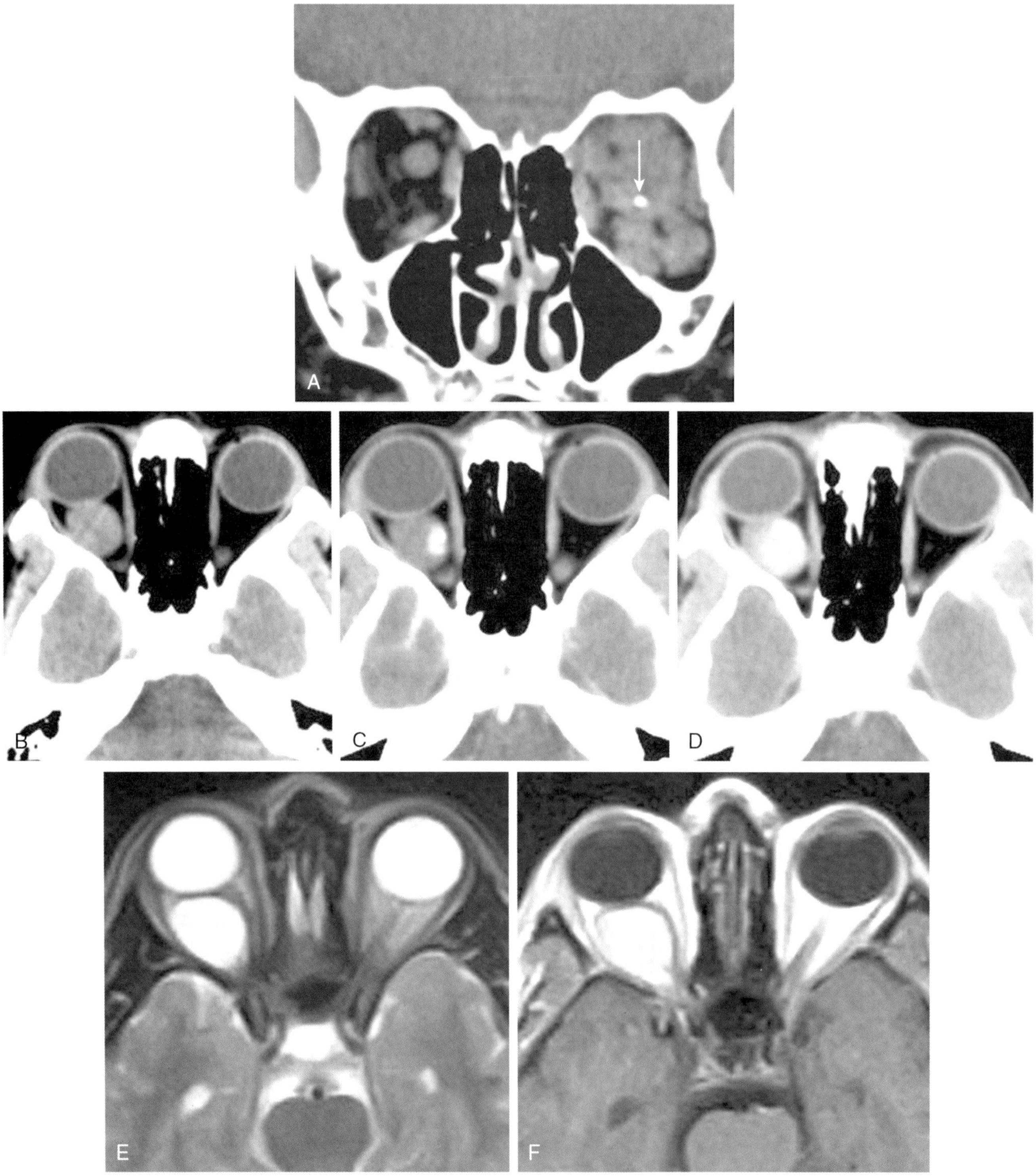

图 9-25　静脉血管畸形（VVM）中的静脉石。（A）众多肌锥内血管通道的钙化（箭头所示）定义为静脉血管畸形。无增强时，另一个患者（B）的 VVM 表现更典型，然后是增强早期（C）和延迟（D）期的 CT 图像，可见肌锥内边界明确的强化肿块，随着时间推移会强化。同一病变在 T2（E）上变亮，且在增强 T1（F）图像上明显增强。

眶静脉高压引起的充血和水肿。CT/CT 血管造影/CT 静脉造影可较好地显示这些表现，包括眼上静脉扩大（图 9-28）。眼上静脉增强不均匀或无增强提示部分或完全血栓形成。弥漫性脑肿胀患者的眼上静脉也可扩张。这种情况下，静脉为双侧扩张，而不是颈动脉海绵窦瘘常见的单侧扩大。CT 上可以观察到与结膜水肿或搏动有关的眶周肿胀和眼球边缘模糊。海绵窦可能会膨胀生长并向颅中窝凸出。MRI 显示出类似的表现，并且可以

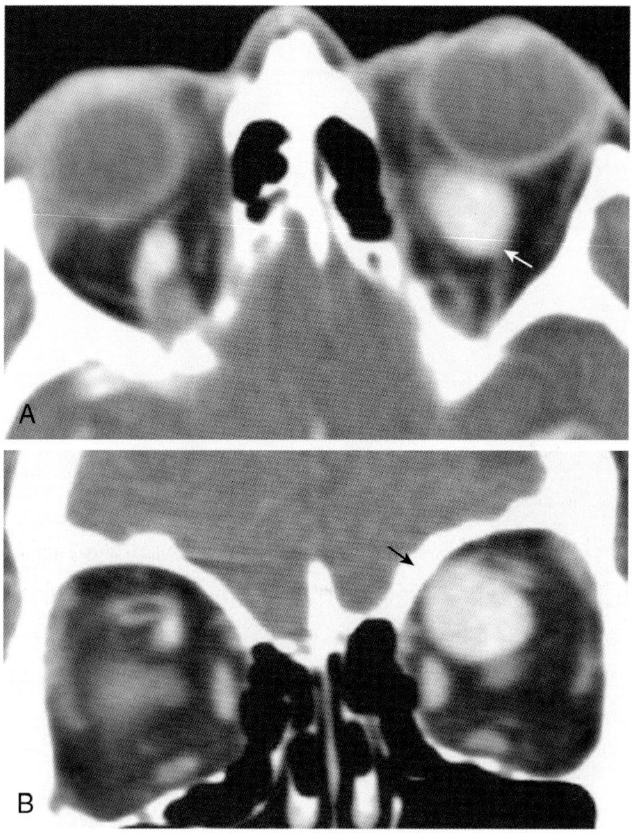

图 9-26 (A)左眼轻度突出，以及左眼血管扩张(箭头所示)。(B)冠位视图可见该血管为静脉曲张(箭头所示)中扩张的眼上静脉。作为相比，可见右静脉尺寸正常。

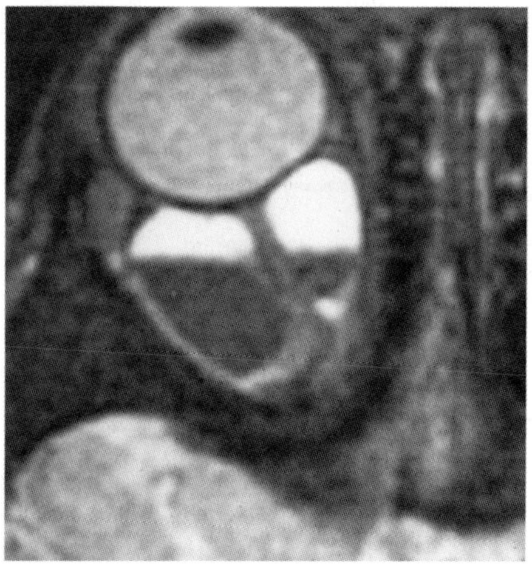

图 9-27 眼部撕裂病变：淋巴管瘤。一名患有急性眼球突出症的年轻人，DWI 显示出血性液体，常见于淋巴管瘤。

用流量技术显示上下眼静脉有或无血流。海绵体颈动脉瘤是瘘管的潜在来源，可以通过 MRI 显示。超声能显示血流逆转。

在很多方面，累及海绵窦的硬脑膜畸形不同于直接颈动脉海绵窦瘘，通常与创伤事件无关，是低血流量过程。静脉血栓形成与畸形形成有关。症状通常不像直接颈动脉海绵窦瘘那样是暴发性的，但如果静脉压升高，可能会迅速发生眼周疼痛、第Ⅲ、第Ⅳ和第Ⅵ脑神经麻痹以及视力丧失(继发于急性青光眼)。如果静脉引流位于后方，即岩下窦外，则可能有"白眼"海绵窦分流（即没有典型的眼球突出和颈动脉海绵窦瘘的结膜水肿)。第Ⅵ脑神经麻痹可能是由 Dorello 管对静脉压迫引起。供血来自脑膜下动脉、咽升动脉、脑膜中动脉、脑膜副动脉、卵圆孔动脉或其他脑膜血流分流的分支。单侧症状患者的供血可以是双侧的。如果包括眼上静脉在内的眼眶静脉引流出现部分或完全血栓形成，患者的症状可能会暂时恶化，但最终可以治疗。

两种病变都可进行介入栓塞。直接型颈动脉海绵窦瘘的首选治疗方法是使用可脱离的球囊、线圈、支架或液体栓塞剂，通过瘘管流入海绵窦，填塞颈动脉孔。该方法可用于动脉内或逆行静脉。另一种方法用于球囊无法安全穿过瘘管的情况，用球囊在瘘管起点上方和下方捕获瘘管和(或)进行手术干预。微粒或液体栓塞材料可有效用于硬脑膜瘘。诀窍是促使静脉血栓形成，从而堵塞瘘管。尽管其他疗法包括血管造影术和颈动脉按摩(血管 SPA)，但瘘管有时会自发形成血栓。部分栓塞有时也会导致完全血栓形成。然而，硬脑膜畸形可复发，并且可能难以治愈。对于急性视力下降、眼上静脉血栓形成伴眶侧支血流增加或存在皮质静脉引流(因为有颅内出血的风险)，则需紧急干预。

转移瘤和淋巴瘤

转移瘤和淋巴瘤可以累及眼眶任何部分，表现为肌锥内、肌锥或肌锥外病变。转移性自发性乳腺癌和儿童神经母细胞瘤有向肌锥外进展和眼球内陷的倾向，在肌锥外病变部分进行了讨论。

神经源性肿瘤

神经源性肿瘤可起源于第Ⅲ~Ⅵ脑神经的眶支、交感神经和副交感神经以及睫状神经节。这些肿瘤包括神经鞘瘤、神经纤维瘤和节细胞神经瘤。眼眶神经鞘瘤类似于其他部位的囊实性神经鞘瘤，并有增强倾向(图 9-29)。神经纤维瘤可为局限性的、弥漫性的或簇状的，这 3 种类型都与神经纤维瘤病有关，簇状是病理性的。

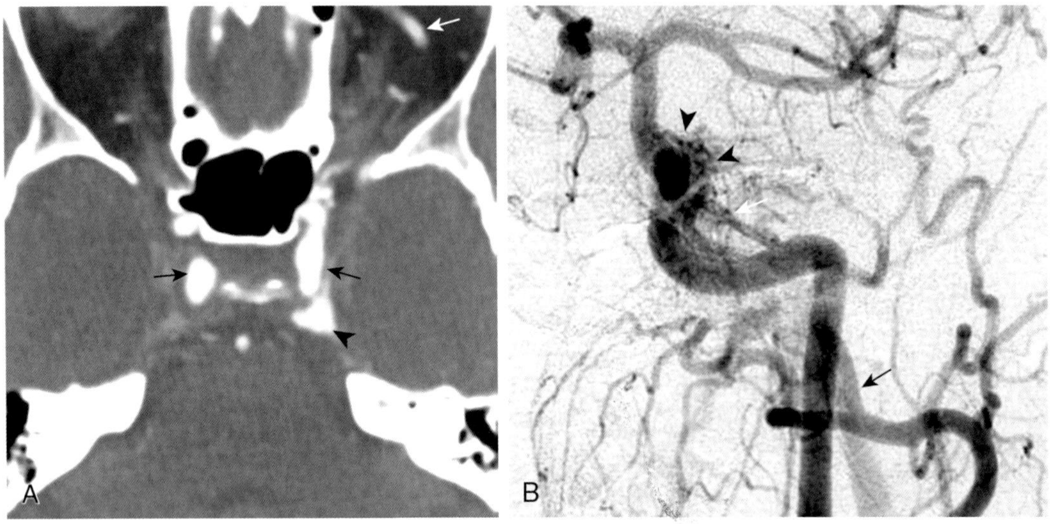

图 9-28 海绵状颈动脉瘘(CCF)。(A)动脉期通过 CT 血管造影术获得 CT 图像显示,双侧海绵状颈动脉呈正常的动脉强化(黑色箭头所示),左侧海绵窦(三角箭头所示)呈异常强化[相似的(动脉)衰减],提示存在 CCF。虽然通常可以在动脉相位图看到海绵状窦强化,但密度永远不应与动脉相同。与右侧相比,左侧眼上静脉(白色箭头所示)扩张并强化。(B)同一患者左颈总动脉注射后的常规导管血管造影再次显示海绵窦(三角箭头所示)中动脉异常强化,并且岩窦存在早期静脉引流(黑色箭头所示)。这种引流由内部颈动脉和外部颈动脉(白色箭头所示)分支供血。

肌锥病变

表 9-7 列举了累及肌肉的主要病变(肌锥病变)。

甲状腺眼病

甲状腺眼病(Graves 眼病、甲状腺眼病、甲状腺眼眶病)可导致眼球突出,后者见于甲状腺功能正常或甲状腺功能亢进的患者。女性与男性发病比为 4:1。该疾病可发生于治疗前、治疗时或治疗后,亚急性发作,并持续数月。CT 显示明显的眼外肌肥大和眼球突出[>2/3 的眼球突出到连接外侧眶壁最前界直线之前(颧骨间线)]。眼球有正常肌肉嵌入,肌腹呈梭形增粗,眼眶脂肪突出。临床表现为甲状腺眼病的患者,85%双侧受累,5%单侧受累,10%正常肌肉嵌入。受累最多的肌肉是下直肌和内直肌,但全部肌肉增粗最常见。外直肌很少单独受累,但最常见的单一模式是所有肌肉增大。

冠位扫描是评估肌肉厚度的首选方法(图 9-30)。在 8%的眶隔前移病例中,眼眶脂肪可能单独增多,而约 46%的病例同时累及肌肉和脂肪,也见眼外肌的脂肪浸润。泪腺和眼睑可能会发生肿胀。据报道,外源性类固醇和库欣病可以引起导致眼球突出的眼眶脂肪增多。眉脂肪垫可能会长出粗大眉毛。眼上静脉可扩张。进行性视神经病变是 Graves 眼病的严重并发症,见于 5%的患者。视神经病变与通过眶上裂的眼眶脂肪颅内脱垂有关。其他特征包括眼眶内容物体积增大、泪腺移位或顶部拥挤,伴眼上静脉和视神经鞘(仅眼球)扩张。目前,MRI 并不能获取比 CT 更多的有用信息。

Graves 眼窝炎有多种体征和症状,包括眼睑滞后、复视、眼外肌运动受限、眼球突出和视神经受压,都是由炎症消退时眶周纤维化引起。在一些视神经病变患者中,实际上相对于眼眶总体积,眼眶脂肪体积可能减少。据报道,Graves 患者眼外肌的 T2 弛豫时间延长,很可能是继发于炎症时含水量增加。这可用来区分炎性改变(长 T2)和纤维化(短 T2)患者。这可能有治疗意义,即治疗炎症而不治疗纤维化。

评估眶尖肌肉增粗对视神经的压迫程度时,多平面 MRI 或 CT 很重要。视神经受压的程度很容易观察到,尤其是用冠位图像。在视力受到威胁的极端情况下,可以对眼眶进行减压,切除部分眼眶底部或内侧壁。目前是采用内镜方法,即在眶底和(或)纸状板处行骨切除。

肌肉增粗的鉴别诊断与肌锥病变的鉴别诊断相似(很明显)。

眼眶炎性假瘤

此病的别名包括非特异性眼眶炎症、炎性假瘤、眼

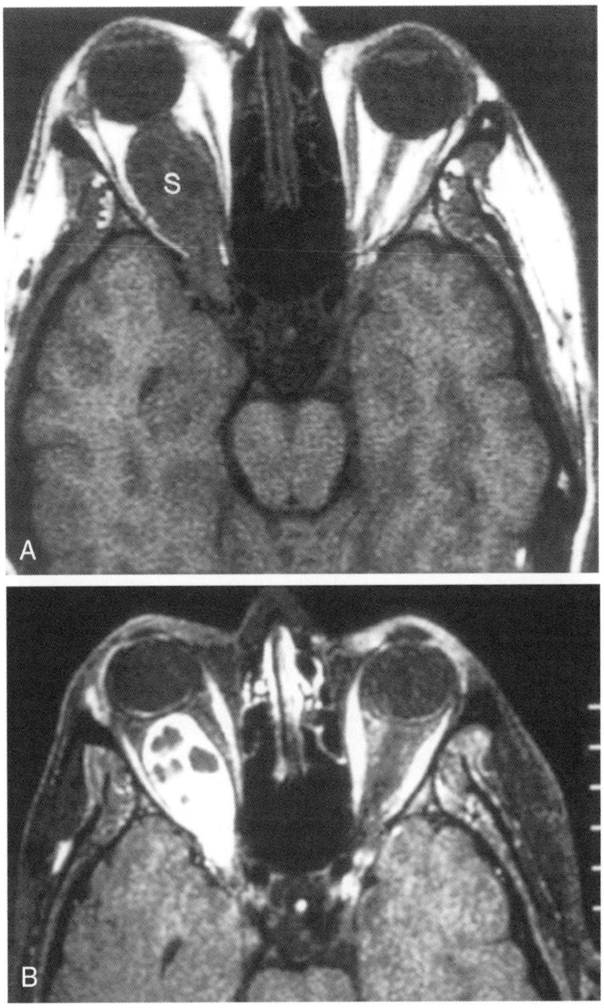

图 9-29 眼眶神经鞘瘤(神经未知)。(A)未增强 T1W 图像显示右眼眶(S)肌锥内肿块,导致眼球突出。(B)增强 T1W 显示病变增强不均匀,原因是囊性成分不增强。

眶假瘤、眼眶炎性综合征和特发性眼眶炎症,几乎与疾病的眼眶位置(巩膜、结膜、肌肉、神经、神经鞘、腺体和泪囊等)一样多。眼眶假瘤与多种病理状态相似,因此对于做出正确诊断,相符的病史(少在放射学申请单上看到)至关重要。临床特征包括眼球运动受限、球结膜水肿、眼睑肿胀和疼痛。这是单侧眼球突出的原因。这些表现经常迅速发作,类固醇治疗有效,但也会表现为慢性进行性纤维化和对类固醇的轻度或重度过敏反应。该疾病可使用化疗或放疗进行治疗。

急性眼眶假瘤是一种炎性疾病,可能是自身免疫疾病的结果,可以累及泪腺(泪腺炎)、泪囊、眼外肌、视神经硬膜周围的结缔组织、眼眶脂肪、眼球结缔组织和巩膜。该疾病最近被归类为 IgG4 介导的炎症,因为发现存在血管周大量 IgG4 阳性浆细胞浸润和血清 IgG4 升高。与眼眶假瘤相关的系统性疾病包括韦格纳肉芽肿病、结节性多动脉炎、结节病以及自身免疫性疾病,如红斑狼疮、皮肌炎和类风湿关节炎。相关的纤维化过程包括腹膜后纤维化、硬化性胆管炎、Riedel 甲状腺炎和纵隔纤维化。这些疾病的统称是多发性纤维硬化。

假肿瘤可能表现为泪腺肿块,这是一种弥漫性、边界不明的球后增强肿块,使筋膜面模糊,或简单地表现为增厚的肌肉和(或)肌腱和鞘。超过 70%的病例表现为眼球突出。眼眶脂肪(脏脂肪)或增粗视神经的密度可能会稍增高。与 Graves 病相反,增粗的肌肉形态可能不规则,肌腱插入可能受到影响。不过并非所有眼眶假瘤都如此!事实上,一些假瘤可能含平滑肌和未受累肌

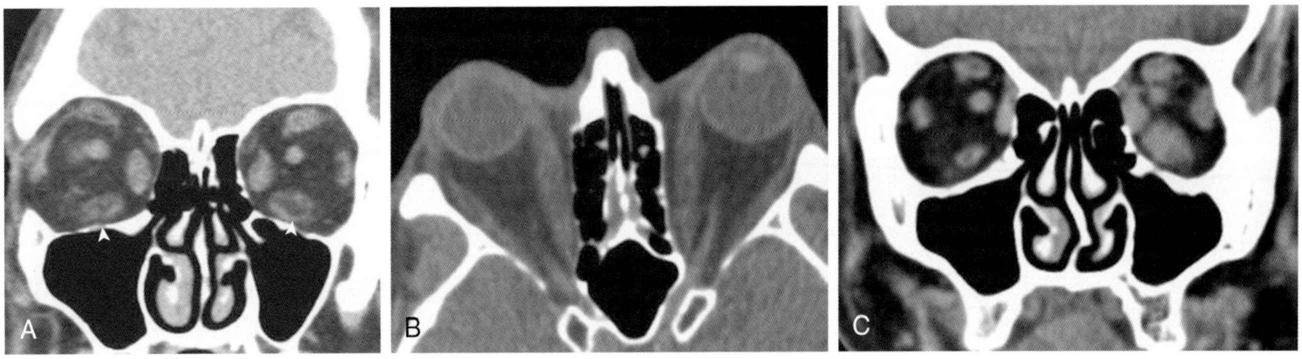

图 9-30 甲状腺眼病。(A)甲状腺眼病表现为眼球突出和眼外肌增粗。有时,增粗的下直肌(箭头所示)可见肌肉脂肪浸润。这种情况下,内直肌也很粗大,该病双侧同时发生。(B)典型的内直肌受累。(C)即使对于单侧眼睑突出症,TED 也是最常见诊断。TED 无处不在。

腱。假瘤可双侧发生,向颅内延展。在 T1W 和 T2W 上,假瘤常表现为低信号,而转移性病变具有较长的 T2(高信号)(图 9–31)。

Tolosa–Hunt 综合征

Tolosa–Hunt 综合征是一种类似于眼眶假瘤的特发性炎症,累及海绵窦和眶尖,表现为痛性眼肌麻痹。在大多数情况下,眼眶的炎性组织可见于眶尖。病理方面,淋巴细胞和浆细胞会浸润受累区域,伴硬脑膜增厚。CT 显示低密度眼眶脂肪被软组织取代。这是眶尖病变中的一种微妙但重要的表现。MR 显示软组织与肌肉呈等强度信号,可以见于眶尖和(或)海绵窦。其鉴别要点是组织会增强,信号强度改变与淋巴瘤、肉瘤和脑膜瘤相同。

结节病

结节病通常累及眼眶。超过 25%的结节病患者存在眼部受累。葡萄膜炎是眼眶结节病的最常见表现,其他受累部位包括泪腺、视神经/鞘、视交叉、肌肉和造成突眼的眼球后组织(图 9–32)。没有肺部发现的孤立性眼眶疾病是罕见的;当受限于眼眶时,通常会累及泪腺。

肉芽肿病伴多血管炎

肉芽肿病伴多血管炎(以前为韦格纳大疱病)的特征包括肉芽肿性炎症、组织坏死和累及动脉、静脉和毛细血管的血管炎。该疾病可累及眼眶,继发于鼻旁窦,也可能表现为原发性眼眶疾病。高达 54%的全身性疾病患者有神经系统疾病,半数患者有眼眶疾病。最常见的眼部表现是角膜炎和巩膜炎,而眼眶受累会引起疼痛、眼球突出、红斑性眼睑水肿,以及由肌锥和肌锥内扩散引起的眼外活动受限。眼突和眶突可共存。眼眶炎症可能导致疼痛肿胀、眼球突出、鼻泪管阻塞或泪囊炎。抗中性粒细胞质抗体是该病的高度灵敏指标。

据报道,与 T2W 眶脂肪比较,MRI 显示病变呈低信号,且增强均匀。典型的病变为增强均匀的肿块伴鼻窦疾病和骨质破坏,但如果一切都是典型情况,放射学发现会相当枯燥,你也为这些发现评分。与后段比较,前段通常受累更广泛。鉴别诊断包括结节性多动脉炎、淋巴瘤样肉芽肿病、Beçhet 病、原发性中枢神经系统血管炎、淋巴增生性疾病、结节病、Churg–Strauss 综合征以及感染性/炎性或肿瘤性脑膜浸润。

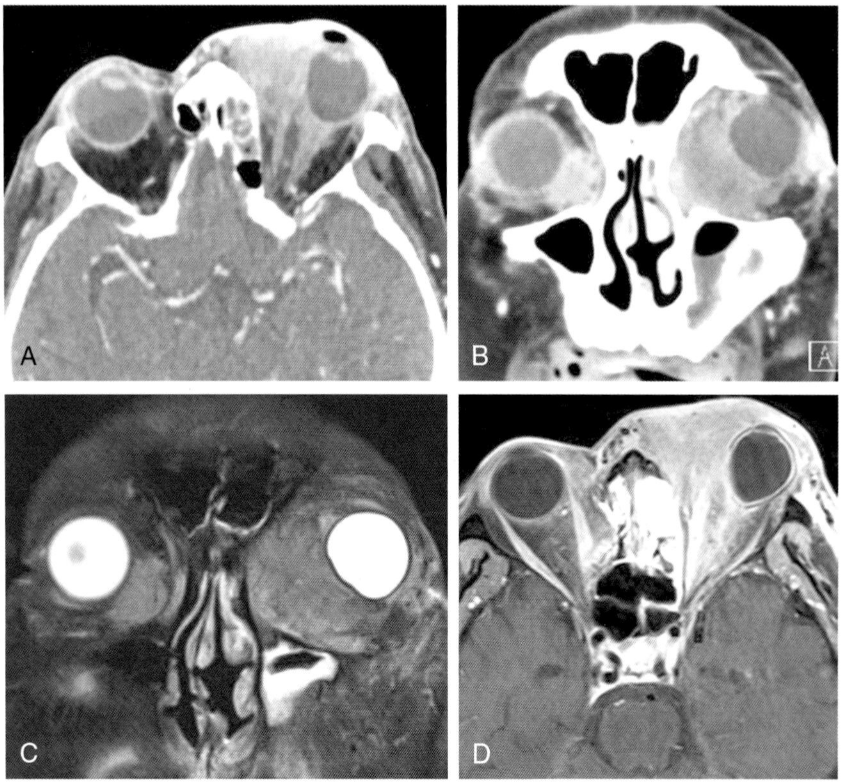

图 9–31 假瘤。(A) 轴位增强 CT 图像显示,巨大肿块主要位于左侧眶内侧的隔前组织/隔后肌锥外,眼球形态扭曲并向对侧移位。(B)冠位图像显示,右侧中下部眼眶还有另一个肿块。(C)这些眼眶肿块在 T2 上呈中等信号,并且在增强 T1W 图像(D)上表现为明显增强。

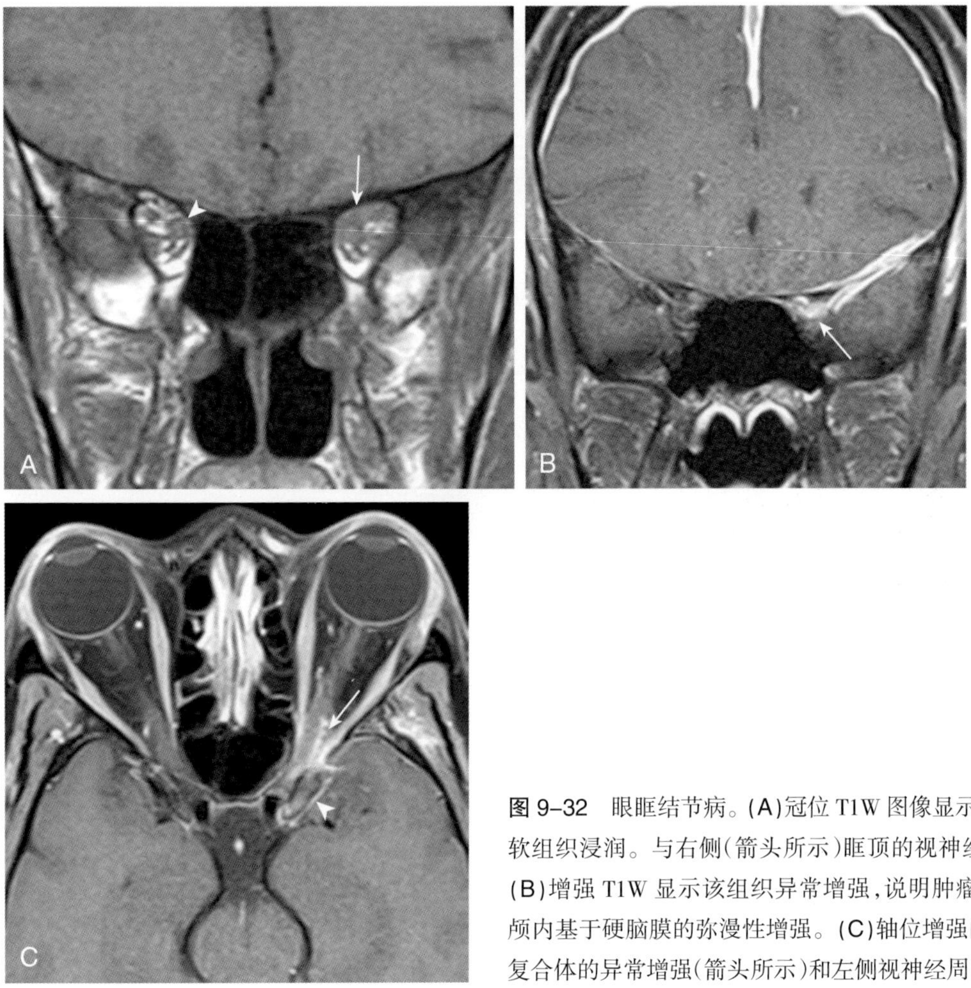

图 9-32 眼眶结节病。(A)冠位 T1W 图像显示左眶顶(三角箭头所示)T1 低信号软组织浸润。与右侧(箭头所示)眶顶的视神经鞘周围正常脂肪信号进行比较。(B)增强 T1W 显示该组织异常增强,说明肿瘤向左侵及视神经鞘(箭头所示)。颅内基于硬脑膜的弥漫性增强。(C)轴位增强的 T1W 再次显示沿左侧视神经鞘复合体的异常增强(箭头所示)和左侧视神经周围的硬脑膜增强(三角箭头所示)。

眼眶淋巴瘤

淋巴瘤可能以原发性眼眶肿瘤的形式出现，也可能与系统性淋巴瘤有关。该疾病通常见于缓慢进展的无痛性眶周肿胀和轻度眼球突出的老年人。CT 显示弥漫浸润性肿块破坏正常眼眶结构,因此,无法确定解剖结构。CT 可见密度增高。病变可以广泛渗透到肌肉和(或)泪腺。淋巴瘤可沿着眼眶及其结构的轮廓生长,骨质破坏罕见。该疾病也很少向眼眶外延伸。上直肌是最常受累的眼外肌。MRI 很难区分淋巴瘤和眼眶假瘤,因为其信号强度和发生位置相似，但后者的临床表现更严重(图 9-33)。

肌锥外病变

肌锥外病变(见框 9-8)源于肌锥外的结构,如泪腺、周围脂肪、鼻窦或邻近眶骨。双侧眼眶肿块提示系统性炎症、白血病、淋巴增生、组织细胞性或转移性疾病的诊断。

眼眶感染

眶周(骨外膜)位于眼眶周围,在眼睑软骨隔前间隙(隔板前)和眼球前方。眶隔是一种纤维组织,附着于与眶骨膜连续的外骨眶周,是阻隔感染的屏障。MR 高分辨率图像上可见,上界达眶上缘,并在眼睑软骨上缘与提肌腱膜融合。隔板的下界是眶下缘至下眼睑软骨,将眼眶分为浅隔前间隙和深隔后间隙。隔前蜂窝织炎的临床表现是皮肤和眼睑皮下组织的肿胀和红斑。没有证据表明该病存在眼球突出、眼球运动障碍或球结膜水肿。CT/MRI 显示眶隔后方无异常;隔前眶周蜂窝织炎患者通常作为门诊患者进行治疗。

眼眶(隔后)蜂窝织炎位于眶骨内,并深入眶隔。该疾病表现为疼痛性眼肌麻痹、眼球突出、球结膜水肿和视力下降。眼眶内有水肿和炎症,不存在散在脓肿。眼眶炎性疾病的病因包括鼻窦感染(尤其是儿童)、菌血症、皮肤感染(继发于外伤、昆虫叮咬和脓疱疮)或异物。CT 在诊断眼眶蜂窝织炎方面优于 MRI,因为 CT 能

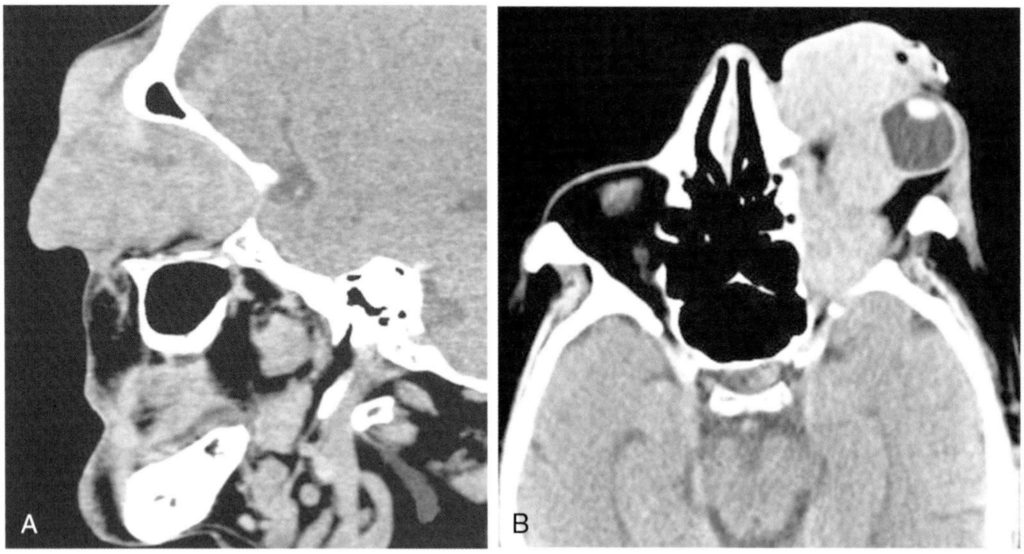

图 9–33 围绕眼眶的"边缘淋巴瘤"。(A)没有严重的广泛的骨质破坏,提示肿瘤为淋巴瘤的可能性高于其他癌症。(B)眼球受挤压但没有受到侵犯。

显示充气的鼻窦和异物。CT 可以区分隔前蜂窝织炎、眼眶蜂窝织炎和骨膜下感染。尽管隔前蜂窝织炎的 CT 显示隔前软组织肿胀和闭塞,但并未延伸至眶隔深处(图 9–34),但在眶(隔后)蜂窝织炎中,眶组织平面边界不清,可能为肌锥内或肌锥外软组织肿块。脂肪饱和 T1W 图像可见隔前和隔后组织增强,特别是肌锥外肌肉或球后脂肪。

结节状聚结或局灶性有序集合伴环状增强提示离散性脓肿。软组织肿块从眼眶骨壁延伸出来,肌肉移位,保留的一细条肌锥外脂肪提示骨膜下感染,即一种已知的鼻窦炎并发症。有明显肿胀、球结膜水肿、突出和运动受限,在骨膜下脓肿的一侧尤其如此。病变常见部位是筛窦下方的内侧眶,一般需要手术干预。

眼眶感染可致眼眶静脉血栓形成,并延伸至海绵窦。发生眼眶蜂窝织炎、脓肿和骨膜下感染时,进行大脑成像很重要。偶发性感染病变是额部硬膜外脓肿、硬膜下积脓和器官实质脓肿。颅内并发症的相关死亡率为 50%~80%。

机会性感染是 AIDS 的特征,通常累及眼睛前部和后部,但很少累及眼眶。感染散播自邻近鼻窦炎,通常是筛窦和上颌窦,是免疫受损宿主眼眶蜂窝织炎的最常见来源。在发生眼球突出、疼痛、视力丧失和眼肌麻痹等临床症状的 HIV 患者中,可以考虑眼眶曲霉菌病。真菌感染可具有很强的侵袭性,侵入眼眶,导致海绵窦炎症和血栓形成。

眼睑带状疱疹是成组的囊状水疱,沿第 V 脑神经第一支分布。该病见于免疫抑制和非免疫抑制的(通常为老年)患者。45 岁以下患者应考虑 HIV。这可能为病毒性感染,病毒沿着视神经和血管生长,导致视神经梗死和大脑的大血管血管炎。

泪囊病变

本章开头简要讨论了泪囊区的解剖。泪囊是位于内侧眶隔前方的隔前结构。泪囊或鼻泪管阻塞可能导致扩张和炎症(泪囊炎)。外伤会阻断正常的泪道引流,导致溢泪和泪囊炎。CT 或 MRI 可见泪囊扩张,且可见隔前肿胀和(或)蜂窝织炎(图 9–35)。扩张的囊壁可增强,轴位图像表现为环状结构。泪囊肿瘤不常见,最常见的恶性肿瘤是鳞状细胞癌和移行细胞癌。这些肿瘤可见肿块病变伴骨质侵蚀。淋巴瘤和小唾液腺病变也见于此处。最常见的良性肿瘤是乳头状瘤,恶变率较高。

泪腺病变

在组织学上,泪腺与唾液腺相似,并可累及一系列相似的病理实体。淋巴性和炎性病变占泪腺肿块的 50%,而上皮性肿瘤占另外 50%。炎性病变(泪腺炎)在 CT 表现为腺体增大,密度均匀,如 Mikulicz(泪腺和唾液腺的非特异性肿胀,与结节病、肺结核和白血病等疾病有关)和 Sjögren 综合征(淋巴细胞浸润伴泪腺和唾液腺增大,与结缔组织疾病有关)、淋巴样增生和急性泪腺炎。该疾病可见弥漫性增强。结节病通常会累及相关泪腺,并伴增大和增强(见图 9–32)。泪腺炎也可能由

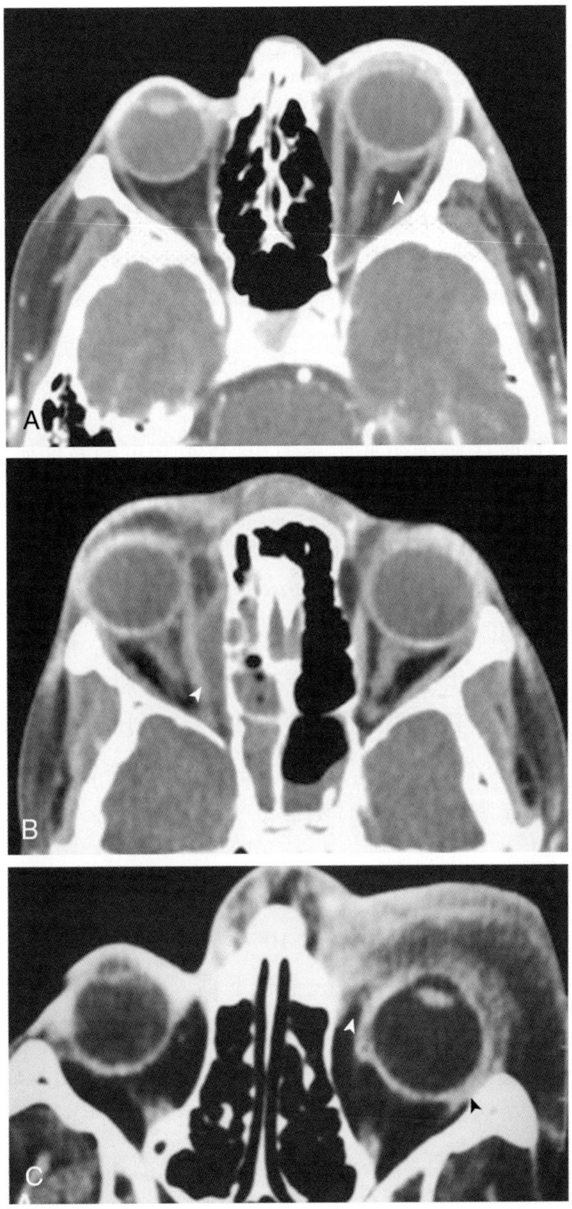

图 9-34 眼眶感染的表现。(A)隔后眼眶蜂窝织炎。CT显示眼球后方的软组织(三角箭头所示)以及左眼弥漫性增厚。眼眶隔后的疾病可形成眼眶蜂窝织炎。(B)骨膜下脓肿。筛窦炎向外侧延伸至骨膜下区域形成积液(三角箭头所示),内侧直肌和眼眶脂肪向外侧移位,隔前明显肿胀。(C)隔前眼眶蜂窝织炎。存在大量炎症,但都位于眶隔内侧(白色三角箭头所示)和外侧(黑色三角箭头所示)眼睑软骨前面。因此,其为隔前蜂窝织炎。

病毒感染引起。

泪腺肿瘤患者的常见表现(框 9-9)包括可触及的泪腺窝肿块或突眼。上皮肿瘤包括良性多形性腺瘤(最常见的良性肿瘤)。多形性腺瘤可有囊性变,而邻近骨质没有溶解破坏。长期损伤可能存在骨重塑、溶解或挖除。该疾病可见轻度或中度增强。

恶性腺样囊性癌(最常见的上皮性恶性肿瘤)在 3~6 个月内出现疼痛、复视和视力丧失。骨骼受累很常见。患者 5 年总体生存率为 21%,死亡通常继发于颅内扩散。疾病有向海绵窦神经周围扩散的倾向。

其他累及泪腺的肿瘤包括淋巴瘤、黏液表皮样癌、腺癌、恶性混合细胞瘤、鳞状细胞癌和未分化癌(间变性癌、皮脂腺癌和转移瘤)。CT 平扫显示黏液表皮样癌为高密度,明显增强。T1W 显示皮脂腺癌可能为高信号。其他病变有不同的 CT/MRI 特征。

泪腺窝中,不造成骨质侵蚀的肿块很可能是淋巴性(淋巴瘤或良性假淋巴瘤)或炎性的,而上皮性肿瘤通常累及骨质。淋巴瘤显示为泪腺弥漫性密度均匀的肿块,可发生眼眶或眼球转移。这些病变的 MRI 表现没有特异性。

黏液囊肿

黏液囊肿是一种可扩张的鼻腔鼻窦病变,可出现肌锥外占位效应、复视和突眼。好发部位是额窦和筛窦。患者有鼻窦炎、过敏或外伤史。CT 显示一个等密度的光滑肿块(边缘增强)位于鼻窦中央。眼眶外缘骨质变弯、变薄。MRI 显示出病变的解剖边界(图 9-37)。黏液囊肿的信号因蛋白质浓度和黏度而不同,但通常 T1W 和 T2W 呈高信号。该疾病表现为周围增强,而不是肿瘤实体增强。这些将在第 12 章深入讨论。

皮样囊肿

皮样囊肿(图 9-37)是眼眶最常见的先天性良性病变(婴儿血管瘤是最常见的先天性肿瘤),占所有眼眶肿块的 1%~2%。该病通常发生于人生前十年,但可以表现为亚临床型,直至成年时可因破裂、诱发肉芽肿性炎和瘢痕形成而出现。该疾病源于上皮,最常见于泪腺窝附近额颧缝处的眶上外侧部分,但不是真正的泪腺肿瘤。也可源于内侧、下方或后方。这些病变位于肌锥外,并向内外侧移位。CT 增强扫描未见增强,或薄边缘增强,中心脂肪呈低密度(像夹心棒棒糖)。骨质呈扇贝样改变,有时部分边缘钙化。MR 图像显示该区域 T1W 呈高信号时可确定诊断,脂肪饱和技术与高信号重叠。T1W 可见脂肪漂浮在囊液中。眼眶囊肿的鉴别诊断见框 9-10。

眼眶横纹肌肉瘤

眼眶横纹肌肉瘤是儿童最常见的原发性恶性眼眶

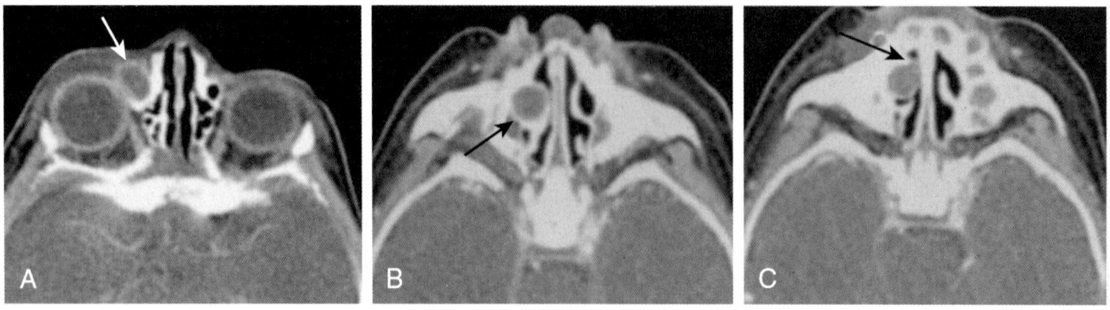

图 9-35 眼睛的泪囊炎。经鼻泪管引流的囊性病灶(箭头所示)呈边缘增强,从感染的泪腺向外突出。伴隔前软组织肿张。

框 9-9 泪腺增大

炎症
胶原血管病变
泪腺炎
Mikulicz 病/干燥综合征
其他肉芽肿性疾病
假瘤
结节病
韦格纳肉芽肿病
肿瘤
生殖细胞肿瘤:皮样、表皮样
淋巴瘤、白血病
转移
小唾液腺(上皮)肿瘤
肉瘤

肿瘤,眼眶也是头颈部横纹肌肉瘤的最常见部位。患者的平均年龄为 7~8 岁,90%发生于 16 岁之前。儿童迅速出现进行性无痛性突眼,但约 10%可有头痛或眶周不适。检查时可触及明显肿块,并可出现瘀斑、结膜水肿和眼球麻痹。原发性眼眶肿瘤起源于原始的眼眶间充质细胞,后续累及眼外肌、鼻咽或鼻窦。病变呈等密度或稍高密度,并均匀增强。通常位于眼球后(50%),其他位置也常见-眼球上方(25%)和眼球下方(12%)。据报道,鼻旁横纹肌肉瘤向眶内延伸致骨质破坏。肿瘤表现为密度均匀、边界明确的增强肿块,没有明确的密度/信号特征。MRI 可以显示肿瘤的扩散程度,对预后有重要意义。

纤维组织细胞瘤

尽管在所有原发性眼眶肿瘤中,纤维组织细胞瘤占比<1%,但却是成人最常见的原发性眼眶间叶性肿瘤。其临床表现包括眼球突出、复视和可触及的肿块。该肿瘤见于 40~50 岁的患者。该肿瘤大多是良性的或局部侵袭性的;但也可能发生恶变。组织学上,病变由组织细胞和成纤维细胞组成。病变可为散在的、光滑的肿块,可位于肌锥内或肌锥外,通常可增强。该疾病也可表现为渗出性;但病变的表现不一定与形态相关。其他罕见的间充质眼眶肿瘤包括纤维瘤、纤维瘤病、纤维肉瘤、孤立性纤维瘤、平滑肌瘤、平滑肌肉瘤、脂肪瘤、脂肪肉瘤和间充质软骨肉瘤。

转移

转移约占眼眶肿瘤的 10%,平均生存时间约为 9 个月。患者表现为复视、上睑下垂、眼球突出、眼睑肿胀、疼痛和视力丧失。乳腺癌和肺癌占眼眶转移的 50%以上。乳腺癌被认为首先累及眼眶脂肪,而前列腺癌则先累及骨骼。大多数转移病灶随时间推移产生弥漫性病变;但甲状腺、类癌和肾细胞仍可能是散在结节病变。

眼眶骨转移最多见,蝶骨大翼是最常见的好发部位,累及外侧的肌锥外间隙。CT 可以显示病变的眼眶和颅骨软组织成分。未增强扫描显示转移性病变呈等密度或高密度,并可能增强。CT 表现常无特异性,但浸润性眼球后肿块和眼球内陷是乳腺硬癌的特征。转移癌可能占 CT 所发现眼外肌增粗病例的 7%。单独增粗的外直肌应认为是继发于转移、眼眶假瘤或感染,因此 Graves 病没有这种表现。

在儿童期最常见的恶性眼眶肿瘤中,转移性神经母细胞瘤的发生率仅次于横纹肌肉瘤,8%的患者首发表现为眼眶病变。转移使骨质受压移位或骨膜隆起,可形成一个边缘光滑的肌锥外肿块(图 9-38)。神经母细胞瘤转移可发生于骨缝线/生长板。CT 显示这些病变为高密度,或显示为继发于肿瘤内出血的 MR 信号特征。与横纹肌肉瘤的区别是,神经母细胞瘤的高密度值且

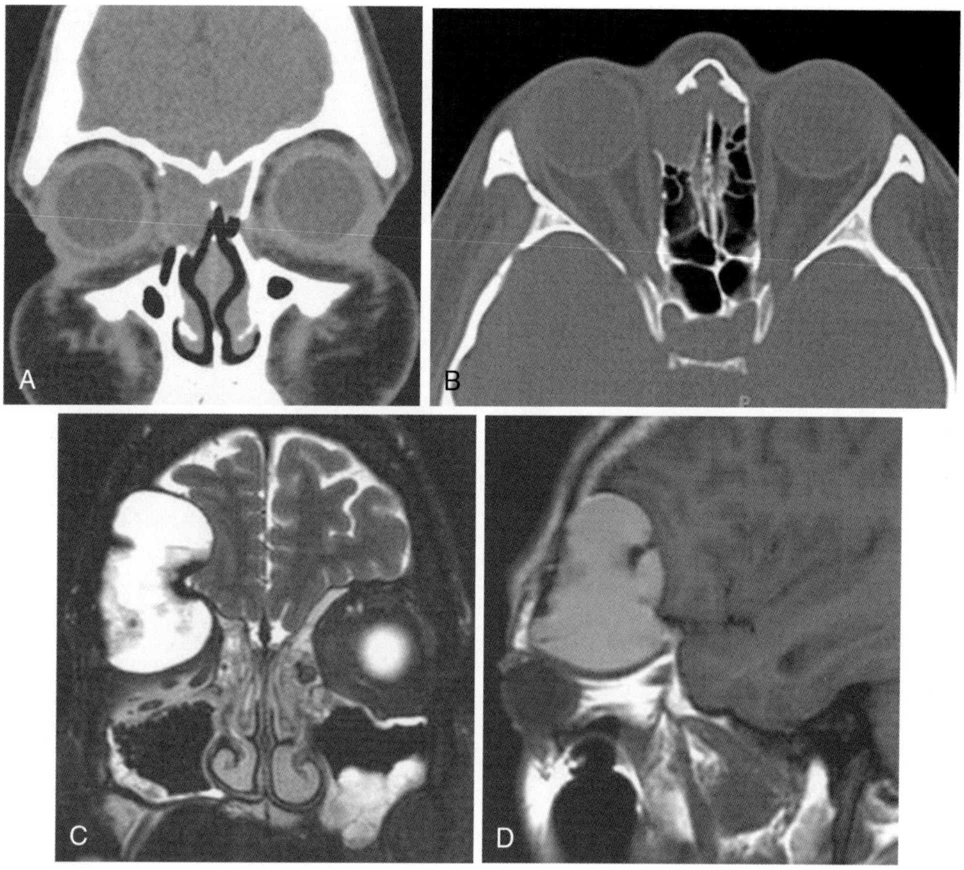

图 9-36 鼻窦炎并非开始于单眼！黏膜囊肿的 CT。(A)额窦、筛窦黏膜囊肿伴骨壁变薄。(B)筛窦壁裂开。(C)另一个患者的右侧额部黏液囊肿，T2W 显示高信号，T1W(D)显示高信号，且眼球上缘受到侵犯。

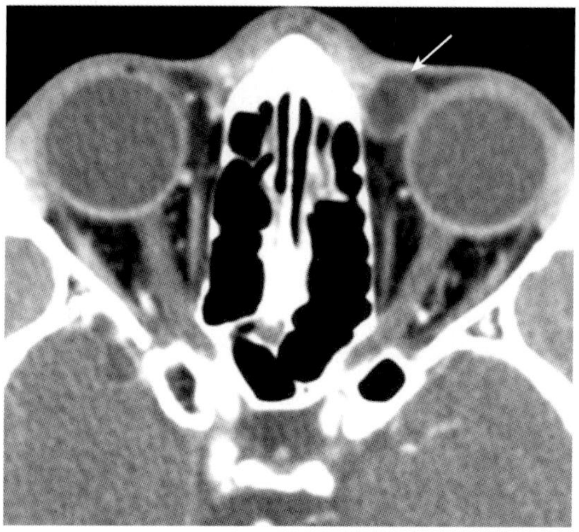

图 9-37 眼眶皮样囊肿的 CT 图像：眼睛酸痛。左眼内侧旁见一个边缘光整的无增强液性肿块(箭头所示)。如果病变见到脂肪，则此诊断比较明确。但是，成像时脂肪的识别不一定很明显，特别是在显微镜下。

没有隔前延伸(在横纹肌肉瘤中更常见)。尤因肉瘤也可见于儿童(尤其是突眼和眼眶出血)，常累及蝶翼，并见软组织成分呈多房分隔，累及中颅窝、眼眶后外侧部分和颞区软组织。还有嗜酸性肉芽肿，穿孔更多……

框 9-10 眼眶囊肿的鉴别诊断

- 泪囊突出
- 皮样囊肿
- Easter 囊肿
- 脑膨出
- 表皮内包涵囊肿
- 血囊肿
- 淋巴管瘤
- 脑膜膨出
- 黏液囊肿
- 畸胎瘤

蝶翼脑膜瘤

蝶翼脑膜瘤(图 9-39A，B)表现为与骨质增生有关的肿块，使肌肉移位并引起眼球突出。眼眶和颅内部分

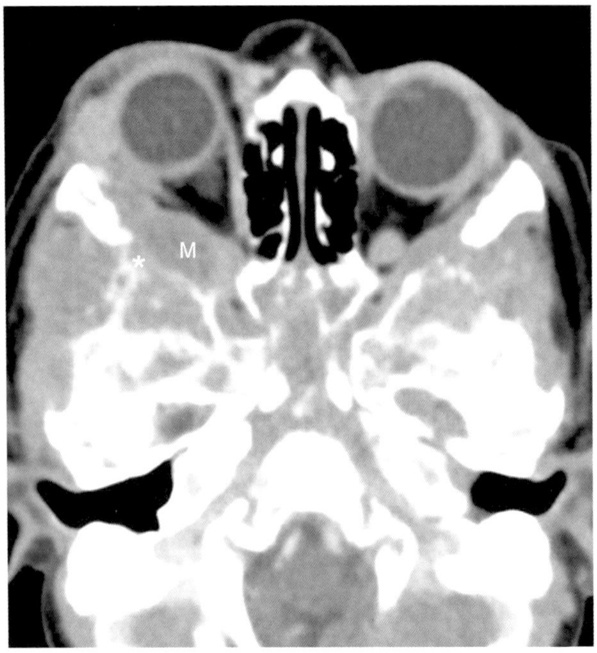

图 9-38 神经母细胞瘤转移。双侧以蝶颧缝为中心的沿缝生长的转移灶(星号),与双侧长出骨外的较大肌锥外软组织肿瘤相连(M)。右侧眼球突出。骨外肿瘤延伸至双侧咀嚼肌间隙,由于骨转移,颅底中央呈混杂密度。

均较大。脑膜瘤可表现为骨外组织的突出、骨质起泡或单纯的骨质内肿块。一些纤维性骨质病变也有相似的影像学表现,包括骨化纤维瘤(具有散在的骨缘,为单骨性)、骨瘤、硬化性转移瘤(如前列腺)和纤维发育不良(其边界不清,可能为多骨性)。

原发性骨病变

在纤维发育不良中,细胞纤维基质中的未成熟骨和类骨质取代正常骨。该疾病期间会发生疼痛、肿胀和毁容。恶变很罕见,与辐射有关。约 20%的病例累及颅面骨。大多数眼眶病变单发,累及蝶骨翼(见图 9-39C),但病变实体可能累及多个颅骨和骨缝线交叉处。这种疾病可以发生于成人、青少年和儿童。

其典型外观是 CT 的“磨玻璃”征。鉴别诊断包括佩吉特病和半月板样骨瘤,后者骨质均匀增厚,通常表现为软组织受累,在纤维发育不良中少见。

眶壁原发性骨病变包括嗜酸性肉芽肿和其他眼眶纤维骨病变,包括骨瘤、骨化纤维瘤、成骨细胞瘤、骨肉瘤、成骨细胞瘤、甲状旁腺功能亢进的褐色肿瘤、动脉瘤样骨囊肿和巨细胞修复性肉芽肿。可利用各种临床

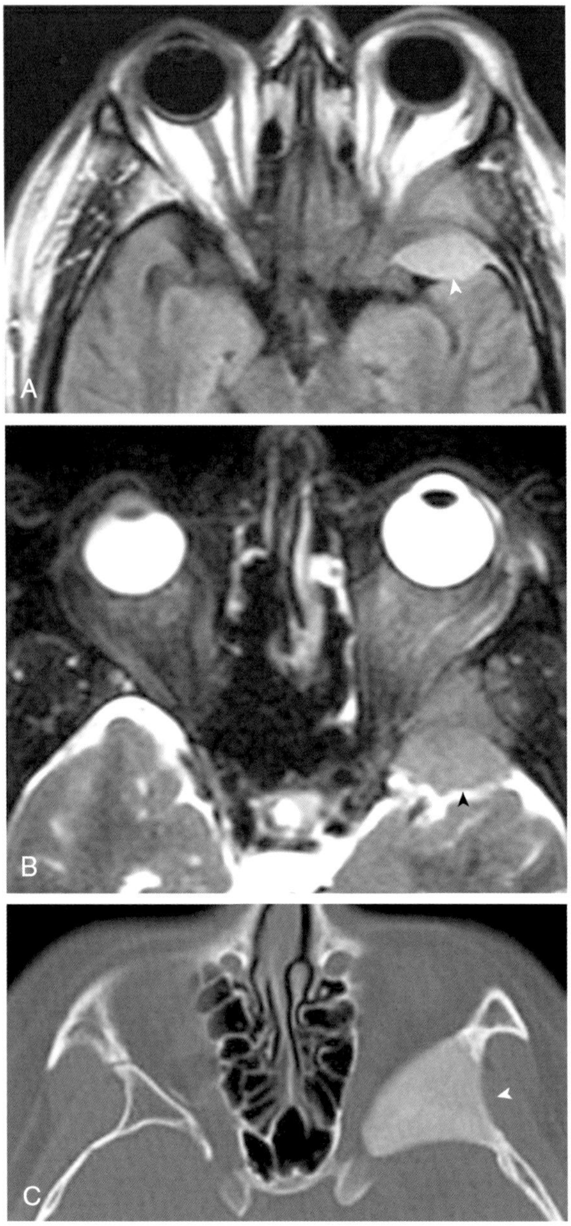

图 9-39 即兴表演。(A)FLAIR 和(B)T2W 上蝶状翼脑膜瘤(箭头所示)显示颅内成分和骨质。当蝶骨翼受感染,脑膜瘤和纤维异常增生(C,箭头所示)均可导致眼球突出。

信息来指导鉴别诊断,包括患者年龄和表现。事实上并不总能得出确定的具体诊断,但与其他部位的骨病相同,对病变范围、过渡区、是否存在骨外软组织成分以及重塑与破坏进行讨论,有助于缩小鉴别诊断范围以指导临床治疗。现阶段对骨肿瘤的治疗效果不太理想,但你对神经放射科医生有什么期望?

(张金龙 宋钰婷 译 张金龙 李相生 校)

第 10 章

鞍区和中颅窝

解剖

实践中，需要在学习正常解剖的基础上理解颅底影像表现。颅底包括从额部的筛骨上面和眶板到枕骨的区域。颅底的中央是蝶骨——可以说是焦点。蝶骨像一只展翅飞行的蝙蝠(图 10–1)。蝙蝠的脚是翼突内外侧板,头部是蝶骨体部,翅膀是蝶骨的大翼和小翼。蝶骨体正好位于筛骨的筛状板的后方。

蝶窦的顶部,即蝶骨平台,位于蝶鞍的前方,连接着蝶窦的两个小翼。蝶骨平台的后侧面称为蝶骨嵴。后面依次是视交叉沟、鞍结节、蝶鞍(图 10–2)。垂体位于蝶鞍内,其前侧有视交叉沟(视交叉不在这里,而是经沟的外侧部分通向视神经管)、鞍结节和前床突(蝶骨小翼的一部分),小脑幕附着于其上。蝶鞍的后界是鞍背,鞍背上有后床突,小脑幕和床突韧带(来自岩尖)也附着于鞍背。

鞍背下方是斜坡,向下延伸至枕骨大孔。斜坡向前与蝶窦融合。其侧缘为岩枕裂。蝶鞍下方是蝶窦,通常被一个垂直骨嵴不对称地分隔开。

蝶窦有多种变异，包括蝶窦气房气化不对称延伸到蝶骨翼板和大翼。筛窦过度气化——Onodi 气房,蝶窦上方可见扩大的筛房,与前床突和视神经管关系密切。

蝶骨体的侧面与蝶骨大翼和翼突内侧板相连。蝶骨体与蝶骨大翼连接处的上缘是颈动脉沟，邻近颈内动脉沟的窦壁菲薄。颈动脉在其上行。蝶骨大翼的内侧构成中颅窝底的一部分和眶外侧壁的后部。

翼腭窝(PPF)是颅底及其周围肿瘤和感染扩散的重要通道。这个区域可以在 CT 图像上显示(图 10–3)。PPF 前界为上颌骨体,前内侧为腭骨垂直板,后界为翼突基底部。PPF 通过颅底多个孔道与其他部位交通,使病变向眼眶、鼻腔、颞下窝、硬腭及颅内蔓延。具体而言,PPF 通过眶下裂与眼眶相通;向内经蝶腭孔与鼻腔相通;向外经翼上颌裂(翼腭裂)与颞下窝相通;向后上方经圆孔与颅中窝相通;向后经翼管与破裂孔相通;向

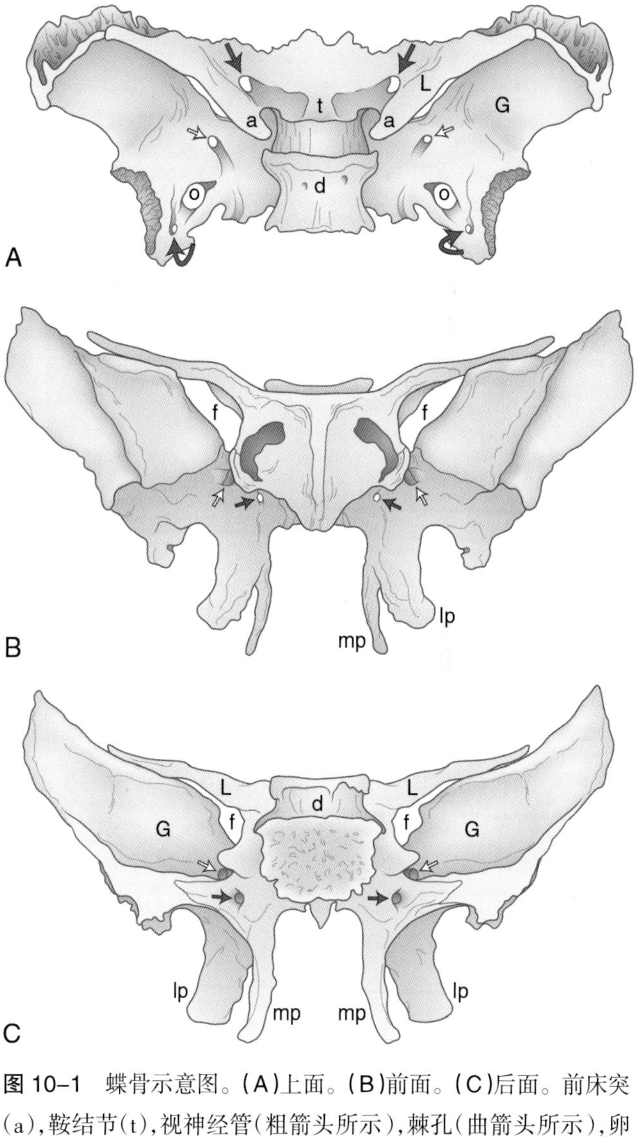

图 10–1　蝶骨示意图。(A)上面。(B)前面。(C)后面。前床突(a),鞍结节(t),视神经管(粗箭头所示),棘孔(曲箭头所示),卵圆孔(o),圆孔(小空心箭头所示),鞍背(d),蝶窦小翼(L),蝶窦大翼(G),翼管(小实心箭头所示),翼突内侧板(mp),翼突外侧板(lp),眶上裂(f)。

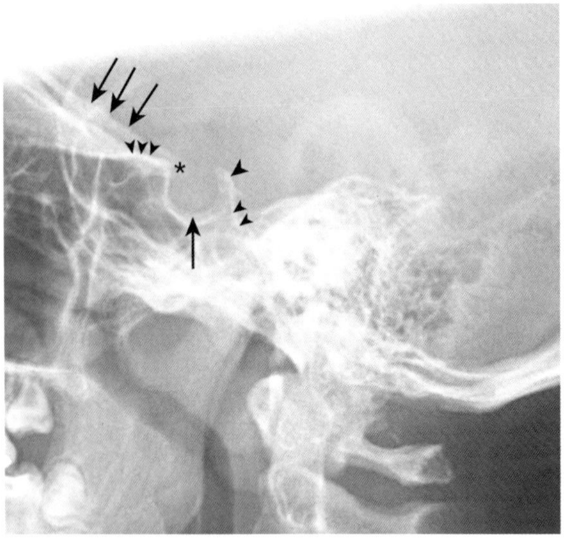

图 10-2 蝶鞍侧位片。可以看到前颅窝底(3 个箭头所示)、蝶骨平台(3 个三角箭头所示)、前床突(星号所示)、蝶鞍(单箭头所示),鞍背(单三角箭头所示)和斜坡(双三角箭头所示)。

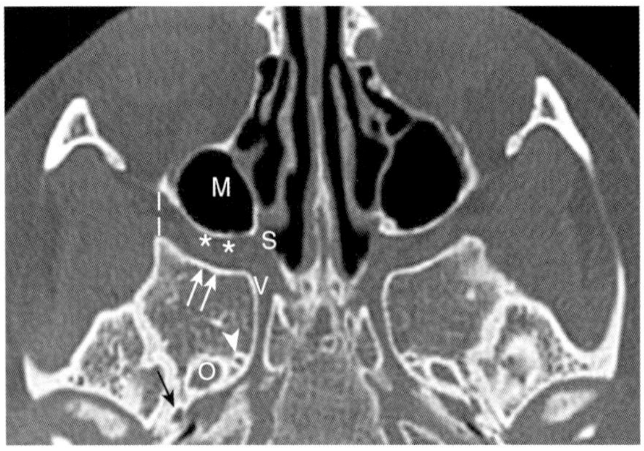

图 10-3 翼腭窝(PPF)解剖。轴位 CT 显示翼腭窝(星号所示),前界上颌窦(M)后壁,后界翼突基底部(白色箭头所示)。翼腭窝向内部与蝶腭孔(S)相通,向外部通过翼上颌裂与颞下窝相通(虚线所示)。图像上还标注了翼管(V)、卵圆孔(O)、棘孔(黑色箭头所示)和 Vesalius 孔(三角箭头所示)。

下经腭大、小孔口腔相通。

应详细地了解颅底重要的孔道及其通行结构(表10-1)。

舌下神经管斜穿行于枕骨内(图 10-4),舌下神经走行其中,有时也可见永存舌下动脉(约 C1/C2 水平颈内动脉颈段和基底动脉之间胚胎性吻合)走行。咽升动脉脑膜支和起源于下岩下窦的导静脉有时会走行其中。颈静脉结节将枕骨内舌下神经管与颈静脉孔分隔开,两者在颅骨内相距约 8mm。MRI 上的神经管内强化

表 10-1 颅底孔道及通行结构

孔道	通行结构
眶上裂	第Ⅲ、Ⅳ、Ⅵ对脑神经、第Ⅴ对脑神经第 1 支;中脑动脉眶支;交感神经;脑膜动脉返支;眼上静脉
视神经管	视神经、眼动脉
眶下裂	眶下动脉、静脉和神经(第Ⅴ对脑神经第 2支)
圆孔	第Ⅴ对脑神经第 2 支、圆孔动脉、导静脉
卵圆孔	第Ⅴ对脑神经第 3 支、岩小神经、副脑膜中动脉、导静脉
棘孔	脑膜中动脉和静脉、脉、第Ⅴ对脑神经第 3 支的返支、岩浅小神经
破裂孔	咽升动脉脑膜支、翼管神经
Vesalius 孔	从海绵窦到翼丛的导静脉
翼管	翼管动脉和神经
颈静脉孔	神经部:第Ⅸ对脑神经、岩下窦 血管部:第Ⅹ、Ⅺ对脑神经、颈静脉球
舌下神经管	第Ⅻ对脑神经、永存舌下动脉(极为罕见)
翼腭窝	翼腭神经节(V2);翼腭丛
枕骨大孔	延髓;椎动脉、脊髓前动脉、脊髓后动脉

为多发导静脉,而强化区域的线样充盈缺损为舌下神经根。此外,神经管入口边缘和颈动脉间隙前方可见硬脑膜强化。

颈静脉孔由前外侧的颞骨岩部和后内侧的枕髁围成(图 10-5)。颈静脉嵴和纤维隔将其分为神经部(前内侧)和血管部(后外侧)。第Ⅸ对脑神经沿岩下窦外侧走行于颈静脉孔的神经部。岩下窦沿着岩枕裂向后外侧延伸至神经部,然后汇入颈内静脉(在血管部内)。血管部相对较大,其内走行第Ⅹ、Ⅺ对脑神经和颈静脉球。颈静脉球是乙状窦和颈内静脉的汇合处,通常右侧较大。颈内动脉的岩部在神经部的前外侧。

内听道位于颈静脉孔的上方,第Ⅶ、Ⅷ对脑神经走行其中。这些神经在第 11 章中有详细介绍。颞骨的其他颅底孔道包括前庭导水管和耳蜗也在该章节中介绍。

岩下窦可在增强 CT 或 MRI 显示(图 10-6)。基底静脉丛连接岩下窦的上部。Dorello 管位于岩尖的正下方,是第Ⅵ对脑神经通往海绵窦的通道。该管位于岩下窦内,在增强 MRI 图像上可以看到线状未强化影斜穿过强化的岩下窦。这一结构可以双侧不对称或大小不同。

展神经(第Ⅵ对脑神经)自脑桥延髓沟出脑,经蛛

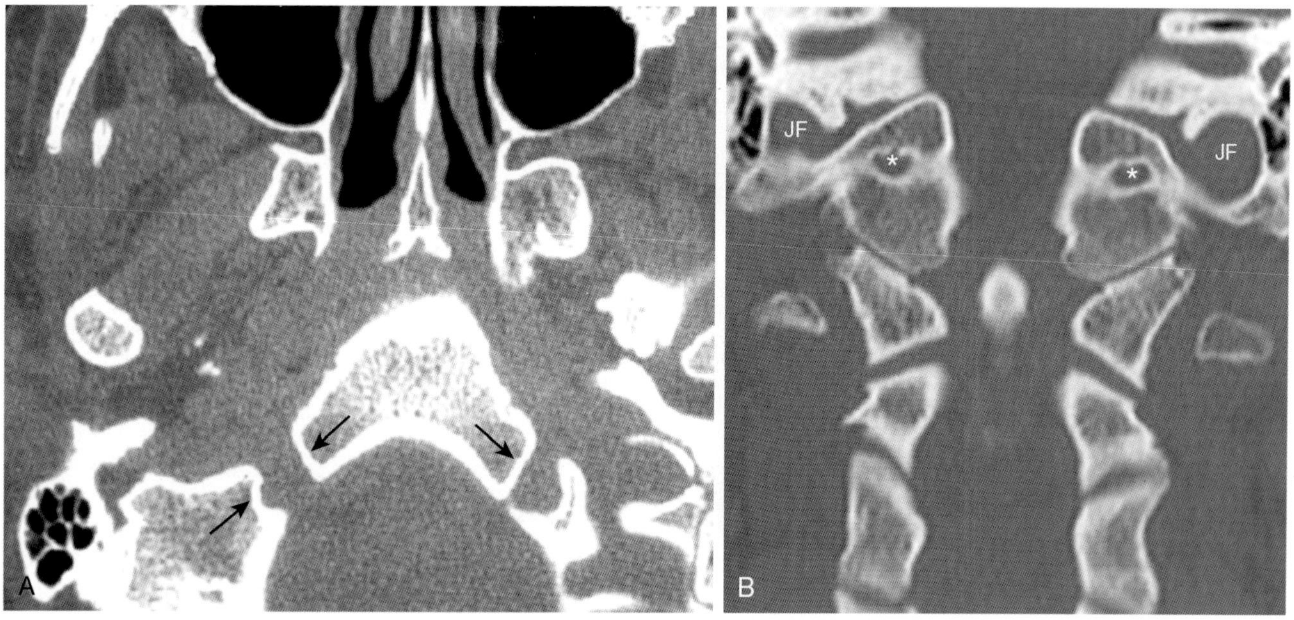

图 10–4 （A）舌下神经孔（箭头所示）。（B）颈椎 CT 冠状重建显示舌下神经管（星号所示）。其外侧缘的颈静脉结节将其与颈静脉孔（JF）分隔开。

框 10–1 舌下神经管病变

神经鞘瘤
脑膜瘤
转移瘤
脊索瘤
颈静脉球瘤
肿瘤神经周围扩散
骨髓瘤

网膜下隙，进入 Dorello 管，然后进入海绵窦内，走行于颈内动脉外侧。出海绵窦后，经眶上裂进入眶内，止于外直肌。

脑膜背动脉（起自脑膜垂体干）或其分支也可穿过 Dorello 管。它位于两层硬脑膜层之间，是硬脑膜间静脉汇合的界定。第Ⅵ对脑神经在此静脉汇合处走行，通过硬脑膜和（或）蛛网膜鞘与血液隔离。海绵窦的后部、沿斜坡的外侧基底窦和岩上窦引流该区域，然后形成岩下窦引流至颈静脉球。

部分情况会使展神经在 Dorello 管中被压迫，从而导致神经麻痹。包括脑干移位引起的神经损伤，创伤或肿瘤，以及 Gradenigo 综合征（第Ⅵ对脑神经麻痹与岩尖炎症病变有关，第Ⅴ对脑神经穿过岩尖受累引起面部疼痛）。颈动脉–海绵窦瘘和硬脑膜畸形引起的 PVC

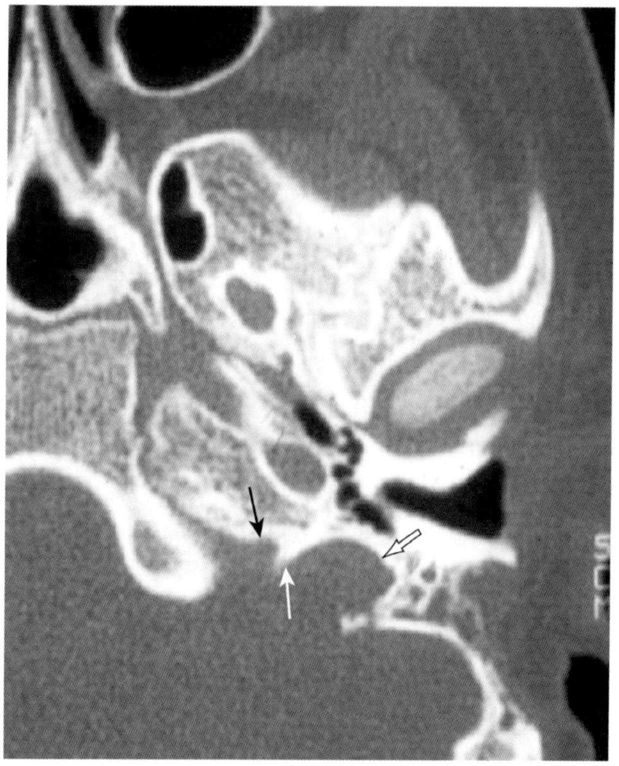

图 10–5 颈静脉孔。前内侧神经部（黑色箭头所示），后外侧血管部（空心箭头所示）。它们之间是静脉孔骨突（白色箭头所示）。

静脉压升高可压迫和损伤神经。

破裂孔并非真正的孔隙，颈动脉并不穿过破裂孔，而是越过破裂孔，在其上方走行，破裂孔由纤维软骨成

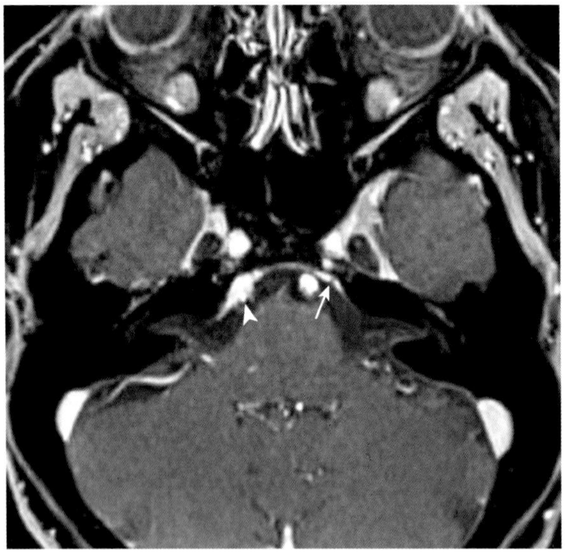

图 10-6 岩下窦。在增强 MRI 中,岩下窦位于斜坡后方,并强化。第Ⅵ对脑神经和岩下窦走行于 Dorello 管,左侧展神经表现为强化的岩下窦内“充盈缺损”(箭头所示),右侧 Dorello 管水平可见一个宽基底与硬脑膜接触的异常强化肿块(三角箭头所示),考虑为脑膜瘤,解释了该患者右侧展神经麻痹的临床表现。

分覆盖。

岩浅大神经(GSPN)是面神经的一个分支,控制泪腺、鼻腔和腭黏膜的腺体。它是一个混合神经,含感觉神经和副交感神经纤维。副交感神经纤维作为第Ⅶ对脑神经的中间神经离开脑干。GSPN 从膝状神经节向前内侧走行,在颅底颞骨岩部前面的岩大神经孔穿出。经过 Meckel 腔的神经节下方向前到破裂孔区。在这里与来自颈交感神经丛的深岩神经汇合,形成翼管神经。该神经在翼管内前行,与副交感纤维在翼腭神经节突触,感觉纤维穿过神经节到达鼻腔和腭。翼管连接前方的翼腭窝和后方的破裂孔,其内走行翼管动脉。翼管动脉是颌动脉的一个分支,在其岩部与颈动脉相连。

Vesalius 孔是一个不定的出口孔,位于卵圆孔的前内侧。除了导静脉外,脑膜副动脉升支可以通过 Vesalius 孔或卵圆孔进入中颅窝(图 10-3)。

在蝶鞍的两侧是海绵窦,两侧有许多结构穿行的静脉窦,包含第Ⅲ、Ⅳ、Ⅵ对脑神经,以及第Ⅴ对脑神经第 1 和第 2 支(图 10-7 和图 10-8)。在冠状面上海绵窦外侧壁由上而下依次为第Ⅲ、Ⅳ对脑神经,以及第Ⅴ对脑神经的第 1 和第 2 支。第Ⅵ对脑神经在海绵窦中部内侧,颈总动脉的外侧。

需要注意的是第Ⅴ对脑神经含运动和感觉纤维在“根入区”从脑桥腹侧出脑,该区域经常被上方的小脑上动脉压迫,少数情况下被其他基底动脉支分支压迫,引发三叉神经痛。这些神经根一起向前穿过桥前池并越过岩尖,进入充满脑脊液的 Meckel 腔,即海绵窦后方的硬脑膜内陷处。Meckel 腔的硬脑膜层边缘可强化。此外,在 Meckel 腔的下外侧部可见一个半月形增强结构为半月神经节(也称三叉神经节),提示缺乏血脑屏障。半月神经节是由脑脊液渗透的感觉神经纤维网。在 CT 或 MRI 中,三叉神经囊中的脑脊液可以清晰可见,高分辨率 MRI 可见神经纤维。

三叉神经节发出的三支感觉部分离开神经节,第 1 和第 2 支分别沿海绵窦的外侧壁走向眶上裂(与第Ⅲ、Ⅳ、Ⅵ对脑神经和眼上静脉一起)和圆孔。运动神经根通过神经节下方,出卵圆孔后,与对应的感觉神经根结合形成下颌神经。

眼上静脉和眼下静脉分别经眶上裂和眶下裂回流至海绵窦;然而,这种静脉引流模式有许多变化。海绵窦由两层硬脑膜组成。骨膜层形成基底部和大部分内侧壁,脑膜层(硬脑膜内层)形成其顶部、外侧壁和内侧壁的上部。外侧壁有两层硬脑膜:深层硬脑膜包裹第Ⅲ、Ⅳ对脑神经和第Ⅴ对脑神经的第 1、2 支,另一层是浅层硬脑膜。此外,与其他静脉一样,海绵窦有许多变异,关于其确切内部静脉解剖结构也有很多争议。据报道,真正的海绵窦(环绕内颈动脉的大静脉通道)仅在 1%的患者中存在。在其他情况下,海绵窦由许多小静脉组成,包括外侧壁静脉、下外侧组静脉、内侧静脉和颈动脉沟静脉。实际上,由于这些解剖变异,海绵窦内的强化可能是不对称的,在没有其他支持性影像表现的情况下,仅凭这种不对称不能提示海绵窦血栓形成。海绵窦内脂肪是一种常见现象。

CT 或 MRI 检查时海绵窦在注射对比剂后的 30 秒内迅速强化。海绵窦分别引流至岩上窦和岩下窦。蝶鞍周围海绵窦之间存在许多静脉连接。基底静脉丛是最大的连接,位于斜坡后方的硬膜内,连接两个海绵窦及岩上、岩下窦。冠状窦位于蝶窦顶部,连接着两个海绵窦。从海绵窦到翼状静脉丛之间也有静脉交通,通过圆孔、卵圆孔和 Vesalius 孔的导静脉。这些颅底孔道可作为鼻咽肿瘤进入海绵窦的通路。

海绵窦可细分为海绵窦内腔室和硬膜间室。出现在硬膜间(外侧壁内)的海绵窦肿瘤,如脑神经鞘瘤、表皮样肿瘤、黑色素瘤、海绵状血管瘤都具有平滑的轮

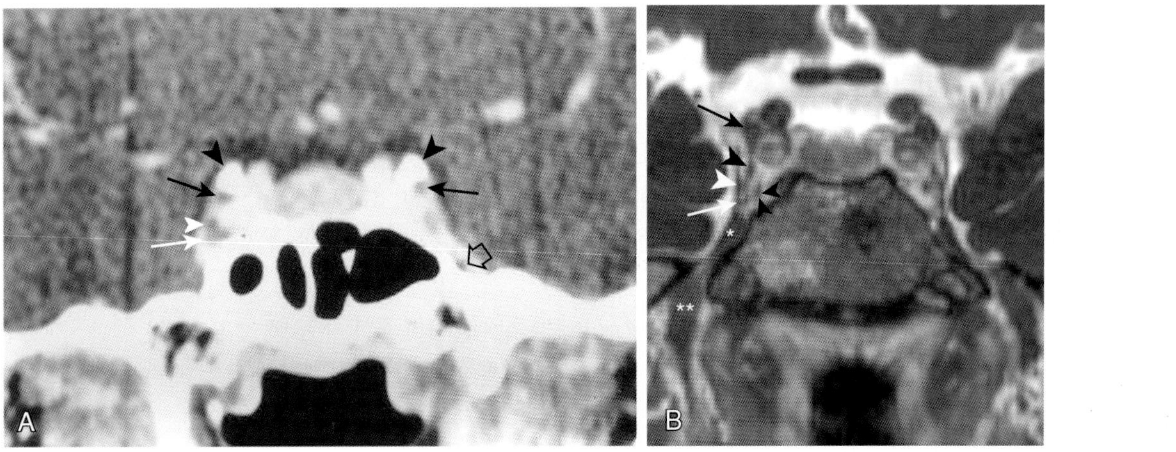

图 10-7　(**A**)海绵窦内的脑神经。冠状位增强 CT 显示了海绵窦内脑神经。脑神经在强化的海绵窦内显示为充填缺损。第Ⅲ对脑神经(黑色箭头所示)位于前床突(黑色三角箭头所示)下方。在患者的右侧还可见第Ⅳ对脑神经(白色三角箭头所示)和第Ⅴ对脑神经的第 1 分支(白色箭头所示)。在左侧可见第Ⅴ对脑神经的第 2 分支(空心箭头所示)。(**B**)冠状位增强 T1W 图像显示脑神经在强化的高信号的海绵窦内呈黑色充盈缺损。显示第Ⅲ对脑神经(黑色箭头所示),第Ⅳ对脑神经(黑色三角箭头所示),Ⅴ1(白色三角箭头所示),Ⅴ2(白色箭头所示)和Ⅵ(双黑色三角箭头所示)。还可见Ⅴ2 远端走向圆孔(单星号所示)和Ⅴ3 从卵圆孔向下延伸(双星号所示)。

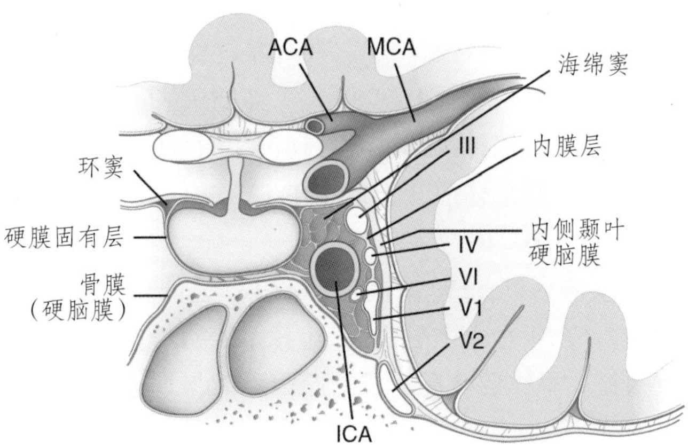

图 10-8　冠状面海绵窦示意图。海绵窦为蓝色。脑神经(Ⅲ、Ⅳ、Ⅴ1、Ⅴ2、Ⅵ)。ACA,大脑前动脉;ICA,颈内动脉;MCA,大脑中动脉。

廓,呈椭圆形,可使颈内动脉海绵窦段推移,但动脉无包裹或狭窄。海绵窦内病变包括垂体大腺瘤、脑膜瘤、血管外皮细胞瘤和神经节神经母细胞瘤。这些病变往往包绕颈内动脉,脑膜瘤可使颈内动脉变窄。海绵窦可因硬膜间病变而受压但不闭塞,而海绵窦可因海绵内肿瘤而闭塞。

垂体腺被硬脑膜囊包围,海绵窦内壁是硬脑膜囊的外侧缘。垂体分为前叶和后叶。垂体的前叶又分为结节部、中间部和远侧部。结节部是正中隆起和漏斗柄前面的垂体组织。鞍上腺瘤和鞍上其他垂体肿瘤可能起源于该组织,并且在垂体切除术后可能会发挥作用。中间部位于远侧部和垂体后叶之间。可见小囊肿(中间部囊肿、胶样囊肿),可能是 Rathke 裂囊的起源。

垂体前叶分泌催乳素(来自催乳素细胞)、生长激素(来自促生长激素细胞)、促甲状腺激素(来自促甲状腺素细胞)、促卵泡激素和黄体生成素(来自促性腺激素细胞),以及促肾上腺皮质激素(ACTH)前体和促黑素(来自促肾上腺皮质素细胞)。

神经垂体包括神经部(后叶)、漏斗柄和正中隆起。除了储存抗利尿激素和催产素外,神经垂体还包含一些非分泌细胞,称为垂体细胞。它们的确切作用尚不清楚。垂体后叶直接由垂体下动脉供血,垂体下动脉起自颈内动脉海绵窦段的脑膜垂体干。垂体上动脉起自颈内动脉和后交通动脉(通常在血管造影中不可见),在垂体柄和正中隆起周围吻合形成血管网,然后通过垂体门静脉系统供应垂体前叶。由于这种直接的血液供应方式,在动态增强检查中,垂体后叶和垂体柄会立即强化,而由于垂体前叶由门静脉系统供血,会稍有延迟。垂体前叶的间接血供使其容易缺血,在垂体瘤卒中和产后垂体缺血坏死(Sheehan 综合征)中可以见到这种情况。垂体的静脉回流至海绵窦。

鞍膈是位于蝶鞍上方的硬脑膜,覆盖垂体窝。其中央部有一小孔,漏斗部经此裂孔。位于鞍膈下方的垂体部分上缘凹陷,就像苹果茎周围的区域一样,形成垂体池。这个池是交叉池的扩展,被 Liliequist 膜与脚间池、桥前池分开。Liliequist 膜位于第三脑室底部下方,是基底动脉瘤手术的必经之路。

漏斗起自灰结节(位于下丘脑下部的隆起),向前下方向连接垂体。是垂体后叶前部的解剖学标志。

鞍上池位于鞍膈之上。该池内有大脑前动脉、前后交通动脉和基底动脉远端共同组成 Willis 环。前方为两侧额叶后缘,外侧毗邻颞叶内侧,后方为桥前池和脚间池。视交叉位于鞍上池中央,漏斗前方。正常视交叉位于鞍结节后上方 3~4mm。在某些情况下,视交叉可位于鞍结节(前置视交叉,9%的病例)或鞍背(后置视交叉,11%的病例)。这种解剖异常对于视觉症状和鞍上病变的手术入路很重要。

下丘脑形成了第三脑室的前壁和外侧壁。第三脑室的视交叉隐窝和漏斗隐窝向下延伸至对应的结构(视交叉和漏斗)。漏斗柄的后方是的第三脑室前下部和乳头体。灰结节是第三脑室(下丘脑)底部的灰质区,位于乳头体和视交叉之间。

正常垂体和鞍区影像

CT 在鞍区检查中有一定价值,与 CT 相比,MRI 能清楚显示垂体病变与视交叉和海绵窦的关系,能够区分病变的实性、囊性和出血成分,观察鞍区脑血管流空效应存在与否。钙化 T1W 和 T2W 通常呈低信号,但 CT 显示更清楚。蝶窦内的骨性间隔也在 CT 上清晰显示。如果考虑经蝶窦手术入路,这一点可能很重要。

一般来说,垂体检查需在注射钆前后采集薄层(<3mm)的矢状位和冠状位 T1W 图像。注射钆对比剂同时进行动态增强扫描能额外识别出 20%的微腺瘤。根据特定病变 T2W 信号特性可为鉴别诊断提供更多信息。在"排除微腺瘤"病例中并非必要。

女性垂体的最大高度为 9mm,而男性为 8mm。12 岁以下儿童垂体不超过 6mm,上缘平坦或略凹陷。青春期、妊娠和哺乳期,由于生理性肥大,垂体形状和大小会发生变化,最高可达 12mm。产后第一周后,垂体迅速恢复正常。在十几岁的女孩中,高度可达 10mm,上缘可膨隆。十几岁的男孩也有这种情况,但不太明显。早熟的儿童上缘也可膨隆。和其他一些"器官"一样,垂体在 50 岁后逐渐缩小。

信号强度对 MRI 诊断很重要。在 T1W 和 T2W 上垂体前叶相对于脑实质为等信号(图 10-9)。<2 月龄幼儿垂体较圆、较大,T1W 呈高密度,可能与早期婴儿阶段代谢和激素水平高有关,有人认为高密度的原因是激素分泌引起结合水增加。在妊娠过程中也可见 T1W 呈高信号。有报道称接受肠外营养的患者出现可逆性高信号(如基底神经节继发性锰沉积)。在血色病患者中,铁可以在垂体前叶积聚并在 T2W 和 GRE T2*W 呈低信号(图 10-10)。

垂体后叶 T1W 呈高信号,T2W 呈低信号(见图 10-9)。在年轻人中更明显,随着年龄的增长而变得不太明显。垂体后叶高信号的原因可能与垂体后叶神经

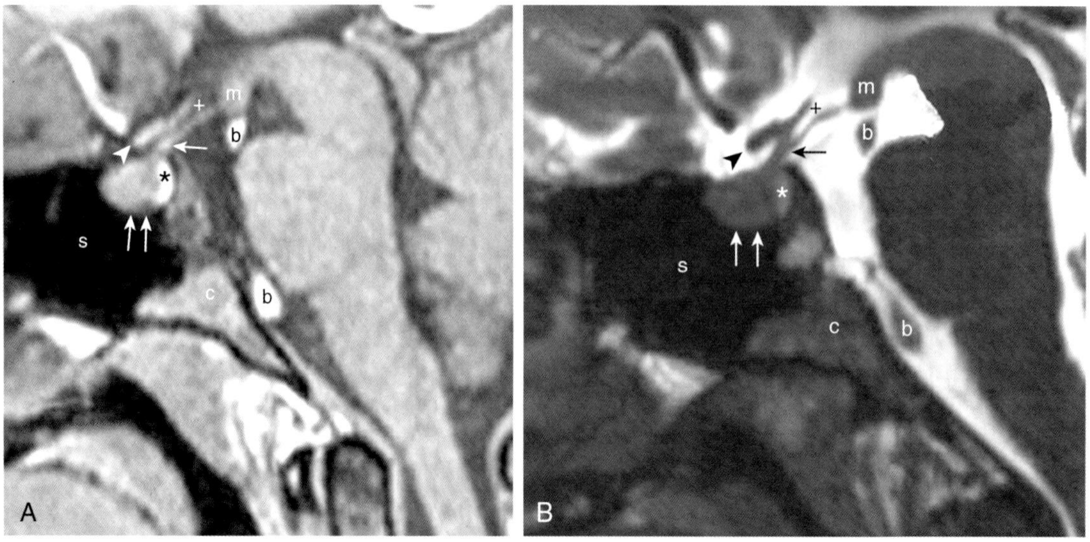

图 10-9 正常鞍区解剖。矢状位 T1W(A)和矢状位 T2 稳态进动结构相干图像(B)显示垂体后叶高信号(星号所示)、漏斗隐窝(+)、漏斗(箭头所示)、视交叉(三角箭头所示)、乳头体(m)、基底动脉(b)、斜坡(c)、鞍底(双箭头所示)、蝶窦(s)。

分泌颗粒中储存的载体蛋白（垂体后叶激素运载蛋白）、垂体胶质细胞内的脂质、水与顺磁性物质的相互作用，或者低分子量激素如抗利尿激素和催产素。垂体后叶后方的低信号缘，是背侧的皮质骨，再后方是斜坡高信号的黄骨髓。在 FLAIR 图像中也可见漏斗呈高信号，可能与垂体柄内液体成分多有关。尿崩症患者垂体后叶高信号缺失。

静脉注射对比剂后，T1W 上漏斗部和海绵窦立即强化，垂体前叶强化稍有延迟。需要注意的是，垂体后叶本身呈高信号，因此任何强化都很难确定。强化在 20~30 分钟后逐渐消退。垂体和海绵窦通常强化程度相近。

鞍区病变

鞍区病变见框 10-2。

垂体先天性病变

经典上，人们认为垂体前叶由 Rathke 囊发育而来，这是消化管的颊泡发育成一憩室状结构。后叶源自神经外胚层，从下丘脑向下移行。Rathke 囊在胚胎第 4 周开始向脑部生长。到第 8 周，与口腔的连接消失，囊与漏斗及垂体后叶紧密接触。Rathke 囊大多位于前叶和后叶之间的蝶鞍内，可向鞍上生长。残留的胚胎管道表现为永存颅咽管（9%的 3 个月以下儿童和约 0.5%的成人中在轴位 CT 骨窗可见蝶骨小腔隙）或鼻咽或蝶窦中的异位垂体组织。

颅咽管从蝶鞍经蝶中隔延伸至蝶窦。颅底咽管从鞍底经蝶鞍间隔至蝶窦。因此，异位的颅底咽管瘤可以在这条通路的任何部位发生，但典型的位置是鞍上池。

垂体的先天异常包括发育不全、不发育、异位或重复（图 10-11）。这些异常可单独发生，也可与各种不同的发育综合征一起出现，包括视-隔发育不全、前脑无裂畸形、无脑畸形、蝶骨脑膨出、Kallmann 综合征、Pal-

框 10-2 鞍内病变

- 先天性
  - Rathke 裂囊肿
  - 垂体不发育
  - 发育不全
  - 异位
  - 重复畸形
- 空蝶鞍
- 垂体腺瘤
- 继发于终器官功能低下的垂体增生（原发性甲状腺功能减退）
- 淋巴细胞性腺垂体炎
- 脑膜瘤
- 垂体卒中（梗死，出血）
- Rathke 裂囊肿
- 颅咽管瘤
- 动脉瘤
- 蛛网膜囊肿
- 脊索瘤
- 脉络膜瘤
- 肉芽肿和其他肉芽肿性病变
- 转移瘤
- 感染
- 垂体石

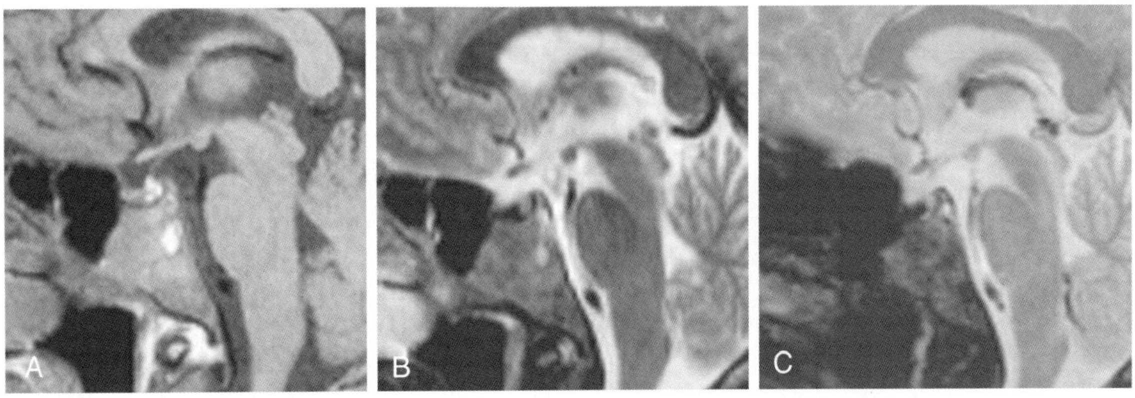

图 10-10 血色素沉着症影响垂体。（A）垂体的矢状面 T1W 图像。注意到高信号的垂体后叶和等信号的前叶。（B）显示 T2W 图像上垂体前叶低信号，代表铁沉积。（C）重 T2* 梯度回波图像显示更加明显。骨髓信号异常也反映了铁沉积。（Courtesy Y. Miki, MD.）

lister-Hall 综合征、CHARGE 综合征（眼先天裂开与神经缺损、心脏缺损、后鼻孔闭锁、生长和发育迟缓，以及耳畸形）和 17q、18p 或 20p 染色体缺失。因此，当发现垂体的先天异常时，评估脑实质和面部是否有额外的先天性畸形和(或)异常非常重要。

颅内异位垂体腺瘤最常发生在鞍上池，邻近垂体柄。这些病变是由位于鞍膈上方的结节部或异位垂体细胞引起的。少数情况下，与垂体柄的连接不明显，表现为鞍上池内 T1W 图像高信号肿块。

垂体性侏儒症由生长激素水平降低引起，表现为骨骼成熟延迟、生长缓慢、身材矮小，以及牙齿延迟生长。男性多于女性，孤立性生长激素缺乏可以进展为多种垂体激素缺乏症。多数孤立性生长激素缺乏的病例表现为漏斗部变扁、变短(最常见)，正常或不存在，腺垂体正常或较小。孤立性生长激素缺乏可能在一些情况下仅与产生生长激素的垂体细胞内在异常有关，或者与悬韧带的部分切断有关。孤立性生长激素缺乏伴有垂体后叶异位的情况相对较少见。

多种垂体激素缺乏症患者垂体前叶和(或)垂体柄较小或缺如，神经垂体也可异位或缺如。这种情况常见于臀位分娩、新生儿低血糖和 PROP1 AG 基因缺失。T1W 上可以显示正中隆起部漏斗缺如和正常垂体后叶高信号位置异常(见图 10-11)。因此，垂体柄细小提示孤立性生长激素缺乏症，而其缺失则提示多发性垂体激素异常。要评估垂体柄，对比增强是必不可少的。

神经垂体远侧的漏斗部破坏会干扰下丘脑-垂体门脉系统和垂体前叶功能。异位神经垂体时，神经垂体功能正常。这是因为神经垂体和下丘脑之间仍然存在着通讯，因此，尿崩症不会出现。由于神经分泌颗粒的积累使其为高信号。

垂体腺瘤

尸检显示垂体存在“偶发瘤”，包括无症状微腺瘤(14%~27%)、Rathke 囊肿(13%~22%)和隐匿性转移瘤(约 5%的恶性病患者)。这意味着在评估垂体的小病变时，临床信息至关重要，因为许多“正常”患者可能在 CT 或 MRI 上看到小而不明显的非分泌性异常。另一方面，血清催乳素水平>200ng/mL 对催乳素分泌腺瘤具有很高的特异性。中等水平催乳素(30~70ng/mL)可能是由非催乳素瘤病变引起的腺体压迫。

垂体微腺瘤(<10mm)的 T1W 信号通常比正常腺体，T2W 信号强度多变。在 CT 上，微腺瘤比正常垂体强化低。约 75%的病例，微腺瘤的症状是因其分泌的激素引起的。非激素活性病变因其大小(大腺瘤)而出现症状，包括头痛、视觉障碍(典型的双侧颞上视野缺损)、脑神经麻痹和脑脊液鼻漏。垂体微腺瘤的诊断可以在不增强的情况下进行，但是增强后微腺瘤更容易被发现。在进行增强 MRI 检查时，多数情况下，在 T1W 上，微腺瘤相对于正常强化的垂体呈低信号，特别动态增强时(可重复的同一区域进行快速扫描，每 30 秒重复扫 6~8 层，持续 3~5 分钟，通常在冠状面)。在头部动态扫描时，第 1 分钟获得的图像显示出正常垂体和最初不增强的垂体腺瘤之间的最大对比度。如果进行延迟扫描(注射对比剂后 20 分钟)，肿瘤相对于正常的腺体

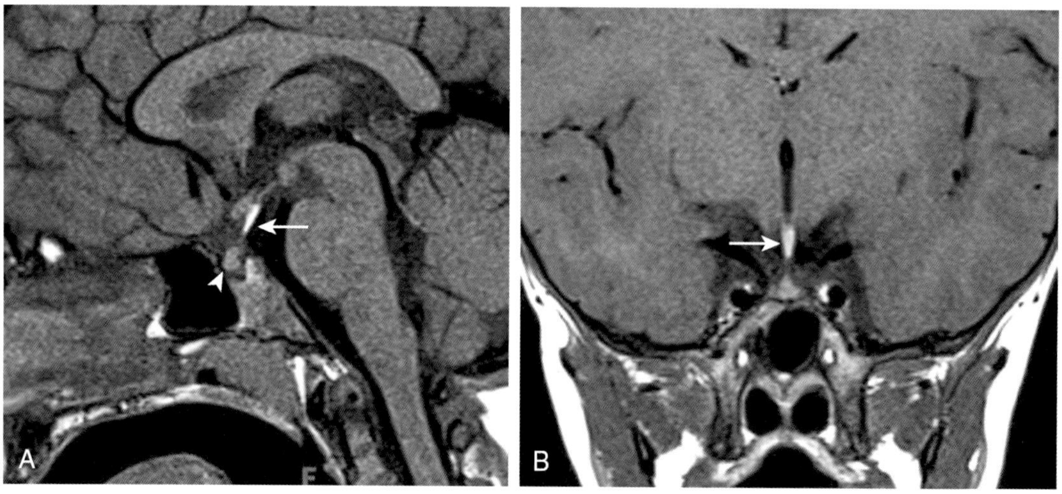

图 10-11　异位神经垂体。(A)矢状位(B)冠状位 T1W 显示高信号的异位神经垂体(箭头所示)，位于漏斗部。在蝶鞍内正常的高信号未见显示，注意类圆形的垂体(三角箭头所示)和蝶鞍变浅。

组织，可能呈现高信号。

垂体大腺瘤(>1cm)在平扫 T1W 上可见明显异常。冠状位 MRI 图像清晰显示了垂体大腺瘤与视交叉、第三脑室和海绵窦的关系(图 10–14)。垂体大腺瘤与微腺瘤大致具有相同的信号特征；然而，由于其边缘血液供应，垂体大腺瘤更容易发生出血和坏死。因此，这些肿瘤可能出现不同的信号。溴隐亭治疗增加了肿瘤内出血的可能性，可能无症状，也可能伴有垂体危象综合征(图 10–15)。垂体大腺瘤内的囊性区域在 T1W 上呈低信号，在 T2W 上呈高信号在 MRI 上，伴有出血的腺瘤可能与颅咽管瘤或 Rathke 囊肿混淆。

检查海绵窦侵犯情况可以用平扫或动态增强序列。如果垂体肿瘤位于海绵窦颈动脉中心的内侧，就不存在海绵窦浸润。如果肿瘤延伸至海绵窦颈动脉壁外侧缘，则提示有海绵窦浸润(见图 10–14)。当肿瘤位于二者之间时，则不确定，但激素水平明显升高时通常提示着海绵窦受到侵犯。如果肿瘤浸润到垂直内在海绵窦颈动脉基底转折处或超过 50%的海绵窦动脉被包裹，这意味着发生了海绵窦浸润。如果腺瘤与海绵窦之间存在正常的垂体组织，或<25%的海绵窦颈动脉被包裹，那么就可以确定没有浸润发生。

垂体大腺瘤可能会非常大，甚至可能难以分辨肿瘤到底是来自垂体还是垂体外。这种腺瘤可能会对丘脑和相邻的脑实质产生显著的占位效应，导致阻塞性脑积水和脑疝(见图 10–16)。

腺瘤很少发生在鞍区以外与鞍区不连续的部位，

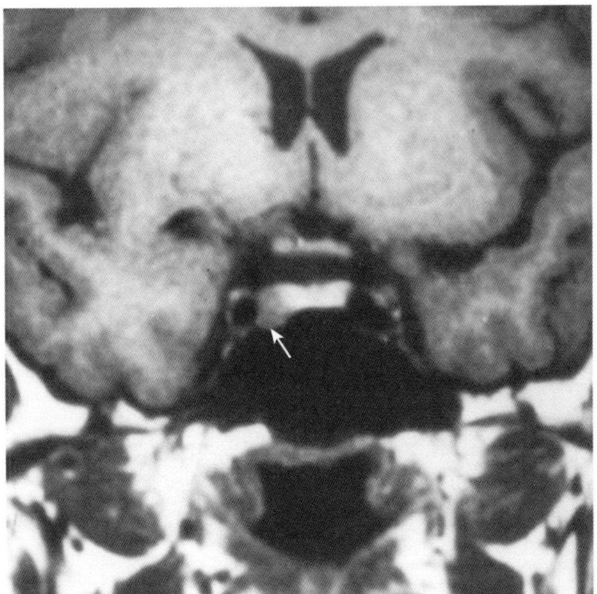

图 10–12　微腺瘤。冠状位平扫显示与正常垂体相比病变呈稍低信号(箭头所示)。

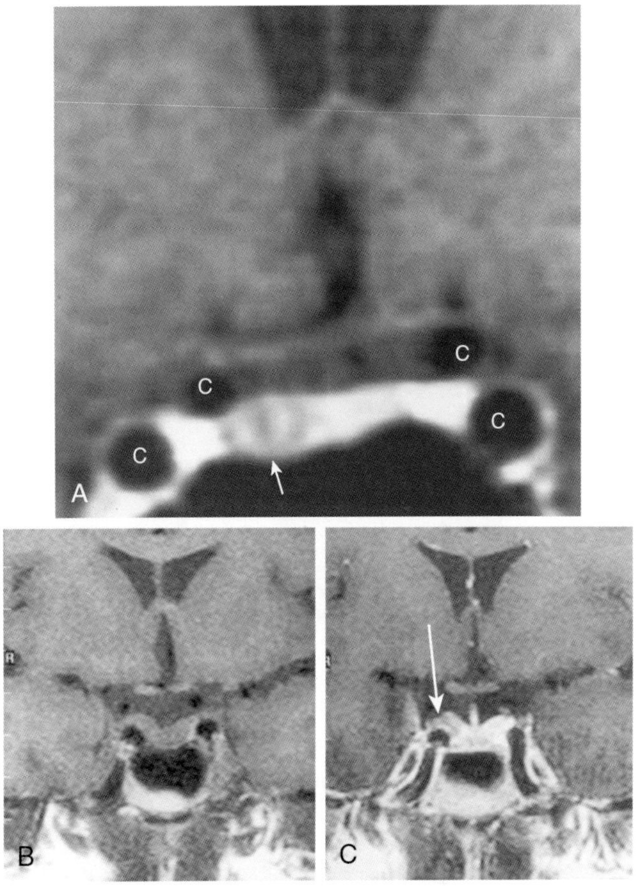

图 10–13　微腺瘤增强检查。(A)正常垂体强化更明显，而微腺瘤(箭头所示)强化较低。请注意颈动脉的流空信号(C)。(B)另一患者的平扫冠状 T1W 图像中微腺瘤不可见。(C)增强后，嗜碱性腺瘤(箭头所示)可见，病变甚至延伸至海绵窦，但未完全穿过海绵窦。

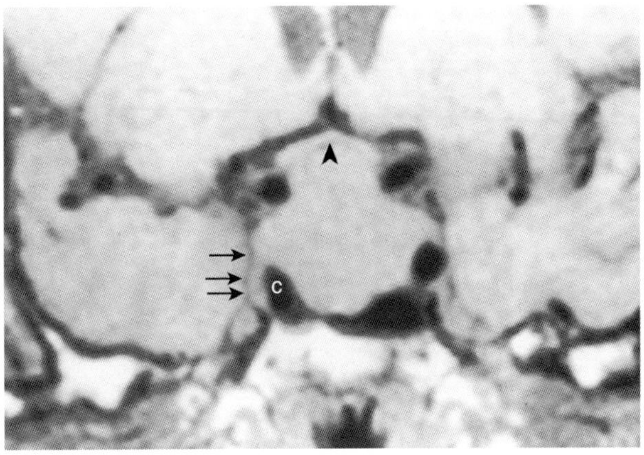

图 10–14　垂体大腺瘤侵及海绵窦。在海绵窦颈内动脉外侧软组织(c)。海绵窦的外侧硬脑膜边缘呈隆起(箭头所示)。注意视交叉底部占位效应，导致其上抬(三角箭头所示)。

包括蝶窦、鼻腔、岩骨和第三脑室。

垂体卒中

垂体卒中是一种突然出现的综合征，表现为眼球肌麻痹、头痛、视力丧失和(或)呕吐。这种综合征通常由于既往存在垂体肿瘤出血和(或)缺血。Sheehan 综合征表现为产后垂体缺血引起的垂体功能减退。垂体出血遵循脑实质内出血的模式，急性出血在 T2W 上呈低信号，亚急性出血在 T1W 上呈高信号(见图 10-17)。与大多数单纯颅内出血不同，其中铁质蛋白沉积在腔壁，垂体出血不伴有含铁血黄素沉积。

转移瘤

转移瘤可发生在垂体，其发生率为 1.8%~12%，但

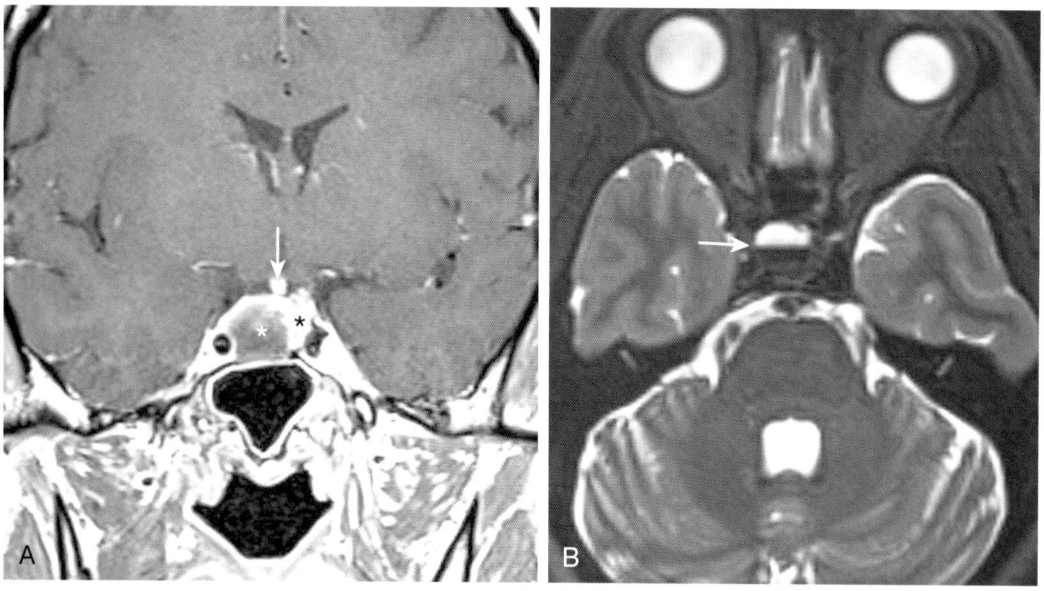

图 10-15　伴有出血的大腺瘤。(A)增强冠状位 T1W 显示蝶鞍右侧 1 个大腺瘤(白色星号所示)。相对于鞍区左侧强化的垂体(黑色星号所示)，肿瘤是低强化的。垂体柄(箭头所示)向左移位。(B)T2W(箭头所示)显示腺瘤内液平面显示瘤内出血。本例患者无症状。

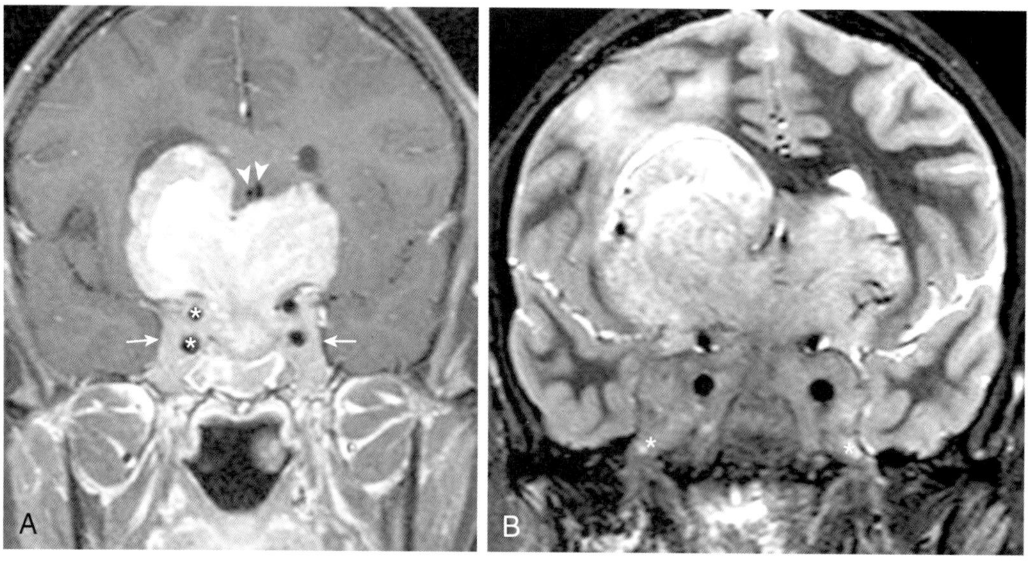

图 10-16　垂体大腺瘤。(A)冠状面 T1W 图像显示以鞍区为中心强化的肿瘤累及双侧海绵窦(箭头所示)，可见流空的颈内动脉(星号所示)。额叶明显受压移位。大脑前动脉 A2 段被肿块推移(三角箭头所示)。(B)冠状 T2W 显示右侧额叶水肿，这是由巨大腺瘤的占位效应所致。中线结构左移。注意肿瘤已侵犯双侧 Meckel 腔(由于肿瘤侵袭，腔内正常 T2 高信号缺失，星号所示)，并向双侧卵圆孔移位。

在临床实践中，这类病灶很少被发现。最常见的原发肿瘤是乳腺癌，其次是胃肠道癌（见图 10-18）。淋巴瘤也可能使垂体柄增大。通常，无法区分转移性病灶和腺瘤性疾病。已知原发性肿瘤的临床病史和病变的多发性有助于提示转移性疾病的诊断。

脓肿

与大脑的其他部位一样，在垂体也可以形成脓肿。可能发生在手术后，也可能发生于易感染的情况下，包括鼻窦炎。垂体脓肿不常见，患者表现为发热和头痛等。脓肿可压迫周围结构。感染可以扩展到颅底、脑膜、海绵窦、眼眶、脑实质和 Willis 环，所以在这些情况下要警惕。

肉芽肿性疾病

肉芽肿性疾病如巨细胞肉芽肿、朗格汉斯细胞组织细胞增多症（LCH）和结节病很少累及垂体。垂体巨细胞肉芽肿表现为垂体肿块、垂体功能低下和罕见的尿崩症。这些病变不能与垂体其他病变区分，但是与肾上腺和肝脏的巨细胞肉芽肿有关。结节病可产生鞍内或鞍上肿块，类似垂体腺瘤或脑膜瘤。结核也会引起蝶鞍类似改变。仔细查找颅内结核其他证据，包括脑实质

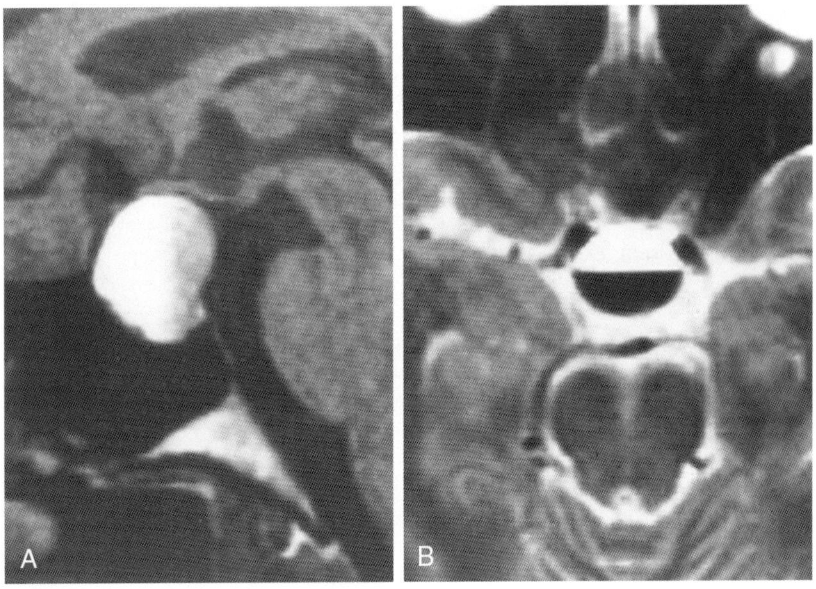

图 10-17　垂体卒中。矢状位 T1W（A）显示垂体瘤合并大量出血。其内可见液平，在轴位 T2W（B）显示最佳，低信号区域提示含有脱氧血红蛋白。在本例中，患者有急性症状。

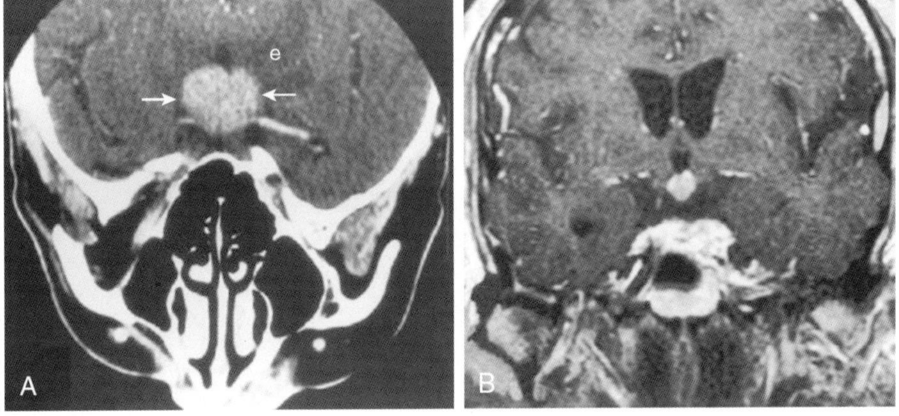

图 10-18　鞍区及鞍上转移瘤。（A）增强冠状位 CT 显示鞍上肿块（箭头所示）和周围水肿（e）；（B）转移性肝细胞癌患者的增强冠状位 T1W 图像显示，该患者的垂体柄扩大并且强化，临床上出现尿崩症。

和软脑膜疾病有助于区分结核病与其他垂体病变。LCH是儿童漏斗部增厚的最常见原因；在这些病例中可以看到垂体后叶高信号亮点消失。

淋巴细胞性垂体炎

这是一种罕见的垂体炎性疾病，也可能影响到漏斗部。它常见于妊娠晚期或产后的年轻女性。然而，它也可能发生在所有年龄段的非妊娠女性和男性身上。这种疾病也被称为淋巴细胞性漏斗神经垂体炎（如果神经垂体和漏斗部受到影响）。

它表现为垂体增大、强化，垂体柄增粗（图10-19）。内分泌异常可能包括所有垂体前叶激素功能，当垂体漏斗和神经垂体受到影响时，可导致尿崩症。据报道，炎症偶尔会延伸到海绵窦。动态增强MRI研究表明，炎症过程损害了垂体后叶的血液供应。垂体增大可能会自行消退或使用类固醇后消退。

垂体后叶肿瘤

虽然不常见，但垂体后叶肿瘤确实存在，通常可以通过MR诊断出来（图10-20）。垂体细胞瘤和颗粒细胞瘤（垂体后叶迷走瘤/肌母细胞瘤）可能会产生视觉障碍或内分泌紊乱。它们的T1W、PDW和T2W信号强度各不相同，并且会增强。然而，一些报告表明T2W上具有特征性低信号。诊断的关键是矢状位MR，它可以将病变定位到垂体后叶。这些肿瘤也可以发生在鞍上区域和第三脑室。

鞍内脑膜瘤

鞍内脑膜瘤的外观与垂体瘤相似，但仔细观察就会发现这些肿块并非源自垂体本身。鞍内脑膜瘤可源自鞍隔。如果能看到鞍隔，则可提示诊断。鞍上池病变的横膈膜应凹陷，而鞍内病变的横膈膜应升高。仔细观察还会发现脑膜瘤和下方垂体组织在MRI上的信号略有不同。脑膜瘤可出现硬膜尾征和均匀强化，与垂体腺瘤相区别。脑膜瘤也可源自蝶骨平台，并从前上方侵入鞍区（和视神经管）（图10-21）。当这些肿瘤累及海绵窦时，可能会看到流空的颈内动脉（ICA）变窄。就像大腺瘤一样，这些肿瘤可以通过鞍上延伸压迫视交叉。

动脉瘤

源自颈内动脉海绵窦段或颈动脉扩张的海绵窦部分的颈内动脉瘤可导致鞍区扩大和占位效应（图10-22）。与海绵窦段颈内动脉瘤相关的搏动伪影可引起对鞍区/鞍旁肿块血管病因的怀疑，并应通过CTA或MRA进行进一步评估。约50%的永存三叉动脉病例（源自颈动脉并向后走行，穿过鞍区，然后汇入基底动

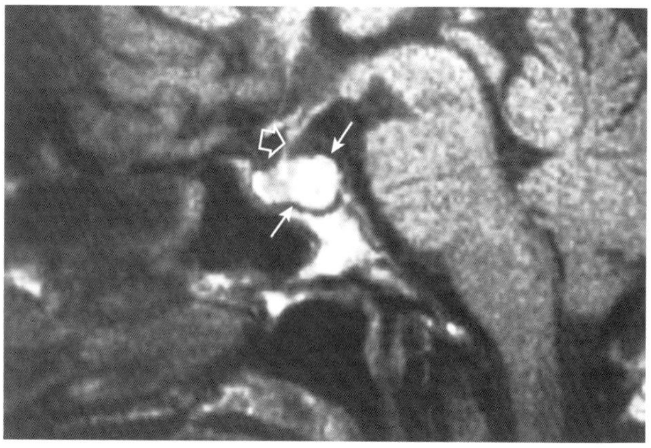

图10-20 垂体细胞瘤。矢状T1W图像显示该垂体后叶肿瘤（箭头所示）。观察肿块位于漏斗后方（空心箭头所示），因此，位于垂体后叶，且呈高信号。

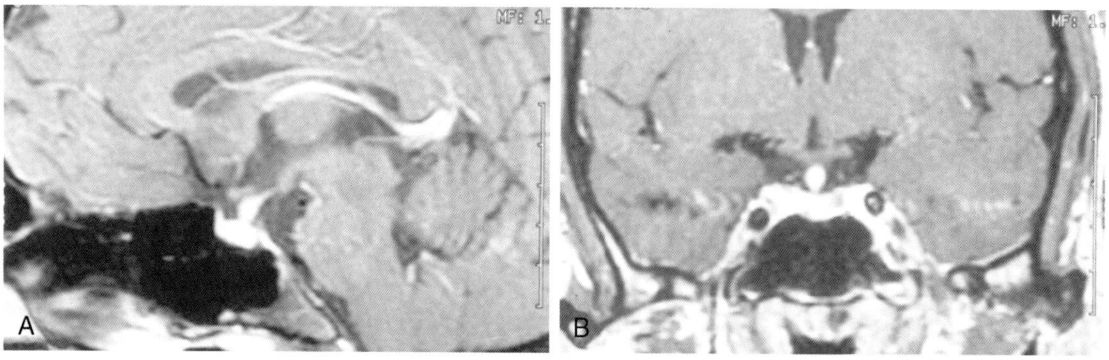

图10-19 淋巴细胞性腺垂体炎。矢状位(A)和冠状位(B)对比增强后T1W图像显示垂体突出和垂体柄增大伴显著强化。其不应向外凸出。

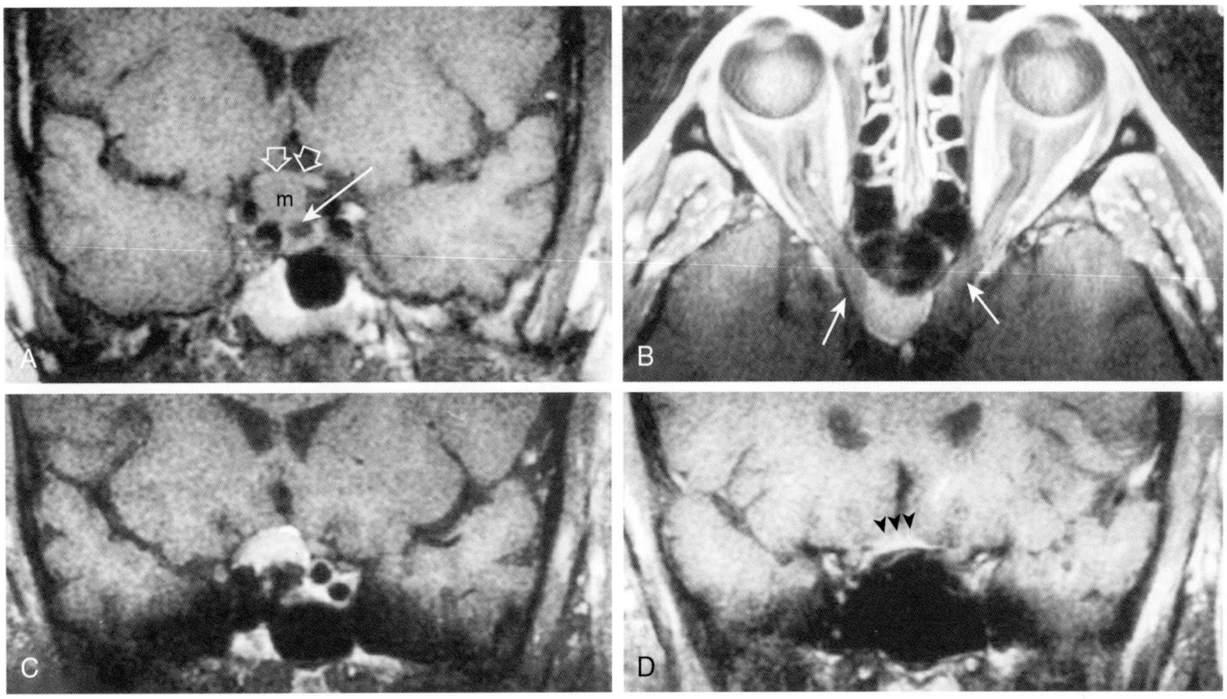

图 10–21　鞍内脑膜瘤。(A)平扫 T1W 图像显示鞍旁肿块(m)(箭头所示)。横膈膜轻微凹陷。视交叉受压(空心箭头所示)。(B)肿块强化,轴位扫描上其与两条视神经(箭头所示)的关系令人担忧。(C)病灶的大部分被强化,但(D)中沿着平面向前延伸的硬脑膜尾(三角箭头所示)也被强化。

脉)有鞍内走行,可能造成医源性损伤。需要告知外科医生,使其了解这些解剖变异,否则,在经蝶窦垂体切除术后,放射科医生可能会成为上述事件的受害者。

空蝶鞍综合征

空的或部分空的蝶鞍很容易发现脑脊液，因为蝶鞍膈扩张,鞍上蛛网膜间隙向下延伸(图 10–23)。鞍底经常扩张并向下移位。这可能见于老年人和假性脑瘤(特发性颅内高压)患者。与假瘤相关的其他发现包括视神经鞘增大、弯曲、视神经乳头膨出(视神经盘水肿)和其他部位的脑膜膨出。据报道,在颅内高压治疗后,空蝶鞍的出现是可逆的。

偶尔,鞍上视觉系统会突出到鞍区。事实上,这是由先前粘连的牵引和大腺瘤手术后的蛛网膜炎造成的,这些患者很少有症状。在冠状面和矢状面图像上,鞍区内可见突出的视交叉和第三脑室底部。

术后垂体

术后 MRI 检查可能会发现看似持续的肿块效应，即使有临床证据表明存在视交叉减压。手术后,可以在先前证实的腺瘤部位看到一个边缘强化的囊腔；该囊腔将在接下来的几个月内缩小(图 10–24)。其他术后变化包括蝶窦中的脂肪或其他填充物,以及手术道的持续强化。认识到海绵窦侵袭的肿瘤通常不会被完全切除;应预期的是肿瘤中部减压,通过经蝶窦入路可以缓解视交叉、垂体柄、第三脑室和下丘脑的凹陷。剩余的正常腺体组织不经常被识别。在查看术后图像时,可能很难区分残留的正常垂体组织与残留的肿瘤和(或)肉芽组织。在这方面,直接与术前扫描结果进行比较是有帮助的;然而,识别不同的组织类型并不比评估鞍区组织体积随时间的变化和对邻近结构的压迫作用更重要。不要因为称每个腺瘤病例中都残留肿瘤而激怒内镜神经外科医生。“手术腔内存在组织,需要进一步的影像随访”。

偶尔,鞍上视觉系统会疝入鞍内,这是由先前的粘连和大腺瘤手术后的蛛网膜炎引起的，这些患者很少有症状,在冠状面和矢状面上,鞍内可见疝出的视交叉和第三脑室底。

鞍上病变

鞍上病变见框 10–3。

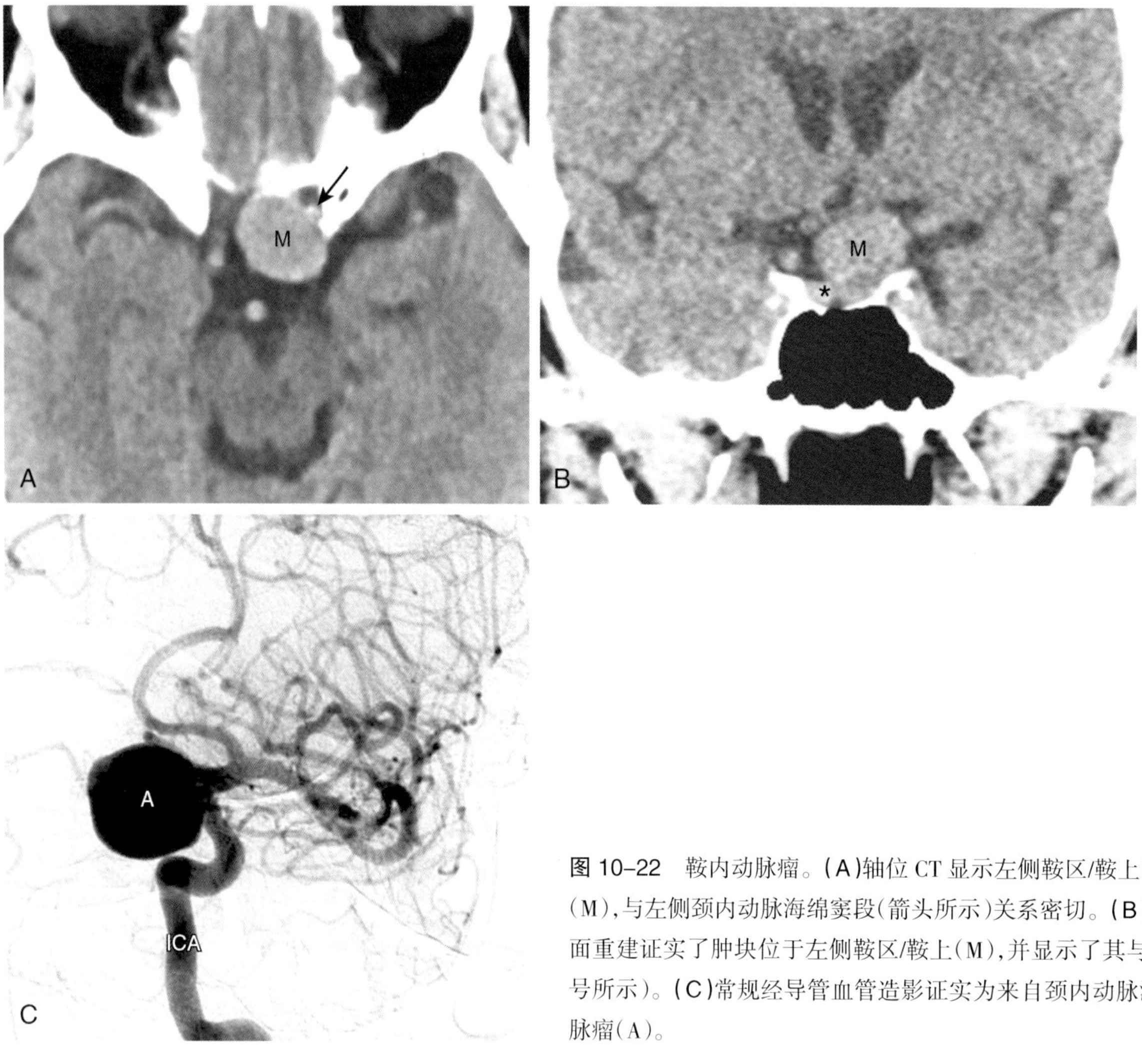

图 10-22 鞍内动脉瘤。(A)轴位 CT 显示左侧鞍区/鞍上区稍高密度肿块(M),与左侧颈内动脉海绵窦段(箭头所示)关系密切。(B)同一 CT 的冠状面重建证实了肿块位于左侧鞍区/鞍上(M),并显示了其与垂体的关系(星号所示)。(C)常规经导管血管造影证实为来自颈内动脉海绵窦段的大动脉瘤(A)。

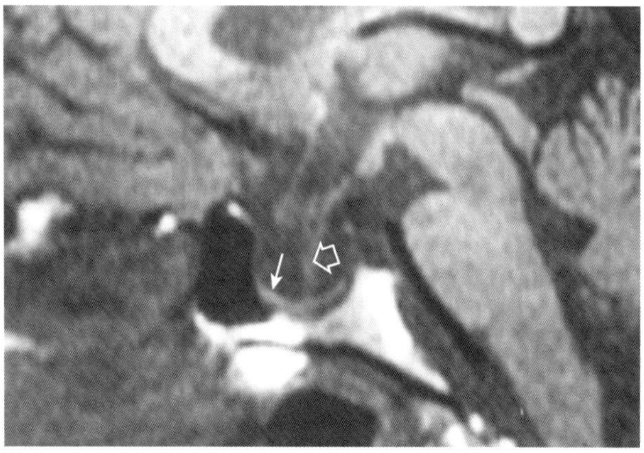

图 10-23 部分空蝶鞍。蝶鞍扩大,注意残留的垂体组织(箭头所示)和漏斗部(空心箭头所示)。

漏斗部病变

在斜坡水平,漏斗一般不应大于基底动脉。肉芽肿性疾病(LCH、结节病、结核病)可使漏斗部扩大(框 10-4)。在许多情况下,这些病变也累及下丘脑。漏斗部-下丘脑区域的肉芽肿可能与脑组织信号相同,并可强化(图 10-25)。尿崩症是累及垂体柄和下丘脑病变中常见的表现。其他可能影响漏斗部的病变包括转移、淋巴瘤、生殖细胞瘤、颅咽管瘤、Rathke 裂囊肿,其次是催乳素瘤。最后,垂体腺瘤是影响漏斗部的最常见病变,可导致漏斗部移位、缩短、增厚或消失。

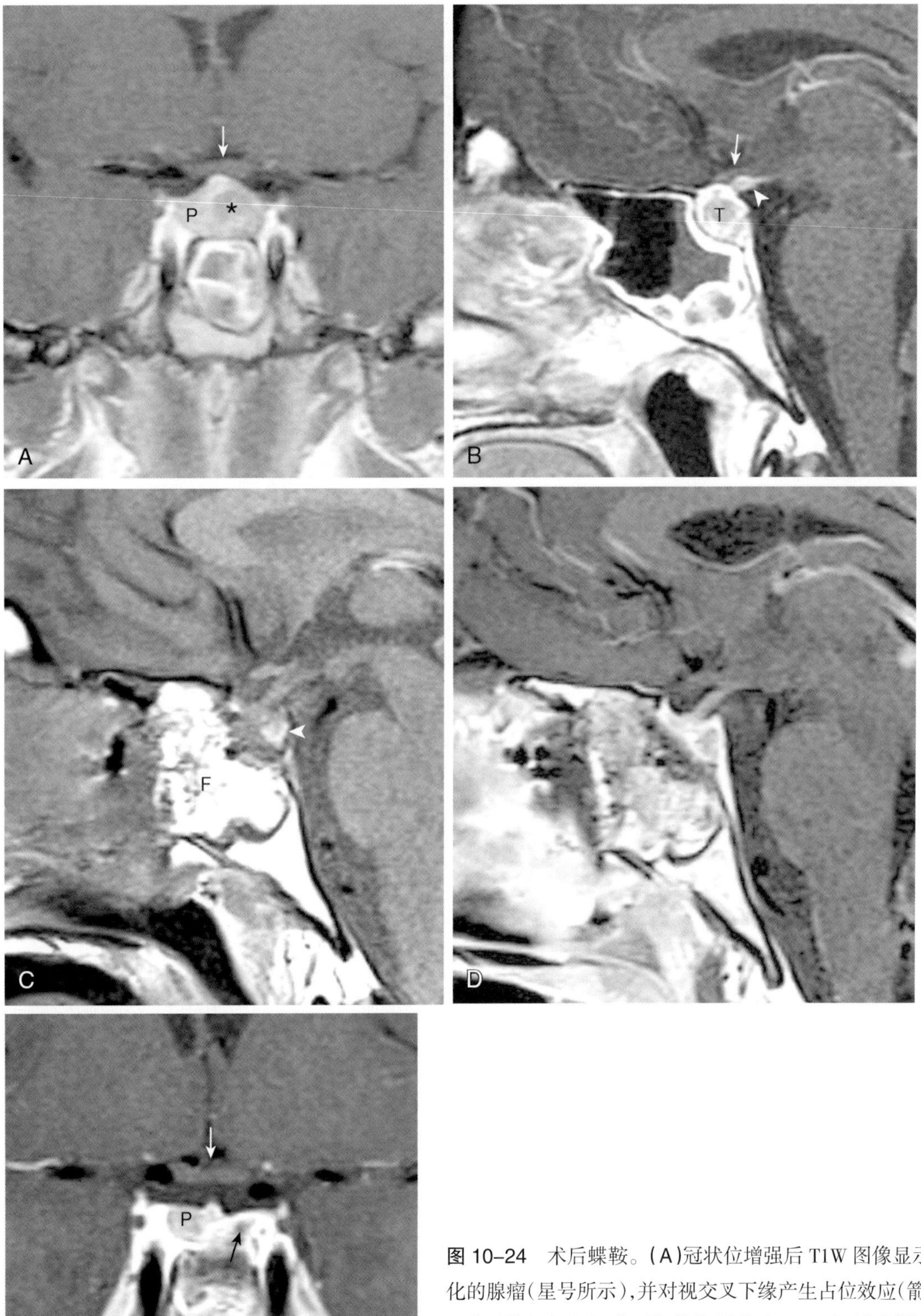

图 10–24　术后蝶鞍。(A)冠状位增强后 T1W 图像显示鞍左侧有一个相对低强化的腺瘤(星号所示),并对视交叉下缘产生占位效应(箭头所示)。蝶鞍右侧可见正常垂体组织(P)。(B)矢状位增强后 T1W 显示相同的肿块(T),导致漏斗部(三角箭头所示)和视交叉(箭头所示)的上部移位。(C)经蝶窦切除腺瘤后,矢状位 T1W 显示蝶窦内有脂肪填充物(F),肿瘤部位有少量出血(三角箭头所示)。请注意,此图像和(D)中的矢状位 T1W 增强后图像中视交叉和漏斗的解剖学定位更为合适。(E)增强后冠状 T1W 显示切除腺瘤部位的手术腔(黑色箭头所示)、鞍区右侧残留的正常垂体组织(P),以及视交叉上的占位效应消失(白色箭头所示)。

框 10-3 鞍上病变

垂体腺瘤
脑膜瘤
动脉瘤
蛛网膜囊肿
漏斗部病变(见框 10-4)
视交叉或下丘脑胶质瘤
Rathke 裂囊肿
颅咽管瘤
皮样囊肿
扩大的第三脑室延伸至脑池
表皮样囊肿
生殖细胞瘤
灰结节错构瘤
脂肪瘤
淋巴瘤
海绵状血管瘤
结节病和其他肉芽肿性病变
畸胎瘤
囊虫病或包虫囊肿

框 10-4 漏斗部病变

肉芽肿性疾病
Erdheim-Chester 病
朗格汉斯细胞组织细胞增生症
结节病
结核病
肿瘤
垂体腺瘤
Rathke 囊肿
颅咽管瘤
生殖细胞瘤
淋巴瘤
转移瘤
星形细胞瘤
其他
垂体柄横断
淋巴细胞性垂体炎

Rathke 囊肿

Rathke 裂囊肿起源于 Rathke 囊,可能位于鞍前区

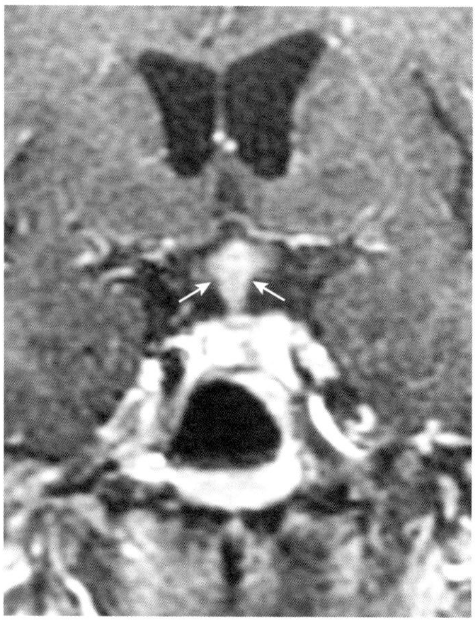

图 10-25 结节病累及漏斗部:冠状位增强 T1W 图像显示颅内结节病患者漏斗部增大增粗(箭头所示)。

(25%)、鞍上区(5%)或两者兼有(70%)。它们是良性病变,内衬立方或柱状上皮,可能含有黏液。Rathke 裂囊肿可能导致视力障碍、垂体功能不全或尿崩症。这些病变在 T1W 和 T2W 上都有不同的强度(图 10-26)。其 MRI 强度与囊肿内容物(例如,蛋白质、顺磁性)有关。3/4 的 Rathke 囊肿可见 T1W 高信号、T2W 低信号的囊内结节。液平面也表示存在 Rathke 囊肿。Rathke 裂囊肿的主要鉴别诊断是颅咽管瘤。CT 可能有用,因为其比 MRI 对钙化更敏感。一般来说,Rathke 裂囊肿不会钙化,而大部分颅咽管瘤会钙化。Rathke 裂囊肿轮廓光滑,病变内信号强度均匀,没有与之相关的实体肿块。Rathke 裂囊肿的强化程度远低于颅咽管瘤,如果有强化,通常只有边缘状结构。在某些情况下,这种边缘强化被归因于移位的垂体组织。它们没有颅咽管瘤所见的实体或软组织结节性强化。

蛛网膜囊肿

约 15%的蛛网膜囊肿发生在鞍上区域,是由于 Liliequist 膜穿孔不足而发育形成的。如果膜穿孔,脑桥前正常的脑脊液流动会产生风袋,风袋随后会闭合并成为真正的囊肿,或可能保留为蛛网膜囊。这种囊肿会对邻近结构产生占位效应,包括下丘脑、视交叉和脑干。这些囊肿会长大并导致脑积水。发病年龄各不相同,从儿童到 20 岁或 30 岁不等。这些囊肿的密度和信号与脑脊液的密度和信号相同(图 10-27),不会强化或

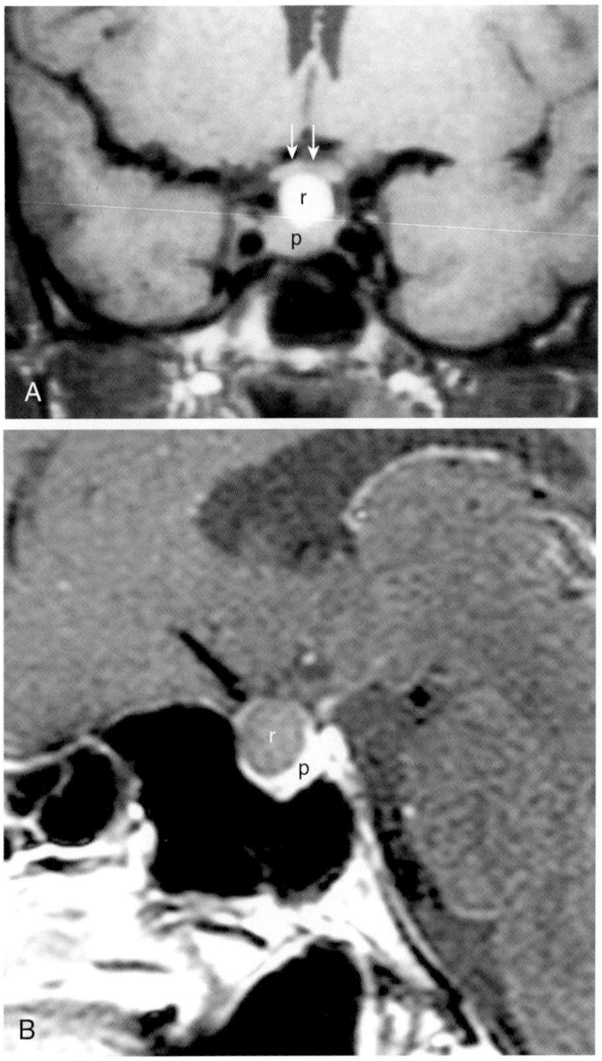

图 10-26 Rathke 裂囊肿。(A)鞍上池内的 Rathke 裂囊肿(r)的冠状位 T1W 图像。T1W 呈高信号,垂体(p)和视交叉(箭头所示)清晰可见。(B)另一例 Rathke 裂囊肿患者的矢状位增强后 T1W 显示鞍上池内无强化成分的囊性病变(r),位于正常垂体组织上方(p)。

钙化。

如果蛛网膜囊肿内陷到第三脑室,可能会被误认为是第三脑室室管膜囊肿(神经上皮囊肿),或者是在导水管狭窄的基础上扩大的第三脑室(应在 MRI 上可见)。这里的关键是确定是否可以将第三脑室与病变分开(如果可以,则其很可能是蛛网膜囊肿)。脑池造影术或高分辨率薄层稳态进动结构相干 T2W 图像有助于区分这些病变。鞘内注射造影剂后造影剂迅速充盈表明第三脑室扩张,而不是蛛网膜囊肿,后者显示造影剂充盈延迟。矢状面 MRI 在试图区分这些病变时也特别有用,但有时只有病理学家才能确定。

其他发育性病变

表皮样病变在 CT、T1W 和 T2W 上可与脑脊液具有相同的密度和强度。在绝大多数情况下,其密度和强度略高于脑脊液。它可能发生在硬膜内或硬膜外,可发生在第三脑室和鞍旁区周围的神经节,在那里它可以侵蚀岩尖。它可以呈现多种外观,在鞘内注射对比剂后的 CT 上最易观察(对比剂在其间隙中积聚)。表皮样囊肿遍布整个鞍上区域,并可在斜坡后方生长,从而将脑干向后推。有时,表皮样囊肿可能有边缘钙化。这些病变很少甚至从未增强。幸运的是,随着 FLAIR 和 DWI 的出现,这些病变的诊断变得相当简单,在这些成像中,表皮样囊肿比脑脊液更亮(图 10-28)。扩散受限是由于蛋白质含量高。鉴别诊断可能包括鞍上囊性成分为主的颅咽管瘤。

皮样囊肿、脂肪瘤和畸胎瘤也可出现在鞍上池中。畸胎瘤和皮样囊肿可长大,压迫第三脑室和邻近结构。在 MRI 上,皮样囊肿、脂肪瘤和畸胎瘤中可观察到脂肪 T1W 呈高信号。该区域的脂肪瘤通常边界清晰(图 10-29)。畸胎瘤可能含有致密的钙化或骨化,这些钙化或骨化通常位于病变的中心部分。皮样囊肿是中线病变,含有脂肪、鳞状上皮(表皮样囊肿也是如此)、毛囊、汗腺和皮脂腺(图 10-30)。它们的包膜很厚,周围有钙化。

颅咽管瘤

颅咽管瘤可见于儿童和成人,占所有颅内肿瘤的 1.2%~3%。在儿童中,它们占肿瘤病例的更大百分比,但是超过 50%的颅咽管瘤发生在成人中。颅咽管瘤有两种组织病理学亚型,包括造釉细胞型和鳞状/乳头状型(表 10-2)。这些亚型具有不同的临床特征,影像学特征和预后,但在临床工作中,它们很难在影像学上进行区分。

颅咽管瘤通常位于鞍上(20%)、鞍上和鞍(70%)、鞍(10%)或鞍下(<1%),但也可广泛分布,包括前颅窝、中颅窝、后颅窝、斜坡后区和第三脑室。其他罕见的起源包括侧脑室、蝶骨、鼻咽、桥小脑角区和松果体。一个较好的方法是,如果肿瘤看起来很奇怪,并且在颅底有一个组成部分,那么请考虑颅咽管瘤。它们来自腺垂体和前漏斗的鳞状上皮残余(Rathke 囊)的化生,或者来自釉质器官的异位胚胎细胞残余。

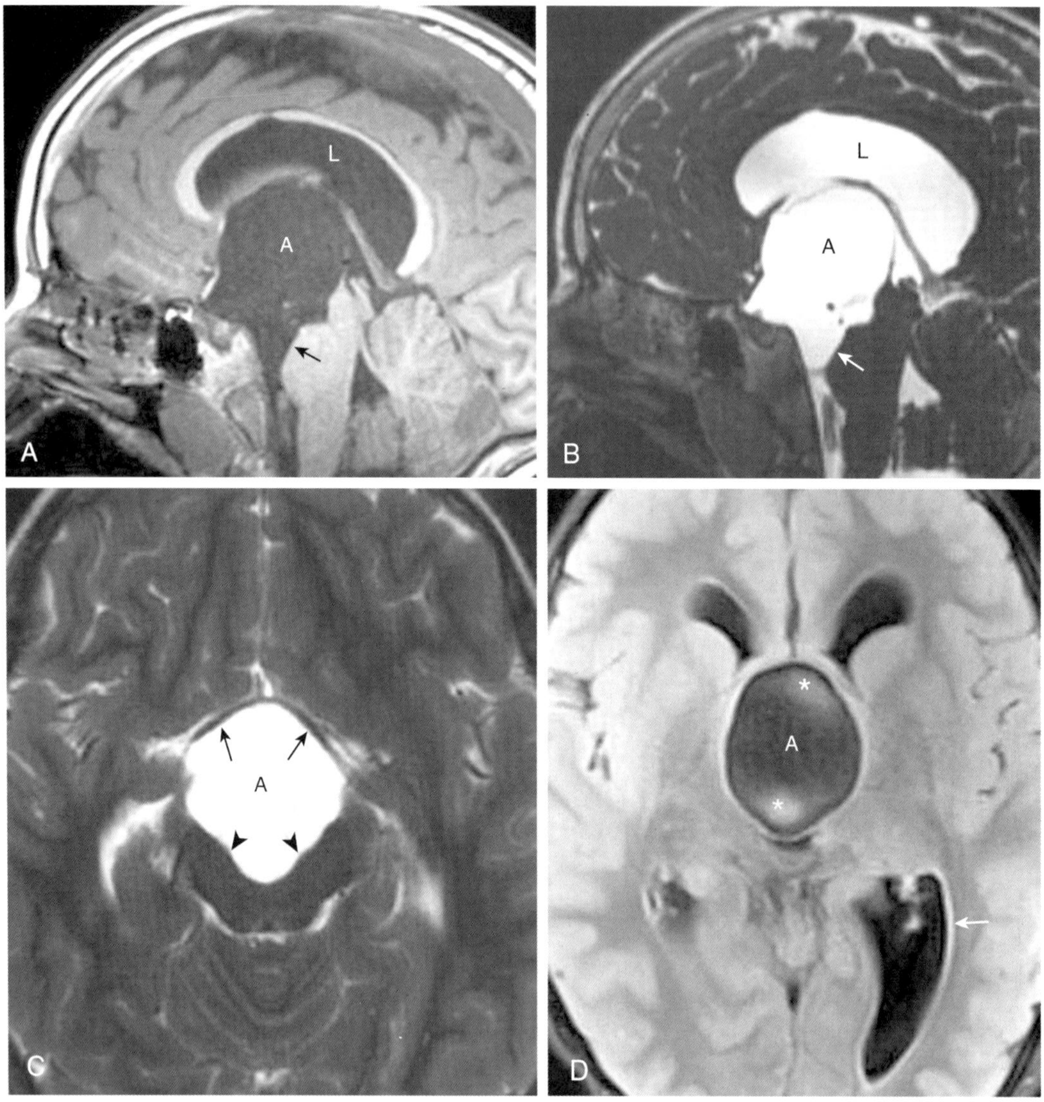

图 10-27　蛛网膜囊肿。矢状位 T1(A)和 T2 稳态进动结构相干图像(B)显示通过中线的轴外脑脊液信号病变(A)位于鞍上池内。注意腹侧脑桥因肿块占位效应而变平(箭头所示),侧脑室因梗阻性脑积水而扩大(L)。(C)轴位 T2W 图像显示双侧大脑前动脉 A1 段(箭头所示)的占位效应和侧向移位,以及蛛网膜囊肿(A)使双侧大脑脚(三角箭头所示)分开。(D)轴向 FLAIR 图像显示蛛网膜囊肿(A)内存在脑脊液搏动伪影(星号所示)。请注意由阻塞性脑积水导致的侧脑室扩大和脑脊液经室管膜流动(箭头所示)。

颅咽管瘤的影像学特征有三种（尽管单个病变可能没有或具有所有这些特征）:钙化、囊性成分和增强(实性、结节性)(图 10-31)。T1 呈高信号、年轻和 CT 上的钙化有利于诊断釉质瘤型颅咽管瘤，而不是乳头状颅咽管瘤。钙化可能是结节性或边缘状的，发生在约 80%的病例中；因此,CT 可以作为 MRI 的有用辅助手段进行诊断,因为 CT 更能显示钙化。约 85%的病例可观察到囊性区域;囊肿在 CT 上可显示低密度,在 MRI 上显示不同信号强度。T1W 呈低至高信号,T2W 通常呈高信号。T1W 上的高信号似乎是由高铁血红蛋白和(或)高蛋白(>9000mg/dL)造成的。一些超高蛋白颅咽管瘤在 T1W 呈低信号的原因是与这种高蛋白水平相关的黏度增加。肿瘤的实性部分强化。

脑室内乳头状颅咽管瘤不常见，可能起源于延伸至第三脑室底部灰结节的结节部。这些病变不延伸到第三脑室底以下(即不发生在鞍上区)。区别这些病变的其他特征包括其在成人中的发病率和男性多见。

激素和视觉障碍很少见，同样是因为其位于脑室

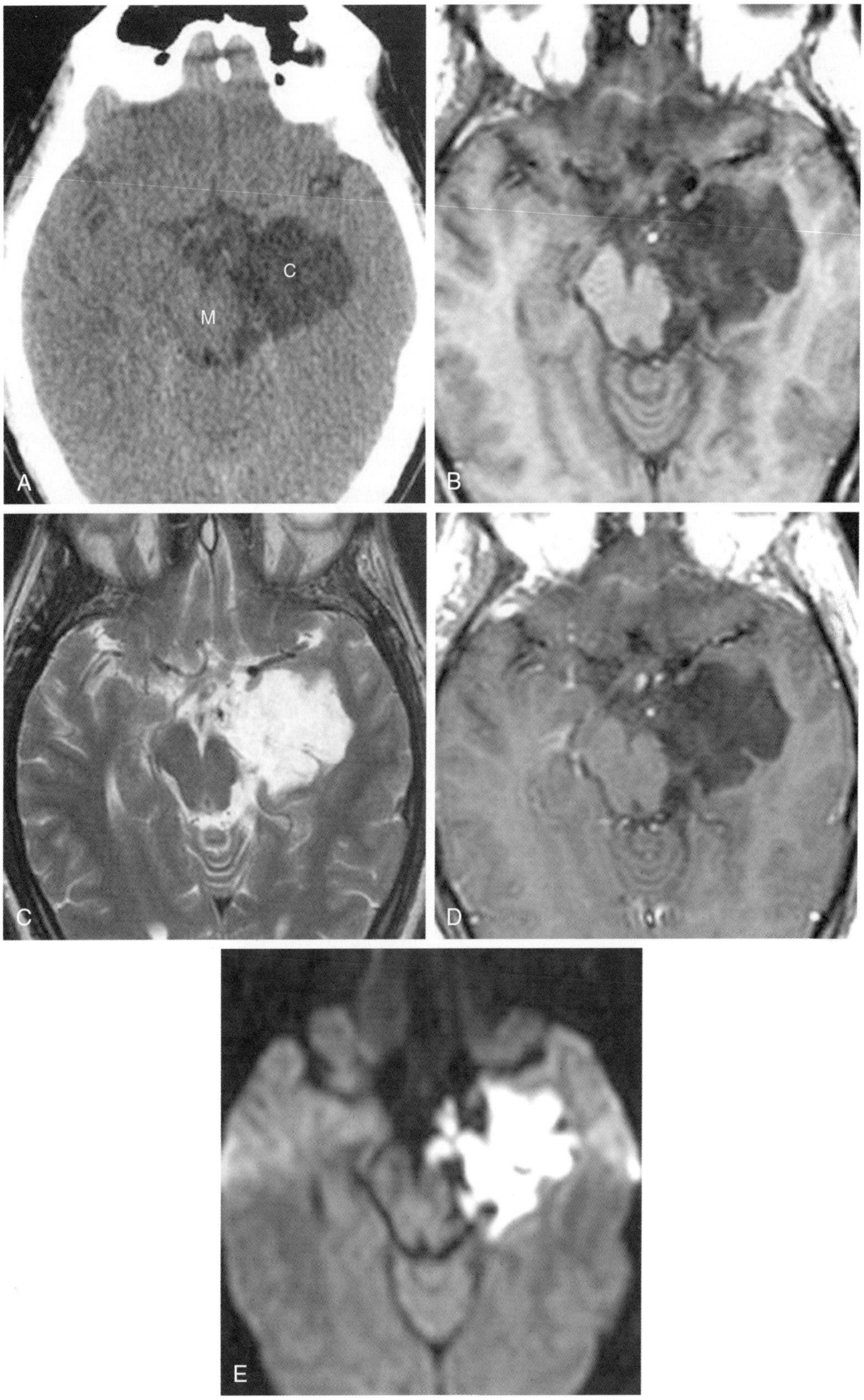

图 10-28　表皮样囊肿。(A)CT平扫显示脑外病灶，呈分叶状轮廓，密度与脑脊液(C)相似，中心位于左侧中颅窝，并延伸至左侧鞍旁区。注意左侧中脑(M)的占位效应。病灶未见钙化。(B)轴位T1W图像和(C)轴位T2W图像显示病变具有与脑脊液相似的信号强度。(D)增强后T1W图像显示病灶无强化，目前该病灶可能是蛛网膜囊肿。然而，DWI(E)确定了表皮样囊肿的诊断。

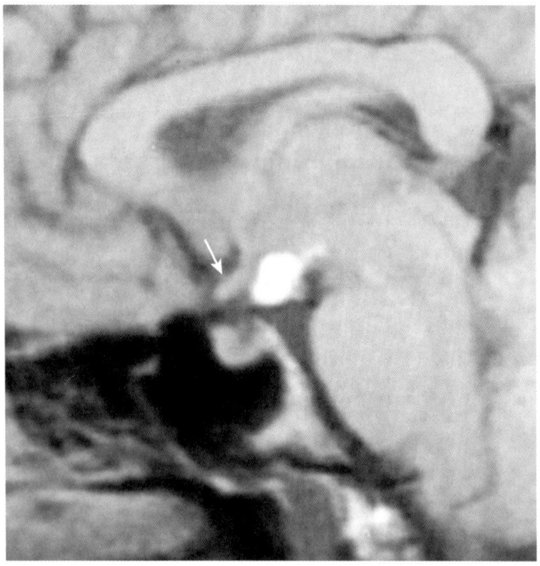

图 10-29 鞍上池脂肪瘤。矢状面 T1W 图像上可见高信号肿块,提示鞍上池脂肪瘤。视交叉(箭头所示)位于脂肪瘤前方。注意偶然发现的 Chiari Ⅰ畸形。

表 10-2 颅咽管瘤的组织病理学类型

	造釉细胞型	鳞状上皮细胞-乳头型
位置	鞍上	鞍内/鞍上或鞍上
年龄	儿童,偶见于成人	成人
组织结构	囊性为主	实性为主
未增强 T1	典型高信号囊肿	如果有,低信号囊肿
形态	分叶状	球形
包绕血管	是	否
肿瘤复发	+++	+
钙化	+++	+

+,可能;+++,非常可能。

内。钙化或囊肿形成的发生率较低(与普通的牙釉质型颅咽管瘤相反),且具有均匀的强化。这种实性脑室内病变没有特定的特征。除了罕见的乳头状颅咽管瘤外,此类第三脑室病变的鉴别诊断很重要,包括第三脑室海绵状血管畸形、脉络丛乳头状瘤、室管膜瘤、毛细胞星形细胞瘤和脑膜瘤。

据报道,颅咽管瘤术后颈内动脉床突上段出现梭形扩张(假性动脉瘤形成);然而,到目前为止,还没有关于蛛网膜下隙出血的病例报道。囊肿穿刺/引流的治疗和再治疗,以及用于复发的抗肿瘤药物的局部灌注是很常见的。这是一种黏性肿瘤,很难在不伤害关键正常结构(如视觉器官、垂体柄和下丘脑)的情况下清除。

脑膜瘤

该区域的脑膜瘤起源于鞍结节、前床突、鞍膈、蝶骨平面和上斜坡。进行性视力丧失是最常见的主诉。脑膜瘤位于轴外,使灰白色界面扭曲。CT 可以显示骨质增生、鞍结节和蝶骨平面的骨质压迫吸收,以及鞍背的侵蚀。

与脑实质相比,脑膜瘤 T1W 呈等信号或略低信号(图 10-32),T2W 呈等信号或略高信号。这些病变通常不是囊性的。它们呈显著强化。在血管造影上,它们具有来自眼动脉和颈动脉脑膜分支的特征性染色。记住,脑膜瘤通常会使颈动脉变窄。仔细观察影像至关重要,因为这些肿瘤包膜很薄,有时很难与强化的垂体组织或硬脑膜区分开。

视交叉 / 下丘脑星形细胞瘤

视交叉/下丘脑星形细胞瘤(胶质瘤)表现为鞍上池肿块,在 T1W 上通常与脑实质相比呈等信号,T2W 呈

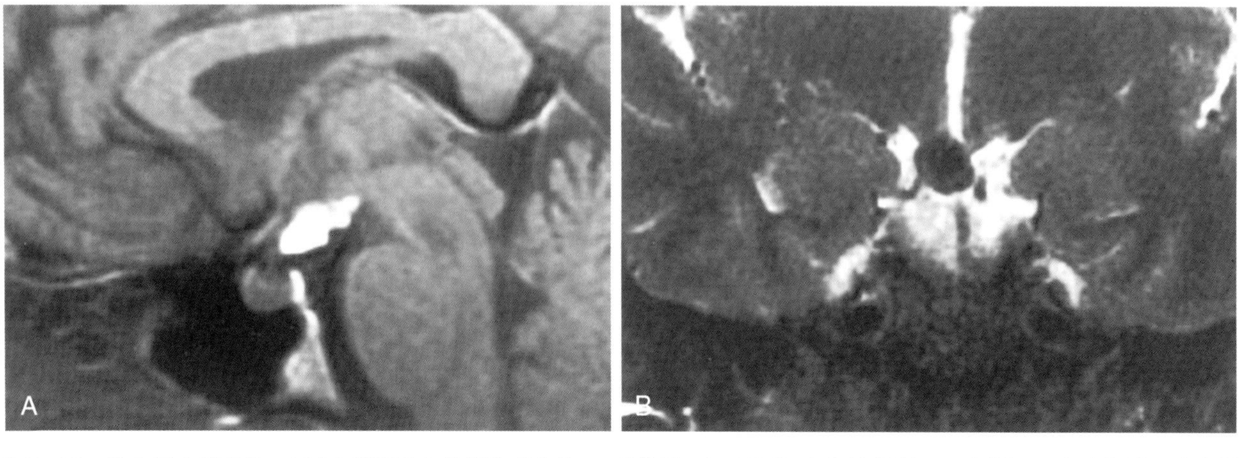

图 10-30 鞍上区皮样囊肿。(A)皮样囊肿中的脂肪成分呈 T1 高信号。(B)注意,在脂肪抑制 T2W 图像上,脂肪信号强化降低。

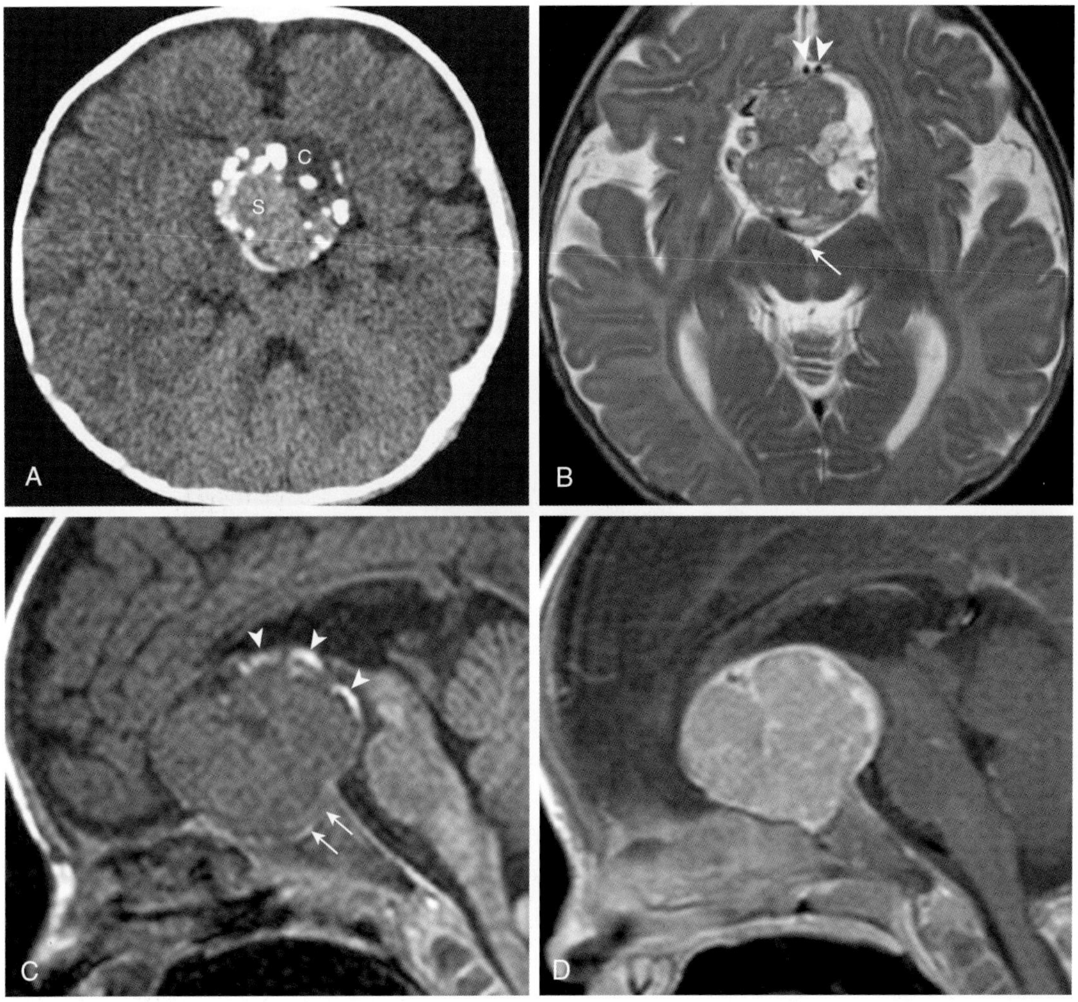

图 10–31 颅咽管瘤。(A)轴位 CT 平扫图像显示鞍上肿块,其内可见高密度实性(S)和低密度囊性(C)成分,周围和中央有块状钙化。(B)轴位 T2W 图像(T2W)显示同一个病灶,包含低信号(实性)和高信号(囊性)成分,注意由于占位效应,脚间池增宽(箭头所示)和大脑前动脉 A2 段前移(三角箭头所示)。(C)矢状位 T1W 显示鞍区重塑(箭头所示),表明病变生长缓慢。沿肿瘤后缘的曲线高信号(三角箭头所示)可能反映了 CT 上看到的钙化成分。再次看到的是由占位效应导致的中脑向后移位。(D)增强后矢状位 T1W 显示肿瘤不均匀强化。

高信号(图 10–33)。这种高信号可能在整个视觉通路中都可见,但意义不明。肿块强化程度不一,未受辐射的肿瘤中钙化很少见。有时,肿瘤中存在囊性成分(液体密度/信号强化),通常为 1 级毛细胞型。双侧视神经星形细胞瘤与神经纤维瘤病有关。下丘脑星形细胞瘤和神经节胶质瘤可能难以与视交叉病变区分开来;第三脑室底部和鞍上池中出现不均匀的肿块而视交叉正常,表明这是下丘脑星形细胞瘤,而不是视交叉星形细胞瘤。由于其位置,这些病变很少被切除。幸运的是,它们是生长缓慢的低级别星形细胞瘤,因此,可以延迟治疗,直到被迫放疗和(或)手术。视交叉放疗不是好的选择。

灰结节错构瘤

灰结节的错构瘤可引起中枢性性早熟和癫痫发作(痉挛性笑声)。这些病变是先天性的非肿瘤性异位。结节漏斗束可能携带促性腺激素释放激素。性早熟的机制是由错构瘤引起的黄体生成素释放激素分泌。癫痫发作可能是由病变与边缘系统之间的联系引起的,或者存在相关的脑部异常,包括胼胝体发育不良、视神经畸形、异位和脑回过小。这些发现可能表明在妊娠的第一个月就受到了损伤。当这些肿瘤有蒂时,可以完全切除,且症状会得到改善。

这些错构瘤的解剖位置(刚好位于乳头体前方),

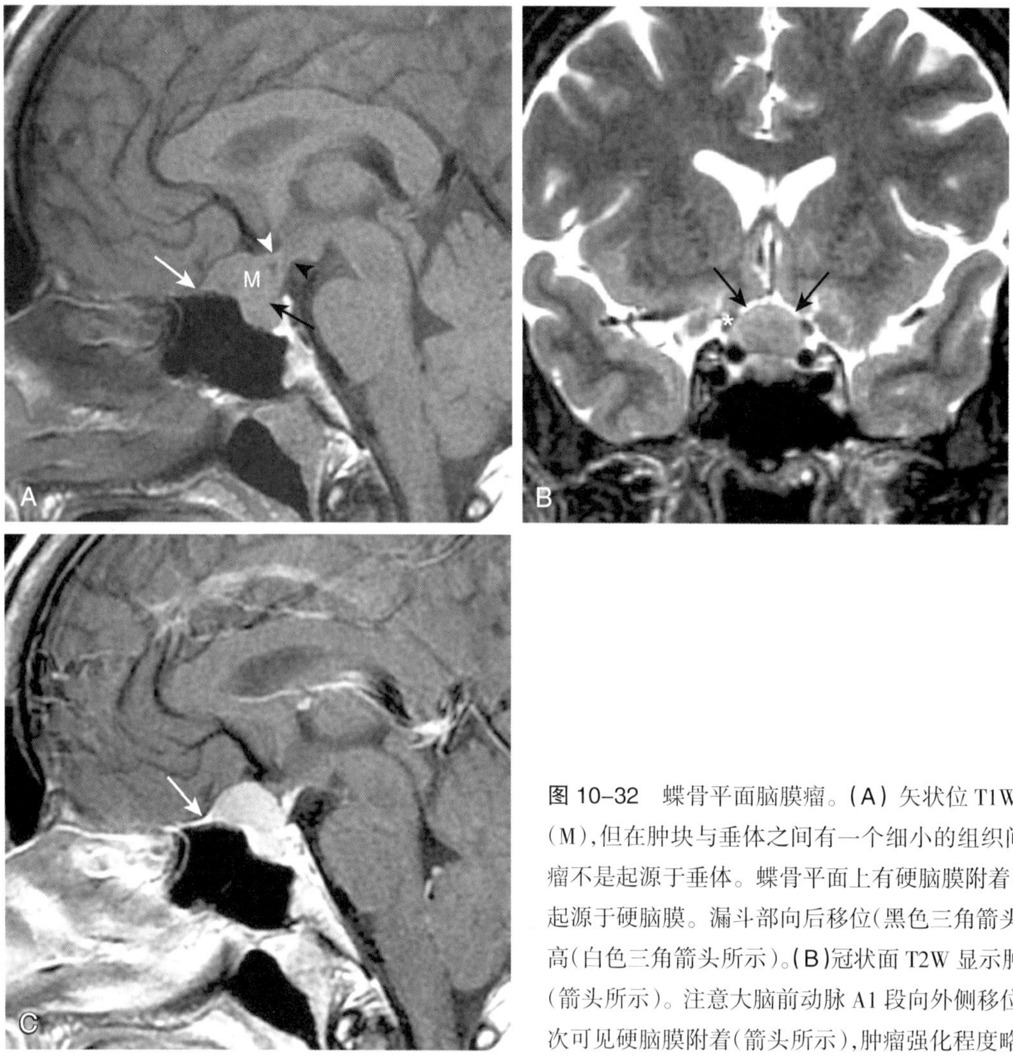

图 10-32 蝶骨平面脑膜瘤。(A)矢状位 T1W 图像显示鞍上区有一个肿块(M),但在肿块与垂体之间有一个细小的组织间隙(黑色箭头所示),表明肿瘤不是起源于垂体。蝶骨平面上有硬脑膜附着(白色箭头所示),表明脑膜瘤起源于硬脑膜。漏斗部向后移位(黑色三角箭头所示),视交叉被肿块向上抬高(白色三角箭头所示)。(B)冠状面 T2W 显示肿瘤相对于脑实质呈略高信号(箭头所示)。注意大脑前动脉 A1 段向外侧移位(星号所示)。(C)增强后,再次可见硬脑膜附着(箭头所示),肿瘤强化程度略低于正常垂体。

以及 T1W 上类似于灰质的信号强度,大多数情况下在 PDWI 和 T2W 上信号强度高于灰质,强烈支持这一诊断(图 10-34)。形态学上,错构瘤可能是有蒂的,也可能是宽基底的,直径为 0.4~4cm。典型的结节性硬化症结节性错构瘤不会钙化、增强、含有脂肪或囊肿。在组织学上,它们由正常的小胶质细胞支持的神经元组成。这些病变往往随时间保持稳定。

如何将这一病变与颅咽管瘤和下丘脑胶质瘤区分开来?颅咽管瘤在 T1W 上与脑实质等信号强度的情况很少见。CT 对颅咽管瘤中出现的钙化也更敏感。与错构瘤的均匀外观相比,下丘脑胶质瘤和颅咽管瘤都是异质性病变。无增强的特点极大地支持了错构瘤的诊断。形态学、位置和临床病史通常使这一诊断变得简单直接。

动脉瘤

在 MRI/MRA 和 CTA 上对动脉瘤的诊断已在血管章节(第 3 章)中讨论过。部分血栓形成的巨大动脉瘤在 MRI 上会显示流空信号和来自不同血栓阶段的信号强度(图 10-35)。在 MRI 中,如果搏动伪影延伸到蝶鞍的边缘甚至超出其范围,应怀疑存在动脉瘤。为了明确动脉瘤的确切起源位置和确定其颈部,需要进行血管造影。岩尖胆固醇肉芽肿可能类似巨大的血栓性岩骨段颈动脉动脉瘤。希望能在附近找到正常或移位的颈内动脉流空信号。在鞍上池内,颅咽管瘤的混合密度和钙化可能与部分血栓钙化的动脉瘤/假性动脉瘤相混淆。再次强调,希望能在附近找到正常或移位的颈内动脉流空信号。

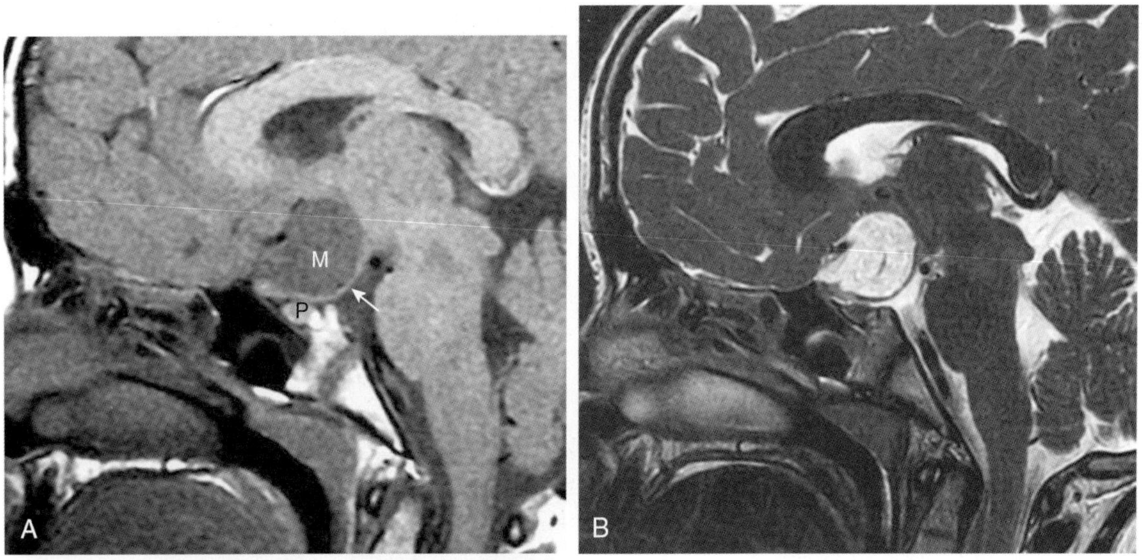

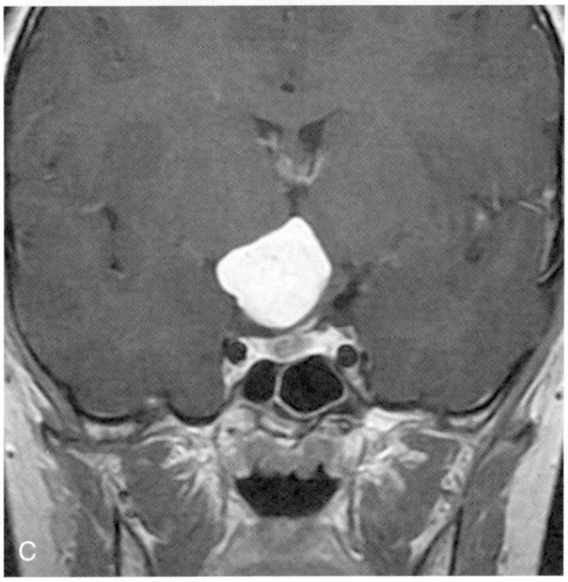

图 10-33　视交叉-下丘脑起源的毛细胞型星形细胞瘤。(A)矢状位 T1W 图像显示，在第三脑室底部中心存在一个大的低信号肿块(M)，肿块向下延伸至鞍上区。请注意视神经通路(箭头所示)向下移位。垂体(P)未受累。(B)矢状位 T2W 显示病灶呈高信号。(C)这种程度的增强是毛细胞型星形细胞瘤的典型特征，但并不意味着高级别肿瘤。

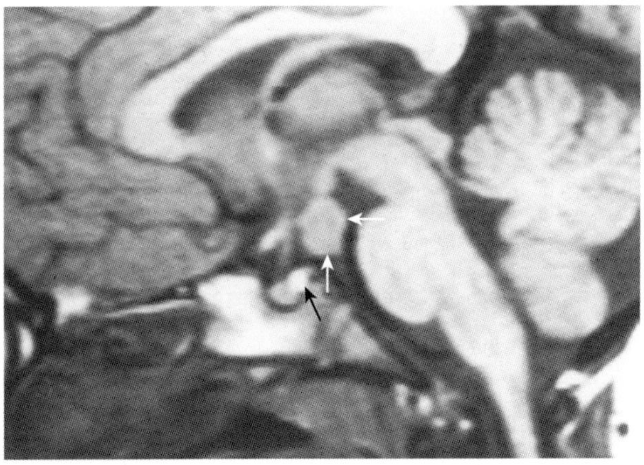

图 10-34　灰结节错构瘤。从灰结节延伸出的带蒂肿块(白色箭头所示)与脑实质等信号。注意后叶垂体的高信号(黑色箭头所示)。

生殖细胞瘤

这些病变主要出现在儿童和年轻人中。临床表现各异，但常见症状包括尿崩症、垂体功能减退和视交叉受压。生殖细胞瘤起源于鞍上区的原始生殖细胞，表现为肿块病变，可能具有局部侵袭性。在 CT 上，未增强的扫描中生殖细胞瘤表现为高密度，且均匀增强(图 10-36)。这种高密度可能与淋巴瘤相似，可能是肿瘤蛋白增加的结果。这些病变不会钙化。可能同时存在松果体区的肿块，可以通过蛛网膜下隙播散发生转移。在 MRI 上，这种病变与该区域的其他软组织肿瘤之间的特异性较低。在放射治疗(或化疗)的影响下，其会在数天到数周内逐渐消退。

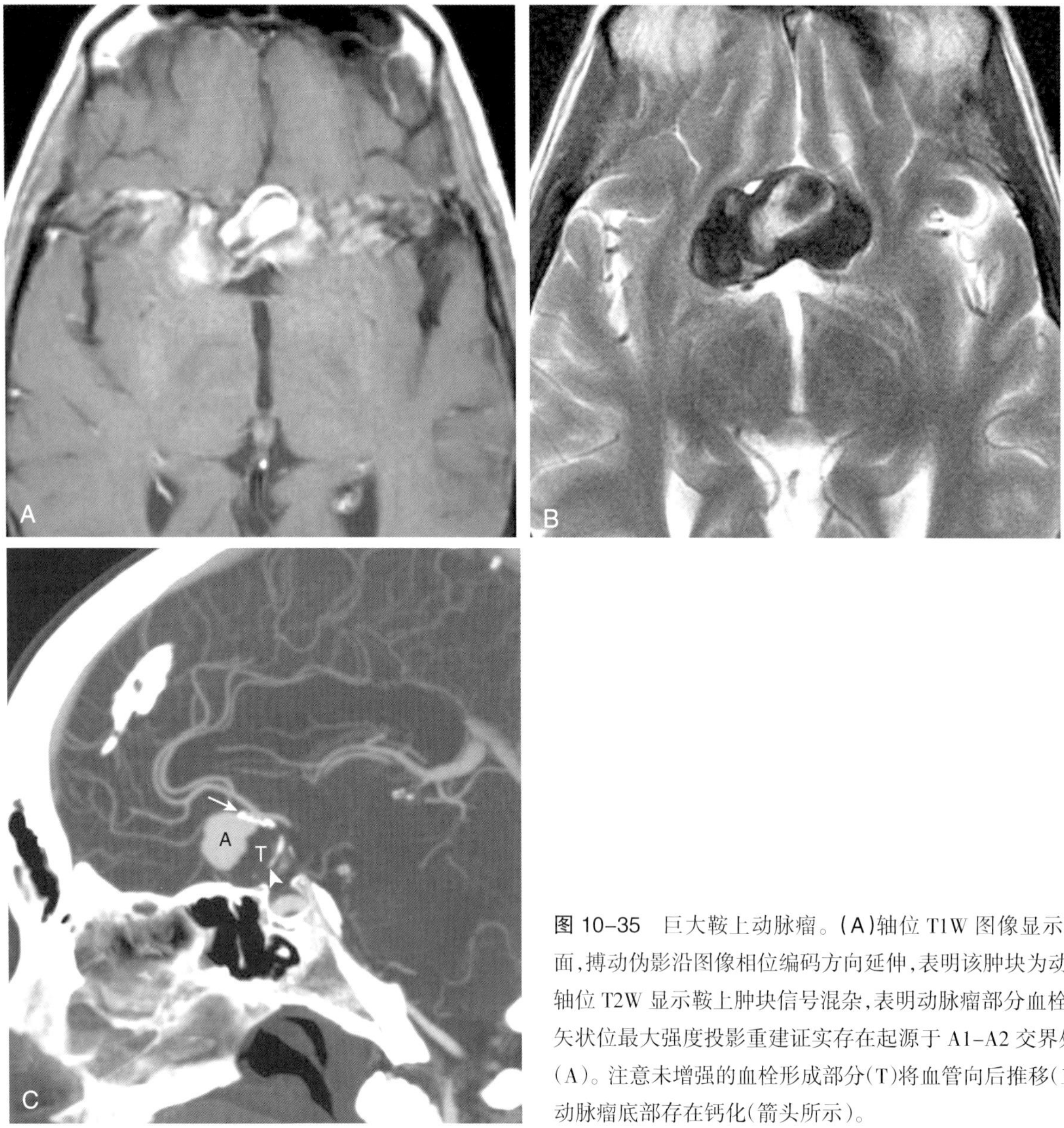

图 10-35 巨大鞍上动脉瘤。(A)轴位 T1W 图像显示,在鞍上肿块层面,搏动伪影沿图像相位编码方向延伸,表明该肿块为动脉瘤性质。(B)轴位 T2W 显示鞍上肿块信号混杂,表明动脉瘤部分血栓形成。(C)CTA 矢状位最大强度投影重建证实存在起源于 A1-A2 交界处的鞍上动脉瘤(A)。注意未增强的血栓形成部分(T)将血管向后推移(三角箭头所示)。动脉瘤底部存在钙化(箭头所示)。

鞍旁病变

鞍旁病变是指位于海绵窦、Meckel 腔、硬脑膜覆盖层及邻近骨骼(框 10-5)内的病变。下文尽量不重复本章和其他章节中已经提到的病变影像学特征,重点关注该特定位置的其他特征,以帮助进行诊断。

动脉瘤

动脉瘤可能会侵蚀和破坏前床突,并与明显的流空或血栓层相关联。可以根据 T1W 进行诊断,并可以通过 CTA、MRA 和传统血管造影进一步明确。在大多数情况下,MRI/MRA 能够对这种病变明确诊断。海绵窦动脉瘤会对海绵窦内的脑神经产生压迫。当它们破裂时,会形成颈动脉-海绵窦瘘,而起源于颈动脉及其远端分支的硬膜内动脉瘤会产生蛛网膜下隙出血。

颈动脉 - 海绵窦瘘或硬脑膜畸形

颈动脉-海绵窦瘘或硬脑膜畸形可导致海绵窦扩大。瘘管可能是由外伤或硬膜外动脉瘤破裂引起的。与显著的海绵窦扩大并存的通常还有增大的眼上静脉或其他眼眶静脉。在动脉期获得的 CTA 中,可以看到受影响的海绵窦内静脉早期显影或增强程度相对于对侧有所增加。偶尔可以识别出扩张的海绵间窦侧支静脉。当

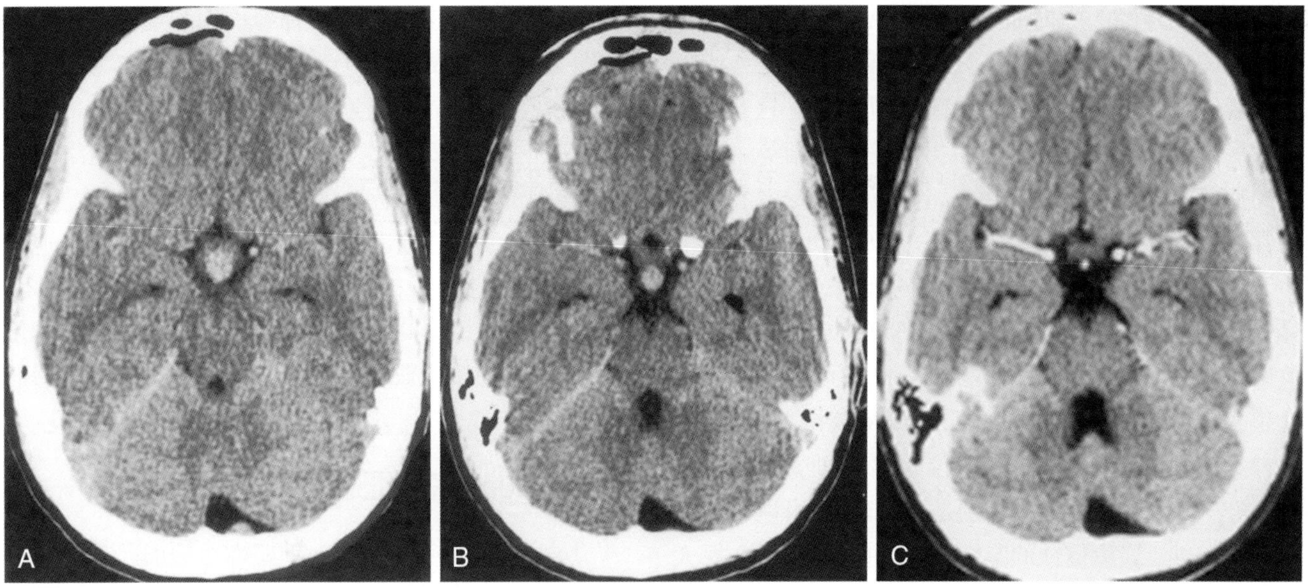

图 10–36　生殖细胞瘤。(A)CT 平扫显示鞍上肿块高密度，代表生殖细胞瘤。(B)(A)下方的 CT 平扫显示明显增大的漏斗部(包含生殖细胞瘤)高密度。(C)放疗后的增强 CT。观察正常的漏斗部。

框 10–5　海绵窦病变

- 垂体腺瘤
- 脑膜瘤
- 转移瘤(包括肿瘤的神经周围扩散)
- 神经鞘瘤(第Ⅲ～Ⅵ对脑神经)
- 血管病变(扩张的颈动脉、颈动脉–海绵窦瘘、海绵窦颈内动脉瘤、海绵窦血管瘤、海绵窦血栓形成)
- 淋巴瘤
- 感染
- 软骨肉瘤
- 脊索瘤
- 特发性炎性疾病(Tolosa-Hunt 综合征)
- 浆细胞瘤

注射一侧颈内动脉时，可以在血管造影中看到对侧海绵窦及其分支显影(见图 3–61)。

海绵窦血栓形成

即使对于最擅长诊断的医生，诊断海绵窦血栓形成也较为困难。海绵窦血栓形成可能是由感染性过程的一部分引起的，如侵袭性真菌性鼻窦炎的蔓延，或由上眼静脉血栓形成的逆行扩展引起，可能与自发性硬脑膜畸形有关，也可能是由介入性或外科手术引起的(图 10–37)。最后一种情况最常见于与颈动脉–海绵窦瘘或硬脑膜畸形联合发生时。MRI 平扫，亚急性闭塞的海绵窦中可能观察到高信号。然而，很多时候，海绵窦可能只是部分闭塞。仅根据 MRI 的增强图像进行评估并不十分有用，因为海绵窦的非血栓区域会增强，而亚急性血栓也是高强度信号。在没有明亮信号的情况下，海绵窦内无钆增强表明急性血栓形成。在 CT 上，可以检测到不规则增强的海绵窦，其内血栓形成的部分缺乏对比剂充盈。扩大的眼上静脉、眶周肿胀或眼外肌增粗提示海绵窦可能存在血栓。注意不要将 CT 上的充盈缺损或 T1W 上海绵窦内的高信号与正常人的脂肪混淆。

海绵窦脑膜瘤

一般来说，海绵窦脑膜瘤沿着海绵窦的外侧边缘生长，并可能向后延伸至天幕边缘，在增强图像中呈现出鸽尾状外观(图 10–38)。海绵窦的外侧边缘会平滑地膨胀。脑膜瘤可以包裹或扭曲海绵窦内的颈内动脉部分。在 CT、MRI 或血管造影中，它们的特征与其他部位的脑膜瘤相似。在极少数情况下，脑膜瘤可以穿过颅底。在眼眶之后，颅外脑膜瘤可见于鼻旁窦、咽旁间隙、颈静脉孔和枕骨大孔。

三叉神经病变

三叉神经鞘瘤是罕见的肿瘤(占脑肿瘤的<0.4%)，

起源于三叉神经的颅内部分，主要位于中颅窝的膝神经节/Meckel 腔区域(最常见)或后颅窝(次常见),或可能呈哑铃状(最少见),同时累及这两个区域。这些肿瘤的发病高峰年龄在 40 岁左右,男女发病率相等。最常见的症状是三叉神经功能障碍,包括疼痛、麻木和感觉异常。

在 MRI 上,它们是边缘光滑的肿块,T1W 呈等信号,T2W 呈高信号且有明显强化(图 10-39)。在强化肿块中可观察到"囊性"改变的区域。它们可能穿过颅底孔道生长,导致相应孔道增大,并可从脑桥、桥前池和膝神经节延伸至海绵窦。矢状位 MRI 有助于追踪肿瘤沿神经的走行。在 CT 上,特别是在骨窗中,可以观察到岩尖的侵蚀。岩尖侵蚀的鉴别诊断包括表皮样瘤、巨大岩尖胆固醇肉芽肿、桥小脑角神经鞘瘤、脑膜瘤、黏液囊肿、脊索瘤、转移瘤、骨软骨瘤和软骨肉瘤。其中大多数病变可以很容易地与三叉神经鞘瘤区分开来。与肿瘤缓慢生长相关的其他发现是中颅窝底的平滑性侵蚀,以及卵圆孔、圆孔和上眶裂的扩大。

丛状神经纤维瘤可能弥漫性浸润第Ⅴ对脑神经，并通过受影响的神经从其孔道进入面部的深层空间。恶性肿瘤[恶性外周神经鞘瘤(MPNST)]可能在Ⅰ型神经纤维瘤病患者中最常见,与丛状神经纤维瘤相似。第Ⅴ对脑神经近端部分的其他罕见病变包括脂肪瘤、表皮样瘤、转移瘤和炎性疾病。

在三叉神经痛的检查中会进行影像学检查。外科医生可以寻找导致三叉神经痛的原因,包括:①肿块病变,如神经鞘瘤;②血管病变(大循环动脉或静脉、动静脉畸形、隐匿性畸形);③其他原因(如多发性硬化症)。高分辨率 T2W 可以观察到动脉和静脉对三叉神经的血管压迫(图 10-40)。同时进行的头部 MRA 也有助于诊断。最常见压迫三叉神经并需要微血管减压的血管是小脑上动脉、静脉(中脑周围)、小脑下前动脉、椎动脉。

肿瘤沿神经周围扩散

转移常通过神经周围、蛛网膜下隙和血液途径。这种扩散表明预后不良。头颈部肿瘤可能通过颅底孔道向脑内发生神经周围扩散。腺样囊性癌、基底细胞癌、鳞状细胞癌、淋巴瘤、黏液表皮样癌、黑色素瘤和神经鞘瘤都具有这种浸润的倾向(图 10-41)。皮肤、小/大唾液腺和鼻旁窦腔可能是其起源部位。任何基底神经孔道的增大或不对称都应警惕神经周围肿瘤蔓延的可能性(图 10-42)。放线菌病、莱姆病和带状疱疹等感染也可能表现出神经周围受累。

三叉神经的第 3 支,由于其广泛的神经网络遍布头部和颈部,特别容易发生神经周围扩散(仅次于Ⅴ2 上颌神经)。这种扩散可能是从外周病变的前向或逆向扩散,表现包括:①神经增粗;②卵圆孔同心性增大;③三叉神经池(Meckel 腔区域)的正常脑脊液密度和信号被软组织肿块所取代;④同侧咀嚼肌萎缩;⑤咀嚼肌在 T2W 上呈高信号;⑥去神经支配肌肉的明显强化。

Tolosa-Hunt 综合征

Tolosa-Hunt 综合征是一种原因不明的海绵窦炎性疾病。其临床特征包括:①持续性、隐痛性、眶后疼痛;②动眼神经(Ⅲ)、滑车神经(Ⅳ)、展神经(Ⅵ)和三叉神经第 1 支(Ⅴ1)的功能障碍,较少见累及视神经或海绵窦段颈内动脉周围的交感神经纤维；③症状持续数天至数周;④偶尔出现自发性缓解;⑤反复发作;⑥对类固醇治疗反应迅速。报告显示,血管造影可观察到海绵窦段颈内动脉狭窄，眼眶静脉造影则显示上眼睑静脉不规则或血栓形成,以及海绵窦血栓形成。在 MRI 上观察到一系列表现,包括:①正常扫描结果;②海绵窦内异常信号(T1W 上与肌肉等信号,T2W 上与脂肪等信号)和(或)肿块病变(海绵窦扩大);③病变扩展至眼眶尖;④海绵窦和(或)上眼睑静脉血栓形成;⑤增强扫描可见强化区扩展至眼眶尖(使用脂肪抑制技术识别)和中颅窝底部(图 10-43)。关于该综合征的病理基础存在争议，一些研究者认为它代表海绵窦的肉芽肿性炎症,而其他研究者则未发现肉芽肿,而是发现非特异性炎症改变。由于该综合征对类固醇治疗反应迅速,因此,大多数情况下难以进行活检。这与特发性炎性眼眶假瘤相似,现已被归入免疫球蛋白 G(IgG)4 相关疾病(IgG4RD)的炎症过程。IgG4RD 包括自身免疫性胰腺炎、腹膜后纤维化、眼眶假瘤和硬化性涎腺炎(米库利奇病)。

Tolosa-Hunt 综合征的鉴别诊断包括结节病、脑膜瘤、淋巴瘤、转移瘤、肿瘤沿神经周围向海绵窦的蔓延,以及放线菌病等感染性疾病。

软骨肉瘤

软骨肉瘤是一种罕见的肿瘤，据说起源于胚胎残

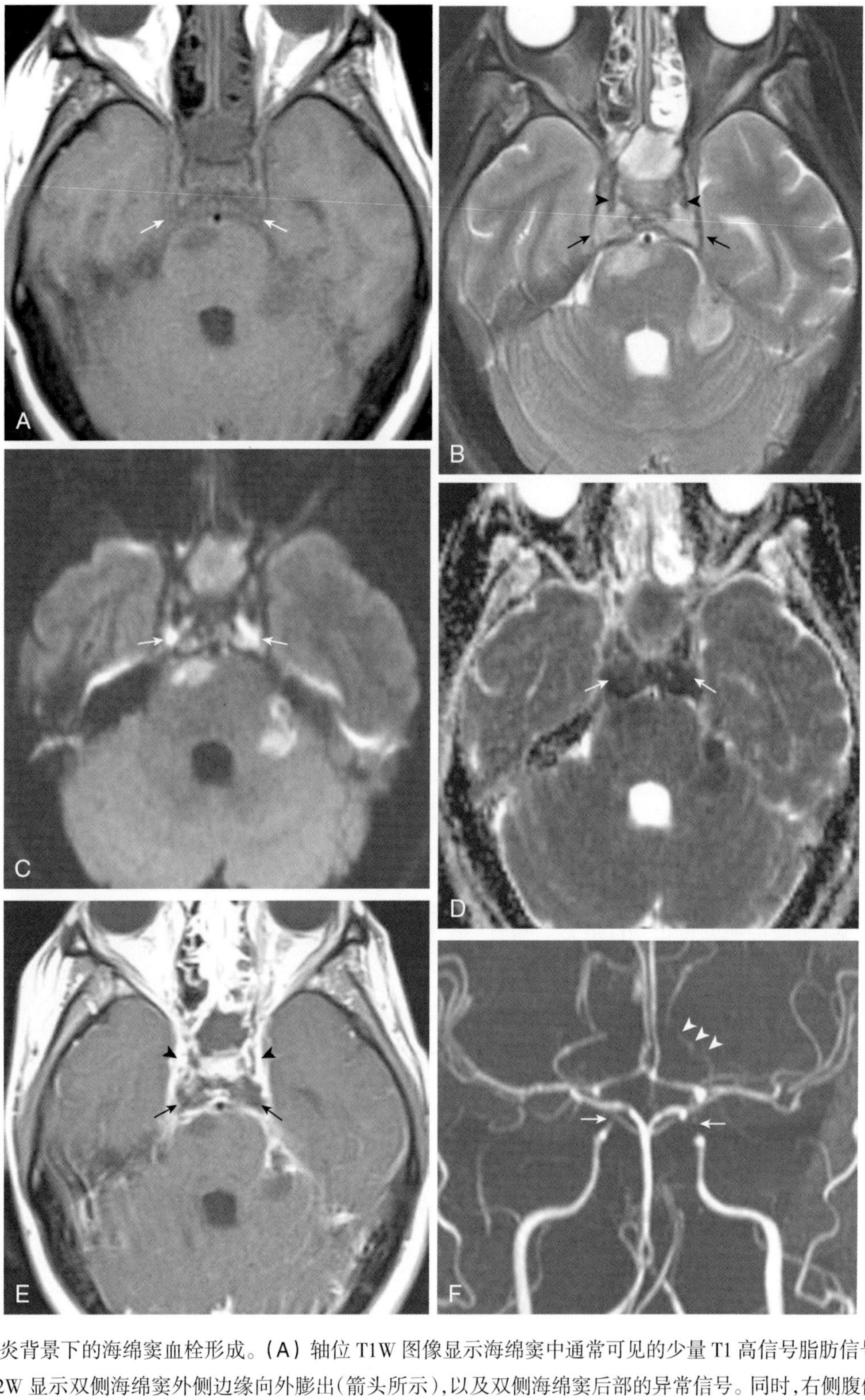

图 10–37　脑膜炎背景下的海绵窦血栓形成。(A) 轴位 T1W 图像显示海绵窦中通常可见的少量 T1 高信号脂肪信号缺失（箭头所示）。(B)轴位 T2W 显示双侧海绵窦外侧边缘向外膨出(箭头所示),以及双侧海绵窦后部的异常信号。同时,右侧腹侧脑桥和左侧桥小脑角(CPA)池内也存在异常信号。注意海绵窦前部颈动脉流空影明显变窄且轮廓不规则(三角箭头所示),而海绵窦后部的流空影则完全消失。在扩散加权成像(C,箭头所示)和表观扩散系数图(D,箭头所示)上,双侧海绵窦后部均可见扩散受限,表明存在脓性物质。右侧腹侧脑桥和左侧 CPA 池内也可见扩散受限。(E)轴位增强 T1W 显示双侧海绵窦内充盈缺损(箭头所示),而海绵窦前部则保持正常强化(三角箭头所示)。注意该脑膜炎患者脑桥沿处的软脑膜异常增强。脑桥内的异常信号表示炎症向实质内扩展,而左侧 CPA 内的异常信号则表示化脓性物质的脑膜局部沉积。(F)三维时间飞跃法 MRA 的 MIP 重建显示双侧海绵窦内颈内动脉突然闭塞(箭头所示),以及左侧大脑后动脉严重不规则(三角箭头所示),表明脑膜炎引起的动脉血管炎。

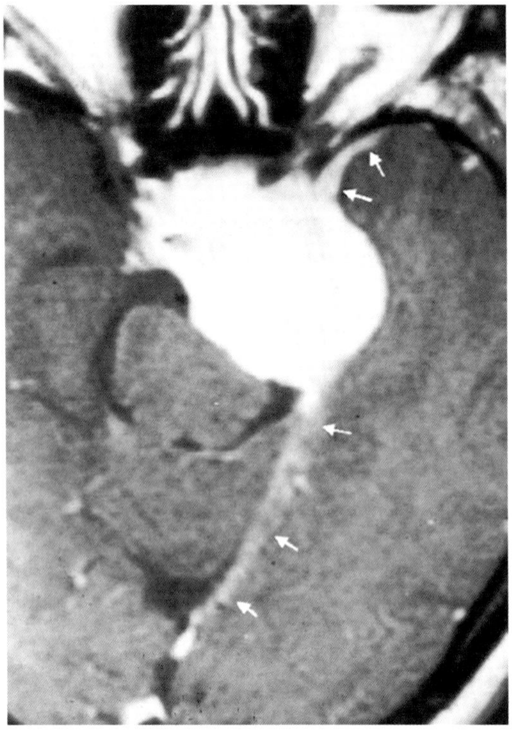

图 10-38 海绵窦脑膜瘤。发现一个较大的均匀强化的海绵窦肿块。病变使海绵窦向外侧膨出,前后(鸽尾状)硬脑膜边缘强化(箭头所示)。

留物、骨骺内骨或软骨,并位于颅底、脑膜或脑内。累及鞍旁区的肿瘤可能起源于岩蝶骨缝或岩蝶裂,并向前延伸至海绵窦。软骨肉瘤通常发生 20~40 岁。通常,患者会有长期的头痛和脑神经问题(特别是展神经),这些问题有时呈间歇性。

CT 显示超过 60%的病例中存在钙化,钙化呈点状、细小斑点状、无定形或环状。也可能出现纯溶骨性骨质破坏。增强 CT 显示肿瘤组织强化。由于 CT 对钙的敏感性较高,因此,可能对该肿瘤具有更高的特异性。在 MRI 上,T1W 呈低至中等信号,T2W 呈高信号且不均匀。病变会强化,但强化的程度,以及 T2W 上的高信号受到钙化基质数量的影响,钙化基质本身不会强化(图 10-44)。这里的关键是确定是否存在钙化。软骨肉瘤应纳入含有钙化且有强化的鞍旁肿块鉴别诊断中(框 10-6)。与成人脊索瘤患者相比,软骨肉瘤患者发病年龄早 15~20 年,两者在影像学上可以相似。前者起源部位更常见于岩枕联合或岩蝶裂,而非中线斜坡或鞍区(后者是脊索瘤的典型特征)。

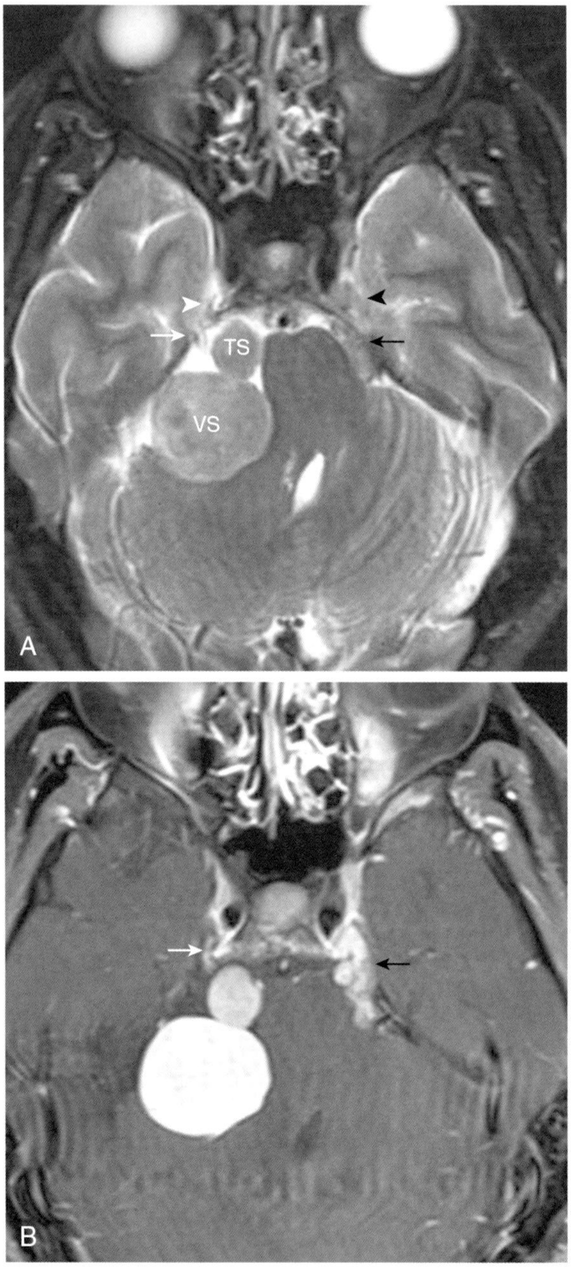

图 10-39 双侧三叉神经鞘瘤。(A)此患者有Ⅱ型神经纤维瘤,轴位 T2W 显示双侧多个脑外肿块,其信号强度高于脑组织。左侧,一个沿三叉神经桥前池段延伸的细长分叶状肿块(黑色箭头所示)伸入 Meckel 腔,导致腔内正常液体信号消失(黑色三角箭头所示),与三叉神经鞘瘤相符。右侧,一个起源于神经近端段的圆形三叉神经鞘瘤(TS)将更远端的三叉神经桥前池段推向外侧(白色箭头所示)。鉴于右侧 Meckel 腔内预期液体信号部分缺失(白色三角箭头所示),怀疑沿三叉神经存在另一病灶。其后方是一个大型前庭神经鞘瘤(VS),压迫并推移脑干向左。(B)这些神经鞘瘤在对比增强后的 T1W 上呈现均匀强化。请注意左侧 Meckel 腔(黑色箭头所示)和右侧 Meckel 腔(白色箭头所示)内神经鞘瘤的强化情况。

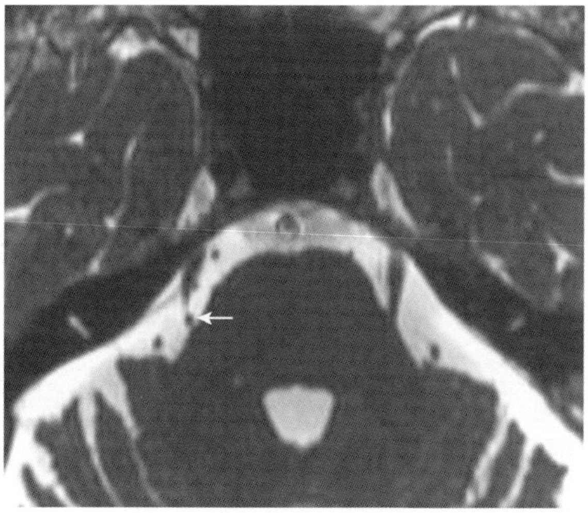

图 10-40 神经血管压迫。该患者表现为右侧三叉神经痛，轴位高分辨率稳态进动结构相干图像显示，远端小脑上动脉（箭头所示）接触并向外推移右侧三叉神经桥前池段。

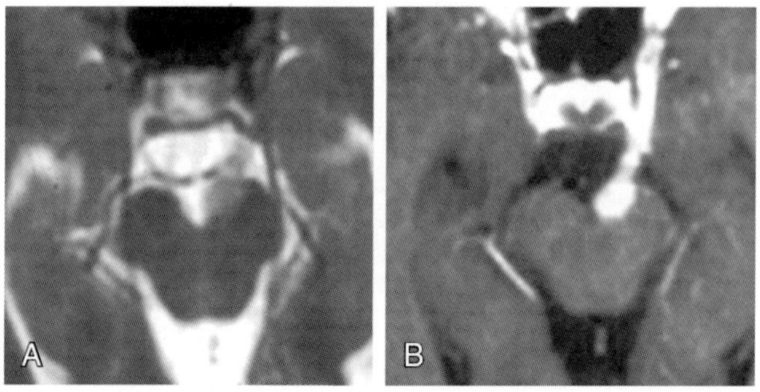

图 10-41 动眼神经淋巴瘤。动眼神经浸润在对比增强扫描(B)上观察最佳，但在 T2W(A)上也可见其明显肿大。

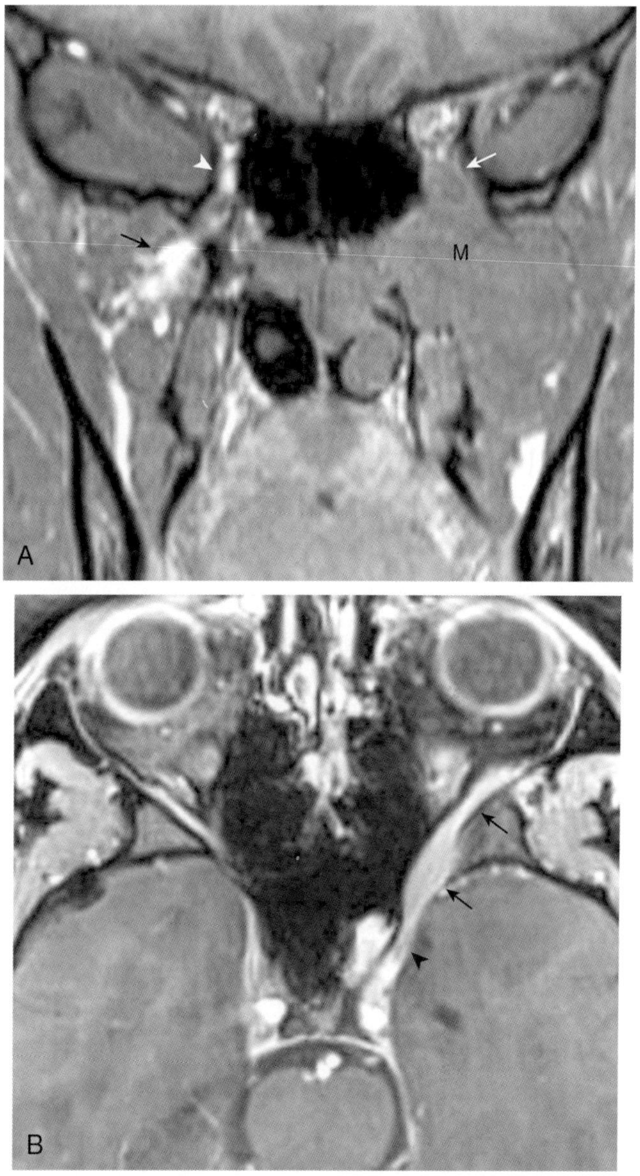

图 10-42 在诊断神经周围肿瘤扩散时，脂肪有助于诊断。(A)冠状位 T1W 显示左侧翼腭窝/咀嚼肌间隙(M)中心有一个团块，该间隙内的正常脂肪消失，如右侧正常侧所示（黑色箭头所示）。肿瘤延伸至扩大的眼眶下裂(IOF)，该间隙内的正常脂肪被肿瘤所替代（白色箭头所示）。与右侧正常的 IOF（三角箭头所示）进行比较。(B)增强脂肪抑制 T1W 显示 IOF 内异常增大和强化（三角箭头所示），并沿 V2 向海绵窦延伸（箭头所示），此为青少年鼻咽血管纤维瘤。

颅底和蝶鞍以下病变

请参阅框 10-7 中的颅底和蝶鞍以下病变列表。

发育性病变

基底脑膜脑膨出约占所有脑膨出的 10%，包括蝶咽型（通过蝶骨体）、蝶眶型（通过眶上裂）、蝶筛型（通过蝶骨和筛骨）、筛板型（通过筛板）和蝶上颌型（通过上颌窦）脑膜脑膨出。这些异常会在特定解剖区域的骨骼上产生圆形、光滑的压痕。其 MRI 信号取决于脑膨出的内容物，包括脑膜、可能发育不良的大脑和（或）脑脊液。高分辨率 MRI 可以很好地显示脑膜脑膨出的内容物，而薄层 CT 图像则可以识别出组织疝出的颅底缺损（图 10-45）。在颅底，脑膨出可表现为咽部肿块，导致气道阻塞和脑脊液鼻漏，并可能引起复发性脑膜炎。

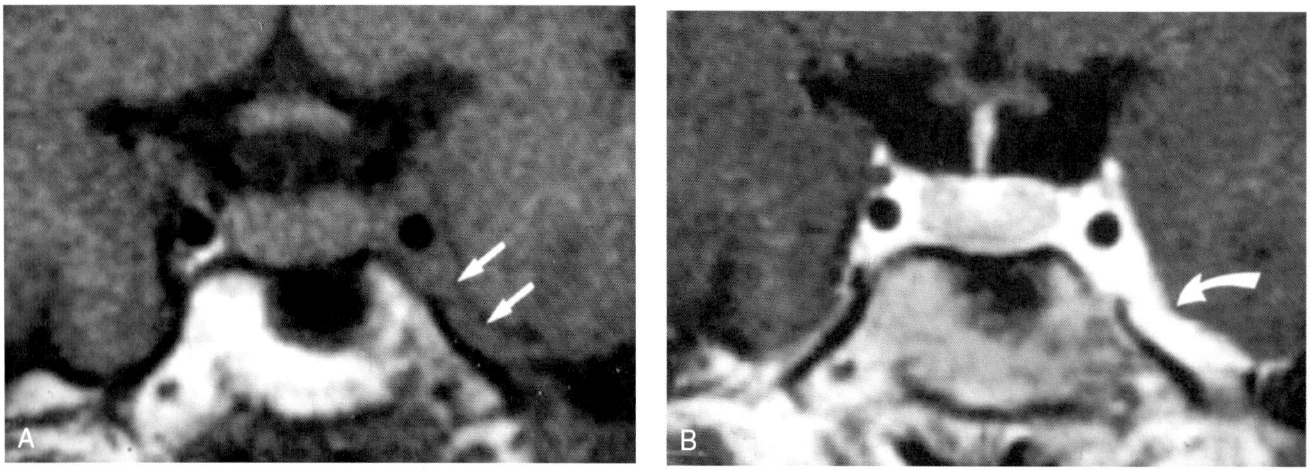

图 10-43 Tolosa-Hunt 综合征。平扫(A)和增强(B)扫描显示浸润性假瘤(箭头所示)进入海绵窦。在许多情况下,同时存在眼眶尖部病变。

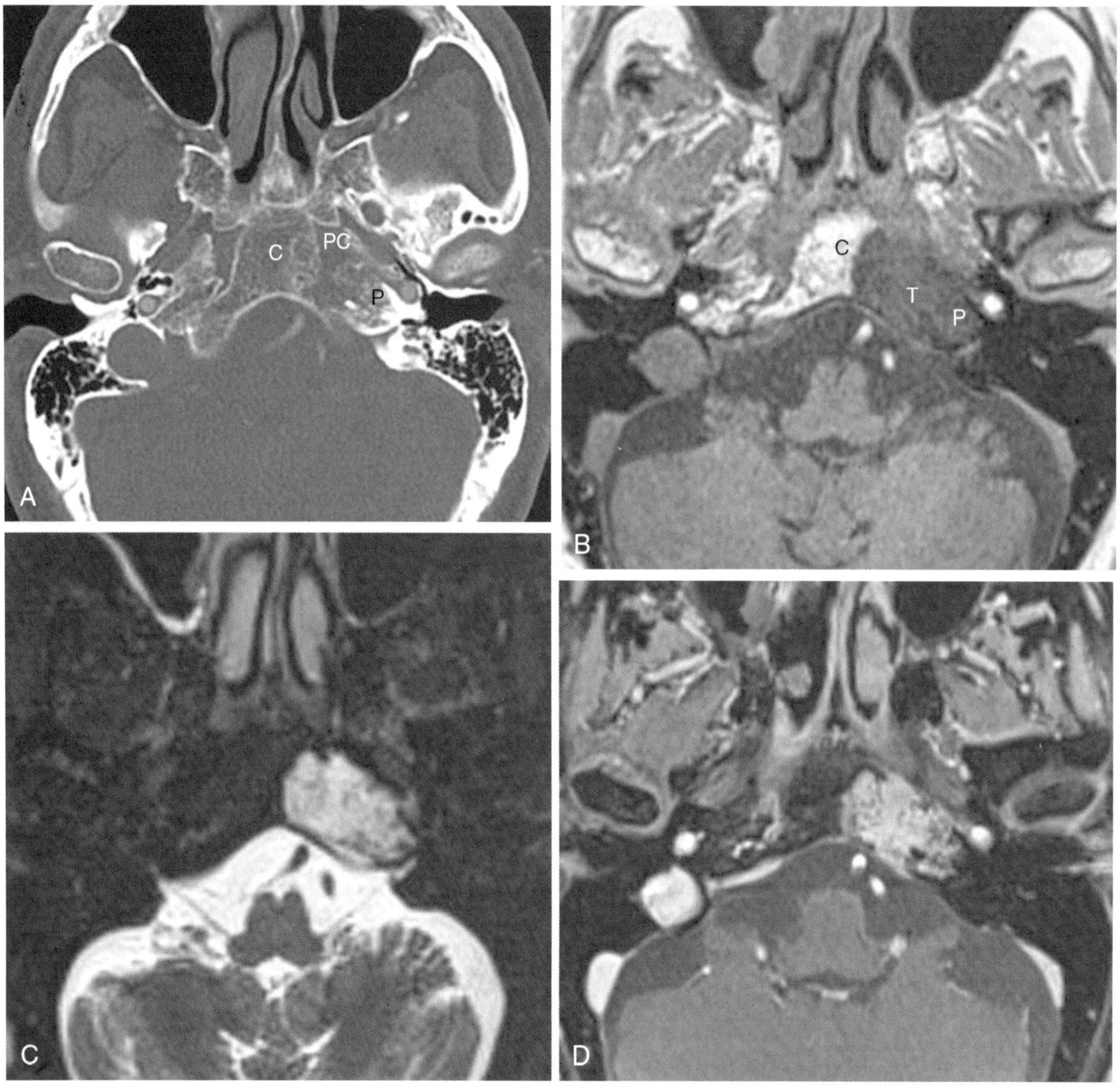

图 10-44 软骨肉瘤。(A)轴位 CT 图像显示溶骨性破坏性病灶以左侧岩骨尖-斜坡联合(PC)为中心,累及斜坡(C)左侧外侧部分和岩骨尖(P)内侧部分。(B)轴位 T1W 显示肿瘤(T)再次以岩骨尖-斜坡联合为中心,相邻斜坡(C)左侧和岩骨尖(P)内侧的骨髓信号异常。(C)轴位 T2W 显示该病灶特征性的高 T2 信号。低信号灶反映钙化基质。(D)肿瘤在对比增强 T1W 上可见强化。

框 10-6 含钙化的鞍旁病变

动脉粥样硬化-延长扩张
硬脑膜钙化/岩尖韧带
动脉瘤
颅咽管瘤
脑膜瘤
软骨肉瘤
脊索瘤
肉芽肿
畸胎瘤

框 10-7 鞍下及颅底病变

黏液囊肿	浆细胞瘤/多发性骨髓瘤
转移瘤	发育性病变(脑膜脑膨出)
垂体腺瘤	嗜酸性肉芽肿
脑膜瘤	表皮样囊肿
佩吉特病	感染
骨纤维异样增殖症	青少年血管纤维瘤
胆固醇肉芽肿	恶性外耳道炎
颅咽管瘤	鼻咽癌
软骨肉瘤	蝶窦癌
脊索瘤	

青少年血管纤维瘤

青少年血管纤维瘤几乎仅见于年轻男性患者，约占头颈部肿瘤的0.5%，是鼻咽部最常见的良性肿瘤。这些肿瘤可能起源于鼻腔/蝶腭孔的后外侧壁。它们的特点是通过翼腭孔生长，并可延伸至颞下窝。其他扩散区域包括蝶窦、海绵窦和鼻旁窦。这些病变的不常见部位包括咽旁间隙和翼状肌区域。该肿瘤可能导致鼻出血、鼻塞或面部畸形。这些肿块血管丰富，因此，鼻出血是常见的临床表现。目前的治疗方法是对这些病变进行术前栓塞，随后进行手术。

以前普通X线片诊断依赖于上颌窦后壁的向前移位，但现在有更好的诊断工具。MRI可显示病变的范围，并需要仔细评估颅底和翼腭窝，以确定肿瘤的真实范围(图10-46)。CT可以发挥补充作用，显示受累颅底孔内正常脂肪的软组织膨出。虽然肿瘤本身没有特定的强化特征，但在高度血管化的病变中可能看到流动伪影。肿瘤强化明显。血管造影显示肿瘤染色明显，主要供血血管包括下外侧干和上颌内动脉的分支，包括脑膜动脉。

脊索瘤

脊索瘤发生在脊索残余部位，占所有颅内肿瘤的不到1%。35%~40%的脊索瘤发生在颅部(发病高峰年龄为20~40岁)，50%发生在骶部(发病高峰年龄为40~

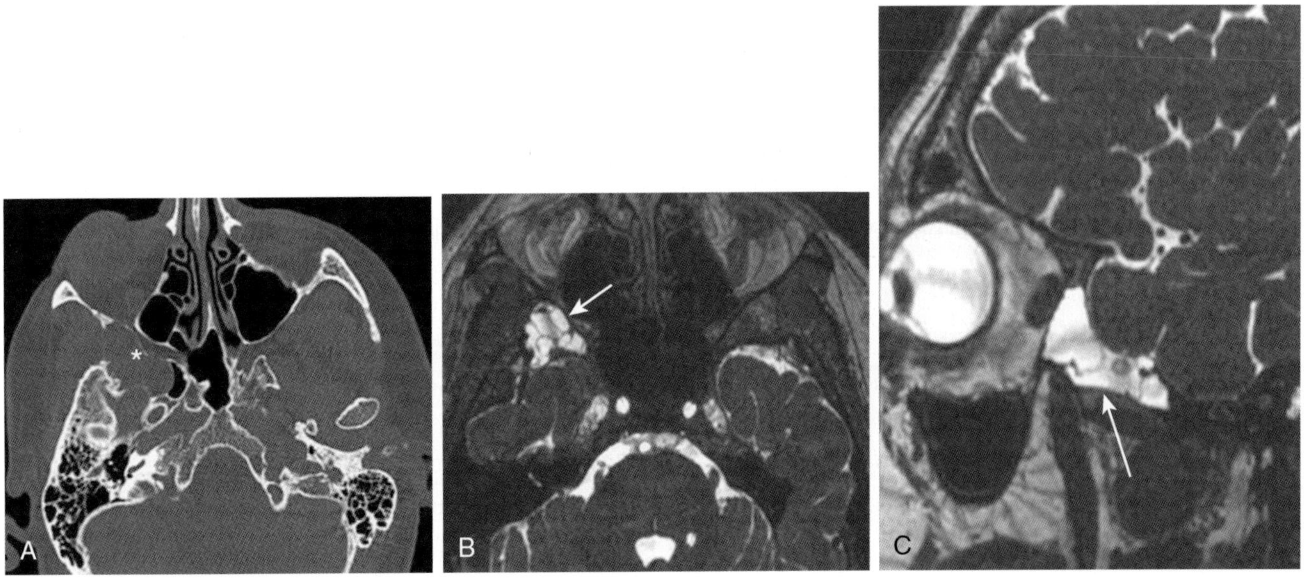

图10-45 脑膜膨出。(A)蝶骨翼上最初出现溶骨性病变，CT检查显示为原发性骨病变(星号所示)。轴位(B)和矢状位(C)T2W图像显示脑脊液信号(箭头所示)和与蛛网膜下隙的沟通，表明为颅底脑膜膨出。

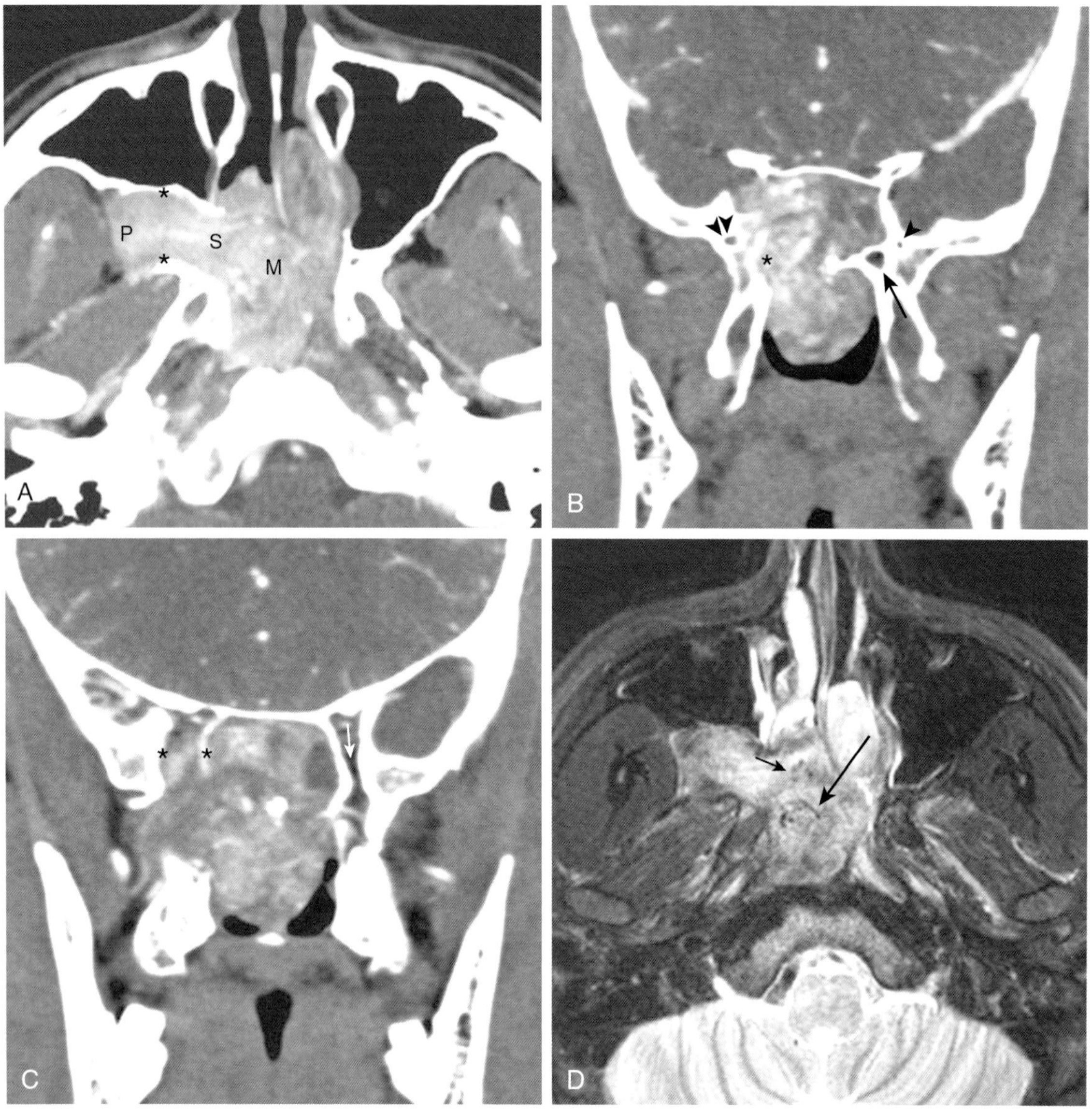

图 10–46 青少年血管纤维瘤。(A)轴位增强 CT 图像显示,一个不均匀强化的肿块(M)累及鼻咽、双侧后鼻腔及右侧翼腭窝(PPF)。翼腭窝(星号之间所示的空间)明显增宽。肿瘤通过增宽的蝶腭孔(S)进入翼腭窝,并通过翼上颌裂(P 所示区域)向颞下窝扩散。(B)同一 CT 冠状面重建图像显示,与正常的左侧(单三角箭头所示)相比,右侧圆孔(双三角箭头所示)明显增宽,表明存在神经周围扩散。由于肿瘤扩展,右侧蝶腭孔(星号所示)完全破坏,与对侧正常孔道(箭头所示)形成对比。(C)在此冠状面重建图像上,由于肿瘤浸润眼眶,右侧下眼眶裂增宽(星号之间),裂内的脂肪组织被肿瘤所替代。左侧正常的含脂肪的下眼眶裂在图中左侧以箭头标出。(D)在 T2W 图像上,该肿块显示出特征性的蛇形流空现象(箭头所示),这表明该肿瘤具有丰富的血管。

60 岁,男性更常见),另有 15%发生在脊柱。在颅内,最常见的起源部位是斜坡。其他起源部位包括基底枕骨和鞍旁区域,极少数情况下也发生在鼻旁窦。脊索瘤被认为是低度恶性肿瘤,但可能具有侵袭性,可扩散至鼻咽或脑桥前区域。患者可能出现头痛、视力障碍,以及第Ⅵ对脑神经麻痹。这些体征和症状持续时间不一,可在数月至数年内自发缓解和复发。尽管大多数脊索瘤在组织学上呈良性,但其在局部具有侵袭性,总体预后较差。完全手术切除通常难以实现,因此,常进行部分切除,随后进行放射治疗。由于脊索瘤对标准放射治疗方案具有抵抗性,因此,建议使用质子束或直线加速器放射治疗。

CT 和 MRI 在这些病变成像时是互补的(图 10–47)。CT 显示软组织肿块、骨破坏和钙化。脊索瘤可能非常大,因此,多平面成像对于确定肿瘤范围至关重要。在 T1W 上,脊索瘤与脑实质等信号,但可识别出一些低信号(钙化)和高信号区域。在 T2W 上常为高信号。脊索瘤会强化。诊断的关键在于位置、骨破坏和钙化。斜坡病变在诊断上可能具有挑战性。应仔细评估 CT,以了解病变是否与斜坡相连。有时这种连接可能很不易观察;然而,一旦识别出来,则有利于脊索瘤的诊断。中线位置有助于将脊索瘤与软骨肉瘤区分开来，后者往往位于中线旁。

转移性病灶

转移到颅底的最常见转移性病灶是来自前列腺、肺和乳腺的原发病灶。前列腺转移是成骨性的,可以模拟脑膜瘤样的骨反应，而肺和乳腺转移则通常是溶骨性的。

肉芽肿性多血管炎(以前称为韦格纳肉芽肿)和炎

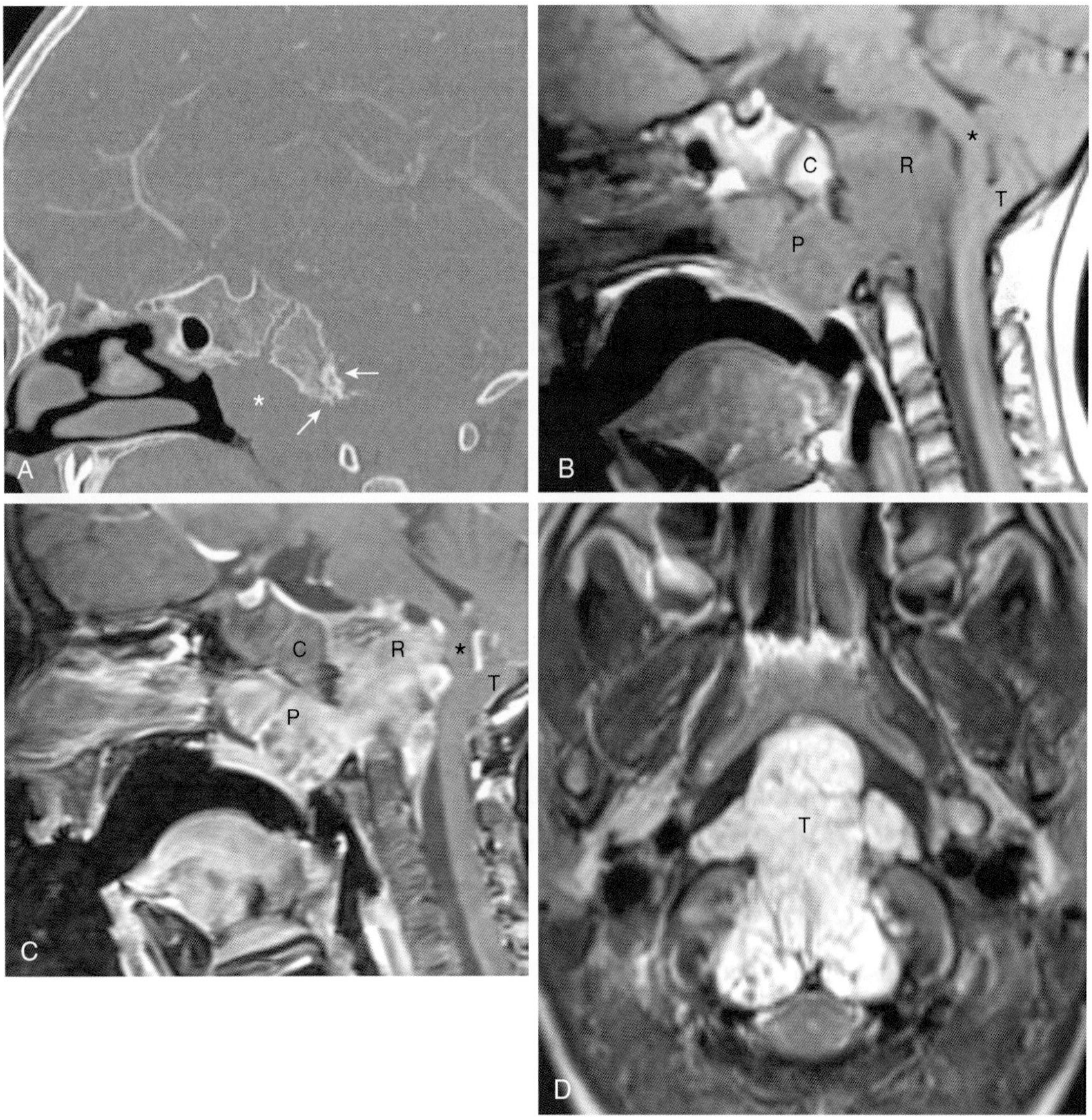

图 10–47　斜坡脊索瘤。(A)增强 CT 矢状位重建显示,骨质破坏主要发生在斜坡底部,涉及斜坡的前后边缘(箭头所示)。可见较大的椎前软组织成分(星号所示),导致鼻咽和口咽气道几乎完全阻塞。矢状位 T1W 平扫(B)和增强(C)图像显示,由于破坏性肿瘤肿块,斜坡呈现出截断的外观(C)。图中显示了椎前(P)和斜坡后(R)的软组织成分。斜坡后成分压缩并向后推移延髓(星号所示),并且由于肿块效应,小脑扁桃体(T)受到挤压。(D)轴位 T2W 显示该病变内特征性的高信号(T)。注意,肿瘤位于中线位置,而非偏离中线,偏离中线则更常见于软骨肉瘤。

性假瘤（IgG4 相关性疾病）在 T2W 上可能呈低信号，类似颅底恶性肿瘤，特别是淋巴瘤。

其他蝶鞍下病变

蝶鞍大腺瘤通常会向上延伸至蝶鞍上区，但偶尔也会向下延伸至蝶鞍下区，累及蝶窦、斜坡甚至鼻咽。其影像学表现与幕上同类肿瘤相似。认识到这些病变起源于蝶鞍有助于辅助诊断。

鼻咽癌、蝶窦转移瘤和起源于蝶窦的脊索瘤可继发的累及蝶鞍。蝶窦黏液囊肿是一种膨胀性缓慢生长的病变，其强化模式可变，但由于含有蛋白质成分，在 T1W 上往往呈高信号；这些病变在中心区域不会增强，但可以在病变边缘看到一层薄的强化。病变边缘通常有一层薄骨，在 CT 上最为明显。

骨纤维异常增生症是一种常见的累及中颅底的发育性骨病变。在 CT 上，受影响的区域可见毛玻璃样密度，可能伴有膨胀。病变内可见溶骨性改变。当病变广泛时，相关骨膨大可致颅底孔道狭窄，并可压迫眼眶等重要软组织结构。在 MRI 上，这些病变在 T1W 和 T2W 上均表现为混合信号强度，并伴有不同程度强化。这些病变在 MRI 上可能显得具有侵袭性，而 CT 则有助于明确诊断。

颅咽管瘤可表现为蝶鞍下肿块。与蝶鞍上肿瘤相似，颅咽管瘤在 30%~50%的病例中可发生钙化，出现囊变，并强化。MRI 上的强化模式并不一致。

（张金龙 方圆 柴晓媛 孙鹏 译　张金龙 李相生 校）

第 11 章

颞骨

颞骨前庭耳蜗结构的详细骨性解剖使 CT 成为评估颞骨侵蚀性和炎症性病变的主要方法。MRI 在评估颞骨病变方面也发挥着重要作用，尤其是在评估影响该区域的血管和肿瘤过程时。对颞骨的解剖和临床症状的良好理解对于分析颞骨成像研究是至关重要的，因为如果没有这些必要的信息，该区域的许多病理状况可能会被忽视。因此,本章将回顾颞骨各区域除区域各区域的正常解剖结构和常见病变。

外耳道

正常解剖

外耳道(EAC)源自第一鳃沟,是一种外胚层结构,第一和第二支鳃弓形成 EAC 软骨和耳郭,在外胚层的 EAC 与第一鳃袋的内胚层相连接的部位,是 EAC 的内侧边界，即鼓膜,EAC 由外侧纤维软骨和内侧骨组成,容纳颞下颌关节的关节盂小窝的后缘是 EAC 前壁的一部分。

先天变异

闭锁及发育不全

先天性 EAC 异常比中耳异常更常见,EAC 的先天性畸形程度从完全闭锁到 EAC 发育不全或狭窄,再到小耳畸形(耳部的一个小耳郭)(图 11-1,框 11-1)。沙利度胺造成的胚胎病是 20 世纪 60 年代早期 EAC 发育不良的一大原因，风疹感染至今仍是造成发育不良的原因。

小耳畸形的程度往往与 EAC 狭窄程度相关,中耳畸形也因耳郭异常的严重程度而不同。中耳气腔形成通常伴随小耳的程度;2/3 的大耳(无正常耳郭结构)和耳缺失的患者减少了中耳和乳突的气腔形成，注意这一点很重要，因为外科医生需要了解需要进行多少钻孔,以及需要使用多大的空间来重建中耳或内耳结构。此外,了解内耳结构是否正常也是很重要的。13%的小耳畸形患者的内耳结构发育不良，通常是外半规管发育不良。

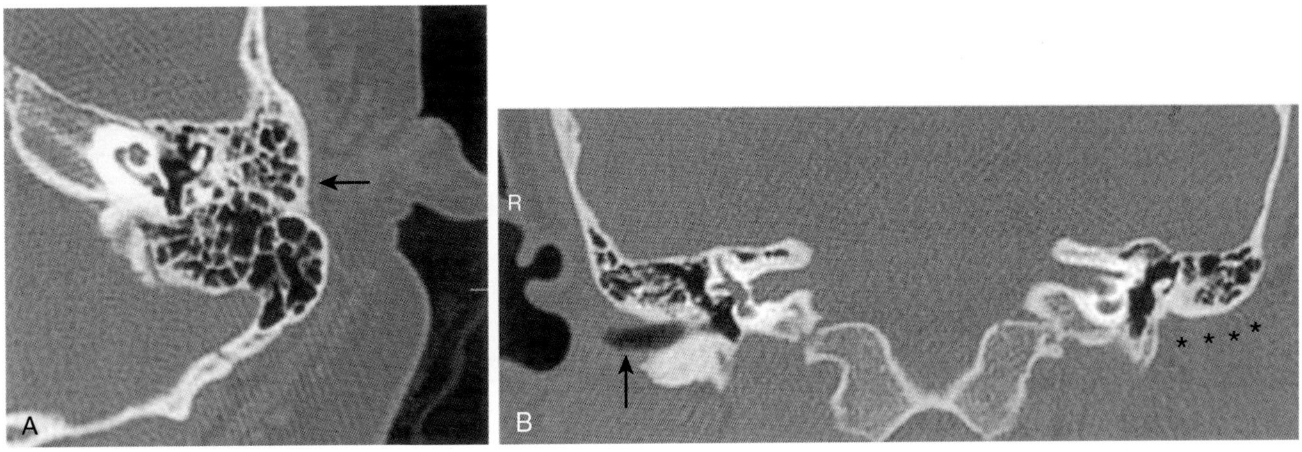

图 11-1 EAC 闭锁。(A)轴位 CT 显示左侧有 EAC 缺失(箭头所示),听小骨变形。(B)冠状 CT 图像显示正常的右侧 EAC(箭头所示),缺失的 EAC(星号所示),以及左侧的听小骨。

在轻微的小耳畸形(隐耳、上螺旋缺失、耳屏缺失、微型耳、裂口等)中,50%的患者有耳郭–耳蜗复合体发育不良,严重的小耳畸形中,67%听小骨发育不良,30%完全没有听小骨。砧镫关节异常可存在于两种小耳畸形中发生率>65%,而多达70%的病例同时存在镫骨异常。

双侧EAC闭锁的病例占23%~29%,颞下颌关节常伴有异常,EAC异常通常表现为颞下颌关节关节盂窝扁平或缺失。下颌髁发育不良(记住EAC和下颌髁都是由第一鳃结构形成的,与第V对脑神经有关),可以看到颧弓的缺陷。在极端情况下,EAC闭锁可能与下颌髁发育不全、锤骨和砧骨融合或其他中耳结构异常(超过50%的病例)有关。

在EAC狭窄的情况下,EAC的斜坡可能会更加垂直成角。此外,还可能形成角质栓和胆脂瘤。偶尔也会伴有内耳异常(11%~30%);这种情况很少见,因为内耳结构来自神经外胚层,而不是鳃系统(但鳃系统的损伤也会对神经外胚层造成损害)。在EAC闭锁的患者中,面神经的水平段可能会在靠近镫骨脚板的位置出现异常,并可能位于其下降部分的前方。面神经的鼓室走向也可能开裂。评估面神经位置、颈动脉和颈静脉异常、中耳和乳突气室充气、听小骨畸形、脑膜脑膨出、乙状窦位置及其他特征对于术前计划防止意外手术损伤非常重要。

如果内耳没有功能,那么纠正EAC的手术是徒劳的。外耳异常的手术比较困难,因为它通常需要移植骨和软骨,以及钻探新的耳道。因此,仅仅为了美容目的的矫正通常会推迟到青春期之后,那时的增长已经放缓。然而,如果耳部异常导致学习障碍(例如,EAC闭锁导致的双侧听力损失),则可以在上学前进行治疗(表11–1)。

框11–1 小耳畸形相关病变

特发性
外耳道闭锁
Down综合征
CHARGE综合征
Crouzon综合征
Treacher Collins综合征

CHARGE,眼缺陷(coloboma)、心脏疾病(heart disease)、后鼻道闭锁(atresia of choanae)、生长发育迟缓(retarded growth and development)、性腺发育不全(genital hypoplasia)、耳部畸形(ear anomalies)。

第一鳃裂囊肿

另一个EAC的先天性病变是第一鳃裂囊肿。鳃弓和鳃裂是颈部软组织和骨的前身,如果它们不能在胚胎期适当内卷,就会在颈部软组织中相对典型的位置形成裂隙、瘘管和窦道。第一鳃裂囊肿发生于耳部周围和(或)邻近的腮腺内(图11–2)。第一鳃裂畸形的瘘管可能会在骨–软骨界面处流向EAC(Arnot 2型第一鳃裂畸形)。这些病例远不如第二鳃裂囊肿常见。虽然这些是先天性病变,但它们通常出现在中年,从EAC反复引流。在影像学上,腮腺内及其周围可见有组织的液体密度/信号肿块。如果囊肿被感染,可见周围边缘增强。

表11–1 外耳道闭锁或狭窄评估检查表

条目	理论说明
内耳结构	如果没有感音神经功能,则外耳、中耳无固定感知
镫骨	提示内耳异常,需要植入耳蜗
圆孔和卵圆孔	进入外淋巴液、内淋巴液
中耳腔	听小骨所在区域,传递声音
面神经	避免损伤神经
骨的解剖	有多少需要更换?有功能正常的关节吗?
颈动脉、颈静脉	如果出现异常,就会造成血流的混乱

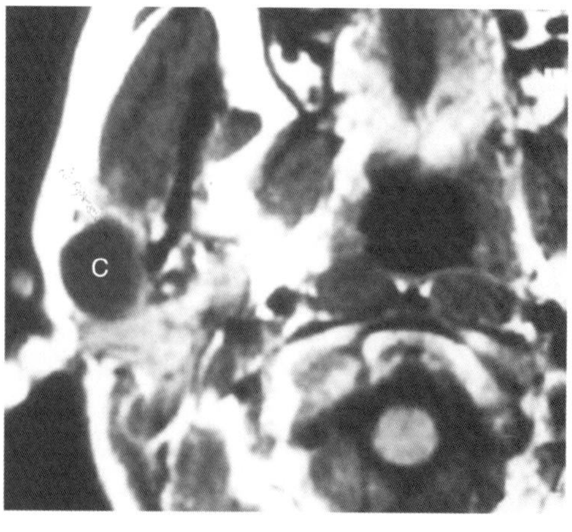

图11–2 第一鳃裂囊肿。轴位T1W图像显示右侧腮腺近外耳道的囊性肿块,第一个鳃裂异常可以与外耳道相通。

外耳器官的钙化

外耳和(或)耳郭的钙化发生于各种先天性和后天的病变中。框 11-2 列出了这些病变。

炎性疾病

恶性外耳道炎

影响 EAC 最严重的炎症病变是恶性外耳炎,这是一种 EAC 的假单胞菌感染,见于老年糖尿病患者(93%的病例),其他免疫功能低下的患者也有风险,表现为耳部化脓性分泌物。感染通常始于 EAC 软骨部分和骨质部分的交界处,沿着 Santorini 裂隙通向咽旁间隙,感染可扩散到颞下窝、鼻咽、咽旁间隙、邻近骨、颞下颌关节、中耳和内耳结构,以及颅内硬膜外腔,第Ⅵ、Ⅶ、Ⅸ~Ⅻ对脑神经麻痹可提示疾病通过颅底和神经孔的扩展,静脉窦血栓形成是该病的一种并发症,这一过程在许多方面可能类似于侵袭性肿瘤, 而且往往很难用抗生素来控制。

CT 可区分 EAC 中的软组织,EAC 壁和颅底的骨侵蚀。MRI 显示 EAC 黏膜内水肿,随着感染向前和内侧扩散,咽旁脂肪可能消失,颈动脉鞘周围的组织也可能发生炎症浸润(图 11-3)。骨髓受累表现为骨髓水肿(高 T2 信号和低 T1 信号)和 MRI 强化,CT 可显示晚期骨侵蚀,受影响的脑神经可出现异常增强。^{99m}Tc-骨扫描和 ^{67} 镓-柠檬酸扫描显示了放射性示踪剂的摄取,并可能有助于评估疾病的活动。

框 11-2 耳外器官钙化的原因

- 特发性
- 甲状旁腺功能亢进
- 糖尿病
- 假性痛风
- 痛风
- 辐射损伤
- 冻伤
- 复发性多软骨炎
- 褐黄病
- 肢端肥大性
- 甲状旁腺功能减退
- Addison 病

阻塞性角化病

该病是由 EAC 中的角蛋白栓子引起的,疼痛症状非常明显,通常见于双侧有支气管扩张和(或)鼻窦炎病史的中年人。颞骨 CT 显示软组织混浊,EAC 扩张,无骨质侵蚀性改变,病变软组织增强扫描不增强,病变可以通过手术切除。

游泳者/冲浪者耳

游泳者耳(急性外耳炎)通常为假单胞菌感染,偶尔会并发乳突炎和(或)骨髓炎,使病情复杂化,急性外耳炎是临床诊断的,除非怀疑有并发症,否则通常不需要影像学检查。

在冷水中游泳的患者很容易患上外耳道软骨病(冲浪者耳)(图 11-4)。患者表现为传导性听力损失,

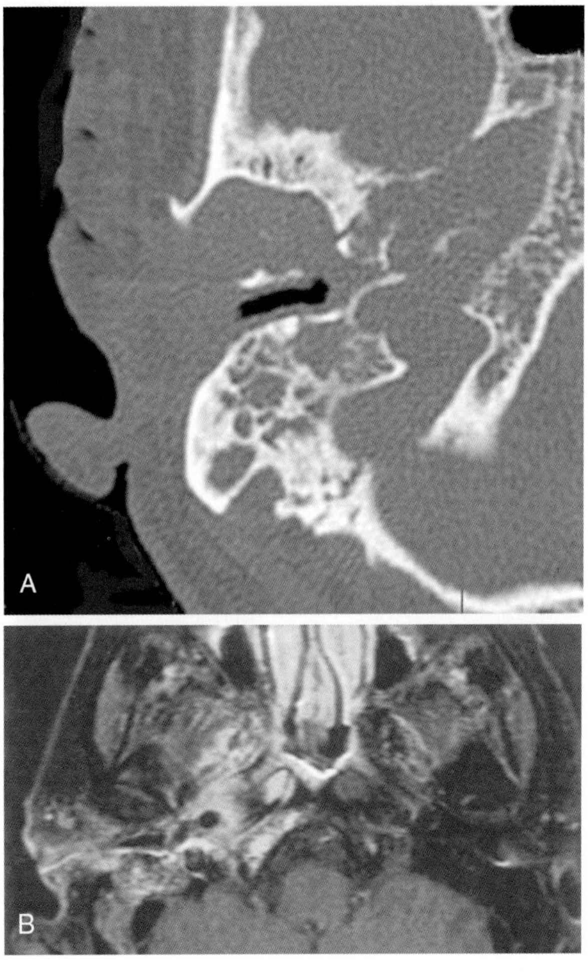

图 11-3 恶性外耳炎。(A)轴位 CT 显示 EAC 黏膜增厚,乳突混浊,颞骨乳突和岩部的骨质破坏。(B)脂肪抑制增强 T1W 显示 EAC、乳突、岩尖、斜坡右侧肌、右颈长肌和咽旁间隙的组织增强。

CT 可显示骨性 EAC 边缘光滑的宽基周缘硬化,导致耳道狭窄,这些都是良性病变,通常无须治疗,除非听力损失严重。软骨性和骨性 EAC 交界处带蒂的骨质增生可诊断为骨瘤,也会出现传导性听力损失,该病也是良性的,通常无须治疗。一些学者认为外生骨瘤和骨瘤是同一病变。

肿瘤

见框 11-3。

框 11-3 外耳道肿块

耵聍栓塞
异物
外生性骨疣
血管瘤
息肉
基底细胞癌
黑色素瘤
乳头状瘤
恶性外耳炎
阻塞性角化病
表皮样肿瘤
转移瘤
横纹肌肉瘤
小唾液腺肿瘤
耵聍腺瘤
软骨样肿瘤
朗格汉斯细胞组织细胞增多症
痣

良性肿瘤

外耳的良性肿块包括血管瘤、痣、耵聍腺瘤(耵聍腺的腺瘤)、息肉和唾液腺肿瘤,所有这些肿瘤都可表现为软组织肿块,EAC 扩大而不被破坏, 均可出现强化。静脉血管畸形(VVM)虽然不是真正的肿瘤,但也可能发生于外耳道,并可能被误认为是血管瘤,后者是一种真正的肿瘤。在动态成像上,VVM 可能有静脉栓塞,且强化程度更高。

恶性肿瘤

鳞状细胞癌 EAC 的鳞状细胞癌是该部位最常见的恶性肿瘤, 其本质上是一种阳光照射相关性的皮肤癌,病变可侵犯中耳和颞骨,外耳软骨及中耳侵犯预示着预后不良,必须积极治疗。无中耳疾病的 EAC 鳞状细胞癌的 5 年预后为 59%,但如果癌症延伸到中耳,其预后为 23%。骨管深部病变的预后最差(图 11-5)。病变早期因为骨膜侵犯或病变延伸到颞下颌关节可出现疼痛症状,颞下颌关节病变也造成张口困难,早期还可能造成面神经受累。腮腺和腮腺周围淋巴结转移可与原发肿瘤同时出现。

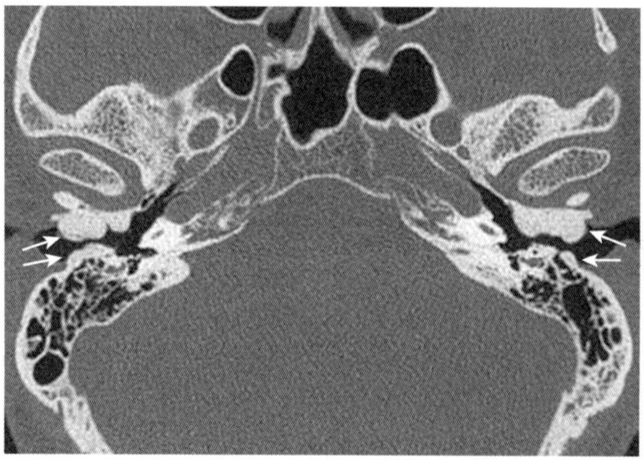

图 11-4 外耳道外生骨疣。周围 CT 显示双侧高密度 EAC 外生骨疣(箭头所示)。值得注意的是,在 EAC 的后缘也可见骨质增生。

CT 可观察到沿 EAC 骨边缘及邻近的颞下颌关节和乳突的骨侵蚀和破坏。MRI 增强扫描能更好地评估颅内侵犯,虽然很难区分肿瘤组织与阻塞乳突气室,但肿瘤在 T2 图像上往往信号稍低, 而阻塞的气室呈 T2 高信号, 这使得 MRI 成为评估肿瘤边缘更可靠的工具,增强扫描肿瘤组织强化明显,外围的分泌物也出现强化。

其他原发性恶性肿瘤 其他皮肤肿瘤,如基底细胞癌或黑色素瘤, 也可能像鳞状细胞癌一样影响外耳道,前者可以通过第Ⅴ、Ⅶ对脑神经造成神经周围肿瘤扩散,也可通过淋巴道转移至腮腺内、咽后、枕部和颅底淋巴结。HIV 阳性个体的卡波西肉瘤可影响外耳道,在儿童中,横纹肌肉瘤和淋巴瘤可表现为外耳肿块。

还可以观察到从 EAC 外的原发肿瘤直接延伸到 EAC。腮腺癌通常侵犯颞骨和 EAC,也可以沿第Ⅶ对脑神经周围向外生长侵犯。

转移 转移很少影响颞骨的 EAC 部分。

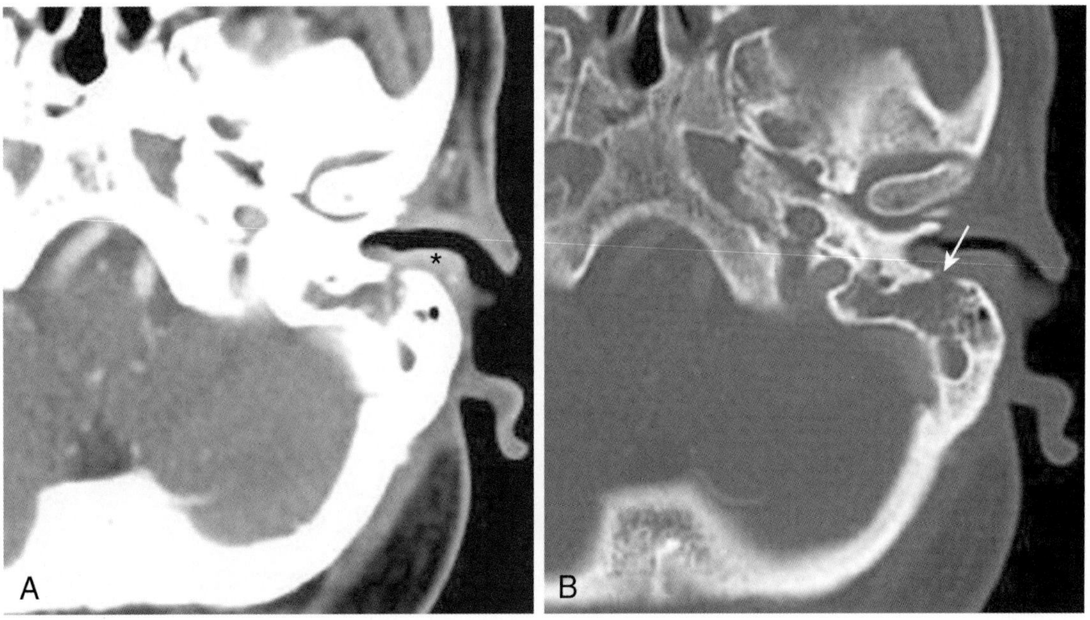

图 11–5　EAC 鳞状细胞癌。(A)软组织窗口的轴位 CT 增强图像显示沿 EAC 后壁的黏膜增厚(星号所示)。(B)仔细观察同一水平的骨窗 CT 显示邻近的局灶性骨破坏(箭头所示),使该病变表现为侵袭性,活检显示为鳞状细胞癌。

中耳和面神经

正常解剖

中耳或鼓室通常分为鼓室上隐窝、鼓膜水平的中鼓室和位于鼓膜下和内侧的下鼓室(图 11–6),类似房子的顶层(上鼓室)、主层(中鼓室)和地下室(下鼓室)。中耳腔和咽鼓管的一些结构起源于第一鳃囊,第一鳃弓形成了锤骨体、砧骨体和砧骨短突,第二鳃弓形成了镫骨的上部结构(镫骨头和镫骨脚)、砧骨长突起,以及锤骨柄。第一鳃囊内陷成咽鼓管、中耳和乳突气房。

鼓膜位于中耳的侧缘,它包含很薄的前上部分和较为坚硬的后下部,鼓膜向下和向内倾斜,使其后上壁比其前下壁短,鼓膜凹陷是指鼓膜在鼓槌柄连接处向内凹陷。锤骨有一个与砧骨体相接的头部,一个通过韧带与中鼓室壁和鼓膜张肌相连的颈部和前突,以及一个与骨膜相连侧突和柄。鼓膜张肌附着于锤骨柄和颈部。砧骨分为砧骨体、短突、长突和豆状突,短突通过韧带与鼓室后壁相连,而长突则与鼓室后内侧平行,然后向内侧弯曲,并通过其豆状突与镫骨相接。镫骨分为头、前脚、后脚和镫骨底板,镫骨头与砧骨豆状突起相连。

镫骨底板覆盖了卵圆(前庭)窗,镫骨肌起源于锥体隆起,并附着在镫骨头,该肌肉通过防止镫骨的过度振动来抑制声音,这就解释了第Ⅷ对脑神经麻痹造成听觉过敏的原因,因为这块肌肉是由面神经的一个分支支配的(图 11–7 和图 11–8)。

鼓室盾板是一个尖锐的骨性物,在冠状面图像上显示最好,形成了 EAC 的上内侧缘,鼓膜从那里下降,它突出于鼓室的顶部,即鼓室盖。鼓室盾板和中耳听小骨之间的空气空间被称为 Prussak 间隙,是胆脂瘤首先填充的区域。

鼓室张肌平行于锤骨颈外侧的咽鼓管。岩鳞裂连接颞骨外侧和颞骨鳞部,静脉从这里进入颅内,这也是感染蔓延的通道。

在中耳腔的下后侧部分,在轴位扫描中可见四个重要的结构,从内侧到外侧分别为圆窗龛、鼓室窦、锥体隆起和面神经隐窝(见图 11–6),鼓室窦和面神经隐窝是骨上的凹痕,锥体隆起是一个分隔两者的骨丘,镫骨肌腹部和肌腱位于锥体隆起,这些凹槽很重要,因为在中耳手术中很难直接看到这些部位的疾病,术前成像识别这些水平的疾病是减少残留组织的关键。

面神经从内耳道(IAC)穿出后穿过中耳(框 11–4),IAC 通过镰状横嵴分为上、下两部分,通过 Bill bar 分为前后象限(图 11–9),第Ⅶ对脑神经位于 IAC 的前上部分,面神经迷路段位于从 IAC 到膝状神经节的面神经管的前上方和侧面,膝状神经节位于耳蜗上部(图 11–7 和图 11–8),这里还有岩浅大神经,控制流泪和流

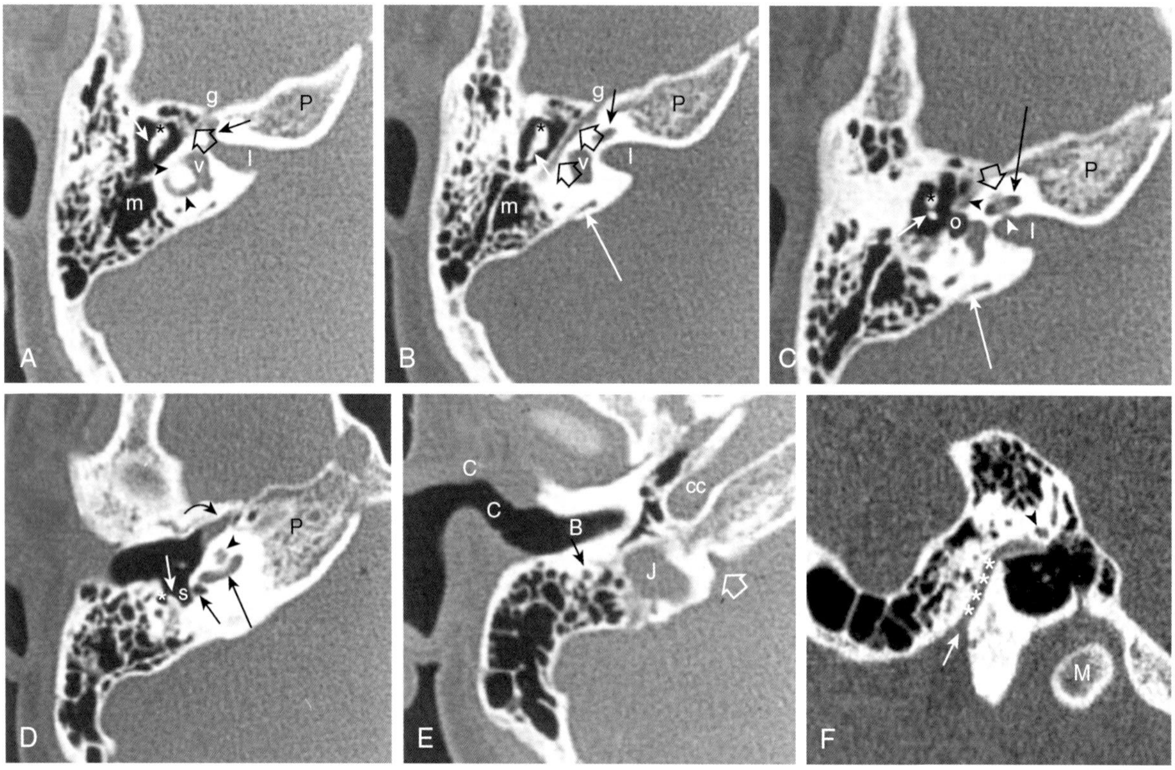

图 11–6 中耳正常解剖的 CT 图像。(A)面神经迷路部分(黑色箭头所示)、面神经膝状神经节(g)、面神经水平段近端(空心箭头所示)、锤骨头(星号所示)、砧骨短突(白色箭头所示),几乎不可见的锤骨与砧骨的关节(锤砧关节)、前庭(v)与外侧半规管(黑色三角箭头所示)、乳突(m)、非充气的岩尖部(P)和内耳道(I);(B)耳蜗中间转轴位图(黑色箭头所示)、面神经膝状神经节(g)、面神经水平神经段(空心箭头所示)、锤骨头(星号所示)、砧骨短突(白色短箭头所示)、前庭(v)、乳突(m)、非充气的岩尖部(P)、IAC(I)、前庭导水管(白色长箭头所示);(C)耳蜗中间转轴位图(黑色长箭头所示)、耳蜗顶转(空心箭头所示)、锤骨颈(星号所示)、砧骨长突(白色短箭头所示)、前庭窗(o)、鼓室张肌(黑色三角箭头所示)、耳蜗孔(白色三角箭头所示)、非充气的岩尖部(P)、IAC(I)、前庭导水管(白色长箭头所示);(D)鼓室下腔部的轴位图。耳蜗基底转(黑色长箭头所示)、耳蜗顶转(黑色三角箭头所示)、非充气的岩尖部(P)、圆窗龛(黑色短箭头所示)、咽鼓管上侧和鼓室张肌腱(黑色弯箭头所示)、鼓室窦(s)、锥体隆起(白色箭头所示)和面神经隐窝(星号所示);(E)鼓室下区域的轴位图。耳蜗导水管(空心箭头所示)、外耳道软骨部分(C)、EAC(B)骨部分、颈动脉管(cc)、颈静脉球(J)、面神经降支部分(黑色箭头所示);(F)右侧颞骨矢状斜位重建显示面神经降(乳突)段(星号所示)和茎乳孔(箭头所示),面神经的鼓室段刚好在外侧半规管的下方移动(三角箭头所示)。请注意到下颌骨髁突(M)。(待续)

涎。从膝状神经节开始,面神经形成它的第一个膝,在外侧半规管的下表面和其水平(或鼓室)节段的圆窗龛上方走行,面神经第二次转弯(第二膝)进入颞骨乳突下行段(或乳突)段,然后从茎乳孔离开,它支配镫骨肌,就在茎乳孔上方的鼓索,接受舌头的前 2/3 的味觉。鼓脊向上方回旋,重新进入中鼓室,然后通过岩鼓裂从鼓室前方走行并与舌神经汇合。

中耳腔通过咽鼓管与鼻咽部的咽鼓管圆枕相连,这就是浆液性中耳炎和(或)乳突炎经常与鼻咽癌或腺样体肥大并存的原因。咽鼓管是病变在两个方向上扩散的管道(例如,从耳到鼻咽的恶性外耳炎和从鼻咽到中耳腔的恶性肿瘤),腺样体阻塞导管导致反复中耳炎和多次就诊,影像学检查发现乳突气房积液时,应寻找鼻咽部肿块作为积液的原因。

先天性异常

发育不良和融合

中耳是先天性发育不良可能单独发生,也可能与 EAC 狭窄或闭锁有关(图 11–10)。听小骨融合、发育不全或发育不良可与穿过中耳腔的面神经异常共存。孤立性中耳先天性异常不如合并 EAC 或内耳异常常见。当它们发生于没有外耳异常的情况下,远端砧骨(特别是长突)和镫骨最常受影响,其次是单独发生镫骨和砧

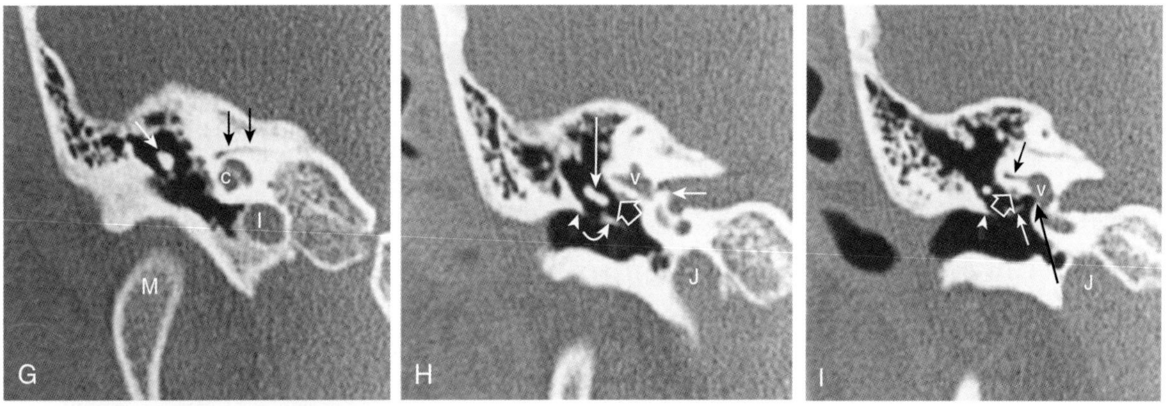

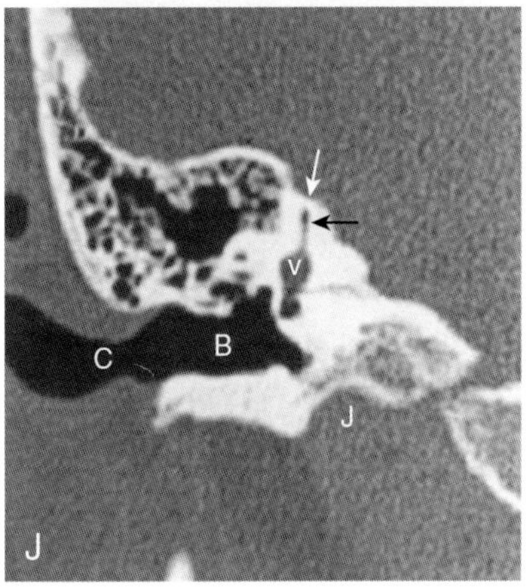

图 11–6(续)　(G~J)从前到后的冠状面图像。(G)颈内动脉(I)、耳蜗(c)、面神经穿过耳蜗(黑色箭头所示)、锤骨头(白色箭头所示)、下颌髁(M);(H)IAC 镰状嵴(白色短箭头所示)、颈静脉球(J)、前庭(v)、锤骨头颈部(白色长箭头所示)、面神经鼓室部(空心箭头所示)、鼓室盾板(三角箭头所示)和砧骨(弯箭头所示);(I)颈静脉孔(J)、前庭(v)、砧镫关节(白色箭头所示)、面神经鼓室部(空心箭头所示)、鼓室盾板(三角箭头所示)、前庭窗(黑色长箭头所示)和外侧半规管(黑色短箭头所示);(J)颈静脉孔(J)、弓状隆起(白色箭头所示)、前半规管(黑色箭头所示)、前庭(v)、EAC(C)的软骨部分和 EAC(B)的骨部分。

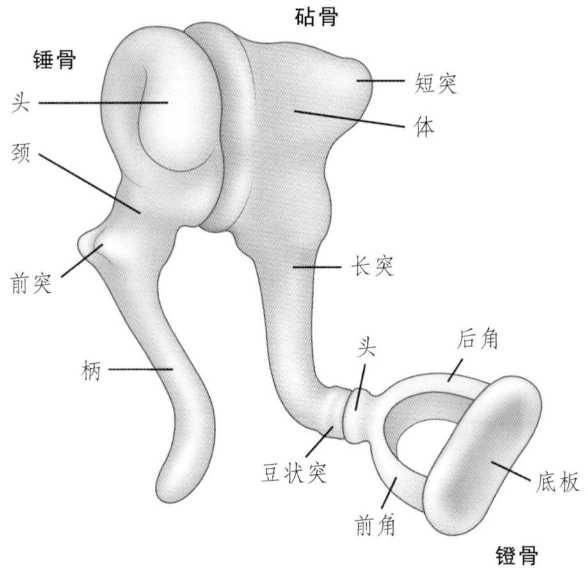

图 11–7　显示听小骨,包括各部分命名和关节。

骨异常,听骨链的这些组成部分来源于第二鳃弓。可见鼓室上隐窝的缺失、发育不全和固定。

表皮样囊肿

表皮样囊肿是一种外胚层/上皮层息肉，可能出现在颞骨的不同位置,为了防止与获得性胆脂瘤混淆,使用术语表皮样囊肿,而不是较老的术语先天性胆脂瘤、表皮样瘤或原发性胆脂瘤。颞骨是颅底部先天性表皮样囊肿最常见发生的部位之一。这些病变的典型位置包括岩尖部、Korner 间隔(岩鳞裂)、乳突气房、咽鼓管开口、膝状神经节区和中耳,包括咽鼓管上隐窝连接处处、砧镫关节、鼓室窦和面神经隐窝。表皮样囊肿在颅内发生位置通常位于桥小脑角池和其他后颅窝池。

患者表现为听力丧失、眩晕或面神经麻痹。在直视下,这些病变呈珍珠白色。

影像学检查时,该疾病增强扫描无强化,T1W 呈低信号,T2W 呈高信号。在大脑中,T2W 上与脑脊液一样呈高信号，在 T1W 上比脑脊液信号更高,FLAIR 序列扫描及 DWI 均呈高信号。CT 表现为颞骨侵蚀、低密度、扩张、边界清楚的扇形边缘病变(图 11–11)。虽然这些病变在中耳可能表现为白色病变，类似于后天性胆脂

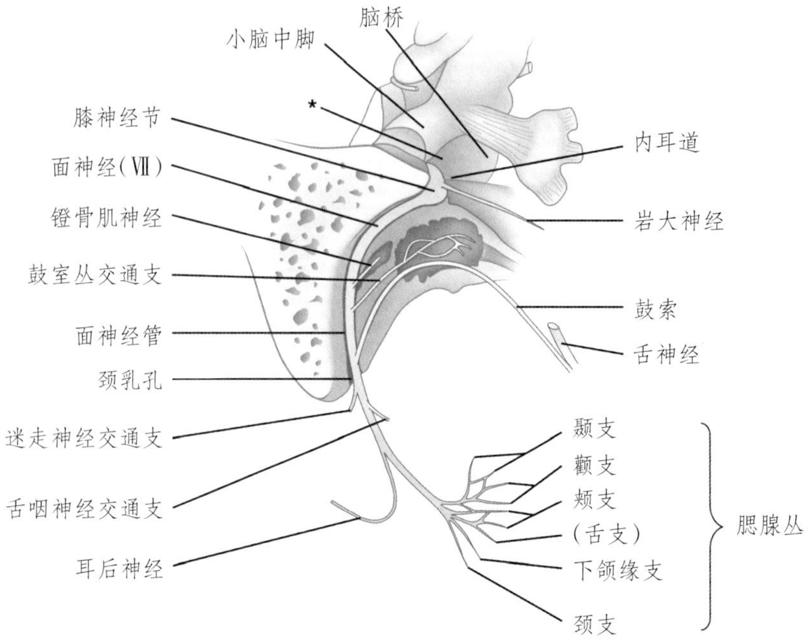

图 11-8 面神经分支。包括岩浅大神经(流泪和唾液分泌)、镫骨肌神经(抑制声音)、鼓室神经丛、鼓索(味觉)和面部肌肉的颞下分支。(From Putz R,Pabst R. Sobotta Atlas of Human Anatomy,Vol. 1: Head,Neck,Upper Limb. Philadelphia: Lippincott Williams & Wilkins; 2001. Fig. 652,p 370.)

框 11-4 第Ⅶ对脑神经节段

脑池(桥小脑角池)
内听道
迷路(面神经管)
膝状神经节(第一膝)
水平(鼓室)
乳突内(第二膝,下降部分)
腮腺内

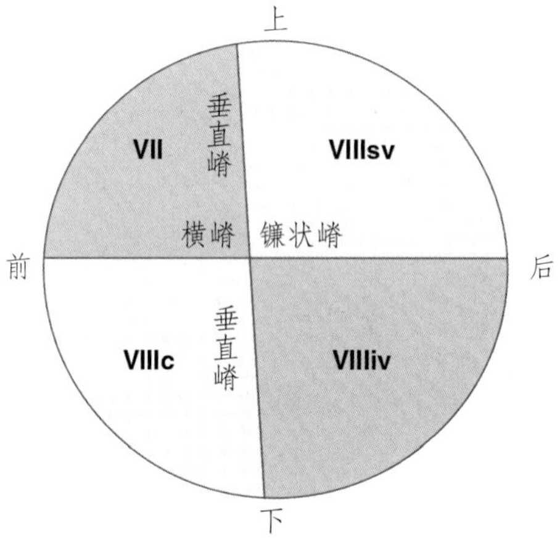

图 11-9 内耳道(IAC)细分结构,显示垂直嵴和横嵴将 IAC 分为四个象限,包括第Ⅶ对脑神经和第Ⅷ对脑神经的耳蜗部分(Ⅷc)、上前庭部分(Ⅷsv)和下前庭部分(Ⅷiv)。

瘤,但这些病变与鼓膜穿孔无关,患者也没有前耳部感染或手术史,鼓室盾板通常完好无损。表皮瘤可能是实性的,也可能是囊性的,治疗方法是手术切除。

炎性病变

中耳炎

鼓室炎性疾病常见。中耳炎患者常见鼓室外凹陷混浊伴鼓膜增厚。中耳炎最常见的原因是链球菌、卡他莫拉菌、流感嗜血杆菌和肺炎球菌。上呼吸道感染引起的鼻咽淋巴或黏膜肥大导致的咽鼓管功能阻塞或损害往往是儿童患者的原因，中耳炎通常对抗生素反应良好。中耳炎的诊断通常不需要影像学检查,除非怀疑有并发症或诊断不清楚。无并发症中耳炎的 CT 和 MRI 表现为中耳充满液体密度和信号(图 11-12)。听骨骨质破坏,通常是获得性胆脂瘤的表现,可与急性中耳炎相关,发生时通常会影响砧骨的全长,并可导致传导性听力损失。CT 上的侵蚀表现为较小的、溶解状及穿凿状骨质破坏。虽然气迷路在气压损伤或术后比较常见,但偶尔在内耳结构中可见空气密度,可能由迷路的瘘管造成。

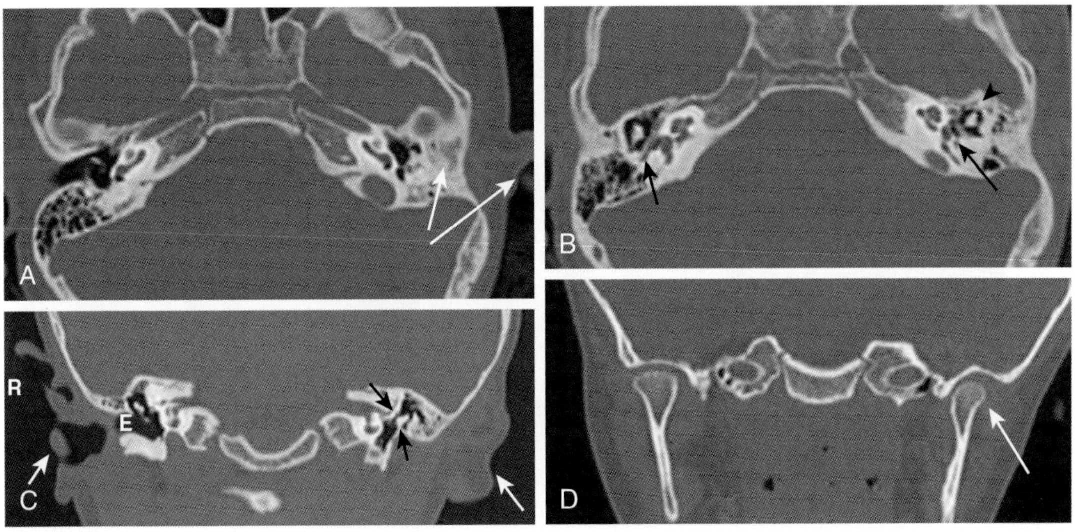

图 11–10 左侧小耳畸形和 EAC 闭锁。(A)通过颞骨的轴位 CT 显示左侧 EAC 缺失和畸形的耳郭(箭头所示);(B)左侧的听小骨融合,无锤砧关节(三角箭头所示),左侧面神经第二膝位置在右侧的前部(箭头所示),这使它在听骨重建过程中存在潜在的危险,左中耳空气空间减少;(C)CT 冠状面重建显示左耳郭发育不良,有小耳畸形(白色箭头所示),左侧无 EAC(右侧 E 示正常 EAC),左中耳通气不良,听小骨融合(黑色箭头所示);(D)当 EAC 和听小骨先天性畸形时,同一侧的颞下颌关节(箭头所示)表现为典型的发育不良,如图左侧所示,较浅及对合不良。

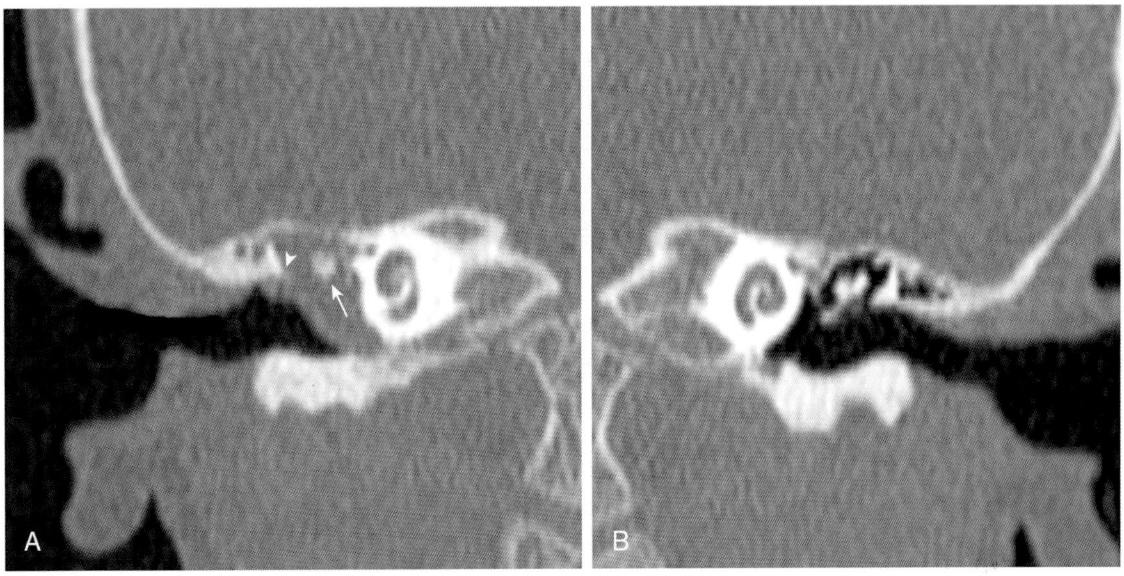

图 11–11 中耳腔内的表皮样囊肿。(A)右侧听力损失的 5 岁儿童,冠状面 CT 显示中耳软组织密度,包绕听小骨,锤骨头脱矿(箭头所示),并有完整的鼓室盾板(三角箭头所示);虽然直接检查鼓膜完好无损,但毫无疑问后面有特征的珍珠白色肿块;(B)将这些异常结果与正常的左侧进行比较。

慢性中耳炎的另一个并发症是听骨固定，可能会导致传导性听力损失,也可能是纤维性(听小骨周围的软组织)或鼓室硬化性(听小骨或韧带周围的钙化)。

中耳积液并非特异性表现,感染性和非感染性病变都可能出现中耳积液,中耳积液还可能是由压力现象引起的,常见于乘飞机在压力较低的舱室中旅行的患者。放射治疗后也可能是原因之一。另外,长期使用鼻胃管也是导致乳突/中耳气房密度增高的一个因素。

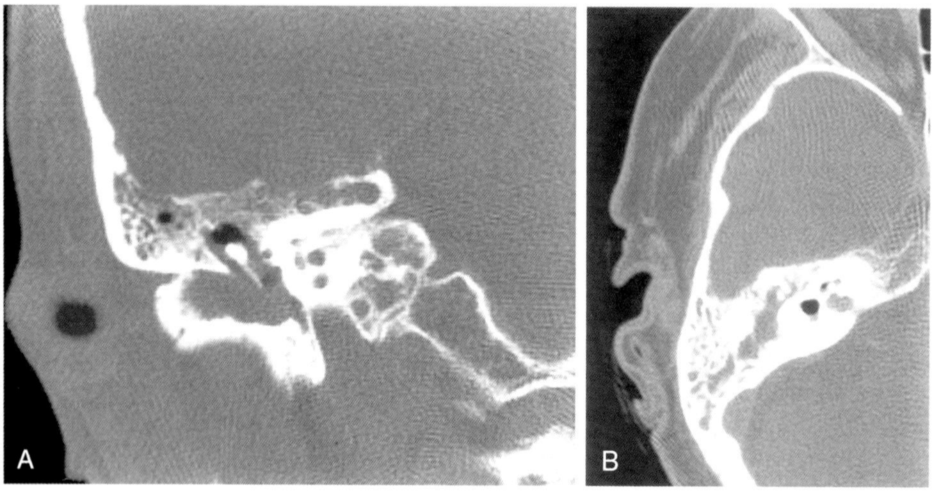

图 11-12 急性乳突炎。(A)冠状位 CT 图像上,鼓室上隐窝可见气液水平,中鼓室浑浊,乳突气房浑浊;(B)前庭和耳蜗(气迷路)内的空气,意味着中耳和内耳之间的开放连接。

乳突炎

感染可从中耳通过鼓窦入口(连接中耳腔和乳突窦的狭窄通道)扩散到乳突气房,乳突炎可继发于中耳炎,同样,除非怀疑有并发症,否则不需要影像学检查。合并乳突炎预示着预后不良,因为其代表骨的感染与破坏,而不仅仅是黏膜炎。β-溶血性链球菌和肺炎球菌通常是相关的病原体。CT 显示乳突气房浑浊,骨破坏是融合性乳突炎的一个表现,液体 T2W 呈高信号,偶尔可见乳气房内气-液平面。中耳和(或)岩尖浑浊可能并存(图 11-13)。

急性耳乳窦炎的并发症包括乙状窦血栓形成、血栓性静脉炎、硬膜外脓肿、脑膜炎、骨膜下脓肿、瘘管和骨髓炎。小脑或颞叶脑炎是不常见的,Bezold 脓肿是当感染从骨扩散到邻近软组织时,发生于乳突尖端下方的软组织内的炎症性集合(图 11-14),它可以沿胸锁乳突肌平面扩散到下颈部。

获得性胆脂瘤

长期存在的耳乳突炎可能是由慢性咽鼓管功能障碍引起的,可能导致复发性中耳炎和获得性胆脂瘤,这两种疾病在教科书中比在现实生活中更容易区分,其中的影像学特征可能会重叠(表 11-2)。获得性胆脂瘤是通过鼓膜穿孔的层状鳞状上皮生长而形成的角质碎片的侵蚀性集合。

胆脂瘤的诊断通常是由临床医生根据临床表现和耳镜下病变的“珍珠白色”表现,CT 有助于更好地了解病变的范围,以便进行手术计划。胆脂瘤最常发生于鼓

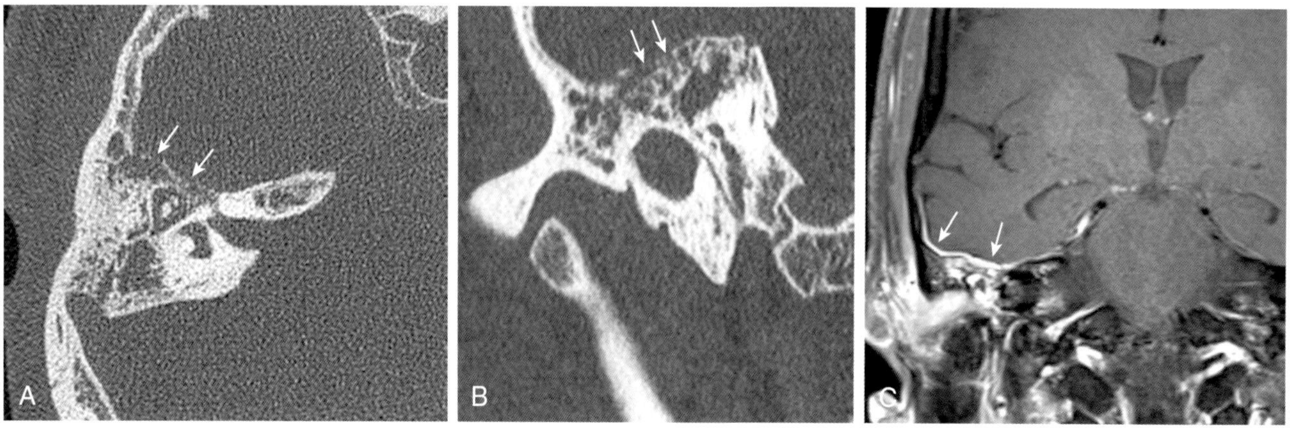

图 11-13 融合性乳突炎。(A)轴位和(B)冠状位 CT 显示乳突气房分隔的骨质破坏和沿乳突骨前壁和上壁的破坏区域(箭头所示);(C)冠状位 T1W 显示中颅窝底部异常的硬脑膜增强(箭头所示),可能是反应性的,原因是乳突顶壁的破裂。

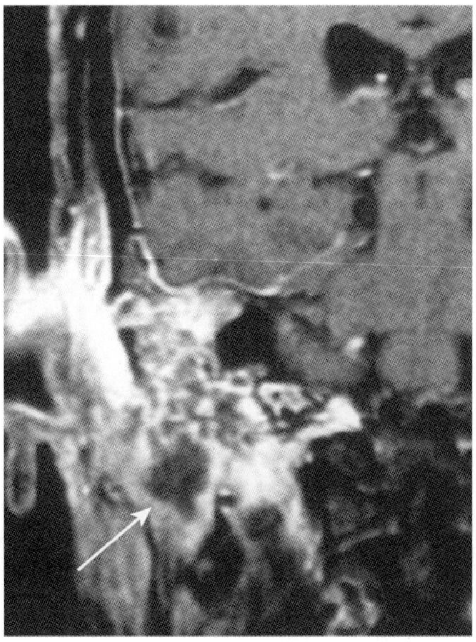

图 11-14 Bezold 脓肿冠状位 T1W 增强扫描，可见乳突尖端混浊下方的环状强化脓肿（箭头所示）。

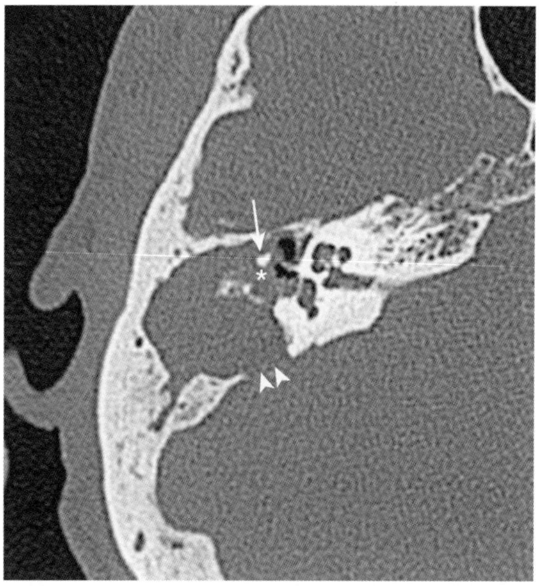

图 11-15 获得性胆脂瘤。这种蔓延的胆脂瘤已经侵蚀了听小骨和乳突气房（三角箭头所示），有锤骨和砧骨残余（箭头所示），中耳腔（星号所示）浑浊。

表 11-2 胆脂瘤与中耳炎的比较

特征	胆脂瘤	中耳炎
中耳浑浊	是	是
鼓室盾板	侵蚀	正常
听小骨侵蚀	是	罕见
听小骨移位	是	否
乳突窦入口扩张	多见	否
外侧半规管瘘	多见	否
钆增强	少见	少见
T2W 信号	中等	高
鼓膜回缩	是	否
DWI 信号	高	低，除非化脓性
鼓膜侵蚀	多见	否
面神经管裂	多见	否

膜松弛部的穿孔，一旦松弛部被侵犯，炎症过程进入位于听小骨外侧和鼓室盾板内侧的 Prussak 间隙，鉴别病变为胆脂瘤的主要特征是存在肿块效应、骨侵蚀和（或）扩张（图 11-15），通常可以观察到软组织肿块引起鼓室盾板侵蚀和锤骨、砧骨内侧移位与松弛部胆脂瘤。锤骨头及砧骨体是最容易被松弛部胆脂瘤侵蚀的区域，所有的听小骨溶解比较罕见。病变通常会从 Prussak 间隙通过乳突前庭扩散，随着炎症过程进入乳突气室，病变的腰部也会扩大。

紧张部胆脂瘤比松弛部胆脂瘤少得多，前者起源于紧张部最上部分的穿孔，这是鼓膜的下部分。从这个位置开始，鼓室窦、锥体隆起和面神经隐窝可能会扩大和（或）遭到侵蚀，紧张部胆脂瘤表现为中耳下鼓室肿块，砧骨长突或镫骨骨质侵蚀，可形成鼓室上的扩张，听小骨移位。鼓室盾板通常是完好无损的。

胆脂瘤的并发症包括从中耳进入半规管的淋巴管（淋巴管/迷路）瘘（4%~25%的病例），外侧半规管最常受影响。这可能被确定为骨迷路的开裂，软组织肿块扩大到前庭窗或外侧半规管的外侧边缘。另外，胆脂瘤可能侵蚀鼓膜（鼓室上隐窝顶部），随后侵入颅内（图 11-16），另一个潜在的侵蚀区域是面神经鼓室部分的外侧或下壁（图 11-17），如果面神经管或鼓窦有裂隙或骨化，外科医生必须在术前了解情况，以便小心地切除胆脂瘤，避免伤及下层结构。

在胆脂瘤的初步诊断中通常不需要 MRI，但 MRI 有助于区分过去接受过手术切除并有持续症状的患者的复发性胆脂瘤和肉芽组织。在 MRI 上，胆脂瘤 T1W 呈低信号，T2W 呈中等信号，增强扫描不强化，与肉芽组织（术后）相反，后者可出现强化，复发性胆脂瘤可表现为 DWI 弥散受限，而肉芽组织则不受限（图 11-18）。

中耳的其他炎症情况

肉芽肿伴多血管炎（原韦格纳肉芽肿病）可累及咽鼓管，并从那里侵入鼻咽或颅底。

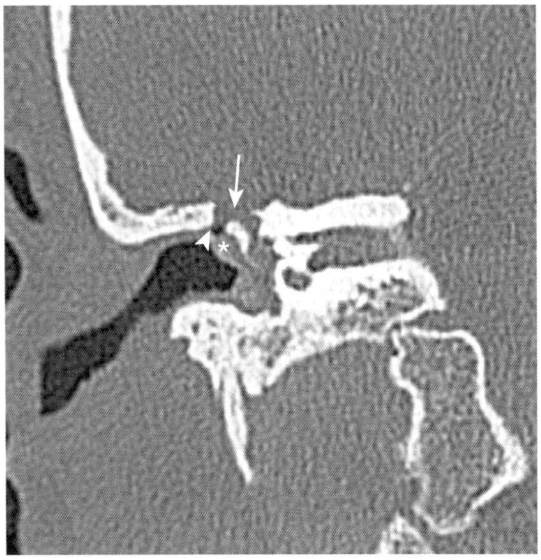

图 11-16 鼓室盖侵蚀。该例胆脂瘤显示了鼓室上隐窝顶部侵蚀(箭头所示)和鼓室盾板(三角箭头所示)的侵蚀。Prussak 间隙(星号所示)和整个中耳腔,包括下鼓室浑浊。

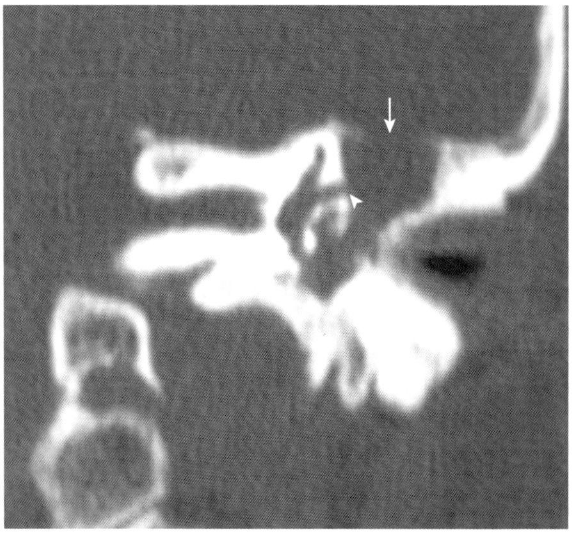

图 11-17 胆脂瘤引起的侧半规管裂开。颞骨冠状位 CT 图像显示胆脂瘤局部侵蚀侧半规管的外侧边缘(三角箭头所示)和鼓室盖(箭头所示)。

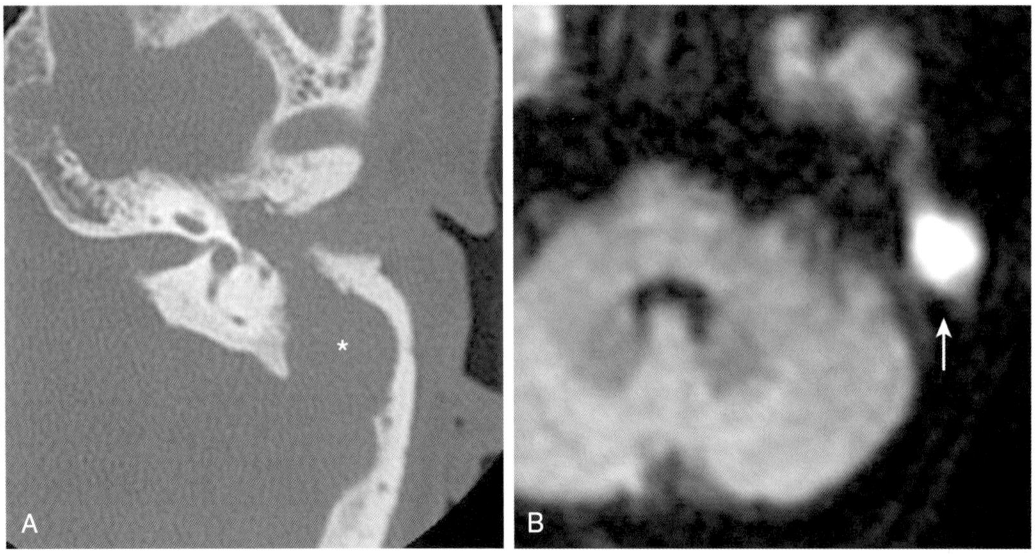

图 11-18 复发性胆脂瘤。(A)胆脂瘤切除后多年复发性耳引流患者的轴位 CT 显示乳突内扩张混浊(星号所示),完全没有正常的乳突骨结构(自动乳突切除术),中耳和外耳也存在浑浊;(B)扩张性软组织显示扩散受限(箭头所示),提示胆脂瘤复发。

朗格汉斯细胞组织细胞增多症作为孤立的嗜酸性肉芽肿或作为更广泛的疾病(组织细胞增多症 X,朗格汉斯肉芽肿病)的一部分。嗜酸性肉芽肿有累及颞骨乳突的倾向,没有疼痛的听力困难可能是最初的临床表现,CT 显示受累区有骨质破坏病变,嗜酸性肉芽肿的典型表现是一种边界清楚的骨质破坏病变。MRI T1W 呈低信号,T2W 呈高信号,增强扫描有强化,且务必观察颅骨、颅底和眼眶其他部位的其他病变,因为该病具有表现的多样性(图 11-19)。

导致颞骨骨质溶解破坏的另一个原因是放射性骨坏死。这是鼻咽癌放疗后最常见的表现。

乳突炎手术

许多手术都是用于治疗中耳和乳突气房慢性炎性疾病,单纯的乳突切除术保留了 EAC 和听骨链,但切除了有害的乳突气房。单纯乳突切除术的另一个术语

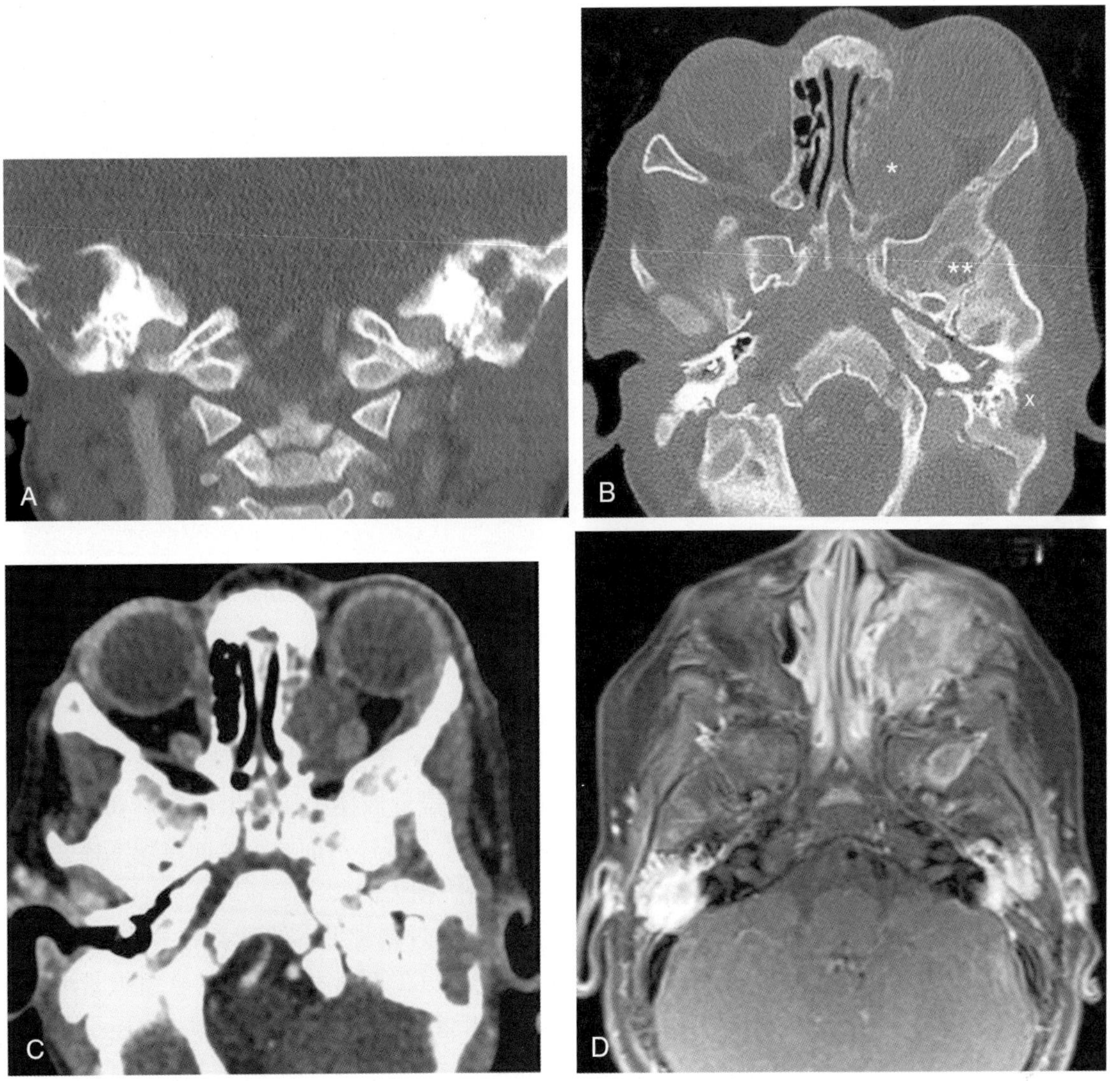

图 11-19 嗜酸性肉芽肿。(A)儿童患者的冠状 CT 图像显示双侧颞骨乳突部分的骨质破坏,右侧乳突顶部骨质开裂,两侧乳突外侧缘变薄/开裂;(B)轴位 CT 图像显示左侧乳突(X)的骨质破坏病变延伸至中耳;破坏性扩张性肿块累及左侧筛窦及眼眶(星号所示);左侧蝶翼的骨质破坏病变(双星号所示)。(右侧鼓膜水平的高密度结构代表了先前放置的鼓室造口管)在(C)轴位增强 CT 图像和(D)轴位增强脂肪抑制 T1W 上可见病变的软组织成分的强化。

是管壁上乳突切除术,它保留 EAC 后壁,乳突切除术缩小了这个范围(图 11-20),改良根治性乳突切除术保留了听小骨,但切除乳突气房和 EAC,根治性乳突切除术切除了乳突气房和大部分听骨链,但保留了镫骨,砧骨是最常见的病变听小骨,如果镫骨可以保留,则可以使用部分假体[部分听骨置换假体(PORP)对全听骨置换假体(TORP),包括镫骨底板],术后乳突腔通常充满骨屑、筋膜或脂肪。在所有这些手术中,都必须保留面神经。

听骨成形术或鼓室成形术是一种恢复听骨链传导能力的操作,通常是在胆脂瘤、慢性中耳炎或先天性畸形损伤后,鼓室成形术至少有五种类型。在 1 型手术中,手术保留所有的听小骨,移植物建立在锤骨上;在 2 型手术中,移植物建立在砧骨上;在 3 型手术中,移植物建立在镫骨上;在 4 型手术中,移植物连接到镫骨底板;在 5 型手术中,镫骨被移除。3 型 PORP 是最常见的鼓室成形术形式。镫骨切开术使用一种小钢丝将砧骨长突与镫骨底板连接起来,只切除上部结构。镫骨切除术切除镫骨底板,植入物从砧骨通过卵形窗进入迷路。镫骨切除术-镫骨脚切断术的一种保留镫骨底板而切除镫骨后脚的手术。

自体移植物(自宿主)用于听骨置换术很难操作,目前很少使用,来自尸体的同种移植物(砧骨)目前并不常用,因为存在传播感染病原体的可能。

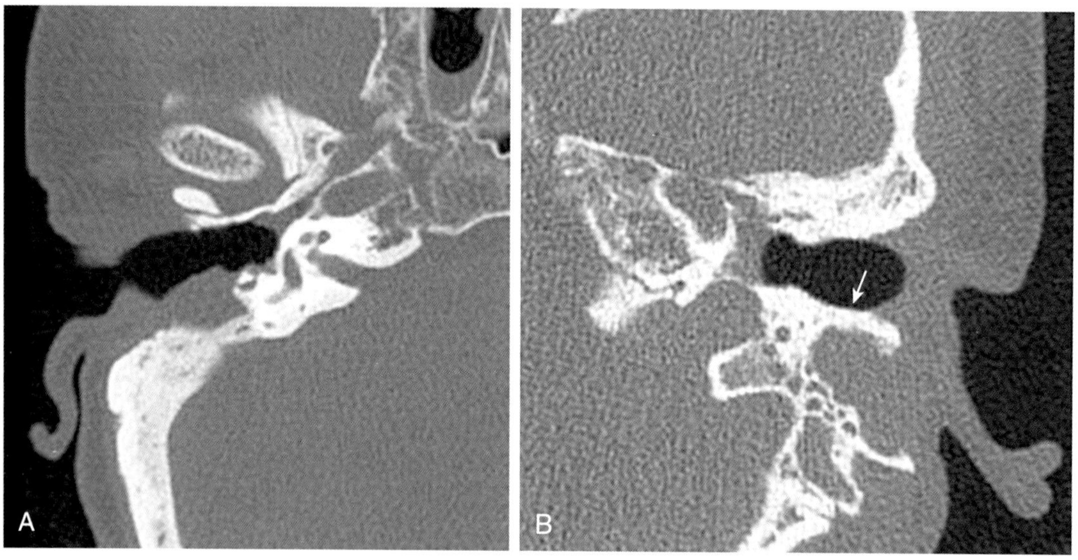

图 11-20 上还是下?(A)轴位 CT 显示管壁下乳突切除术缺损,EAC 后壁手术后缺失,在乳突切除术的“碗”内有碎片/肉芽组织的堆积;(B)轴位 CT 图像显示典型的管壁上乳突切除术缺损,EAC 后壁完整(箭头所示)。

合成听骨假体(原生质体和质孔假体)得到了青睐。博学的神经放射学家应熟悉的听骨假体包括镫骨假体、砧骨间假体(砧镫关节疾病使用)、Applebaum 假体(一种从砧骨长突到镫骨的合成假体)、黑色卵圆顶部假体(从鼓膜到镫骨头或前庭窗)、Richards 假体(从鼓膜到镫骨头或前庭窗)、Goldenberg 假体(从鼓膜到镫骨头或前庭窗,或从镫骨到锤骨或底板到锤骨)(图 11-21),后三种听骨置换假体可能是全部置换(TORP)或部分置换(PORP),这取决于镫骨上部结构是否被保留,因此,它们从鼓膜延伸到镫骨头(PORP)或底板(TORP)。PORP 最常用合成听骨假体,假体的羟基磷灰石头与鼓膜相连,塑料轴与镫骨头相连。

听骨置换术假体的失败可能是由于复发性中耳炎、复发性胆脂瘤、修复性肉芽肿(异物反应)、听骨半脱位或脱位、粘连、假体骨折、肉芽组织、耳海绵状骨复发、术后过度骨反应或假体挤压。假体半脱位占听骨置换术后出现听力损失的病例的 50%~60%。当 PORP 或 TORP 半脱位时,它通常发生于其远端位置,分别有镫骨头或前庭窗。在镫骨假体的情况下,寻找位于前庭窗下方和后方的半脱位假体(图 11-22),假体和砧骨之间的钢丝也可以向下移动。

镫骨切除术失败的病例也可能是由持续的淋巴管周围瘘管引起的,这种并发症的证据包括迷路中的空气或中耳持续存在的液体,手术或炎症穿孔造成的鼓膜穿孔可能导致假体脱出。在这种情况下,假体可能会出现在 EAC 中或早晨的枕头上,很少会发生挤入前庭的情况,镫骨假体不应超出前庭窗 0.25mm,过长并不会导致镫骨假体与前庭窗之间出现气体,从而导致传导性听力损失。

接受过颞骨手术的患者的术后检查充满了困难,如何根据 CT 判断手术腔内的软组织是由于复发或残留的胆脂瘤、瘢痕组织、急性炎症,还是非胆脂瘤性肉芽组织?这几乎不可能,除非复发肿块是局灶性和侵蚀性,提示复发/残留胆脂瘤。如果术后软组织增强,则更有可能是肉芽组织而非胆脂瘤。幸运的是,DWI 显示复发性胆脂瘤提示高信号,ADC 较低,而 DWI 上肉芽组织和急性炎症通常信号较低,记得为外科医生提供标志,通过内镜或活检来评估肿块。如果考虑再手术,识别颅底或血管结构(乙状窦、颈动脉管和颈静脉球部)附近的侵蚀区域可能是影像学中最重要的作用。

良性肿瘤

鼓室球

鼓室球瘤是一种有趣的病变,解剖分支和病理表现较独特,耳鸣是该病变的一个标志(框 11-5),鼓室球瘤是中耳下部最常见的肿瘤,最常见于中年女性。这种肿瘤来自第Ⅸ对脑神经(雅各布森神经)鼓室分支的神经嵴组织,该神经从第Ⅸ对脑神经的下神经节出发,穿过下鼓室(颈静脉孔和颈动脉管之间)到达中耳,雅各

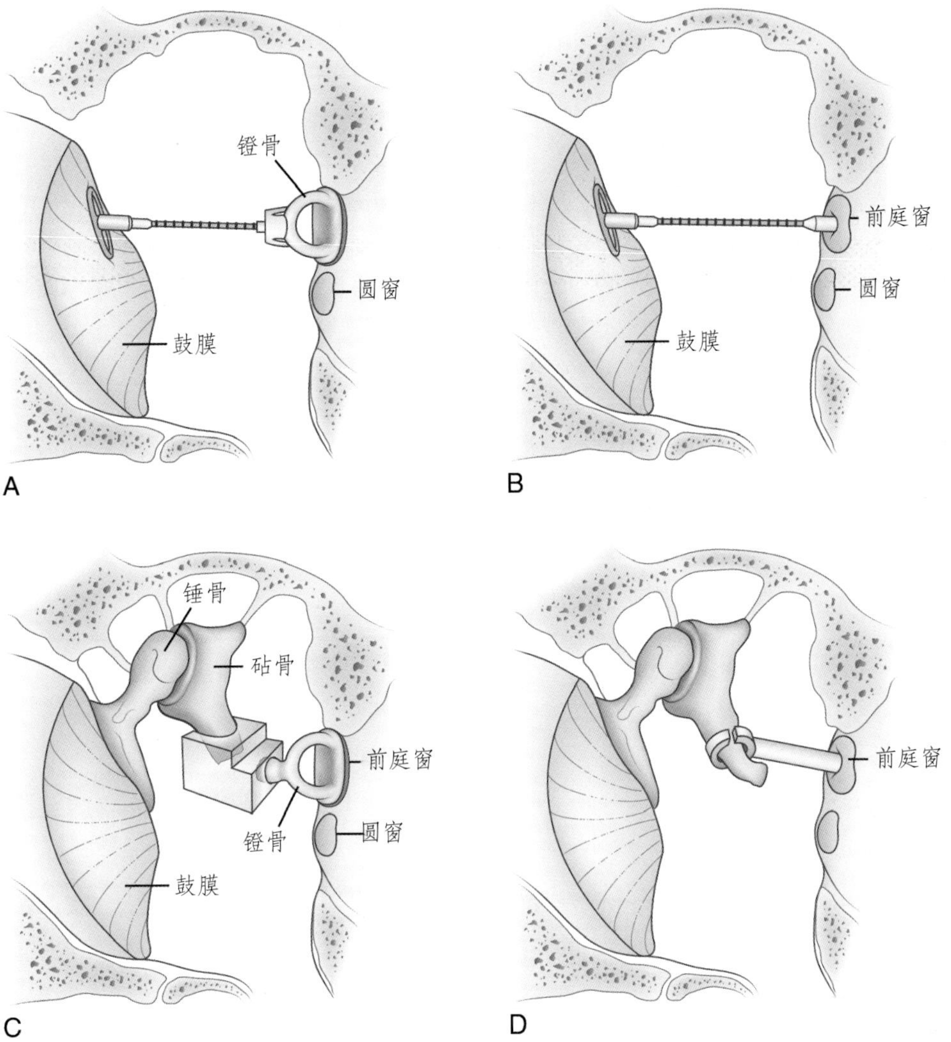

图 11-21　各种类型的听骨假体的示意图(非全部)。(A)部分听骨置换假体从鼓膜延伸到镫骨头。(B)全听骨置换假体从鼓膜延伸到前庭窗。(C)描述了 Applebaum 假体的 L 形结构,假体的一端延伸到部分切除的砧骨长突上,另一端延伸到镫骨头上。(D)在镫骨切除术的情况下,将镫骨切除,植入物从砧骨延伸到前庭窗。

布森神经形成的鼓室丛可能会覆盖耳蜗突出部，然后再汇合成小浅皮瓣神经,鼓室神经丛的分支可在圆窗、咽鼓管出口、鼓膜张肌腱和鼓室下小管附近找到。

由于产生症状相对较早,鼓室球瘤通常表现为鼓膜后隆起的小软组织肿块(框 11-6),肿块明显增大,其位置在中耳内侧不固定，虽然它通常出现在耳蜗突出部(图 11-23),但也可能位于突出部的前方(即耳蜗突和鼓膜张肌半腱膜的下方)及突出部的下方(即耳蜗基底转折处下方的凹陷处)。

肿瘤的分类依据是从耳蜗突起到中耳、乳突、EAC 或颈动脉管的扩散情况，与胆脂瘤和其他中耳肿块不同的是,鼓室球瘤不会侵蚀听小骨,而是将其包绕,这在高分辨率薄层 CT 多平面重建中表现得最为明显,由于鼓室球瘤非常小，在 MRI 中通常会被识别为中等信号强度、无大血管的增强型软组织肿块。虽然鼓室球瘤从咽升动脉的下鼓膜动脉分支获得血液供应，但由于其体积小,很少需要术前栓塞。

颈静脉瘤(稍后描述)可以长到足够大,出现在鼓室球瘤所在的中耳,因此,颈静脉孔和中耳腔的肿瘤被称为颈静脉鼓室瘤。

血管瘤

鼓膜后面的血管瘤是鼓室肿块的另一个原因,增强扫描明显强化,并具有非特异性的密度和信号特征,除非看到流空信号,面部神经血管瘤(见下文)是鼓室后血管肿块的另一个来源。在某些情况下,这些很可能

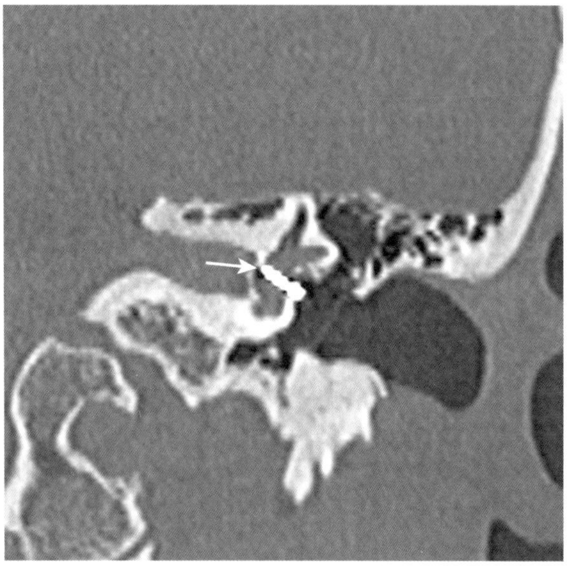

图 11-22 镫骨假体下移。冠状位 CT 显示移位的镫骨假体通过卵圆窗口延伸到前庭(箭头所示),假体通常不应伸入前庭窗口超过 0.25mm。

框 11-5 搏动性耳鸣的病因

特发性
特发性颅内高压(假性脑瘤)
梅尼埃病
颈内动脉重度狭窄
高位颈静脉球
副神经节瘤(颈静脉球瘤、鼓室球瘤、颈静脉鼓室球瘤)
血管瘤/静脉血管畸形
胆固醇肉芽肿
脑膜瘤
异常颈动脉/持久性镫骨动脉
硬膜血管畸形、瘘管*
颈动脉动脉瘤
耳硬化症
Paget 病

*可能是客观性耳鸣。

是 VVM。

血管解剖变异

这些病变并不是肿瘤,但与血管球瘤相似,在耳镜检查中可能表现为类似的鼓室后血管肿块,因此,也包括在本节中。异常颈内动脉穿过中耳腔,在前内侧延伸至颈动脉海绵管的水平部分(图 11-24)。这在 MRI 上很容易被识别为血流空洞,但在 CT 上可能被显示为原因不明的强化肿块。

框 11-6 鼓室内血管性肿块

高位/颈静脉球裂缺或憩室
副神经节瘤(颈静脉球瘤、鼓室球瘤、颈静脉鼓室球瘤)
血管瘤/静脉血管畸形
胆固醇肉芽肿/慢性多血管炎性组织
脑膜瘤
异常颈动脉/持久性镫骨动脉
颈动脉动脉瘤

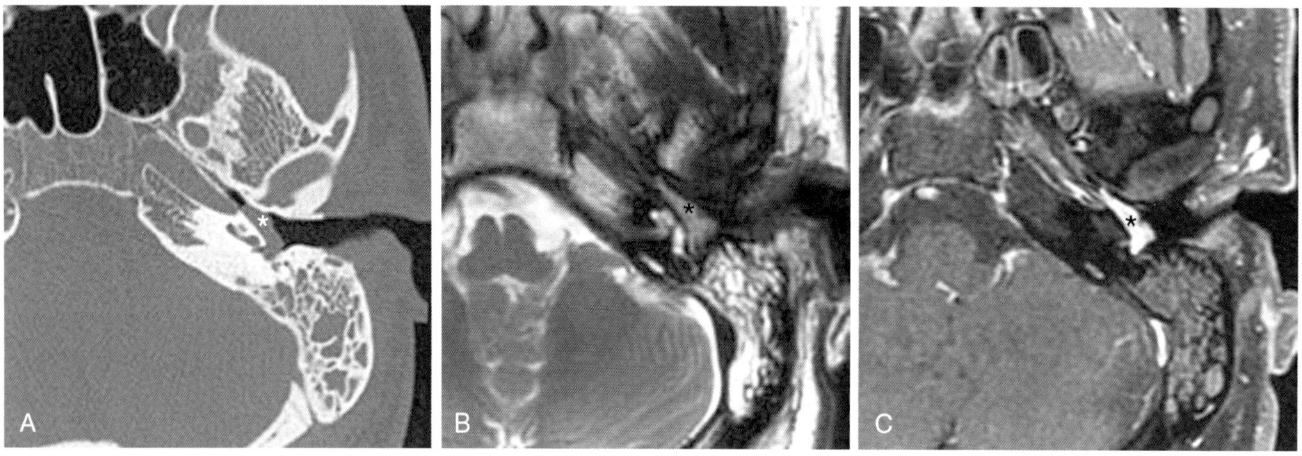

图 11-23 鼓室球瘤。(A)轴位 CT 显示中耳有较小的软组织肿块(星号所示),虽然在外观上难以描述,但在搏动性耳鸣的情况下,鼓室血管球是主要的诊断考虑,位于耳蜗隆起(星号所示)位置非常适合鼓室球;(B)轴位 T2W 显示中耳有轻度高信号的肿块(星号所示),注意肿瘤阻塞咽鼓管引起的乳突气房浑浊;(C)对比增强脂肪抑制的 T1W 显示肿块明显增强(星号所示)。

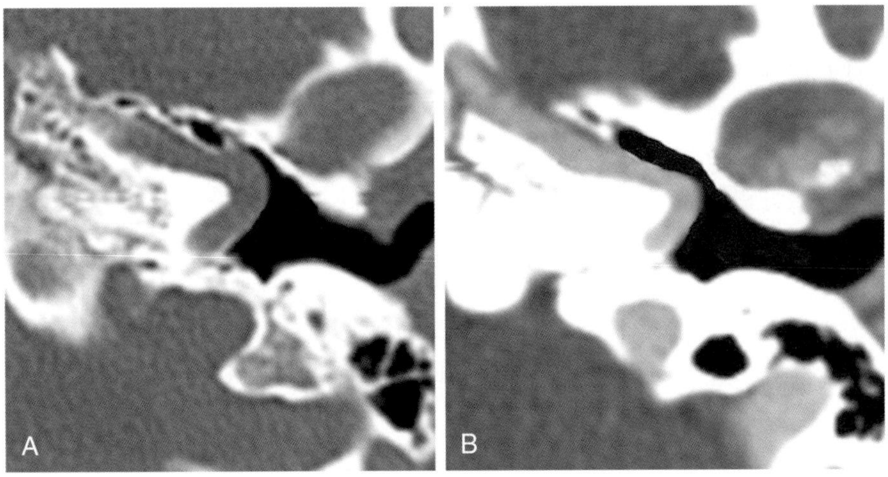

图 11-24 左颈内动脉异常。(A)骨窗轴位 CT 图像显示 ICA 岩段延伸至中耳。(B)如果不确定这是 ICA,可以使用增强 CT 显示血管强化，以确认检查结果,外科医生应尽量避免采用活检。

持续性镫骨动脉是一种罕见的异常(<0.5%的患者),该动脉在胚胎发育过程中短暂出现,是舌骨动脉(本身源自第二主动脉弓)的分支,连接颈外动脉和颈内动脉,最终,其退化为颈内动脉的一部分,当它持续存在时,可能会表现为搏动性中耳肿块,由于它取代了脑膜中动脉的作用,其影像学表现包括没有棘孔、沿鼓室面神经水平部分的软组织肿块，以及从颈内动脉延伸出的分支,它进入中耳后形成镫骨闭孔(位于镫骨前后腿之间),并在膝状神经节附近离开中耳(可类似神经鞘瘤)，这种异常可能与颈内动脉异常同时存在(60%)。有报道称,该病与三体综合征、沙利度胺使用、无脑畸形和神经纤维瘤病有关。

颈静脉球变异非常常见,可能与搏动性耳鸣有关,但是不要因为颈静脉孔大小不对称而惊慌，这种情况比较常见,在看到侵蚀或软组织破坏之前,不要诊断为腺瘤,还要记住颈静脉孔有两个部分:一个是血管旁,包含颈内静脉和第Ⅹ、Ⅺ对脑神经;另一个是神经旁,包含第Ⅸ对脑神经和下鼻底窦的延续，颈静脉球壁可以是开裂的,也可以是不开裂的。颈静脉可以高高地伸入中耳腔(图 11-25),非开裂型颈静脉球保留了颈静脉孔顶部的骨板,而开裂型颈静脉球则没有骨质边缘,大多数人将鼓室环下缘或 IAC 作为正常颈静脉球的上限，过高的颈静脉球可能会延伸到中耳或内淋巴囊附近的颞骨岩部上,颈静脉球憩室也可能进入中耳,可表现为鼓膜后血管性红色肿块。

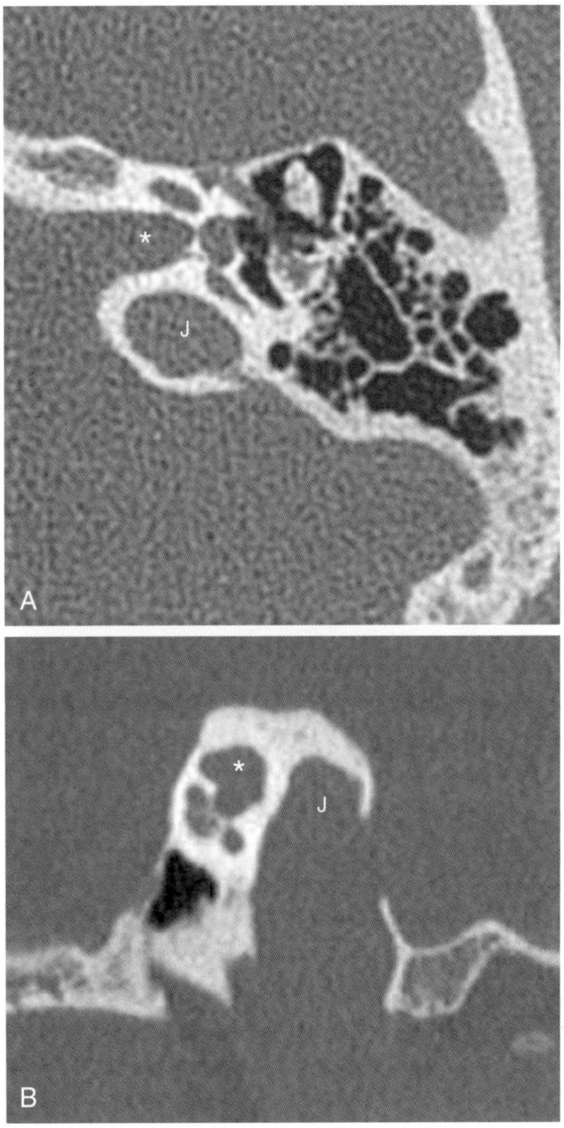

图 11-25 高位颈静脉球。(A)轴位 CT 显示该耳鸣患者的内耳道(星号所示)水平的颈静脉球(J);(B)矢状位 CT 重建显示颈静脉球顶(J)接近内耳道(星号所示)。

硬脑膜血管畸形

另一种可能导致耳鸣的疾病是硬脑膜血管畸形，这些畸形通常会影响横窦,在某些情况下,可能是由于静脉或静脉窦先前已形成血栓，使血栓周围的动脉和静脉出现异常侧支流动，如果耳鸣患者的横断面成像未发现中耳或颅底的软组织肿块，则可能需要进行血管造影以发现病变(图 11-26),有时需要进行动脉造影来区分引起搏动性耳鸣的其他病变，包括颞骨动脉瘤和动静脉畸形、颈内动脉狭窄引起的高流量湍流,以及高颈静脉球,但请记住,主观性耳鸣最常见的神经原因是假性脑瘤。

医生会将患者分为客观性搏动性耳鸣（医生和患者都能听到)和主观性耳鸣(只有患者能听到)。客观性搏动性耳鸣通常先通过同侧颈动脉和椎动脉血管造影术进行评估,然后再进行 MRI 或 CT 检查。相比之下,主观性耳鸣最好先通过 CT 或 MRI 进行无创评估。客观性搏动性耳鸣通常由真正的血管畸形、狭窄或动脉瘤引起。主观性耳鸣通常出现在患有神经胶质瘤、颈内动脉异常和颈静脉异常的患者中。

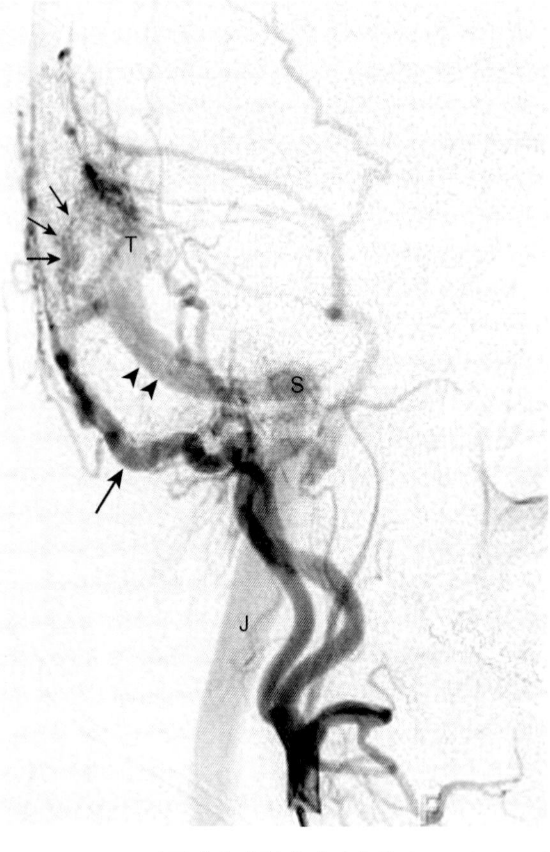

图 11-26 DSA 显示耳鸣患者硬脑膜动静脉瘘。选择性颈外动脉血管造影显示枕动脉增大(长箭头所示)和与静脉引流系统的多个瘘管连接(短箭头所示)。注意窦汇(T)、横窦(三角箭头所示)、乙状窦(S)和颈静脉(J)内的早期增强。

面部神经鞘瘤

面部神经鞘瘤可能发生于 IAC、面神经迷路部分、面神经鼓室部分、膝状神经节、面神经乳突部分或者腮腺内,如果发现面神经管扩张,那么就可以诊断面部神经鞘瘤，但是这些病变通常无法与邻近结构的病变区分开来,如 IAC 内的前庭神经鞘瘤或鼓室内的胶质瘤(框 11-7)。这三种病变都会出现强化(图 11-27),如果看到鼓室球瘤内血管的流动空隙,就可以做出鉴别诊断。

面部血管瘤

面神经血管瘤可能发生于 IAC、膝状神经节周围和面神经管后根部。CT 可见骨侵蚀伴有软组织肿块,受累的骨髓间隙可能具有"蜂窝状"骨小梁内部结构(图 11-28)。虽然,这些肿瘤被称为血管瘤,但它们很可能是 VVM,这些肿瘤通常表现为缓慢发展的面部瘫痪和抽搐,面神经血管瘤和颞骨面神经鞘瘤一样,是相当罕见的。与分界清晰的神经鞘瘤相比,血管瘤的边界是模糊不清的,这种区别非常重要,因为在不牺牲神经的情况下很少切除神经鞘瘤,但血管瘤有时可以与神经分离。

面神经强化

正常情况下，面神经在膝状神经节及其水平和下降部分可能会出现一些增强，正常增强的原因是神经周围有丰富的环状动静脉丛，该神经丛不存在于 IAC 或迷路及颅外部分,因此,相比之下,面神经在桥小脑角池、IAC、迷路段和腮腺段的增强总是异常的,面神经强化的鉴别诊断包括神经鞘瘤、莱姆病、淋巴瘤、血管

框 11-7 鼓室内面部神经病变

- 正常强化被误读为病变
- 面神经麻痹
- 胆脂瘤
- 骨折
- 感染(病毒性、莱姆病、由中耳炎或恶性外耳炎扩散)
- 神经鞘瘤
- 血管瘤/静脉血管畸形
- 结节病
- 恶性肿瘤沿神经扩散
- 脑膜瘤

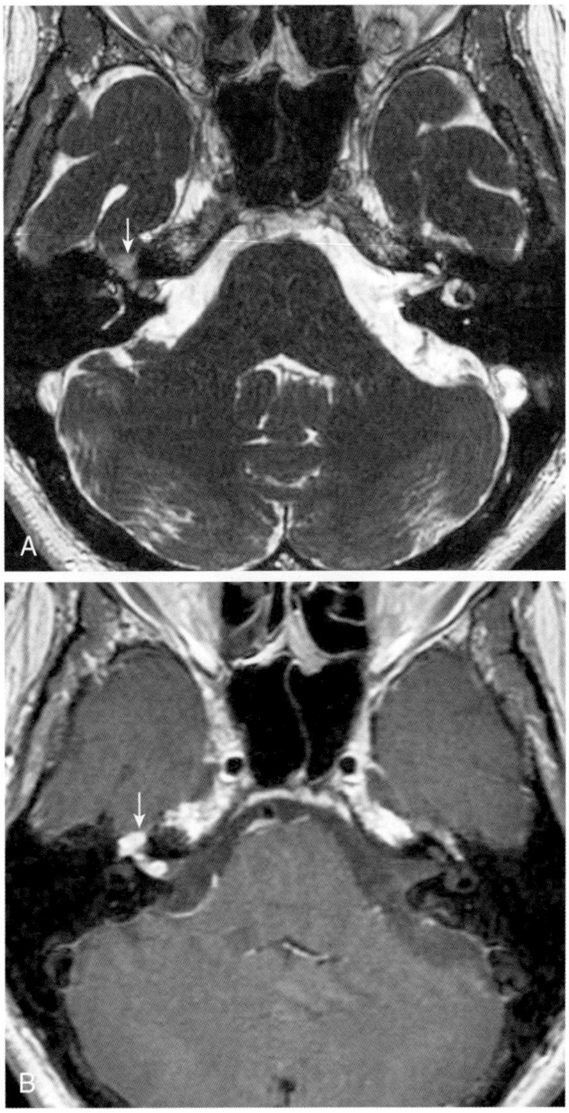

图 11-27 面神经神经鞘瘤。(**A**)轴位 T2W 显示右侧内耳道外侧有扩张性肿块,沿右侧面神经管延伸(箭头所示),与左侧的正常表现进行比较;(**B**)增强 T1W 图像显示肿块累及面神经管、迷路段及膝状神经节段(箭头所示)。

瘤、结节病、贝尔面瘫、病毒性神经炎、Ramsay-Hunt 综合征（一种疱疹病毒感染）、Guillain-Barré 综合征和肿瘤的神经周围扩散,在两种最常见的病变中,贝尔面瘫被认为占面神经麻痹的 80%,而神经鞘瘤仅占 5%。

在贝尔面瘫中，最常见的病变区域位于面神经必经的最狭窄管道——IAC 的远端管内段，面神经管内段光滑、线状、对比度异常强化,表明周围炎症性神经麻痹,这是表明面神经病毒性(假定为贝尔面瘫)麻痹的常见发现,面神经外伤后也可能出现这种情况,这与岩浅大神经外伤拉伸后神经变性和再生导致的血液/周围神经屏障破坏有关，沿神经形成的瘢痕也会使受影响的神经节段增厚和出现明显强化，膝状神经节近端迷走神经节段增强是贝尔面瘫的另一个常见征象,请注意，大多数人认为急性面神经麻痹患者的影像学检查应仅限于“非典型贝尔麻痹”,即症状持续时间超过 4 周、麻痹呈进行性发展、其他脑神经受累、疼痛是突出特征或出现半面痉挛。

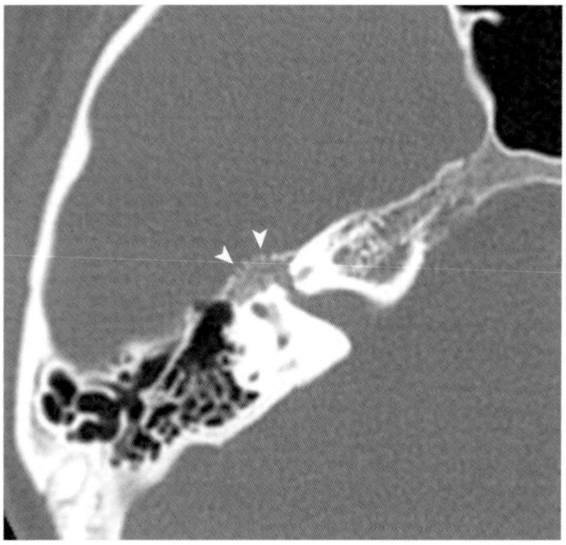

图 11-28 面神经血管瘤。轴位 CT 显示扩张性肿块(三角箭头所示),在面神经管周围骨质侵蚀,内部结构提示血管瘤的诊断。

面神经功能障碍的另一个重要病因是恶性病变的神经周围扩散,腮腺恶性肿瘤,尤其是腺样囊性癌和淋巴瘤,有沿着面神经向上蔓延的倾向,并表现为贝尔面瘫,腮腺或面部的鳞状细胞癌也会出现这种症状,肿瘤沿面神经的神经周围扩散表现为面神经本身的增大和对比剂增强、面神经乳突孔的继发性增大或乳突孔内面神经周围正常脂肪组织的缺失(图 11-29)。

恶性肿瘤

中耳恶性肿瘤并不常见，这些肿块通常来自 EAC 结构,并继发侵犯中耳,真皮鳞状细胞癌和横纹肌肉瘤尤其如此，中耳原发性横纹肌肉瘤可能来自咽鼓管开口处的肌肉细胞,罕见的是,中耳腔内可能存在异位唾液腺组织，腺癌或腺样囊性癌等肿瘤可能会在这种异位唾液腺组织中产生，最常见转移到颞骨的原发性肿瘤是肺癌和乳腺癌。

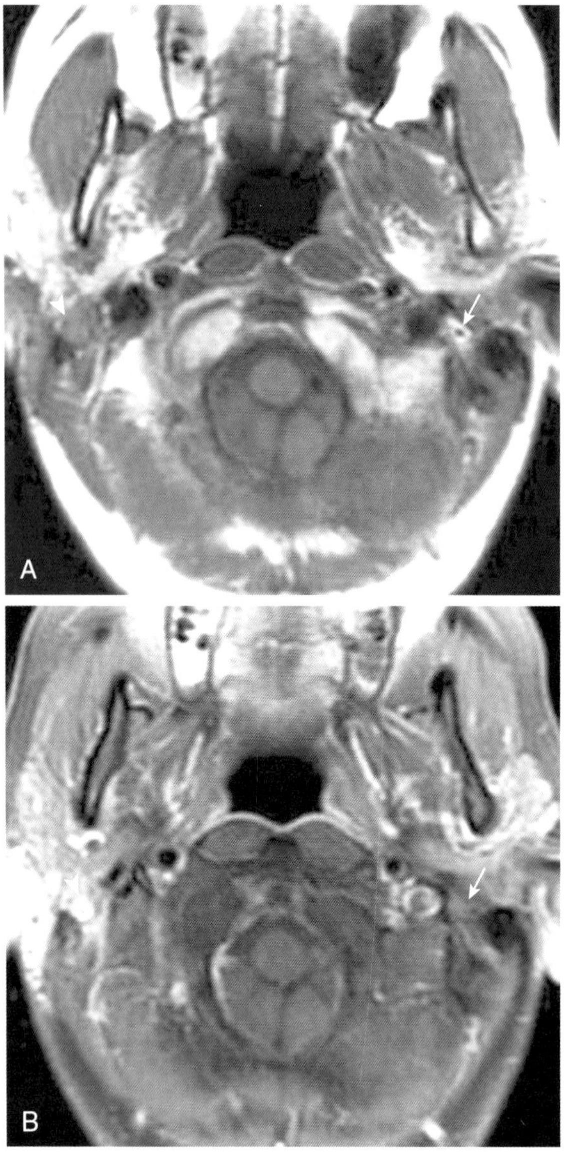

图 11-29 右侧腮腺腺样囊性癌患者的神经周围肿瘤扩散。(A)轴位 T1W 显示面神经离开左侧茎突孔时正常(箭头所示),注意孔内的低信号神经周围有正常的脂肪高信号,在右侧,孔内的脂肪浸润(三角箭头所示),提示肿瘤沿右侧面神经向神经周围扩散;(B)轴位增强 T1W 显示右侧茎突孔异常增强(三角箭头所示),证实神经周围肿瘤扩散。注意左侧茎突孔对比正常(箭头所示)。

内耳及岩尖部

正常解剖

耳蜗和半规管是内耳的主要组成部分(图 11-30),骨迷宫(耳囊)包括前庭、半圆管和耳蜗。膜迷路包括外淋巴(位于耳蜗的前庭和鼓室内)和内淋巴(位于耳蜗导管、半规管和前庭导水管内),耳蜗有顶、中间和基底转三部分。耳蜗顶转放大低音,基底转放大高音。

前庭是半规管连接的共同腔室,半规管分为外侧半规管、前半规管和后半规管,前半规管和后半规管有一个共同的非壶腹末端,称为总脚,上半圆管上的骨嵴称为弓状隆起,镫骨通过前庭窗与前庭相连,前庭包含位于后方的椭圆囊和前方圆形的球囊,是负责平衡的感觉器官,骨质前庭导水管内的内淋巴囊从前庭向后方延伸,并扩张成一个盲端囊(见图 11-6B,C)。

耳蜗充满了外淋巴,但也有内淋巴通道,耳蜗有一个基部和一个丘部(或顶端),并由一个称为蜗轴的骨质中央管道分割,在前庭大部,来自前庭的流体与耳蜗的流体相通,在鼓阶沿基底转的末端,外淋巴周围空间与圆窗相连,鼓阶和前庭在壶腹帽的蜗孔处相连,耳蜗导水管从鼓阶后内侧延伸,引流外淋巴进入后颅窝蛛网膜下隙,在 IAC 下面的部分可以看到(见图 11-6E)。

先天性异常

虽然感音神经性耳聋的许多病因来自后天的内耳疾病,但也有几种不同类型的先天性异常会导致内耳发育不良和听力损失,导致这些异常的根本原因包括沙利度胺接触、先天性风疹或巨细胞病毒感染,以及外显子遗传疾病。

耳蜗异常

耳囊结构发育非常早,在妊娠第 3~10 周之间,先天性内耳畸形的严重程度各不相同,从轻微的发育不良到完全的不发育都有,这取决于胚胎发育过程中正常发育失败的时间。例如,完全性迷路增生是由于听基板在妊娠第 3 周未能形成,而较轻的畸形如内耳不完全分隔Ⅱ型(IP-Ⅱ)则发生于妊娠第 7 周。

根据 Sennaroglu 和 Saatchi 的研究,耳蜗前庭畸形按严重程度的递减进行分类(表 11-3),具体来说,迷路发育不全(又名米歇尔畸形)包括耳蜗和前庭完全缺失,耳蜗发育不良的特征是没有耳蜗,但前庭存在(尽管通常不正常)(图 11-31)。常见的腔畸形表现为没有耳蜗和前庭分化的囊状腔。囊性耳蜗前庭异常(又称不完全分隔Ⅰ型,或 IP-Ⅰ)包括囊性耳蜗和囊性前庭(图 11-32),耳蜗发育不良表现为耳蜗和前庭小而分离,如果是 IP-Ⅱ(又名 Mondini 发育不良),耳蜗只有 1.5 圈,中间和顶转为囊性,前庭和前庭导水管会增大(见大前

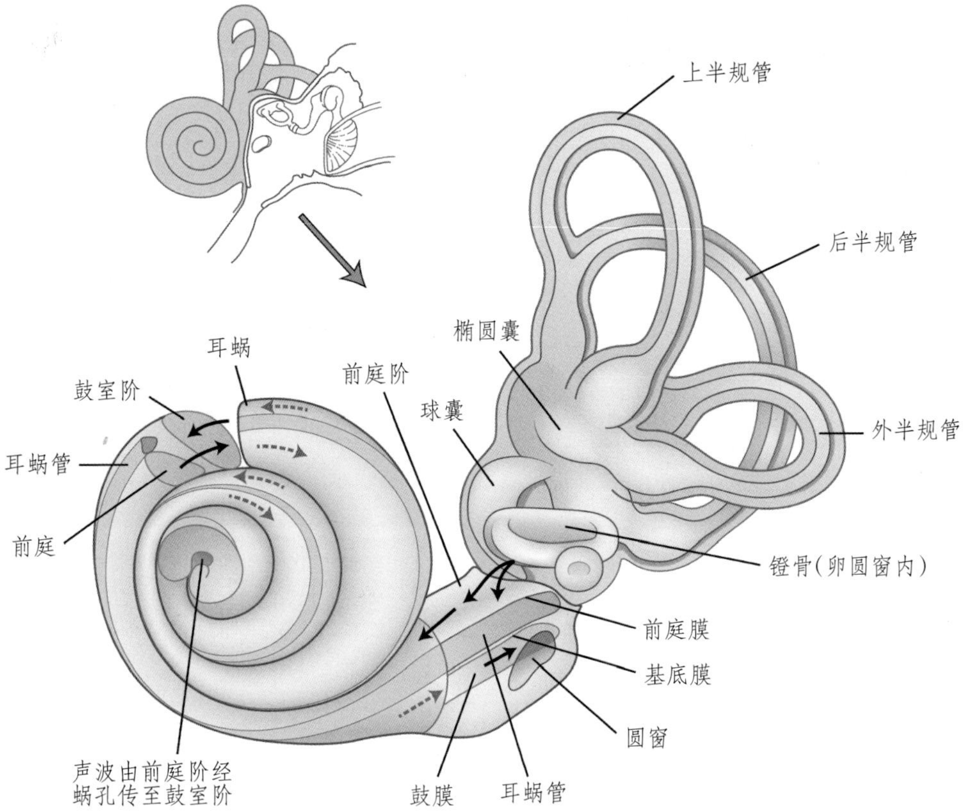

图 11-30 前庭耳蜗及其周围结构示意图。

表 11-3 先天性前庭耳蜗异常

畸形	特征
迷路不发育(Michel 畸形)	耳蜗和前庭缺失
耳蜗不发育	耳蜗缺失
共同腔畸形	未分化为耳蜗或前庭的囊性腔
不完全分隔Ⅰ型	缺乏完整的耳蜗,并伴有囊性耳蜗和前庭
耳蜗发育不全	分离但较小的耳蜗和前庭
不完全分隔Ⅱ型(Mondini 畸形)	1.5 个耳蜗转,囊性顶转和中间转,前庭和前庭导水管扩张

As proposed by Sennaroglu L, Saatchi I. A new classification for cochleovestibular malformations. Laryngoscope 2002;112:2230–2241.

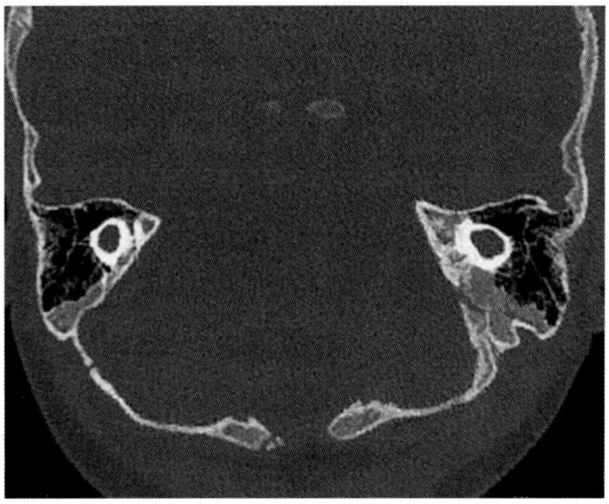

图 11-31 耳蜗不发育。轴位 CT 显示耳蜗完全缺失,双侧异常的前庭。

庭导水管综合征,见下文)。

耳蜗神经缺失是感音神经性听力损失的一个原因,包括耳蜗神经缺失口径的减少。这种情况可能是先天性的,也可能是后天性的(可归因于萎缩),做出这一诊断非常重要,因为人工耳蜗植入是禁忌证。高分辨率 MRI T2W 矢状面重建图像可显示出位于 IAC 前下侧的神经较小或缺失,在 CT 图像上,耳蜗神经管在进入耳蜗基底转折处时口径较小(耳蜗孔狭窄)。

如果耳蜗导水管先天增大,听力可能会受损,由于耳蜗导水管从内侧到外侧逐渐变窄,在其岩部和外侧部分几乎不可见,因此,很难界定耳蜗导水管的扩大。内侧孔口大小>1.5mm 应被视为异常,而中部分直径>1.2mm 应被视为异常,因为扩大的耳蜗导水管代表了

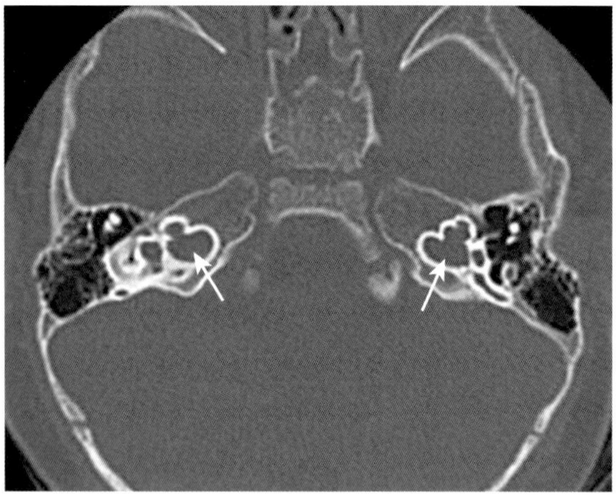

图 11-32 不完全分隔Ⅰ型。轴位 CT 显示囊性耳蜗,双侧耳蜗缺失(箭头所示),双侧囊性前庭。

鼓阶和蛛网膜下隙之间的通信，与复发性脑膜炎和耳部感染的儿童有关,这种异常也与镫骨切除术后的“喷泉”有关,之所以得名,是因为脑脊液和外淋巴液混合在一起。

前庭导水管异常

前庭导水管增大>2mm（大前庭导水管综合征)是先天性感音神经性听力损失最常见的原因(图 11-33),可视为 IP-Ⅱ的一部分。正常导管中点的横向直径应≤1.5mm,或与相邻的后半规管大小大致相同,前庭导水管的扩大会导致高频听力损失，可单独存在或与耳蜗螺旋化异常(76%)、囊性前庭(31%)或异常半规管(23%)相关。由于高蛋白高渗液体存在,MRI 上扩张的内淋巴在 T1W 上比脑脊液信号高。CHARGE 综合征(神经缺损、心脏缺陷、后鼻孔闭锁、发育迟缓、泌尿生殖系统异常、耳部异常)、Pendred 综合征和先天性巨细胞病毒感染可能导致前庭导水管扩大，梅尼埃病的前庭导水管直径<0.5mm。

半规管异常

半规管发育不良是耳部发育不良的另一种形式，外侧半规管是发育不良最常受影响的部分，因为侧半规管是胚胎学上最后形成的(上第一、后第二、外侧最后)。如果后(次常见)或上(最不常见)半规管不能发育,外侧半规管也必定受到影响,前庭将会出现代偿性的扩大,发生听力损失而不是不平衡,如果看到一个孤立的半规管畸形,但没有耳蜗畸形,这就意味着该缺陷发生于妊娠 8~9 周后,此时,耳蜗已经完全发育。

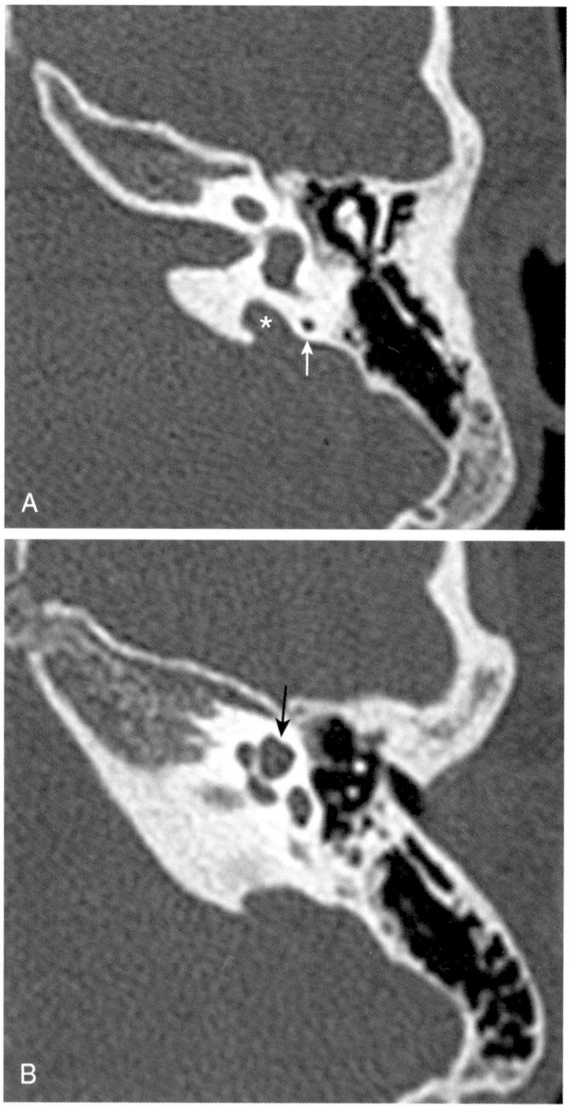

图 11-33 大前庭导水管综合征伴不完全分隔Ⅱ型。(A) 轴位 CT 显示前庭导水管(内淋巴的骨外壳,星号所示)增大,正常的前庭导水管的直径应与相邻的后肢内囊相似(箭头所示);(B)同一患者更上方的耳蜗形态异常,顶转和中间转弯呈囊性外观(箭头所示)。

CHARGE 综合征可见半规管发育不全。

前半规管裂的临床特征是声音和（或）压力性眩晕,震动幻视(对静止物体移动的感觉)和高分贝噪音诱发的眩晕的 Tullio 现象，也是一种常见的临床发现(但也见于耳梅毒、梅尼埃病、淋巴管瘘和莱姆病)。虽然这种缺陷已在先天性和综合征性疾病中被描述,但在老年组中,该缺陷的发病率有所增加,表明这是更常见的一种获得性疾病。由多层螺旋 CT 提供的薄层扫描可显示覆盖在前半规管上的骨开裂，这是非常微小的改变,需要亚毫米层厚,双侧发现骨开裂或变薄并不罕见。此外,影像学表现可能见于没有典型临床表现的患者,在这些病例中临床意义值得怀疑。对中颅窝的手术探查证实了部分患者的 CT 发现,覆盖骨开裂可缓解症状。

先天性内听管异常

不完全分隔Ⅲ型(IP-Ⅲ)是一种 X-连锁畸形,表现为 IAC 外侧球状扩张,面部和上前庭神经管迷路节段扩大,IAC 和耳蜗基底转之间的骨可能有缺陷或缺失。

IAC 闭锁或狭窄与常见的第Ⅷ对脑神经缺失和较少见的第Ⅶ对脑神经缺失有关,对于考虑植入人工耳蜗的患者,寻找神经是很重要的,高分辨率 MRI 将是研究的选择,当第Ⅷ对脑神经缺失或发育不全时,面神经通常会离开 IAC。

先天性综合征

内耳发育不良在伴有内耳结构发育不全、前庭畸形和外侧半规管缺陷的 Down 综合征患者中相当常见,此外,还可见外侧半规管与前庭融合、大前庭导水管综合征、耳蜗神经缺陷、IAC 狭窄或重复。

对于软骨发育不全的患者,可以看到发育不良的乳突气房、岩骨脊及 ICA 向上倾斜、耳蜗和听小骨的旋转、慢性乳突炎的改变、颅底和枕骨大孔狭窄。

与内耳异常相关的其他先天性综合征包括(但不限于)神经纤维瘤病、成骨不全症、Apert 综合征和 Treacher Collins 综合征。

迷路疾病

外淋巴瘘

外淋巴管瘘是指蛛网膜下隙与内耳外淋巴间隙之间的异常连接,儿童患者瘘的通常部位是前庭窗和圆窗,常伴有镫骨上部结构畸形。中耳感染扩散到脑膜或脑膜炎扩散到内耳或中耳可通过外淋巴瘘发生,骨性迷路炎是这种炎症播散方式的后遗症。先天性的病因包括前庭导水管的扩大、Mondini 畸形,Michel 畸形,获得性病因包括胆脂瘤、慢性中耳炎和创伤。

迷路骨化

慢性中耳或内耳感染、颞骨外伤、胆脂瘤、细菌性脑膜炎、腮腺炎或迷路切除术后,可能会发生骨化迷路炎,脑膜炎可通过耳蜗导水管将感染从蛛网膜下隙扩散到鼓阶,从而引起骨化迷路炎。迷路中的成纤维细胞被炎症状态诱导产生纤维化,它们可能在耳蜗中分化为成骨细胞形成骨性沉积物。这是造成耳聋(通常伴有眩晕)的另一个原因,最好用 CT 评估。CT 显示为致密硬化的内耳迷路部分的骨化(图 11-34,框 11-8)。影像学表现包括耳蜗狭窄(约 40%)、耳蜗纤维化改变(高分辨率 MRI T2W 可能更好,因为纤维性闭塞在 CT 上可能不明显)和耳蜗骨化(>30%)。半规管和前庭的闭塞性改变与骨化迷路炎有关并不少见。圆窗龛处的骨闭塞可能导致人工耳蜗植入不足,一般情况下,进入耳蜗越深入,可以插入多通道电极,听力质量越好。

耳硬化症

耳硬化症是感音神经性听力损失的另一个原因,通常是双侧的(80%),最常见于中青年女性。

耳硬化症是软骨内骨被海绵状骨取代的病理生理过程,在早期阶段,可以发现椭圆窗的迷路边缘、圆窗龛和(或)耳蜗的侵蚀溶解,在后期(耳硬化症),骨密度增高,变得很难诊断。

窗孔耳硬化症最常影响前庭窗的前缘(窗前小裂),在耳蜗(后开窗)耳硬化症中,耳蜗的中间和基底转最常见,显示脱矿区域(图 11-35)。由耳蜗膜周围的骨吸收引起的“双环”(透光)征,这是正常的透光的基底转向耳硬化症转变过程的表现。在这种疾病的晚期,骨密度增加由再钙化引起。成骨不全症在颞骨 CT 上表现相同,鉴别诊断还包括耳梅毒和罕见的纤维性发育不良和 Paget 病。

窗孔耳硬化症比耳蜗耳硬化症更为常见,这是一种成年疾病,本病 70%发生于 18~30 岁的患者,通常累及椭圆窗与镫骨前脚的边界(80%~90%)和圆窗龛(30%~50%)。高达 85%的患者可见双侧病变。镫骨与前庭窗的位置基本上粘连在一起,阻碍了声音的传播,导致传导性听力损失。窗孔耳硬化症及骨斑块造成前庭窗龛变窄,窗孔斑块的密度不一,虽然与正常的前庭窗膜相比,其密度通常较高,但只有极少数(15%)与听软骨囊的密度相当。耳道狭窄症的首选手术是小窗孔的镫骨脚盘切断术或全镫骨切除术,全镫骨切除术必须在卵圆窗内植入假体。常用的假体有金属、聚四氟乙烯和金属丝等。

耳硬化症或其他导致感音神经性听力损失的患者

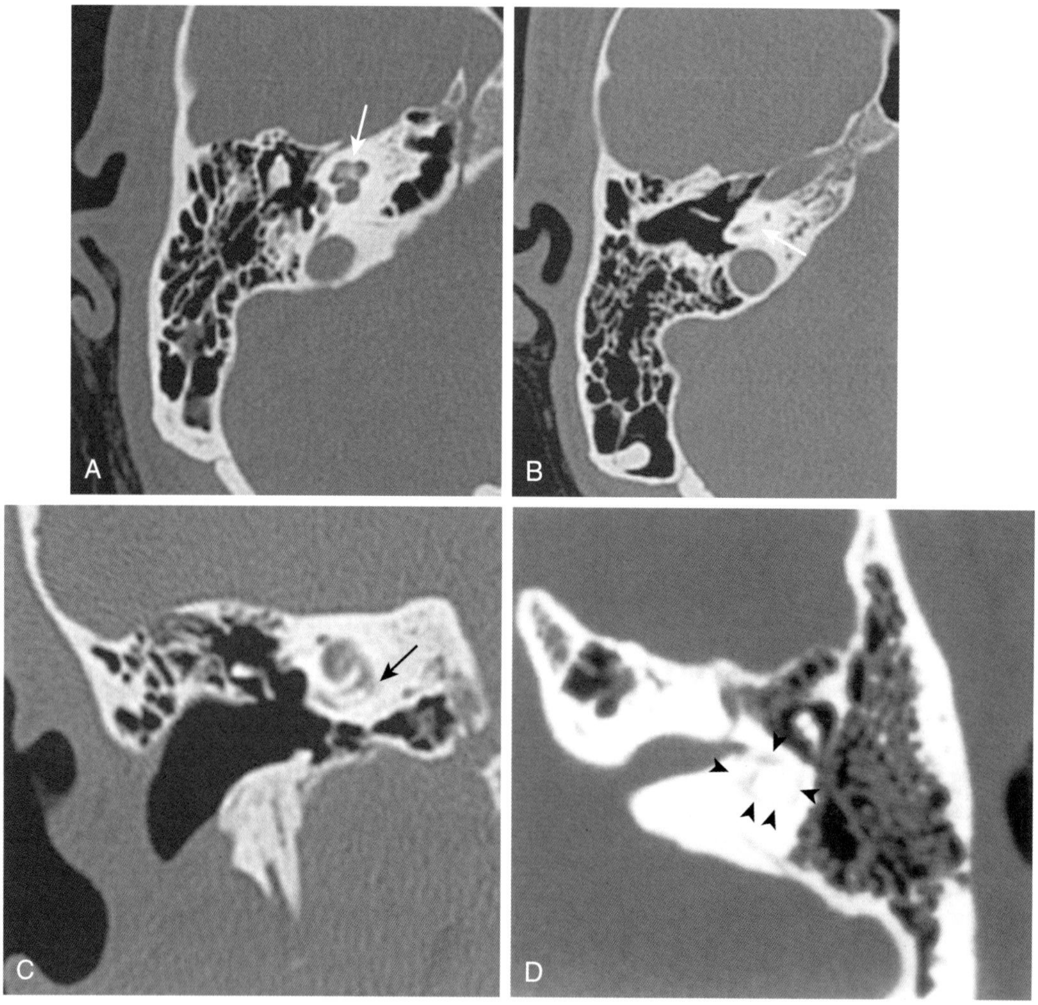

图 11-34 耳蜗迷路骨化。(A)中间和顶转显示明显增加的骨性密度(箭头所示);(B)基底转(箭头所示)也受到累及;(C)冠状位 CT 显示,箭头所示为基底转骨化。(D)骨性迷路炎,前庭和半规管(三角箭头所示)显示同样的由骨迷路炎引起的密度增高。

框 11-8 骨性迷路炎的原因

脑膜炎并发症
慢性中耳炎并发症
慢性迷路炎(细菌性)
迷路瘘(感染/胆脂瘤/创伤)
创伤/出血
迷路切除术
耳硬化症
Paget 病
镰状细胞病

可能需要人工耳蜗。该手术包括将多通道电极通过圆形窗口插入耳蜗,远端沿着耳蜗基底膜,即听觉神经传递声音的部位。术前有时需要进行 CT 评估,以确保面神经处于正常的解剖位置（以防止手术时的损伤),并确保耳蜗通畅。如果患者有双侧听力损失,并且要植入一个人工耳蜗，外科医生会将其植入更通畅一侧的耳蜗中。框 11-9 中列出了外科医生在植入前需要知道的内容。

在接受人工耳蜗植入手术的儿童中，近 50%的儿童患者为继发于脑膜炎的耳聋，先天性病变和病毒性感染占其余病例的大部分。有脑膜炎病史的患者耳蜗可能会阻塞(骨性迷路炎),这导致植入失败率较高,耳蜗狭窄(最常受影响的是基底转)、耳蜗骨化和圆窗骨化是植入失败的因素。

梅尼埃病

梅尼埃病(内淋巴积水)是一种以发作性眩晕、听力损失、耳鸣和耳压异常为特征的疾病,被认为是继发

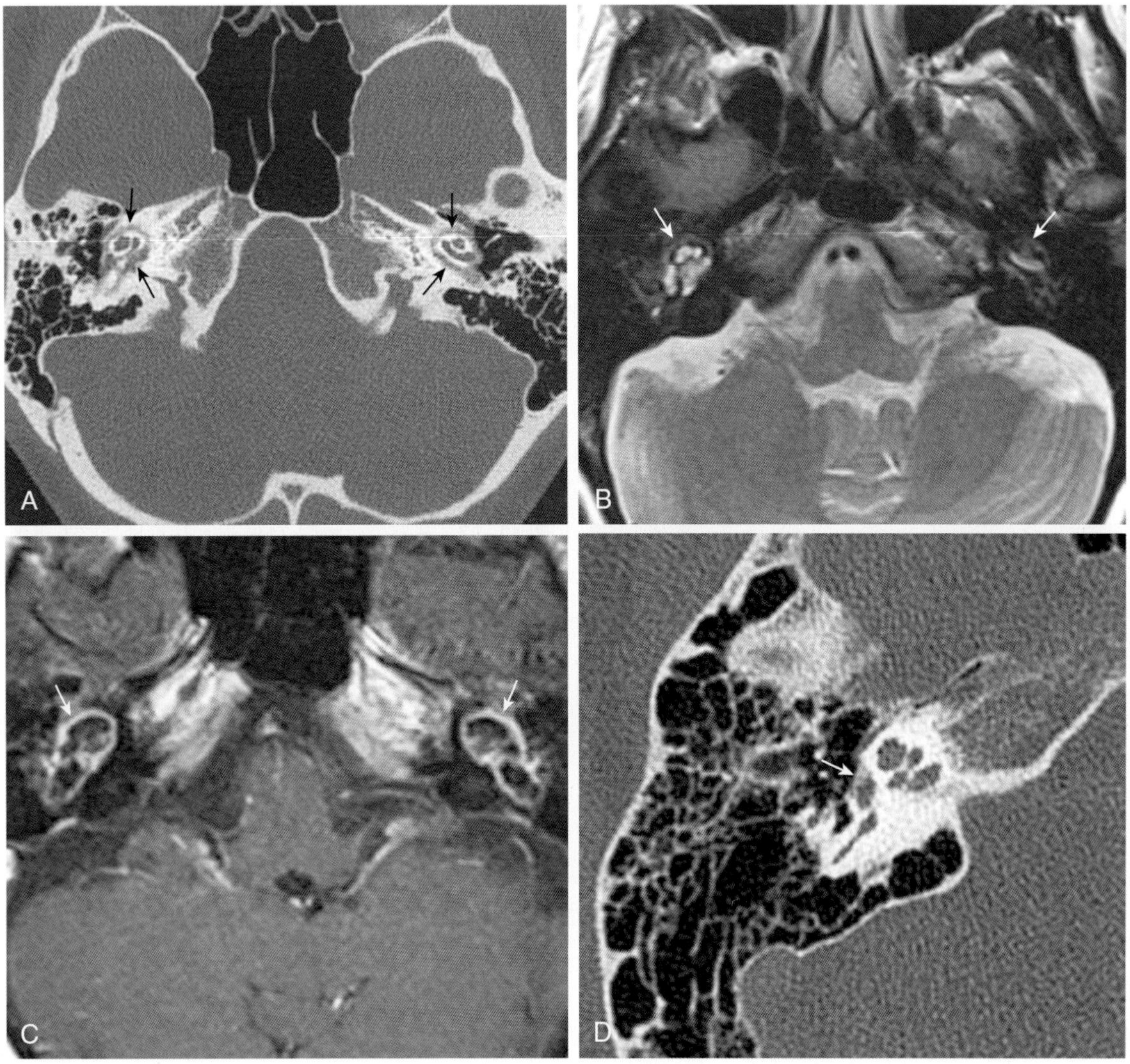

图 11-35　耳硬化症。(A)轴位 CT 显示双侧耳蜗硬化症患者耳蜗周围骨的异常透亮(箭头所示);(B)轴位 T2W 显示异常高信号(箭头所示);(C)轴位增强 T1W 显示耳蜗和前庭结构周围脱矿骨内异常增强(箭头所示);(D)窗前小裂(箭头所示)脱矿,与成骨不全患者的影像学表现相同,这个患者有成骨不全症。

框 11-9　耳蜗植入前的 CT 评估

双侧神经鞘瘤(主要鉴别诊断)
双侧闭塞性迷路骨化(多通道植入希望小)
耳蜗通畅(骨闭塞性迷路? 圆窗是否打开?)
并发中耳感染(术前需要抗生素)
先天性耳蜗异常和并发前庭疾病("井喷"风险)
确定面神经、颈动脉、乙状窦骨折、未怀疑的创伤
内耳道发育不全(是否有神经?)
中耳腔尺寸(便于进入)

于异常的内淋巴压力,有各种报告指出,在高分辨率三维 T2W 扫描中看不到内淋巴囊就表明患有梅尼埃病,有些人甚至认为,这种技术可以评估疾病的阶段,当梅尼埃病处于静止状态时,内淋巴囊就会再次显现出来,最终,能看到耳蜗中扩张的囊道和鼓起的鼓膜。对于梅尼埃病患者,可能会在 MRI 上看到内淋巴囊增强。

Paget 病

内耳的另一种骨质病变是 Paget 病(框 11-10)。Paget 病可能导致感音神经性或传导性听力损失,受累的颞骨血管增多也可能导致搏动性耳鸣的临床表现,在疾病早期阶段,出现弥漫性骨质溶解且可累及骨迷路,然而,在疾病晚期,可出现骨质密度增加。骨质溶解期似乎从内侧的岩尖部开始,然后向外侧发展(图 11-36)。耳硬化症属于鉴别诊断的范畴。

框 11-10 颞骨骨质密度增高

感染引起的慢性骨炎
儿童期颞骨气化不良(发育不全)
成骨性转移
Paget 病
纤维异常增生
邻近脑膜瘤
石骨症
Engelmann 病
耳梅毒

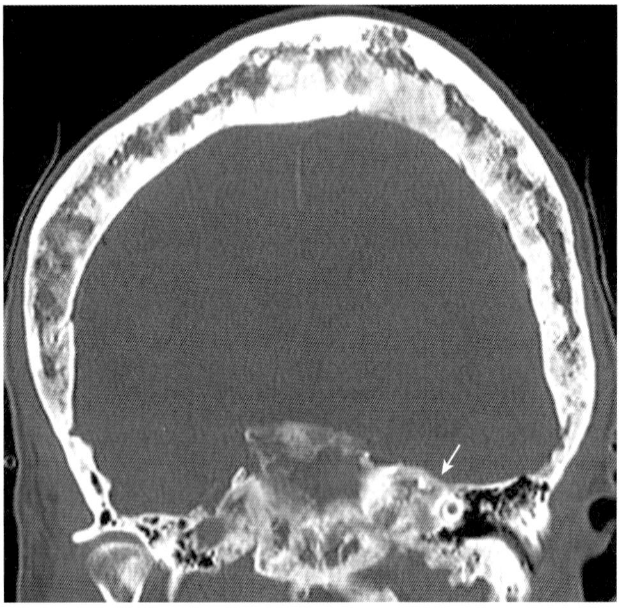

图 11-36 颞骨 Paget 病。轴位 CT 显示弥漫性骨密度增加,颅底骨质增厚,值得注意的是,以岩尖(箭头所示)为主,而在外侧相对保留,特别是在右侧迷路周围。

骨纤维结构发育不良

骨纤维结构发育不良可能影响颞骨,表现为磨玻璃样骨质密度增高,乳突部分受影响最常见,受累可能导致传导性听力损失。

迷路炎

对于突发性听力丧失和眩晕的患者,MRI 上的迷路强化提示迷路感染(图 11-37),耳蜗强化或前庭强化也可伴随发生,并常与眼球震颤电流描记图的表现和临床症状相关。迷路炎可归因于病毒、细菌、呼吸道感染或特发性原因,无症状的患者不表现为迷路强化,自

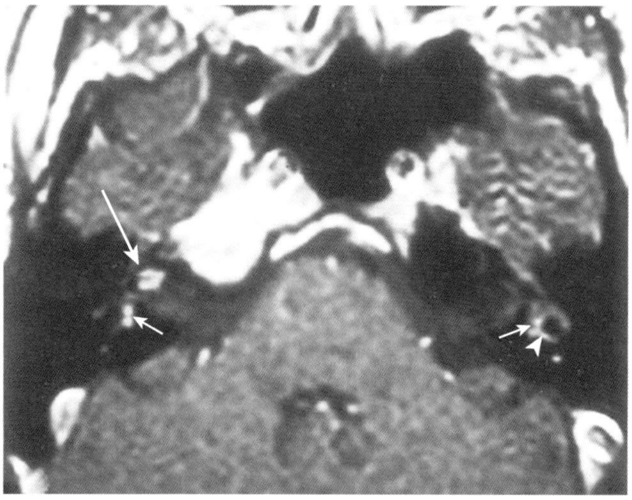

图 11-37 迷路炎。增强 T1W 显示病毒性迷路炎患者的右侧耳蜗(大箭头所示)、双侧前庭(小箭头所示)强化,左侧外侧半规管也会异常强化(三角箭头所示)。

身免疫性耳蜗抗原抗体形成时,就会发生自身免疫性迷路炎,通常表现为双侧耳蜗强化。鉴别诊断包括迷路神经鞘瘤,迷路强化的其他原因列于框 11-11。

岩尖部病变

岩尖炎

岩尖炎是气化岩尖的一种无破坏性炎症状态(框 11-12)。30%~35%的人存在岩尖气化,因此这些人会发生岩尖炎,而且往往是在原以为成功的乳突切除手术治疗炎症疾病之后。与这种病症相关的是 Gradenigo 综合征,其会导致第Ⅴ对脑神经分布区疼痛、第Ⅵ对脑神经麻痹和耳鸣。病变表现为气化岩尖不透光,通常 T1W 呈低信号,而 T2W 呈高信号,如果慢性感染持续存在,炎症的信号强度可能会随着蛋白质含量和黏度的增加而改变,从而导致 T1W 高信号和(或)T2W 低信号,MRI 上三叉神经节(Meckel 腔)附近的硬脑膜可能会强化。第Ⅵ对脑神经穿过 Dorello 管时会受到影响,Dorello 管是一条从颞骨顶端通向包含第Ⅵ对脑神经的海绵窦和下鼻底窦的骨质通道,Gradenigo 综合征也可能发生于没有气化岩尖。

胆固醇肉芽肿

胆固醇肉芽肿是发生于颞骨岩尖的常见病变,胆固醇肉芽肿(也称为巧克力囊肿、胆固醇囊肿、表皮样和蓝斑囊肿)的诱发因素可能是小血管破裂,造成岩尖

框 11-11 迷路强化病因

神经鞘瘤切除术后
迷路炎（病毒、细菌、梅毒、莱姆病、结节病、镰状细胞病）
外伤后出血进入迷路
自身免疫性迷路炎（耳蜗抗原抗体）
迷路神经鞘瘤
Cogan 综合征（间质性角膜炎、前庭听觉异常、血管炎）

框 11-12 岩尖肿块

岩尖炎
岩尖脂肪被认为是胆固醇肉芽肿
胆固醇肉芽肿
岩尖黏液囊肿
软骨样病变
软骨瘤
第Ⅴ对脑神经鞘瘤
表皮样囊肿
神经节瘤
脑膜瘤
转移瘤
骨髓瘤
内淋巴囊肿瘤
颈动脉动脉瘤
嗜酸性肉芽肿（朗格汉斯细胞组织细胞增多症）

反复出血。这可能是慢性阻塞导致岩尖气室负压，引起气室黏膜的异物反应，导致巨细胞和成纤维细胞增生，以及胆固醇晶体沉积，继而引起反复的亚临床出血，随着宿主反应的持续，病变会不断扩大，最终，患者会出现脑神经症状（通常为Ⅴ或Ⅷ），在 CT 图像上，这些病变表现为在充满软组织碎屑的岩尖气室内的扩张性溶解性病变，胆固醇肉芽肿由纤维结缔组织构成，而获得性胆脂瘤则由复层鳞状上皮包裹。

胆固醇肉芽肿和胆脂瘤通常会被混淆，虽然病名上相似，但它们在 MRI 上有所差异。由于出血和（或）胆固醇碎屑的存在，胆固醇肉芽肿在所有序列上都具有高信号（图 11-38），而获得性胆脂瘤 T1W 呈较低信号，有时胆固醇肉芽肿的血液产物 T2W 呈低信号，但 T1W 通常呈高信号。鉴别诊断包括岩尖黏液囊肿、岩尖炎或出血性骨转移瘤。

如果习惯使用快速自旋回波 T2W 扫描，请注意这个陷阱：岩尖脂肪和胆固醇肉芽肿在快速自旋回波扫描上看起来都一样，也就是说，T1W 和 T2W 都很明亮。只有通过识别骨骼的扩张或对该序列进行脂肪抑制，才能摆脱这个困境。

听力丧失的其他病因

急性听力损失的检查通常会发现大量病毒或免疫介导的疾病、梅尼埃病、血管疾病、梅毒、肿瘤（听神经

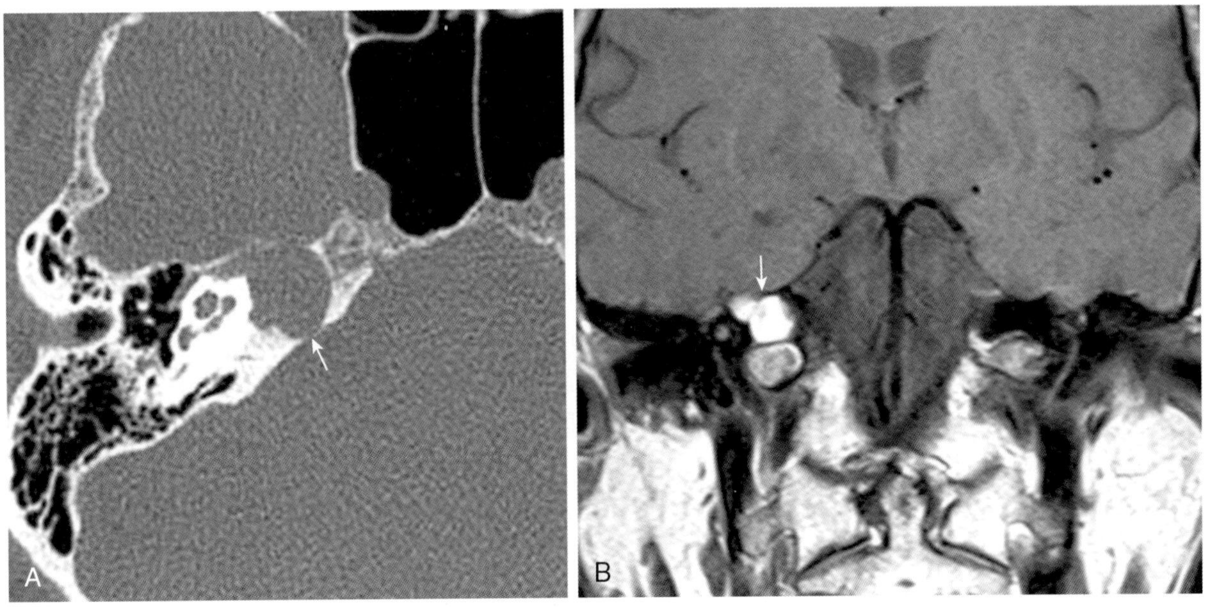

图 11-38 胆固醇肉芽肿。（A）轴位 CT 显示右侧岩尖内的骨质破坏病变（箭头所示）；（B）冠状位 T1W 平扫图像，因病变内出血成分造成明显高信号（箭头所示）。

鞘瘤)、多发性硬化症和(或)外淋巴瘘。镰状细胞病与迷路内出血有关,可能会出现突发性听力损失。

硬脑膜畸形、肿瘤或其他可能导致慢性复发性出血的血管病变可能会导致中枢神经系统浅表(血液)铁质沉着症。这是一种不常见的听力损失原因,慢性出血会导致血色素沉积在脑干和穿过基底腔的神经上,第Ⅷ脑神经对血色素沉积的影响尤为敏感,MRI 特征性表现是在 T2W 上脑干和小脑表面出现一圈薄而深色的边缘,SWI 这些变化更为敏感。

内耳的良性肿瘤

与内耳相关的良性肿块(鼓室球瘤、面神经神经鞘瘤和 IAC 神经鞘瘤)都已在前面被描述过。迷路内神经鞘瘤是一种罕见的肿瘤,但在 MRI 增强上会出现明显强化,它们通常位于圆窗龛附近,与前庭神经鞘瘤相反,迷路内神经鞘瘤是听力损失的不常见原因,其似乎来自第Ⅷ对脑神经的耳蜗(而不是前庭)分支,因为存在相关的眩晕症状,这些患者通常被认为患有梅尼埃病,该肿瘤与Ⅱ型神经纤维瘤病有关。

第Ⅴ对脑神经的神经鞘瘤也可能发生于岩尖上,这些病变开始于骨外的位置,但可能侵蚀三叉神经附近的内侧岩骨,增强扫描表现为不均匀强化或明显均匀强化。

内耳的恶性肿瘤

内耳的原发性恶性病变相对较少,鳞状细胞癌可能是直接延伸影响内耳最常见的恶性肿瘤,它可以通过 EAC、中耳、鼻咽部后部、胆脂瘤或腮腺到达内耳。血行转移可能发生于内耳,但癌的直接侵袭更为常见。神经纤维肉瘤、横纹肌肉瘤、淋巴瘤或恶性血管外皮细胞瘤很少发生于这个部位,恶性肿瘤沿面神经周围扩散可能导致内耳结构进行性破坏。

内淋巴囊肿瘤

内淋巴囊肿瘤以前被称为腺瘤样乳头状肿瘤,由于其乳头状组织学特征,最初被认为是甲状腺转移瘤,最近,对它们的起源位置进行了重新评估,目前认为它们不一定是内淋巴囊的起源,有些起源于颈静脉球的顶部,颈静脉球周围的气房黏膜,或乳突气房黏膜。肿瘤的特征是 CT 上有侵袭性骨质破坏和钙化基质,T1W 上由于出血而出现高信号(图 11-39)。

直径>2cm 的肿瘤可能因为颈外动脉的分支供血而出现流空信号,肿瘤的方向与颞骨后缘平行,类似于前庭导水管,该肿瘤与 von Hippel-Lindau 病密切相关。11%~16%的 von Hippel-Lindau 病患者患有内淋巴囊肿瘤,其中 1/3 是双侧性的。大多数内淋巴囊肿瘤与 von Hippel-Lindau 病有关,当怀疑有这种诊断时,应扫描小脑和脊柱,寻找其他的血管网状细胞瘤。

颈静脉孔病变

发生在此部位的病变包括血管球瘤、神经纤维瘤或神经鞘瘤、脑膜瘤、鼻咽癌扩散和转移性疾病(框 11-13,表 11-4)。偶尔,颈静脉球从颅底向上延伸到中耳腔,可能与鼓室球瘤相混淆。血管球瘤、神经纤维瘤、神经鞘瘤和转移性病变经常侵蚀/重塑颈静脉孔内的骨质。CT 能显示骨侵蚀或颈静脉孔的扩大。血管球瘤可阻塞颈静脉球部并生长到颈静脉(对该区域的其他肿块不常见),以上病变增强扫描均能出现强化,当病变中没有血流信号时,鉴别可能会很困难,延伸到颈静脉孔的脑膜瘤通常表现为硬脑膜基部和强化的脑膜尾。

颈静脉球最常起源于颈静脉孔的颈静脉外膜,尽管血管球体也伴随着迷走神经的耳郭分支(Arnold 神经)或舌咽神经的鼓室分支(Jacobson 神经),一种遗传性的副神经节瘤病与多发性血管球肿瘤有关,包括颈静脉、迷走神经、颈动脉体和鼓室肿瘤。总的来说,15%的血管球瘤患者发生多发性副神经节瘤,副神经节瘤很少会转移。

影像学上,颈静脉球在 T2W 和增强 T1W 上具有典型的"胡椒盐"征(图 11-40),这是肿瘤内的流空信号被肿瘤物质所包围而造成,时间飞跃法 MR 血管造影可显示肿块内明显的血管流空信号。在 CT 上,该肿块侵蚀颞骨颈静脉孔,并在受累及的骨质内发生渗透性溶解性破坏,肿块可以向下生长到颈静脉,也可以从颈静脉球部区域生长到乙状窦和横窦。肿块还可能导致邻近静脉窦血栓形成。血管内的肿块可出现强化而与不强化的血栓形成区分开来。

在常规 DSA 中,血管球瘤表现为富血供肿块,通常由咽升动脉分支供血,并伴有持续肿瘤染色,因为这些肿瘤分泌去甲肾上腺素,在动脉造影时可能需要 α-受体阻断药物。

在诊断中,应注意颈静脉孔的观察,有时慢血流

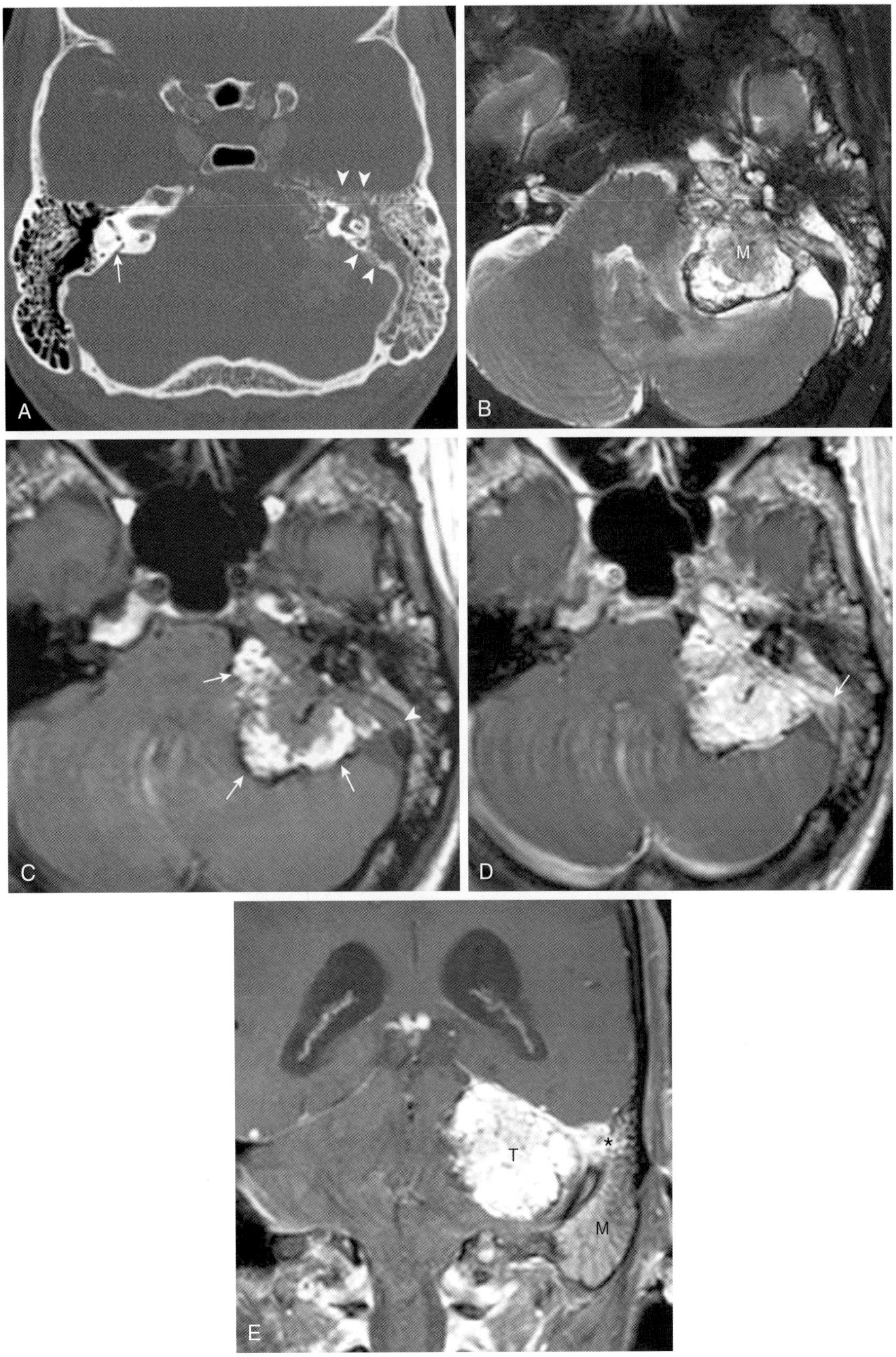

图11-39　内淋巴囊肿瘤。(A)轴位CT显示溶解性骨质破坏,累及左颞骨乳突部及岩尖的前后边缘(三角箭头所示),前庭导水管由于在这个水平上的骨破坏而不明显,注意右侧前庭导水管(箭头所示)外观正常,以便进行比较;(B)轴位T2W显示相关的骨外软组织肿块(M),突出于桥小脑角池,压迫左侧桥臂和小脑半球,骨内肿瘤累及岩尖和乳突;(C)轴位T1W显示肿块沿其周围边缘部分高信号(箭头所示),肿块侵犯邻近的乙状窦(三角箭头所示);(D)轴位和(E)冠状位T1W增强显示肿瘤强化,局灶性侵犯乙状窦(D,箭头所示),(E)中肿瘤(T)显示明显强化,肿瘤累及的乳突部分(星号所示)信号与相邻乳突气房(M)内的蛋白质成分信号不同。

框 11-13 颈静脉孔肿块

扩大的颈静脉球/憩室
副神经节瘤
鼻咽癌转移
神经鞘瘤
脑膜瘤
转移软骨样病变

T1W 呈中等信号,T2W 呈高信号,对湍流有“增强”。注意相位伪影,必要时使用增强扫描,以确保这是缓慢湍流的颈静脉伪影,而不是肿块。

外伤

多排探测器 CT 有助于提高颞骨骨折的诊断能力,即使是非常细微的骨折,颞骨骨折可以从简单的非移位性骨折到更复杂的损伤,即使存在继发性损伤征象,包括乳突气房浑浊,邻近颅内积气、迷路积气,也应怀疑隐匿性骨折,请记住,颞骨骨折可以表现为颅缝增宽,这也需要报道。

目前,在颞骨损伤的情况下,涉及耳蜗和迷路的骨折损伤最好被描述为“耳囊保留”或“耳囊累及”损伤,在回顾颞骨骨折的病例时,应评论这些结构的完整性,以进行预后。面神经的损伤通常是由于膝状神经节的局部受损,而不是神经横断,感音神经性听力损失也可被视为一种并发症,耳蜗神经的横断可发生于 IAC 的顶端(图 11-41)。

颞下颌关节的损伤累及 EAC 和关节盂非常常见,当中耳受累时,可出现听骨脱位(图 11-42),中耳关节中最薄弱的砧镫关节最常受到损伤。

如果砧骨长突骨折且与镫骨头后侧分离>1mm,CT 可以观察到,近 80%的听小骨创伤后传导性听力缺陷都是由内侧脱位引起的。

在诊断中还必须报告其他重要结构的破坏,包括邻近静脉窦和颈动脉管,然后建议最好采用 CT 进行血管造影评估,以评估急性动脉和静脉损伤,包括夹层、假性动脉瘤、血管痉挛、海绵状颈动脉瘘、创伤性闭塞和血栓形成(图 11-43)。

一定要评估颅内相关的外轴性出血和颞叶实质挫伤,颞骨骨折的其他并发症包括耳漏、脑膜炎、外伤性脑膜脑膨出、外淋巴瘘和脑脊液渗漏,颈静脉孔的损伤破坏可导致第Ⅸ、Ⅹ、Ⅺ对脑神经麻痹,岩尖的损伤可导致展神经进入 Dorello 管时的拉伸损伤。

还有一件事:要注意颞骨上的正常缝线、裂缝和血管通道,它们可以类似于骨折的外观,为了避免诊断错误,首先要充分了解解剖结构,但如果有疑问,检查对侧对称(如果是对称的,可能不是骨折)和软组织头皮肿胀(如果有肿胀,可能是骨折)可以帮助医生摆脱诊断困境。

表 11-4 颈静脉孔肿块鉴别诊断

名称	T2W	增强	钙化/骨质破坏	MRI 技术帮助	血管造影表现	CT 密度
颈静脉球瘤	胡椒盐征	明显强化,强化曲线向下	骨质破坏	动态增强,MRV	富血管性可伴有动静脉分流	高密度
神经鞘瘤	高信号,可伴有囊变	中等强化,强化曲线向上	无	传统技术	乏血管性	等密度
转移	高信号	中等强化	骨质破坏	传统技术	大多是乏血管性,肾癌、甲状腺癌为富血管性	等密度
软骨性肿瘤	高信号	中等	钙化、骨质破坏	梯度回波序列	乏血管性	高密度
增大颈静脉球	流空效应	随序列、湍流而变化	无	MRV	静脉期染色	血管密度
鼻咽癌	中等到高信号	中等	骨质破坏,可伴有神经周围扩散	传统技术	多数为乏血管性	等密度
脑膜瘤	中等到轻度高信号	明显	周围骨溶解或骨质硬化	传统技术	富血管性,持续染色	轻度高密度

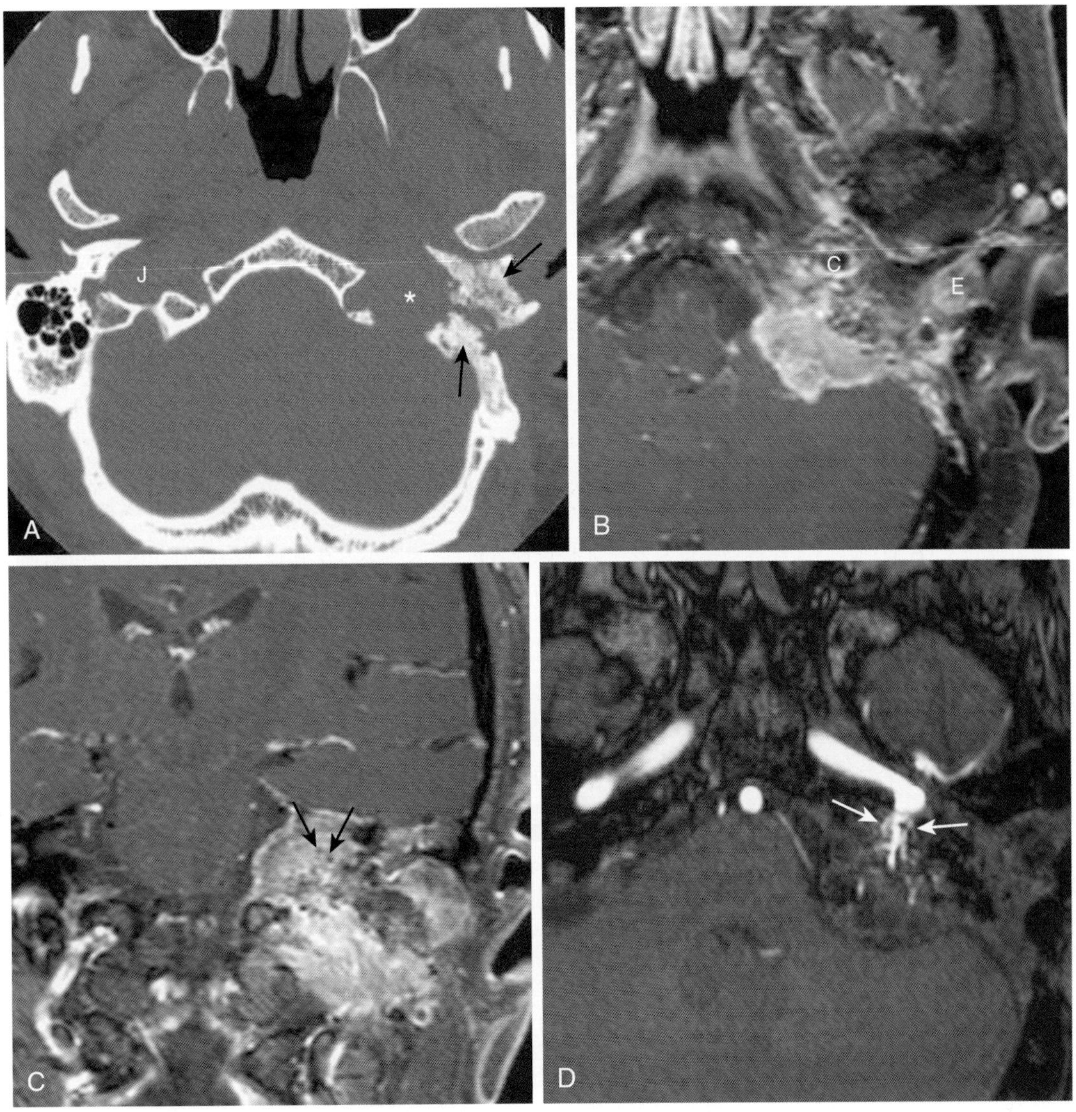

图 11-40　颈静脉球瘤。(A)轴位 CT 显示左侧颈静脉孔明显扩张(星号所示),而右侧为正常的孔(J),注意左侧邻近乳突骨质侵蚀性破坏(箭头所示),这是颈静脉球瘤的典型特征;(B)轴位增强 T1W 显示扩张的颈静脉孔及肿瘤增强,延伸至后窝,颈动脉(C)被包裹,延伸至外耳道(E);(C)冠状增强 T1W 显示颈静脉孔中心的肿瘤增强,沿颈静脉延伸至颅底以下,存在流空信号(箭头所示),导致该肿瘤的"胡椒盐"表现;(D)3D 时间飞跃法 MRI 血管造影显示高流量血流信号流入肿瘤(箭头所示)。

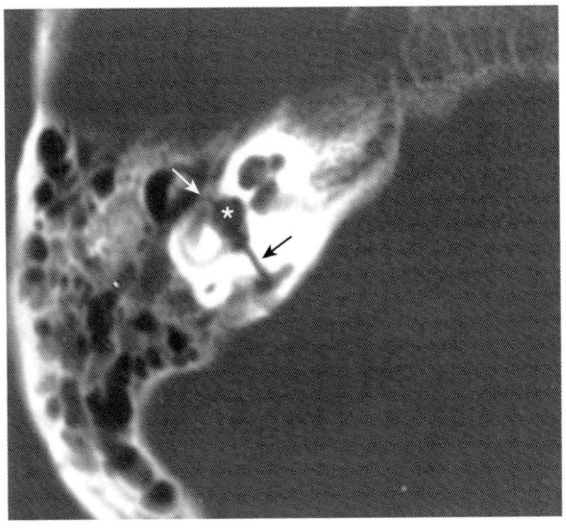

图 11-41　颞骨骨折累及耳囊。穿过颞骨的线性骨折(黑色箭头所示)穿过右侧的前庭(星号所示),垂直于岩脊平面,可以看到,骨折的平面会穿过面神经的水平部分(白色箭头所示),乳突气房内的液体很可能是骨折所致的出血。

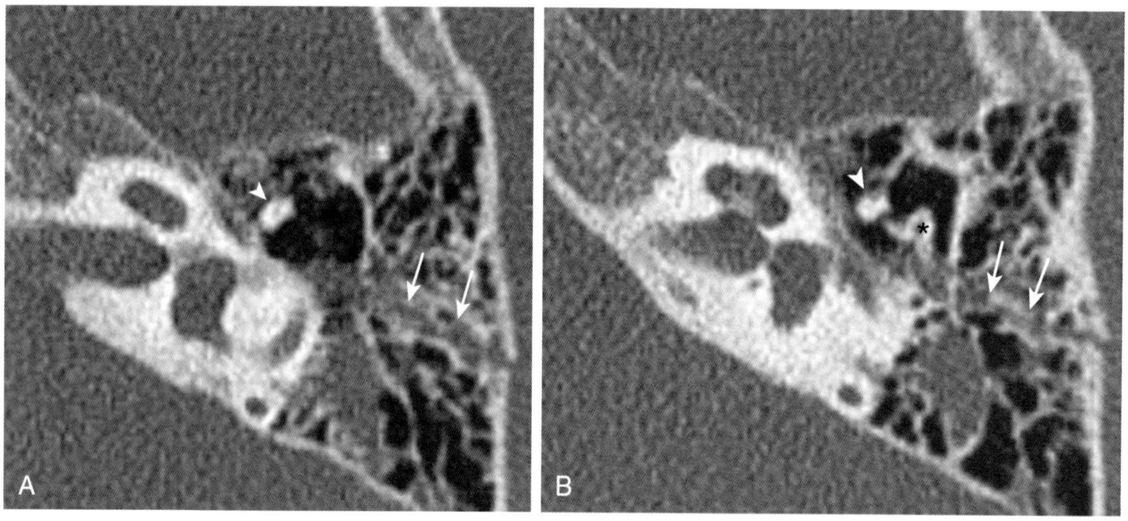

图 11–42 听小骨脱位。(A,B)轴位 CT 图像显示颞骨发生非移位性骨折(箭头所示),在乳突气房内有相关的浑浊,需要注意的是,锤骨头(三角箭头所示)似乎从砧骨短突(星号所示)脱落,这是锤砧关节脱位,最常在创伤时发现。

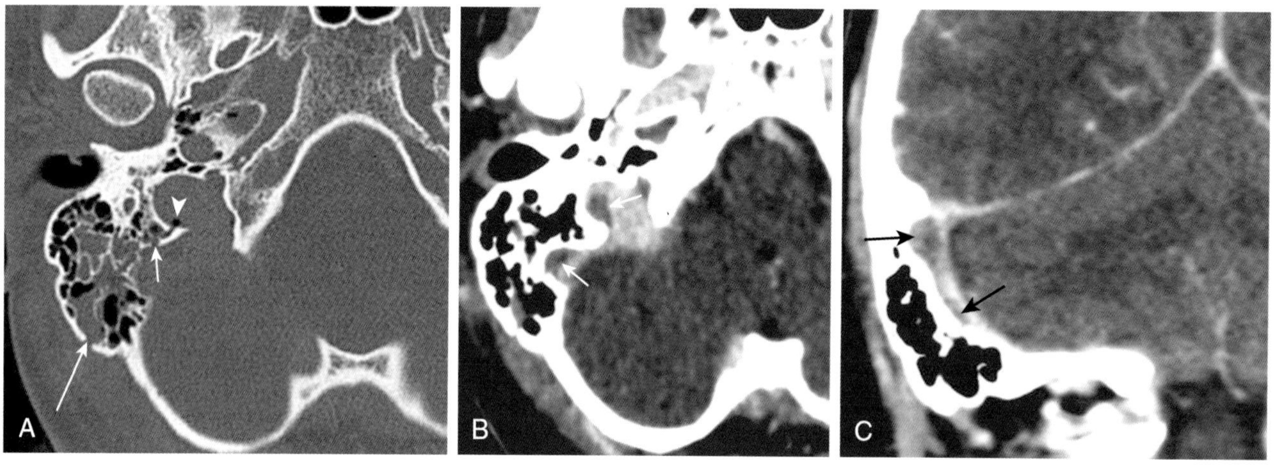

图 11–43 颞骨骨折。(A)轴位 CT 图像显示通过颞骨乳突部分(长箭头所示)的轻微移位性骨折,并向前内侧延伸至颈静脉孔,在乙状结窦(短箭头所示)附近有骨的局灶性断裂,颈静脉孔内有气体影(三角箭头所示),这些影像学表现应引起对急性静脉损伤的怀疑,并提示进一步的影像学检查;(B)随后行 CT 增强扫描可见轴位和(C)冠状面图像显示乙状窦和颈静脉内的非完全性充盈缺损,提示急性静脉血栓形成(箭头所示)。

(杞敏 李翔 译)

第 12 章

鼻窦疾病

要了解鼻窦炎的发病机制，就必须了解鼻窦黏膜纤毛清除的正常解剖通路(图 12–1)。上颌窦内的纤毛从上颌窦底向内上方的窦口以星芒状推进黏液流。在约 30%的患者中，上颌窦的第二个副窦口位于大窦口的下方。来自上颌窦的黏液从上颌窦口通过位于钩突外侧和眶内下缘内侧的漏斗部向上清除。钩突，是鼻外侧壁向前上延伸至后下的镰状骨性结构，很少(<2.5%的患者）发生气化。偶见钩突附着于筛纸板（眶内侧壁)。如果出现这种情况，则漏斗部没有上开口，从而产生盲袋，即终末隐窝。半月裂孔位于筛骨最大气房的前下方、钩突正上方的狭缝状气房。黏液经中鼻道(中鼻甲与钩突之间的通道)后内侧穿过半月裂孔，进入鼻腔后部至鼻咽部，随后被吞咽或排出。

鼻道窦口复合体(OMC)是指上颌窦口、筛漏斗、钩突、半月裂孔、筛泡和中鼻道；这是额窦、上颌窦和前组筛窦的共同引流途径。

额窦通过额隐窝(以前称为额筛隐窝或额鼻管)向下内侧引流。额隐窝是额窦和前组筛窦气房的共同引流通道。额隐窝是额窦下内侧与中鼻道前部之间的间隙。额窦和前组筛窦气房在进入中鼻道之前，通常经额隐窝直接流入中鼻道，少数情况下流入上筛漏斗。

几个筛骨气房有特定的名称。位于额隐窝最前面

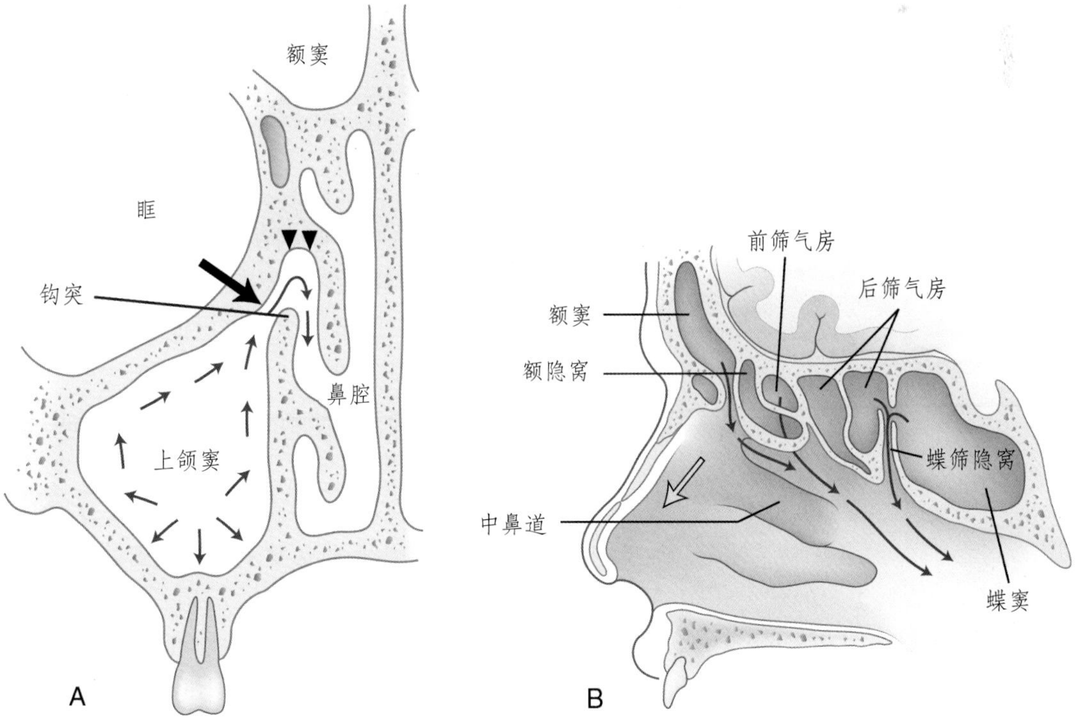

图 12–1 (A)冠状位示意图，黏膜纤毛清除从上颌窦底沿上颌窦壁向上颌窦口方向进行。然后在漏斗部钩突外侧(粗黑色箭头所示)进入半月裂孔(三角箭头所示)，然后到达中鼻道。(B)注意矢状位示意图上额窦、筛窦和蝶窦的黏液从前向后流动。额隐窝、中鼻道和蝶筛隐窝分别是来自鼻窦的出口。(Figure modified from Zinreich SJ, Kennedy DW, Rosenbaum AE, et al. Paranasal sinuses: CT imaging requirements for endoscopic surgery. Radiology. 1987; 163: 769–775.)

的筛窦气房称为鼻丘气房。90% 以上的患者存在鼻丘气房(图 12-2)。筛泡是漏斗和半月裂孔正上方和正后方的筛房气房。非常大的筛泡可阻塞筛漏斗和半月裂孔,并导致上颌窦和前组筛窦引流受阻。当前组筛窦位于筛泡的下外侧时,沿眼眶下缘突入上颌窦,他们被称为 Haller 气房,也被称为上颌筛窦气房或眶下气房,见于 10%~45%的患者。当 Haller 气房增大时,可使筛漏斗或上颌窦口变窄(图 12-3)。筛泡与基板(中鼻甲至眶纸板的外侧附着部)之间为外侧窦。外侧窦包括球上隐窝和球后隐窝,可开口于额筛隐窝,也可开口于球后缘半月裂孔。

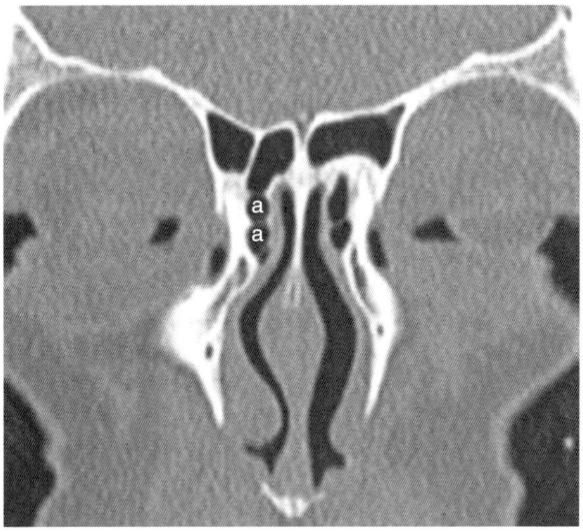

图 12-2　鼻丘气房。冠状位 CT 图像显示双侧鼻丘气房(右侧标记为 a)。

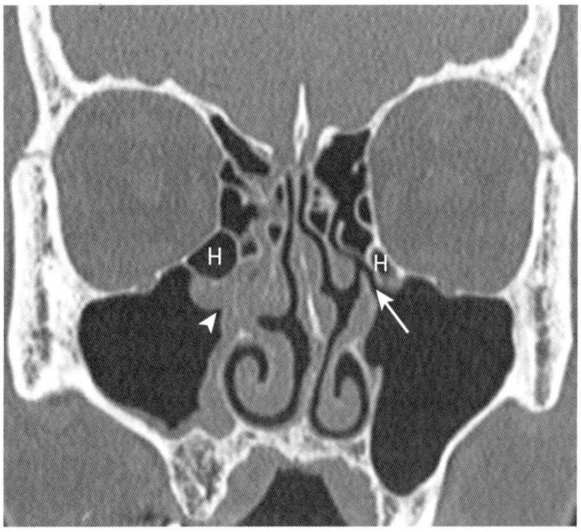

图 12-3　Haller 气房:冠状位 CT 显示双侧 Haller 气房。左侧气房很小,不会使左侧上颌窦口变窄(箭头所示)。然而,右侧存在较大的 Haller 气房,导致窦口闭塞(三角箭头所示)。

后组筛窦气房位于中鼻甲基板后方,经上鼻道引流,最高鼻道、上鼻甲下方的其他细小窦口引流,最后与蝶窦一起流入鼻腔的蝶筛隐窝(图 12-4),分泌物由此进入鼻咽部。有些患者最后部筛骨气房可气化进入蝶骨,位于蝶窦的上方,被称为 Onodi 细胞。其重要性在于如果手术穿孔,它可能导致进入颅内或视神经管。

筛窦的顶部称为筛窦小窝,向内侧与筛板融合。

鼻腔通常有 3 套鼻甲:上、中、下鼻甲。有时可见到第 4 上鼻甲,即最高鼻甲。充气的中鼻甲,通常与前筛气房相通,称为泡状鼻甲,见于 34%~53%的患者。大多数人认为,除非巨大,泡状鼻甲的存在不会诱发慢性鼻窦炎。下鼻甲或上鼻甲明显气化的情况很少见(<10%)。中鼻甲特有的向内曲线的反转被认为是矛盾的。

鼻中隔是左右鼻甲之间的中线结构。鼻中隔由三部分组成:软骨性前下部;被称为犁骨的骨性后下部;上后骨性部分,即筛骨垂直板。鼻中隔很少气化,然而,鼻中隔偏曲很常见,骨突常发生在偏曲的顶点。骨突可能引起鼻塞的症状。

鼻泪管从与内眦相邻的泪囊向下走行,与鼻丘气房关系密切。由于这种密切的关系,鼻丘细胞的炎症可能与溢泪有关。鼻泪管随后走行于鼻腔外侧壁的前部和下部,其末端开口于下鼻甲下方的下鼻道处。

鼻旁窦发育

筛窦在出生时就存在,筛窦气房在 0~4 岁时迅速扩大,且随着青少年从 8~12 岁快速生长。筛窦通常是儿童鼻窦炎的感染源,这可能导致儿童眼眶蜂窝织炎或眼眶骨膜下脓肿。

上颌窦在出生时也存在,虽然出生时较小,但生长持续到 14 岁。

额窦在出生时不存在,但从 1~12 岁逐渐气化演变。眶顶的生长通常发生在 4~8 岁。因此,4 岁以前极少发生额窦炎。

蝶窦大约在 2 岁时开始气化,生长较其他鼻窦缓慢和延迟。蝶窦的最终大小变化很大。

值得注意的是,OMC 是在出生时开发的,功能性内镜鼻窦手术(FESS)是慢性儿童鼻窦炎患者的一种选择。同样,婴儿的黏膜较厚,高达 60%的无症状婴儿的鼻窦可完全或几乎完全混浊。因此,不应认为黏膜增厚

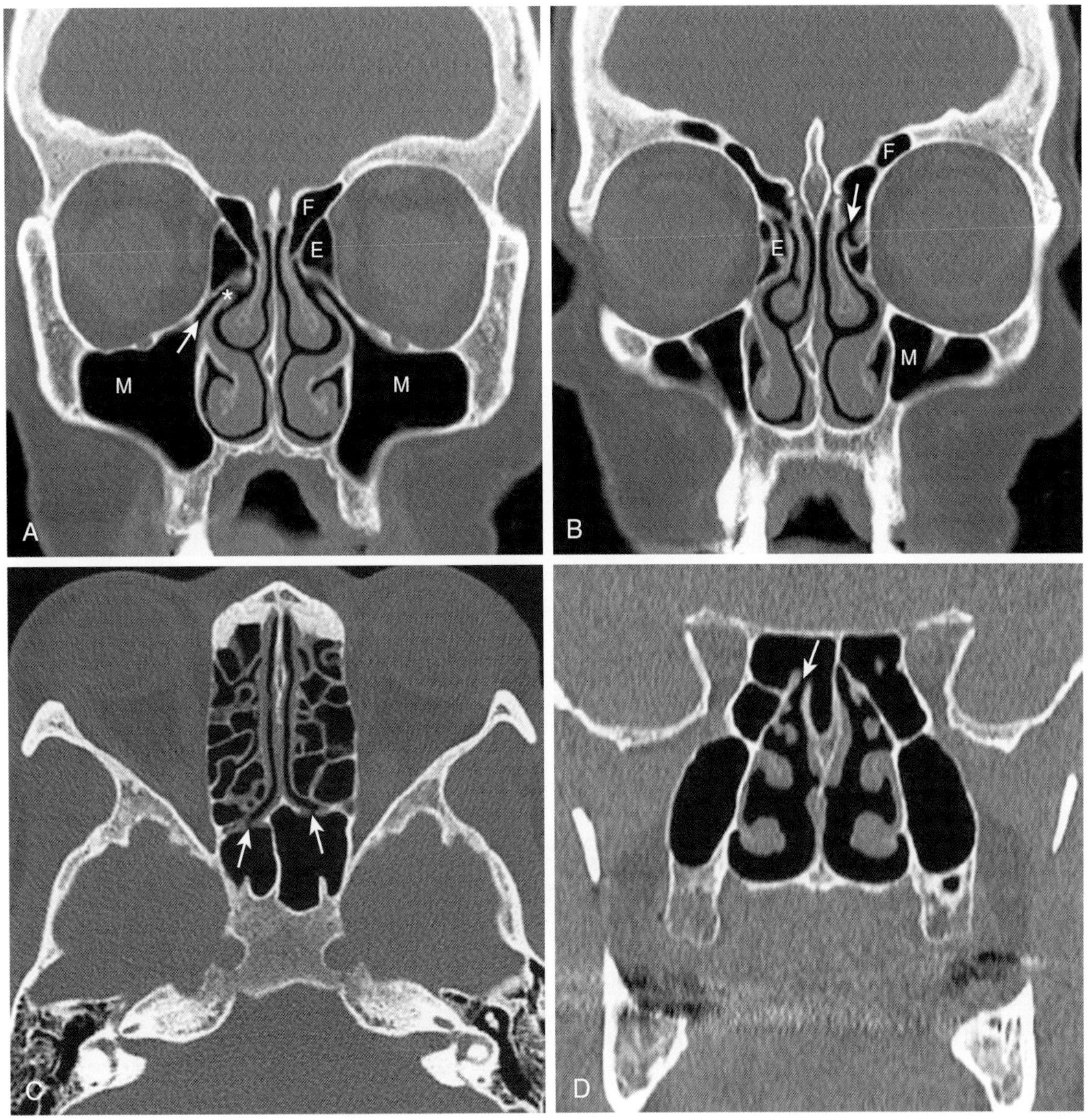

图 12–4 鼻窦的主要引流途径。(A)冠状位 CT 重建显示上颌窦口(箭头所示)和钩突(星号所示)从上颌窦(M)引流至鼻腔。也适用于额窦(F)和筛窦(E)。(B)同一患者的后方,显示额隐窝(箭头所示),有利于从额窦(F)和筛窦气房(E)向中鼻道引流。在轴位(C)和冠状位(D)CT 上,蝶筛隐窝(箭头所示)从蝶窦和后筛窦进入鼻腔。

是鼻窦炎所致。

成像方法

随着每一代影像技术的发展，鼻腔鼻窦影像技术也在不断地发展。虽然普通平片曾经是评估鼻腔鼻窦的最常见的成像方法，但由于内镜鼻窦外科医生需要更高的解剖精确度,CT 现在已经取代了普通平片。在 20 世纪 70 年代和 80 年代,FESS 取代了更传统的 Caldwell–Luc 手术和上颌窦造口术治疗慢性鼻窦炎。

FESS 是通过鼻内内镜而不是外部入路进行的,因此,外科医生必须随时了解其位置,以防止并发症,如进入眼眶或颅内，尤其是当它们处于在鼻腔鼻窦里向后操作时。CT 是这一过程的路线图。FESS 的目标是维持鼻腔鼻窦的正常黏膜，并保留黏膜纤毛清除的自然途径。FESS 不会像有时在 Caldwell–Luc 手术中进行的那样尝试剥离黏膜,因此保留了黏膜纤毛运动能力。此外,FESS 并不像上颌窦造口术（Caldwell–Luc 手术)那样使上颌窦的黏液交替流出，而是扩大了鼻窦的自然开口和通道。过去认为上颌窦炎和额窦炎是慢性鼻窦炎患者的主要过程，而现在认为这些鼻窦炎是由 OMC 疾病引起的继发性阻塞。FESS 的经典理论认为,窦口和下漏斗处的疾病阻塞上颌窦,而中鼻道和后漏斗处的疾病阻塞额窦和前筛气房。因此,手术的方向是消除OMC中纤毛清除黏液的潜在障碍。因此,在FESS中通常会切断钩突,扩大漏斗和上颌窦口,为前筛窦气房建立一个共同的通畅通道。FESS通常也包括完全或部分筛窦切除术。

FESS外科医生可能会遇到四个潜在开裂区域的解剖(和法医学)问题:①筛板不慎进入颅内导致脑脊液漏/脑损伤;②筛板穿刺进入眶内导致眶内血肿扩大;③蝶筛隐窝与视神经管交界处存在潜在视神经损伤;④蝶窦外侧壁可能存在颈动脉损伤/假性动脉瘤。务必检查这四个区域的每个壁是否完好。

对于FESS术者来说,冠状位CT因能从内镜角度模拟鼻腔鼻窦的外观,所以比较理想。目前,多排螺旋CT的轴位CT数据冠状位重建与直接冠状位扫描图像一样好,能够消除一些原本存在的牙齿汞合金伪影。为消除可逆性鼻窦充血的影响,接受CT检查以评价慢性鼻窦疾病的患者最好在药物治疗后4~6周而不是在急性感染期间进行扫描。有些放射科还在患者进入扫描仪前给予鼻喷剂减充血剂或抗组胺药,以减少可逆性黏膜水肿。即使做了这样的准备,外科医生声称在CT"正常的病例"中,仍有约10%的病例鼻内镜检查发现鼻窦炎。这表明,影像学诊断急性鼻窦炎并不总是准确的,而鼻窦炎的诊断仍然是临床上的一大难题。

鼻腔鼻窦MRI检查可以在标准的头部线圈中进行,或者为了获得更精确的解剖分辨率,在面部前部放置一个表面线圈。蛋白浓度会引起鼻腔鼻窦分泌物信号强度的变化,因此,T1W和T2W都需要进行。脂肪抑制增强T1W是用于评估复杂性鼻窦炎或疑似肿瘤性疾病。区分鼻腔鼻窦的肿瘤和感染最好的方法是通过增强MRI:感染的黏膜在周边增强,而肿瘤通常在中心部位增强(图12-5)。

先天性疾病

鼻腔梨状孔可先天性狭窄。宽度<11mm提示先天

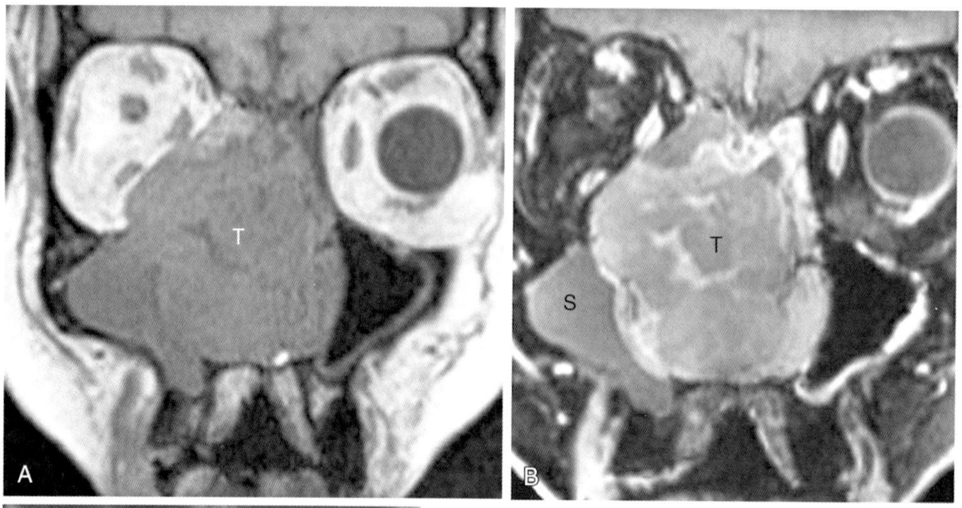

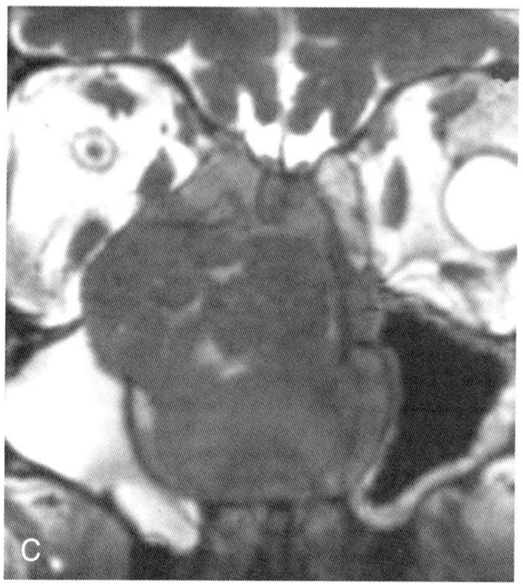

图12-5 MRI图像上肿瘤与炎症的区别。(A)冠状位T1W图像显示鼻腔内团块状强化肿块(T),肿块侵入右眼眶内下壁,由于窦口鼻道复合体处阻塞,邻近的上颌窦是否充满肿瘤或分泌物堵塞在窦内,目前尚不清楚。(B)冠状位T1W增强肿块呈实性强化(T),而右上颌窦内的大部分物质没有强化(S),提示分泌物可能,增强扫描可以将肿瘤的轮廓显示清晰。(C)本例冠状位T2W图像上肿瘤与上颌窦内分泌物之间有明显的信号差异,但这种T2上的区别并不总是显著,由于窦内容物中出现蛋白质类物质,信号将变得容易混淆。

性鼻梨状孔狭窄。异常的齿列和中线骨性下腭嵴是相关的影像学特征。导致婴儿气道受损的最常见异常包括后鼻孔狭窄和闭锁、泪囊突出和梨状孔狭窄。

后鼻孔闭锁

后鼻孔闭锁通常在婴儿期被诊断出来，因为新生儿在吮吸奶瓶或乳头时必须用鼻子呼吸(框 12-1)。患儿表现为呼吸窘迫。虽然鼻胃管不能通过鼻部可提示诊断,但必须进行影像学检查以确定阻塞是膜性(15%)还是骨性(85%),以及是否合并其他先天性中枢神经系统(CNS)或非 CNS 异常(50%)。除了后鼻孔变窄外,还要注意犁骨的增厚(图 12-6)。新生儿后鼻孔开口宽度应>0.5cm,青少年开口宽度应>1cm。对于<8 岁的儿童,犁骨应<0.3cm。有些患者只是通道狭窄,而不是闭锁。单侧后鼻孔闭锁往往在成年后才被发现。患者可能不知道这种疾病常伴有嗅觉减退。泪囊膨出或梨状孔狭窄在临床上可能类似后鼻孔闭锁。

先天性鼻窦肿块

鼻腔鼻窦有几种先天性病变,包括先天性脑膨出、皮样/表皮样囊肿、窦道和鼻腔胶质瘤(表 12-1)。这些病变因神经板内陷过程中的异常而发生。在胚胎发育中,当神经板收缩时,硬脑膜接触鼻根区的真皮。正常情况下,真皮连接退化;当它不退化时,可能发生前面提到的病变之一。脑膜脑膨出保持与颅内内容物的脑脊液连接,而鼻腔胶质瘤仅与脑脊液连接(图 12-7 和图 12-8)。鼻腔胶质瘤不是肿瘤,而是先天性异常。发生在鼻外比鼻内更常见。真皮窦道患者多在鼻中部有凹陷。皮样囊肿比窦道更常见,然而,窦道可引起更严重的症状,因为在 25%的病例中它们与颅内相连。因此,脑膜炎、骨髓炎和颅内脓肿可能发生在皮样纤维束的情况下。表皮样囊肿不含毛发/脂肪/其他真皮成分,多呈囊性。

框 12-1 与后鼻孔闭锁相关的疾病

- 软骨发育不全
- 胎儿酒精综合征
- CHARGE 联合畸形[眼缺损、心脏病变、后鼻孔闭锁、发育迟缓和(或)中枢神经系统畸形、性腺发育不良、耳畸形和(或)耳聋]
- Crouzon 综合征
- 阿佩尔综合征
- 前脑无裂畸形
- Treacher Collins 综合征(下颌骨颜面发育不全)
- 羊膜带综合征
- 反应停胎儿畸形

上颌窦发育不良

9%的患者发生先天性上颌窦发育不全，其骨性改变如框 12-2 所示;而鼻旁窦过度扩张的原因如框 12-3 所示。隐匿性鼻窦综合征或上颌窦不张需要与上颌窦发

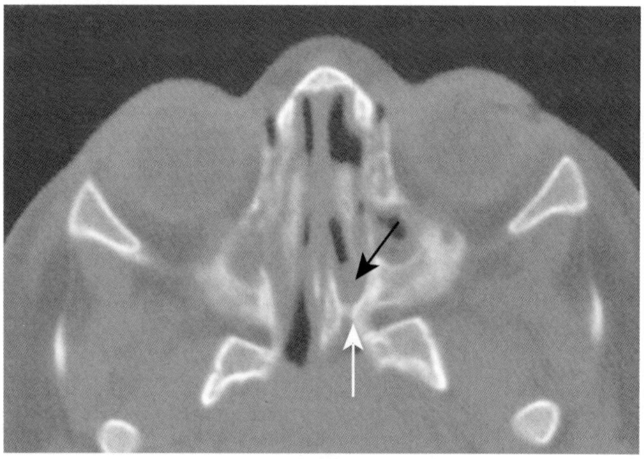

图 12-6 后鼻孔膜性和骨性闭锁。左侧鼻道狭窄,犁骨较厚,可见骨性(后部;白色箭头所示)和软组织(前部;黑色箭头所示)栓塞。所以左侧无法进行鼻腔插管。

表 12-1 先天性鼻病变

疾病	影像表现	体格检查	治疗方案
鼻神经胶质瘤	具有脑特征的软组织肿块,与脑或脑脊液无连接或无纤维连接	鼻内或鼻外肿块	切除
皮样/表皮样囊肿	多样囊性/软组织肿块±窦道炎性改变	鼻腔窦道	探查和切除
脑膨出	与神经系统相连接并伴有颅骨、脑或脑膜缺损,包括其他神经系统异常	硬膜下搏动性肿块	修补硬脑膜减少脑组织

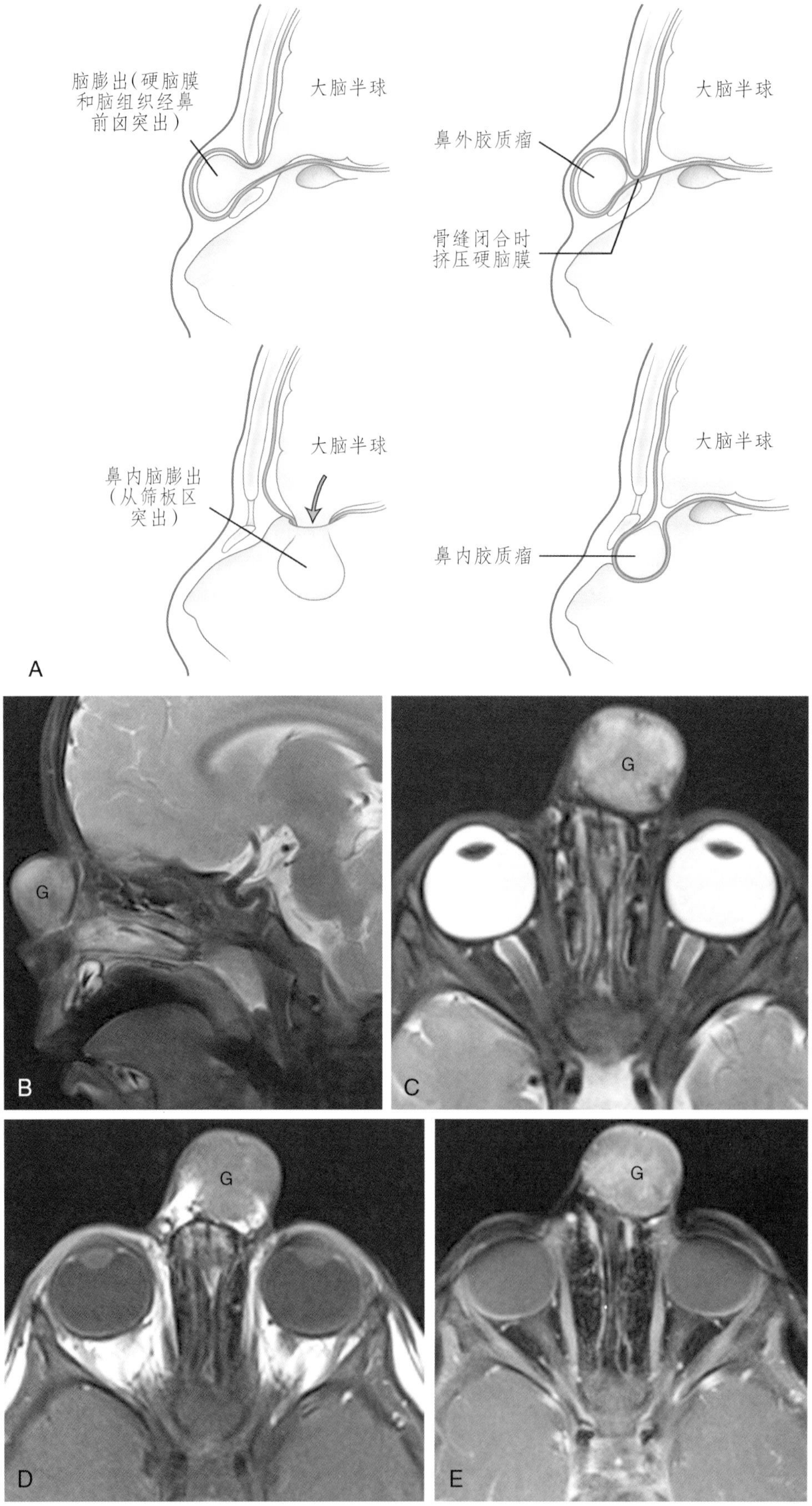

图 12-7 先天性鼻部病变。(A)脑膨出(左)和鼻胶质瘤(右)示意图。矢状位 T2(B)、轴位 T2(C)、轴位平扫(D)和增强后(E)T1W 图像显示鼻外软组织肿块(G),看似脑组织信号,轻度强化,与颅内结构无联系。再次,非鼻腔和非神经胶质瘤=鼻腔神经胶质瘤。(A from Gorenstein A,Kern EB,Facer GW,Laws ER Jr. Nasal gliomas. Arch Otolaryngol. 1980;106:536. Copyright © Mayo Clinic.)

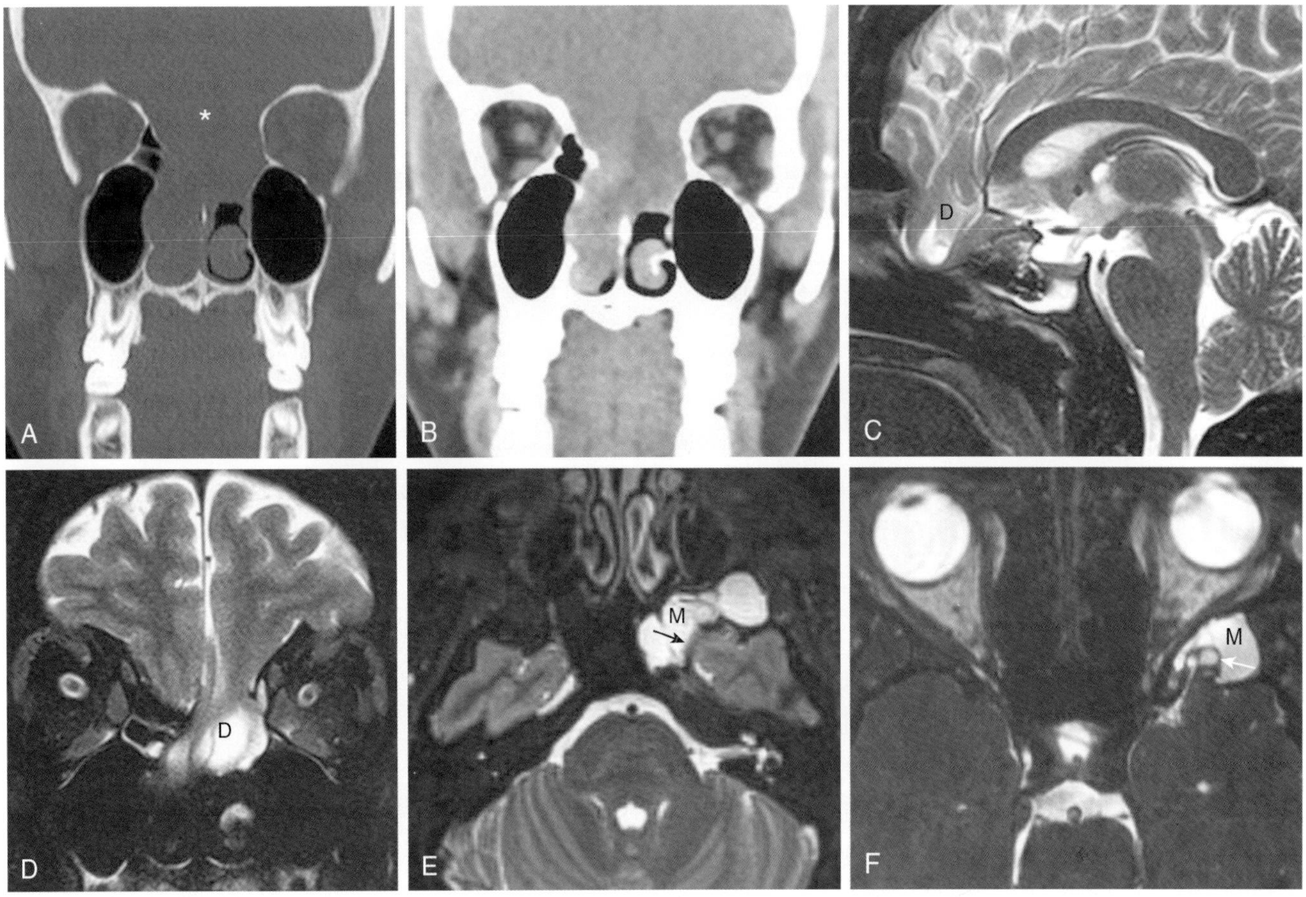

图 12-8 脑膜脑膨出。与前一病例不同，本例在 CT 冠状位骨窗（A）和软组织窗（B）可观察到鼻腔内脑膜脑膨出。筛板（星号所示）处存在较大缺损，致脑组织疝入鼻腔。MRI T2W 矢状位（C）和冠状位图像（D）证实脑组织疝入鼻腔的为脑组织（D）。注意膨出脑组织内 T2 高信号，提示脑发育不良。（E）在轴位 T2W 图像上，可能会误认为是蝶窦偏移，仔细观察中颅窝底的局部缺损区的脑组织移行（箭头所示），诊断为脑膜脑膨出（M）。（F）另一相似患者，三维稳态进动结构相干 T2 成像序列显示沿中颅窝的缺损，伴发育不良的脑组织（箭头所示）疝入蝶骨翼，确诊为脑膜脑膨出（M）。

框 12-2 上颌窦发育不良的表现

上颌窦顶向下倾斜
同侧鼻腔扩大
同侧眶底下陷
外侧窦壁增厚

框 12-3 过度气化的鼻窦

正常变异
马方综合征
先天性卵巢发育不全
肢端肥大症
脑膜瘤膨胀性气窦
脑性偏身萎缩综合征（通常为单侧，伴同侧脑萎缩）
高胱氨酸尿

育不全鉴别。在这种情况下，慢性鼻窦炎引起的窦口阻塞会导致慢性负压，从而导致通气不足。随着时间的推移，通气不足会减少鼻窦的容积，从而导致鼻窦不张，患者表现为眼球内陷，因为眶底凹陷，上颌骨壁向心性回缩，扩张的窦后间隙有脂肪填充。CT 表现为上颌体积缩小、密度增高、窦壁回缩和眼球下陷（图 12-9）。

炎性病变

鼻窦炎

鼻窦炎是美国最常见的疾病之一。据估计，美国每年有超过 3100 万人受到鼻窦炎的影响，每年有 1600 万患者需要诊治鼻窦炎及其并发症。成人平均每年感冒 2~3 次，0.5%的病毒性上呼吸道感染会并发鼻窦炎。

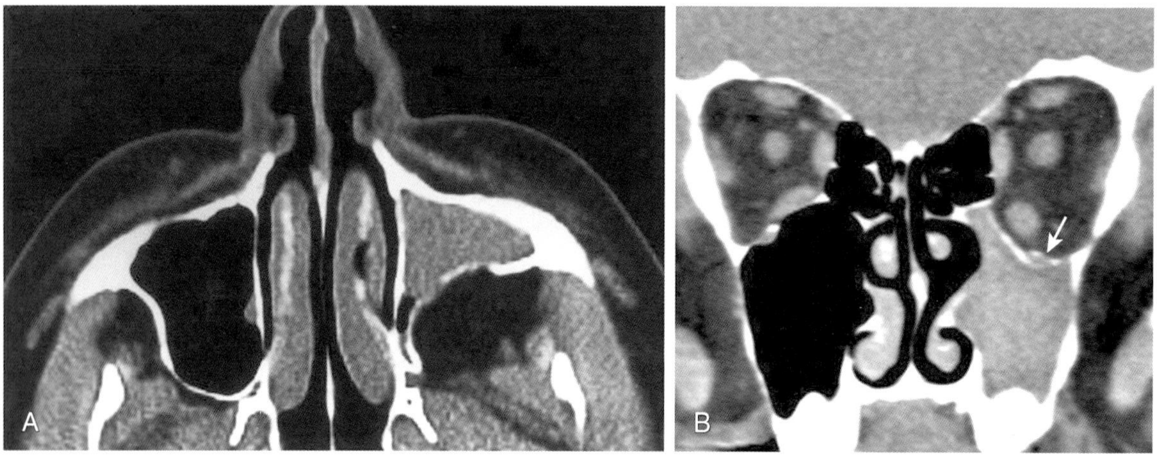

图 12-9 隐匿性鼻窦综合征。(A)注意左侧上颌窦后壁回缩,窦壁负压,窦腔完全混浊。(B)另一例患者的冠状位 CT 图像显示左侧上颌窦完全填充,且比右侧小。注意慢性炎症引起的上颌窦壁略微增厚。与正常的右侧眼眶相比,左侧的眶底塌陷(箭头所示),窦腔不张。

美国人每年花费在非处方感冒和鼻窦炎药物上的总费用超过 1.5 亿美元,其中 1 亿美元用于抗组胺药物。

大多数急性鼻窦炎与先前的病毒性上呼吸道感染有关。病毒感染引起黏膜充血,黏膜表面的沉积物阻碍黏液正常流动,导致分泌物滞留,为细菌重复感染创造良好的环境。鼻窦炎好发于筛窦,可能是由于吸入的颗粒更容易黏附在筛窦表面。

引起急性鼻窦炎的细菌病原体包括肺炎链球菌、嗜血杆菌、溶血性链球菌和卡他莫拉菌。慢性期葡萄球菌、链球菌、棒状杆菌、拟杆菌、梭杆菌及其他厌氧菌等均可致病。可能感染鼻窦的真菌包括曲霉菌、毛霉、双极杆菌、德雷希斯勒菌、弯孢菌和念珠菌。

急性鼻窦炎通常是临床诊断,不需要影像学检查。影像学检查可用于评估复发性鼻窦炎或非典型鼻窦炎,这类疾病通常需要手术干预。

解剖要点

在 FESS 前评估患者 CT 时,必须解决几个问题。确认钩突是否与眶内侧壁相连。如果是这样,用力切除可能导致眶壁穿透;筛骨纸板是否存在裂隙或眶内容物有无突入筛窦(两者均可导致眶内-筛窦意外沟通),据尸检报道 5%~10%的患者存在筛骨纸板缺损。由于眼眶血肿是 FESS 最常见的并发症,因此,识别筛骨纸板的缺损非常重要。CT 是识别内侧眶壁的最佳手段。

筛板和蝶窦壁是否有缺损(图 12-10),中鼻甲是否与筛板相连,颈动脉管是否沿蝶窦壁走行。这些解剖变异存在于 4%~15%的人群,术中有发生眶内、颅内、颈动脉或视神经穿孔的可能性。例如,外科医生用力过

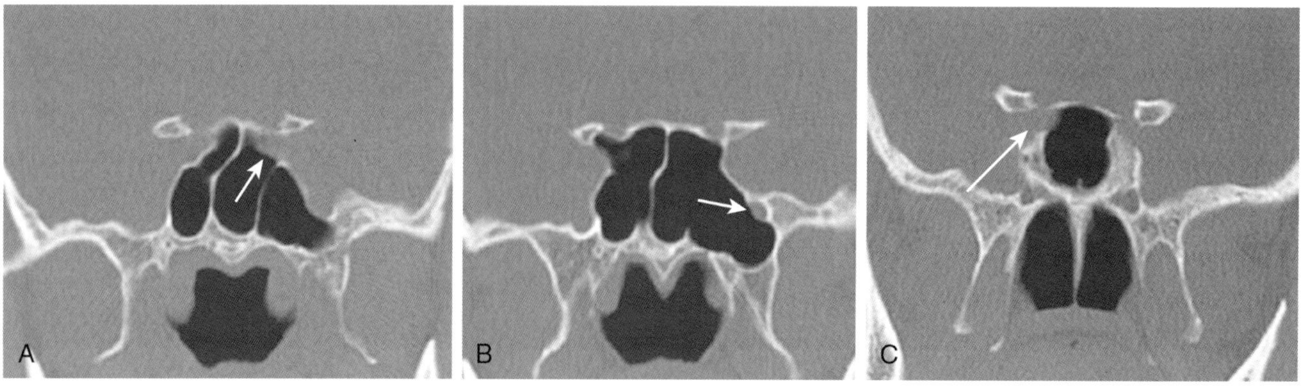

图 12-10 潜在的灾难部位:鼻窦裂开区(蝶窦)。(A)沿左侧视神经管(箭头所示)。(B)沿左上颌神经走行(箭头所示)。(C)沿右视神经走行(箭头所示)。

猛，筛板会掉落，脑脊液和(或)脑组织会通过颅底的孔道进入。3%的人的视神经与筛窦侧后壁相贴或穿过蝶窦(6%)。有少量鼻内入路蝶筛窦切除术中视神经切断的报道，蝶骨壁缺损可能是诱发因素。术前识别蝶窦中附着于颈动脉管的窦间隔非常重要，术中过度切除窦间隔可能导致颈动脉撕裂并真性出血，轴位CT图像是识别其解剖变异的最佳检查手段(图12-11)。

影像表现

除了在CT报告中描述正常解剖变异外，放射科医生还要观察黏膜增厚和鼻窦通道阻塞的部位。因为人们逐渐认识到，鼻窦炎的部位在引起患者症状方面比鼻窦炎的程度更为重要。因此，窦口鼻道复合体中的漏斗部微小的阻塞可能比上颌窦几乎完全填充伴黏液囊肿和(或)息肉引起更多的疼痛和不适。

窦口鼻道复合体的阻塞与鼻窦炎的发生密切相关(图12-12)。漏斗部混浊对上颌窦炎症的阳性预测值约为80%。当中鼻道阻塞时，84%的患者发生上颌窦炎、82%的患者存在筛窦炎。鼻道窦口复合体阻塞在提示上颌窦或筛窦炎中有一定特异性。

部分放射科医生将复发性鼻窦炎归为五种模式：①漏斗型；②窦口鼻道复合体型；③蝶筛隐窝型；④鼻窦息肉型；⑤散发或无法分类的鼻窦炎。漏斗型见于26%的患者，是指下漏斗、上颌窦口正上方的局限性阻塞，常见于单纯型上颌窦疾病；而窦口鼻道复合体型发生率25%，常见中鼻道阻塞，同时合并额窦和筛窦疾病；6%的患者发生蝶筛隐窝阻塞，导致蝶窦或后组筛窦炎症；当鼻窦息肉型存在时，通常可见窦口扩大，邻近骨质变薄，窦腔密度增高，同时合并鼻息肉病。

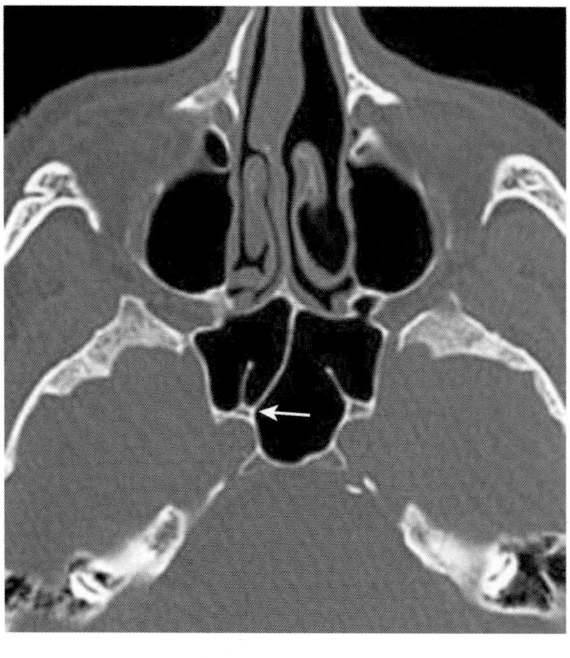

图12-11 蝶窦间隔。在CT轴位图示，蝶窦右侧分隔与右侧颈内动脉的内侧壁相连(箭头所示)。蝶窦手术期间过度用力可能导致颈动脉壁撕裂。

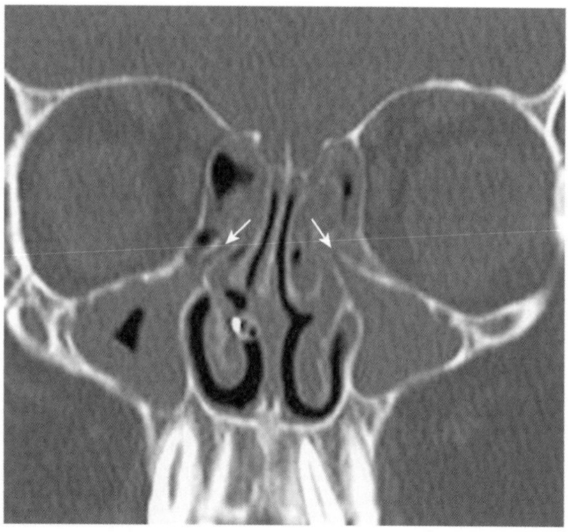

图12-12 窦口鼻道复合体病变。注意该患者的上颌窦口和漏斗(箭头所示)阻塞，存在筛窦和双侧上颌窦感染，右鼻腔置管。

气液平面和(或)泡沫状分泌物的存在提示急性(非慢性)鼻窦炎的可能性更大，但这并不是急性鼻窦炎的特异性表现，例如，插管或溺水患者鼻窦内也常见气液平，但并未合并鼻窦感染。在临床疑似急性鼻窦炎的病例中，63%的病例出现气液平和(或)窦腔完全混浊(图12-13)。当然，急性鼻窦炎可能继发于慢性炎症基础上，提示慢性鼻窦炎的影像表现包括黏膜增厚、骨质重塑、息肉病、黏膜下囊肿和继发于慢性黏膜炎的骨质增厚(图12-14)。

CT图像上的高密度分泌物可能有四个主要原因：①分泌物浓缩；②真菌性鼻窦炎；③窦内出血；④钙化。窦腔高密度可能是真菌性鼻窦炎的唯一线索，是需要注意的重要特征。然而，慢性细菌性鼻窦炎偶尔也会出现CT高密度，特别是病史长、合并息肉病或囊性纤维化的患者。CT高密度在T2W图像上呈低信号(图12-15)。

通过测量窦腔高密度的CT值(单位HU)，可以获得一些更具体信息。当CT值>2000HU者，发生上颌窦曲菌病的概率为93.3%，无曲菌病的鼻窦浓缩物平均

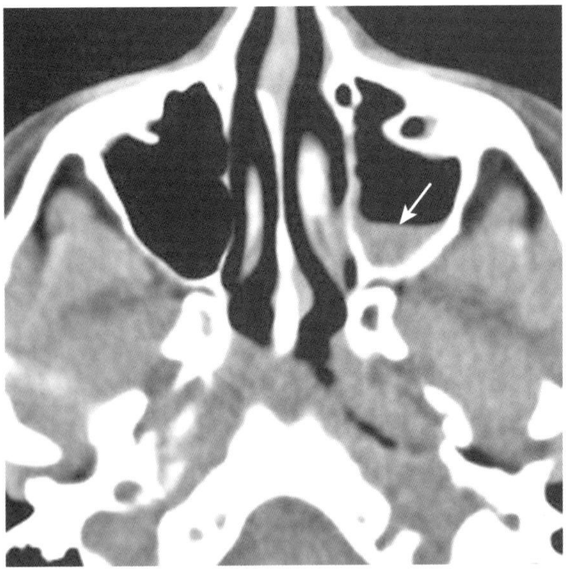

图 12-13 急性鼻窦炎。尽管很多情况下都可以看到鼻窦气液平,但是这种表现仍是提示急性鼻窦炎的重要征象(箭头所示)。

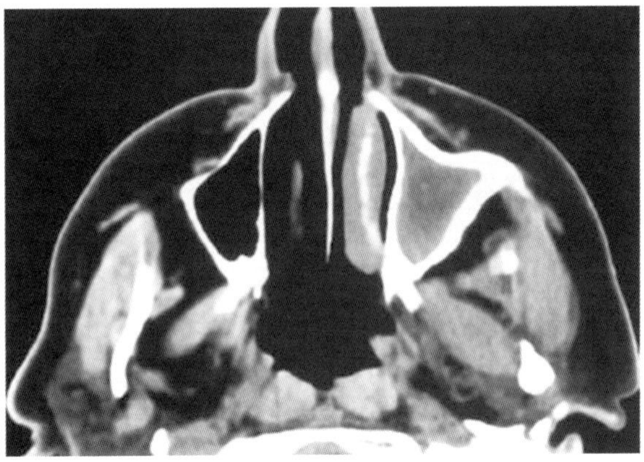

图 12-14 慢性鼻窦炎，左侧上颌窦混浊伴窦壁骨质明显增厚提示慢性鼻窦炎。

CT 值为 778HU,但首先要排除继发于鼻窦创伤后出血形成的高密度。

窦腔钙化灶的特征如下:孤立性钙化可能是炎性病变(曲菌球、鼻结石);多个离散的钙化在部分肿瘤(内生软骨瘤、内翻性乳头状瘤、脑膜瘤)或炎性病灶中可见;中央型的细小、点棒状钙化很可能为真菌感染;而外周性、曲线样、蛋壳样钙化提示非真菌感染;如果病变呈弥漫高密度,边缘清楚,则认为是骨化性肌炎;但如果边缘不清,则可能是高级别肉瘤(软骨肉瘤、骨肉瘤);尽管钙化在内翻性乳头状瘤中并不罕见,但高密度更可能是残留骨,而不是钙化;相比之下,嗅神经母细胞瘤内可见钙化。

鼻结石通常是由异物卡在鼻内并缓慢钙化所致，也可能发生在外伤性鼻中隔损伤的情况下。

在冠状位 CT 观察鼻窦炎时,不要忘记其他四个结构:牙齿、蝶鞍、鼻咽部和颞下颌关节。上颌牙周病可引起上颌窦感染(牙源性鼻窦炎),因此,有必要提示邻近感染龋齿的上颌牙槽变薄和(或)裂开,如果不处理病变牙齿,鼻窦疾病就不会痊愈。

错(牙合)畸形或颞下颌关节退行性改变可能诱发颌面疼痛综合征,类似鼻窦炎引起的疼痛。在关节处寻找狭窄、骨赘或硬化。

警惕偶发的蝶鞍病变和鼻咽癌，这些病变在常规鼻窦 CT 图像上易于被发现。当这些肿瘤延伸到鼻窦时,可类似鼻窦混浊的表现,不要忘记观察颅内情况,因为如果不仔细寻找颅内隐匿性病变,可能会遗漏。

恶性血液病患者骨髓移植(BMT)前常进行筛查性鼻窦 CT 检查。在最初的 CT 显示有严重鼻窦炎的患者

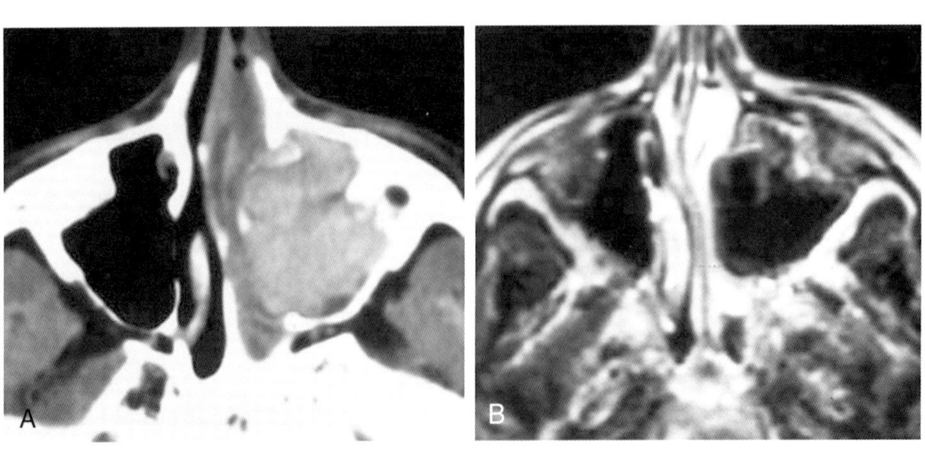

图 12-15 真菌性鼻窦炎。CT 平扫显示左侧上颌窦高密度影。(B)T2W 图像上,分泌物呈黑色,提示浓聚、顺磁性物质堆积或真菌性鼻窦炎。

中，2/3 患者在骨髓移植后出现了临床鼻窦炎发作。研究表明，骨髓移植前鼻窦炎的发生与总体生存率下降的趋势相关。

外伤常累及鼻窦壁。眶底是上颌窦的顶部，所以眶底骨折会导致上颌窦的积血。同样，眶内侧壁爆裂性骨折影响筛窦，眶顶骨折可能影响眶上筛房或额窦。直接击打前额可能导致额窦骨折向内移位(图 12–16)。颅底骨折线可累及蝶窦。这些充满气体的空腔器官壁菲薄，很难承受直接的创伤。

MRI 对黏膜增厚敏感，可显示正常鼻周期。在 1~8 小时内，可动态观察正常鼻黏膜的周期性变化，鼻甲、鼻中隔和筛窦气房黏膜，两侧交替发生周期性被动充血和消退。因此，筛窦黏膜增厚 1~2mm 可能不是由炎症所致，而是反映了正常的鼻黏膜间歇性充血。了解正常的鼻周期，可以降低 MRI 诊断的假阳性率，即使将 MRI 黏膜诊断厚度提高到 5mm 或更厚，也有>1/3 的无症状患者被过度诊断。

鼻窦/腔分泌物通常呈 T2W 高信号，T1W 低信号，其信号强度的变化基于蛋白浓度和自由水分子的比例：富蛋白分泌物中糖蛋白的偶联作用增加，导致自由水分子减少。随着蛋白浓度的增加，T1W 信号由低变高，再变为低信号。T2W 图像上水样分泌物信号高亮，随着蛋白浓度和黏度的增加，信号逐渐降低。因此，可将鼻窦分泌物按信号强度分为四种类型：①液体最多的呈 T1W 低信号，T2W 高信号；②含轻中度蛋白的呈 T1W 高信号，T2W 高信号；③富含蛋白的呈 T1W 高信号，T2W 低信号；④分泌物接近固体形式时呈 T1W 低信号，T2W 低信号(图 12–17)。

因为空气和高浓度蛋白分泌物表现为信号缺失，

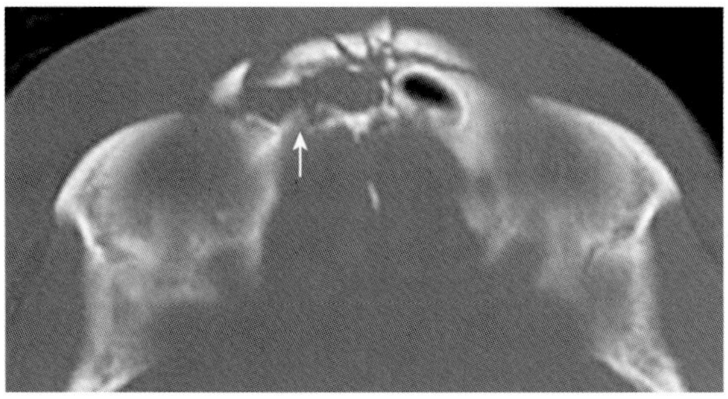

图 12–16 额窦创伤。当骨折穿透额窦两侧壁时，发生脑脊液漏、脑膜炎、假性脑膜膨出和颅内出血并发症的可能性增加，注意额窦广泛粉碎性骨折，伴有额窦后壁局灶性缺损(箭头所示)。

可能造成信号判断误区，T1W 和 T2W 同时呈低信号的还包括骨瘤、牙源性病变、真菌性鼻窦炎，后者的低信号认为是真菌代谢产物铁或锰影响周围磁场所致（表 12–4）。

由于阻塞性的鼻窦分泌物信号复杂，有时仅凭信号特点难以鉴别炎症或肿瘤性疾病，因此，对比增强后病变的环形强化是提示炎性病变的可靠征象，而肿瘤性疾病通常呈中央部强化。

功能性鼻窦内镜术后扫描

功能性鼻窦内镜术(FESS)的分类很重要(表 12–2)，尽管慢性鼻窦炎与鼻息肉患者术后检查需要开放鼻道复合体，总体上在 FESS 前后鼻窦密度改变通常不明显。

CT 是 FESS 术后急性眼眶并发症的首选检查方法，通常发生在术后 48 小时内。CT 在诊断眼眶血肿、评估视神经压迫或意外切除，以及制订治疗计划方面是可靠的。缓解眶内压升高。然而，如果视力迅速恶化，这种并发症通常根据临床症状进行治疗。急性血肿在 CT 上通常是高密度的，偶尔弥漫性眶内脂肪水肿可能是最显著的征象。眼眶血肿通常是由于 FESS 离断筛动脉。然后动脉缩回眼眶，持续出血。眶内压随着血肿的扩大而升高，导致视网膜动脉血流受损和视神经缺血。紧急实施(数小时内)减压性眦切开术，否则将发生不可逆性神经损伤。其他并发症包括眶内侧壁损伤。切除中鼻甲时，筛骨纸板外侧附着物(基板)可能被拔出，损伤眶内侧壁。内直肌挫伤，脂肪疝入窦内，可继发眶内血肿。可见眶内气肿。

筛板创伤导致的脑脊液漏，以及筛凹上方拔出中鼻甲后造成的损伤也是 FESS 的潜在并发症。这可能导致术后脑膜炎、硬膜外脓肿或颅内积气。幸运的是，FESS 外科医生越来越擅长用无黏膜移植物或鼻中隔修补患者的硬膜孔。

在额窦闭塞手术期间，当 FESS 未能成功打开额隐窝时，通常会植入成骨性额窦移植物。术后，如果鼻窦未完全堵塞，患者可能出现疼痛，可继发于神经瘤、黏液囊肿或复发性鼻窦炎。大多数外科医生使用脂肪来填充窦腔。脂肪抑制 MRI 可评价脂肪组织填充后的额窦，寻找黏液囊肿，并鉴别存活的脂肪组织与脂肪坏死的含脂囊肿。随着时间的推移，纤维化组织增生，填充脂肪强度逐渐减低。

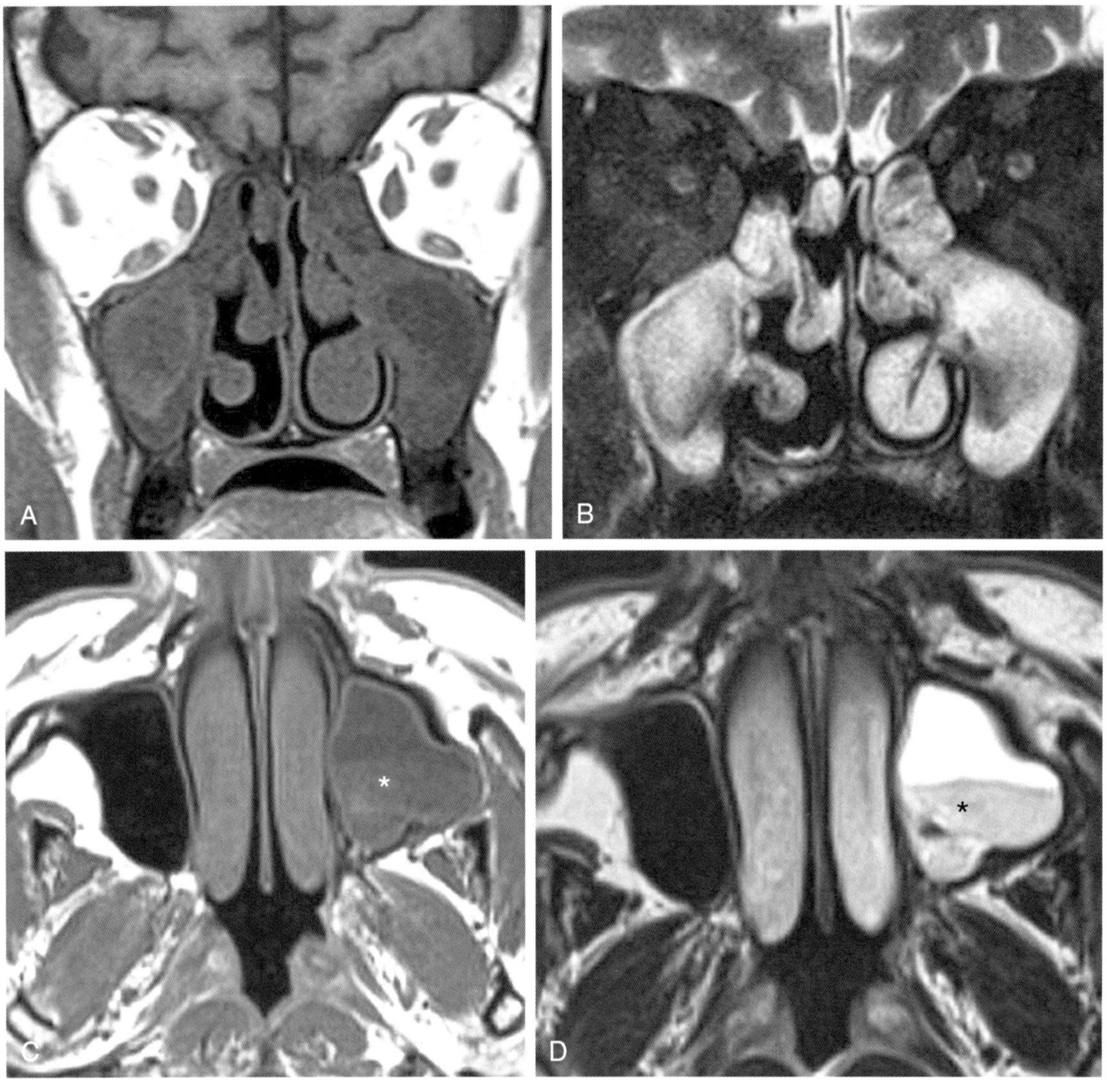

图 12-17 鼻窦内蛋白性分泌物的 MRI 表现。T1W 冠状位(A)和 T2W 冠状位(B)图像上颌窦内混杂信号提示分泌物含有多种蛋白成分。在另一患者的 T1W(C)和 T2W(D)轴位图像上可见上颌窦内液体分层现象,其中间层(星号所示)含有较高的蛋白浓度。通常来说,蛋白含量的由少至多的信号改变为:暗 T1 亮 T2→亮 T1 亮 T2→亮 T1 暗 T2,最终演变为暗 T1 暗 T2 信号。

框 12-4 MRI 低信号的鼻窦病变

牙齿
凝固蛋白
真菌球
骨瘤
出血
软骨源性病变
淀粉瘤
纤维化

表 12-2 功能性内镜鼻窦手术类型

类型	钩突切除?	筛窦切除	上颌窦手术
Ⅰ	是	仅前筛窦切除	否
Ⅱ	是	筛泡、前筛窦切除术、额窦开放	否
Ⅲ	是	筛泡切除术,额窦开放	上颌窦造口术
Ⅳ	是	前后筛窦切除术	上颌窦造口术
Ⅴ	是	前后路筛窦联合蝶窦切除术	上颌窦造口术

较少见的鼻窦炎

肉芽肿性疾病

结节病可累及鼻腔/窦，是鼻中隔穿孔的原因之一[其他原因包括可卡因滥用、梅毒、麻风和肉芽肿性多血管炎(原韦格肉芽肿)](图 12-19)。致死性中线肉芽肿、Stewart 综合征、中线肉芽肿综合征、多形性网状细胞增多症、淋巴瘤样肉芽肿病和假性淋巴瘤最近被重新归为肉芽肿性多血管炎和(或)非霍奇金 T 细胞淋巴瘤。鼻窦中线破坏性病变的通用术语也用于这些疾病（框 12-5)。肉芽肿性疾病进展期和非霍奇金 T 细胞淋巴瘤均可出现鼻中隔穿孔、骨性/颅底侵蚀和鼻窦腔内软组织肿块。

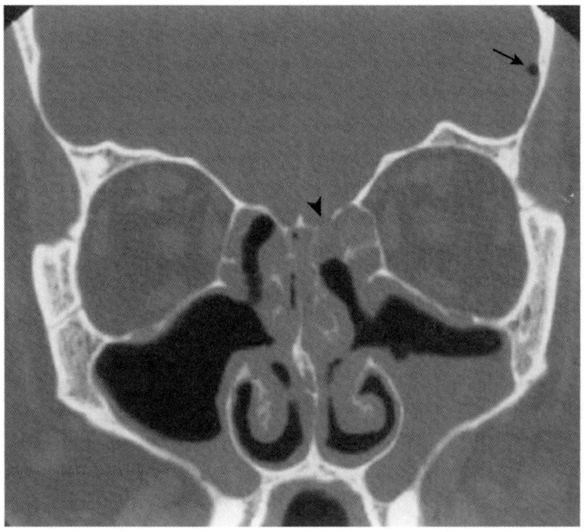

图 12-18 钩突切除和筛窦切除的术后回顾性研究。尽管进行了开放窦口和筛窦的手术，该患者仍有持续急性上颌窦炎发作(注意冠状位气液平)和筛窦黏膜的慢性炎症改变。其他征象:是否观察到左筛窦上壁骨质缺损(三角箭头所示)? 可能提示病变或术后改变,但颅内积气(箭头所示)提示后者可能性大。

高达 5%的肉芽肿性疾病进展期累及颅内,通常表现为脑神经病变。可同时合并脑膜炎、血管炎和垂体炎。

非霍奇金 T 细胞淋巴瘤可见骨质侵蚀，特别是上颌窦内侧壁或硬腭容易受累。在鼻窦软组织肿块的诊断中,鼻窦骨质形态的相对保留提示淋巴瘤,而窦壁明显破坏更常见于癌。

异物肉芽肿、结节性多动脉炎、狼疮和过敏性血管炎也可表现为侵袭性鼻窦肿块。假肿瘤是一种以成纤维细胞、组织细胞和炎性细胞为特征的特发性炎性细胞疾病,类似于侵袭性鼻窦炎。假肿瘤最近被分类在 IgG4 相关疾病中,可伴或不伴骨质破坏的鼻-鼻窦炎;患者血清 IgG4 水平较高,对糖皮质激素治疗反应良好。

鼻窦炎并发症

尽管 MRI 在诊断单纯性鼻窦炎中价值一般，但在评价颅内和眶内并发症时优势明显,包括脑膜炎、血栓性静脉炎、轴内/外脓肿和神经/血管周围炎(图 12-20)。FLAIR 序列脑膜腔内未被抑制的高信号、弥散受限和增强扫描的脑膜强化提示脑膜炎的诊断。冠状位扫描对鉴别额窦炎或筛窦炎附近的脑膜炎有优势。

鼻窦(常见于额窦)骨髓炎可并发骨膜下脓肿,称

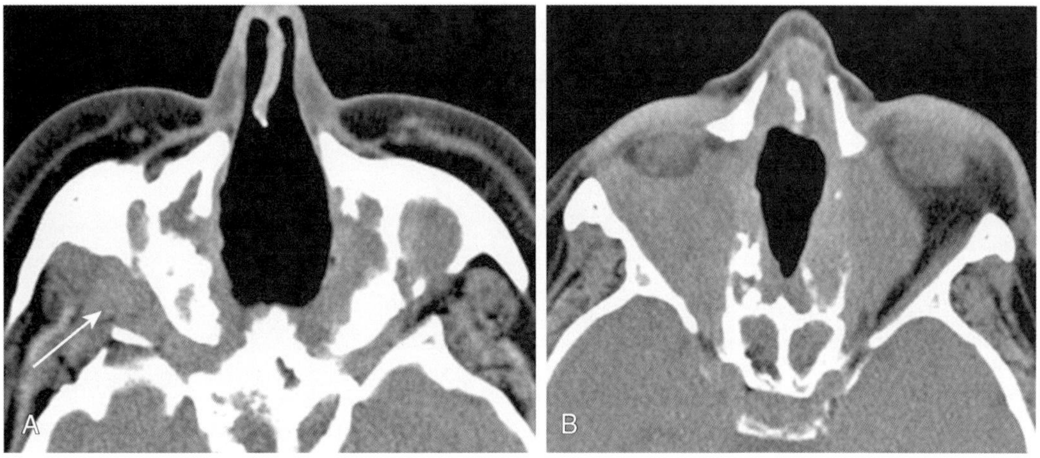

图 12-19 鼻中隔穿孔。(A)该患者为肉芽肿性多血管炎(原 Wegener 肉芽肿病)。患者鼻中隔消失,眶周及右上颌窦周围的软组织肿胀(箭头所示)。(B)鼻中隔和鼻腔外侧壁骨质破坏,以及眼眶软组织肿胀的类似表现也可见于结节病。

框 12-5 鼻中隔穿孔原因

可卡因
医源性
异物反应
结节病
肉芽肿性多动脉炎(原 Wegener 肉芽肿病)
结核
梅毒
鼻硬结病(克雷伯杆菌)
麻风

为波特氏头皮肿块。本质不是肿瘤,是覆盖在鼻窦骨膜下的感染。CT 或 MRI 的增强图像可显示头皮内(额骨骨膜下)液体集聚。当存在该征象时,须仔细注意颅内间室,因为颅内也是感染的扩散途径。包括轴外间隙、脑膜和脑实质的感染。MRI 对颅内受累的评估较 CT 敏感。

鼻窦炎的眼眶并发症可能包括眶隔前/后蜂窝织炎、骨膜下脓肿(儿童患者最常见的眶内并发症)和蜂窝织炎。特别是在儿科患者中,鼻窦炎主要通过血行性感染扩散至眶内,而非眶裂蔓延(图 12-21)。仔细评估鼻窦炎眶周脂肪的浸润,增强图像可显示是否存在脓肿(液体边缘环形强化)或蜂窝织炎(软组织实性强化)。了解上述并发症对眼眶结构的影响尤为重要,例如视神经走行和眼球突出的情况。

血栓性静脉炎

血栓性静脉炎被认为是鼻窦炎的重要并发症。虽然鼻窦炎可引起邻近的静脉或静脉窦血栓形成,但乳突炎更常见。乙状窦静脉血栓形成和静脉性梗死可并发乳突炎和岩尖炎。在鼻窦中,最常见的受累静脉通道是海绵窦,血栓形成通常与蝶窦炎症相关。CT 静脉造影和(或)增强 MRI 静脉造影的诊断效能相仿,但要警惕高信号血栓,它可能与 2D-时间飞跃法血管成像中的血流信号相似。眼上静脉增粗提示海绵窦水平的静脉循环障碍。需注意,诱导 Valsalva 动作时可双侧眼上静脉扩张,因此,诊断需要与临床症状相符。

真菌性鼻窦炎

MRI 对真菌鼻窦炎患者(如毛霉菌病或曲霉菌病)的诊断有价值。这些真菌感染可呈暴发型或侵袭型,易侵犯眼眶、海绵窦和神经血管结构。在颅内,真菌可引起血管损伤,如血栓形成或脑梗死。毛霉菌容易沿血管向颅内扩散,及时发现这种并发症可以对症治疗。

上颌窦前/后窦周软组织侵犯提示临床概率性侵袭性真菌鼻窦炎的可能。早期发现可能使患者免于有创的面部切除术,因此对窦周脂肪侵犯区的探查,提示病变已经不可逆。

不同类型真菌感染侵袭性程度不同。鼻窦真菌感染与肺真菌病相似。黏膜外真菌感染可表现为息肉样病变(例如,患者潴留黏液中特异性的腐生菌)或真菌

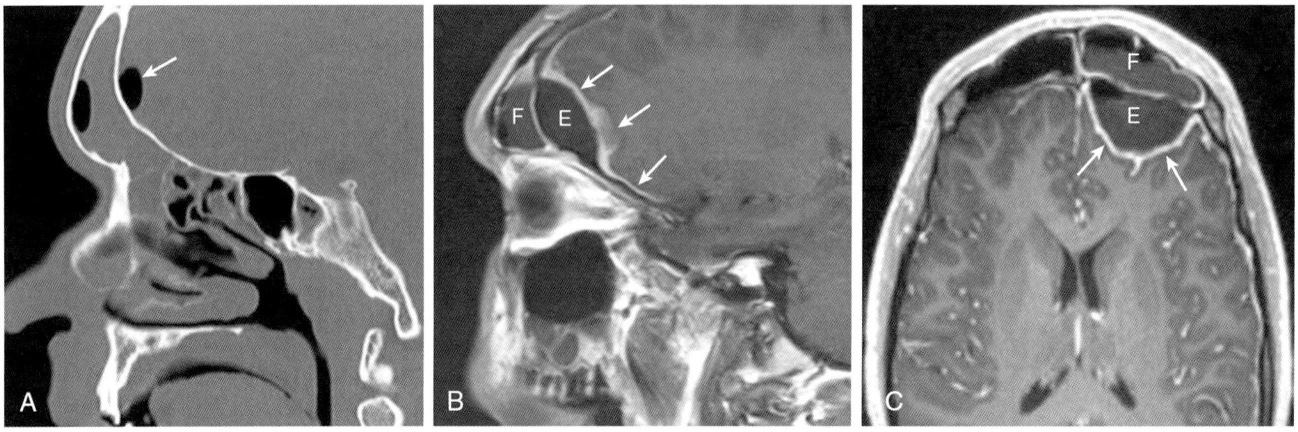

图 12-20 鼻窦炎相关性硬膜外脓肿。(A)CT 矢状位示额窦密度增高,内见气液平(提示急性期)。额窦壁骨质硬化表明有慢性炎症过程,本例可能是慢性额窦炎的急性发作;颅内积气(箭头所示)说明颅内感染扩散。(B)矢状位 T1 和(C)轴位 T1 增强成像显示额窦浑浊(F),硬脑膜外边缘强化的包裹性积液(E)。硬脑膜增厚强化(箭头所示)。

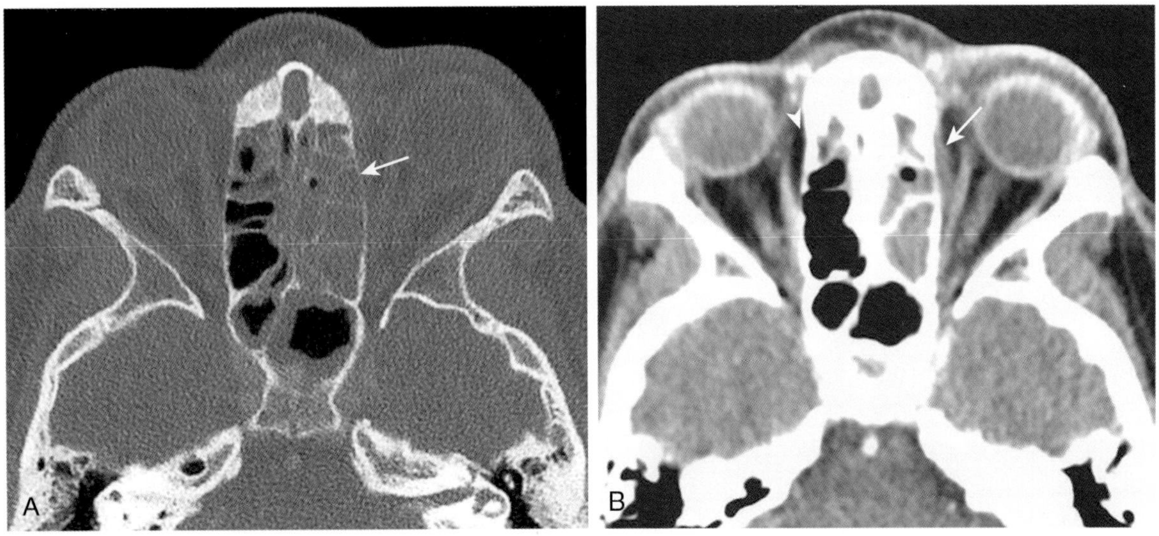

图 12-21 鼻窦炎引起的眼眶感染。(A)轴位 CT 骨窗显示,该 12 岁患者左侧筛窦气房几乎完全充填,筛骨纸板(箭头所示)完整。(B)同层面增强软组织窗显示左眼眶内侧壁骨膜下蜂窝织炎进展期(箭头所示);与对侧正常眶壁下脂肪比较(三角箭头所示)。

球。曲霉菌通常引起的良性病变,CT 密度较高,比过敏性真菌性鼻窦炎(AFS)侵袭性低、范围也更局限。真菌球通常为类圆形,可能有分层状外观,T1W 呈高信号,T2W 呈低信号(图 12-22)。

AFS 是一种无毒力型疾病,CT 表现为多个鼻旁窦内高密度影,常双侧受累。AFS 的特点是窦腔密度增高,伴有鼻窦扩张、侵蚀、重塑、变薄和(或)窦口扩张(图 12-23)。T2W 通常呈较低信号,患者常有哮喘病史。

类固醇治疗和局部切除是黏膜外真菌感染(如 AFS 或真菌球)的最佳治疗方案。

真菌性鼻窦炎的侵袭型与暴发型均发生于免疫功能不全的宿主,但后者更具侵袭性,其感染形式更致命,可能由毛霉菌或曲霉菌引起。侵袭型真菌性鼻窦炎在 CT 上常呈高密度,MRI T1W 和 T2W 均呈低信号。广泛,局部切除和静脉给予抗真菌药物是真菌感染的常规治疗。对暴发型病例常需行眶内容切除、高压氧及根治性手术治疗,即使这样预后也很不乐观。

囊性纤维化

囊性纤维化是一种常见的常染色体隐性遗传疾病,其特征为黏性分泌物增多,从而导致慢性鼻窦炎(>90%)和息肉病(46%)。纤毛清除力被增厚黏稠的分泌物抑制。这类患儿的鼻腔/窦发育常因慢性感染而受阻。黏膜外观常呈息肉状,黏液囊肿形成并不少见。儿童额窦发育不全、鼻腔外侧壁内陷(提示上颌窦息肉样变)和筛窦黏稠,上述三联征高度提示囊性纤维化,再加上鼻甲上的一些高密度分泌物和息肉,基本可以确诊。如蝶窦发育不全,也要考虑到此病的可能,但如观察到蝶鞍气化,即应质疑囊性纤维化的诊断。

黏液囊肿

鼻窦炎的另一个并发症是黏液囊肿。虽然 CT 能很好地观察窦壁的变形和变薄、黏液囊肿形成,以及提示慢性进程的骨重塑,但 MRI 在评估窦壁与颅内或眶内结构的界限时更具优势,当黏液囊肿变大时可使其受压变形,当黏液囊肿感染时使用的术语是“黏液脓肿”。黏液囊肿的 CT 高密度通常提示慢性病程和分泌物浓缩。黏液囊肿的信号强度可能因蛋白含量的不同而有很大差异。黏液囊肿最常见于额窦(65%)和筛窦(25%),上颌窦(10%)和蝶窦黏液囊肿较少见。MRI 上病灶呈边缘强化,但也可见于感染的黏液脓肿(图 12-24)。这种强化模式有助于鉴别黏液囊肿与肿瘤阻塞性分泌物(如内翻性乳头状瘤或恶性肿瘤),后者也可伴骨重塑,但表现为实性强化。黏液囊肿可由肿瘤、纤维囊性骨炎、创伤、术后瘢痕和血肿引起。

术后脑膨出和脑脊液漏

与 CT 相比,MRI 能更好地鉴别鼻窦部脑膨出与感染。脑膨出可能是先天性缺陷造成的,也可能是术后鼻窦破坏的并发症(图 12-25)。在前颅底手术后可能发生脑膨出,影像学检查有时可同时发现脑脊液鼻漏,这种情况最晚可能发生在术后 18 个月。脑脊液鼻漏可能是

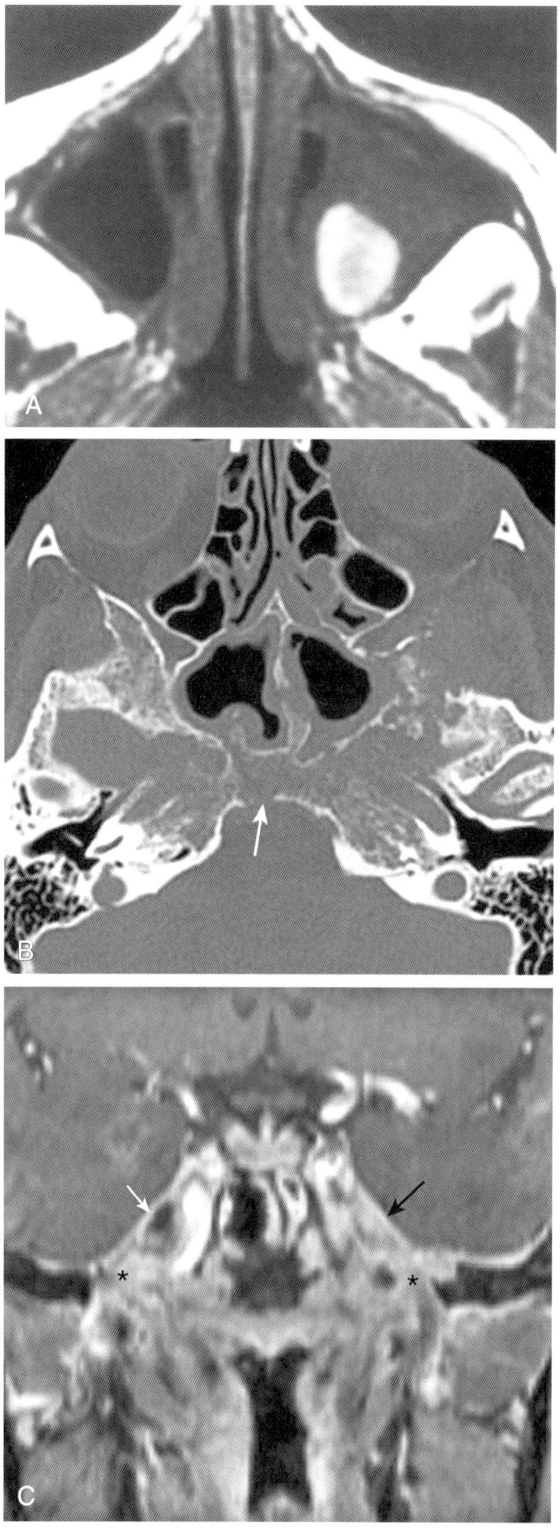

图 12–22　两种类型的曲霉菌。(A)左侧上颌窦高信号病灶可能是浓缩的黏膜下囊肿,但其通常是水样信号,反之则是曲菌球。(B)这不是单纯的蝶窦黏膜增厚。仔细观察,发现蝶窦壁和鼻中隔有骨质破坏。侵袭型真菌性鼻窦炎可发生中颅窝底、蝶骨翼、斜坡(箭头所示)和岩尖的溶骨性骨质破坏。(C)与(B)相同患者的冠状位增强 T1W 图像显示双侧卵圆孔异常强化(星号所示),由曲菌病侵犯软组织所致。注:与未侵犯的右侧 Meckel 腔(白色箭头所示)相比,感染扩散至左侧 Meckel 腔(黑色箭头所示)。

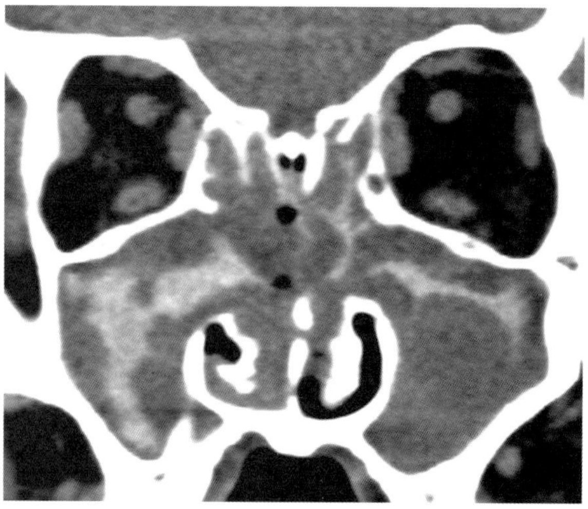

图 12–23　真菌性鼻窦炎;冠状位 CT 平扫,双侧窦腔扩张并混杂高密度影完全填充,此为真菌性鼻窦炎的典型表现。

由硬脑膜撕裂或乳突切除术后脑膨出所致。硬膜撕裂最常发生在患者右侧,因为大多数外科医生右利手,增加了右侧鼻腔手术的难度。

硬脑膜撕裂造成的持续性术后脑脊液漏最好通过多种影像检查进行综合评估。在核医学检查中,鞘内注射 In–DTPA,可高敏感性地发现活动期的脑脊液漏,即使漏速缓慢。将垫片放置在两侧鼻部计数(如果存在泄漏,将显而易见)。然而,无论是否进行脊髓造影,CT 均能够提供对临床医生更有用、更精确的解剖学定位,并逐渐取代核医学检查。CT 最好在患者俯卧的情况下进行,如果存在活动性脑脊液快速渗漏,可显示邻近静脉窦或颅内骨缺损部位的对比剂(图 12–26)。使用软组织和骨窗进行这些研究,以实现脑脊液漏的最佳诊断和定位。

如果术后缺损区存在脑疝形成的可能,MRI 检查是必要的。它也可以区分术后瘢痕组织、复发性息肉或来自脑膜、脑脊液和脑的感染。有学者主张用 MRI 重 T2W 序列,即 MRI 脑池造影来明确脑脊液漏的部位。很多时候,内镜直视下观察鞘内注射的荧光剂从筛板漏出是熟练内镜医师手中最可靠的试验(耳、鼻、喉外科医生常同时滴注核医学脑池造影剂)。试验前后的 CT 往往能帮助确认发生脑脊液漏的部位。

息肉病

过敏性鼻窦炎的表现之一是鼻窦息肉样变。息肉也可能发生在无过敏的情况下,是由炎性黏膜的非肿瘤性增生引起的。

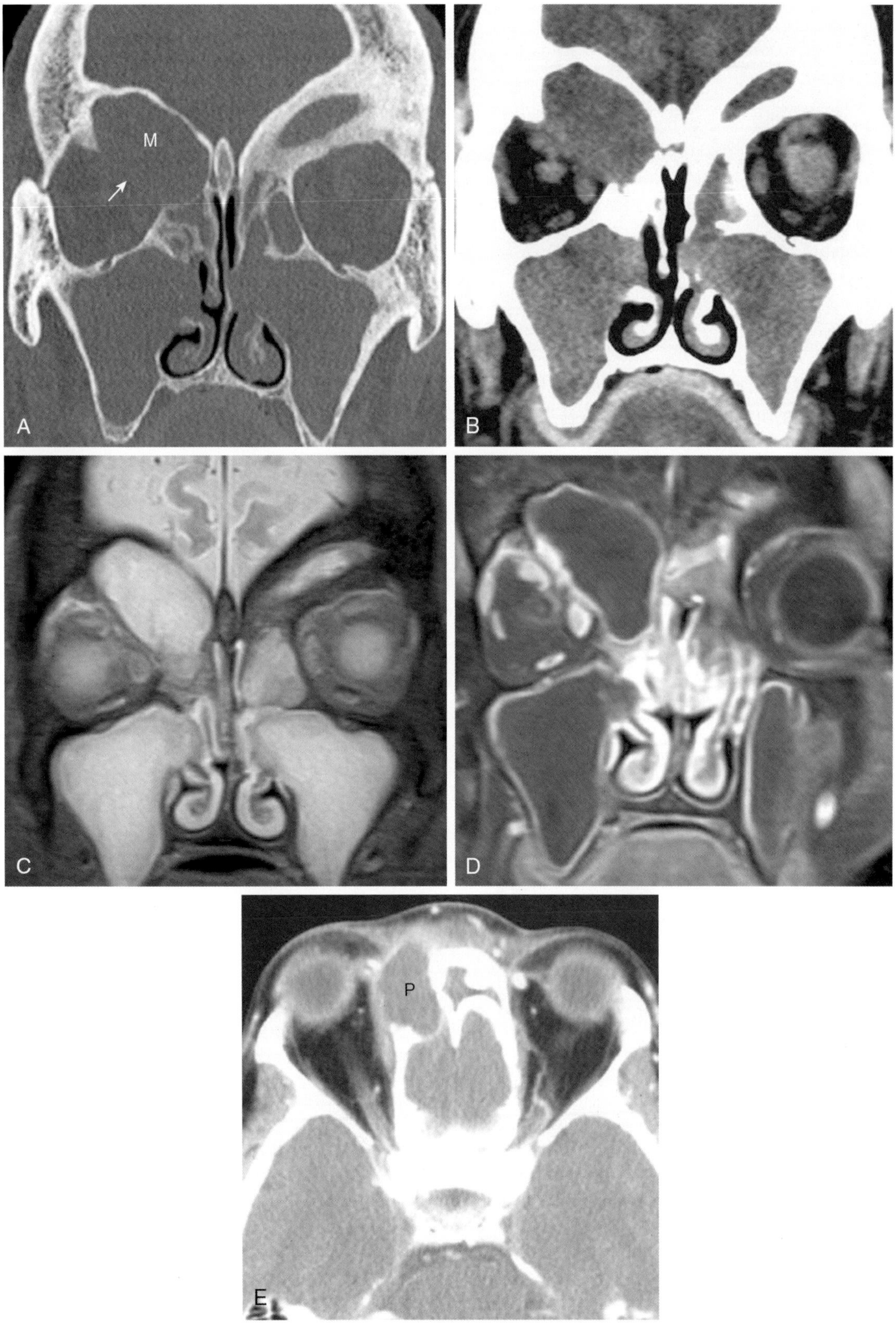

图 12–24　黏液囊肿。(A)CT 平扫骨窗显示右额窦(M)内膨胀性病变,破坏眶上裂(箭头所示)。左侧额窦、双侧筛窦及上颌窦病变完全填充伴骨质异常。(B)冠状位 CT 软组织窗显示病变呈水样密度。注意病变引起上直肌和内直肌移位。虽然黏液囊肿常含有蛋白成分,但在本例中(C)冠状位 T2W 图像(T2W)和(D)T1W 增强显示病变呈水样信号,仅有黏膜强化(与其他鼻窦相似)。(E)另一患者的轴位 CT 增强图像,相似病变呈边缘强化伴周围软组织肿胀,与黏液脓肿一致(P)。

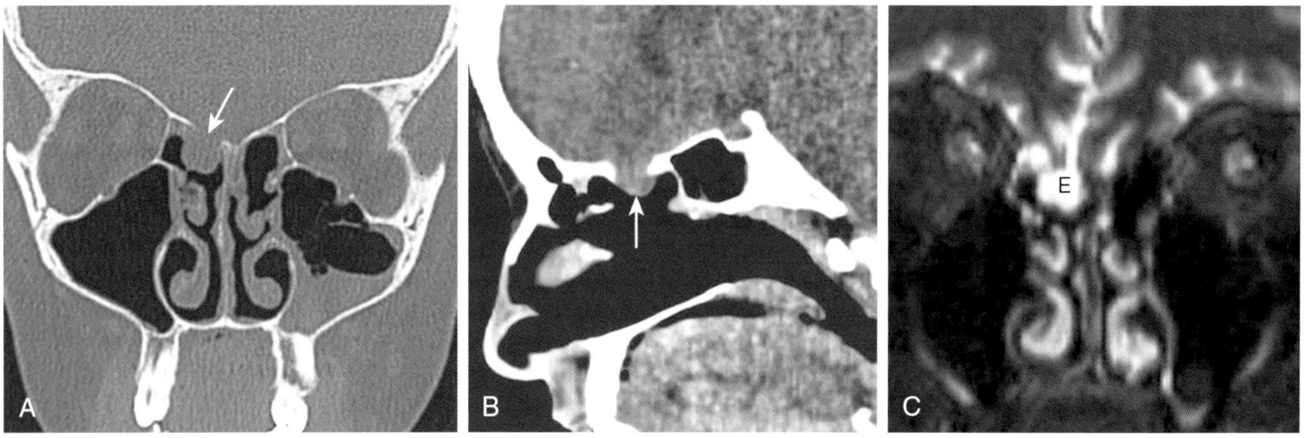

图 12–25 术后脑膨出。(A)冠状位 CT 骨窗显示功能性内镜鼻窦手术后右侧筛板(箭头所示)处局灶性骨缺损。(B)矢状位 CT 软组织窗示缺损的部位疝出的组织与脑实质密度相同(箭头所示)。(C)冠状位 T2 显示通过筛板缺损处疝出的脑组织和脑膜(E)。

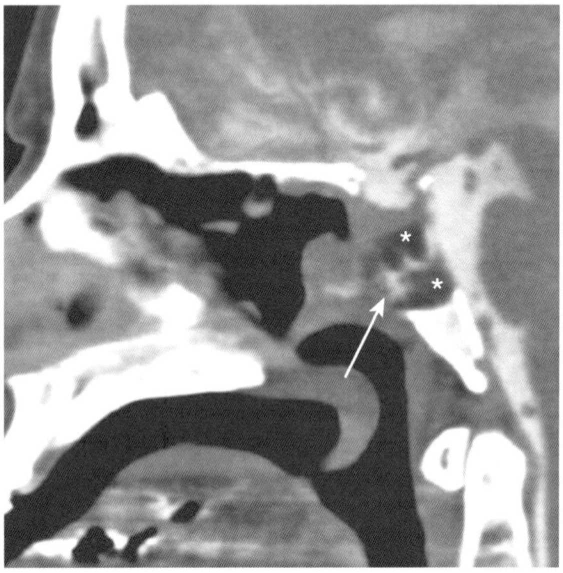

图 12–26 脑脊液漏。经蝶窦垂体瘤切除术后患者,主诉出现连续的透明液体经鼻腔引出,矢状位 CT 脑池造影显示造影剂(箭头所示)通过术区脂肪填塞物(星号所示)进入后鼻腔。

这个病灶的影像学表现异常,尽管病灶是良性的,但存在侵袭性骨改变。CT 提示息肉样病变的征象包括:窦口扩大、鼻腔内类圆形肿块、鼻窦或部分鼻腔扩大、骨小梁变细及前颅窝底骨侵蚀(较少见)(图 12–27)。大多数鼻窦息肉病例表现为双侧鼻腔和鼻窦受累(>80%)。

颅底侵蚀常提示恶性肿瘤,此征象对于 MRI 或 CT 鉴别息肉病与恶性肿瘤很有帮助。但也有例外。大多数鼻窦息肉 T2W 呈高信号,易于与鼻窦腔内的一些肿瘤病变信号混淆,包括肉瘤、腺样囊性癌(图 12–28)和其他较少见的小涎腺肿瘤。息肉通常边缘强化,因为增厚的黏膜常存在于病变边缘,但少数情况下当黏膜皱褶堆积时,也可能肿瘤样强化。

息肉在普通人群中的发生率为 1.3%,在慢性鼻窦炎患者中的发生率为 16.2%。其发生通常与阿司匹林不耐受、镍暴露(4%)、囊性纤维化(10%~20%)、哮喘(30%)、过敏性鼻炎(25%)和 Kartagener 综合征相关(框 12–6)。后者是常染色体隐性遗传病,也称为不动纤毛综合征,患者反复发作鼻窦炎、内脏转位、支气管扩张和不孕。

类固醇可延缓鼻息肉的生长或缩小其体积。根据患者症状的严重程度,可选择鼻腔外用或口服类固醇类药物。但此病经常复发,需要长期类固醇治疗或多次手术。对于囊性纤维化的患儿,常常进行多次手术。

上颌窦后鼻孔息肉(Killian 息肉)起源于上颌窦,也通过上颌窦口可突入鼻腔或鼻咽部气道(图 12–29),息肉常经鼻窦孔突入鼻腔并向后经后鼻孔延伸至鼻咽部。蝶窦后鼻孔息肉常见于鼻中隔与中鼻甲之间,通过蝶筛隐窝与蝶窦相连。息肉 CT 表现为边缘光滑的低密度肿块,常伴骨重塑及窦口扩大,其影像特征提示病灶生长缓慢。MRI T2W 呈高亮信号,常为边缘强化。后鼻孔息肉常见于青少年,男性居多。

潴留囊肿

黏膜潴留囊肿是小的黏膜腺体阻塞的结果。在大多数情况下,影像难以区分息肉与潴留囊肿,尽管鉴别的临床意义也不大,除非是梗阻性囊肿,一般不处理。

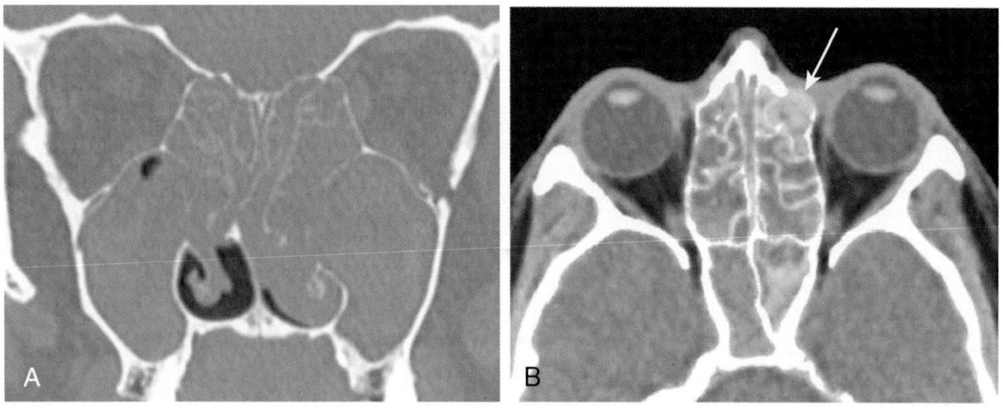

图 12-27 鼻息肉病。(A)冠状位 CT 骨窗掩盖了软组织窗中的大量高密度分泌物(B),窦壁膨胀,伴有局部裂隙(箭头所示),此处为息肉骨化。这种高密度可能是真菌感染或分泌物增多的特征,但鼻窦膨胀性改变提示有息肉(有或无真菌)。

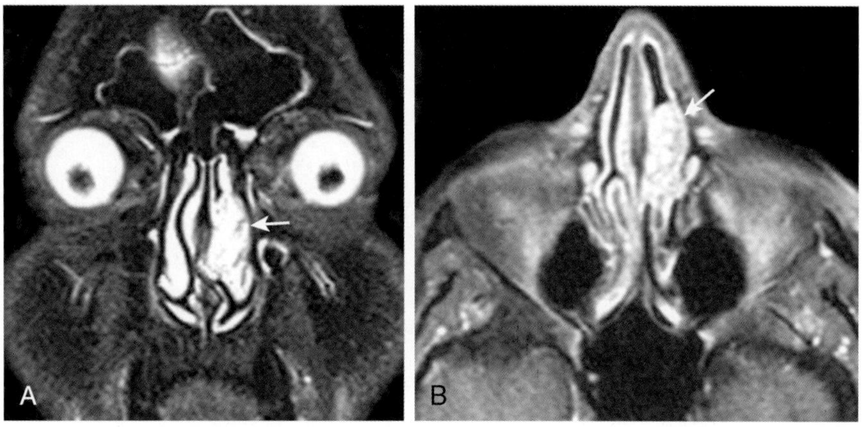

图 12-28 (A)冠状 T2 示左侧鼻腔高信号肿块(箭头所示),可能被误认为是息肉。(B)T1 增强呈实性强化(箭头所示),因此,它不是息肉,而是鼻腔多形性腺瘤。

框 12-6 与鼻窦息肉的关系

阿司匹林不耐受
囊性纤维化
纤毛不动综合征
Kartagener 综合征(内脏逆位-鼻窦炎-支气管扩张综合征)
Peutz-Jeghers 综合征(黑斑息肉综合征)

潴留囊肿影像表现为光滑类圆形均质病变，常见上颌窦,附壁生长,T2W 呈高信号。

良性肿瘤

鼻腔/窦好发的良性肿瘤中,最常见的是骨瘤、乳头状瘤、神经鞘瘤和青少年鼻咽纤维血管瘤。与恶性肿瘤边界不清的侵袭性骨质破坏不同，良性肿瘤因其缓慢非侵袭性生长仅产生骨膨胀和重塑。根据颅底骨质侵犯类型将鼻腔/窦肿块分为四类:①中颅窝底骨质吸收;②中颅窝底骨性孔道扩大;③中颅窝底骨质变薄;④骨质移位;前两者以恶性病变多见,后两者以良性肿瘤多见。当然,一些恶性肿瘤也可能表现出骨重构,一些良性肿瘤也可出现侵袭性骨破坏。

骨瘤

骨瘤通常发生于额窦,是复发性头痛和(或)鼻窦炎的少见病因(图 12-30)。偶尔,骨瘤(或骨软骨瘤)在少数情况下可致黏液囊肿形成和(或)气颅(由于病灶突破额窦后壁)(图 12-31)。与额窦骨瘤相关的经典病例是一例患者因飞机起飞使窦口缩小，从而引起的严重鼻窦区疼痛。骨瘤是一种良性骨肿瘤,通常在 MRI 上

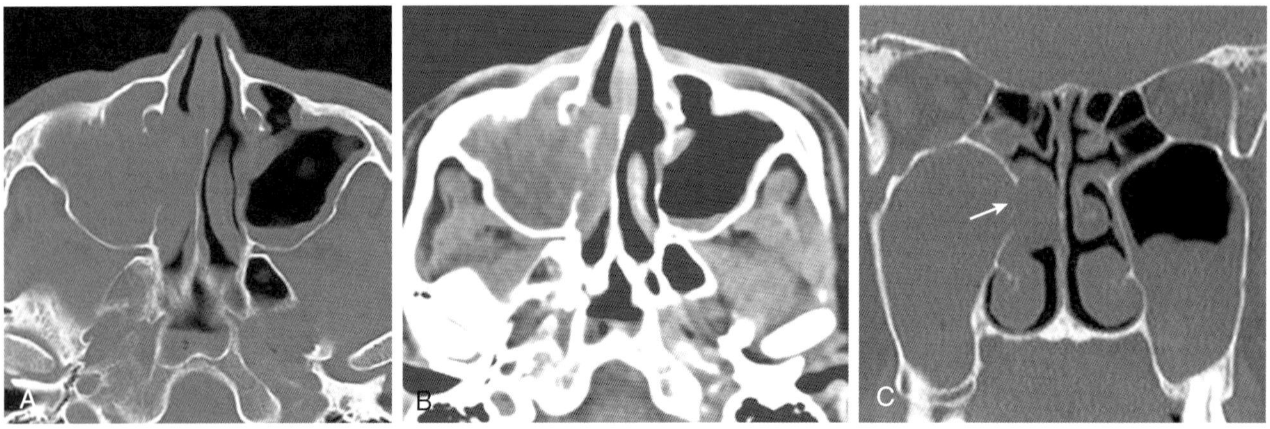

图 12-29 上颌窦后鼻孔息肉。CT 轴位骨窗(A)和软组织窗(B)显示右上颌窦液性密度充填的膨胀性病变,并通过窦口延伸到右侧鼻腔。(C)冠状位 CT 显示右侧窦口扩大(箭头所示)。

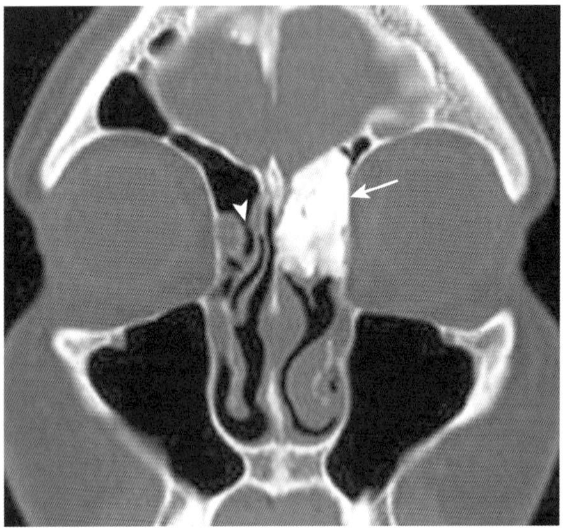

图 12-30 骨瘤。冠状位 CT 平扫显示硬化病变,位于额窦狭部并闭塞左额隐窝(箭头所示)。对比右侧正常额隐窝(三角箭头所示)。这是鼻窦骨瘤的典型影像表现和部位,额隐窝阻塞可引起复发性额窦炎。

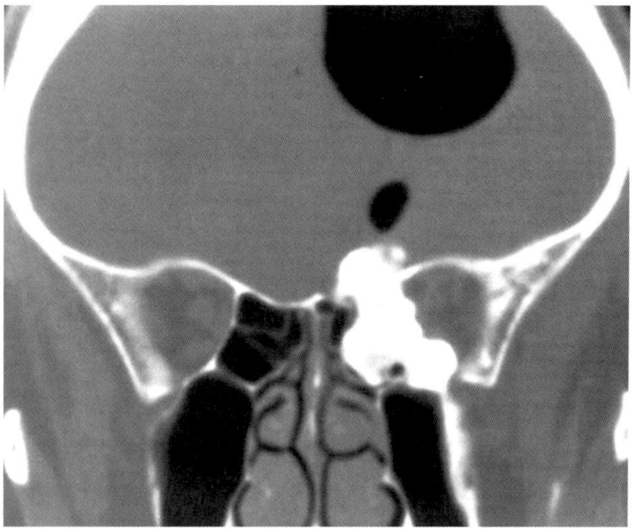

图 12-31 骨软骨瘤和气颅。骨瘤是被认为可引起颅内积气的典型肿瘤;然而,本例起源于筛窦的骨软骨瘤,穿透前颅窝与颅内相通,因此,发生颅内积气。

很难观察到,因为其致密的骨性结构与邻近空气的信号难以区分。相比之下,CT 对骨性密度肿块很敏感。当同时存在结肠息肉和骨瘤的患者需要留意加德纳综合征的可能。

乳头状瘤

乳头状瘤有多种不同类型,其中最常见(约 75%)的是内翻性乳头状瘤。这种良性肿瘤(约 15%)合并鳞状细胞癌。内翻性乳头状瘤可伴骨质侵蚀,并穿过筛板进入前颅窝。病变通常起源于鼻腔外侧壁、鼻中隔或上颌窦内侧,约占鼻腔所有肿瘤的 4%。

分期包括:Ⅰ期,仅局限于鼻腔;Ⅱ期,局限于筛窦或上颌窦的内/上部;Ⅲ期,延伸至上颌窦外下方,或延伸至额窦或蝶窦;Ⅳ期,延伸至鼻腔或鼻窦外。

CT 表现为沿鼻腔外侧壁生长的强化肿块,影像特征不典型,约 20%的病例伴斑点样钙化。MRI T1W 呈等信号、T2W 呈等低信号(而大多良性息肉样病变 T2W 呈均匀高信号),病变呈强化明显,约 50%病例的信号强度和强化程度不均匀,T2W 及增强后病灶呈脑回状是内翻性乳头状瘤的典型表现(图 12-32),病灶内坏死提示鳞状细胞癌的可能。

内翻性乳头状瘤的生长方式与恶性肿瘤相似,可侵蚀颅底骨质,其信号特点也与后者相似,所以术前很

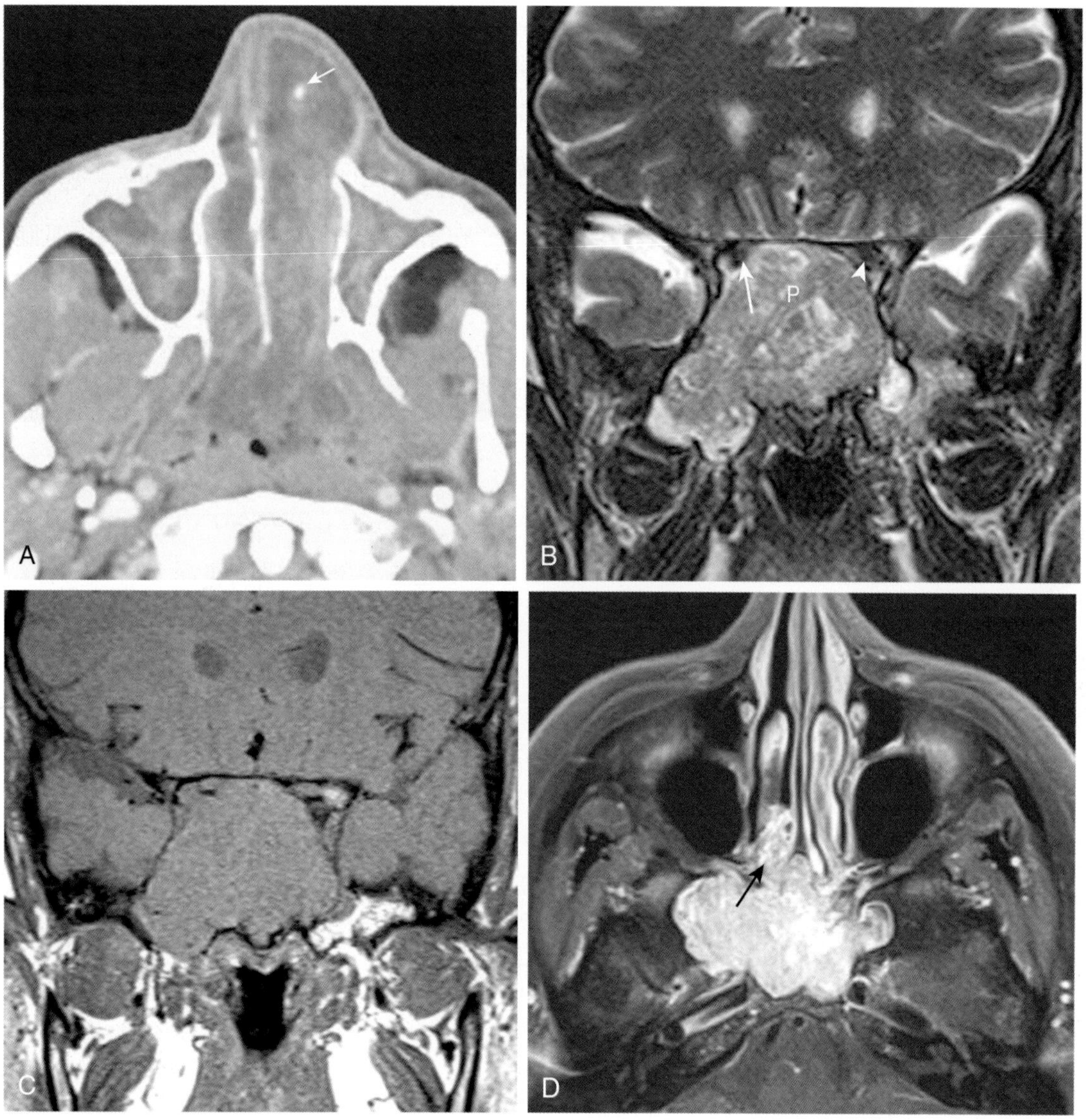

图 12–32 内翻性乳头状瘤。(A)轴位增强 CT 示轻度强化的膨胀性肿块占据鼻腔,向前顶起左侧鼻翼,向后达鼻咽部,病灶内的微小的钙化灶(箭头所示),提示内翻性乳头状瘤的可能。双侧上颌窦存在黏稠的高密度分泌物。(B)另一例患者的冠状位 T2W 图像显示肿块(P)填充并扩大蝶窦(不是内翻乳头状瘤的好发部位)。病变呈脑回样信号,提示内翻性乳头状瘤,与左侧正常视神经(箭头所示)相比,肿块(三角箭头所示)使右侧视神经轻微受压。(C)冠状位 T1W 图像上病变与肌肉呈等信号,但增强后病变迅速强化。(D)病灶通过蝶筛隐窝进入鼻腔后部(箭头所示)。仅凭影像学表现,内翻乳头状瘤很难与鼻窦癌鉴别。

难确诊。该病变对外科医生而言比较棘手,即便进行积极的手术治疗,仍难避免高复发率(22%~40%)。通过 MRI 动态增强可以鉴别肿瘤复发与术后肉芽组织增生,前者动态增强早期强化更显著。

内生软骨瘤

内生软骨瘤是罕见的鼻腔/窦肿瘤。CT 上常见爆米花样钙化,与内翻性乳头状瘤的斑点状钙化不同,鼻中隔是软骨源性病变的好发部位之一。

脑膜瘤

1% 的脑膜瘤发生在中枢神经系统以外,可能起源于胚胎蛛网膜颗粒。这些硬膜外脑膜瘤最常见的部位是鼻腔/窦,上鼻腔、筛窦、额窦是最常见的部位,与所有脑膜瘤一样, 它们在 CT 上通常为稍高密度肿块,MRI 上呈中等信号强度,并迅速强化。T1W 增强后有时可见脑膜尾征。

纤维结构不良

骨纤维异常增殖症(纤维结构不良)是最常见的侵犯鼻窦的骨病变之一。分为单骨型和多骨型(均为常见类型),可累及窦壁、颅底、筛骨气房和鼻腔。纤维结构不良CT表现为典型的磨玻璃样改变(图12-33)。MRI信号相对复杂,信号多变、强化各异(但各序列中最常见的是低信号),罕见流空血管影,其膨胀性骨改变可导致鼻窦引流通路的阻塞,引起鼻窦炎。纤维结构不良累及眼眶和颅内也可引起其他临床症状。

恶性肿瘤

当评估鼻腔/窦恶性肿瘤时,有时难以确定肿瘤的组织病理学特点。相比对病变的明确诊断,外科医生更关注其恶性程度,包括确定原发病灶、浸润部位(如颅底、眼眶、脑和血管)、对关键结构的占位效应、肿瘤神经周围扩散的证据和淋巴结转移。

CT和MRI在评估鼻腔/窦恶性肿瘤方面各有优势、互相补充,CT对骨质病变范围更敏感,MRI利用其软组织分辨率高、任意平面成像的优势可以有效评估颅内、脑膜或眶内病变扩散情况,还能鉴别鼻腔/窦内肿瘤病变与阻塞后分泌物,观察颅底骨质破坏是MRI另一成像优势。MRI还能准确显示硬脑膜及海绵窦侵犯、颞下窝和咀嚼肌间隙的肿瘤与肌肉的边界、肿瘤与视神经、颈内动脉和海绵窦的关系。

如出现颅内侵犯的鼻腔/窦肿块,鉴别诊断时应考虑癌、嗅神经母细胞瘤、肉瘤、淋巴瘤、转移瘤、鼻息肉和内翻性乳头状瘤。癌、嗅神经母细胞瘤或肉瘤内的坏死、出血或钙化可能引起信号异质性。恶性肿瘤往往表现为宽基底的颅底骨质破坏,良性肿瘤常呈类圆形息肉样赘生物。鼻窦癌T淋巴系统分期总结见框12-7和框12-8。

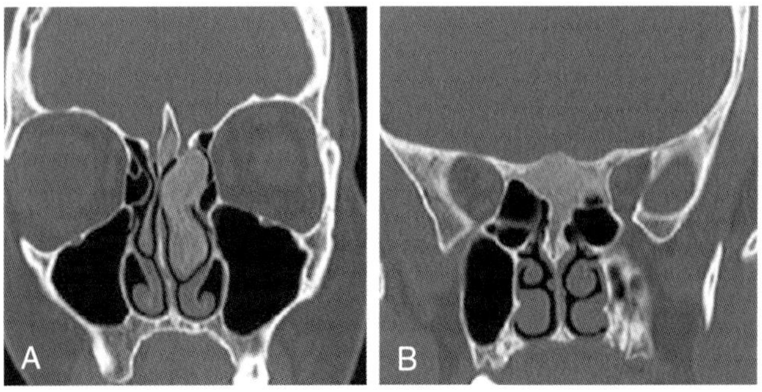

图12-33 骨纤维异常增殖症(多骨型)。(A)左侧中鼻甲及筛骨迷路呈膨胀性磨玻璃样密度。(B)前颅窝底和鼻中隔同时受累。

鳞状细胞癌

在累及鼻窦/腔的恶性肿瘤中,鳞状细胞癌占80%,大多发生于上颌窦(80%)。以中老年男性为主(>50岁

框12-7 上颌窦癌T分期系统

TX:无法确定原发(主要)肿瘤

T0:原发性肿瘤证据不足

Tis:癌细胞局限于黏膜层深部(上皮),被称为原位癌

T1:肿瘤仅在窦(黏膜)的组织中,不侵犯骨

T2:肿瘤侵犯上颌窦骨质,未突破后壁

T3:肿瘤突破后壁或累及筛窦、皮下,侵犯眼窝侧部或底部的组织

T4a:肿瘤侵犯其他结构,如脸颊皮肤、眼窝前部、鼻顶部骨质(筛板)、蝶窦、额窦或面部特殊部位(翼板或颞下窝)。这也被称为中期局部肿瘤

T4b:肿瘤向喉部生长侵犯鼻咽部、眼窝后方、脑部、硬脑膜、颅底特殊部位(中颅窝底或斜坡)或脑神经。这也被称为晚期的局部肿瘤

From Edge SB, Byrd DR, Compton CC, et al, eds. AJCC Cancer Staging Manual. 7th ed. New York: Springer; 2010.

框12-8 筛窦癌T分期系统

TX:无法确定原发(主要)肿瘤

T0:原发性肿瘤证据不足

Tis:癌细胞局限于黏膜层深部(上皮),被称为原位癌

T1:肿瘤仅在一侧鼻腔内或其中一个筛窦腔,无论是否破坏鼻窦骨质

T2:肿瘤已侵犯对侧鼻腔或鼻旁窦,无论是否破坏鼻窦骨质

T3:肿瘤侵犯眼窝侧部或底部、口顶(腭)、筛板(将鼻与脑分开的骨质)和(或)上颌窦

T4a:肿瘤侵犯其他结构,如眼窝前部、鼻或面颊部皮肤、蝶窦、额窦或面部特殊骨结构(翼板)。这也被称为中期局部肿瘤,T4a期癌通常可以切除

T4b:肿瘤侵犯眼窝后部、脑、硬脑膜、颅底特殊部位(斜坡或中颅窝底)、脑神经或鼻咽部。这也被称为晚期肿瘤,这些肿瘤无法手术切除

From Edge SB, Byrd DR, Compton CC, et al, eds. AJCC Cancer Staging Manual. 7th ed. New York: Springer; 2010.

者约占 75%)。镍和铬的职业暴露,以及鼻烟和香烟的使用已被视为风险因素。

鳞状细胞癌(T2W 呈相对低信号)应与大多数炎症(T2W 呈高信号)相鉴别。95% 的病例可根据 T2W 信号和强化方式区分炎症和肿瘤(图 12-34)。即使鼻窦分泌物变得越来越黏稠,T2W 信号逐渐降低,肿瘤(其内部信号混杂)依然可以与的鼻窦分泌物(边缘光滑信号均质)区分开。黏液囊肿也是如此,它可能单独发生或与鼻窦肿瘤共存。然而,这种多变的 T2W 低信号特点在鼻窦/腔恶性肿瘤中也偶尔可见。非鳞状细胞癌肿瘤(尤其是小涎腺肿瘤、肉瘤和淋巴瘤)的信号特点可能与炎症相似。

鼻窦/腔鳞状细胞癌以实性强化为主,而鼻窦/腔分泌物或黏液囊肿常见边缘强化。然而一些其他肿瘤,如淋巴瘤、未分化癌、内翻性乳头状瘤和肉瘤可能与鳞状细胞癌具有相似的信号特点和强化特征（内翻性乳头状瘤常见脑回样强化)。因此,在鼻窦/腔肿瘤中,很难通过影像表现明确组织学类型。鼻窦/腔恶性肿瘤影像学的标志是骨质破坏，在首诊影像学检查中约 80%鳞状细胞癌可见骨质破坏，上颌窦癌就诊时仅 25%的病例局限于窦腔内。

MRI 增强成像能有效评估硬膜外或脑膜的肿瘤浸润。由于颅底黄骨髓丰富,在冠状位增强时需要使用脂肪抑制技术。值得注意的是,脑膜强化不一定意味着肿瘤的侵袭,就像脑膜瘤的硬脑膜强化(脑膜尾征)是因为反应性纤维血管增生。连续的硬膜下低信号伴不连续的硬脑膜强化提示肿瘤侵犯，脑膜结节样强化且厚度>5mm 提示肿瘤浸润而非反应性改变。

鼻窦 / 腔未分化癌

鼻窦/腔未分化癌(SNUC)是一种侵袭性很强的恶性肿瘤,预后极差。最常发生于筛窦,表现为早期骨质破坏。鼻、周围皮肤、眼眶和颅盖骨的侵犯经常首诊时已经发生。影像学表现与野生型鳞状细胞癌相似,常伴坏死,肿瘤强化不均匀。组织病理学上,细胞有丝分裂率高、肿瘤坏死明显和血供丰富,硬脑膜转移较常见。

小涎腺恶性肿瘤

小涎腺恶性肿瘤是继鳞状细胞癌之后第二常见的鼻窦/腔恶性肿瘤。小涎腺恶性肿瘤的组织学类型繁多,包括腺样囊性癌、黏液表皮样癌和腺癌,其中腺样囊性癌最常见。其 T2W 信号高低混杂,可能与肿瘤组织学形态(管状或筛状),以及囊变、坏死、肿瘤细胞密度有关。MRI 或 CT 很难分辨组织特异性,除非含黑色素成分。

增强检查适用于腺样囊性癌，其有沿神经周围扩散倾向(60%)(图 12-35)。鼻窦/腔恶性肿瘤,易于通过翼腭窝、圆孔、卵圆孔和眶裂侵犯脑神经的分支,进一步检查硬腭大、小孔有无肿瘤蔓延。

黑色素瘤

黑色素瘤是一种常见于鼻腔(是鼻窦的 2~3 倍)的肿瘤,有时与黑化病相关,黑色素沿鼻腔黏膜表面弥漫

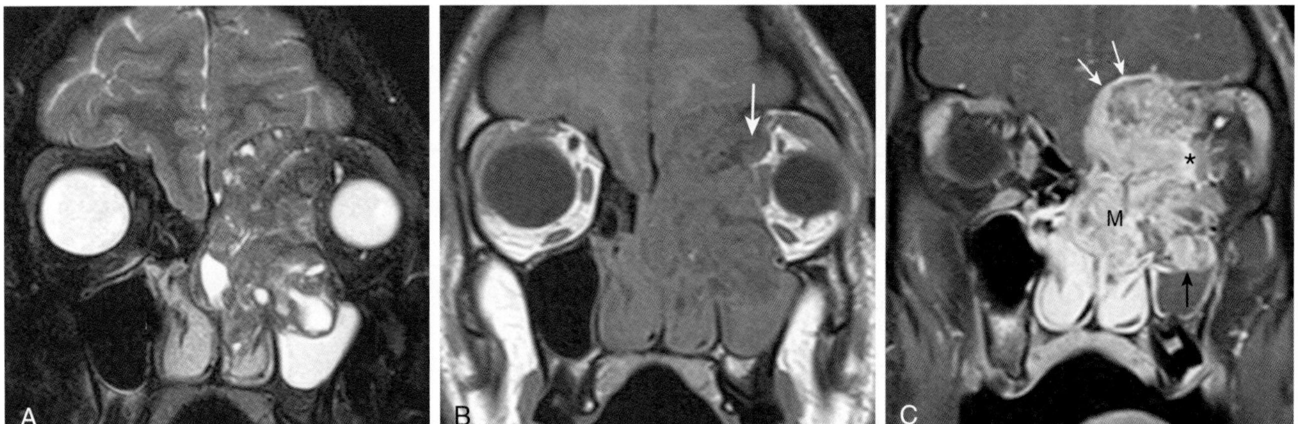

图 12-34　低分化鳞状细胞癌。(A)冠状位 T2W 图像显示以左侧鼻腔和上颌窦口为中心的侵袭性膨胀性肿块,向外侧延伸进入眶内,向上延伸突破颅底。(B)冠状位 T1W 肿块与肌肉呈等信号。可见左眶内肌锥外脂肪内陷,上斜肌受侵(箭头所示),肌锥内脂肪消失,其他眶内结构向外侧移位,注意左侧筛板的侵犯。(C)冠状面 T1W 肿块(M)不均匀强化。注意前颅底(白色箭头所示)增厚的结节状硬脑膜强化提示硬脑膜侵犯,伴眼眶受累(星号所示)。上颌窦内强化的肿瘤边缘(黑色箭头所示)及不强化的窦内下方液体信号。

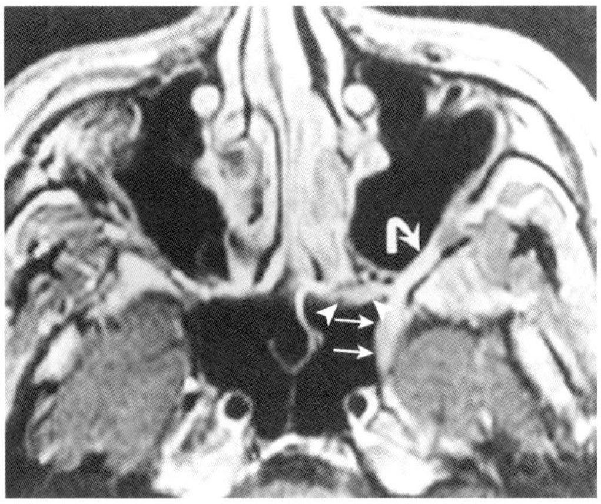

图 12-35 一个难度较高的病例。在腺样囊性癌患者的随访检查中,轴位增强 T1W 图像显示强化的肿瘤沿左侧圆孔浸润(箭头所示)并向外延伸至翼腭窝(三角箭头所示)和翼上颌裂(弯箭头所示)。这是腺样囊性癌的沿神经周围浸润方式。

沉积(图 12-36)。因此,多发性病灶可能提示黑色素瘤的诊断。鼻中隔是恶性黑色素瘤最常见的发病部位,其次是鼻甲。黑色素瘤含有黑色素成分时,有顺磁性,引起 T1、T2 缩短,T1W 呈高信号,T2W 呈低信号。乏黑色素是呈 T1W 呈低信号,T2W 呈高信号。黑色素瘤常合并瘤内出血,但有时会与碰巧发生的鼻出血混淆,致使信号混杂难辨。黑色素瘤是另一种有神经周围扩散倾向的肿瘤,也易于通过血行转移。

腺癌

鼻窦腺癌好发于筛窦,多见于从事木工的人群。该肿瘤常常表现为 T2W 低信号,偶尔也可呈高信号。

嗅神经母细胞瘤

鼻腔或筛窦显著钙化的恶性肿瘤可能是嗅神经母细胞瘤(图 12-37)。这种肿瘤起源于鼻顶的嗅上皮神经嵴细胞,男性好发,年龄分布呈双峰改变,青年(11~20 岁)和中老年(60 岁),临床症状为鼻塞、鼻出血或嗅觉功能减退。

嗅神经母细胞瘤 T2W 通常呈低信号,与鳞状细胞癌相似,其肿块颅内部分的肿瘤边缘囊肿已有报道,实际上是这种恶性肿瘤的特异性征象,嗅神经母细胞瘤具有穿过筛板侵犯颅内的倾向(35%~40%)。A 期肿瘤局限于鼻腔内;B 期肿瘤表现为鼻腔、鼻窦受累;C 期表现为颅底、眼眶及颅内扩展和(或)远处转移。

当确定颅内侵犯时,需要联合神经外科-耳鼻喉科团队进行颅面入路手术。术中回缩额叶以显露筛板,这样肿瘤就可以整块切除,在脑和切除的硬脑膜之间放置颅周移植物(阔筋膜或帽状腱膜)并缝合闭合,随后在硬脑膜表面植皮。颅面切除术不仅降低了嗅神经母细胞瘤的复发率,也降低了其他鼻顶筛板肿瘤(如腺癌、

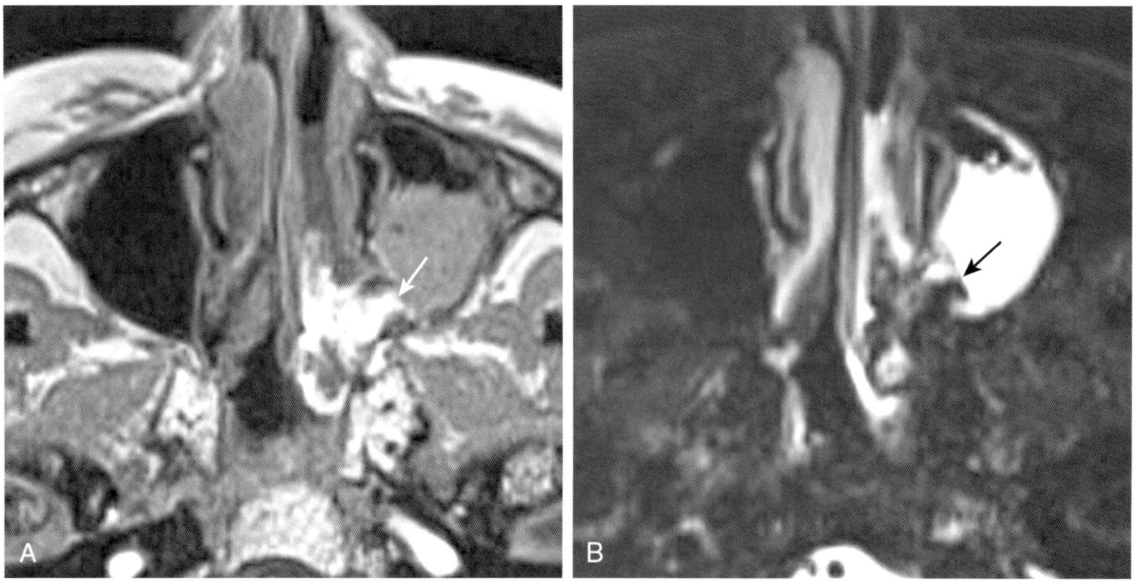

图 12-36 鼻窦/腔黑色素瘤。亮 T1W(A)和暗 T2W(B),本例鼻腔黑色素瘤(箭头所示)比较局限。鼻窦/腔黑色素瘤覆盖了从微小黏膜变色病变(鼻出血偶然发现)到更大、更具侵袭性的肿块。请记住,在 T1W 上它们不总是高信号,与黑色素的含量成正比。

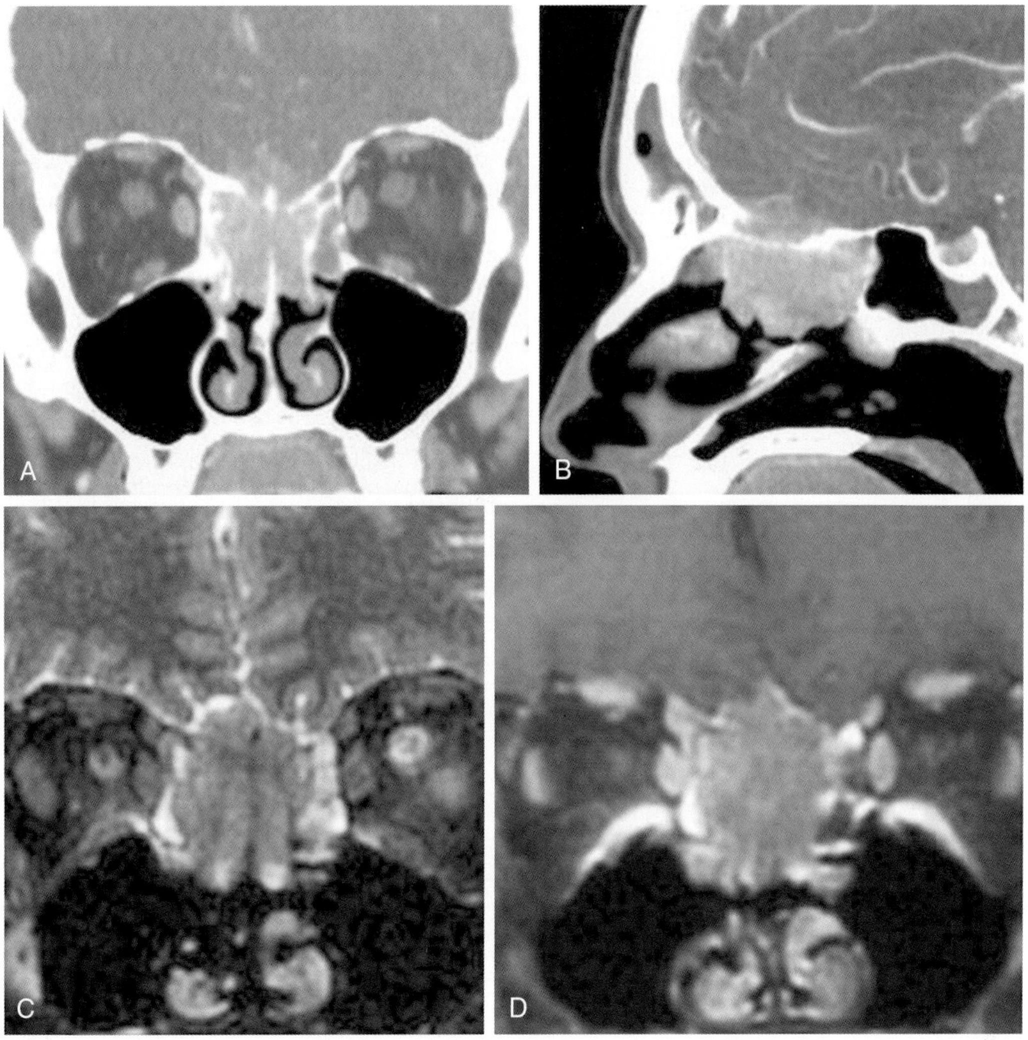

图 12–37 嗅神经母细胞瘤有侵犯筛板的倾向。(A,B)冠状位和矢状位增强图像分别显示骨缺失和从鼻腔上部进入前颅窝底的强化组织。(C)在 T2W 图像上,肿瘤呈等信号强度(与多数小细胞肿瘤一样)。(D)T1W 增强呈结节状强化,并穿过筛板。

鳞状细胞癌和肉瘤)的复发率。

嗅神经母细胞瘤可通过淋巴和血行转移,复发率>50%。

肉瘤

鼻窦/腔肉瘤非常罕见,病理类型常为软骨肉瘤,好发于鼻中隔(软骨部),侵袭性多样。CT 显示肿块内环形钙化有助于提示诊断。

横纹肌肉瘤在鼻窦/腔中并不少见(特别是儿童),更常见于眼眶、咽部和颞骨,组织学类型为胚胎细胞起源,常表现为良性骨质改变(骨膨胀、硬化明显,骨破坏轻微)。肿瘤 CT 密度、T1 和 T2 信号强度及对比增强多数均匀,瘤内出血并不少见。

淋巴瘤

非霍奇金淋巴瘤好发于鼻窦,表现为 MRI 信号强度均匀,无坏死,并与颈部淋巴结肿大有关。鼻腔淋巴瘤常表现为鼻塞(80%)、流涕(64%)和鼻出血(60%),可伴鼻中隔穿孔。非霍奇金淋巴瘤大多数(75%)起源于 T 淋巴细胞,而鼻咽癌更常见 B 细胞克隆(69%)。高龄和肿块较大者生存率降低。T 细胞淋巴瘤多发生于鼻腔和筛窦;B 细胞淋巴瘤(25%)大多发生于上颌窦。鼻腔 T 细胞淋巴瘤的 5 年生存率<40%,B 细胞淋巴瘤的 5 年生存率优于前者。

最近有报道称移植后的患者可出现鼻腔自然杀伤细胞淋巴瘤,属于移植后淋巴细胞增生性谱系疾病,但更具侵袭性。鼻腔 T 细胞/自然杀伤细胞淋巴瘤表现为鼻道和上颌窦闭塞,上颌牙槽或硬腭受累,和(或)侵犯眼眶和鼻咽部的病例>50%。鼻中隔的坏死和侵犯是该肿瘤的典型表现。

神经内分泌肿瘤

鼻窦/腔神经内分泌肿瘤可分为典型(高分化)、非典型(中分化)和小细胞神经内分泌(低分化)癌,小细胞型最常见。鼻窦神经内分泌癌膨胀性生长伴窦壁骨质破坏,表现为中等程度 T2W 信号及强化。

转移瘤

鼻窦转移瘤极为罕见,转移至鼻窦的原发性肿瘤中,以肾细胞癌最为常见,这是一种富血管肿瘤,有出血倾向,肾细胞癌鼻窦转移根据出血的不同时期,密度和信号可有变化。

肾细胞癌为最常见的转移到鼻腔、喉和皮肤的原发肿瘤。在肺癌和乳腺癌之后,肾细胞癌是最常见的转移至头颈部的肿瘤。约 15%的肾上腺肿瘤患者有头颈部转移,最常见的部位是甲状腺。

与浆细胞瘤相同,骨髓瘤可累及窦壁,产生溶骨性骨质破坏伴软组织肿块(图 12-38)。

请记住,鼻窦内的恶性疾病可能并非起源于鼻窦,要警惕头颈部病变沿周围间隙的直接扩散,其中以鼻咽癌鼻窦/腔侵犯率较高。有学者统计分析 150 例鼻咽癌病例,咽外扩散的发生率分别为颅底 63%、咽旁区 56%、鼻腔 53%、口咽 17%、蝶窦 27%、筛窦 14%、眼眶 5%、上颌窦 5%,蔓延至上颌窦、眼眶的病例预后最差。

肿瘤的淋巴结引流

鼻窦/腔肿瘤的淋巴结引流尚不十分清楚。然而,蝶窦和后部筛窦的恶性肿瘤常先引流至咽后组淋巴结,然后再向高位颈静脉链引流,上颌窦癌引流至颌下淋巴结链。目前,只有 9%~14%的鼻窦/腔恶性肿瘤经淋巴结转移,这一研究结果说明在该区域肿瘤病变术后进行常规放疗的合理性,也可行局限性颈肩胛舌骨肌上清扫术(见第 13 章)。

鼻窦 / 腔肿瘤手术

鼻窦/腔病变的诊断需要注意什么?能否手术?详见框 12-7 和框 12-8,4b 期改变。手术禁忌证:①远处转移;②视交叉侵犯;③广泛的脑侵犯;④双侧颈动脉侵犯;⑤全身状况较差。在某些医院或研究中心,海绵窦和(或)视交叉侵犯不再是手术禁忌证。

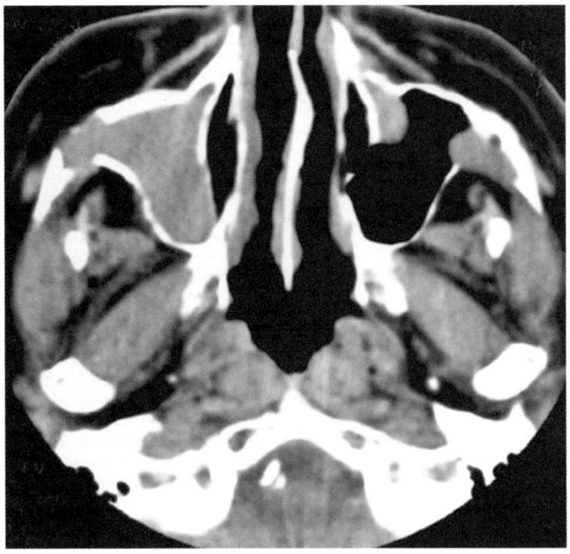

图 12-38 多发性骨髓瘤。此骨髓瘤患者窦壁多发穿透性溶骨病变。

(浦英 译)

第 13 章

头颈部黏膜疾病和淋巴疾病

本章讨论的黏膜疾病不包括恶性肿瘤。因为临床上对于癌症的研究基础根基在于美国癌症联合委员会设立的 TNM 分期，其根据解剖位置进行了细分，本章将分析原发部位的鳞状细胞癌。

解剖

头颈部黏膜层解剖按照常用的区域划分进行阐述。

鼻咽

广义的鼻咽是从软硬腭向上到颅底范围内，包含呼吸消化道黏膜及管壁。鼻咽下方依次是口腔和口咽。鼻咽表面衬覆层状的鳞状上皮和带有纤毛的柱状上皮，包括黏膜覆盖的咽鼓管咽口和咽鼓管软骨部分（咽鼓管圆枕），以及位于后外侧的咽隐窝，又称为 Rosenmüller 隐窝（图 13-1）。咽颅底筋膜将鼻咽与深部的咽旁间隙分隔开。咽颅底筋膜构成了坚强的屏障防止鼻咽疾病的扩散，但两侧有开口——Morgagni 窦与咽鼓管相通。颊咽筋膜在咽颅底筋膜深层，是鼻咽、咽后及咽旁间隙的另一道屏障。

在两侧咽鼓管咽口的前外侧鼻咽黏膜深部是腭帆张肌（为第Ⅴ对脑神经第 3 分支支配）、后外侧鼻咽黏膜深部是腭帆提肌（为第Ⅹ对脑神经支配）（见图 13-1）。腭帆提肌和腭帆张肌的作用是提起和收紧软腭（肌肉部分嵌入软腭内），从而阻止吞咽过程中食物向鼻腔和鼻咽反流。在这些肌肉之间有一层脂肪组织（典型的鼻咽癌早期这层脂肪结构消失）。在这些肌肉的后外侧为充满脂肪组织的咽旁间隙，咽旁间隙是另一常见鼻咽癌扩散累及的位置。

鼻咽还包含腺样体组织，腺样体组织的体积大小取决于患者年龄，14 岁时腺体萎缩退化。青年人的正常腺样体组织或淋巴组织增生可能会被误认为淋巴瘤或鳞状细胞癌。HIV 阳性患者，腺样体组织的体积大小通常为相应年龄正常腺样体组织体积的两倍（图 13-2）。正常腺体增厚，并向深部及咽旁脂肪间隙浸润，伴中耳和（或）乳突密度增高，且（或）出现颅底骨质侵蚀，腭帆张肌及腭帆提肌间隙模糊，高度提示肿瘤可能。鼻咽和腭、舌淋巴组织在 T1W 呈稍高信号，T2W 呈高信号，增强有强化。这些正常的影像信号特征在发生鳞状细胞癌时会出现异常改变，而在淋巴瘤则并不发生变化。腺样体、腭扁桃体（又称咽扁桃体）、舌扁桃体组成咽淋巴环或称 Waldeyer 淋巴环（图 13-3）。这些区域淋巴组织增生与感染或暴露于慢性刺激（如烟雾、酒精、尼古丁，包括胎儿母体内感染或暴露）。

涎腺腺体组织广泛分布于呼吸消化系统，尤其富含于鼻咽、口咽及口腔。软腭和硬腭分布最丰富（因此，

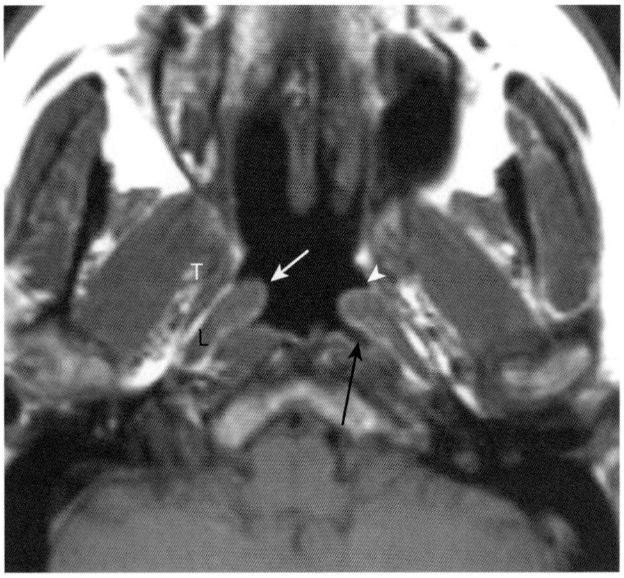

图 13-1　正常鼻咽解剖。图中标注了咽鼓管圆枕（白色箭头所示），咽鼓管咽口（白色三角箭头所示）Rosenmüller 隐窝（黑色箭头所示）。可见腭帆张肌（T）和腭帆提肌（L）。

容易发生涎腺肿瘤)。鳞状上皮广泛覆盖于头颈部呼吸消化系统的黏膜。

口咽

口咽包括舌后 1/3(常称为舌基底部)、会厌、腭扁桃体、扁桃体窝、从软腭至会厌劈范围的咽后上壁、悬雍垂、软腭(图 13-4)。舌乳头将舌划分为属于口腔的前 2/3 和属于口咽的后 1/3。硬腭属于口腔的一部分,而软腭则属于口咽。除了腭扁桃体,位于舌基底部的双侧舌扁桃体也属于口咽。

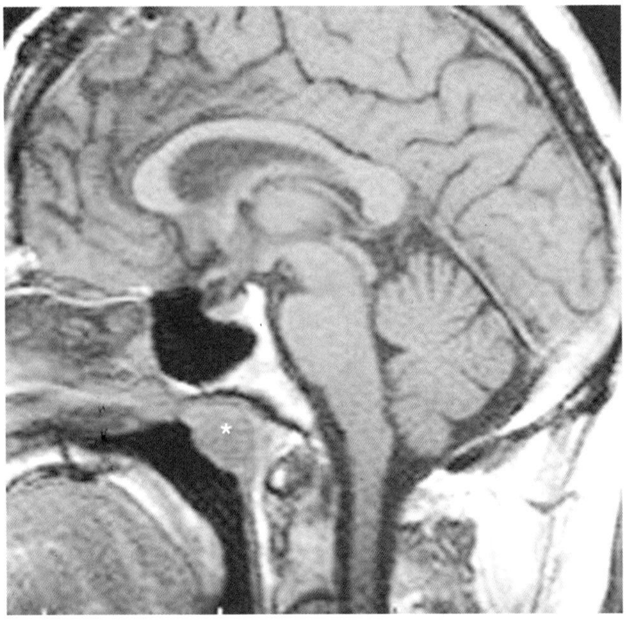

图 13-2 腺样体肥大。HIV 患者的颅脑 MRI 扫描 T1W 矢状位显示腺样体组织增厚(星号所示)。骨髓信号强度减低、颈后三角淋巴结和腮腺囊肿也可能为 HIV 的早期表现。

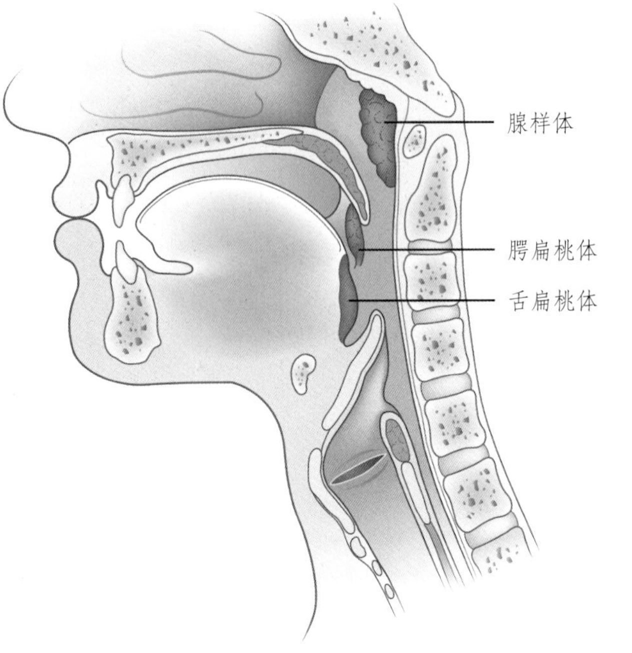

图 13-3 咽淋巴环(Waldeyer 环)腺样体和舌扁桃体大约位于咽喉部的中央,腭扁桃体呈拱桥状位于两侧。

口腔

口腔包括口唇、舌前 2/3、颊黏膜、牙龈、硬腭、磨牙后三角和口底部。对于放射科医师,口底部应包括下颌舌骨肌(构成口底支持带)和舌下神经。舌咽神经支配舌后 1/3 的味觉功能。

喉咽(下咽)

喉咽是连接咽和喉的部分,主要包括三个区域:梨状窝、环状软骨后区域(咽食管连接处),以及环状软骨下缘以上的咽后壁(图 13-6)。喉咽上界为会厌,下界为咽食管连接部。环勺连接后部表面覆盖的黏膜也属于喉咽的一部分。梨状窝前内缘是杓状会厌皱襞,属于声门上结构。

患者进行 Valsalva 呼吸动作,是评估梨状窝的最佳办法,因为这个动作可以使气体下沉到梨状窝最下缘窝底部。这个动作应用于吞钡造影检查或超快速 CT。梨状窝内黏膜面平行相贴近,如果不通过 Valsalva 呼吸动作使隐窝扩张,常常难以定位病变是起源于邻近的杓状会厌皱襞,还是起源于梨状窝或中后部的黏膜。

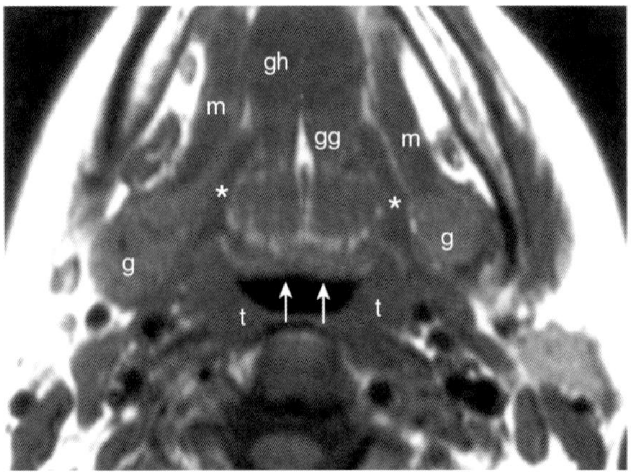

图 13-4 口咽正常解剖。T1W 轴位图像显示舌根部舌扁桃体(箭头所示)和腭扁桃体(t)。同时显示颌下腺(g)和舌下间隙,舌下间隙由前方颌下腺、中部舌旁脂肪隔膜、延伸至后面两侧颏舌肌(gg)。舌下间隙两侧的肌肉包括位于外侧的下颌舌骨肌(m)和位于内侧的舌骨舌肌(星号所示)。显示部分颏舌骨肌(gh),通常位于颏舌肌下方构成舌前部的大部分。

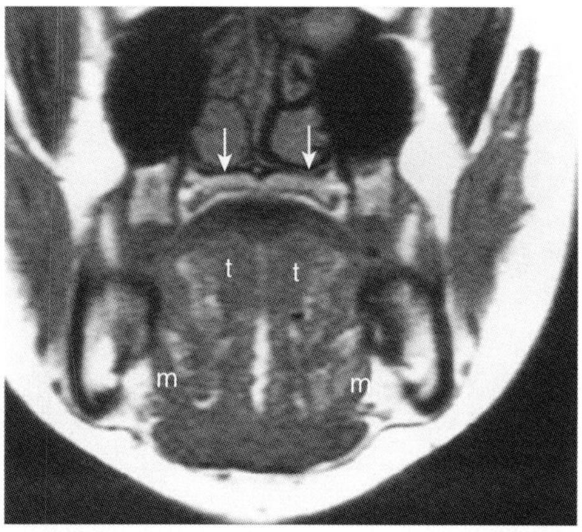

图 13–5　口腔正常解剖。硬腭(箭头所示)、舌前 2/3(t)、下颌牙龈构成口腔的一部分。口腔还包括悬挂在口底部的下颌舌骨肌(m)。

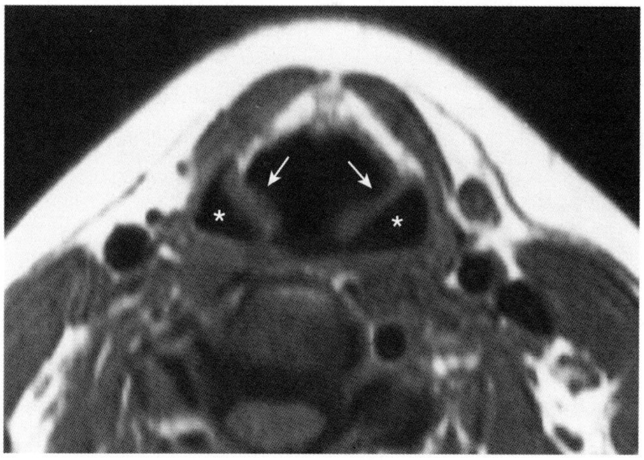

图 13–6　下咽部解剖。T1W 显示前侧的杓会厌皱襞(箭头所示)勾勒出充满气体的梨状窝(星号所示)。这个层面下咽部还包括下咽后外侧壁。

喉

喉部广义上划分为声门上、声门、声门下区(图 13–7)。每部分分别由不同头颈部肿瘤外科医生处理,但病变常累及多个喉部区域(喉癌)。声门上区包括假声带、杓状软骨、舌骨上下会厌软骨、杓会厌皱襞。声门区包括真声带、声带前后联合,以及由杓状软骨延伸出来的声韧带。喉室属于声门上区,将声门上区和声门区分隔开。声门下区其实于喉室下方 1cm 处,延伸到环状软骨第一环处。环状软骨环为声门下区的主体结构。

喉部固定于舌骨、会厌软骨、甲状软骨、环状软骨、杓状软骨构成的骨架内,每一部分都有其独有的功能。由此可见,完整的环状骨结构是保护气道开放不可缺少的支撑结构。会厌软骨的主要功能是吞咽时保护气道。从杓状软骨前下部发出的声韧带延伸至甲状软骨前面,支撑着声带皱襞。环杓联合下缘是真声带的定位标记(图 13–8)。声劈在前联合中央部连接。前联合厚度不超过 1mm。后联合是指在杓状软骨前缘表面、两声劈间的黏膜结构。

喉部黏膜两侧是包含脂肪、淋巴管和小肌肉的声门旁间隙。假声带旁间隙内为脂肪,真声带旁间隙内为平行于声韧带并构成声劈的甲杓肌,为声门区的标记。因此,当看到黏膜下为脂肪组织可断定为声门上区,而当黏膜下为肌肉组织可断定为声门区。在说话时,环杓肌可移动杓状软骨使环杓部气道缩窄或扩大。

迷走神经有两支分支支配喉部,包括喉返神经和喉上神经。喉上神经唯一支配环甲肌,因此,喉上神经麻痹时声音只有轻微改变。迷走神经在脊髓内下降,穿过颈静脉孔进入颈动脉鞘。迷走神经沿着颈动脉鞘下行,其分支喉返神经左右支分别绕过主动脉弓和右锁骨下动脉后,再沿食管气管沟上行。喉返神经的分支穿过环甲软骨肌筋膜支配喉部功能性固有肌群。

先天性病变

虽然接下来介绍的发生在颈部的先天性病变沿着颈部向上或向下发生和发展有所不同,但本部分将按照从上到下的顺序来讲述。

Tornwaldt 囊肿

Tornwaldt 囊肿是最常见的鼻咽部(头颈部)先天性病变(图 13–9)。Tornwaldt 囊肿是在脊索退化回缩上升穿过斜坡形成神经板时,鼻咽黏膜在中线处附着凹陷形成的。Tornwaldt 囊肿 CT 常呈低密度,MRI 信号取决于囊内蛋白质的含量,T1W 和 T2W 常呈高信号。囊肿常表现为轮廓清楚,且常位于中线,只有少数偏离中线。囊肿偶尔可合并感染,常是引发反复口臭的原因之一。

Tornwaldt 囊肿要与黏液潴留囊肿鉴别,后者也常发生于鼻咽黏膜,表现为 T1W 低信号、T2W 高信号,伴囊壁周围环形强化。

先天性骨性病变

最常见的上颌骨先天性囊肿是鼻腭囊肿(中切牙管囊肿),常发生在上颌骨中线旁中切牙管。硬腭中缓慢扩大,无疼痛,不引起牙齿感染,不同于牙源性囊肿。

家族性巨颌症常发生于有家族性骨纤维结构不

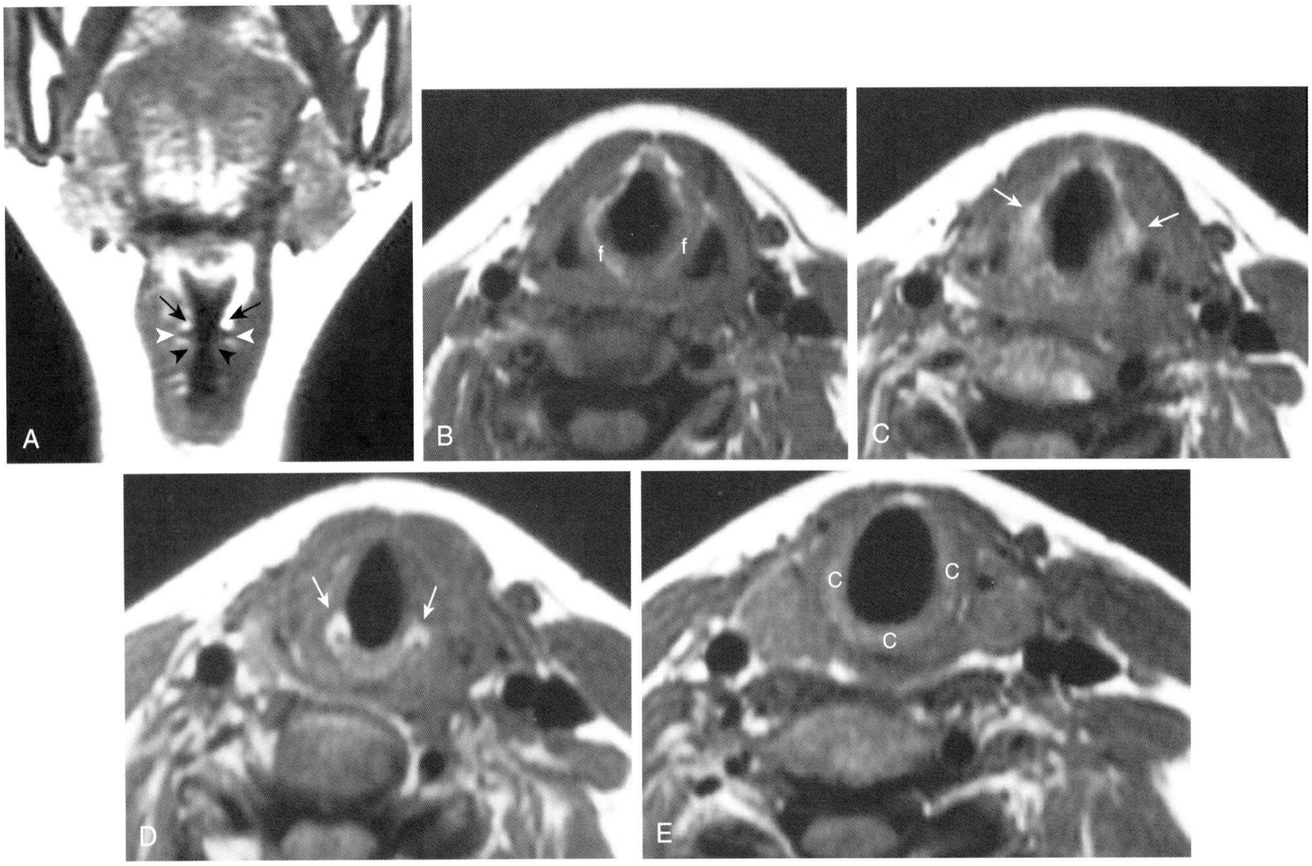

图 13-7 喉部正常解剖。(A)T1W 冠状位图像显示喉室(白色三角箭头所示),把上面的假声带(黑色箭头所示)和下面的真声带(黑色三角箭头所示)分隔开。假声带平面喉旁组织为脂肪呈高信号,下方喉室为甲杓肌组织,构成真声带的大部分。喉室下方 1cm 的区域为声门下区。(B)T1W 轴位图像显示声门上区结构,包括勺会厌皱襞(f)向后下延伸至勺状软骨区域。(C)假声带水平喉旁间隙的脂肪(箭头所示)。(D)真声带平面由甲杓肌构成的喉旁软组织。环杓关节(箭头所示)是真声带水平的标志。(E)环状软骨显示呈闭合环形(C)是声门下区的标志。

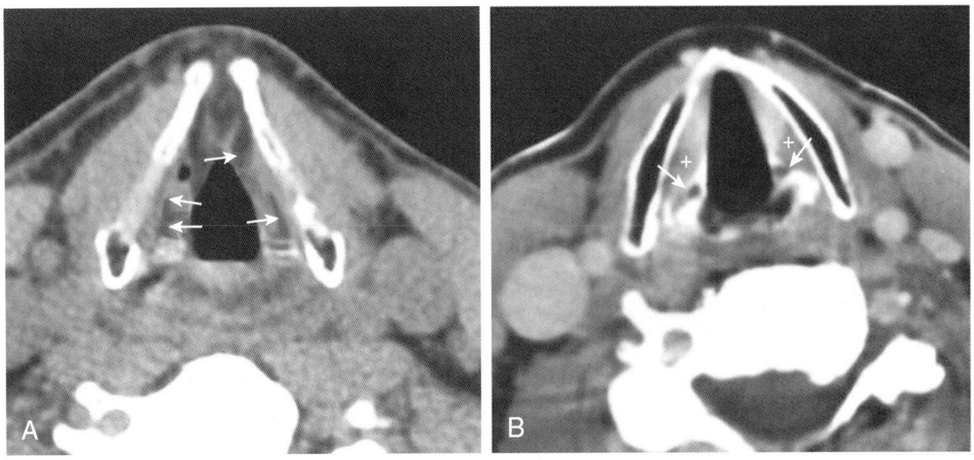

图 13-8 真假声带平面。(A)假声带的特征是喉旁间隙为低密度的脂肪组织(箭头所示)。(B)真声带位于环杓关节(箭头所示)下部。甲杓肌(+)构成喉旁组织,附着于勺状软骨声带突。

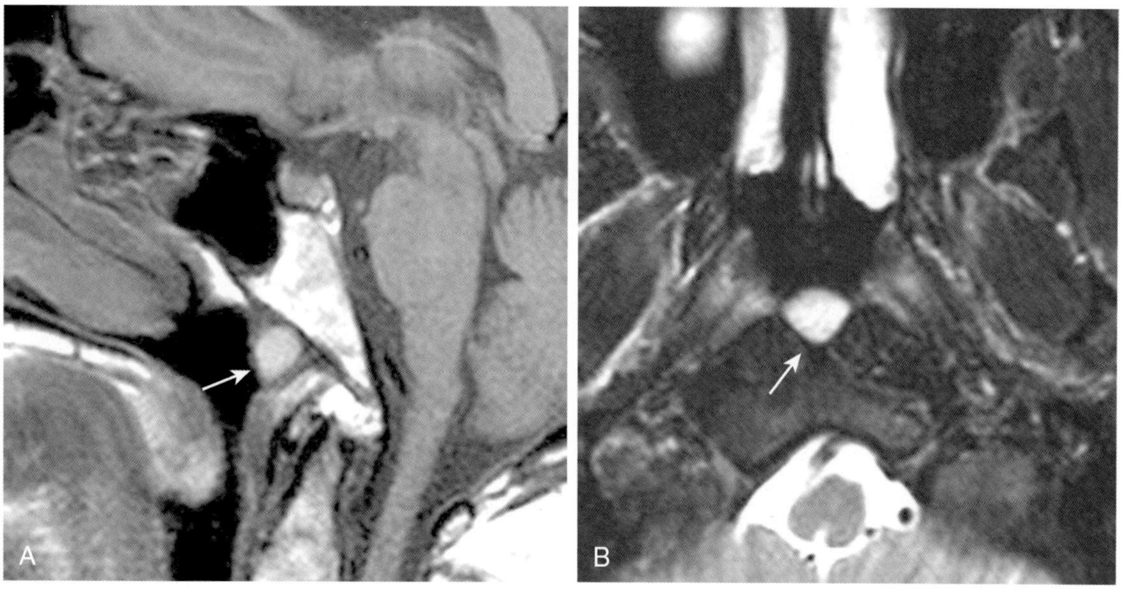

图 13-9 Tornwaldt 囊肿。(A)T1W 矢状位显示鼻咽较高层面的一个高信号肿物(箭头所示)。(B)在 T2W Tornwaldt 囊肿(箭头所示)在中线位置同样显示为高亮信号。

良、神经纤维瘤病 Noonan 综合征(男性特纳综合征)、Ramon 综合征(下颌骨巨大、牙龈纤维瘤、癫痫、智力障碍)患者。磨玻璃及皂泡样类似骨纤维结构不良的表现是这种双侧性骨病变的典型特征(图 13-10)。

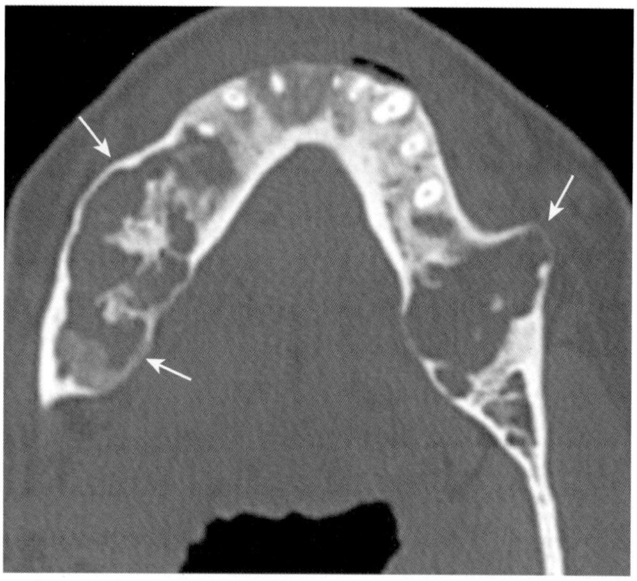

图 13-10 家族性巨颌症 CT 显示家族性巨颌症患者双侧下颌骨囊泡样病变(箭头所示)。膨胀性改变但保持骨皮质完整无破坏是本病的典型改变。上颌骨受累也很常见。

鳃瘘管

鳃裂囊肿并不是黏膜病变，虽然当其引流至黏膜表面时,表现类似黏膜病变。第 2 鳃裂瘘管常见部位是从颈动脉鞘浅层、胸锁乳突肌深面穿通至硬腭[Bailey Ⅱ型第 2 鳃裂囊肿(BCC)]。出现在咽旁间隙黏膜面的鳃裂囊肿归类于 Bailey Ⅳ型第 2 鳃裂囊肿。

梨状窝是第 3 鳃裂囊肿的引流部位，梨状窝顶端可能是第 4 鳃裂囊肿引流窦道的窦口。第 3 鳃裂囊肿窦道在颈总动脉和迷走神经之间，至胸锁乳突肌前下缘。第 4 鳃裂囊肿窦道穿过大血管周围到主动脉弓左侧。从第 4 鳃裂引流到梨状窝的瘘管可穿过甲状腺,引起急性化脓性甲状腺炎,或呈开放性引流至皮肤体表。这些瘘管大部分发生于左侧。复发率约为 40%。

发育性囊肿

表皮样囊肿、少见的皮样囊肿、淋巴管瘤(常为多房性)常发生于呼吸消化系统,尤其在口腔、舌部及口底。表皮样囊肿常发生在舌下间隙,呈液性密度或信号(图 13-11)。皮样囊肿包含脂肪、液体和其他皮肤附属物质,密度和信号混杂。但这些细微成分影像图像常无法分辨,需对两者进行鉴别诊断。如行头颈部 DWI,表皮样囊肿 ADC 值降低,囊内呈大理石征。

皮样囊肿和表皮样囊肿需与甲状舌管囊肿(TGDC)鉴别,TGDC 也可发生在舌基底和口底部。鉴别点在于 TGDC 常嵌于肌肉组织内。TGDC 可发生于舌甲状腺区域,更常见于舌骨下区域,详见第 14 章甲状腺部分。

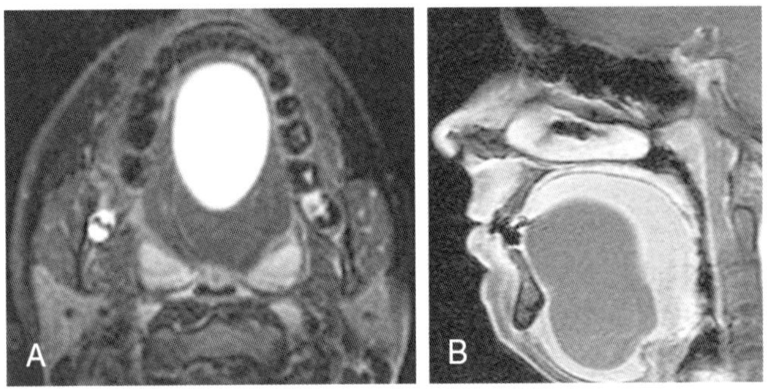

图 13-11 舌的皮样囊肿。(A)T2W 轴位图像显示舌下缘位于中线位置的高亮肿物。病灶位置靠前,不是甲状舌管囊肿的好发部位;病灶并没有偏向一侧,且位置不够低,所以也不是舌下囊肿。

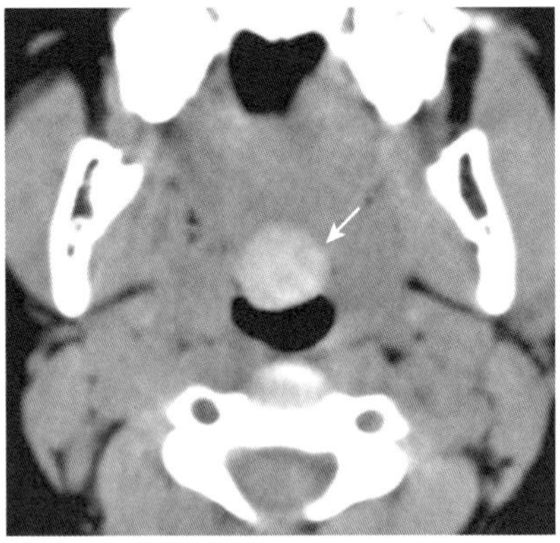

图 13-12 舌的异位甲状腺。轴冠位 CT 平扫图像显示舌基底部的一个高密度肿物(箭头所示)。甲状腺组织在喉部附近区域明显增厚。

舌甲状腺

异位甲状腺组织可见着床于舌后方，其原因是从位于舌基底部前缘、两侧轮廓乳头连接位置的舌盲孔(甲状腺舌管的起源)处下降的过程受阻。典型的异位甲状腺组织位于中线,CT 平扫呈高密度，因为甲状腺组织天然含碘成分,增强扫描可见强化。放射科医生在诊断舌甲状腺以后，必须在图像中寻找颈部其他位置是否有异位甲状腺组织残留(图 13-12)。对于 80%的病例,舌甲状腺是体内唯一有功能的甲状腺组织。异位甲状腺组织的病理改变机制与正常甲状腺相同，包括肿瘤。下降不完全导致的异位甲状腺发生在下颈部在先天性异常改变中并不常见。

静脉畸形

静脉畸形(VVM)可发生在颈部任何位置,好发于口腔和口咽黏膜面,可合并或不合并静脉石。最常见于皮肤及皮下组织，但可移行于所有呼吸消化道管腔及非黏膜间隙(图 13-13)。以前称为血管瘤,但这个名称现已归类于具有幼年期自然消退或对类固醇治疗有应答的肿瘤病变。40%的 VVM 发生在头颈部,伴发于四肢及躯干,通常在 CT 平扫成像呈高密度,增强扫描明显强化。黏膜部的病变常随着年龄增长,由于病变天然着色在内镜下可明显显示。

气道病变

喉蹼常常发生在喉部真声带水平，与声带发育不完全有关。儿童表现为气道梗阻和发音障碍。1/3 的病例发生声门下区梗阻。

当新生儿出现声门下区狭窄时，需要鉴别毛细血

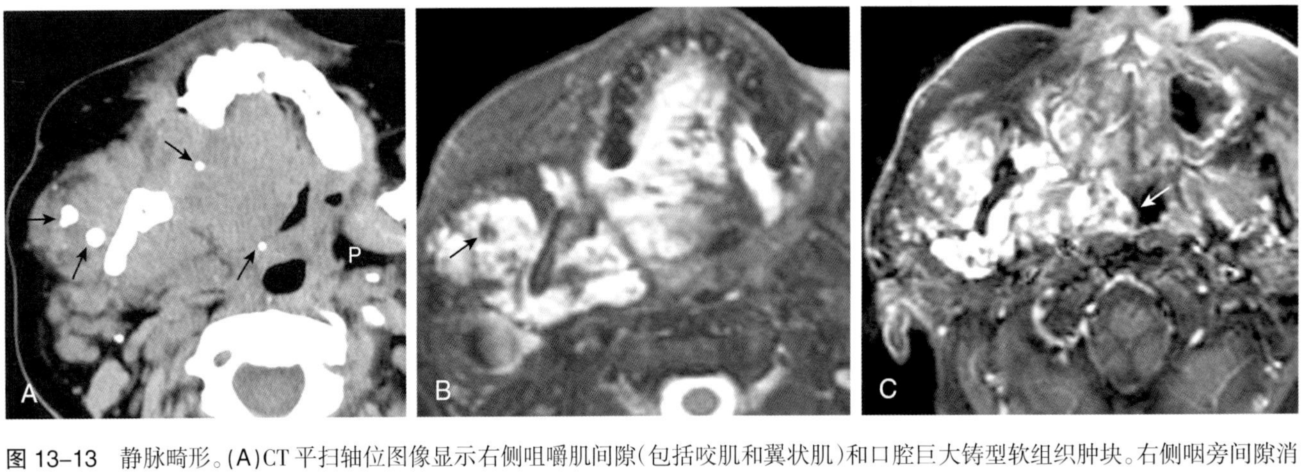

图 13-13 静脉畸形。(A)CT 平扫轴位图像显示右侧咀嚼肌间隙(包括咬肌和翼状肌)和口腔巨大铸型软组织肿块。右侧咽旁间隙消失,左侧咽旁间隙正常(P)。病变内散在粗大静脉石(箭头所示)。(B)T2W 轴位图像上由于病灶本身具有 T2 高信号的特征,使得病灶范围显示更为清晰。静脉石呈低信号(箭头所示),显示不如 CT。(C)病变 T1W 增强扫描强化。病变向在鼻咽腔膨隆呈现占位效应(箭头所示)。

管瘤和先天性声门下区梗阻。喘鸣音提示声门下区梗阻,镜检无黏膜下肿胀。毛细血管瘤是一种发生于 1~2 岁儿童的良性新生物,50%的病例伴有皮肤血管瘤。毛细血管瘤是一种通过内镜检查较容易诊断的良性肿瘤,具有特征性好发部位及病变红色色泽。类固醇治疗有效,可不作处理(可随年龄增长缩小、消失)或进行激光治疗。除了病变广泛导致喉部狭窄的情况以外,一般不需要进行切除手术。平片可显示毛细血管瘤导致声门下区气道不对称性狭窄,CT 和 MRI 显示声门下区不对称的强化病变,表面光滑,气道受压变形。成人的血管瘤常发生于声门上区。

气管软化症是另外一种发生于新生儿、导致气管狭窄的病变,常常进展较快。由于软化的喉软骨在负压吸气时塌陷,患儿常出现吸气性喘息。

口咽狭窄是梗阻性睡眠呼吸暂停综合征(OSA)和 Pickwickian 综合征的成因或结果。Pickwickian 综合征是指包括病态肥胖、肺通气障碍和红细胞增多症。气道狭窄是由于肥胖、黏膜及肌肉组织肥厚、淋巴组织过度增生,或先天性基础疾病(见本书后文)。OSA 患者口咽软腭平面、舌底平面或悬雍垂平面的横断面直径缩小。正常气道横断面面积约为 $100mm^2$。OSA 患者的测值常常 $<50mm^2$,从而导致缺氧症状。OSA 治疗方法多样,包括改变不良生活行为习惯,如减肥、调整睡眠、利用口腔器具提起腭部、体位训练和鼻面罩持续正压通气(CPAP)。悬雍垂腭咽成形术适用于保守治疗无效或出现明显睡眠缺氧的患者。

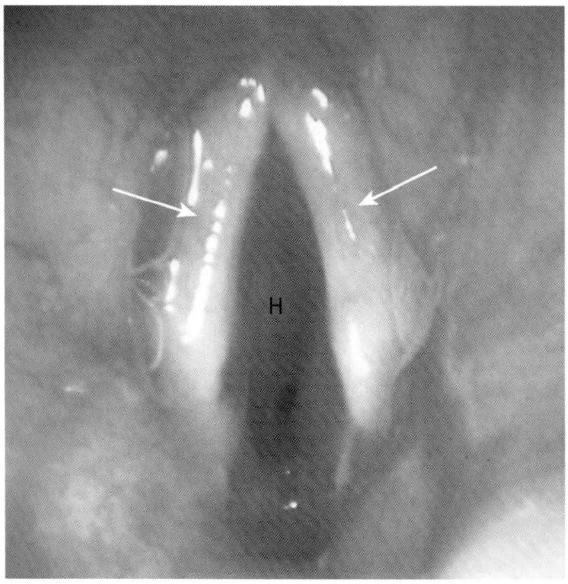

图 13-14 声门下区血管瘤。内镜所见在真声带(箭头所示)声门下区血管瘤(H)。真声带下方的气道受累。(Courtesy David Tunkel, MD.)

消化呼吸系统和淋巴结病变

咽部炎症性病变

典型改变为患者咽部黏膜增厚伴发热和咽痛。由于临床常规检查即可做出诊断,所以一般不需要进行影像学检查。尽管如此,少数病例出现扁桃体脓肿,抗生素治疗无效。常见导致扁桃体脓肿的致病菌包括肺炎链球菌、绿色链球菌,少数为革兰阴性厌氧菌。常为同时多种病原菌感染。

如果发现扁桃体形成瘘管,要考虑鳃裂囊肿导致的可能。第 2 鳃裂囊肿瘘管常引流至扁桃体,伴或不伴有颈部下颌角旁软组织内的囊性病变。放线菌病是导致扁桃体周瘘管的另一病因,但较为少见。

影像学检查常用于明确复杂脓肿的形态和构成,以及炎症是否向咽后蔓延(图 13-15)。咽炎和咽旁炎会导致 Grisel 综合征——因相邻软组织炎性病灶造成的斜颈症,伴寰枢关节旋转、半脱位。咽炎或扁桃体炎导致咽后淋巴结炎十分常见。

咽扁桃体和腭扁桃体感染后出现钙化(扁桃体结石)并不少见,是疾病治愈后的常见征象,无重要的临床意义,不要与肉芽肿性感染病变混淆。

脓肿在 CT 上呈中央低密度伴外周环形强化特征。相邻颈部脂肪组织炎症导致邻近蜂窝织炎、肌炎、筋膜炎改变。炎性病变因为显著的水肿,以及如脓肿等肿胀的病变存在,MRI T2W 呈异常高亮信号。与脑内病变相同,颈部脓肿 DWI 可表现为弥散受限。扁桃体周围是儿童咽部脓肿的好发部位,仅次于咽后区。咽后坏死性淋巴结炎常被归类于咽后脓肿,但无须进行外科引流手术。当病灶跨越中线时称之为脓肿。当病灶沿着咽后淋巴结区域分布于中线旁,称之为坏死性淋巴结炎。蜂窝织炎可认为是一种不成熟的脓肿,适当的治疗可有效阻止其进展。

感染后遗留下来的鼻咽部黏膜下囊肿(框 13-1)多发生在咽隐窝周围。这种囊肿在 T1W 呈低信号、T2W 呈高信号。腺样体增生是邻近区域发生炎症诱导的反应性改变。不同年龄常见诱因不一,儿童常为咽炎和扁桃体炎,处于激素活跃期的青少年常为单核细胞增多

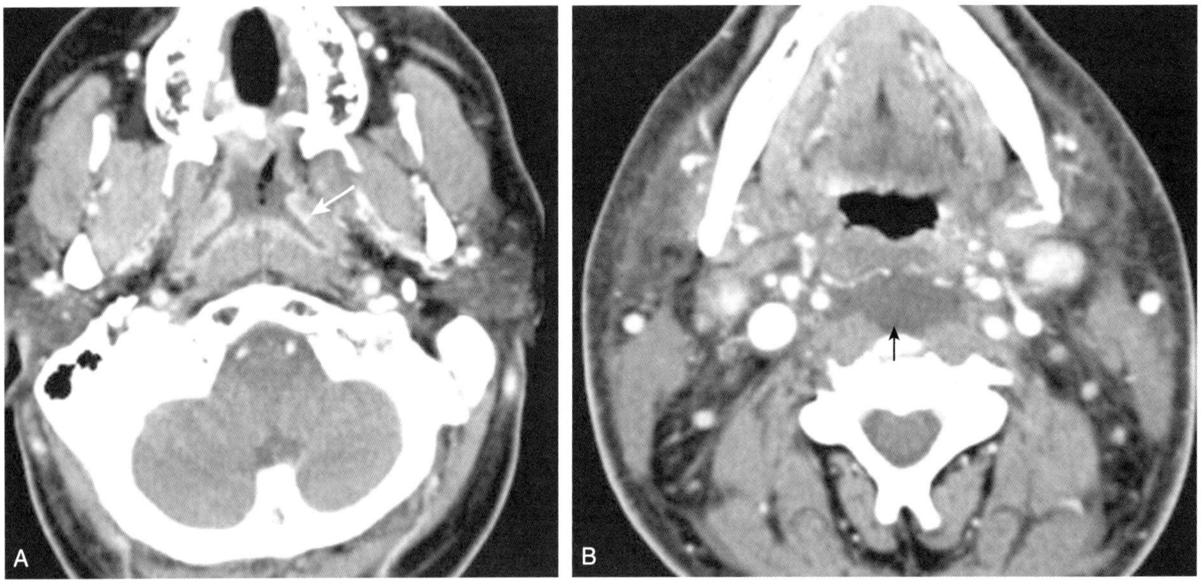

图 13-15 咽炎并咽旁水肿。患者有显著的鼻咽和口咽炎症表现为黏膜强化(A,箭头所示),并导致咽后水肿(B,箭头所示),无脓肿形成。脓肿应表现为边缘清楚和外周强化。

症,成年人常因 HIV 感染且长期吸入雪茄灰末。咽淋巴环(Waldeyer 环)及腺样体淋巴组织钙化并不少见,常为上述疾病治愈的后遗改变。

淋巴结炎

淋巴结炎是指淋巴结的炎性改变。淋巴结炎可能是邻近结构感染,如咽炎发展过程中的一种反应性改变。也可以是淋巴结本身发生的感染或炎性改变。淋巴结增大、异常强化、淋巴结内囊变或坏死、钙化、周围结构粘连等改变,提示存在淋巴结病变。但缺乏临床证据和活检结果,常难以确定病因。儿童多倾向于急性淋巴结炎。幼儿颈后三角淋巴结肿大常伴发于中耳炎。

结核性淋巴结炎

颈部感染性淋巴结炎的典型病因是结核性淋巴结炎(淋巴结结核),好发于东南亚地区。患者出现颈后部无痛性肿块,伴或不伴有全身症状。感染源常为污染的牛奶,与牛型分枝结核杆菌相关,可导致症状不明显的咽炎。在美国,牛型分歧结核杆菌是最常见的病因。不典型的分枝杆菌(尤其是瘰疬分枝杆菌)也可导致结核性淋巴结炎。伴发肺结核较不常见。本病表现为双侧低密度坏死淋巴结,常分布于颈后三角 V 区(图 13-16)。淋巴结常呈多房样、厚环形强化。邻近脂肪间隙水肿或消失。治疗后淋巴结常出现钙化(框 13-2)。钙化淋巴结的鉴别诊断应包括淋巴结结核、其他肉芽肿病变(真菌、结节病、二氧化钍肉芽肿)、淀粉样变性、淋巴瘤治疗后、尘肺,以及甲状腺癌、腺癌和鳞状细胞癌的转移。

框 13-1 鼻咽部炎性病变

腺样体增生(如 HIV 感染)
咽炎
感染性 Tornwaldt 囊肿
黏液潴留囊肿/黏膜下囊肿
传染性单核细胞增多症
咽后脓肿/淋巴结炎

HIV,人类免疫缺陷病毒。

Castleman 病(巨淋巴结增生症)

Castleman 病(血管滤泡性淋巴结增生)是一种淋巴结疾病,70%发生于胸部,10%发生于头颈部。患者常无临床症状,年龄<30 岁。由于富含血管基质,所以其独特表现是淋巴结显著强化(图 13-17),无坏死,可在强化的淋巴结中央出现星状无强化区域。

单核细胞增多症

单核细胞增多症是 EB 病毒感染所致,另一种淋巴结炎性病变,同样表现为多发淋巴结肿大,不伴有坏死。鉴别诊断包括但不限于 AIDS 和结节病。AIDS 和单核细胞增多症表现为咽淋巴环(腺样体、腭扁桃体、舌

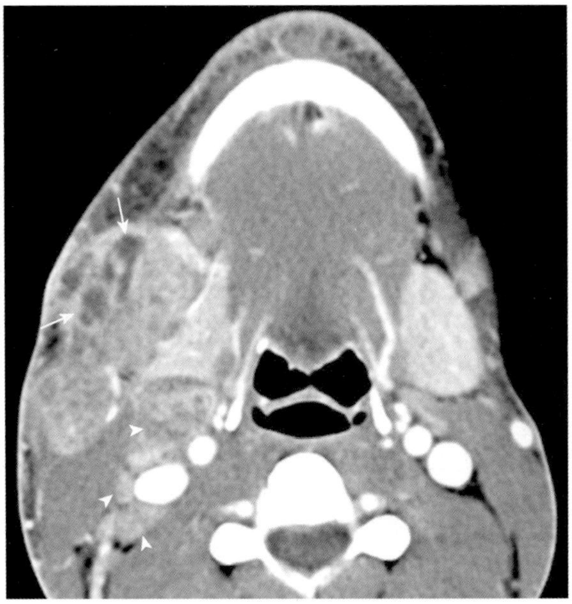

图 13–16　结核性淋巴结炎。右颈部多个坏死淋巴结（箭头所示）并周围软组织粘连、边缘不规则，提示结核性淋巴结炎的诊断，尤其发生于年轻人。右颈部其他受累的淋巴结表现为肿大和不均匀强化（三角箭头所示）。增强 CT 显示右颈部环形强化的淋巴结浸润如“红绸鱼”样改变。

框 13–2　淋巴结钙化的病因

- 结核性淋巴结炎
- 非结核性肉芽肿感染
- 少见的惰性（衰竭）炎性淋巴结
- 甲状腺癌转移
- 黏液腺癌转移
- 淀粉样变性
- 放疗后淋巴结
- 二氧化钍

扁桃体）淋巴结组织异常增厚，两侧淋巴结对称、规则（图 13–18）。如腮腺内出现淋巴上皮囊肿，更倾向为 HIV 感染。如果腮腺增大、弥漫浸润，提示结节病可能，胸片显示双侧肺门淋巴结肿大是诊断结节病最有价值的依据。鉴别诊断仍需要结合血清学和相关（吻合的）病史。

猫爪热

另一同时累及双侧淋巴结包括腮腺内淋巴结的疾病是猫爪热。常见淋巴结周围水肿。新近研究认为病原菌是一种革兰阴性特征的细胞内细菌（巴东体属细

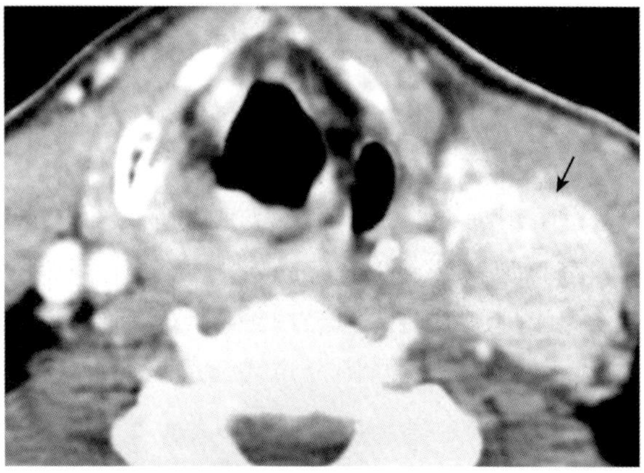

图 13–17　Castleman 病（巨淋巴结增生症）增强 CT 显示淋巴结肿块（箭头所示）强化非常显著。这种淋巴结的强化方式可提示血管滤泡增生（Castleman 病）、甲状腺癌转移、卡波西肉瘤、淋巴瘤、木村病。

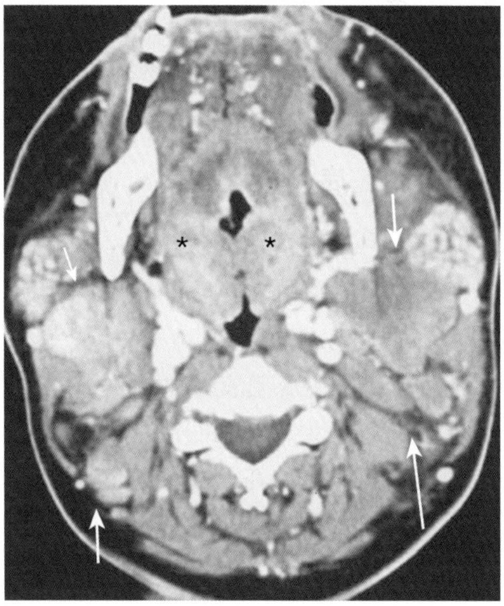

图 13–18　咽淋巴环（Waldeyer 环）淋巴增生并多发淋巴结增大图中可见颈部多个淋巴结增大（箭头所示），腭扁桃体咽淋巴环组织增厚（星号所示）。鉴别诊断包括获得性免疫缺陷综合征、淀粉样变性、单核细胞增多症、淋巴瘤，咽部上皮癌伴部分转移性淋巴结、部分炎性增生淋巴结。这时需要结合临床证据考虑，仍不能确定时需要进行活检。

菌）。可以向临床医生追问患者是否有被猫爪刮伤的病史并且提出本病的诊断。这是一种自限性疾病，表现为区域淋巴结肿大，发热、萎靡，但也可在猫爪刮伤或跳蚤叮咬后病情进展，出现脑和神经的病变。巴东体属细菌感染可导致帕里诺眼淋巴结综合征，其特征为单侧结膜炎并睑结膜息肉样肉芽肿，以及耳周、腮腺内和腮

腺旁淋巴结肿大。确诊依据为血清学阳性表现,或细菌聚合酶链反应分析阳性表现。

鼻窦组织细胞增多症

鼻窦组织细胞增多症可导致多发巨大淋巴结。本病以人名命名为 Rosai Dorfman 病,表现为双侧颈部淋巴结无痛性肿大,伴发热、白细胞增高、血清炎性标志物升高。这是一种自限性疾病,淋巴结肿大常自然消退。

Kikuchi Fujimoto 病

Kikuchi Fujimoto 病,组织细胞坏死性淋巴结炎,主要累及亚洲种族年轻成年人。病因仍不清楚,可能与病毒有关,患者表现为淋巴结肿大、发热、白细胞减少。淋巴结肿大可伴或不伴坏死,强化或不强化。CT 表现可与淋巴瘤和其他伴有坏死的淋巴结病变如转移性淋巴结、淋巴结结核相似。因此,在诊断淋巴结疾病时,不要忘记 Kikuchi Fujimoto 病。

木村病(Kimura 病)

木村病是另一从亚洲输入的疾病。本病是一种慢性炎性疾病,多见于 10~30 岁亚洲男性,表现为颈部散在富血供的肿大淋巴结,好发于颏下和颌下区域,伴嗜酸性粒细胞增多。可出现唾液腺肿大、疼痛。淋巴结呈圆形、实性,超声表现为均匀低回声。高频多普勒超声可显示淋巴门血供丰富(在亚洲多通过超声诊断这一疾病)。

移植后淋巴增生性障碍

移植后淋巴结增生性障碍(PTLD)是一种介于淋巴结反应性改变、良性肿瘤和恶性肿瘤的良恶性跨越性病变。由于 EB 病毒诱导 B 细胞增殖,侵袭程度跨度较大,从良性淋巴结反应性增生到骨髓瘤、单克隆淋巴瘤、多克隆淋巴瘤。在心脏、肝脏、肾脏或骨髓全器官移植术后的患者,可出现淋巴结肿大,依次好发于腹部、胸部、颈部。疾病的激励机制表现为 EB 病毒感染,导致 B 细胞增生。如果 T 细胞缺乏,与移植术后患者或 HIV 感染的患者类似,B 细胞增殖将加速。虽然这可能只造成多克隆淋巴组织增生,但如果增生不减弱,单克隆占优势,可出现增殖高峰。部分患者发展为淋巴瘤,部分患者通过减轻免疫抑制的药物治疗而只表现为淋巴结肿大。部分需要化疗干预。PTLD 可累及腺样体和扁桃体,常见于实质器官移植术后,肺移植最常见。本病病程可能为移植术后数月至数年。

囊肿

黏液潴留囊肿(MRIC)是发生在呼吸消化系统感染或小涎腺阻塞的后遗改变,可见于头颈部所有黏膜位置。在鼻咽常见于咽隐窝旁。T1W 呈低信号、T2W 呈高信号。位于中线的黏液潴留囊肿与信号特点相同的 Tornwaldt 囊肿难以区分。少数囊肿可深入黏膜沿咽鼓管通往中耳道。小部分病例可增大压迫气道。有时可见会厌囊肿(图 13-19)。

喉气管乳头状瘤

喉气管乳头状瘤是一种病毒感染,最常见于儿童,其传染途径可能是出生时通过产道传播,致病菌为 6 型和 11 型人乳头状病毒。最常见累及喉部真声带。一般用激光手术治疗和类固醇治疗,复发常见。当支气管、细支气管受累,可出现阻塞性肺炎,呼吸功能受损。

巨舌症

舌的炎症/水肿可发生在急性过敏性反应,是所有放射科医生所熟悉的注射碘对比剂的并发症之一。治疗措施取决于病情的严重程度和气道梗阻的情况,必须准备好肾上腺素注射液、苯海拉明和类固醇药物。弥漫性巨舌可发生于甲状腺功能低下、淀粉样变性、唐氏

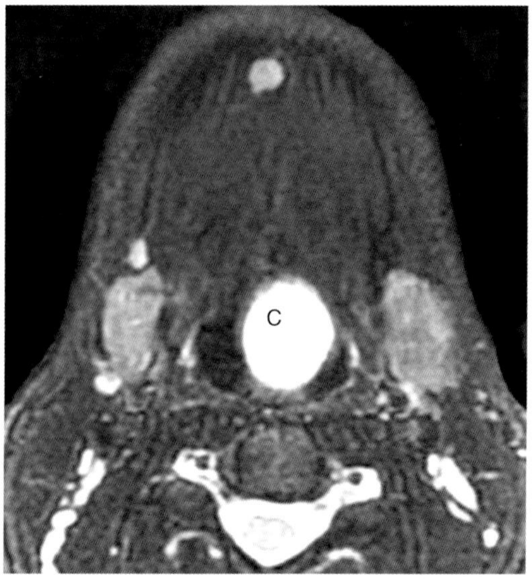

图 13-19 会厌囊肿。黏液潴留囊肿可发生于呼吸消化系统所有部位,图中见会厌部的一球形囊肿(C),T2W 呈明显高亮信号,可引起临床症状。

综合征、糖原贮积病、黏多糖病、神经纤维瘤病等患者（框 13-3）。巨舌症可引起因唾液分泌紊乱和咬合不良所致的咀嚼不适症状。

牙源性病变

口腔内可发生多种牙源性异常改变，最常见的是根周囊肿（表 13-1）——发生在上颌骨或下颌骨、与牙齿感染相关的溶骨性病变。影像显示为骨质不连续，感染可蔓延到邻近软组织，增强扫描可更好地显示骨膜下或软组织脓肿。第二常见的牙源性囊肿是含牙囊肿。

框 13-3 巨舌相关疾病

肢端肥大症
淀粉样变性
Beckwith–Weidemann 综合征
唐氏综合征
糖原贮积病
血管瘤/静脉畸形
甲状腺功能减退
先天性/家族性巨舌症
胎儿母体一过性妊娠糖尿病
舌异位甲状腺
黏多糖病

这种囊肿与未长出的牙有关，常发生于下颌骨，多见于磨牙周围。根周囊肿和牙源囊肿常表现为单房囊性，而牙源性角化囊性瘤（以前称为牙源性角化囊肿）和造釉细胞瘤则表现为多房囊性，是一种具有侵袭性的良性肿瘤，同样多侵犯下颌骨（图 13-20）。牙源性角化囊性瘤（KCOT）与皮肤基底细胞综合征相关，患者可有大脑镰增厚钙化、多种皮肤基底细胞肿瘤、脊柱侧弯、缎带样肋骨畸形、中枢神经系统肿瘤和下颌骨牙源性角化囊肿改变。

硬化性牙源病变也是一种跨越炎症、良性肿瘤和恶性病变的疾病（表 13-2）。牙源性疾病（图 13-21）发生部位多变，表现为不同密度和不同形式的破坏，因此，诊断比较困难。

喉部炎性病变

几乎每个人都曾患过喉炎（意外患病）。喉炎常被称为上呼吸道病毒感染，为良性自限性疾病。慢性喉炎是因长期反复发音过度，导致喉部非肿瘤性结节形成。

声门上喉炎

本病之所以被称为声门上喉炎，是因为大部分会厌炎病例会累及勺会厌皱襞，甚至勺状软骨上方。部分软腭和椎前软组织肿胀是导致上呼吸道症状的主要原

表 13-1 良性溶骨性牙源病变

病变	影像学表现	典型临床表现
造（成）釉细胞瘤	60%呈多囊，溶骨性病变，常与含牙囊肿有关，边缘膨胀，侵蚀或突破骨皮质	85%发生于下颌骨磨牙区，下颌膨大，无疼痛，以男性多见
棕色瘤	溶骨性病变，侵蚀密质骨，边缘不清楚	甲状腺功能亢进
中心性牙源性纤维瘤	多房性病变伴有硬化边	下颌膨大
家族性巨颌症	发生于下颌骨后部，双侧对称性、多房皂泡样骨质透亮改变，累及骨皮质，无硬化边，与骨纤维结构不良相似	无疼痛，双侧下颌面部膨大，天使面容，常染色体显性遗传，青春期后自然修复
含牙（滤泡性）囊肿	未萌出牙旁膨胀性、溶骨性透亮病变，伴硬化边，骨皮质不受累	第 3 磨牙或尖牙未萌出，无症状
巨细胞肉芽肿	发生于下颌骨，多房样透亮区，边缘清楚，伴硬化边	发生于儿童和青壮年，无症状
球状上颌囊肿	发生于上侧切牙与尖牙之间透亮病变	无症状
切牙管囊肿（鼻腭囊肿）	发生于硬腭中线切牙管内，透亮病变伴边缘骨肥大	常无症状
牙源性角化囊肿（始基囊肿）	单房或多房、膨胀性透亮病灶，侵蚀但不突破骨皮质	发生于下颌骨后部、薄壁病变，复发率较高，可伴有基底细胞痣综合征
根周囊肿	发生于牙根顶端，溶骨性透亮病灶，骨硬板消失，病灶边缘骨硬化	龋齿、牙坏死

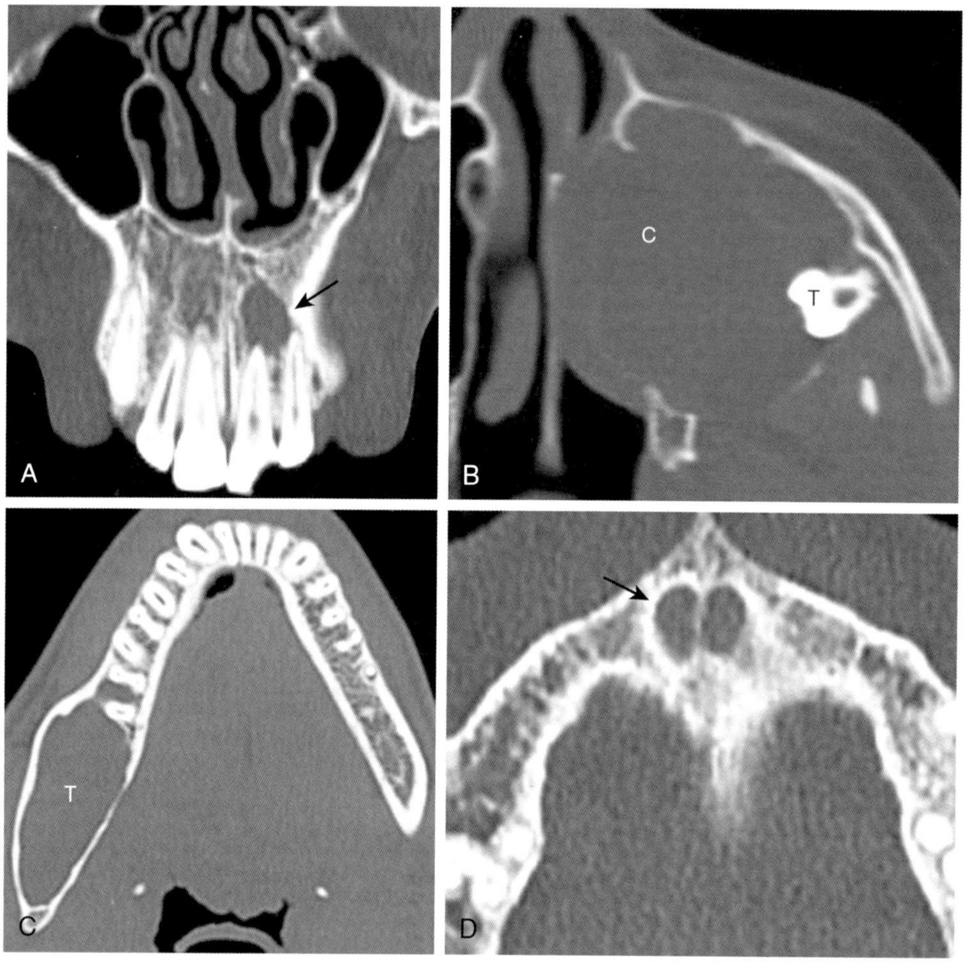

图 13–20 四种常见的牙源性囊肿。(A)根周囊肿(箭头所示)发生于龋齿根部,沿着上颌骨或下颌骨的垂直方向走行。(B)含牙囊肿(C)边缘处可见未萌芽的牙冠(T)。(C)牙源性角化囊肿(现称为牙源性角化囊性瘤)可沿下颌骨长轴水平走行(T)。病灶表现为对牙的推压而并非从牙内长出,并使髓腔扩大,骨皮质增厚重构。(D)鼻腭囊肿(箭头所示)是起源于切牙管的先天性囊肿,因此,位于上颌骨中线。

因。会厌炎是一种危重的疾病,常见于 2~4 岁儿童,是会厌部细菌感染所致,多为流感嗜血杆菌感染。临床表现为会厌部拇指样显著增厚,会厌上方气道扩张。在处理急性会厌炎时,可能出现喉头水肿,呼吸功能受损。50%的婴儿在这种情况下最终需要进行气管插管。会厌炎一般通过临床进行诊断,因为直立侧位片诊断价值有限(图 13–22)。而做 CT 时患者需要取仰卧位,仰卧会加重喘息,并且门诊部的影像中心常不具备进行紧急气管切开术的条件,所以不推荐使用 CT,除非放射科医生经验丰富。

成人声门上喉炎主要的致病菌是链球菌。成人感染症状较轻,很少导致急性呼吸受阻或呼吸停止。成人声门上喉炎较小儿会厌炎轻,因为成人对声门上和椎前软组织肿胀有更强的耐受力。成人会厌部宽度与颈 4 平面前后径比值≤0.33(敏感性 96%,特异性 100%),颈前软组织与颈 4 平面前后径比值≤0.5(敏感性 37%,特异性 100%),下咽气道与 C4 横径比值应<1.5(敏感性 44%,特异性 87%),否则需要怀疑会厌炎。查看勺会厌皱襞是否增厚,杓状肌是否肿胀。

Croup 喉炎(小儿急性喉炎)

会厌炎需要与喉炎鉴别。喉炎是病毒性感染,好发于小儿,年龄较会厌炎患儿小。1 型或 2 型副流感病毒和甲型流感病毒是最常见的病原体。喉炎以声门和声门下水肿为特征,喉室和真声带正常形态消失,喉部气道呈塔尖样改变。喉炎病情明显较会厌炎缓和,可通过平片检查进行鉴别(表 13–3)。发出的声音类似典型犬吠样咳嗽或哮鸣。

表 13-2 硬化性牙源病变

病变	影像学表现	典型临床表现
类腺瘤样牙源性肿瘤	钙化病灶，伴厚包膜，边缘清楚；与阻生牙有关；累及牙冠	发生于青少年，女性多见，有上颌前牙阻生牙，无疼痛
牙骨质母细胞瘤	下颌牙旁圆形高密度病灶，边缘笔尖样纤细，可见透亮带环绕，伴放射状骨针	在伴有存活牙的下颌骨内生长，常在 30 岁后首次发病
软骨肉瘤	虫噬样改变，伴软骨环，密度可呈透亮或致密	上颌骨肿胀，成人常伴疼痛
尤文肉瘤	骨质破坏，边缘模糊，伴洋葱皮样改变	发病年龄 5~25 岁，下颌肿块伴疼痛，发热，生长迅速，可伴牙齿脱落
纤维瘤	磨玻璃改变，后期表现密度均匀	上颌骨后部局限性肿块，无疼痛，生长缓慢
Garré 硬化性骨髓炎	显著骨硬化病灶，核素显像呈热区，常合并骨膜反应，顶端透亮	下颌骨皮质膨胀，磨牙龋齿，牙坏死
淋巴瘤	密质骨虫噬样改变	常出现全身性症状
转移瘤	弥漫成骨或溶骨性病变	肺、乳腺、前列腺、结肠、肾或甲状腺原发肿瘤，牙齿脱落，常伴疼痛
牙瘤	组合性牙瘤：上颌骨内微小牙(牙釉质)伴外周透亮带 混合性牙瘤：下颌骨磨牙区域不规则不透光团块	年轻患者，青壮年或儿童，尖牙间或下颌骨内团块，无疼痛
骨瘤	良性致密新生物，边缘清楚	与 Gardner 综合征相关，包括结肠息肉、过剩牙、囊肿，看似上腭隆突，无疼痛，生长缓慢
骨肉瘤	成骨或溶骨性改变，边缘 模糊，伴放射状骨针，牙根吸收	上颌或下颌肿块，生长快速，疼痛，牙齿脱落
佩吉特病	密质骨增厚，有进展为骨肉瘤的风险，上颌骨棉絮样改变，骨皮质缺损	老年患者，由于骨质增厚，假牙不能正常佩戴
牙源性钙化上皮瘤	溶骨性病灶内多发小钙化，合并阻生牙	下颌骨后部肿物

炎性肉芽肿性疾病，包括结核(TB)、结节病、巨细胞修复性肉芽肿、多血管炎性肉芽肿病(曾被称为 Wegner 肉芽肿)。朗格汉斯细胞组织细胞增多症和念珠菌病可累及喉部。结核好侵犯软骨。复发性多软骨炎常累及环杓关节。

咽部和喉部囊肿

咽部囊肿多发生于咽内压力慢性增高的患者，如小号手(Dizzy Gillespie，美国爵士小号演奏家)、羊角号手(Dizzy Gillespie)、玻璃吹制工人(John Gillespie)、通风井作业工人(Monica Lewinspie)。这些病变大部分为含气病变，但少部分可因梗阻充满液体。喉部囊肿是喉室小囊梗阻导致的喉室外翻改变。喉室小囊是喉室向外上方声门旁间隙延伸形成的结构。喉囊肿内也充满其他气体或液体(囊状囊肿)，也常见于咽内压力慢性增高的吹奏乐器乐手。喉囊肿特点可为内生性、外生性或混合性。内生性喉囊肿为甲状舌骨肌筋膜限制，而外生性囊肿则突破该筋膜向外膨出。根据定义，喉囊肿发生于喉室内，因此，孤立外生性喉囊肿很罕见。实际上大部分喉囊肿都是混合性，包含筋膜内和筋膜外部分。有时喉囊肿合并感染，形成脓性喉囊肿。

少数情况下，喉囊肿会进展为肿瘤(图 13-23)。为了排除囊癌，建议喉囊肿患者采用内镜检查喉室。影像学检查可仔细观察该区域病变，尤其是在假声带遮挡造成的内镜盲区。

舌下囊肿(Ranula)

舌下囊肿是一种口腔炎性病变（黏液漏出性囊肿)。这个病名是因为病变的形态像青蛙(ranula 在拉丁文中是“青蛙”的意思)。这是一种假性囊性病变，病因是舌下腺或口底小唾液腺的腺管阻塞，分泌物潴留，溢出到邻近组织内。阻塞可由感染、外伤、结石引起。根据

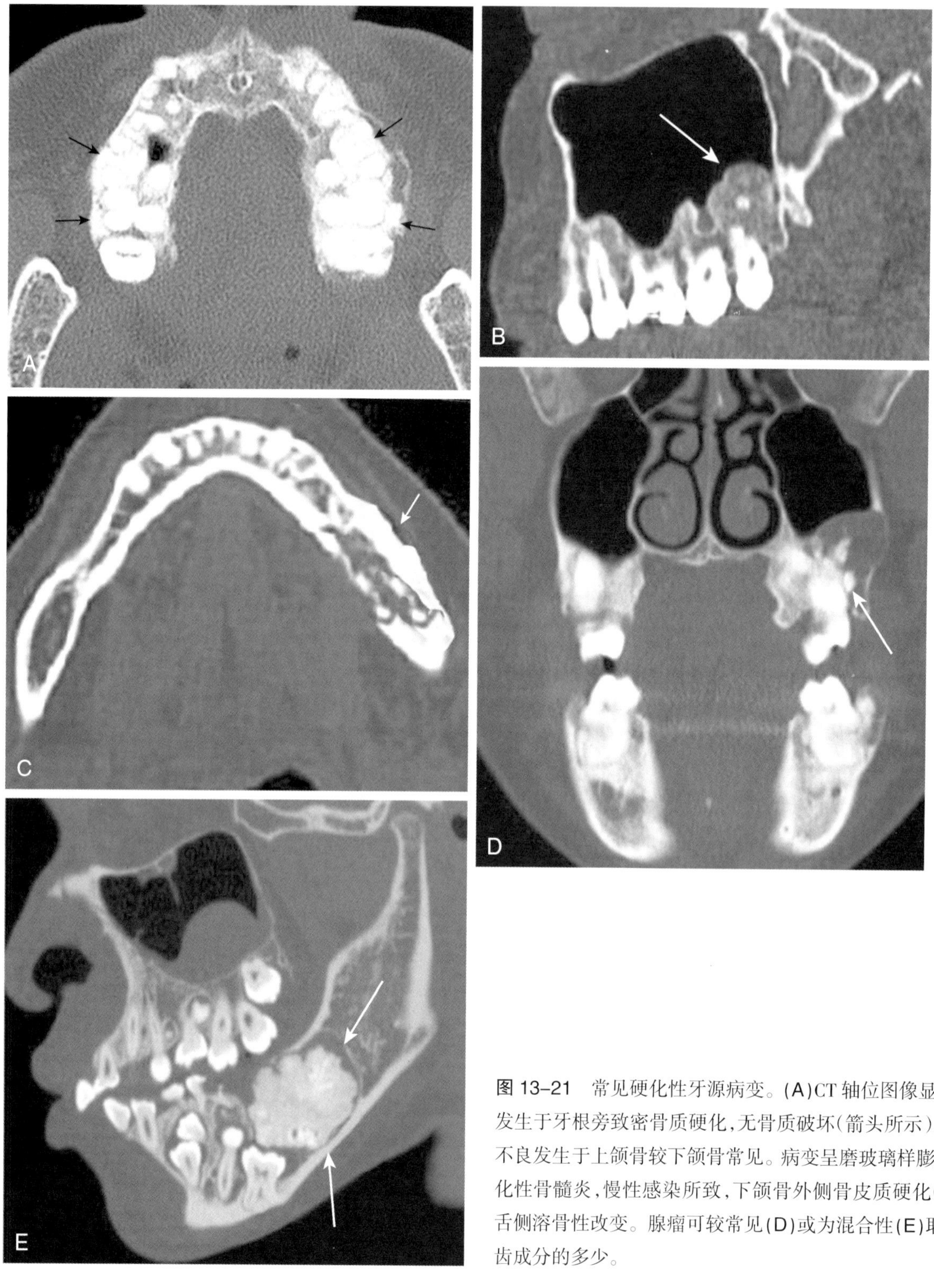

图 13-21 常见硬化性牙源病变。(A)CT 轴位图像显示根周牙质异常,发生于牙根旁致密骨质硬化,无骨质破坏(箭头所示)。(B)骨纤维结构不良发生于上颌骨较下颌骨常见。病变呈磨玻璃样膨胀性改变。(C)硬化性骨髓炎,慢性感染所致,下颌骨外侧骨皮质硬化(箭头所示),同时舌侧溶骨性改变。腺瘤可较常见(D)或为混合性(E)取决于肿块内含牙齿成分的多少。

囊肿与下颌舌骨肌的位置关系,分为单纯型(位于肌肉上方)和下陷型(穿过肌肉)。不要忽视这一细节,因为两种囊肿采用的外科手术方式不同,单纯型只需进行口腔内手术切除,下陷型需行经颌下或经颈部、或经口腔和颈部联合切除手术。舌下囊肿囊壁常出现强化。囊肿在舌下间隙腺管梗阻的位置常出现一向前延伸的突起(图 13-24)。囊肿破裂会导致颈深部黏液包裹性炎症。

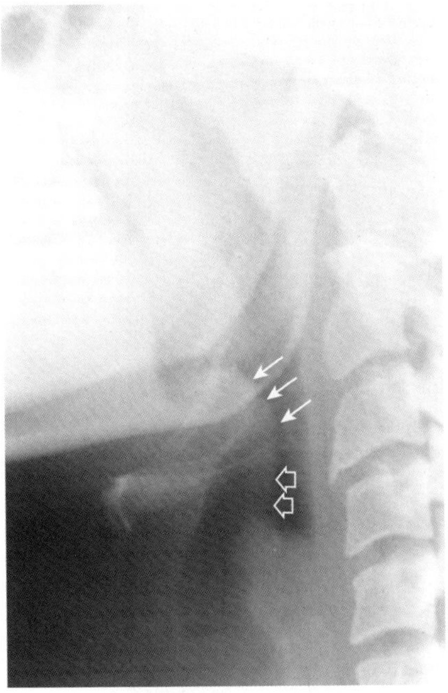

图 13–22　会厌炎。这例会厌炎患者会厌(箭头所示)和杓会厌皱襞(空心箭头所示)明显增厚。发生于成年人的会厌炎并不常见(可见颈椎退行性改变)。必须根据直立侧位平片进行诊断,这是神经放射学中平片摄影指引的最后一条。

表 13–3　小儿急性喉炎与会厌炎的鉴别诊断

特征	小儿急性喉炎	会厌炎
病原微生物	副流感病毒	流感嗜血杆菌(儿童) 链球菌(成人)
放射学表现	声门下塔尖样改变	会厌、杓状肌、杓会厌皱襞增厚
喉部区域	声门/声门下	声门上
发热	无	有
发病起始年龄	<2 岁	>2 岁
吞咽困难	无	有

创伤

成年喉部挤压伤常导致甲状软骨骨折和(或)环杓关节脱位。典型的外伤场景是喉部直接与汽车方向盘撞击。黏膜撕裂可单独发生或合并软骨骨折。可出现纵隔气肿或皮下积气或气体漏入声门旁间隙。主要的危险是患者气道闭塞，尤其在喉部肿胀或环状软骨受累

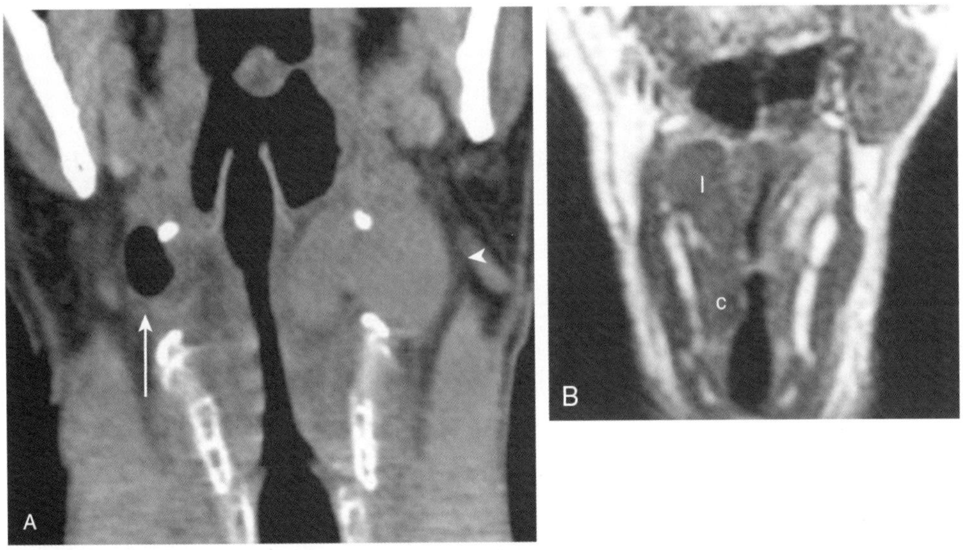

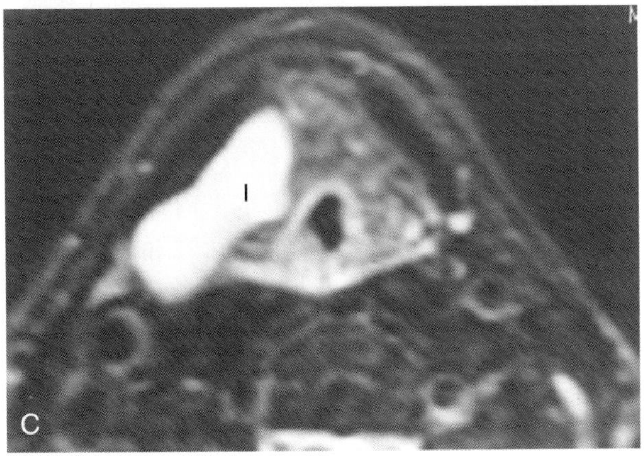

图 13–23　喉囊肿。(A)双侧喉囊肿,左侧充满液体(三角箭头所示),为混合性;右侧充满气体(箭头所示),为单纯内生性。(B)T1W 冠状位图像显示右侧喉室鳞状细胞癌(C)破坏喉室小囊。在右侧声门旁间隙软组织内见一内生性喉囊肿(I)。(C)T2W 图像显示声门旁软组织内一充满液体的喉囊肿(I),也成为囊状囊肿。本例不应与鳞状细胞癌混淆,因为鳞状细胞癌 T2W 不会表现为如此高亮信号。

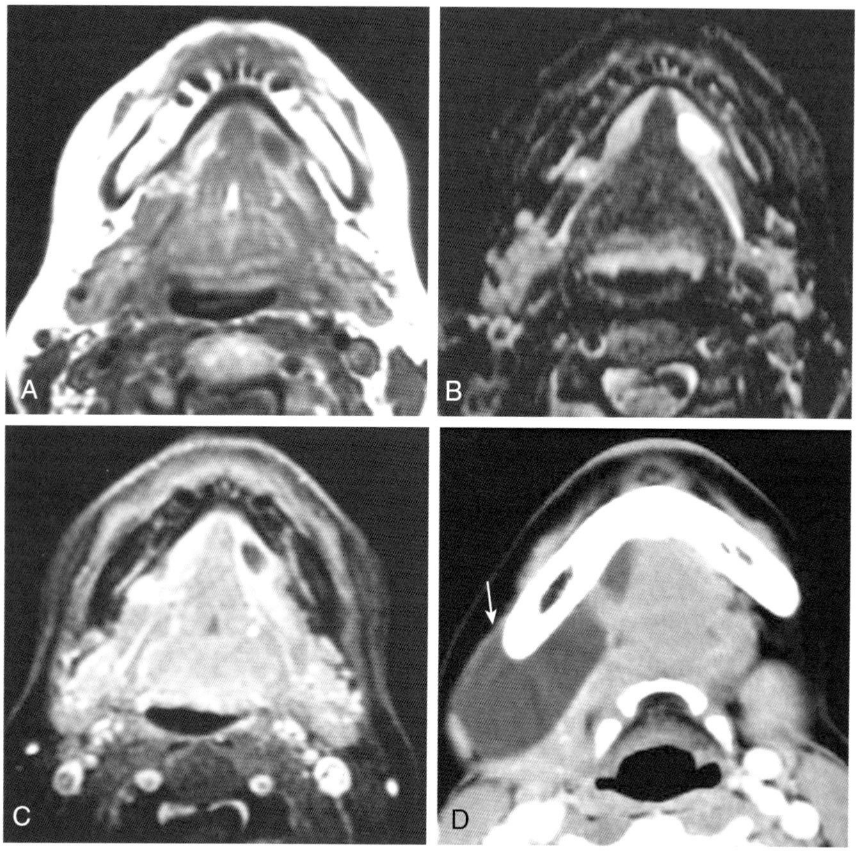

图 13-24 单纯性舌下囊肿。(A)T1W 图像显示左侧舌下间隙的小病灶。(B)在 T2W 呈液性信号。(C)只有边缘强化。这是普通型舌下囊肿的经典特征,可能是舌下导管阻塞所致。(D)右侧舌下囊肿(箭头所示)侧下方穿孔,因此,形成了囊肿下陷/下沉。

时。后遗症包括感染和软骨炎,当软骨表面开放将成为细菌的培养基。车祸撞击导致的软骨碎裂可导致环状软骨出现捻发音、软骨炎、软骨软化。

声带麻痹

在寻找声带麻痹的病因时,扫描需要沿着迷走神经、喉返神经行程进行,包括颅底和上纵隔。还记得前面介绍的解剖吗?是否清楚关于迷走神经走行节点?右侧喉返神经绕过右锁骨下动脉后返回上行,左喉返神经绕过主动脉弓后返回上行。迷走神经病可分为舌骨上和舌骨下病变。颈静脉孔转移瘤、血管球瘤、神经鞘瘤、鼻咽癌、多数发生于颅底的脊索瘤都可以导致声带麻痹(图 13-25)。由于迷走神经分支还支配位于舌骨上水平的咽部,因此,包括吞咽、咽反射功能紊乱与高位迷走神经病变相关。如果发现咽部肌肉萎缩或悬雍垂偏歪。可以肯定为高位迷走神经病变所致——记住舌咽(Ⅸ)感觉神经和迷走(Ⅹ)运动神经可同时受激发。第Ⅳ、Ⅺ、Ⅻ对脑神经在较低层面与迷走神经并行,因此,累及迷走神经的高位病变(95%)常同时累及上述脑神经之一。

舌骨下病变可表现为单纯声带麻痹,不累及咽部。导致迷走神经下段异常的常见病变多与颈动脉鞘内及其周围的病变相关,包括鳞状细胞癌、甲状腺病变、迷走神经球瘤、神经鞘瘤、外伤性离断和假性动脉瘤、术中损伤、淋巴结病变。在纵隔,淋巴瘤、支气管上皮癌、淋巴结病变、动脉导管未闭、二尖瓣狭窄(导致肺动脉高压)、动脉瘤、动脉切开术,都可导致喉返神经麻痹。喉返神经穿出纵隔上升至喉部后走行于食管气管沟,易受甲状腺(癌、甲状腺肿、外伤)、甲状旁腺(腺瘤、癌)和食管(Zenker 憩室、穿孔)影响。

提示迷走神经麻痹的几个影像学改变:①声带萎缩(甲杓肌);②喉室扩张;③声带水平内移;④同侧梨状窝和会厌谷扩张;⑤会厌皱襞水平内移和成角;⑥杓状软骨向前内侧偏离(见图 13-25)。近期一项新的发现值得注意,环杓后肌(PCA)萎缩,因为 PCA 是喉返神经支配的喉部固有肌群之一。超过半数声带麻痹的患者

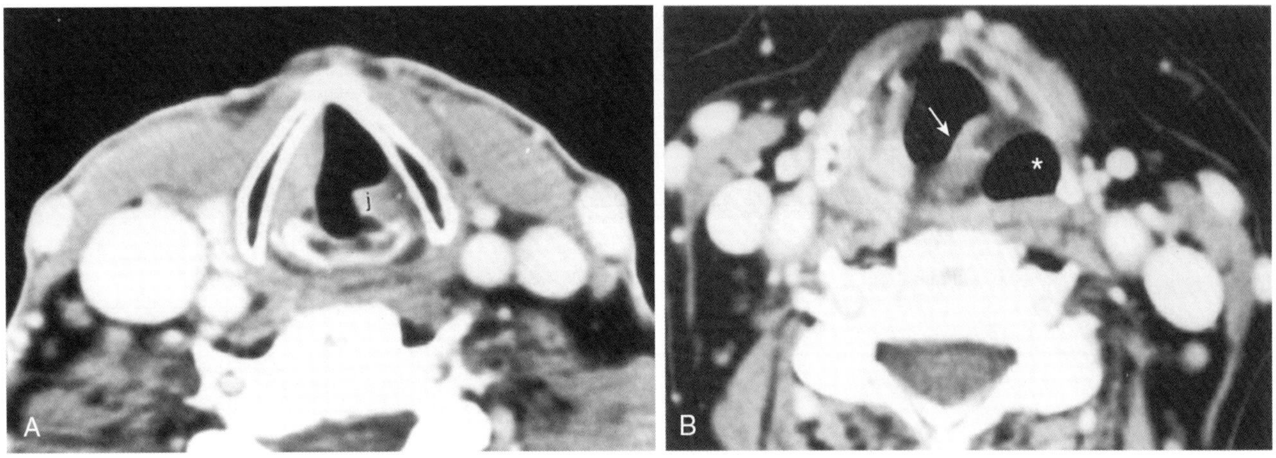

图 13-25　左侧声带麻痹。(A)可见左侧声带萎缩，提示慢性声带麻痹。另外，环杓关节内侧平直(j)及与之相连的残存声带组织。并没有发现导致这个患者声带麻痹的证据，住院医生忘记向下扫描到主动脉弓包全喉返神经，喉返神经环绕主动脉弓后再折返到食管气管沟。后来这位住院医生成为一名非常成功的影像中心企业家。(B)另一病例，左侧杓状会厌皱襞(箭头所示)随着时间推移逐渐向内侧滑移，同时左侧状窝(星号所示)逐渐扩大。

伴有 PCA 肌肉萎缩，但奇怪的是只有<5%放射科医师会辨认此肌肉(图 13-26)。

Zenker 憩室

病变发生于环咽肌附近、向后突出。消化道钡餐检查显示最佳。憩室的发病频率和大小随着年龄而增长，常发生于环咽肌和下咽部的咽缩肌的薄弱区域——Killian 裂隙。患者可出现吞咽困难、口臭、吸入性肺炎或食管分流的不适症状。Killian-Jamieson 咽食管憩室常向外侧突出，典型者体积较 Zenker 憩室小。

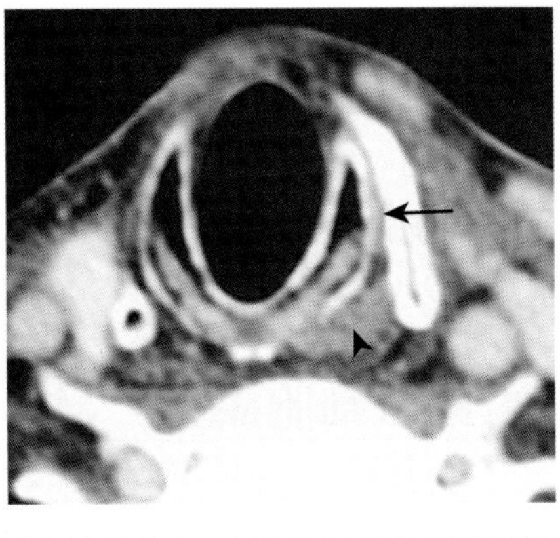

图 13-26　右侧声带麻痹。右侧迷走神经球瘤患者的 CT 轴位扫描，与左侧正常肌肉比较，右侧环杓后肌(PCA)和环甲肌萎缩(三角箭头所示为左侧正常 PCA；箭头所示为左侧正常环甲肌)。(From Romo LV, Curtin HD. Atrophy of the posterior cricoarytenoid muscle as an indicator of recurrent laryngeal nerve palsy. AJNR 1999;20:467-471.)

呼吸消化道良性肿瘤

青少年鼻咽血管纤维瘤

青少年鼻咽血管纤维瘤是呼吸消化道的经典肿瘤(JNA，第 10 章也有相关介绍)。极富血管和出血倾向是本病特征。典型病例为青少年男性患者，周期性鼻出血。本病几乎只发生于男性。病灶可发生于鼻咽、蝶腭孔、翼腭窝、翼管和(或)鼻腔。虽然是良性肿瘤，但常呈侵袭性生长，可沿着翼腭窝向颞下窝和颅内间隙蔓延。根据肿瘤的侵犯范围设立了一个分级评估系统(框 13-4)，分级标准内包含颅底各种孔窝结构，需要熟悉掌握。蝶腭孔通往鼻腔，翼管通往破裂孔、颈动脉管和颅底，眶下裂通往眼眶，翼上颌裂通往颞下窝。蔓延至相邻的结构是相当常见(表 13-4)。

肿瘤在 CT 平扫与肌肉密度相同，增强后明显强化。随着时间推移，CT 常可见肿瘤跨越鼻腔、鼻咽和翼腭窝，向前穿过上颌窦后壁，使翼上颌裂扩大。JNA 可通过传统平片(常规投照体位)观察到上颌窦后壁向前移位。在住院医生考核可出现类似的题目，如果在神经放射学机考时出现一张这样的平片，要考虑到本病。

血管纤维瘤在 MRI 突出的表现是由于富含血管而显示病灶内的流空信号。肿瘤具有“椒盐”征表现，血管球瘤也常具此特征(图 13-27)。椒盐征可出现在 T2W 和 T1W 增强图像。当肿瘤较小的时候，可不出现此征

框 13-4 青少年鼻咽血管纤维瘤分期

ⅠA:肿瘤局限于后鼻孔或鼻咽顶部
ⅠB:肿瘤累及一个或多个鼻窦
ⅡA:小范围向外侧扩展,穿过蝶腭孔侵入翼突上颌窝
ⅡB:占据翼突上颌窝,向前破坏上颌窦后壁,向上侵蚀眼眶骨壁
ⅡC:穿过翼突上颌窝,扩展到面颊和颞窝
Ⅲ:颅内侵犯

表 13-4 青少年血管纤维瘤的蔓延部位

蔓延部位	比例
翼腭窝	89%
颞下窝	85%
蝶窦	61%
上颌窦	43%
颅内	20%

象。肿瘤累及的范围在增强后压脂序列中更容易显示。需要注意的是要留意观察颅底孔道，许多病变从翼腭窝进入颅内(图 13-28)。

血管造影可显示这些肿瘤富血供的特点，供血动脉常为咽升动脉分支和上颌动脉内侧分支。常双侧供血从而形成丰富的咽部吻合支。肿瘤穿过颅底生长时，可接收颈内动脉分支包括岩段和海绵窦段的分支供血。术前栓塞肿瘤血管可有效减少肿瘤供血。

肿瘤复发率高达 60%,肿瘤有侵蚀翼状骨、蝶骨和颅底骨质的趋势。肿瘤可在骨内再次激活而复发。肿瘤复发可进行基础放射治疗。

神经源性肿瘤

舌下神经或舌咽神经的神经鞘瘤都表现为黏膜下边缘清楚的 T2W 等信号、增强强化的肿块。可出现神经所支配的肌肉继发性萎缩,被脂肪组织替代。儿童或成人神经鞘瘤另一不常见的发生部位为声门上区。杓会厌皱襞和杓状肌区域为常见受累区域，其原因可能是肿瘤侵犯喉上神经。肿瘤表现为外生性或黏膜下强化肿块。

牙源性良性肿瘤

成釉细胞瘤

成釉细胞瘤是发生于口腔的良性肿瘤，肿瘤很难清除彻底,复发率高(图 13-29)。这些特征也可见于角化囊肿、黏液瘤、动脉瘤样骨囊肿。成釉细胞瘤是第二常见的牙源性肿瘤,81%病例发生于下颌骨。70%病例累及磨牙区。病变常为无痛性,除了合并双重感染,呈扇贝样边缘、多囊性,并扩展到骨皮质边缘。MRI 可见实性和囊性成分,常伴有壁结节。病变外周强化明显，囊内不强化。有时病灶内出血或胆固醇结晶积聚时,在T1W 呈高信号。

骨肿瘤

口腔良性肿瘤很常见，包括骨性病变如骨瘤和腭隆凸,这些病变是从硬骨板向外生长的良性骨性产物,表现为骨化病灶。下颌隆凸发生于下颌骨骨皮质内缘。

乳头状瘤

喉部乳头状瘤是一种真性肿瘤（与息肉相反),虽然是良性但与鳞状细胞癌有一点关联。喉部乳头状瘤表现为声带上局灶性小病变。

多形性腺瘤

多形性腺瘤是一种唾液腺肿瘤，发生于呼吸消化系统内,尤其常见在软腭周围。在这个区域,唾液腺良性肿瘤与恶性肿瘤发生率相仿。软腭最常见的良性唾液腺肿瘤是多形性腺瘤（图 13-30)。多形性腺瘤常在 T2W 非常亮,并强化。

其他少见病变

其他少见的消化呼吸系统黏膜良性肿瘤包括颗粒细胞瘤、平滑肌瘤和横纹肌瘤。心外的横纹肌瘤出现在咽缩肌、口底和舌底部,可见但少见于喉部。副神经节瘤和脂肪瘤不常发生于喉部。

恶性肿瘤:鳞状细胞癌

TNM 分期

TNM 分期系统是用于头颈部癌的分级。T 是原发肿瘤的侵犯范围,N 是淋巴结区域,M 是远处转移。在肿瘤分期的基础上,制订治疗方案,预测预后,评估疗效。鳞状细胞癌的 TNM 分期用于整个消化呼吸系统。

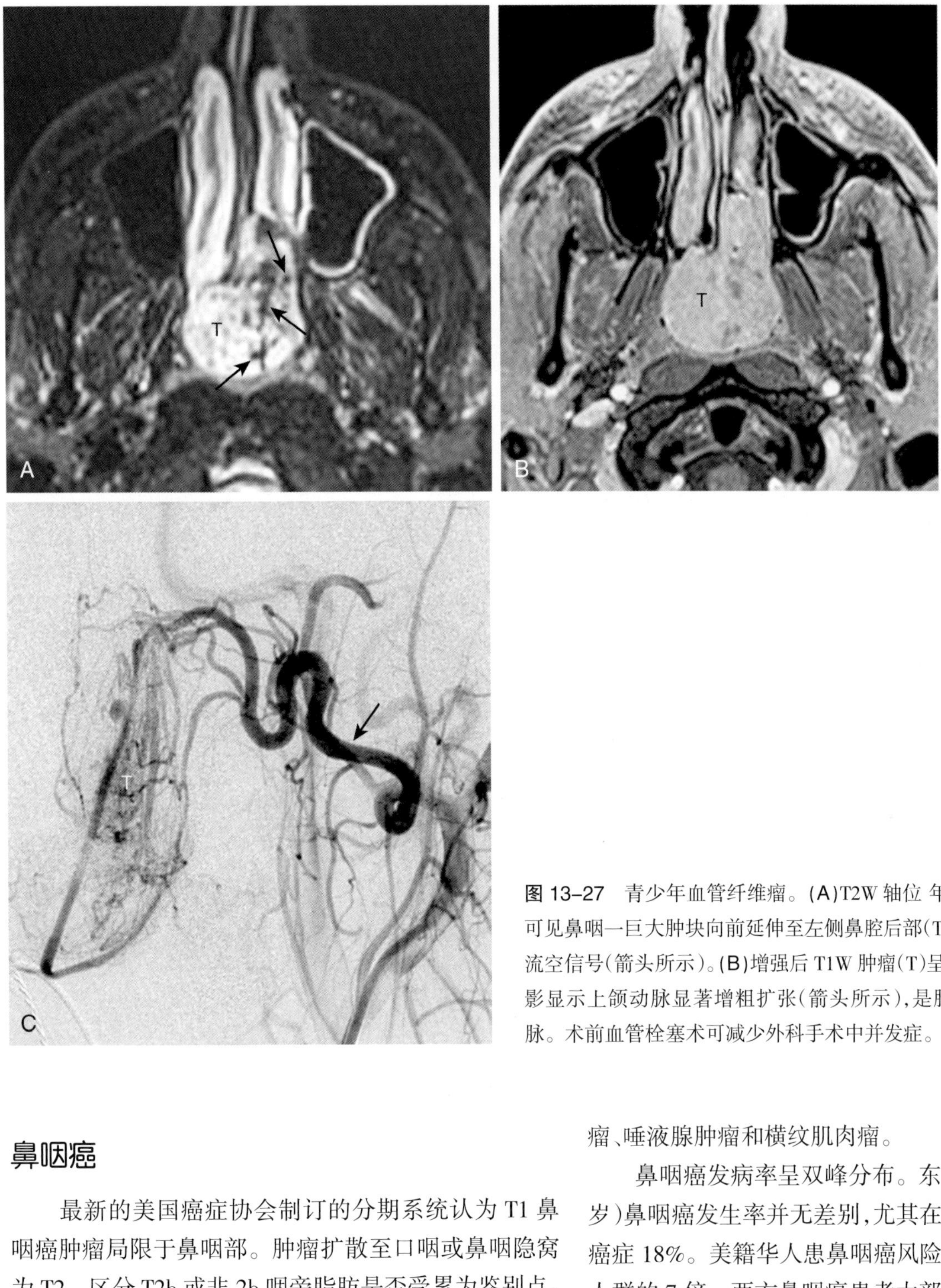

图 13-27 青少年血管纤维瘤。(A)T2W 轴位 年轻男性患者,鼻出血,可见鼻咽一巨大肿块向前延伸至左侧鼻腔后部(T)。肿块内见多发迂曲流空信号(箭头所示)。(B)增强后 T1W 肿瘤(T)呈显著强化。(C)血管造影显示上颌动脉显著增粗扩张(箭头所示),是肿瘤(T)主要的供血动脉。术前血管栓塞术可减少外科手术中并发症。

鼻咽癌

最新的美国癌症协会制订的分期系统认为 T1 鼻咽癌肿瘤局限于鼻咽部。肿瘤扩散至口咽或鼻咽隐窝为 T2。区分 T2b 或非 2b 咽旁脂肪是否受累为鉴别点。无咽旁扩散为 T2a,如出现咽旁脂肪浸润则为 T2b。T3 定义为侵犯骨骼和(或)鼻窦。而出现颅内、颞下窝、咀嚼肌间隙、下咽部、眼眶、脑神经侵犯则为 T4。WHO 将鼻咽癌分为三种类型:1 型角化性鳞状细胞癌,2 型非角化性鳞状细胞癌(有或无淋巴基质),3 型基底细胞样鳞状细胞癌(表 13-5)。1 型和 2 型是最常见的类型,所有类型鼻咽癌占鼻咽恶性肿瘤 80%,其次依次为淋巴瘤、唾液腺肿瘤和横纹肌肉瘤。

鼻咽癌发病率呈双峰分布。东南亚低龄组(15-25 岁)鼻咽癌发生率并无差别,尤其在中国鼻咽癌占所有癌症 18%。美籍华人患鼻咽癌风险是非中国血统美国人群的 7 倍。西方鼻咽癌患者大部分为 40~60 岁较年长的成年人,大部分为非角化性鳞状细胞癌。EB 病毒感染是鼻咽癌发病率增加的原因,尤其在非角化性和非分化性鼻咽癌。LMP1(LMP)、LMP2、EBNA1 是由包含在鼻咽癌细胞内的 EB 病毒基因组编码的,是目前鼻咽癌系统免疫治疗的靶点。另外,一些研究者认为 AIDS 患者可能易患鼻咽癌。由此解释了鼻咽癌表现为年轻患者位于第一发病高峰,而中年人位于第二高峰

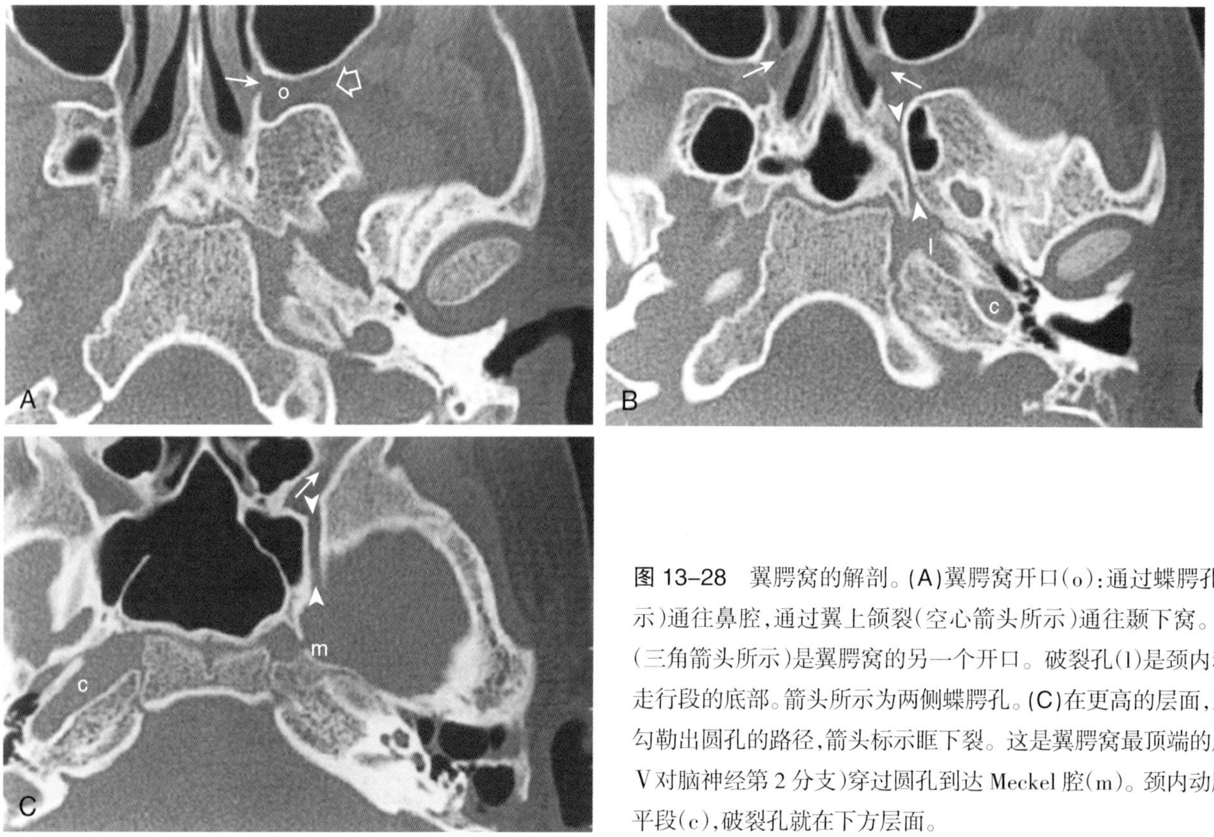

图 13-28 翼腭窝的解剖。(A)翼腭窝开口(o)：通过蝶腭孔(箭头所示)通往鼻腔，通过翼上颌裂(空心箭头所示)通往颞下窝。(B)翼管(三角箭头所示)是翼腭窝的另一个开口。破裂孔(l)是颈内动脉水平走行段的底部。箭头所示为两侧蝶腭孔。(C)在更高的层面，三角箭头勾勒出圆孔的路径，箭头标示眶下裂。这是翼腭窝最顶端的层面。第Ⅴ对脑神经第2分支)穿过圆孔到达 Meckel 腔(m)。颈内动脉岩部水平段(c)，破裂孔就在下方层面。

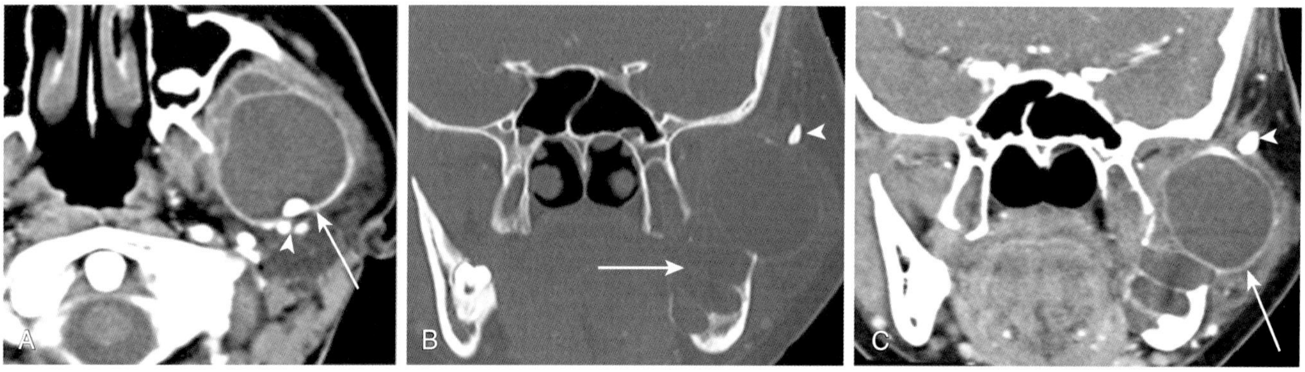

图 13-29 成釉细胞瘤。病变发生于下颌骨内，呈多囊腔样(箭头所示)，被侵蚀的残留牙(三角箭头所示)。

的原因。中年患者的致病风险常为吸烟、酗酒，虽然这些危险因素在呼吸消化系统疾病中与鼻咽癌的相关性并非最高。

鼻咽癌大部分表现为黏膜下小病灶，需运用断层成像技术才可做出更好的评估。由于病变常发生于咽隐窝黏膜下，病灶被黏膜掩盖而未能在内镜下显示(图 13-31)。这些情况下，脂肪是帮助诊断的重要结构。腭帆张肌和腭帆提肌间脂肪或咽旁间隙脂肪较小时，提示恶性病变。成年人常伴有浆液性中耳炎，当考虑鼻咽癌时需注意详细观察该部位。

鼻咽癌常突破头颈部黏膜面侵犯咽旁间隙(65%~85%病例)、咽后间隙(40%)、咀嚼肌间隙(15%)、颈动脉间隙(23%)、椎旁间隙(15%)和颅底。蝶窦(27%)、鼻腔(22%)、筛窦(18%)也常受累。鼻咽与颅底相邻，鼻咽癌常直接或沿神经周围不同的颅底孔隙侵入颅内间隙(31%~48%)。

鼻咽癌在 CT 表现为与肌肉相同密度。因为肿瘤与肌肉的密度差小，因此，微小的鼻咽癌常难以诊断。咽旁间隙浸润(T2b)为最可靠的鼻咽癌征象。因为有 1/3 出现黏膜细微的不对称而诊断的早期鼻咽癌病例，在

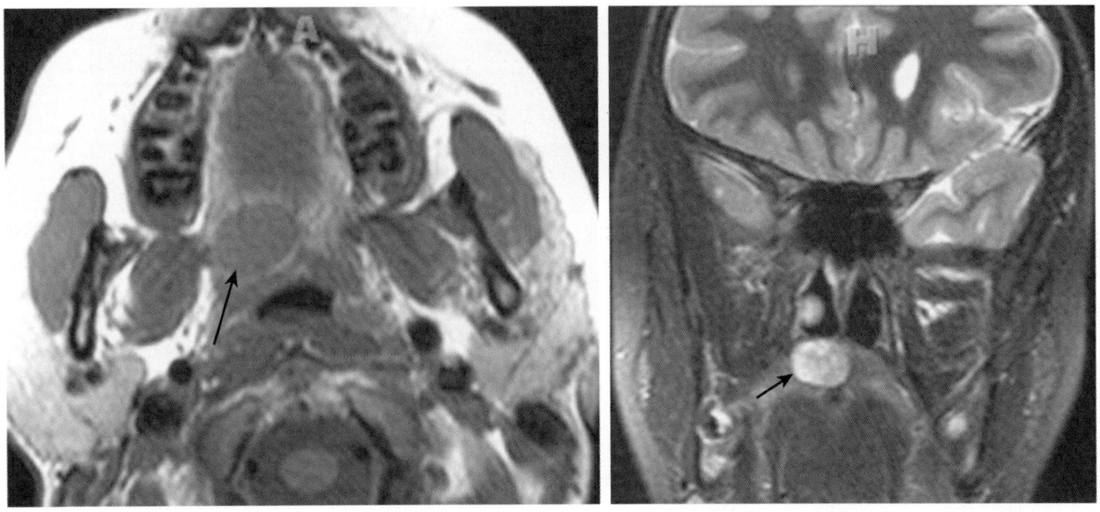

图 13-30　多形性腺瘤。T1W 及 T2W 轴位图像见软腭有一边缘清楚的病灶(箭头所示)。典型的多形性腺瘤的特征是 T2 呈稍高信号,但并非特异性改变,因此,需要穿刺或手术切除来明确诊断。

表 13-5　鼻咽癌的亚型(包含淋巴瘤)

特征	主要危险因素	放疗敏感性	发病率	是否与 AIDS 相关	起源部位	生存情况	生长情况
角化性鳞状细胞癌	吸烟,饮酒,辐射诱发,白种人(高加索人)		第二	是		一般	深在
非角化性鳞状细胞癌(分化和未分化)	大量 EB 病毒感染风险,东南亚人,腌制食品中的硝酸盐,燃烧香火	最高	第一	是	咽隐窝	好	深在
基底细胞样鳞状细胞癌	EBV,HPV		第三	否		差	深在
淋巴瘤 NHL B 细胞和 T/NK 细胞	HIV		少见	是	腺样体组织	好	气道外生性

HIV,人类免疫缺陷病毒;HPV,人乳头状瘤病毒;NHL,非霍奇金淋巴瘤。

内镜下仅可见平行的黏膜或分泌物。因此,对于这些典型高发区域,必须特别注意咽旁和肌肉间脂肪消失征象的观察分析。

早期的颅内侵犯或沿脑神经蔓延 CT 常难以诊断。必须能确定神经增粗、颅底裂孔增大或骨骼侵蚀征象的其中之一。增强扫描和骨窗有助于 CT 诊断颅底病变。当颅底裂孔增大时肿瘤可能已经明显进展。另外,CT 评估颅底和(或)脑膜病变由于射线硬化伪影的产生而较为困难。鉴于上述原因,且 MRI 具有较高的软组织分辨力,因此,推荐 MRI 作为评估鼻咽癌的检查方法。当第Ⅴ对脑神经从翼腭窝向上至海绵窦段受累时,T1W 平扫和(或)脂肪抑制 T1W 增强扫描能更好地显示。当肿瘤向颅内蔓延时,不要忘记评估眼眶情况,因为从海绵窦侵犯周围神经的肿瘤常也累及此处。颅底侵犯穿过 Morgagni 窦沿着咽鼓管或到达破裂孔也在 T1W 平扫显示更佳。

鼻咽癌在 T1W 信号与肌肉相同,在 T2W 较肌肉稍高、呈低到中等信号(图 13-31B)。部分肿瘤在 T2W 呈高信号,与黏膜水肿鉴别困难。更糟糕的是,正常鼻咽黏膜、腺样体组织、某些肿瘤、淋巴瘤均可强化。MRI 增

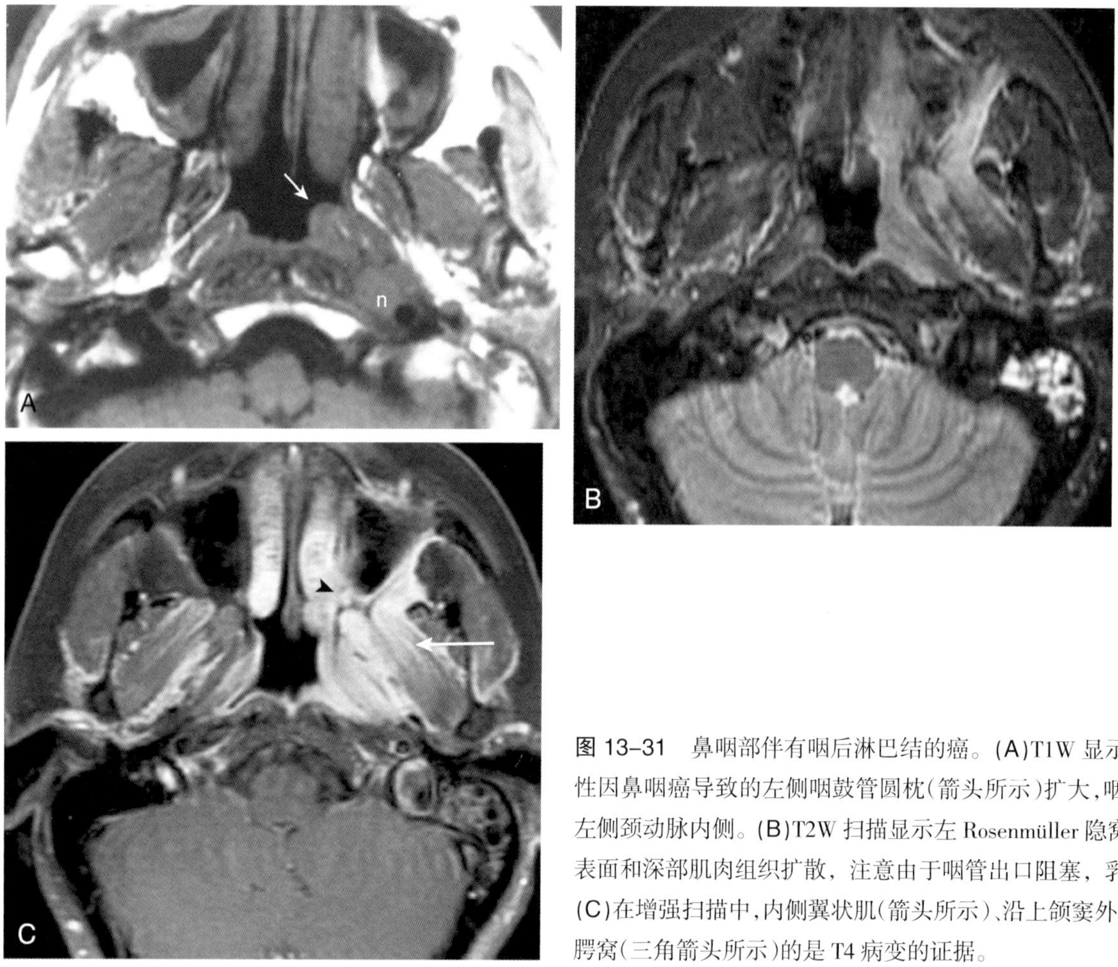

图 13-31 鼻咽部伴有咽后淋巴结的癌。(A)T1W 显示该 20 岁东南亚男性因鼻咽癌导致的左侧咽鼓管圆枕(箭头所示)扩大,咽后淋巴结(n)位于左侧颈动脉内侧。(B)T2W 扫描显示左 Rosenmüller 隐窝浸润,并沿前黏膜表面和深部肌肉组织扩散,注意由于咽管出口阻塞,乳突期房内有液体;(C)在增强扫描中,内侧翼状肌(箭头所示)、沿上颌窦外壁的组织和进入翼腭窝(三角箭头所示)的是 T4 病变的证据。

强扫描运用脂肪抑制序列可更好地显示颅底裂孔和脂肪的侵犯。

鼻咽癌的治疗主要是非手术治疗。早期鼻咽癌(框 13-5)患者仅接受放射治疗,3 年生存率为 90%。近年来,IMRT 在鼻咽癌的治疗中取得了良好的效果,这种技术利用可变强度的光束通过静态的多叶准直器来形成辐射场,通过这种方式,肿瘤组织可以获得高达 70~80Gy 的剂量,而重要的颅内和脊柱结构免受有害射线。多弧和多场辐射束的序列断层扫描也可用于 T4 期病变,这些技术,加化疗,使鼻咽癌在局部水平上成为可治愈的疾病;不幸的是,对患者来说,肿瘤有相对较高的血行扩散倾向,大范围的病灶放疗后较小的外生性复发,以及持续的淋巴结转移疾病偶尔可通过手术治疗。这些肿瘤传统上不属于外科医生的职责范围,然而,一些中心开始主要针对局部鼻咽癌患者进行手术。

最近的研究表明,肿瘤体积可能与 T 分期相比更能预测放疗/化疗反应,至少对于高级别鼻咽癌是这样,

BOX 13-5 Staging of Nasopharyngeal Carcinoma

T1—Tumor confined to the nasopharynx, or tumor extension to oropharynx and/or nasal cavity without parapharyngeal extension
T2—Tumor with parapharyngeal extension
T3—Tumor involves bony structures and/or paranasal sinuses
T4—Tumor with intracranial extension and/or involvement or cranial nerves, infratemporal fossa, hypopharynx or orbit, or masticator space

From Edge SB: *AJCC Cancer Staging Manual*. 7th ed. New York: Springer; 2009. Used with permission.

注:框 13-5 涉及第三方版权,中文译文如下。

框 13-5 鼻咽癌的分期

T1:肿瘤局限于鼻咽部,或肿瘤扩散至口咽部和(或)鼻腔,而无咽旁扩散
T2:肿瘤伴有咽旁的扩散
T3:肿瘤累及骨性结构和(或)鼻旁窦
T4:肿瘤颅内扩散和(或)累及或扩散至脑神经、颞下窝、下咽或眼眶或咀嚼间隙

对于 T3 和 T4 肿瘤，与 30~60mL 的肿瘤患者(45%)和 5 年随访时肿瘤>60mL 的患者(<10%)相比，<30mL 的 T4 患者(>80%)的累积生存率更高。据推测，缺氧和放射耐药发生在大体积的肿瘤中，使治愈的可能性更小。

同时增加化疗(顺铂和氟尿嘧啶)，Ⅱ期疾病生存率比单纯放疗提高了 5%~10%，达到 85%~90%。Ⅲ期和Ⅳ期鼻咽癌也采用化疗合并放疗进行治疗，未分化的癌症似乎反应最好。鼻咽部的影像学表现不会恢复正常，可能会有永久残留的不对称和黏膜附着物。

鼻咽癌的第一梯队淋巴结扩散为咽后和高颈静脉(Ⅱ级)淋巴结。鼻咽癌的淋巴结转移高达 80%，淋巴结疾病和淋巴结大小与鼻咽癌的相关性小于其他头颈部癌，即使是一个微小的鼻咽癌也会在早期扩散到淋巴结；这可能就是鼻咽癌的 T 分期不像口腔和其他咽部癌那样基于大小标准的原因。

口咽部鳞状细胞癌

与鼻咽癌的扩散分类不同，口咽部的鳞状细胞癌的分期主要基于大小标准(框 13-6)。在 T4a 病变中，肿瘤侵犯喉部、舌深外肌、翼内侧、硬腭或下颌骨，而 T4b 分类通常被认为是不可切除的疾病，包括侵犯翼外侧肌、翼板、鼻咽外侧、颅底或颈动脉。

口咽部原发性鳞状细胞癌最常见的部位是扁桃体的前部(图 13-32)和舌基部。扁桃体癌有侵犯舌肌组织的周围乳头以外的倾向，从而通过口咽和口腔之间的解剖边界扩散。扁桃体癌也可向外侧和上方扩散，侵犯磨牙后三角区。

T1~T3 病变的分期标准需要测量口咽部的所有病变，以帮助外科医生对特定的口咽部鳞状细胞癌进行适当的治疗。此外，评估侵犯下颌骨或上颌骨或颈部软组织是至关重要的。MRI 和 CT 可以同样很好地观察颈部深层肌肉和软组织的侵犯；然而，T1W 和 T2W 提高 MRI 的软组织分辨率，如果患者可以耐受 MRI 增强脂肪抑制成像，MRI 是更好的检查。在 CT 上，肿瘤和肌肉之间的显著性密度差异较低，因为两者的密度相似。

关于口咽癌必须解决的其他问题如下所示。

BOX 13-6 T-Staging of the Oropharynx

T1—Tumors 2 cm or less in greatest dimension
T2—Tumor >2 cm but not >4 cm in greatest dimension
T3—Tumor >4 cm in greatest dimension or extension to lingual surface of epiglottis.
T4a—Tumor invades the larynx, deep/extrinsic muscle of tongue, medial pterygoid, hard palate, or mandible
T4b—Tumor invades lateral pterygoid muscle, pterygoid plates, lateral nasopharynx, or skull base or encases carotid artery

注：框 13-6 涉及第三方版权，中文译文如下。

框 13-6 口咽癌的 T 分期

T1：肿瘤的最大直径≤2cm
T2：肿瘤直径>2cm，但最大直径≤4cm
T3：肿瘤最大直径>4cm 或延伸至会厌舌面
T4a：肿瘤侵犯喉部、舌深/外肌肉、翼内侧、硬腭或下颌骨
T4b：肿瘤侵犯翼状外侧肌、翼状板、鼻咽外侧或颅底或包裹颈动脉

会厌前脂肪侵袭

肿瘤可以从舌基部延伸到会厌谷，这是会厌前和舌基部后面的间隙，一旦会厌谷被浸润，放射科医生评估的关键区域就是会厌前脂肪。当会厌前脂肪间隙被肿瘤浸润时，在手术中是不可能去除脂肪的同时保持会厌柄的完整性。舌根部肿瘤如果不涉及会厌脂肪，则无须在手术中对包括声门上喉的一部分进行切除。但是，另一方面，如果声门前脂肪受到侵犯，患者往往需要进行会厌切除术、声门上喉部分切除术，更有甚者需要进行全喉切除术。舌根手术与喉部手术的结合往往会导致生活质量下降，吞咽和说话能力都会受到影响。

会厌前脂肪最好采用矢状面 T1W 扫描和轴向 T1W 扫描，其中脂肪内的软组织信号提示癌变受累。偶尔，邻近的炎症或瘤周水肿或部分容积效应可能误判为会厌前脂肪侵犯。巨大的会厌前脂肪病变也常常使放射治疗变得不可取，因为肿瘤体积太大，从而限制了治愈率。会厌前穿孔容易导致可触及的结节病变，提示预后不良。

下颌骨侵犯

目前没有影像学成像技术能够显示骨膜侵犯，皮质侵犯可在 CT 上显示，在 MRI 上，T1W 显示骨皮质丢失低信号，脂肪抑制 T2W 显示高信号浸润，对比脂肪抑制 T1W 显示增强皮质缺损。MRI 更能观察下颌骨或上颌骨的骨髓浸润，在成人 T1W 浸润正常高强度的脂肪骨髓上出现低信号。扫描将识别出下颌骨附近的肿瘤、皮质侵蚀、骨髓脂肪浸润和(或)下颌骨两侧的肿

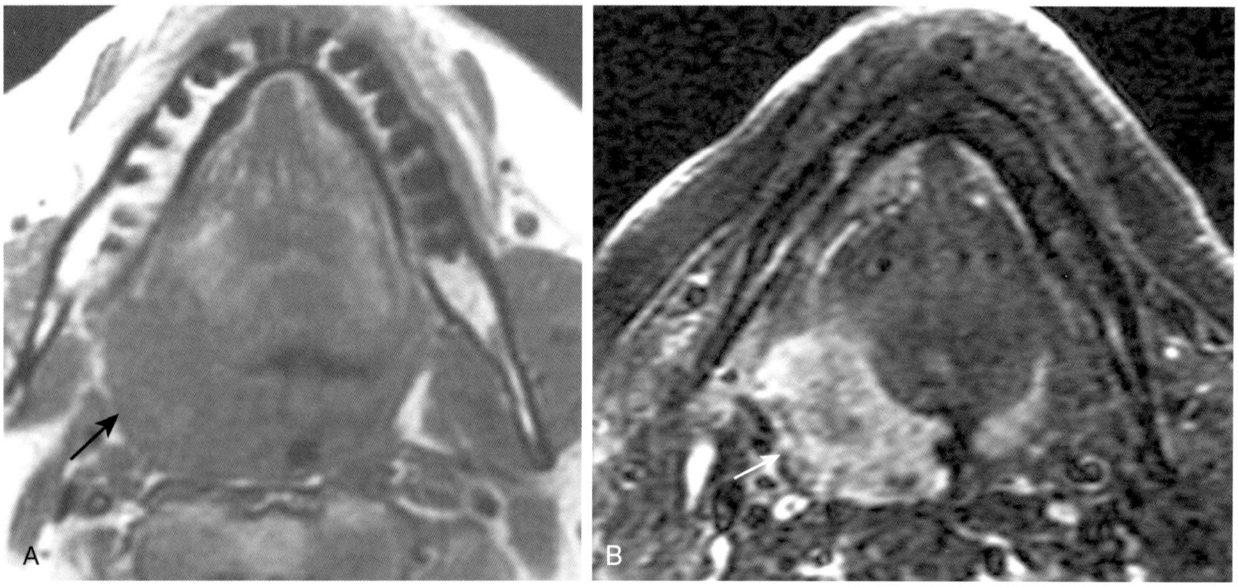

图 13-32 扁桃体癌。(A)扁桃体鳞状细胞癌 T1W 扫描显示以右侧腭扁桃体(箭头所示)为中心的低信号肿块,右侧咽旁脂肪部分消失,这些肿瘤通常向前外侧侵犯进入磨牙后三角区,向内侧进入软腭,并向前侵犯舌基部;(B)扁桃体癌和舌癌在脂肪抑制的 T2W 上显示很好(箭头所示)。

瘤,特别是当病变出现在下颌骨的牙槽表面时,平片摄影可能不足以确定下颌骨侵犯,因此,当下颌受累问题时,建议使用 CT 的轴向和冠状图像或 MRI。根据受累程度,邻近下颌骨的口腔/口咽癌接受不同的治疗,如果肿瘤毗邻下颌骨,但没有固定在骨膜或下颌骨上,则切除骨膜作为边缘,对于固定在或表面侵犯骨膜和(或)皮质的肿瘤,可以进行内皮质切除术(边缘皮质切除术)以进行边缘控制,浅表口腔癌可进行边缘切除术,一旦骨皮质受到破坏或骨髓受到浸润,就需要进行更大面积的下颌骨切除才能治愈,因为原发性放射会产生骨坏死的风险,剂量大到足以使骨病灭菌。在大多数病例中,使用微血管骨-肌-皮游离瓣替代骨骼,以达到面部畸形不明显的美容效果。

椎前肌侵犯

如果恶性肿瘤侵犯椎前肌肉组织(头颈长肌复合体),该患者被认为是不可进行外科切除的(图 13-33)。虽然肌肉 T2W 扫描显示高信号强度、肌肉对比增强或肌肉结节性浸润提示肿瘤浸润,但事实上这些发现并不是很可靠。尽管在极少数情况下,在肿瘤和椎前肌肉组织之间可以发现一个分界,但在内镜或开放探查时的手术评估仍然是金标准。由于椎前肌肉组织非常接近椎管和脊髓,因此,在该部位有肿瘤浸润的患者中,在治疗性放疗方面存在一些问题。至少,当上述发现存在和(或)咽后脂肪间隙因肿瘤浸润而消失时,放射科医生应考虑有侵犯椎前肌肉组织的可能性。此时,外科医生必须接手,并在全景镜检查或手术中评估固定情况(尝试在肿瘤和长肌之间的咽后间隙创建一个平面)。让外科医生在这一空隙中寻找鳞状细胞,既浪费时间,又增加了医疗纠纷的可能。

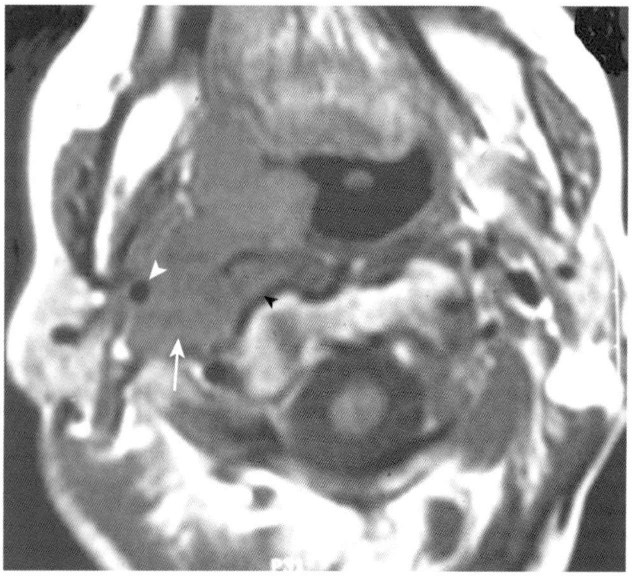

图 13-33 口咽癌的扩散。肿瘤向后外侧扩散至椎前肌肉组织(黑色三角箭头所示),扩散至颈动脉,肿块(箭头所示)180°包裹颈动脉内侧(白色三角箭头所示),它也存在于咽旁组织中。

翼腭窝侵犯

癌细胞扩展到翼腭窝或第Ⅴ对脑神经的其他途径，可能会导致癌细胞经神经周围扩散到颅底。由于肿瘤沿脑神经扩散而“颅底丢失”的情况在鳞状细胞癌中并不常见，但放射科医生会提醒外科医生注意这种可能性；另一方面，这种情况在腺样囊性癌中很典型，因为腺样囊性癌的远处神经周围扩散几乎是常态。MRI在评估神经方面似乎比CT更有优势，能显示神经的异常增大和增强。椎管扩大和骨质浸润在CT上是一个可靠的发现，但并不常见。如果CT显示翼腭窝脂肪浸润、三叉神经支配的肌肉萎缩或Meckel腔异常增强，则提示神经周侵犯。肿瘤的神经周围扩散可能是顺行的或逆行的，在影像学上可能显示“跳跃性病变”。

翼突下颌缝侵犯

翼突下颌缝从翼内板上的翼内侧肌插入处一直延伸到下颌骨的肌叶脊。它是颊肌和咽部收缩肌的起点或止点。翼突下颌缝是口腔和口咽之间的边界之一，因为它有效地划分了扁桃体前柱和后磨牙三角区。后磨牙三角区，是口腔的一部分，是上颌牙齿后面的区域，但在冠状突和下颌骨上升支的前面。肿瘤可沿这一平面向上方扩散至颞肌，向内侧扩散至舌神经和下牙槽神经所在的翼颌间隙，或向下扩散至口腔底部。如果肿瘤从翼内板向前方扩散，则会进入翼腭窝。

舌基部的双侧或深层侵犯

舌根部位的病变也有其固有的特征性问题，由于神经血管束（包括舌下神经、舌神经和舌动脉）从舌根进入，这些结构的浸润使在保留功能的同时进行手术切除变得更加困难。这些相同的神经血管结构随后会沿着舌根-舌下神经复合体和口腔底部，供应舌的前部，如果双侧舌根受到浸润，那么患者在手术切除肿瘤后还能保留舌头功能的概率就相对有限。应遵守的手术准则是，需要切除25%的舌根部、一条舌下神经和一条舌动脉，才能保留舌的功能。

舌是呼吸和消化系统中最重要的器官之一，对吞咽和发声都有重要的作用，如果无法保留舌或找到可行的重建方法，只能留下一个永久性的饲管，在许多情况下，由于气道没有保护，需要进行气管切开术。头颈部手术的重点之一是制作精密的皮瓣，以便在不形成餐团的情况下进行吞咽（就像密封一样）。因此，放射科医生必须识别肿瘤是否已穿过舌中线的舌脂肪隔扩散，如果仅存在单侧疾病，舌头功能通常足以维持接近正常的生活方式，接受半舌切除术的患者可以吞咽，并能合理地表达自己的意思，可能略微有些混乱。对于头颈部双侧疾病患者，维持生活质量是最重要的。一旦舌的基部被切除，神经血管移植就无法实现，以保持在舌的前部的功能。如果舌根中线受到肿瘤的严重侵犯和破坏，那么在保留舌头功能的同时进行边缘完整切除的可能性就非常渺茫了。如果能保留一小部分可移动的舌根，那么通过皮瓣重建来恢复功能的可能性就会显著提高。某些医疗机构不使用全舌切除术，因此，放疗和化疗伴或不伴近距离放射治疗植入物是治愈癌症的唯一选择。使用大块胸肌瓣、腹直肌游离瓣或大块微血管瓣，通常可以让患者在全鼻切除术后恢复吞咽功能，从而无须终生使用胃造瘘管进食。使用大块皮瓣时，吸入喉部的风险也会降低。

有些研究认为，喉切除术意味着全喉切除，虽然对于已经接受过放射治疗、口咽肿瘤已在声门上扩散、病情严重或呼吸功能受损[指无法在健康维护组织（HMO）监管人员的追赶下走两层楼梯而不感到喘息]的患者来说确实如此，但在先进的癌症中心，并非对所有患者都需要这样做。胸肌瓣或大块游离瓣可以让患者仰头吞咽，声门上瓣可以保护气道。教导患者在吞咽后咳嗽，以防止小颗粒通过声门瓣，并保护喉部通道。

舌头在失去神经支配后[通常是由于原发性肿瘤切除、颈部结节手术、前角细胞病（ALS），偶尔是舌下神经原发性肿瘤]会发生可预见的变化。最初几个月，同侧半舌的T2W会出现高信号，而T1W则相对正常，大约5个月后，会出现舌脂肪浸润，表现为T1W高信号（CT低密度），同侧舌体积缩小，同样的表现也见于失神经性的咀嚼肌。

淋巴结病

扁桃体癌也是隐匿性原发性肿瘤中较为常见的，仅表现为颈部淋巴结病（可怕的“不明原发性癌”）。这些显微镜下的癌症可能位于淋巴组织隐窝深处，内镜和影像上都看不见，其他需要认真研究的不明原发癌的部位包括鼻咽部、梨状窦、舌底和胸部。

口咽鳞状细胞癌的外观与呼吸及消化系统的其他部位相似，然而，需要注意的是，舌的基底部引流到双侧淋巴系统,因此,必须严格地评估颈部两侧相关的淋巴结病。主要引流管是上颈静脉和下颌下淋巴结链。囊性淋巴结可能为扁桃体癌的转移,对于 HPV 阳性的癌症尤其如此,幸运的是,即使患有淋巴结疾病,HPV 阳性的癌症患者也有良好的预后。

预后

所有患者的口腔和口咽癌的预后 5 年生存率约为 50%。显然,肿瘤越小,预后越好,手术、放疗和化疗都在治疗中发挥作用,后者通常只用于更晚期、更广泛或不可切除的疾病。预后较差的标志物包括突变的肿瘤抑制基因 p53 的表达、癌基因细胞周期蛋白 D1 的增强和高水平的血管内皮生长因子,后者可增加放射耐药性,增加血行转移瘤,从而降低生存率和无病生存率。

口腔鳞状细胞癌

口腔鳞状细胞癌的危险因素包括吸烟、酗酒、接触 HPV 暴露和咀嚼烟草。嚼槟榔也与患鳞状细胞癌的风险增加有关。令人惊讶的是,下唇是头颈部鳞状细胞癌的第二大常见部位,仅次于皮肤。放射科医生并没有意识到这一事实,因为影像学检查通常不显示口唇病变。下唇癌比上唇肿瘤常见很多,主要原因为阳光照射和引力效应。

口腔癌患者的表现可能会延迟,因为人们通常认为口腔中的病变是咬人或咀嚼造成的创伤,而不是由于肿瘤扩散。拒绝承认的心理也有很大影响,因此,患者有轻微的"假牙不适"或口腔溃疡不愈合,却发现病变为侵袭性、深浸润性鳞状细胞癌。

口腔癌的 T 分期与口咽癌非常相似,并按 T1 到 T3 的大小标准划分(框 13–7)。T4 期肿瘤表现为皮质骨、深部肌肉、上颌窦、皮肤(T4a)或咀嚼器间隙、翼状骨、颅底和颈动脉(T4b)的浸润。

对于口腔癌,放射科医师必须解决的关键问题如下:①是否有下颌骨或上颌骨侵犯(图 13–34)? ②后三角和翼突下颌缝? ③口咽部是否受侵? ④是否有扩散到喉部软组织,需要进行喉部切除术? ⑤与放射化疗相比,是否需要穿过舌中线? ⑥肿瘤是否有神经周围的扩散?

与口咽癌相比,上颌骨侵犯更常见于口腔癌,特别是三叉神经后突癌。罕见的情况是,软腭癌可能会影响上颌骨,扁桃体癌可能会扩散到三叉神经后磨牙,并由此浸润上颌骨。患者对上颌骨部分切除术的耐受性相对较好,但前提是必须安装合适的闭孔器,将鼻腔与口腔和口咽部隔开。否则,食物反流到鼻腔和(或)发音困难可能会从这个共同的腔隙中产生。在上颌骨之后,肿瘤可能会向上颌窦或翼腭窝生长。

虽然双侧舌病变都很重要,但舌根才是吞咽机制的关键组成部分。因此,在口腔舌切除术后,只要在外科医生的手术刀锉过之后,后舌的大部分仍在蠕动,就可以合理地发挥功能。口腔舌切除术和口咽舌切除术的发音问题也有所不同。舌尖和舌前部对发出某些辅音(如 Ts、Ds、Gs、Js 和 Zs)更为重要。全舌切除术不仅会切除舌头,还会切除其他发音结构。

BOX 13-7 T Staging of the Lip and Oral Cavity

TX—Primary tumor cannot be assessed
T0—No evidence of primary tumor
Tis—Carcinoma in situ
T1—Tumor 2 cm or less in greatest dimension
T2—Tumor >2 cm but not >4 cm in greatest dimension
T3—Tumor >4 cm in greatest dimension
T4 (lip)—Tumor invades through cortical bone, inferior alveolar nerve, floor of mouth, or skin of face, i.e., chin or nose
T4a (oral cavity)—Tumor invades adjacent structures (e.g., through cortical bone, into deep [extrinsic] muscle of tongue [genioglossus, hyoglossus, palatoglossus, and styloglossus], maxillary sinus, skin of face)
T4b—Tumor invades masticator space, pterygoid plates, or skull base and/or encases internal carotid artery

Note: Superficial erosion alone of bone/tooth socket by gingival primary is not sufficient to classify a tumor as T4.

框 13–7 口唇和口腔癌 T 分期

Tx:原发性肿瘤无法进行评估
T0:无原发性肿瘤证据
Tis:原位癌
T1:肿瘤最大径<2cm
T2:肿瘤最大径>2cm、<4cm
T3:肿瘤最大径>4cm
T4(口唇):肿瘤侵犯皮质骨、下牙槽神经、口底或面部皮肤(即下颌或鼻子)
T4a(口腔):肿瘤侵犯邻近结构[如穿过骨皮质,进入舌深部(外侧)肌肉(颏舌肌、舌骨舌肌、舌腭肌和茎突舌肌)、上颌窦和面部皮肤]
T4b:肿瘤侵犯咀嚼器间隙、翼状板、颅底和(或)包裹颈内动脉

注:牙龈肿瘤仅累及骨/齿槽的浅表,不足以归为 T4 期。

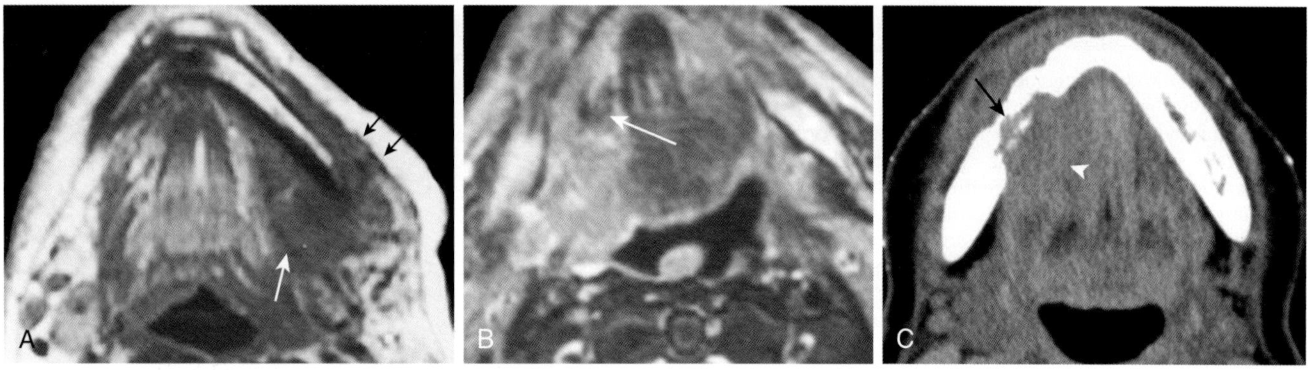

图 13-34　口咽癌。(A)轴位 T1W 显示沿口腔底部的一个软组织肿块(白色箭头所示),在下颌骨表面还有异常结构(黑色箭头所示),值得注意的是,虽然病变扫过其后外侧边缘,下颌皮质的显示较差,但正常的 T1 高信号被保留。皮质切除术可治愈局限性皮质癌;(B)在舌头固有肌肉组织的背景下,肿瘤在 T2W 上很容易观察,在这种情况下,舌骨舌肌肉被浸润(箭头所示),使肿瘤由美国癌症联合委员会分期定为 T4a;(C)该肿瘤(三角箭头所示)导致下颌骨舌表面的侵蚀(箭头所示),也是 T4a。

与口咽癌相比，淋巴结病在浅表口腔原发性癌症中的发病率较低。不同研究的确切数字差别很大,但大约 30%的口腔癌患者在发病时有淋巴结病，而口咽癌患者的这一比例约为 65%。淋巴结扩散对患者的预后有很大影响(5 年生存率降低 50%),这强调了对所有癌症患者进行病理性淋巴结鉴定的重要性。舌头前 2/3 的引流流向下颌下淋巴结,再从那里流向高位颈内链。由于颌下区域的反应性淋巴结可能长到 1cm 以上,因此,颌下淋巴结直径>1.5cm 才会被认为是肿瘤性的。

对于口腔癌,皮肤侵犯深度、翼突下颌缝侵犯、上颌骨侵犯和翼腭窝侵犯（后者继发于三叉神经后突恶性肿瘤）等问题仍然很重要。如果病变范围有限或较浅,可采用经口切除术,并通过植皮、局部皮瓣或二次意向愈合进行重建。与发生在头颈部深层组织的口咽癌相比,侵犯表层的口腔癌可能需要更广泛的植皮。

对舌部 MRI 最有用的两个脉冲序列是:①T2W,因为肿瘤比较低信号的舌部固有肌肉组织信号高;②脂肪抑制增强扫描,在舌癌中通常会显示明显的增强。下颌骨骨髓侵犯可通过 T1W 上下颌骨低信号皮质边缘向正常亮信号强度脂肪的低密度软组织浸润来诊断。在 CT 上,这一诊断需要显示直接的骨侵蚀。

口底癌可能会导致颌下腺导管阻塞。这会导致颌下腺肿大、水肿、疼痛,这会与结石性疾病引起的炎症相混淆,从而导致延误诊断。在评估疼痛的唾液腺时,建议使用未增强 CT 来排除结石。

还必须认识到鼻腭神经、大腭管和小腭管、下齿槽管和翼腭窝是癌症可能沿神经扩散的途径。最终,应通过影像学检查对圆孔和卵圆孔进行评估，以确保肿瘤没有沿着脑神经向颅内扩展。

口腔鳞状细胞癌的异时性(即将发生的病变)和同步性(同时发生两个病变)合并率为 40%,因此,在这些患者的余生中,都要对其进行密切随访,并进行全内镜检查,以确定第二个肿瘤的可能性。此外,由于致癌物质在口腔内的分布均匀,有可能出现"区域癌化",即在发病时口腔内可能存在多个部位的原位癌、严重发育不良和浸润癌。

下咽鳞状细胞癌

下咽癌的分期取决于被侵犯部位的数量、病变的大小,以及半喉部有无固定(框 13-8)。应使用测量设备,因为必须区分肿瘤大小:<2cm,2~4cm,>4cm。肿瘤大小对于诊断非常重要。

如果肿瘤侵犯甲状腺或环状软骨等邻近结构,或延伸至颈部软组织,则认为病变为 T4a 癌,熟悉 T4b 的分类后就会认识到,对于大多数部位,它意味着侵犯椎前筋膜,包裹颈动脉,或累及纵隔结构。

下咽的解剖结构有些混乱，因为梨状窦的前内侧缘是杓会厌襞的外侧，而杓会厌襞被认为是声门上喉的一部分。梨状窦的前外侧壁是声门旁间隙的后壁,更靠下一些。由于梨状窦内的肿瘤通常会阻塞杓会厌襞外侧/咽部黏膜与梨状窦黏膜之间的间隙,因此,通常很难确定肿瘤是声门上型(产生于杓会厌襞)还是咽下型(沿梨状窦外侧产生)。内镜医师对这种区别有更好的认识,因为如果肿瘤是梨状窦外侧癌(下咽癌),则可以

BOX 13-8 T Staging of the Hypopharynx

T1—Tumor limited to one subsite of hypopharynx and ≤2 cm in greatest dimension
T2—Tumor invades more than one subsite of hypopharynx or an adjacent site, or measures >2 cm but not >4 cm in greatest diameter without fixation of hemilarynx
T3—Tumor >4 cm in greatest dimension or with fixation of hemilarynx
T4a—Tumor invades thyroid/cricoid cartilage, hyoid bone, thyroid gland, esophagus, or central compartment soft tissue*
T4b—Tumor invades prevertebral fascia, encases carotid artery, or involves mediastinal structures

Subsites: Postcricoid region, pyriform sinus, aryepiglottic fold (pharyngeal wall), posterior pharyngeal wall (to cricoarytenoid joint).
From Edge SB: *AJCC Cancer Staging Manual*. 7th ed. New York: Springer; 2009. Used with permission.
*Note: Central compartment soft tissue includes prelaryngeal strap muscles and subcutaneous fat.

注:框 13-8 涉及第三方版权,中文译文如下。

框 13-8 下咽癌的分期

T1:肿瘤局限于下咽的一个亚部位,最大径≤2cm
T2:肿瘤侵犯下咽一个以上亚部位或邻近部位,或最大径>2cm,<4cm
T3:肿瘤最大径>4cm,或者半喉固定
T4a:肿瘤侵犯甲状软骨/环状软骨、舌骨、甲状腺、食管肌层或中央区软组织*
T4b:肿瘤侵犯椎前筋膜、包绕颈动脉或者侵犯纵隔结构

亚部位:环后区、梨状窝、杓状会厌襞(咽壁)、后咽壁(至环杓关节)。
*注:中央间隔软组织包括咽前带状肌和皮下脂肪。

将内镜滑向肿瘤的内侧;如果病变来自杓会厌褶(声门上型),则可以将内镜滑向肿瘤的外侧。然而,内镜检查在评估掩盖梨状窦顶点的巨大肿瘤时受到限制,横断面成像与重建或钡餐检查可能特别有效。

大多数下咽癌(60%)发生在梨状窦,其余的平均分布在环后和咽后部位。梨状窦癌的表现并不乐观,它们转移早,侵袭颈部软组织的程度严重,而且发病较晚(因为该部位临床上无症状;图 13-35)。梨状窦癌似乎特别容易通过甲状腺膜或环甲膜扩散到颈部,并在颈部环绕颈动脉。这种情况并不乐观,因为大多数人认为颈动脉癌变是取消根治性切口的一个标准。

与喉癌一样,下咽肿瘤的一个主要问题是侵犯软骨,甲状软骨的上端特别容易受到下咽癌的侵袭。目前,大多数放射科医生认为,在评估早期喉软骨侵犯方面,MRI 的敏感性比 CT 高,但特异性较低。MRI 可能能在出现贯穿性病变之前发现更细微的软骨侵犯。在这

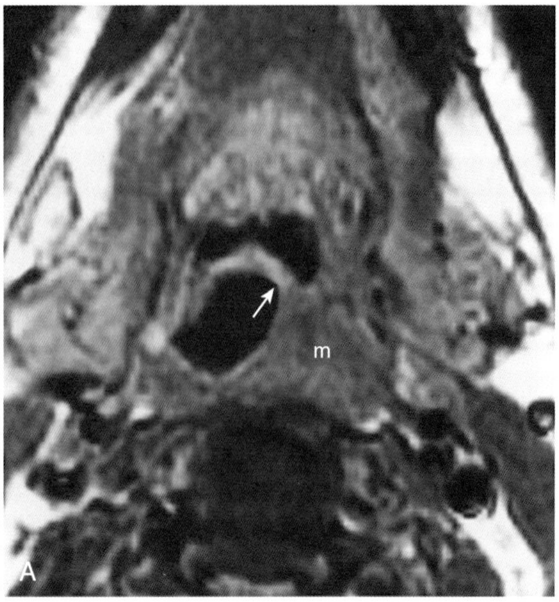

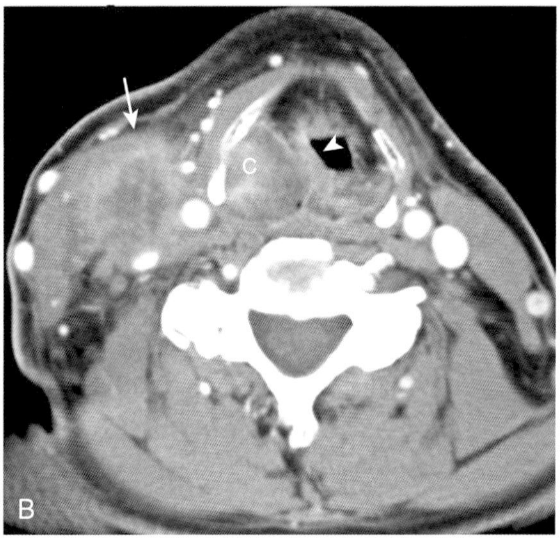

图 13-35 咽下高位病变。(A)肿块(m)位于梨状窦顶部,侵犯会厌水平以下的咽侧壁(箭头所示)。由于病变与会厌外侧相贴,因此,很难确定这是声门上的杓状皱襞病变还是梨状窦的高位病变。幸运的是,内镜医师可以确定病变的起源,因为如果内镜从内侧通过,则表明病变起源于梨状窦,如果内镜从外侧通过,则表明病变起源于杓会厌褶。(B)这一下咽癌(C)已浸润声门旁软组织,并将杓会厌褶皱(三角箭头所示)推向内侧。注意淋巴结(箭头所示)是肿瘤扩散的依据,提示预后不良。

种情况下,T1 增强脂肪抑制 MRI 似乎是一种特别有价值的脉冲序列,在后期阶段,MRI 和 CT 同样可以看到软骨浅表的带状肌肉浸润。

注意咽后壁下咽癌的椎前肌侵犯,检查结果包括 T2W 上的高信号强度和长肌强化,注意咽后壁下咽癌患者的 Plummer-Vinson 综合征征象(舌炎、贫血、颈食

管或下咽蹼)。

梨状窦癌向邻近淋巴管转移的比例也很高,据报道,在某些病例中,75%的患者在发病时会出现淋巴结肿大,Ⅱ~Ⅳ级颈静脉淋巴结是主要的引流部位,这些淋巴结的坏死似乎更常见于下咽原发肿瘤。

放射科医生必须回答的关键问题是:①是否有软骨侵犯?②是否向颈部深层组织扩展?③是否出现淋巴结肿大?④是否有证据表明后脊柱旁肌肉组织受到浸润?⑤是否扩展到喉部或声门旁间隙?

大多数患者需要切除声门上结构和咽部,以治疗梨状窦癌,有时,如果声门旁间隙受到浸润,则需要进行全喉和咽切除术。

喉部鳞状细胞癌

对喉恶性肿瘤的分析需要按解剖亚部位进行讨论,因为每个部位的相关手术问题各不相同,因此,分别讨论声门上癌、声门癌和声门下癌。

声门上鳞状细胞癌

声门上癌的分期是基于声门上癌的亚部位、活动能力和深部浸润(框13-9)。

由于喉保护疗法是头颈外科的热门领域,因此,必须对声门上喉切除术与全喉切除术的适应证进行审查,在声门上喉切除术中,会厌、假声带、喉褶和会厌前脂肪被完全切除。如果肿瘤延伸至喉室或喉室以下,则不能进行水平声门上喉切除术,即手术切口穿过喉室平面,切除上方所有喉部结构,但保留甲状软骨(图13-36)。因此,真声带上缘是否存在肿瘤是手术决策树中的一个关键分支。此外,如果存在软骨、环后或前会厌侵犯,则无法进行声门上喉切除术。甲状软骨受侵的发生率远高于舌骨、杓状软骨或环状软骨受侵的发生率,但甲状软骨扩展通常发生在肿瘤经声门时。声门上喉切除术(无论是环状上喉切除术还是水平喉切除术)的其他禁忌证包括双侧杓状软骨受累、杓状软骨固定(这意味着环状软骨侵犯到"叶片")或双侧舌根和(或)声门前脂肪广泛受累(图13-37)。

声门上癌可能会有广泛的黏膜下声门和声门下侵犯,但内镜检查看起来却完全正常。肿瘤扩散的途径是在声门下进入声门旁间隙,这里的正常脂肪很容易被肿瘤渗透。会厌癌容易扩散到会厌前脂肪,并从那里向下生长,影响声门的叶柄和前会厌,声门旁扩散是杓会

BOX 13-9 T Staging of Supraglottic Cancer

T1—Tumor limited to one subsite of supraglottis with normal vocal cord mobility

T2—Tumor invades mucosa of more than one adjacent subsite of supraglottis or glottis, or region outside the supraglottis (e.g., mucosa of base of tongue, vallecula, medial wall of pyriform sinus) without fixation of the larynx

T3—Tumor limited to larynx with vocal cord fixation and/or invades any of the following: postcricoid area, preepiglottic tissues, paraglottic space, and/or minor thyroid cartilage erosion (e.g., inner cortex)

T4a—Tumor invades through the thyroid cartilage and/or invades tissues beyond the larynx (e.g., trachea, soft tissues of neck including deep extrinsic muscle of the tongue, strap muscles, thyroid, or esophagus)

T4b—Tumor invades prevertebral space, encases carotid artery, or invades mediastinal structures

Subsites: False cords, arytenoids, suprahyoid epiglottis, infrahyoid epiglottis, aryepiglottic folds.

框13-9 声门上癌T分期

T1:肿瘤局限于声门上部,运动正常

T2:声门上肿瘤向声门侵犯,未固定

T3:声门上肿瘤累及上门或声门下,固定并(或)有向深部浸润的其他征象

T4a:肿瘤通过甲状软骨侵入和(或)侵入喉部以外的组织(如气管、颈部软组织,包括舌外深肌、带肌、甲状腺或食管)

T4b:肿瘤侵犯椎前间隙,包裹颈动脉,或侵犯纵隔结构

亚部位:假声带、杓状软骨、舌骨上会厌、舌骨下会厌、杓状会厌带。

厌褶和假性声带肿瘤的常见模式,对环后区域的侵犯通常仅限于那些影响后会厌或声门间区的肿瘤。由于这些深层扩散的方式,内镜检查看不到的癌症可能会广泛生长,并伪装成相对有限的肿瘤,冠状位MRI可确定肿瘤的范围,对辅助治疗非常有帮助,因为假声带和声带水平的声门旁脂肪可很好地勾勒出肿瘤的轮廓,与此相反,真喉水平声门旁间隙中的软组织侧方是甲杓肌,很容易与上方的脂肪分离,真喉位于喉室下方。

在所有喉癌中,声门上型和声门下型鳞状细胞癌在发病时发生结节转移的频率最高,这是因为声门上淋巴管丰富,而声门淋巴管相对较少。

如前所述,当肿瘤从声门褶延伸到梨状窦和(或)咽后壁时,声门上和声门下病变的区别就较为模糊不清了,通常很难确定以这种方式扩散的癌症的起源部位,但无论哪种情况,都可能需要扩大切除范围(喉部

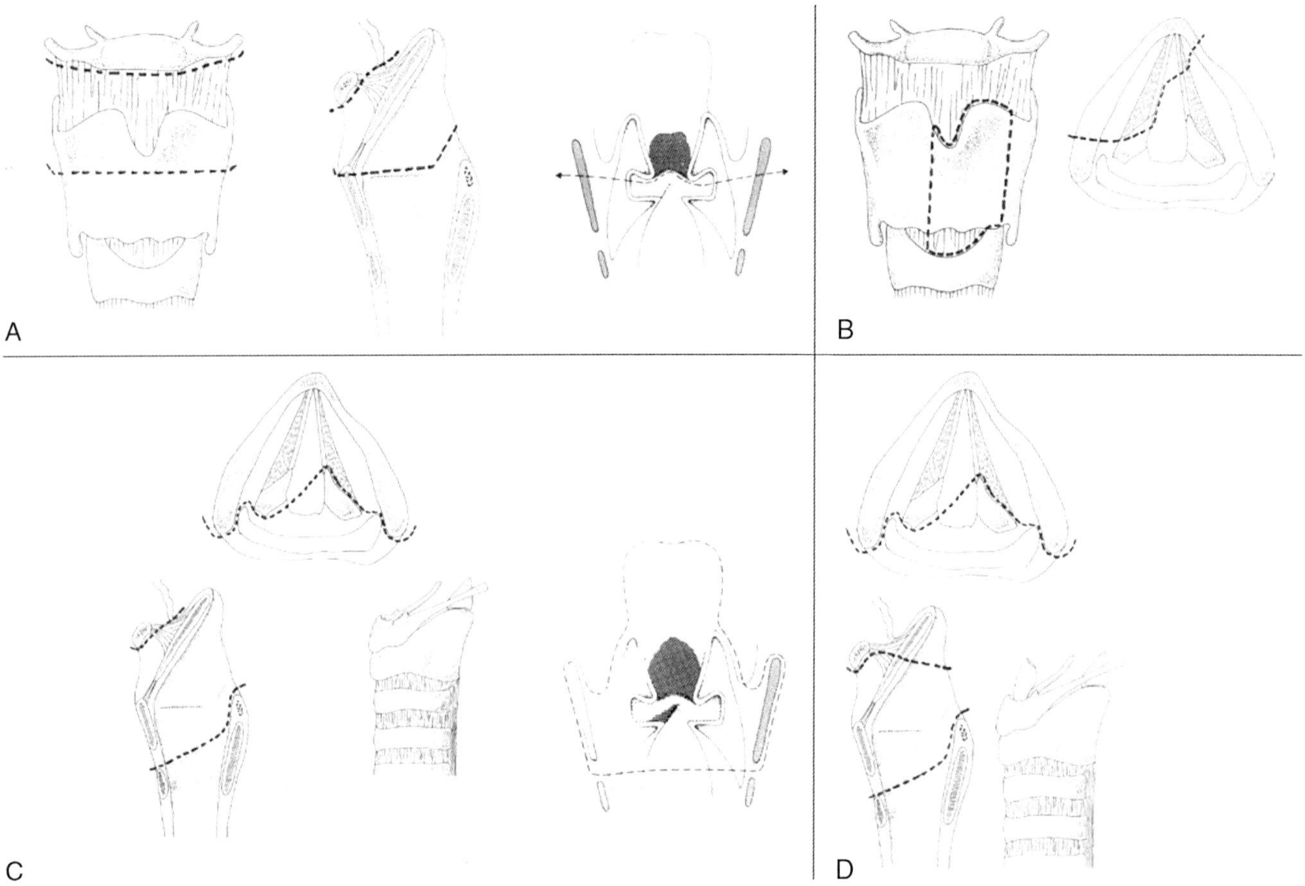

图 13-36 (A)水平声门上喉切除术切除会厌和甲状软骨上缘。切面正好穿过喉室上方,真声带得以保留,声音良好;(B)垂直半喉切除术(VHL)切除单侧大部分甲状软骨,并可能向前方延伸至中线,如果 VHL 没有穿过中线,则可称为前外侧 VHL,如果 VHL 切除了对侧声带的一部分,包括或不包括杓状软骨,则可称为前外侧 VHL,会厌不受影响;(C)环状上喉切除术加环状舌骨切除术切除了所有甲状软骨和会厌,通常会切除肿瘤同侧的一个杓状软骨;(D)如果会厌的一部分被切除,重建手术就称为环状舌骨会厌切除术,所有保嗓术都会保留舌骨。(From Maroldi R, Battaglis G, Nicolai P, et al. The appearance of the larynx after conservative and radical surgery for carcinomas. Eur Radiol 1997;7:418-431.)

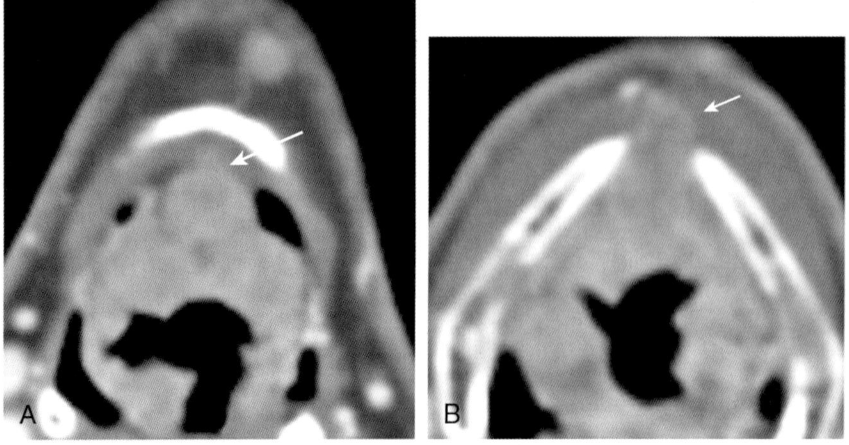

图 13-37 声门上癌的注意事项。(A)注意该声门上癌的声门前脂肪浸润(箭头所示);(B)软骨侵犯前会厌并进入邻近软组织(箭头所示),因此,不能进行水平声门上喉切除术。

分切除术），切除梨状窦（表 13–6）。

在评估喉软骨侵犯时，CT 和 MRI 哪种方法更好还没有定论。甲状软骨的不规则骨化–钙化尤其难以分辨，声门上型和声门型喉癌的 T4 分期指的就是甲状软骨侵犯。因此，会厌软骨和杓状软骨的透明软骨在 TNM 分期中并没有被考虑在内，尽管它们经常受到癌症的侵袭，据说癌症会优先侵犯骨化软骨，与非骨化软骨相比，更容易浸润骨髓。

在 CT 上，诊断甲状软骨受侵的绝对结果是穿透性侵蚀，肿块延伸到带状肌群。软骨硬化可能是软骨受侵的先兆；在最近的一项研究中，只有 50%的患者有此发现，其余患者仅表现为软骨周围受侵（图 13–38）。但需要注意的是：16%的正常人会出现杓状硬化区域，尤其是在杓状体，女性更为常见。其他 CT 发现包括软骨溶解或破坏，或骨化软骨的骨髓间隙阻塞。遗憾的是，CT 对软骨侵犯的敏感度相对较低。

在 MRI 中，带状肌群受累是甲状软骨受侵的征象，但软骨脂肪抑制壁组织的增强和脂肪抑制 FSE T2W 上软骨内组织的增亮提示早期受侵（图 13–39）。根据这些标准，可以发现 MRI 对软骨侵犯非常敏感（85%）。不幸的是，这是以特异性下降为代价的，因为现在知道周围有大量的瘤周炎症，类似于肿瘤的表现，并能使 T2W 信号增高并导致增强。两种方法的优势不同。如果选择 CT，可能会低估病情、发现肿瘤残留、预后更差，但却能保留声带；如果选择 MRI，可能会切除“干净”的喉部，使患者“失语”，但有更大的概率切除肿瘤边缘。

表 13–6 声门上手术

病变	最小声门上手术
小的舌骨上会厌病变	激光会厌切除术
舌骨下会厌病变（会厌前脂肪）	声门上喉切除术
单侧杓状软骨受累	扩展声门上喉切除术、杓状喉或环状上喉切除术
舌基受累程度（有限）	扩展声门上喉切除术，取单侧舌基部
杓会厌褶受累	扩展声门上喉切除术，取单侧梨状窦
真声带受累或真声带闭锁	环状舌骨上喉切除术加环状舌骨切除术
单侧梨状窦受累	环上半喉切除术
深入声门下、T4 病变或广泛累及梨状窝	全喉切除术

声门型鳞状细胞癌

声门鳞状细胞癌（图 13–40）的分期也是基于声带的移动性、固定性，以及向邻近软组织和（或）软骨的延伸（框 13–10）。

由于声门鳞状细胞癌患者因声音改变而被早期发现，因此，这种病变的预后要好于喉部其他部位的病变，癌症通常在较早阶段被发现。如果声音嘶哑了一

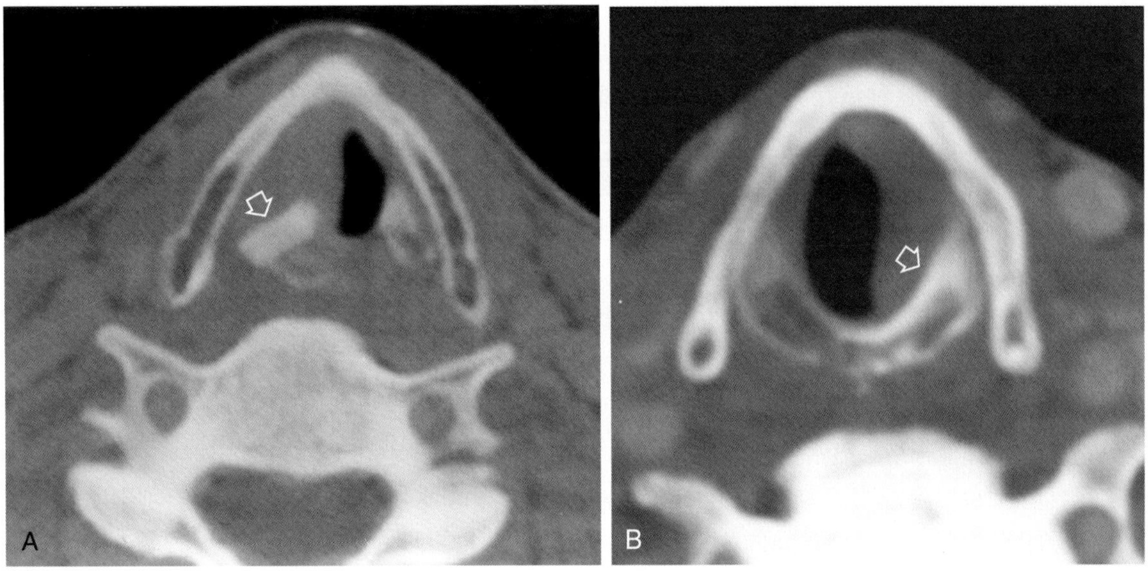

图 13–38 软骨硬化症。（A）该声门癌导致右侧杓状软骨硬化（箭头所示），虽然这很明显，但甲状软骨前半部分的密度变化可能完全正常；（B）这位左声带癌患者的左侧环状软骨硬化（箭头所示）是否正常？

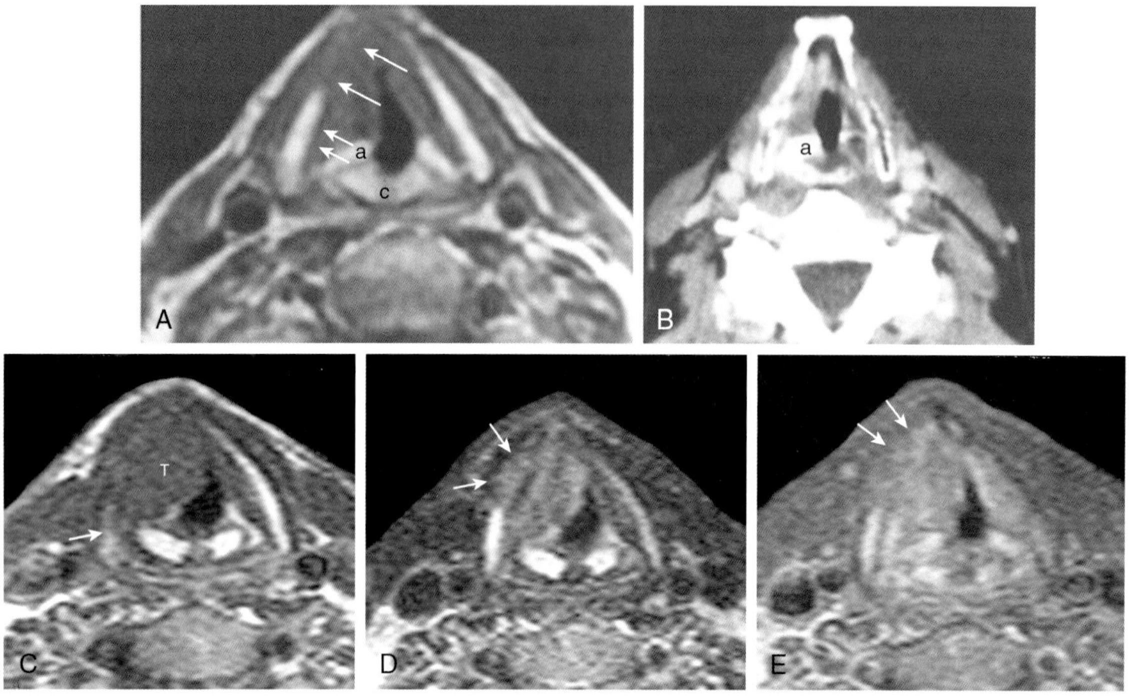

图 13-39 喉癌侵犯软骨。(A)轴位 T1W 显示右侧甲状软骨前部(长箭头所示)受到声门癌的侵犯,请注意,后方保留了软骨骨髓的高信号和骨化软骨边缘(短箭头所示)的低信号强度,真声带水平清楚显示环杓关节(c)-杓状关节(a);(B)另一患者的轴位 CT 显示,杓状软骨出现硬化,可能存在侵犯,在这里,甲状软骨受侵的情况很难确定;(C)另一患者的 T1W 显示喉肿瘤(T)侵犯右侧甲状软骨,右侧甲状软骨被低信号取代(箭头所示),将此信号与正常左侧进行比较;(D)轴位 T2W 和(E)脂肪抑制增强 T1W 显示肿瘤通过甲状软骨延伸到带状肌肉组织(箭头所示)。

段时间,通常应尽早就医。

正如治疗声门上型喉癌的主要问题是其上下延伸一样，分析原发性声门癌的关键特征是其横向和前后径，原发性声门癌的潜在手术治疗方法之一是垂直半喉切除术(单侧切除声带和声门上结构,保留对侧)。这种手术能让患者保持正常的嗓音，是适合患者人群的首选治疗方式,不过,考虑这种治疗方法的前提是肿瘤没有向对侧扩展,超过对侧声带的前 1/3(表 13-7)。肿瘤向后延伸至杓状软骨或环状软骨也是垂直半喉切除术的禁忌证，如果肿瘤向上部或下部延伸至声门上区或声门下区,则会降低垂直半喉切除术的可能性。

声门癌可能会从前会厌通过甲状腺膜的神经血管穿孔扩散到颈部软组织、声门旁间隙或声门下腔。这在诊室内镜检查中很难发现，有时声门下疾病最初是通过影像学检查证实的,检查结果显示该部位增厚。

声门上喉切除术切除声门上结构和整个甲状软骨,这种手术要求至少有一个活动自如的杓状软骨,且杓状软骨间无肿瘤,环状软骨干净,才能为患者提供这种选择,在大多数情况下,咽部受累和声门下蔓延也是禁忌证,实际情况是,杓状软骨与舌根贴合,从而实现语言和括约肌的功能,这就需要进行“环状突起”手术,将环状突起悬吊在舌骨上。

与所有喉癌一样，软骨侵犯或延伸至邻近软组织也非常重要,如前所述,喉癌发生淋巴管侵犯的风险要低得多,只有当肿瘤扩展到声门上或声门下时,才需要对淋巴结进行预期治疗。

在某些情况下，对 T1 和 T2 声门癌可以只用放射治疗,T1 声门癌手术或放射治疗的治愈率约为 90%,不过,局灶性局部放疗后嗓音质量通常会更好,由于淋巴管稀疏,放疗通常不包括淋巴结链。

声门下鳞状细胞癌

声门下鳞状细胞癌在所有喉癌中所占比例不到5%,这些病变在间接或纤维内镜检查中很难发现,因为声带下表面或气管近端可能会被贴附的真声带的阴影遮挡，最好的方法是在手术室中进行支持性直接喉镜检查。

声门下喉癌的分期与声门和声门上喉癌的分期相

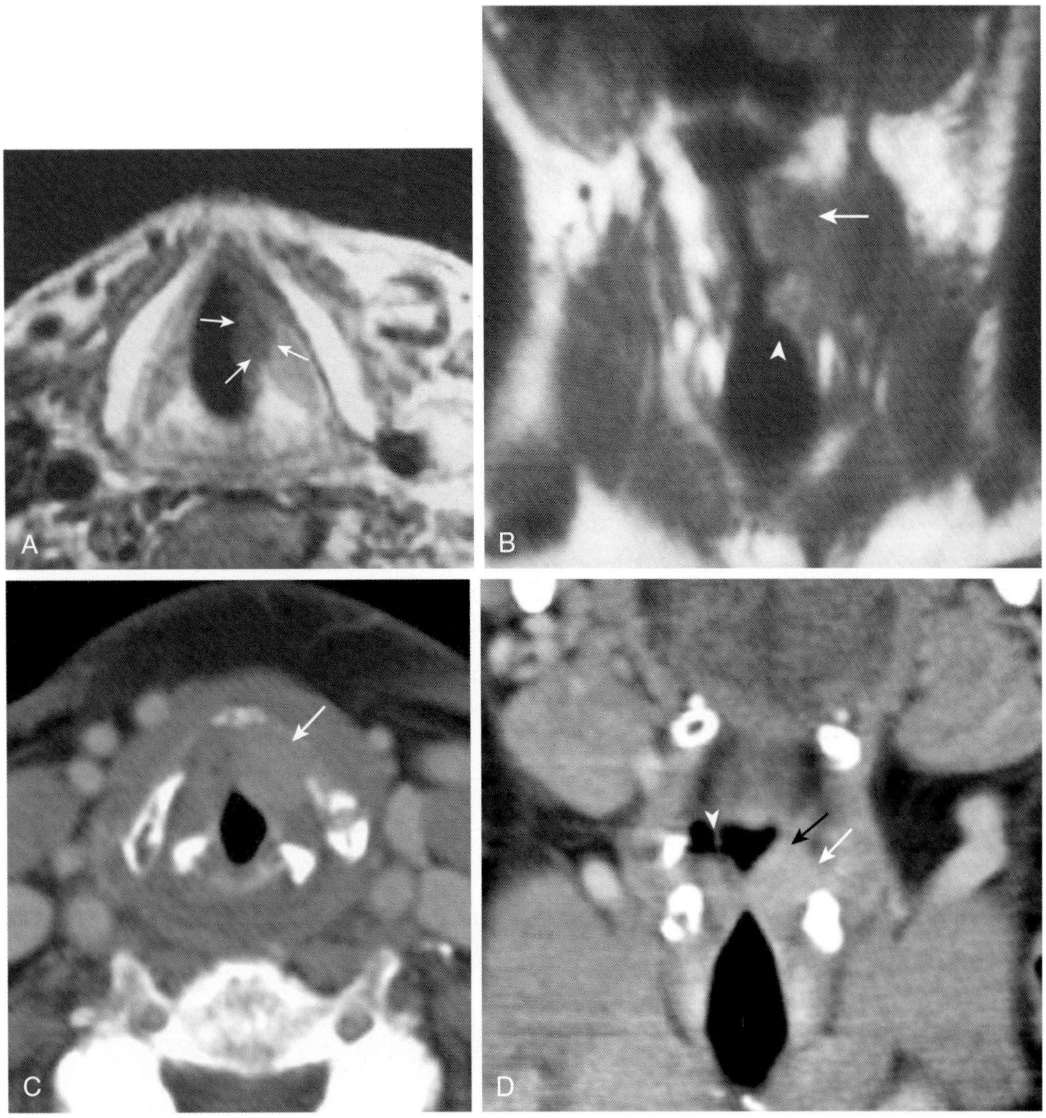

图 13-40　T1 声门癌。(A)轴位 T1W 显示左侧真声带微小灶性肿块(箭头所示),肿块不影响声带活动,且位于左侧,因此,属于 T1a 病变;(B)该病例在内镜下看起来是微小的真性声带病变(三角箭头所示),然而,内镜显示声门旁广泛向上蔓延(箭头所示),因此,被定为 T3;(C)轴位 CT 显示左侧声门癌已侵犯声门旁软组织(箭头所示),它与未骨化的甲状软骨相邻;(D)冠状位重建图显示,在声门旁组织中,左声带癌(白色箭头所示)已上升到喉室水平(三角箭头所示)以上,因此,这部分癌症(黑色箭头所示)被认为是"跨声门的"。

似,主要与声带移动性、软骨破坏或扩展到颈部软组织有关(框 13-11)。声门下病变的预后一般较差,因为在确诊时,病变一般已相当广泛,它可能会浸润气管、食管,甚至甲状腺,发现声门下癌时,切记要检查气管旁、食管、喉前淋巴结(Delphian 淋巴结Ⅵ)和上纵隔淋巴结链。当发现声门下的癌症时,声门下的黏膜呈铅笔样薄,在各种成像方式上,任何结节性或增厚都必须被怀疑是癌变的(图 13-41)。

在检查声门下癌患者时,主要问题是诊断时是否存在声门旁、声门和(或)声门上扩展,由于声门下癌的手术切除几乎总是需要环状软骨切除,因此,通常会进行全喉切除术。著名的头颈外科医生 Johnnie Cochran 称:"如果对声门下延伸超过 1.0cm 有疑问,喉必须被切除。"

环状软骨下表面以下的肿瘤被称为气管病变,而不是声门下喉病变,气管癌比喉癌少见得多,属于肺部放射学范畴,此处不再讨论。

为了检测鳞状细胞癌的复发,核医学 PET 研究可能会有所帮助,临床医生应在所有疗法结束后的 8 周内进行基线 CT 或 MRI 检查(图 13-42)。因为这种可能

BOX 13-10 T Staging of Glottic Cancer

T1—Tumor limited to the vocal cord(s) (may involve anterior or posterior commissure) with normal mobility
 T1a—Tumor limited to one vocal cord
 T1b—Tumor involves both vocal cords
T2—Tumor extends to supraglottis and/or subglottis, and/or with impaired vocal cord mobility
T3—Tumor limited to the larynx with vocal cord fixation and/or invades paraglottic space, and or minor thyroid cartilage erosion (e.g., inner cortex)
T4a—Tumor invades through the thyroid cartilage and/or invades tissue beyond the larynx (e.g., trachea, soft tissues of neck including deep extrinsic muscle of the tongue, strap muscles, thyroid, or esophagus)
T4b—Tumor invades prevertebral space, encases carotid artery, or invades mediastinal structures

Subsites: True cords including anterior commissure, posterior commissure.
From Edge SB: *AJCC Cancer Staging Manual*. 7th ed. New York: Springer; 2009. Used with permission.

注:框 13-10 涉及第三方版权,中文译文如下。

框 13-10 声门癌 T 分期

T1:局限于声带的肿瘤(可累及前或后连合),活动能力正常
 T1a:肿瘤局限于一个声带
 T1b:肿瘤累及两个声带
T2:肿瘤延伸至声门上和(或)声门下,和(或)声带活动能力受损
T3:肿瘤局限于喉部,声带固定和(或)侵犯声带旁间隙,或轻微甲状软骨侵蚀(如内皮质)
T4a:肿瘤通过甲状软骨侵入和(或)侵入喉部以外的组织(如气管、颈部软组织,包括舌外深肌、带肌、甲状腺或食管)
T4b:肿瘤侵犯椎前间隙,包裹颈动脉,或侵犯纵隔结构

亚部位:真声带包括前联合和后联合。

表 13-7 声门外科手术

病变	最小声门手术
较小声带病变	切除组织活检
中等大小声带病变	激光切除术
较大声带病变	开放声带切除并假声带连接
T1a,整个单侧声带	垂直半喉切除术
T1b,双侧声带	环状软骨上喉切除术,环状软骨舌骨-会厌固定术
T3,单侧声门下延伸,梨状窦受累	次全喉切除术
T4	全喉切除术

对于 T2、T3 和部门 T4 期声门癌(例如,累及但未穿透甲状腺软骨),可通过环状软骨上喉切除术和环状软骨会厌软骨舌骨固定术或环状软骨-舌骨固定术切除。

BOX 13-11 T Staging of Subglottic Cancer

T1—Tumor limited to the subglottis
T2—Tumor extends vocal cord(s) with normal or impaired mobility
T3—Tumor limited to larynx with vocal cord fixation
T4a—Tumor invades cricoid or thyroid cartilage and/or invades tissues beyond the larynx (e.g., trachea, soft tissues of neck including deep extrinsic muscles of the tongue, strap muscles, thyroid, or esophagus)
T4b—Tumor invades prevertebral space, encases carotid artery, or invades mediastinal structures

From Edge SB: *AJCC Cancer Staging Manual*. 7th ed. New York: Springer; 2009. Used with permission.

注:框 13-11 涉及第三方版权,中文译文如下。

框 13-11 声门下癌 T 分期

T1-肿瘤局限于声门下
T2-肿瘤延伸声带,活动能力正常或受损
T3-肿瘤局限于喉部,并伴有声带固定
T4a-肿瘤侵犯环状软骨或甲状软骨和(或)侵犯喉部以外的组织(如气管、颈部软组织,包括舌头的深部肌肉、颈部带状肌、甲状腺或食管)
T4b-肿瘤侵犯椎前间隙,包裹颈动脉,或侵犯纵隔结构

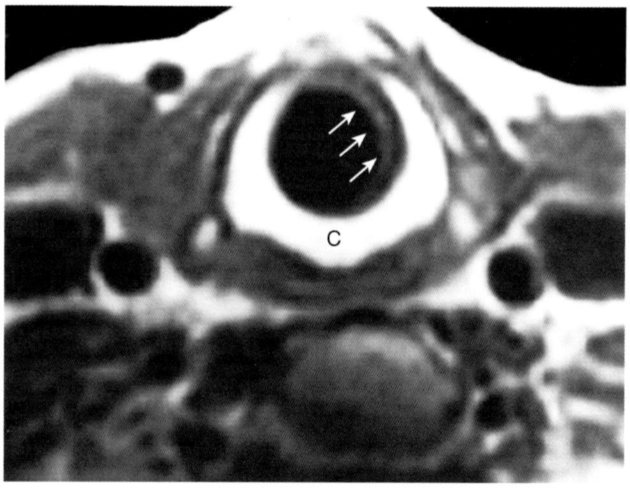

图 13-41 声门下癌。(A)轴位 T1W 显示沿左侧声门下区黏膜(箭头所示)增厚,在该水平上,声门下喉黏膜厚度应不可见,注意环状软骨(c)的高信号。

性不大,所以如果 CT 检查结果不明确(图 13-43),可依靠 FDG-PET 扫描来区分复发性鳞状细胞癌和治疗后变化。按照预期,生长中的肿瘤是有摄取的,研究的局限性主要为较低的分辨率、正常的活性变化、治疗后

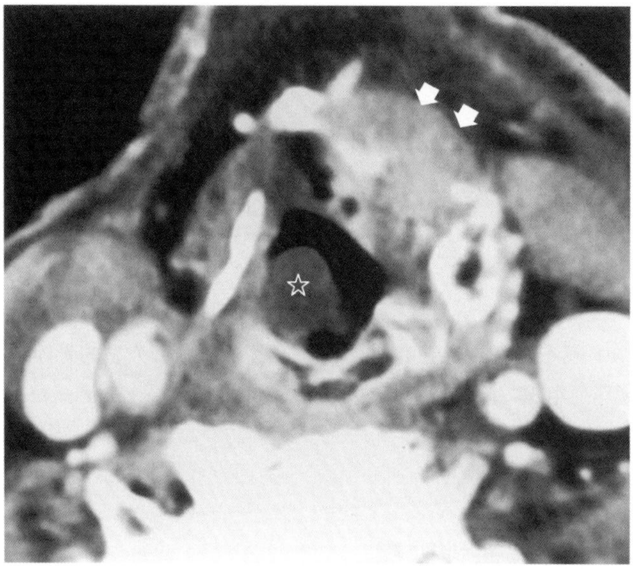

图 13-42 放疗后的复发性癌。注意该复发性鳞状细胞癌患者沿左侧甲状软骨的软组织肿块(箭头所示),不常见的黏液潴留囊肿(星号所示)突出到喉腔内。

不久的摄取量变化,以及核医学医生对神经解剖的了解不够深入。PET-CT 是检测原发性肿瘤或结节复发的理想选择,PET-CT 研究还可以预测对治疗的反应,治疗后 6 周内的扫描要谨慎,很容易出现假阳性研究结果。

软骨放射性坏死

影响喉部的医源性事故之一是放射性软骨坏死,在对喉部肿瘤进行标准剂量的放疗后,一些特殊人群可能会出现这种情况,但这种情况很少见。放射性软骨坏死的特征是喉软组织肿胀,杓状软骨脱落,甲状软骨半脱位、碎裂、硬化和塌陷和(或)软骨周围出现气泡(图 13-44)。通常会发生严重感染,这种情况通常需要进行全喉切除术,而这往往是治疗师希望通过放射治疗癌症来避免的极端手术方式。

癌肉瘤

一种同时具有鳞状细胞癌和肉瘤特征的肿瘤被称为纺锤形细胞肉瘤或癌肉瘤。除喉部外,这种病变很少见于呼吸道的其他部位。其预后与喉部鳞状细胞癌相似,因此,组织学上的区别一般不会改变治疗或预后方面的考虑。癌肉瘤患者接受放射治疗后,病情控制率与鳞状细胞癌患者相近。

其他黏膜恶性肿瘤

淋巴瘤

鳞状细胞癌并非仅发生于鼻咽部,由于鼻咽腺样体有丰富的淋巴组织,淋巴瘤也发生在这里,淋巴瘤通常是非霍奇金淋巴瘤,好发于青壮年,除了淋巴瘤不常见坏死外,其外观与癌相同,此外,密度和信号特征也有重叠,请记住,B 细胞淋巴瘤是影响腺样体区域的 PTLD 的一部分,可引起坏死性肿块。80%的“结节外”

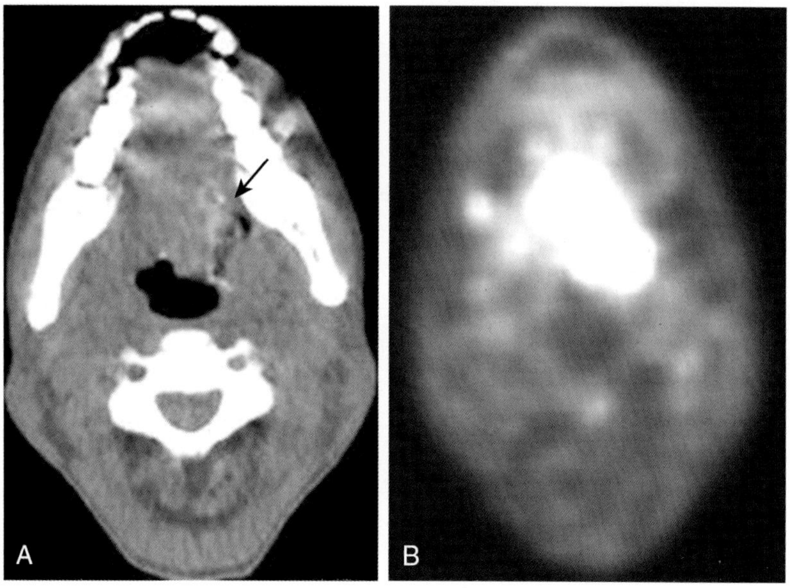

图 13-43 PET 显示复发性癌症。(A)化疗后,口腔舌和舌根部偏左侧仍有坏死肿块(箭头所示);(B)PET 研究显示舌基底弥漫性浸润,可见 FDG 摄取强烈。

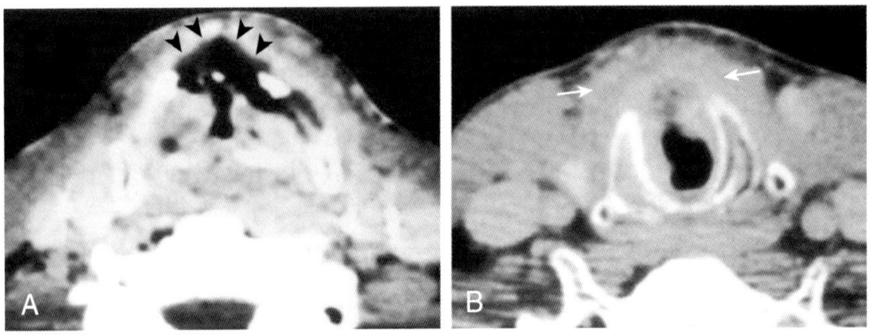

图 13-44 喉软骨坏死。(A)双侧甲状软骨前部缺损,同时声门前和声门旁软组织中存在喉外空气(三角箭头所示),典型的骨碎裂,注意没有受照射颈部特有的脂肪平面;(B) 在环甲膜水平,可以看到坏死组织(箭头所示)向前方伸入带状肌。(A compliments of Hugh Curtin,MD,Boston,MA.)。

淋巴瘤患者会出现结节。鼻咽部淋巴瘤有机会扩散到颅底和脑神经孔。

由于舌根部有舌侧和舌扁桃体组织,口咽部淋巴瘤的发病率很高。同样,这些病变可能表现为外生肿块,很难与扁桃体淋巴组织肥大相鉴别。淋巴瘤和淋巴组织增生在 T2W 上的信号强度都可能相对较高,并可能出现增强,因此很难区分(图 13-45)。伴有淋巴结病甚至可能没有帮助,活检可能是必要的。对于疑似淋巴瘤的艾滋病患者来说,这也是一个难题。

与非霍奇金淋巴瘤相比,霍奇金病很少影响 Waldeyer 环,而且成人患病年龄较小。

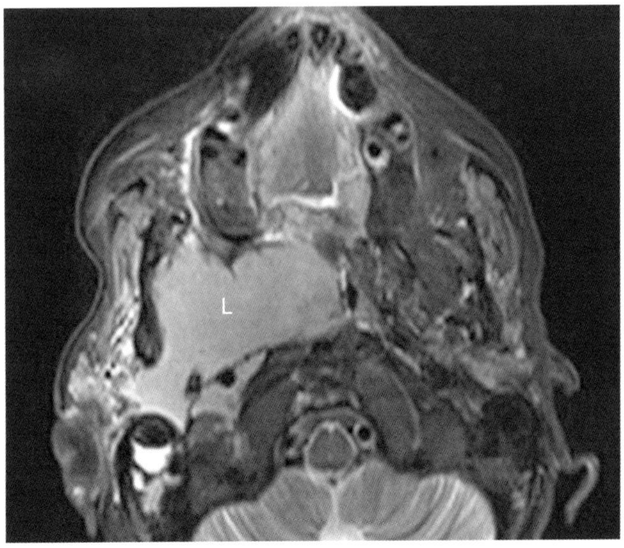

图 13-45 口咽部淋巴瘤。值得注意的是,口咽淋巴瘤(L)影响腭扁桃体的均匀程度,并扩散到咽旁、咀嚼器、颈动脉和咽后间隙。

小唾液腺恶性肿瘤

鼻咽部广泛的小唾液腺组织导致了腺样囊腺癌(最常见的小唾液腺恶性肿瘤)、黏液表皮样癌、棘细胞癌、腺癌、多形性低级别腺癌和未分化癌等肿瘤。腺样囊性癌尤其难以治疗,因为它们容易向会神经周围扩散(60%的患者会出现这种情况)。颅底孔很容易成为鼻咽腺样囊性癌的目标,肿瘤会从这里沿着神经蔓延到颅内,神经周围进展预示着不良的预后,并可能导致部分瘫痪和麻痹。

口咽部小唾液腺肿瘤近一半为多形性腺瘤,另一半为恶性。口咽部小唾液腺恶性肿瘤通常由腺样囊性癌引起,最常见的发病部位是软腭。

要区分鼻咽部非癌肿瘤的主要组织学类型几乎是不可能的,年龄可能是最好的鉴别标准,淋巴瘤多发于年轻人,即使肿瘤较大,淋巴瘤也常常表现为均匀的一致外观,其信号强度可能不一,但通常与非坏死性癌无异。淋巴瘤通常呈外生型生长,其深度浸润不如癌,轻微的唾液腺肿瘤在 MRI 上的信号强度形态各异,在 T2W 上偶尔可以发现非常高信号的小唾液腺肿瘤,通常代表腺样囊性癌或低级别黏液表皮样癌,神经周围的扩散提示前者。

浆细胞瘤

浆细胞瘤可发生在鼻咽部、腭扁桃体和舌根部,它们通常呈椭圆形,在 T1W 上的强度与肌肉相似,在 T2W 上仅有轻微的高信号,它们会明显增强,通常中心信号不均匀。

肉瘤

在儿童中,鼻咽部最主要的肿瘤是横纹肌肉瘤,这是一种通过化疗就能很好治疗的肿瘤(图 13–46)。横纹肌肉瘤常见颅内扩展,鼻出血可能是其主要症状,在可能出血的鼻咽肿瘤中,横纹肌肉瘤最为常见,横纹肌肉瘤会迅速向咽后扩散,需要转诊接受放射治疗,联合化疗和放疗的 5 年生存率>50%,横纹肌肉瘤也可能发生在舌部。学龄前儿童的横纹肌肉瘤较为严重,需要放疗才能缓解。在肉瘤类中,口咽部还可能出现血管肉瘤和滑膜肉瘤。

除鳞状细胞癌外，影响声带的恶性肿瘤还包括软骨瘤,环状软骨与软骨瘤和软骨肉瘤有关,这些病变在 CT 上可通过肿瘤软骨基质造成的"爆米花状"轮状钙化来识别(图 13–47)。良性软骨瘤和恶性软骨瘤有时很难区分,喉部软骨肉瘤通常级别较低,生长缓慢,通常采用局部切除的方法进行治疗。软骨肉瘤在喉部恶性肿瘤中所占比例不到 1%，好发于 40~60 岁年龄段,男性发病率为(5~10):1。70%以上的肿瘤发生在环状软骨。

咽部另一种罕见的恶性肿瘤是滑膜肉瘤。如果肿块轮廓清晰但质地不均,伴有分隔、出血、囊肿、钙化或多形性,则应怀疑是滑膜肉瘤。这些病变并非来自滑膜结构,这是一种错误的说法,"滑膜肉瘤"并不意味着滑膜来源,而仅仅是细胞形状。

恶性淋巴结肿大

严格来说,淋巴结并不属于头颈部黏膜系统,但在讨论鳞状细胞癌的章节中讨论淋巴结似乎更有意义,成人淋巴结疾病最常见的原因是从黏膜原发肿瘤转移而来的鳞状细胞癌。

最近,颈部淋巴结的命名方式发生了变化,这得到了多个头颈部外科医生协会的支持，这种命名法将淋巴结分为Ⅰ~Ⅶ区级(图 13–48)。Ⅰ区淋巴结包括颏下(Ⅰa)和颌下(Ⅰb)淋巴结链,Ⅱ区淋巴结包括舌骨上方的颈内淋巴结链,位于颈静脉前方或紧邻颈静脉

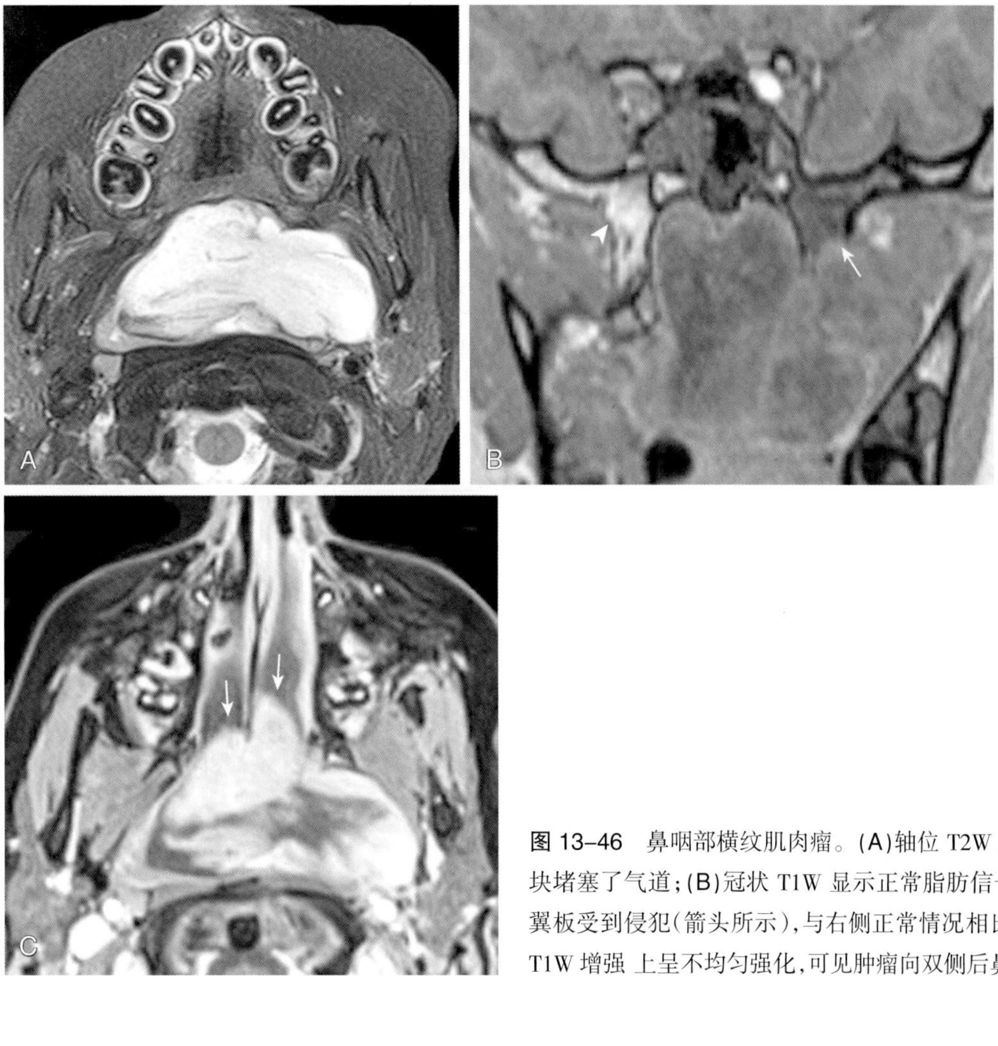

图 13–46 鼻咽部横纹肌肉瘤。(A)轴位 T2W 显示一个巨大的高信号咽部肿块堵塞了气道;(B)冠状 T1W 显示正常脂肪信号消失,皮质清晰度丧失,表明翼板受到侵犯(箭头所示),与右侧正常情况相比(三角箭头所示);(C)肿瘤在 T1W 增强 上呈不均匀强化,可见肿瘤向双侧后鼻腔扩展(箭头所示)。

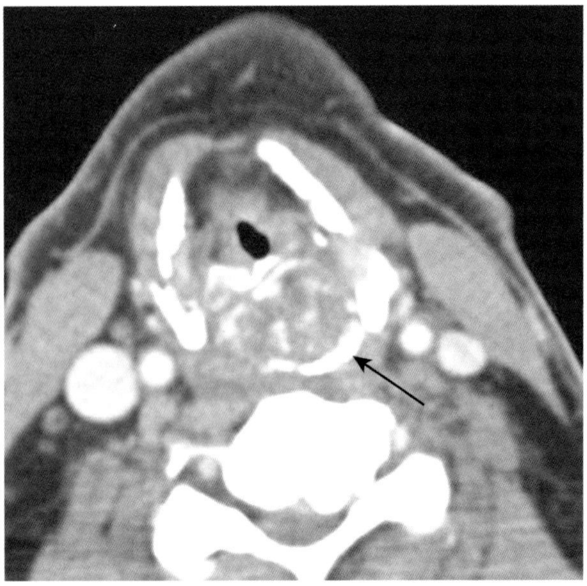

图 13-47 喉部软骨肉瘤。注意环状软骨起源(箭头所示),“爆米花样”外观,基质不良,这是该肿瘤的特征。

(Ⅱa),或位于胸锁乳突肌深处颈静脉后方(Ⅱb)。Ⅱa 淋巴结包括位于咽上部的颈阔肌结节,即沿着腹阔肌后腹部的结节。Ⅲ区淋巴结包括舌骨和环状软骨之间的颈静脉链,Ⅳ区淋巴结包括环状软骨下方的颈静脉链。Ⅴ区淋巴结是指颈部后三角区(胸锁乳突肌深部和后部,以及锁骨上方)的所有淋巴结。如果在环状肌以上,则称为Ⅴa,如果在以下,则为Ⅴb。Ⅵ区淋巴结是指在甲状腺前方的颈静脉周围的淋巴结。最后,Ⅶ区淋巴结位于上纵隔区域。

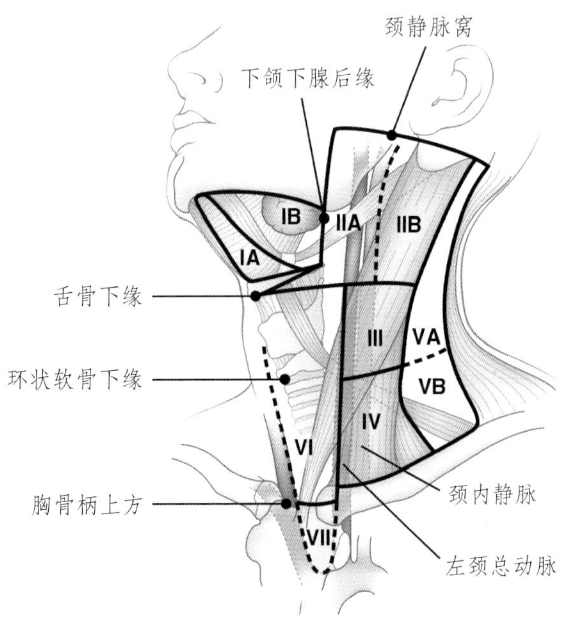

图 13-48 淋巴结分区。修订后的淋巴结分区包括对Ⅰ、Ⅱ和Ⅴ区淋巴结的 A 和 B 划分。ⅠA 指的是颏下淋巴结,ⅠB 指的是颌下淋巴结;Ⅱ区淋巴结的分界取决于与颈动脉鞘/颈静脉的关系,ⅡA 在前方或沿颈动脉鞘/颈静脉,ⅡB 在后方,但都在舌骨上方,而Ⅲ区淋巴结则在舌骨和环状软骨之间;在后三角分类Ⅴ区 中,环状软骨上方的淋巴结为Ⅴ(A)下方的淋巴结为ⅤB。

TNM 分类法中淋巴结的 N 分期见框 13-12(呼吸消化部位)和框 13-13(鼻咽部)。M 分期为无远处转移的 M0 和有远处转移的 M1。

需要记住的关键数字是:≤3cm 为 N1 结节,3 至 6cm 为 N2 淋巴结,>6cm 为 N3 分类。80%的鼻咽癌患者会出现淋巴结转移,50%的患者会出现双侧淋巴结转移。引流的第一梯队是咽后外侧淋巴结,接下来,颈静脉高位淋巴结(Ⅱ区,颈静脉)和后三角淋巴结(Ⅴ区)链也会受到浸润。鼻咽部的淋巴结分期是”特殊”的:N0

BOX 13-12 N (Nodal) Staging Criteria for Oral Cavity, Oropharynx, Hypopharynx, Paranasal Sinuses, and Larynx

NX—Regional lymph nodes cannot be assessed
N0—No regional lymph node metastasis
N1—Metastasis in single ipsilateral lymph node, ≤3 cm in greatest dimension
N2—Metastasis in single ipsilateral lymph node, >3 cm but ≤6 cm in greatest dimension, or multiple ipsilateral lymph nodes, none >6 cm in greatest dimension, or bilateral or contralateral lymph nodes, non >6 cm in greatest dimension
N2a—Metastasis in single ipsilateral lymph node >3 cm but ≤6 cm in greatest dimension
N2b—Metastasis in multiple ipsilateral lymph nodes, none >6 cm in greatest dimension
N2c—Metastasis in bilateral or contralateral lymph nodes, none >6 cm in greatest dimension
N3—Metastasis in lymph node >6 cm in greatest dimension

From Edge SB: *AJCC Cancer Staging Manual*. 7th ed. New York: Springer; 2009. Used with permission.

注:框 13-12 涉及第三方版权,中文译文如下。

框 13-12 口腔、口咽、下咽、鼻旁窦和喉的 N(淋巴结)分期标准

NX:局部淋巴结不能被评估
N0:无区域淋巴结转移
N1:单个同侧淋巴结的转移,最大径≤3cm
N2:单个同侧淋巴结转移,最大径>3cm 但≤6cm,或多个同侧淋巴结,最大径≤6cm,或双侧或对侧淋巴结,最大径≤6cm
N2a:单个同侧淋巴结的转移,3cm<最大径≤6cm
N2b:同侧多个淋巴结转移,最大径≤6cm
N2c:双侧或对侧淋巴结转移,最大径≤6cm
N3:淋巴结转移最大径>6cm

BOX 13-13 Regional Lymph Nodes (N): Nasopharynx

NX—Regional lymph nodes cannot be assessed
N0—No regional lymph node metastasis
N1—Unilateral metastasis in cervical lymph node(s), <6 cm in greatest dimension, above the supraclavicular fossa, and/or unilateral or bilateral retropharyngeal lymph nodes <6 cm in dimension
N2—Bilateral metastasis in lymph node(s), <6 cm in greatest dimension, above the supraclavicular fossa*
N3—Metastasis in a lymph node(s) and/or to supraclavicular fossa
  N3a—>6 cm in dimension
  N3b—Extension to the supraclavicular fossa

From Edge SB: *AJCC Cancer Staging Manual*. 7th ed. New York: Springer; 2009. Used with permission.
*Note: Midline nodes are considered ipsilateral nodes.

注：框 13-13 涉及第三方版权，中文译文如下。

框 13-13 鼻咽部区域淋巴结

NX：局部淋巴结不能被评估
N0：无区域淋巴结转移
N1：颈部淋巴结单侧转移，锁骨上窝上方最大径<6cm 和（或）单侧或双侧咽后淋巴结<6cm
N2：双侧淋巴结转移，锁骨上窝上方最大径<6cm
N3：淋巴结的转移和（或）到达锁骨上窝
  N3a：最大径>6cm
  N3b：锁骨上窝淋巴结转移

* 注：中线淋巴结被视为同侧淋巴结。

无结节，N1 单侧颈部淋巴结转移，和（或）单侧/双侧咽后淋巴结转移，6cm 或以下，在环状软骨下缘以上，N2 双侧颈部淋巴结转移，6cm 或以下，在环状软骨下缘以上，N3 单侧或双侧颈部淋巴结转移，>6cm 和（或）超过环状软骨下缘水平。除单纯的大小标准外，还包括是否存在（或不存在）淋巴结中央坏死，这表明无论结节大小均为肿瘤。在评估淋巴结时，重要的是分析是否存在包膜外侵犯（在淋巴结范围外向邻近软组织扩散），因为包膜外侵犯会使 5 年预后降低 50%，并常常导致局部治疗失败（框 13-14）。淋巴结包膜外侵犯的发生率与淋巴结大小有关，从组织病理学角度看，横径<1cm 的淋巴结中有 23%、2~3cm 的淋巴结中有 53%、>3cm 的淋巴结中有 74%存在包膜外侵犯（图 13-49）。应测量这些淋巴结。

淋巴结的临床评估依赖于触诊，有数据表明，即使经过最好的治疗，临床上也有>20%的颈部 N0 患者存在隐匿性结节转移。医生的任务就是改善这一数字，即使是 N0，大多数 T2 癌症患者也要接受颈部清扫术，

框 13-14 淋巴结导致预后下降 50%的特征

1. 任何的淋巴结转移
2. 双侧淋巴结转移
3. 转移淋巴结的包膜外扩散
4. 固定至重要结构（如颈动脉、椎前肌肉组织）

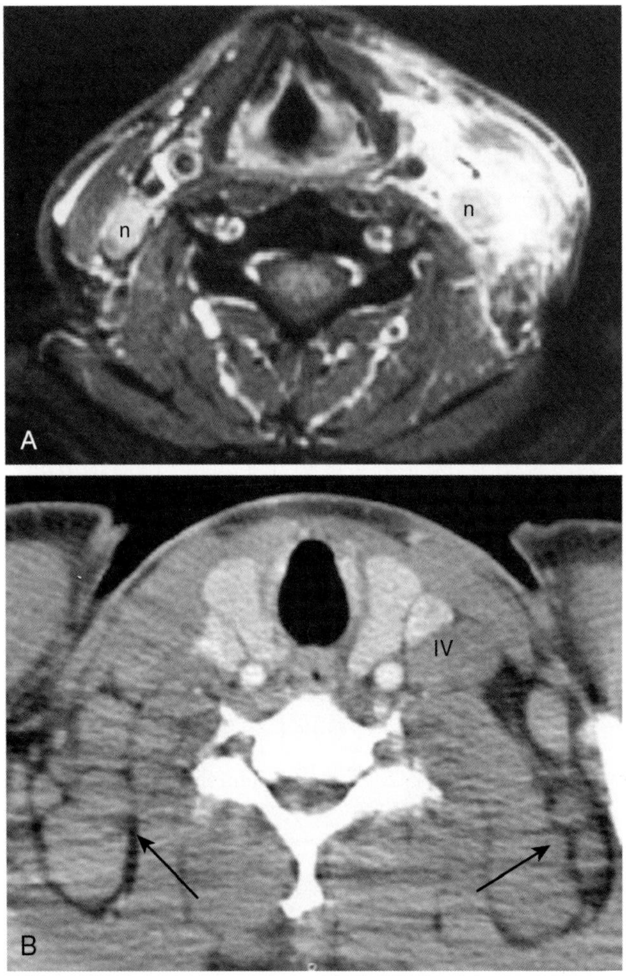

图 13-49 肿瘤结外扩散。(A)脂肪抑制增强 T1W 图像可清晰显示肿瘤从淋巴结(n)向颈部软组织扩散的情况，出现淋巴结包膜外扩散预示着预后较差，手术时难以获得"干净的边缘"，这些淋巴结属于Ⅲ区淋巴结，因为它们位于舌骨下方；(B)该患者环状软骨下方的淋巴结被列为Ⅳ区和ⅤB 区（箭头所示），由于它们是双侧的，因此，将其评为 N2c。

在 N0 患者颈部清扫术的阳性标本中（约占 30%），有 25%发现了直径<3mm 的转移灶。医生就尽量发现这些病灶。

有些位于头颈部深处的淋巴结在临床上无法触诊到，鼻咽癌常伴有咽后淋巴结，但临床上无法检测到

(图 13-50)。有时,咽旁深部淋巴结和(或)颈静脉链(Ⅱ区)淋巴结可能不易触及。因此,一般认为 15%~30%的恶性淋巴结,无法被临床发现,放射科医生的职责是识别这些淋巴结,以及显示中央结节坏死的极小淋巴结,临床医生(和不成熟的放射科医生)可能会认为这些淋巴结无关紧要。

大多数头颈部放射科医生都认为,CT 是识别颈部淋巴结最简单的方法,但前提是必须在血管中注入大量造影剂,以区分血管和淋巴结。此外,有证据表明,CT 比 MRI 更容易识别中央结节坏死。

关于确定淋巴结肿大并因此被肿瘤浸润的适当大小标准,一直存在大量争议。头颈部淋巴结的大小确实非常重要,癌症专家必须对肿块进行测量。但是,有一点要改变,那就是越小越好。争论的焦点集中在毫米上,有人认为反应性结节的最大正常横向直径是 10mm,有人认为是 12mm,还有人认为是 15mm。大多数人都认为,直径>15mm(轴向最长测量值)的结节应被视为可疑结节,除非事实证明并非如此。咽后结节的直径不应超过 8mm(见图 13-50)。颈静脉最大结节(颈静脉结节)和颌下结节有更大的余地,但是,尽管有这些指南,放射学在预测结节的肿瘤性浸润方面并不奏效。

放射学肿瘤诊断小组(RDOG)的一项研究调查了影像学在预测肿瘤淋巴结转移方面的表现,得到的答案是,效果较差。在这项对数千个淋巴结进行的大型多机构研究中,研究者发现使用 10mm 的截断值,CT 在检测疾病方面的特异性和敏感性分别只有 39%和 88%,而 MRI 的效果也不好(分别为 48%和 81%)。使用10mm 大小或中心坏死来表示阳性结节时,CT 阴性预测值(NPV)为 84%,阳性预测值(PPV)为 50%,而 MRI 的 NPV 为 79%,PPV 为 52%(表 13-8)。

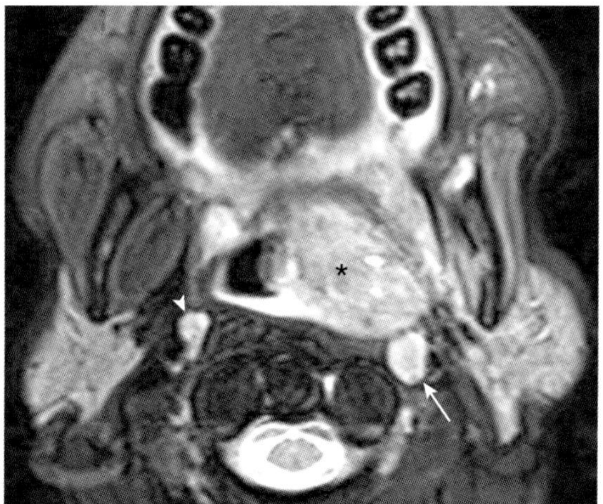

图 13-50 咽后淋巴结。轴位 T2W,内镜检查清楚地看到一个较大的咽部肿块(鳞状细胞癌),临床医生看不到的是不对称增大的左侧咽后淋巴结(箭头所示),表明已发生淋巴结转移,相比之下,右侧淋巴结的大小更为正常(三角箭头所示)。

RDOG 发现,要使阴性预测值达到 10%,就必须使用 5mm 的分界线,但这样一来,假阳性率就高达 56%。那么为什么还要做这些研究呢?在很多情况下,不管有没有淋巴结,外科医生都会继续治疗颈部,希望在 20%~30%的病例中发现微小病变,一些原发性肿瘤,如口咽、下咽和声门上癌的淋巴结转移率很高(约为 60%),因此,医生会直接进行治疗。此外,医生倾向于切除淋巴结,因为在切除后可以更好地接近原发肿瘤。鳞状细胞癌恶性颈淋巴结转移的发病率随原发肿瘤部位的不同而不同(表 13-9)。

以欧洲和亚洲同行为首的超声医师大力倡导使用超声(US)评估淋巴结,功率多普勒超声会显示圆形结节,多数转移性结节无血流和外周实质血流。有分支的门血管提示淋巴结炎,而外周血管提示淋巴结转移。如果短轴直径为 5~7mm,且无门血流,则敏感性可升至近 90%,特异性约为 95%。还可以使用超声引导细针穿刺结节,进行细胞学评估。这种技术非常准确(特异性接近 99%),但需要耐心和丰富的专业知识。

淋巴结的形状也可作为肿瘤是否累及淋巴结的辅助指标,与肾豆形状的淋巴结相比,更圆润的淋巴结发生肿瘤的概率更大,大多数作者都认为,除非患者患有活动性肺结核或过去曾因淋巴瘤接受过放射治疗,否则无论淋巴结大小,只要出现中心坏死,就应被认为是恶性淋巴结,除非事实证明并非如此。中央有脂肪的淋巴结是良性的,可能意味着以前有炎症和(或)放射治

表 13-8 淋巴结的大小及病理学分析

大小	CT 敏感性	CT 特异性	MRI 敏感性	MRI 特异性
5mm	98%	13%	92%	20%
8mm	95%	22%	87%	31%
10mm	88%	39%	81%	48%
12mm	74%	67%	66%	72%
15mm	56%	84%	51%	86%

Data from Curtin HD, Ishwaran H, Mancuso AA, Dalley RW, Caudry DJ, McNeil BJ. Comparison of CT and MR imaging in staging of neck metastases. Radiology. 1998;207:123-130.

表 13-9 鳞状细胞癌的原发部位与淋巴结转移

原发部位	淋巴结转移(%)	双侧淋巴结转移(%)	治疗后淋巴结(%)	淋巴结引流区域
鼻咽	72~85	25~33	15~20	Ⅰ~Ⅴ
口咽部	66~76	20~25	15~20	Ⅱ,Ⅲ,Ⅴ
下咽部	59~65	9~13	15~20	Ⅱ~Ⅴ
声门上	55~80	21	10~20	Ⅱ~Ⅳ
口腔	3~36	8~12	8~28	Ⅰ~Ⅲ
鼻窦	10~17	<5	16	Ⅰ~Ⅲ
声门	3~7	<5	<5	Ⅱ~Ⅳ

疗,造影剂增强、钙化、不对称聚集和结节周围脂肪浸润应有助于提高发现恶性腺病的概率。

关于淋巴结的重要性请记住 Dave 关于淋巴结的 50%法则。原发肿瘤伴有淋巴结会使 5 年预后缩短 50%,双侧肿瘤伴有淋巴结会使 5 年预后再缩短 50%,淋巴结包膜外扩散会使 5 年预后再缩短 50%,与重要结构(颈动脉、椎动脉、脊柱旁肌肉、横突、肱动脉丛)固定会使 5 年预后再缩短 50%,而 50%的学龄儿童在 50%的时间内有可被触及的淋巴结。

恶性淋巴结转移:其他注意事项

处理颈内静脉链淋巴结时需要考虑的另一个重要问题是淋巴结病是否侵犯颈动脉,目前,还没有一种理想的影像学检查方法能预测在有淋巴结病的情况下颈动脉是否被肿瘤侵犯。一般认为,如果鳞状细胞癌环绕的颈动脉周径<270°,则颈动脉壁受侵的可能性很小,这表明外科医生可以将肿瘤从颈动脉上"刮"下来。

但是,当肿瘤环绕颈动脉>270°时,颈动脉壁几乎总是受到侵犯,可能需要牺牲颈动脉。外科医生可能会花大量时间触诊淋巴结,以临床评估淋巴结是否固定在颈动脉上;然而,影像学检查,尤其是 MRI 检查,可能比临床检查更有用,至少放射科医生愿意这么认为,颈动脉造影可能并不那么有用,因为动脉管腔可能完全正常,而其血管内膜和肌层可能被癌症浸润。另一方面,动脉造影对于确定患者在手术时是否能承受通过可逆球囊闭塞试验牺牲颈动脉非常有价值,当颈动脉被包裹时,长期预后很差,即使是一流外科医生也无能为力。

淋巴结扩展到颈部后部肌肉组织、脊柱旁软组织和(或)颅底,也会使手术切除变得更加困难,甚至不可能。这些发现表明,肿瘤的范围可能肉眼不可见,需要进行激进的手术才能获得微小的治愈概率。

一般来说,临床医生会使用相对严格的临床分期标准来决定是否切除淋巴结。在许多情况下,为了排除微小病变的可能性,外科医生会在临床表现为 N0 的患者进行手术,另一种治疗方案是对这些患者进行术后放疗,以消除微小淋巴结病变。然而,临床医生通常会暂时搁置放疗,因为头颈部癌症患者发生转移的可能性为 15%。放射治疗可能是为了治疗继发性原发肿瘤,这可能是年轻患者采用手术治疗的一个理由,在某些情况下,手术前会使用放射治疗来减少肿瘤的体积,从而使手术切除更加容易,尽管如此,目前尚无证据表明放疗后手术的治愈率明显优于术后放疗的治愈率。

偶尔,患者会出现恶性淋巴结病,但没有临床上明显的原发肿瘤。鼻咽、扁桃体、梨状窦和舌根是内镜检查看不到的隐匿性原发肿瘤最常见的头颈部部位。因此,对于原发肿瘤不明的患者,放射科医生应更加关注这些部位。检查应包括 CT 或 MRI,以及吞钡和上消化道检查。对于通过临床和内镜检查发现原发肿瘤不明的颈部恶性淋巴结病患者,25%的病例可通过影像学检查确定原发肿瘤。在许多情况下,原发肿瘤从未被发现,偶尔,颈下部淋巴结病变的患者可能患有食管、气管、支气管或肺部原发肿瘤。

当出现恶性淋巴结病而无临床或影像学来源时,使用 FDG PET 来确定癌症原发部位的结果不一。PET 能主动预测原发癌的比例相当高;25%~50%的隐匿性原发癌是通过 PET 发现的。进行双侧扁桃体切除术和颈部淋巴结切除术可能会发现相同数量的原发性肿瘤。

甲状腺癌引起的淋巴结转移

甲状腺乳头状癌引起的淋巴结病在很多方面都很独特(图 13-51)。在 50%的病例中,淋巴结病是癌症的主要表现,而在 25%的病例中,甲状腺癌可能是触诊和影像学检查所无法发现的,甲状腺乳头状癌淋巴结转移可能是:①囊性;②钙化;③高血管性;④高增强;⑤含胶质;⑥在 T1W 上明亮;⑦微小;⑧咽后;⑨出血性;⑩值得单独写一段。甲状腺乳头状癌的转移性淋巴结病即使在甲状腺原发疾病显微镜下和影像学上无法检测到的情况下也可能出现。这些淋巴结可能可以通过碘治疗进行治疗。还要记住,乳头状癌虽然以区域淋巴播散为特征,但也可能在肺部产生播散病变,因此,在 CT 影像中一旦发现肺尖,一定要切换到肺窗。

淋巴瘤

20~40 岁患者出现单侧颈部肿块的最常见非炎症性原因是淋巴瘤。非霍奇金淋巴瘤(NHL,占淋巴瘤的 75%)在头颈部的发病率高于霍奇金淋巴瘤(25%),而且非霍奇金淋巴瘤通常也会累及 Waldeyer 环。50%的 Waldeyer 环 NHL 患者在发病时有淋巴结病。如果颈部有孤立的结节或纵隔受累,则更倾向于霍奇金病(HD)。许多 HD 患者都有单核细胞增多症病史,这可能是病因之一。经典的 HD 是有组织地通过淋巴链从一个梯队发展到下一个梯队。NHL 则更有可能跳跃式发展,并累及肺、骨和非毗连淋巴结。头颈部是仅次于胃肠道的 NHL 第二常见部位(尽管 NHL 可能遍布美国和加拿大)。镓扫描或铊扫描均可用于确定患有霍奇金病的淋巴结。

治疗后的影像学表现

当这些病例出现在屏幕上时,不要只是抱怨无法区分正常的术后或放疗后变化与复发疾病。可以提供一些有关复发可能性的信息,尤其是在水肿消退后(约 8 周后)进行治疗后基线研究时,90%的头颈癌复发发生在前 12 个月内,96%发生在 2 年内。因此,只有在 5 年后且未发现肿瘤迹象时,患者才能被视为肿瘤治愈。复发通常在原发部位、淋巴结及原发部位和淋巴结之间平均分布。因此,在最初 2 年内应经常进行残留或复发疾病的检查,通常每隔 6 个月进行 1 次,检查范围必须包括原发部位和颈部淋巴结。治疗后 8 周扫描后出现的组织增生可能提示复发。发现病灶外生(进入黏膜外深层软组织)或内生(进入呼吸道)软组织隆起时,应进行复发组织学检查,形态学是关键所在。MRI 信号、CT 密度和增强特征都毫无用处,尤其是在放疗后,随着时间的推移增大是唯一提示复发的征兆。

在确定复发之前,必须熟悉颈部手术的术语,颈部清扫术是为了切除疑似淋巴结病。术前可通过触诊或影像学检查确定淋巴结,有时也会在 N0 颈部清扫淋巴结,因为该原发部位(如喉上、舌根和扁桃体)的微小病变率很高。如果胸锁乳突肌、副神经(Ⅺ)、下颌下腺和颈静脉与Ⅰ~Ⅴ区淋巴结一起切除,则称为根治性颈部清扫术。颈部一侧被削平,除皮肤、动脉和颈部脏器前方组织外,只留下极少量组织。改良颈部清扫术通常会保留副神经(允许斜方肌发挥作用)、胸锁乳突肌和

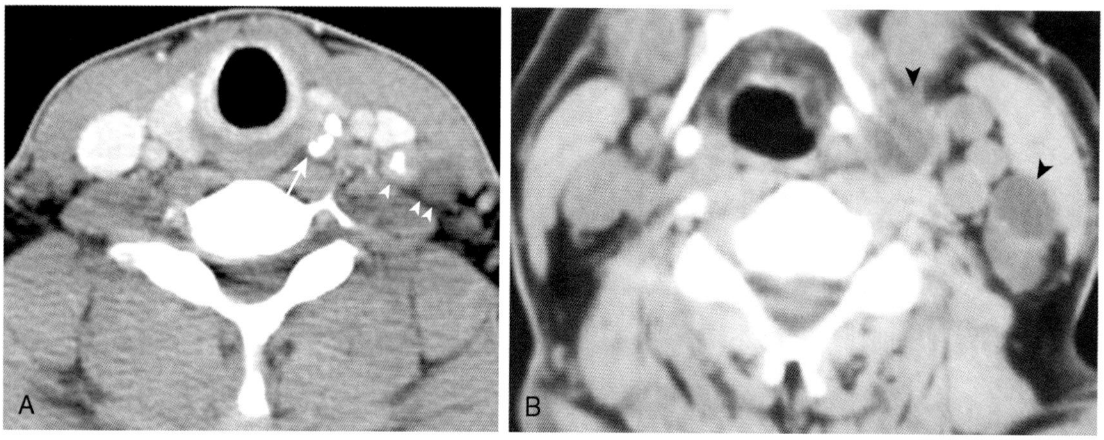

图 13-51 甲状腺乳头状癌至淋巴结。(A)轴向 CT 增强显示甲状腺左侧叶钙化结节(箭头所示),伴有钙化(单三角箭头所示)和囊变(双三角箭头所示)转移淋巴结;(B)另一名患者的甲状腺乳头状癌囊性结节转移(三角箭头所示)。

(或)颈内静脉。肩胛舌骨上颈淋巴结清扫术切除环状软骨上方的Ⅰ~Ⅲ区淋巴结，通常会保留胸锁乳突肌、颈内静脉和副神经。这种切除术常用于呼吸消化系统高位的 N0 原发肿瘤,隐匿性转移率为中低水平。甲状腺癌患者可能需要进行前颈淋巴结清扫术，以切除脏器前链淋巴结(Ⅵ区),也可进行双侧前颈淋巴结清扫术,重要的是要记住,一旦原发部位的正常淋巴引流途径被手术切除，结节转移可能会在该原发肿瘤的特殊位置发生,在两个淋巴结链都被切除后,要注意肿瘤细胞的真皮淋巴引流,因为淋巴结已无法隔离肿瘤,这在 CT 或 MRI 上表现为皮下水肿和增厚,不幸的是,这可能与急性放射治疗引起的水肿难以区分。

关于头颈部癌症放疗:对患者来说,尽可能不中断接受癌症放疗至关重要，因此不要过度夸大延迟治疗的肿块。最近的一项研究表明,在治疗间隔少于 55 天、间隔 56~65 天和间隔超过 66 天的情况下,接受连续化疗和放疗的患者的 5 年生存率分别为 56%、46%和 15%。确定性放疗期间的治疗中断是不允许的,在这个时间范围内尽量不要拨打任何电话。

大多数放射科医生都很难理解皮瓣和移植物,只能通过当地的设备供应商来了解。因此,此处重申这些手术的一些术语。手术后重建头颈部缺损需要使用皮瓣和移植物。皮瓣通常分为几类:部位(局部、区域或远处)、组织(皮肤、筋膜、肌皮或骨肌皮)和血液供应(随机、轴向、足部或游离)。现代技术将骨整合植入物植入骨移植体(通常是远处的腓骨骨肌皮游离瓣),使患者有机会拥有一个能够咀嚼的牙面。放疗后和(或)有龋齿的人可能会出现骨髓变化,这种变化可能是类似于肿瘤浸润,但实际上可能是放射纤维化、骨坏死(图 13-52)、骨髓炎或牙周病。

如今,外科医生能够植入的皮肤、肌肉、骨骼和脂肪种类繁多。它们通常用前缀来定义,因此骨肌皮瓣就是包含骨、肌肉和皮肤的皮瓣。

在描述所取皮瓣时,应先说明取瓣部位。“free”皮瓣是指游离皮瓣。真正的游离皮瓣是在一个远隔部位,与原来的手术缺损完全分离。因此,可以使用腓骨游离瓣重建下颌骨,或者使用前臂桡侧游离(皮肤)瓣修复口底的瑕疵。游离皮瓣需要通过微血管吻合技术将供体部位的血管(有时也包括神经)吻合到手术部位上。

局部或区域性皮瓣需要在不破坏皮瓣原有血液供应的情况下,将一块邻近组织旋转或“迂回”到手术间

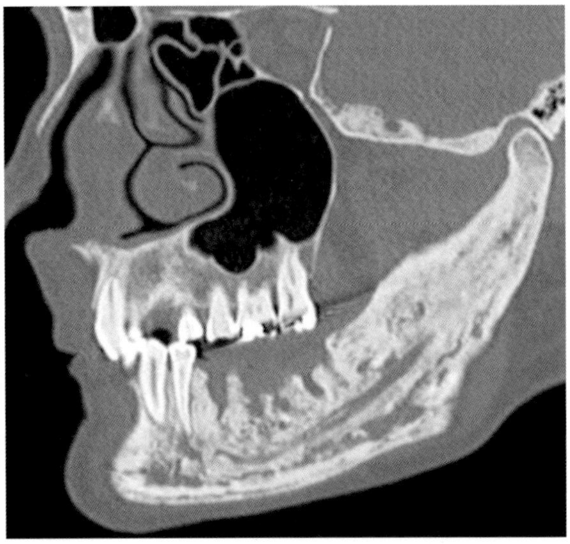

图 13-52 放射性骨坏死。矢状位重建 CT 显示,下颌骨因骨质破坏而出现透亮和硬化混合的变化,病理骨折可能同时存在,没有软组织肿块,既往口腔癌和放射治疗病史,有助于放射性骨坏死的诊断。(Courtesy Nafi Aygun,MD.)

隙中。因此,可将局部肌肉(肌皮)颞肌皮瓣向下旋转,以填补颞下窝切除术的间隙,或将胸大肌皮瓣“蹬”入,以重建较大的舌根部或口底缺损。在影像学上,这些皮瓣最显著的特征往往是脂肪在移植物中占主导地位。当然,患者的体型、国籍、是否坚持节食,以及所使用的皮瓣类型（美国人的腹直肌皮瓣通常比前臂桡侧皮瓣有更多的脂肪)都会影响皮瓣的外观,但皮瓣肌肉的萎缩程度往往大于脂肪。在 CT 和 MRI 上,经过照射的移植物通常比未经过照射的移植物看起来更致密，而且可能看起来像一片纤维状组织,没有良好的组织平面。

未来癌症风险

临床医生普遍认为,肿瘤常在手术区域边缘复发,而以放射治疗为主要治疗方式时，肿瘤常会在瘤床中央复发。复发性鳞状细胞癌很小时可能很难识别,这也是 FDG PET 显示价值的另一个领域。尽管如此,头颈部癌症患者的余生一般都要接受检查，以防继发恶性肿瘤。如前所述,曾患癌症的患者同步或近期口腔癌的发病率约为 40%，在患有口腔以外的头颈部癌症的患者中,同步发生率仍为 15%。

另一个有趣的事实是:在接受胸部 CT 检查的头颈癌患者中，有 19%发现了一个或多个原发性或转移性肿瘤，同步原发性肺癌的发病率是肺转移病灶的两

倍,在第二种病变中,只有不到 1/3 是在胸片上发现的,出现二次病变的头颈部癌症的原发部位在喉、咽和口腔之间的分布比较均匀,大多数患者的淋巴结病为Ⅳ期。大多数头颈部癌症患者的系列报告显示,第二肺原发病灶的发生率为 0.8%~6%,肺转移的发生率为 5%~7%。应建议头颈部鳞状细胞癌患者接受胸部 CT 检查,以发现其他病灶,从而避免头颈部手术白费。

咀嚼烟草、吸烟和过度饮酒都会损伤黏膜,而黏膜损伤会引发鳞状细胞癌。所以,请善待黏膜,改掉这些习惯。

(肖方 译)

第 14 章

头颈部黏膜外疾病

头颈部的黏膜外疾病与黏膜内疾病不同，因为黏膜内疾病的鉴别诊断 90%都围绕着鳞状细胞癌，而黏膜外疾病则多种多样，使得放射科医生在鉴别诊断技能方面得到很好的锻炼。

本章讨论的头颈部放射学，足以应对工作中遇到的 95%的病例，也可能比 95%的放射科医生培训时所使用的参考资料更好。

颈深筋膜层的作用是将颈部舌骨上和舌骨下平面的解剖区域包裹起来，便于进行具体分析。虽然这些筋膜层很难被观察到，但它们确实是一个巧妙的屏障，限制了病变从颈部的一个区域到另一个区域播散。然而，确实存在一些病变，一些恶性[如鳞状细胞癌抗原(SCCA)]和良性(如静脉血管畸形)病变均易于跨越颈深筋膜边界，其他病变在其分布上是多空间的(如淋巴瘤)，这个构架对于研究头颈部非常有价值。

唾液腺

解剖

在颈深筋膜空间解剖学中，唾液腺大半部分被包裹在腮腺间隙与颌下间隙。

3 个主要的唾液腺分别是成对的腮腺、颌下腺和舌下腺。腮腺位于耳下及周围的浅层并延伸至下颌骨的上支。腮腺“间隙”被颈深筋膜包围，包括腺体、颈外动脉分支和下颌后静脉、第Ⅶ脑神经，以及第Ⅴ脑神经的第 3 支颞支的几个分支。腮腺的成分随年龄而变化。随着年龄的增长，腺体(以及其他身体部位)会变得越来越脂肪化。腺体的大小和密度也取决于体质。

对于腮腺，“叶” 是一种根据面神经对腺体进行解剖学划分的粗略区分，对于刚通过“肺”划分学习(其叶在解剖学上有明确的定义) 的第一年住院医师来说很有用。腮腺的深叶是指一部分腮腺组织深入面神经平面 (经 CT 可证实通过茎突的茎突管到达下颌骨的上支/下颌后静脉)；而腮腺的浅叶是指腮腺组织从皮肤下延伸出来，通常为附着于咬肌上的舌状组织。区分腮腺深部和浅表部十分重要，因为源于不同的部位肿瘤决定不同的手术入路(图 14-1)。如果病变位于腮腺浅部，通常从耳外切口进入，将面神经与肿物充分分离以确保其安全，然后从线体浅部至神经切除病变。如果病灶位于腮腺深叶，肿块轮廓清晰且无浸润性生长，也可以从相同的切口进入，将面神经分离，然后向上切除深叶肿块。然而，如果病变是位于深部浸润性生长并可能包裹神经，则其入路方式可能结合耳下颈部切口与咽旁间隙入路。但是，随着深叶病变的浸润，面神经可能会被手术切除(如果它还没有被肿瘤侵蚀)。值得庆幸的是，移植可以恢复功能，但目前尚无相关标准。

咽旁脂肪是一个很好的标志物，可以通过其移位来判断病变在颈深部的位置(表 14-1)。腮腺深间隙病变在前内侧取代咽旁脂肪，并在病变与咽黏膜表面之间保持着脂肪界面。

腮腺管被称为斯坦森管，它经过咬肌然后在第 2 上颌骨磨牙水平居中弯曲插入面颊。因为腮腺包裹时间较晚，所以淋巴组织被包含在内。因此，腮腺是唯一可能导致淋巴结炎、淋巴结内转移、淋巴瘤和自身免疫性淋巴细胞疾病的唾液腺。

颌下空间(框 14-1)包括位于连接下颌与舌骨的筋膜之上与口腔底黏膜之下的组织。因此，它包含舌下腔室与下颌舌骨肌、舌下腺、部分颌下腺、相关的涎管以及相应的神经血管结构。舌下空间沿着下颌舌骨肌的后缘与颌下空间相连。

下颌下腺位于口腔底部，深至下颌角(图 14-2)。与分泌浆液性唾液的腮腺相反，下颌下腺分泌黏液性唾液。此外，由下颌下腺产生的唾液的 pH 值更偏碱性，液

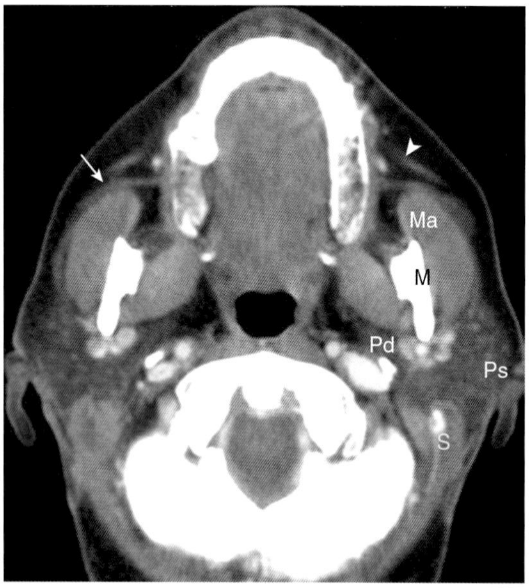

图 14-1 正常腮腺解剖。CT:腮腺(Ps)浅叶位于茎突(S)和下颌骨(M)之间的平面。右侧腮腺管(白色箭头所示)与左侧颧肌(白色三角箭头)区分开来。注意到腮腺组织位于咬肌(Ma)外侧。

体更黏稠。下颌下腺的涎管叫沃顿管,它在口底的系带两侧引流;该涎管有着比斯坦森管更窄的口径,管径却比斯坦森管更宽,在口腔中也更容易造成创伤。下颌下腺涎管在到达其孔口之前分别向前和向上走行。

舌下腺位于舌骨肌内侧的舌下空间。舌下腺的大小范围从影像图像显示不明显到易于辨认(杏仁般大小)。舌下腺在舌下有许多引流管(称为维努斯管)开放。如果主舌下管与沃顿管相连,则称其为巴多林管(不要把口腔内的巴氏管和阴道内的巴氏管混在一起)。舌下腺分泌的唾液也是浆液性的。舌下腺是唾液腺中最小的,与之相关的病变也最少,但它确实与口腔底鳞状细胞癌相关。

小唾液腺散在分布于呼吸消化道的各个部分,但

框 14-1 颌下和舌下间隔的间隔和内容物

舌下间隙
舌骨肌
部分颌下腺
舌下腺
沃顿管
舌动脉
舌神经,舌下神经,舌咽神经
颌下间隙
颌下腺
面动脉分支
ⅠA 级淋巴结

在口腔内尤其丰富(特别是硬腭和软腭)。小唾液腺也存在于口咽部、鼻咽部、鼻窦腔、咽旁间隙、喉部、气管、肺,甚至中耳和咽鼓管。这些腺体分泌黏液性唾液。小唾液腺没有易于识别的导管;然而,它们是许多黏液囊肿的来源,这些囊肿在消化呼吸系统中被视为良性病变。小唾液腺的肿瘤已在黏膜章节(第 13 章)中讨论过;多形性腺瘤和腺样囊性癌分别是常见的良性和恶性组织学类型。

先天性疾病

鳃裂囊肿

第一鳃裂囊肿通常发生在腮腺(框 14-2)或外耳道(EAC)周围。最初的第一鳃裂囊肿有几种分类,包括 Arnot Ⅰ型(腮腺内囊肿)和 Arnot Ⅱ型(前颈部的囊肿,可能通过腮腺深部的管道引流入 EAC;图 14-3 和 14-4)。Ⅰ型鳃裂囊肿在耳郭的前面和下方,并且可能

表 14-1 如何定位病变

病变位置(空间)	咽旁脂肪移位	茎突肌肉移位	长肌肌群移位
腮腺深叶	前内侧	后侧	后侧
咀嚼肌	后内侧	后侧	后侧
颈动脉	前侧	前侧	后侧
黏膜	后外侧	后侧	后侧
咽后	前外侧	前侧	后侧
椎体周围	很少移位	前侧	前侧
咽旁	N/A	后侧	后侧

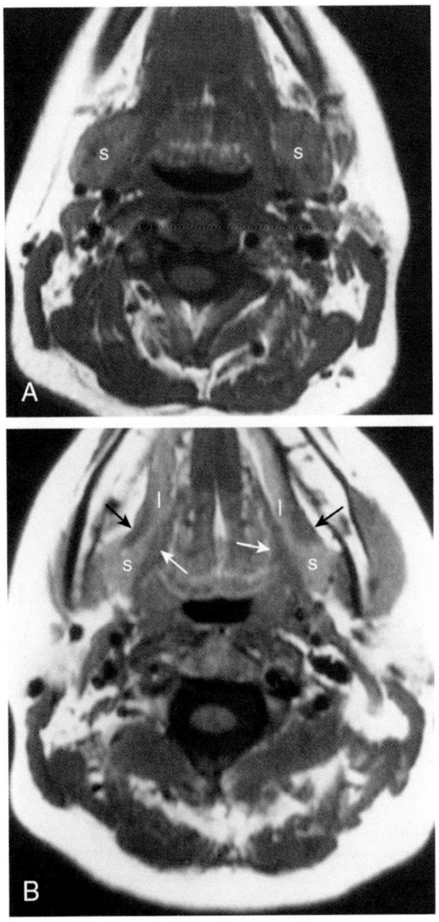

图 14–2　正常的下颌下–舌下解剖。(A)在颈部的 T1W 图像上显示下颌下腺。请注意，由于腺体存在门和涎管系统，腺体通常表现为稍不均匀。(B)在此部分可见下颌下腺的上半部分(S)，同时也很好地显示出舌下腺组织(I)。请注意，舌下间隙的外侧为下颌舌骨肌(黑色箭头所示)，内侧为舌下肌–舌骨肌复合体(白色箭头所示)。

与耳前区的 EAC 的皮肤前面和内侧相通。Ⅱ型鳃裂囊肿较为常见，出现在下颌骨角(通常可见到第二鳃裂囊肿)，并延伸至骨性和软骨性 EAC 的交界处。它们可能很少流向外耳道。两种类型的鳃裂囊肿都可能与面神经密切相关，从而给耳鼻喉(ENT)外科医生带来了困扰。由于第二鳃裂囊肿更为常见，因此即使在腮腺周围位置，第二鳃裂囊肿的数量也可能超过第一鳃裂囊肿(表 14–2)。

虽然这些病变通常具有液体密度和信号特征，但如果感染或损伤，它们的外观可能会变得更加复杂(图 14–3)。邻近可能存在炎症，整个复合体可能混淆成浸润性病变。第一鳃裂畸形可导致外耳骨–软骨交界处结合处的瘘管形成。

框 14–2　腮腺囊性肿块

脓肿
鳃裂囊肿
淋巴上皮病变
多形性腺瘤和 Warthin 瘤
假性囊肿
涎管扩张
涎管囊肿
单纯囊肿

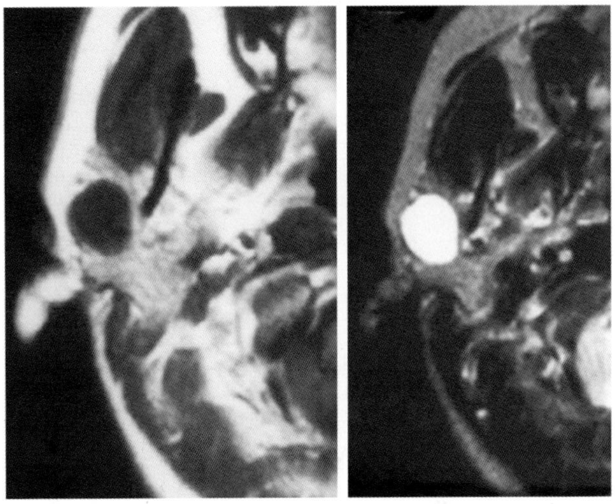

图 14–3　第一鳃裂囊肿。在 T1W 图像(左侧)上，该腮腺内囊肿壁清晰明了，在 T2W 图像上非常明亮(右侧)。仅凭图像是无法确定这是炎性囊肿、创伤后涎腺囊肿还是鳃裂囊肿。

静脉血管畸形

静脉血管畸形(以前不准确地称为血管瘤，但它们并不是肿瘤）可能发生于颌下间隙以及头颈部的其他空间。在 CT 上，它们可能在晚期出现静脉石(与石器时代的单块骨化相反)，但无一例外地可识别为分叶状、不均匀强化的肿块；与邻近的颈静脉一样广泛/密集的明显强化区域并不罕见。如果对这个病灶进行细针穿刺(FNA)，有可能重复出现“只有血”的样本。有趣的是，在那些头颈部静脉畸形的受试者中，大脑静脉发育异常(静脉血管瘤)的发生率为 20%。

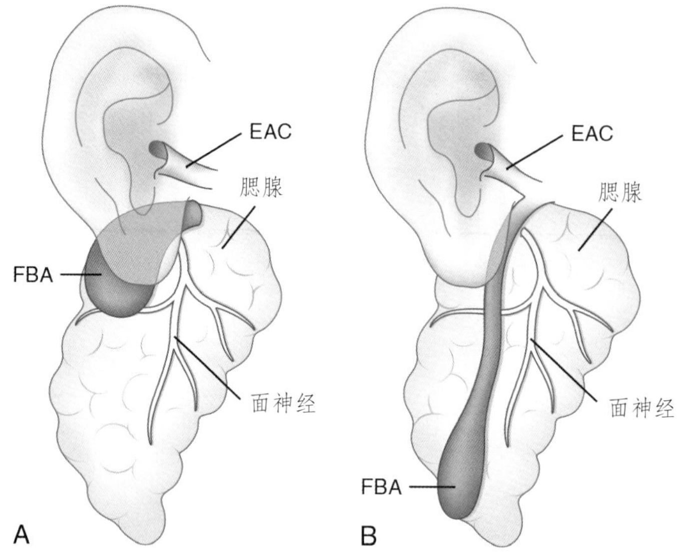

图 14-4 第一鳃裂囊肿的 Arnot 分型。(A)Ⅰ型第一鳃裂囊肿(FBA);囊肿位于腮腺;与外耳道(EAC)不相通。(B)Ⅱ型 FBA;病变的近端与 EAC 相通;囊肿通常向下延伸至腮腺深叶;囊肿的主要部分通常位于腮腺下方。因此,这些肿块可能表现为颌下肿块。(From Mukherji SK, Fatterpekar G, Castillo M, et al. Imaging of congenital anomalies of the branchial apparatus. Neuroimaging Clin North Am. 2000;10:76-77.)

表 14-2 鳃裂囊肿

特点	Ⅰ型 BCC	Ⅱ型 BCC	Ⅲ型 BCC	Ⅳ型 BCC
所有 BCC	7%	90%	2%	1%
位置	耳郭前内、后内侧 下颌角到 EAC 腮腺周围间隙	SCM 中部前方、深至 ICA 下颌角 CCA 分叉 咽旁	SCM 下部前方、外侧	低位,SCM 前方 90%在左侧 沿喉返神经走行
窦道引流	耳、皮肤	扁桃体窝、皮肤	梨状隐窝	梨状隐窝顶端
病因	持续性裂缝	拱形增殖失败、持续性窦道	持续性窦道	持续性窦道

BCC,鳃裂囊肿;CCA,颈总动脉;EAC,外耳道;ICA,颈内动脉;SCM,胸锁乳突肌。

炎性病变

结石病

据估计,结石病(在非数字意义上)是最常见的影响唾液腺的良性病变,因为颌下腺分泌的唾液更强黏液性、更高黏稠度、更碱性,并且较宽的涎管必须向上方排泄,更可能发生淤积,因此结石最常见于沃顿管(图 14-5)。事实上,颌下腺结石的数量是腮腺结石的 4 倍。而舌下腺结石和小涎腺结石极为少见。尽管与唾液腺相关的大多数结石是不透射线的,但一小部分结石(20%)可能不会像平片上可见的那样致密,以致在 X线片上不可见。

有结石疾病的患者通常会感到腺体疼痛,咀嚼食物会使其分泌唾液而使疼痛加重。如果临床医生怀疑患者有结石病,通常的检查包括以 X 线片评估大的不透 X 线的结石。如果 X 线片未发现结石,或患者有涎腺疼痛并怀疑伴有脓肿时,则应行 CT 检查,因为 CT 对钙化和炎性包块的检测更为敏感(图 14-6)。这可能是颈部 CT 罕见的适应证之一,即平扫(发现小结石并与血管区分开)和增强(寻找炎症/脓肿迹象)。记住 MRI 对钙化或非钙化的微小结石不敏感;较大的结石在 T2W 图像上可表现为低信号区,但血管的流空信号可能会与结石相仿。

腮腺钙化还与 HIV 感染、慢性肾病、酗酒、碱性磷酸酶升高和自身免疫性疾病(包括结节病和系统性红

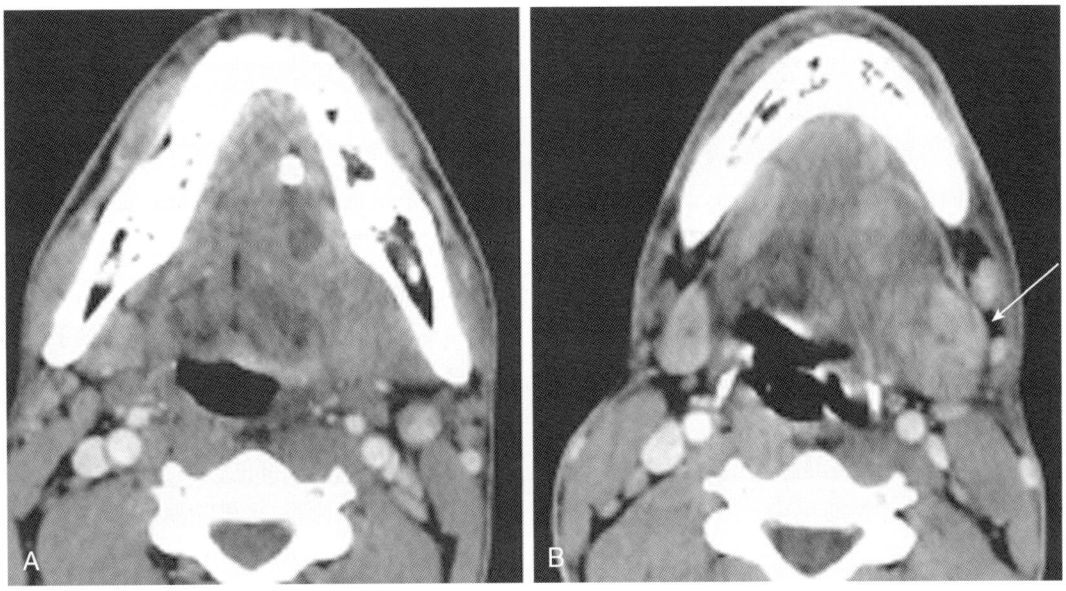

图 14–5 颌下腺涎腺炎。(A)左侧舌下间隙可见一个巨大结石，沃顿管扩张。(B)注意颌下腺(箭头所示)肿胀，舌下间隙脂肪平面消失。

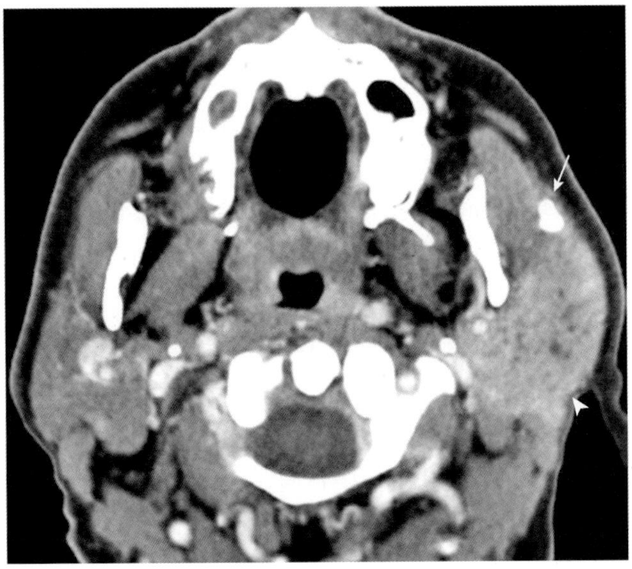

图 14–6 腮腺涎石病和腮腺炎。一块大石头(箭头所示)在狭小的斯坦森管道。注意发炎的左侧腮腺(三角箭头所示)与右腮腺相比，呈弥漫性肿大并明显强化。

斑狼疮)有关。

如果在CT上发现不透X线的结石，则可能需要进行常规的唾液管造影(注射对比剂使唾液管显影)。MRI唾液造影可以采用单次快速自旋回波重T2W序列(仅突出涎管)，也可以采用高分辨率三维FSE或CISS T2W序列。唾液管造影术可用于显示结石通过时造成的狭窄和透明结石造成的充盈缺损。唾液腺造影有助于诊断自身免疫性/慢性涎腺炎，其表现为主涎管萎缩、截断的；以及在腺体实质周围点状/球状聚集物。

涎石症的治疗通常包括提供酸性溶液以刺激唾液分泌，从而排出结石(快速说10遍而不吐口水！)。对于孤立的远端导管(靠近壶腹)的涎石，可以进行经口入路切除和涎管成形术。对于近端或腺体结石，外科医生可能会决定通过切除腺体来治疗患者。这通常是治疗反复发作的涎腺结石和涎腺炎的首选方法。对于伴有破坏性涎腺炎的涎石症，可以采用颈(下颌下)入路，治疗延伸至下颌舌骨肌(近端导管)以外的涎石。

涎腺肿大

涎腺肿大是一种无痛性的腮腺肿大，与多种原因有关，包括：糖尿病、酒精中毒、甲状腺功能减退、吩噻嗪类药物和利尿剂、肥胖、饥饿、辐射和可怕的“特发性”原因。当潜在病因消失后，通常表现为双侧对称性好转的过程。然而，应该注意的是，腮腺大小和稠度的正常范围是存在变异的，并且经常很难明确地指出腮腺肿大的范围。在影像学上，涎腺肿大腺体的CT密度和T2W信号强度一般略高于正常脂肪性腮腺。涎腺肿大的腺体在T2W图像上通常不如感染的腺体那样明亮。你可以看到患者面部轮廓因腺体组织增大而变形。

涎腺炎

涎腺炎指的是腺体炎症，而涎管扩张指的是涎管腔的扩张。涎腺炎常伴有涎管扩张。最常见的原因是结石疾病。与对侧正常腺体相比，发炎的腺体在CT和MRI上表现为腺体肿大、明显强化,并可见腺体周围脂肪间隙模糊。在有涎管扩张和(或)涎腺炎的患者中,可能会看到腮腺组织内的微脓肿。在CT上,它们表现为边缘强化的低密度区域;在MRI上,它们表现为T2W非常明亮的信号强度区域。微脓肿通常是多发性的,可能是导致腮腺疼痛和发热的原因。脓肿也可发生于下颌骨、舌下腺或下颌下腺周围,与口腔感染有关(图14-7)。

各种炎性病变都可能影响涎腺。虽然腮腺炎可能是涎腺(特别是腮腺)最常见的感染,但不需要进行影像学检查;这是一个临床诊断。其他的病毒性病因包括HIV病毒、柯萨奇病毒和流感病毒。细菌感染是不常见的,通常是由链球菌、嗜血杆菌和葡萄球菌引起的。

急性腮腺炎的其他病因包括肉芽肿性疾病(结核、念珠菌、猫抓热)和特发性原因(如产后腮腺炎)。不良的口腔卫生可能会导致颌下、舌下腺和腮腺的感染。除了局部梗阻引起的黏液潴留囊肿，小唾液腺很少出现炎症改变。舌会厌潴留囊肿被认为起源于舌根唾液组织的,可发展为巨大的囊肿。

涎管炎

涎管炎是指涎腺主要涎管系统的炎症。许多自身免疫性疾病可能会导致涎腺炎和涎管炎。Mikulicz病，

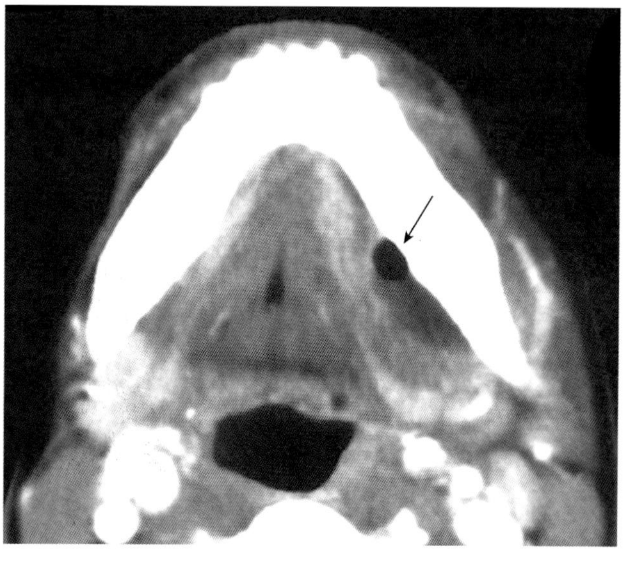

图14-7 脓肿。舌下间隙的脓肿通常是由于龋齿或是其治疗后的结果。局部积气和积液已用箭头标出。当牙医没有正确清洗他们的工具时就会发生这种情况。

或在最近的分类，干燥综合征Ⅰ型疾病是一种自身免疫性疾病,它会导致慢性涎腺炎和涎管炎,并引起涎腺组织纤维化(主要是小腺体),从而出现口干。这种疾病通常影响中年女性。她们结石发病率也较高,所以扫描结果是“干燥”的。当该疾病与血管结缔组织疾病(最常见的是类风湿关节炎,而不是系统性红斑狼疮)相关,并累及泪腺时,该疾病被归类为干燥综合征。干燥综合征是一种自身免疫性疾病，可导致眼干、口干和关节炎。干燥综合征的患者患淋巴瘤的风险增加了10倍,这可能首先表现在腮腺。淋巴瘤通常为非霍奇金淋巴瘤并且可能会影响头颈部的任何其他区域(图14-8)。这些患者经常行影像检查,来排除淋巴瘤可能。

干燥综合征在常规MRI或腮腺管造影的特征是腮腺管表现为点状、球状、空腔或破坏性外观。腺体内可见微小的强化灶。随着疾病严重程度的增加,越来越多的腺体组织被脂肪替代。因此,一些学者认为,脂肪沉积的严重程度与干燥综合征患者唾液流动障碍程度密切相关。干燥综合征还与淋巴上皮囊肿和结节的存在有关，类似于在HIV相关腮腺病变患者中所见的结节(见下文讨论)。

干燥综合征患者的腮腺轴位影像表现不一，从正常到干燥、瘢痕化、萎缩的腺体,到内部有许多大和(或)小囊肿和结节的腺体,再到内部有一个主导性肿块的腺体。这看起来类似AIDS相关的腮腺疾病(见下文讨论)。

自身免疫性涎腺炎患者的腺体在CT上通常比正常腺体密度更高。一些作者描述了在46%的干燥综合征患者在T1W和T2W图像上，腺体呈“盐和胡椒”外观，可能反映了纤维化和淋巴细胞浸润与涎管扩张相混合。任何显性肿块均应行活检以排除淋巴瘤。

淋巴上皮病变

随着AIDS在年轻人群中的流行,腮腺的淋巴上皮病变变得越来越常见。这些可能包括单纯的囊性病变或淋巴样聚集的实性病变(图14-9)。因此,在年轻患者中,如果腮腺内多发病变,应考虑淋巴上皮病变而非多发Warthin肿瘤。鉴别诊断还包括多发腮腺内淋巴结和(或)淋巴瘤。腮腺的淋巴上皮病变与HIV血清阳性有关,这些病变的存在可能早于将患者归类于AIDS感染的诊断。与HIV病毒相关的腮腺疾病包括颈部弥漫性淋巴结肿大以及腺样体和扁桃体组织肥大。骨髓T1W

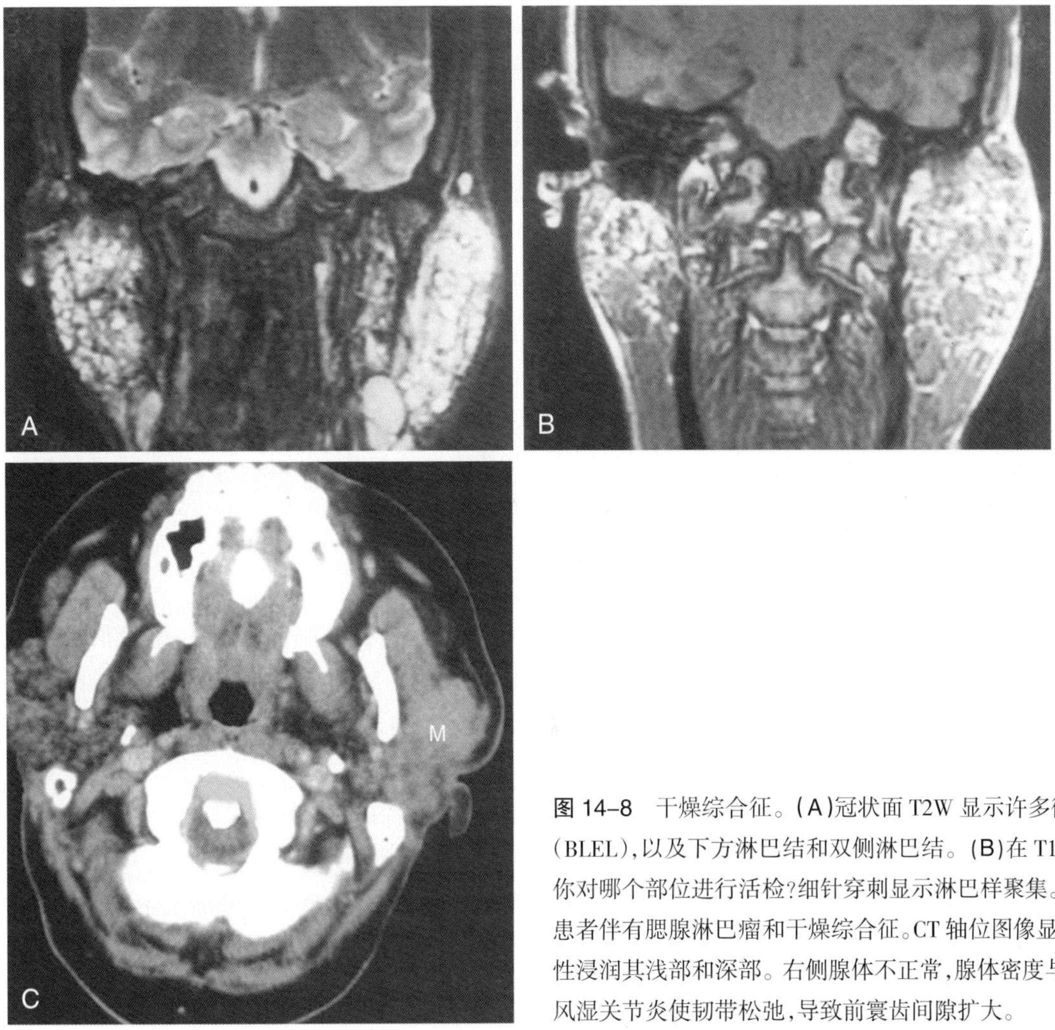

图 14-8　干燥综合征。(A)冠状面 T2W 显示许多微小的良性淋巴上皮病变(BLEL),以及下方淋巴结和双侧淋巴结。(B)在 T1W 上可见主要的肿块,但你对哪个部位进行活检?细针穿刺显示淋巴样聚集。(C)另一例风湿性关节炎患者伴有腮腺淋巴瘤和干燥综合征。CT 轴位图像显示左侧腮腺肿块(M)弥漫性浸润其浅部和深部。右侧腺体不正常,腺体密度与脂肪相互混杂。注意:类风湿关节炎使韧带松弛,导致前寰齿间隙扩大。

信号可能低于正常。淋巴上皮病变表现为囊性病变时,CT 表现为低密度,并在 T1W 和 T2W 图像上具有脑脊液相似的信号特征。然而,淋巴上皮实性结节在横断面影像上可能有多变的密度和信号强度。它们与干燥综合征相关的良性淋巴上皮病变(BLEL)难以区分。

涎腺囊肿

唾液囊肿是指以某种方式与母管沟通的唾液聚集,其方式类似于充满液体的咽囊肿或喉囊肿,或与咽部或喉部间隙局部积液类似(图 14-10)。涎腺囊肿最常见的病因是穿透性损伤,虽然钝性损伤也可能导致涎管破裂并使唾液腺内容物漏入实质和腺体外。这种情况最常发生于腮腺,可能是由于面部侧面受到拳击或刺伤。该实体囊肿与假性囊肿的区别在于它与母管相通,而没有纤维组织包裹。

舌下囊肿

这是一种炎症后的假性囊性病变,由舌下腺或下颌下管阻塞和局灶性破裂引起,进而产生囊性肿块,或局限于下颌舌骨肌(单纯舌下囊肿,覆以上皮),或延伸至下颌下区域(突出型囊肿,不是上皮内衬),或通过被称为“纽扣孔”的舌骨裂(见图 13-24)。舌下囊肿这个名字来源于拉丁语单词“rana”,意思是“青蛙”,因此,假性囊肿的形状常被比作青蛙。舌下囊肿也被称为“黏液逃逸囊肿”,黏液潴留囊肿和舌下腺或邻近的小涎腺囊肿。单纯舌下囊肿通常经口治疗,可以切除或在某些情况下行囊肿造袋术。手术时必须仔细辨认舌神经和舌下神经。突出型舌下囊肿可经颈下切口通过颈部清扫术切除。这种方法可以完全切除囊肿,并有助于保护舌神经和舌下神经功能。另一种选择是,外科医生可经口

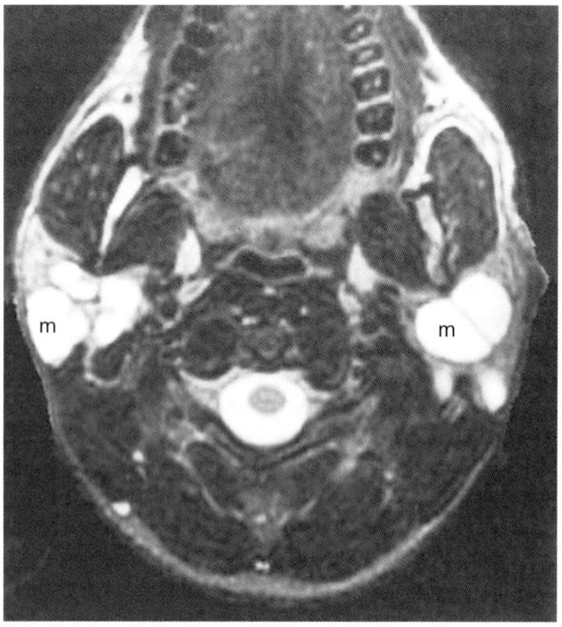

图 14–9 与 HIV 相关的淋巴上皮病变。在这个脂肪抑制 FSE T2W 成像中,腮腺有多个高信号的肿块(m),这是 HIV 阳性患者典型的淋巴上皮囊肿表现。

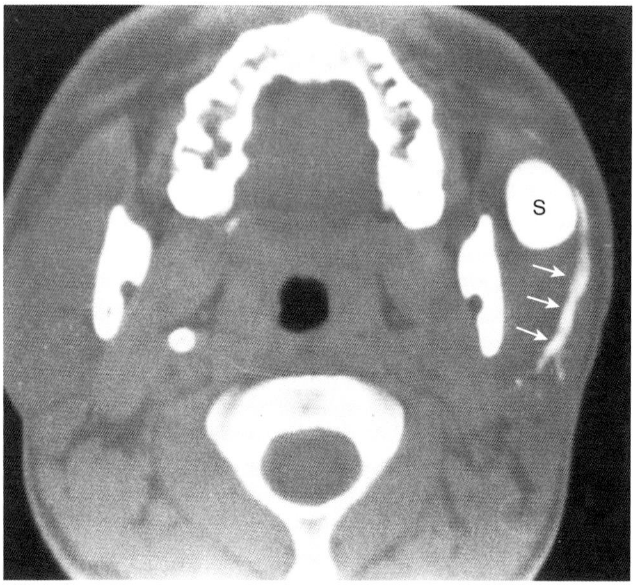

图 14–10 涎腺囊肿。左侧腮腺造影后的轴位 CT 图像显示涎腺囊肿混浊。可以看到正常的腮腺管(箭头所示)流向左侧的涎腺囊肿并与之相连。该患者的左脸被打了一拳。

切除舌下腺,并对囊肿进行填塞或放置引流管。通过治疗腺体,一部分人相信突出型囊肿会自行消失。

潴留囊肿

潴留囊肿是一种非常常见的良性“肿块”,由炎症和小唾液腺涎管阻塞引起,因此,可以在整个呼吸消化道系统的黏膜表面看到。

各种炎性疾病

结节病也可累及腮腺,通常表现为双侧腺体增大伴多灶性结节。核医学扫描对镓的吸收可能是非常明显。在结节病、干燥综合征、结核病和红斑狼疮中可见腮腺的多个微小钙化灶。

管道内的黏液堵塞也可能引起腺体疼痛肿胀(Kussmaul 病)。与腺体钙化相关的炎性假瘤被称为“库特纳瘤”,这是由涎石病引起的慢性涎腺炎进而导致颌下腺局部硬化。

良性肿瘤

唾液腺越大,恶性程度越低。因此,恶性肿瘤的发生率在腮腺的比例从 20%增加到 25%,在下颌腺的病例从 40%增加到 50%,在舌下腺和小唾液腺的比例从 50%增加到 81%。腺体越大,良性肿瘤相对于恶性肿瘤的比例就越高,至少在成人中是这样。与成人不同的是,儿童肿瘤起源的腺体越大,肿瘤越有可能是恶性的。在儿童中,90%~95%的唾液腺肿瘤发生于腮腺,5%发生于颌下腺和舌下腺。儿童唾液腺肿瘤的 65%是良性的。

虽然 CT 和 MRI 在评估主要唾液腺肿瘤方面占主导地位,但不能完全排除超声检查的作用。据报道,95%的主要唾液腺占位性病变可以通过超声完全显示出来。所有的唾液腺肿瘤相对于正常腺体组织均表现为低回声。超声根据肿瘤边缘,可正确判断 90%病变是良性还是恶性,但有 28%的恶性病变可能被误诊为良性。超声能鉴别出腺体外和腺体内病变,准确率达 98%(所有的错误均来自腮腺周围淋巴结)。

多形性腺瘤

近 80%的腮腺良性肿瘤为多形性腺瘤(框 14–3)。多形性腺瘤,又称良性混合瘤(BMT),多见于中年女性。多形性腺瘤多为界限清楚的病变,常表现为圆形的实性肿瘤。在正常成人腮腺脂肪背景的衬托下,多形性腺瘤在 CT 和 MRI 上都能被很好地识别(图 14–11)。在 CT 上,病变密度与肌肉相似,表现为轻度至中度强化。在 MRI 和 CT 动态增强扫描中,当达峰时间<120 秒,清除率<30%时,提示恶性肿瘤的可能性超过良性肿瘤,

框 14-3　腮腺的 80%规律

80%的腮腺病变为良性
80%的良性腮腺病变多形性腺瘤
80%的涎腺多形性腺瘤发生于腮腺
80%的腮腺多形性腺瘤发生于浅叶
80%的未治疗多形性腺瘤仍为良性;20%最终恶变

正确率达到 91%。这种现象似乎与微血管计数和细胞数量有关。恶性肿瘤和 Warthin 瘤的达峰时间重叠,但清除率不一样。

随着时间的延迟,腮腺多形性腺瘤强化程度逐渐增加,信号越来越均匀。在 MRI 图像上,病变在 T1WI 上腮腺脂肪高信号的衬托下最容易被识别;然而,它们通常在 T2WI 上为非常明亮的病变(腮腺 80%的高信号病变是多形性腺瘤)。其他 MRI 表现包括完整的包膜(通常 T2WI 呈低信号)和分叶状轮廓。多形性腺瘤内偶有囊变或钙化。由于在其他类型的腮腺肿瘤中钙化的发生率要低得多,因此,钙化的存在仍然提示多形性腺瘤。

多形性腺瘤可发生在腮腺的浅叶或深叶。事实上,多形性腺瘤是颌下腺、舌下腺和小唾液腺最常见的良性肿瘤。多形性腺瘤占多中心肿瘤约 0.5%,但由于它们占良性肿瘤的 80%,良性肿瘤占所有肿瘤的 80%,这意味着约 3%的腮腺肿瘤是多形性腺瘤。

如果任其生长,10%~25%的多形性腺瘤病例在 25 年内会退化或与癌前多形性腺瘤共存。耳鼻喉科的外科医生喊道:"把它切掉!"。目前,尚不清楚多形性腺瘤是否从一开始合并癌(恶性混合瘤),还是恶变的表现(癌前多形性腺瘤),但大多数病理学家倾向于后一种理论(图 14-12)。管腔上皮细胞比肌上皮细胞更容易发生恶变。无论如何,正是由于这种癌性关联,多形性腺瘤在大多数情况下是连同正常的唾液组织袖带完整切除的。

它们很少会转移(转移多形性腺瘤)。癌前病变患者的平均年龄比多形性腺瘤大 20 岁,这为良性肿瘤的恶变理论提供了支持。

单形性腺瘤(肌上皮瘤、癌细胞腺瘤、管状腺瘤)看起来很像多形性腺瘤,但更常见于颌下腺。它们边界清晰且强化明显。

Warthin 瘤

Warthin 瘤也被称为腺淋巴瘤。猜猜看,它们可能是囊性的,也可能是淋巴瘤样的。这些肿瘤几乎是腮腺所独有的,并且是腮腺中最常见的多发性和双侧发病的肿瘤(框 14-4)。多形性腺瘤多见于中年女性,而 Warthin 瘤多见于老年男性。Warthin 瘤可表现为肿瘤样囊肿,大部分位于腮腺尾。这些病变完全是良性的,没有恶性转化的迹象。因此,如果 FNA 将病变识别为 Warthin 肿瘤,外科医生可能会保守地观察肿瘤,而不是切除它。在 MRI 上,病变在 T1W 上呈明显的低信号肿块,与腮腺固有的高信号形成对比。然而,T2W 信号强度常不均匀和多变,可能与多形性腺瘤的高信号(图 14-13)或腮腺恶性肿瘤的更低信号重叠(见下节)。与

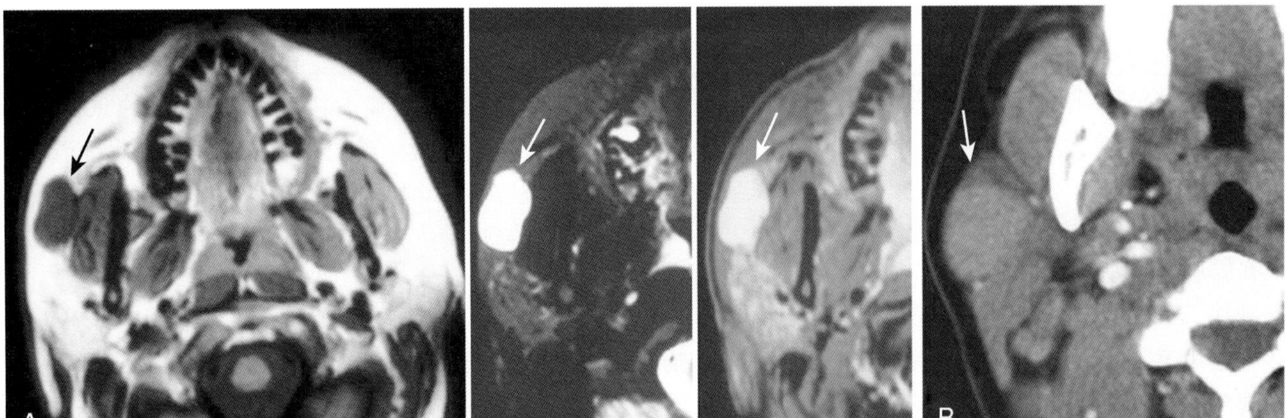

图 14-11　多形性腺瘤。(A)从左至右的 T1W、T2W、增强 T1W 图像显示典型多形性腺瘤(箭头所示),边界清晰,T2W 图像呈明显高信号,均匀强化。(B)边界清楚的特点也可以在 CT 中看到。在延迟扫描时,即使血管强化逐渐消失,多形性腺瘤也会累积越来越多的对比剂(未显示)。

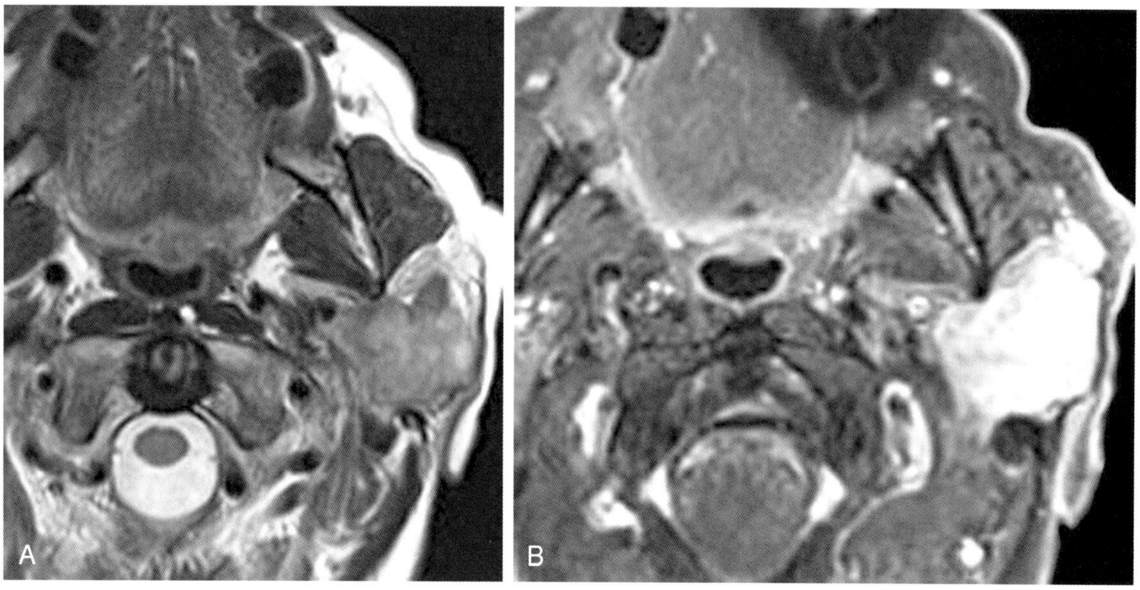

图 14-12 见前片:癌前多形性腺瘤,即(A)轴位 T2W 图像显示一个不均匀的信号团块占据了左侧腮腺的大部分。(B)脂肪抑制 T1W 增强,肿块呈明显强化,手术切除病变后,病理检查发现肿瘤为多形性腺瘤。

框 14-4 腮腺多发肿块

淋巴结(正常或异常)
淋巴上皮病
淋巴瘤
多形性腺瘤
转移瘤
Warthin 瘤
结节病
干燥综合征
腺泡细胞癌

嗜酸细胞瘤一样，核医学扫描显示 Warthin 瘤对 99m-高锝酸盐的吸收增加。因此,如果 FNA 不明确或无法诊断,你可以建议核医学锝扫描来诊断 Warthin 瘤。

嗜酸细胞腺瘤

嗜酸细胞腺瘤是一种相对罕见的良性肿瘤，几乎只在腮腺(唾液腺)中见到。这些病变被称为腮腺隐匿性肿块,因为它们在 T1W 呈低信号,而在脂肪抑制 T2 和增强 T1W 上与腮腺组织相比呈等信号。核医学扫描发现肿瘤中也摄取锝元素。

血管瘤

血管瘤是儿童最常见的涎腺肿瘤,女孩多于男孩。

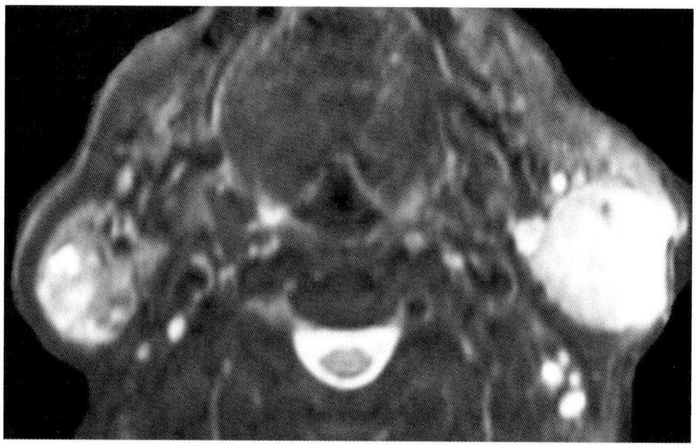

图 14-13 Warthin 瘤。T2W 图像显示了具有不均匀混合信号的双侧肿块。

血管瘤明显强化,T2W 呈高信号。可能与皮肤血管瘤共存。先天性毛细血管瘤占新生儿腮腺肿瘤的 90%,大多数在青春期会自愈。淋巴管和静脉的低流量血管畸形是儿童腮腺下一个最常见的良性病变。第 3 最常见的儿童腮腺良性肿瘤是多形性腺瘤。

其他良性肿瘤

脂肪瘤、神经鞘瘤(图 14-14)和神经纤维瘤也可见于唾液腺,最常见的是腮腺。脂肪瘤具有脂肪密度,多见于儿童。神经源性肿瘤通常沿着脑神经Ⅴ(下颌下、舌下腺和腮腺)或Ⅶ(腮腺)分布。小心沿着神经的预期路径追踪这些肿瘤,甚至追踪到它们的孔。

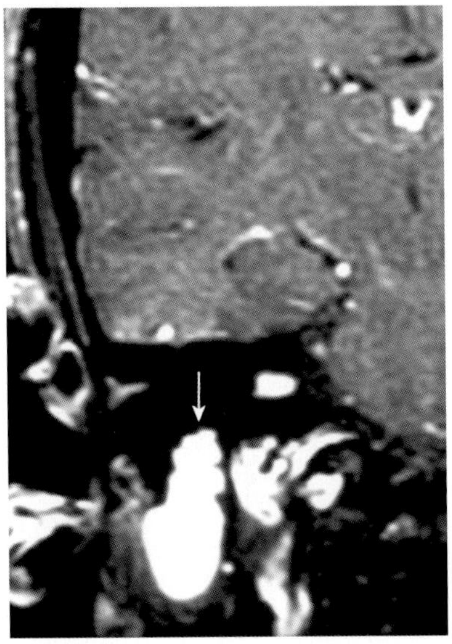

图 14-14　面神经鞘瘤。钆增强 T1W 冠状位扫描显示神经鞘瘤沿着面神经的乳突部向上生长。

恶性肿瘤

腮腺恶性肿瘤患者通常表现为伴有可触及的、离散的、无痛的肿块(98%的病例)。其他表现包括面神经功能障碍(24%)和颈部淋巴结转移(6%)。面神经麻痹伴腮腺肿块通常意味着恶性肿瘤的存在。在导致面神经麻痹的恶性肿瘤中，腺样囊性癌和未分化癌占主导地位。恶性唾液腺病变的分期见框 14-5。

从将神经与肿瘤分离或接近肿瘤所需了解的解剖范围，到伴随的面神经受损风险以及肿瘤扩散到面神经的角度来看，区分深部或浅表腮腺恶性肿瘤至关重要。在肿瘤侵入咽旁间隙这种情况下,需要施行或不施行下颌骨切开术来进一步行颈肿瘤椎体切除术。当证实或怀疑茎突孔(或以上)的神经受到直接侵犯,这将促使外科医生进行经乳突手术（颞骨手术）识别面神经,以控制病情、防止肿瘤扩散。因此,腮腺浅叶切除术为颅底手术,其伴随着风险(对其他脑神经、静脉窦、颈动脉和颞下颌关节功能造成影响)及相关损伤。如果颅底被侵犯,可能需要处理并可能切除软骨性耳道。当考虑进行根治性乳突切除术，甚至可能切除下颌骨的上行支。

放射科医生在评估腮腺恶性肿瘤的主要作用是描述病变的位置(深叶或浅叶),评估淋巴结肿大或腺外播散,并检测神经周围扩散情况,这将使恶性肿瘤的诊断更有可能并影响手术/治疗方法。

黏液表皮样癌

黏液表皮样癌占全部唾液腺恶性肿瘤的 30%,是腮腺最常见的恶性病变(其中 60%发生在腮腺;图 14-15)。黏液表皮样癌与鳞状细胞癌一样,分为低至高分级,预后随分级的不同而不同。黏液表皮样癌是儿童涎腺最常见的恶性肿瘤。儿童唾液腺肿瘤中有 35%是恶性的,其中 60%是黏液表皮样癌。腮腺中确实会发生原发性唾液腺淋巴瘤,儿童白血病浸润也会发生。

在腮腺中，病变的形态在预测良恶性时可能具有误导性。一些多形性腺瘤边缘不规则呈触手状。同样地,一些黏液表皮样癌以假包膜为特征,不具侵袭性。因此,你不能依靠边缘来区分肿瘤的良恶性。

在 CT 上，大多数腮腺肿瘤的密度等于肌肉的密度——这对诊断并没有帮助。低级别的黏液表皮样癌 T2W 可表现为高信号,但是高级别的、低分化的黏液表皮样癌和其他组织学类型的腮腺恶性肿瘤在 T2W 上的信号强度通常较低。如果 T2W 信号强度较低,应活检以确定是否可能为恶性(需要小心的是,Warthin 肿瘤 T2W 可能为低信号,可能与高级别黏液表皮样癌混淆)。如果病变 T2W 呈高信号,你可以假设它是多形性腺瘤，并在没有术前活检的情况下进行相应地处理。MRI 在显示可能存在的腮腺的恶性肿瘤对神经、血管和硬膜的浸润有优势。恶性肿瘤强化,ADC 值低,血流量和血容量低(与良性腮腺肿瘤相比,与脑肿瘤相反)。

腺样囊性癌

腺样囊性癌(ACC)是腮腺第二常见的原发性恶性肿瘤,也是颌下腺、舌下腺和小唾液腺最常见的肿瘤。与黏液表皮样癌相似,腺样囊性癌 T2W 信号也是多变的(图 14-16)。腮腺非囊性 ACC 肿物,CT 表现为肌肉密度,T1W 呈低信号，增强扫描后呈轻度至中度强化。ACC 因其有沿周围神经扩散的倾向(50%~60%)和尽管“完全手术切除”但仍易于残留的特点而臭名昭著。他们像尘螨;你无法摆脱它们,它们不断繁殖,你要学会与它们共存。腮腺 ACC 可通过脑神经Ⅶ分支逆行至颞骨,也可通过脑神经Ⅴ耳颞分支经卵圆孔向 Meckel 腔扩散(见图 14-16B)。在其他唾液腺中,腺样囊性癌通常表现为沿脑神经Ⅴ第 2 和第 3 分支的神经束沿神经周围扩散。这种癌是一种顽固的、生长缓慢的肿瘤,因为其病程长，其预后通常以数十年而不是以 5 年生存

BOX 14-5 Classification of Salivary Gland Malignancies

Primary Tumor (T)
TX—Tumor that cannot be assessed
T0—No evidence of primary tumor
T1—Tumor <2 cm in diameter without extraparenchymal extension
T2—Tumor >2 cm but <4 cm in diameter without extraparenchymal extension
T3—Tumor >4 cm and/or tumor having extraparenchymal extension*
T4a—Tumor invades the skin, mandible, ear canal, and/or facial nerve
T4b—Tumor invades skull base and/or pterygoid plates and/or encases carotid artery
Nodal Involvement (N)
NX—Regional lymph nodes cannot be assessed
N0—No regional lymph node metastasis
N1—Metastasis in single ipsilateral lymph node, 3 cm in greatest dimension
N2—Metastasis in single ipsilateral lymph node, >3 cm but <6 cm in greatest dimension, or multiple ipsilateral lymph nodes, none >6 cm in greatest dimension, or bilateral or contralateral lymph nodes, none >6 cm in greatest dimension
  N2a—Metastasis in single ipsilateral lymph node >3 cm but <6 cm in greatest dimension
  N2b—Metastasis in multiple ipsilateral lymph nodes, none >6 cm in greatest dimension
  N2c—Metastasis in bilateral or contralateral lymph nodes, none >6 cm in greatest dimension
N3—Metastasis in lymph node >6 cm in greatest dimension
Distant Metastasis (M)
MX—Presence of distant metastasis cannot be assessed
M0—No distant metastasis
M1—Distant metastasis

*Note: Extraparenchymal extension is clinical or macroscopic evidence of invasion of soft tissues. Microscopic evidence alone does not constitute extraparenchymal extension for classification purposes.

注：框 14-5 涉及第三方版权，中文译文如下。

框 14-5 唾液腺恶性肿瘤分期

原发肿瘤(T)
TX：无法评估的肿瘤
T0：无原发肿瘤证据
T1：肿瘤直径<2cm，无腺外扩散
T2：肿瘤>2cm 但<4cm，无腺外扩散
T3：肿瘤>4cm 和(或)有腺外扩散
T4a：肿瘤侵犯皮肤、下颌骨、耳道和(或)面神经
T4b：肿瘤侵犯颅底和(或)翼状板和(或)包裹颈动脉
淋巴结受累(N)
NX：区域淋巴结无法评估
N0：无区域淋巴结转移
N1：单个同侧淋巴结转移，最大直径≤3cm
N2：单个同侧淋巴结转移，最大直径>3cm 但<6cm，或多个同侧淋巴结转移，均不超过 6cm，或双侧或对侧淋巴结转移，均不超过 6cm
  N2a：单个同侧淋巴结转移，最大直径>3cm 但<6cm
  N2b：多个同侧淋巴结转移，均不超过 6cm
  N2c：双侧或对侧淋巴结转移，均不超过 6cm
N3：淋巴结转移，最大直径>6cm
远处转移(M)
MX：远处转移无法评估
M0：无远处转移
M1：有远处转移

* Note: Extraparenchymal extension is clinical or macroscopic evidence of invasion of soft tissues. Microscopic evidence alone does not constitute extraparenchymal extension for classification purposes.

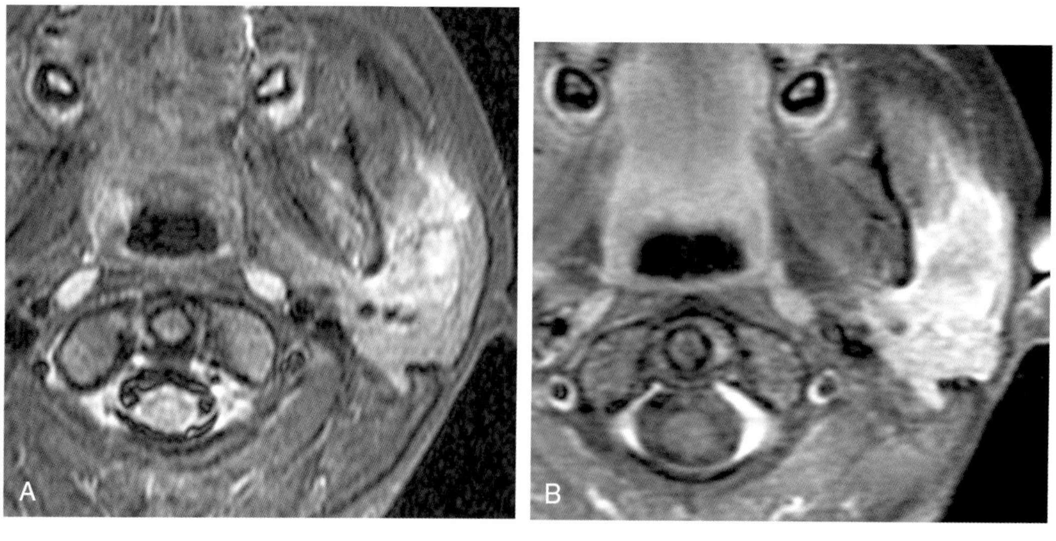

图 14-15 黏液表皮样癌。(A)轴位 T2W 扫描显示腮腺病灶边界不清，病灶侵犯邻近咬肌和翼状肌。(B)轴位脂肪抑制对比增强 T1W 显示肿物不均匀强化，以及咬肌的侵袭性成分。儿童腮腺的侵入性肿块？最佳推断是黏液表皮样癌，结果证明确实如此。

率来衡量。

鳞状细胞癌

鳞状细胞癌可能出现在腮腺内。有时很难判断鳞状细胞癌是继发性的，是从腮腺外的原发部位侵入淋巴结而转移来的，还是腮腺本身存在的(图 14–17)。它如何到达那里是一个谜，因为鳞状细胞不是腺组织固有的。它们可能是由涎管柱状上皮化生为鳞状细胞引起的。同样的困难存在于腮腺淋巴瘤——它是原发性腮腺肿瘤还是继发性转移呢？当腮腺病变为多灶性时，通常认为鳞状细胞癌可能起源于腮腺内淋巴结。在覆盖的皮肤和耳朵上进行寻找原发肿瘤的工作，因为这些部位会引流到腮腺。鳞状细胞癌通常不会以颌下腺、舌下腺或小唾液腺作为原发部位，但其可通过邻近的黏膜表面扩散。除非同时存在坏死，否则鳞状细胞癌 T2W 几乎总是低信号的。

腺癌可发生于腮腺、舌下腺、颌下腺或小唾液腺。该

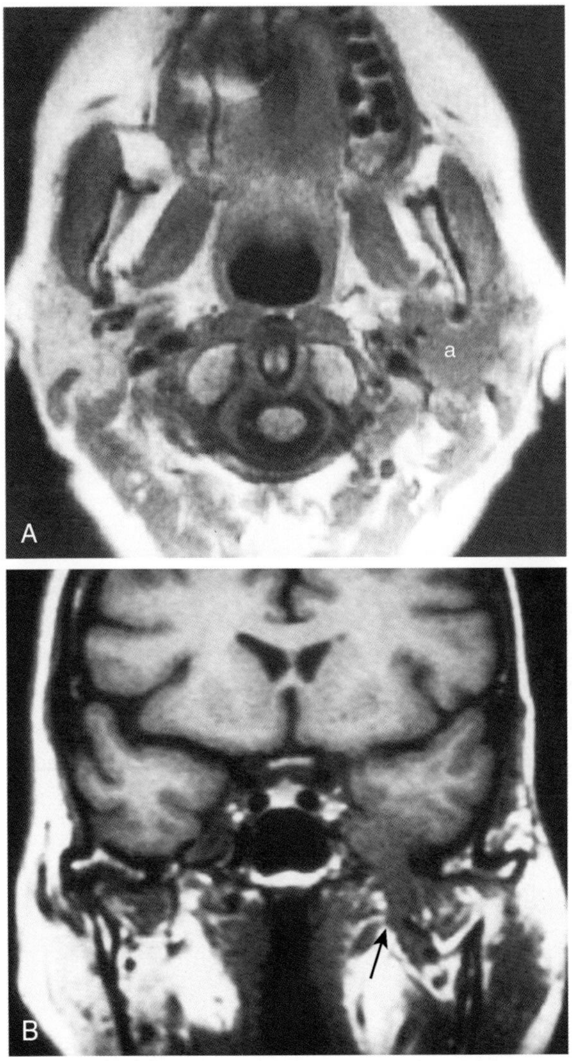

图 14–16　腮腺的腺样囊性癌。左侧腮腺的 T1W 显示浸润性肿块(a)延伸至腺体的浅部和深部。注意这个肿块是如何通过取代正常腮腺组织的高信号来识别的。最好注意第Ⅶ脑神经。(**B**)它沿着下颌神经穿过的卵圆孔(箭头所示)。它是如何到达那里的？V3 的耳颞支，与Ⅶ支非常接近。

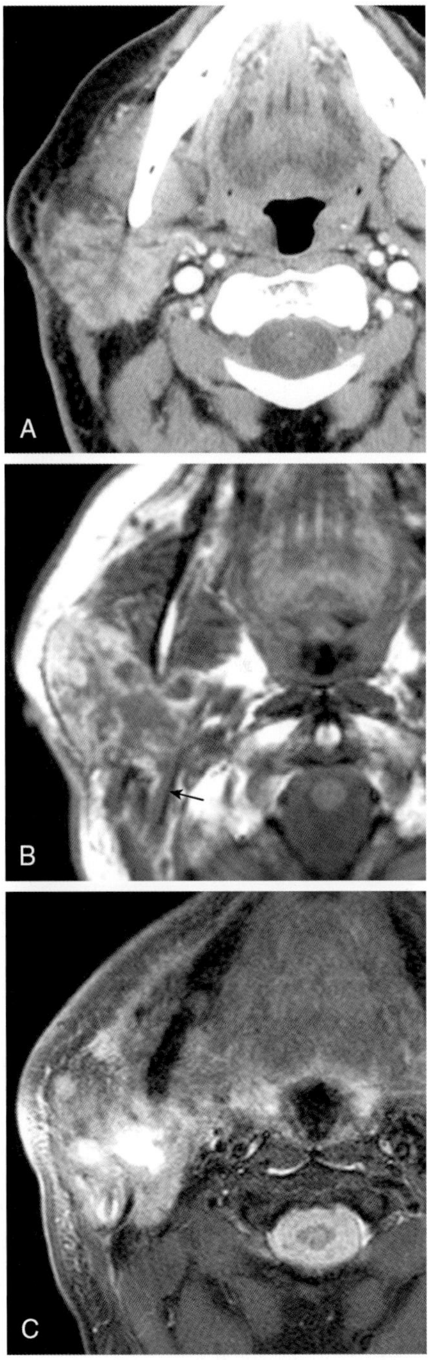

图 14–17　腮腺鳞状细胞癌。(**A**)右侧耳周鳞状细胞癌病史的患者，增强后 CT 轴位显示面部肿胀，浸润性肿块几乎完全取代了右侧腮腺。(**B**)轴位 T1WI 和(**C**)T2WI 显示相同的浸润性病变。注意，一些 T1 的低信号肿瘤正偷偷地回到茎突孔(箭头所示)，这非常令人担忧肿瘤经面神经扩散。

病变的预后通常比黏液表皮样癌和腺样囊性癌的预后差(框 14-6)。这种肿瘤来源于腺体组织本身,而不是涎管组织。信号强度是可变的,取决于黏液、囊性或实性成分的占比,但通常在 T2W 与增强序列上呈低信号。请记住,有些腺癌(癌前病变)是由多形性腺瘤的恶变引起的。

涎腺多形性低级别腺癌(PLAC)是一种低度恶性肿瘤,主要发生于口腔小唾液腺(软腭和硬腭的黏膜,颊黏膜和上唇的黏膜),但也可见于腮腺。与传统的高侵袭性腺癌相比,它有更良好的预后和更短的病程。

腺泡细胞癌

腺泡细胞癌(图 14-18)是腮腺最常见的原发性多灶性恶性肿瘤。其预后介于腮腺黏液表皮样癌和腺癌之间。这种肿瘤几乎只见于腮腺,双侧腺泡细胞癌的发病率为 1%~3%。除了其多灶性外,没有其他特殊的影像学特征提示此诊断。你可以把它看作是腺癌的一个缩影。

框 14-6 腮腺恶性肿瘤的 5 年预后(腮腺恶性肿瘤的百分比)

良好

腺泡细胞癌(12%)

腺样囊性癌(6%~14%)

低级别黏液表皮样癌(25%)

差

高级别黏液表皮样癌(20%)

腺癌(8%)

鳞状细胞癌(1%~7%)

多形性腺瘤(9%)

未分化癌(9%)

未分化癌

未分化癌也被视为唾液腺肿瘤。这种病变预后非常差,但幸运的是很少见到。

转移腺癌

除 T3 或 T4 病变外,未经治疗的腮腺肿瘤淋巴转移的发生率较低。虽然在 37%~44%的病例中,黏液表皮样癌和鳞状细胞癌转移至淋巴结,但其他组织学类型发生淋巴结转移仅为 5%~21%,其中腺样囊性癌最低。

咀嚼肌间隙

解剖

咀嚼肌间隙由颈深筋膜层构成,包括咀嚼肌(内、外侧翼状肌、咬肌、颞肌)、下颌骨髁突与上升支、颈外动脉分支、脑神经Ⅴ第 3 区、颈静脉系统分支(图 14-19)。在咀嚼肌中,小的翼外肌起着张口的主要作用,而庞大的翼内肌、咬肌和颞肌起着保持口部闭合的作用。有 3 块巨大的肌肉负责口腔闭合,而只有一小块肌肉

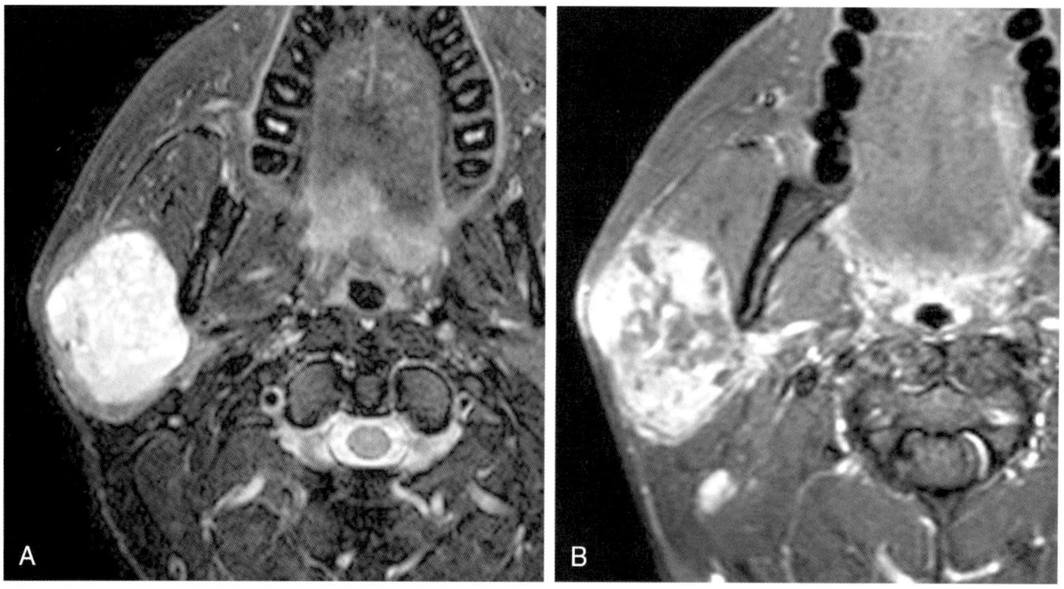

图 14-18 腺泡细胞癌。(A)轴位 T2W 图像显示右侧腮腺内边界清楚的肿块。所以你在想多形性腺瘤,对吧?(B)肿块在 T1W 增强上呈不均匀强化。这就是腺泡细胞癌。幸运的是,有细针穿刺活检!

负责口腔张开。

如何识别咀嚼肌间隙内的病变？思考一下：当存在翼状肌咀嚼肌间隙病变时，咽旁脂肪会向后内侧移位，并可能沿其前外侧面被浸润（见表 14-1）。

炎性病变

大多数咀嚼间隙的炎性病变与牙源性感染有关（图 14-20）。因此，牙齿周围的脓肿、下颌骨的骨髓炎和伴有龋齿的蜂窝织炎是这类疾病的主要病因（图 14-21）。在可疑的牙根周围寻找透明区。你还可能会看到相邻的上颌骨或下颌骨皮质裂开，并且可能伴有骨膜下脓肿。这些病变可能很小，如果没有静脉对比剂，很难被发现，但你仍然认真看。为什么？如果不加以处理，感染可能变得相当广泛，涉及面部和颈部的其他软组织，导致气道损害（咽峡炎）、血栓性静脉炎和视力丧失（眼眶受累）。重要的是要让临床医生知道这颗有问题的牙齿，因为不管脓液是如何排出的，问题在这颗牙被处理之前是无法解决的。亲爱的同学们，请经常使用牙线。

有时，咀嚼肌间隙的蜂窝织炎和肌炎是由穿透性损伤、面部浅表感染、窦道或邻近的腮腺炎引起的。大多数咀嚼肌间隙的炎性病变可在 CT 或 MRI 上轻松识别。在 CT 上，寻找邻近肌肉的增厚，附近脂肪与皮下组织的浸润，呈条索状，或通向皮肤或黏膜表面的瘘管。如果脓肿已经形成，它与其他部位的脓肿相似，表现为中心低密度和边缘明显强化，通常与坏牙边缘相邻。在 MRI 上，炎性病变由于水肿引起的水分含量增高，在 T2W 上信号非常高。这一规律也有例外，即放线菌病（由于硫黄颗粒沉积）和真菌感染（由于顺磁性铁锰堆积）。

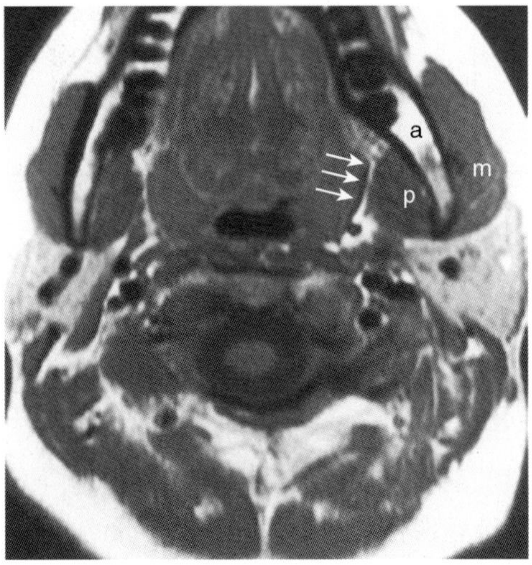

图 14-19　正常咀嚼肌间隙。咬肌（m）、翼状肌（p）和下颌角（a）在 T1W 图像上显示良好。注意，咀嚼肌间隙病变将使咽旁脂肪（箭头所示）向内和主要向后移位。

夜间磨牙症和萎缩

磨牙症可能见于经常咬牙的患者。这是一个花哨的词，指的是（通常）双侧咀嚼肌肥大。它最常见的发病方式是特发性的，但也可能是由于牙齿咬合不正、咀嚼过度或咬牙。很少情况下，这可能是单侧现象。可能导致咀嚼肌外观肥大的情况，见框 14-7。

另外，当一个人的脑神经Ⅴ异常时，他可能会表现为咀嚼肌的萎缩（图 14-22）。这可能是由脑神经Ⅴ第三节周围支的病变引起的。围术期损伤与创伤可能会引起失神经萎缩。失神经萎缩的患者，可表现为咀嚼肌肌肉体积减小、脂肪浸润、钆对比剂注射后增强后出现强化以及/或咀嚼肌 T2W 呈高信号改变。神经源性肿瘤也可能引起这些影像学特征。

骨纤维结构不良

纤维异常增生导致下颌骨和上颌骨增大，伴有骨皮质的增厚，一般没有骨质侵蚀。McCune-Albright 综合征是指女孩出现性早熟、咖啡牛奶斑、多发性骨性纤维发育不良（可能影响单侧下颌骨）。当患者的上颌骨或下颌骨出现呈毛玻璃样外观的皂泡状骨病变时，应考虑纤维异常增生或与其相关的遗传性疾病——婴儿肥脸综合征（见图 13-21B）。这两种疾病都倾向于在青春期进展，可能与性激素的影响有关，并在成年早期好转或稳定。

在单发性纤维性骨发育异常的病例中，有 10%~25% 会累及颅骨和面部骨骼；而在多发性纤维性骨发育异常的病例中，这一比例为 50%。下颌骨、上颌骨和颅盖骨常受累。

颞颌关节综合征

颞颌关节（TMJ）属于咀嚼肌间隙的一部分。颞颌关节可能是慢性面部或头部疼痛的根源。颞下颌关节（或慢性颌面疼痛）综合征在女性中的发病率是男性的 9 倍，通常是由创伤性事件诱发的，但人们对该综合征的了解甚少。该综合征通常在更年期前后消退，因此被认为是激素介导的。目前，大多数的影像学检查采用 MRI，可以评估关节盘、髁突、盂窝和周围的软组织。关

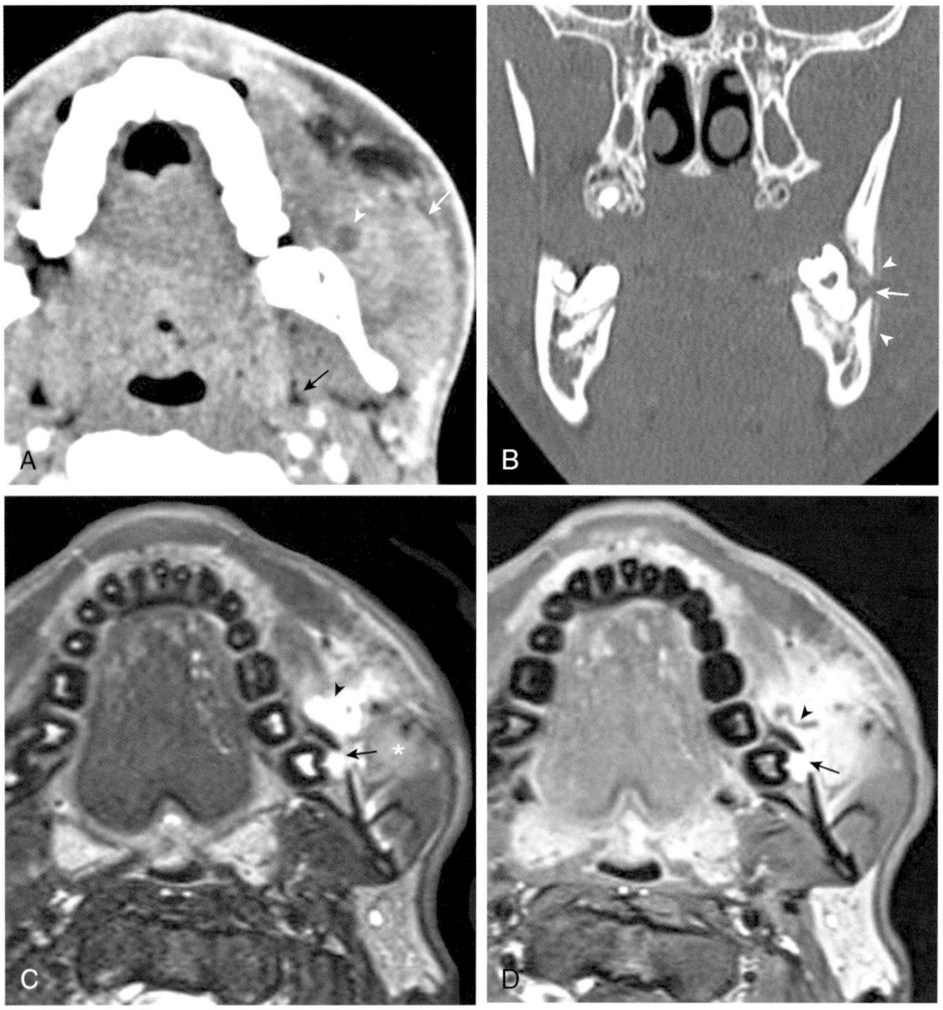

图 14-20 要求经常刷牙。(A)轴位增强 CT 显示左侧咬肌饱满(白色箭头所示),伴低密度区,提示坏死可能(三角箭头所示)。翼状肌的肿胀导致咽旁脂肪移位(黑色箭头所示)。这可能是肿瘤吗?(B)冠状位 CT 显示左下颌磨牙周围根尖透亮区、颊侧皮质裂开(箭头所示)与沿下颌支的骨膜反应(三角箭头所示)。嗯,这看起来像一个牙齿感染严重恶化的病例,骨外感染进入咀嚼肌软组织引起咀嚼肌脓肿以及下颌骨的骨髓炎。(C)轴位 T2W 和(D)T1W 图像显示连接下颌骨与上覆软组织的瘘管(箭头所示),以及咀嚼肌内的脓肿(三角箭头所示)和水肿(C,星号所示)。

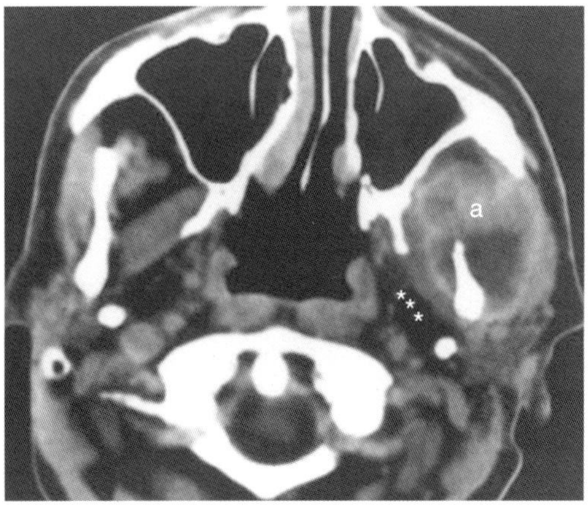

图 14-21 咀嚼肌间隙脓肿。轴位 CT 图显示一个以左下颌骨为中心的脓肿(a)。注意,咽旁脂肪(星号所示)因咀嚼间隙感染而向后内侧移位。

节盘有一个前三角带和一个更大的后三角带，中间由一个中间区连接(图 14-23)。后带通过关节盘后组织或双唇区附着在后关节上。在张口位与闭口位矢状 PDW 图像上,关节盘应在髁状突的中心位置,并且在闭口位时后缘带位于髁状突 11 点和 12 点之间。关节囊本身有一个前上腔室和一个下腔室，这两个腔室通常不相通,允许在多个隔室中出现积液。翼外肌打开下颌并插入关节盘的前部。翼内肌、颞肌和咬肌关闭下颌。

前关节盘脱位是 TMJ 患者最常见的类型。在这种情况下,关节盘的后束从髁突的正上方向前脱位。这个后带的后缘移位超过 12 点位置前方 10°以上，像是到了 9 到 10 点的位置。在闭口矢状位 PDW 影像上,它可

框 14-7　咀嚼肌的浸润性或膨胀性病变

磨牙症
神经纤维瘤病
伯-韦综合征
糖原贮积病
甲状腺功能减退
脂肪代谢障碍
变形杆菌(Proteus)综合征

能位于髁突前方较远的位置。这种错位可能会在张口时减轻(通常伴随着咔嗒声——“打开点击”),并可能在闭口时恢复错位(“关闭点击”)。因此,扫描在闭口和张口的视图下进行的。或者,即使在张口时,关节盘也可能保持前脱位(在 TMJMR 成像中使用的术语是指“前移位无再恢复”)。在髁突前面位置的关节盘可能会限制关节的运动(闭锁状态)。

除了前脱位(旋转脱位)外,内侧或外侧的脱位并不少见,据说在 25%~30%的病例中发生。孤立的内侧和外侧(称为“侧方”)脱位相对少见;然而,有了横向组织,非手术复位的可能性就降低(从 46%降至 9%)。因此,应在闭口位进行冠状位 MRI 检查,即使在旋转脱位时,关节盘位于髁突前方,也必须评估关节盘与髁突之间的内侧或外侧偏移程度。后脱位极为罕见。

被卡住的关节盘是指关节盘张口或闭口位置均不动。它可能向前移位,也可能不向前移位,但它通常已纤维化,不能活动。这可能与疼痛和残疾有关。

没有颞颌关节症状的受试者中约有 35%有前脱位,但是 78%的颞颌关节症状患者出现关节盘移位。有症状者的关节盘移位程度大于无症状者,而关节盘的移位频率比无症状者低(在正常情况下)。患者双侧受累的占比是正常对照组的两倍。显然,这种疾病的基线发病率非常高。

什么引起疼痛?颞颌关节积液的多少与主观疼痛评分有良好的相关性。为了证实积液,我们在矢状位进行了 T2W 检查(图 14-23K)。其他作者关注的是盘后组织,他们认为炎症(矢状位 T2W 再次呈高信号)可能刺激神经纤维,是引起疼痛的原因。颞颌关节对面部疼痛的影响就像腰椎对背部疼痛的影响一样。

MRI 除了显示关节积液和关节盘错位的继发表现外,无法检测到关节盘穿孔。关节造影或关节镜检查是显示穿孔的唯一方法。穿孔通常发生于双椎板区与后带交界处。它们更常见于关节盘的横向错位。

TMJ 综合征的初期治疗是夹板、镇痛药、行为矫正和肌肉松弛药。如果患者对这种非侵入性治疗没有反应,并出现关节盘异常,可以尝试将关节盘折叠到更正常的位置,或切除关节盘,使用或不使用假体。如果存在粘连,可以在关节镜下进行溶解。手术并发症包括异物反应,颗粒细胞反应,或髁状突缺血性坏死(即使没有手术也可能发生)。后者可被认为髁状突在所有脉冲序列上均呈低信号。CT 上可见硬化(图 14-24)。

长期来看,关节的退行性改变可能会进展,包括关

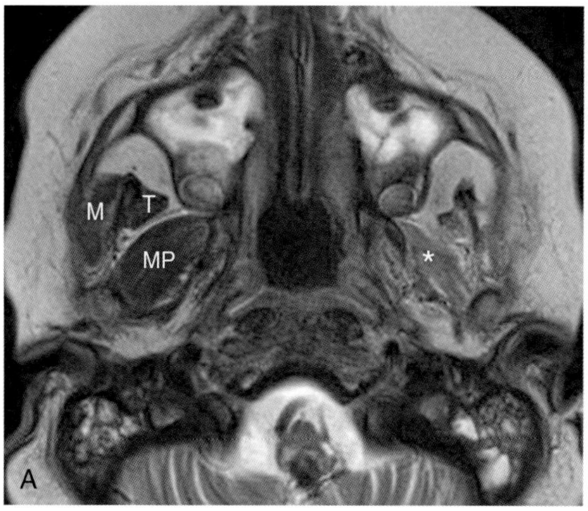

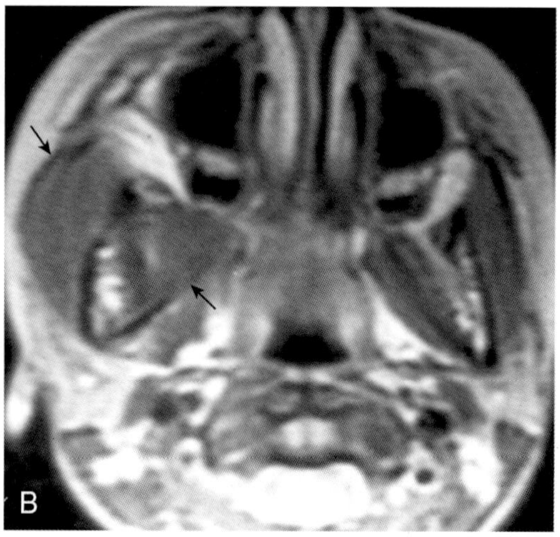

图 14-22　(A)轴位 T2W 图像,一例转移性髓母细胞瘤累及三叉神经的患儿。左咀嚼肌因 V3 病变呈明显萎缩(星号所示)。可与正常体积的翼内肌(MP)、右侧颞肌(T)和咬肌(M)的止点相比。(B)不同患者右侧的咬肌(箭头所示)比左侧大。这可能是由于咬合不正或糖原贮积病的浸润。

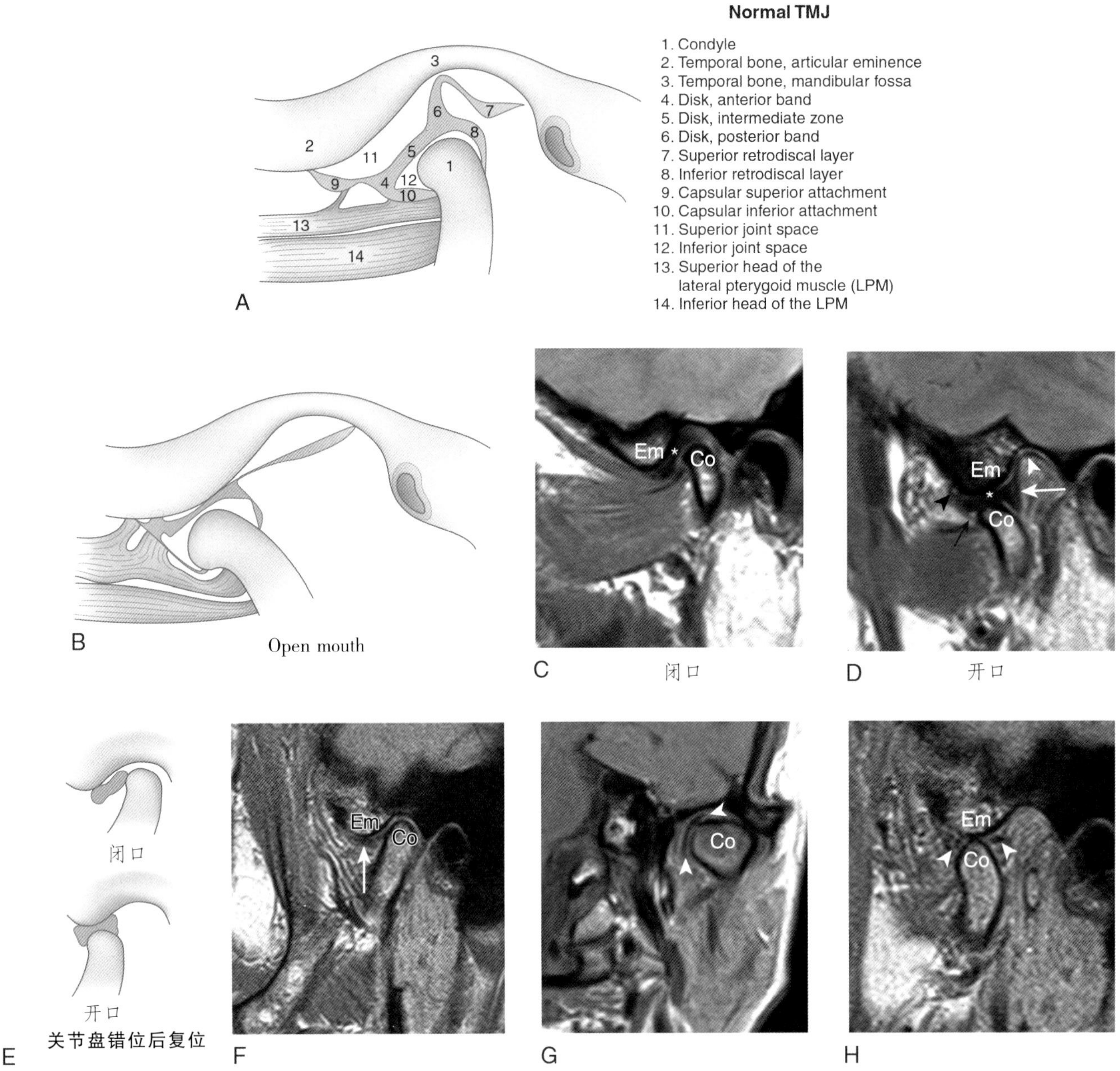

图 14-23 Normal temporomandibular joint (TMJ) anatomy and disk derangements. Schematic of the TMJ in sagittal oblique plane demonstrates normal anatomic relationships in the (A)closed-and(B)open-mouth positions. Note how the mandibular condyle translates forward anteriorly on mouth opening to allow for disk recapture.(C)闭口位斜矢状位质子相(PD)图像显示下颌骨髁状突(Co)、关节结节(Em)和正常关节盘位置(星号所示)。(D)开口位斜矢状位 PD 图像显示关节盘(星号所示)的正常位置,即置于关节结节(Em)和下颌骨髁状突(Co)之间,提示关节盘适当的复位。后带(白色箭头所示)、双板区上层(白色三角箭头所示),以及关节囊上附着点(黑色三角箭头所示)和下附着点(黑色箭头所示)。(E)尽管开口时前关节盘脱位,闭口位图像上的前关节盘脱位的示意图中仍可看到适当的复位。(F)闭口位的 PD 图像显示,相对于髁状突(Co),向前移位的关节盘(箭头所示)变薄且不规则。注意关节盘与关节结节(Em)的关系。(G)冠状位 T1W 图像显示,关节盘(三角箭头之间)相对于下颌骨髁突头(Co)也发生了内侧脱位。(H)在张口时,尽管关节盘退变,其(三角箭头之间)确实重新在髁状突(Co)和关节结节(Em)之间复位。

[注:图 14-23A 和 B 涉及第三方版权,其中文译文如下:图 14-23 正常颞颌关节(TMJ)解剖和关节盘紊乱。斜矢状位 TMJ 示意图显示(A)闭口位和(B)张口位的正常解剖关系。注意髁状突是如何向前移动的,在张口时,使关节盘回复。Clsoed mouth:闭口;Open mouth:张口。Normal TMJ,正常颞下颌关节。1.髁;2.颞骨,关节结节;3.颞骨,下颌窝;4.关节盘,前带;5.关节盘,中间带;6.关节盘,后带;7.双板区,上层;8.双板区,下层;9.关节囊上附着点;10. 关节囊下附着点;11.关节上间隙;12.关节下间隙;13.翼外肌上头;14.翼外肌下头。]

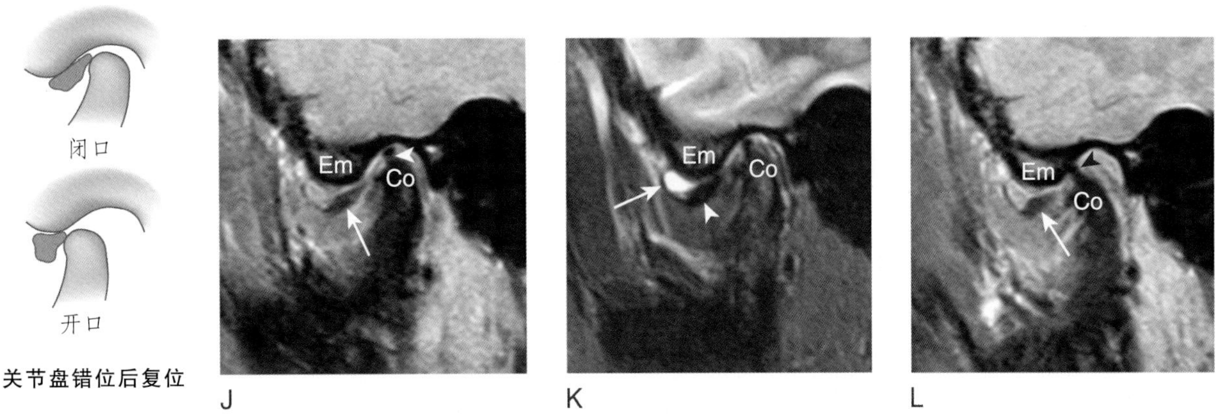

图 14-23(续) (I)闭口位关节盘前脱位的示意图,在开口时没有适当的复位。注意髁状突如何显示非常有限的前平移,给人一种“锁定”的外观。(J)PD 图像显示在闭口位(箭头所示)前移位的不规则关节盘。标出关节结节(Em)和髁状突(Co)的位置。注意关节间隙的骨赘(三角箭头所示),这是非常恼人的。(K)斜矢状位 T2 图像显示相同的前移位关节盘(三角箭头所示)、髁状突(Co)、关节结节(Em)。存在的关节液(箭头所示),与患者疼痛相关。(L)在开口时,讨厌的骨赘(三角箭头所示)限制了髁状突(Co)的前移位,而移位的关节盘(箭头所示)不能重新复位。(A and B redrawn with permission from Tomas X, Pomes J, Berenguer J, et al. MR imaging of temporomandibular joint dysfunction: a pictorial review. Radiographics. 2006;26:765–778.)

节间隙狭窄、髁状突鸟喙状骨赘增生、骨质磨损、关节强直、关节游离体/疏松体和碎片。

类风湿关节炎也可能影响颞颌关节。通常髁状突的侵蚀是由软组织组成的(见图 14-24B)。积液和关节盘穿孔也使类风湿性关节复杂化。其他的关节炎包括感染性关节炎、痛风和颞颌关节的假性痛风。颞颌关节可能受到色素沉着绒毛结节性滑膜炎(T2* MRI 表现为含铁血黄素或其他血液产物呈低信号)、滑膜软骨瘤病(图 14-25)、软骨样肿块(图 14-26)和肿瘤钙质沉着等病变的影响。

良性肿瘤

血管瘤和血管畸形

1982 年,Mulliken 和 Glowacki 提出了一种新的血管瘤和血管畸形的分类,并自此被采用。在这项新设计

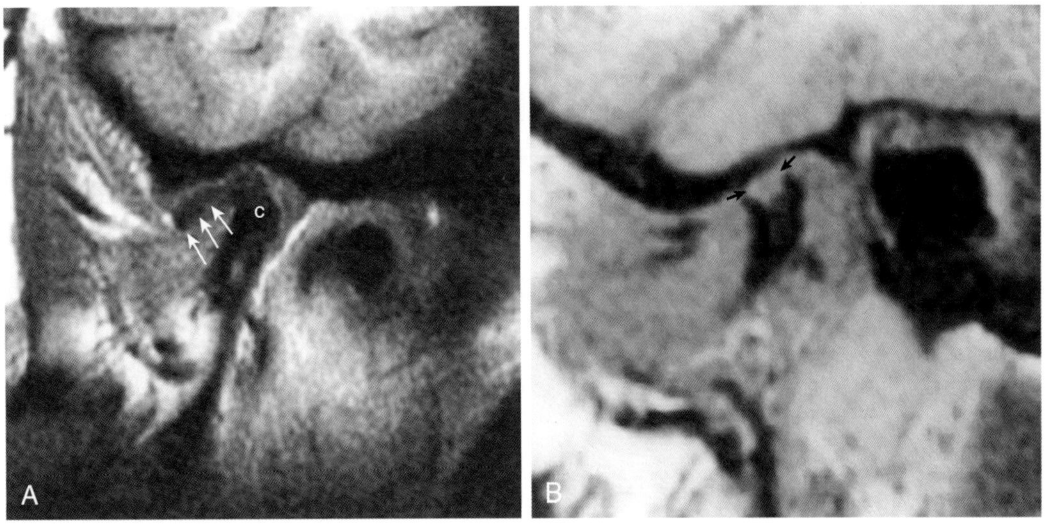

图 14-24 颞颌关节(TMJ)缺血性坏死。(A)矢状位 T1W 显示慢性 TMJ 综合征患者下颌骨髁突(c)信号减低。注意,在这个闭口位图像中,关节盘(箭头所示)是向前移位的。本例髁突缺血性坏死,经楔形切除证实。(B)颞下颌关节糜烂性滑膜炎。注意类风湿关节炎患者矢状位 T1W 图像上髁状突的侵蚀(箭头所示)。

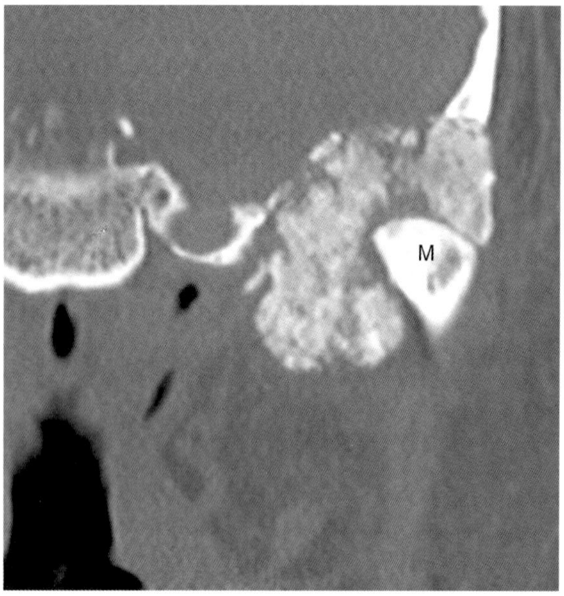

图 14-25 颞颌关节钙化灶。颞颌关节病变显示钙化基质和组成关节窝的颞骨破坏。鉴别诊断包括滑膜软骨瘤病、软骨肉瘤、成软骨细胞瘤、焦磷酸钙二水合物沉积病、肿瘤钙质沉积病和棕色肿瘤(按可能性递减)。最终诊断:滑膜软骨瘤病。

中,婴儿血管瘤已被归入内皮细胞的良性肿瘤,这些肿瘤在出生时可能存在,也可能不存在。先天性血管瘤在出生时可见,而婴儿血管瘤在出生几周后可见。前者可能表现为快速退化的先天性血管瘤(RICH)或不消退(NICH)进展。两者在出生后不久都可能出现快速增生期,50%在5岁时完全消退,72%在7岁时完全消退。这样的血管瘤在白种人和女孩中更常见。它们可能在皮肤,皮下组织,或头颈部的深层空间。如果病变不能自行消退,可以用类固醇、干扰素或化疗来促使它们消退。肿块在T1W呈低信号、T2W呈高信号,可见强化。随着它们的消退,会发生纤维脂肪浸润,它们的增强程度降低。婴儿血管瘤是最常见的儿科疾病,也是咀嚼肌间隙最常见的良性肿瘤。这通常开始于表面组织,但可能深入到肌肉和邻近的咀嚼间隙的脂肪。Kasabach-Merritt综合征的特征是婴儿血管瘤伴消耗性凝血障碍、高输出性充血性心力衰竭和呼吸窘迫,伴或不伴脾大。

血管畸形是1982年以前被称为"血管瘤"的其他病变,现已被重新分类。当它们是低流量病变时,它们可能主要是静脉、淋巴或混合病变。它们由发育不良的血管组成,在出生时出现,在儿童快速生长期增长,并持续存在。这些病变大多是先前提到的静脉血管畸形,因此,MRI表现为缓慢流动的血管通道,T1W也呈低信号,T2W呈高信号,并且强化(见图14-26)。这些病变CT上可显示为钙化/静脉石。Maffucci综合征可能包括静脉畸形和软骨瘤病。Klippel-Trenauni-Weber综合征为毛细血管-静脉-淋巴混合畸形伴偏侧肥大。经皮硬化可用于静脉血管畸形的治疗,甚至可以在全身麻醉下使用乙醇来控制疼痛。

病灶中淋巴管越多,囊性成分就越多,但囊性成分在T1W和FLAIR上的信号通常比脑脊液(CSF)更亮。液-液平面在淋巴管畸形中比在静脉血管畸形中更常见。

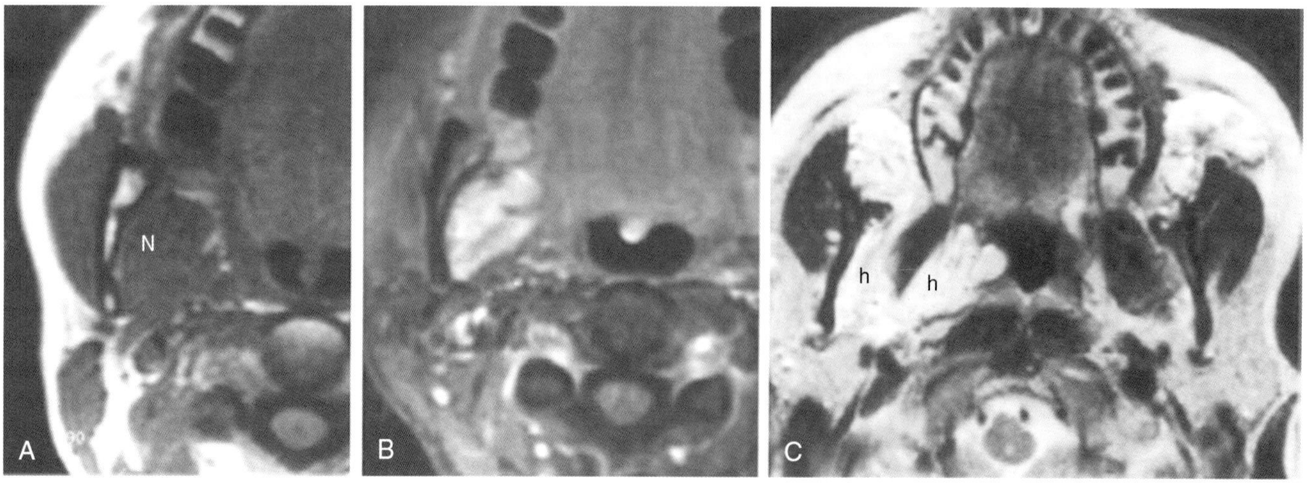

图 14-26 咀嚼肌间隙静脉血管畸形。注意,(A)中与肌肉等信号的肿块(N)在(B)中是如何显著强化的。(C)不同的病例,相同的诊断:T2W成像显示浸润性静脉血管畸形(h)。

单纯淋巴管畸形，即囊性水瘤家族的病变，在 Turner 综合征、Noonan 综合征、Down 综合征和 13-三倍体患者的，发病率更高。它们在颈后三角和腋窝最常见，但也可以发生于全身任何部位，90%的病例在 2 岁前被发现。

高流量血管畸形包含动脉成分，可能包含一个病灶或一个瘘管。它们是儿童时期血管畸形中最不常见的病变，但在 Osler-Weber-Rendu 综合征中可能会看到。这些基本上是头颈部的动静脉畸形，并不常见。

造釉细胞瘤

下颌骨较常见的良性骨肿瘤是造釉细胞瘤。它被标记为良性病变，是因为它不会转移，但它在局部具有高度侵袭性，可能有恶性生长模式。造成釉细胞瘤表现为下颌骨或上颌骨的单个肿块。它们通常是多房的，在病灶内可见分隔。当病变超出骨的范围时，可能存在骨外成分。病变在 CT 上为下颌骨内的溶骨性表现，内可见细小的分隔（见图 13-29）。在 MRI 上，T2W 呈高信号，可有强化的间隔和实性成分，可区别于其他良性的牙源性囊肿。

神经源性肿瘤

咀嚼肌间隙的其他良性肿瘤包括神经鞘瘤和来自脑神经Ⅴ分支的神经纤维瘤，它们延伸到咀嚼肌间隙。孤立的神经鞘瘤是咀嚼肌间隙最常见的神经源性肿瘤。丛状神经纤维瘤可能是广泛的，可能是造成多发性咀嚼肌隙肿块的原因之一，也是Ⅰ型神经纤维瘤病（NF-1）的定义标准之一。少数神经纤维瘤病患者可发生恶性神经源性肿瘤，侵犯咀嚼肌间隙。通常下颌骨下牙槽管被 V3 的恶性神经纤维瘤侵蚀扩张，肿瘤可以上升穿过颅底（卵圆孔）向 Meckel 腔到达 Gasser 神经节。

恶性肿瘤

骨肉瘤和尤文肉瘤

大多数咀嚼肌间隙的原发恶性肿瘤与下颌骨有关，如骨肉瘤和尤文肉瘤（图 14-27）。颅面区骨肉瘤占所有骨肉瘤不到 10%，发病以下颌骨（50%）和上颌骨（25%）常见。大多数肿瘤在外表上是溶骨性的；下颌骨可能是成骨的。有些发生于 Paget 病的部位或放射区域的部位。家族性视网膜母细胞瘤病可能由于第 13 号染色体的致癌基因而易于发生骨肉瘤（以及其他头颈部肉瘤）。这些骨肉瘤常发生于视网膜母细胞瘤的区域。

这两种病变均可表现为骨膜反应，在下颌骨内可见致密的成骨性肿块或溶骨性过程。骨肉瘤可有骨基质。尤文肉瘤发病年龄比骨肉瘤年轻 10~20 岁，骨肉瘤发病常在 30~40 岁。造釉细胞瘤也很少表现出潜在的恶性。

对于所有的下颌骨或上颌骨病变，重要的是评估皮质（腐蚀、缺损）与骨髓（脂肪密度/信号的替代）的受累情况。一旦累及骨骼，必须注意颏孔和下牙槽孔，以评估周围神经的侵犯程度。要注意观察翼腭窝（V2）和卵圆孔（V3）的脂肪层，以评估沿神经的恶性扩散。

鳞状细胞癌

黏膜鳞状细胞癌是继发侵犯咀嚼肌间隙的最常见恶性肿瘤。通常，鳞状细胞癌起源于口腔区域（尤其是后磨牙三角区）、口咽或鼻咽，在这些区域，沿翼状肌延伸并不罕见。另外，口腔肿瘤可能扩散到下颌骨（图 14-28）。只有颞肌相对免受鳞状细胞癌的扩散（皮肤癌穿透除外）。

转移

转移到咀嚼肌间隙中的骨骼并不少见，通常来自乳腺癌、肾癌或肺癌等。甲状腺癌也可能是下颌骨转移的一个来源。最常见的下颌骨转移是来自乳腺癌，下颌骨受累的发生率是上颌骨受累的 5 倍。下颌骨的转移瘤比原发的下颌骨肿瘤更为常见。在儿童中，神经母细胞瘤可侵犯咀嚼肌间隙的骨骼或软组织（图 14-29）。

软组织肉瘤

除了骨骼的恶性病变和从邻近的黏膜表面扩散外，一些软组织肉瘤也会累及咀嚼肌间隙。横纹肌肉瘤是这些肿瘤中最常见的，通常见于儿童。横纹肌肉瘤有瘤内出血的倾向，通常 T2W 呈高信号（图 14-30）。纤维肉瘤和骨肉瘤也有报道在头颈部，通常与视网膜母细胞瘤有关。这种联系可能与在双侧视网膜母细胞瘤中发现的致癌基因有关；纤维肉瘤在 T2W 呈低信号。恶性神经纤维肉瘤和滑膜肉瘤也可累及咀嚼肌间隙。

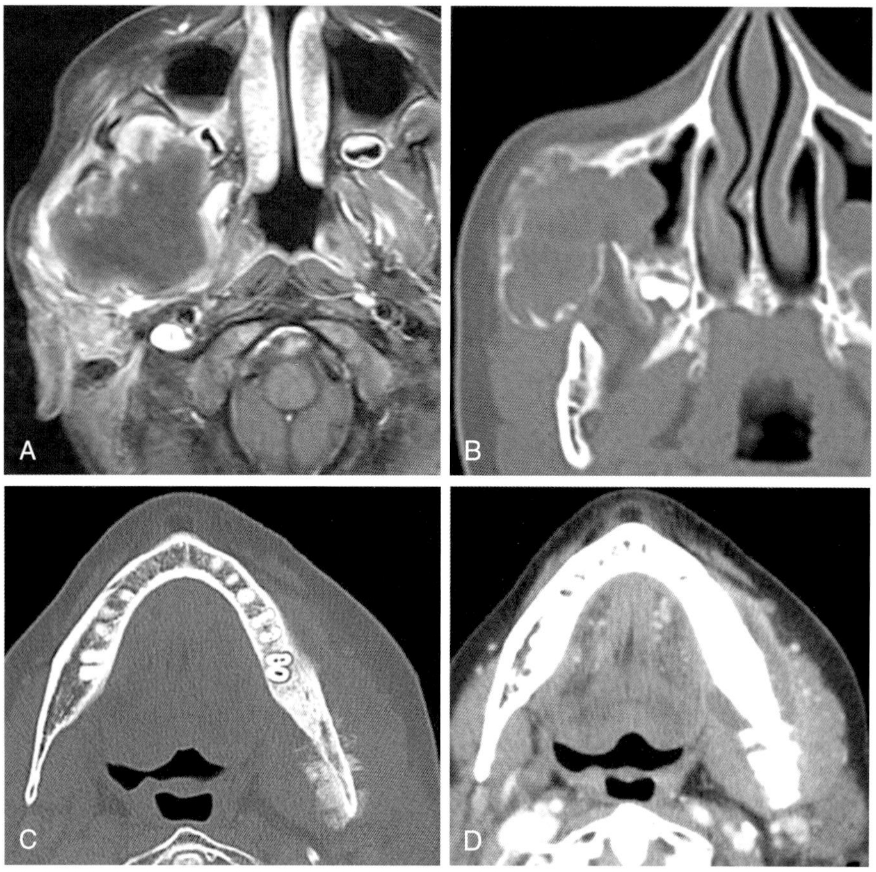

图 14-27 下颌骨肉瘤。(A)在这张 T1W 后增强图像上,右侧下颌骨的尤文肉瘤延伸至咀嚼肌间隙。(B)另一患者的轴位 CT 显示右颧骨的骨肉瘤可见膨胀性骨质破坏。(C)另一例患者轴位 CT 骨窗显示左侧下颌骨明显硬化,骨膜反应明显。这是一位因口腔鳞状细胞癌接受放射治疗的患者所发生的骨肉瘤。(D)本例 CT 软组织窗显示软组织肿瘤累及咬肌和翼状肌(与正常右侧的大小相比较)和沿下颌骨颊面和舌面的液体成分。

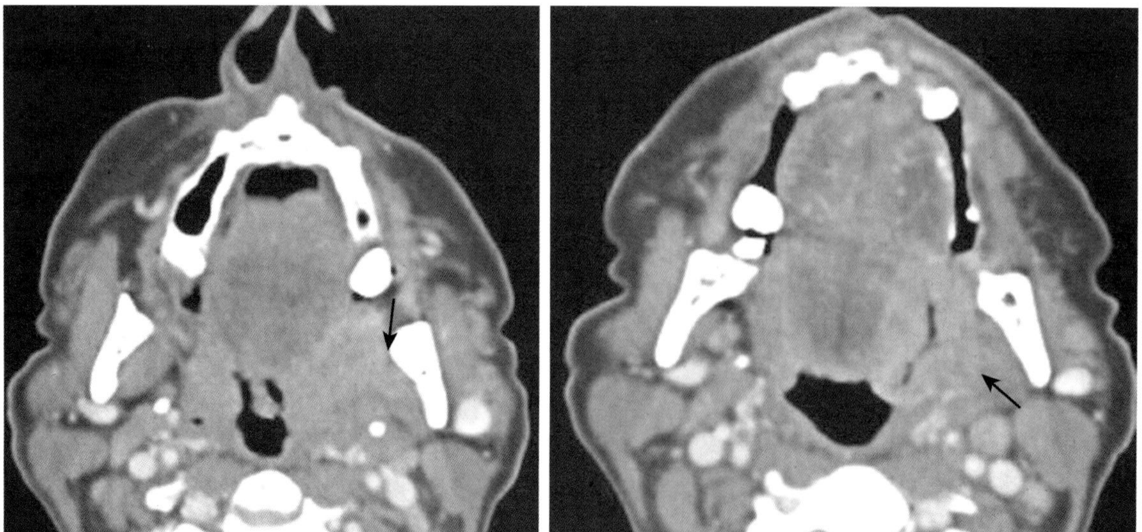

图 14-28 鳞状细胞癌向咀嚼肌间隙延伸。左侧扁桃体/舌侧基底部鳞状细胞癌生长至翼状肌组织(箭头所示),从而侵犯咀嚼肌间隙。

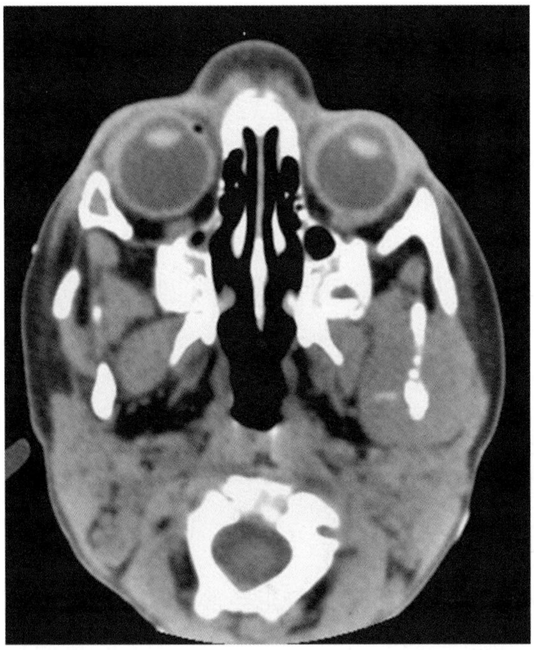

图 14-29　神经母细胞瘤转移至下颌骨。左侧下颌骨周围有一个软组织肿块。注意，这是一例患儿。诊断：神经母细胞瘤。

淋巴瘤

面部淋巴瘤可能表现为咀嚼肌间隙的浅表病变，但淋巴瘤也可能主要浸润下颌骨和（或）咀嚼肌。这最常见于非霍奇金淋巴瘤。

咽旁间隙

解剖

咽旁间隙一般分为茎突前咽旁间隙和茎突后咽旁间隙（图 14-31）。茎突后咽旁间隙包含颈动脉鞘，许多学者称其为颈动脉鞘间隙。然而，当医师提及咽旁间隙时，通常指的是茎突前咽旁间隙。茎突咽肌、茎突舌肌和腭帆张肌的筋膜将茎突前咽旁间隙和茎突后咽旁间隙分开，但也可以用 CT 上看到的茎突作为这一边界。咽旁间隙内只有脂肪、淋巴管和上颌骨内动脉，咽升动脉和下颌动脉（V3）神经的非常小的分支。偶尔，你会发现异位的小唾液腺组织；然而，这个空间，就像我们的腹部一样，被脂肪所填充。

咽旁脂肪易于移动，因此，很容易被邻近的疾病所取代和浸润。通过观察脂肪移位的方向，可以确定病变来自头颈部的某个深部间隙（见表 14-1）。

先天性疾病

除了罕见的第二鳃裂囊肿（见表 14-2）和淋巴管瘤外，咽旁间隙的先天性病变并不常见（框 14-8）。第二鳃裂囊肿可延伸至口咽扁桃体窝，因此，第二鳃裂囊肿可能很少在此间隙出现。囊性神经鞘瘤将是鉴别诊断的

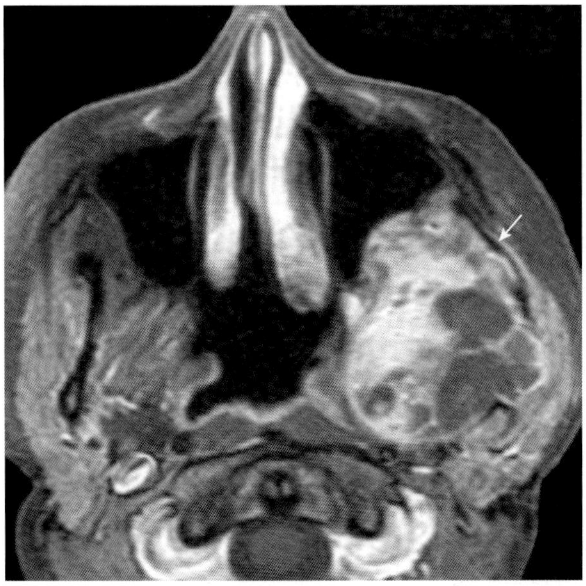

图 14-30　咀嚼肌间隙横纹肌肉瘤：增强后 T1W 显示横纹肌肉瘤弥漫性浸润左侧咀嚼肌。注意左下颌骨（箭头所示）和上颌骨窦后侧壁的重建。

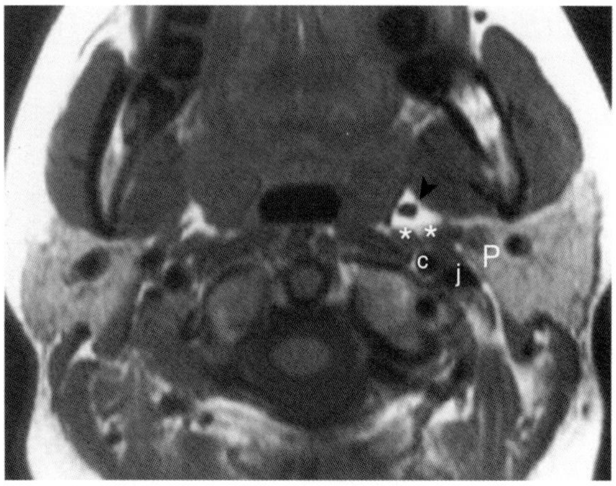

图 14-31　正常咽旁间隙。轴位 T1W 显示高信号的茎突前咽旁间隙脂肪（三角箭头所示），前内侧延伸至腮腺深叶（P）。茎突前咽旁间隙和茎突后咽旁间隙的分隔是茎突肌肉组织（星号所示）。在茎突肌肉组织的正后方，可以辨认出在颈动脉间隙内的颈动脉（c）和颈静脉（j）。在 CT 中，茎突可能是分离这两个空间的最佳解剖标志。

框 14-8 茎突前咽旁间隙肿块的鉴别诊断

邻近肿瘤的直接扩散
淋巴结(正常和异常)
鳃裂囊肿
神经源性肿瘤
副神经节瘤
咽旁间隙脓肿
腮腺深叶肿瘤
多形性腺瘤

一部分,但同时神经鞘瘤有实性强化的组织,而鳃裂囊肿并没有,这能引导你做出正确诊断。

炎性病变

咽旁间隙的内在炎性疾病也很少见。感染可继发于:①黏膜感染,如扁桃体炎或咽炎;②咀嚼肌间隙病变,如牙源性脓肿;③腮腺感染。与这些原发性感染相关的腺体炎症可同时存在。

良性肿瘤

茎突前咽旁间隙的原发性病灶是极为罕见,通常是偶然发现的。因为该区域只有脂肪、异位的小唾液腺组织和淋巴结,所以茎突前咽旁间隙最常见的内在病变是肿大的淋巴结,无论是炎性的还是肿瘤性的。在原发性良性肿瘤中,小涎腺多形性腺瘤是最常见的,有时很难区分那些来自腮腺深叶的外生肿瘤和来自咽旁间隙的原发肿瘤。如果肿瘤周围是咽旁间隙脂肪,则表示质地较软。但若未见脂肪,则质地较硬(图 14-32)。和其他部位一样,多形性腺瘤 T2W 也呈非常明亮的高信号,边缘清晰,呈分叶状。

涎腺肿瘤(40%~50%)、神经源性肿瘤(17%~25%)、血管球瘤(10%~14%)和脂肪瘤都可能主要发生在这里。如前所述,腮腺深叶肿块是侵犯咽旁间隙的最常见的良性肿瘤。记住,脂肪有助于诊断。如果咽旁脂肪在向前内侧移位,建议诊断为腮腺深叶肿块。如果咽旁脂肪位于病变和腮腺深叶之间,那么病变要么起源于黏膜,要么起源于茎突前咽旁间隙的异位组织。

恶性肿瘤

咽旁间隙的继发性侵犯经常发生,通常由黏膜癌扩散而来。在各种不同的黏膜空间部位中,鼻咽和扁桃体是咽旁间隙继发性侵犯最常见的来源(图 14-33)。据报道,鼻咽癌在诊断时有 65%的病例侵犯咽旁间隙。由于该肿瘤具有黏膜下生长而非外生性生长的倾向,咽旁脂肪的浸润可能是鼻咽癌的唯一指标。从扁桃体,横向生长导致咽旁脂肪。位于扁桃体隐窝深处的肿瘤可能会逃过内镜医师的注意,而放射科医师可能是唯一能根据其对咽旁脂肪的浸润来识别原发肿瘤的人。

滑膜肉瘤可发生于咽旁间隙。这些肿块不是来自滑膜,与关节无关。滑膜肉瘤的特点是易于积液、瘤内出血、钙化和囊变。肉瘤的边界清晰,且预后非常好。

只有恶性淋巴结病和小涎腺癌,通常是腺样囊性

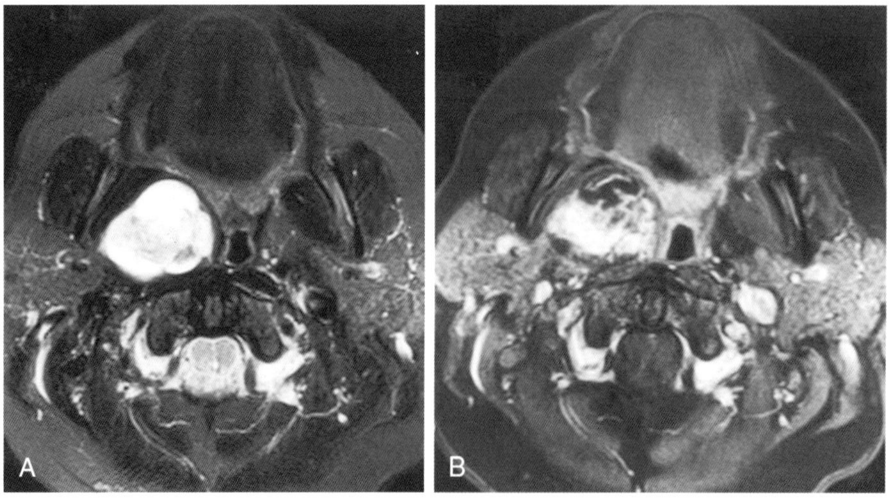

图 14-32 咽旁间隙多形性腺瘤。如果你把这个肿块移植到腮腺,这将是一个"显而易见"的多形性腺瘤。毕竟,其 T2W(A)和增强扫描(B)均呈明亮的高信号。咽旁间隙的位置不应妨碍你得出这个诊断。多形性腺瘤起源于小涎腺组织。(Case courtesy Stuart Bobman, MD, Naples, FL.)

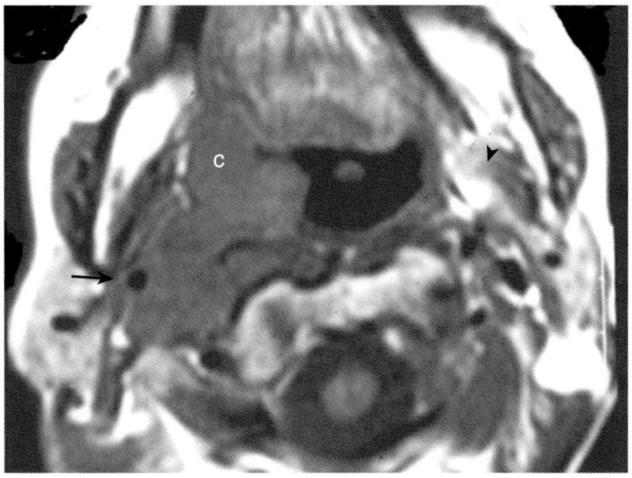

图 14–33 癌向咽旁间隙恶性转移。轴位 T1W 成像显示扁桃体癌(c)向外侧生长进入咽旁间隙,咽旁间隙消失(三角箭头显示右侧咽旁间隙脂肪)。肿瘤紧邻右侧颈内动脉(箭头所示)。

癌,才能被认为是咽旁间隙原发的恶性肿瘤。小涎腺恶性肿瘤远多于侵犯该区域的黏膜鳞状细胞癌(SCCA)肿瘤。

颈动脉间隙

解剖

颈动脉间隙(茎突后咽旁间隙)应被视为一个单独的实体来看待,因为颈动脉鞘有许多独特的肿瘤,并且该间隙部分被颈深筋膜包裹。颈动脉鞘周围的筋膜复杂多变,因为它的某些部分可能不完整,或在某些人身上中不存在,只有仅在分叉以下才是均匀完整的。它的"不完整"使颈动脉转向进入咽后间隙。正常颈动脉间隙包括颈动脉、颈内静脉、迷走神经(Ⅹ)、交感神经丛、颈动脉支/舌下支(C1~3 根)和脑神经Ⅸ、Ⅺ和Ⅻ。颈动脉鞘周围及其内淋巴结丰富。颈动脉间隙从颅底开始沿整个颈部延伸。颈动脉间隙与茎突前咽旁间隙在颈动脉鞘前、咽旁脂肪后(见图 14–31)的茎突肌肉组织(茎突舌骨肌和茎突咽部肌)的上方分离。

先天性疾病

鳃裂囊肿和淋巴管瘤

继发性 BCC 可能与颈动脉分叉密切相关。这些囊肿可能是由颈部颈静脉窦未完全闭合导致的。如果它们与外部皮肤或咽黏膜相通,它们被称为鳃裂窦道。如果它们连接咽喉与皮肤,就被认为是瘘管(见表 14–2)。它们可能发生于从腭扁桃体到锁骨上区域的任何部位,但最常见的是下颌骨外侧角与颈动脉鞘之间,如贝利Ⅱ型 BCC(图 14–34)。贝利Ⅰ型位于胸锁乳突肌表面前方,深入至颈阔肌。贝利Ⅲ型可延伸至颈内动脉和颈外动脉之间,并可将尾部送至黏膜间隙。贝利Ⅳ型实际上位于咽黏膜或黏膜下层,并深入至颈动脉。

同样,淋巴管瘤也可浸润颈动脉间隙内的组织。这些病变见于儿童和(或)新生儿,由于其蛋白质含量和(或)出血倾向,MRI 上可能有不同的信号强度。淋巴管瘤是由于淋巴管囊隔离而形成的。它们可能与淋巴血管瘤的血管畸形结合一起。大多数淋巴管瘤都存在分隔和(或)液–液平面,T1W 上的信号强度与肌肉(75%)或脂肪(25%)相似。病变内部的异质性存在于多于80%的病例。大多数(75%)发生于颈部后三角,其次是腋窝。

炎性病变

颈腺体炎

累及颈动脉间隙的炎症通常来自邻近的腺体炎或黏膜间隙感染的扩散。颈动脉周围腺体炎的来源可能是黏膜或牙源性的;结核性腺体炎;或与任何咽炎相关的化脓性腺病也可在此发生。颈部弥漫性腺病会让你想到与 AIDS 相关的疾病、单核细胞增多症、结节病、窦性组织细胞增多症和淋巴瘤(见第 13 章)。

血管炎性病变

原发性颈动脉间隙炎症包括颈内静脉血栓性静脉炎(图 14–35)。Lemierre 综合征是一种口咽感染,伴颈内静脉血栓性静脉炎和可能的脓毒性肺栓塞。这可能使咽炎复杂化。医源性原因,如静脉置管或手术等,也可能是某些血栓性静脉炎的病因。通常,人们会在血栓形成的静脉周围看到水肿的晕征,并在脂肪抑制的 MRI 图像上观察到血管壁和静脉周围软组织的高信号。典型的情况:一例白血病患者的颈内静脉置管时间过长。

颈动脉的假性动脉瘤通常在创伤后表现为颈部肿块。在咨询放射科医生之前,外科医生会对"病变"进行活检。假性动脉瘤的病因可能是咽旁间隙脓肿、梅毒、肌纤维发育不良、埃勒斯–丹洛斯综合征、创伤、手术、肿瘤"破裂"(图 14–36)或特发性。加速的动脉粥样硬化可能表现为颈动脉分叉处增厚,偶尔可见溃疡性颈动

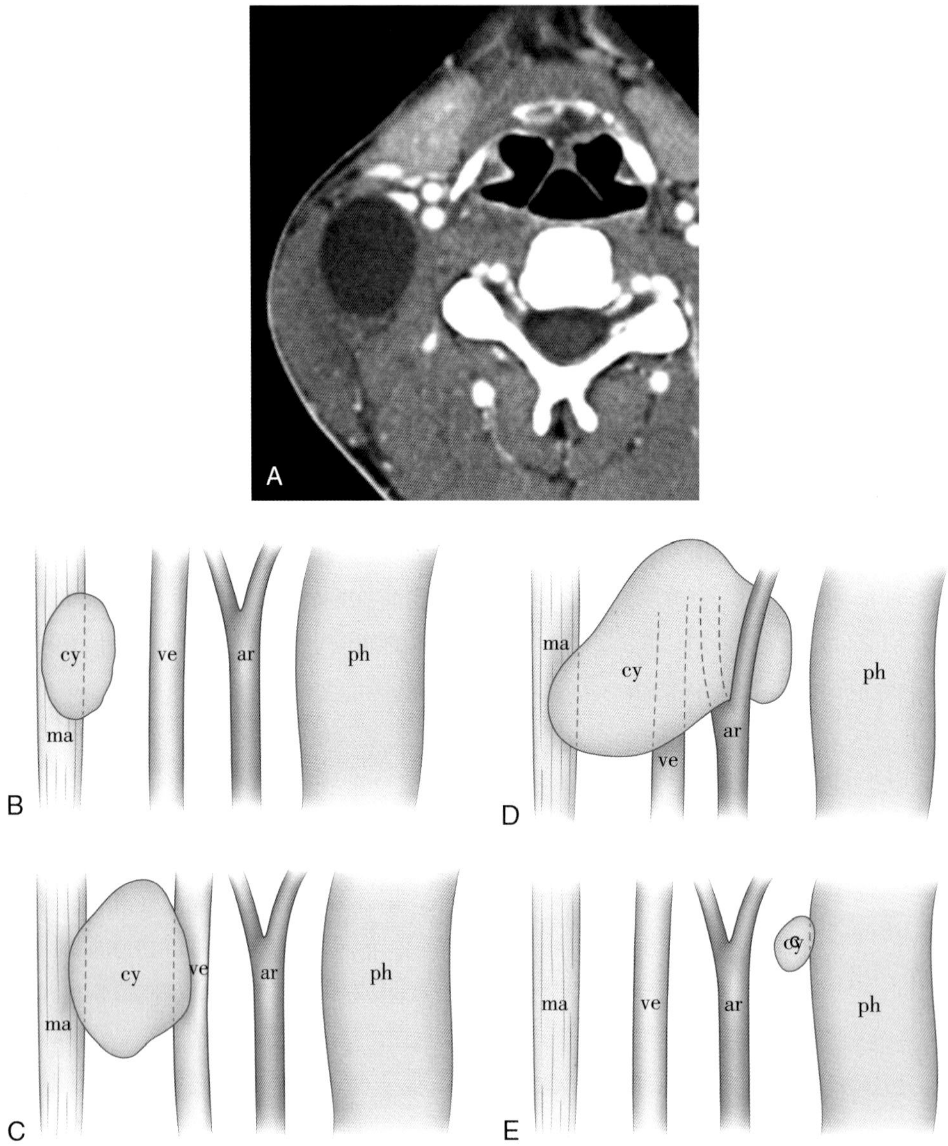

图 14-34 鳃裂囊肿。(A)Bailey 2 型。你会如何称呼一个位于胸锁乳突肌深处的囊性肿块,它接近颈动脉鞘并有一个薄壁?如果你聪明的话,会称之为第二鳃裂囊肿!(B)第二鳃裂囊肿Ⅰ型。囊肿位于颈部筋膜下的胸锁乳突肌前缘表面。ar,颈总动脉;cy,囊肿;ma,胸锁乳突肌;ph,咽;ve,颈内静脉。(C)第二鳃裂囊肿Ⅱ型。囊肿紧邻颈动脉鞘,并与颈内静脉有不同程度的粘连。(D)第二鳃裂囊肿Ⅲ型。囊肿特征性地在内、外颈动脉之间向内穿过,并向咽的侧壁延伸。(E)第二鳃裂囊肿Ⅳ型。这是一个位于颈动脉深处、紧邻咽部的柱状衬里囊肿。(B-E from Mukherji SK, Fatterpekar G, Castillo M, et al. Imaging of congenital anomalies of the branchial apparatus. Neuroimaging Clin North Am. 2000;10:86-87.)

脉斑块的壁内出血。

对于刀或枪伤颈动脉夹层和假性动脉瘤,在获得CT血管造影或常规血管造影结果之前,一些线索有助于预测颈动脉鞘血管是否已经损伤/断裂。椎前软组织肿胀、子弹碎片和主要血管附近的金属异物是有用但非特异性的影像学征象。血管瓣和管腔增宽也可能被检测到。

颈动脉痛是一种伴随颈动脉压痛、肿胀或搏动增加以及同侧颈动脉疼痛相关的综合征。这是一种自限性综合征,通常持续不超过2周。虽然很少有影像学研究探讨这个问题,但最近的一份报告指出,在颈总动脉远端和分叉部周围的软组织强化,可以通过非甾体抗炎药来解决。鉴别诊断包括巨细胞动脉炎、夹层、纤维肌发育不良、大动脉炎和壁血肿。

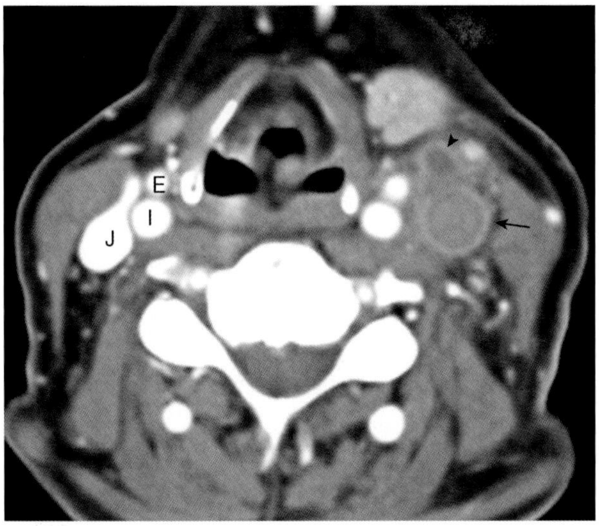

图 14-35　血栓性静脉炎。轴位增强 CT 图像显示闭塞的左颈内静脉(箭头所示)和颈外静脉(三角箭头所示)。血管边缘强化,血管周围的软组织呈带状。患者正常强化的右侧颈静脉(J)、颈内动脉(I)和颈外动脉(E)。

良性肿瘤

神经鞘瘤

大部分颈动脉间隙肿块是良性的。其中一个典型的病变是神经鞘瘤,它可以起源于脑神经Ⅸ~Ⅻ、交感神经丛或颈神经根。迷走神经病变位于颈动脉后方,使颈动脉和咽旁脂肪向前方移位。迷走神经的神经鞘瘤 CT 表现为圆形、边界清楚、密度低于肌肉、轻中度强化。因颈动脉鞘和咽旁间隙周围有高信号的脂肪包绕,这些病变在 T1W 图像上是局限的。虽然在增强的 CT 上,神经鞘瘤与颈动脉或颈静脉的边界可能难以分辨,但在 MRI 上,相对于强化的实体瘤,可识别颈动脉和颈静脉的血管流空信号(图 14-37)。在 T2W 图像上,神经鞘瘤的信号强度是可变的,取决于其 Antoni A 和 Antoni B 组织的含量。偶尔,神经鞘瘤可能是囊性的,并表现出囊肿特有的密度或信号特征。神经鞘瘤本身也可能出血。提示病变可能起源于迷走神经以外的特定神经的线索包括舌萎缩(Ⅻ)、胸锁乳突肌萎缩或斜方肌萎缩(Ⅺ)、神经孔扩大(颈神经根起源)或 Horner 综合征(交感神经丛起源)。悬雍垂偏位提示来源于迷走神经,但Ⅸ可能会影响较小的咽部肌肉。

血管球瘤

就像神经鞘瘤可多种来源一样,颈动脉鞘的副神经节瘤可起源于颈静脉球、迷走神经球或颈动脉体瘤。颈动脉体瘤(副神经节瘤)通常发生于颈动脉球部,是颈部最常见的副神经节瘤。因此,它们倾向于将颈内外动脉分开。这些肿瘤血供丰富,表现出明显的强化(图 14-38)。如果在对比剂注射过程中进行连续的 CT 或 MRI 扫描,可以很容易地将神经鞘瘤与颈动脉体瘤区分开(表 14-3)。血管球瘤动态对比曲线显示快速摄取对比剂、早期下降(MRI)、高峰值强化和快速廓清,而神经鞘瘤的廓清较慢且峰值较低。其他具有血管球瘤型动态曲线的病变包括血管瘤、动脉瘤、动静脉畸形和血管纤维瘤。脑膜瘤有快速摄取期和高峰值,但有持续的对比剂积聚时间和长时间的廓清。

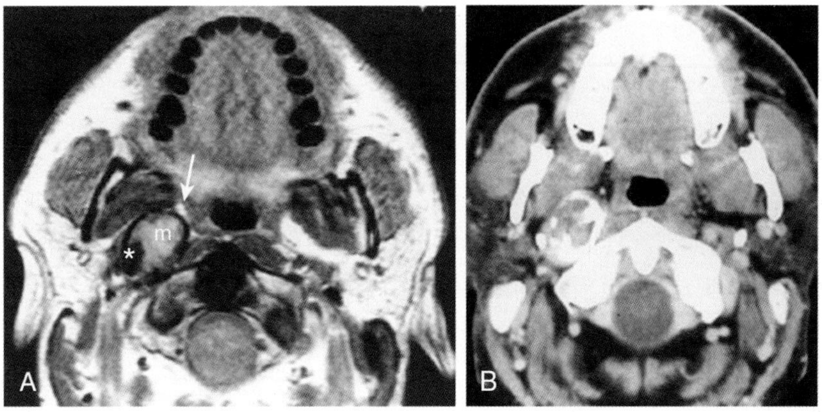

图 14-36　右侧颈内动脉假性动脉瘤。(A)轴位质子密度图像显示右侧颈动脉间隙肿块(m),信号不均匀。注意无信号区的边缘和后外侧的低信号区域(星号所示)。这是流空、钙化还是血肿? 如果你很不幸地被建议活检,只有外科医生才能确定。还要注意咽旁脂肪(箭头所示)被颈动脉间隙病变推压向前内侧移位。(B)轴位 CT 显示大部分肿块在其边缘钙化,中央部分增强,表明这个假性动脉瘤只是部分血栓形成。

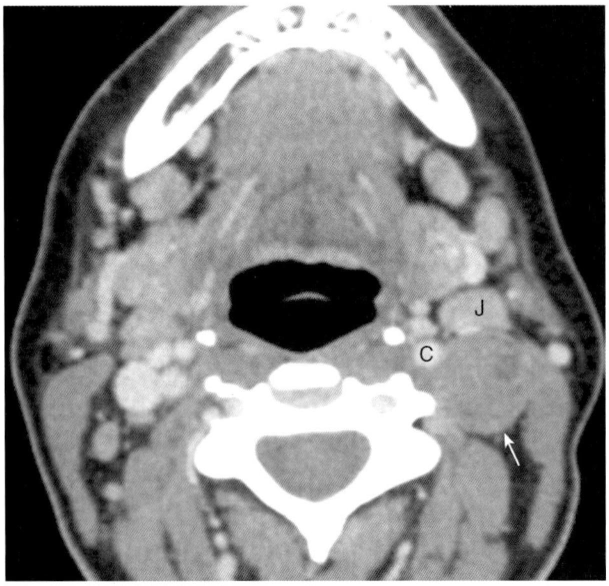

图 14–37　颈动脉间隙神经鞘瘤。轴位 CT 显示低密度神经鞘瘤（箭头所示）。颈动脉（C）向前内侧移位，颈静脉（J）向前移位。请注意，这个肿瘤并没有像典型神经鞘瘤那样强化。病变可发生于颈部。为什么？我们没有迷走神经。

表 14–3　颈动脉间隙血管球瘤与神经鞘瘤的鉴别诊断

特征	神经鞘瘤	血管球瘤
颈动脉移位	推移向前	分离颈内动脉和颈外动脉，并推移向前
对比剂摄取	缓慢摄取	动态快速摄取、早期下降
MRI 血管流空	否	是
血管成像	多变	富血供
平扫密度	常为低密度	常为等密度
形态	可能为囊性	斑点状

在 MRI 上，你可以发现颈动脉体瘤内有大量的血管流空信号；然而，这些肿瘤通常并不表现出在其他地方的血管球管瘤所见的特征性“盐和胡椒”样外观（图 14–39）。然而，颈动脉分叉处出现明显强化的病变应被认为是血管球瘤，除非另有证明。相反，无明显强化的肿瘤不是血管球瘤。与神经鞘瘤不同，血管球瘤在血管造影显示了它的高血管性（尽管在 MRI 上未见血管流空），以及其特征性的持续染色和早期动静脉分流。记得在做血管造影前检查肾上腺素激素分泌情况（在 3%~5%的副神经节瘤中可见），否则你会发现血压监测器数值飙升。

颈静脉球瘤也可以通过颅底生长并累及颈动脉间隙。当发生这种情况，在大多数病变累及到颈静脉腔。颈椎的侵蚀是颅底受累的必要条件。

迷走神经球瘤（血管内球瘤或迷走神经副神经节瘤）也可能出现在茎突后咽旁间隙，并可能挤压颈动脉向前，而不是在颈动脉分叉处将其分开（图 14–40）。肿瘤起源于节状神经节，这是位于颈动脉鞘内的颈部上方的迷走神经节之一。颈部最常见的受累部位是下颌角附近和舌骨上方。脑神经Ⅸ~Ⅻ可能受到影响，或患者可能出现 Horner 综合征。迷走神经球瘤相对少见，被颈动脉体瘤所掩盖。这两个肿瘤有时可根据颈外动脉（ECA）的移位来鉴别，因为迷走神经球瘤与颈内动脉球瘤（ICA；颈动脉体部肿瘤会将颈动脉后壁推开）会使

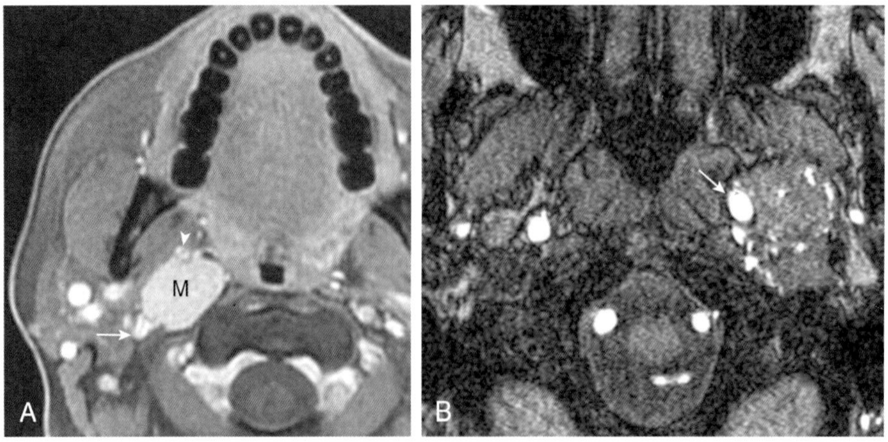

图 14–38　颈动脉体瘤。（A）轴位 T1W 增强图像显示右侧颈动脉分叉处一个明显强化的肿块（M），分离颈内动脉（ICA）（三角箭头所示）和颈外动脉（箭头所示）。（B）三维时间飞跃法 MRA 显示由于颈动脉间隙的肿块，左侧 ICA 移位（箭头所示）。肿块中大量血管显示为血管流空信号，说明了该肿瘤富血供。

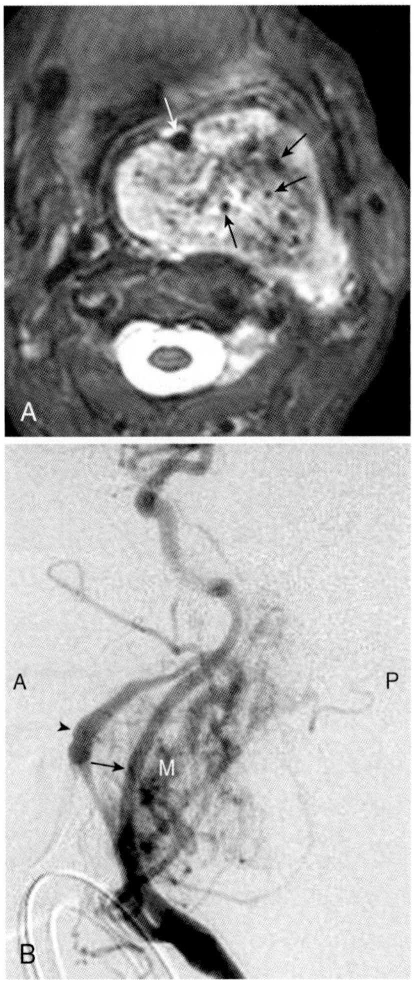

图 14-39　血管球瘤。(**A**)轴位 T2W 图像显示，在左侧颈部深部有一个巨大的肿块，它是如此之大，以至于很难判断它的来源。移位的颈内动脉呈血管流空信号（白色箭头所示），病变本身存在大量的蛇形血管流空（黑色箭头所示），以及"盐和胡椒"样外观对我们诊断血管球瘤有很大帮助。哎呀，气管在哪儿？(**B**)左侧颈总动脉常规导管造影侧位成像（A，前位；P，后部）显示明显强化的肿块（M）向前取代颈内（箭头所示）和颈外（三角箭头所示）动脉，这是典型的迷走神经球瘤。

ECA 向前移位；而颈动脉体瘤会将 ECA 从后外侧推离 ICA。迷走神经鞘瘤和迷走神经球瘤之间的区别必须根据血管流空和（或）动态成像的特征血流曲线来判断，而不是根据颈动脉血管的移位来判断。

迷走神经球瘤的治疗几乎总是以牺牲迷走神经和造成声带麻痹作为结果。术后寻找同侧真声带（甲状软骨成形术）。在声带中可能看到植入物、硅橡胶或其他。

少数患者有血管球瘤的家族性发病，其多发率可能高达 30%。这些患者也可能表现出双侧受累，在颈动脉体瘤患者中占 5%~14%。综合征型副神经节瘤也与

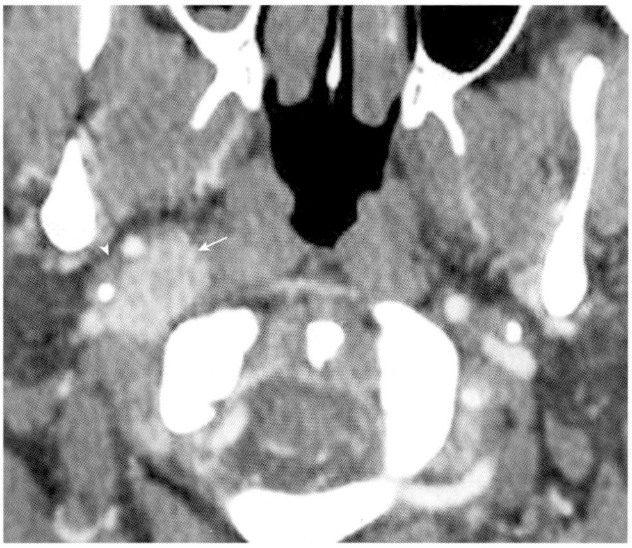

图 14-40　迷走神经球瘤的好发位置（箭头所示）：位于 C1 水平的颈动脉鞘，颈动脉和茎突肌肉组织的后方（三角箭头所示），强化程度几乎与血管一样。

琥珀酸脱氢酶生殖系突变有关。其中一些还与嗜铬细胞瘤有关。头颈部副神经节瘤与 2 型多发性内分泌肿瘤及 von Hippel-Lindau 病相关的报道较为罕见。

^{111} 铟-奥曲肽核素成像可区分神经鞘瘤和颈动脉间隙的其他肿块，因为摄取仅发生于前者而非后者。假阳性病例也见于其他神经内分泌样病变，如甲状腺髓样癌、甲状腺腺瘤、梅氏细胞瘤和类癌病变。然而，对于检测家族性副神经节瘤病患者的多中心副神经节瘤（直径>1.5cm，这毕竟是一项核医学研究），这是一项有意义的核医学检查。

恶性病变

淋巴结肿大

鳞状细胞癌的淋巴结肿大在颈总动脉间隙病变中排名第 3，仅次于神经鞘瘤和血管球瘤（图 14-41）。淋巴结是颈内静脉链的一部分（Ⅱ~Ⅳ级），可能与涉及黏膜间隙的炎症或肿瘤有关。淋巴结可能位于颈动脉鞘的前部、后部、内侧和外侧，因此可能使血管向任何可能的方向移位。淋巴瘤也可能累及颈动脉鞘淋巴结。

通常，我们需要判断颈动脉壁是被来自黏膜原发灶扩散或恶性淋巴结肿大的侵犯。这个难题已经在第 13 章讨论过了。虽然目前还没有确定颈动脉管壁浸润

的绝对标准,但肿瘤对其周径>270°的累及强烈提示管壁已被肿瘤浸润，特别是当你正在处理鳞状细胞癌时(见图 14-41)。

黏膜疾病扩散

颈动脉间隙也可能受到黏膜癌的直接侵犯,而不是淋巴结肿大。当肿瘤以>270°包绕颈动脉鞘内容物时,提示颈动脉侵犯。腔内肿瘤是另一个不那么敏感的信号。将包裹血管中的颈动脉破裂纳入黏膜间隙鳞状细胞癌的治疗计划。放射肿瘤学家通常不愿意对颈动脉可能破裂的肿瘤进行放射治疗。在放射治疗期间破裂的发生率相对较低,但如果患者已经接受了颈部手术,破裂的发生率会高出许多倍。在进行完整的手术切除或放射治疗之前,介入医师很少会阻塞病变的颈动脉。

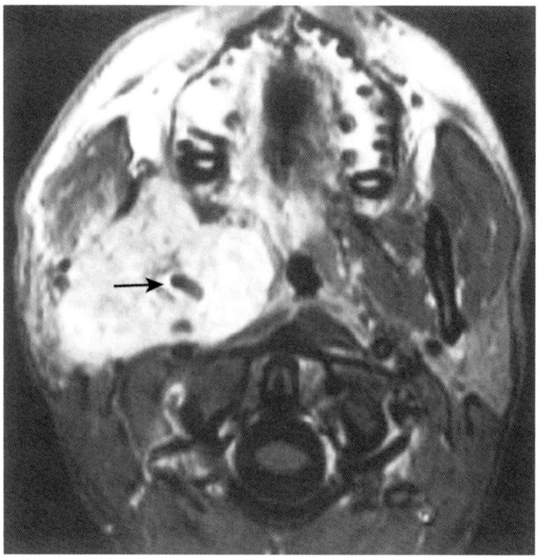

图 14-41 包绕颈动脉的颈动脉间隙腺病。当颈动脉被肿瘤包围时(箭头所示),你可以打赌外科医生会说这个肿块是不可切除的。如果肿瘤包绕血管周径<270°,则可以挽救。

咽后间隙

咽后间隙可比作咽部与椎旁间隙之间的中间地带。

解剖

咽后间隙是由颈深筋膜定义的潜在间隙。它位于咽黏膜深处,颈长肌和头长肌的前方。咽后间隙正常内容物为舌骨上方的脂肪和淋巴结，以及舌骨下方脂肪作为单独实体,偶尔可见颈动脉跳动(图 14-42)。咽后间隙从颅底一直延伸到胸椎上段水平，是咽部或食管病变扩散的部位。“危险空间”是一个术语,指的是与咽后间隙相关的潜在空间，它是由颈深筋膜的深层分离成翼筋膜而产生的,腹侧到椎旁间隙。颈深筋膜的中层与深层在颈 6 椎体处融合，而深层的分离可能一直延伸到膈肌的水平。一些人研究了颈部筋膜的危险空间和颈筋膜的深层，只是因为他们在其职业生涯中接诊了两三个病例。不要过度关注它们,坚持了解一些常见的疾病:腰痛、头痛、鼻窦炎、阿尔茨海默病、卒中等。

特征性的是，咽旁脂肪被咽后间隙病变向前外侧

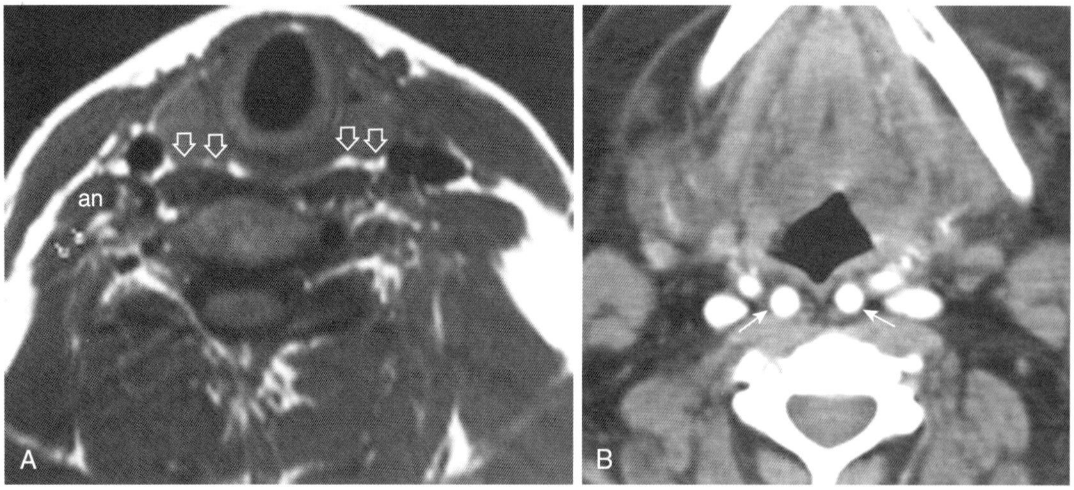

图 14-42 咽后间隙。(A)正常的咽后间隙脂肪用闭合的箭表示。椎前肌肉组织位于咽后间隙的后部。作为本章臂丛神经节的前传,在此图像上还注意到前斜角肌(an)和臂丛神经向该肌肉后方移动(空心箭头所示)。(B)注意颈内动脉(箭头所示)位于咽后间隙的内侧位置。细心的脊柱外科医生,在开始前路脊柱融合术之前要注意!

推移。然而,为了将咽后肿块与椎前肿块区分开来,必须引入一个单独的结构,即颈长肌和头肌复合体。咽后肿物仍然位于颈长肌的前方,而椎体周围的肿物将肌肉向前推移或位于肌肉内部。

先天性疾病

咽后间隙颈动脉

在影响咽后间隙的良性先天性病变中,颈内动脉内移是一种有潜在危险的正常变异(见图 14-42B)。当颈动脉位于咽后间隙时,内镜医师从内部观察到颈动脉可能与黏膜下深部肿物相似。医师可能会想在咽黏膜处做深层活检,以确定黏膜隆起的来源。这可能会导致灾难性的并发症。同样,需要警惕脊柱外科医生在进行颈椎前入路手术时不知道咽后间隙中的颈内动脉,或位于神经外科医生的钻头和脊柱之间的向内弯曲至横突孔中的椎动脉。这容易引起医疗纠纷。

炎性病变

咽后脓肿、化脓性(坏死性)腺炎和蜂窝织炎通常是咽炎(腺样体或扁桃体感染)、鼻窦炎或内在淋巴结炎(儿童)的后遗症。最初,感染扩散到咽后淋巴结(图 14-43)。当淋巴结被侵犯时,可能会发生咽后间隙弥漫性蜂窝织炎和(或)淋巴水肿。大多数人认为,我们放射学科医生在过去(20 世纪)称之为单侧咽后脓肿实际上是化脓性腺炎,而不是单独的炎性积液。同样重要的是,要了解咽后脂肪可能因邻近的炎性肿块而变得水肿。因此,我们不应妄下结论说这个间隙的低密度病变就是脓肿。直到积液被包裹或呈戒指样强化为止,不要引流积液。不明确的感染性液体密度可能是蜂窝织炎。儿童颈内动脉壁增厚、痉挛,甚至血栓形成可伴发咽炎后和(或)淋巴结炎。尽管颈动脉有变化,但神经学表现可能不明显或不易察觉。

良性肿瘤

脂肪瘤、纤维黏液瘤和血管瘤可发生于咽后间隙。要做出这些判断,可以在脂肪瘤(图 14-44)中寻找脂肪,在纤维黏液瘤中寻找椭圆形肿块,在血管瘤中寻找明显强化的组织。

恶性病变

淋巴结病

与茎突前咽旁间隙一样,主要发生于咽后间隙的恶性病变非常少见。最常见的恶性疾病是与鼻咽癌或口咽癌相关的淋巴结病。在正常的儿童中,可以发现与感染相关的咽后淋巴结;然而,几乎所有的病例中,成人直径>1.0cm 的淋巴结几乎都是具有病理意义的(见图 13-31 和图 14-45)。鼻咽鳞状细胞癌的淋巴结转移是咽后间隙最常见的恶性病变,这是鼻咽癌扩散到颈部高位淋巴结链前的第一站。咽后间隙的淋巴结肿大也可能是由淋巴瘤引起的。腮腺也会引流到咽后淋巴结。

咽后间隙淋巴结病的其他来源包括甲状腺乳头状癌和恶性黑色素瘤。因此,对甲状腺进行恶性肿瘤筛查

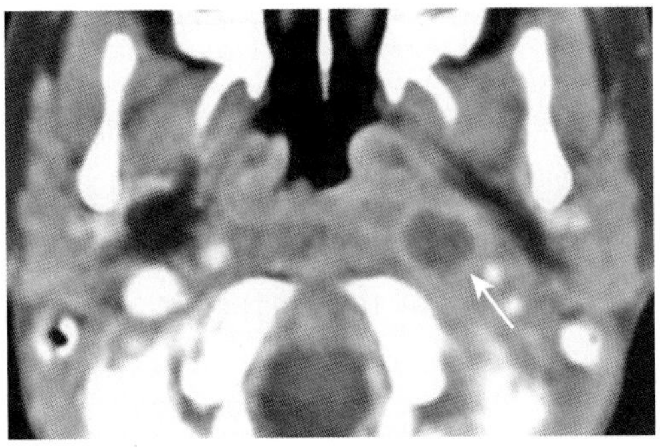

图 14-43 咽后腺炎。病变位于颈长肌前面与咽外侧,这代表左侧坏死的化脓性咽后淋巴结(箭头所示)。注意相关的咽炎和脂肪层的消失。左侧颈动脉比右侧颈动脉小吗?血管痉挛!

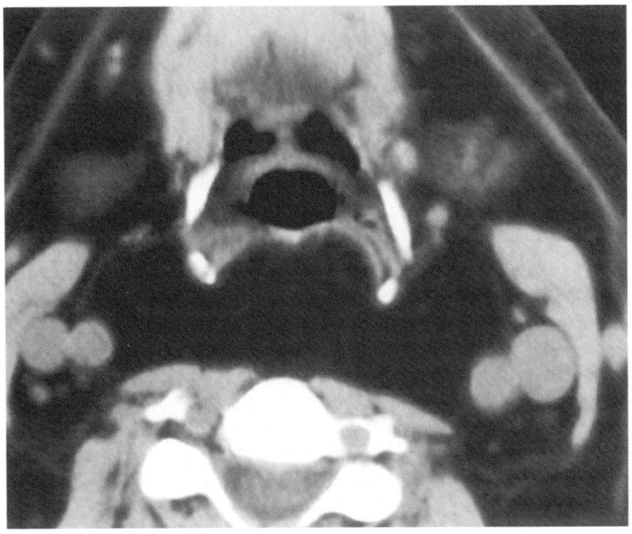

图 14-44 咽后间隙脂肪瘤。CT 显示颈长肌前方一肿块,该肿块含脂肪密度。它位于咽肌后方的咽后间隙。

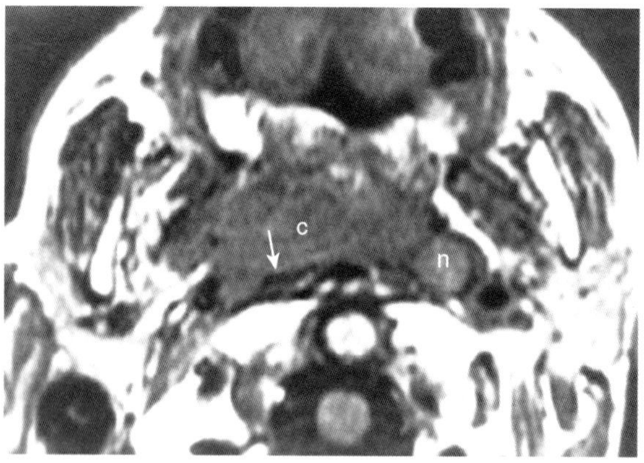

图 14-45 鼻咽癌伴咽后浸润。轴位 T1W 成像显示鼻咽癌(c)在咽后间隙的浸润。同样,可见颈长肌(箭头所示)紧贴椎体变平。左侧可见肿瘤累及的咽后外侧淋巴结(n)。

的检查必须延伸至颅底,包括咽后淋巴结。

黏膜疾病的连续传播

鼻咽癌的连续播散也可导致咽后间隙的侵犯和颈长肌向后移位。40%的鼻咽癌患者在确诊时存在咽后间隙浸润。如果咽后间隙的颈后深筋膜或颈长肌被口咽癌或下咽癌侵犯,手术治疗的可行性明显降低。对于鼻咽癌,它也降低了化疗方案的治愈率(记住鼻咽癌是非手术性质的)。

横纹肌肉瘤

横纹肌肉瘤也可发生于咽后间隙。横纹肌肉瘤通常从鼻咽原发部位侵犯咽后间隙。在各种类型的横纹肌肉瘤中,胚胎型是最常见影响头颈部的组织学类型。

白血病/淋巴瘤

虽然非霍奇金淋巴瘤是咽后间隙淋巴浸润的较常见来源,但急性白血病可弥漫性浸润此区域。注意观察 T2W 低信号和低 ADC 值区域。

椎旁间隙

解剖

要将颈部的其余部分归为一个总的类别中,你将注意到短语"椎旁间隙"的用法。以这种方式,病变在脊柱的前方(椎前)、内侧、后方和脊柱的侧面(颈后外侧)都可被发现。这是一种任意的区分方法,但是这里的病变非常多样化,很难将它们总结起来。

椎周间隙包括颈长肌-头长肌复合体、椎旁肌肉组织、椎体、颈后三角、椎管内神经血管结构和臂丛神经。椎体周围间隙病变可向前推压颈长肌,当病变足够大时,还会向前推压咽旁脂肪。椎周间隙的颈深筋膜环绕椎旁、椎前肌、椎体、神经、血管,并与横突相连,将椎周间隙分为两个空间。

先天性疾病

椎周间隙典型的先天性肿块是位于颈后三角的囊性水瘤。头颈部先天性淋巴管慢流性脉管病变(按大小递减)包括囊性水瘤、海绵状淋巴管瘤和毛细血管性淋巴管瘤。大多数囊性水瘤出生时即可见(50%~60%),最常见于颈部(75%)和腋窝(20%)(图 14-46)。超声检查可发现囊性水瘤。偶尔,子宫内的囊性水瘤可能被诊断为羊水过多。它们通常在 CT 上表现为低密度的,呈多房状,在 T1W 和 T2W 上信号多变,因为它们有潜在的蛋白-乳糜-出血成分。肿块可能因自发性或创伤后的病灶内出血、液-液平面或感染可而急性出现。囊性水瘤不具侵袭性,但具有浸润性,可被动脉压迫和扭曲。这些病变的原因被认为是阻塞了原始的淋巴管,这些淋巴管来自妊娠早期的静脉系统。与特纳综合征、努南综合征、唐氏综合征和胎儿酒精综合征的相关性已被充分描述。

炎性病变

椎周间隙最常见的良性病变是椎体的脊椎病。当椎体骨赘足够大时,可类似咽部黏膜下层或咽部后肿物,引起吞咽困难。大的前缘骨赘在老年患者中并不少见,即使没有颈椎外伤史。弥漫性特发性骨质增生和(或)后纵韧带骨化的病例中,可能同时存在大量的前缘骨赘。

椎周间隙的感染以椎间盘炎和骨髓炎为中心(图 14-47)。多见于那些接受过颈椎手术的患者、菌血症患者或静脉注射药物滥用的患者,而在正常免疫反应的患者中是不常见的。第 16 章将详细讨论椎间盘炎和骨髓炎的影像学表现。

Grisel 综合征是指旋转半脱位的寰枢关节可与咽后炎并存的临床综合征。

食管穿孔可引起纵隔炎和椎旁间隙感染。

急性钙化性椎前肌腱炎表现为颈长肌肌腱内的钙

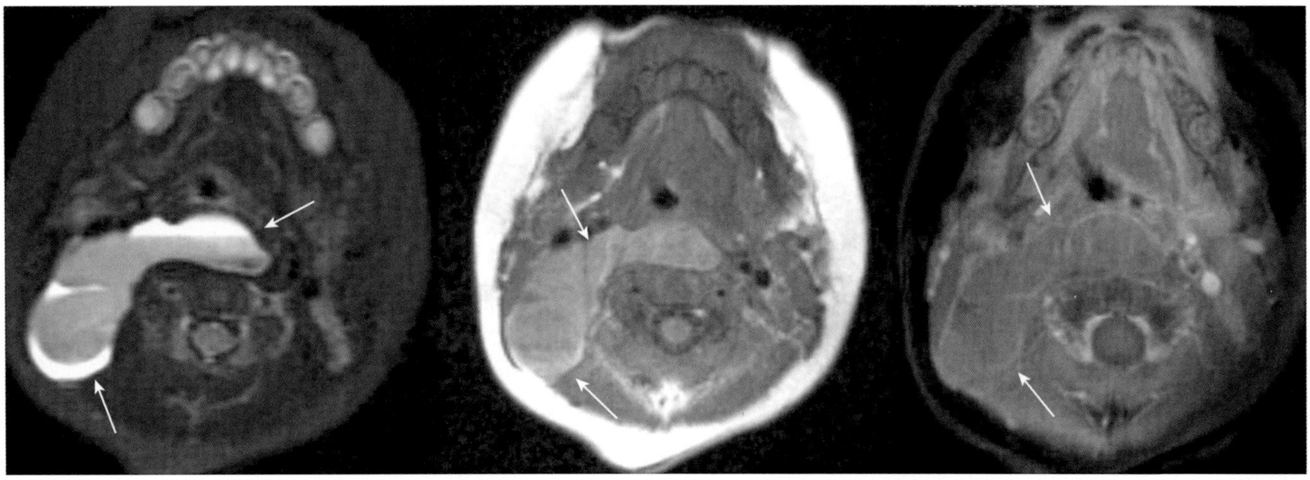

图 14-46 淋巴管瘤。病变(箭头所示)在 T2W 和 T1W 均呈明亮的高信号,从咽后间隙延伸到颈后部。病变未见强化。注意 T2W 上的液-液平面。对患儿来说,最合适的诊断是淋巴管畸形。

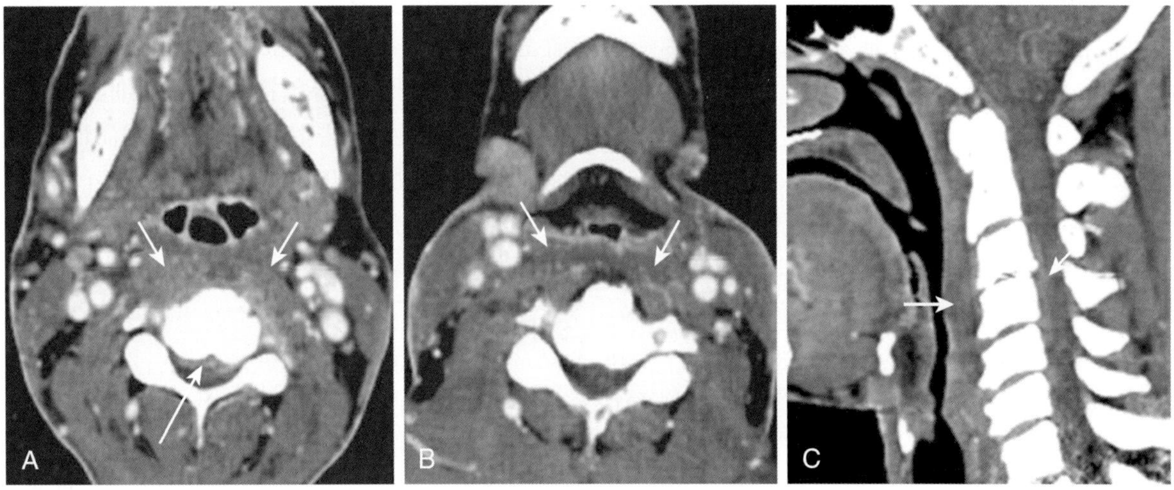

图 14-47 椎前蜂窝织炎。(A)C3/4 水平的颈椎椎间盘炎和骨髓炎出现椎前炎性积液。咽后水肿可在(B)图观察到(箭头所示)。(C)也可以看到炎症向椎前和椎管内延伸,令人恐惧(箭头所示)。

化,因此表现为椎体周围病变的一个过程。然而,咽后积液与此有关。患者有颈部疼痛和发热、椎前肌肉肿胀,经保守治疗后好转。

结节性筋膜炎发生于颈部。它可能表现为颈侧部肿块,临床上易误诊为淋巴结。病变明显强化,但在 T2W 上通常呈中等信号,大多数人认为这是一种低度恶性软组织肿瘤,而不是炎症过程。

几年前,坏死性筋膜炎是处于"筋膜炎"状态。影像学表现包括:①皮肤及皮下组织弥漫性增厚及浸润(蜂窝织炎);②颈浅筋膜和颈深筋膜弥漫性强化和(或)增厚(筋膜炎);③颈阔肌、胸锁乳突肌或带状肌强化、增厚(肌炎);④颈部多间隙积液。本病可导致组织脱落、含气体脓肿、成人呼吸窘迫综合征、纵隔炎、肺炎等肺部表现。

侵袭性纤维瘤病(硬纤维瘤)也可浸润椎周间隙/颈后三角的肌肉。虽然有报道称,这种病变在 T1W 和 T2W 上总是呈低信号,在 CT 上与肌肉等密度。但其他研究显示,相对于邻近的正常肌肉,T1W 呈等强度,T2W 呈高强度,增强扫描后强化程度不一。这种病变可能是恶性纤维组织细胞瘤的癌前病变或其家族一员。

纤维性炎性假瘤可累及椎周间隙,并向颅底扩散。从眼眶表现可以看出,病变 MRI 表现具有特征性,T2W

上表现为骨质破坏与低信号,增强后轻度强化。

良性肿瘤

椎周间隙的良性肿瘤是相对少见的。它们包括脂肪瘤、来自颈神经分支的神经鞘瘤、肌内血管瘤和良性骨肿瘤。单纯从数量上看,良性骨肿瘤中以血管瘤多见,但由于它们通常局限于椎体,很少影响头颈部外科手术,所以这里不讨论它们。

脂肪瘤可以发生于头颈部的任何部位,但好发于外侧皮下组织、锁骨上窝和椎周间隙后部。鉴别诊断包括脂肪肉瘤,脂肪肉瘤可能有或没有与之相关的非脂肪性软组织。另一种奇特的疾病是的是 Madelung 病,是一种颈后部大量脂肪增多的疾病。增多的脂肪可见于颈后部、斜方肌和胸锁乳突肌下、锁骨上窝与椎旁肌之间,或者颈前部(舌骨上和舌骨下)。患者可能出现继发于气管压迫的呼吸道症状、神经病变、虚弱、巨细胞性贫血和静脉淤血。

脊索瘤

在组织学上良性的骨肿瘤中,脊索瘤好发于椎周间隙。典型的细胞类型是空泡细胞。脊索瘤虽然在组织学上是良性的,但由于它们往往侵袭颅底,并在 7%~20%的病例中发生转移,因此应被视为恶性肿瘤。当肿瘤侵入了 Dorello 管(Ⅵ)、海绵窦(Ⅲ~Ⅵ)或颅底/IAC(Ⅶ、Ⅷ),患者通常伴有脑神经症状(最常见的是第Ⅳ脑神经;然后是脑神经Ⅲ、Ⅴ、Ⅶ和Ⅷ)。脊索瘤的发生频率依次为骶骨、斜坡、C1/C2 区域。肿瘤具有破坏性和溶骨性,常伴有钙化。它向前推移颈长肌,并可能跨越 C1/C2 区域的边界。这些病变的 T2W 信号强度通常很明亮(图 14-48)。肿瘤有轻微的强化。鉴别诊断包括软骨肉瘤,它有相似的特征,但大部分位于中线外。

恶性肿瘤

转移瘤

椎周间隙恶性肿瘤以椎体为中心的。血源性转移是脊柱最常见的病变,经常来自乳腺、肺部或者肾的原发性肿瘤。原发性椎体恶性肿瘤包括骨肉瘤和尤文肉瘤,还有浆细胞瘤。多发性骨髓瘤也可能影响颈椎。肺上沟瘤向肺尖延伸也可表现为椎体周围或锁骨上肿块,并可引起臂丛病变(见下文讨论)。

脊椎周围恶性软组织肿瘤包括淋巴瘤、横纹肌肉瘤、恶性纤维组织细胞瘤和恶性周围神经鞘瘤(MPNST)。较少见的软组织肿瘤包括血管外皮细胞瘤和滑膜肉瘤。这些肿瘤的影像学特征(横纹肌:异质性/脑膜旁,恶性纤维组织细胞瘤:T2W 呈低信号,沿神经的 MPNST,血管外皮细胞瘤:显著强化,滑膜肉瘤异质性)已在之前描述过。

淋巴结病

淋巴结肿大可能是椎周间隙最常见的病变。主要发生可能在头颈部内侧或下方(图 14-49)。淋巴瘤也可能发生于颈后三角(Ⅴ级)的淋巴结,或以锁骨上肿块的形式出现。典型的霍奇金病表现为颈部后外侧肿块。

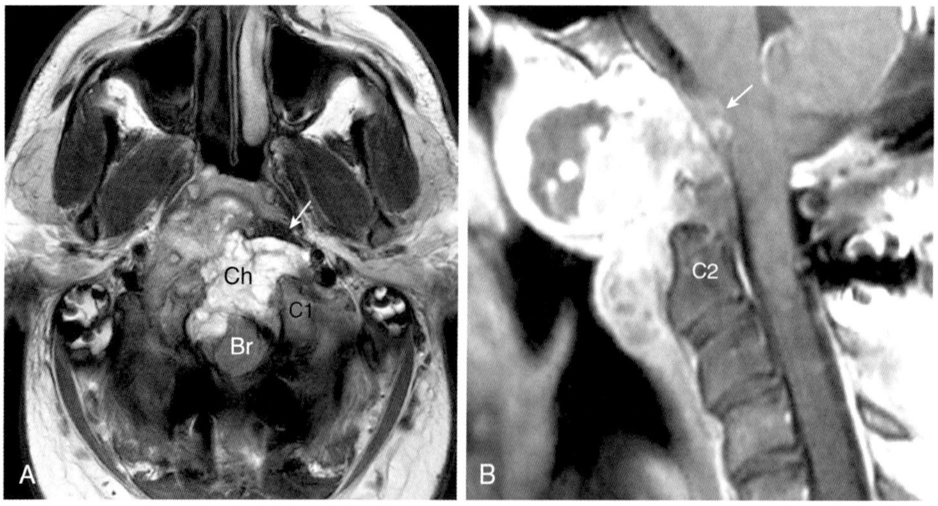

图 14-48 椎周间隙脊索瘤。T2W 显示位于寰椎(C1)水平的高信号脊索瘤(Ch),向前推压并伸展颈长肌(箭头所示),向右侧浸润肌肉,伴鼻咽软组织隆起。病灶向后延伸至颅颈交界处,导致脑干移位和变形(Br)。

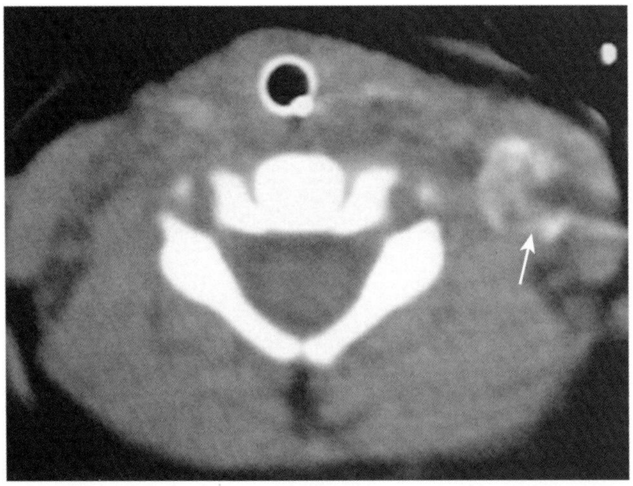

图 14–49　钙化结节。一名新生儿，颈部左侧有一个可触及的钙化结节（箭头所示）。考虑到它位于椎旁，你可能得到正确的诊断：转移性神经母细胞瘤。

臂丛

臂丛被认为是椎周间隙的一部分。臂丛起源于 C5/T1 颈神经根，向下外侧延伸至腋窝以支配上肢。在斜角肌三角处，神经根合并成神经干（上、中、下）。这些神经干分成前、后两部分，在锁骨处形成索（外侧、后侧和中间），再形成分支。臂丛在前斜角肌和中斜角肌之间穿行，然后和锁骨下动脉一起延伸到锁骨水平（图 14–50）。同时，臂丛和腋动脉在较大的腋静脉的后面伴行。

先天性病变

淋巴和静脉畸形是影响臂丛神经的最常见的先天性病变。颈后部是囊性水瘤最常见的部位，其次是腋

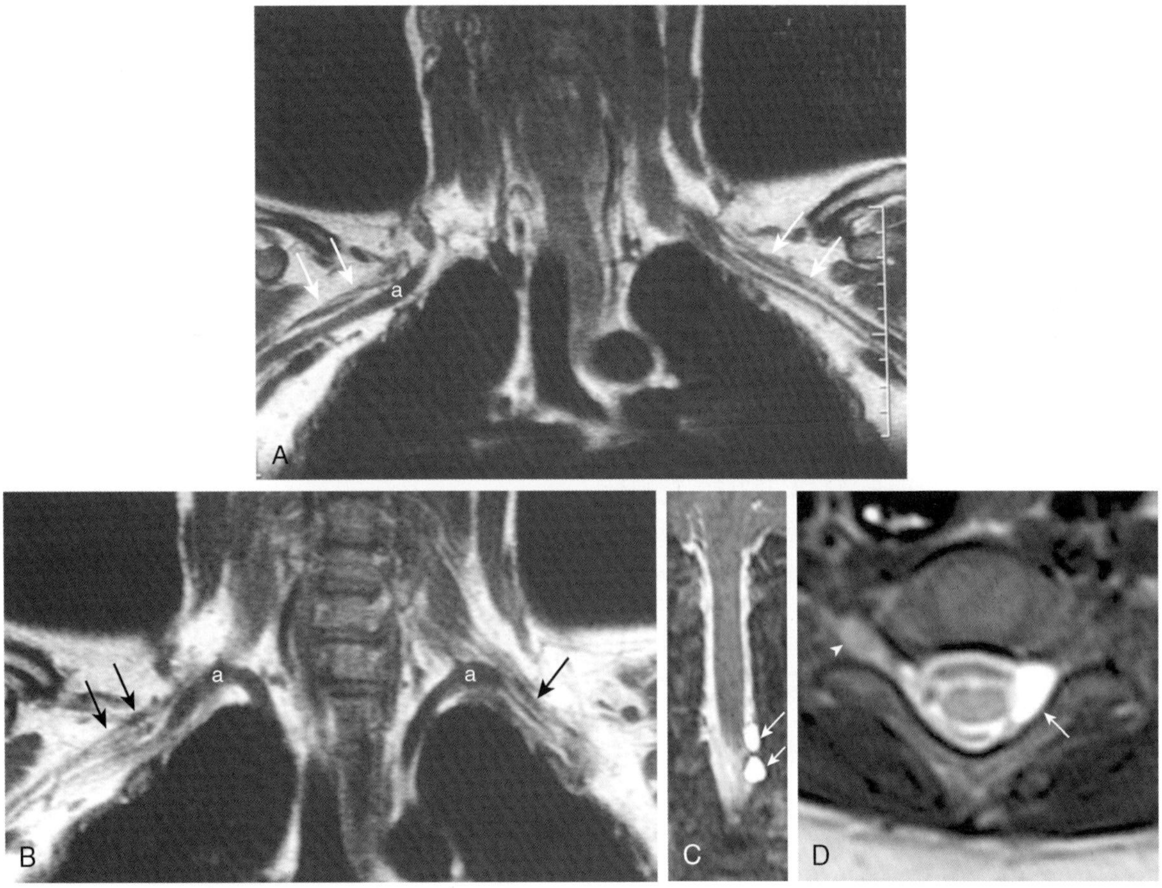

图 14–50　臂丛解剖。（A）注意冠状位扫描中臂丛神经（箭头所示）与锁骨下动脉（a）的关系（大部分是后上）。（B）更靠后的层面显示动脉前方的臂丛。（C）冠状位和（D）轴位 T2W 图像显示左侧假性脑膜突出（箭头所示），这是由于出生时外伤造成左侧 C7 和 C8 神经根撕脱。C7 神经根在神经孔内的预期信号如右侧所示（三角箭头所示），左侧则缺少这种信号。

窝。在这两个位置，臂丛都可能受到影响。颈部 CT 研究显示，患者是否有“蹼状颈”，可提示特纳综合征。淋巴管瘤浸润并包绕臂丛和邻近的血管，但通常不会强化，这不像静脉血管畸形。多房、液-液平面、T1W 上的高信号液体都是高度提示淋巴管畸形诊断的辅助线索。

两种类型的围生期损伤可能影响臂丛神经：Erb 麻痹和 Klumpke 麻痹。这两种情况都可能是由分娩时肩难产引起的。在前一种类型，神经根撕脱发生于 C5/C6 水平，手的内在肌肉不受影响，但肩膀力量很弱（见图 14-50）。在后者，神经根撕脱发生于 C7、C8，甚至 T1 水平，因此，手部肌肉受到影响。Klumpke 患者可能伴有霍纳综合征，这是由于与 C7/T1 水平相反的交感神经系统结构和（或）星状神经节受累。

成人的创伤性损伤通常是由“摩托车越野赛选手跌倒”引起的（例如，雷戴维森综合征）。神经根的撕裂随之而来。寻找从脊髓中缺失的神经根，扩张的脑脊液间隙，假性脊膜膨出，脊髓对侧脱位的神经根，以及在 10%~14%的病例中，可同时发生脊髓损伤。

颈肋也可引起臂丛病变（图 14-51）。不完整的颈肋通常有一条纤维带从它们延伸到锁骨，锁住臂丛，因此，比完整的颈肋更容易出现症状。无论哪种类型都可能产生胸廓出口综合征。女性比男性更容易受到影响。大多数病例是单侧的。

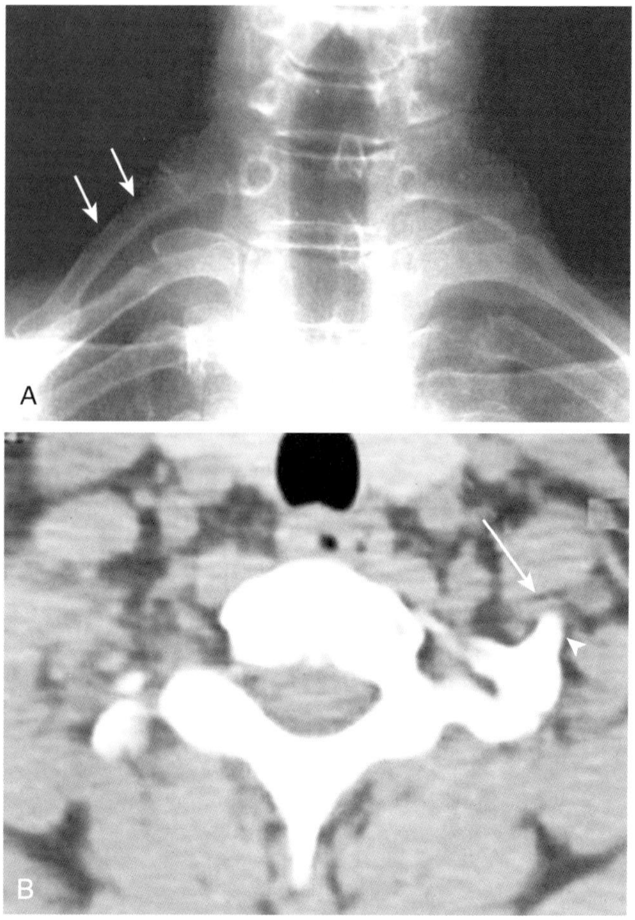

图 14-51 颈肋。(A)右侧有一根完整的颈肋（箭头所示），左侧有一根不完整的颈肋。患者有左侧臂丛神经病。在手术中，一个纤维带从颈肋残端穿过左臂丛到达胸骨柄。(B)左侧颈肋与 C7 横突相连，有外生骨疣样突起（三角箭头所示）压迫臂丛（箭头所示）。

炎性病变

臂丛神经炎（神经性肌萎缩症）最常见的是病毒起源（图 14-52）。然而，这也可能是放疗的并发症，特别是在治疗锁骨上腺病和（或）乳腺癌腋窝淋巴结转移之后。放射性臂丛炎具有对称性、脂肪抑制 T2W 为高信号、强化多变等特点。

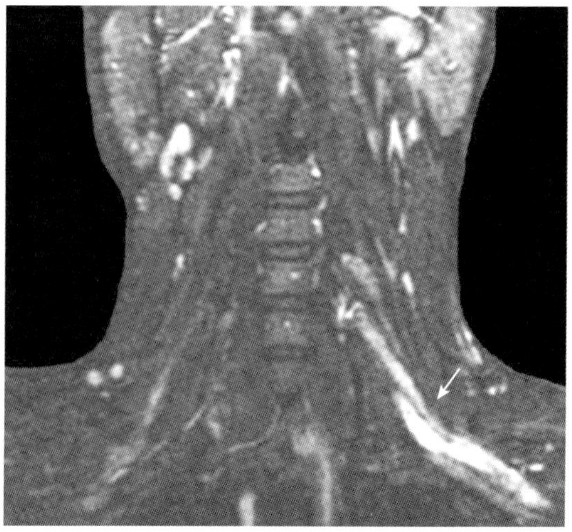

图 14-52 臂丛神经炎。脂肪抑制 T2W 图像显示左侧臂丛（箭头所示）炎症，其病因是病毒性，可能强化，也可能不强化。

良性肿瘤

脂肪瘤和神经源性肿瘤在这一类疾病中占主导地位。这两种疾病都是晚期才出现症状，并且其密度（脂肪瘤/脂肪）或形状（梭状/神经鞘瘤）具有特征性。臂丛神经纤维瘤的数目超过神经鞘瘤，其中一个可能是丛状神经纤维瘤或与之相关的多发性神经纤维瘤的 NF-1 型。

恶性肿瘤

影响 C5/T1 神经的原发性恶性肿瘤包括恶性纤维

组织细胞瘤和其他类似于纤维肉瘤、脂肪肉瘤的病变,在儿童中,还包括横纹肌肉瘤和神经纤维肉瘤(在 NF-1 人群中)。软组织淋巴瘤也可浸润此处。

继发性侵犯可由相邻的受累组织或淋巴结病引起。肺上沟瘤或胸壁肉瘤的直接侵犯可导致臂丛神经病变。通常伴有霍纳综合征。

引起臂丛病变的淋巴结病最常见的来源是乳腺、肺、食管、头部和颈部的原发肿瘤和淋巴瘤。通常,浸润性淋巴结肿块浸润臂丛和斜角肌之间的平面(图 14-53)。有时臂丛神经病变只会在放射治疗后出现,但放射肿瘤学家会认为它从一开始就存在,只是被忽视了。“应去咨询神经病科……”“不应照射锁骨上窝……”

甲状腺

解剖

许多良性和恶性病变都会影响甲状腺。

甲状腺有两个叶,由中线峡部连接。该腺体位于 C5/T1 水平,被包裹在附在气管上的筋膜中,随吞咽运动而上下移动。锥体叶有时可见,从峡部向上突出。腺体由颈外动脉的分支血管甲状腺上动脉和由锁骨下动脉旁的甲状腺颈干的甲状腺下动脉供血。

先天性疾病

发育不全和异位甲状腺组织

异位甲状腺组织比甲状腺完全不发育更常见。在异位中,50%位于舌根(舌异位甲状腺,见图 13-12),50%位于舌和腺体正常位置之间。

舌异位甲状腺的检查需要基于碘的核医学研究来寻找其他甲状腺组织。异位组织也可以在颈部 CT 上看到,表现为一个意想不到的部位为高衰减组织。在 80%的病例中,舌异位甲状腺是该个体甲状腺激素的唯一来源。这将影响治疗的时机,因为甲状腺激素对儿童的健康成长很重要。想象一下,在一例患儿体内切除你认为是舌血管瘤的东西(因其会强化,而你事先没有做平扫检查来确诊它是否因含碘而为高密度)。10 天后病理报告为舌异位甲状腺组织。与此同时,患者处于黏液水肿性昏迷状态,你从来没有想过要补充甲状腺激素,因为你从来没有怀疑诊断。现在,患者从童年开始就一直服用甲状腺激素补充剂。在许多情况下,外科医生会把舌异位甲状腺组织留到青春期(除非它阻塞了气道),如果它是身体里唯一的甲状腺组织,就继续保留。这是你希望卵巢甲状腺肿或贲门甲状腺肿的时候了(其他异位部位)。保留舌异位甲状腺组织有其缺点。在颈部

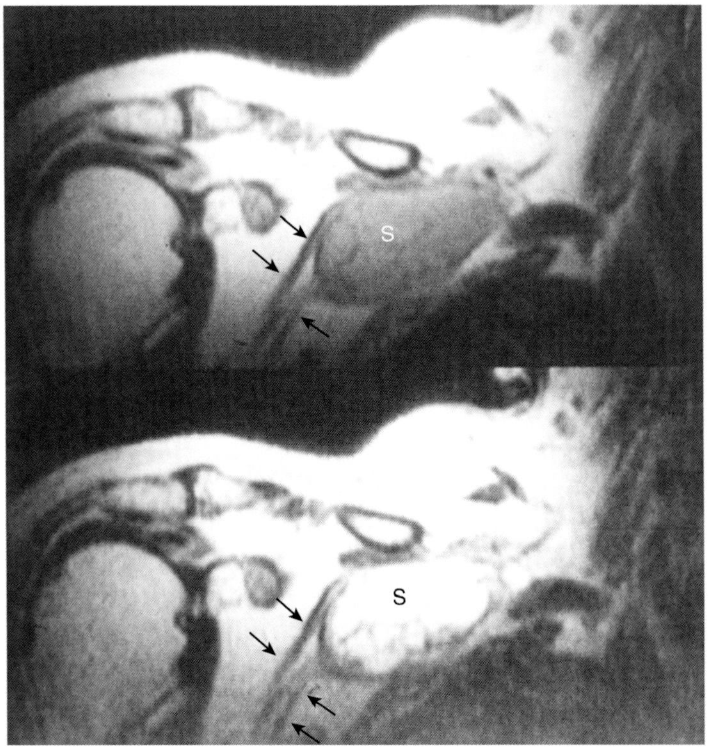

图 14-53 臂丛病变。冠状位 T1W 平扫(上图)和增强扫描(下图)可观察到恶性神经鞘瘤(S)与臂丛神经根(箭头所示)交织在一起。

甲状腺组织的尸检研究中发现，乳头状癌的发病率高达 3%~5%。

甲状舌管囊肿

甲状舌管囊肿(TGDC)是头颈部除 Tornwaldt 囊肿以外最常见的非牙源性囊肿。它们占先天性颈部肿块的 70%。TGDC 是沿着甲状腺胚胎下降途径的残余涎管，可能发生于从舌的盲孔到甲状腺的自然位置的任何地方。TGDS 通常位于舌骨下(65%),也可能发生于舌骨水平(15%)或舌骨上软组织(20%)。嵌在带状肌群(甲状舌骨肌、颏舌骨肌等)中的囊性病变是 TGDC,对此几乎没有疑问。与位于舌和颈下部之间的异位甲状腺组织不同,TGDC 通常不包含功能正常的甲状腺组织，尽管在某些病例中存在显微镜下的残留。3/4 的 TGDC 位于中线,这意味着有 25%偏离了中线(图 14-54)。囊肿看起来像囊性病变,但有时可能含有高蛋白,而导致 T1W 呈高信号,边缘强化并不少见。

在超声上,病变表现更为多变。囊肿可能为无回声(28%)、均匀低回声伴内部碎片(18%)、呈实性(28%)、不均匀(28%)。大多数表现为后壁强化(88%),只有一半表现为典型的薄壁。

TGDC 中的癌很少见的,约发生于 1%的病例。当它发生时,它的组织学外观通常是乳头状的,虽然鳞状和滤泡的变异也有报道。正如人们所预料的那样,髓样癌不会发生在 TGDC 中，因为这些肿瘤起源于滤泡旁细胞,而不是甲状腺衍生物。当囊肿中存在壁结节、钙化或其组合时,应当怀疑甲状腺舌骨癌。

Sistrunk 手术是一种切除甲状舌管、舌底中线和舌骨软骨中段的手术,是治疗 TGDC 的最终方法。

如果你在甲状腺中看到脂肪或与囊肿相关的实性结节,考虑畸胎瘤的诊断。

自身免疫性和炎性病变

甲状腺肿

甲状腺肿是甲状腺弥漫性肿大,常与缺碘有关。甲状腺肿内部可能有囊变、出血、胶质形成或结节,因此,很难根据核医学、超声、CT 或 MRI 特征进行分析(图 14-55)。甲状腺肿通常是通过核医学研究来评估的,在核医学研究中,病变主要分为 3 类:热(放射性示踪剂过度积累)、温(甲状腺组织背景抑制导致吸收增加)或冷(无功能、低吸收)。热和温结节,因为它们代表激素

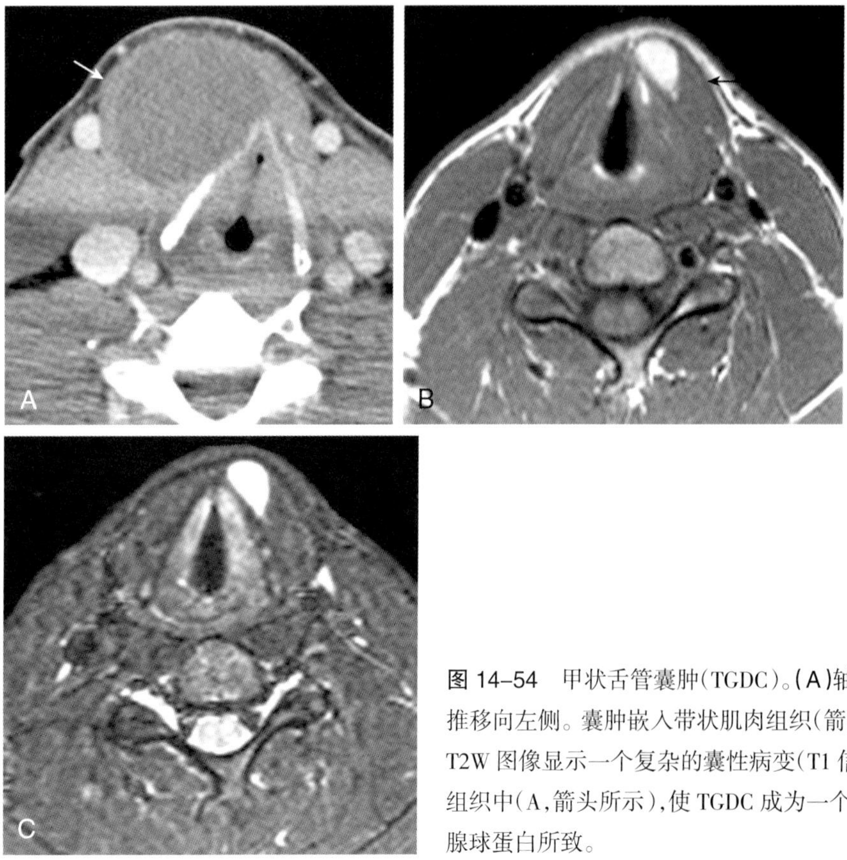

图 14-54 甲状舌管囊肿(TGDC)。(A)轴位 CT 显示甲状软骨水平的囊性肿块,并将其推移向左侧。囊肿嵌入带状肌肉组织(箭头所示),最诊断为 TGDC。(B)轴位 T1 和(C) T2W 图像显示一个复杂的囊性病变(T1 信号变高)。再一次,这个病变嵌入到带状肌肉组织中(A,箭头所示),使 TGDC 成为一个可靠的诊断。T1W 呈高信号最可能是由甲状腺球蛋白所致。

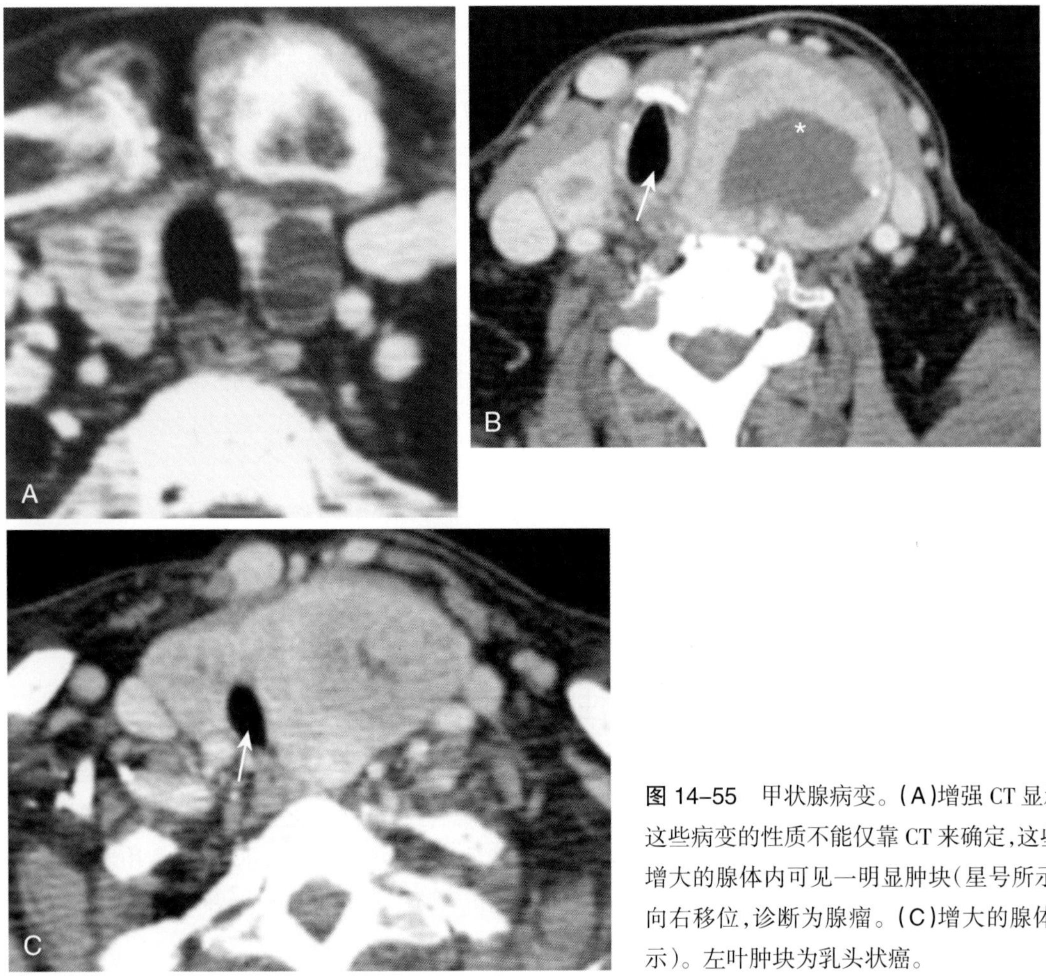

图 14-55 甲状腺病变。(A)增强 CT 显示甲状腺双叶内多发结节。这些病变的性质不能仅靠 CT 来确定,这些病变原来都是囊肿。(B)增大的腺体内可见一明显肿块(星号所示)将气管(箭头所示)推压向右移位,诊断为腺瘤。(C)增大的腺体也将气管推过去(箭头所示)。左叶肿块为乳头状癌。

活性组织,通常是良性的。冷结节更倾向考虑为恶性肿瘤。甲状腺肿中的冷结节不到 14%的病例中是恶性的,因此,除非甲状腺肿块正在生长,否则通常不会进行活检。尽管如此,临床发现或扫描其他部位偶然发现的许多甲状腺结节都进行了抽吸活检。一旦细胞学家看到巨噬细胞、胶质细胞和乳头状细胞,他们称之为“结节性甲状腺肿”。如果整形需要、气管或食管损伤,外科医生仍然可以进行手术。通常情况下,在此之前会尝试激素抑制试验,但效果有限。

化脓性甲状腺炎

化脓性甲状腺炎可能是由细菌感染引起的,也可能是由梨状窦的鳃裂瘘管引起邻近甲状腺发炎的并发症引起的。这些通常是由于第三或第四鳃裂畸形和可能有一个开放在锁骨水平皮肤的外口。左侧和右侧的先天性梨状窦瘘发生比例为 4:1。

亚急性甲状腺炎

甲状腺的炎症包括亚急性、桥本、放射性、Riedel、急性淋巴细胞性甲状腺炎。亚急性甲状腺炎(de Quervain)是由一种尚未确认的病毒引起的。与大多数甲状腺疾病一样,de Quervain 甲状腺炎在女性中更为常见。患者发热,甲状腺肿大且疼痛。该病是自限性的,大多数患者在急性发作后甲状腺功能正常,少数患者甲状腺功能减退。

桥本甲状腺炎

与亚急性甲状腺炎相反,其他炎性疾病与发热或甲状腺疼痛无关。在桥本甲状腺炎中,腺体被淋巴细胞和浆细胞浸润,这种疾病被认为是由甲状腺细胞蛋白的自身抗体引起,特别是甲状腺球蛋白;抗微粒体抗体升高。虽然一开始患者的甲状腺功能可能正常,但最终由于淋巴细胞和纤维化替代了正常功能组织，甲状腺功能减退症开始出现。弥漫性甲状腺肿大常见于桥本甲状腺炎。据报道,有这种疾病的女性患甲状腺淋巴瘤的比例有所增加。其他自身免疫性疾病，如干燥综合征、恶性贫血、红斑狼疮、类风湿关节炎和糖尿病,在桥本甲状腺炎患者中出现的频率增加。虽然概率增加了,但发病率仍然非常低。

Riedel 甲状腺炎和放射性甲状腺炎

Riedel 甲状腺炎和放射性甲状腺炎最终都会导致腺体纤维化,而且是慢性的。在这两种疾病中,甲状腺可能会感觉到变得密实和纤维化。甲状腺功能减退症发生于 50%的患者。Riedel 甲状腺炎可能与腹膜后纤维化、特发性眼眶炎(亦称假瘤)、纵隔纤维化和硬化性胆管炎有关。“多灶性纤维硬化”作为专业术语已被提出来以描述这类临床表现。在影像学上,Riedel 甲状腺炎在超声上表现为均匀低回声,CT 呈低密度，在 MRI 所有序列上均呈低信号;强化程度不一。

Graves 病

Graves 病与弥漫性毒性甲状腺肿同义，是甲状腺功能亢进的常见病因。本病为眼球突出、眼睑退缩、脂肪浸润、眼外肌增大(甲状腺性眼病)为特征,但甲状腺功能亢进、甲状腺功能正常或甲状腺功能减退均可发生。该综合征的眼眶表现已在第 9 章中讨论。Graves 病是一种自身免疫性疾病,与长效促甲状腺素(LATS)水平升高有关;80%~90%的 Graves 病患者体内循环内可发现促甲状腺素(TSH)受体抗体。在核医学扫描中,腺体肿大并呈弥漫性热表现。

弥漫性无毒甲状腺肿和多结节甲状腺肿通常是 TSH 水平升高的反应,常见于甲状腺功能正常的患者。腺体增大并呈结节状。

良性肿瘤

腺瘤

甲状腺最常见的良性肿瘤是腺瘤。甲状腺中 70%以上的孤立性肿瘤为良性腺瘤，包括滤泡性或乳头状腺瘤。病变密度/信号可能不均匀,但在 CT 或 MRI 上边界通常是清晰的(图 14-55B)。甲状腺腺瘤可能与钙化有关;然而甲状腺癌也是如此。

如果你对中年女性进行甲状腺超声检查，你会发现超过 1/3 的人甲状腺有结节。在尸检标本中,50%的甲状腺有结节。幸运的是,绝大多数是良性的退行性结节:4.2%的结节腺体为恶性病变(见图 14-55C)。当患者有辐射暴露史,特别是在二三十年后,患恶性肿瘤的比例会发生增高。

高分化的腺瘤可聚集示踪剂，在甲状腺闪烁图上表现为热或温结节。因为它们通常是自主分泌的(独立于 TSH 刺激),它们抑制剩余的正常甲状腺组织。如果出现坏死或病灶内出血,病变会变成冷结节。

胶样囊肿

胶样囊肿是甲状腺的另一种常见病变。CT 表现为高密度,T1W 呈高信号。在 CT 和 MRI 的基础上,胶质和出血可能很难区分。本病变可在锝或碘核医学闪烁图上引起冷斑。

恶性病变

只有 4%~7%的组织学检查的甲状腺结节是阳性,但单发结节出现在男性或儿童患者时有较高的肿瘤发病率。乳头状癌、滤泡癌和混合型滤泡癌占甲状腺恶性肿瘤的 80%。髓样癌(占甲状腺恶性肿瘤的 10%)、未分化癌(3%)和 Hürthle 细胞癌(2%)是较少见的甲状腺癌。所有这些病变可能边界清楚或边界不清楚,并且没有特征性的 CT 或 MRI 表现来区分。

与某些腺瘤一样，病变在锝或碘扫描上显示为光学区。尽管如此,只有 20%的冷结节是癌性的(其余为腺瘤、胶样囊肿、局灶性甲状腺炎或其他良性囊肿)。甲状腺癌可能是囊性的、出血的、钙化的或高蛋白的(图 14-56)。它们可以扩散到淋巴管和(或)血液,因此,可以看到颈部淋巴结肿大或远处转移(框 14-9)。它们可浸润气管和食管,可见环周侵犯、腔内扩散、壁强化或局灶性结节。

如果 MRI 显示有一个完整的假包膜（在肿块周围有一个均匀的低密度或信号带),这通常意味着腺瘤的囊变。如果包膜厚度不规则(但连续)或间断有结节状赘生物穿透,则更倾向于癌。间断性假包膜,无穿透区,常见于腺瘤性甲状腺肿。出血变性在腺瘤和甲状腺肿中更为常见,但也可能出现在癌症中。

乳头状癌

乳头状癌是甲状腺最常见的恶性肿瘤，占甲状腺癌的一半。在 40 岁以下的患者中,乳头状腺癌的数量

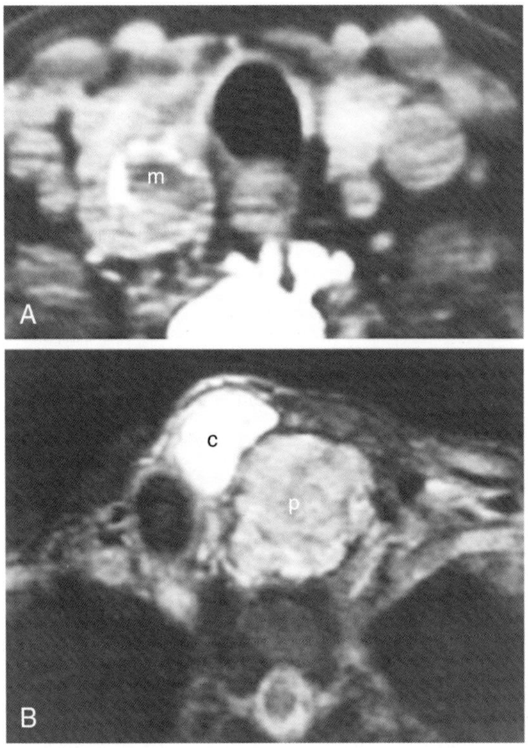

图 14–56 甲状腺癌的多面性。(A)轴位 CT 显示一肿块(m),伴边缘钙化,位于甲状腺右叶的后部。不要被钙化的存在所迷惑。它不是提示良性的甲状腺肿瘤;这是滤泡癌。(B)本例患者为乳头状癌(p),伴大囊肿(c)。出血、钙化、囊肿形成、淋巴及血行转移可能是各类型甲状腺癌的特征。

框 14–9 甲状腺恶性肿瘤 TNM 分级

原发肿瘤(T)

TX:原发肿瘤无法评估

T0:没有原发肿瘤的证据

T1:肿瘤<2cm,局限于甲状腺

T2:肿瘤>2cm 但<4cm,局限于甲状腺

T3:肿瘤> 4cm,局限于甲状腺或甲状腺外微小延伸

T4a:任意肿瘤大小,突破包膜到皮下组织、喉、气管、食管或喉返神经

T4b:肿瘤侵犯椎前筋膜或包绕颈动脉或纵隔血管

(所有未分化癌均考虑 T4 肿瘤)

注:所有分类均可细分为:(a)孤立性肿瘤,(b)多灶性肿瘤(最大病变决定分类)。

区域淋巴结(N)

NX:区域淋巴结无法评估

N0:无区域淋巴结转移

N1:区域淋巴结转移

  N1a:转移到Ⅵ级淋巴结

  N1b:双侧、中线、对侧颈淋巴结或纵隔淋巴结转移

远处转移(M)

MX:远处转移无法评估

M0:无远处转移

M1:远处转移

是其他所有甲状腺癌的 5 倍。女性比男性更容易受到影响,颈部淋巴结肿大是一种常见的临床表现。淋巴转移而不是血行播散常见。已经证明了出现囊性结节的倾向。结节可能伴有钙化、含有胶质、富血管性、微小。淋巴结在 T1W 上可能是明亮的, 在 CT 上可能有明显的钙化。

乳头状癌是甲状腺恶性肿瘤中预后最好的一种,也是大多数恶性肿瘤中预后最好的一种。年龄是乳头状癌患者最重要的预后因素。即使有远处转移,45 岁以下的患者预后也很好。在 45 岁以上的患者中,有几个特征预示着在某些情况下乳头状癌的生存率下降。肿瘤大、食管侵犯、气管侵犯、淋巴结肿大、颈动脉压迫是不良的表现。虽然偶然发现的甲状腺癌和微小癌的预后优于临床上明显的分化型甲状腺癌, 但在非偶发的微小癌和常规的巨细胞癌中更常见双侧发病、淋巴结转移、甲状腺包膜浸润和疾病复发。因此,甲状腺全切除术后,通常推荐对颈部中央区域充分检查。

提示气管侵犯的影像学表现包括:管壁 T2W 信号异常,周径受累>180°,腔内包块,距中线移位>2.5cm。提示肿瘤侵犯食管的影像学表现包括: 食管壁 MRI 信号异常,管壁强化,肿瘤包块>270°,或有腔内有肿瘤。

滤泡状癌

滤泡状癌倾向于血源性扩散。预后几乎与乳头状癌一样好,年龄再次成为影响预后的关键因素(年轻患者的长期预后优于老年患者)。

髓样癌

髓样癌是一种罕见的甲状腺肿瘤, 仅占甲状腺恶性肿瘤的 7%~10%。10%病例与多发性内分泌瘤(MEN)Ⅱ型综合征相关,部分病例为家族性,无其他内分泌病变(表 14–4)。MENⅡa 和Ⅱb 代表着嗜铬细胞瘤和甲状旁腺增生发病率增加的综合征。MENⅡb 可能与 Marfan 综合征样面容和皮肤黏膜神经瘤有关。髓样癌来源于分泌降钙素的滤泡旁细胞; 血清降钙素水平升高可能是该病的标志。点状钙化可能是诊断这种疾病的线索。

表 14-4　多发性内分泌肿瘤综合征

特征	MEN I	MEN II 或 IIa	MEN III 或 IIb
别称	Wermer 综合征	Sipple 综合征	黏膜神经瘤综合征,Froboese 综合征
甲状旁腺异常	甲状旁腺功能亢进(90%)多由增生引起,而非腺瘤	甲状旁腺增生占 20%~50%	非常罕见
甲状腺病变	甲状腺肿,腺瘤,甲状腺炎罕见	甲状腺髓样癌(100%)	甲状腺髓样癌(100%)
垂体病变	腺瘤(20%~65%)	无	无
嗜铬细胞瘤	无	有(50%,双侧)	有(50%)
其他表现	1.胰岛细胞腺瘤(胰岛素瘤或胃泌素瘤)占 30%~80% 2.肾上腺皮质腺瘤或癌(30%~40%) 3.葡萄糖瘤,VIP-omas,类癌罕见 4. Zollinger-Ellison 综合征	1.嗜铬细胞瘤 2.脊柱侧凸	1.黏膜与皮肤的神经瘤(100%) 2.Marfan 综合征面相 3.牛奶咖啡斑 4.肠神经节瘤病(100%)
染色体连锁	常染色体显性遗传,11 号染色体	常染色体显性遗传,10 号染色体	常染色体显性遗传,10 号染色体

MEN,多发性内分泌瘤;VIP,肠血管活性肽。

未分化癌

未分化癌是一种侵袭性强、体积大的病变,常见于老年人群(图 14-57)。在核闪烁成像上,肿瘤通常不吸收碘,但可能吸收铊或镓。诊断时,常伴有邻近气管、食管或甲状腺外组织浸润,预后非常差。扩散到气管是这些病变的规律。肿瘤越大,侵袭率越高。29%的甲状腺癌患者有气管侵犯,但对于未分化癌来说,这一比例超过80%。腔内肿块和 180°及以上的气管径向受累具有100%的阳性预测值。3 种 MRI 表现即软组织穿过软骨、腔内肿块或超过 180°的环周受累,提示甲状腺癌存在气管侵犯。

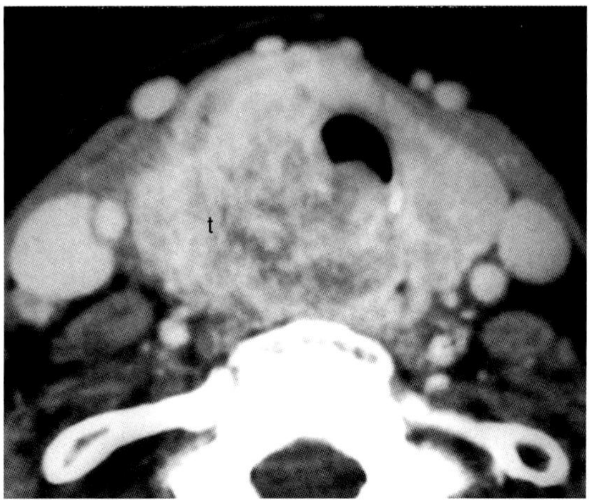

图 14-57　甲状腺占位性肿块。甲状腺右叶大肿块(t),气管移位的程度,食管壁的侵犯程度、腺体的密度不均,另左侧密度均匀,需怀疑未分化癌的诊断。

非霍奇金淋巴瘤

非霍奇金淋巴瘤也可发生于甲状腺,通常表现为孤立性结节(44%~86%)、多发性结节(13%)或弥漫性肿大(7%~11%)。据报道,双侧病变的高达 53%。肿瘤常侵犯甲状腺外的颈动脉鞘。淋巴瘤可能原发于甲状腺,也可能由全身播散引起。女性比男性更容易受影响,这种疾病在老年人中最常见。桥本甲状腺炎可能是一个诱发的危险因素。20%~52%的患者甲状腺功能减退。在超声上,病变为低回声(假囊性),而 CT 上淋巴瘤相对正常甲状腺组织为低密度。

转移瘤

肾细胞癌在向甲状腺转移的倾向上排名第 3,仅次于肺癌和乳腺癌。甲状腺转移没有特定的影像学特征。

偶发甲状腺结节

如何处理颈椎 CT 和 MRI 上经常发现的甲状腺结节? 这是一个难题,因为,①甲状腺结节是非常常见;②影像学表现无特异性;③大部分结节是良性的;④恶性肿瘤常不具有侵袭性,早期发现可能不会导致更长的生存期;⑤手术根除可能带来一些并发症(声带麻痹、甲状旁腺功能减退、血管损伤)。我们推荐来自杜克大学的 Jenny Hoang 博士的方法(表 14–5)。

甲状旁腺

解剖

甲状旁腺通常位于甲状腺周围的位置。90%的患者有 4 个甲状旁腺,但也可能有 2~6 个,通常位于甲状腺的上、下极附件。罕见情况下,甲状旁腺也可位于上纵隔、甲状腺内、气管食管沟或胸廓入口。甲状旁腺是第 3 和第 4 咽囊的衍生物。

TABLE 14-5 Duke's 3-Tiered System for Incidental Thyroid Nodules

CT/MRI/PET-CT Features	Recommendation
Category 1: Thyroid nodule PET avid or Thyroid nodule locally invasive or Suspicious lymph nodes	Strongly consider work-up with US for any size nodule
Category 2: Solitary thyroid nodule in patient <35 years of age	Consider work-up with US if ≥1 cm in adults. Consider work-up with ultrasound for any size in pediatric patients.
Category 3: Solitary thyroid nodule in patient ≥35 years of age	Consider work-up with ultrasound if ≥1.5 cm
Multiple nodules	Consider ultrasound with recommendations prioritized on basis of criteria (in order listed) for solitary nodule

CT, Computed tomography; *MRI,* magnetic resonance imaging; *PET-CT,* positron emission tomography-computed tomography; *US,* ultrasound.

注:表 14–5 涉及第三方版权,中文译文如下。

表 14–5 三级系统用于偶然发现的甲状腺结节

CT/MRI/PET–CT 特征	建议
类别 1:PET 活跃的甲状腺结节或局部侵袭性甲状腺结节或可疑淋巴结	强烈建议对任何大小的结节进行超声检查
类别 2: 年龄<35 岁的患者的单个甲状腺结节	如果成人结节大小≥1cm, 考虑进行超声检查 对于儿科患者,考虑对任何大小的结节进行超声检查
类别 3:年龄≥35 岁的患者的单个甲状腺结节	如果结节大小≥1.5cm, 考虑进行超声检查
多个结节	建议进行超声检查,并根据单个结节的标准(按列出的顺序)优先考虑建议

先天性疾病

大多数甲状旁腺囊肿是由腺瘤退行性变引起的。先天性甲状旁腺囊肿很少见,通常位于最下方的腺体内。MEN 综合征与甲状旁腺腺瘤或增生有关(见表 14–4)。MEN Ⅰ型的相关基因已经定位到第 11 号染色体上。在这种综合征中,该基因必须被删除或灭活,因其通常表达一种蛋白质,即 menin,这是一种肿瘤抑制蛋白。大多数 MEN Ⅰ型患者有甲状旁腺功能亢进, 这是最常见的症状。MEN Ⅰ型可表现为甲状旁腺增生或腺瘤,也可表现为垂体前叶、胰岛细胞、胰腺、胸腺、肾上腺、前肠和支气管肿瘤。记得 P3AT(垂体、甲状旁腺、胰腺、肾上腺和甲状腺)。胶原瘤和面部血管纤维瘤也可能共存。

良性肿瘤

当患者出现高钙血症时, 可通过影像学检查寻找是否出现甲状旁腺腺瘤和(或)甲状旁腺增生的情况。尽管一些外科医生在术前没有进行甲状旁腺影像学检查,但他们相信自己能够识别手术区域内的腺体,能够将正常的腺体与腺瘤增生或的腺体区分开来, 而另一些外科医生则在术前使用成像技术来识别甲状旁腺腺瘤。在没有任何术前影像学的情况下,手术切除高分泌腺的成功率为 95%。然而,为了使手术探索尽可能微创化,术前成像的作用越来越重要。

对于在首次手术切除甲状旁腺后仍持续高钙血症的患者,影像学检查可能是有帮助的,因为不进行影像学检查,再手术的成功率可降至 62%。在这些病例中,可能存在异常或异位的甲状旁腺组织。做一些影像学检查! 异位甲状旁腺最常见的远端位置是前纵隔。

关于 CT(图 14–58)、超声(图 14–59)、核医学(图 14–60)或 MRI 是否是识别甲状旁腺腺瘤的最佳成像方法,一直存在争议。然而,我们认为在寻找甲状旁腺腺瘤时,锝(99m–MIBI)是最好的功能性研究。该研究对腺瘤的准确性为 80%~90%,与应用 SPECT 技术具有同样高的特异性。它的附加好处是增加了敏感性,但从你的健康维护组织(HMO)和卫生保健财务管理(HCFA)话费额外的几百美元。不幸的是,对于甲状旁腺增生,敏感性仅为 60%,但这仍然比竞争手段好。10~25mCi 锝标记的 MIBI 图像在注射后的第 1 分钟获得,并在注射放射性示踪剂后2小时再次获得。如果需要,可以使用Tc高锝酸盐来定位甲状腺,甚至可以从甲状旁腺和甲状腺的MIBI活动中减去甲状腺的高锝酸盐活动。最近,四期[平扫,动脉期(注射后25秒),静脉期(注射后60秒),延迟期(注射后120秒)]CT(见图14-58)被建议用于显示早期动脉型增强甲状旁腺激素腺瘤,可以与静脉、结节和甲状腺病变区分,但颈部的辐射剂量是阻止这个方法作为常规评估的因素,应留给那些核显像未能确定腺瘤情况下使用。

对于持续性甲状旁腺功能亢进的术后患者,坦率地说,没有一项研究是突出的。大多数外科医生结合锝成像与横断面成像研究做出决定的选择。一些外科医生使用术中锝成像和辐射探测器来寻找病灶。他们可以对术中甲状旁腺素值的采样来确定是否把这个"小臭虫"弄出来了。异位腺瘤在胸腺、咽旁区、胸部、甲状腺和下颈部的检出率高于气管食管沟,后者是MRI和MIBI成像的盲点。对于增生性、非腺瘤性腺体,MRI(82%)和MIBI(90%)诊断率表现不错,但对于细胞密集的腺体,MRI(77%)和MIBI(64%)诊断的成功率显著下降。

在MRI上,甲状旁腺腺瘤在T2W上呈典型的高信号,与正常腺体易于区分。在30%的病例中,MRI表现可能是非典型的T1W高信号或T2W等信号。这些非典型病例在组织病理学上与细胞变性、瘤内出血、纤维化和含铁血黄素沉积相关。甲状旁腺腺瘤强化明显。

当MRI上遇到高信号时,问题就出现了。淋巴结、甲状旁腺腺瘤,甚至是甲状腺内结节均有同样的表现。记住,这项研究的目的是引导外科医生找到甲状旁腺腺瘤的可能位置。

在超声上,甲状旁腺腺瘤通常为椭圆形肿块。

恶性肿瘤

甲状旁腺癌可能偶尔被识别出。这种区别基于淋巴结扩散和快速增长。癌症占甲状旁腺功能亢进病例的1%。

颈部囊性肿块

通过这一章和前面的章节,你已经阅读了许多可以出现在头颈部的囊性肿块。在本节中,我们将进入最后一章,总结梳理之前的囊性病灶。这些病变通常表现为无压痛、可触及的肿块,无相关的淋巴结肿大。少数

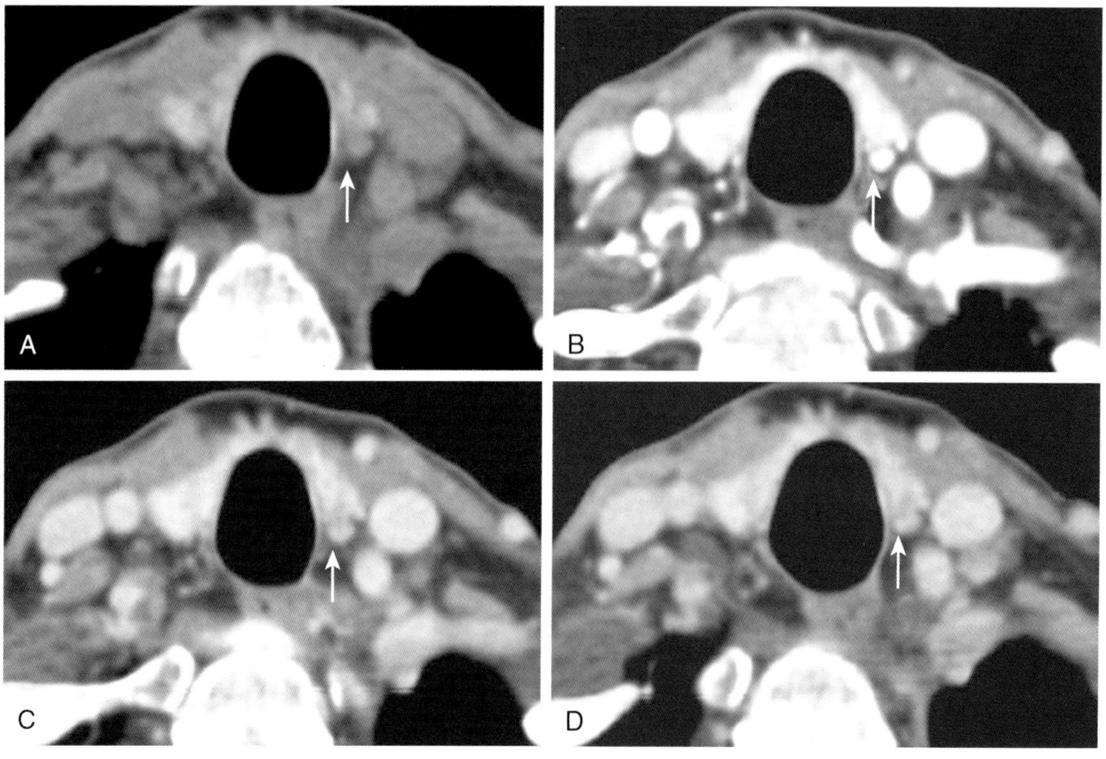

图14-58 四维CT甲状旁腺腺瘤。左侧腺瘤(箭头所示)在平扫扫描中比甲状腺密度低(A),在动脉期时像血管般强化,比甲状腺密度(B)高,在静脉期(C)和延迟期(D)中比淋巴结密度高。

情况下，它们可能因叠加感染而显现出来。每个“囊肿”的具体情况总结在表 14-6。要了解其中最常见的囊肿之一，即鳃裂囊肿，必须了解正常的鳃弓衍生物（见表 14-2、表 14-7 和表 14-8）。

这些病变的主要鉴别特征是它们的发病年龄、位置和囊内容物。儿童期的病变包括囊性水瘤（60%在出生时明显，90%在 3 岁前出现）和胸腺囊肿。在青年时期，你将看到 BCC（图 14-61）、甲状舌管囊肿、皮样囊肿和舌下囊肿。老年患者有甲状腺和甲状旁腺囊肿、脂肪瘤或囊性/坏死的淋巴结。

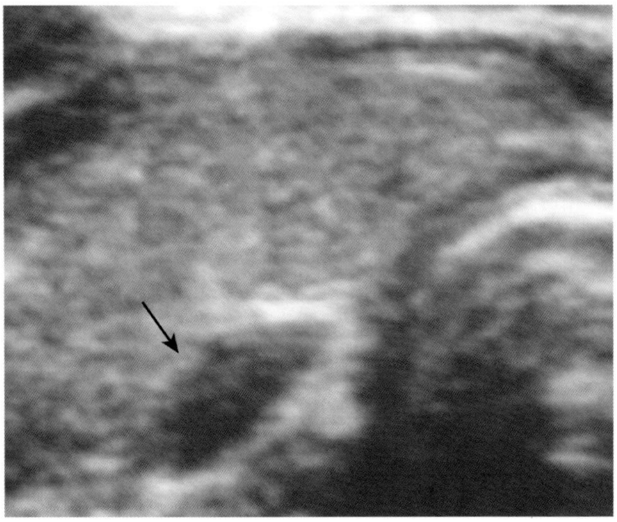

图 14-59 甲状旁腺腺瘤声像图。在横断面扫描中，箭头所示为甲状腺后方的甲状旁腺腺瘤。

头颈部是仅次于生殖腺和上纵隔的第 3 常见的皮样囊肿发生部位。在头颈部区域，眼眶、口腔、鼻腔占大多数。皮样囊肿的一个典型位置是沿着口腔前底，在那里它们可能与舌下囊肿或淋巴管畸形类似。在 MRI 上可以看到内部的鹅卵石结构，这提示最终诊断为皮样囊肿。

甲状舌管囊肿常出现于中线，并与舌骨下带肌群相关；BCC Ⅱ型最典型的位置在胸锁乳突肌前方的颈动脉分叉处（见图 14-34）；胸腺囊肿常出现在左下颈部（图 14-62）；囊性水瘤主要位于颈后三角区（见图 14-46）；甲状腺、腮腺和甲状旁腺囊肿都在它们的原生组织中。在颈部以下，可以找到第三和第四鳃裂病变/囊肿（见图 14-61C）和颈静脉淋巴囊。这些病变可能由于胸导管的医源性损伤/创伤。

脂肪的存在可鉴别脂肪瘤和皮样囊肿。甲状腺、甲状旁腺、淋巴和表皮样囊肿以及囊性水瘤（大囊型低流量淋巴管畸形）可富蛋白或出血。大多数腮腺囊肿和未感染的 BCC 的密度和信号与单纯液体相似。如果甲状舌管囊肿 CT 密度偏高，通常说明该囊肿曾被感染。这一推论也适用于其他原发性先天性囊肿。厚壁病变通常是脓肿或坏死的淋巴结。

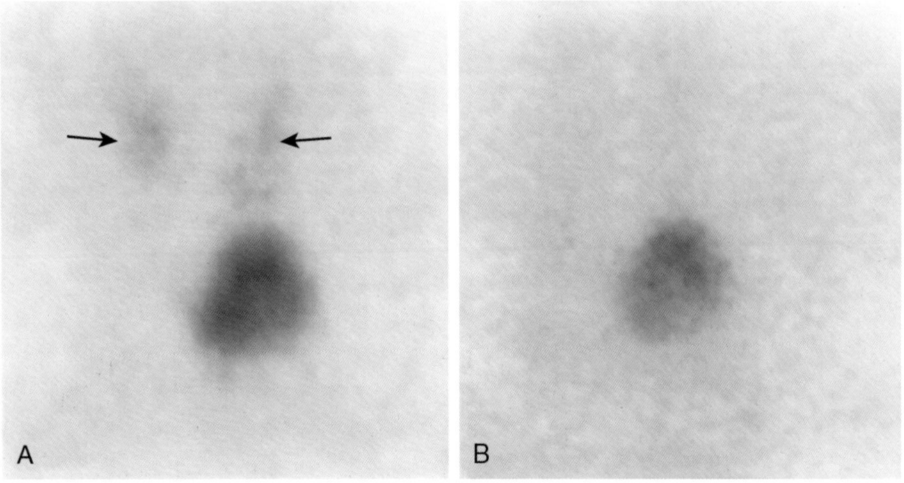

图 14-60 甲状旁腺腺瘤 Tc-MIBI 研究。（A）虽然最初的 14 分钟研究显示的是正常的甲状腺（箭头所示隐约可见）和大腺瘤，但 2 小时的随访研究（B）只显示了腺瘤。

表 14–6 颈部囊性肿物

囊肿	临床表现	影像表现
脓肿	发热、疼痛、全身性反应	厚壁肿块 皮下脂肪浸润、水肿 边缘强化
BCC	10~40 岁患者无痛性肿块; 可感染	SCM 前面、CCA 分叉处肿块 除非感染否则为薄壁 单发
囊性水瘤	新生儿无痛性肿块	SCM 后面肿块 因含有血液、蛋白、脂肪,T1W 呈高信号(25%) 多房 渗入多个的颈部间隙 后颈三角或颌下间隙
囊性、坏死淋巴结	与乳头状甲状腺癌或鳞状细胞癌(常为 HPV+)相关	坏死淋巴结伴厚边界
皮样囊肿	青少年口腔舌部中线 舌背	脂肪常见 薄壁
表皮样囊肿	口腔中线外囊肿	囊性(无脂肪) 单发;可在舌下间隙
喉气囊肿/咽突出	常无症状	喉室或咽部的小囊的积气或积液影 薄壁
脂肪瘤	中年患者颈后三角区软组织可压缩性肿块,伴体重迅速增加	CT、MRI 上脂肪密度/信号
甲状旁腺囊肿	甲状腺下无痛性囊肿,成人很少出现由于甲状旁腺分泌而产生甲状旁腺功能亢进	有或无结节的囊肿 95%位于甲状腺以下 薄壁
腮腺囊肿	无痛性肿块,有时见于 HIV 阳性患者	腮腺内常为囊肿密度、信号 多发 与淋巴结、Waldeyer 环增生相关
舌下囊肿	舌下间隙口底囊性肿块;可突出到颌下区域,经常继发感染	如未感染,薄壁肿块,舌下间隙单发,密度均匀,可能通过下颌舌骨肌突出(下陷型舌下囊肿) 如果感染,厚壁
甲状舌管囊肿	成人中线无痛性肿块	嵌在带状肌内的单发囊肿 舌骨上 20%;舌骨 14%;舌骨下 65% 可能富蛋白 75%发生于中线
甲状腺囊肿	甲状腺增大,可触及肿块和(或)甲状腺肿	胶样囊肿 CT 上高密度,T1W 呈高信号 滤泡囊肿 T1W 呈高或低强度 常出血
胸腺囊肿	小儿下颈部中线囊肿,左侧可有异位胸腺	前纵隔或下颈部囊肿 多发

BCC,鳃裂囊肿;CCA,颈总动脉;HIV,人类免疫缺陷病毒;HPV,人乳头瘤病毒;SCM,胸锁乳突肌肌肉。

表 14-7 弓衍生物与异常

弓	弓动脉衍生物(中胚层)	弓神经衍生物	弓软骨衍生物	弓异常
1	退化	V3	下颌骨;锤骨;砧骨大部;鼓膜张肌;咀嚼肌,腭帆张肌,二腹肌后部;中耳腔;扁桃体	1. Treacher Collins 综合征;外耳异常、下颌骨发育不良 2. Pierre Robin 综合征:下颌骨发育不良、腭裂、低耳、眼部缺陷
2	退化	Ⅶ	锤骨柄;砧骨长骨柄;镫骨;茎突;部分舌骨镫骨肌、面部、二腹肌后部;面神经管下壁;扁桃体;甲状旁腺;扁桃体窝	永存镫骨动脉
3	颈动脉	Ⅸ	部分舌骨、茎突咽肌;甲状旁腺;胸腺;梨状窦	DiGeorge 综合征:胸腺缺如和副甲状旁腺
4	左=主动脉 右=锁骨下近端	X(喉上)	甲状软骨;楔状软骨,咽下缩肌,环咽肌;梨状窦下壁	异常锁骨下动脉
5	MIA			
6	肺动脉	X(喉返)	环状软骨、杓状软骨、气管、喉内肌	

表 14-8 鳃器衍生物:裂和囊

鳃器	裂/槽(外胚层)衍生物	囊(内胚层)导数	相关神经
1	外耳道	咽鼓管、乳突小房	V3
2	颈窦	腭扁桃体、扁桃体窝	Ⅶ
3	颈窦	胸腺、甲状旁腺	Ⅸ
4	颈窦	后鳃体、上甲状旁腺	X

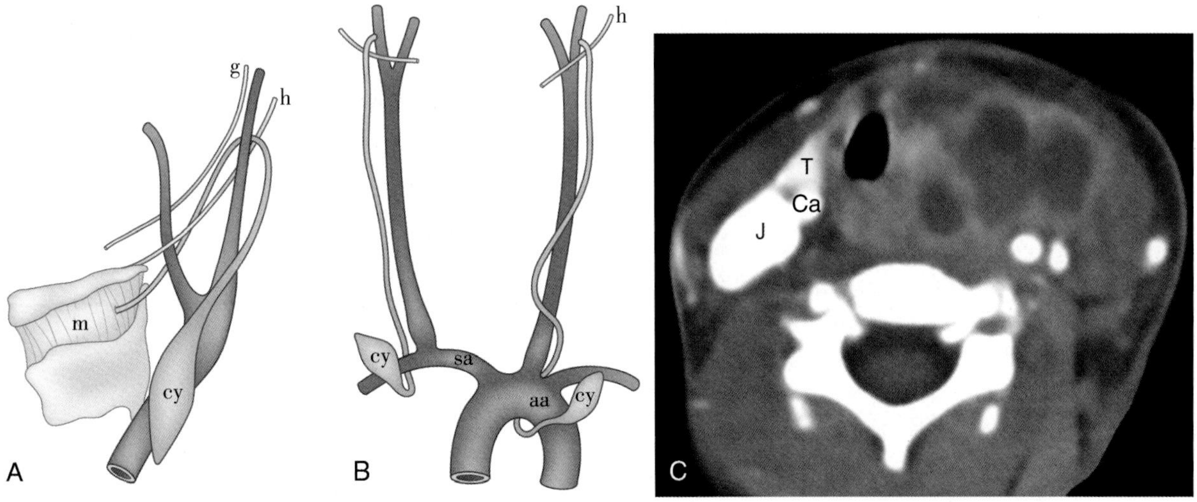

图 14-61 第三和第四鳃裂囊肿。(A)第三鳃裂囊肿异常。上皮细胞囊肿位于胸锁乳突肌后方。囊肿通常沿颈内动脉后方上升。然后穿过舌下神经(h)和舌咽神经(g),穿过后外侧甲状舌骨膜(m)与梨状窦相通。(B)第四鳃裂囊肿异常。未角化的层状鳞状上皮内衬囊肿分别位于主动脉弓前方(左侧)和锁骨下动脉前方(右侧)。窦道向下钩绕邻近的管道结构(如喉返神经),并上升至舌下神经水平,位于颈总动脉和颈内动脉的后方。然后它环绕在舌下神经上并深入到颈内动脉。(C)这例患者有第四鳃裂囊肿,并发感染。甲状腺左叶周围软组织见一强化积液,使气管向右移位。正常甲状腺右叶(T)、右颈动脉(Ca)、右颈静脉(J)如图所示。aa,主动脉弓;cy,囊肿;h, 舌下神经;sa, 锁骨下动脉。(A and B from Mukherji SK, Fatterpekar G, Castillo M, et al. Imaging of congenital anomalies of the branchial apparatus. Neuroimaging Clin North Am. 2000;10:89,92.)

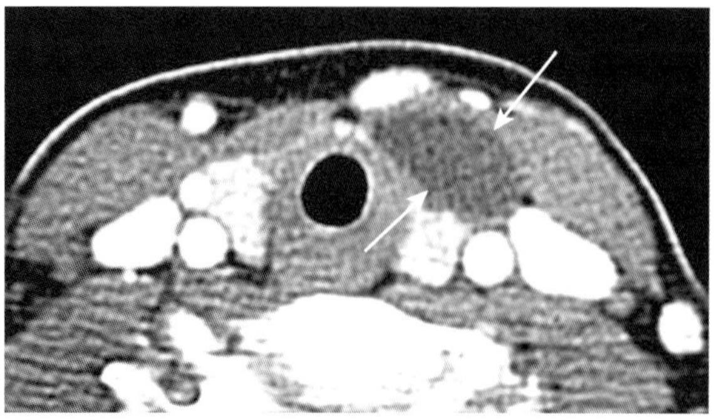

图 14-62 下颈部 CT 对囊性包块（箭头所示）的鉴别诊断包括第三或第四鳃裂囊肿、囊性水瘤/淋巴管瘤、胸腺囊肿、甲状腺囊肿、坏死淋巴结或颈内淋巴囊肿/淋巴管囊肿。本病例为胸腺囊肿。

（冯结映 陈旭 译 胡海菁 校）

第 15 章

脊柱解剖学与退行性疾病

脊柱概述

本章首先简要回顾一下脊柱的解剖结构，然后讨论成像技术，接着是正常的脊柱 MRI 和 CT 表现，最后讨论脊柱退行性疾病。这些常见的疾病可能表现为局部背痛、神经根病(脊柱根部的放射性疼痛)或脊髓病(痉挛、肌张力增加和反射亢进等症状)。脊柱病变的放射学鉴别诊断的基础是将病变定位到特定的空间。

关于术语的简短说明。了解用于定位脊柱病变的术语对于构建你的鉴别诊断以及展示你作为放射科医师的专业能力都至关重要。所以稍微重复一下也无妨。以往放射科医生使用的解剖方法是通过脊髓造影判断病变是在硬膜外、髓外硬膜内还是在髓内。髓内病变是脊髓自身发生病变,往往会使脊髓增粗,并使蛛网膜下隙变窄。它们包括脊髓肿瘤,如星形细胞瘤、室管膜瘤和脊髓转移瘤,以及非肿瘤性病变,如脊髓空洞、感染以及炎性病变,如横贯性脊髓炎、急性播散性脑脊髓炎或脊髓梗死。髓外硬膜下病变是指脊髓外但在硬脊膜囊内的病变。这些病变包括脊膜瘤、神经源性肿瘤、蛛网膜下隙种植转移或血管肿块性病变，例如动静脉畸形或静脉曲张。这些硬膜内但髓外的(脊髓外)的病变则表现为同侧的蛛网膜下隙扩大(形成凸面),将脊髓推到对侧。显然，脊髓末端以下的硬膜内病变是髓外的。脊髓受压迫或脊髓自身的病变常会导致脊髓病,而压迫和刺激神经根部的病变会导致神经根病。

硬膜外病变发生于硬膜囊外，可能起源于邻近的椎旁软组织、椎间盘(椎间盘突出)、椎间盘间隙(硬膜外感染)或椎骨(骨赘、原发骨和转移性肿瘤)。硬膜外病变比硬膜内髓外病变更常见的原因是发病数量较多;也就是说,压迫性椎间盘突出和骨转移比硬膜内病变更常见。

解剖

脊神经

脊椎骨按区域分为包含 7 个椎骨的颈椎（前两个椎骨相当独特，我们将进一步讨论),12 个椎骨组成的胸椎;还有 5 个椎骨组成的腰椎。远端脊柱由骶骨和尾骨组成。脊柱包裹脊髓,成年人中脊髓通常在 T12~L2 水平范围终止。

脊髓包含 8 对颈神经、12 对胸神经、5 对腰神经、5 对骶神经和 1 对尾神经。这些神经在 CT 上通过脊髓造影或高分辨率 T2W 图像上很容易被分辨出来。重要的是要认识到作为感觉神经的 C1 神经根，它存在于 C1 和 C2 的间隙之上,因此,C2 神经根存在于 C1 和 C2 之间,C3 神经根存在于 C2 和 C3 之间，以此列类推。因此,C8 神经根存在于 C7 和 T1 之间。在胸段,T1 神经根在 T1 和 T2 之间,T12 在 T12 和 L1 之间。在腰椎,L1 神经根存在于 L1 和 L2 之间，以此类推,L5 神经根存在于 L5 和 S1 之间。然而,在生长发育的过程中会发生一些有趣的事情,腰部区域的身体变得更长。这个区域的神经根在椎弓根的正下方离开硬膜囊(图 15-1),恰好位于椎间隙上方。旁中央型的腰椎间盘突出症特征性表现是发生于间隙下方的硬膜囊根部，这是因为椎间隙低于对应同序数离开脊髓的神经根的水平。因此,L4/5 椎间盘突出最常压迫 L5 神经根,因为 L4 神经根已经在椎间孔(在椎间盘上方)。极外侧的椎间盘突出可能压迫上根;也就是说,L4/5 椎间盘极外侧突出会在椎间孔压迫 L4 神经根。较大的椎间盘可以压迫硬膜囊的许多神经根。此外，椎间盘游离体可能会有更好的移动度,并压迫相应的神经根;也就是说,L4/5 椎间盘游离体可以压迫 L4 神经根或同时压迫 L4 和 L5 神经根。

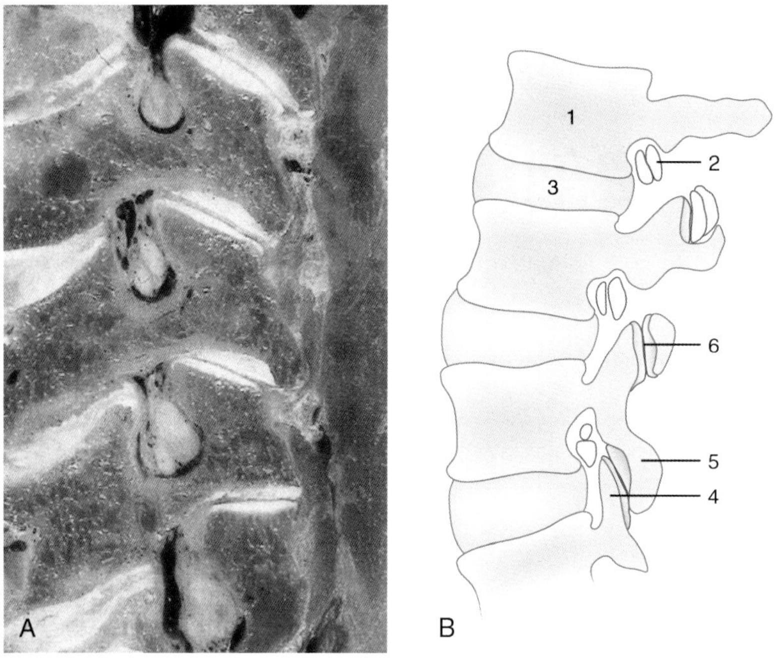

图 15-1 颈神经孔中的神经根赋予上肢提供感觉运动的能力。(A)颈根位于椎间孔的下部。(B)腰根(2)在椎间孔的上半部分走行。1,椎体;2,神经根;3,椎间盘;4,上关节突;5,下关节突;6,小关节。(From Firooznia H, Golimbu C, Rafii M, et al. MR and CT of the musculoskeletal system, St Louis: Mosby-Year Book; 1992.)

与颈椎相比，颈椎的 C6/7 椎间盘突出可损伤 C7 神经根,其中央型椎间盘突出也可影响同一神经根,因为神经根呈水平走行。在颈段，神经根在椎间孔的下部,而在腰段,神经根在椎间孔的上部。在胸段,椎间盘突出可能引起脊髓病的改变;然而,它们也能引起胸神经根病。在给定的胸椎椎体水平上的病变也可能在受压下方一到两个节段产生感觉症状。这是因为脊髓的末端位于 T12 到 L2 椎体,所以脊髓损伤会导致位于椎体解剖位置水平以下神经系统功能损伤。

连体神经根是正常的解剖学变异,发生于不到 5% 的患者中,最常见于 L5/S1 神经根。这种正常变异通常指在同一硬膜囊中并行的有两个神经根，它们可通过相同或不同的椎间孔离开。问题在于放射科医生,她/他应该不要把成像上的融合根误认为是硬膜囊下融合根引起的硬膜缺损。

每根脊神经分为背侧或感觉根和腹侧或运动根。背根神经节是背根的远端扩张，相邻背根与腹根连接形成脊神经的近端(图 15-2)。

椎骨

一般椎骨由圆柱状椎体和椎弓或后部附件组成，其中椎体包含带有骨髓和脂肪的松质骨，及其被覆的薄层致密骨,椎弓或后部附件包括被厚层致密骨(皮质)覆盖的椎弓根、椎板、上下小平面、横突和棘突(图 15-3)。脊柱的不同部位的椎体形态有所不同。颈椎在横突之间有椎间孔。上、下关节面之间有关节(关节突),并形成关节柱(图 15-4)。脊柱的钩椎关节(神经中枢关节、Luschka 关节)起源于椎体的外侧后部,与相邻的椎体相接,并位于椎间盘和神经根管之间。这些关节没有滑膜和透明软骨,但随着年龄的增长和退行性变,纤维

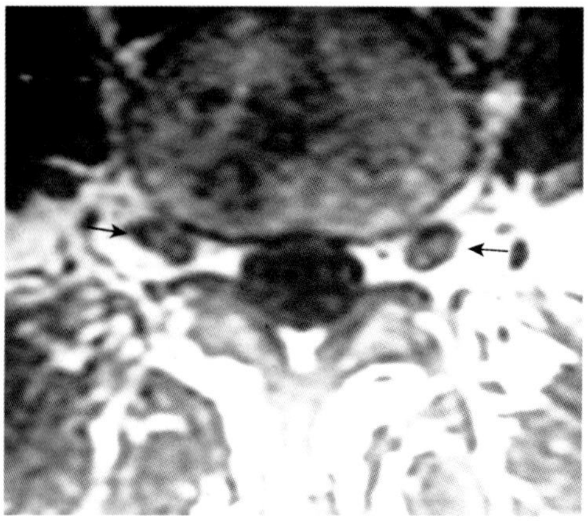

图 15-2 这些背根神经节为足提供感觉。轴位 T1W 图像显示正常的背根神经节(箭头所示)。勿要误认为是椎间盘突出。注意:椎间孔周围可见正常的高信号脂肪。

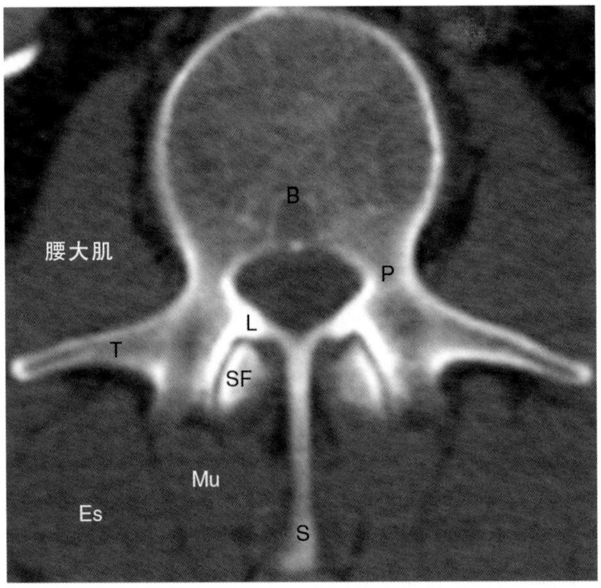

图 15-3　多平面 CT 显示的腰椎解剖。腰椎 CT 可作为常规的椎体模型。标记椎弓根(P)、椎板(L)、横突(T)、椎基底静脉丛(B)、椎下上小平面(SF)和棘突(S)。腰肌、多裂肌(Mu)和竖脊肌(Es)被标记。

软骨可出现裂隙。椎动脉约在 C6 处进入横突孔(自然是在颈椎横突中)并向上走行。

第一颈椎(寰椎)没有椎体,只有一个连接两个侧块的前弓和一个后弓(图 15-5)。在后弓的上表面有一个沟槽,是椎动脉离开 C1 横突孔后的必经之路。椎动脉穿过后寰枕膜,向前上穿过枕骨大孔。当椎动脉穿经硬脑膜时,椎动脉可能会略微变窄,而这一管径的改变可以作为椎动脉硬膜内段开始的标志。

第二颈椎,也称枢椎,是独特的,从其椎体向上延伸称为齿突(齿状突;见图 15-5B)。齿突在发源上是寰椎椎体的一部分,而后脱离寰椎而形成。寰椎和枢椎之间的关节由多个滑膜关节组成:中间的一个位于齿状突与寰椎前弓之间,两侧各有一个由寰椎侧块下关节面和枢椎上关节面组成,以及多条齿状突和寰枢关节之间的韧带(横韧带、十字韧带、翼状韧带)。类风湿关节炎有形成于寰枢关节血管翳的倾向,导致骨质破坏和半脱位。

胸椎有肋骨横突关节,没有横突孔,而腰椎既没有横突孔,也没有肋骨横突关节。腰椎关节是由腰椎间盘和后方的两个小关节组成。腰椎的侧隐窝位于椎管的前外侧,其边界由椎体和椎间盘的后缘、椎弓根的内侧缘,以及上关节面、黄韧带、椎板和后关节间隙内缘组成(图 15-6)。

椎间盘和脊柱韧带

椎间盘复合体由软骨终板、纤维环和髓核 3 部分组成。终板由一个扁平的骨盘和一个隆起的边缘(附着的环状隆起)组成,中央凹陷为透明软骨覆盖。

纤维环围绕着髓核(脊索的残余),髓核偏心地位于椎间盘的后表面附近。纤维环的片层数量少,厚度薄,后缘较前缘排列紧密。这种解剖结构可以解释后疝的倾向。纤维环的外纤维通过 Sharpey 纤维与椎体骨相连,通常影像学难以区分。纤维环也与前、后纵韧带融合。脊柱的重要韧带有:①前纵韧带,沿椎体的前缘走行;②后纵韧带,沿椎体后缘、硬膜囊前缘走行;③黄韧带,连接椎板,从中线向侧面延伸至小关节面;④棘间韧带,连接下棘突的上部分和上棘突的下部分,并在中线与黄韧带汇合(图 15-7)。小关节还有助于稳定脊柱,并且可能是造成椎管狭窄的另一个原因。椎间孔内也

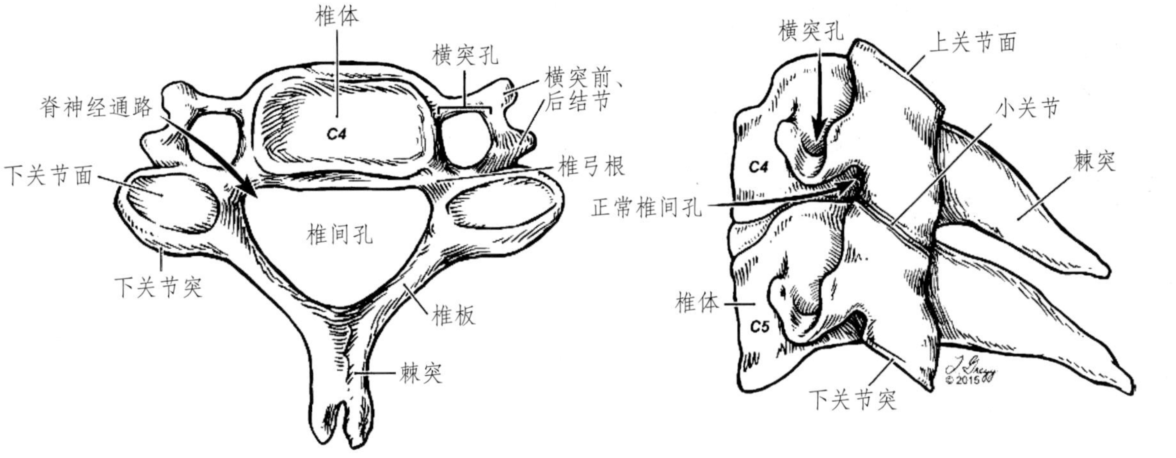

图 15-4　颈椎示意图显示椎体各部分及其相互关系。(© 2015 Lydia Gregg.)

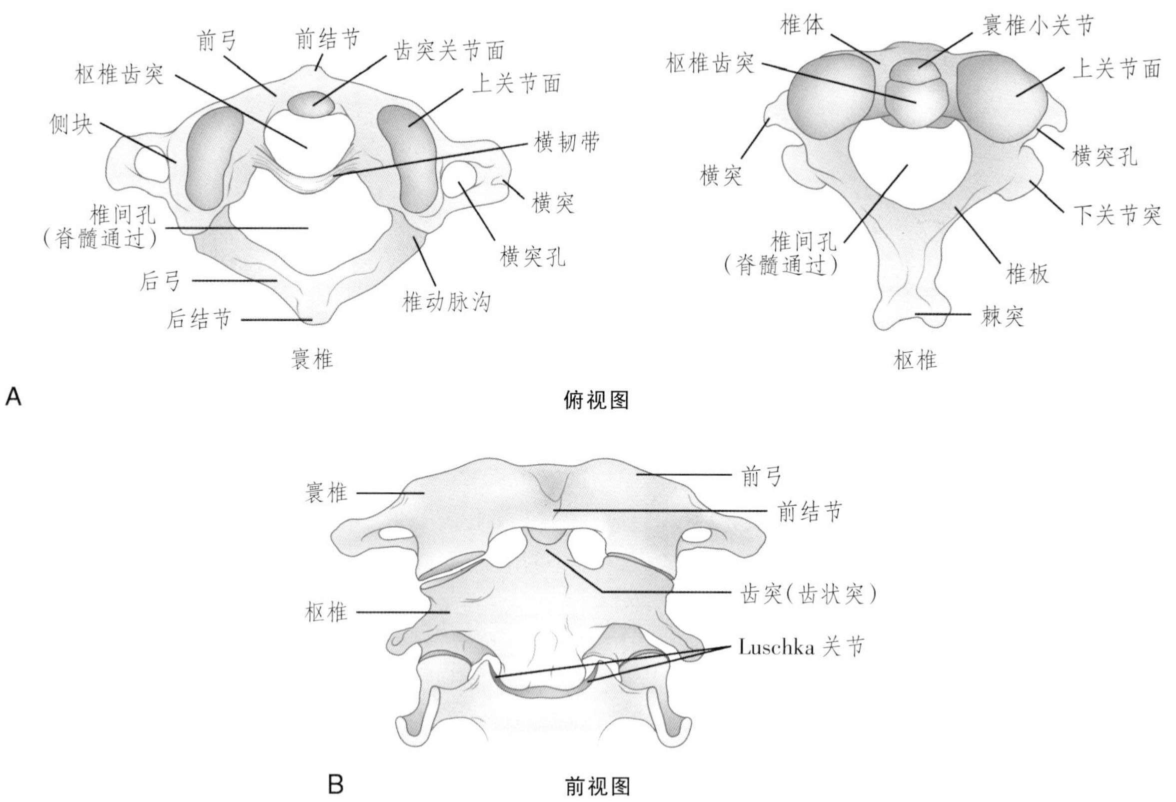

图 15-5 寰椎和枢椎的示意图,俯视图(A)和前视图(B)。

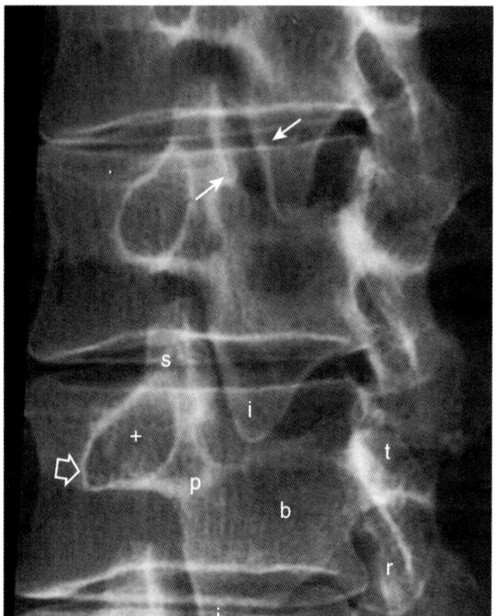

图 15-6 斜扫描的解剖图说明了"苏格兰犬"图。可见小关节(箭头所示)。在椎间盘下方,确定了"苏格兰犬"的组成部分:面部,右侧椎弓(+);脖子,右侧椎弓根(p);耳朵,右上小关节面(s);前腿,右下小关节面(i);身体,椎板(b);鼻子,右横突(空心箭头所示);尾巴,左上小关节面(t);后腿,左下小关节面(r)。

有小韧带,可能与椎间孔狭窄有关。

脊髓

脊髓从寰椎上缘的延髓延伸到 T12~L2,止于脊髓圆锥。在圆锥的末端,与软脑膜连续的(即"温柔的母亲")是终丝,它开始在硬膜囊内下降,然后在其离开硬膜囊进入到尾骨时即被附着的硬脊膜覆盖。马尾起源于脊髓圆锥,包含腰、骶神经的神经根。脊髓全程有两个膨大,一个在颈段,在 C4~T1 脊髓节段,另一个在下胸段,位于 T9~T12 脊髓节段。不要将这些正常膨大误认为是病理改变。这些膨大与脊髓中供应上肢和下肢脊髓神经的位置相对应。

脊髓的血供

脊髓的血液供应与位置有关(图 15-8)。在颈段,脊髓前动脉是由椎动脉在汇合成基底动脉之前的分支形成的。脊髓前动脉供应前 2/3 大部分的脊髓,包括中央灰质的前柱、皮质脊髓、脊髓丘脑和其他束。另外,成对的脊髓后动脉起源于椎动脉,并供应脊髓的背侧部分,即中央灰质的后柱和后角。这两个动脉系统之间通常

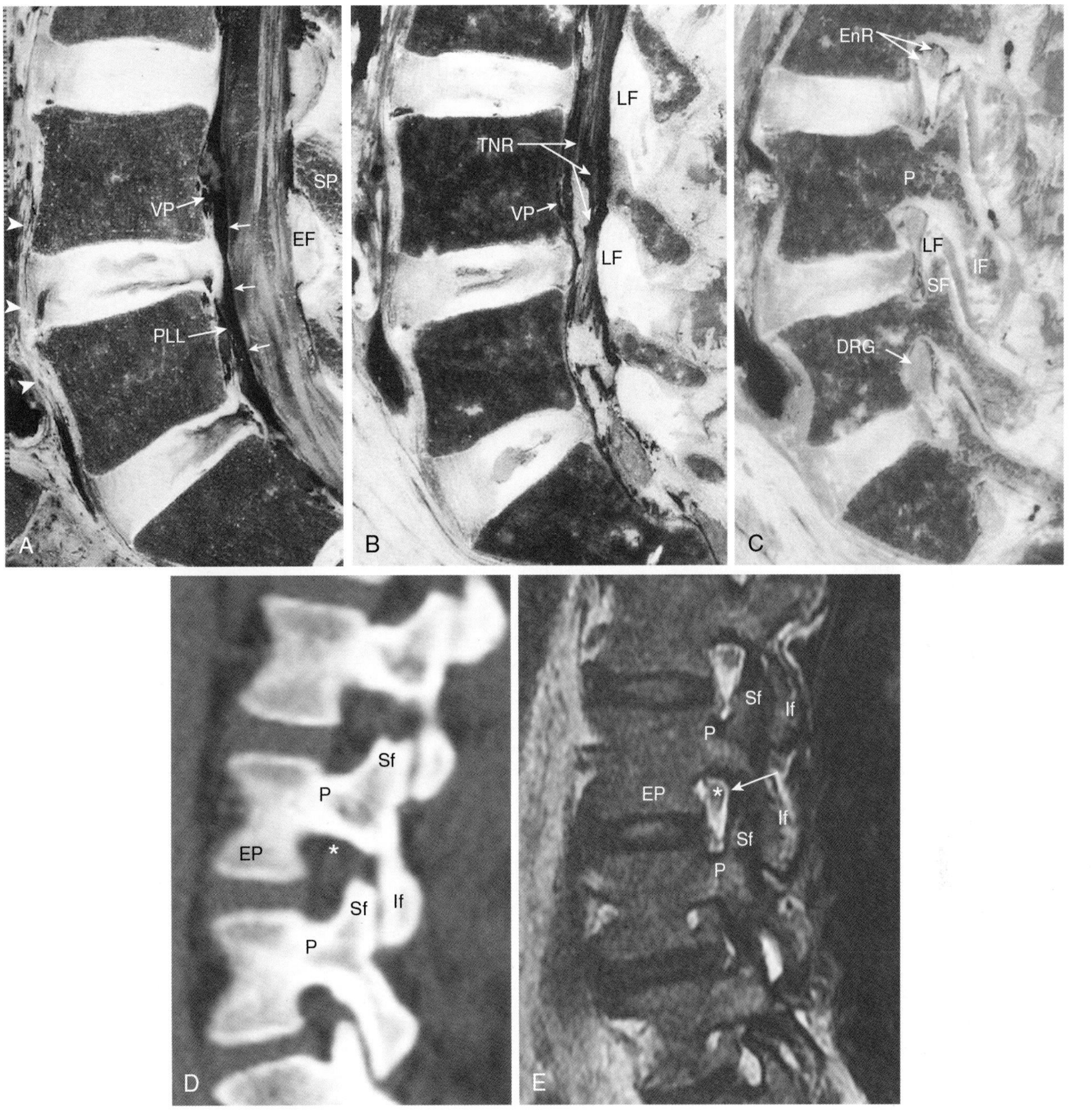

图 15-7 冷冻显微解剖切片(A~C)完美地显示了腰椎解剖结构。三角箭头,前纵韧带;短箭头,硬脑膜。DRG,背根神经节;EF,硬膜外脂肪;EnR,出孔神经根;IF,下关节面;LF,黄韧带;P,椎弓根;PLL,后纵韧带;SF,上关节面;SP,棘突;TNR,穿行神经根;VP,静脉丛。(D)相应的矢状位 CT 显示背根神经节(星号所示)被椎弓根(P)、上(Sf)和下(If)关节面的骨缘和椎体(EP)的后部包围。T2W(E)的相似解剖结构,其神经根孔中的背根神经节(箭头所示)被脂肪包围。

没有明显的吻合，当受损时可能导致不同的脊髓综合征(表 15-1)。脊髓前动脉位于中线,而脊柱后动脉位于中线偏外侧(图 15-9B)。脊髓前、后动脉很少起源于同一水平。特定脊柱水平的脊髓前动脉的管径与脊髓灰质的代谢需求成正比。

在 C3/4、C5/6 和 C7/T1 水平上,来自椎骨的根状供血动脉、颈升动脉(横突前)和颈深动脉(横突后)与脊髓动脉吻合。根状供血动脉通过椎间孔进入神经鞘膜囊,与神经根一起分为前、后支。因为它们与神经根伴行，所以脊髓动脉在腰椎区域的角度比在颈椎区域更小。然而,并不是所有的脊髓神经都有神经根动脉。颈段和上两个胸段构成一个血管区域。胸中段 T3~T7 由主动脉的肋间支、锁骨下动脉的上肋间动脉支和腰椎动脉供应。这个区域的血液供应可能很弱。下胸腰段区

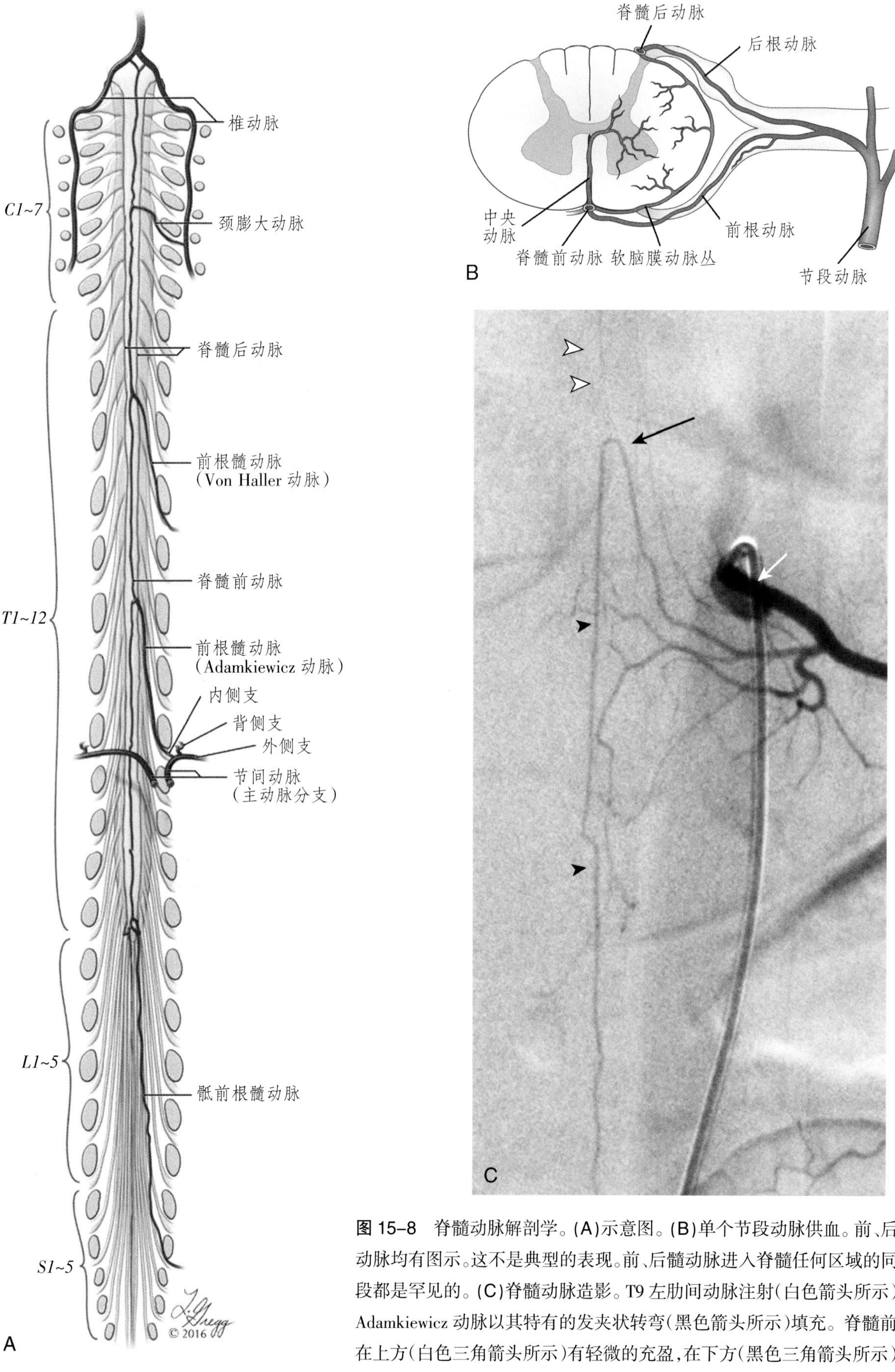

图 15–8 脊髓动脉解剖学。(A)示意图。(B)单个节段动脉供血。前、后脊髓动脉均有图示。这不是典型的表现。前、后髓动脉进入脊髓任何区域的同一节段都是罕见的。(C)脊髓动脉造影。T9 左肋间动脉注射(白色箭头所示)显示 Adamkiewicz 动脉以其特有的发夹状转弯(黑色箭头所示)填充。脊髓前动脉在上方(白色三角箭头所示)有轻微的充盈,在下方(黑色三角箭头所示)有明显的充盈。(A ⓒ 2016 Lydia Gregg; B from Krauss WE. Vascular anatomy of the spinal cord. Neurosurg Clin North Am 1999;10:10.)

表 15–1 脊髓综合征及临床表现

症状	受累脊髓节段	临床表现	少见的临床表现	典型病变
脊髓前动脉综合征	脊髓双侧前 2/3	双侧运动功能丧失，疼痛和体温感觉丧失	低血压、性功能障碍	脊髓梗死(ASA)
不完全性 ASA 综合征	前角细胞	截瘫	痛性双侧瘫痪	脊髓梗死(ASA)
脊髓后动脉综合征	后柱损伤	本体感觉、振动感尚失，损伤水平的全身麻痹	轻度无力，双侧少见	脊髓梗死(PSA)
Brown–Sequard 综合征	脊髓半侧损伤	同侧偏瘫和本体感觉丧失，对侧疼痛和体温觉丧失		脱髓鞘疾病
马尾综合征	圆锥、马尾损伤	背痛、鞍区感觉丧失，肠、膀胱功能障碍伴尿失禁、性功能障碍	肛门反射消失、下肢无力、步态紊乱	骨骼/椎间盘病理压缩
脊髓中央管综合征	脊髓中央管	双侧疼痛、体温感觉及运动控制丧失	膀胱功能障碍、尿潴留	外伤、颈椎病、心脏骤停、低血压

ASA，脊髓前动脉；PSA，脊髓后动脉。

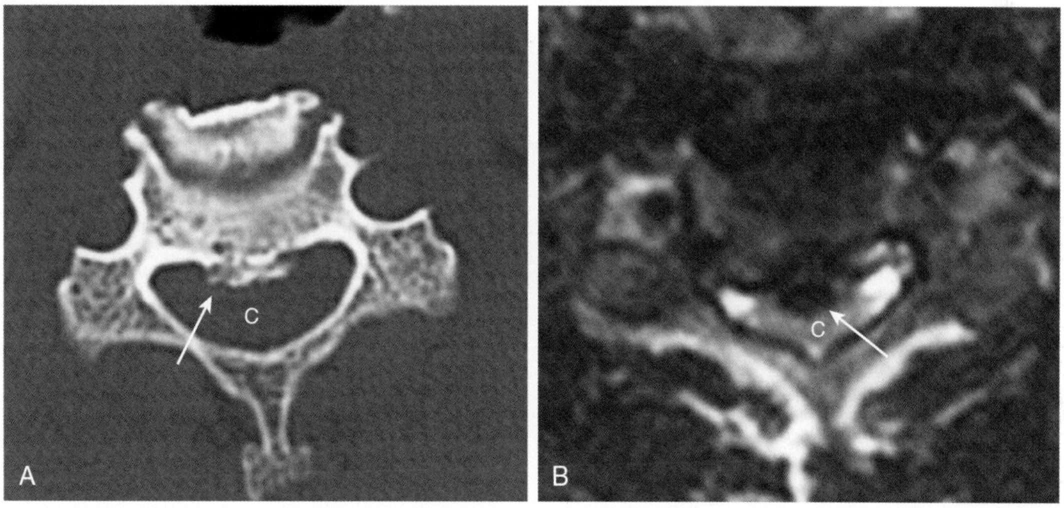

图 15–9 颈椎骨赘。CT(A)和 T2W 图像(B)显示来自颈椎后缘(箭头所示)压迫脊髓(C)的骨赘，这在 CT 上可以推断，但可以直接在 MRI 轴位图像上显示。

域到终丝由 Adamkiewicz 动脉供应。它通常位于 T9~L2(占 85%)和 T5~T8(占 15%)的左侧。它与神经根伴行进入椎管，并形成特征性的发夹环，从转弯的顶端发出一个向上的小分支，并向下形成一个大的下降支，该分支供应脊髓前部并与该区域圆锥脊髓后动脉相吻合。

罕见的是，一条名为 Lazorthes 动脉的动脉起源于髂总动脉或髂内动脉，并与马尾的骶根之一相连，供应圆锥脊髓。静脉血供可与动脉血供相当，有数量不等的前、后脊髓静脉与脊髓动脉伴行。

放射诊断检查

成像基础与技术

尽管影像学技术各不相同，但应认识到脊柱的重要概念。不管何种可用的设备类型，这些总结在绝大多数情况下都适用。目前，MRI 是大多数情况下的首选技术。然而，CT、脊髓造影和 CT 脊髓造影(CTM)在特定情况下和特定的外科医生中均发挥作用。

MRI 技术

就价值而言,MRI 是脊柱成像的最佳方法。完整 MRI 检查需要良好的矢状面图像,注意从一侧神经孔到另一侧神经孔的薄层扫描,用你的仪器所允许的最小层间距。矢状位序列应包括 T1W、T2W 和 STIR 序列扫描,以评估椎间盘/终板/椎体/韧带的异常信号。在轴位和矢状面评估椎间孔的骨性狭窄、正常脂肪和神经。由于颈椎椎间孔方向是倾斜的,因此,轴位平面更适合评估颈椎区域(除非你使用斜矢状位扫描)。在腰椎区域,椎间孔呈垂直方向,部分被脂肪填充,因此,在矢状面显示良好。在腰椎区域,神经根位于椎弓根下孔的上部。在 T1W 图像上很容易发现脂肪消失的病变。这些病变包括外侧突出的椎间盘、小关节肥大、神经纤维瘤、炎性改变形成的软组织、术后瘢痕和脊椎滑脱。

在颈部,薄层的轴位图像也是必要的。通过颈椎的薄层低翻转角容积采集,可以获得对比度高的、厚度为 1.5mm 或更薄的薄层图像,如脑脊液(CSF)为高信号,椎间盘为中等信号,骨赘为低信号(图 15-10)。检查神经根的骨性压迫或椎管的骨性狭窄,能够区分较暗的骨赘和较亮的椎间盘是至关重要的,否则你就会默认使用"椎间盘-骨赘复合体"这一令人困扰的术语。椎间盘突出症适用于椎间盘切除术,骨质增生则不适用,而需要刮除。区分它们,否则就去做骨科的进修而不是神经放射学。

GRE MRI 可能会夸大椎间孔或椎管狭窄,MRI 上表现为重度或完全阻滞,在脊髓造影、CT 脊髓造影或 T1W 图像上可能并不那么严重。FSE T2W 是用于脑脊液、脊髓和神经根成像的常规补充技术。FSE 成像的一个优点是与 GRE 和传统的 FSE 技术相比,它对磁化率效应相对不敏感。因此,脊柱骨赘在矢状面图像上不像

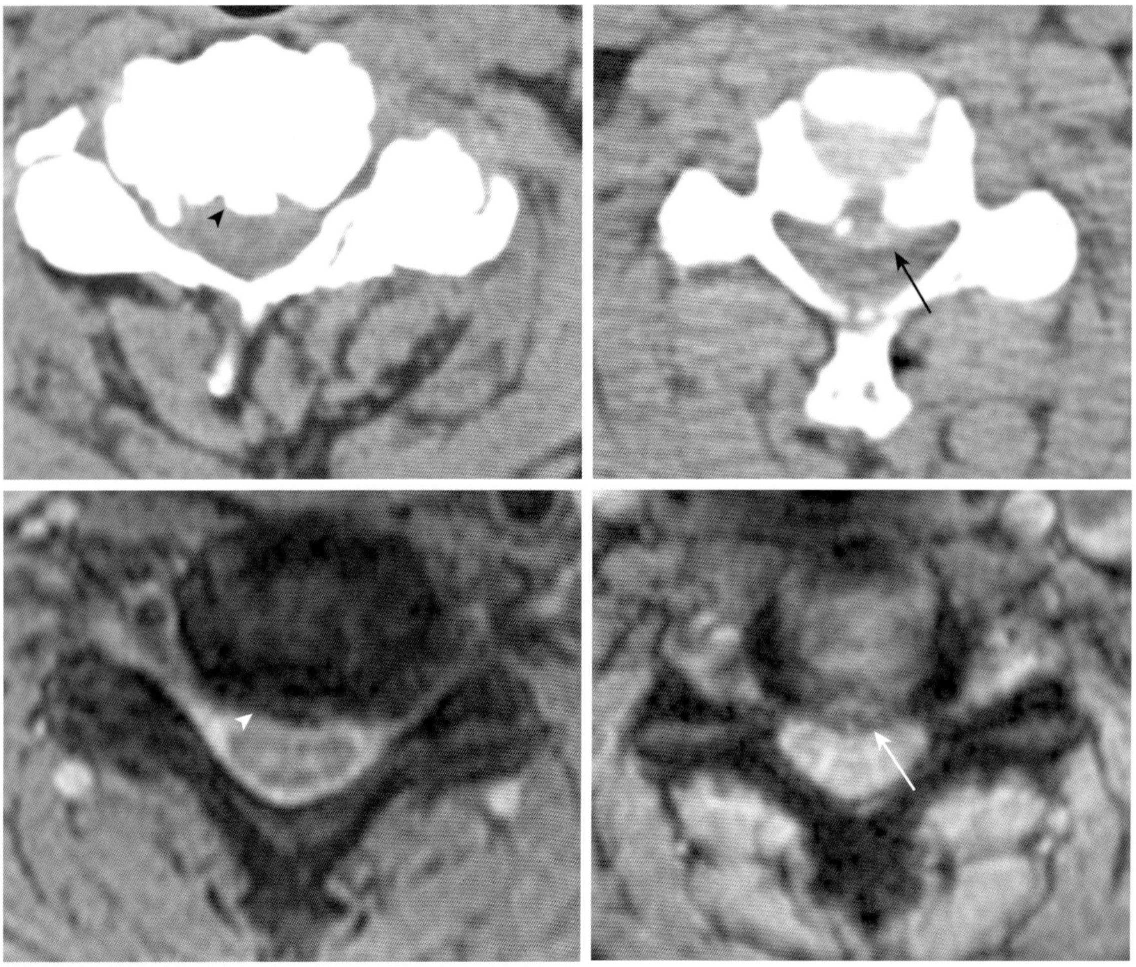

图 15-10 梯度回波 MRI 的对比将椎间盘与骨赘分开。轴位 CT 图像位于上方,而梯度回波图像位于下方。请注意,椎间盘突出症中较高信号(箭头所示)与骨赘较低信号(三角箭头所示)的差异。

其他技术那样被夸大，对硬膜囊压迫、脊髓压迫和脊髓固有病理改变有更好的显示。短时反转恢复图像非常适合检测韧带损伤和骨水肿，而 FSE T2W 显示不清，原因在于骨骼中的脂肪和水肿都很亮。

脊髓 DWI/DTI 在诊断脊髓缺血性、炎性、创伤性和脱髓鞘性病变以及研究小儿患者脊髓的正常成熟方面具有重要作用。脊髓梗死很容易被发现。DTI 可能显示星形细胞瘤破坏纤维，而室管膜瘤倾向于推移纤维。

虽然 MRI 是显示脊髓压迫的最佳技术，但它不能确切地判断特定的病变是否会在脊髓造影中产生完全的梗阻。然而这对新的成像技术来说可能不是什么问题，因为治疗方案更多地针对病变而不是病变的后果（脊髓造影梗阻）。

MRI 静脉对比增强在区分术后背部瘢痕和椎间盘（图 15-11）、在脊柱的感染和炎性状况下评估疾病的全部范围以及评估脊髓以排除肿瘤时是必要的。尽管在许多情况下，抑制脂肪的增强在检测椎体转移性疾病方面很有用，但并非总是必要的，尤其是对于高质量的 STIR 图像，而且在许多情况下，在未增强的图像上，脂肪对骨髓的替代很明显。此外，由于良性和恶性骨髓病变都会增强，在许多情况下，骨髓病变的对比增强并不能帮助你区分这两者。

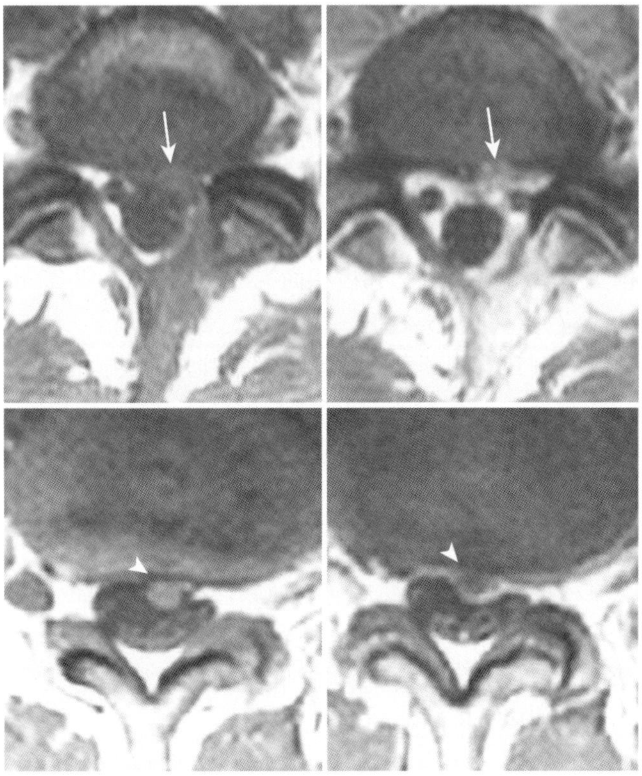

图 15-11　瘢痕与残留椎间盘需要使用钆对比剂以降低误诊风险。请注意，在以上图像中，左半椎板切除术后左前硬膜外腔的软组织在顶部图像上显示有增强（箭头所示）；诊断：瘢痕！　与下面的图像进行对比，在对比后扫描中软组织（三角箭头所示）没有增强；诊断：椎间盘突出症。

脊髓造影

脊髓造影虽然不像以前那样经常进行，但与 CT（CT 脊髓造影）相结合，对于椎间盘突出，特别是骨赘对颈椎神经根的压迫仍然是一种敏感和有用的技术。CT 脊髓造影检查的优点是在蛛网膜下造影剂上叠加了精致的骨骼细节。CT 脊髓造影明确显示硬膜外骨病变压迫蛛网膜下隙、神经根和脊髓。对于 MRI 禁忌证患者，如金属植入物或心脏起搏器患者，或不能耐受 MRI 的患者，CT 脊髓造影很适用……除了脊髓的内部病变。如果怀疑有“阻塞”性血肿，CT 脊髓造影应在术后立即进行。

CT

在评估脊柱金属内固定稳定性方面，例如，椎弓根螺钉和前金属板等，CT 优于 MRI（图 15-12）。所以要习惯使用那些没有增强的 CT 术后“内固定扫描”。CT 在创伤背景下评估急性骨损伤也非常有用。腰椎区硬膜外脂肪、椎间盘和骨骼之间存在自然对比，无鞘内造影的 CT 检查已经足够了（图 15-13）。然而，在颈段和胸段，脊髓和蛛网膜下隙之间的对比度通常很低，因此，硬膜内病变在没有鞘内造影的情况下成像较差。髓内病变需要 MRI 评估。

椎间盘造影

这是一个很有争议的话题。该过程要求将造影剂注入髓核。注射后，进行 X 线检查及额外的 CT 图像。需要做的观察包括造影剂是否限制在纤维环内，是否向纤维环外流出，或是否漏入硬膜外间隙。在这里，你可能可以诊断出意外的纤维环撕裂。同样重要的是，注射对比剂后患者所出现的症状。因此，注射者必须有足够的经验，以一种可重复的方式执行该技术，并希望注射有一个相当标准的流程。这些程序有什么作用吗？首先，它们在疼痛严重且无明确影像表现的情况下是有用的，你可能会发现产生这些症状的水平。第二个可能有用的应用是在多个椎间盘突出而尚未明确哪个水平出现问题的情况下。

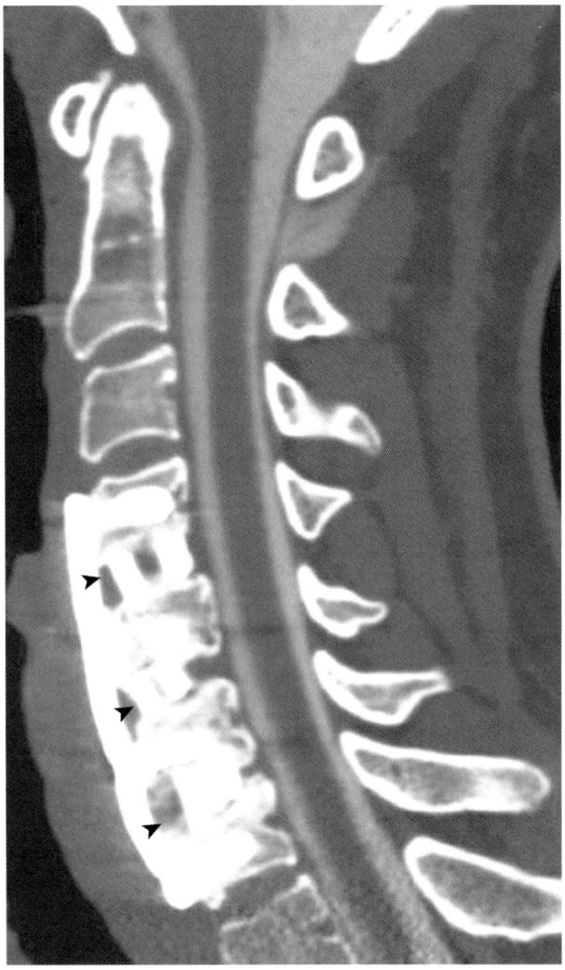

图 15–12 术后脊髓造影。利用薄层轴位数据重建的 CT 矢状位图像很好地显示了术后 C4~C7 融合良好对线以及椎间隙内自体骨植入物(三角箭头所示),脊髓没有受到压迫。

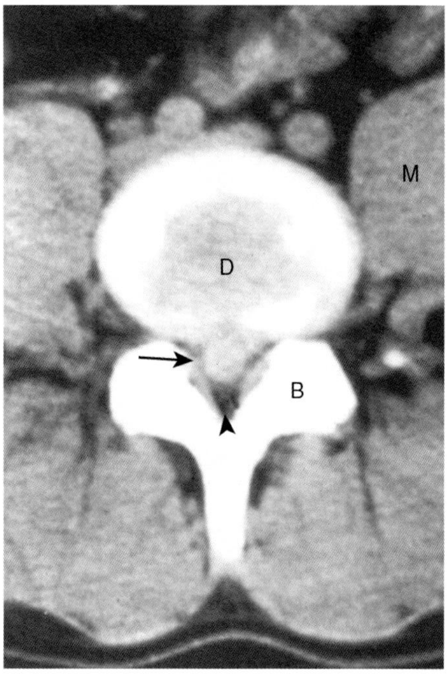

图 15–13 平扫 CT 显示椎间盘突出在 L2/3 处。巨大中央后突出的椎间盘(箭头所示)挤压着硬膜囊。椎间盘突出与椎间盘主体(D)密度相同。注意椎间盘(D)、骨(B)、肌肉(M)和后硬膜外脂肪(三角箭头所示)的密度排列。

低技术含量:普通脊柱 X 线片

脊柱 X 线片仍可以使用, 特别是在寻找创伤性骨折和检查椎体对齐情况、评估(不)正常屈伸运动的不稳定性或融合状态,以及在骨移植物、椎弓根螺钉、固定架、钢板的位置时尤其有用。无论是否使用 CT,下陷(椎体间内固定体器下陷到终板)和假关节(不完全或不融合导致活动常疼痛的节段)可以通过屈/伸平片评价。

颈椎侧位 X 线片能很好地显示齿状突和 C1 前弓。成人齿状突前部与 C1 前弓后表面的距离不应>3mm,儿童不应>5mm。脊柱和椎间盘的对齐很容易用侧位片来评估。从侧位片,你还可以额外观察椎前软组织和蝶鞍。有时,你会有意想不到的发现,包括增大的蝶鞍或椎前肿块。如果无法从侧面看到 C7/T1,则使用“游泳者”视图来研究 C7/T1,该视图包括侧位图,其中压下管侧臂而抬高胶卷侧臂。在侧面 X 线片上可以很好地识别出后纵韧带骨化和弥漫性特发性骨质增生(DISH),而前后位片(AP)可见椎弓根和椎体,并可以识别出钩椎关节骨赘。AP 视图和齿状面视图显示了 C1 和 C2 椎体对位关系(图 15–14)。

右侧和左侧颈椎斜位片可观察神经孔、钩椎关节和关节面(图 15–15)。记住在颈椎区域,椎间孔是指向前和外侧的。因此,在右后斜位投照颈后部贴胶片情况下,可见左侧椎间孔。当然,左后斜位片则相反。

胸椎前后位片显示椎弓根和椎体。仔细判断是否有椎弓根侵蚀,转移性疾病的征象,或椎弓根间距是否异常。这提示脊柱内病变,或可能是先天性脊柱问题。胸椎侧位片提供有关胸廓排列、椎间盘异常钙化、椎体状态及其相关椎间隙的信息。

从腰椎前后位和侧位片获得的信息与胸椎相似;然而,斜位 X 线片形成众所周知的“苏格兰犬”,它提供了椎弓峡部的极佳视图。犬“颈”骨裂提示峡部裂(见图 15–6)。峡部裂与脊椎滑脱(椎体的前滑脱)有关,这两种情况在 X 线片、CT 和 MRI 上都很容易观察到,本章

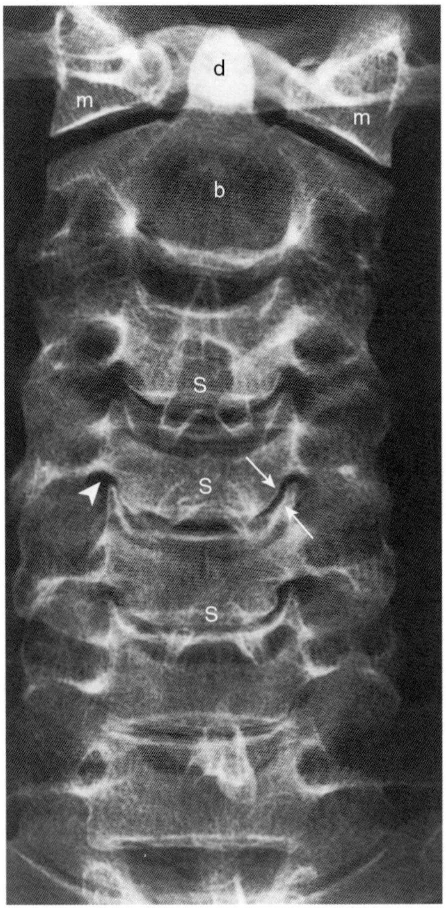

图 15-14 颈椎前后位确认椎体在一条直线上。可以辨认 C1 双侧块(m)、齿状突(d)、C2 椎体(b)、双棘突(S)、C3/C4 左钩椎关节(箭头所示)和神经孔(三角箭头所示)。

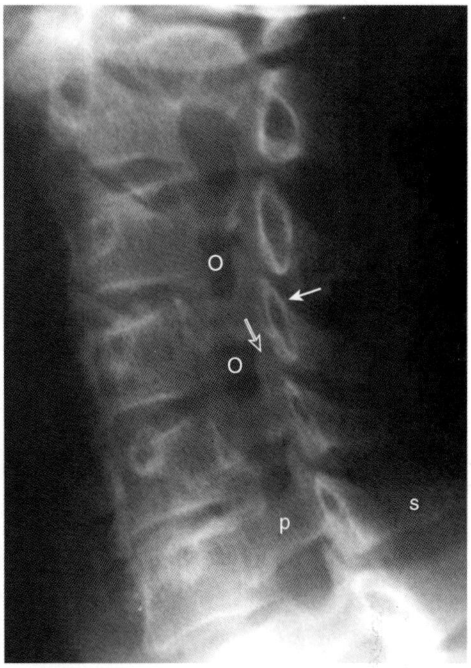

图 15-15 颈椎斜位片。右后斜位显示左侧神经孔(O)、椎弓根(p)、上关节突(空心箭头所示)、椎板(箭头所示)和棘突(s)。

稍后将讨论。

椎体骨髓的 MRI 正常表现

MRI 的优点在于它能提供脊柱骨和软组织的多平面图像,成人正常脊髓在 T1W 一般呈中到高信号,T2W 呈高信号,使得椎体内的病变检测更具挑战性。当怀疑椎体病变并采用 FSE 技术时,STIR 成像形式的脂肪饱和度很重要。然而,饱和度可能不是均匀的,特别是当使用大视野时。

儿童骨髓的信号强度低于成人，因为造血骨髓的脂肪含量较低。在年轻成人中,在基底静脉入口处可见一小块 T1W 高信号区域。随着年龄的增长,造血(红)骨髓逐渐转化为脂肪(黄)骨髓。在老年患者中,这一过程可能导致 T1W(局灶性脂肪替代)上的焦点区域高信号呈现不均匀的表现。儿童的正常的骨髓可能会增强；然而,成人正常的骨髓不会显著增强。在贫血患者中,脂肪骨髓被造血骨髓取代,T1W 信号强度降低。

退行性疾病(和其他常见的脊椎疾病)

与优质葡萄酒不同，脊柱不会随着年龄的增长而改善,它会发生退行性变。变形性脊椎病是指典型的衰老过程，其中纤维环纤维化和邻近的骨突从终板或邻近的关节形成骨刺/骨赘,髓核变性。将椎间盘退变与椎间盘突出分开来是非常重要的。退行性过程的病理生理学包括髓核脱水和组织弹性降低（椎间骨软骨病),同时椎间盘高度降低和终板改变。最初,髓核是柔软和胶状的。然而,随着年龄的增长,它被纤维软骨所取代,并且髓核与纤维环之间的区别变得不太明显。软骨终板出现裂缝并玻璃样变增多。最初附着在前后纵向韧带上的纤维环失去其层状结构并出现了裂隙。裂缝具有负压,因此,气体(主要是氮气)从溶液中逸出并沉积在椎间盘,靠近软骨下骨板或其他位置。这被称为真空现象(图 15-16)。椎间盘退变早期 MRI 异常表现包括前纤维环内折和 T2W 上椎间盘中心内一个低信号点。随着时间的推移,椎间盘退变在 MRI 上表现为 T2W 上信号强度的降低。椎间盘钙化常见于老年人,也是正常老化过程的一部分。它的发生也通常与其他系统性疾病有关(框 15-1)。与退行性变相关的轻度钙化可罕见

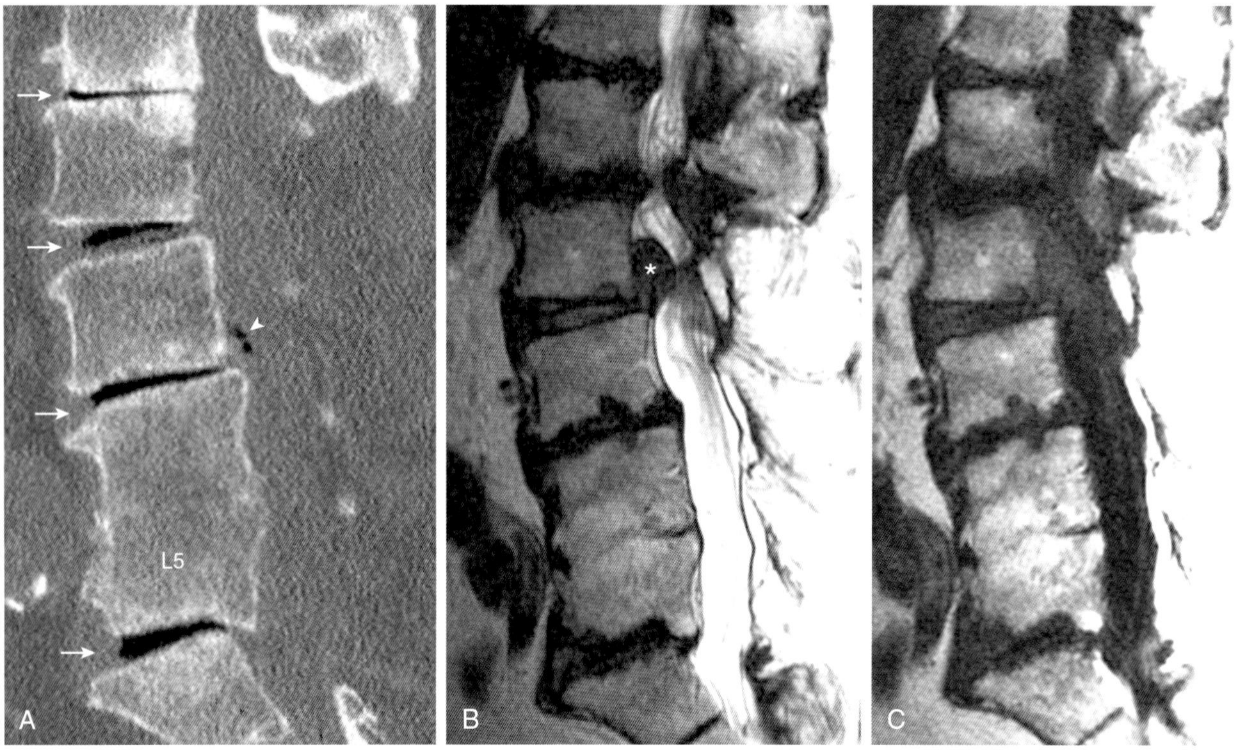

图 15-16 椎间盘的真空现象是由氮氧混合造成的。L2~L5 的腰椎椎板切除术后患者的腰椎矢状面 CT 重建显示,除了 L4/L5 之外,L1/L2 和 L5/S1 的多水平真空椎间盘(箭头所示)。注:L3/L4 椎间盘明显突入椎管,伴真空现象(三角箭头所示)。来自同一患者的矢状面 T2(B)和 T1(C)图像显示,通过 MRI 观察真空现象(两个序列上的低信号)是多么具有挑战性。另一方面,在 L1/L2 的巨大椎间盘突出在 T2W(星号所示)上很明显,但在 CT 上却不明显。

地看到椎间盘 T1W 信号强度增高。随着钙化的增加,T1W 的信号强度降低。退行性变导致椎间盘膨出并最终导致椎间盘突出,但在没有明显椎间盘退行性变的情况下,尤其是急性创伤时,椎间盘突出也可能发生。

椎间盘突出

退行性变过程可伴有椎间盘突出。在这种情况下,髓核通过纤维环裂缝挤出来。与椎间盘突出的影像学表现相关的放射学描述一直是不精确和令人困惑的,直到放射学家、骨科医生和神经外科医生组成的联盟在 2001 年达成了一项关于腰椎间盘术语的共识,并在 2014 年修订了这一共识,也就是在我们开始写本章的前一天。当然,他们仍然没有就"盘"还是"椎间盘"达成一致意见。

在所有成年人中,下腰痛的发生率超过 60%,诊断和治疗花费了美国 140 多亿美元(是所有医疗事故判决和解决方案的 4 倍多)。何时进行影像学检查?健康维护组织(HMO)认为你应等待 4~6 周。随着时间的推

框 15-1 椎间盘钙化相关疾病

肢端肥大症
淀粉样变
强直性脊柱炎
焦磷酸钙沉积病(CPDD)
软骨钙质沉着症
糖尿病
椎间盘退行性疾病
弥漫性特发性骨质增生症(DISH)
痛风
血色素沉着病
高胱氨酸尿症
甲状旁腺功能亢进
甲状腺功能减退
褐黄病
骨关节炎
小儿麻痹症
椎间盘感染后遗症

移，神经根症状和运动症状会逐渐改善，等待可以省下一大笔钱……但是，如果你确实有虚弱和肌肉萎缩的情况，请立即咨询外科医生（不要等到 6 周后，那时已经是永久性的）。

以下是一些被用来更精确地定义腰椎退行性病变的定义。环形裂缝是环形纤维之间的分离，纤维从其椎体插入处撕脱，或沿特定方向延伸的纤维断裂（见下图 15-17）。这种病变通常与创伤无关，不应称为环形撕裂。纤维环裂隙有 3 种类型：同心圆型、放射状型和横断型，后两种在 MRI 上可识别。横断裂隙是外围 Sharpey 纤维的破坏。放射状裂隙从髓核开始，穿经纤维环。MRI 上后环 T2W 呈球状或线状高信号。前纵向环状裂很少见，但可能与背痛有关。这可能与疼痛或节段不稳定有关。纤维环裂隙可以强化并呈 T2 高信号长达数年，非常持久。

椎间盘突出是指椎间盘组织（髓核、软骨、骨突碎片或纤维环）超出椎间盘空间限制局限性移位（框 15-2）。因为“突出”可能不仅仅包括髓核，脊柱命名法抛弃了缩写“HNP”（髓核突出）。“局部化”或“局灶化”最近定义为<25%（90°）椎间盘周径。如果椎间盘组织突出超过椎间盘周径的 25%，它现在被称为“非对称凸起”。2014 年修订版规定，椎间盘突出必须小于椎间盘周径的 25%——不再有”广泛椎间盘突出“的描述。

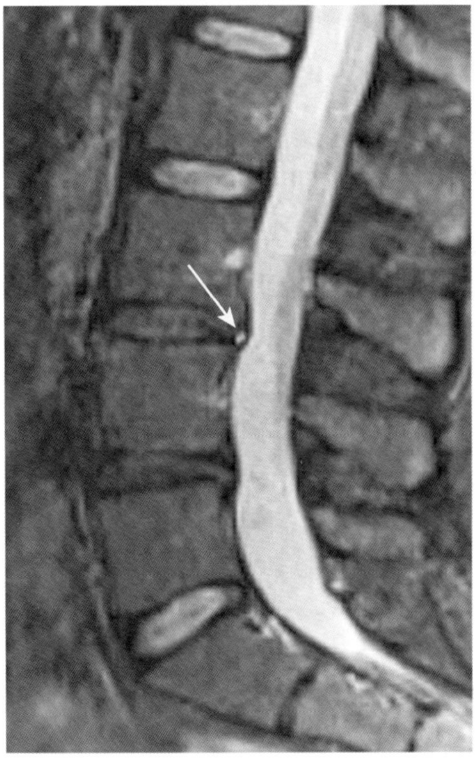

图 15-17 矢状位短时反转恢复的纤维环裂缝（不是撕裂）MRI 扫描通常需要数年时间才能修复。在椎间盘边缘的高信号强度区（HIZ）（箭头所示）表示环形撕裂。最近的研究指出，纤维环撕裂强化，并可在多年后的 T2W 图像上呈高信号。因此，高信号和强化的纤维环撕裂并不意味着边缘锐利。

椎间盘突出可被描述为突出或脱出。突出被定义为在任何平面与母盘交界处宽基底相连的疝。当与母盘的交界处比其远端部分更窄时，就定义为脱出。如果从母盘分离出突出的椎间盘组织，则为椎间盘分离或游离，这被认为是椎间盘脱出的一种类型（图 15-18）。如果突出的椎间盘因挤压而移位（不管它是否被隔离），它就被称为游离的椎间盘。从母体椎间盘向上和向下、向右和向左进行迁移的情况同样常见。如果椎间盘突出被外环和（或）后纵韧带（MRI 脉冲序列上呈低信号）覆盖，则认为包含在韧带内。同义词是“韧带下的”。如果椎间盘突出没被韧带覆盖，则被称为不包含在韧带内（见图 15-18D）。这种区别有助于外科医生在手术室中知道到哪里去寻找那个奇怪的椎间盘游离体。在极少数情况下，据报道椎间盘游离体越过硬脑膜并位于硬膜内。在手术中硬脑膜被无意破坏后，椎间盘术者在手术报告中也将此描述用作病历资料保存。

进一步的描述应包括对椎间盘突出的位置，以及椎间盘突出对特定结构（神经根、硬膜囊、脊髓）的压迫程度（如果有的话）。用于描述椎间盘位置的公认术语有（从中线）中央、左右（旁）中央、关节下（侧隐窝）、椎间孔和椎间孔外（极外侧）（图 15-19）。当然，还有椎体前疝和放射学上被亲切地称为“Schmorl 结节”的椎体内疝。椎间盘在矢状方向也可以迁移到椎弓根上、椎弓根或椎弓根以下的位置。

椎间盘疾病或其他引起椎管疼痛的因素造成的椎管或椎间孔狭窄的程度，如果椎管狭窄 1/3 或更少，则

框 15-2 使用的椎间盘术语（括号中的为过去术语）

膨出
- 局部≤90°
- 宽基底≥90°

椎间盘突出[髓核突出（HNP）]，椎间盘脱出
- 椎间盘破裂
- 突出（脱出）=基部广泛附着
- 脱出=狭颈连接基部
- 游离=游离髓核和基部不再连接

为轻度;如果椎管狭窄 1/3~2/3,则为中度;如果椎管狭窄 2/3 以上,则为重度。出于同样的原因,使用相同的标准,可以将椎间盘突出分为轻度、中度、重度。退行性改变引起的椎间孔狭窄程度由轻到重依次为 1/3,1/3~2/3 和>2/3。我们寻找的第 3 个“狭窄”部位是外侧隐窝,神经在到达椎间孔之前可能受到影响。

描述椎间盘突出或骨赘的另一个有用的方法是说明它们对鞘囊或神经根的影响。“全部说明”这 3 个术语是“非压迫”“邻接”和“压迫/移位”。因此,突出可能是非压迫性的,因此不太可能引起神经根病。它可能紧邻 L4 的神经根,这意味着负重时可能会移位并压迫神经根…… 甚至在仰卧位置也可能压缩或移位神经根。因此,当它邻接神经根时,它们之间没有其他组织并且靠着它,但是神经根处于其自然状态,没有移位。

为了描述神经根的哪一部分受到压迫,可以使用术语“在鞘囊内”“当它离开鞘囊时”“在侧隐窝内”“在椎间孔内”或“椎间孔外”。

好吧,让我们把这些总结在一起:

“MRI 显示 L4/5 椎间盘右旁中央轻度突出,压迫右侧离开椎管时的 L5 神经根,导致轻微椎管狭窄。在同一水平上,右侧椎小关节增生形成非压迫性骨刺,导致右侧椎间孔轻度狭窄。L5/S1 椎间盘向右侧椎小关节下突出,右侧侧隐窝轻度狭窄,椎间盘组织紧贴右侧 S1 神经根。”

椎间盘碎片可能有不同的信号强度,这取决于它们的水化状态和所使用的特定脉冲序列。退化椎间盘在 MRI 上的 T2W 信号强度一般比正常椎间盘低,而含有气体(真空椎间盘)或钙化的椎间盘在所有脉冲序列上的信号强度都很低。显然,这些椎间盘在是 CT 都是高密度的(图 15-20)。

时间进程

椎间盘突出症可能会突然发生(比如在房间里移动沉重的沙发)或在退化的脊柱上长时间进行。不幸的是,目前,尚无特定的影像学标准来确定突出是否为急性,我们必须依靠临床同事的评估来做出确定。椎间盘突出可以随着时间的推移而改善,有报道椎间盘突出在最初发生 6~12 个月可以自发复位,尤其那些>6mm 的椎间盘。这与临床症状的改善有关(如果你有很高的疼痛阈值,并且没有明显的神经功能缺陷的话可以来忍受等待)。究竟如何发生尚不清楚,但研究者推测脱水与椎间盘缩小,碎裂和吞噬作用可能是降低椎间盘突出症的因素。随着椎间盘突出症的发作,存在相关的炎性反应。新生血管发生于突出的椎间盘周围,炎症和新生血管的结合可能有助于椎间盘组织的吸收和更好的临床预后。据报道,在游离体周围急性硬膜外强化的病例中,73%伴有急性椎间盘突出。炎性成分也被认为是硬膜外类固醇用于椎间盘突出非手术治疗成功的原因。

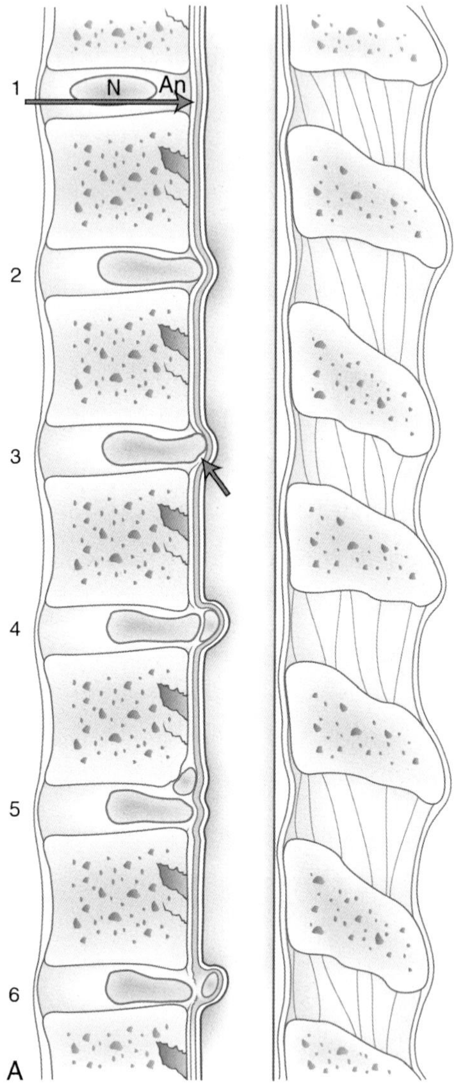

图 15-18 不同名称的椎间盘突出显示统一的命名要求。(A)显示椎间盘病变图谱的脊柱侧位图。1.正常髓核形态(N),完整的纤维环(An),后纵韧带(箭头所示)和硬脑膜。2.纤维环完整的膨出椎间盘。3.韧带下椎间盘突出伴纤维环破裂(箭头所示)。4.椎间盘突出伴游离体。5.椎间盘突出伴一个已经上移的游离体。6.椎间盘突出穿过后纵韧带并与硬膜囊相连。在极少数情况下,椎间盘可以继续移动进入硬膜内。这种情况非常罕见,只有在手术室外科医生无意中穿过硬脑膜时才能看到。(待续)

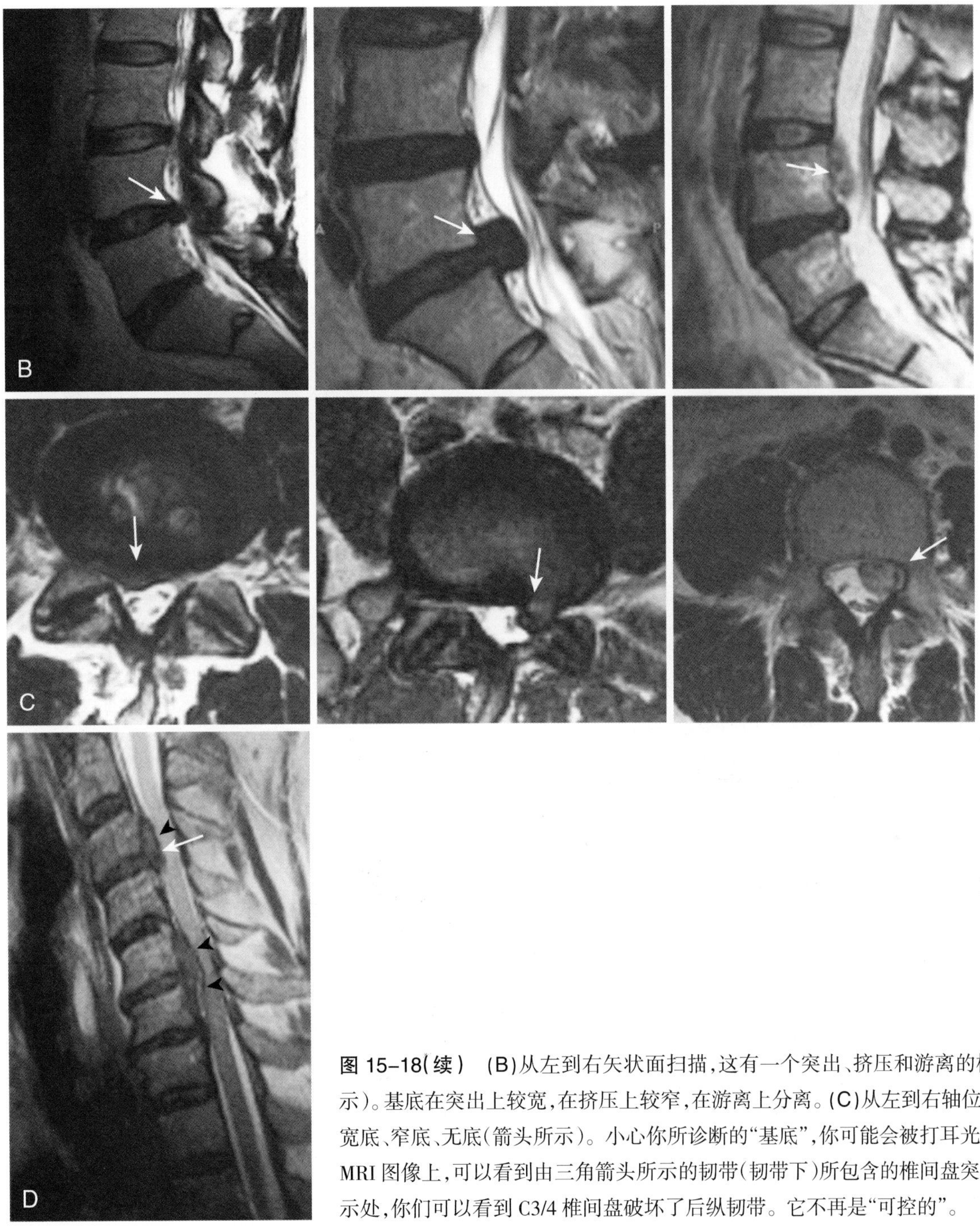

图 15-18（续）　（B）从左到右矢状面扫描，这有一个突出、挤压和游离的椎间盘突出（箭头所示）。基底在突出上较宽，在挤压上较窄，在游离上分离。（C）从左到右轴位扫描相同的序列，有宽底、窄底、无底（箭头所示）。小心你所诊断的“基底”，你可能会被打耳光！（D）在这张矢状面 MRI 图像上，可以看到由三角箭头所示的韧带（韧带下）所包含的椎间盘突出。然而，在箭头所示处，你们可以看到 C3/4 椎间盘破坏了后纵韧带。它不再是“可控的”。

Schmorl 结节

通过终板的椎间盘突出被称为 Schmorl 结节（最近被称为椎体内突出），其边缘和信号强度通常与椎间盘突出相似，表现为边缘强化。Schmorl 结节可在无症状患者中发现，并与感染、创伤、恶性肿瘤、骨质减少和椎间骨软骨病相关（图 15-21）。在 MRI 上，其表现为椎间盘向椎体的延伸，在 T2W 上表现为低强度的边缘，为反应性硬化。偶尔，Schmorl 结节与骨髓水肿有关，可与感染或转移病变混淆。慢性 Schmorl 结节可能与脂肪终板改变有关。

如果椎间盘突出进入前环突，称为椎缘骨（见于儿童并伴有背痛）。

Scheuermann 病（休曼病）

这种退行性疾病常见于青春期的儿童，且以男性为主。它由椎体楔入导致下胸部后凸。诊断此病的标准需要累及 3 个相邻的椎体，楔入度>5°。Schmorl 结节很

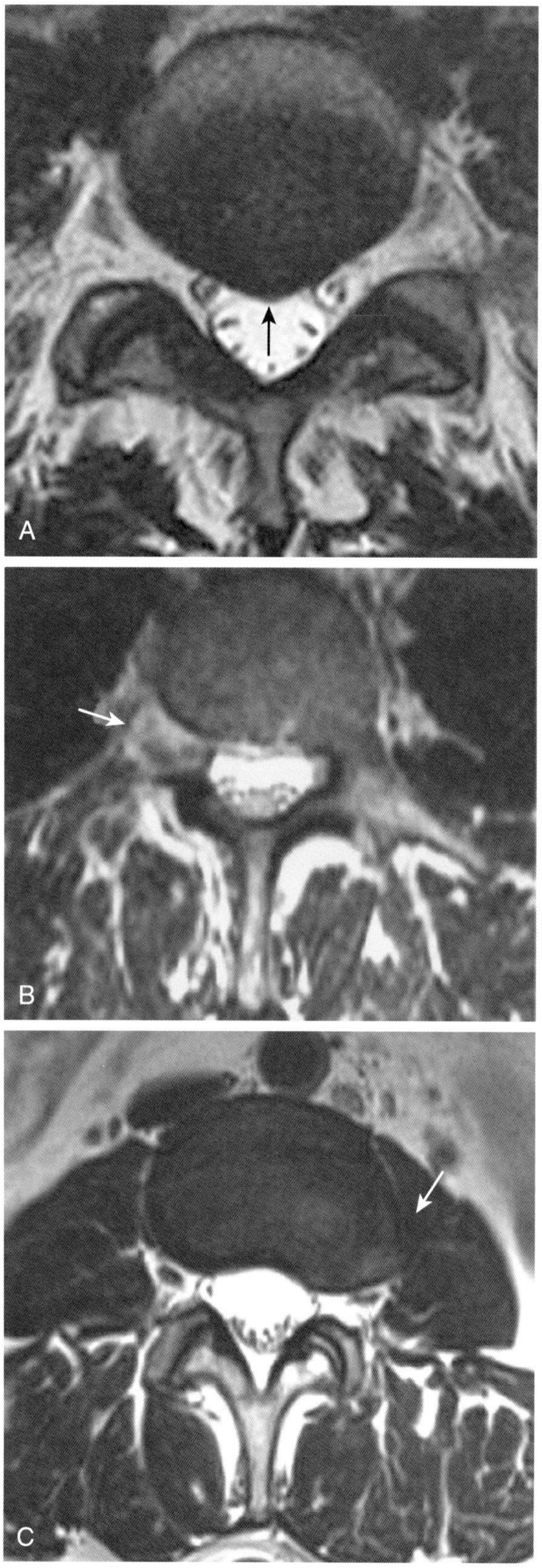

图 15-19 从中心到外围的椎间盘位置:中央(A,箭头所示)、旁中央(见图 15-18C,左图,箭头所示)、关节下(见图 15-18C,中图,箭头所示)、侧隐窝(见图 15-18C,右图,箭头所示)、椎间孔(B,箭头所示)和远侧,又称孔外(C,箭头所示)。

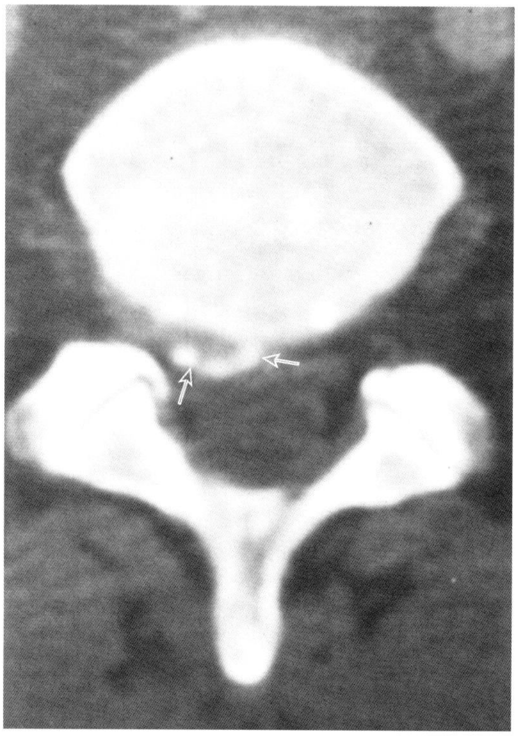

图 15-20 腰椎钙化椎间盘的 CT 图像(箭头所示)(但更常见的是胸椎病变)。外科医生在手术时可能会感到“硬的”椎间盘,不是软的,因而无法进行标准的椎间盘切除术。

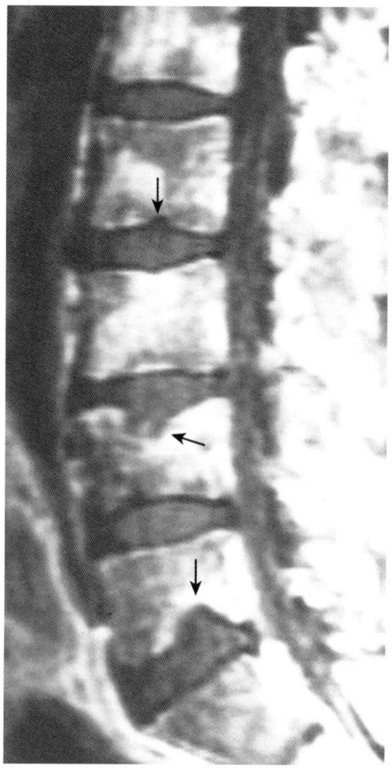

图 15-21 Schmorl 结节使终板侵蚀。矢状 T1W 图像显示该患者偶发急性髓细胞性白血病(注意全身骨髓异质性)的多个椎体内椎间盘突出(Schmorl 结节)(箭头所示)。

常见，病因被认为与软骨终板的先天性或创伤性局部弱化有关。

胸椎间盘突出症

据报道，胸椎间盘突出的发生率为 0.2%~0.5%。它们起病隐匿，伴有背痛、神经根性感觉异常和脊髓病。MRI 是显示椎间盘突出压迫蛛网膜下腔及可能压迫脊髓的首选成像方法（图 15–22）。由于 MRI 检测钙化的能力降低，因此，在专门诊断钙化的椎间盘突出症（由于某种原因在胸椎区域发生率更高）时可能会难以明确诊断。同样，MRI 常不能区分真空椎间盘（CT 呈低密度）和钙化椎间盘（CT 呈高密度），两者在所有脉冲序列上都呈低信号。当怀疑脊髓压迫是由于脊髓病时，CT 脊髓造影有助于确认 MRI 检查的结果。对于 DISH 和其他韧带骨赘病患者，胸椎部位的黄韧带肥厚和前骨质增生可引人注目。

骨赘形成

椎间盘高度的降低和椎间盘的萎缩与异常的运动有关，尤其是在颈部。随着年龄的增长，我们不得不面对身高的下降（但希望不是身材的下降）和组织的萎缩。椎间盘高度降低引起的异常应力导致骨赘形成和椎体后移。由于异常应力，可能会发生小关节的半脱位。颈椎的骨刺发生在钩椎关节，因为当椎间盘脱水并

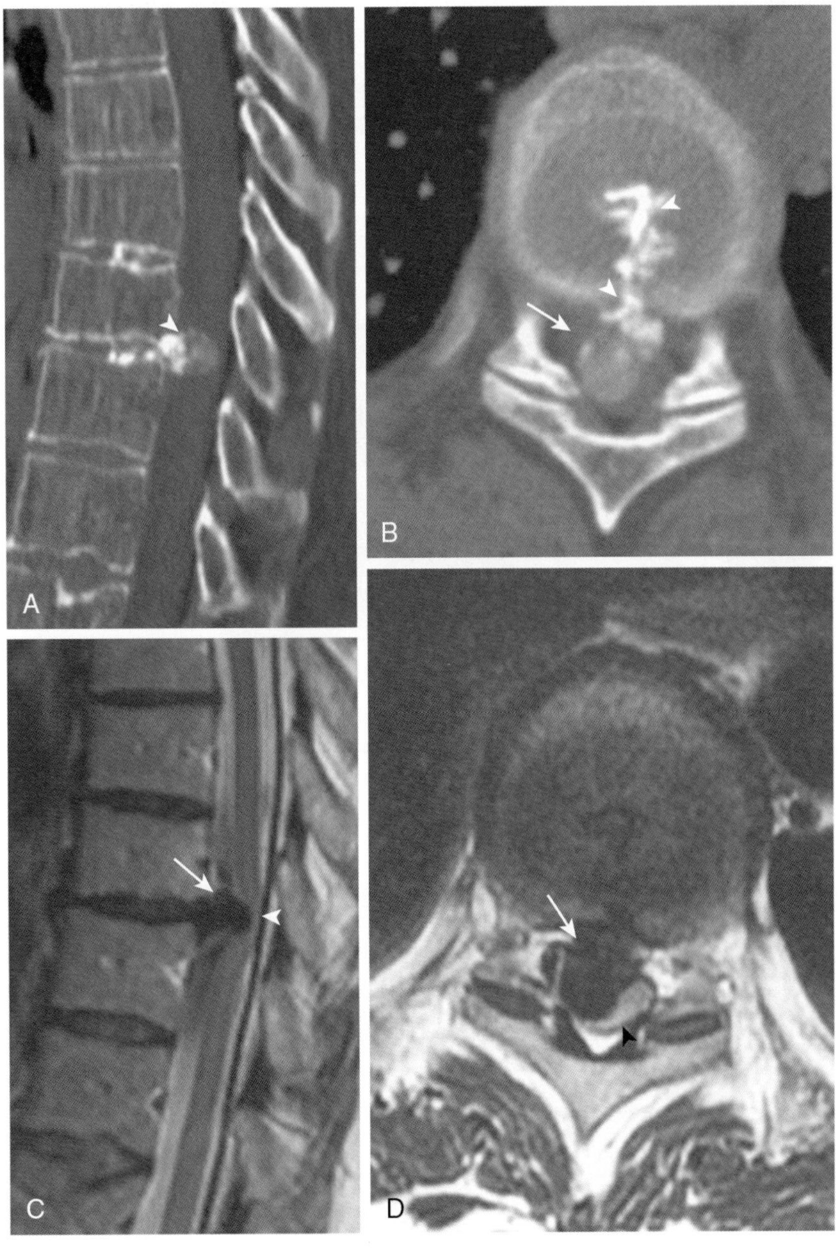

图 15–22　胸椎间盘紧邻脊髓；髓内高信号不可忽视。(A)CT 显示一个大的钙化椎间盘（三角箭头所示）累及椎管。(B)轴位扫描显示钙化的椎间盘（箭头所示）位于右侧中线外，与起源椎间盘（三角箭头所示）相连。(C)相应的 MRI 显示胸椎椎间盘突出（箭头所示）压迫脊髓，在 T2W 图像（三角箭头所示）上引起脊髓高信号。(D)轴位 T2W 图像显示椎间盘突出（箭头所示）和脊髓受压、侧移位（三角箭头所示）。

变窄时,从而导致下方的钩椎关节(UVJ)和上方的椎体受到更多的摩擦(图 15–23)。在钩椎关节处形成骨赘可导致椎间孔狭窄、神经根受压和颈神经根病的临床症状。需要强调的是,在颈椎中,钩椎关节退行性变比小关节病、黄韧带增厚、椎体后缘骨赘和椎间盘疾病更常是椎间孔狭窄的根源,它们是导致颈神经根受压最常见的原因。幸运的是,颈神经通常位于神经孔的下部,而钩椎关节骨刺位于神经孔的上部。否则就会出现跛行,痛苦地挥舞上肢。这种钩椎关节的过度生长很少会导致椎动脉 V2 段的狭窄。请注意,虽然 C3/C4 和 C6/C7 之间存在钩椎关节,但在 C7/T1 之间不常见,在 T1/T2 之间很少见。这种情况可能会发生,但如果你倾向于称 C7/T1 神经孔的钩椎关节狭窄时,这可能是错误说法。

相邻椎体的后缘可能形成大的骨赘,使蛛网膜下隙变窄,压迫脊髓,产生脊髓病(图 15–24)。一个诊断难题(在 MRI 上)是区分干燥或钙化的“硬的椎间盘”和骨赘。有时很难将骨赘压迫、后纵韧带骨化和钙化的椎间盘区分开。所有这些都可能压迫硬膜囊或神经根。在所有序列中,脱水/钙化的椎间盘和骨赘表现出相同的低信号,而在大多数梯度脉冲序列中,软椎间盘与骨相比表现出不同的信号强度。大多数时候,钙化的椎间盘上有一部分软组织成分。在矢状面 T1W 上,通常可以分辨出骨赘和椎间盘。必要时,CT 脊髓造影可以解决这个问题。

这些终板骨赘与脊柱(变形性脊柱炎)和钩突的严重退行性疾病有关,是由于环(Sharpey 纤维)附着的骨质部位的牵引应力所致。事实上,终板可能是腰椎体最脆弱的部位,因其承受轴位负荷。通常老化的髓核有正常的膨大,其髓核移位导致对纤维环 Sharpey 纤维的牵引,从而在椎间盘–上位椎体连接处形成几毫米的骨赘。骨赘的形成也发生于小关节;然而,这在颈椎区域比在腰椎区域更不明显。在腰椎区域,骨赘压迫主要发生于侧隐窝和神经孔。腰椎上关节突肥大是最重要的,因其位于下关节突的前方,靠近外侧隐窝和神经孔的神经(图 15–25)。

终板变化

在退行性疾病中,终板椎体骨髓的信号强度在常

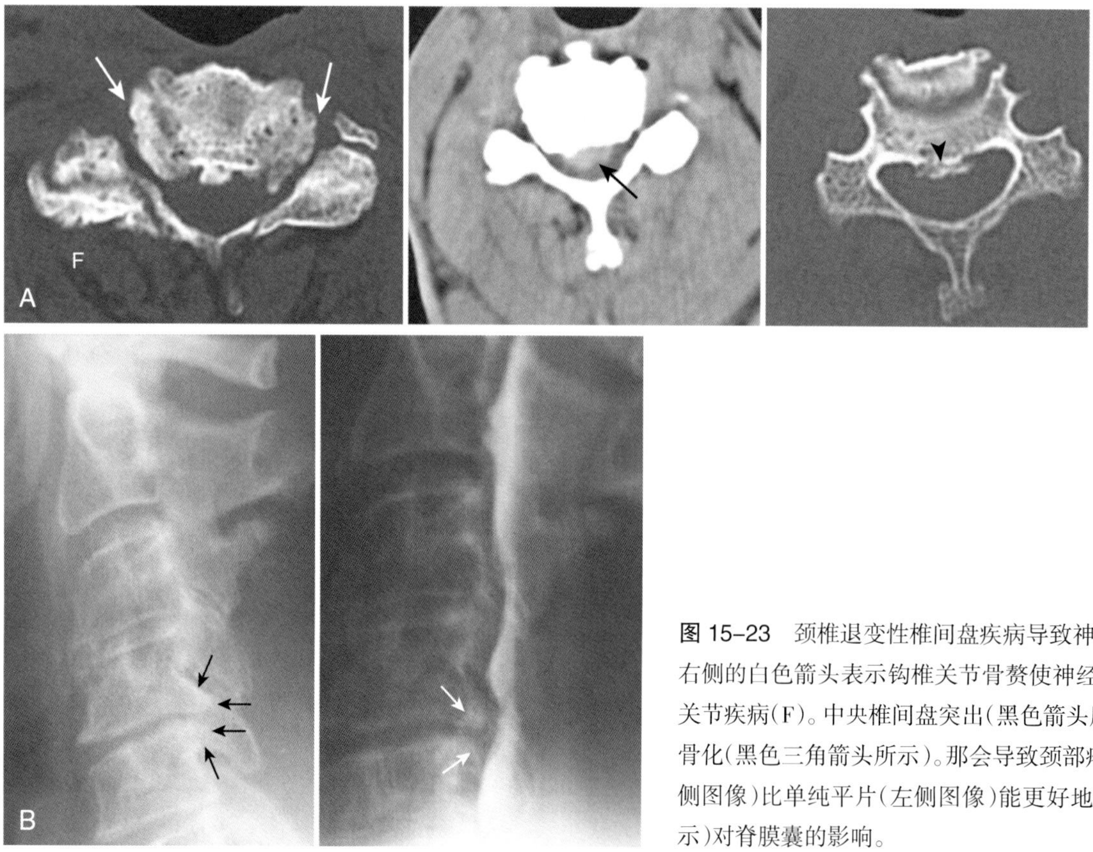

图 15–23 颈椎退变性椎间盘疾病导致神经根疼痛。(**A**)注意右侧的白色箭头表示钩椎关节骨赘使神经孔变窄,同时伴有小关节疾病(F)。中央椎间盘突出(黑色箭头所示),伴有后纵韧带骨化(黑色三角箭头所示)。那会导致颈部疼痛(**B**)脊髓造影(右侧图像)比单纯平片(左侧图像)能更好地显示后骨赘(箭头所示)对脊膜囊的影响。

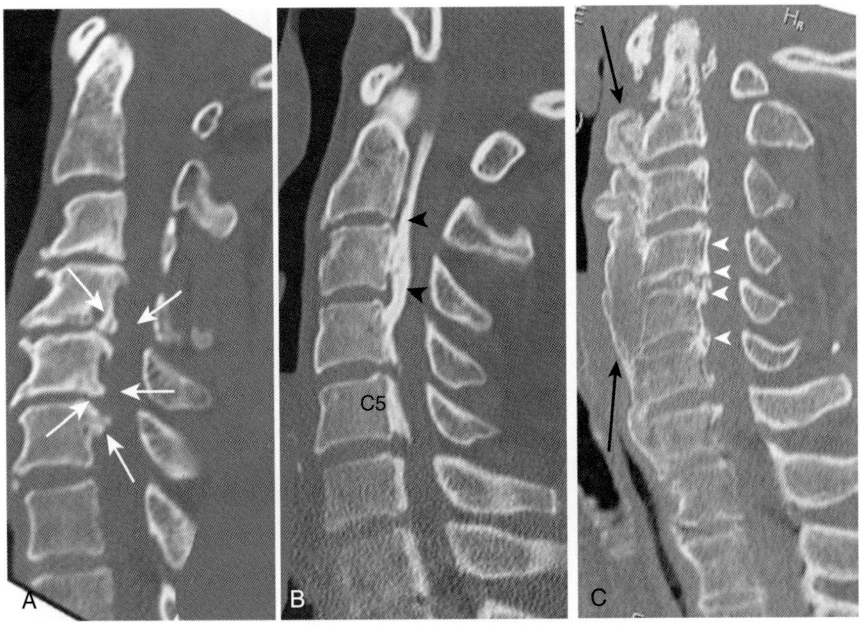

图 15-24　后纵韧带骨化(OPLL)与骨赘：两者都可能导致椎管狭窄。将(A)图上的骨赘(箭头所示)与(B)图上的 OPLL(黑色三角箭头所示)进行对比。OPLL 更可能是波浪状的和连续的，并且在椎间盘层面（如 C4/5 和 C5/6)可能有中断。它可能就在椎体后面，而不是只在 C5 椎间盘层面。(C)弥漫性特发性骨肥大症(DISH)引起脊膜囊内病变。注意在多个相邻层面出现骨桥(箭头所示)。这是 DISH 的特点。OPLL 共存(三角箭头所示)。

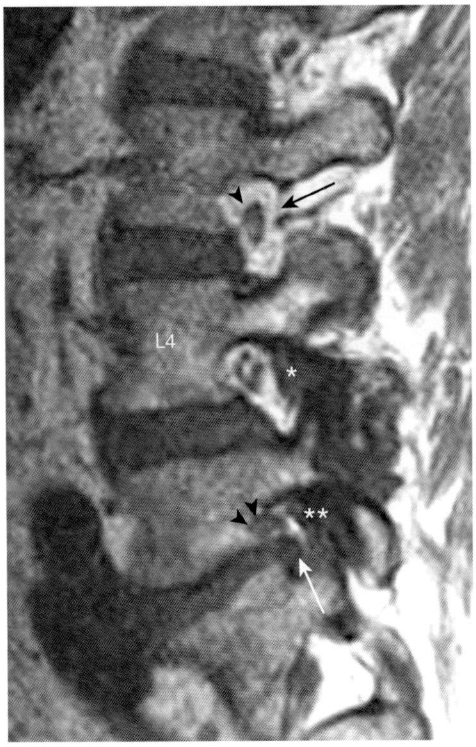

图 15-25　椎间孔狭窄可导致小腿下垂。矢状位 T1W 图像显示椎间孔通畅程度。显示 L4 层面。在 L3/L4，管腔通畅(黑色箭头)，在 L3 神经根(黑色三角箭头所示)周围可见正常的明亮的脂肪。在 L4/L5，黄韧带褶皱(星号所示)可以缩小椎间孔的后部，但神经根是正常的；我们可以称之为轻度椎间孔狭窄。在 L5/S1，有明显的黄韧带褶皱和小关节肥大（双星号所示）以及椎间盘突出(白色箭头所示)，几乎完全消除了椎间孔内的脂肪，导致中度至重度椎间孔狭窄。注意对现存的 L5 神经根(双黑色三角箭头所示)的影响，它是被压扁平的。

规自旋回波图像上是可变的，T1W 信号强度降低，而 PDWI 和 T2W 的信号强度增加(Modic Ⅰ型改变)，有时在 T1W 上演变为信号增高，在 PDWI 和 T2W 上演变为等强度到稍高的信号（Modic Ⅱ型变化；图 15-26；表 15-2)。这些与组织病理学表现有关，表现为纤维组织或骨髓水肿，伴有急性或亚急性炎症改变(Ⅰ型)和黄骨髓(Ⅱ型)。T1W 和 T2W 上的低信号也被发现，代表骨硬化(Modic Ⅲ型)。这些患有神经性贫血无症状的居民(0 型)不应被误认为是恶性疾病。

Modic Ⅰ型改变的出现与急性腰痛有关，可能是近期应力或脊柱不稳定的一个标志。也就是说，Modic Ⅰ型改变在有症状的腰痛患者中的发生率是无症状的患者的 7 倍。奇怪的是，有些人认为在急性椎间盘突出和 Modic Ⅰ型改变的患者中，实际上可能存在低级别感染[由厌氧菌和(或)葡萄球菌引起]。最近一项研究表明，莫迪抗生素(阿莫西林克拉维酸钾)脊柱治疗对慢性下背痛患者以及先前突出的椎间盘邻近新发终板退变 Modic Ⅰ型具有疗效，其评估参数包括背部疼痛强度、下肢疼痛强度、总体改善程度、疼痛持续时间、物理检查范围和运动能力测试等。因此，值得对新发 Modic Ⅰ型进行评价。

Modic Ⅰ型的变化通常是短暂的；在腰椎融合术后 6 个月内，Ⅰ型改变转变为Ⅱ型或恢复正常，这与临床改善一致。

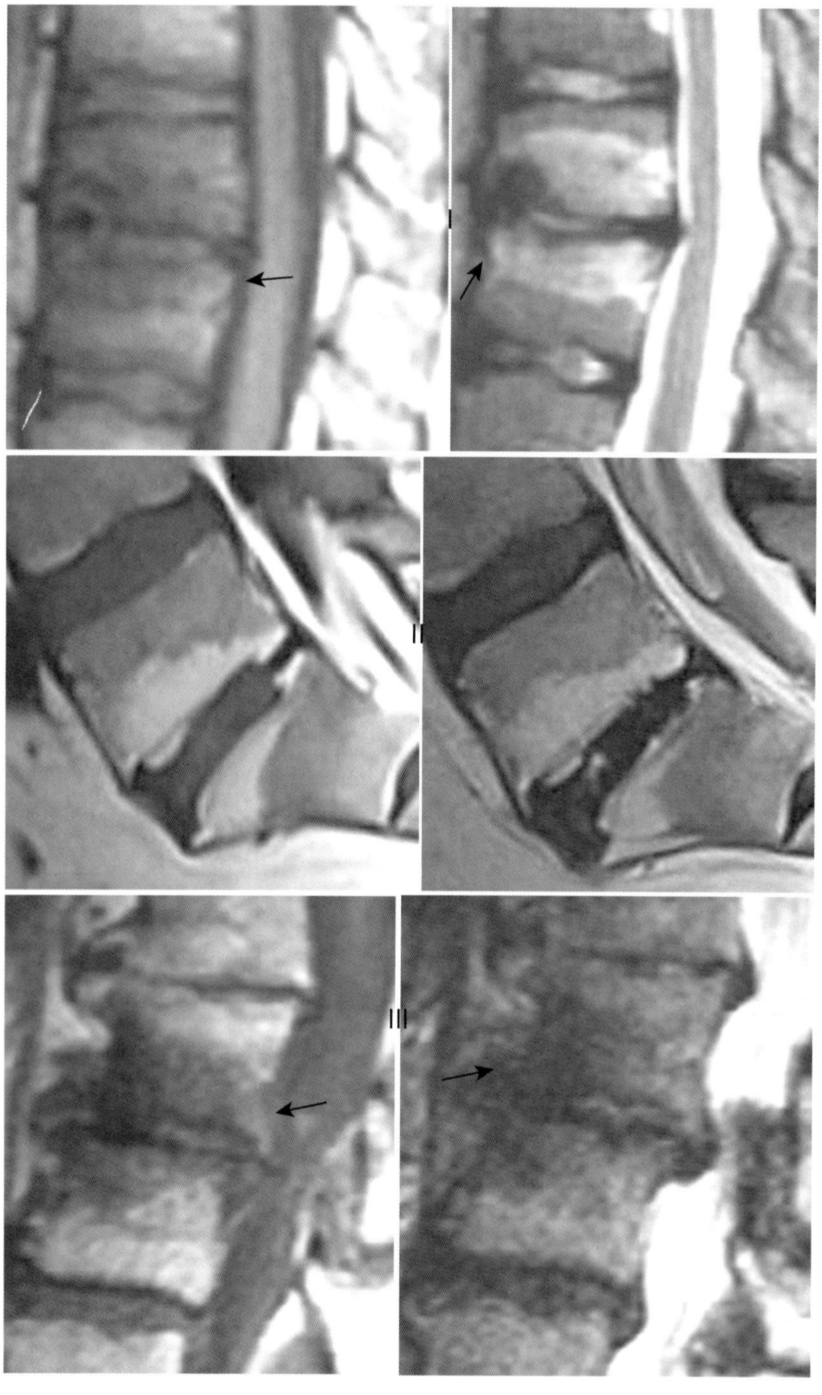

Ⅰ型

Ⅱ型

Ⅲ型

图 15-26 Modic 终板变化。顶图为 Modic Ⅰ型,左侧为 T1W 图像中的暗终板,右侧为 T2W 中的亮终板。在 Modic Ⅱ型中,T1W 和 T2W 的终板都是亮的。最后,硬化的 Modic Ⅲ型 T1W 和 T2W(底图)均呈低信号。终板变化用箭头表示。

表 15-2 Modic 终板变化

Modic 分型	T1W 信号强度	T2W 信号强度	注释	含义
Ⅰ	暗	亮	骨水肿,可能炎症	可能是症状性、感染性/炎症性;可能是节段性不稳定
Ⅱ	亮	亮	脂肪替代	通常是稳定的
Ⅲ	暗	暗	硬化	严重退变

真空现象

退行性疾病（反复发作）的另一个方面是真空现象，椎间盘或小关节内有气体（氮气）。真空椎间盘中的气体出现在椎管内提示椎间盘突出（见图 15-16）。在 CT 和 MRI 上，空气可以呈现为线性的低密度和低信号强度。椎间盘内空气的存在可能表明脊柱节段是活动的，在融合的脊柱内不应存在空气。

滑膜囊肿

滑膜囊肿与退行性关节病（DJD）有关，发生于特征部位，从小关节的两侧（内侧或外侧）萌生，并产生圆形的后外侧硬膜外肿块（内侧囊肿），但也可能发生于脊柱后旁组织（外侧囊肿）。它们发生在腰椎区域，L4/5 比 L5/S1 更常见，尽管在脊柱的其他区域很少报道。据报道，这些病变的出血可引起急性神经症状，但通常囊肿壁中的含铁血黄素并不与急性症状相关。这解释了 T2W 上中心部位液体信号周围的黑色信号。诊断的依据是根据特征性部位和退行性疾病的关系，包括椎间盘间隙狭窄、骨质硬化和肥厚性改变。可见外周边缘强化，与椎体滑脱及小关节运动异常有关。CT 很少能发现囊壁钙化和囊内气体，但大多数情况下，囊周只是稍高密度（图 15-27）。如果与炎症过程相关，这些病变可表现出强化。病变可表现为疼痛，通常为神经根性和神经功能缺损。主要鉴别诊断为后椎间盘突出。滑膜囊肿的一个奇怪的特征是，有时它们深至黄韧带（未被覆盖），这表明它们不明原因从缝隙中喷出。

另一个关节旁囊肿可能有结缔组织囊，称为神经节囊肿。Baastrup 病是指棘间韧带炎症，通常在腰椎发现，并孤立于一个水平。这可能是由于棘突之间的过度

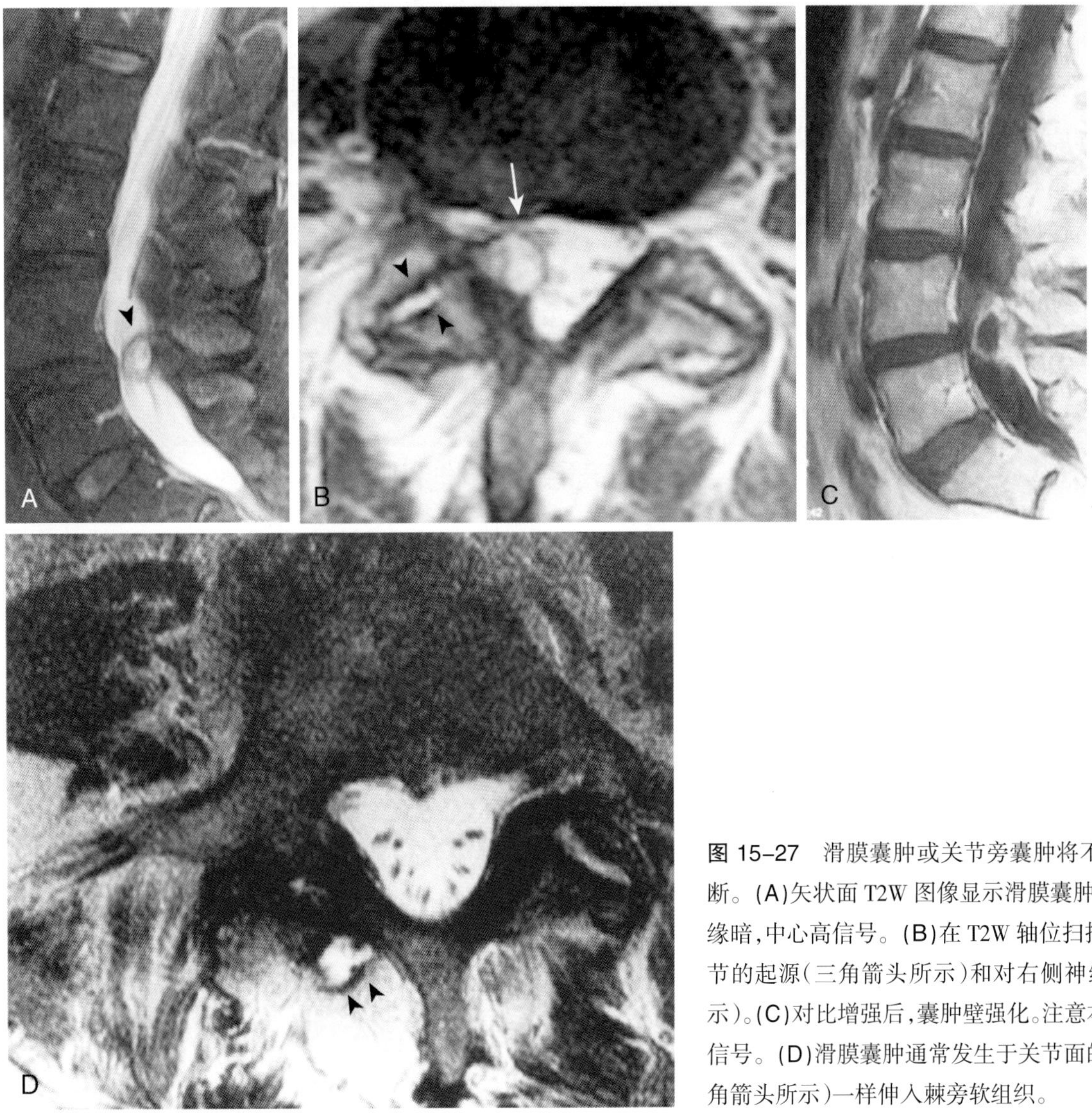

图 15-27 滑膜囊肿或关节旁囊肿将不再是常见的遗漏诊断。(A)矢状面 T2W 图像显示滑膜囊肿（三角箭头所示），边缘暗，中心高信号。(B)在 T2W 轴位扫描上显示小关节突关节的起源（三角箭头所示）和对右侧神经根的影响（箭头所示）。(C)对比增强后，囊肿壁强化。注意本例囊肿内容物为低信号。(D)滑膜囊肿通常发生于关节面的外侧，并像本例（三角箭头所示）一样伸入棘旁软组织。

接触导致其硬化、骨质象牙化和肿大，伸展时疼痛最大。许多病例伴有囊肿，囊肿可向多个方向突出，但它们可以在与棘间滑囊炎相联系的硬膜外后间隙突出(图 15-28)。从那里它们可能刺激位于后面的脊神经根。治疗方法是去除有问题的棘突。

后纵韧带骨化

后纵韧带骨化(OPLL)是一种炎症性退行性疾病，常与颈椎退行性疾病有关。它最初是在日本被描述的(2%的患病率)，但在任何患者群体中都可以看到。OPLL 通常影响 50~70 岁的男性和女性。它可以产生脊髓压迫的脊髓病症状。由于 MRI 对钙不敏感，所以诊断起来很困难。在矢状位 MRI 上很难发现薄骨化，甚至对于一个脊柱专家也是如此。这种病变的检测有时依赖于对脊髓受压的识别。在 T1W 上，脑脊液和钙的信号强度几乎相同。轴位 T2W 有助于确定轴外压迫；然而，OPLL 可能在表面上与骨赘压迫相混淆。有时骨化可能真的有骨髓脂肪和皮质，在这种情况下，明亮的骨髓脂肪信号会在 T1W 上显示出来。同时，常伴有黄韧带钙化。记住，OPLL 发生于后纵韧带的整个行程中，而骨赘仅出现在椎间盘间隙。钙化的椎间盘突出通常不发生于多个层面。钙化脊膜瘤通常是圆形的、位于硬膜内的，不太可能像 OPLL 那样纵向延伸。OPLL 在 CT 和平片有很强的诊断价值(见图 15-24)。50%的 DISH 患者发生 OPLL(见下面的讨论)。虽然 OPLL 是以颈椎为主体，但胸椎黄韧带肥大并伴有钙化是常见病。

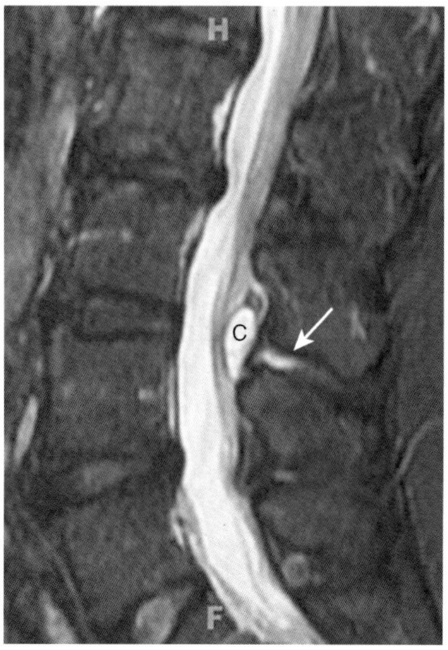

图 15-28 Baastrup 病导致屈曲时疼痛消退。典型的 MRI 表现为棘间滑囊炎，在短时间反转恢复 MRI(箭头所示)上表现为高信号，伴有后硬膜外囊肿(C)。

弥漫性特发性骨肥大症(DISH)

DISH 或 Forrestier 病的特征是沿着脊柱的前部骨化和较小程度的侧面骨化(见图 15-24)。此外，在肌腱和韧带附着处的骨质增生、韧带骨化(如 OPLL)以及中轴和四肢骨骼的关节旁骨赘也存在。根据 Resnick 的诊断，至少 4 个相邻椎体的骨桥是诊断此疾病的标准之一，而 Utzinger 的诊断标准仅为 3 个节段，应保留椎间盘间隙，无椎间小关节或骶髂关节炎性改变。这种病最常见于下胸椎，但可发生于任何部位。脊柱前面呈现凹凸不平的轮廓，最大量的骨沉积在椎间盘水平，可在棘突上发现肥大和骨化。髂腰韧带和骶髂韧带骨化，以及耻骨联合下方边缘的骨质增生是本病发生在盆腔区域的特征性表现。

DISH 与畸形性脊椎炎的不同之处在于，钙化/骨化存在于前纵韧带，并在前纵韧带与前椎体表面连接的部位伴有相关的增生性附着性骨病，小关节不受累。DISH 的鉴别诊断包括强直性脊柱炎，它不像 DISH 那样夸张，并且与骶髂关节炎相关(通常是疾病的第一个表现)。在强直性脊柱炎中，可以观察到上下椎缘的侵蚀，产生方形和桥接脊柱(竹节椎)。强直性脊柱炎累及椎间小关节，而 DISH 不累及，且前者与 HLA-B27 及骨质疏松有关。

峡部裂和脊椎滑脱

在腰椎区，关节突呈斜位。上下关节面之间的关节平面是从内侧到外侧，从关节的前部到后部。脊椎滑脱一词的定义是相邻两个椎体发生了相对滑移，而峡部裂是一种通过椎弓峡部的骨折，它可能与椎体滑脱有关，也可能与椎体滑脱无关。在脊柱平片和 CT 上可以很容易地看到峡部缺损，MRI 检查则更具挑战性。峡部裂是峡部缺损最常见的病理病变，其发病率为 3%~10%。SPECT 成像对有症状的急性峡部缺损的检测是有用的。T1W 能检测到部分皮质边缘的断裂，STIR 能看到上下关节面之间的部分水肿。无脊腰椎滑脱的峡部裂是引起慢性下腰痛的原因，特别是在儿童和年轻人中。实际上，这可能表现为反复损伤导致的儿童应力性骨折，尽管也有一些人认为这种缺陷是发育/先天性的。

导致脊椎滑脱的原因有很多种：①先天性脊椎滑脱，它与关节突发育不良、关节突方向异常或脊柱后凸等情况有关，这些都可能导致椎体滑脱（表现为椎管在滑脱水平上变宽）；②获得性脊椎滑脱，包括：（a）应力性骨折导致的关节间部损伤，伴有峡部持续缺陷，或骨折愈合导致峡部延长；（b）退行性小关节疾病与关节不稳定相关的影响，最常发生于 L4/5，糖尿病患者发病率较高，并与马尾受压相关（显示椎管狭窄）；（c）术后病变，可见于颈椎或腰椎区域，由颈椎融合或椎管狭窄手术后关节应力改变引起；（d）伴有椎弓根骨折的急性创伤（椎管扩大）；（e）病理状态，如骨质疏松、转移、感染、骨坏死或关节挛缩。

在 MRI 上评估腰椎滑脱时，矢状面图像可能是识别特定神经根受压最有用的图像（图 15-29）。在这种情况下，重要的表现包括椎体中矢状面和远侧孔的前后位移，显示神经孔的形状改变，长轴从垂直变为水平，椎间孔脂肪的丢失，后纵韧带反应性改变导致神经根受压，峡部缺损及周围的纤维软骨组织，以及由于滑脱引起的神经根锐利成角（椎弓根弯曲）。脊椎滑脱水平的椎间盘突出是不常见的，但更多的后椎间盘“暴露”使它看起来像代偿性的椎间盘突出。它确实不是，因此被称为“假椎间盘突出/假疝”；它只是粘在更合适的后终板上。因此，轴位图像往往会夸大椎管狭窄。

根据滑脱椎体后缘相对于下椎体后缘的位置，采用分级系统。当上位椎体前移幅度达下位椎体上缘宽度的 1/4 时，称为Ⅰ级椎体滑脱；达一半椎体，为Ⅱ级；达 3/4，为Ⅲ级；达整个宽度是Ⅳ级。椎体脱垂是指椎体下移至下位椎体之下（下垂：Ⅴ级）。

先天性后附件变异

先天性后附件变异的发生，有时会令人困惑。小关节可以是同一水平倾斜的。在这种情况下，小关节是呈矢状（或轴位）的。当一侧的关节面在其后尖端比前尖端位于内侧时，这是一个特殊问题，称为小关节趋向性。当出现这种情况时，一侧比另一侧滑动得更厉害，出现椎体旋转。半脱位在矢状面一侧更严重。小关节趋向性可能轻微且无症状，但可以产生症状。小关节也可能先天性缺失或发育不全。这导致对侧小关节增生，加速退行性变和应力性骨折。椎弓根、椎弓和棘突的缺失则相对更为常见。

强直性脊柱炎

强直性脊柱炎（AS）是一种常见的风湿病，发病率为 1.4%，97%的病例中 HLAB27 阳性，青年男性发病率高于女性（至少 4:1）。骶髂关节和腰椎是最常见的受累部位，但随着时间的推移，整个脊柱都会受累。韧带附着部的血管化和骨化（附着部炎）影响 Sharpey 纤维，导致典型的结缔组织形成（竹节椎）。椎体终板的侵蚀结合韧带的骨化嵌入是导致椎体前凹变方的原因。椎体的前上、前下面（平片上的“亮角”）和骶髂关节在骨性硬化（Romanus 病灶）时易发生反应性改变。MRI 上，椎体 T1W 呈低信号，T2W 呈高信号。椎间盘内各种形态的钙化通常发生在软骨内骨化过程中（图 15-30）。

脊柱骨折（外伤性或假性关节病）、进行性脊柱畸形、半脱位（寰枕/寰枢椎）、旋转不稳和椎管狭窄在 AS 中很常见。脊柱假性关节病（Andersson 病）合并不稳定是该病最重要的生物力学并发症。它是隐匿性应力骨折后活动不愈合的结果。反应性骨质硬化发生在邻近骨折的封闭椎间盘破坏区变宽的椎体。硬膜下腔扩张也可见于 AS（见图 15-30D）。

椎管狭窄

许多情况会导致腰神经根受压，并产生包括神经根疼痛、跛行样症状（可误诊为血管疾病）、麻痹和刺痛的症状。有许多关于正常测量和此类测量问题的报告。作者不是有强迫症的测量者。尽管如此，还是提供了一些测量作为指导。腰椎管的中矢状径从上到下逐渐增大；然而，腰椎中央管的最小骨矢状径为 11.5~12.42mm。L4/5 处椎弓根间测量<15mm 或 L5/S1 处<20mm 和椎管横截面积<1.45cm^2 被认为是异常的。椎弓根间距由 T12~L5 逐渐增加。

介绍一种更为简单的方法：如果颈椎和腰椎的中心前后径宽度>10mm，则患者可能身体状况良好。颈椎管平均直径一般为 15mm，标准差为 1.5mm（有一定的水平差异），然而，其他放射科医生认为，在诊断颈椎管狭窄方面，椎管/体径比比颈椎管中矢状径更可靠。在腰椎，平均直径约为 13mm，标准差为 1.6mm，但它们因水平而异。

应该指出的是，骨矢状径（在 X 线片上或仅在 CT 骨窗）可能不是狭窄的敏感指标，因其没有考虑到软组

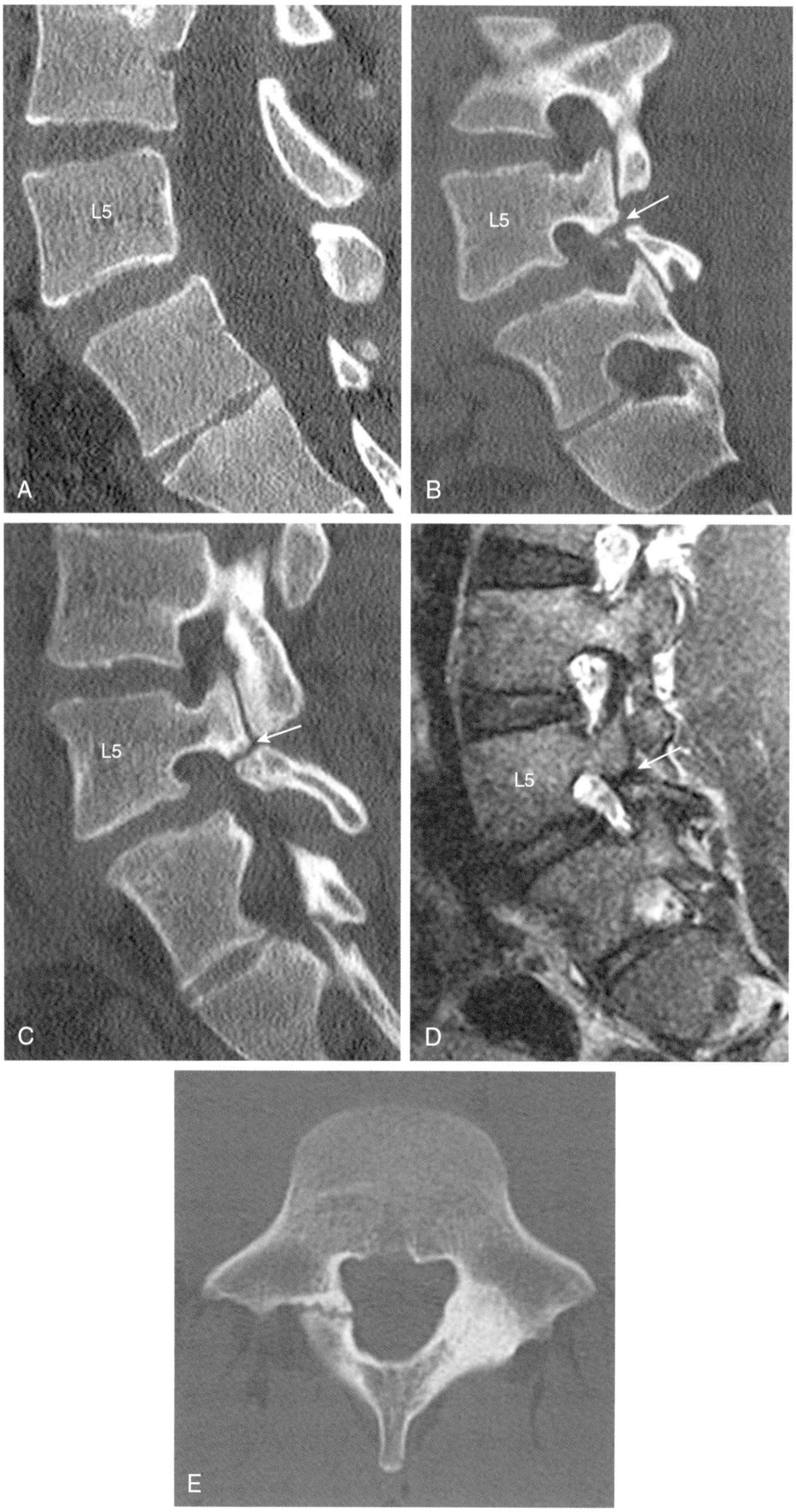

图 15-29 腰椎峡部裂导致腰椎滑脱,致使脊柱结构松散。(A)腰椎矢状位中线重建 CT 图像显示骶椎 L5 的 I 级前滑脱。(B)右侧和(C)左侧副矢状面图像显示双侧 L5 峡部缺损(箭头所示)。(D)同一患者的矢状面 T2W 图像在左侧显示相同的缺损(箭头所示)。这种缺陷在 MRI 上比 CT 更难发现,有时你可能认为在 MRI 上有一个缺陷,但在 CT 上发现了完整的部分。所以要小心做 MRI 诊断! (E)另 1 例患者,轴位 CT 很好地显示了一个峡部缺损。缺损的水平方向表明,这不太可能是关节突关节(低年资医师误诊)。

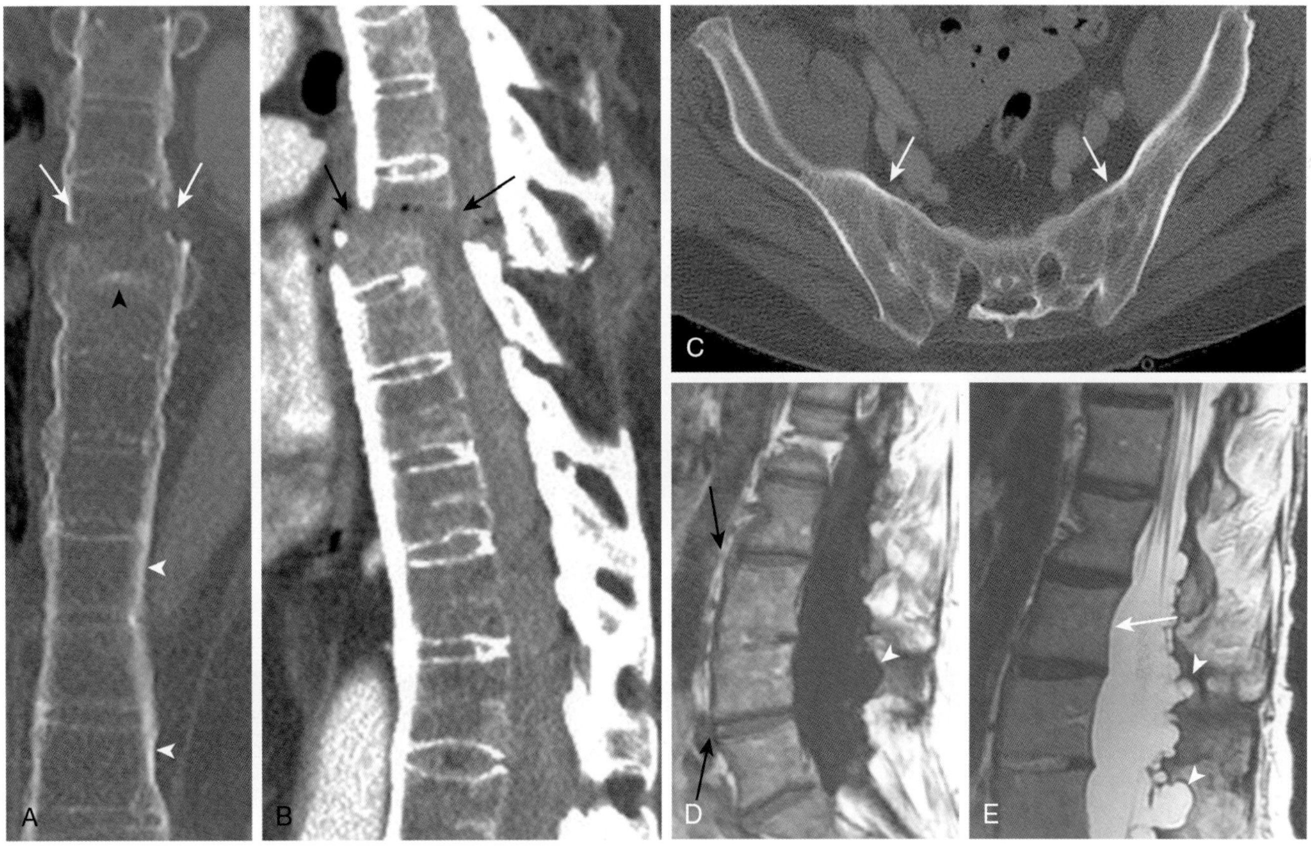

图 15-30 强直性脊柱炎引起方椎和椎体边缘密度增高。(A)轴位 CT 冠状位重建显示强直性脊柱炎的特征性表现,包括韧带骨赘(白色箭头所示)和由此引起的竹节样改变和椎间盘钙化(黑色箭头所示)。不幸的是,这个患者有强直性脊柱炎的并发症,骨折(三角箭头所示)。(B)矢状位重建 CT 显示椎体的"方形"和前缘韧带骨赘桥接。上胸段移位的骨折也可见(箭头所示)。同样,一些椎间盘显示后缘部分钙化。(C)轴位 CT 显示骶髂关节强直(箭头所示)。(D,E)在 MRI 上,可见 T1W 图像(黑色箭头所示)可见椎体呈方形,T2W 图像上硬脊膜扩张(白色三角箭头所示)和后缘扇贝状突起(白色箭头所示)。

织,如黄韧带、椎间盘、脂肪和小关节骨赘。正常黄韧带厚 2~4mm。如果下脊柱厚度>5mm,则认为是肥大(因内折所致)(图 15-31)。偶尔可见黄韧带的头侧附着骨化,这可能是一种正常的解剖变异(或如上所述,与 DISH 或 OPLL 一致)。在焦磷酸钙双水化合物沉积症(假性痛风)中也有描述,它与椎管狭窄有关。椎管狭窄的图像通常是生动的,表现出椎间盘退行性变,黄韧带肥厚,椎弓根和椎板水平的硬膜外脂肪减少以及小关节肥大。单纯的硬膜外脂肪增多可以压迫硬脊膜囊,也可以合并黄韧带、椎板和(或)小关节疾病。在下腰椎区域,轴位扫描显示狭窄的椎管呈 T 形或三叶形,这是椎管狭窄和小关节肥大的共同结果。这种情况通常是在正常或略小的骨性椎管退化过程叠加的结果,常见于 50~60 岁者。先天性短椎弓根易导致椎管狭窄。在腰椎由于退行性改变而发生局灶性狭窄的病例中,可见在狭窄层面以上冗长的马尾神经根。

腰椎区侧隐窝的宽度可以从椎体后侧到上关节的最前端测量 2mm 或更小的宽度被认为是狭窄。神经根萌发出鞘囊,进入侧隐窝,然后在椎弓根下,出神经孔。上关节突肥大是侧隐窝狭窄最常见的原因,尽管侧隐窝的任何组成成分的异常也可能压迫神经。

腰椎神经孔狭窄也可能发生。正常情况下,神经孔为椭圆形,下段狭窄,前缘为椎体和椎间盘,上缘和下缘为椎弓根,后缘为关节间部。矢状面 T1 MRI 是观察椎间孔的最佳方式(见图 15-25)。神经和血管通常位于孔的上部,那里通常充满脂肪。神经可能被骨赘、椎间盘或腰椎滑脱压迫。应仔细评估神经和孔的组成部分之间的矢状关系,以发现轴位图像上可能不明显的细微的压迫形式。与脊髓造影和脊髓 CT 造影检查相比,MRI 往往高估椎管狭窄的程度,这可能与磁敏感效应、脑脊液运动和截断伪影有关。

椎管狭窄可发生于患有软骨发育不全(图 15-32)、

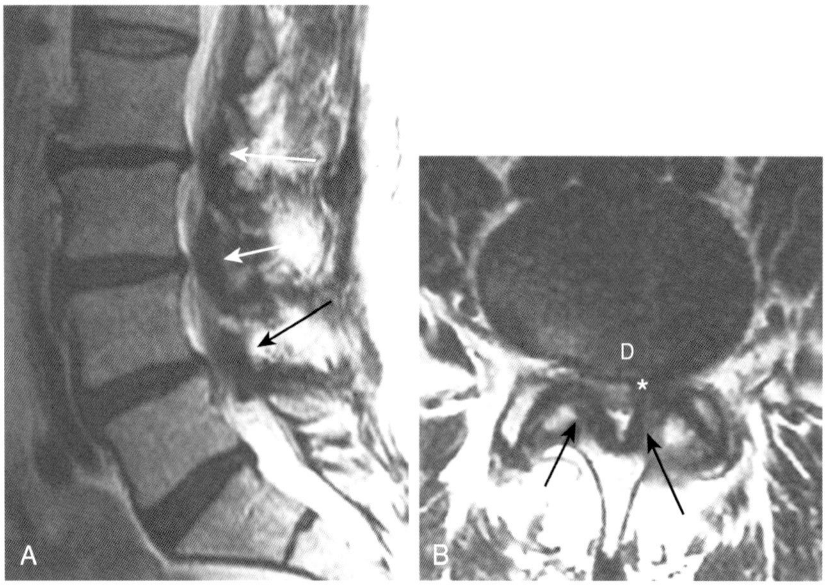

图 15-31 导致椎管狭窄的一些原因。(A)正中矢状位 T2W 扫描显示,在 L2/3、L3/4 和 L4/5 处(箭头所示),可见在鞘囊中存在有限的脑脊液的多节脊椎狭窄。(B)在 L3/4 处,狭窄是由椎间盘膨出(D)、与退行性变相关的关节下椎间盘突出症(星号所示)和黄韧带增厚(箭头所示)所致。

黏多糖、先天性脂肪瘤和获得性沉淀性病变的儿童和青少年,如急性椎间盘突出症与原有特发性脊柱狭窄症合并存在等。

腰椎椎板切除术导致椎板、棘突、黄韧带和患者钱包里的一些东西被部分或全部切除。手术的范围由疾病和手术方式决定。在 CT 上,椎板和黄韧带的缺失都表明以前曾经做过腰椎手术。术后,在 MRI T2W 图像上,可见术区中等或高强度信号。占位效应(来自术后正常的肿胀、出血和瘢痕形成)可以模拟术前椎间盘突出的大小和信号强度。这种症状在长达 6 个月的时间内逐渐消失。在 T2W 图像上,破裂的纤维环呈线样高信号。无症状和有症状的患者均可见瘢痕组织。术后患者的增强随时间推移是动态变化的。正常情况下有小关节、椎旁肌肉、先前压迫的神经根(可能会强化到圆锥)、椎间盘切除后椎间盘间隙和椎体终板的强化。这种增强很常见,可以持续数月甚至更长的时间。在术后,>40%的患者可发现明显的瘢痕形成,并且这些人可能没有症状。

术后椎间盘炎

术后椎间盘炎的典型 MRI 表现是 T1W 上椎间盘及邻近椎体终板骨髓信号减低;椎间盘及邻近骨髓 T2W 信号增高,常伴有髓核裂隙样消失;椎间盘及终板骨板强化(图 15-33)。在确诊感染的患者中,可观察到一种均匀强化模式,表现为椎间盘空间两侧的横行带状强化。接受椎间盘切除术的无症状患者也可能出现这些表现,甚至在确诊感染的患者中也不一定全部出现。

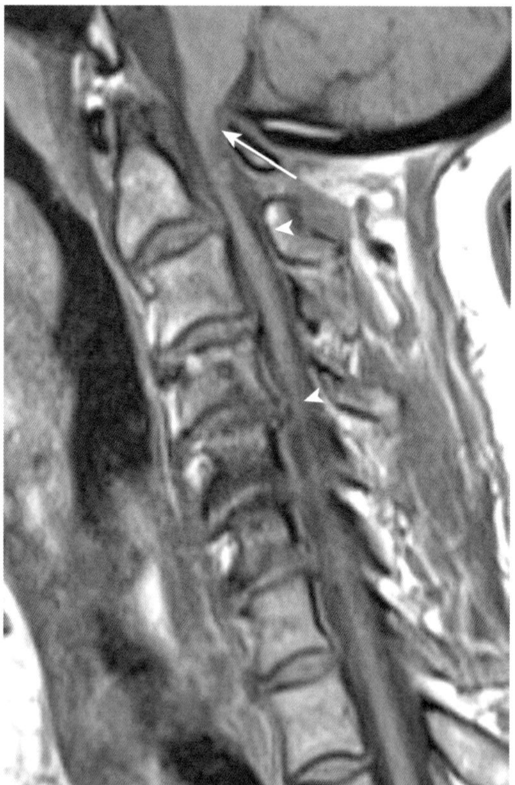

图 15-32 软骨发育不全性侏儒症合并枕骨大孔狭窄。矢状面 T1W 图像显示枕骨大孔处椎管狭窄(箭头所示)和颈椎椎管狭窄(三角箭头所示)。在软骨发育不全的儿童中,椎管的前后径和横径通常在整个脊柱中非常狭窄。患者可表现为颈髓病或腰椎管狭窄症导致的间歇性跛行。

最重要的是,术后患者的 MRI 可能会错误地提示残余性椎间盘炎,特别是在前 6 个月内,即使是无症状

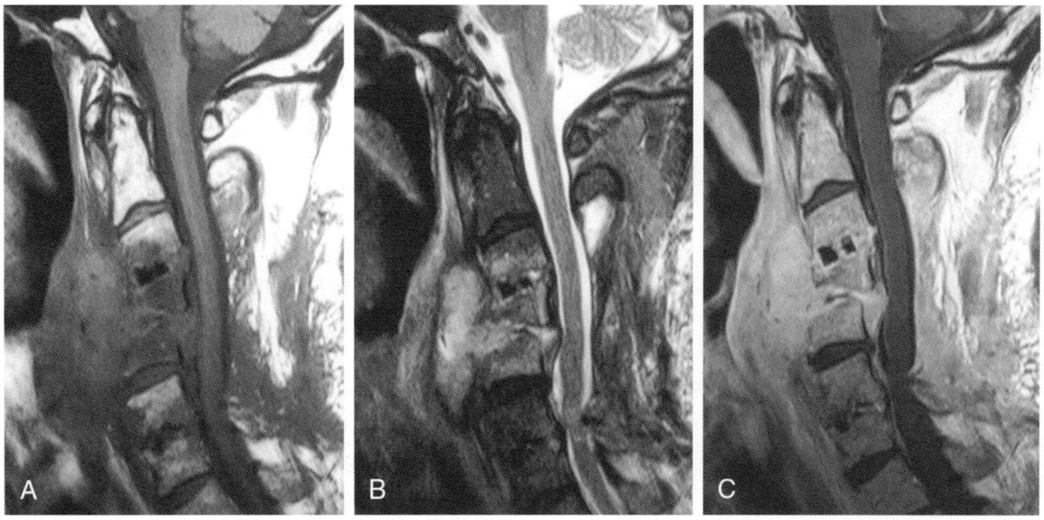

图 15–33　术后椎间盘炎可导致手术合法的“飞行风险”。矢状位 T1W 图像扫描显示椎间盘间隙缩小、骨髓低信号、塌陷、后凸、硬膜外压迫和令人印象深刻的椎前肿块。(B)矢状位 T2W 上可见高信号的椎间盘、邻近骨髓、硬膜外及椎前肿块。(C)对比增强后，呈现了一个完整的增强椎间盘组织、终板、硬膜外蜂窝织炎和椎前脓肿的图片。

的患者。在这种情况下，一知半解可能是危险的；然而，对术后正常检查结果的全面评估有助于神经外科医生或矫形外科医生做出准确诊断。如果没有脊柱旁增强的蜂窝织炎或明显的脓肿形成，对比增强术后残留的椎间盘物质并不是非常特异性的，不能用来排除或明确诊断椎间盘炎。

硬脊膜扩张

硬脊膜扩张的现象被定义为硬脊膜囊和根袖沿着脊柱任何地方的增大，但最常发生于腰椎和骶骨区域。这导致椎体后部呈扇贝形，椎管扩张，椎弓根间距离和神经孔变宽，椎弓根和椎板皮质变薄。在硬脊膜扩张中也可见前、后脊膜膨出(图 15–34)。在马方综合征中很常见。在神经纤维瘤病、埃勒斯–丹洛斯综合征和强直性脊柱炎中也有报道。

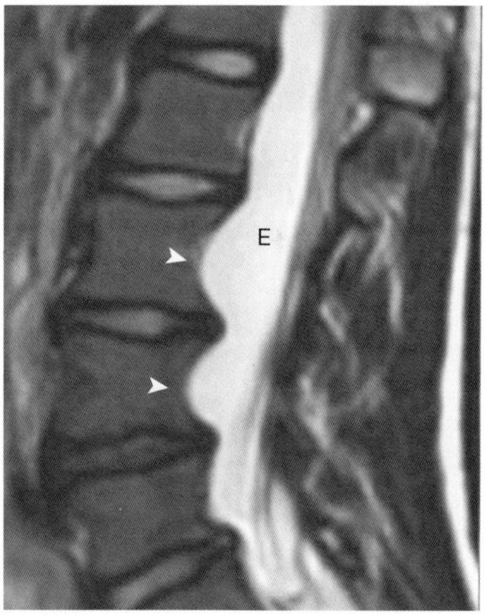

图 15–34　硬脊膜扩张(E)：注意这例患有神经纤维瘤病的儿童，L3 和 L4 后壁呈扇贝形(三角箭头所示)。

退行性疾病脊髓病

颈椎病压迫脊髓及其动静脉血供。在颈椎病的病例中，有报道跨越多个椎体节段 T2W 高信号强度相关的脊髓型颈椎病(图 15–35)。如果有不稳定在屈曲拉伸片上可能会加剧。颈椎病的病因一直备受争议。病理示①脊髓内水肿(T2W 上信号轻微、模糊的高信号)；②胶质增生(T2W 上更亮、更清晰)；③脱髓鞘；④囊性坏死(T2W 清晰、边界清楚)；⑤坏死、脊髓软化(T2 信号升高，脊髓体积减小)。其病因可能来自固定狭窄、直接亚临床创伤、运动性动态损伤、动脉或静脉缺血、炎症或创伤后脱髓鞘。

在成功稳定和减压后，高信号强度可以消退，提示异常的水肿病因，但由于血压变化、流体动力学或手术操作而导致术中进一步损伤的风险不可忽视。

直接扫描

在椎管狭窄手术后，你将接受深夜 CT 以进行术后

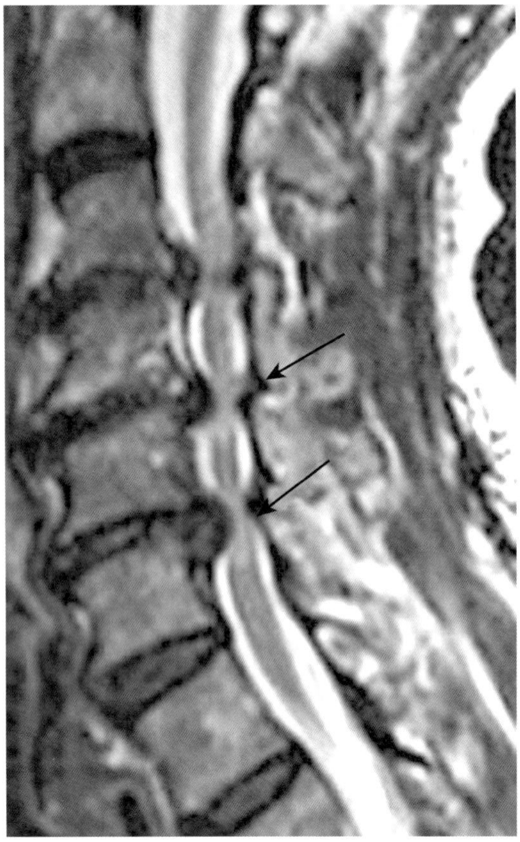

图 15-35 脊椎脊髓病(退行性疾病而引起的脊髓损伤)。请注意,在此 T2W 图像中,脊髓具有较高的信号强度,并伴有多节段退行性疾病和脊髓狭窄(箭头所示)。此发现术前预后较差。

评估,这已经成为假体植入后的常规检查。一般来说,报告包括两部分:一部分用于评估假体,另一部分用于即时并发症。大多数外科医生在胸腰椎使用椎弓根螺钉进行后路内固定。如果有螺钉侵犯了椎弓根内侧缘并侵犯了鞘囊或侧隐窝,则应以温和的方式指出(图 15-36)。如果骶骨螺钉向前延伸到骶骨,可能会刺激骨盆中的 L5 或 S1 根,也应该进行讨论。如果假体断裂,螺钉断裂或横穿小关节或最终进入椎间盘间隙,请通知外科医生。

可以放置各种类型的椎间垫片以增加椎体之间的高度和减低椎间孔压力。它们应对称放置,不应在任何平面上与皮质边缘重叠。

在颈椎,我们通常在 C3~C7 的后方观察侧块螺钉。这些螺钉有可能进入椎动脉所在的横突孔或神经根所在的神经孔。它们不应该侵犯这些孔。

与腰椎相比,颈椎区域更容易出现带螺钉的前路钢板。确保已购买好螺钉,并且未将其放入椎间盘间隙内。同样,它们也不应该侵犯椎管。

术后脊柱稳定性的评估从屈伸角度开始,观察脊柱的运动和角度变化。如果有前滑脱或后滑脱伴有弯曲,或前椎间隙宽度随位置变化明显,则表明内固定不牢固。通常使用矢状旋转 10°和矢状平移 4 mm 的值来

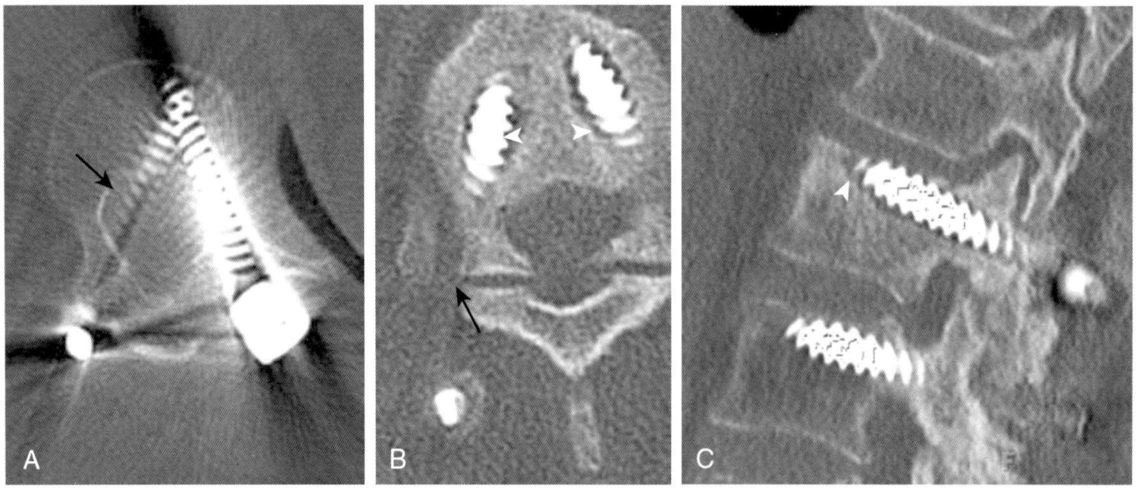

图 15-36 椎弓根螺钉放置(避免手术变位)。(A)可见右螺钉束(箭头所示)侵犯了椎管。在这里,它会刺激神经根或影响脊膜囊。(B)不仅右螺钉束似乎位于椎弓根的外侧(黑色箭头所示),而且两个螺钉周围都透明的(白色箭头所示),这意味着(在另一例患者中)松动。这通常不是术后立即发现的,但可以在随访中看到。(C)如果螺钉突破上终板(三角箭头所示)并进入椎间盘,则不太可能保持稳定性。所有这些错位的螺钉都意味着患者在脊椎稳定性方面是"拧紧"的。

推断不稳定性。其他作者建议前移位大于椎体宽度的 6%~8%，后移位>9%（L1/S1），屈曲角度>9°（L1~L5）表明椎体不稳定。椎间盘中的真空现象意味着正在发生移动，不应该在融合椎体层面上看到。对于功能性融合，形态学表现应包括在 CT 上贯穿小关节的完整桥接骨和穿过椎间隙或穿过椎体间隔的骨（注意，坡道为关闭型，笼状为开放型）。

不稳定性被定义为运动段刚度的缺失，如对施加载荷的异常响应，运动载荷的异常运动超出了正常约束。

腰椎手术失败综合征（外科医生最可怕的噩梦）

临床医生（其次是放射科医生）面临的一个大问题是患者在腰椎间盘手术后反复或残留的下腰痛。据报道，这种情况的发生率为 5%~40%，这种综合征被称为“腰椎失败”或“腰椎手术失败”综合征（FBSS）。该病常见的原因见框 15-3。

在成功的下腰部手术后，影像显示前椎管的占位效应通常大于术前。这种情况在第 1 周后逐渐减少，其大小与结果无关。在放置可吸收性外科止血材料后，硬膜囊也可能发生后压迫，表现为被液体包围的折叠海绵。除非患者有明显的可参考临床症状和体征，否则 MRI 的表现不应让你担忧。椎管外积液反映血肿或血清瘤，在椎板切除术中，术后可立即压迫神经管。

所有患者在 4 个月时都有不同程度的瘢痕组织。然而，瘢痕组织不一定是术后腰痛的病因，因为每个人都有，只有一些人有慢性疼痛。在术后出现腰痛的患者中，至关重要的是仔细寻找其他引起疼痛的原因，包括感染，残余或复发性椎间盘突出或不稳定。

框 15-3 腰椎手术失败综合征的原因

- 蛛网膜炎
- 硬膜外纤维化/肉芽组织/瘢痕
- 术后即刻并发症，包括感染、血肿或手术损伤神经根
- 残余软组织或骨对神经根减压不足
- 机械不稳定
- 由于压力的变化，新的椎间盘位于术区附近
- 假关节
- 残留椎间盘或复发椎间盘
- 腰椎滑脱
- 错误节段的手术

在这种情况下，瘢痕与残留/复发性椎间盘突出的诊断是非常重要的。手术没有针对瘢痕（硬膜上纤维化）的指征，但是如果将椎间盘诊断为神经根病的原因，那将是有益的。虽然硬膜外纤维化可引起硬膜管牵拉，但两者均可产生占位效应。由肿块引起的神经根移位几乎总是与复发的椎间盘突出有关。在这种情况下，对比增强是必要的。注射后，立即扫描瘢痕显示 T1W 弥漫性强化，而椎间盘通常不强化或显示周围强化（图 15-11 和图 15-37）。增强应在脂肪饱和的情况下进行，在没有脂肪抑制情况下，脂肪和增强 T1W 均呈高信号。因此，瘢痕（可增强）和脂肪之间差异通常缺乏显著性。

在椎间盘突出周围可能会出现即时强化，而碎片化的椎间盘可能产生类似于瘢痕的强化。如果扫描延迟超过 20 分钟，椎间盘可能吸收造影剂，导致增强的外观与瘢痕相同，因此应立即快速扫描。增强还可以检测到周围有强化瘢痕的神经根（没有强化的）。

神经根的强化可持续到术后 8 个月。这些神经根在术前几乎都是受压的，提示修复和再生与受损的血神经屏障有关。将症状与神经根增强联系起来是有争议的（无论是在文献中还是在法院中）。此外，这种现象发生于 5%有症状但无手术患者中。另一种关于腰椎神经根增强的解释是，它是由神经根压迫引起的神经根内神经根小静脉阻塞引起的。可能是根状静脉（血管内强化）而不是神经根的强化。它可能发生于生理或病理上，也可能不是特异性的。

蛛网膜炎

蛛网膜炎，曾经是一种非常常见的术后并发症，是一种脊髓软脑膜的炎性疾病，特别是会影响神经根，导致硬膜内粘连。脑膜炎、蛛网膜下隙出血和使用以前毒性更强的对比剂进行脊髓造影也可导致蛛网膜炎。脊髓造影/手术出血和残留的碘苯甲酸酯（碘苯酯）（约占病例的 20%）的组合可以很好地描述这一点。非离子造影剂显著降低了脊髓造影后蛛网膜炎的发生率，但它仍然时有发生。在腰椎上良好的 FSE 图像上，你通常应能够分辨出脊髓的前根和后根，直到它们离开脊膜囊为止。在腰椎区域，蛛网膜炎表现多样，包括：①无法区分脊膜囊内的神经根和神经根袖的闭塞（轻度）；②脊膜囊的形态丧失；③神经根与硬膜囊管的粘连（“空囊”）；④神经根聚在一起，导致出现“假丝”（图 15-38）。蛛网膜炎可能强化，也可能不强化。在多达 15%的腰椎

手术失败综合征病例中,蛛网膜炎被认为是其中一个原因。它可以导致局限性蛛网膜囊肿的形成,特别是在胸部区域。结核性蛛网膜炎与其他类型稍有不同,累及脊髓、脊膜和神经根。在 MRI 上,脊髓明显边缘消失,软脑膜强化,强化结节也有报道。软脊膜增厚、脊髓和根结节以及脊髓受累应提示结核性蛛网膜炎(尽管其他疾病,如结节病和转移性疾病也可能产生类似的图像)。结节状或弥漫性神经根增厚的鉴别诊断见框 15-4。

有时,硬脑膜可能在手术时(由希腊外科医生 Euripides 报道)撕裂,或在外伤后发生,甚至是自发的,伴有脑脊液从伤口渗漏(术后),或形成随后可扩大的包

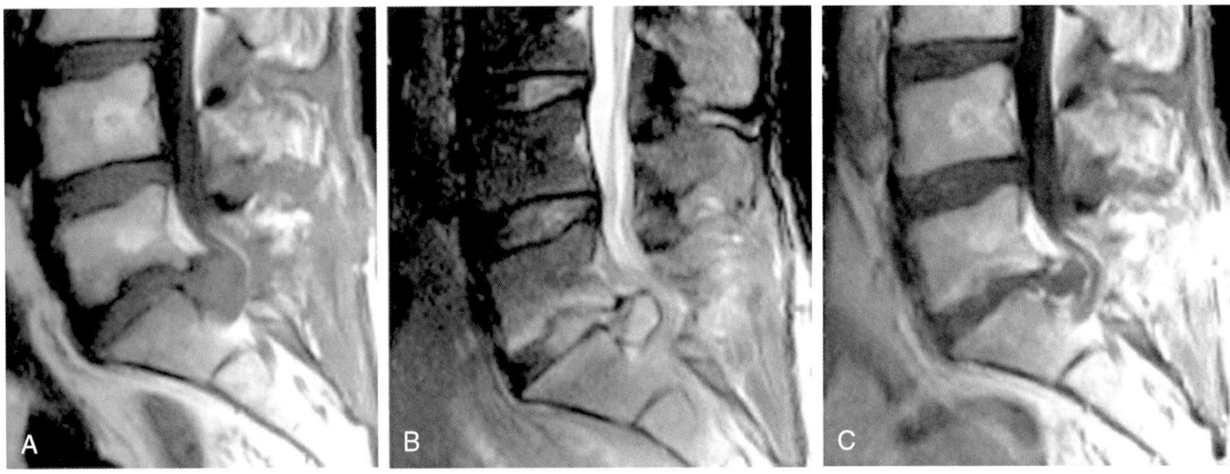

图 15-37 腰部手术失败,需要再次进行外科手术(希望不是通过黑客)。矢状面 T1W(A)、矢状面 T2W(B)和增强矢状面 T1W 图像(C)显示 L5/S1 处复发性椎间盘突出和椎板切除术后的棘突缺损。注意:(C)图椎间盘没有增强,但周围有少量肉芽组织。

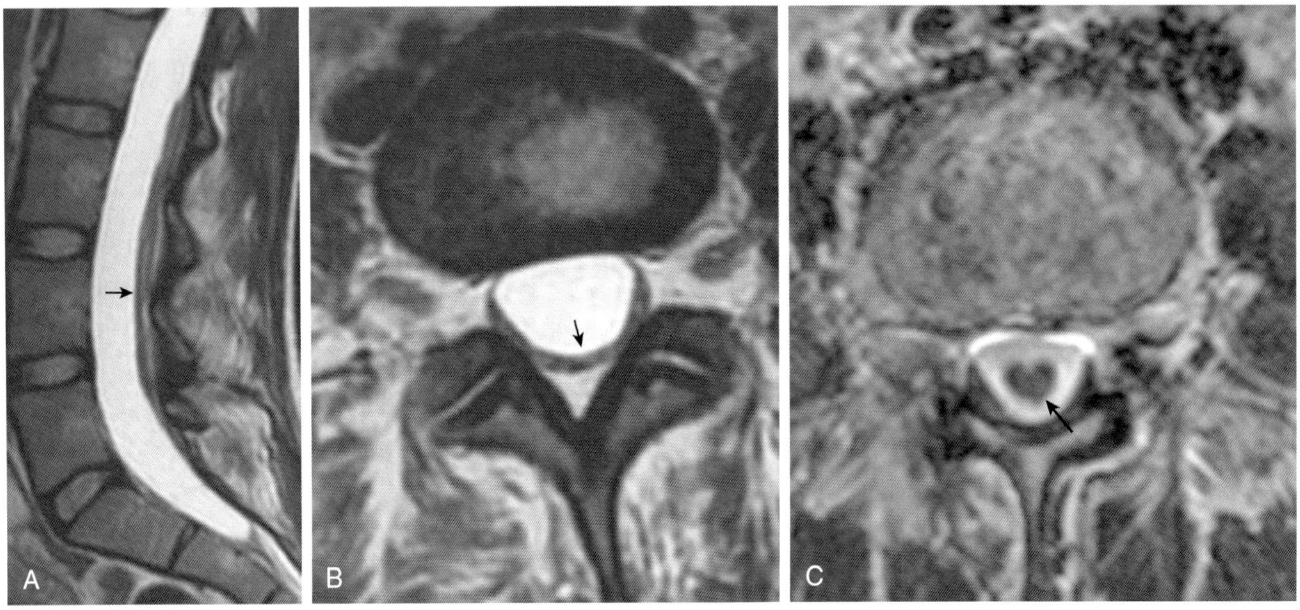

图 15-38 假脊髓与空囊;两种神经根粘连的表现。(A,B)这些图像显示神经根沿着脊膜囊后缘排列,这样脊膜囊看起来是空的(箭头所示)。(C)与此相反,通过在另一患者的 L4/5,它看起来有一个脊髓(箭头所示)存在。Arnold Chiari 畸形的脊髓栓系吗?不,实际上这些是手术后的神经根。

框 15-4　弥漫性神经根增厚

蛛网膜炎
癌性脑膜炎
慢性炎症性脱髓鞘性多发性神经根病
巨细胞病毒(或其他传染源)性神经根炎
吉兰-巴雷综合征
肥大性感觉运动神经病变(Dejerine Sottas 综合征/腓骨肌萎缩症)
淋巴瘤
神经纤维瘤病Ⅰ或Ⅱ型(即神经源性肿瘤)
肉瘤
脊髓动静脉畸形

裹性脑脊液积聚(假性脊膜膨出)。如果这些脑脊液积聚是进行性的和(或)易于感染和(或)皮肤发炎,可能需要修复。通常外科医生对假性脊膜膨出好像很"司空见惯"似的,但我们认为他们实际上并不希望它变大。脓肿可作为鉴别诊断,尤其是在术后早期患者疼痛和发热,可能显示出明显的外周强化。血清瘤形成较晚,较小,通常无症状。它们像假性脊膜膨出一样,沿周围或进入软组织,强化程度不如脓肿。

(朱辉严　译　张奕昭　校)

第 16 章

脊柱非退行性疾病

本章从脊柱和脊柱覆盖物传染性与非传染性的炎性疾病开始。脊髓的囊性病变和脊柱、脊髓的肿瘤性疾病构成了本章接下来的两节。最后一部分是关于脊髓的血管性病变和脊髓损伤。我们选择了这种方法是因为它是以疾病为导向,而且在大多数情况下,临床调查结果产生了影像学结果。这些疾病实际上激发了比“这是疝气还是肿块?”更多的讨论。接下来,让我们一起来学习脊柱吧。

感染性疾病及炎性疾病

椎间盘炎 / 骨髓炎

化脓性椎间盘感染通常是由于血源性因子，特别是肺或泌尿道(注射针和注射器)的病原菌滞留在成人终板内缘或儿童的椎间盘血管边缘，破坏椎间盘和邻近椎体。椎间盘感染可能是急性的,在这种情况下常伴有疼痛,或者也可能是慢性的。症状开始于背部局部疼痛,当病情加重时,会出现神经根、脑膜和脊髓压迫症状。临床上包括近期有脊柱手术史的病例、其他感染部位血行播散的病例、免疫力受损或静脉注射药物使用的病例。最常见的是葡萄球菌;其他的还有链球菌,消化链球菌、大肠杆菌和变形杆菌属。在大多数的椎间盘感染中有沉积速率加快、C-反应蛋白升高，白细胞数增多。

镓和铟标记的白细胞放射性核素显像对炎症高度敏感，但 MRI 同时具有成本效益和时间效率的诊断方法,可以评估对脊髓的影响。椎间盘 T1W 信号强度异常减低及 T2W 信号强度高于正常值,由水肿导致的这种结果(图 16-1)。椎间盘、邻近椎体(特别是终板处),如果存在硬膜外和(或)椎旁软组织增强,那通过平片或 CT 扫描能更好地观察终板的破坏。不幸的是,Modic Ⅰ型退行性骨髓改变(T1WI 低,T2WI 高)类似于椎间盘炎/骨髓炎的表现,并且可以增强,使两者难以区分。因此,椎间盘炎/骨髓炎(尽管有观点认为某些 Modic Ⅰ慢性病例可能是由惰性感染引起的）的椎体终板 T2W 高信号是最不可靠的影像学征象。如果椎旁或椎管内存在增强的炎性软组织，是非常有助于区分退行性变疾病和椎间盘炎/骨髓炎。仔细观察硬膜外或椎旁脓肿,因为这些可能需要手术引流。

椎体骨髓炎通常先发生椎间盘感染;然而,骨髓炎也可以在没有椎间盘感染的情况下，直接经血行播散到椎体。信号变化类似于椎间盘感染。三期锝骨扫描可显示骨髓炎患者的血流量增加和持续性骨摄取。这种检查可能不具有特异性,但如果有退化性疾病的感染,镓扫描或铟-111 标记的白细胞扫描通过增加摄取,可显示感染过程,并显示与之相关的骨扫描阳性。

在化脓性椎间盘感染或椎体骨髓炎的病例中,出现脊髓症状/体征并不罕见,这种情况,致使的原因可能是髓质动脉和/静脉血管炎。

肉芽肿性感染

脊柱最常见的肉芽肿性感染是结核、布氏杆菌病和真菌感染(芽生菌病、隐球菌病、球孢子菌病)。肺结核最常累及下胸椎(Pott 病或结核性脊柱炎),常与硬膜外疾病，特别是椎旁或韧带下脓肿，或腰大肌脓肿相关。椎体破坏相对于椎间盘疾病要晚(图 16-2),原因可能是感染可沿前纵韧带扩散并累及多个层面。MRI 无增强时,可以显示正常信号,但增强后可强化。脊柱畸形是常见病,包括吉布斯畸形。约 50%的患者有明显的肺部疾病。肺结核的诊断需要特有的芽孢杆菌特征性组织病理变化和(或)对抗生素治疗的反应。表 16-1 显

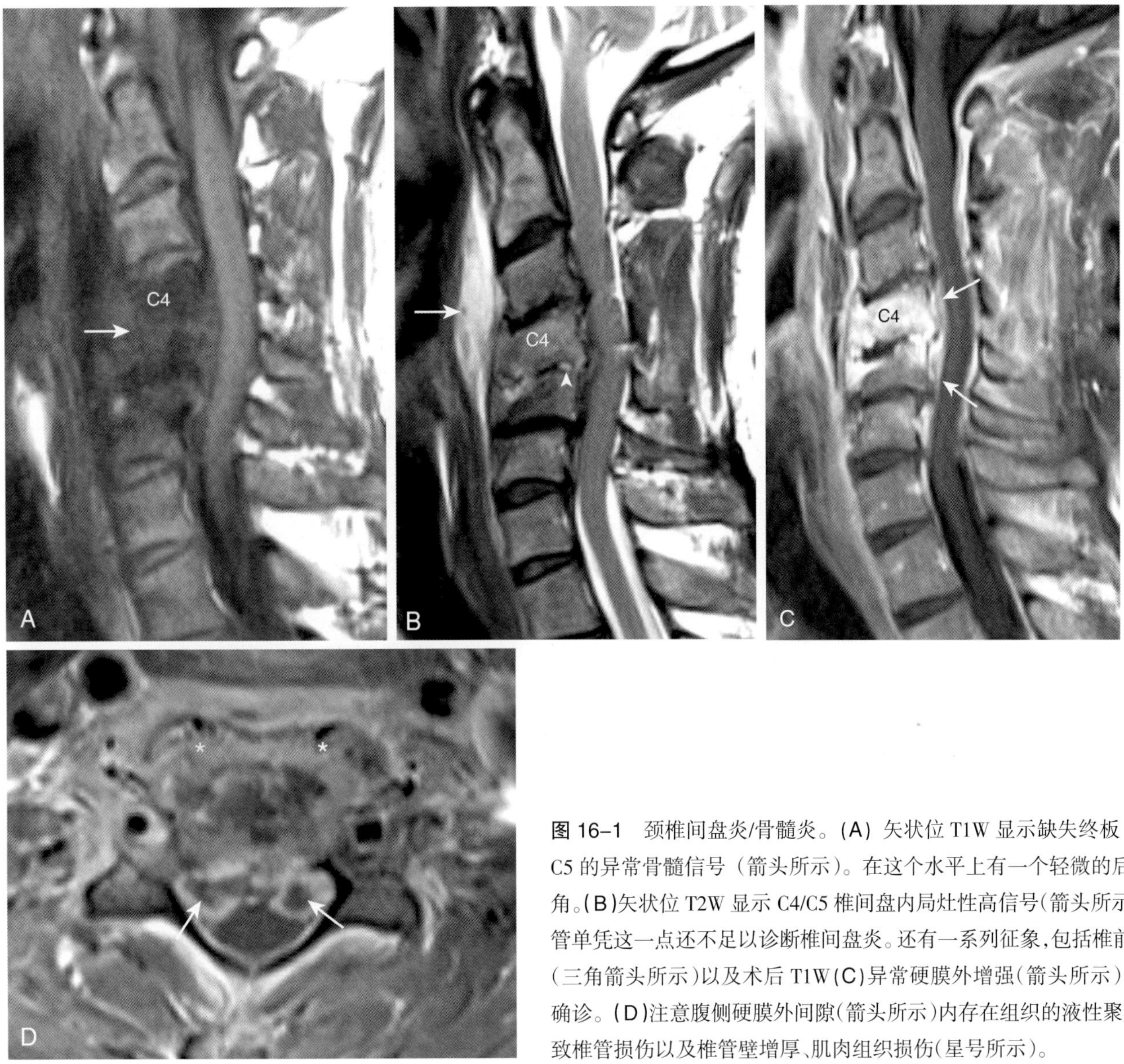

图 16-1　颈椎间盘炎/骨髓炎。(A) 矢状位 T1W 显示缺失终板 C4 和 C5 的异常骨髓信号（箭头所示）。在这个水平上有一个轻微的后凸成角。(B)矢状位 T2W 显示 C4/C5 椎间盘内局灶性高信号(箭头所示)。尽管单凭这一点还不足以诊断椎间盘炎。还有一系列征象,包括椎前水肿(三角箭头所示)以及术后 T1W(C)异常硬膜外增强(箭头所示),才可确诊。(D)注意腹侧硬膜外间隙(箭头所示)内存在组织的液性聚集,导致椎管损伤以及椎管壁增厚、肌肉组织损伤(星号所示)。

示了细菌感染、肺结核、肿瘤间的对比。

椎管内感染

硬膜外脓肿是脊椎骨髓炎的直接蔓延或来自感染源的血行播散引起的结果。最常见的病原体是金黄色葡萄球菌(45%),其次为革兰阴性杆菌、厌氧菌、分枝杆菌和真菌。败血症患者,经常有静脉注射史、药物滥用、免疫抑制、尿路感染、近期手术史和瓣膜感染。这些患者脊椎多有压痛,背痛,进行性神经损伤与钝性脊柱外伤、血肿形成和继发性感染。

MRI 是硬膜外脓肿成像的首选检查(见图 16-1 和图 16-2)。硬膜外肿块 T1W 呈低信号,T2W 呈高信号。脊髓可显示正常的信号。有 3 个增强模式：①均匀增强,表现为弥漫性炎性组织伴微脓肿(蜂窝织炎性的肉芽组织);②周边强化,与脓肿一致,中心坏死;③组织强化明显脓肿的结合。如果没有使用脂肪饱和技术来区分强化和硬膜外脂肪静脉丛，腰椎的模式可能难以识别,它们可被炎症过程弥漫性浸润。由于 T1W 表现为高信号的正常硬膜外脂肪可被异常组织浸润和替换,预对比 T1 图像可能非常有助于检测在硬膜外间隙占位的侵犯过程。硬膜外脓肿的症状主要表现为肿块效应和(或)感染性血栓性静脉炎伴脊髓水肿和梗死。认为继发性脊髓梗死、血栓性静脉炎在硬膜外脓肿形成中起重要作用,并且脊髓 T2W 信号可很高。

硬膜下积脓与硬膜外脓肿很罕见,两者表现相似,可能发生于腰椎穿刺、脊髓麻醉和椎间盘造影术。对于

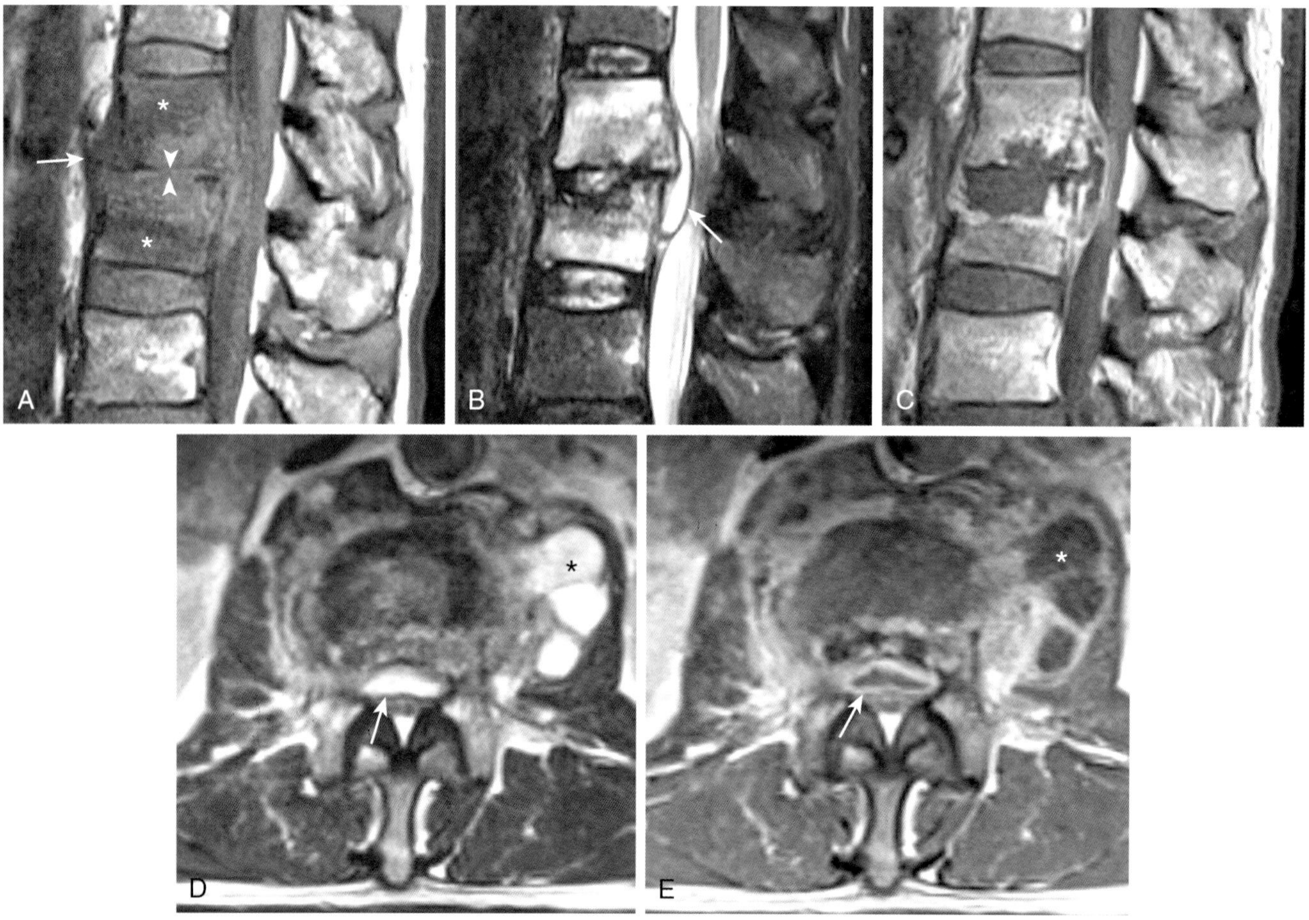

图 16–2 结核性骨髓炎。(A)矢状位 T1W 显示骨髓信号异常,包括两个相邻的椎体(星号所示),以及终板皮质骨显示不清(三角箭头所示)。仔细观察前纵韧带的椎前部分(箭头所示)。(B)矢状位短 Tau 倒置图像显示相关的腹侧硬膜外积液压迫椎管(箭头所示)。(C)T1W 增强扫描,液体周围强化,提示脓肿与椎间盘相通。(D)轴位 T2W 再次显示硬膜外积液(箭头所示)以及炎症和积液聚集向左侧腰肌组织扩展(星号所示)。(E)轴位 T1W 显示边缘强化,提示组织脓肿。请注意椎体周围软组织沿椎体边缘强化情况。

表 16–1 非结核性细菌感染、结核和肿瘤的显著特征

条件	椎间盘	椎旁肿块	附件	扩散
细菌感染	常在早期发生	可能发生也可不发生	非常罕见	连续性
结核	发生于疾病的过程中	常较大	是	跳跃性
肿瘤	罕见	是	是	非连续性

MRI 来说硬膜下和硬膜外的鉴别很困难。硬膜下积液可见到低信号脑膜边界。而硬膜外的积液,通常以硬膜外脂肪、骨韧带为界。

脑膜炎有或者没有上述椎管内感染。这种病理改变在 CT 上很难辨认。MRI T1W 上显示脊髓或蛛网膜下隙浑浊,软脑膜弥漫性增厚并强化。正常 MRI 不排除脑膜炎症,如果临床怀疑且无禁忌证,应行腰椎穿刺。

细菌性脑膜炎的后遗症可能是蛛网膜炎, 在 MRI 或 CT 脊髓造影中显示神经根丛周围或周围的腱鞘囊。临床上,脑膜感染可导致脊髓病和(或)神经根病的症状,可发展到瘫痪。这些症状与神经根压迫和脊髓的硬脑膜增厚有关。

肾性脊椎关节病

接受透析的患者,他们的脊柱(通常是颈椎)可能会发生变化,可能会有类似感染(脊椎关节病)。椎间盘

及邻近椎体破坏，T2W 信号通常较低，而不是预期的那样高，椎旁也无炎性组织。此外，没有感染的临床证据，淀粉样蛋白沉积可能是一个原因。

结节病

只有 6%~8% 的神经结节病患者有脊髓损伤，病变最常见的部位是颈椎。结节病可表现为强化结节，在脊髓的表面，看起来类似于肿瘤结节由蛛网膜下隙播散而来，与脊髓增大有关。肉瘤样结节很少出现在单个神经根上。就像在大脑中，在髓内病变来源于 V-R 间隙渗入（图 16-3）。髓内结节病可出现弥漫性炎性病变或离散性肿块。在 T2W 上，病变表现为中等至高信号，并伴有弥漫性软脑膜增强和（或）结节样增强。不幸的是，有结节病的患者使用或停用类固醇会增加脊柱肺结核或真菌感染的发生率，这进一步掩盖了事实。

后天性髓内病变免疫缺陷综合征

AIDS 患者的脊髓会受到多种疾病的影响，见框 16-1（图 16-4）。空泡性脊髓病，见于 AIDS 患者，被定义为脊髓白质空泡化，与脂质巨噬细胞相关，通常累及背柱和外侧皮质脊髓束，尽管它可能发生于任何部位。皮质脊髓束变性也有报道，特别是在儿童中。据报道，其发病率为 3%~55%。病因学尚不清楚，但可能与HIV、继发性感染因子、营养缺乏或药物的毒性作用有关。脊椎骨髓也会受到这些因素的影响。不幸的是，关于 MRI 的表现没有什么特别的区分 AIDS 与其他非 AIDS 的髓内病变。在脊髓扫描中 T2W 可见高信号，范围可大、可小、可正常。患者也可能患上传染性脊髓炎病毒、弓形

框 16-1 获得性脊髓损伤

- 免疫缺陷综合征
- 病毒（HIV、CMV、HSV、HZV）感染
- 弓形虫病
- 结核病
- 空泡性脊髓病
- 非霍奇金淋巴瘤
- 亚急性坏死性脊髓病
- 梅毒

CMV，巨细胞病毒；HIV，人类免疫缺陷病毒；HSV，单纯疱疹病毒；HZV，带状疱疹病毒。

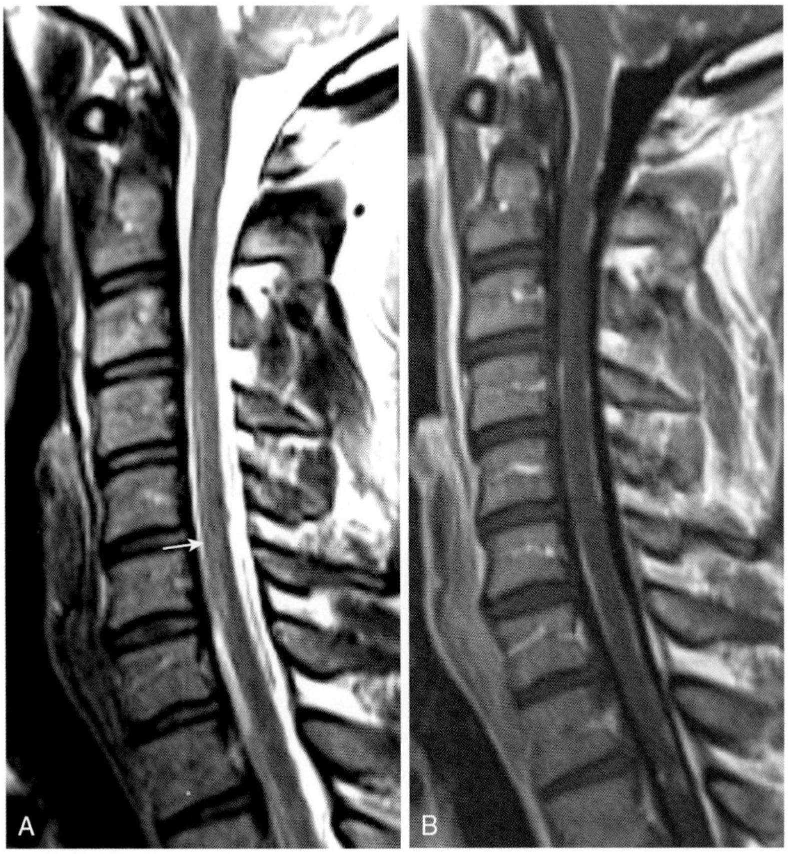

图 16-3 脊髓结节病。（A）矢状面 T2W 图像显示异常斑块状髓内信号贯穿整个颈脊髓（箭头所示）。（B）增强扫描后 T1W 显示软脑膜明显增强。

虫病、真菌、细菌。

横贯性脊髓炎与多发性硬化

横贯性脊髓炎是一种影响脊髓的综合征，并伴有快速进行性神经功能障碍。引起这种情况的疾病包括急性播散性脑脊髓炎、多发性硬化、结缔组织病(狼疮、类风湿关节炎和干燥综合征)、结节病,血管畸形,血管炎,或者特发性的疾病。T2W 上脊髓病灶局部扩大,呈高信号,可显示斑片状增强(图 16–5)。

特发性急性横脊髓炎的临床病程从几天到几周。病理显示脱髓鞘,血管周围淋巴细胞浸润和坏死。病变延伸至多个脊髓节段,并累及整个脊髓横截面。T2W 呈高信号,增强程度不一(结节状,脑膜状)。据推测,这是一种小血管病变(可能是免疫介导的结果),无论是动脉或静脉病变都会影响灰质和白质,在一些病例中,马尾增强提示可能与吉兰–巴雷综合征有关系。

多发性硬化可以影响脊髓，诱发脊髓病的症状和体征。它可以仅累及脊髓(5%~24%的病例),这可能解释了有明确临床症状的患者脑部 MRI 结果为“阴性”的原因。多发性硬化病变 T1W 呈等信号或低信号,T2WI 呈高信号。60%的脊髓病变发生于颈部区域。典型的多发性硬化脊髓病变不累及整个横截面,位于外周,不损害灰/白质边界,长度小于两个椎体节段(90%的时间)(图 16–6)。脊柱后柱受累,脊髓通常正常,只有 6%~14%

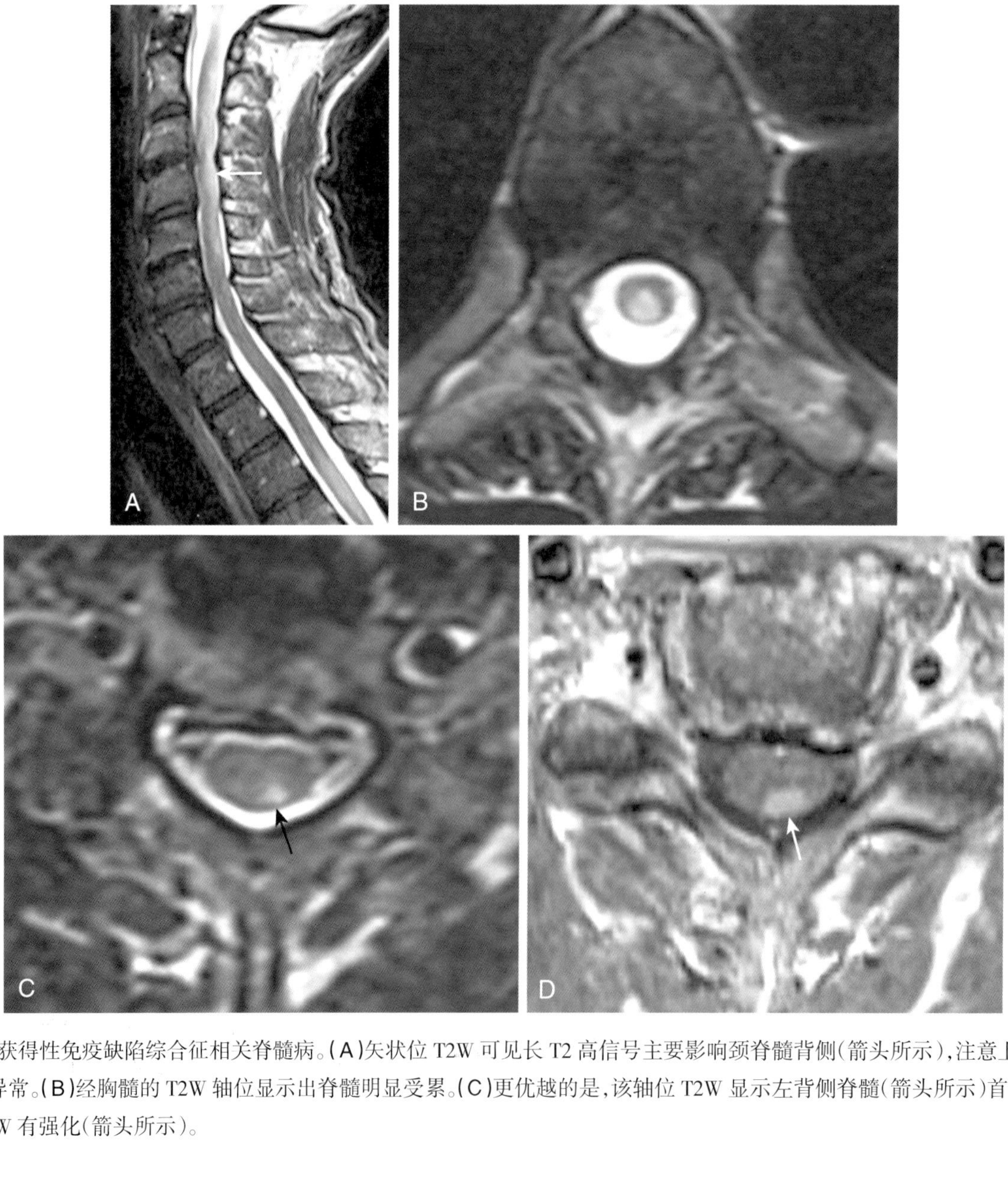

图 16–4　获得性免疫缺陷综合征相关脊髓病。(A)矢状位 T2W 可见长 T2 高信号主要影响颈脊髓背侧(箭头所示),注意上胸髓的多节段信号异常。(B)经胸髓的 T2W 轴位显示出脊髓明显受累。(C)更优越的是,该轴位 T2W 显示左背侧脊髓(箭头所示)首先受累,此病变在 T1W 有强化(箭头所示)。

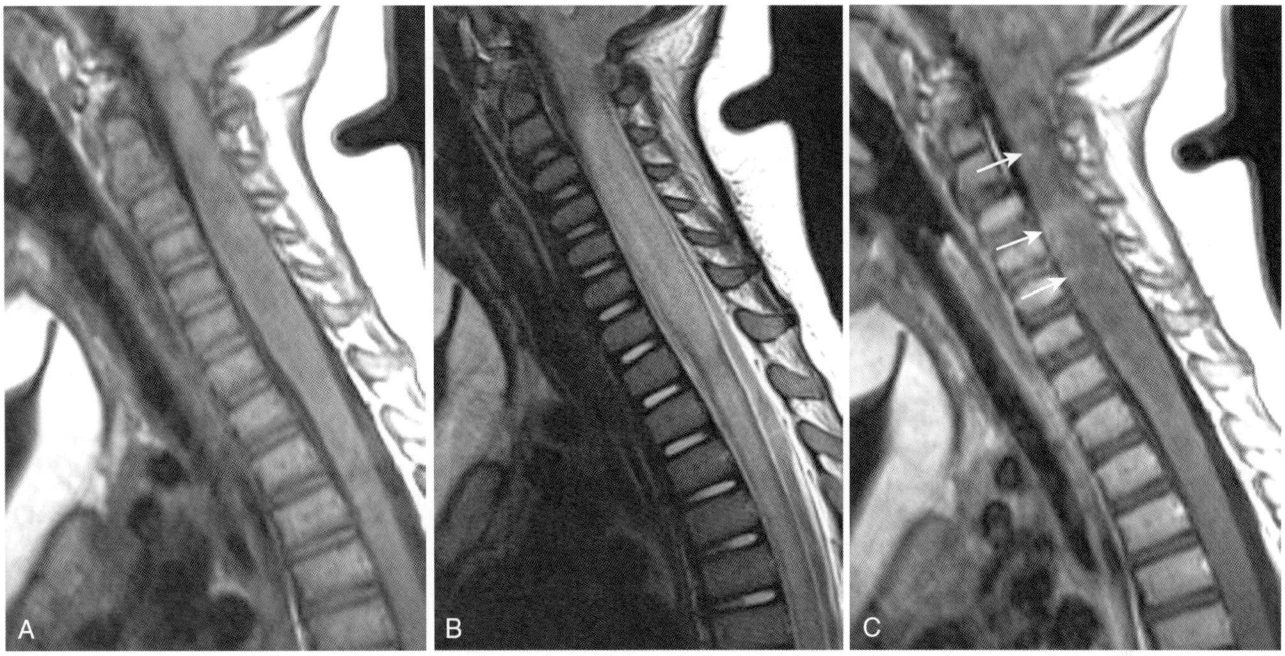

图 16–5 横贯脊髓炎。(A)矢状位 T1W 显示成像后的脊髓明显增大,尤其是颈髓。(B)矢状位 T2W 显示脊髓内 T2 信号普遍增高。(C)增强扫描,在这个矢状位 T1WI 上可见细微强化的片状区域(箭头所示)。

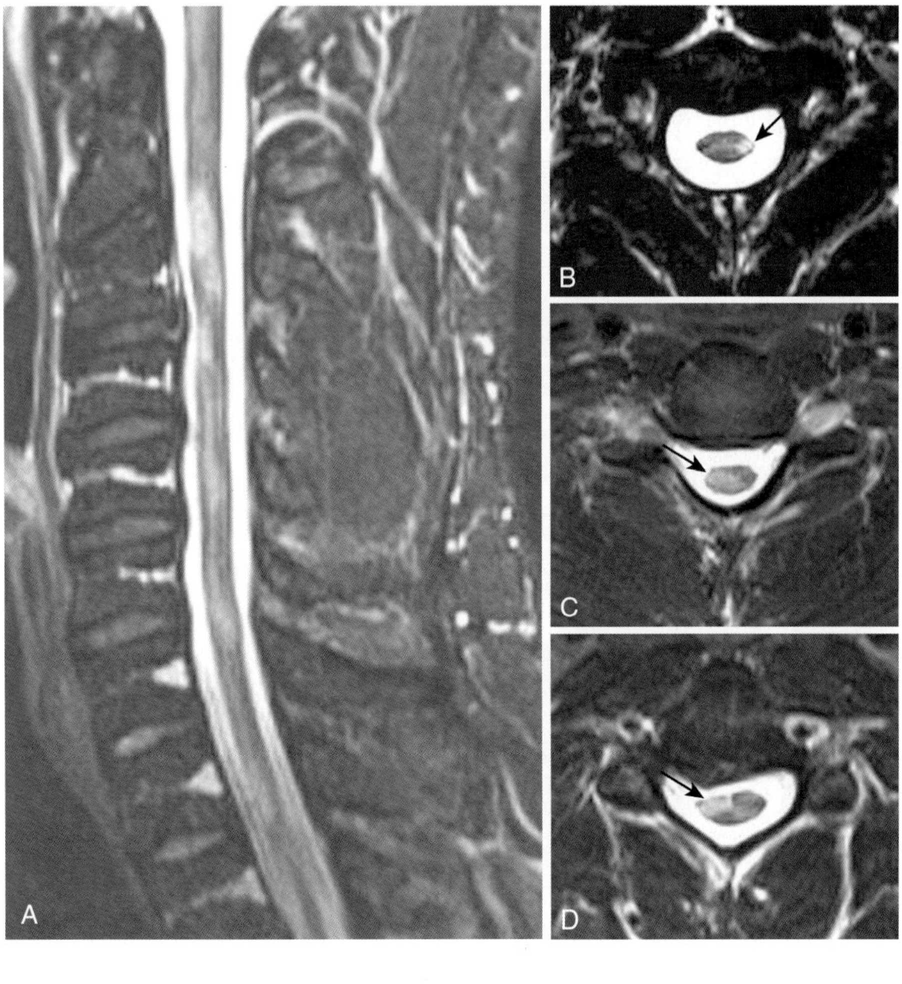

图 16–6 多发性硬化。(A)通过颈和上胸脊髓,在矢状位短 Tau 倒置恢复图像上显示多个高信号强度病灶。(B~D)轴位 T2W 图像通过颈髓显示其中一些病变(箭头所示)。请注意,这些典型的病变不涉及整个脊髓横截面积,它们位于周围,也不损害灰/白质界限。随着时间的推移,脊髓空洞可能会在这些疾病的部位发生。

的病例出现肿大。大多数病灶呈斑片状，很少出现强化,除非患者有新的脊髓体征/症状的问题。脊髓实质丢失,特别是在颈部,可以在疾病过程中被发现。

关于横贯脊髓炎的病因,MRI 是很有用的,因为无症状年轻人中大脑的高信号异常，有助于多发性硬化为横断性脊髓炎的病因。如果你看到横贯脊髓炎和视神经炎,考虑视神经肌炎(NMO,也称为 Devic 综合征)。有可能无颅内脱髓鞘,NMO 脊髓疾病呈长节段而不是多发性硬化呈短节段疾病。(更可能显示颅内白质疾病)。NMO 可以是单相的,也可以是多相的。

狼疮性脊髓炎

这是公认的系统性红斑狼疮的并发症。表现为横贯脊髓炎伴背痛、四肢瘫痪、感觉丧失。病变的病因是自身免疫过程或缺血引起的空泡变性。脊髓可扩大,T2W 呈高信号,累及 4~5 个椎体段(大于多发性硬化)(图 16–7)。约 50%的病例可有增强。

亚急性联合变性

亚急性联合退行性变,由缺乏钴胺素(维生素 B_{12})导致颈和上胸段脊髓的疾病,它还会在视神经束、大脑和其他周围神经部位产生病变。临床表现包括四肢感觉异常、体位和振动感丧失、感觉性共济失调,痉挛和下肢无力。

恶性贫血是由于胃壁细胞分泌的内源性因子失活而不能吸收 B_{12},是美国 B_{12} 缺乏症最常见的原因。影响 B_{12} 内在因子复合物被吸收的回肠末端的疾病(即局部肠炎或热带通道),可导致 B_{12} 缺乏。最近,在接受过减肥手术(以及叶酸和硫胺素缺乏症)、神经性厌食症、素食和酒精中毒的患者中报道了这一情况。病理上,可见脊髓后和外侧柱脱髓鞘和轴突丢失。

在 T2W 上,脊柱后柱纵向观察到高信号(图 16–8)。如果被早发现,经治疗这可能会消退和消失;然而,如果未被发现,会导致永久性轴突丢失和胶质细胞增生。骨髓在 T1W 和 T2W 上也可呈低信号,增强提示骨髓良性增生(继发于恶性贫血)。脊柱后柱疾病有多种病因,框 16–2 提供了对后柱病变的鉴别诊断。

辐射引起的变化

脊髓辐射将正常骨髓转化为脂肪性骨髓(图 16–9)。MRI 表现为椎体 T1W 呈弥漫性高信号，常规 T2W 呈低信号。框 16–3 提供了一系列在 T1W 上产生增加或减少骨髓信号的条件。如果最初治疗的原因是脊髓肿瘤,脊髓在 T2W 上呈高信号,则可能是放射性脊髓炎或残留肿瘤的结果。脊髓萎缩是放射治疗的另一种表现。

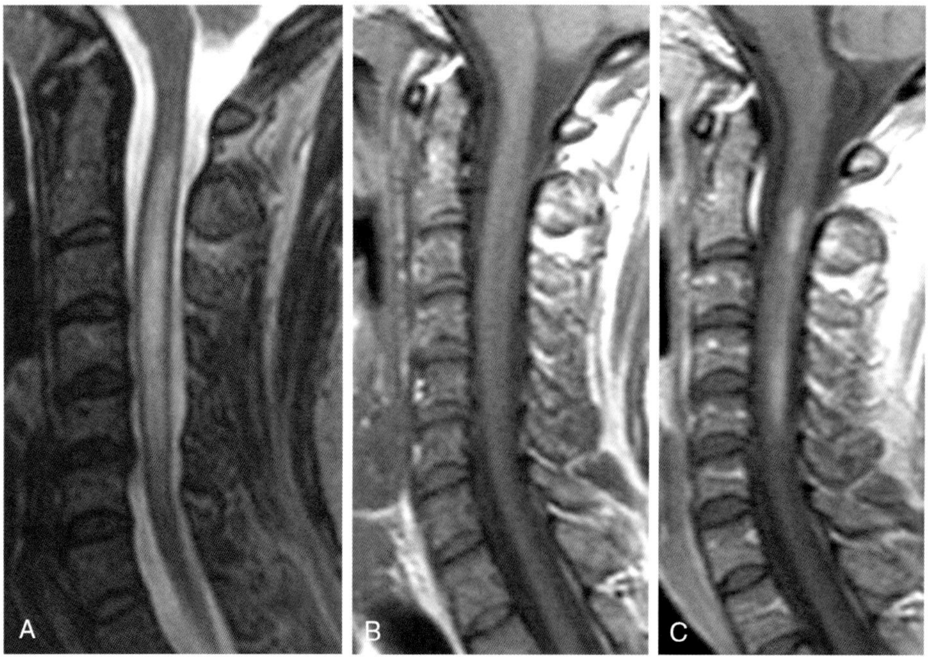

图 16–7 红斑狼疮脊髓炎。(A)矢状位 T2W 图像显示 T2 信号弥漫性增加,大部分颈髓轻度增大。当对比前矢状位 T1W(B)与增强后 T1W(C)时,请注意信号异常区域内存在斑片状强化骨水泥。如果没有系统性红斑狼疮的临床病史,很难确定诊断结果。

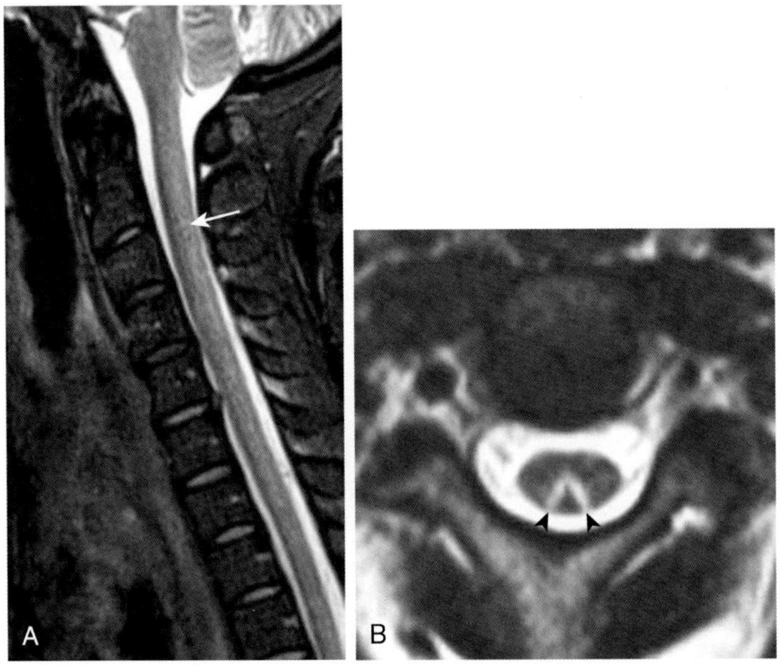

图 16–8　亚急性联合退行性变。(A)矢状位短 Tau 反转恢复图像显示轻微的异常信号，主要表现在脊髓后部(箭头所示)。(B)在另一例患者的轴位 T2W 图像上，可见后柱疾病(三角箭头所示)的形态。虽然维生素 B_{12} 和叶酸缺乏是这一现象的经典病因，铜缺乏症也应作为鉴别诊断。

框 16–2　累及脊髓后柱的情况

多发性硬化/德维克综合征
钴胺素(维生素 B_{12})缺乏
铜缺乏
叶酸缺乏
氧化亚氮毒性
脊柱创伤
肿瘤
脊髓痨(梅毒)
毒素
空泡性脊髓病

脊髓栓系综合征

成人脊髓栓系/终丝紧密综合征的症状与急性创伤相关。这种情况在年轻女性中比在男性中多见，并伴有弥漫性背部和肛门周围疼痛、下肢无力和尿路功能障碍。影像图像显示髓圆锥顶端低于 L2，这被认为是正常的下限。终丝增厚(>2mm)，但有时很难区分增厚的丝状和脊髓低位圆锥。圆锥可能被脊柱裂、丝状脂肪瘤和(或)硬膜内脂肪瘤所束缚，并在后方被脂肪、胶质细胞和胶原蛋白移位。皮肤柱头闭合不全，包括毛状的斑块，窦道或皮下脂肪瘤是常见的。

囊性病变

蛛网膜囊肿

蛛网膜囊肿发生于先天性基础上，或由创伤、术后瘢痕或炎症所致。在 CT 脊髓造影上，你会看到一个髓外肿块，它可能会压迫脊髓。随着脊髓损伤变大，会产生压力并产生并发症。这些病变不易发现，因为囊肿在 MRI 和 CT 上看起来像脑脊液，并且可以“隐藏”在周围的脑脊液中；仔细检查脊髓边缘，以确定是否有局灶性肿块效应或脊髓移位的迹象。在 MRI 上，可见脊髓上的病灶，强化与脑脊液相似，无强化(图 16–10)。CT 脊髓造影有助于使这些囊肿更加明显：囊肿在首次鞘内注射时不浑浊，延迟成像时可能有也可能没有造影剂。

需要注意的是，在脊髓突出的病例中也可看到明显的“肿块”移位，这是一种罕见的情况，最常见于胸椎，类似于蛛网膜囊肿的影像学表现。这可能是自发的，创伤后的，或可能是术后并发症，通常在数年后出现症状。在这种情况下，部分脊髓疝通过硬膜缺损产生症状。临床表现包括脊髓病、神经根病、感觉障碍或 Broun–Séquard 综合征。继发于脊柱手术的疝气是非常容易理解的，特别是当硬脑膜被打开或撕裂时。在这里，脊髓通过缺损向后突出。创伤也会撕裂硬脑膜和蛛

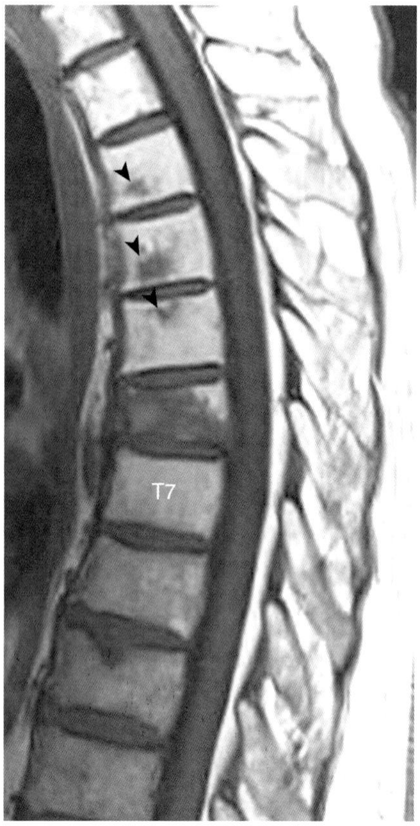

图 16-9 辐射对脊柱的影响。在这例接受放射治疗的肺癌患者中，与来自 T8 的更多正常异常骨髓信号相比较,T7 上有相对明亮的 T1 骨髓信号。不幸的是,这个患者的骨转移(三角箭头所示)与更多的融合转移疾病几乎完全取代 T6 骨髓。但脊髓信号没问题。

网膜。核痕迹迹象的证据(椎体终板或椎间盘的硬化改变代表先前突出的核盘碎片的路径)可能暗示创伤性椎间盘突出导致腹髓突出。在那些没有手术或创伤的病例中,存在先天性硬膜缺损。MRI 显示脊髓很小,可以旋转和移位,通过硬脑膜疝到达扩张的脑脊液间隙。如前所述，这种表现可以模仿蛛网膜囊肿取代脊髓的表现，可能需要进行 CT 脊髓造影来区分这两个实体(图 16-11)。脐带内如有绞窄,T2W 上可呈高信号。手术通常是有益的。

Tarlov 囊肿

骶骨根囊性扩张,可能与骨骼重塑有关(图 16-12)。约 5%的人有这种症状，大小从几毫米到几厘米不等。这是由球阀现象引起的,在有脑脊液的神经根鞘,以动脉搏动的方式流入囊肿。在注射蛛网膜下隙造影剂后，这些囊肿可能填充或不填充，可能有也可能没有症状

框 16-3 T1W 图像上椎体骨髓信号异常

低信号

- 任何引起水肿、造血增多或脂肪性骨髓替代的任何疾病,如感染、转移、骨髓包装紊乱
- 引起骨硬化的任何疾病(例如,骨硬化症)
- 退行性改变(Ⅰ和Ⅲ型)
- AIDS
- 贫血
- 佩吉特病
- 输血
- 血液色素沉着症(铁超载)
- 慢性肾衰竭

高信号

- 任何产生脂肪骨髓的情况,包括正常衰老
- 退行性改变(Ⅱ型)
- 辐射
- 椎体血管瘤
- 出血
- 佩吉特病
- 纤维发育不良
- 类固醇治疗/库欣病

AIDS,获得性免疫缺陷综合征。

(作为坐骨神经痛的一个原因)。有症状且不易与蛛网膜下隙沟通的,可采用纤维蛋白胶消融治疗。鉴别诊断包括脑膜膨出、蛛网膜囊肿、神经纤维瘤和硬脑膜的扩张。

表皮样囊肿

表皮样囊肿仅占椎管内肿瘤的 1%以下,儿童发病率较高。它们通常是髓外,但很少是髓内,可以是先天性的或后天的。先天性表皮样变是胎儿早期外胚层包涵体移位所致,这可能是由于神经管闭合不当,通常发生于腰骶部。获得性囊肿是由鞘囊内固定和脊柱内包皮组织所致。在 MRI 上,存在一个离散的肿块,其信号强度取决于囊肿的内容物。病变可钙化,所以周围很少强化。一种由黏液分泌细胞排列的肠源性囊肿,可产生黏液鞘类似的内容物(T1W 和 T2W 均呈高信号)。它们在 DWI 上往往是明亮的,与中枢神经系统其他部位相同。这些可能与皮肤和椎体的发育缺陷有关,与纵隔、胸部或腹部囊肿的瘘管有关。其他囊肿包括皮样囊肿(含

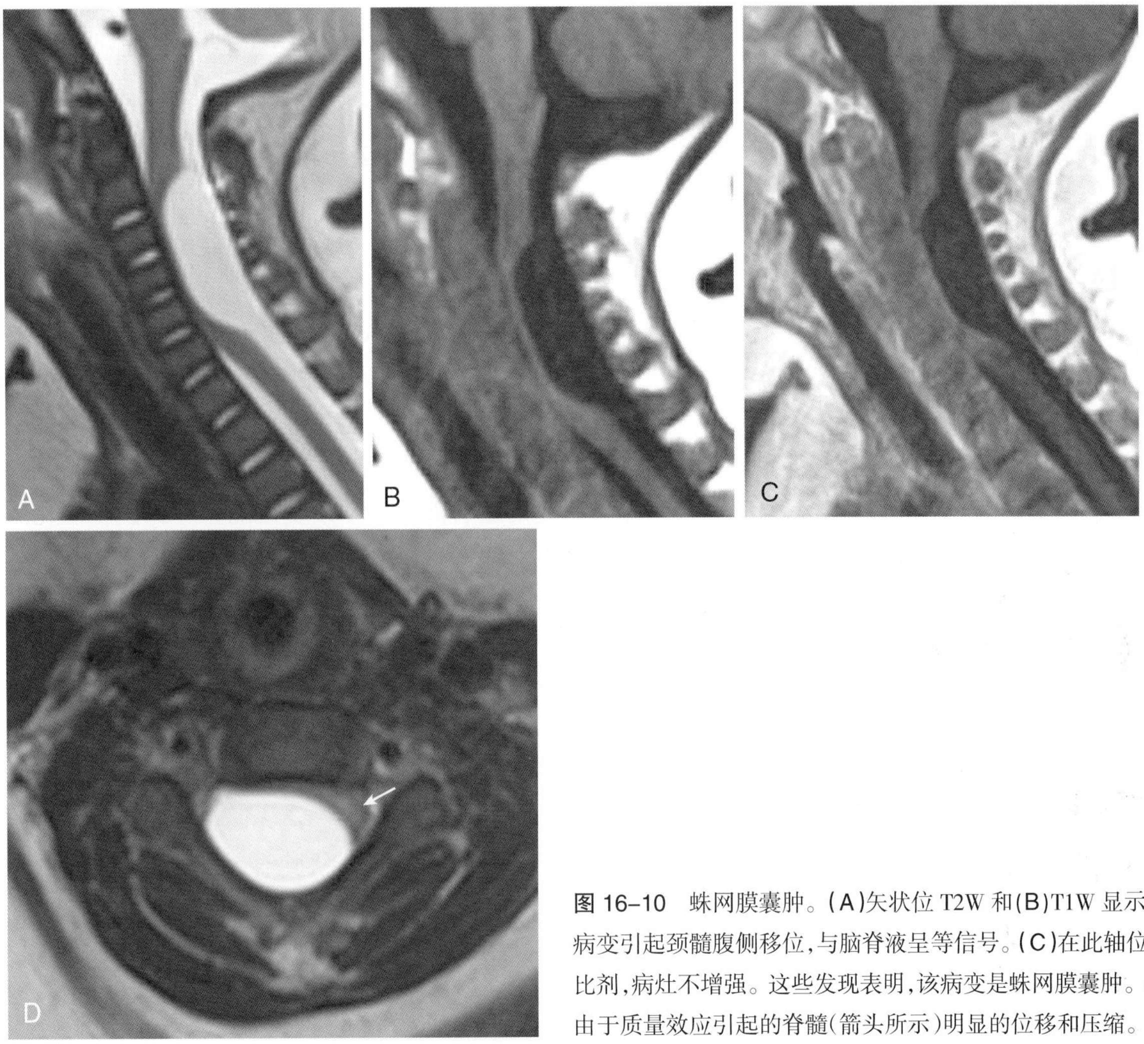

图 16–10　蛛网膜囊肿。(A)矢状位 T2W 和(B)T1W 显示后椎管内占位性病变引起颈髓腹侧移位，与脑脊液呈等信号。(C)在此轴位 T1W 上，使用对比剂，病灶不增强。这些发现表明，该病变是蛛网膜囊肿。(D)轴 T2W 显示由于质量效应引起的脊髓(箭头所示)明显的位移和压缩。

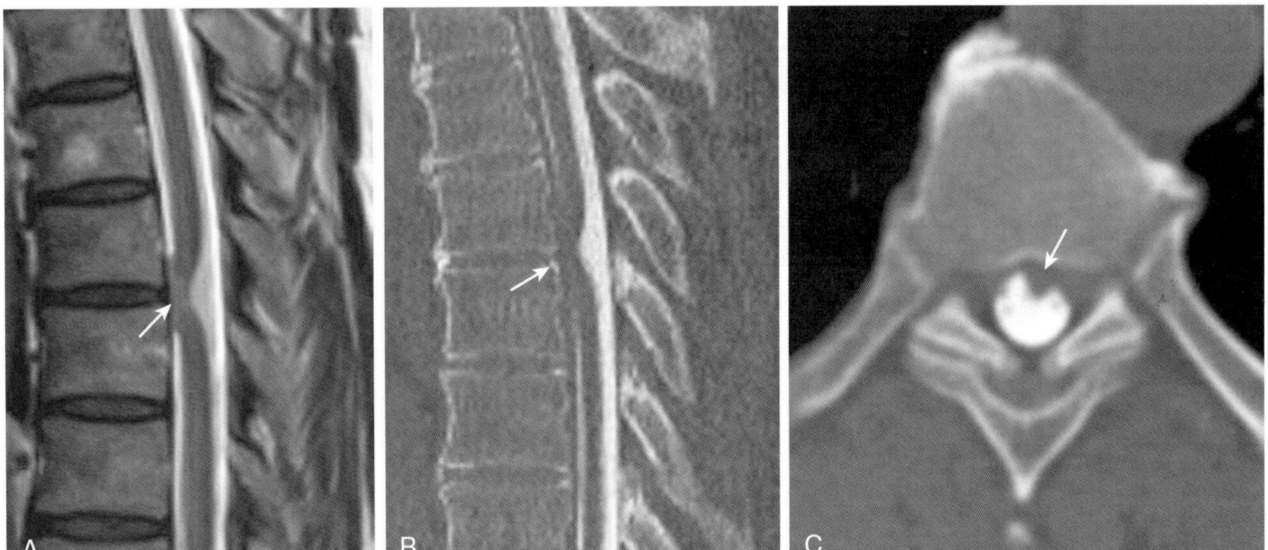

图 16–11　胸髓疝。(A)矢状位 T2W 图像显示脊髓腹侧移位于胸椎间盘水平(箭头所示)；(B)矢状位和(C)轴位图像来自 CT 脊髓造影，再次显示脊髓移位集中在胸椎间盘水平，与椎管内脑脊液间隙的对比不明显。脊髓通过硬膜缺陷附着在椎间盘(箭头所示)上，在这些图像上不能被观察。蛛网膜囊肿在脊髓造影上可以充满造影剂，但混浊的进展更延迟，此时可通知外科医生。

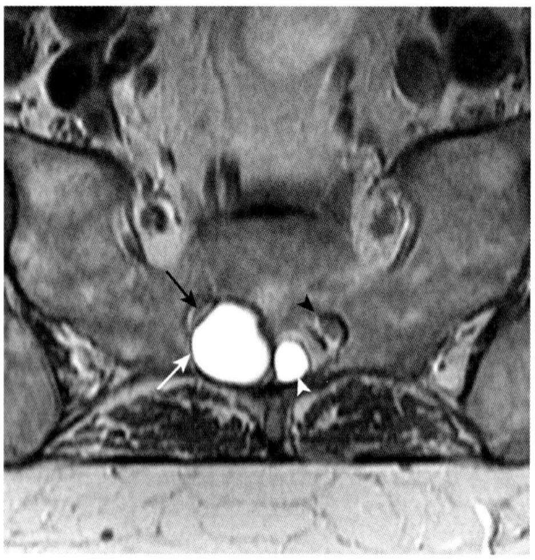

图 16–12 Tarlov 囊肿。轴位 T2W 图像显示，骶根囊肿呈分叶状，右侧有较大的椎间孔(白色箭头所示)和较小的椎管(白色三角箭头所示)。慢性脑脊液搏动导致骶骨重塑。注意右侧骶神经根的移位和压缩外观(黑色箭头所示)，与左侧的正常外观(黑色箭头所示)相比。

脂肪成分)和室管膜囊肿(符合脑脊液强度)(图 16–13)。

脊髓空洞症和脊髓内囊肿

在胎儿和新生儿中，中央管(在脊髓中央灰质中)含有少量的脑脊液，内衬室管膜细胞。中央管从第四脑室的闩部延伸到终丝，在 T2W 上甚至在成年人身上都可以看到(但直径通常<2mm)。在延髓圆锥区，中央管扩张为梭形端脑室，即终末脑室(第五脑室)，在 40 岁左右完全闭塞。随着成熟的推移，中央管的通畅程度可能会发生变化。改变脑脊液流动(Chiari 畸形、蛛网膜囊肿和粘连)和(或)产生异常脑脊液压力的状态，最终导致液体压力传递到中央管的左侧。这种情况是如何发生的，还有很多猜测，但是你可以想象更高的脑脊液压力是沿着血管周围间隙传递，进入间隙向中央管传递。残余的扩大中央管，与各种脊髓炎的发展有关。

脊髓炎有三种类型。第一种是中央管扩张，与第四脑室相通，并与脑积水有关。这是由第四脑室出口远端脑脊液循环阻塞产生的。第二种情况发生于中央管的一个区域，该区域扩张，但不与第四脑室相通。这里是指 Chiari Ⅰ畸形、髓外硬膜内肿瘤、蛛网膜囊肿/蛛网膜炎、颈椎狭窄、基底动脉内陷等(图 16–14；框 16–4)。这些异常也被称为脱髓鞘症。也可能有无症状局限性扩张的中央管，没有任何诱因因素，如 Chiari 畸形；只要管扩张直径≤2mm，这一发现不太可能有临床意义。

第三种脊髓炎与前两型不同，其中心位于脊髓实质，而不是椎管内(框 16–5)。这些在脊髓的分水岭区域发现，并与直接的脊髓损伤相关，如创伤、感染或梗死。这通常被称为 Syrinx。

最近有一种情况是在脊髓空洞症发生前就已认识到脑脊液流量的变化。脊髓呈水肿状，T2W 呈高信号，这被称为“前皮病”(Preyrinx)。这种情况似乎是可逆的，如果去除产生的脑脊液压力的因素。

创伤性脊髓软化症是一种伴有脊髓空洞化和体积丢失的病变，伴有严重的脊髓损伤，包括出血或梗死。粘连引起的脑脊液动力学改变可能会导致髓质软化腔内的黏液形成。

与肿瘤相关的囊肿

脊髓肿瘤通常有与之相关的囊肿。这些囊肿被称为肿瘤(或瘤内)和非肿瘤(反应性)(图 16–15)。肿瘤实质部分(非肿瘤)的头端或尾部囊肿是中央管扩张的继发部位。它们不强化，术中超声无回声，无隔膜，通常在实性病变切除后消失。据说，肿瘤产生的液体会扩张中央管，产生囊肿。肿瘤囊肿(更常见于星形细胞瘤)是肿瘤本身的一部分，可显示周围强化。

病变按部位分

髓内病变

MRI 对脊髓疾病的诊断产生了巨大的影响，包括脊髓的肿瘤性疾病。脊髓肿瘤约占中枢神经系统肿瘤的 5%。肿瘤具有 3 个普遍特征：①它们倾向集中或分散扩大脊髓；②PDWI 和 T2W 呈高信号；③通常强化。累及脊髓的肿瘤可能是原发性的，如星形细胞瘤、室管膜瘤或转移瘤。室管膜瘤和星形细胞瘤实际上是不可能分离的，但是我们将提供一些技巧来改善这种情况。

框 16–6 提供了脊髓扩大的鉴别诊断。这是一个基本的诊断，需要知道，记住它！然而，你必须认识到，并不是所有的脊髓肿大都是肿瘤，炎症和脱髓鞘疾病也可能扩大脊髓。特别是对于有急性或亚急性髓性病变症状的年轻患者，你不应该轻率地认为有高 T2W 信号的脊髓扩大即代表肿瘤。相反，考虑一下临床背景，评估强化的存在(肿瘤中不常见)，获得脑部的 MRI，并评

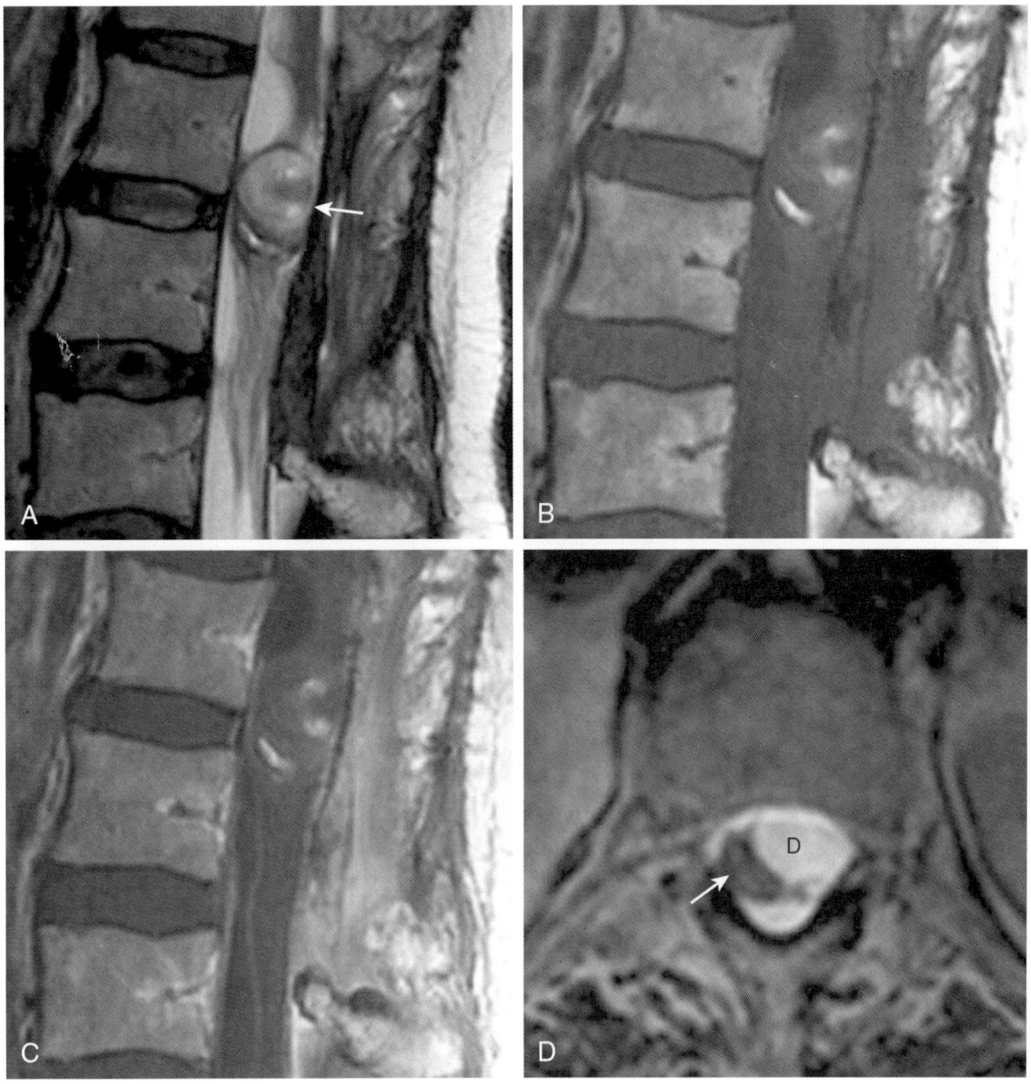

图16–13　腰椎皮瓣。(A)矢状位T2W图像显示L1/L2水平的椎管内不均匀病变(箭头所示)。注意这些水平的椎板切除缺损(这个病变在过去是部分切除,所以不要为此责怪外科医生)。(B)在T1W图像上,病灶内高信号显示有脂肪成分。(C)在T1WI矢状位,未见增强。注意圆锥(箭头所示)在髓外皮样病变(D)中的质量效应和位移。

估是否有额外的病变。在这个患者群体中,确证的发现可能有利于脱髓鞘过程,如多发性硬化,而不是脊髓肿瘤。

星形细胞瘤

这些肿瘤约占脊髓肿瘤的40%,通常发生于儿童(儿童最常见的髓内肿瘤),成人为3~50岁(平均年龄为29岁)。表现为疼痛和感觉异常,随后是运动体征。男性比女性受到的影响更大。颈胸脊髓最常受累。在儿童中,这些病变表现为Ⅰ级毛细胞型星形细胞瘤,预后良好。成人的预后更差,与病变的浸润性和宫颈优势有关。星形细胞瘤分为Ⅰ~Ⅳ级,Ⅰ级为毛细胞性星形细胞瘤,Ⅱ级为低级别或纤维型星形细胞瘤,Ⅲ级为间变性星形细胞瘤,Ⅳ级为胶质母细胞瘤。大多数脊髓星形细胞瘤为低级别(Ⅰ级和Ⅱ级),占不到2%的胶质母细胞瘤。这些肿瘤可引起轻度脊柱侧凸,椎间距离加大,椎体皱缩,但小于室管膜瘤。一般而言,脊髓星形细胞瘤是多细胞性的,通常大而无明显的边缘,涉及脊髓的全直径,但比室管膜瘤更偏心。T1W呈低信号,T2W呈高信号。平均累及7个椎体节段。它们可能有一个相关的囊性成分(通常是小而不规则或偏心性的肿瘤),T1W可以认为是低信号与边缘强化(见图16–15)。出血是不常见的。在毛细胞类型中,管状病变更常见。一般出现强化,虽然它可能是不均衡的,与明显强化室管

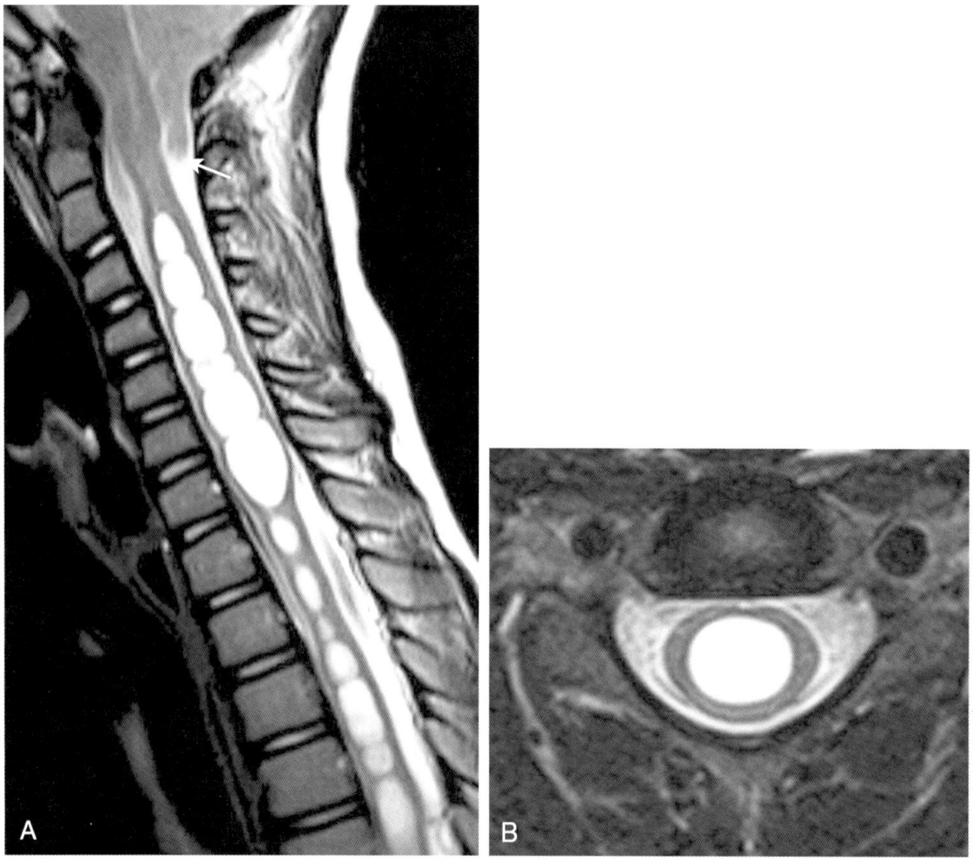

图 16-14 (A)Chiari Ⅰ型畸形伴脊髓炎。矢状位 T2W 图像显示小脑扁桃体(箭头所示)延伸到大孔以下,明显的扩张,甚至整个脊髓中央管明显扩张。(B)轴向 T2W 显示囊肿为中心基部,提示脊髓内中央管扩张。链状香肠样的表现是由于胶质粘连,是典型的脊髓炎。

框 16-4 与脊髓积水有关的病变

颅底凹陷症
Chiari 畸形
脊髓纵裂
Klippel-Feil 综合征
佩吉特病
脊柱闭合不全
脊髓栓系综合征

框 16-5 与脊髓空洞症有关的病变

蛛网膜囊肿
蛛网膜炎
脊髓梗死
脊髓炎
Pott 病
脊柱压迫
脊髓肿瘤
硬膜外髓外肿瘤
椎体肿瘤

膜瘤相比。恶性潜能一般小于脑星形细胞瘤。外生成分有时是存在的。肿瘤的大小不一定反映其恶性潜能。这些肿瘤与Ⅰ型神经纤维瘤有关,是浸润性的,一般不可切除。

室管膜瘤

室管膜瘤通常更局限(平均有 3~4 个椎体节段),尽管如此,它们可以是广泛的(据报道累及 15 个椎体节段),当它们产生于中央管的室管膜细胞时,它们倾向于占据脊髓的中央部分。好发于 30~50 岁,它们占脊髓肿瘤的 50%~60%(成人最常见的髓内肿瘤),可能与 2 型神经纤维瘤病有关。症状一般轻微,诊断较晚,最常见的症状是背部或颈部疼痛,其次是感觉缺陷和运动无力,以及肠和膀胱功能障碍。

最常见的是颈髓(32%),其次是圆锥和马尾区(27%),再是颈胸(16%)、胸(16%)、胸腰椎(5%)和颈髓

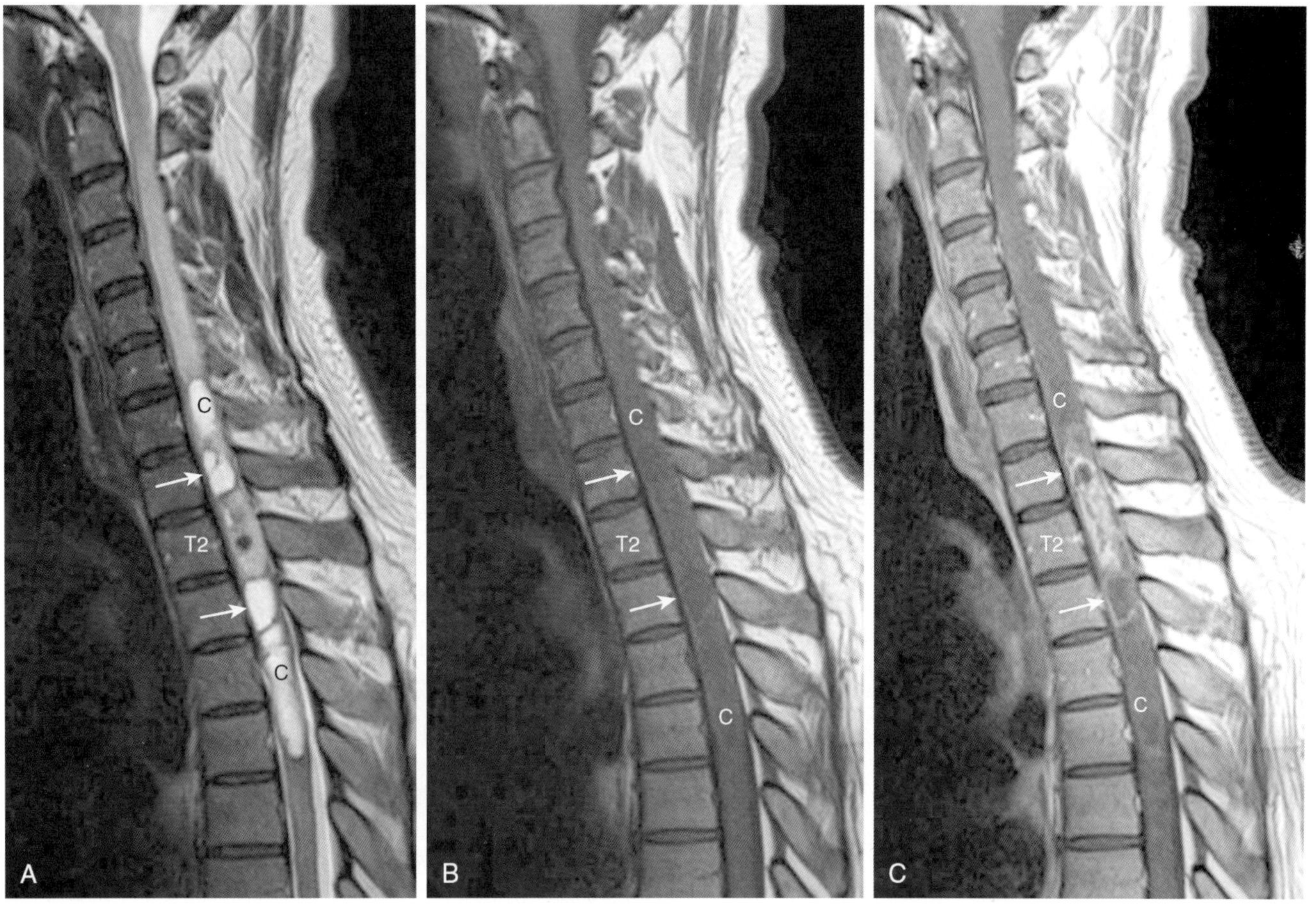

图 16–15　脊髓毛细胞星形细胞瘤患者的肿瘤和非肿瘤性囊肿。(A)矢状位 T2W;(B)矢状位 T1W;(C)对比后矢状位 T1W 图像显示 T2 水平为中心的脊髓内肿块。T2W 图像上肿瘤段 T2 水平低信号,提示出血灶较小。在 T2 水平上、下有囊肿。用箭头标记的肿瘤边缘增强,表明它们是肿瘤的一部分。在肿块的末端贴上“C”的标记并不能显示边缘强化,因此是非肿瘤性囊肿。注意在 T2W 上脊髓水肿延伸至 C2 水平。

(3%)。有趣的是,虽然脊柱室管膜瘤的组织学分级较低(WHO Ⅰ级和Ⅱ级),但这些地区的复发率较高。然而,肿瘤的位置似乎不影响整体生存。它们经常在腰骶区产生分叶状肿块。因此,这些肿瘤既可以是髓内肿瘤,也可以是髓外肿瘤(影响终丝)。这些胶质肿瘤虽然未包裹,但其范围广、无浸润、组织良性、生长缓慢,在某些情况下可完全切除。5 年生存率>80%。转移到椎管外是罕见的,但包括后腹膜和淋巴结。中枢神经系统外的室管膜瘤(阔韧带和骶尾部)与脊柱裂密切相关。

室管膜瘤在 T1W 上的脊髓呈等信号或低信号,在 T2W 上可能有一个多结节的高信号图像,占脊髓的整个宽度。一般情况下,肿瘤周围通常有水肿。室管膜瘤有出血的倾向,在 T2W 上有低强度的边缘(“帽征”),在组织病理学上代表含铁血黄素(图 16–16)。室管膜瘤可引起蛛网膜下隙出血。含铁血黄素沉着症也被报道是由室管膜瘤引起的。常见强化,肿瘤边缘明显强化。它们可能与广泛的囊肿形成有关(高达 84%的室管膜瘤中大部分为非肿瘤囊肿,但肿瘤囊肿也可能发生),这通常不会增强。其他相关 X 线表现包括脊柱侧凸、椎管加宽伴椎体皱缩、椎弓根重塑或椎板变薄。

黏液乳头状室管膜瘤(占所有脊髓室管膜瘤的 13%)可影响终丝,延伸至圆锥和皮下骶尾部。其诊断平均年龄 35 岁,男性多见。表现为腰痛、下肢疼痛、下肢无力和膀胱功能障碍。这些病变是分叶状的,通常被包裹,含有黏液的肿瘤,可能会出血和钙化。MRI 表现为 T1W 等信号,T2W 呈高信号,增强(图 16–17)。但在 T1W 和 T2W 上,由于钙化或出血,其信号可能是高信号或低信号。

血管网状细胞瘤

血管网状细胞瘤是可累及颈、胸脊髓的血管病变。他们是第 3 最常见的原发性脊髓内肿瘤(占所有脊髓肿瘤的 1%~7%)。肿瘤由密集的毛细血管和窦通道组成。它们弥散性地使脊髓变宽,可能有囊性成分和实性成分,固体成分增强明显。这些肿瘤与相当大的水肿有关(图 16-18)。在 25%的病例中,血管网状细胞瘤可能是实性的。

框 16-6 脊髓肿大

脱髓鞘疾病
- 急性播散性脑脊髓炎
- 多发性硬化
- 横贯性脊髓炎

脊髓内感染
- AIDS(见框 16-1)

肿瘤
- 转移至脊髓
- 原发性肿瘤

炎症
- 肉瘤

蛛网膜下隙系统性红斑狼疮
- 亚急性坏死性脊髓病(原因见框 16-12)

血管损害
- 急性脑梗死
- 动静脉畸形
- 海绵状血管瘤
- 出血
- 静脉高血压(Foix-Alajouanine 综合征)

脊髓空洞症

脊髓血管网状细胞瘤可能是一个孤立的病变,但 1/3 的病例与 von Hippel-Lindau 病有关,是多发的。von Hippel-Lindau 病被认为是 3 号染色体上 VHL 基因的一个种系突变,提示 1/3 的 von Hippel-Lindau 病患者存在脊髓血管网状细胞瘤。相比于颈椎,脊髓血管网状细胞瘤常见胸椎,43%的患者伴有囊肿。

在影像学上,肿瘤结节可见出血性成分。脊柱可能有多个病变,它们可能是偏心的,有时出现髓外或软脑膜,它们可以发生于神经根上。在这种情况下,从小脑病变中脱落的血管网状细胞瘤种子相对于多个原发性脊髓或神经根病变的问题总是被提出。尤其是在 von Hippel-Lindau 病的背景下,更倾向于多种病变,而不是种子。脊髓血管造影显示动脉扩张,肿瘤染色和引流静脉。在 MRI 上,当病变的大小合理时,瘤内血流空洞也可以被识别,同时也可见明显的引流静脉。T1W 信号可变,T2W 为高信号。病变周围可见水肿,在肿瘤的实心部分可见明显均匀增强。

神经节胶质瘤/神经节细胞瘤

神经节胶质瘤和神经节细胞瘤是常用的同义词。对放射科医生来说,最重要的是他们看起来一样,行为相同,在脊髓中也是一样的。这些是罕见的肿瘤(占所有脊髓肿瘤的 1.1%),最常见于儿童和年轻人(平均年龄 12 岁),由肿瘤性大成熟神经元或神经节细胞和肿瘤性胶质细胞组成。这些病变生长缓慢,相对良性肿瘤,大多数发生于颈髓,较少累及胸、圆锥或整个脊髓。

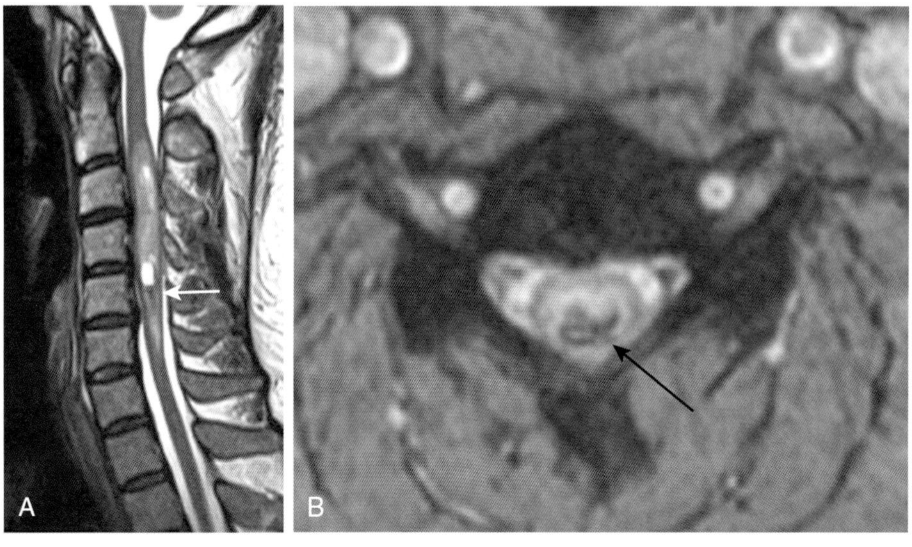

图 16-16 典型颈脊髓室管膜瘤,伴有"帽征"(低强度下,箭头所示),在梯度回波扫描(B)上更清楚地表现为出血(箭头所示)。

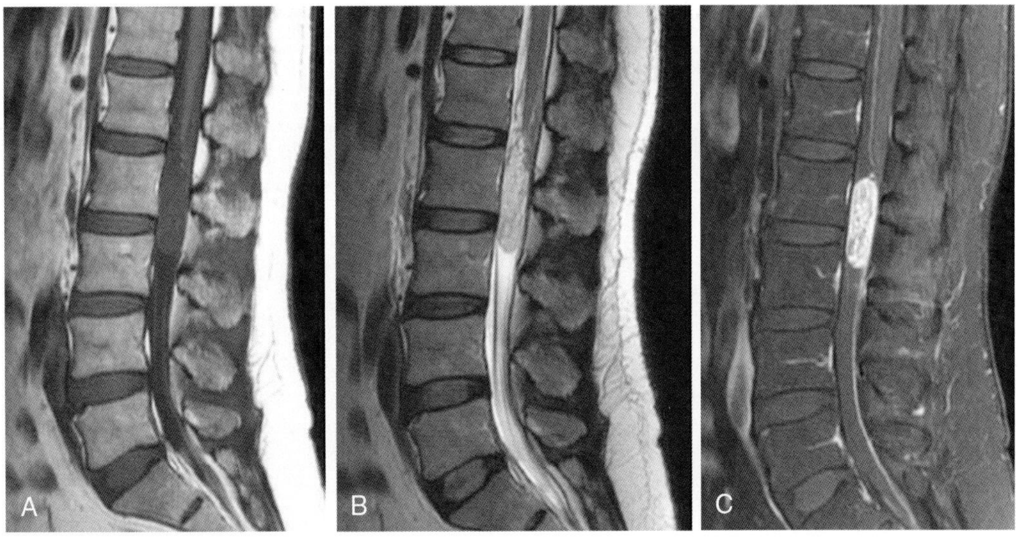

图 16-17　黏液乳头状室管膜瘤。(A)矢状位 T1,(B)T2 和(C)造影剂后脂肪抑制图像显示硬膜外黏液乳头状室管膜瘤,其边界清晰,在 T2 上非常明亮。位置常见。

这种肿瘤的表现包括肿瘤的长段（通常延伸超过 8 个椎体节段）伴脊柱侧凸和骨重塑,T1W 呈混杂信号,T2W 呈高信号,肿瘤囊肿突出,呈片状强化,至软脑膜表面无中央强化(15%无强化),无水肿、含铁血黄素或钙化。建议切除全部肿瘤。

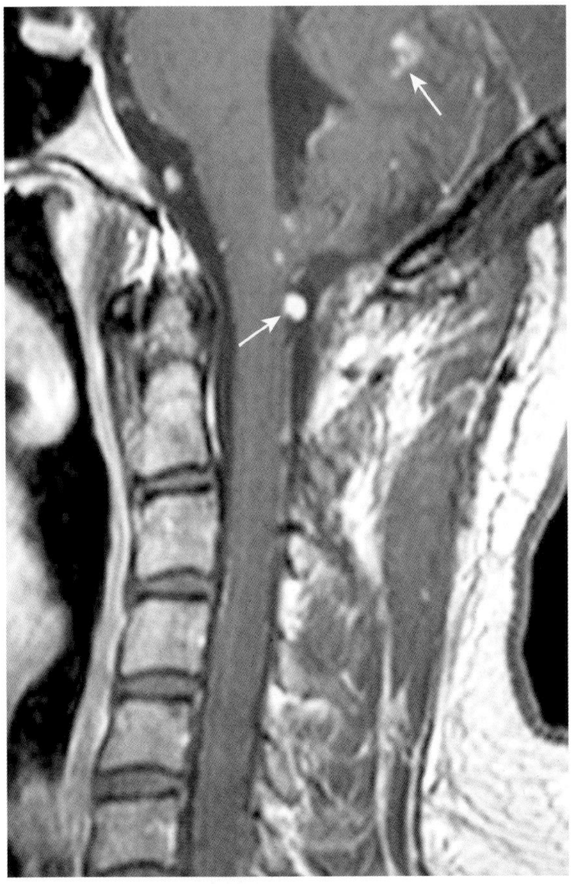

图 16-18　血管网状细胞瘤。小脑和沿脊髓背表面(箭头所示)强化的病变特点，在这种矢状位后对比 T1W 图像将是难以捉摸的,在没有已知的诊断 von Hippel-Lindau 病情况下。

副神经节瘤

这是一个明显增强的神经内分泌肿瘤，通常出现在成年人的圆锥和马尾区。如果你幸运的话,你可能会看到一个“胡椒盐”的外观与病变和(或)血流空洞在肿瘤或沿脊髓表面,以帮助你鉴别这个罕见的肿瘤。

硬膜内转移病变

转移可以沉积在硬脑膜,软脑膜区域,很少在脊髓本身(图 16-19)。随着癌症患者寿命的延长,脑膜和髓内转移的发生率(高达 3%的转移性疾病)正在增加。患者可能有非特异性症状(头痛、背痛)或局灶性神经症状。髓内病变是由于脑脊液的扩散，导致肿瘤沿 Virchow-Robin 间隙生长。脊髓转移也可能是由血行播散所致。髓内转移瘤可扩大脊髓,与脊髓水肿有关,并强化。框 16-7 列出了通常转移到脊髓或其覆盖物的病变。

椎管内转移瘤 T1W 低信号,T2W 高信号(肿瘤结节周围明显水肿),肿瘤结节强化均匀。

脑脊液播散肿瘤在软脑膜的扩散以 MRI 增强诊断最多,但癌性脑膜炎的腰椎穿刺异常，连续穿刺细胞学阳性。MRI 显示转移结节强化，产生不规则的脊髓边缘,而不是其通常平滑的轮廓。整个蛛网膜下隙可增强

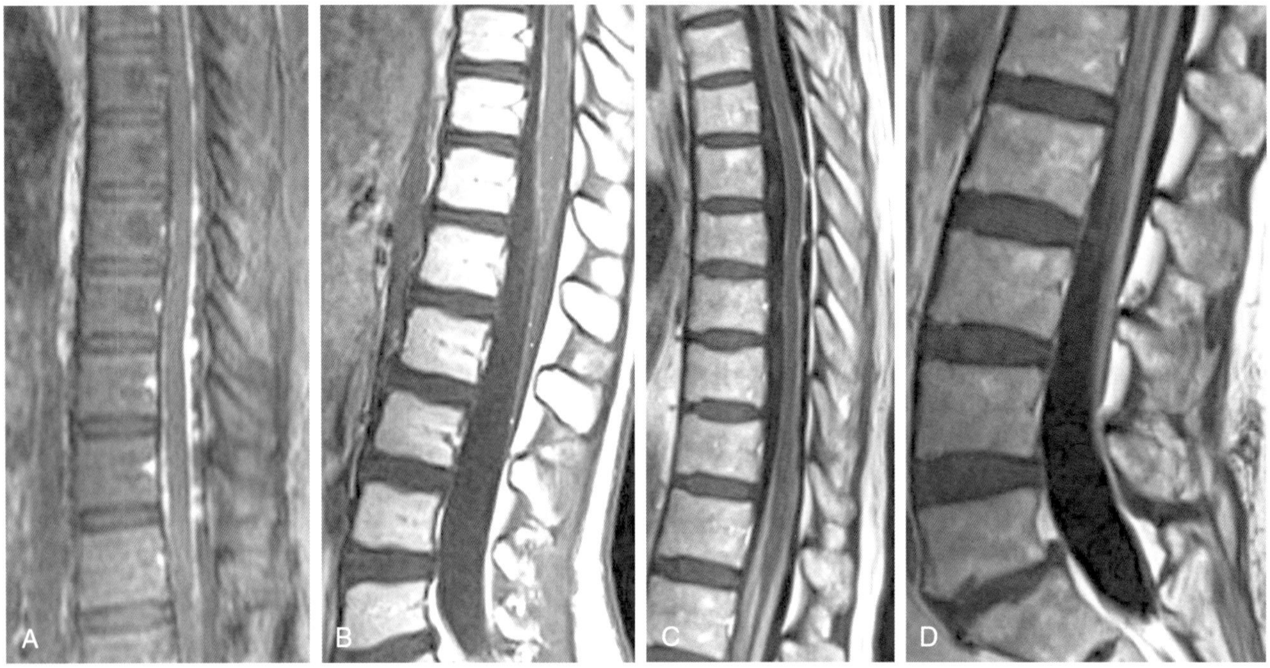

图 16–19 软脑膜转移。(A)增强脂肪抑制矢状位 T1W 图像显示转移性黏液乳头状室管膜瘤患者,脊髓后表面和前部呈弥漫性线状和结节状强化。这种外表被比喻为“糖衣”,或者像德国人所说的那样,“杂乱无章”(Zuckerguss)。(B)在 T1W 增强扫描后,转移性髓母细胞瘤患者可见伴马尾神经根转移的软脑膜扩散。(C,D)沿脊髓和马尾表面呈光滑线状强化,在此增强扫描的矢状位 T1W 显示转移性软脑膜受累。癌症恶性。

框 16–7 通常转移到脊髓或软脑膜的肿瘤

儿童
淋巴瘤、白血病
髓母细胞瘤
松果体区肿瘤(如生殖细胞瘤、松果体细胞瘤)
脉络丛肿瘤
室管膜瘤
神经母细胞瘤
视网膜母细胞瘤
成人
淋巴瘤、白血病
血管网状细胞瘤
黑色素瘤(原发或转移)
肺>乳腺>黑色素瘤>结直肠癌>肾>胃癌
少突神经胶质细胞瘤

(糖衣状),在神经根或马尾上可见肿瘤结节。

淋巴结转移在脊髓表面呈线状强化,但在包括结节病和感染在内的非恶性疾病中可以观察到。T1W 上的脑脊液信号较正常人更高,脑脊液与脊髓之间的连接度可能减弱。在这种情况下,脑部 MRI 是必要的,因为软脑膜转移可能是脑实质转移的脑脊液播散的结果。

脑膜外肿块是白血病(称为绿瘤)的首选表现,它可以通过椎间孔生长,这也是霍奇金病、非霍奇金淋巴瘤和神经母细胞瘤的一种传播方式。中枢神经系统淋巴瘤很少以髓内病变的形式出现(3%)。白血病细胞扩散到脑脊液可能是看不见的,通过腰椎穿刺能更好诊断。

髓外硬膜内病变

脊膜瘤

脊膜瘤是一种边界良好的球状病变,好发于女性,约占椎管肿瘤的 25%。它们通常位于胸区(约 80%),但可以发生于整个脊柱的任何位置。神经纤维瘤病 2 型患者可与神经鞘瘤共存,绝大部分为髓外硬膜内,但极少数可同时存在硬膜内、硬膜外或单纯硬膜外(恶性倾向较高)。

这些肿瘤在 T1W 上呈等信号或稍低信号,大多数情况下,这些典型的硬膜外髓外病变在无增强图像上最明显(图 16–20)。脑膜瘤增强,可显示硬脑膜尾。在 T2W 上,相对于脊髓而言,它们是等信号或稍高信号,

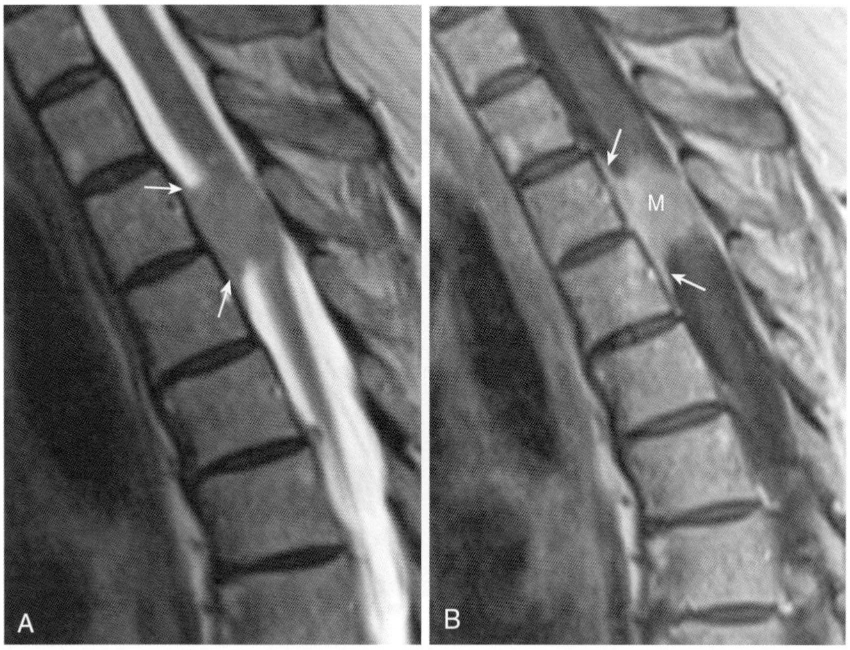

图 16-20　脊膜瘤(A)胸椎椎管内硬膜外肿块在矢状位T2W图像上呈中等信号。注意硬脑膜附件(箭头所示)。脊髓受压,病变上方和下方有微弱的T2高信号，显示水肿。(B)在增强矢状位T1W上,肿块增强(M),硬脑膜尾(箭头所示)增强。

并且通常被较亮的CSF清晰地标定。它们使脊髓向另一侧移位,并在同侧肿瘤的上方和下方扩大脑脊液。脑膜瘤是以硬脑膜为基础的，可压迫脊髓，但不侵犯脊髓。脑膜瘤可显示钙化,并可扩大神经孔,但远低于周围神经鞘肿瘤。脑膜瘤与神经鞘瘤的其他特征有:①脑膜瘤的位置,脑膜瘤更典型地位于后外侧,神经鞘肿瘤位于椎管内;②神经鞘肿瘤的多样性倾向;③神经鞘肿瘤在T1W和T2W上可见低信号中央区。

神经鞘肿瘤:神经鞘瘤和神经纤维瘤

良性神经鞘瘤可分为两类：神经鞘瘤和神经纤维瘤。神经鞘瘤(又称神经鞘瘤或神经鞘瘤)是由病灶引起的包裹性肿块。它们可能与出血、囊肿和脂肪变性有关。神经纤维瘤是由施万细胞的弥漫性增殖所组成,具有良好的局限性,但无包膜。与神经鞘瘤相比,胶原是神经纤维瘤中的一种重要成分。与神经鞘瘤不同,它们很少有出血、血管改变或脂肪变性的倾向。

在NF-1患者中,所有的脊神经根肿瘤都是神经纤维瘤;然而,神经纤维瘤可能发生于没有NF-1的患者。神经鞘瘤是脊柱最常见的神经源性肿瘤。在Ⅱ型神经纤维瘤病患者中，几乎所有的脊神经根肿瘤都是神经鞘瘤或混合性肿瘤,而不是神经纤维瘤。神经鞘瘤常被视为孤立性病变(Ⅱ型神经纤维瘤除外),而神经纤维瘤多见于神经纤维瘤病。

神经鞘瘤可能发生于一个纯粹的硬膜内位置(2/3的病例),部分硬膜内和硬膜外(1/6),或者纯粹的硬膜外(1/6)。周围神经鞘瘤可呈哑铃状,但这种形态并不限于神经鞘瘤,可在良恶性脊髓肿块中见到,不一定是神经源性的。作为一般规则,良性病变往往有明确的边界和扩大/重建椎间孔,而不是边缘不规则和骨质破坏的恶性肿瘤。

神经纤维瘤和神经鞘瘤是不可能通过影像区分,因此它们被聚集在一起。它们通常在T1W上是等信号的,T2W上高信号。它们也会增强。T1W等信号或高信号,PDW和T2W低信号的区域与出血有关(图16-21)。对比T1W后出现了一个低强度区域(“点”),并被认为可以增加周围神经鞘瘤诊断的特异性。

“靶征”也是如此,T2W呈低信号,周围信号较高。这个非强化区包括钙化、陈旧性出血、纤维化、泡沫细胞和微囊。与脑膜瘤相比,钙化是罕见的。

其他与神经纤维瘤病相关的发现包括神经孔扩大和继发于硬膜扩张的椎骨皱缩、外侧脑膜膨出或蛛网膜囊肿。具有弥漫性多结节状表现的病变被称为丛状神经纤维瘤,即神经鞘瘤或神经纤维瘤。通常与神经纤维瘤病有关。外侧脊髓膜突触可能与骨间缝、颧骨发育不全、发育迟缓、身材矮小和自发性颅内低血压有关。

遗传性运动与感觉神经病变

遗传性运动神经和感觉神经病(HMSN)构成了一组疾病,在某些情况下,与肥大的周围神经和(或)脑神经有关。

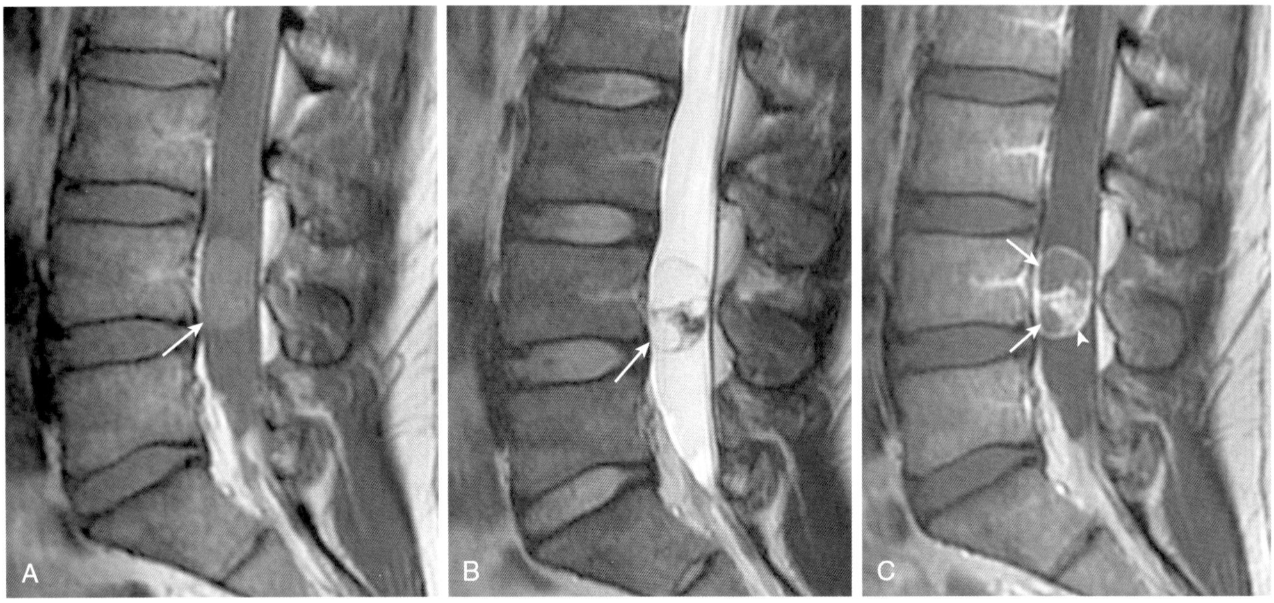

图 16-21 神经鞘瘤。(A)矢状位 T1W 图像显示 L4 水平呈卵圆形低信号质量(箭头所示)。(B)矢状位 T2WI 显示肿块(箭头所示)呈不均匀信号,T2 信号低,提示出血。(C)经对比剂处理后,病变表现为实性(三角箭头所示)和囊状(箭头所示)成分,这是神经鞘瘤的一个常见特征。

我们认为已经排除了 HMSN 2 和 4,因为缺乏影像学表现。这些疾病的特点是施万细胞的同心增殖,在多次脱髓鞘和再髓鞘化过程中,施万细胞内含有胶原蛋白。这个过程导致"洋葱鳞茎"出现在神经上。患者根据特定疾病表现出各种症状和体征。在 MRI 上,可见神经根的扩大和增强。

Charcot-Mari 牙病(CMT 或 HMSN 1)通常是一种常染色体显性疾病,常伴有缓慢进行性远端萎缩(腓总肌萎缩),并伴有小叶腔和脊柱侧凸。后柱、视神经和听神经可能受累。MRI 显示周围神经根增大(图 16-22)。可见轻微或没有异常强化。

Dejerine-Sottas 病(HMSN 3)是一种常染色体隐性疾病,伴有缓慢的运动、感觉丧失和共济失调。脊柱侧弯和腔静脉足是常见的。周围神经和脑神经增大,并伴有髓鞘减少。影像学表现包括神经扩大,以 T2WI 为最佳界限,增强程度不一。

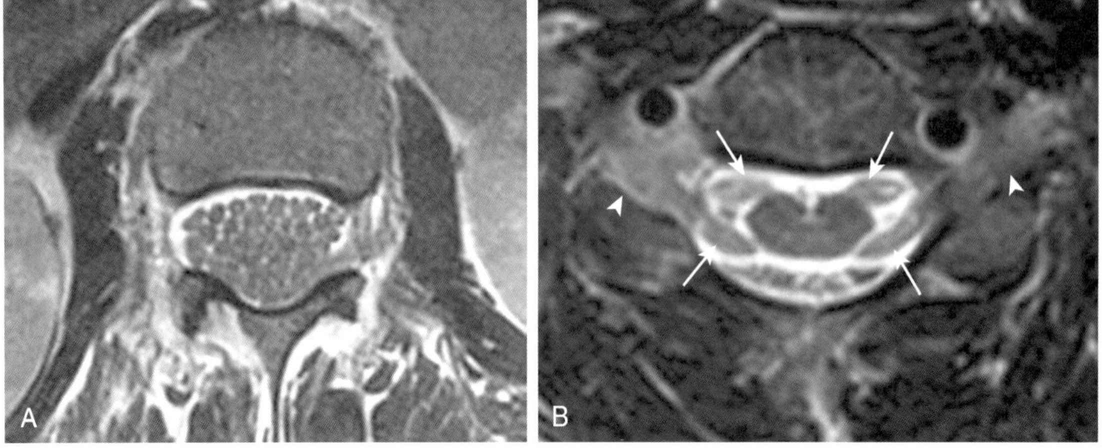

图 16-22 Charcot-Marie 牙病。(A)存腰椎神经根明显增厚。(B)即使是从颈髓产生的腹神经根和背神经根(箭头所示)也会大量增大(三角箭头所示),神经孔内的神经根(箭头所示)也是如此。

炎性神经病

慢性炎症性脱髓鞘性多发性神经根神经病（CIDP）是一种获得性周围神经脱髓鞘状态，其特点是近端无力、麻痹和麻木。脑神经和周围神经可以扩大并增强（图 16–23）。影像学表现通常是双侧对称的。CIDP 常与类似多发性硬化的脑损伤有关，CIDP 被认为是吉兰–巴雷综合征的慢性的类型。

吉兰–巴雷综合征是一种自身免疫性疾病，可在病毒感染或细菌感染（最常见的空肠弯曲杆菌感染）后发生。尽管吉兰–巴雷综合征支持运动神经元，但感觉和自主神经也可能受到影响。患者通常出现从上升无力到松弛麻痹的症状。存在几种亚型，包括急性炎性脱髓鞘病、轴突亚型和区域综合征（包括 MillerFisher 变体，其中共济失调和弹性是主要特征）。在吉兰–巴雷综合征患者中，神经根增大和增强（优先使用腹侧神经根，但背侧神经根也可增强），通常在尾部马尾水平（图 16–24），见 MRI。

此外，据报道，副肿瘤综合征可扩大与炎症相关的微血管炎所产生的脑神经和周围神经。

脂肪瘤

脂肪瘤（图 16–25）通常出现在 30 岁之前，最常见于胸部，但可以在整个脊柱看到。在腰椎区，它们与骨髓发育不良或脊髓栓系有关（见第 8 章）。它们通常位于终丝（1.5%~5%的流行率）。脂肪瘤可为硬膜内（60%）或硬膜外（40%）。影像学特征包括 CT 低密度或 T1WI 和 T2W 图像高信号。由于脂肪抑制，它们看起来很黑。这些病变可以是广泛的，压迫脊髓。脂肪瘤表面可与出血混淆，但脂肪抑制技术可抑制信号强度，而出血则不

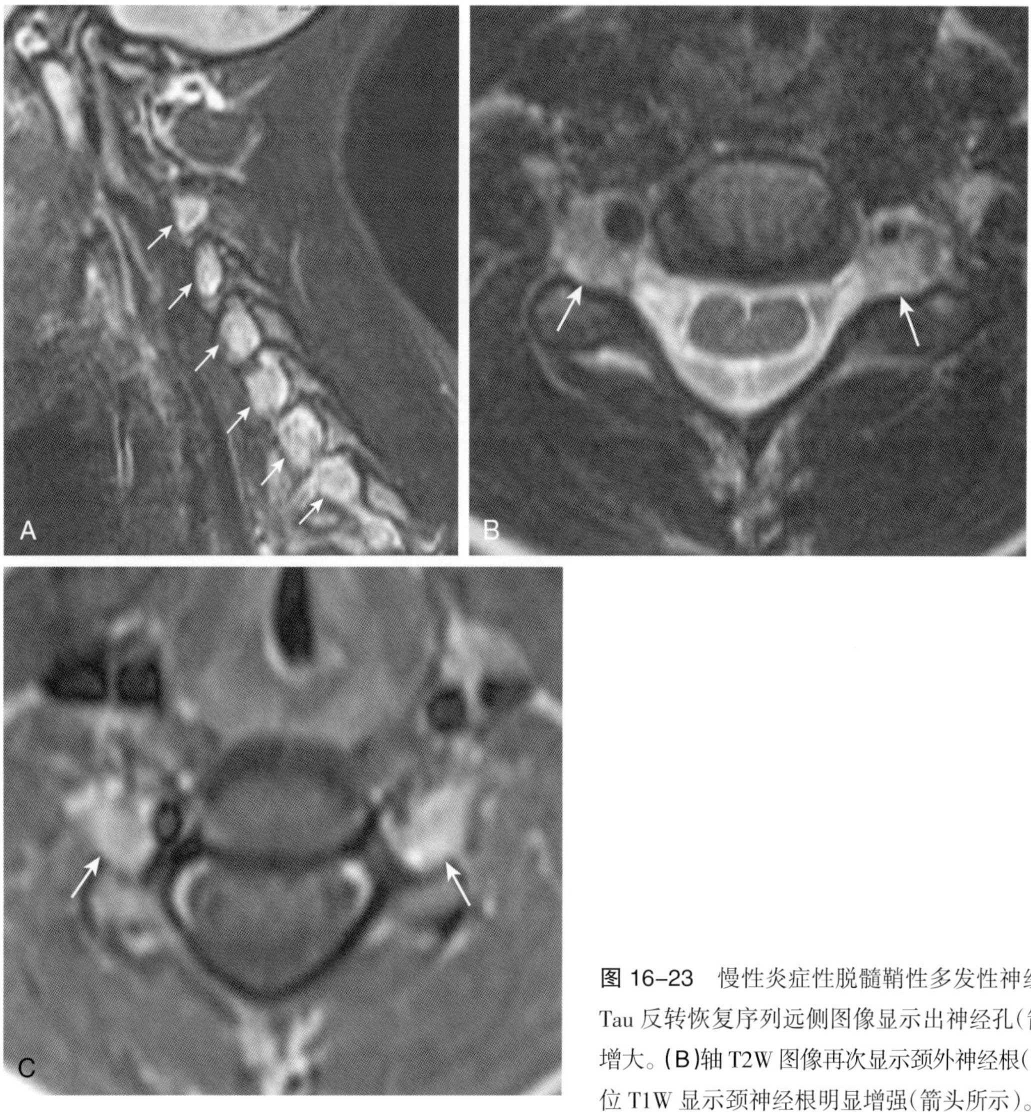

图 16–23　慢性炎症性脱髓鞘性多发性神经病（CIDP）。（A）矢状位短 Tau 反转恢复序列远侧图像显示出神经孔（箭头所示）时颈神经根明显增大。（B）轴 T2W 图像再次显示颈外神经根（箭头所示）明显增大。（C）轴位 T1W 显示颈神经根明显增强（箭头所示）。

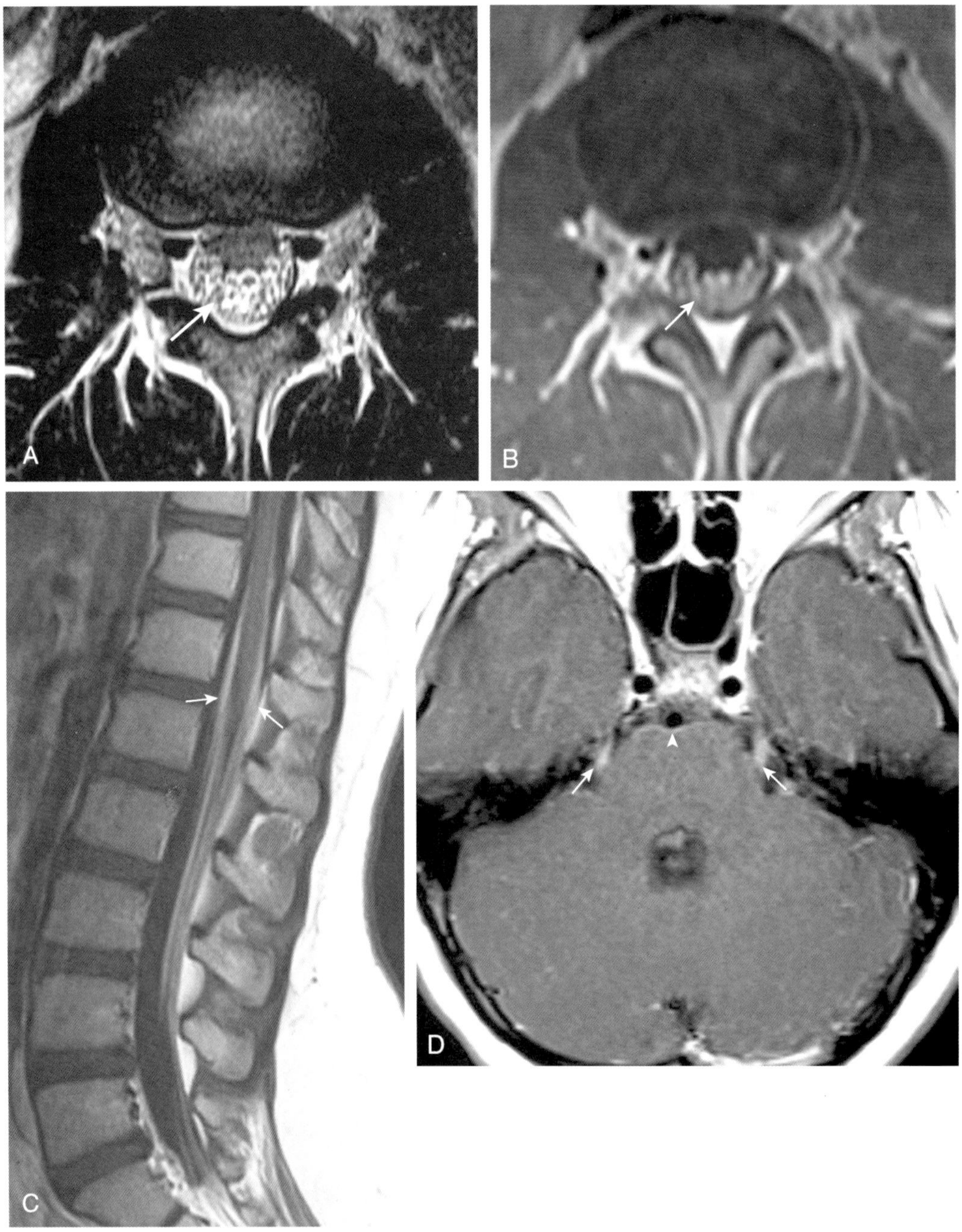

图 16-24 吉兰-巴雷综合征(GBS)。(A)轴向 T2W 图像显示马尾神经根(箭头所示)增大。(鞘囊腹侧的低信号是由于脑脊液搏动伪影造成的,忽略这一点。)(B)轴位和(C)矢状位后 T1W 图像显示马尾神经根(箭头所示)有明显强化。(D)在 GBS 患者中,三叉神经前叶段(箭头所示)和软脑膜(三角箭头所示)也有异常强化。

然。沿着频率编码轴可以识别化学位移伪影。

如果你观察到在骶尾部肿块含脂肪,就可以考虑诊断畸胎瘤。恶性转化以女性为主;发病率高(高达60%),尤其是男性患者。还有其他异常的高度关联,包括肛门直肠异常。病变表现为一个大的扩张肿块,有脂肪,囊性和固体成分,甚至可能是出血性的。α-甲胎蛋白水平与肿瘤有关。畸胎瘤也可能发生于脊髓内。

硬膜外病变

椎体是脊柱转移性疾病最常见的部位。在平片和 CT 上,大多数转移瘤是溶骨性或骨溶解和成骨细胞的混合。在 MRI 上,脂肪骨髓 T1WI 上的正常高信号被肿瘤细胞的低信号所取代(图 16-26)。短 Tau 反转恢复(STIR)显像显示肿瘤浸润良好。后来有骨小梁破坏,通

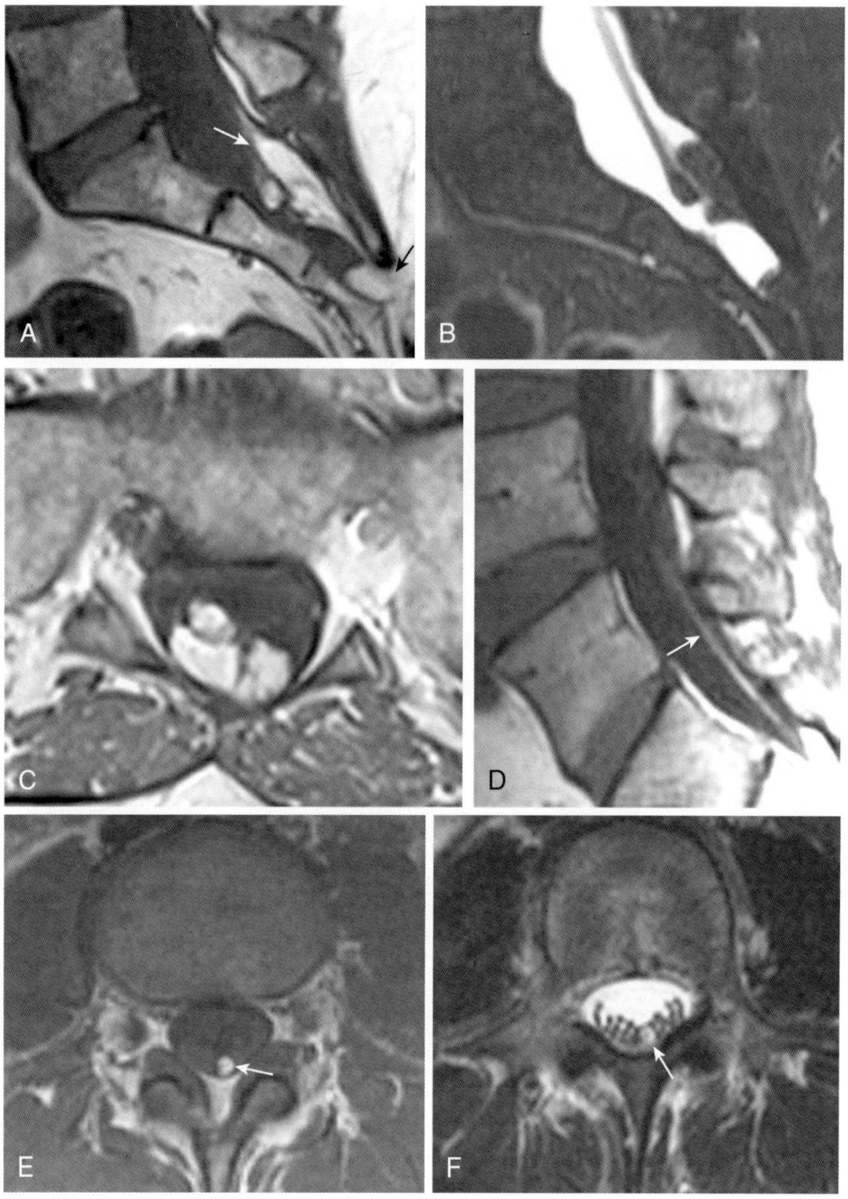

图 16–25 椎管内脂肪性肿块。(A)髓外脂肪瘤(白色箭头所示)可见于此矢状位 T1W 图像,下段脂肪瘤延伸至骶骨背侧骨缺损(黑色箭头所示)。(B)脂肪瘤信号在短 Tau 反转恢复图像上完全抑制。(C)脂肪瘤再次显示在轴位 T1W 上。不同患者的矢状位 T1W 显示偶发性无症状脂肪丝(箭头所示)。不同患者的脂肪丝表现为 T1 高信号(E)和 T2 高信号(F),与马尾(箭头所示)的走行平行。

常没有骨膜反应。因此,在大多数情况下,MRI 对转移性疾病的诊断比平片或 CT 更敏感。在常规的 T2W 上,肿瘤替代的骨髓可能是高的,与正常脂肪骨髓相比,破坏区其信号强度增加,或可表现为硬化性病变的低信号强度。因此,转移性疾病在未增强的 T1W 上最为明显,在 T2 或脂肪抑制的 T2 图像上可能难以察觉。与脊柱转移相关的常见癌症包括乳腺癌、前列腺癌、肺癌和肾癌。其他病变包括尤文肉瘤、神经母细胞瘤、黑色素瘤、淋巴瘤、白血病、多发性骨髓瘤和肉瘤。盆腔病变通过硬膜外静脉丛(Batson 丛)转移到胸腰段。淋巴瘤很少表现为硬膜外肿块而不累及骨。

椎骨柱内病变的多重性引起对转移性疾病的怀疑。通常情况下,原发肿瘤是已知的,怀疑有转移性疾病,基于患者的症状学。在这种情况下,重要的是不仅将转移病灶识别为骨,还要评估转移疾病的并发症。这包括对病理性骨折、软组织延伸到椎周和椎管内间隙、脊髓受压和脊髓信号改变。

骨质疏松性压缩骨折

骨质疏松症的特点是骨量减少。它与自发性或轻

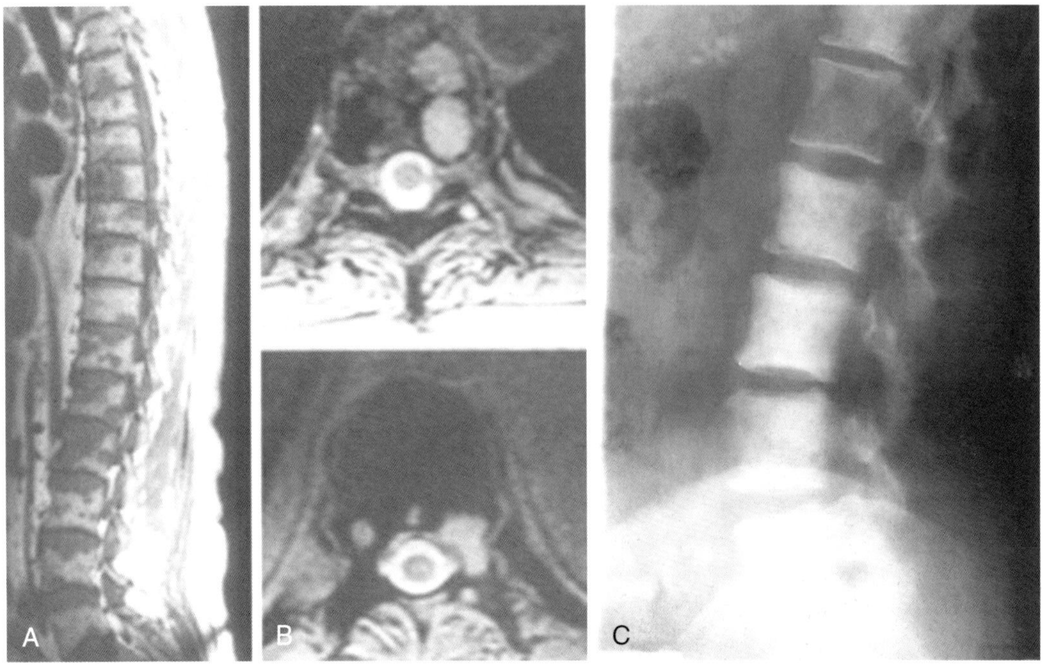

图 16-26 转移性病变。(A)注意,在一例乳腺转移瘤患者的矢状位 T1W 图像上,椎体残留脂肪所勾勒出的低强度病变。(B)与(A)相同,一个锥体轴位 T2W 扫描显示椎体和椎弓根内多个高信号转移灶。(C)另一例转移性乳腺癌患者的侧脊柱 X 线片显示广泛的成骨细胞转移。

微创伤的压缩性骨折有关。这些通常位于胸中段和胸腰段交界处。骨质疏松是压缩性骨折最常见的原因,尤其是老年女性。50 岁以上女性的患病率估计为 26%。急性骨折引起的疼痛通常持续 4~6 周,并伴有骨折部位的剧烈疼痛。这些骨折可压迫脊髓。

很难区分急性骨质疏松转移性疾病的椎体塌陷和急性塌陷(图 16-27)。这两者都可能与疼痛有关,以及压迫脊髓。框 16-8 提供了 CT 标准,据报道,在良恶性急性压缩骨折的分离中非常有用。所有来自原始皮质的骨碎片(拼图征)的存在都是非常恒定的,而且对于良性疾病来说也是相当特殊的。有趣的是,硬化症、椎体松质骨明显粉碎、Schmorl 节或椎弓根骨折对良恶性疾病的特异性较低。

在 MRI 上,非病理和病理性压缩骨折在 T1W 上均呈低信号,在 T2W 上均呈高信号,且增强。两者都可能涉及多个椎体,并与软组织肿块有关。椎管旁肿块更有可能是肿瘤;然而,软组织血肿伴良性压缩性骨折时,会使鉴别困难。在 T1W 上弥漫性取代整个椎体骨髓信号,强烈提示恶性疾病,而压缩性骨折更多局限于终板。皮质破坏,椎体不受压的异常信号,以及发育受累都表明是恶性疾病。在脊柱有其他转移病灶的情况下,椎体塌陷很可能是转移性疾病造成的。

近年来,DWI 已被广泛应用于良、恶性骨折的鉴别诊断,如果能确定扩散受限,则很有可能来自超细胞性肿瘤。有助于鉴别非病理与病理性压缩骨折的 MRI 特征,见框 16-9。

对于有或没有转移性疾病的单个椎体塌陷的病例,建议在 4~6 周进行复查。在这段时间内,良性塌陷在 T1W 和 T2W 上进展为等信号,增强程度降低,而转移性疾病保持稳定或进展而无信号改变。虽然这种回避可能被看作是一种逃避,但很多时候不可能区分急性、非创伤性的良性椎体塌陷和转移性椎体塌陷。

当然,患者会对隐匿性恶性肿瘤进行全面检查,包括骨扫描,以确定是否有其他病变。如果等待不是一种选择(而且往往不是),那么骨活检是鉴别良、恶性疾病的唯一确定的方法。

可导致椎体压缩的疾病包括转移瘤、骨髓炎、先天性缺乏椎体终板、良恶性原发性椎体肿瘤、骨软化症、甲状旁腺功能亢进症、血色素沉着症、骨髓增生性疾病和创伤。

神经嵴肿瘤

起源于神经嵴的肿瘤发生于婴儿期,起源于交感神经丛。包括神经母细胞瘤(<5 岁)、神经节神经母细胞

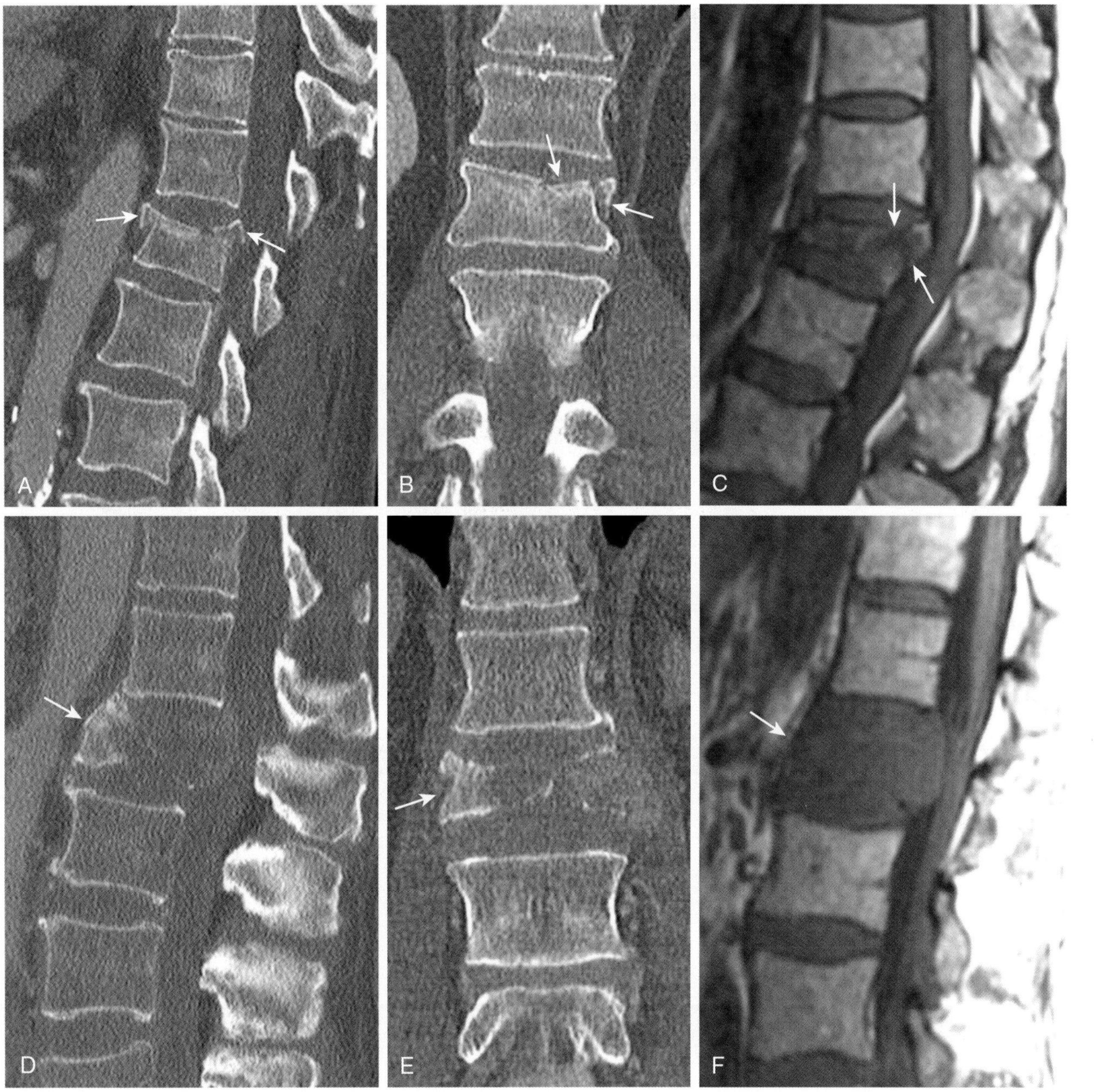

图 16-27 骨质疏松性压缩与病理性压缩骨折。(A)非对比 CT 矢状位和(B)冠状位重建显示急性压缩畸形与多个上终板骨折碎片,可以像拼图(箭头所示)一样拼凑在一起,这是良性骨折的一个很好指标。(C)另一例良性骨折患者中,矢状位 T1W 图像也显示有可能被拼接的碎片(箭头所示)的压缩畸形。与此病例比较,(D)矢状位和(E)冠状位重建显示单个椎体(箭头所示)的广泛破坏和压缩畸形,但骨折碎片的边缘不清楚,缺乏良性骨折的"拼图"形态。(F)矢状位 T1W 显示此水平的骨髓间隙完全被软组织肿瘤所替代,没有明显的骨折平面。这是一种由转移性疾病引起的病理性压缩性骨折。

瘤(5~8 岁)、神经节神经瘤(>8 岁)(图 16-28)。钙化发生于 30%的病例中,并有报道称有出血。这些椎旁肿块通常发生于胸部,可通过神经孔向外延伸,压迫鞘囊。它们都会增强。50%的椎管旁神经母细胞瘤进入椎管。

在评价椎管旁肿块时,髓外造血可能会掠过你的脑海。当骨髓中的正常红细胞由于血红蛋白产生障碍(如镰状细胞疾病)和骨髓增生(如骨髓纤维化或慢性髓系白血病)而失败时,这一过程就会发生。肝脾大更常见,但更罕见的是,髓外造血可以在胸部单侧或双侧椎管旁软组织肿块中清晰地看到(见图 16-28)。

框 16-8 良恶性压缩性骨折的 CT 表现

良性

无皮质骨破坏的椎体皮质骨折、椎体后皮质骨碎片逆行进入向椎管内

椎体松质骨内的骨折线、少见弥漫性椎管旁软组织肿块、椎管内真空现象

恶性

椎体前外侧或后皮质骨破坏、椎体松质骨破坏

椎弓根破坏、局灶性椎管旁软组织肿、硬膜外肿块

框 16-9 良恶性脊柱骨折的 MRI 表现

良性

T1 明显低信号,但恢复正常信号时间>6 周

T1 明显高信号、T1W 图像中的混杂信号

较小的椎管旁软组织肿块(椎体周围血肿)

较少受到后遗症影响

ADC 阴性、通常不与硬膜外肿块有关

恶性

T1 低信号;仅在辐射后恢复正常信号

低强度椎体完全置换的 T1W 图像

较大的椎旁软组织肿块

常受到后遗症影响

骨髓包膜,ADC 阳性、硬膜外肿块

ADC,表观扩散系数。

血管瘤

血管瘤是椎体常见的良性病变，最常见的是偶发性病变。它们由发育完全的成人血管组成。>50%的孤立性血管瘤发生于脊柱，在尸检时发现在约 12%的脊柱中。多发性血管瘤可发生于约 1/3 的病例。女性与男性比例为 2:1,大多数病变位于下胸椎和腰椎。

这些病变最常以圆形病变的形式出现在椎体中，但很少能广泛出现,以延伸至椎弓根、弓和棘突的方式取代整个椎体,皮质边缘通常是不同的。在 CT 和平片上,可见有条纹的粗小梁。在脊椎血管造影上,这些病变是血管性的。垂直条纹代表血管通道,其间穿插增厚小梁。MRI 显示 T1W 和(FSE)T2W 呈高信号,因为它们含有脂肪和水(图 16-29)。

虽然为良性，但伴血管瘤的椎体可发生压缩性骨折或硬膜外延伸,损害椎管或神经孔。奇怪的是,随着骨外延伸,病灶外生部分的信号强度在 T1W 上可能是低的,在 T2W 上可能是高信号。当这些病变压迫脊髓(脊髓病）或它们变成血管并产生静脉性高血压时,就会出现问题。大多数血管瘤是无症状的,但是疼痛是由生长(尤其是在妊娠期间)和压缩骨折引起的。很少情况下,它们可能具有侵略性,表现为骨外延伸,因脊髓压迫,而产生脊髓压迫的疾病。

鉴别诊断是病灶性脂肪取代骨髓。这可以在标准

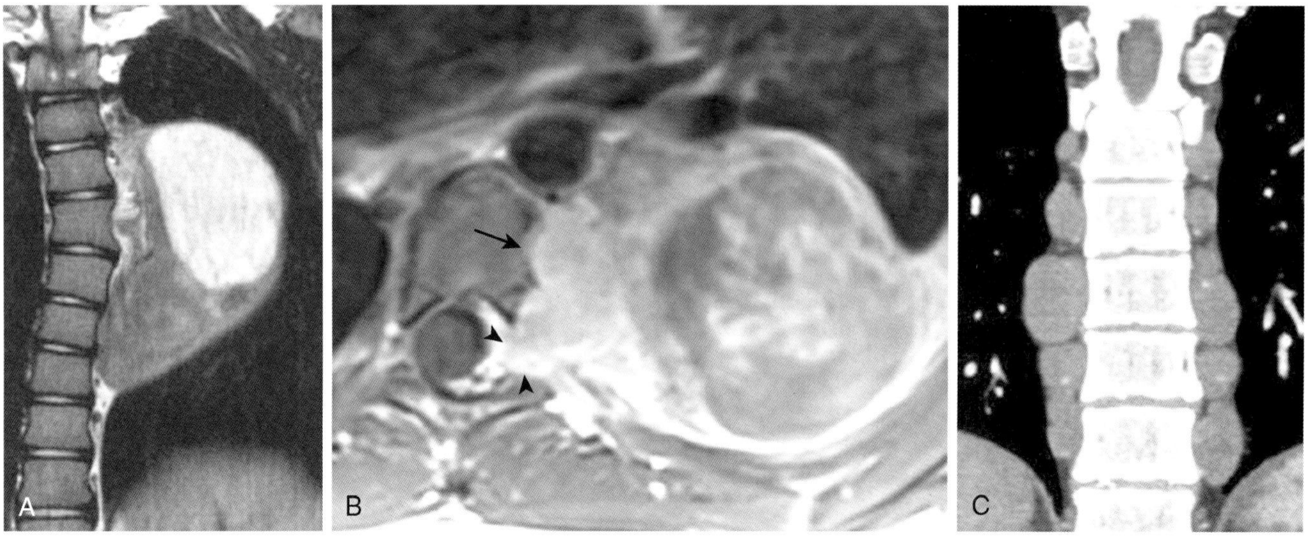

图 16-28 (A)一例 8 岁患儿的冠状 T2W 图像显示左侧椎管旁肿块与相邻胸椎脊柱侧凸有关。(B)轴位增强后 T1W 显示相邻胸椎椎体(箭头所示)的体积相同,并通过扩大的神经孔潜入椎管(三角箭头之间)。这是神经节细胞瘤。(C)与此形成对比的是,双侧椎管旁肿块多个。在你跳到神经嵴肿瘤的区别之前,你应知道这是一例有地中海贫血的成年患者。是的,这是骨髓外造血。有时,历史很有帮助。

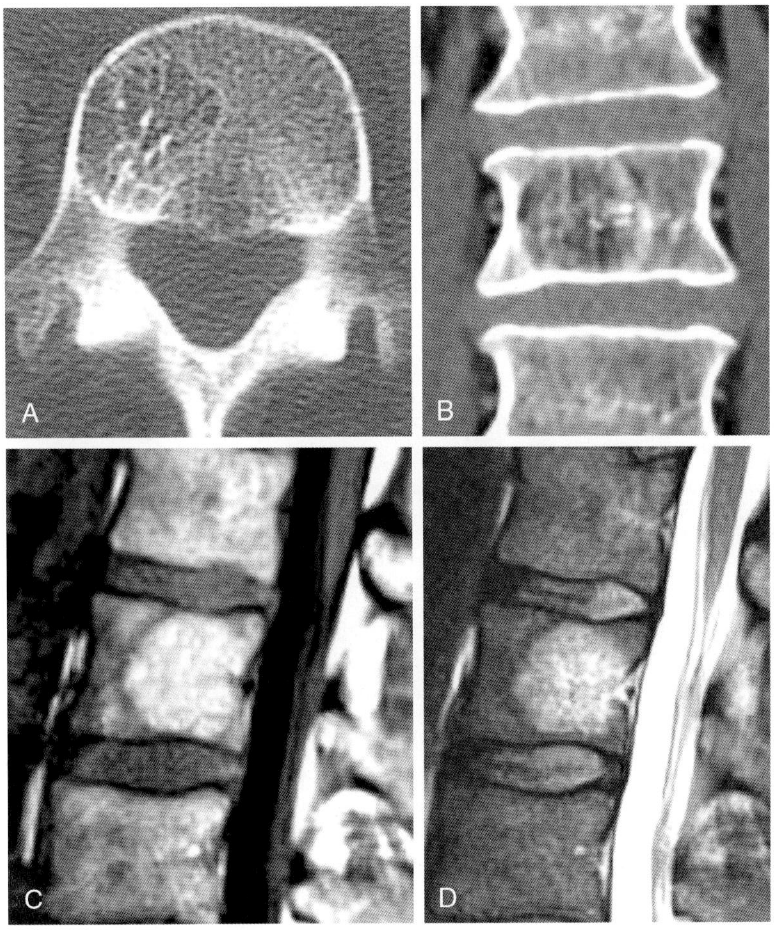

图 16–29 （A）血管瘤。平扫 CT 显示垂直小梁条纹的特征性斑点外观，在椎体右侧的血管瘤中有低密度区域和高密度针状体。（B）冠状 CT 重建在不同的患者中显示垂直的小梁条纹，这是最初在平片上描述的“灯芯绒”的表现。（C）在另一个患者中，矢状位 T1W 图像（我们提到这些是常见的，）显示椎体内有高信号骨性肿块。（D）在 T2W 上，病灶也是明亮的。

的T2W 上，通过不降低局灶性脂肪的强度和血管瘤非脂肪区域的高信号来区分。如果使用 FSE 序列，那么脂肪和血管瘤在 T2W 上都是高信号，因此应该使用脂肪饱和度（如 STIR 成像）。我们经常看到非典型血管瘤，通过 T1W 低信号和 T2W 低信号，模拟骨转移。即使有这些不寻常的信号强度组合，CT 外观仍然是血管瘤的典型表现。当 CT 与 MRI 联合进行时，诊断可以更有信心。否则患者可能需要去活检或接受随访，以评估变化。

脊索瘤

脊索瘤是生长缓慢的局部侵袭性肿瘤，起源于脊索残留，约 50%起源于骶骨区，15%影响脊柱（尤其是颈部）。在脊柱，肿瘤肿块与骨溶解性病变有关，有时伴有硬化边缘和钙化。大多数病变在 T2W 上显示非常高的信号。这些病变可累及椎间盘间隙和多个椎体。在鉴别诊断，想想脊索瘤在奇异的脊髓病变，类似椎间盘突出，神经鞘瘤，或不寻常的骨髓炎（图 16–30）。

软骨肉瘤

软骨肉瘤也可能发生于脊柱，并与身体或后部的骨骼破坏有关。该病变的特征是软骨样钙化，CT 或平片对此有较好的诊断价值。

动脉瘤样骨囊肿、巨细胞瘤、成骨细胞瘤和骨样骨瘤

脊柱骨良性肿瘤包括动脉瘤样骨囊肿、巨细胞瘤、成骨细胞瘤和骨样骨瘤。这些病变有一些特征，有助于区分。成骨细胞瘤（>1.5cm）大于骨样骨瘤（<1.5cm），在脊柱中更常见。两者都有后突或横突倾向，有溶解和（或）钙化的结节包围硬化边缘，并与疼痛有关，在骨样骨瘤的情况下，经典描述为夜间活动和阿司匹林可缓解（图 16–31）。巨细胞瘤是常见于骶骨和椎体的溶解性病变；肿瘤边缘可变薄或断裂，肿块的软组织成分也可能存在。动脉瘤性骨囊肿通常局限于多房溶骨性病变，偶有出血（液平），累及后部，尤其是椎板（图 16–32）。其

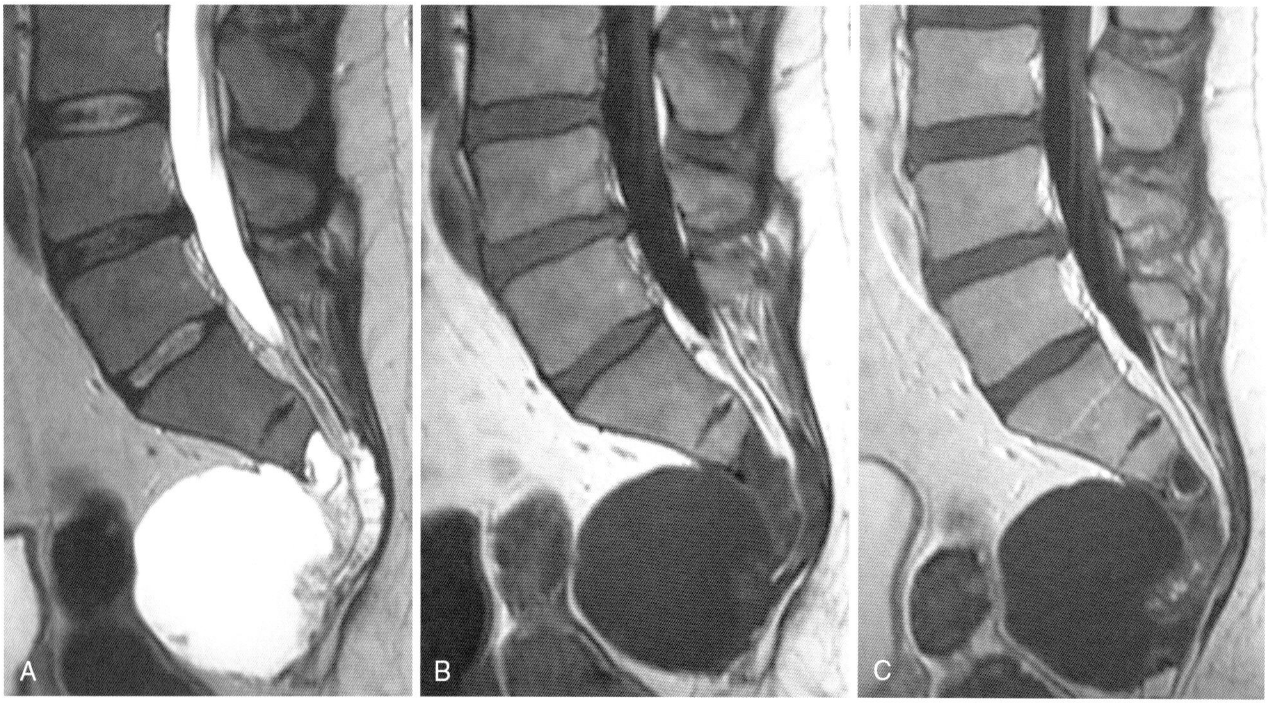

图 16-30 骶骨脊索瘤。(A)矢状位 T2WI 图像显示由骶下各成分引起的高信号肿块,并突出至骶前间隙。T2 高信号是脊索瘤的特征性表现。(B)矢状位 T1 和(C)增强后的矢状位 T1WI 显示病灶内几乎无强化。组织病理学证实脊索瘤。

中一些实体在同一病变内共存或相互演化(这是 MSK 的必要条件)。

嗜酸细胞肉芽肿

嗜酸性肉芽肿 (朗格汉斯细胞组织细胞增生症的一部分)影响儿童,当在脊柱中看到时,主要累及椎体。它是一种生长迅速的肿瘤, 与正常的椎间盘间隙 (椎板)有关,会导致骨质流失和椎体塌陷(图 16-33)。其他可导致椎板病变的概述见框 16-10。

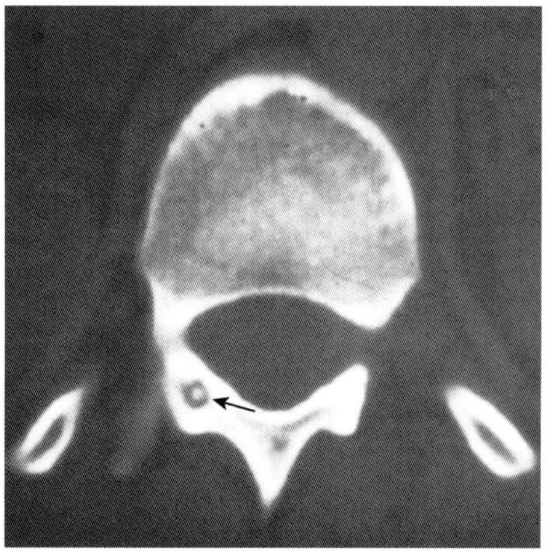

图 16-31 骨样骨瘤。在这个带有骨窗的 CT 中,右板有一个有限的溶解区。在低密度区的中心部分(箭头所示)是一个高密度的点状区域。这是另一典型表现!

可能有相关的软组织从椎体向后延伸到椎管或前部进入椎体前组织。MRI 表现为椎体塌陷,T1W 呈不均匀信号。在 Hurler(黏多糖病Ⅰ)和 Morquio(黏多糖病Ⅳ)疾病中,弹丸状的椎体可以类似嗜酸性肉芽肿的脊椎板。

骨软骨瘤

这些病变通常发生于后部,通常累及胸椎或腰椎。它们常见于青少年的生长部位, 偶尔引起神经症状。MRI 表现为不均匀性信号,T2W 呈高信号(来自软骨部分),而来自肿瘤骨化部分的所有脉冲序列均表现为低信号。

佩吉特病(畸形性骨炎)

佩吉特病常累及脊柱,并使所有椎体部分增大。可导致骨皮质增厚,前后型紊乱(区别于纤维发育不良)和硬化(晚期),T1W 和 T2W 信号较低。还描述了早期溶解阶段(在颅骨中观察到骨质疏松的情况)。受累与背部、颈部疼痛及神经功能障碍相关,也与小关节突关节病、侧隐窝综合征和椎管狭窄相关。有时很难区分成

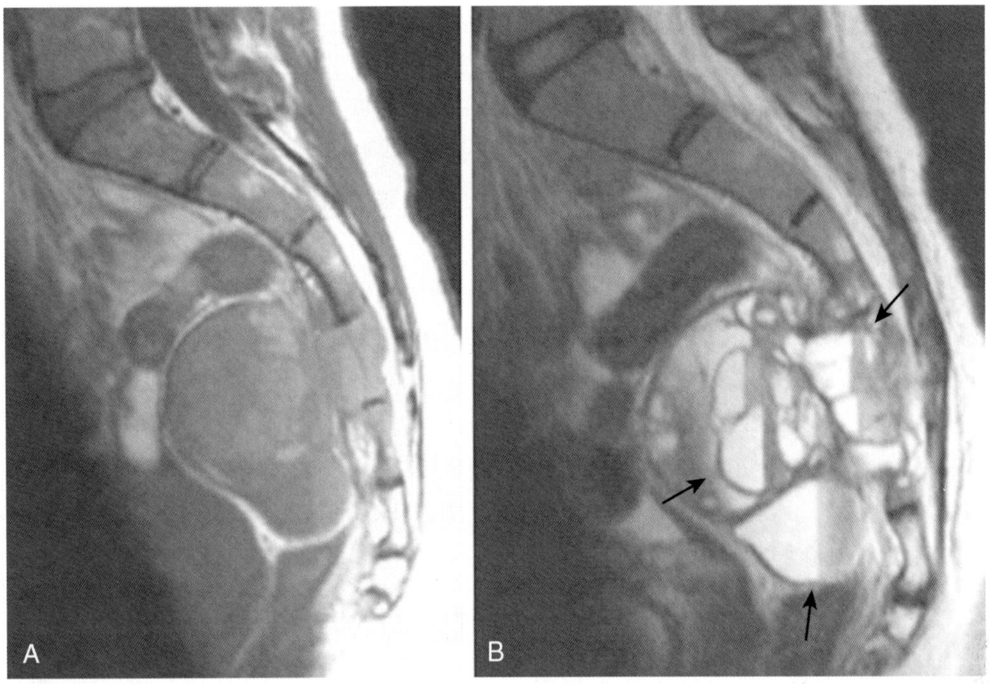

图 16–32　动脉瘤骨囊肿。(A)T1W 图像和(B)T2W 在矢状面显示从下骶骨向前骨盆突出的骨病变中的血流水平(箭头所示)。液平以动脉瘤样骨囊肿为特征。

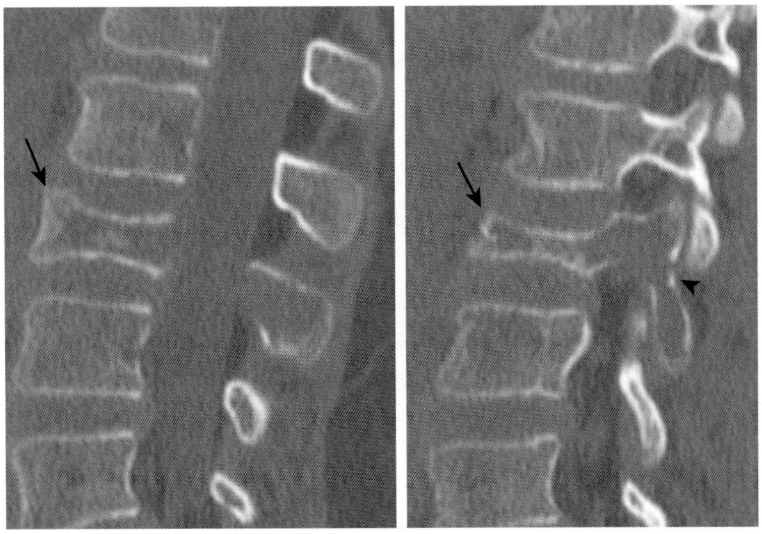

图 16–33　脊柱嗜酸性肉芽肿。CT 腰椎矢状位重建显示 L3(箭头所示)高度下降,髓室内有溶解样表现,包括后突(三角箭头所示)。这种椎板高度下降,是嗜酸性肉芽肿的特点,累及脊柱。

框 16–10　椎板原因

骨质疏松症
类固醇
肿瘤(白血病、骨髓瘤)
嗜酸性肉芽肿
骨折
黏多糖贮积症

骨细胞转移性疾病，因为佩吉特病是多瘤性的>2/3 的病例。大约 10%的病例存在恶性转化为骨肉瘤的可能性:佩吉特骨在骨骼中的恶性发生率是非佩吉特骨的 20 倍。成骨肉瘤的外观是可变的,具体取决于病变是溶骨、成骨还是混合。骨样基质或钙化在所有 MRI 的脉冲序列上均表现为无信号。

多发性骨髓瘤

在多发性骨髓瘤中，矢状位上可观察到骨髓受累的 3 种模式。症状性和无症状的患者在发病早期可能会发现这些模式。最常见类型为 T1W 低信号、T2W 高信号灶(图 16-34)。很少在 T1W 上病变为高信号,可能是由于骨髓瘤病灶内出血。第二个模式由混杂信号(非均匀)组成,T1W 呈稍低信号,T2W 呈高信号。第 3 种弥漫性模式代表骨骼受累,因此,在 T1W 上,椎间盘对替代的脂肪骨髓呈高信号。T1W 上的弥漫性混杂信号表现很难与老年患者脂肪的不均匀分布相区别。椎骨受压可在 MRI 上无骨髓弥漫性异常的情况下发生,并有椎板样改变。其中 50%~70%的患者发生椎体压缩性骨折,10%~15%的患者出现脊髓压迫。多发性骨髓瘤很少与神经根的增强有关。

X 线片和 CT 表现为单纯溶骨性病变或弥漫性骨质减少。骨髓瘤很少累及椎弓根。考虑患有弥漫性骨量减少和压缩性骨折的骨髓瘤患者(尤其是男性患者)。在 CT 上,皮质骨破坏在骨髓瘤中比转移性疾病少得多,而椎体松质骨破坏发生于转移性和骨髓瘤性病变中。请记住,骨髓瘤是一种很难被骨扫描发现的疾病。孤立性浆细胞瘤可能与溶骨性转移不能区分,是多发性骨髓瘤的前兆。

椎体成形术

这项技术已被用于治疗由良恶性椎体塌陷引起的疼痛。这个过程包括向受影响的椎体内注射骨水泥。并发症是由于骨水泥漏入椎管静脉,导致脊髓或神经受压或肺栓塞。最易发生并发症的患者是那些因骨皮质破坏而患转移性疾病的患者。

STIR MRI 经常被用来确定最近是否有骨质疏松性压缩骨折,因为高信号意味着骨髓水肿。那些 STIR 呈高信号的压缩性骨折患者接受椎体成形术治疗比那些 STIR 呈等低信号的压缩性骨折患者得到更多的缓解(可能更慢性,也不会引起急性刺激)。

后凸成形术是一种与椎体成形术相关的技术,在椎弓根针插入椎体后,球囊在椎体内膨胀。骨水泥被注入由气球膨胀造成的空洞中。一些人认为这种技术可以改善椎体高度的恢复和减轻疼痛。

硬膜外脂肪瘤病

硬膜外脂肪瘤病可由多种原因引起,包括肥胖、类固醇的使用(通常在长期使用口服类固醇后)和库欣综合征。脂肪组织最常见于硬膜外后间隙,可导致椎管狭窄,并可产生明显的脊髓或马尾压迫。MRI 显示硬膜外脂肪会扭曲正常的圆形或椭圆形的鞘囊结构,造成囊的拥挤和压缩。治疗包括减肥和停止使用类固醇,视原因而定。

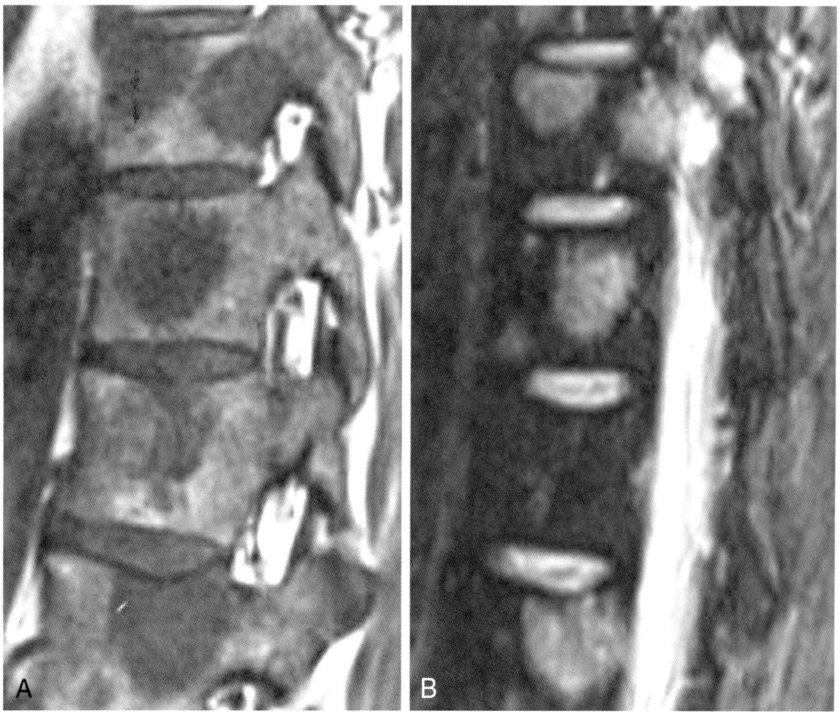

图 16-34 多发性骨髓瘤。(A)矢状位 T1 和(B)矢状位短 Tau 倒置恢复(STIR)图像经中胸椎显示多发性骨髓瘤患者存在多个离散 T1 低信号和 STIR 高信号的骨髓病变。

血管病变

梗死

脊髓缺血和梗死可发生于脊髓的任何位置，但有倾向于上胸或胸腰段，特别是在腹髓，因为血液供应薄弱。临床表现包括肠和膀胱功能严重受损，会阴感觉丧失，下肢感觉和运动功能中度受损。圆锥的缺血可能是由于主要血管（Adamkiewicz 动脉）闭塞后，侧支供应不足所致。但很少见脊髓后动脉梗死。

对于涉及脊髓，髓圆锥，或马尾的急性症状，以及 MRI 上似乎为脊髓或圆锥凹陷的患者，考虑脊髓梗死（图 16–35）。梗死可能是与降主动脉病变有关，如动脉粥样硬化、主动脉外科手术和解剖性动脉瘤。其他原因包括椎动脉闭塞或夹层、动脉炎、血管畸形、妊娠、低血压、镰状细胞贫血、肺结核、脑膜炎、蛛网膜炎、血管畸形、糖尿病、脊柱退行性疾病和椎间盘突出合并脊髓动脉损伤。

在 MRI 上，T2W 上的高信号出现在脊髓内，最常见的是腹侧脊髓，它通常是扩大和增强可能存在，也可能不存在。偶尔在 T2W 上可发现椎体高信号，且最有可能是伴随梗死的结果。看到脊椎的高强化与急性非创伤性脊髓病有关，应高度提示脊髓梗死。主动脉夹层或动脉瘤是引起主动脉瘤的原因之一。如果可以在脊柱中进行弥散加权序列，它将像大多数梗死一样呈高信号。

血管畸形

脊髓血管畸形分为硬脊膜动静脉瘘（SDAVF）、脊

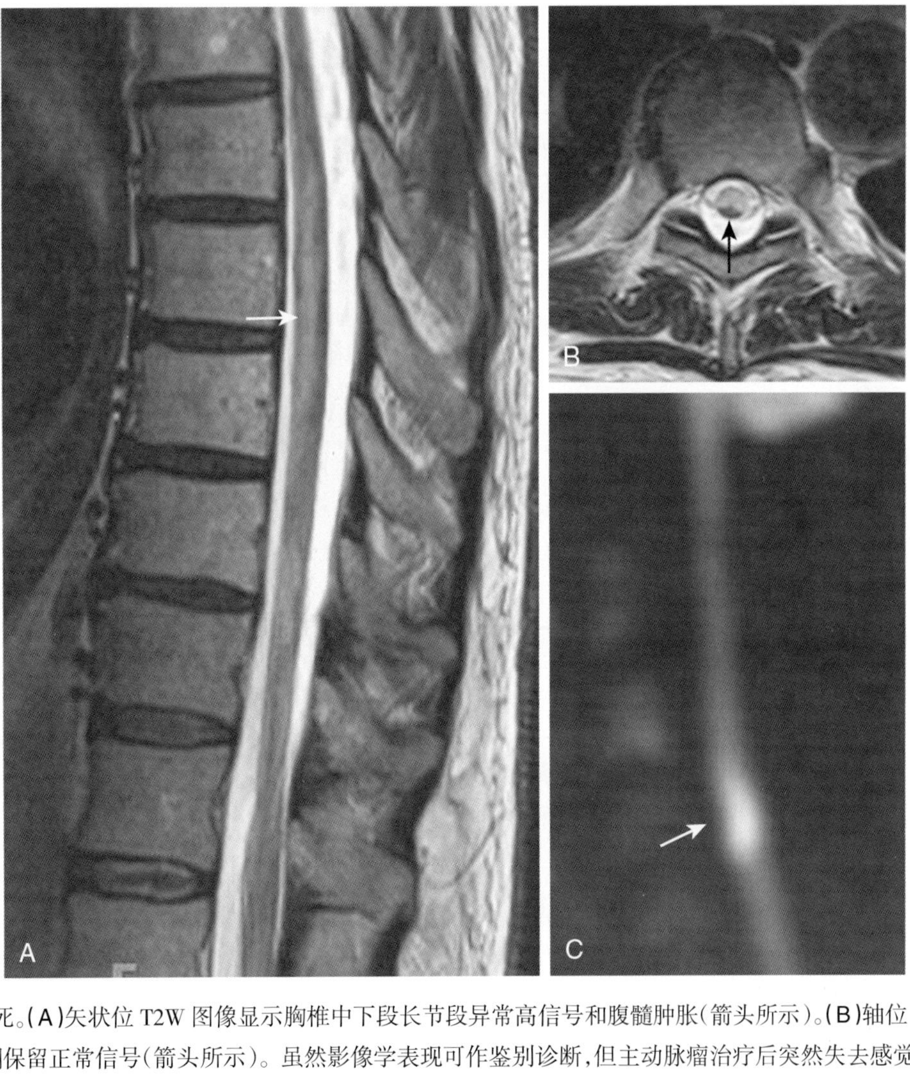

图 16–35　脊髓梗死。（A）矢状位 T2W 图像显示胸椎中下段长节段异常高信号和腹髓肿胀（箭头所示）。（B）轴位 T2W 证实腹侧脊髓受累，仅在脊髓背侧保留正常信号（箭头所示）。虽然影像学表现可作鉴别诊断，但主动脉瘤治疗后突然失去感觉和无力的临床背景应该使脊髓梗死的诊断显而易见。另一例患者的 DWI 图像显示，相对于正常脊髓，梗死（箭头所示）为高信号。

髓动静脉畸形（SCAVM）和脊髓（或髓周）动静脉瘘（SCAVF）（图 16-36）。表 16-2 总结了 SDAVF 与 SCAVM 的临床差异。脊髓血管畸形的治疗取决于许多因素，包括年龄、畸形类型和神经状况，治疗包括栓塞、手术或两者的结合。对畸形的血液供应是非常重要的，以决定是进行栓塞还是进行手术。

当畸形产生的静脉压力增加时，会产生蛛网膜下隙出血。如果静脉引流是颅内的(特别是 SCAVF)，患者可能会出现颅内蛛网膜下隙出血。蛛网膜下隙出血与脊髓血肿的鉴别诊断见框 16-11。

静脉畸形在脊髓中非常罕见，如果出血，就可以报告。

硬脊膜动静脉瘘

SDAVF 是最常见的脊髓血管畸形，在神经根套筒处或附近有一个结节。这种畸形，其引流静脉最常见于下胸髓背侧或延髓圆锥，有 Foix-Alajouine 综合征，以描述脊髓内静脉性高血压继发的脊髓病。在约 85%的病例中，有一条具有全身性压力的神经根动脉直接引流到脊髓软脑膜静脉。然而，也有许多来自单一或多个层面的动脉供血的病例，可能是单侧的，也可能是双侧的。脊髓静脉的全身性压力最初会扩张这些血管，随后发生扭曲和静脉引流不畅。这导致静脉性高血压，组织病理学定义为瘀血，水肿，缺血，并导致肿胀和随后的脊髓梗死。静脉也可能出现静脉石。

主诉开始于隐匿性的下肢无力或感觉改变，伴随着从脊髓尾段开始的非放射性疼痛并向上推进。这在 50~60 岁男性中，有一种发生的倾向。这些病变是很难被发现的，如果这些病变不被识别，患者可能会有持续的神经后遗症，尽管部分可能恢复。这种临床表现有时会被误认为是退行性椎间盘疾病。脑脊液蛋白可能会被误认为是脊髓肿瘤。

SDAVF 还与亚急性坏死性脊髓病相关，包括进行性脊髓病和脊髓坏死。框 16-12 列出了可能出现这种综合征的疾病。根据进展性脊髓病临床症状、阳性的 MRI 检查结果，综合考虑 SDAVF。

MRI 检查结果是关键(图 16-37)。脊髓大小正常或增大，T2W 可见髓内高信号。与此相关的是(但并非总是)脊髓后侧常见血管突出。仔细观察脊髓表面的细微突起，通常是非常光滑的。显然，这些血管增强，除了静脉，脊髓本身可能会轻微增强。最近另一项发现是 T2W 上存在外周低信号，结合脊髓内的高信号，将提高诊断静脉性高血压的特异性。这被认为是代表静脉高血压继发的含有脱氧血红蛋白的软脑膜毛细血管。脊髓 MRI 血管造影，如操作得当，可用于定位动静脉瘘，甚至供血血管。传统的脊髓血管造影建议在不明确的情况下运用，即使在 MRI 上没有明显的异常，但临床怀疑高流量血管畸形，而不是脊髓造影和 CT 检查。

即使 MRI 明确定义了畸形的所有供血血管，脊髓血管造影也是必要的。脊髓血管造影需要仔细观察所有可能提供畸形的血管通路。所有标准血管，包括肋间动脉、椎动脉、颈内动脉、甲状腺动脉和锁骨下动脉都应显影。然而，血液供应可以通过远离畸形的血管到达，包括髂动脉、胃下动脉和骶动脉。

通常，脊髓前动脉不会出现在与 SDAVF 相同的水平。如果是，那么血管内入路是禁忌的，需要外科治疗。如果畸形是由其他血管提供的，则使用永久性封堵剂栓塞似乎是首选的方法。

偶尔，颅内硬脑膜动静脉畸形(瘘)可能有椎管内引流(<5%)。动脉供应来自颈外动脉或椎动脉的脑膜分支。这些通常涉及髓质或颈椎，并可能出现急性出血、四肢瘫或髓质功能障碍。延髓和(或)颈髓 T2W 上高信号伴周围脊髓低信号应提示这一可能的诊断。

脊髓动静脉畸形

SCAVM 是由脊髓前动脉或后动脉分支供血的脊髓内病变，先进入病灶，然后进入脊髓内静脉。这些是真正的动静脉畸形，就像大脑中具有相似血管结构的病变。急性症状是由脊髓内出血引起的，与 SDAVE 不同，它没有性别倾向，进行性发展的脊髓病也较少见。幼年动静脉畸形是一种非常罕见(或不存在)的病变，可能广泛累及髓内、髓外和椎管外成分。它们通常发生在生命早期，且往往预后差。

脊髓动静脉瘘

SCAVF 是位于软脑膜表面的硬膜外髓外(“髓周”)动静脉瘘(没有介入毛细血管网)。它们涉及前或后脊髓动脉与单一动静脉相连。临床表现可从进行性脊髓病到出血，包括蛛网膜下隙出血(高达 30%)。静脉瘤可见此畸形。

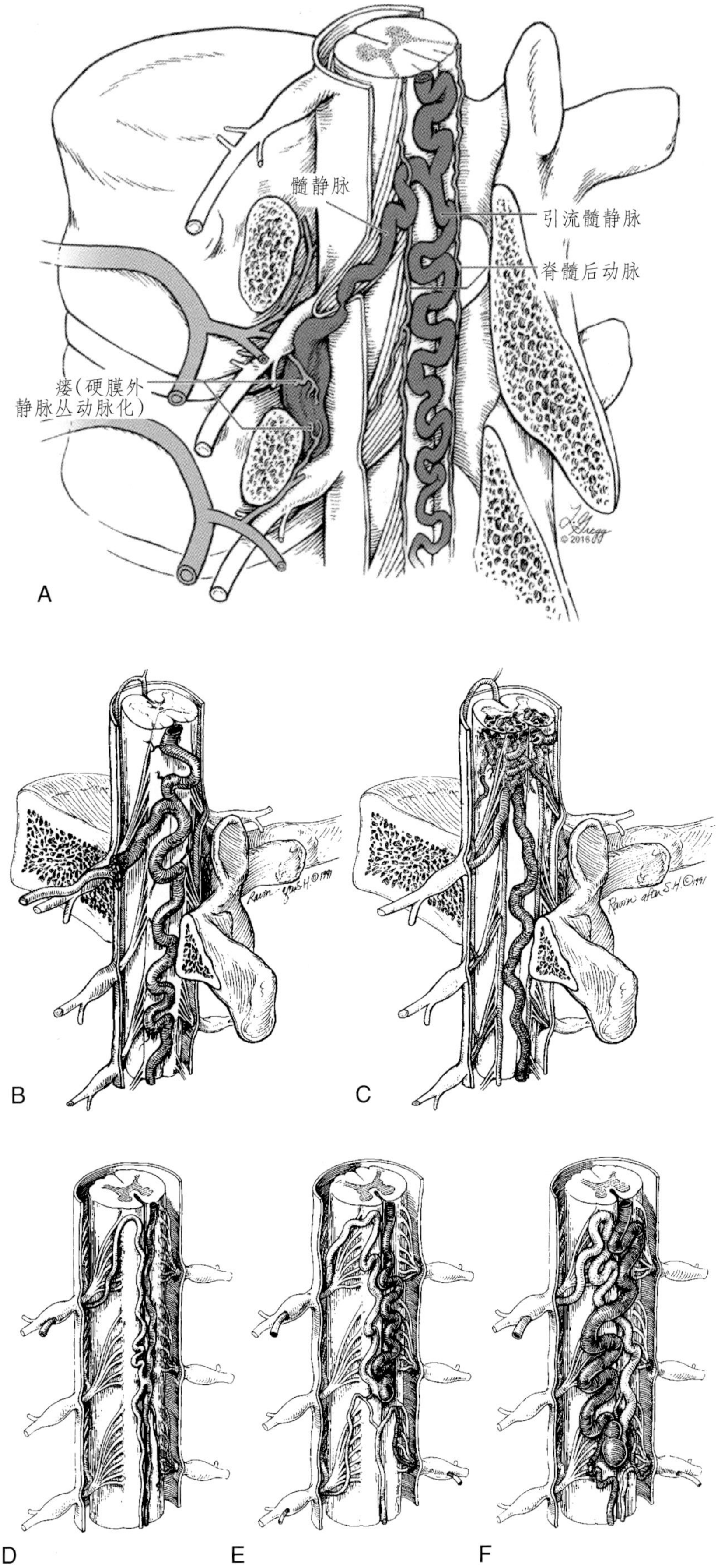

图16–36 椎管血管畸形的示意图,切除部分椎板和硬脑膜。脊髓动静脉瘘较常见的部位包括硬膜外近神经根套筒(A)和近端神经根套筒(B)。(C)脊髓动静脉畸形可以从脊髓前动脉和脊髓后动脉形成多个动脉供血。结节位于脊髓内,引流入扩张的静脉丛。(D~F)动静脉瘘的变化:在所有3种类型中,瘘管连接是硬膜内连接。这些可以从小瘘管到大动脉和大规模扩张的静脉系统。静脉性动脉瘤常与这些病变有关。(A ⓒ 2016 Lydia Gregg; D–F from Barrow Neurological Institute.)

表 16-2 脊髓硬膜动静脉瘘与脊髓动静脉畸形临床差异总结

	SDAVF	SCAVM
年龄	第 5 或第 6 个十年	第 30 年
男性/女性	>5:1	1:1.1
起病	隐匿性	急性
出血	非常罕见	>50

SCAVM,脊髓动静脉畸形;SDAVF,脊髓动静脉瘘。

框 16-11 脊髓蛛网膜下隙出血和脊髓血肿

创伤
医源性/术后
凝血障碍/抗凝
解剖
脊髓动静脉畸形或瘘管
海绵状血管瘤
脊髓肿瘤
脊髓动脉瘤
脊髓静脉瘤
血管炎

脊髓海绵状瘤

脊髓海绵状瘤是少见的髓内血管病变。它们看起来与大脑中常见病相似,年龄为 30~50 岁,男女比例为 1:4。这些病变可能是家族性的。临床表现包括疼痛、无力和感觉异常,这些症状可能是渐进性的,也可能是阶段性的。

MRI 为首选影像学检查,T1W 呈高信号区(高铁血红蛋白),T2W 呈低信号区(含铁血黄素)(图 16-38)。除非最近有出血,否则肿块效应或水肿很小。这些病变可显示轻微增强。脊髓造影可能是正常的,也可能显示萎缩或脊髓扩张。钙化已被报道。这些病变血管造影通常是阴性的,但也可能发现晚期静脉淤积或异常引流静脉。

铁质沉着

脊髓血管畸形或出血性肿瘤,如室管膜瘤或血管网状细胞瘤引起的反复出血,与整个软脑膜和颅内含铁血黄素沉积有关。

框 16-12 亚急性坏死性脊髓病

急性播散性脑脊髓炎
碘氯羟喹中毒
视神经脊髓炎
带状疱疹感染
狼疮
单核细胞增多
多发性硬化
腮腺炎
风疹
硬脊膜动静脉畸形
弓形虫病
肺结核
AIDS 空泡性脊髓病
静脉高压(Foix-Alajouanine 综合征)

AIDS,人类免疫缺陷综合征。

脊柱创伤 / 损伤

虽然在许多情况下,脊柱损伤的存在可以通过体格检查来评估和排除,但在严重疼痛、注意力分散和意识改变的情况下,需要影像学来评估脊柱的完整性。在急性脊髓损伤中,CT 是诊断脊柱骨折和脱位的最佳方法,已经取代了许多创伤中心的平片检查,至少在成人患者中是如此(图 16-39)。CT 有助于显示 C1、C2、C6 和 C7 椎体,这在许多情况下很难在平片上显示。但在检测 C6、C7 和 T1 骨折的价值有限。

MRI 有助于大多数韧带损伤,并评估脊髓的创伤。CT、MRI 或常规的血管造影可以评估在某些类型的脊柱损伤中可能会受到创伤的颈动脉和椎动脉的完整性。非常重要的是,薄层轴位 CT 图像应结合冠状面和矢状位重建,并在多个平面上确认可疑区域。椎间距离的增宽在轴位 CT 上不像平片那样明显;不进行多平面重建,半脱位、脱位和异常角度更难识别。轴位 CT 可完全忽略轴向平面上的骨折,部分容积效应可能掩盖骨折。

MRI 是唯一能可靠地揭示脊髓和韧带内损伤的技术(图 16-40)。脊髓韧带的纤维化导致所有 MRI 脉冲序列呈非正常低信号。它们应在整个过程中都有明确的边界。撕裂或部分撕裂导致水肿为高信号,最好在

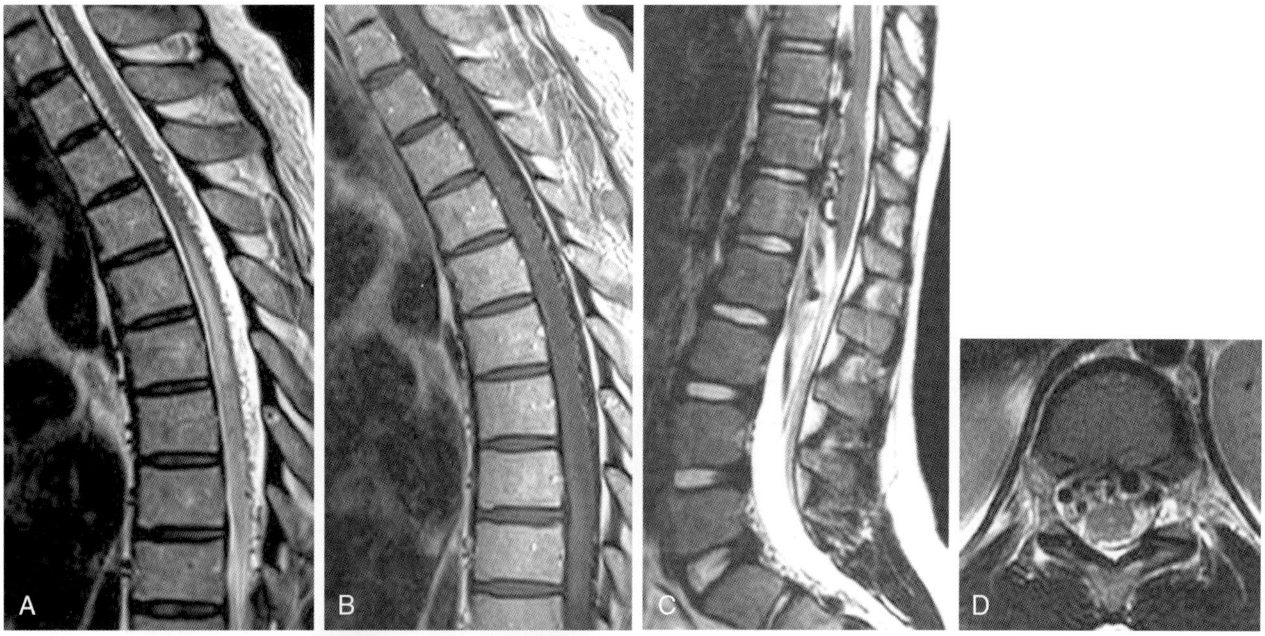

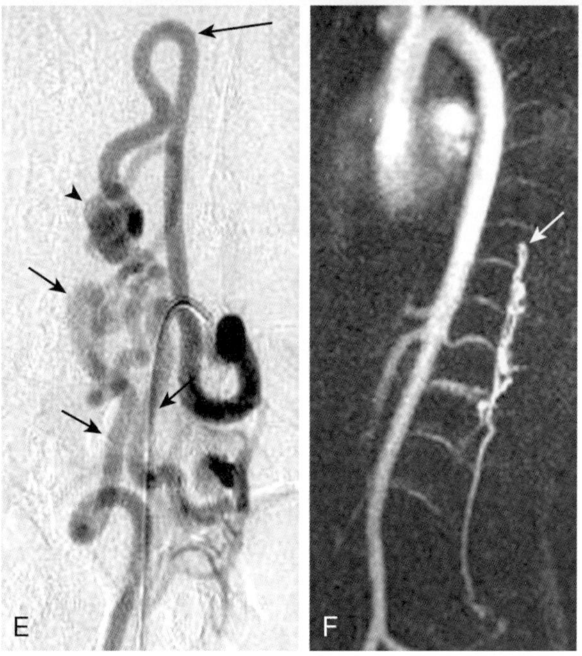

图 16-37 动静脉畸形。(A)一例进展性下肢无力患者的矢状位 T2W 图像显示沿脊髓表面有无数的血流空洞,主要分布在背侧表面。静脉淤血引起的 T2 信号增强,下胸髓扩张。(B)后矢状位 T1W 显示在这些明显的血流流空内有一些强化。脊髓血管造影证实存在硬脑膜动静脉瘘,成功栓塞。(C)矢状位和(D)轴位 T2WI 图像显示沿下脊髓腹侧的静脉石血流空洞扩大,但无相应的脊髓信号改变。这例 6 岁的患者是无症状的,异常发现是因其他原因行另一项影像学研究中偶然发现的,MRI 提示。(E)随后进行常规脊髓血管造影,显示 Adamkiewicz(长箭头所示)明显增大和弯曲的动脉,与扩张的静脉袋(三角箭头所示)有直接的瘘管连接,多个扩大的引流静脉从瘘管(短箭头所示)。(F)经部分栓塞瘘管后的脊髓 MRA 随访显示,Adamkiewicz(箭头所示)的瘘管和动脉的口径要小得多。

STIR 图像上显示(在脂肪抑制的 T2W 上几乎一样)。矢状面显示前后纵韧带、黄韧带和棘间韧带的损伤。韧带损伤常伴有创伤性椎间盘突出。高信号的小关节和周围的软组织损伤,提示小关节囊破裂。高 T2 信号和被盖性层膜、横韧带和鼻翼韧带处的不连续性提示颅颈韧带损伤。

即使 CT 未见明显骨折,也可能存在对这些结构的损伤。胸片或 CT 上是否存在椎前肿胀,应引起对涉及前柱的软组织损伤的怀疑。急性脊髓损伤异常包括髓内出血(可能是点状出血或弥漫性出血)和肿胀,在严重的脊髓损伤、撕裂和脊髓横断(胎儿过伸、臀位分娩、儿童屈曲过伸损伤和直接挤压伤中也可见到)。MRI 也能显示半脱位和椎体骨折,韧带撕裂周围的血肿,脊髓受压,创伤性椎间盘突出。

急性脊髓损伤无 X 线异常及 MRI 表现正常者预后最佳,T1W 上出血或低信号或高信号者预后最差,T2W 高信号者预后最差。损伤后约 2 周,脊髓内出现强化,持续时间为 2~3 个月。据报道,它代表了脊髓血肿的早期坏死、吸收和重组,可能是严重损害的一个指标。具有 T1W 等信号和 T2W 高信号的病例有一定的

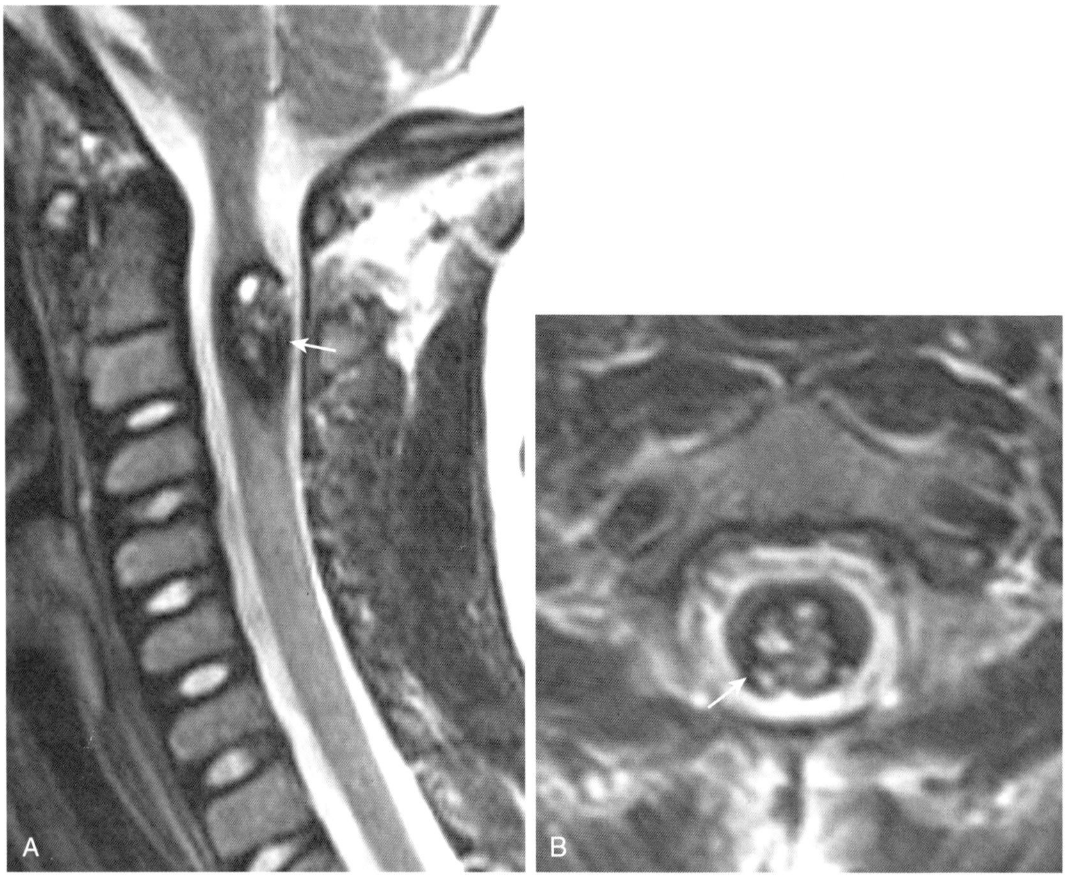

图 16–38　脊髓海绵状瘤。(A,B)就像在大脑中,在 T2W 病变中央呈高信号(细胞外高铁血红蛋白)、病变周围呈低信号(含铁血黄素),是海绵状瘤(箭头所示)的特征。尽管病变很大,但颈髓内无高信号。

可逆改变和改善预后的潜力。严重脊髓损伤的病理结局包括:①萎缩;②脊髓软化;③创伤后滑膜炎;④蛛网膜囊肿;⑤蛛网膜炎。

外伤后脊髓损伤的症状非常多变,不一定与病变程度有关,因此,MRI 对所有脊髓损伤患者,即使是相对无症状的患者,也是合适的。随时间增长,MRI 显示脊髓囊性病变。识别很重要,因为这是一种可治疗的脊髓损伤后恶化的原因。脊髓固有损伤与脑脊液压力和蛛网膜炎的动态变化有关,这些因素都与创伤性脊髓炎的发生有关。

X 线片在评估急性和非急性颈椎不稳定性方面也发挥重要作用。在弯曲、中立和伸展位获得的 X 线片上脊柱排列的变化可以表明韧带松弛。这些患者可以从脊柱固定手术中获益。在急性发作的情况下,这些检查应在临床医生的直接监督下进行,而临床医生在获取图像之前已经对患者进行了检查。患者的颈部不应直接被技术人员或没有对患者进行全面临床评估的医生操作。

颈神经根撕脱

这是上肢牵引损伤撕裂脊髓神经根的结果(图 16–41)。神经根在一侧受损、缺失,因此脊髓被对侧牵拉。薄层 MRI 或 CT 脊髓造影可显示神经根断裂。假性脊膜膨出与此损伤有关。它们是由蛛网膜和硬膜撕裂引起的,可在 MRI 或 CT 脊髓造影上识别。

愈合后,一些假性囊肿可能不与蛛网膜下隙相通,并可表现为硬膜外肿块样病变。硬膜外脂肪局灶性移位可确定病变位置,排除创伤后蛛网膜囊肿。

脊柱骨折和脱位

了解临床稳定性和不稳定性的定义是很重要的。事实证明,这是一个有争议的话题。稳定性已被定义为脊柱在生理负荷下限制移位的能力,以免损伤脊髓和神经根。稳定性也表示可以预防因解剖改变而产生的畸形或疼痛。相反,临床不稳定可以定义为脊髓节段内的运动范围大于正常范围,从而导致神经损伤的风险。

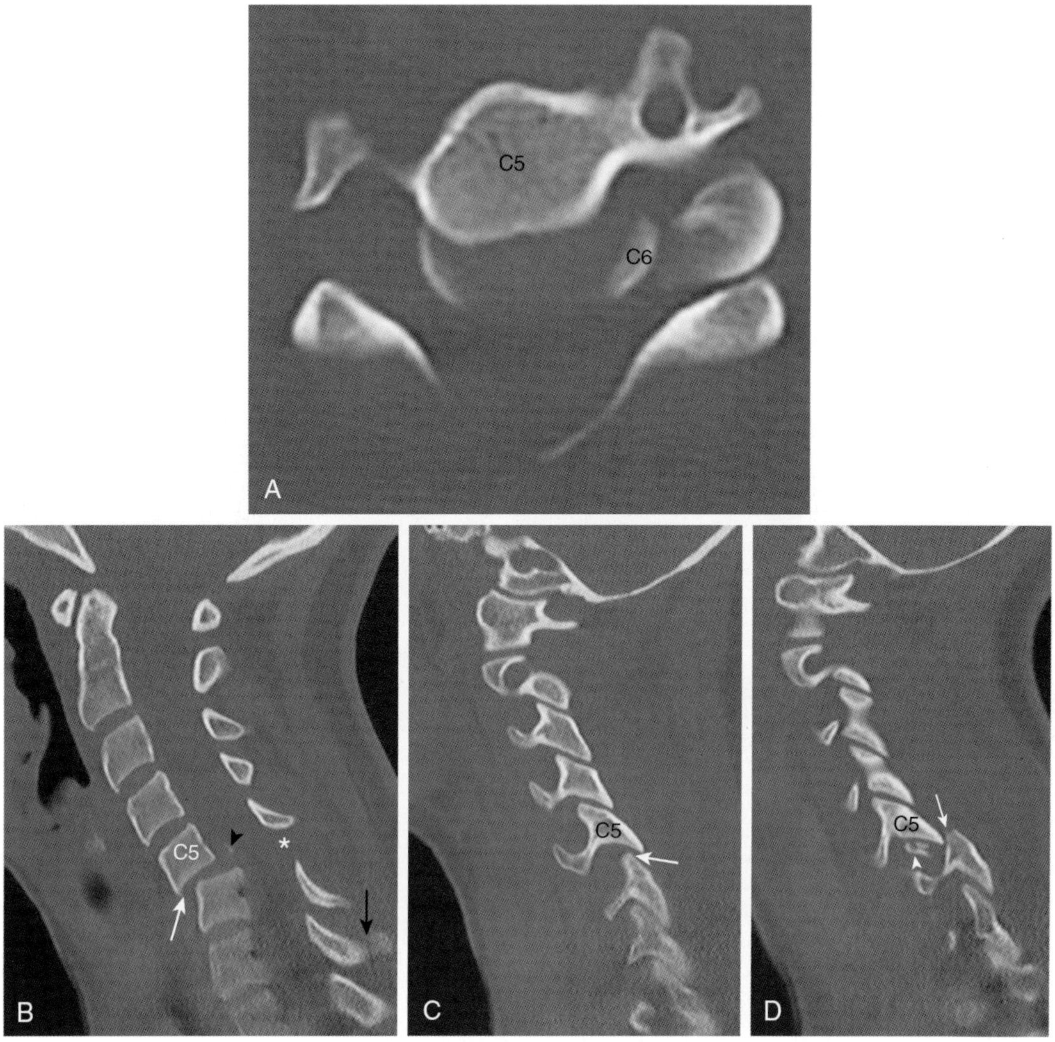

图 16-39 颈椎外伤 CT 图像。(A)在 C5/C6 水平的颈椎轴位 CT 图像上有一些不正确的部位,其中 C5 和 C6 椎体都出现在同一层面上。(B)矢状位 CT 重建有助于我们了解所发生的情况,显示 C6(白色箭头所示)上 C5 的创伤性前突和棘间隙(星号所示)的增宽。在 C5 向前迁移的过程中,C5 的一个小骨片被撕脱(三角箭头所示)。注意 C7 棘突的非移位断裂(黑色箭头所示)。(C)在同一重建序列的侧位上,C5/C6 小关节异常增宽,小关节(箭头所示)部分"显露",破坏了关节的正常"带状"外观。(D)更糟糕的是,在另一侧,C5 的下小关节"跳过"了 C6(箭头所示)的上关节面,这是支离破碎的(三角箭头所示)。三柱伤绝对是不稳定的。在脊柱紧急手术前,需要 MRI 图像(除非有任何禁忌)来评估潜在的脊髓和(或)韧带损伤和(或)椎管内出血,以达到稳定的目的。

骨骼和韧带对脊髓的稳定性起作用。临床不稳定的意义是,手术干预是不需要的,以稳定脊柱和保护脊髓。虽然根据 X 线表现, 某些骨折类型可以被定性为稳定或不稳定,但并不是所有的骨折类型都可以,而临床评价往往也在结合影像学表现来确定脊柱稳定性方面起着至关重要的作用。颈椎损伤通常分为稳定型和不稳定型,见框 16-13。

脊柱可分为 3 个柱,前柱由前纵韧带、前环和椎体前部组成。中间柱由后纵韧带、环的后部、椎体和椎间盘的后侧所勾画。后柱包括神经弓、小关节和囊、黄韧带和所有其他脊髓后韧带。中间柱是关键的,因为不稳定发生时,3 个柱中有 2 个受伤(图 16-42)。压缩性骨折导致前柱损伤(通常是稳定的),而爆裂性骨折影响前柱和中柱 (不稳定)。屈曲-牵张损伤影响中柱和后柱,骨折脱位损伤导致三柱损伤。

过度屈曲是脊椎骨向前旋转和(或)平移,后柱牵张和前柱受压。过度伸展伤包括后旋/移位。在这里的前柱和中柱承受着损伤的冲击(前纵韧带、盘状韧带和后纵韧带)。"扭伤"是由屈伸性损伤所致的上棘、棘间和小关节囊的轻微撕裂,可导致前半脱位。前半脱位被认为是颈椎高度后突的角度,与其他水平(扇形)相比,棘突与层间隙之间的距离变宽。其他发现包括椎间盘前

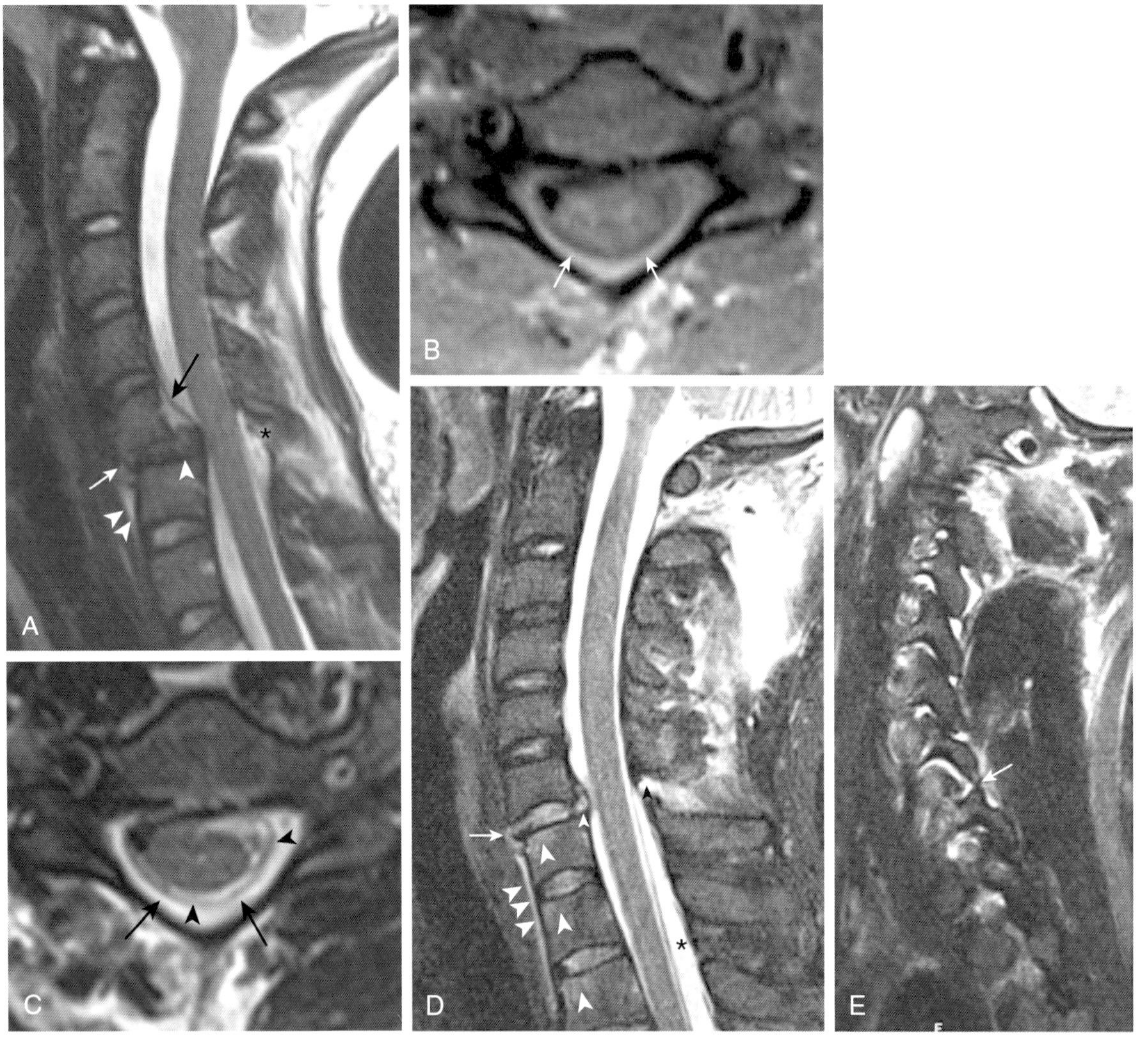

图 16-40 韧带损伤 MRI 成像。(A)与图 16-39 所示为同一患者,矢状位 T2W 显示 C6 水平上 C5 创伤性前移(白色箭头所示)。现在我们可见软组织的损伤了。椎前软组织内有水肿(双三角箭头所示)。后纵韧带有松弛和断裂(黑色箭头所示)。盘内有升高的 T2 信号,表示急性椎间盘破裂(单三角箭头所示)。黄韧带(星号所示)有断裂,通常在这个水平上被视为低信号。请注意,此处棘间间隔增宽,脊髓在椎管内看起来受压,但至少脊髓信号看起来很好。(B)轴位梯度回波和(C)轴位 T2 图像显示鞘囊(箭头所示)周围有硬膜外血肿,导致鞘囊内脊髓受压。在颈椎中,硬膜缘应接近骨管边缘,但在这种情况下,由于硬膜外血肿(箭头,C)它们得到解除。(D)在不同的类似损伤患者中,矢状位短 Tau 倒置恢复(STIR)显示椎前软组织前纵韧带断裂(箭头所示)和相关水肿(3 个相连的箭头所示)、急性椎间盘破裂(小三角箭头所示)、黄韧带破裂(黑色三角箭头所示),棘间韧带内 T2 高信号异常(黑色三角箭头处和后部),以及上颈部软组织明显水肿。注意硬膜后抬高,这是由硬膜外液聚集(黑色星号所示)引起的。骨挫伤沿上终板 C7、T1 和 T2(大三角箭头所示)骨凹陷不明显,但在 STIR 上明显存在。(E)在同一患者中,C6 的下关节面在 C7 的上关节面上"栖息",小关节周围的水肿(箭头所示)表示小关节囊破裂。

间隙变窄,后侧变宽,累及椎体的前平移,下椎体与上关节面之间的间隙变宽,小关节半脱位。屈伸 X 线片能最好地显示这种损伤。

有一系列与小关节相关的损伤,从骨折到小关节半脱位,从固定的小关节到小关节脱位(跳跃的小关节),可以是单侧或双侧的(见图 16-39 和图 16-40)。旋转小关节损伤是一个通用术语,用于描述单侧小关节脱位/半脱位以及单侧小关节骨折伴排列失调。无骨折的小关节半脱位仅发生于 25%的病例中,但脊髓损伤的发生率较高,因此应予以稳定。骨折通常是发生在椎体上方的下小关节。小关节骨折合并脊椎损伤会导致旋转不稳,需要手术固定。

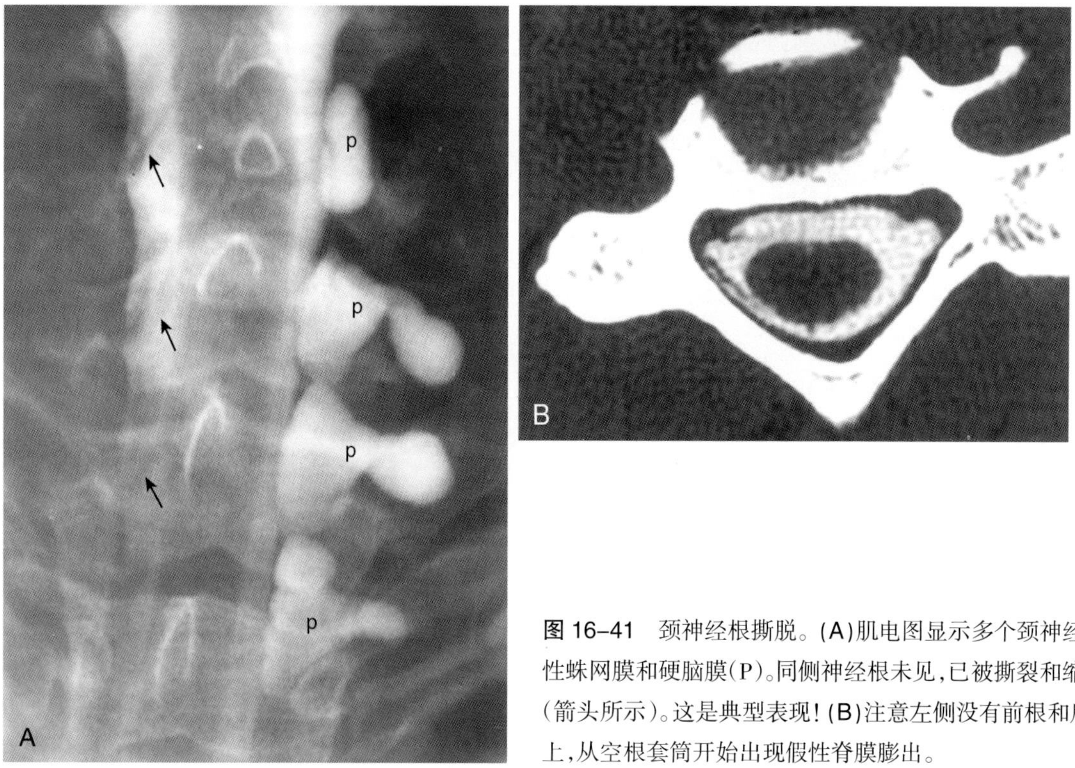

图 16-41　颈神经根撕脱。(A)肌电图显示多个颈神经根撕脱,表现为多个假性蛛网膜和硬脑膜(P)。同侧神经根未见,已被撕裂和缩回,可识别对侧神经根(箭头所示)。这是典型表现!(B)注意左侧没有前根和后根,在此 CT 脊髓造影上,从空根套筒开始出现假性脊膜膨出。

寰枢椎脱位

寰枢椎脱位(又称颅颈分离)是颅颈交界处稳定韧带损伤的结果(图 16-43)。这通常被认为是致命的伤害,尽管有许多生存的病例报告。严重损伤包括脑髓质裂伤、下髓和脊髓的挫伤或撕裂、中脑损伤、蛛网膜下腔出血、硬膜下出血以及血管夹层。儿童发病率增加,主要是因为小枕骨髁突和寰枕关节。高速剪切力指向颅骨面部或后部。

寰枢椎脱位可与严重过度伸展、I 型齿状突骨折(见齿状突骨折分段)、枕骨髁与 C1 的正常关系丧失及椎前肿胀有关。由于层膜和鼻翼韧带的撕裂,可以观察到与寰椎相关的纵向牵张和前、后脱位(图 16-44),并被认为是 Basion 与齿突之间的距离增加(侧片>12mm)。CT 可以检测 Basion 骨折和髁状突骨折,但是,如果没有相关的骨性骨折,仅在轴位 CT 图像检查时,这种严重的损伤是可以完全忽略的。回顾多平面图像是至关重要的,在这种类型的损伤中,冠状位和矢状位重建图像将显示 C1 侧块和枕骨髁之间间隙增宽。T2W 和 STIR 图像显示椎前软组织损伤、韧带撕裂、硬膜外血肿、脊髓损伤和脑干损伤。

在儿童中,这一诊断可能是有问题的,因为骨化在颅颈交界处,特别是在窝中,据报道,在 13 岁以下患者,基底窝间隔不可靠。

图 16-45 显示了 3 种类型的枕髁骨折。

寰枢椎牵张

这种损伤是由于严重的伸展造成的。C1 与 C2 之间有关节囊、翼韧带、横韧带及层膜断裂。偶尔出现 I 型齿突骨折。C1 和 C2 之间的间隙明显变宽。可在平片和 CT 上寻找椎前肿胀。在 MRI 上,在 STIR 或 T2W 上可发现椎前韧带、棘间韧带和核韧带的水肿。其他报告的发现可能是小关节增宽,硬膜外血肿和局灶性在脊髓增加 T2 信号强度的病变。

寰枢椎旋转

寰枢椎旋转导致斜颈,从而使寰椎从枢轴关节前部旋转和脱位。头部旋转并不能纠正 C1 侧块间隙的不对称增宽,C1 的棘突也不能移动。CT 或 X 线平片检查时,头部向左、右、中间位转动,也不能恢复。

寰枢椎不稳

寰枢椎不稳可由外伤伴随骨折和横韧带断裂引起,也可在非创伤性情况下出现,包括横韧带松弛或齿

框 16-13 颈椎骨折稳定性分析

一般认为是稳定的
前半脱位
下颈椎爆裂性骨折
柱状断裂
后神经弓骨折
单侧小关节脱位
棘突骨折
Clayshoveler 骨折
横突断裂
椎体高度<25%的压缩性骨折
前楔形骨折
无韧带撕裂的孤立性撕脱伤
Ⅰ型齿状突骨折
Ⅲ型齿状突骨折(通常)
终板骨折
骨赘骨折(不包括角部或泪滴状骨折)
小梁骨损伤
通常认为不稳定的
寰枕半脱位
双侧 C1/C2 脱位
双侧小关节、椎板或椎弓根骨折和(或)脱位
机会性骨折
伸展性泪滴骨折
屈曲泪滴骨折
悬吊性骨折
过伸性骨折脱位
Ⅱ型齿状突骨折
Jefferson 骨折

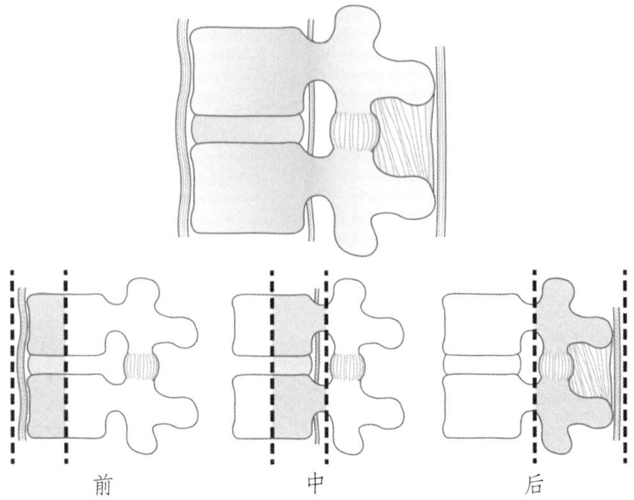

图 16-42 Denis 提出的脊柱三柱分类模型代表了对脊柱损伤的思考比以前的两列模型有了进步。增加了由后纵韧带、纤维环后侧、椎体后部和椎间盘组成的中柱的概念。(From Garfin SR, Blair B, Eismont FJ, Abitbol JJ. Thoracic and upper lumbar spine injuries. In Browner BD, Jupiter JB, Levine AM, et al, eds. Skeletal trauma: fracture, dislocations, ligamentous injuries. Vol 1. 2nd ed. Philadelphia: Saunders; 1998:967.)

状突畸形(齿突、终小骨、齿状突底、根尖段或整个基底发育不全)。这种损伤是非常严重的,特别是在非创伤性的情况下,因其可能是致命的,但患者可以完全无症状。完全脱位的 C1/C2 关节可能是损伤的另一个来源——这是区别于旋转半脱位，其中的小关节是完整的。前寰枢椎间隙可因韧带松弛而异常增宽并可因患者体位的不同而变宽(图 16-46)。其他非创伤性原因包括扁桃体炎和咽炎(Grisel 综合征)、唐氏综合征(21-三体综合征)、马方综合征、神经纤维瘤病、强直性脊柱炎、类风湿关节炎、焦磷酸钙沉积病和骨肿瘤。焦磷酸钙沉积症是齿状突横韧带增厚（如类风湿关节炎)、囊肿、蛀牙的另一个来源,但很少导致 C1/C2 半脱位。焦磷酸钙沉积病比类风湿关节炎更容易出现韧带钙化。

基底内陷 / 基底凹陷

基底内陷/基底凹陷这些描述是先天性的或后天向上移动的,位于枕骨大孔水平以上的齿穴。凹陷这一术语只适用于底层骨异常的情况，而内陷并不意味着不存在内在的骨病理改变(图 16-47)。先天性病例可在成骨不全、Klippel-Feil 综合征、软骨发育不良和 Chiari 畸形中看到。类风湿关节炎、佩吉特病、转移性疾病和代谢紊乱(如甲状旁腺功能亢进症和佝偻病)形成的血管炎也会导致颅底垂直移位。移位会压迫脑干,造成神经系统的损害,脑积水甚至是致命的。在影像学上,如果从硬腭到齿突间的(Chamberlain 线)线>3mm,或从硬腭到枕骨最下缘的线(McGregor 线)上方>4.5mm,则存在基底内陷。这些病例通常需要手术稳定。

齿状突骨折

齿状突骨折分为通过齿穴上部的斜骨折（Ⅰ型)、通过齿状突与轴体交界处的横向骨折(Ⅱ型)(不稳定)和骨折延伸到轴体的松质部分(Ⅲ型)(图 16-48)。

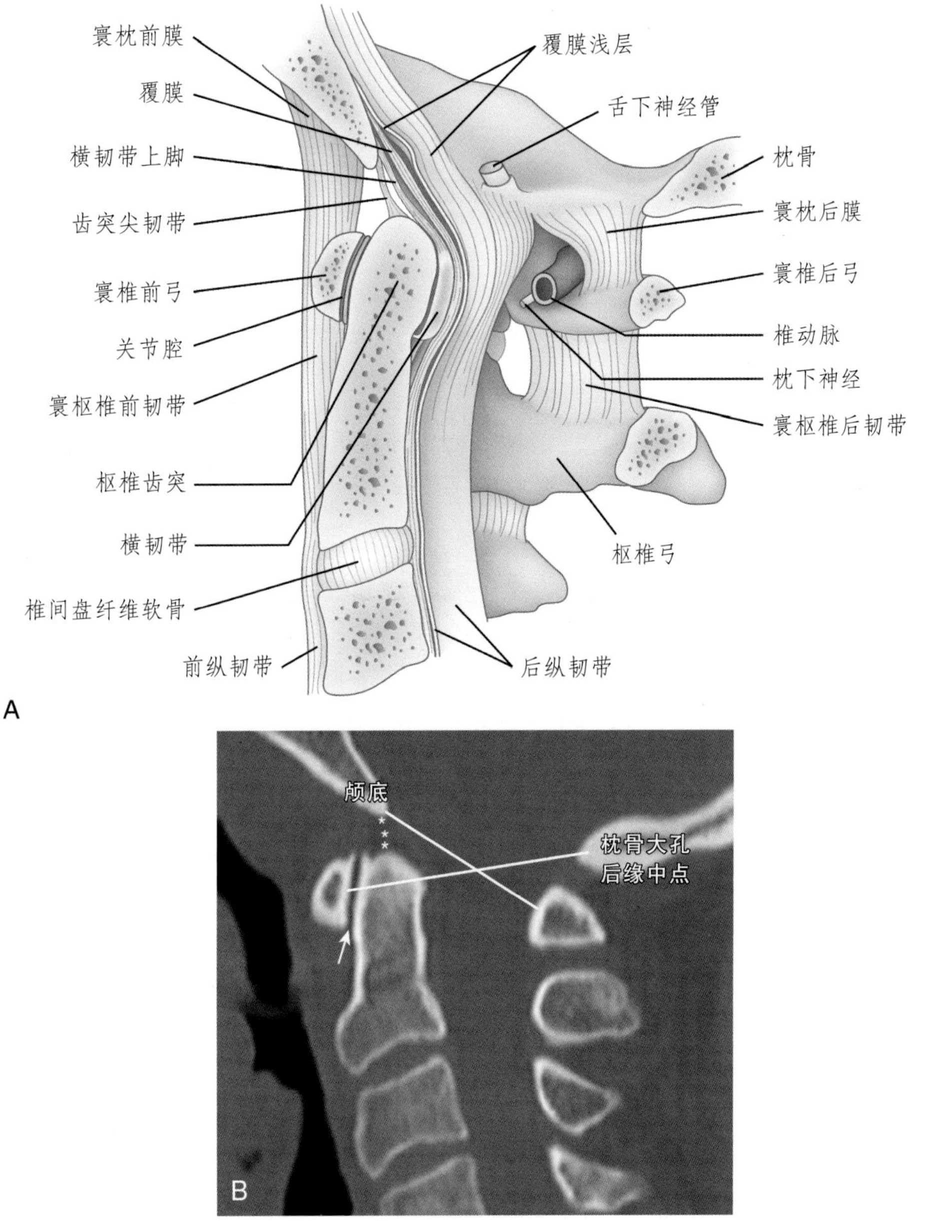

图16–43 稳定韧带和颅颈交界处的有效测量。(A)示意图显示头颈部重要的稳定韧带。(B)在颅颈交界处要记住的有效的测量方法,包括前寰枢椎间隙(箭头所示),在成人中测量的长度不应超过3mm,弯曲和延伸的位置不应改变,枕骨大孔后缘中点与枢椎体后缘皮质间距(BAI,星号所示)应<12mm。Powers比率为颅底点到寰椎后弓羊缘直线长度与枕后点到寰椎前弓后缘长度的比值。该值>1提示枕骨–寰枢椎脱位。

齿状突

齿状突是一种圆形的、光滑的小骨,可见于穴的基部。它的位置是可变的,无论是在齿状突的位置(原位),或在大孔附近的枕骨底部(主位)。在侧位X线片上,可见轴上方有一个平滑的边缘骨,中间有明显的放射带(图16–49)。最初被认为是先天性或发育异常,现在被认为是后天性或创伤后原因的结果。有一种联系,尽管很少见,但与Klippel–Feil综合征、骨髓增生异常、Morquio综合征、唐氏综合征和脊椎骨骺发育不良之间存在联系。

齿状突嵌在寰枢椎横韧带内,与寰枢椎不稳有关,横轴移位,有时导致脊髓受压。这通常需要后路寰枢椎融合术。放射学家的问题是把齿状突与Ⅰ型或Ⅱ型齿状突骨折区分开来。急性骨折的边缘不像齿状突那样光滑,而是有锋利的放射状边缘。

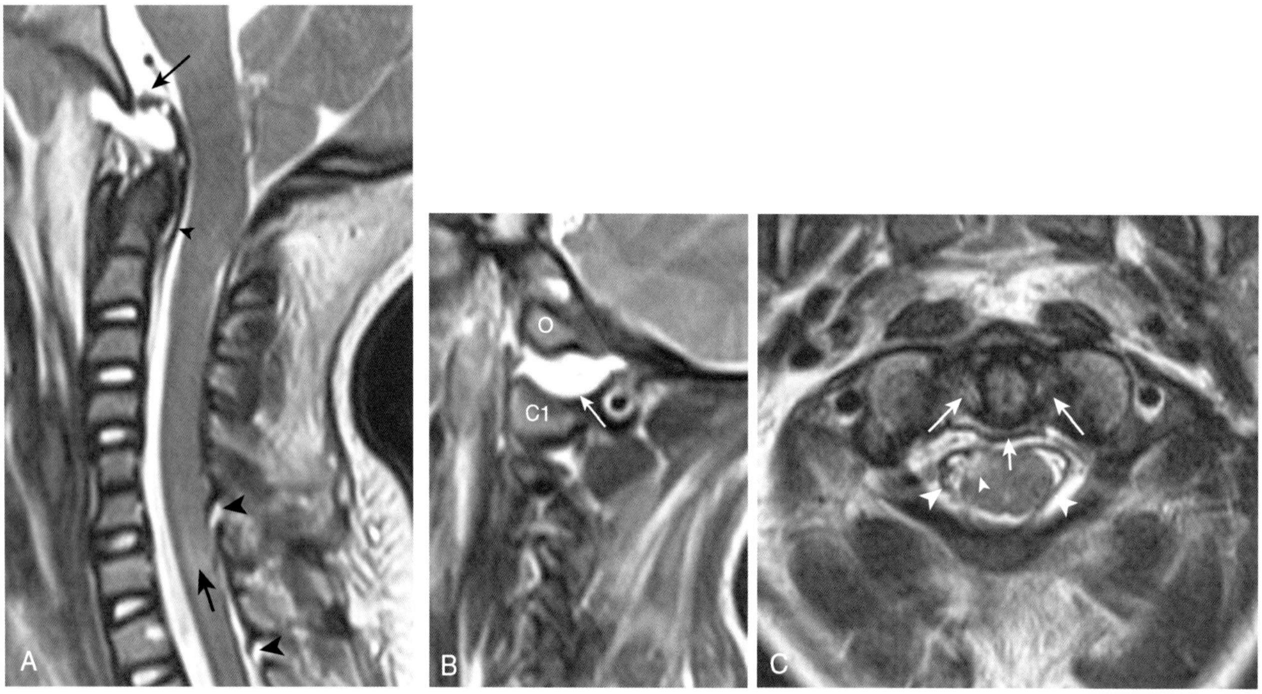

图 16-44 颅颈分离。(A)矢状位 T2W 图像显示被膜(短箭头所示)的破坏。茎突与窝之间的间距扩大,顶端韧带缺失,通常可见连接斜坡顶端和窝的间隙也被破坏。横韧带(短三角箭头所示)在齿突后侧被抬高。尽管头颈部损伤严重,但仍保留了寰枢椎间隙,因此,C1-C2 关系得到了适当的维持。在颈部其他动脉水平出现多个黄韧带断裂灶(长三角箭头所示),T2 高信号提示 C7 节段脊髓水肿(长箭头所示)。(B)同一序列的远侧图像显示枕骨髁(O)和 C1 侧块(C1)之间间隙异常增宽及积液影(箭头所示),一般双侧存在(此处仅显示一侧)。还要注意的是,相对于 C1 的侧块而言,枕骨髁有轻微的前移位。(C)轴位 T2W 图像显示双侧鼻翼韧带附着处的高信号(长箭头所示)和横韧带(短箭头所示)被抬度并松弛。硬膜外血肿导致椎管内硬脑膜抬高(长三角箭头所示),脊髓内还有另一个挫伤(短三角箭头所示)。

Jefferson 骨折

Jefferson 骨折被经典地描述为有 4 个部位(交界处)。前后弓与外侧块的连接处,这是骨最薄的部位),尽管骨折数量有许多差异(图 16-50)。它们是由压缩力引起的。横韧带撕裂与 Jefferson 骨折有关。

悬吊性骨折

悬吊性骨折是颈部过伸造成的,是 C2 的骨折脱位。创伤性腰椎滑脱的范围见图 16-51。当 2 个椎弓根骨折时,C3 上 C2 有前半脱位,而后环不动,由下关节突固定。

胸腰椎骨折

为了指导临床治疗,人们提出了许多胸腰椎骨折分类方案,最近引入了胸腰段损伤分类和严重程度评分(TLICS),在决策过程中考虑到影像学和临床参数,为紧急手术的需要提供了更清晰的依据。该分类方案应用数值评分系统(1~10)对损伤形态、后韧带复合体的完整性以及患者的临床症状进行分析,以确定是否需要紧急手术脊柱稳定(评分>5 分)。

从放射科医生的角度来看,有几个观察应该记录在报告中,有助于脊柱外科医生确定是否需要紧急干预(图 16-52)。这包括骨折模式的描述(压缩、爆裂、平移/旋转、牵张)。

压缩性骨折是指带或不伴有前皮质损伤但保留椎体后壁的终板损伤的骨折。爆裂性骨折是一种粉碎性骨折,累及后椎体,上终板碎片移位至椎管内,是轴向负荷损伤的结果。平移损伤导致一个锥体相对于另一个椎体的侧移。牵张伤导致垂直平面骨性关系的扩大。对于所有的损伤类型,椎体高度丢失的百分比、后遗症的存在以及对椎管直径的影响、脊柱后突和椎管内出血的存在都应在放射学报告中加以描述。

此外,应评估后韧带复合损伤的存在,如小关节或棘间距离加宽、棘突撕脱伤、X 线或 CT 上的椎体脱位。在 MRI 上,对棘上和棘间韧带、黄韧带、小关节囊、椎间

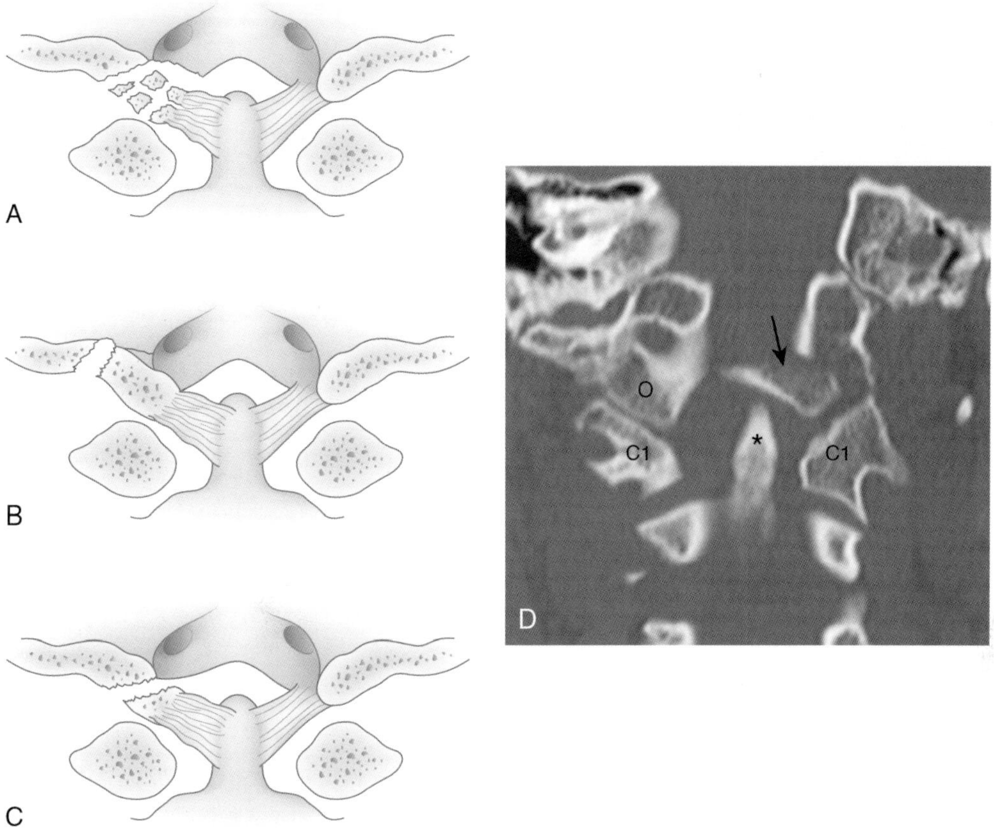

图 16–45　安德森和孟德萨诺的分类描述了枕骨髁骨折的 3 种基本类型。第一个(A)是撞击型骨折,通常是头部轴向载荷不对称的结果;它可能与上颈椎的其他侧块骨折有关。第二个类型(B)是颅底型枕髁骨折,这可能是通过翼和根尖韧带复合体的牵张力的结果。(C)Ⅲ型撕脱性枕骨髁骨骨折。(D)冠状位 CT 重建显示右侧枕髁(O)与 C1 侧块(C1)的正常关系。C2 的关节面以星号表示。左侧为枕髁骨折,伴枕髁骨折块(箭头所示)移位和成角。在随后的 MRI 中显示根尖韧带和鼻翼韧带断裂(未显示)。(B, Redrawn from Anderson P, Montesano P. Morphology and treatment of occipital condyle fractures. Spine. 1988;13:731.)

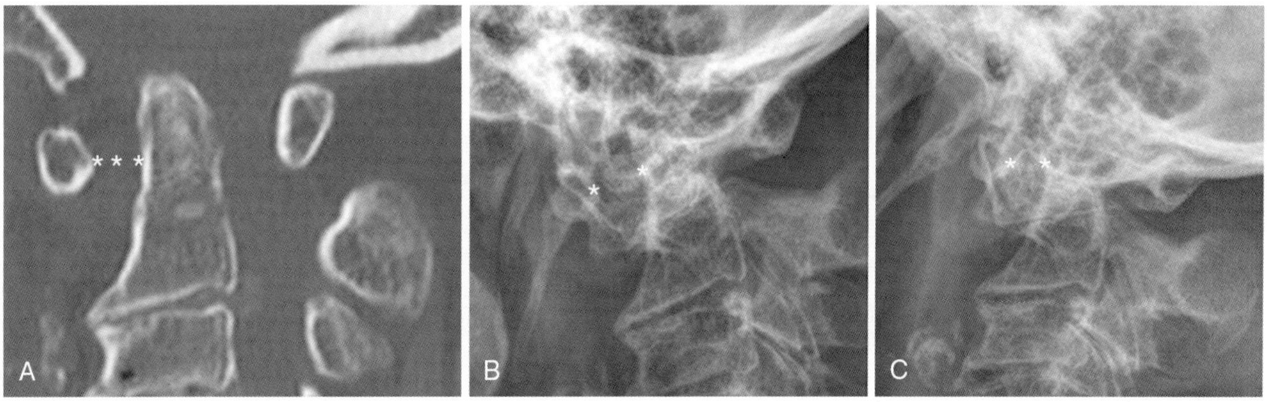

图 16–46　寰枢轴不稳定。(A)矢状位 CT 图像显示寰枢椎前间隙异常增宽(星号所示)。成人的寰枢椎前间隙不应超过 3mm,在本病例中由于退化性血管扩张而增大(未显示)。(B)颈椎的屈曲和(C)伸展位 X 线片显示,尽管患者偏移有限,但弯曲位置的间隔比伸展位置更宽,表明韧带松弛和不稳定。

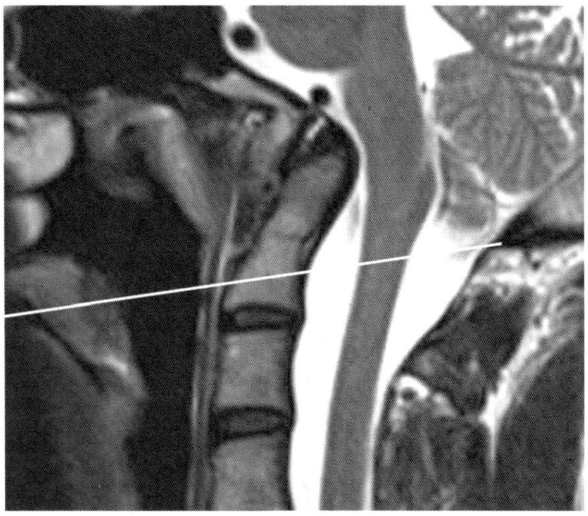

图 16-47 基底凹陷。Klippel-Feil 综合征患者的矢状位 T2W 图像扫描显示,相对于 McGregor 线(图中白色线),齿突的移位更明显,提示基底部凹陷。骨髓是正常的,因此称之为内陷,而不是凹陷。因此,尽管脑干中没有异常信号(好消息!),但对腹髓质有轻微的团块效应。注意斜坡的扁平外观:基底角为 150°,表示扁平化。

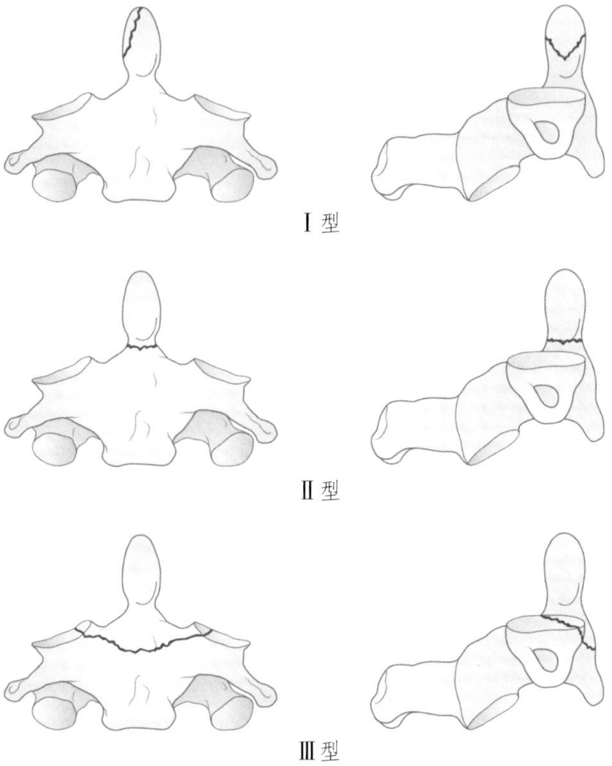

图 16-48 齿状突骨折。这张图从正面(左侧图像)和侧面(右侧图像)的角度说明了 3 种齿状突骨折的形态。(From Modic M, Masaryk T, Ross J. Magnetic resonance imaging of the spine. Chicago: Year Book Medical Publishers; 1988.)

盘、前后纵韧带的损伤提示后韧带复合体损伤。这些结构内 T2 信号的增加以及 T2 稳定韧带的局灶性不连续性可作为后韧带复杂损伤的诊断依据。椎管内出血和脊髓/神经根损伤也应报告。

机会性骨折是发生于胸腰椎交界处的屈曲/牵张损伤,典型的情况是,在汽车碰撞或从轴向负荷损伤中跌落时,由于搭接安全带受伤而造成的。椎体包括前部及后部各部分骨折,都受累,并有很高的可能性伴随腹部损伤。

在涉及腰椎的汽车碰撞中,最常见的骨折是横突

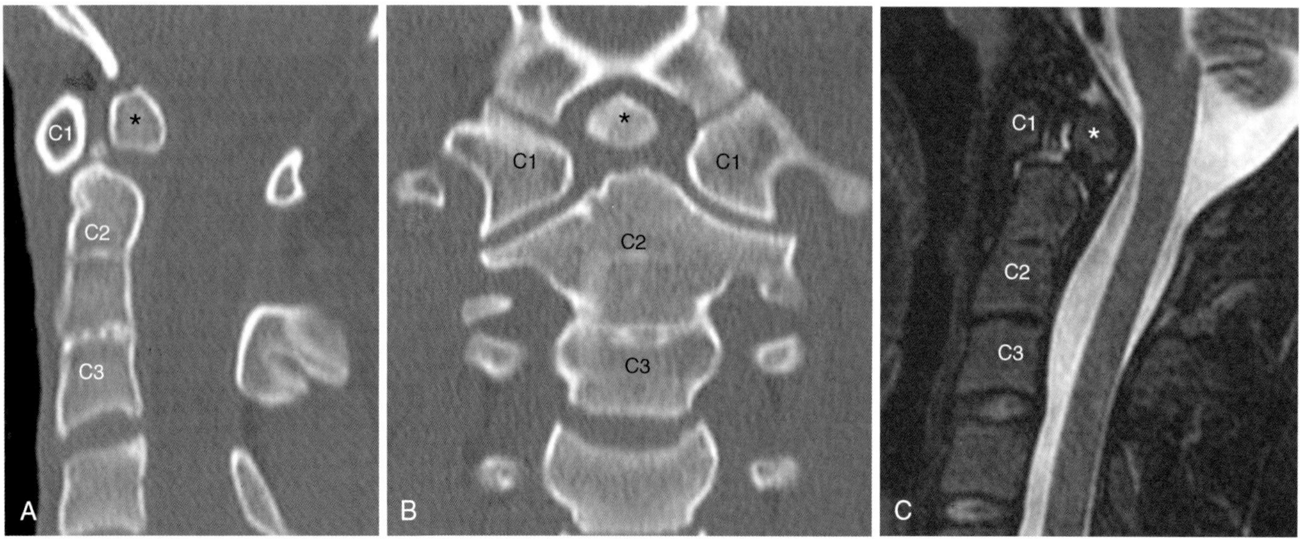

图 16-49 OS 齿状突。(A)矢状位和(B)冠状 CT(CT)重建及(C)矢状短 Tau 反转恢复图像显示 C2 以上的皮质骨化密度(星号所示),代表 OS。矢状位 CT 图像上 C1 前弓与 OS 之间有钙化密度,提示可能有外伤史。C2 和 C3 椎体的分离不完全。

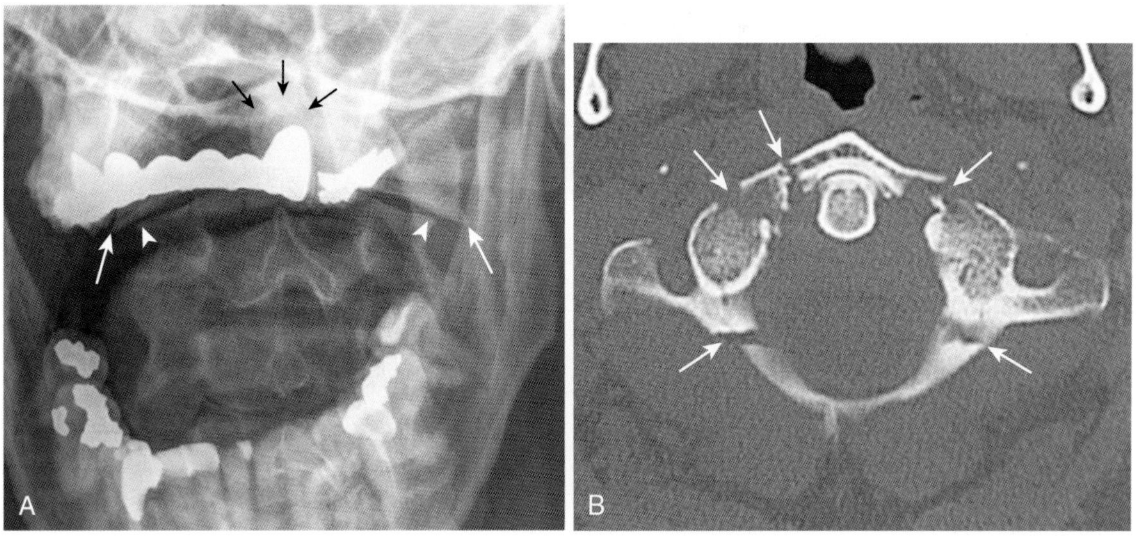

图 16–50　Jefferson 骨折。(A)张口齿状突 X 线片显示 C1 侧块(白色箭头所示)两侧外侧半脱位，与 C2(三角箭头所示)外侧块的外侧边缘有关。通常情况下，这些结构应相互排列。黑色箭头指示窝尖。(B)轴位 CT 图像显示多处骨折(箭头所示)穿过 C1 的前、后弓。此病例前寰枢椎间隙未变宽。

撕脱骨折。这些通常是在多个水平和双侧发生，并发生于腰肌收缩导致撕脱，或由于极端旋转或侧面弯曲的汽车碰撞冲击。这些是稳定的骨折。问题是，当你看到横突骨折时，你应在脊柱的其他部位寻找其他可能不稳定的骨折。其次是椎体压缩性骨折。

骶骨不全骨折

这些病理损伤是由异常骨无法承受正常应力所致，是在放射治疗后或继发于绝经后或类固醇引起的骨质疏松症后出现的。除骶骨外，还可发生于下肢、髂骨和耻骨。主要发现是骶翼垂直(与骶髂关节平行)的线状缺损，通常位于第 1~3 骶段。放射性核素骨扫描显示摄取增加(“本田”征)。这些在 MRI 上确实很棘手，但并非不可能，因为 T1 和 T2 低信号反映骨折缺损，无论是否有邻近骨髓的水肿。如果你不去寻找骨折，潜在的骨髓疾病也会使骨折难以在 CT 上识别。

无影像学异常的脊髓损伤

这种情况在创伤性事件后表现为脊髓病，但脊髓的成像是正常的。这在儿童颈椎损伤中更为常见。推测儿童的韧带松弛会导致 X 线片或 CT 上不明显的损伤。其原因通常是过度伸展性损伤，患者可能会出现中央脊髓症状。MRI 可显示韧带损伤和(或)软骨性骨折。可固定治疗。

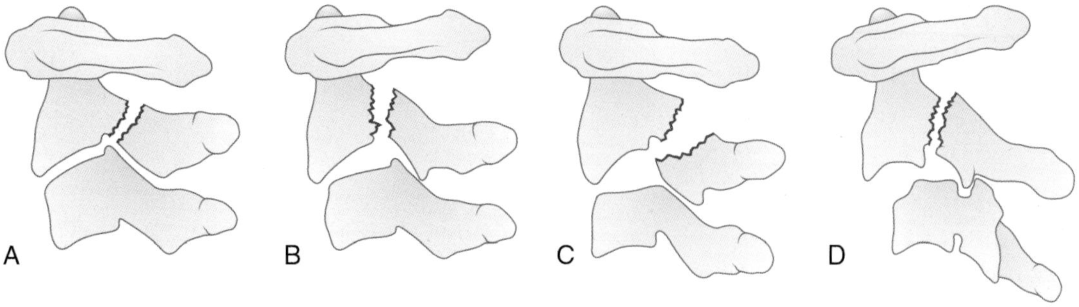

图 16–51　莱文和爱德华兹设计的创伤性脊柱滑脱的分类是这种骨折的主要原因。(A)最常见的类型是Ⅰ型，X 线表现为神经弓骨折，移位最小(<3mm)，角度最小。分类中没有显示的是后来增加的ⅠA 型，这也被称为非典型的悬吊性骨折。(B)Ⅱ型骨折有明显的角度(>3°)和平移(>3mm)，比Ⅰ型骨折更不稳定。(C)ⅡA 型骨折 X 线诊断为斜行骨折，平移最小，但成角明显。(D)Ⅲ型轴向骨折合并 C2 和 C3 的双侧小关节脱位和轴的神经弓骨折。(待续)

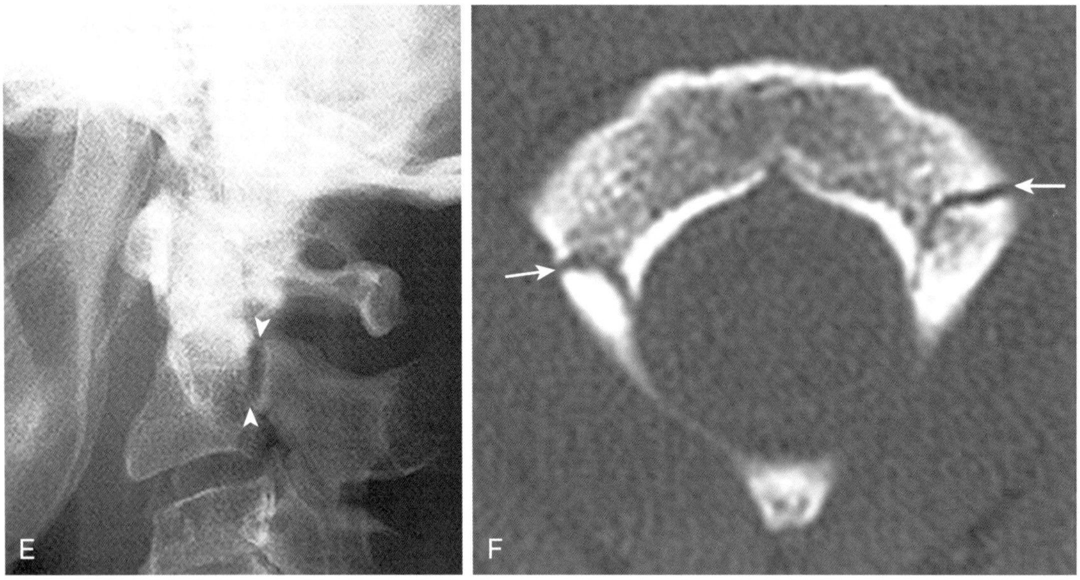

图 16–51(续) (E)X 线片显示 C2(三角箭头所示)关节间部急性骨折。注意 C2 与 C3 有关的轻微前倾。(F)轴位 CT 图像显示一个骨折缺损延伸至 C2(双侧)关节间部(箭头所示)。(A–C, From Levine AM, Edwards CC. The management of traumatic spondylolisthesis of the axis. J Bone Joint Surg Am. 1985;67:217–226; D, From Levine AM, Edwards CC. Treatment of injuries in the C1–C2 complex. Orthop Clin North Am. 1986;17:42.)

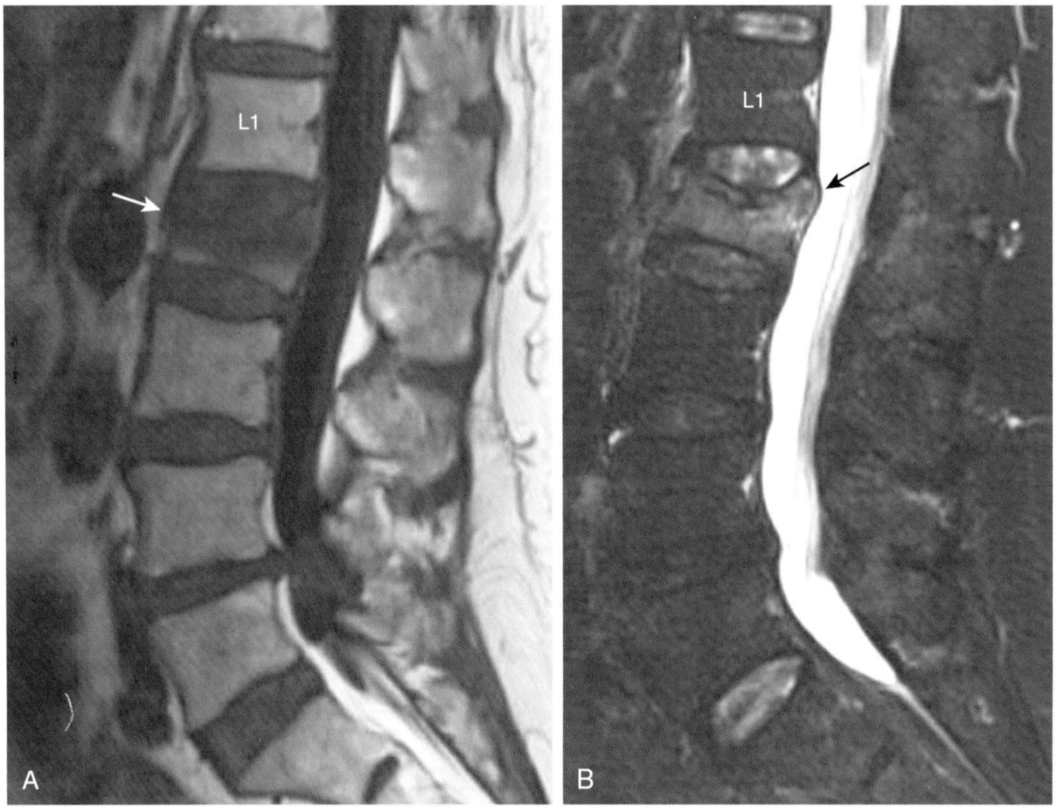

图 16–52 急性压缩性骨折。(A)矢状位 T1W 图像和(B)短 Tau 反转恢复扫描显示异常信号,提示 L2 椎体(箭头所示)水肿。具体来说,沿上终板有断裂,导致 L2 的高度最多损失 25%。上 L2 终板入椎管的后突极小,后韧带复合体无明显断裂,且无明显的椎管损伤。无脊髓信号异常,无椎管内出血。这都是手术可以避免的。

(郭大鹏 译 张奕昭 校)

第 17 章

神经影像学的方法和缺陷

搜索策略

如果你已经认真阅读了前面的章节，那么你的知识储备已经超越那些对自己所写内容都未曾通读的作者。但你会读片吗？是的，这是问题的关键。一个人可能拥有大量的知识，但将这种才智应用于解读研究成果则是另一回事了。为此，第 17 章详细介绍如何阅片。我们希望在这一章中向读者展示最终的 Super-Google/Bing/PubMed——"搜索引擎" 来识别和理解这些图像。我们本章的目标是训练你拥有一双 "火眼金睛"。我们总是跟我们的同伴说"你知道什么就看到什么。"前几章已经让你了解了一些知识。然而，对放射科医生最大的赞扬是"她是个天才，她有一双火眼金睛"。当然，这样的赞美也适用于其他非放射学的范围。

是时候放松你紧张的肌肉了。阅读神经放射学资料需要有组织、彻底地审查所有的图像。许多放射科医生在矢状"定位"MRI 上发现了腮腺肿块、颈后三角区淋巴结肿大、颈部脊髓空洞、鼻咽癌、C1/C2 脱位和颈部血管疾病。他们是如何做到的？他们通过一个彻底的、一贯的方法来读片，从而获得读片的固定模式。也许可以在你的颈椎阅片程序上创建一个"宏模板"，从而使你对椎动脉的通畅性或甲状腺的状态或所能见到的部分大脑做出诊断。现在，我们有了电子工具来提醒我们的盲点。因此，每当有遗漏（我们当然不希望有任何遗漏），就在你的宏模板中增加一个提醒检查该区域的提示。没有比遗漏的事件更具建设性和启发性的了。要记住的另一个重要点是避免在信息孤岛中阅读病例。使用手边的临床资料可帮助指引你对图像进行解释。这意味着要在病历中搜索该患者的各项临床指征，包括影像学检查、体格检查结果和综合临床评估。这不仅可以帮助你对病例进行复查，而且为更简洁和更有临床意义的影像解释打下了基础。没有临床医生想要阅读一份能够做出涵盖各种鉴别诊断的报告，包括先天性、血管性、感染性、炎症性、脱髓鞘性、外伤性、变性、毒性、代谢性和肿瘤性病变。尝试了解临床情况，以便你可以提供更相关和临床有用的鉴别诊断。

历史检查对认识到病灶是原有的还是新发的，以及总体评估很有帮助。另外，回顾以前的检查报告有助于确保你在此次检查中考虑到了之前发生的情况。

阅读脑部 CT 图像

读片的方法因病例的临床指征和个人习惯而异。只要方法是一致的、彻底的和有组织的，那就是合适的。我们会提供一个读片小技巧，举一个常见的需要做 CT 检查的例子："急诊（ED）：排除出血"。"排除出血"现病史是什么？是卒中、外伤或一生中最严重的头痛？一点点的临床信息抵得上十余倍的影像学信息。查看电子病历以指导搜索病灶。

读片采用从中心到周边，从第一幅图像到最后一幅图像的方法。CT 的第一个重点是对脑室和基底池的分析。由于 CT 仍然是急诊中针对创伤或急性神经功能丧失的主要筛查手段，因此，首先需要评估是否存在占位效应或蛛网膜下隙出血。仔细观察基底池的密度，有血存在吗？大脑纵裂、脑室（注意枕角）或大脑外侧裂是否有血液？占位效应是否使脑室移位，脑沟、脑池是否受压？评估其结构变化的程度，因为患者可能需要紧急干预才能挽救。可通过观察以下征象来判断是否存在脑疝：侧脑室移位、颞角扩张、周围脑沟受压、脑干变形或扭曲或第四脑室移位（例如，大脑镰下疝、钩疝、小脑幕切迹疝、小脑幕上疝）。所有基底池消失，脑室变小，提示弥漫性脑水肿。小心细微的脑沟改变（甚至是细微密度变化），这可能是早期卒中的唯一线索。脑室，尤其是颞角的扩大程度超过了脑沟扩大的程度，提示脑积水，或者它们是否符合患者的年龄（如出生时的快速检查）和临床状况？如一例 70 岁患者脑室较小，则应引起怀疑。侧脑室尺寸不对称的情况并不少见，但在室间孔内，应重视对单侧梗阻性肿块或分隔/囊肿的检索。如果有脑积水，是交通性（所有脑室扩大）还是梗阻性（孤立脑室扩大）？

通过对脑室和脑池的分析，你应已经确定是否存在外科急症。例如，动脉瘤破裂了吗？患者需要做脑室分流术吗？有脑肿胀吗？需要类固醇、利尿剂或手术减压（仔细观察后颅窝内有无小脑梗死肿胀并阻塞第四脑室，导致急性幕上脑积水）吗？肿块是否有导致脑疝的可能？这需要紧急清除。

医疗急诊有哪些？脑卒中是否是出血性（这否定了溶栓的机会）？是否有双侧岛叶、扣带回或颞叶水肿（这提示了疱疹性脑炎，需要紧急抗病毒治疗）？蛛网膜下隙积液和轻度脑积水的密度是否增高（这提示了脑膜炎，需要迅速使用抗生素治疗）？

读片的下一步是聚焦在大脑外围寻找脑外占位。现在 CT 同样广泛用于诊断急性颅脑外伤，硬膜下或硬膜外血肿较常见。你可能已经怀疑患者可能会因脑沟消失，中线移位，灰白质交界区变形或脑室受压而产生占位效应。发生闭合性颅脑损伤后需寻找脑外占位。我们常规会在软组织窗口中重建冠状位，以使我们的创伤病例有第 2 次机会（仅在轴向图像中观察可能会多次“错过”）来发现这种微妙的硬膜下占位。我们还将查看原始数据中所有最薄的薄层扫描图像。潜在的陷阱包括：双侧脑外占位——不引起脑室移位；等密度硬脑膜下血肿——通过观察白质未接近脑部边缘并且缺乏正常的脑沟而检测到。

在大脑的四周，你可能会发现头皮软组织肿胀，这提示了头部受伤的部位。要特别注意其下以及对侧的脑组织改变。如果你（在接下来查看骨窗后）检测到颅骨骨折，请警惕颞叶（脑膜中动脉）或静脉窦附近的硬膜外血肿。

接下来，开始观察脑实质本身。从中央到周围，最初观察到的任一部位的明显密度差异，提示出血或坏死。高血压出血最常见于脑室附近的深层灰质结构，所以从这里开始观察。在发生创伤的情况下，CT 上比较细微的出血点可能是剪切伤的唯一证据（在磁敏感加权的 MRI 上很容易被发现！）。检查灰白质交界是否有白质撕裂。沿蝶骨大翼（传导的）撞击常导致直回附近的额叶前部和颞叶前部损伤。仔细探查 Tora Bora 并向外搜索，以发现梗死、挫伤或淀粉样血管病引起的皮质出血。此外，你可能会根据脑室移位、头皮肿胀或占位效应来查看特定的损伤或对冲伤。

对于卒中的评估，必须寻找结构变形或密度差异最细微的区域。大多数优秀的临床医生都知道患者是否患卒中，他们都希望患者早日康复，他们不需要神经影像学专家告诉患者已患卒中这个消息。告诉神经科医生你什么都没看到是最好的消息[静脉注射组织纤溶酶原激活物（IV tPA）已在第一时间准备好]。我们的作用是让他们知道卒中是否是出血性的；是否存在占位效应、脑室移位或者脑疝；以及是否累及大脑中动脉（MCA）供血区的 1/3 以上，从而导致溶栓治疗的风险过高。如果你想确诊卒中，请记住梗死的早期征象：血管高密度征、岛带征、基底神经节和内囊之间的界限消失以及周围灰白质界限模糊。请记住主要动脉血管解剖结构，以帮助诊断卒中，并在病变分布不吻合血管分布时建议其他诊断。因低血压或低氧引起的卒中需要检查分水岭区域。

按中央到边缘再到周围的顺序进行查看，是时候查看颅外病灶了。鼻咽或气道是否有肿块？眼球是否正常？是否存在占位效应？再看骨窗，颅底孔有没有扩大或破坏？有没有骨折（眶底或筛板）？已有的鼻窦炎是否是造成了“一生中最严重的头痛”的真凶？寻找发热的源头，是颈部脓肿、咽炎、牙科脓肿、乳突炎或中耳炎？是颞下颌关节疾病导致头痛吗？常查看定位图；在定位图上，你会惊奇地发现自己会经常看到颈椎外伤、颈椎病、骨转移、颅底凹陷症、颅底扁平症、骨髓瘤、蝶鞍增大以及其他情况。这些发现在轴位图像上可能不那么明显。

使用窄窗宽查看图像，以了解细微的密度差异，中间窗宽查看硬膜下血肿。借助所有信息电子化和多平面的功能，你可以根据临床适应证自定义设置，以最大限度地发现病变。

阅读脑部 MRI

与 CT 图像相比，MRI 的阅片难度更大，因为 MRI 包含的信息非常丰富，有的信息甚至远远超过人类视觉的观察范围，而它的所有信息可能对案例分析以及原告医疗事故律师有用。与 CT 相比，给出如何阅读 MRI 的固定模式要困难得多，因为每个层面都有不同的脉冲序列、平面和扫描参数。下面是对一种阅读 MRI 方法的简要概述。

采用相同的步骤:从中央到边缘,首先要看的图像是 T1W 矢状位的中线图像。如果此时中线难以分辨,则可能是占位效应使中线移位,这种情况一般在轴位更清晰可见。在中线图像上,查看胼胝体、蝶鞍、斜坡、矢状窦、盖伦静脉、直窦、松果体、第四脑室、小脑扁桃体位置(低于枕骨大孔 5mm 或更少是正常的),颈髓、上部颈椎和鼻咽。这些结构是否向上或向下移位,是否无信号或信号异常?从中线转到周围图像,并确保你仔细查找了脑外占位、血管流空效应和异常信号强度(通常较高)以提示出血。再次检查颞极和颞叶是否有出血或脑沟变形,尤其是在外伤情况下。

请记住,矢状位图像通常是唯一也可以让你窥视颈椎和颈部的图像,因为大多数脑部研究的轴向扫描都是从枕骨大孔开始往上扫描的。是否存在后颈部三角区淋巴结病变?是否存在腮腺、颌下腺、舌部、咽部或喉部肿块?眼眶正常吗?

通常下一个查看的序列是 DWI,尤其是在有卒中的情况下。由于有些物质固有的 T2 权重(高),并不是 DWI 上的高信号都是梗死。记住 T2 穿透效应是 DWI 图像高信号的另一个来源,因此,如果你看到高信号,请参考 ADC 图来确定 DWI 上的高信号是否来自细胞毒性水肿(ADC 值减低表现为低信号)或 T2 穿透效应(ADC 增加表现为高信号)。还请记住,某些实质可能会导致 ADC 降低,但并非卒中,典型的是化脓性脓肿、富细胞肿瘤、(疱疹性)脑炎、一些脱髓鞘的病变、某些感染阶段以及处于癫痫持续状态的皮质。

请记住,卒中的评估不会在 DWI 阴性时结束。在急性卒中干预中心,都会加扫血流灌注检查以寻找缺血半暗带。某种情况下,这会使药物治疗方案调整用于增加脑血流量(增压/扩容治疗)或溶栓。脑组织可能尚未梗死(DWI 阴性),但是如果对患者置之不理,可能会在 2 小时内发生梗死(DWI 阳性)。如果 FLAIR 为阴性,而 DWI 为阳性,则患者行动脉溶栓治疗时间窗少于 6 小时。

接下来是 T2W 扫描或 FLAIR 扫描。它们之间存在细微的差异,但都是最好的识别大多数脑部病变引起的水肿(即血管性水肿)。与轴位 CT 一样,再次遵循从中心到外周,再到中心再到外周的路径。当分析脑室和脑沟的移位、硬膜下和硬膜外的占位、深部灰质信号异常的构成,以及外周皮层异常信号的构成和占位效应时。

对于 FLAIR 扫描,正常组织与水肿的反差非常明显。要注意后颅窝的异常信号在 FLAIR 上并不那么明显,应使用 T2W 序列仔细检查这一重要部位。还请记住,当囊肿和脑软化区在其慢性阶段含水量增高时,它们在 FLAIR 扫描中会出现低信号,并且不太明显。如果你在 FLAIR 上看到了可疑的东西,请检查 T2 以查看发现是否仍然存在:如果 T2 上仍然存在,则证实。

通常还需要增强扫描进一步检查。此时,FLAIR/T2W/DWI 已经评估过,根据形态学标准和信号异常程度以及邻近的血管源性或细胞毒性水肿,可能怀疑有肿块;但是,许多病变只有通过增强扫描才能发现,尤其是那些微小的转移灶、软脑膜病变(包括等信号脑膜瘤)、脑神经病变和脑回样病变。如果没有钆对比剂注射前的 T1W 图像进行比较,则可能要依靠矢状位 T1W 图像(有时在轴位上进行重建以方便比较),以确保你所看到的是真正强化,而不是脂肪、血管、高蛋白、黑色素或出血。

接下来,看看增强序列的外周。脑膜、硬脑膜、脑池、神经出口、室管膜、颅内脑外脑积水是否异常强化?动脉会增强吗?(由于血流快,它们不应该出现在非流动补偿的图像上,因此,它们可能不是动脉而是静脉,或者它们的流速很慢)最后,查看通常会强化的区域,以确定是否有未增强的异常。例如,腺垂体和垂体柄是否均匀增强?静脉窦是否增强?极后区呢?

如果做了 SWI(并且我们强烈建议在卒中、创伤和癫痫发作这类疾病检查中使用它们),请观察这些图像是否有出血。有时,出血很难与空气和钙化区分,这些在 SWI 序列上都是低信号的。查看相位图并观察脉络丛钙化信号特点将对你有所帮助。如果是钙化的信号特点,可能没有出血。SWI 可以很好地观察脑膜(铁血黄素沉着症)、蛛网膜下隙出血、灰质的出血性卒中、灰白质出血性剪切损伤,多发淀粉样血管病、高血压危象或多发性(脓毒性)栓塞引起的点状出血,更不用说基底节内囊区高血压性病灶。

再次回到矢状序列,并评估任一病变的增强前后信号强度。追溯脊柱,颈部和中线结构的隐藏区域。

阅读脊柱图像

无论你正在阅读脊柱的 X 线片、脊髓造影、CT 或 MRI,在逐渐深入之前全面了解脊柱的形态都是有帮助的。首先，评估脊柱曲度（你可以从CT图像的矢状和冠状重建开始）。脊柱的生理曲度是否保持不变，或在任一特定层面上是否存在变直，曲度增加或半脱位？接下来评估椎体高度和椎间盘间隙，以及两侧的椎小关节平面关系。椎体的密度/信号是否在正常范围内？是否存在终板退行性变化，或者它们看起来更具侵蚀性和破坏性？棘突间距离是否正常？C2的齿突和齿突凹之间是否有适当的间距？是否可以保留正常的寰齿前间隙？冠状位成像在评估枕骨、C1侧块与C2椎体之间的关系时非常有用。椎前组织厚度正常吗？该序列的任何异常都应引起对此层面病变的怀疑，并提醒你在轴向图像上更详细地检查该层面。

行MRI扫描时，最好在矢状位T2和短T1 STIR图像上对脊髓大小和信号进行总体评估。如果你怀疑脊髓信号异常，请看一眼并确认轴向图像是否异常，因为脊柱成像因产生伪影而备受诟病。

在逐层观察的过程中，应评估椎管和椎间孔的通畅性。如果你看到椎管和椎间孔狭窄，请提供原因。是否有椎间盘突出、小关节增生肥大、椎管内/脊髓内肿块或囊肿来解释你所观察到的狭窄？导致了脊髓或神经根受压吗？请记住，脊髓受压病变检查值得给临床团队打电话，因为可能需要紧急减压。

阅读颈部图像

似乎没有什么比阅读可怕的颈部CT或颈部MRI更令人心惊胆战的了。它的解剖确实很复杂，但是克服这种恐惧的最好方法是采用系统的方法一张张看。

无论你正在阅读颈部CT还是MRI，都需要对以下结构进行分析。仔细检查呼吸消化道（鼻腔、鼻咽、口腔、口咽、下咽、喉部）是否不对称。请记住，我们的工作是评估可疑病变的黏膜下层或深层。如果发现不对称，请评估异常病变的范围，指出异常病变的前、后、上、下、内和外侧的范围，是否累及血管、气道和椎管等关键结构？然后对颈部的软组织进行相同的评估过程，使用对称性评估的方法作为你的助手。

毫无疑问，对恶性肿瘤的治疗后复查很重要。在这种情况下，最好全面了解扫描的原因，患者接受的治疗类型（手术、化疗、放疗），并注意软组织或骨质重建。还需要检查患者的病历，这可能很耗时，但却是必须的。一旦准备好开始看图，重要的是与上一次扫描进行对比，以对比其中出现的变化。请记住，变化并不一定意味着肿瘤复发。有很多预期的治疗后变化，可以在后续的检查观察到。最后，了解特定肿瘤类型的肿瘤扩散模式非常有帮助。神经周围肿瘤扩散是所讨论肿瘤的典型特征吗？如果是这样，请仔细查看颅底孔和相应的软组织，以寻找侵袭或神经支配损伤的证据。

接下来查看颈部淋巴结，根据其大小、数量、形态、坏死、结周炎症或钙化对疾病进行筛查。然后评估唾液腺在大小或增强方面出现的不对称性。看看甲状腺有无局灶性病变或弥漫性肿大。如果进行增强扫描，请确保颈部大血管有强化。在结束你的观察之前，请不要忘记看一下大脑、眼眶、鼻旁窦、颈椎和肺尖是否有异常。

如何解释图像

了解正常和异常组织中信号强度和密度变化的影响，以及病变的形态、位置和临床表现，可以进行准确的诊断。

病变的检测始于对正常解剖结构及其变异的了解。只有日复一日地阅读大量病例，才能胸有成竹地从一堆正常图像中识别出细微异常图像。

让我们从复杂的模态——MRI开始。MRI可以从多个方向进行图像分析，基于信号强度、形态和位置。

第一个问题就是常规脉冲序列上的病变强度：①T1W，②DWI，③T2W，④FLAIR，⑤SWI，⑥增强扫描。请记住，来自DWI扫描的B0图像是“快速的SWI”，只需40~50秒即可执行、使用它们。表17-1提供了有关病变强化类型特征的有用信息。不幸的是，MRI常常缺乏特异性，因为大多数病变在T1W上呈低信号，而在T2W上呈高信号，且没有出血或扩散受限。目前，MRI尚无特征性信号可以清楚地区分多发性硬化斑块与梗死或肿瘤。如果随着T2权重的增加，病变的信号强度降低，则该病灶磁化率效应更强。如果存在磁化效应（如出血），则在重T2序列上出现低信号的病变通常在SWI上表现出更低信号。

病变的形态分类很重要。这里有几个非常关键的标准：占位效应、萎缩、质地、水肿方式、病变范围、性质（实性还是囊性）、数量（单个或多个）、分布（例如：沿血管分布、血管周围间隙、脑神经、脑膜、白质束），单侧或双侧半球受累以及增强特征。占位效应的存在与否通常是显而易见的。具有占位效应的病变通常是“活动性的”，而没有占位效应的病变可能是陈旧性或比较新鲜的病变(在最初的几个小时内)。前者的例子包括肿瘤或新发卒中，而后者的例子包括既往卒中或对大脑的陈旧性创伤。占位效应可能很轻,但脑沟会轻微受压。但是,这种变化对于正确诊断非常重要。仔细观察是很有必要的。局灶性萎缩(组织缺失)的存在表明大脑的陈旧性损伤。尽管正常情况下脑实质会随着年龄的增长而减少,但对于既往卒中、外伤、术后改变或脑炎治疗后,脑组织缺失很显著。相比之下,大脑萎缩性变化超过年龄的变化表明其他病史,例如,使用类固醇、神经退行性疾病、AIDS 感染或药物滥用(警惕那些使大麻合法化的州)。

某些病变具有特征性质地。例如,少突胶质细胞瘤质地明显不均匀,而淋巴瘤则更均匀。如果病变出现水肿,则显然有刺激性。相反,如果说没有水肿,就没有害处，这是不正确的。没有轻度水肿的病变可能是致命的:皮层转移、脑胶质瘤、克雅病和 HIV 感染。病变的程度也为诊断提供了线索。通常,跨双侧大脑半球的病变最有可能是肿瘤，因为轻度的水肿通常不会穿过相连的白质束。脱髓鞘可能是该规则的例外。通常,侵袭性病变的边缘毛糙、浸润性生长。再次,相反来说,边界光滑、无浸润生长的病灶是非侵袭性的,这是不正确的。许多病变具有囊性成分或本身是囊性的，但仍具有侵袭性。这些包括胶样囊肿、颅咽管瘤、囊性星形细胞瘤或坏死性胶质母细胞瘤。FLAIR 图像可以将含水(呈低信号)的脑脊液(CSF)与较复杂的囊性病变区分开,后者是高信号强度,其内容物具有复杂的成分,包括呈高信号的蛋白质。多发病变改变了影像诊断范围,例如,如果有多个提示转移性病变,还有多发性卒中、多中心肿瘤、神经源性肿瘤和多发性硬化。

增强非常重要。它确定了病变有血脑屏障异常。但是,它不能提示病变是良性还是恶性的,也不能划分病变边界。增强有助于提高我们检测异常病变敏感性,特别是脑外和皮层肿瘤。这也是在病变中显示坏死的最佳方法,被增强组织包围的中央低信号,提示不良病变(通常是高级别星形细胞瘤、转移、脓肿或放射性损伤,所有这些都会破坏你美好的一天。

最后,定位对于做出正确的诊断至关重要。病变是在脑内,脑外还是跨脑内外？显然,脑外病变与单纯脑内病变的鉴别诊断不同(通常为良性,轻度)。多平面重建图像有助于解决此问题。某些病变在特定位置具有倾向性,例如,单纯疱疹好发于颞叶,少突胶质细胞瘤好发于额颞叶，青少年毛细胞星形细胞瘤常发生于后颅窝和鞍上区域。病变是累及皮层,还是白质或两者都累及？这提供了初始诊断方法。如果病变主要在白质中,我们可以考虑多发性硬化,而如果它同时影响白质和灰质,则可能提示卒中。在后一种情况下,病变应遵循血管分布区(但临床中的情况可能并不与教科书中所描述的完全一致)。

关于位置、形态、表现和强化特征,CT 与 MRI 的表现有重叠。除了:血管在 CT 上都强化,而如果流速快,则在 MRI 上不强化。请结合表 17-2 考虑病变的 CT 密度特征。

表 17-1　各组织的 T1W 和 T2W 信号强度

T1W 呈高信号	T1W 呈低信号	T2W 呈高信号	T1W 呈低信号
高蛋白	水(脑脊液、水肿)	水(脑脊液,水肿)	高蛋白质
亚急性出血(高铁血红蛋白)	急性出血(脱氧血红蛋白)		急性出血(脱氧血红蛋白)慢性出血(血黄素)
钆	慢性出血(含铁血黄素)		早期亚急性出血(细胞内高铁血红蛋白)
其他顺磁性物质(锰、钙、铁)	逆磁性效应(钙化、空气)		其他顺磁性物质(黑色素、钙)
血流(流动相关增强)或偶数回波归相)	流空效应		逆磁性效应(钙化、空气)
	高黏蛋白		高浓度钆
脂肪	磁敏感性伪影		流空效应
胆固醇	低蛋白		脂肪(非快速自旋回波)
黑色素	空气		金属
	钙		磁敏感性伪影
			空气
			钙化

表 17-2 病变的 CT 密度

低密度	等密度	高密度
水(脑脊液,水肿)	中等蛋白	高蛋白
脂肪	正常脑实质	急性出血
空气		钙化
低蛋白		金属
		碘
		碘苯酯

脑肿瘤综述

神经放射学家面对颅内或脊髓内肿块时必须问自己的最基本的问题是:"病变是脑内的还是脑外的?"前提是你已经正确地回答了这个问题:"是否存在肿块?"幸运的是,大多数脑外非骨性肿块是良性的,局限于少数病变(脑膜瘤、神经鞘瘤、表皮样细胞瘤、蛛网膜囊肿),通常可以根据增强特征、DWI 和 FLAIR 信号和形态学进行区分。在本讨论中,脑室内病变被认为是脑外病变。

脑外肿瘤

神经放射学家是通过几个标准来确定肿块是脑内的还是脑外的。脑外病变倾向于推动脑内结构而非浸润。因此,在脑外占位周围可见灰白质的移位。脑外肿块沿颅骨或椎管生长,呈扁平、宽的基底。在 MRI 上经常看到:①低信号的硬脑膜覆盖在肿块周围;②皮层血管被肿块推移向内移位;③脑脊液包绕在肿块周围。特别是在椎管内,你偶尔会看到新月状脑脊液在脑外肿块的上方和(或)下方。同侧脑脊液积水扩张伴对侧脑脊液减少是髓外硬膜内病变的特征。在脑外肿块中,脑膜瘤典型表现为硬脑膜尾征,其强化沿硬脑膜呈三角形延伸,距离肿块越远越细小。

与脑外病变相比,脑内病变更容易浸润白质,扩张浅表脑组织。它们模糊了白质和灰质之间的边界。它们的舌样组织深深地延伸在白质中,可能通过连合部和胼胝体的白质束跨过中线。

通常,由于部分容积效应和脑外病变向周围中枢神经系统组织内侵的方式,可能无法根据单个平面判断病变是脑内还是脑外。这突出了 MRI 和多平面 CT 重建在评估颅内或椎管内病变方面的巨大优势。增强的 MRI 对软组织的识别能力,有助于区分硬脑膜、血管、灰质和白质的脑外肿瘤的信号强度。

在确定脑外病变后,缩小鉴别诊断范围的下一步是确定病变是良性还是恶性。

良性脑外脑瘤

如前所述,中枢神经系统常见的良性脑外肿瘤是脑膜瘤和神经鞘瘤。较少见的良性脑外病变包括脂肪瘤和皮样病变(脂肪信号)、蛛网膜囊肿(所有序列均为纯脑脊液)和表皮样病变(DWI 通常呈高信号,但在 FLAIR 和 T1W 上不完全像 CSF)。后 4 种不强化,脑膜瘤和神经鞘瘤可强化。

脑膜瘤和神经鞘瘤还有什么鉴别点?CT 可能会有用。一般在非增强检查中,脑膜瘤与神经鞘瘤(等密度或低密度)相比,呈稍高密度。CT 上出现钙化倾向于脑膜瘤。囊变有利于诊断神经鞘瘤,而脂肪变性偏向脑膜瘤,尽管这两种病变均可发生。出血倾向于神经鞘瘤。脑膜瘤倾向于引起相邻骨的增生性改变,而神经鞘瘤则扩大和重塑骨质。

在 MRI 上,硬脊膜尾征的存在,肿块内和周围有血管流空信号,以及宽阔的硬脊膜基底,这将使你更容易考虑脑膜瘤。显然,位于不太可能有神经跨越脑外空间的区域的病变更有可能是脑膜瘤(大脑凸面、沿蝶骨翼、大脑镰)。只有在脊柱内、枕骨大孔、卵圆孔和圆孔、眶内、桥小脑角区、海绵窦和蝶鞍上的位置,才有关于神经鞘瘤和脑膜瘤的鉴别诊断的争论(好吧,所以并不少见)。神经孔、眼窝裂或内耳门的扩大可能有利于神经鞘瘤的生长。神经鞘瘤多呈椭圆形或哑铃状,T2W 信号通常较高。

重要警告:无论何时提到脑膜瘤,你也要想到结节病、浆细胞瘤、淋巴瘤或硬膜转移瘤。

恶性脑外脑瘤

大多数的脑外恶性肿块是骨转移瘤。虽然脑膜瘤可能表现出某些反应性骨质密度增生(或少见的溶骨性),但恶性肿瘤的骨改变往往更具破坏性、侵袭性和浸润性。若仅累及颅骨内板,则脑膜瘤好发;如果累及内外板,怀疑转移。虽然脑膜瘤也有可能发生,但骨转移性瘤更容易向头皮软组织延伸。有时患者被转诊到神经放射学家,在骨扫描异常的基础上发现多个病灶。多发性有利于诊断转移性疾病。

其他脑外恶性病变包括：蛛网膜下隙转移、硬膜外转移、淋巴瘤（可累及蛛网膜下隙、硬膜外腔、骨、硬脑膜或脑实质）。这些恶性脑外病变在脑皮质下有较高的概率诱发血管源性水肿，但要记住，因为脑膜瘤是如此常见，所以它们也应该被包括在鉴别诊断中。

脑室内肿瘤

脑室内病变的鉴别诊断取决于对患者年龄和病变位置的评估。在儿童组，侧脑室三角区的病变强化提示脉络膜丛乳头状瘤，除非另有证据。在以脉络丛球为中心的病灶内出现钙化和（或）出血将有助诊断。脑膜瘤也存在于三角区附近。如果病变在第四脑室或侧脑室体部，需考虑室管膜瘤和髓母细胞瘤。

成人脑室内肿物包括脑膜瘤、少突神经胶质瘤、脑室/中枢神经细胞瘤、胶样囊肿、室管膜（下）瘤、室管膜下巨细胞星形细胞瘤和第四脑室脉络丛乳头状瘤。脑膜瘤发生于侧脑室的脉络丛球附近。孟氏孔内强化肿块，在年轻人中可能是室管膜下巨细胞星形细胞瘤（需检查是否有结节性硬化症）；在老年人中，可以考虑神经细胞瘤、胶质母细胞瘤、转移瘤或淋巴瘤。如果孟氏孔处的肿块没有增强化，如果患者年龄<30 岁，考虑低级别胶质瘤或胶样囊肿；如果患者年龄>30 岁，考虑室管膜下瘤。

脑室内神经细胞瘤可以发生于任何地方，但好发于透明隔、颞角和额角。胶样囊肿发生于孟氏孔的中线水平。胶样囊肿、室管膜囊肿和表皮样囊肿不强化；而脑膜瘤会强化。

松果区肿瘤

大脑的特定区域比其他区域鉴别诊断更少，包括松果体和鞍上池区域。松果体区肿瘤可根据血清学和患者性别最易进行鉴别。松果体区生殖细胞类肿瘤在女性患者中非常少见。因此，如果你遇到一例女性患者的松果体区域肿瘤，它通常是一个松果体细胞瘤、松果体母细胞瘤或疑似松果体区域病变的顶盖胶质瘤。为以防万一，检查是否有脂肪或囊变，以确保它不是皮样囊肿或畸胎瘤。另一方面，男性好发生殖细胞类肿瘤，如果病变在非增强的 CT 上是高密度的，没有脂肪或囊变的证据，则提示生殖细胞瘤。生殖细胞瘤发生于比松果体细胞瘤更年轻的年龄组，但后者，特别是松果体母细胞瘤，ADC 值较低。

鞍上肿瘤

在鞍上池，肿块的鉴别诊断包括血管性病变（如动脉瘤）以及先天性和肿瘤性疾病。MRI 比 CT 更适合评估这些病变，因为它能很好地识别出动脉瘤与血管流空征象或血流相关的伪影。首先看看你是否能把正常的垂体从鞍上病变中分离出来，因为垂体腺瘤的鞍上扩张是我们书中最常见的鞍上肿块。如果找不到腺体，鞍区扩张和鞍横膈的位置改变（因垂体病变而升高，因鞍上病变而降低）可能提示诊断为垂体腺瘤。

鞍上肿块的助记法是 SATCHMOE。这种助记法是：垂体腺瘤和结节病的鞍上延伸（Suprasellar extension of pituitary adenomas and sarcoid）、动脉瘤和星形细胞瘤（Aneurysms and astrocytomas）、鞍结节脑膜瘤和结核（Tuberculum sellae meningiomas and tuberculosis）、颅咽管瘤（Craniopharyngiomas）（Rathke 囊肿和脊索瘤）、下丘脑胶质瘤和组织细胞增多症 X（Hypothalamic gliomas and histiocytosis X）、垂体后叶转移性病变和成肌细胞瘤（Metastatic lesions and myoblastomas of the posterior pituitary）、视神经胶质瘤和视神经炎（Optic nerve gliomas and optic neuritis）、表皮样囊肿–畸胎瘤和厄德海姆–切斯特病（Epidermoiddermoid–teratomas and Erdheim–Chester disease）。如前所述，由于流空效应、搏动伪影和信号强度，真性动脉瘤很容易从 MRI 上的其他病变中分离出来。鞍上肿块 T1W 呈高信号有助于颅咽管瘤、Rathke 囊肿、出血性垂体腺瘤、脂肪瘤、畸胎瘤或凝固性（假性）动脉瘤的鉴别诊断。畸胎瘤或皮样囊肿的化学位移伪影的存在减轻了对颅咽管瘤或 Rathke 囊肿的混淆，而高信号被认为是由于出血或高蛋白分泌物。视交叉胶质瘤（见于 I 型神经纤维瘤病）和下丘脑胶质瘤之间的区别是没有意义的，因为这些病变通常同时存在于这两个区域。沿蝶骨平台或鞍结节、硬脊膜尾征的骨反应，以及其强度特征将提示脑膜瘤的诊断。

脑内脑肿瘤

大多数脑内肿瘤是由“胶质瘤”（通常是星形细胞瘤）和转移引起的。当面对大脑中的单一肿瘤时，数据表明，在成人最常见的脑内病变中，原发性星形细胞瘤和单发转移瘤发生率几乎是一半对一半。MRI 通常在脑内显示一个明确的、强化的、局限的肿块，通常伴有周围水肿（除非在皮层），并伴转移性疾病。水肿与转移可能是令人印象深刻的。当你在成人大脑中发现多个强化病灶时，你最有可能想到转移。没有强化?可能不转移。

与转移相比，星形细胞瘤通常更具有浸润性，边界不清，对于低级别肿瘤，其强化不明显。虽然偶尔会发生多灶性胶质母细胞瘤和血管网状细胞瘤，但多发性的可能性较低。

最终对神经胶质瘤做出有限的鉴别诊断可能纯粹是心理活动。通常，不管放射科医生怎么说，在开始治疗之前需要一片组织，进行病理检查。

成人脑内肿瘤

评估脑脑内肿块的第一件事就是查看患者的年龄。儿童的肿瘤与成人的有所不同，仅有部分重叠。成人星形细胞瘤是最常见的原发肿瘤。高级别星形细胞瘤的特征：①高龄；②坏死；③出血（在磁敏感扫描中最明显）；④强化；⑤低 ADC 值；⑥灌注加权成像中相对脑血容量升高；⑦生长速度快；⑧MRS 上胆碱水平升高。

在成人的脑实质内肿块中，寻找病变的内部结构。非增强 CT 上的高密度非出血性脑内肿瘤应提示淋巴瘤或“母细胞瘤”（原始神经外胚层肿瘤）。淋巴瘤可能覆盖大脑的室管膜表面（“边缘瘤”），是跨越胼胝体的肿瘤之一。出血应该让你停下来思考。你确定这是肿瘤而不是血管病变、淀粉样血管病或高血压引起的血肿吗?如果附近有实性强化结节，则应考虑出血性肿瘤的范围，包括转移（如黑色素瘤、绒毛膜癌、肾细胞癌、甲状腺癌）或高度恶性肿瘤，通常为胶质母细胞瘤。

当遇到累及皮质脑实质内肿块的钙化时，应从星形细胞瘤转向少突胶质细胞瘤（这些病例中有 40%会出现强化）和罕见的脑实质内室管膜瘤。囊性包块包括神经节胶质瘤和毛细胞型星形细胞瘤。成人后颅窝肿块最可能是转移；血管增多、壁结节伴囊肿形成的通常是血管网状细胞瘤或毛细胞星形细胞瘤。

儿科脑内肿瘤

如前所述，儿童的病变往往不同于成人。儿童以后颅窝肿块为主。鉴别诊断常归结为室管膜瘤、髓母细胞瘤（原始神经外胚层瘤）和毛细胞星形细胞瘤。星形细胞瘤通常发生于小脑半球的边缘，通常是囊性的，伴有明显的强化结节。在这方面，类似成人血管网状细胞瘤。髓母细胞瘤、脉络膜丛乳头状瘤和室管膜瘤可在儿童第四脑室生长。在非增强的 CT 上，髓母细胞通常是高密度的，当它们起源于髓帆时，更可能浸润和压迫第四脑室。室管膜瘤多见钙化，常扩大第四脑室，并有向内、向外延伸的倾向。这三种肿瘤的 ADC 值相差很大（髓母细胞瘤很低，室管膜瘤居中，毛细胞星形细胞瘤很高）。与室管膜瘤相比，脉络膜丛肿瘤具有更多的血管（MRI 上有更多的血管流空）和更显著的增强。第四脑室脉络丛乳头状瘤多见于老年患者，侧脑室的多见于儿童。

脑干胶质瘤在儿童中更常见。通常，他们被识别是因为扭曲的形态；这些肿瘤（通常为纤维型星形细胞瘤）的密度可能与正常组织相似。它们很少强化，即使有，也最多是零星散在的强化。鉴别诊断是什么?在世界范围内，结核病是一种常见的脑干病变，以更明显的强化和相关的软脑膜病为特征。单核增生李斯特菌引起的菱形脑炎可能是一种类似于脑干浸润性肿块的疾病，并且是一种难以在培养中生长的病原体。不过，在它上面洒一些氨苄西林，也许它就会消失。脑干可发生淋巴瘤。希望他们能在 CT 上显示出高密度以帮助诊断。脱髓鞘（多发性硬化、急性播散性脑脊髓炎、脑桥中央髓鞘溶解）和血管病变可能影响脑干，这些病变的表现（起病较突然，通常在儿童中少见）应可与星形细胞瘤鉴别。

在幕上，神经节胶质瘤、低级别星形细胞瘤和皮质神经母细胞瘤在儿童中占主导地位。这些病变可能在外观上是相同的，除非你看到暗示神经节神经胶质瘤的囊性区域，否则很难做出明确的诊断。在儿童中，想想上皮性肿瘤：原始神经外胚层肿瘤（PNET），胚胎发育不良神经上皮肿瘤（DNET），或大的、侵袭性的、常坏死的、非典型横纹肌样肿瘤。

非肿瘤性脑部病变

梗死

前面的讨论假设病变被识别为肿瘤。在成人中，对有占位效应但非肿瘤性的病变的主要鉴别诊断是梗死。与肿瘤病变不同，梗死灶沿血管分布，可优先累及灰质，一般呈楔形，皮质面较宽。梗死几乎总是伴有急性发作，在 1~2 周失去占位效应和肿胀，而肿瘤和未治疗的感染会进展。持续 2 周以上的占位效应有利于非缺血性病因。由于 DWI 扫描,急性梗死的诊断已不再是“天才之举”。新发完全梗死的 ADC 降低后 DWI 不高是非常罕见的。

当梗死灶不在动脉分布范围内,且不符合大脑前、中、后动脉区域时,就会出现困难。在这些情况下,应考虑静脉梗死的可能。根据静脉/窦的闭塞情况,可见深部灰质(大脑内静脉、直窦)、颞叶(横窦、大脑中静脉、拉贝静脉)或矢状上窦旁病变。静脉梗死总体上是出血性的,而且经常与血栓形成的静脉窦和(或)皮质静脉(最可能在 T1W 矢状面图像上看到)有关。DWI 通常呈高信号,但在静脉缺血时可能存在 DWI 可逆性的因素。如果是出血性的,可能会在 DWI 图像上造成混淆,让临床神经科医生感到困惑。

在年轻的卒中患者中,考虑一下诱发条件,如镰状细胞病、动脉夹层(检查血管流空效应)、高凝状态(抗磷脂抗体综合征)、线粒体脑肌病伴高乳酸血症和卒中样发作(MELAS)和血管炎。

感染

脓毒症栓子可能位于主要血管的亚节段分布,通常是大脑中动脉(MCA)。它们可因感染而引起大量血管源性水肿,通常出现在皮质-髓质交界处,并延伸至灰质。这些病变通常是多发性的,鉴别诊断通常包括转移瘤。典型的宿主是有心脏瓣膜病变并在阴暗的巷道里自行用药(即注射毒品)的患者。

当脓毒栓子诱发脓肿时,与肿瘤的鉴别变得更加困难。DWI 应该有相当大的帮助,因为高信号在转移瘤和坏死原发肿瘤的鉴别诊断中很少见的。让我们假设 DWI 是不确定的:哪些特征提示脓肿?①壁薄而规则,最靠近脑室的内缘较薄;②大量血管源性水肿;③在未增强 T1W 图像上,有一圈高信号环;④相关的脑膜强化。

脑炎和梗死的区别通常是根据血管分布或 DWI(虽然脑炎可能限制了扩散,但它不像急性卒中那样经常发生),或者在急诊室有护士人员进行良好的病史采集的情况下,根据临床依据来判断。脑炎通常不遵循血管分布;然而,当疱疹病毒感染时,它们可能定位于 MCA 供血的大脑特定部位(但它不包括基底神经节)。疱疹主要累及颞叶和额叶的灰质和白质,可能是单侧或不对称的双侧病变。发热、双侧性、神志不清和几天内的快速进展可将疱疹与肿瘤区分开。如果临床医生用怀疑的眼神看着你,你可以主动提出进行腰椎穿刺。

其他病毒性脑炎,包括 HIV 感染和巨细胞病毒感染,可引起白质局灶性高信号强度异常,类似于缺血性小血管白质病,但通常更融合。再次强调,鉴别诊断通常是基于临床的,病毒感染发生于年轻人群中,而白质缺血发生于有血管危险因素的老年人群中。这些实体通常不会强化,而多发性硬化可能会强化(见本章“脱髓鞘疾病”)。

代谢紊乱

脑代谢性疾病可导致基底节区和深部灰质结构以及白质内的信号强度异常。与肿瘤、血管或感染性原因不同,代谢性疾病通常是双侧对称的过程。它们可能会也可能不会引起很大的水肿或占位效应。把这些诊断留给血清学、光谱学、遗传学家,不必过于纠结于这些复杂的医学细节。

脱髓鞘疾病

当一个或多个病变出现在一个成年人的大脑白质,鉴别诊断可能是广泛的。因为多发性硬化通常是一种临床诊断,也是成人最常见的脱髓鞘疾病,神经放射学家在面对年轻患者大脑中的脱髓鞘区域时,可以建议进行临床相关性分析。

由于多发性硬化是一种多相性疾病,白质中存在异常强度的区域,这些区域可以增强,也可以不增强,这表明病变在时间上是间隔的。因此,如果你在大脑中发现多个白质病变,通常没有占位效应,有些会强化,有些不会,那么患有多发性硬化的可能性就增加了。询问视神经炎的病史(细致检查视神经萎缩或神经中的高信号),你可能会得到最终的线索。然而,应该注意的是,其他多相性疾病,如莱姆病、结节病和血管炎也会以类似的方式出现。

在病理重叠的中间年龄组,你可能会被问到,“这是多发性硬化还是缺血性白质”?倾向多发性硬化的是:①胼胝体交界面和胼胝体病变;②脑室边缘的火焰状病变;③缺乏基底节腔隙性病变;④强化病变;⑤小脑脚部病变;⑥脊髓病变;⑦视神经病变。

典型的单相白质病变鉴别诊断包括急性播散性脑脊髓炎或创伤后白质剪切伤。在 SWI 上,白质剪切伤常伴有出血。当白质病变出现出血时,应查找外伤史。同时也要考虑淀粉样变和微出血。通常在慢性期可见含铁血黄素。典型的创伤后损伤、偏头痛性白质病变、进行性多灶性白质脑病和扩大的 Virchow-Robin 间隙并不会强化。另一方面,急性播散性脑脊髓炎可能强化。

与脱髓鞘疾病相反,髓鞘形成不良、过氧化物酶体和代谢障碍则被视为罕见且特殊的病例，而且往往是双侧对称的和更广泛的异常。它们通常出现在儿童或高危人群中。当弥漫性白质病变与巨头畸形有关时,应考虑亚历山大病和 Canavan 病。如果白质异常以枕部占优并有增强的前缘，肾上腺脑白质营养不良是主要的诊断。要诊断最常见的髓鞘形成不良、异染性脑白质营养不良以及脂肪营养不良、黏多糖病和其他脑白质营养不良,还需要血清学和酶学分析。给光谱学家一个提示:可通过 N-乙酰天门冬氨酸(NAA)峰明显升高来诊断 Canavan 病。

血肿

假设你在脑实质发现了一个血肿。历史有时会提示创伤性血肿,但要确保创伤发生于血肿发作之前。出血是导致机动车碰撞致颅脑损伤的原因吗? 或者是车祸造成的创伤导致了流血? 与出血量不成比例的占位效应,不完整的含铁血黄素环,随着时间的推移占位效应减少不足,以及奇怪的强度进展,强烈提示肿瘤。一个增强的结节将确定诊断。蛛网膜下隙出血伴血肿可能提示动脉瘤。扩大的蛇形动脉和静脉可见动静脉畸形,但要注意,它们可能由于血肿压迫而暂时不明显。确保临床医生检查患者的血压以排除高血压性出血——基底节区出血和丘脑出血在高血压患者中很常见。最后,年龄和多样性增加提示淀粉样血管病。这个诊断可能伴随有铁质沉着症。在淀粉样血管瘤中也可能发现细小的点状实质含铁血黄素染色，但必须排除高血压危象引起的微出血、放射性毛细血管扩张、弥漫性轴索损伤和微小海绵状瘤等病因。

脊髓损伤

脊椎的第一步:是硬膜内髓内,硬膜内髓外,还是硬膜外?利用上面的脑内/脑外讨论来帮助。

关于硬膜内髓内(脑内)病变,其多样性的存在应提示诊断脱髓鞘疾病、结节病、血管网状细胞瘤、神经纤维瘤、淋巴瘤和转移瘤。记住要根据临床情况扫描大脑以发现更多的病变。当然,脊髓信号异常最常见的原因是颈椎管狭窄撞击脊髓——椎管狭窄性脊髓病。

对于单一的髓内病变,首先要考虑的是肿瘤。过去有观点认为几乎所有的脊髓肿瘤都会增强，但事实并非总是如此。肿瘤强化通常是局灶性和结节性的,而不是像脱髓鞘和炎性疾病中所见的弥漫性条纹。然而,偶尔,不寻常的脊柱病变,如带状疱疹、急性脑脊髓炎、胶原血管疾病或结核,也可模拟肿瘤。脊髓肿瘤在临床上出现前通常跨越多个节段。横向脊髓炎可能跨越几个节段,但单个的多发性硬化斑块通常只涉及一到两层。

对于 T2W 上有高强度信号的患者,一定要仔细检查增强序列,以寻找脊髓后表面有蛇形静脉的证据。因为在适当的临床环境下，硬膜血管畸形可能会模拟肿瘤伴进行性脊髓病，所以这可能是你免除患者脊髓活检的唯一机会。警惕，因为这些病变倾向于下胸椎区域,可能扩大或不扩大脊髓,通常位于中央。脊髓内多节段高 T2 信号,也应考虑梗死作为鉴别诊断;在这方面,临床背景将是最有用的。

在试图确定髓内神经胶质瘤的组织学时，只能做出宽泛的概括,但你不妨尝试推测一下。具有含铁血黄素环的更局灶性出血病变往往是室管膜瘤，而弥漫性浸润性肿块通常是星形细胞瘤。年龄小、有 NF-1 病史和颈部病变倾向于星形细胞瘤；终丝受累、NF-2 和老年人倾向于室管膜瘤。血管网状细胞瘤是血管性的,其内部可能有血管流空征象。

硬膜内髓外病变的特点与颅内病变相似。在脊柱方面，我们会说脊柱神经源性肿瘤比脊髓脑膜瘤更有利的特征,包括:①颈椎和腰椎的位置;②无硬脊膜尾征;③无钙化;④硬膜内到硬膜外;⑤囊性成分;⑥NF-1、NF-2;⑦椎孔扩大而非硬化。

硬膜外病变通常在进入椎管前起源于椎体周围组织或椎间盘间隙。病变范围包括退行性、感染性、炎性和肿瘤性病变。用临床病史来指导鉴别。从实践的角度来看，更重要的可能是提醒临床团队脊髓受累的程度和肿块对椎管内关键结构的影响，可能比做出准确的组织病理学诊断更为重要。

总结

我们的规则总有例外，除了这一条。一定要注意表 17-3 和表 17-4。

表 17-3 神经放射学中被高估的征象

征象	假定意义	隐患
CT 上高密度凝块(大脑中动脉血管内高密度)	血栓	在第 3 代或更新的 CT 扫描仪上,血管几乎总是比周围区域更亮
CT 上的岛带征(岛叶皮质密度丧失)	大脑中动脉梗死征象	罕见
墨菲乳头(动脉瘤尖端的小瘤)	动脉瘤出血部位	很少见
Chiari I 型畸形(小脑扁桃体下部降至枕大孔以下)	先天性异常	很常见
部分空蝶鞍(鞍区 CSF 增加)	?	如果你看不到它,它可能是不正常的(这就是我们看到它的频率)
垂体柄偏斜(柄偏离中线)	腺瘤可能在对侧,把柄推过来	在 3%的正常患者中可见
海马脉络膜裂扩张	提示阿尔茨海默病	需要不寻常的截面平面才能重现
CT 上大脑镰和小脑幕高密度(大于脑密度)	大脑半球间硬膜下血肿	大脑镰和小脑幕天然致密,常有钙化
硬脑膜尾征	脑膜瘤征象	见于任何涉及硬脑膜的病变
脑室周围高信号	已被用于对多发性硬化症、阿尔茨海默病和抑郁症中与年龄相关的“缺血性”病变进行分类	无处不在。 只有非放射科医生才会使用这种“简单的西蒙”方法
FLAIR 上的明亮 CSF	蛛网膜下隙疾病的迹象	基底池通常明亮 使用 100% O_2 麻醉使 CSF 亮而非特异性。 注射钆剂后肾衰竭患者 FLAIR 和 T1W 可见 CSF 呈高信号
导水管流空加重	表明正常压力脑积水	非特定 与分流成功技术依赖性的相关性很差
脑脊液凹陷裂征	皮质发育不良	还要回顾第一个病例

CSF,脑脊液;FLAIR,液体反转恢复序列。

表 17-4 被高估的技术

技术名称	假定的好处	隐患
MR 血管造影		
颈动脉闭塞评估	狭窄或闭塞的评估	高估狭窄程度;对于"接近闭塞的细弦"征表现较差
颅内	动脉瘤,动静脉畸形,狭窄	因序列、观察者、扫描仪的不同而高估或低估
钆增强	起源于主动脉;伪影较少	静脉污染;低分辨率
脊髓	脊柱动静脉畸形	技术上受限;耗时太长
MR 静脉造影	静脉或静脉窦血栓形成	经常模棱两可 依赖于成像平面和血栓形成阶段 对皮质静脉的评估较差
DWI	特定于卒中	一些脓肿、脱髓鞘疾病中也呈阳性 其他病变中 T2 透过效应会影响结果 出血可能限制其应用
灌注加权成像	缺血半暗带	不考虑侧支循环,串联病变,双侧病变 没有通用的后处理模式; 潜在益处备受争论
脊柱三维傅立叶变换梯度回波系列	薄层图像评估椎间孔疾病	严重高估疾病 磁敏感伪影,特别是术后 无法评估脊髓信号异常
CT 扫描"卒中窗口"	应可以更好地显示低密度卒中	没关系-发送给 DWI(如上所述);不可复制
脑脊液脉动研究	显示小脑扁桃体对颈髓交界处 CSF 血流的影响;纤维肌痛/慢性疲劳综合征的评估	没有人知道正常看起来像什么 曼乔森阳性率高
MR 光谱学	增加多种疾病的特异性	除了 Canavan 病以外的所有东西都有低 N-乙酰天冬氨酸,高胆碱
功能性 MRI	定位重要皮层	运动会降低图像质量。 肿瘤新生血管,动静脉畸形影响静脉回流
钆增强后磁化传递成像	显示更多脑部"强化"病变	假阳性结果。 许多这些病变在注射钆之前就已经很亮了 增加了回波时间(TE),减少了可用的图像数量 需要钆注射前的扫描,耗时更长

CSF,脑脊液。

(赖文佳 译　胡海菁 校)

附　录

重要的诊断要点

一、形态、密度、强度

A. 钙化病变

1. 基底节钙化
   - a. Addison 病
   - b. 获得性免疫缺陷病(AIDS)
   - c. 一氧化碳中毒
   - d. Cockayne 综合征
   - e. 猪囊尾蚴病
   - f. Fahr 病
   - g. Hallervorden-Spatz 病
   - h. 甲状旁腺功能亢进
   - i. 甲状腺功能减退
   - j. 甲状旁腺功能减退
   - k. 缺氧
   - l. 特发性原因
   - m. 铅中毒
   - n. Leigh 病
   - o. 甲氨蝶呤或放射疗法
   - p. 神经纤维瘤
   - q. 正常(衰老)
   - r. 假性甲状旁腺功能减退症
   - s. 假-假性甲状旁腺功能减退症
   - t. Sturge-Weber 综合征
   - u. TORCH(弓形虫病、其他、风疹、巨细胞病毒和单纯疱疹)感染
   - v. 结节性硬化症
   - w. 维生素 D 中毒
2. 脑实质钙化病变
   - a. 动静脉畸形、隐匿性脑血管畸形和动脉瘤
   - b. 寄生虫感染(猪囊尾蚴病、包虫病、曼氏裂头蚴病、弓形虫病)
   - c. 巨细胞病毒感染
   - d. 室管膜瘤
   - e. 黏液性腺癌转移
   - f. 少突胶质细胞瘤
   - g. 骨肉瘤
   - h. Sturge-Weber 血管异常
   - i. 结核瘤
   - j. 室管膜下结节
3. 鞍上区域钙化病变
   - a. 动脉瘤、脑血管畸形
   - b. 软骨肉瘤
   - c. 脊索瘤
   - d. 先天性脂肪瘤
   - e. 颅咽管瘤
   - f. 生殖细胞瘤/畸胎瘤/生殖细胞瘤
   - g. 脑膜瘤
4. 松果体区域钙化病变
   - a. 胚胎细胞癌
   - b. 生殖细胞瘤
   - c. 松果体,生理性的
   - d. 松果体细胞瘤/松果体母细胞瘤
   - e. 畸胎瘤
5. 脑室内钙化肿块
   - a. 星形细胞瘤
   - b. 脉络丛乳头状瘤/癌
   - c. 室管膜瘤
   - d. 脑膜瘤
   - e. 神经细胞瘤
   - f. 少突胶质细胞瘤
   - g. 黄色肉芽肿

B. 小脑退化

1. 酒精滥用
2. Ara-C 疗法
3. 毛细血管扩张性共济失调

4. 小脑梗死
5. Gerstmann–Sträussler–Scheinker 综合征
6. 遗传性疾病(Friedrich 病、橄榄桥小脑萎缩)
7. 水俣病(汞中毒)
8. 副肿瘤性
9. 苯妥英、苯巴比妥
10. 放射疗法

C. 致密的颞骨
1. 慢性骨炎
2. Engelmann 病
3. 纤维性发育不良/纤维骨性病变
4. 脑膜瘤
5. 骨硬化症
6. 耳硬化症(晚期)
7. Paget 骨病
8. 放射

D. 含脂病变
1. 皮样囊肿
2. 脂肪瘤/脂肪瘤病
3. 脑膜瘤(脂肪变性)
4. 碘苯酯
5. “鹅肝酱”栓塞
6. 硅胶植入物
7. 畸胎瘤

E. 脑回状钙化
1. 皮质结节
2. 层状坏死梗死
3. 脑膜脑炎
4. 放射疗法/化疗
5. Sturge–Weber 综合征

F. 出血性肿瘤
1. 出血性转移
   a. 乳腺癌
   b. 绒毛膜癌
   c. 肺癌
   d. 黑色素瘤
   e. 神经母细胞瘤
   f. 肾细胞癌
   g. 视网膜母细胞瘤
   h. 甲状腺癌
2. 出血性原发性肿瘤
   a. 神经鞘瘤
   b. 脉络丛癌
   c. 颅咽管瘤
   d. 室管膜瘤
   e. 高级别肿瘤
   f. 少突胶质细胞瘤
   g. 原始神经外胚叶肿瘤(PNET)/发育不良性神经上皮肿瘤(DNET)
   h. 垂体腺瘤

G. 未增强计算机断层扫描(CT)上高密度非钙化病变
1. 血管内血液(血栓、高红细胞压积)
2. 胶样囊肿
3. 生殖细胞瘤
4. Gliadel 药片
5. 出血/血栓
6. 含铁病变(旧出血、海绵状血管瘤、子弹)
7. 淋巴瘤
8. 髓母细胞瘤
9. 黑色素
10. 脑膜瘤
11. 碘苯酯
12. Rathke 囊肿

H. T1 加权成像上基底节高信号
1. 艾滋病
2. 一氧化碳中毒
3. Cockayne 病
4. 泛酸激酶相关神经退行性疾病
5. 出血
6. 肝性脑病(锰?)
7. 高营养输注(锰?)
8. 甲状旁腺功能亢进
9. 特发性钙化(Fahr 病)
10. 铅中毒
11. 神经纤维瘤
12. 代谢紊乱(假性甲状旁腺功能减退症、假–假性甲状旁腺功能减退症、甲状旁腺功能减退症、维生素 D 过量)

I. 颅内囊肿
1. 蛛网膜囊肿
2. 中间帆腔和韦氏腔
3. 胶样囊肿

4. 猪囊尾蚴病
5. 透明隔囊腔囊肿
6. Dandy–Walker 综合征
7. 皮样囊肿
8. 室管膜囊肿
9. 表皮样囊肿
10. 包虫病(棘球绦虫感染)
11. 肿瘤内囊肿
12. 松果体囊肿
13. 脑穿通畸形
14. Rathke 囊肿

J. 巨脑症
1. 软骨发育不全
2. 肢端肥大症
3. 亚历山大病
4. Beckwith–Wiedemann 综合征
5. Canavan 病
6. 外部脑积水
7. 家族性特发性
8. Hunter 和 Hurler 综合征
9. 脑积水
10. Klippel–Trenaunay–Weber 综合征
11. 马方综合征
12. 神经纤维瘤
13. Proteus 综合征
14. Soto 综合征
15. Tay–Sachs 病
16. 结节性硬化症

K. 环形强化病变
1. 脓肿
2. 梗死
3. 转移
4. 多发性硬化斑块
5. 原发性肿瘤(高级别星形细胞瘤、淋巴瘤)
6. 放射性坏死
7. 吸收中的血肿

L. 支持急性梗死而非肿瘤的特征
1. 临床表现
2. 同时存在的基底节病变
3. 皮质丝带征(岛叶皮质丧失)
4. 随时间减少的肿块大小
5. CT 上的高密度血管征
6. 扩散加权扫描[表观扩散系数(ADC)]阳性
7. 血管分布
8. 磁共振血管造影上的血管闭塞

二、位置

A. Virchow–Robin 间隙扩张的原因
1. 淀粉样血管病
2. 隐球菌病
3. 脑膜血管瘤病
4. 脑膜黑色素瘤病
5. 黏多糖病(Hunter 和 Hurler 综合征)
6. 正常变异
7. 结节病
8. Sturge–Weber 综合征
9. 结核病
10. 脑腱黄瘤病

B. 海绵窦肿块
1. 软骨肉瘤
2. 脊索瘤
3. 感染
4. 炎症性病变(Tolosa–Hunt 综合征)
5. 淋巴瘤
6. 脑膜瘤
7. 转移
8. 垂体腺瘤
9. 神经鞘瘤
10. 血管病变(扩张的颈动脉、动脉瘤、血栓形成、瘘管、隐匿性脑血管畸形)

C. 小脑桥脑角病变
1. 动脉瘤
2. 蛛网膜囊肿
3. 软骨肉瘤、脊索瘤
4. 猪囊尾蚴病
5. 室管膜瘤、髓母细胞瘤
6. 表皮样–皮样囊肿
7. 外生性胶质瘤
8. 第Ⅴ/第Ⅶ神经的神经鞘瘤
9. 血管球瘤
10. 脂肪瘤
11. 脑膜瘤

12. 转移瘤
13. 前庭神经鞘瘤

D. 斜坡肿块
1. 软骨性肿瘤
2. 脊索瘤
3. 脑膜瘤
4. 转移瘤
5. 鼻咽癌
6. 浆细胞瘤

E. 脑神经病变
1. 放线菌病
2. Charcot-Marie-Tooth 病
3. 慢性炎症性脱髓鞘性多发性神经根神经病
4. Dejerine-Sottas 病
5. 吉兰-巴雷综合征
6. 血管瘤
7. 莱姆病
8. 淋巴瘤
9. 多发性硬化症
10. 神经周围恶性扩散
11. 结节病
12. 蛛网膜下隙播散
13. 神经鞘瘤/神经纤维瘤
14. 病毒性炎症

F. 扩大的神经孔
1. 蛛网膜囊肿
2. 脊索瘤
3. 椎弓根先天性缺失
4. 硬膜扩张(神经纤维瘤)
5. 脊髓内肿瘤
6. 脑膜瘤
7. 椎弓根转移
8. 神经周围囊肿(例如,Tarlov 囊肿)
9. 假性脑膜膨出(例如,撕脱的神经根,马方综合征,Ehlers-Danlos 综合征,强直性脊柱炎)
10. 神经鞘瘤/神经纤维瘤

G. 翼腭窝出口
1. 圆孔
2. 大、小腭管
3. 眶下裂
4. 翼上颌裂
5. 蝶腭孔
6. Vidian(翼状)管

H. 外耳道肿块
1. 基底细胞癌
2. 鳃裂畸形
3. 耵聍瘤
4. 表皮样囊肿
5. 骨疣,骨瘤
6. 血管瘤
7. 阻塞性角化病
8. 朗格汉斯细胞组织细胞增生症
9. 恶性外耳道炎
10. 黑色素瘤
11. 乳头状瘤
12. 息肉
13. 鳞状乳头状癌

I. 椎间盘高密度
1. 强直性脊柱炎
2. 焦磷酸钙沉积症
3. 弥漫性特发性骨肥厚症
4. 退行性椎间盘疾病
5. 痛风
6. 血色病
7. 甲状旁腺功能亢进
8. 黑酸尿症
9. 感染的后遗症
10. 脊柱融合(骨移植)
11. Wilson 病

J. 舌下神经管病变
1. 软骨性病变
2. 脊索瘤
3. 脑膜瘤
4. 转移
5. 肿瘤的神经周围扩散
6. 永存舌下动脉
7. 神经鞘瘤

K. 内听道内的病变
1. 前庭神经鞘瘤(90%)
2. 面神经鞘瘤
3. 血管瘤
4. 感染或炎症(结节病、莱姆病、结核病、贝尔麻痹)

5. 来自小脑下前动脉的迷路动脉
6. 脑膜瘤
7. 铁质沉着症
8. 蛛网膜下腔播散

L. 脑室内肿块
1. 动静脉畸形
2. 星形细胞瘤
3. 毛细血管血管瘤
4. 中枢神经细胞瘤
5. 少突胶质细胞瘤
6. 脉络丛乳头状瘤/癌
7. 胶样囊肿
8. 颅咽管瘤
9. 猪囊尾蚴病
10. 室管膜囊肿
11. 室管膜瘤/室管膜下瘤
12. 表皮样/皮样囊肿
13. 错构瘤
14. 脑膜瘤
15. 转移瘤
16. PNET
17. 黄色肉芽肿

M. 颈静脉孔肿块
1. 软骨性及脊索瘤病变
2. 扩张的颈静脉球
3. 血管球瘤
4. 淋巴结转移性疾病
5. 脑膜瘤
6. 转移瘤
7. 鼻咽癌扩散
8. 神经鞘瘤

N. 与胼胝体发育不全相关的病变
1. Chiari 畸形
2. Dandy-Walker 综合征
3. 脑膜脑膨出
4. 全前脑畸形
5. 孤立性
6. 脂肪瘤
7. 13、15、18 号染色体三体综合征

O. 表现为 ADC 值降低、扩散加权成像扫描阳性的病变
1. 卡莫氟脑白质病(卡莫氟是一种抗肿瘤药物,它会产生缺陷并逐渐转化为 5-氟尿嘧啶。降解产物对髓鞘有毒性作用,导致髓鞘水肿。)
2. 克雅病
3. 弥漫性轴索损伤
4. 脑炎(单纯疱疹病毒)
5. 脓肿
6. 缺氧缺血性脑病
7. 梗死(动脉和静脉)
8. 多发性硬化症
9. 苯丙酮尿症
10. 癫痫持续状态
11. 纹状体梗死继发的跨神经元变性
12. 沃勒变性

P. 脑膜脑膨出的位置
1. 孔区(即,颅底骨孔扩大)
2. 额筛部
3. 鼻筛部
4. 鼻额部
5. 枕部
6. 顶部
7. 蝶骨区
8. 经蝶骨

Q. 岩尖部肿块
1. 胆固醇肉芽肿
2. 软骨性病变
3. 表皮样囊肿
4. 第Ⅴ神经神经鞘瘤
5. 朗格汉斯细胞组织细胞增生症
6. 脑膜瘤
7. 转移瘤
8. 黏液囊肿
9. 岩尖颈动脉瘤

R. 垂体区肿块
1. 脓肿
2. 迷芽瘤
3. 肉芽肿
4. 垂体卒中
5. 鞍内颅咽管瘤
6. 淋巴细胞性垂体炎
7. 转移瘤

8. 垂体腺瘤
9. 垂体增生(青春期、妊娠、Nelson 综合征、甲状腺功能减退)
10. Rathke 囊肿

S. 垂体柄强化的病变
1. 颅咽管瘤
2. Erdheim-Chester 病
3. 生殖细胞瘤
4. 下丘脑胶质瘤
5. 朗格汉斯细胞组织细胞增生症
6. 淋巴瘤、白血病
7. 转移瘤
8. 结节病
9. 结核病

T. 桥前病变
1. 蛛网膜囊肿
2. 基底动脉动脉瘤
3. 软骨瘤/软骨肉瘤
4. 脊索瘤
5. 皮样囊肿、表皮样囊肿
6. 外生性脑干胶质瘤
7. 脑膜瘤
8. 转移瘤
9. 神经鞘瘤

U. 可逆性后部脑病综合征
1. ARA-A/ARA-C
2. 顺铂
3. 环孢素
4. 二甲基亚砜
5. 子痫/先兆子痫
6. FK-506(他克莫司)
7. 高血压
8. 系统性红斑狼疮、冷球蛋白血症、溶血性尿毒症综合征

V. 倾向于蛛网膜下腔播散的原发性中枢神经系统肿瘤
1. 脉络丛乳头状瘤/癌
2. 室管膜母细胞瘤
3. 生殖细胞瘤
4. 胶质母细胞瘤
5. 髓母细胞瘤
6. 少突胶质细胞瘤
7. 松果体母细胞瘤
8. 视网膜母细胞瘤

W. 脊柱病变
1. 椎管内硬膜外肿块
   a. 动静脉畸形
   b. 椎间盘突出
   c. 脊髓外造血
   d. 脂肪/脂肪瘤
   e. 血肿
   f. 感染
   g. 转移瘤和原发性骨肿瘤
   h. 淋巴瘤
   i. 神经肠囊肿
   j. 神经母细胞瘤
   k. 骨刺、黄韧带肥大、滑膜囊肿
   l. 骶尾部畸胎瘤
   m. 神经鞘瘤
   n. 创伤和骨折
2. 硬膜内髓外病变
   a. 蛛网膜囊肿
   b. 动静脉畸形
   c. 猪囊尾蚴病
   d. 室管膜瘤
   e. 硬膜内椎间盘
   f. 脂肪瘤
   g. 淋巴瘤
   h. 脑膜瘤
   i. 神经纤维瘤
   j. 副神经节瘤
   k. 结节病
   l. 铁质沉着症
   m. 蛛网膜下腔播散
3. 脊髓内病变
   a. 星形细胞瘤
   b. 动静脉畸形
   c. 挫伤
   d. 脱髓鞘(横贯性脊髓炎、多发性硬化症、急性播散性脑脊髓炎、Devic 综合征)
   e. 室管膜瘤
   f. 神经节胶质瘤
   g. 血管网状细胞瘤

h. 感染(弓形虫病、带状疱疹、单纯疱疹病毒、其他)
i. 脊髓内转移
j. 淋巴瘤
k. 脊髓炎
l. 神经鞘瘤
m. 脊髓空洞症
n. 艾滋病中的空泡性脊髓病
o. 血管病变
p. 静脉高压

X. 鞍上肿块

1. 动脉瘤
2. 蛛网膜囊肿
3. 脊索瘤
4. 颅咽管瘤
5. 寄生虫病(猪囊尾蚴病、包虫病)
6. 表皮样囊肿
7. 生殖细胞瘤
8. 视交叉下丘脑胶质瘤
9. 视交叉下丘脑错构瘤
10. 脂肪瘤
11. 淋巴瘤
12. 脑膜瘤
13. 转移瘤
14. 隐匿性脑血管畸形
15. Rathke 囊肿
16. 结节病和其他肉芽肿性疾病
17. 垂体肿块的鞍上延伸

Y. 鼓室内血管性肿块

1. 异常颈动脉或动脉瘤
2. 动静脉畸形
3. 胆脂瘤
4. 慢性炎症
5. 颈静脉球瘤
6. 鼓室球瘤
7. 血管瘤
8. 高位颈静脉球、颈静脉球裂
9. 永存镫骨动脉

索　引